Ryan´s RETINA

上卷

6th Edition
原书第6版

RYAN 视网膜

原著　[美] Andrew P. Schachat

　　　[美] C. P. Wilkinson

　　　[美] David R. Hinton

　　　[美] SriniVas R. Sadda

　　　[德] Peter Wiedemann

主审　魏文斌

主译　周　楠

中国科学技术出版社
·北京·

图书在版编目（CIP）数据

RYAN视网膜：原书第6版.上卷/(美)安德鲁·P.沙查特(Andrew P. Schachat)等原著;周楠主译.
— 北京:中国科学技术出版社,2022.6

书名原文:Ryan's RETINA, 6e

ISBN 978-7-5046-9218-4

Ⅰ.①R…　Ⅱ.①安…②周…　Ⅲ.①视网膜疾病－诊疗　Ⅳ.①R774.1

中国版本图书馆CIP数据核字(2021)第199867号

著作权合同登记号:01-2020-6414

策划编辑　　王久红　　焦健姿
责任编辑　　黄维佳　　史慧勤
文字编辑　　张　龙　　郭仕薪
装帧设计　　佳木水轩
责任印制　　徐　飞

出　　版　　中国科学技术出版社
发　　行　　中国科学技术出版社有限公司发行部
地　　址　　北京市海淀区中关村南大街16号
邮　　编　　100081
发行电话　　010-62173865
传　　真　　010-62179148
网　　址　　http://www.cspbooks.com.cn

开　　本　　889mm×1194mm　1/16
字　　数　　4880千字
印　　张　　173.75
版　　次　　2022年6月第1版
印　　次　　2022年6月第1次印刷
印　　刷　　天津翔远印刷有限公司
书　　号　　ISBN 978-7-5046-9218-4 / R·2884
定　　价　　1980.00元

Elsevier (Singapore) Pte Ltd.
3 Killiney Road, #08-01 Winsland House I, Singapore 239519
Tel: (65) 6349-0200; Fax: (65) 6733-1817

Ryan's RETINA, 6e
Copyright © 2018, Elsevier Inc. All rights reserved.
First edition 1989
Second edition 1994
Third edition 2001
Fourth edition 2006
Fifth edition 2013
Sixth edition 2018
Chapter 17: "Function and Anatomy of the Mammalian Retina" by Ronald G. Gregg, Joshua Singer, Maarten Kamermans, Maureen A. McCall, Stephen C. Massey: Stephen C. Massey retains copyright to his portion of the contribution and his original fgures.
Chapter 27: "Inflammatory Response and Mediators in Retinal Injury": Chapter is in the public domain.
Chapter 29: "Blood-Retinal Barrier, Immune Privilege, and Autoimmunity": Chapter is in the public domain.
Chapter 39: "Neuroprotection": Chapter is in the public domain.
Chapter 50: "Nonproliferative Diabetic Retinopathy and Diabetic Macular Edema": Chapter is in the public domain.
Chapter 69: "Neovascular (Exudative or "Wet") Age-Related Macular Degeneration": Neil M. Bressler's fgures and tables © Johns Hopkins University
Chapter 80: "Autoimmune Retinopathies": Chapter is in the public domain. Video: "Optimal Procedures For Retinal Detachment Repair" [Cryo (vity air), Fluid air2, Scleral sutures]; © EyeMovies Ltd
ISBN-13: 978-0-323-40197-5

This Translation of Ryan's RETINA, 6e by Andrew P. Schachat, C. P. Wilkinson, David R. Hinton, SriniVas R. Sadda, Peter Wiedemann was undertaken by China Science and Technology Press and is published by arrangement with Elsevier (Singapore) Pte Ltd.

Ryan's Retina, 6e by Andrew P. Schachat, C. P. Wilkinson, David R. Hinton, SriniVas R. Sadda, Peter Wiedemann 由中国科学技术出版社进行翻译，并根据中国科学技术出版社与爱思唯尔（新加坡）私人有限公司的协议约定出版。

RYAN 视网膜（原书第 6 版）（周楠，译）
ISBN: 978-7-5046-9218-4
Copyright © 2022 by Elsevier (Singapore) Pte Ltd. and China Science and Technology Press

注 意

本译本由中国科学技术出版社完成。相关从业及研究人员必须凭借其自身经验和知识对文中描述的信息数据、方法策略、搭配组合、实验操作进行评估和使用。由于医学科学发展迅速，临床诊断和给药剂量尤其需要经过独立验证。在法律允许的最大范围内，爱思唯尔、译文的原文作者、原文编辑及原文内容提供者均不对译文或因产品责任、疏忽或其他操作造成的人身及（或）财产伤害及（或）损失承担责任，亦不对由于使用文中提到的方法、产品、说明或思想而导致的人身及（或）财产伤害及（或）损失承担责任。

译者名单

主　审　魏文斌

主　译　周　楠

内容提要

本书引进自世界知名的 Elsevier 出版社，是一部实用、全面的视网膜学指导用书，由国际知名教授 Andrew P. Schachat、C. P. Wilkinson、David R. Hinton、SriniVas R. Sadda 和 Peter Wiedemann 联合众多视网膜领域的专家共同打造。本书为全新第 6 版，分三卷 160 章，对视网膜影像及诊断、基础科学与转化治疗等方面进行了全面细致的介绍。全书包含大量精美高清图片，为视网膜学理论研究和疾病诊疗的工作者提供了非常全面的参考资料。本书内容全面系统，图文并茂，既可作为视网膜专业的临床医生和研究人员的案头工具书，又可为眼科相关的医务人员提供细致的学术参考资料。

补充说明

本书收录图片众多，其中部分图片存在第三方版权限制的情况，为保留原文内容完整性计，存在第三方版权限制的图片均以原文形式直接排录，不另做中文翻译，特此说明。

书中参考文献条目众多，为方便读者查阅，已将本书参考文献更新至网络，读者可扫描右侧二维码，关注出版社医学官方微信"焦点医学"，后台回复"RYAN 视网膜"，即可获取。

著者名单

首席著者

Andrew P. Schachat, MD

Vice Chairman, Cole Eye Institute, Cleveland Clinic Foundation, Cleveland, OH, USA

上 卷	中 卷	下 卷
第一部分	**第三至第七部分**	**第八部分**
SriniVas R. Sadda, MD	Andrew P. Schachat, MD	C. P. Wilkinson, MD
	SriniVas R. Sadda, MD	Peter Wiedemann, MD
第二部分		**第九部分**
David R. Hinton, MD		Andrew P. Schachat, MD

原书参编者

Michael D. Abràmoff, MD, PhD
The Robert C. Watzke, MD, Professor of Ophthalmology
  and Visual Sciences
Department of Ophthalmology and Visual Sciences
University of Iowa Hospital and Clinics
Iowa City, IA, USA

Gary W. Abrams, MD
Director, Ligon Research Center of Vision
Professor, Ophthalmology
Kresge Eye Institute
Wayne State University
Detroit, MI, USA

Armin R. Afshar, MD, MBA
Assistant Professor of Ophthalmology
University of California, San Francisco
San Francisco, CA, USA

Aniruddha Agarwal, MD
Clinical Fellow in Vitreoretina
Advanced Eye Center
Post Graduate Institute of Medical Education and Research
  (PGIMER)
Chandigarh, India

Anita Agarwal, MD
West Coast Retina

San Francisco, CA, USA
Adjoint Professor of Ophthalmology
Retina, Vitreous & Uvea
Vanderbilt Eye Institute
Vanderbilt University
School of Medicine
Nashville, TN, USA

Lloyd M. Aiello, MD
Clinical Professor of Ophthalmology
Harvard Medical School
Director Emeritus, Beetham Eye Institute
Joslin Diabetes Center
Boston, MA, USA

Lloyd Paul Aiello, MD, PhD, FARVO
Director, Beetham Eye Institute
Professor of Ophthalmology
Joslin Diabetes Center and Harvard Medical School
Boston, MA, USA

Daniel M. Albert, MD, MS
Professor of Ophthalmology
Oregon Health and Science University
Casey Eye Institute
Portland, OR, USA

Michael T. Andreoli, MD
Vitreoretinal Surgery Fellow
Illinois Eye and Ear Infirmary
Department of Ophthalmology and Visual Sciences
University of Illinois, Chicago
Chicago, IL, USA

Karen R. Armbrust, MD, PhD
Clinical Fellow
National Eye Institute
National Institutes of Health
Bethesda, MD, USA

Mary E. Aronow, MD
Assistant Professor of Ophthalmology
Wilmer Eye Institute
Johns Hopkins University
School of Medicine
Baltimore, MD, USA

Mathew W. Aschbrenner, MD
Vitreoretinal Surgeon
Eye Clinic of Wisconsin
Wausau, WI, USA

Marcos Ávila, MD, PhD
Head Professor
Department of Ophthalmology

Federal University of Goias
Goiania, GO, Brazil

G.W. Aylward, FRCOphth, FRCS, MD
Consultant Ophthalmologist
Department of Vitreoretinal Surgery
Moorfields Eye Hospital
London, UK

Andrew J. Baldwin, MD
Ophthalmology Resident
Truhlsen Eye Institute
University of Nebraska Medical Center
Omaha, NE, USA

Angela N. Baldwin, MD, MPH
Clinical Research Fellow
University of California, Berkeley
Berkeley, CA, USA

Rubens Belfort Jr., MD, PhD
Head Professor of Ophthalmology
Department of Ophthalmology
Federal University of São Paulo
São Paulo, Brazil

Jean Bennett, MD, PhD
Professor
Co-Director of Center for Advanced Retinal and Ocular
    Therapeutics (CAROT)
Department of Ophthalmology
Scheie Eye Institute
Department of Cell and Developmental Biology
University of Pennsylvania
Perelman School of Medicine
Philadelphia, PA, USA

Chris Bergstrom, MD
Retina Consultants of Carolina, PA
Greenville, SC, USA

Cagri G. Besirli, MD, PhD
Assistant Professor
Department of Ophthalmology and Visual Sciences
University of Michigan
Ann Arbor, MI, USA

Angela Bessette, MD
Assistant Professor
Flaum Eye Institute
University of Rochester
Rochester, NY, USA

Muna Bhende, MS
Senior Consultant
Shri Bhagwan Mahavir Vitreoretinal Service
Sankara Nethralaya
Chennai, India

Pramod S. Bhende, MS
Senior Consultant
Shri Bhagwan Mahavir Vitreoretinal Services
Sankara Nethralaya
Chennai, India

Susanne Binder, MD
Professor
Department of Ophthalmology
Rudolph Foundation Hospital (Rudolfstiftung)
Vienna, Austria

Alan Bird, MD
Emeritus Professor
Department of Ophthalmic Genetics
Institute of Ophthalmology
University College London
London, UK

Barbara A. Blodi, MD
Professor of Ophthalmology and Visual Sciences
University of Wisconsin
School of Medicine and Public Health

Madison, WI, USA

Mark S. Blumenkranz, MD
H.J. Smead Professor of Ophthalmology
Stanford University
School of Medicine
Palo Alto, CA, USA

H. Culver Boldt, MD
Marion and Frederick Fureste
Professor of Ophthalmology
Department of Ophthalmology
University of Iowa
College of Medicine
Iowa City, IA, USA

Durga S. Borkar, MD
Ophthalmology Resident
Massachusetts Eye and Ear Infirmary
Department of Ophthalmology
Harvard Medical School
Boston, MA, USA

Norbert Bornfeld, MD
Zentrum für Augenheilkunde
Universitätsklinikum Essen
Essen, Germany

Ferdinando Bottoni, MD
Ophthalmologist
Department of Biomedical and Clinical Sciences "Luigi
    Sacco"
Eye Clinic – Sacco Hospital
University of Milan
Milan, Italy

Michael E. Boulton, PhD
Professor
Department of Ophthalmology
Indiana University School of Medicine
Indianapolis, IN, USA

Sara J. Bowne, PhD
Faculty Associate
Human Genetics Center
School of Public Health
The University of Texas Health Science Center
Houston, TX, USA

Christopher J. Brady, MD
Assistant Professor of Ophthalmology
Retina Division – Wilmer Eye Institute
Johns Hopkins University
School of Medicine
Baltimore, MD, USA

Milam A. Brantley Jr., MD, PhD
Associate Professor
Ophthalmology and Visual Sciences
Vanderbilt Eye Institute
Vanderbilt University Medical Center
Nashville, TN, USA

Neil M. Bressler, MD
The James P. Gills Professor of Ophthalmology
Retina Division – Wilmer Eye Institute
Johns Hopkins University
School of Medicine
Baltimore, MD, USA

Susan B. Bressler, MD
The Julia G. Levy Professor of Ophthalmology
Retina Division – Wilmer Eye Institute
Johns Hopkins University
School of Medicine
Baltimore, MD, USA

Andreas Bringmann, PhD
Associate Professor
Department of Ophthalmology and Eye Hospital
University of Leipzig
Faculty of Medicine

Leipzig, Germany

Daniel A. Brinton, MD
Assistant Clinical Professor
Department of Ophthalmology
University of California, San Francisco
East Bay Retina Consultants
Oakland, CA, USA

Gary C. Brown, MD, MBA
Professor of Ophthalmology
Wills Eye Hospital
Jefferson Medical University
Philadelphia, PA, USA

Melissa M. Brown, MD, MN, MBA
Professor of Ophthalmology
Wills Eye Hospital
Jefferson Medical University
Philadelphia, PA, USA

Simon Brunner, MD
Assistant Medical Director
Vitreoretinal Surgeon
Department of Ophthalmology
Rudolph Foundation Hospital (Rudolfstiftung)
Vienna, Austria

Christopher K.H. Burris, MD
Ophthalmic Pathology Fellow
Department of Ophthalmology and Visual Sciences
University of Wisconsin-Madison
School of Medicine and Public Health
Madison, WI, USA

Ronald A. Bush, PhD
Staff Scientist
Section on Translational Research on Retinal and Macular
    Degeneration
National Institute of Deafness and Other Communication
    Disorders
National Institutes of Health
Bethesda, MD, USA

Dingcai Cao, PhD
Associate Professor
Department of Ophthalmology and Visual Sciences
University of Illinois at Chicago
Chicago, IL, USA

Antonio Capone Jr., MD
Associated Retinal Consultants
William Beaumont Hospital
Royal Oak, MI, USA

David Carruthers, PhD, FRCP
Consultant Rheumatologist
Sandwell & West Birmingham Hospitals NHS Trust
Birmingham, UK
Honorary Senior Lecturer in Rheumatology
Institute of Inflammation and Ageing
University of Birmingham
Birmingham, UK

Jerry D. Cavallerano, OD, PhD
Associate Professor of Ophthalmology
Harvard Medical School
Staff Optometrist
Beetham Eye Institute
Joslin Diabetes Center
Boston, MA, USA

Usha Chakravarthy, MD
Professor of Ophthalmology and Vision Science
Queens University of Belfast
Consultant in Ophthalmology
Belfast Health and Social Care Trust
Belfast, Northern Ireland, UK

Helen Chan, MBBS (Hons)
Ophthalmology Registrar
Royal Victorian Eye and Ear Hospital

Melbourne, VIC, Australia

Steve Charles, MD
Clinical Professor of Ophthalmology
University of Tennessee
College of Medicine
Memphis, TN, USA

David G. Charteris, MD
Professor of Ophthalmology
Institute of Ophthalmology
Consultant Vitreoretinal Surgeon
Service Director, Vitreoretinal Unit
Moorfields Eye Hospital
London, UK

Jeannie Chen, PhD
Professor
Zilkha Neurogenetic Institute
Departments of Cell & Neurobiology and Ophthalmology
Keck School of Medicine
University of Southern California
Los Angeles, CA, USA

Carol Yim-lui Cheung, PhD
Assistant Professor
Department of Ophthalmology and Visual Sciences
The Chinese University of Hong Kong
Hong Kong, China

Emily Y. Chew, MD
Deputy Director of Division of Epidemiology and Clinical
    Applications
Deputy Clinical Director
National Eye Institute
National Institutes of Health
Bethesda, MD, USA

Allen Chiang, MD
The Retina Service of Wills Eye Hospital
Mid Atlantic Retina
Assistant Professor of Ophthalmology
Thomas Jefferson University
Philadelphia, PA, USA

Michael F. Chiang, MD
Knowles Professor
Departments of Ophthalmology & Medical Informatics
    and Clinical Epidemiology
Casey Eye Institute
Oregon Health & Science University
Portland, OR, USA

Rao V. Chundury, MD, MBA
Oculofacial and Orbital Surgery
Assistant Professor of Ophthalmology
Assistant Residency Program Director
Eugene and Marilyn Glick Eye Institute
Indiana University
Indianapolis, IN, USA

Dennis O. Clegg, PhD
Wilcox Family Chair in Biomedicine
Co-Director, Center for Stem Cell Biology and Engineering
Professor, Department of Molecular, Cellular and
    Developmental Biology
University of California, Santa Barbara
Santa Barbara, CA, USA

Ian J. Constable, FRANZCO, FRCSE, DSc(hon)
Professor of Ophthalmology
Lions Eye Institute
University of Western Australia
Perth, Australia

Gabriel Coscas, MD
Professor of Ophthalmology
Department of Ophthalmology
University of Paris XII
Créteil, France

Alan F. Cruess, MD
Professor
Department of Ophthalmology and Visual Sciences
Dalhousie University
Halifax, Nova Scotia, Canada

Emmett T. Cunningham Jr., MD, PhD, MPH
Director, The Uveitis Service
West Coast Retina
Clinical Professor of Ophthalmology
California Pacific Medical Center
San Francisco, CA, USA
Adjunct Clinical Professor of Ophthalmology
Stanford University School of Medicine
Stanford, CA, USA

Christine A. Curcio, PhD, FARVO, Eminent Scholar in
    Retina
Director, AMD Histopathology Lab
Department of Ophthalmology
The University of Alabama at Birmingham
Birmingham, AL, USA

Stephen P. Daiger, PhD
TS Matney Professor
Human Genetics Center
School of Public Health and Ruiz Deptartment of
    Ophthalmology
The University of Texas Health Science Center
Houston, TX, USA

Bertil E. Damato, MD, PhD
Professor of Ophthalmology and Radiation Oncology
University of California, San Francisco
San Francisco, CA, USA

Sudipta Das, MS
International Faculty
C-MER (Shenzhen) Dennis Lam Eye Hospital
Shenzhen, China

Janet L. Davis, MD
Leach Distinguished Professor of Ophthalmology
Bascom Palmer Eye Institute
University of Miami
Miller School of Medicine
Miami, FL, USA

Matthew D. Davis, MD
Emeritus Professor of Ophthalmology and Visual Sciences
University of Wisconsin
School of Medicine and Public Health
Madison, WI, USA

Shelley Day, MD
Partner
Austin Retina Associates
Clinical Assistant Professor
Dell Medical School
University of Texas-Austin
Austin, TX, USA

Carlos Alexandre de Amorim Garcia Filho, MD
Retina Specialist
Universidade Federal Do Rio Grande Do Norte
Natal, RN, Brazil

Patrick De Potter, MD, PhD
Professor of Ophthalmology
Chairman of Ophthalmology
Ocular Oncology Unit
Saint Luc University Hospital
Catholic University of Leuven
Brussels, Belgium

Marc D. de Smet, MDCM, PhD, FRCSC, FRCOphth,
    FEBOphth
Retina and Uveitis Division, MIOS sa.
Lausanne, Switzerland

Alastair K. Denniston, MRCP, FRCOphth, PhD
Consultant Ophthalmologist

University Hospitals Birmingham NHS Foundation Trust
Birmingham, UK
Honorary Reader in Ophthalmology
Institute of Inflammation and Ageing
University of Birmingham
Birmingham, UK

Ranjit S. Dhaliwal, MD, FRCSC, FACS
Vitreoretinal Surgeon
Retina Consultants PC
Augusta, GA, USA
Adjunct Faculty
Department of Ophthalmology
Emory University
Atlanta, GA, USA
Adjunct Faculty
Department of Ophthalmology
Queen's University
Kingston, Ontario, Canada

Andrew D. Dick, MBBS, MD, FRCOphth, FRSB,
    FMedSci
Professor of Ophthalmology
Academic Unit of Ophthalmology
University of Bristol
Bristol, UK
Duke Elder Chair of Ophthalmology
Institute of Ophthalmology
University College London
London, UK

Xiaoyan Ding, MD,PhD
Professor, Retina Division
Zhongshan Ophthalmic Center
Sun Yat-Sen University
Guangzhou, Guangdong, China

Diana V. Do, MD
Professor of Ophthalmology
Byers Eye Institute
Stanford University
School of Medicine
Palo Alto, CA, USA

Jay S. Duker, MD
Professor and Chair of Ophthalmology
New England Eye Center
Tufts Medical Center
Tufts University School of Medicine
Boston, MA, USA

Jacque L. Duncan, MD
Professor of Ophthalmology
Vice Chair of Medical Student Affairs
Department of Ophthalmology
University of California, San Francisco
San Francisco, CA, USA

Justis P. Ehlers, MD
The Norman C. and Donna L. Harbert Endowed Chair for
    Ophthalmic Research
Cole Eye Institute
Cleveland Clinic
Cleveland, OH, USA

Dean Eliott, MD
Associate Director, Retina Service
Massachusetts Eye and Ear
Associate Professor of Ophthalmology
Harvard Medical School
Boston, MA, USA

Lisa J. Faia, MD
Partner
Associated Retinal Consultants, PC
Royal Oak, MI, USA
Associate Professor of Ophthalmology
William Beaumont Oakland University
School of Medicine
Rochester, MI, USA

Benedetto Falsini, MD
Associate Professor of Ophthalmology
Department of Ophthalmology
Università Cattolica del S. Cuore
Rome, Italy

Sharon Fekrat, MD, FACS
Associate Professor of Ophthalmology and Surgery
Duke University Medical Center
Associate Chief of Staff for Surgical Services
Durham VA Medical Center
Durham, NC, USA

Steven E. Feldon, MD, MBA
Professor and Chair
Department of Ophthalmology
Flaum Eye Institute
University of Rochester
School of Medicine and Dentistry
Rochester, NY, USA

Henry A. Ferreyra, MD
Associate Clinical Professor
Department of Ophthalmology
UC San Diego School of Medicine
La Jolla, CA, USA

Deborah A. Ferrington, MD
Associate Professor
Department of Ophthalmology
University of Minnesota
Minneapolis, MN, USA

Frederick L. Ferris III, MD
Director, Division of Epidemiology and Clinical
  Applications
Clinical Director, National Eye Institute
National Institutes of Health
Bethesda, MD, USA

Paul T. Finger, MD
Director, The New York Eye Cancer Center
Clinical Professor of Ophthalmology
New York University
School of Medicine
New York, NY, USA

Steven K. Fisher, PhD
Research Professor
Neuroscience Research Institute
Professor Emeritus
Molecular, Cellular and Developmental Biology
University of California, Santa Barbara
Santa Barbara, CA, USA

Gerald A. Fishman, MD
Professor Emeritus
Department of Ophthalmology
University of Illinois at Chicago
Chicago, IL, USA
Director, The Pangere Center for Hereditary Retinal
  Diseases
Chicago, IL, USA

Monika Fleckenstein, MD
Consultant
Department of Ophthalmology
University of Bonn
Bonn, Germany

Harry W. Flynn Jr., MD
J. Donald M. Gass Chair in Ophthalmology
Bascom Palmer Eye Institute
University of Miami
Miller School of Medicine
Miami, FL, USA

Wallace S. Foulds, CBE, MD, FRCS
Emeritus Professor of Ophthalmology
University of Glasgow
Glasgow UK
Senior Consultant (Research)

Singapore Eye Research Institute
Singapore National Eye Centre
Singapore

Austin R. Fox, BS
Research Fellow
Laboratory of Immunology
National Eye Institute
National Institutes of Health
Bethesda, MD, USA

William R. Freeman, MD
Distinguished Professor of Ophthalmology
Director of the Jacobs Retina Center
University of California, San Diego
La Jolla, CA, USA

Martin Friedlander, MD, PhD
Professor
Department of Cell Biology
The Scripps Research Institute
Division of Ophthalmology
Department of Surgery
Scripps Clinic
La Jolla, CA, USA

Laura J. Frishman, PhD
Professor
Department of Basic Vision Science
College of Optometry
University of Houston
Houston, TX, USA

Arthur D. Fu, MD
West Coast Retina
Chief of Retina Service
Clinical Professor of Ophthalmology
California Pacific Medical Center
San Francisco, CA, USA

David M. Gamm, MD, PhD
Associate Professor
Department of Ophthalmology and Visual Sciences
Emmett A. Humble Distinguished Director
McPherson Eye Research Institute
Sandra Lemke Chair in Eye Research
Waisman Center Stem Cell Research Program
University of Wisconsin
Madison, WI, USA

Enrique Garcia-Valenzuela, MD, PhD
Vitreoretinal Surgeon
Midwest Retina Consultants, SC
Des Plaines, IL, USA

Sunir J. Garg, MD, FACS
MidAtlantic Retina
The Retina Service of Wills Eye Hospital
Professor of Ophthalmology
Thomas Jefferson University
Philadelphia, PA, USA

Alain Gaudric, MD
Emeritus Professor of Ophthalmology
Université Paris Diderot
Sorbonne Paris Cité
AP-HP, Hôpital Lariboisière
Paris, France

Mary Gayed, MRes, MRCP
Specialist Registrar in Rheumatology
University Hospitals Birmingham NHS Foundation Trust
Birmingham, UK
Honorary Research Associate
Institute of Inflammation and Ageing
University of Birmingham
Birmingham, UK

Heinrich Gerding, MD, FEBO, FMH
Professor of Ophthalmology
Director
Pallas Kliniken

Olten, SO, Switzerland

Andrea Giani, MD
Assistant Professor
Department of Biomedical and Clinical Sciences "Luigi
  Sacco"
Eye Clinic – Sacco Hospital
University of Milan
Milan, Italy

Morton F. Goldberg, MD
Joseph Green Professor of Ophthalmology and Director
  Emeritus
Wilmer Eye Institute
Johns Hopkins University
School of Medicine
Baltimore, MD, USA

Lingam Gopal, MS, FRCSEd, DNBE
Consultant
Vitreo-Retinal Services
Sankara Nethralaya
Medical and Vision Research Foundations
Chennai, India

Caroline Gordon, MD, FRCP
Professor of Rheumatology
Institute of Inflammation and Ageing
University of Birmingham
Birmingham, UK
Honorary Consultant Rheumatologist
Sandwell & West Birmingham
Hospitals NHS Trust
Birmingham, UK

Hiroshi Goto, MD
Chirman/Professor
Department of Ophthalmology
Tokyo Medical University
Tokyo, Japan

Evangelos S. Gragoudas, MD
Professor of Ophthalmology
Department of Ophthalmology
Harvard Medical School
Retina Service
Massachusetts Eye and Ear Infirmary
Boston, MA, USA

Maria B. Grant, MD
Professor
Department of Pharmacology and Therapeutics
University of Florida, Gainesville
Director of Translational Research
Department of Ophthalmology
Gainesville, FL, USA

Ronald G. Gregg, PhD
Professor and Chair
Department of Biochemistry & Molecular Biology
University of Louisville
Louisville, KY, USA

Kevin Gregory-Evans, MD, PhD, FRCS, FRCOphth,
  FRCSC
Professor and Julia Levy BC Leadership Chair in Macular
  Research
Department of Ophthalmology and Visual Science
University of British Columbia
Vancouver, British Columbia, Canada

Carl Groenewald, MD
Consultant Ophthalmologist
Department of Ophthalmology
Royal Liverpool University Hospital
Liverpool, UK

Hans E. Grossniklaus, MD
Professor
Department of Ophthalmology
Emory University
School of Medicine

Atlanta, GA, USA

Sandeep Grover, MD
Associate Professor, Ophthalmology
Director, Inherited Retinal Diseases & Electrophysiology
University of Florida at Jacksonville
Jacksonville, FL, USA

Vamsi K. Gullapalli, MD, PhD
Associate
Central Minnesota Retina Specialists
Sartell, MN, USA

Rudolf F. Guthoff, MD
Professor of Ophthalmology
Department of Ophthalmology
University of Rostock
Rostock, Germany

J. Silvio Gutkind, PhD
Professor, Department of Pharmacology
Associate Director of Basic Science
Moores Cancer Center
University of California, San Diego
San Diego, CA, USA

Paul Hahn, MD, PhD
NJ Retina
Teaneck, NJ, USA

Julia A. Haller, MD
Ophthalmologist in Chief
Wills Eye Hospital
Philadelphia, PA, USA

James T. Handa, MD
Robert Bond Welch Professor
Wilmer Eye Institute
Johns Hopkins School of Medicine
Baltimore, MD, USA

Christos Haritoglou, FEBO
Chief Ophthalmologist
Herzog Carl Theodor Eye Clinic
München, Germany

Sara Haug, MD, PhD
West Coast Retina
Clinical Professor of Ophthalmology
California Pacific Medical Center
San Francisco, CA, USA

Barbara S. Hawkins, PhD, FSCT
Professor Emeritus of Ophthalmology (School of Medicine)
Professor of Epidemiology (Bloomberg School of Public Health)
The Wilmer Eye Institute
Johns Hopkins University
Baltimore, MD, USA

Shikun He, MD
Associate Professor
Departments of Pathology and Ophthalmology
Keck School of Medicine
USC Eye Institute
University of Southern California
Los Angeles, CA, USA

Martina C. Herwig-Carl, MD, FEBO
Assistant Professor
University Eye Hospital Bonn
Bonn, Germany

Florian M.A. Heussen, MD
Ophthalmology Fellow
St. Paul's Eye Unit
Royal Liverpool University Hospital
Liverpool, UK

David R. Hinton, MD
Gavin S. Herbert Professor of Retinal Research
Professor of Pathology and Ophthalmology
USC Roski Eye Institute
Keck School of Medicine
University of Southern California
Los Angeles, CA, USA

Nickisa M. Hodgson, MD, MAS
Resident Physician
Department of Ophthalmology
UC San Diego School of Medicine
La Jolla, CA, USA

Frank G. Holz, MD, FEBO
Professor, Head of Department
Department of Ophthalmology
University of Bonn
Bonn, Germany

Samuel K. Houston, MD
Florida Retina Institute
Orlando, FL, USA

Yan-Nian Hui, MD
Professor
Department of Ophthalmology
Xijing Hospital
Fourth Military Medical University
Xi'an, China

Mark S. Humayun, MD, PhD
Cornelius J. Pings Chair in Biomedical Sciences
Director, Institute for Biomedical Therapeutics
USC Eye Institute
University of Southern California
Los Angeles, CA, USA

Yasushi Ikuno, MD
Invited Professor of Ophthalmology
Osaka University
Graduate School of Medicine
Clinical Professor
Kanazawa University
Graduate School of Medicine
Director and Founder
Ikuno Eye Center
Osaka, Japan

David Isaac, MD, PhD
Associate Professor
Department of Ophthalmology
Federal University of Goias
Goiania, GO, Brazil

Tatsuro Ishibashi, MD, PhD
Vice Dean
Department of Ophthalmology
Kyushu University
Fukuoka City, Japan

Douglas A. Jabs, MD, MBA
Professor of Ophthalmology and Professor of Medicine
Chairman Emeritus
Department of Ophthalmology
Director, Mount Sinai/New York Eye and Ear Eye and Vision Research Institute
Icahn School of Medicine at Mount Sinai
New York, NY, USA
Adjunct Professor of Epidemiology
The Johns Hopkins University
Bloomberg School of Public Health
Baltimore, MD, USA

Glenn J. Jaffe, MD
Professor of Ophthalmology
Duke University Eye Center
Durham, NC, USA

Lee M. Jampol, MD
Louis Feinberg Professor in Ophthalmology
Department of Ophthalmology
Northwestern University
Feinberg School of Medicine
Chicago, IL, USA

Leonard Joffe, MD, MB, BCH, FCS (SA), FRCS
Retina Specialists of Southern Arizona
Tuczon, AZ, USA

Mark Johnson, PhD
Professor
Departments of Biomedical Engineering Mechanical Engineering and Ophthalmology
Northwestern University
Evanston, IL, USA

Mark W. Johnson, MD
Professor
Department of Ophthalmology and Visual Sciences
University of Michigan
Ann Arbor, MI, USA

Robert N. Johnson, MD
West Coast Retina
Clinical Professor of Ophthalmology
California Pacific Medical Center
San Francisco, CA, USA

Antonia M. Joussen, MD
Professor and Chair
Department of Ophthalmology
Charité, University Medicine Berlin
Berlin, Germany

Karina Julian, MD
Uveitis Specialist
Eye Institute
Cleveland Clinic Abu Dhabi
Abu Dhabi, United Arab Emirates

J. Michael Jumper, MD
West Coast Retina
Clinical Professor of Ophthalmology
California Pacific Medical Center
Co-Director, Vitreoretinal Fellowship Program
San Francisco, CA, USA

Peter K. Kaiser, MD
Chaney Family Endowed Chair in Ophthalmology Research
Professor of Ophthalmology
Cleveland Clinic Lerner College of Medicine
Cleveland, OH, USA

Maarten Kamermans, PhD
Professor
Retinal Signal Processing Lab
Netherlands Institute for Neuroscience
Amsterdam, The Netherlands

Anselm Kampik, MD, FEBO, FARVO
Chairman Emeritus
Department of Ophthalmology
Ludwig Maximilians University
Munich, Germany

Rustum Karanjia, MD, PhD
Assistant Professor
University of Ottawa Eye Institute
Ottawa Hospital Research Institute
Ottawa, ON, Canada
Researcher
Doheny Eye Institute and
Doheny Eye Centers UCLA
Department of Ophthalmology
David Geffen School of Medicine
University of California, Los Angeles
Los Angeles, CA, USA

Amir H. Kashani, MD, PhD
Assistant Professor of Clinical Ophthalmology
USC Eye Institute
Department of Ophthalmology
University of Southern California
Keck School of Medicine

Los Angeles, CA, USA

Pearse A. Keane, MD, MSc, FRCOphth, MRCSINIHR
Clinician Scientist and Consultant Ophthalmologist
Moorfields Eye Hospital NHS Foundation Trust and
UCL Institute of Ophthalmology
London, UK

M. Cristina Kenney, MD, PhD
Professor
Director of Research
Gavin Herbert Eye Institute
Ophthalmology Research Laboratories
University of California, Irvine
Irvine, CA, USA

S. Khizer R. Khaderi, MD, MPH
Adjunct Associate Professor
Moran Eye Center
University of Utah
Salt Lake City, UT, USA

Mohamad A. Khodair, PhD
Pharmacology, Physiology and Neuroscience
New Jersey Medical School
Rutgers University
Newark, NJ, USA

Ivana K. Kim, MD
Associate Professor of Ophthalmology
Department of Ophthalmology
Harvard Medical School
Retina Service
Massachusetts Eye and Ear Infirmary
Boston, MA, USA

Jonathan W. Kim, MD
Director of Retinoblastoma Service
Children's Hospital Los Angeles
Associate Professor of Ophthalmology
USC Keck School of Medicine
Los Angeles, CA, USA

Tae Wan Kim, MD, PhD
Associate Professor
Department of Ophthalmology
Seoul National University
Seoul, South Korea

Bernd Kirchhof, MD
Department of Vitreo-Retinal Surgery
Center of Ophthalmology
University of Cologne
Cologne, Germany

Szilard Kiss, MD
Department of Ophthalmology
Weill Cornell Medical College
New York-Presbyterian Hospital
New York, NY, USA

Barbara E.K. Klein, MD, MPH
Professor
Department of Ophthalmology and Visual Sciences
University of Wisconsin
School of Medicine and Public Health
Madison, WI, USA

Ronald Klein, MD, MPH
Professor
Department of Ophthalmology and Visual Sciences
University of Wisconsin
School of Medicine and Public Health
Madison, WI, USA

Michael A. Klufas, MD
Retina Division
Stein Eye Institute
University of California, Los Angeles
Los Angeles, CA, USA

Anton M. Kolomeyer, MD, PhD

Resident
Eye and Ear Institute
University of Pittsburgh Medical Center
Pittsburgh, PA, USA

Lazaros Konstantinidis, MD
Hôpital Ophtalmique Jules-Gonin
University of Lausanne
Lausanne, Switzerland

Renu Kowluru, PhD, FARVO
Professor
Ophthalmology, Anatomy/Cell Biology & Endocrinology
Wayne State University
Kresge Eye Institute
Detroit, MI, USA

Igor Kozak, MD, PhD
Senior Academic Consultant
King Khaled Eye Specialist Hospital
Riyadh, Saudi Arabia

Baruch D. Kuppermann, MD
Professor of Ophthalmology and
Biomedical Engineering
University of California, Irvine
The Gavin Herbert Eye Institute
University of California, Irvine
Irvine, CA, USA

Ajay E. Kuriyan, MD, MSc
Assistant Professor, Ophthalmology
University of Rochester
School of Medicine and Dentistry
Rochester, NY, USA

Leanne T. Labriola, MD
Clinical Assistant Professor of Ophthalmology
Medical Retina Service
University of Pittsburgh
School of Medicine
Pittsburgh, PA, USA

Dennis Lam, MD
Director
Dennis Lam & Partners Eye Center
Central, Hong Kong
Director
C-MER (Shenzhen) Dennis Lam Eye Hospital
Shenzhen, China
Director
State Key Laboratory (Ophthalmology)
Sun Yat-Sen University
Guangzhou, China

Linda A. Lam, MD, MBA
Associate Professor
Vice Chair of Clinical Satellite Affairs
USC Roski Eye Institute
Department of Ophthalmology
USC Keck School of Medicine
Los Angeles, CA, USA

Anne Marie Lane, MPH
Instructor in Ophthalmology
Department of Ophthalmology
Harvard Medical School
Retina Service
Massachusetts Eye and Ear Infirmary
Boston, MA, USA

Erin B. Lavik, ScD
Professor
Department of Chemical, Biochemical, and Environmental
Engineering
University of Maryland
Baltimore, MD, USA

James F. Leary, PhD
Professor Emeritus
Purdue University
West Lafayette, IN, USA

**Richard W.J. Lee, BMedSci (Hons), BMBS, MRCS
(Eng), MRCOphth, PhD**
Consultant Senior Lecturer
University of Bristol
Bristol, UK
Lead for Experimental Medicine (Inflammation and
Immunotherapy)
National Institute for Health Research Biomedical Research
Centre at Moorfields Eye Hospital NHS Foundation
Trust
UCL Institute of Ophthalmology
London, UK

Sun Young Lee, MD, PhD
Vitreoretinal Surgery Fellow
Department of Ophthalmology
University of Iowa
Iowa City, IA, USA

Thomas C. Lee, MD
Associate Professor of Ophthalmology
Vision Center, Children's Hospital Los Angeles and USC
Eye Institute
Los Angeles, CA, USA

Vincent Lee, FRCSEd, FCSHK
Faculty
Dennis Lam & Partners Eye Center
Central
Hong Kong, China

Loh-Shan B. Leung, MD
Clinical Assistant Professor of Ophthalmology
Department of Ophthalmology
Stanford University School of Medicine
Palo Alto, CA, USA

Geoffrey P. Lewis, PhD
Research Biologist
Neuroscience Research Institute
University of California, Santa Barbara
Santa Barbara, CA, USA

Anita Leys, MD, PhD
Professor of Ophthalmology
Department of Medical Retina
Department of Ophthalmology
Catholic University of Leuven
Leuven, Belgium

Xiaoxin Li, MD
Professor of Ophthalmology
Xiamen Eye Center of Xiamen University
Xiamen, China

Sandra Liakopoulos, MD
Professor of Ophthalmology
Department of Ophthalmology
University of Cologne
Cologne, Germany

Chang-Ping Lin, MD
Lecturer
Department of Ophthalmology
National Taiwan University
College of Medicine
National Taiwan University Hospital
Taipei, China

Phoebe Lin, MD, PhD
Assistant Professor of Ophthalmology
Casey Eye Institute
Oregon Health and Science University
Portland, OR, USA

Enchun M. Liu, MD
Vitreoretinal Surgeon
Retina Associates of South Texas
San Antonio, TX, USA

Shirley Liu, PhD
Resident
C-MER (Shenzhen) Dennis Lam Eye Hospital

Shenzhen, China

Noemi Lois, MD, PhD, FRCSEd, FRCOphth
Clinical Professor of Ophthalmology
Queen's University
Honorary Consultant Ophthalmic Surgeon
The Belfast Health and Social Care Trust
Belfast, Northern Ireland, UK

Nikolas J.S. London, MD, FACS
Retina Consultants San Diego
Poway, CA, USA

Lin Lu, PhD
Professor
Zhongshan Ophthalmic Center
Sun Yat-Sen University
Guangzhou, China

Brandon J. Lujan, MD
West Coast Retina
Clinical Professor of Ophthalmology
California Pacific Medical Center
San Francisco, CA, USA
Assistant Clinical Professor
University of California, San Francisco
San Francisco, CA, USA

Yan Luo, MD, PhD
Professor, Retina Division
Zhongshan Ophthalmic Center
Sun Yat-Sen University
Guangzhou, Guangdong, China

Gerard A. Lutty, PhD
G. Edward and G. Britton Durell Professor of
   Ophthalmology
Wilmer Eye Institute
Johns Hopkins University
School of Medicine
Baltimore, MD, USA

Robert MacLaren, FRCOphth
Professor of Ophthalmology
Nuffield Laboratory of Ophthalmology
Department of Clinical Neurosciences
University of Oxford
Oxford University Eye Hospital
Oxford, UK
Honorary Consultant Vitreoretinal Surgeon
Moorfields Eye Hospital
London, UK

Steven Madreperla, MD, PhD
Assistant Clinical Professor
Institute of Ophthalmology and Visual Science
New Jersey Medical School
Rutgers University
Newark, NJ, USA

Albert M. Maguire, MD
Professor
Co-Director of Center for Advanced Retinal and Ocular
   Therapeutics (CAROT)
Department of Ophthalmology
Scheie Eye Institute
University of Pennsylvania
Perelman School of Medicine
Philadelphia, PA, USA

Martin A. Mainster, PhD, MD, FRCOphth
Luther and Ardis Fry Professor Emeritus of Ophthalmology
University of Kansas
School of Medicine
Kansas City, KS, USA

Nancy C. Mansfield (*posthumously*)
Retinoblastoma service
Children's Hospital Los Angeles
Los Angeles, CA, USA

Arnold M. Markoe, MD, ScD

Professor and Chairman Emeritus
Department of Radiation Oncology
University of Miami
Sylvester Comprehensive Cancer Center
Miami, FL, USA

Michael F. Marmor, MD
Professor of Ophthalmology
Department of Ophthalmology and Byers Eye Institute
Stanford University School of Medicine
Palo Alto, CA, USA

Daniel F. Martin, MD
Professor and Chairman
Cleveland Clinic Cole Eye Institute
Cleveland, OH, USA

Stephen C. Massey, PhD
Elizabeth Morford Professor and Research Director
Department of Ophthalmology and Visual Science
University of Texas Medical School
Houston, TX, USA

Maureen A. McCall, PhD
Professor
Department of Ophthalmology and
Visual Sciences
University of Louisville
Louisville, KY, USA

Tara A. McCannel, MD, PhD
Assistant Professor
Director of Ophthalmic Oncology Center
Department of Ophthalmology
The Jules Stein Eye Institute
University of California, Los Angeles
Los Angeles, CA, USA

J. Allen McCutchan, MD, MAS
Professor of Medicine
Medical Center
University of California, San Diego
San Diego, CA, USA

H. Richard McDonald, MD
West Coast Retina
Clinical Professor of Ophthalmology
California Pacific Medical Center
Co-Director, Vitreoretinal Fellowship Program
San Francisco, CA, USA

Petra Meier, MD
Associate Professor
Department of Ophthalmology
University of Leipzig
Leipzig, Germany

Travis A. Meredith, MD
Professor and Chair Emeritus
Department of Ophthalmology
University of North Carolina, Chapel Hill
Chapel Hill, NC, USA

Carsten H. Meyer, MD, FEBO, FMH
Professor of Ophthalmology
Head of the Department
Department of Ophthalmology
Pallas Clinics
Aarau, AR, Switzerland

William F. Mieler, MD
Cless Family Professor and Vice-Chairman
Illinois Eye and Ear Infirmary
Department of Ophthalmology and Visual Sciences
University of Illinois, Chicago
Chicago, IL, USA

Joan W. Miller, MD
Henry Willard Williams Professor of Ophthalmology
Chief of Ophthalmology
Mass Eye and Ear and Massachusetts General Hospital
Chair, Department of Ophthalmology

Harvard Medical School
Boston, MA, USA

Rukhsana G. Mirza, MD
Associate Professor
Department of Ophthalmology
Northwestern University
Feinberg School of Medicine
Chicago, IL, USA

Sayak K. Mitter, PhD
Research Fellow
Department of Ophthalmology
Indiana University School of Medicine
Indianapolis, IN, USA

Robert A. Mittra, MD
Assistant Clinical Professor
University of Minnesota
Minneapolis, MN, USA

Yozo Miyake, MD, PhD
Chairman of the Board of Directors
Aichi Medical University
Aichi, Japan

Carlo Montemagno, PhD
Director, Ingenuity Lab
Professor of Chemical Engineering and Material Science
University of Alberta
Edmonton, Alberta, Canada

Anthony T. Moore, MD
Professor of Ophthalmology
Department of Ophthalmology
University of California, San Francisco
San Francisco, CA, USA

Prithvi Mruthyunjaya, MD, MHS
Associate Professor of Ophthalmology
Director, Ocular Oncology Service
Byers Eye Institute
Stanford University
Palo Alto, CA, USA

Cristina Muccioli, MD, PhD
Associate Professor of Ophthalmology
Department of Ophthalmology
Federal University of São Paulo
São Paulo, Brazil

Robert F. Mullins, PhD
Professor
Department of Ophthalmology and Visual Sciences
Wynn Institute for Vision Research
University of Iowa
Iowa City, IA, USA

A. Linn Murphree, MD
Professor Emeritus
Children's Hospital Los Angeles
USC Keck School of Medicine
Los Angeles, CA, USA

Robert P. Murphy, MD
Retina Group of Washington
Washington, DC, USA

Philip I. Murray, PhD, FRCP, FRCS, FRCOphth
Professor of Ophthalmology
Institute of Inflammation and Ageing
University of Birmingham
Birmingham, UK
Honorary Consultant Ophthalmologist
Sandwell & West Birmingham Hospitals NHS Trust
Birmingham, UK

Timothy G. Murray, MD, MBA, FACS
Director, Miami Ocular Oncology and Retina
Miami, FL, USA
Professor
Department of Ophthalmology

Bascom Palmer Eye Institute
Miami, FL, USA

Manish Nagpal, MS, DO, FRCS(UK)
Vitreoretinal Consultant
Retina Foundation
Shahibag, Ahmedabad, India

Perumalsamy Namperumalsamy, MS, FAMS
Chairman Emeritus and Professor of Ophthalmology
Retina-Vitreous Service
Aravind Eye Care System
Madurai, Tamil Nadu, India

Sumit K. Nanda, MD
Clinical Associate Professor
Department of Ophthalmology
Integris Baptist Medical Center
Oklahoma City, OK, USA

Hossein Nazari, MD
Department of Ophthalmology and Visual Sciences
University of Texas Medical Branch
Galveston, TX, USA

Quan Dong Nguyen, MD, MSc
Professor of Ophthalmology
Byers Eye Institute
Stanford University
Palo Alto, CA, USA
Ocular Imaging Research and Reading Center
Menlo Park, CA, USA

Robert B. Nussenblatt, MD, MPH (*posthumously*)
Chief
Laboratory of Immunology
National Eye Institute, NIH
Bethesda, MD, USA

Patrick Oellers, MD
Vitreoretinal Surgery Fellow
Harvard Medical School
Department of Ophthalmology
Massachusetts Eye and Ear
Boston, MA, USA

Masahito Ohji, MD
Professor and Chairman
Department of Ophthalmology
Shiga University of Medical Science
Otsu, Shiga, Japan

Kyoko Ohno-Matsui, MD, PhD
Professor
Department of Ophthalmology and Visual Sciences
Tokyo Medical and Dental University
Tokyo, Japan

Daniel Palanker, PhD
Professor
Department of Ophthalmology
Hansen Experimental Physics Laboratory
Stanford University
Stanford, CA, USA

Thanos D. Papakostas, MD
Retina Fellow
Massachusetts Eye and Ear
Harvard Medical School
Boston, MA, USA

Avni V. Patel, MD, MBA
Massachusetts Eye and Ear Infirmary
Department of Ophthalmology
Harvard Medical School
Boston, MA, USA

Purnima S. Patel, MD
Associate Professor of Ophthalmology
Emory Unviersity
School of Medicine
Atlanta Veterans Affairs Medical Center

Atlanta, GA, USA

Anna C. Pavlick, MD
Professor of Medicine and Dermatology
Department of Medicine
New York University
School of Medicine
New York, NY, USA

S. Louise Pay, BSc
Graduate Student
Department of Ophthalmology
Indiana University
School of Medicine
Indianapolis, IN, USA

David M. Peereboom, MD
Professor of Medicine and Director of Clinical Research
The Rose Ella Burkhardt Brain Tumor and Neuro-
   Oncology Center
Cleveland Clinic
Cleveland, OH, USA

Mark E. Pennesi, MD, PhD
Associate Professor
Department of Ophthalmology
Casey Eye Institute
Oregon Health & Science University
Portland, OR, USA

Jay S. Pepose, MD, PhD
Medical Director
PeposeVision Institute
Professor of Clinical Ophthalmology
Washington University
School of Medicine
St. Louis, MO, USA

Julian D. Perry, MD
Director
Orbital and Oculoplastic Surgery
Cole Eye Institute
Cleveland Clinic Foundation
Cleveland, OH, USA

Polly A. Quiram, MD, PhD
Vitreoretinal Surgery, PA
Minneapolis, MN, USA

Rajiv Raman, MS, DNB
Consultant
Department of Vitreo-Retinal Services
Sankara Nethralaya
Chennai, India

Rajeev S. Ramchandran, MD, MBA
Associate Professor
Department of Ophthalmology
Flaum Eye Institute
University of Rochester
School of Medicine and Dentistry
Rochester, NY, USA

P. Kumar Rao, MD
Associate Professor of Ophthalmology and Visual Sciences
Department of Ophthalmology
School of Medicine
Washington University in St Louis
St Louis, MO, USA

Narsing A. Rao, MD
Professor of Ophthalmology and Pathology
USC Eye Institute
Keck School of Medicine
University of Southern California
Los Angeles, CA, USA

Sivakumar R. Rathinam, FAMS, PhD
Professor of Ophthalmology
Head of Uveitis Service
Uveitis Service
Aravind Eye Hospital & Postgraduate Institute of

Ophthalmology
Madurai, India

Franco M. Recchia, MD
Vitreoretinal Surgeon
Tennessee Retina, PC
Nashville, TN, USA

Kristin J. Redmond, MD, MPH
Assistant Professor
Department of Radiation Oncology and Molecular
   Radiation Sciences
Johns Hopkins University
School of Medicine
Baltimore, MD, USA

David Reed, MD
Attending Physician
Ophthalmic Consultants of Boston
Boston, MA, USA

Thomas A. Reh, PhD
Professor
Department of Biological Structure
University of Washington
School of Medicine
Seattle, WA, USA

Andreas Reichenbach, MD
Professor
Paul Flechsig Institute of Brain Research
University of Leipzig
Faculty of Medicine
Leipzig, Germany

Kourous A. Rezaei, MD
Senior Partner, Illinois Retina Associates
Director of Vitreoretinal Fellowship
Associate Professor of Ophthalmology
Rush University Medical Center
Chicago, IL, USA

William R. Rhoades, MD
Associated Retinal Consultants
Grand Rapids, MI, USA

Benjamin Rhodes, MD
Consultant Rheumatologist
University Hospitals Birmingham NHS
Foundation Trust
Birmingham, UK

Robert Ritch, MD
Shelley and Steven Einhorn Distinguished Chair
Professor of Ophthalmology
Surgeon Director Emeritus and Chief, Glaucoma Services
The New York Eye and Ear Infirmary of Mount Sinai
New York, NY, USA

Anthony G. Robson, PhD
Consultant Electrophysiologist & Honorary Senior
   Lecturer
Moorfields Eye Hospital & Institute of Ophthalmology
University College London
London, UK

Philip J. Rosenfeld, MD, PhD
Professor of Ophthalmology
Bascom Palmer Eye Institute
Department of Ophthalmology
University of Miami
Miller School of Medicine
Miami, FL, USA

Teisha J. Rowland, PhD
Postdoctoral Fellow
Cardiovascular Institute and Adult Medical Genetics
   Program
University of Colorado
Denver Anschutz Medical Campus
Aurora, CO, USA

Gary S. Rubin, PhD
Helen Keller Professor of Ophthalmology
Department of Visual Neuroscience
UCL Institute of Ophthalmology
London, UK

SriniVas R. Sadda, MD
President and Chief Scientific Officer
Doheny Eye Institute
Professor of Ophthalmology
David Geffen School of Medicine
University of California, Los Angeles
Los Angeles, CA, USA

Alfredo A. Sadun, MD, PhD
Thornton Professor of Vision
Doheny Eye Institute
Professor and Vice-Chair
Department of Ophthalmology
For Doheny Eye Centers
David Geffen School of Medicine
University of California, Los Angeles
Los Angeles, CA, USA

Alapakkam P. Sampath, PhD
Associate Professor
Jules Stein Eye Institute
Department of Ophthalmology
David Geffen School of Medicine
University of California, Los Angeles
Los Angeles, CA, USA

Amit A. Sangave, MD
PGY-4 Ophthalmology Resident
Department of Ophthalmology
Flaum Eye Institute
University of Rochester
School of Medicine and Dentistry
Rochester, NY, USA

Andrew P. Schachat, MD
Vice Chairman
Cole Eye Institute
Cleveland Clinic Foundation
Cleveland, OH, USA

Sid Schechet, MD
Department of Ophthalmology and Vision Sciences
University of Maryland
School of Medicine
Baltimore, MD, USA

Steffen Schmitz-Valckenberg, MD, FEBO
Professor, Senior Consultant
Department of Ophthalmology
University of Bonn
Bonn, Germany

Stephen G. Schwartz, MD, MBA
Associate Professor and Medical Director, Naples
Bascom Palmer Eye Institute
University of Miami
Miller School of Medicine
Naples, FL, USA

Adrienne W. Scott, MD
Assistant Professor of Ophthalmology
Retina Division, Wilmer Eye Institute
Johns Hopkins University
School of Medicine
Baltimore, MD, USA

J. Sebag, MD, FACS, FRCOphth, FARVO
Founding Director
VMR Institute for Vitreous Macula Retina
Huntington Beach, CA, USA

Johanna M. Seddon, MD, ScM
Founding Director, Ophthalmic Epidemiology and
   Genetics Service
New England Eye Center
Tufts Medical Center

Professor of Ophthalmology
Professor in Department of Medicine
Tufts University School of Medicine
Professor, Tufts Clinical and Translational Science Institute
Tufts University
Boston, MA, USA

Michael I. Seider, MD
Ocular Oncology and Vitreoretinal Surgery
The Permanente Medical Group
San Francisco, CA, USA

H. Nida Sen, MD, MHS
Director, Uveitis and Ocular Immunology Fellowship
   Program
National Eye Institute
National Institutes of Health
Bethesda, MD, USA

Yasir Jamal Sepah, MBBS
Senior Research Scientist
Byers Eye Institute
Stanford University
Palo Alto, CA, USA
Director
Ocular Imaging Research and Reading Center
Menlo Park, CA, USA

Sanjay Sharma, MD, MSc(Epid), MBA
Professor of Ophthalmology and
Epidemiology
Queen's Medical College
Kingston, Ontario, Canada

Tarun Sharma, MD, FRCSEd, MBA
Professor of Ophthalmology
Director, Shri Bhagwan Mahavir Vitreoretinal Services
Sankara Nethralaya
Medical Research Foundation
Chennai, India

Shwu-Jiuan Sheu, MD
Professor
Department of Ophthalmology
Kaohsiung Veterans General Hospital
Kaohsiung
National Yang Ming University
Taipei, China

Carol L. Shields, MD
Co-Director, Ocular Oncology Service
Wills Eye Hospital
Thomas Jefferson University
Philadelphia, PA, USA

Jerry A. Shields, MD
Co-Director, Ocular Oncology Service
Wills Eye Hospital
Thomas Jefferson University
Philadelphia, PA, USA

Kei Shinoda, MD, PhD
Professor
Department of Ophthalmology
Saitama Medical University
Faculty of Medicine
Saitama, Japan

Dhananjay Shukla, MS, MAMS
Senior Consultant and Director
Retina-Vitreous Service
Ratan Jyoti Netralaya
Gwalior, Madhya Pradesh, India

Paul A. Sieving, MD, PhD
Director
National Eye Institute
National Institutes of Health
Bethesda, MD, USA

Paolo S. Silva, MD
Assistant Professor of Ophthalmology

Harvard Medical School
Staff Ophthalmologist and Assistant Chief of Telemedicine
Beetham Eye Institute
Joslin Diabetes Center
Boston, MA, USA

Claudio Silveira, MD, PhD
Department of Ophthalmology
Federal University of São Paulo
São Paulo, Brazil

Joshua Singer, PhD
Associate Professor
Department of Biology
University of Maryland
College Park, MD, USA

Arun D. Singh, MD
Professor of Ophthalmology and Director of Ophthalmic
   Oncology
Cole Eye Institute, Cleveland Clinic
Cleveland, OH, USA

Alison Skalet, MD, PhD
Assistant Professor of Ophthalmology
Casey Eye Institute
Oregon Health and Science University
Portland, OR, USA

Mario Skugor, MD, FACE
Associated Professor of Medicine at CCLCM of CWRU
Endocrinology and Metabolism
Cleveland Clinic
Cleveland, OH, USA

Sylvia B. Smith, PhD, FARVO
Regents' Professor and Chair
Department of Cellular Biology/Anatomy
Medical College of Georgia
Professor of Ophthalmology
Co-Director James and Jean Culver Vision Discovery
   Institute
Augusta University
Augusta, GA, USA

Lucia Sobrin, MD, MPH
Associate Professor of Ophthalmology
Massachusetts Eye and Ear Infirmary
Harvard Medical School
Boston, MA, USA

Akrit Sodhi, MD, PhD
Assistant Professor
Retina Division
Wilmer Eye Institute
Johns Hopkins School of Medicine
Baltimore, MD, USA

Elliott H. Sohn, MD
Associate Professor
Director, Retina Fellowships
Department of Ophthalmology and Visual Sciences
Wynn Institute for Vision Research
University of Iowa
Iowa City, IA, USA

Gisèle Soubrane-Daguet, MD, PhD
Professor of Ophthalmology
Department of Ophthalmology
University of Paris V
Paris, France

Leigh Spielberg, MD, FEBO
Vitreoretinal Surgeon
Department of Ophthalmology
Ghent University Hospital
Ghent, Belgium

Sunil K. Srivastava, MD
Staff Physician
Cole Eye Institute
Cleveland Clinic Foundation

Cleveland, OH, USA

Oliver Stachs, PhD
Professor of Experimental Ophthalmology
Department of Ophthalmology
University of Rostock
Rostock, Germany

Giovanni Staurenghi, MD, FARVO
Professor of Ophthalmology
Chairman Eye Clinic
Director, Residency Program
Department of Biomedical and Clinical Sciences "Luigi Sacco"
Sacco Hospital
University of Milan
Milan, Italy

Paul Sternberg Jr., MD
G. W. Hale Professor and Chair
Vanderbilt Eye Institute
Chief Medical Officer
Vanderbilt Medical Group
Chief Patient Experience Officer
Associate Dean for Clinical Affairs
Assistant Vice Chancellor for Adult Health Affairs
Nashville, TN, USA

Jay M. Stewart, MD
Associate Professor of Ophthalmology
University of California, San Francisco
Chief of Ophthalmology
San Francisco General Hospital
San Francisco, CA, USA

Alan Stitt, PhD
Professor and McCauley Chair of Experimental Ophthalmology
Centre for Experimental Medicine
Queen's University Belfast
Belfast, Northern Ireland, UK

Edwin M. Stone, MD, PhD
Professor
Director, Wynn Institute for Vision Research
Department of Ophthalmology and Visual Sciences
University of Iowa
Iowa City, IA, USA

Ilene K. Sugino, MA
Principal Research Associate
Institute of Ophthalmology and Visual Science
New Jersey Medical School
Rutgers University
Newark, NJ, USA

Lori S. Sullivan, PhD
Faculty Associate
Human Genetics Center
School of Public Health
University of Texas Health Science Center
Houston, TX, USA

Paul Sullivan, MBBS, MD, FRCOphth
Consultant Ophthalmic Surgeon
Director of Education
Moorfields Eye Hospital
London, UK

Jennifer K. Sun, MD, MPH
Associate Professor of Ophthalmology
Harvard Medical School
Staff Ophthalmologist and Chief
Center for Clinical Eye Research and Trials
Beetham Eye Institute
Joslin Diabetes Center
Boston, MA, USA

Janet S. Sunness, MD
Medical Director
Richard E. Hoover Low Vision Rehabilitation Services
Greater Baltimore Medical Center

Clinical Professor, Department of Ophthalmology and Vision Sciences
University of Maryland
School of Medicine
Baltimore, MD, USA

R.C. Andrew Symons, MBBS, PhD, FRANZCO
Head of Ophthalmology
Royal Melbourne Hospital
Clinical Associate Professor
University of Melbourne
Melbourne, VIC, Australia

Ramin Tadayoni, MD, PhD
Professor of Ophthalmology
Université Paris Diderot
Sorbonne Paris Cité
AP-HP, Hôpital Lariboisière
Chairman of the Department of Ophthalmology
Paris, France

Shibo Tang, MD, PhD
Professor of Ophthalmology
Dean, Aier School of Ophthalmology
Central South University
Director, Aier Eye Institute
Aier Eye Hospital Group
Changsha, Hunan, China

Hiroko Terasaki, MD
Professor and Chair
Department of Ophthalmology
Nagoya University
Graduate School of Medicine
Nagoya, Japan

Aristomenis Thanos, MD
Associated Retinal Consultants
William Beaumont Hospital
Royal Oak, MI, USA

Matthew A. Thomas, MD
Clinical Professor of Ophthalmology
The Retina Institute
Washington University
St Louis, MO, USA

John T. Thompson, MD
Partner, Retina Specialists
Department of Ophthalmology
Greater Baltimore Medical Center
Baltimore, MD, USA

Cynthia A. Toth, MD
Joseph A.C. Wadsworth Professor of Ophthalmology
Professor of Biomedical Engineering
Duke University Medical Center
Durham, NC, USA

Brian Toy, MD
Department of Ophthalmology
Stanford University School of Medicine
Palo Alto, CA, USA

Michael T. Trese, MD
Professor of Ophthalmology
Oakland University
William Beaumont School of Medicine
Associated Retinal Consultants
Royal Oak, MI, USA

Julie H. Tsai, MD
Assistant Professor of Clinical Ophthalmology
Albany, NY, USA

Nitin Udar, PhD
Gavin Herbert Eye Institute
Ophthalmology Research Laboratories
University of California, Irvine
Irvine, CA, USA

J. Niklas Ulrich, MD

Assistant Professor of Ophthalmology
Department of Ophthalmology
University of North Carolina, Chapel Hill
Chapel Hill, NC, USA

Allison C. Umfress, MD
Vanderbilt Eye Institute
Vanderbilt University Medical Center
Nashville, TN, USA

Russell N. Van Gelder, MD, PhD
Professor and Boyd K. Bucey Memorial Chair
Department of Ophthalmology
Adjunct Professor
Departments of Biological Structure and Pathology
University of Washington
School of Medicine
Seattle, WA, USA

Jan C. van Meurs, MD, PhD
The Rotterdam Eye Hospital
Erasmus University
Rotterdam, The Netherlands

Daniel Vítor Vasconcelos-Santos, MD, PhD
Adjunct Professor of Ophthalmology
Universidade Federal de Minas Gerais
Hospital São Geraldo / HC-UFMG
Belo Horizonte, MG, Brazil

Demetrios G. Vavvas, MD, PhD
Associate Professor of Ophthalmology
Massachusetts Eye & Ear Infirmary
Department of Ophthalmology
Harvard Medical School
Boston, MA, USA

G. Atma Vemulakonda, MD
Chief of Vitreoretinal Surgery
Department of Ophthalmology
Palo Alto Medical Foundation
Palo Alto, CA, USA

Nadia K. Waheed, MD, MPH
Associate Professor of Ophthalmology
New England Eye Center
Department of Ophthalmology
Tufts University School of Medicine
Boston, MA, USA

James Weiland, PhD
Professor
Department of Biomedical Engineering
University of Michigan
Ann Arbor, MI, USA

Richard G. Weleber, MD
Department of Ophthalmology
Casey Eye Institute
Oregon Health & Science University
Portland, OR, USA

Adam S. Wenick, MD, PhD
Assistant Professor of Ophthalmology
The Wilmer Eye Institute
Johns Hopkins University
Baltimore, MD, USA

Moody D. Wharam Jr., MD
Professor of Radiation Oncology
Department of Radiation Oncology and Molecular Radiation Sciences
The Sidney Kimmel Comprehensive Cancer Center
Johns Hopkins CRB II
Baltimore, MD, USA

Louisa Wickham, FRCOphth, MSc, MD
Clinical Director
Consultant Ophthalmologist
Department of Vitreoretinal Surgery
Moorfields Eye Hospital
London, UK

Peter Wiedemann, MD
Professor and Chair
Department of Ophthalmology
University of Leipzig
Leipzig, Germany

Henry E. Wiley, MD
Staff Clinician
Division of Epidemiology and Clinical Applications
National Eye Institute
National Institutes of Health
Bethesda, MD, USA

C. P. Wilkinson, MD
Distinguished Emeritus Chairman
Department of Ophthalmology
Greater Baltimore Medical Center
Professor, Department of Ophthalmology
John Hopkins University
Baltimore, MD, USA

David Wilson, MD
Professor and Chair of Ophthalmology
Director, Casey Eye Institute
Oregon Health & Science University
Portland, OR, USA

Sebastian Wolf, MD, PhD
Department of Ophthalmology
Inselspital, Bern University Hospital
University of Bern
Bern, Switzerland

Thomas J. Wolfensberger, MD, MBA
Hôpital Ophtalmique Jules-Gonin
University of Lausanne
Lausanne, Switzerland

David Wong, FRCOphth
Honorary Clinical Professor
Department of Ophthalmology, LKS
Faculty of Medicine
The University of Hong Kong
Hong Kong, China

Ian Y. Wong, FRCOphth
Clinical Assistant Professor

Department of Ophthalmology, LKS
Faculty of Medicine
The University of Hong Kong
Hong Kong, China

Tien Y. Wong, MD, PhD
Professor & Medical Director, Singapore National Eye
  Center
Chair of Ophthalmology & Vice-Dean of Clinical Sciences
Duke-NUS Medical School
National University of Singapore

Frances Wu, BS
Medical Student
UC San Diego School of Medicine
La Jolla, CA, USA

Yanors Yandiev, MD, PhD
Department of Ophthalmology
University of Leipzig
School of Medicine
Leipzig, Germany

Chang-Hao Yang, MD, PhD
Professor
Department of Ophthalmology
National Taiwan University
College of Medicine
National Taiwan University Hospital
Taipei, China

Chung-May Yang, MD
Professor
Department of Ophthalmology
National Taiwan University
College of Medicine
National Taiwan University Hospital
Taipei, China

Lawrence A. Yannuzzi, MD
Vitreous-Retina-Macula Consultants of New York
New York Eye and Ear Infirmary
New York, NY, USA

Po-Ting Yeh, MD, MMS
Clinical Assistant Professor
Department of Ophthalmology

National Taiwan University
College of Medicine
National Taiwan University Hospital
Taipei, China

Yoshihiro Yonekawa, MD
Massachusetts Eye and Ear Infirmary
Boston Children's Hospital
Harvard Medical School
Boston, MA, USA

Young Hee Yoon, MD, PhD
Professor
Department of Ophthalmology
Asan Medical Center
University of Ulsan College of Medicine
Seoul, Korea

Hyeong Gon Yu, MD, PhD
Professor
Department of Ophthalmology
Seoul National University
Seoul, South Korea

Marco A. Zarbin, MD, PhD
Professor and Chair
Institute of Ophthalmology and Visual Science
New Jersey Medical School
Rutgers University
Newark, NJ, USA

Kang Zhang, MD, PhD
Professor of Ophthalmology
Department of Ophthalmology
UC San Diego School of Medicine
La Jolla, CA, USA

Jie Zhu, MD, PhD
Department of Ophthalmology
UC San Diego School of Medicine
La Jolla, CA, USA

Martin Zinkernagel, MD, PhD
Department of Ophthalmology
Inselspital, Bern University Hospital
University of Bern
Bern, Switzerland

中文版序

接到 *Ryan's RETINA, 6e* 中文译者恳切的作序邀请，我不由掂量了一下自己是否能承担这样的荣任。我属于新中国第一代眼科先贤的门生，老师们都有长期的留学经历，学贯中西，精通英语，治学严谨。一方面，作为 Stephen J. Ryan Jr.（Steve）的学生，我在 1985—1987 年间得到他的言传身教。在后来的25 年间，也与他保持了不间断的联系。我还参与了从第 5 版到第 7 版中一个章节的编写修订。另一方面，面对我国中青年眼科一代，我自觉应肩负承前启后的责任。写这个序，自然责无旁贷，而且我愿趁这个机会，讲述一些小故事和观点。

我读过不少眼科学专业英文著作，包括各种教材和专著，但给我留下深刻印象的却屈指可数。在20 世纪 50 年代末，Duke-Elder 主编过一套眼科全书式的鸿篇巨制，书名为 *System of Ophthalmology*（《系统眼科学》），总共有 15 卷。前 14 卷涵盖了眼科学的各个范围，第 15 卷为索引。直到 20 世纪 70 年代末，我才有机会看到这部系列丛书，但我并没有"系统"读完，只是查阅了其中一些相关章节。时过境迁，遗憾的是这套书未见修订再版。我国的《眼科全书》，后来改名为《中华眼科学》（3 卷本），是老一辈眼科学家编写同类全书愿望的一项伟大实践。我相信 *System of Ophthalmology* 的内容是该书重要的参考资料之一。

另一套令我印象深刻的书是由美国眼科学会主持编纂的 *Basic and Clinical Science Course*（《基础和临床科学教程》）。这套书以教学为目的，设计初衷是为了满足住院医师和执业医师全面学习的需要，可用于自选学习计划和更新临床知识，是眼科医师终身教育（Lifelong Education for the Ophthalmologists, LEO）框架的一部分。该书正文包括 13 个分册，第 14 分册为索引。在 20 世纪 90 年代，国内也组织翻译印刷过部分分册，我也参与其中。这套书一直不断更新，非常适合眼科研究生阅读。此外，在眼科的亚专科中，如青光眼、小儿眼科等，也都有名家编写的广受好评的权威性专著，在此就不一一列举了。

言归正传。前面提到的 *System of Ophthalmology*，其第 1 卷是涵盖视网膜领域的。在 20 世纪 80 年代末，Steve 设计和发展了这个领域，组织出版了 *RETINA*［《视网膜》（第 1 版，1989）］。3 卷本涵盖了基础科学与肿瘤、视网膜内科和视网膜外科。随着医学、眼科学知识技术的爆发式增长，该书平均 5年更新和修改再版一次。我曾阅读过 *RETINA, 2e*（1994）的大部分内容。直到 2006 年第 4 版，第 1 卷除了基础研究、遗传性疾病和肿瘤之外，还加入了影像学的一些内容。这一版本，于 2010 年出版了中文翻译版，由 130 多位译审者参加，我有幸作为第 3 卷主译参与其中。

视网膜实际上是大脑的一部分，是视觉的基础，包含灰质（神经元）和白质（神经胶质）。人脑是宇宙间最大的奥秘之一。*RETINA*，5e（2013）的原书序中披露，当代在科学和医学上获取双倍信息的时间只需要两年半。按此推算，自 2006 年第 4 版出版以来，有关视网膜及其密切互动的人脑信息增加了 4 倍多，新知识极速扩展。对视网膜的新认识，包括从每只眼球中约 1.25 亿个视杆和视锥两类光感受器细胞，到视网膜内的层次回路，再到人脑中参与视觉的 100 万亿个神经元中的近 1/3；还包括胶质和血管结构、视网膜色素上皮和相邻的玻璃体和脉络膜。新的视网膜相关信息来自遗传学和人类基因组计划、神经生物学和免疫学等基础科学，以及药理学和生物工程等应用学科、新兴的再生医学和纳米技术等。可以预见，这些知识对理解视觉系统的结构和功能，进而掌握眼病的发生发展和诊治是非常重要的。此外，繁忙的眼科医生要快速了解这些关键知识，犹如大海捞针般困难。Steve Ryan 和编者们通过自己吸收的这些丰富经验，尤其是那些对临床医学和视网膜专业实践至关重要的信息，进行了增删修订。例如，在第 5 版第 1 卷的第一部分中，增加了"视网膜影像和诊断"。其中包括荧光素、吲哚菁绿血管造影、相干光体层扫描、自发荧光等成像术及影像处理的基本原理和解读，归纳了近年眼底影像学的最新进展，精练而又实用。

　　RETINA 各版本陆续出版后，备受赞誉，被国际上许多同行称为眼底病学的"圣经"，无不肯定其权威性和经典性。这在眼科学专著中，虽非独此一部，但也极为罕见。许多名家评论说，此书是在该领域无可争议的黄金标准读本，是获取有关视网膜疾病新知识、新技术、科学进展、诊断、治疗和手术方法等最新权威信息的最佳选择。尤其是目前的这部第 6 版（2018），对书中内容做了及时更新，增加了新的插图，是眼科医生、进修医生和视网膜专家必备的参考书。有评论说，这部经典的教科书被广泛认可，综合论述了玻璃体视网膜疾病的金标准，每一章都提供了直观的、组织良好的视网膜内科或外科主题，同时辅以大量图像说明检查结果和手术的详细步骤。

　　这部巨著能够获得誉冠全球的成功，主要得益于两个方面。首先是主编的策划、设计、组织及执行力。Steve Ryan 是一位具有远见卓识和卓越学术成就的眼科医生，一生致力于视网膜疾病、眼外伤和视神经遗传性疾病的研究和诊疗。他最早报道了鸟枪弹样视网膜病变，多次获得研究成就奖。他还是一位杰出的指导教师和领袖人物。他创立的Doheny 眼科研究所已成为世界眼科人才的培训中心之一。他的睿智、博学多识和人格魅力感染了许多人。2013 年，他不幸辞世，后继者秉承其遗愿，继续更新出版了加上他姓氏的第 6 版，即 *Ryan's Retina, 6e*。

其次是全球范围内最高水平的编者团队。每一章的作者都是该领域国际公认的生物医学科学和眼科的领导者。由杰出的临床科学家撰写文章是极其重要的，因为相应的章节在很大程度上来源于作者的学术研究、内容选择和临床经验。这样才能使每一章都权威地提出准确、适当的目的和内容，提供最新的循证和临床相关信息。迄今已有超过 300 名的全球作者贡献分享了他们的专业知识。

在编者之中，不乏 Doheny 眼科研究所曾经的访问学者。例如，从第 5 版开始担任第 3 卷共同主编的 Peter Wiedemann 教授，就是 1980 年前后在该研究所开展工作的。他最近告诉我，2010 年在柏林举行世界眼科会议时，Steve 邀请他参加主编团队，并希望该书更加国际化。因此他邀请了多位亚洲和欧洲的作者。实际上，2011 年在北京举行的《视网膜（第 4 版）》中文版的发行仪式上，我也向 Steve 表达了扩大中国作者参与的意愿，虽然我此前已加入了作者队伍。在此后的第 5、第 6 版，多位国内教授也相继加入。值得一提的是，第 5、第 6 版关于 PVR 发病机制的眼底彩照是由我提供的。而且，第 6 版原书封面中央的彩图就是其中之一。

此外，编写工作的协助团队、世界一流的出版社及各位编辑们的切实贡献，也是一部著作成功的必备条件。

据我所知，前几版中只有 *RETINA, 4e* 出版了中文版。这让人不得不提出疑问，为什么如此高质量的专著只有一版引进出版了中文版？目前，像这样的英文专著，是否还有必要引进出版中文版？我常听一些同道说，他（她）从来不看中文译著，只看原著。事实上，英语是我国学校教育中的第一外语。在高等教育和研究生课程中，英语教学占据了重要地位。但要真正做到掌握或精通这门语言，并非易事。我国的眼科医生约有 4.5 万人，大概占世界眼科医生总数（据 WHO 的统计数据约为 24 万）的 1/5。这其中能熟练运用"专业"英语的，想必比例并不高。所以，想要完全体会英文原著的准确含义和语言魅力，还是有必要引进出版权威性经典专著的中文版。*Ryan's RETINA, 6e* 就是这样有翻译出版价值、值得多数眼科医师学习、有利于提高眼科诊疗水平的经典著作。

说到要出版合格的中文译著，这就对译者提出了更高的要求。我遇到过一些引进出版的中文译著，关键之处出现错译的现象并不少见。对于眼科专著的翻译，我想多说几句。

翻译也是一门学问。写作和翻译都非天生才能，需要长期磨练。未经培训和严格指导的新手，即便是医学博士或高级职称的专家，也很难翻译出高质量的译文。翻译的实质是实现语际间的意义转换。其基本方法可分为直译和意译。直译（literal translation）应完全忠实原文，符合其语言与文体结构，常用于专业图书。"literal"，是逐字的意思，对任何词都不能轻易忽略丢掉。而意译（liberal translation）则要表达原文大意，不注重细节，使译文自然流畅，但不可添枝加叶，适用于文学作品。严复先生曾提出"信、达、雅"的翻译标准，即忠实原文、表达通顺、译文贴切有美感。翻译的基本功在于理解领会原文，包括分析原文，细致处理词语的所指意义和联想含义，研究句法和语篇结构；还要驾驭译语与专业之间的联系。准确理解词义是一个难点。英语词汇往往一词多义，但其基本含义最为重要。举个最简单的例子，如"medical retina"，是"视网膜内科"的意思，不能译为"医学视网膜"。在专业论文和著作中，应尽量选择含义单纯且准确的词。

在此部第 6 版中文译著即将付梓之际，我才吃惊地了解到，此次翻译工作主要由两位译审者完成。其中大量的基础性工作是由周楠博士完成的。这可是一套 3 卷本近 3000 页，500 万字的巨著啊！首先，我必须称赞译者的勤奋、坚韧与毅力，这需要无数个枯燥无味、夜以继日的伏案工作。而周博士却说，越往下进行，越觉得有兴趣，因为新鲜的知识带来了无尽的乐趣和前进的动力，正所谓"学闻新知如沐春风"。其次，我还要赞赏译者深厚的专业底蕴。如上所述，这部巨著涵盖之广几乎包罗万象，有关基础医学、生物工程和眼科临床等相关知识与技术及其进展如此深奥，能够理解和驾驭，实属难能可贵。再者，我也十分钦佩译者的语言功底。据我所知，周博士在其导师魏文斌教授的指导下，发表了几十篇中英文论文，实为高产出的年轻学者。由极少人员参与完成的译著最明显的特点，就是译文质量与风格可以保持良好的一贯性。当然，主译是位青年医师和学者，还处于不断学习和提升的过程中，部分译文可能还需商榷。当然，只要持之以恒，不懈努力，总会达到炉火纯青、学贯中西、治学严谨的境界的。

最后，我期待此次第 6 版巨著中文版早日出版，为眼科研究生、住院医师和视网膜内外科的专家献上从基础科学到最新临床研究的无与伦比的新知识。

第四军医大学西京医院
教授、主任医师、博士研究生导师

译者前言

视网膜是人类机体器官中最令人着迷的组织。现代医学认为，眼球是大脑的延伸；而视网膜是眼球结构中最精细复杂的组织，也是功能最庞大的组织，更是连接外界与大脑中枢的桥梁。

很难想象，直径平均 24mm 的眼球、不足 1mm 厚的视网膜，会发生如此多的疾病与变化；更难想象，科学技术的发展能够让我们以微米为单位观察视网膜、脉络膜及其血管组织。人类从未像今天这样细微地看到过人体终末的血管组织。

但是，尽管如此，视网膜及眼球组织，仍然有很多我们未能看到的地方，依然有很多未解之谜等待我们去努力探索。

Ryan's RETINA 一直是国内外眼底科医生的"红宝书"，其中涵盖了视网膜研究领域中各方面的相关知识，从解剖、功能到疾病，从微观、组织到器官，从微生物、免疫、病理、基因到发病机制，从临床表现、辅助检查、鉴别诊断及诊断到非手术治疗及手术治疗，从玻璃体、视网膜、脉络膜到眼球器官，从眼球单个器官乃至全身系统，从不同维度的切入点，遵循逻辑思维观察、认识以视网膜为代表的眼球生物组织，进而透彻认识疾病本身。

本书为全新第 6 版，在既往经典疾病知识的基础上，更新了国际制订的标准诊疗规范，增加了近些年来眼科在 OCTA、视网膜干细胞移植、人工视网膜、人工智能等里程碑式发展的国际前沿知识和研究进展，以及新药临床试验研究的结果等内容，是眼底病知识体系经典与创新的融合。

与此同时，我们也可知晓，在对视网膜相关疾病的发现、认识的历程中，诸多卓越的眼科先驱，他们的天才发现和不懈研究，给后人留下了宝贵知识，在此向他们致敬。更向本书原作的策划者和编者 Stephen J. Ryan、Andrew P. Schachat、C. P. Wilkinson、David R. Hinton、SriniVas R. Sadda 和 Peter Wiedemann 教授表示衷心感谢。

在本书翻译过程中，我们力求做到"信、达、雅"，经思忖、校改多次，但书稿中仍可能存在有待商榷，甚至不完美之处，愿与国内外各位眼科同道讨论、指正。

Ryan's RETINA 旨在为学习、诊断和治疗视网膜疾病的医师提供思路和资源。1958 年，Duke-Elder 主编的 *System of Ophthalmology*（《系统眼科学》）以 14 卷本的篇幅论述了眼科学的整个范畴，并设置索引作为第 15 卷，视网膜主要在其中第 1 卷。20 世纪 80 年代末，Steve Ryan 着手编写这部 *RETINA*，此套书包含 3 卷，即基础科学与肿瘤、视网膜内科和视网膜外科。但是，随着 20 世纪医学知识的爆炸式增长，3 卷书虽然"涉及的不仅仅只有亮点"（hitting more than just the highlights），却不能声称涵盖了读者可能想学习或知道的有关该学科的所有内容，而且当我们在 2018 年推出第 6 版时，力求比以往任何版本更深入、更真实。出版社的编辑们鼓励作者为每一章查询并提供关键的参考文献。我们希望每一章都能为一种疾病或异常提供全面深入的资料，但并不意味着每一章都是完美的。对于那些想要或需要更多信息的人，我们希望搜索的关键词应该在每一章，通过搜索这些关键词并钻研参考文献，便可引导读者找到他们想要学习和了解的知识。

我们平均约 5 年更新和修订一次。整体的医学和专科的眼科变化很快。当本书刚面世时，激光治疗视网膜血管疾病是当时的新标准。在 Duke-Elder 时代，约 50% 的糖尿病视网膜病变患眼会失明；在 *Ryan's RETINA*（《RYAN 视网膜》）出版之前不久，糖尿病视网膜病变研究（diabetic retinopathy study）和早期治疗糖尿病视网膜病变研究（early treatment diabetic retinopathy study）所证实的激光治疗，如果及时应用，能将失明率降低至 1%~2%。目前，激光疗法主要被抗血管内皮因子药物所取代，改善的机会更大。同样，视网膜手术也从开放式玻璃体切除术发展到 20G，现在是 25G 或更小切口的手术。"人工视网膜"已获得美国食品药品管理局的批准，基因治疗试验正在进行中，我们的领域取得了令人瞩目的进展。要把这一切带给读者，恐怕还需要一部 15 卷本的 Duke-Elder 著作。我怀疑现在有多少人会买这样的书。所以，当我们在每一部分增加了新资料使其趋于完善，同时也删除了早期版本中不太重要或过时的内容。正如俗话所说的那样，"书不应该增重"（The book should not gain weight.）。

我们向参编此书的所有作者致敬，他们是来自世界各地不同领域的领先专家。特别是，我（A.P.S.）要赞赏和感谢我的合作编辑 David R. Hinton、SriniVas R. Sadda、C. P. Wilkinson 和 Peter Wiedemann，他们贯彻了 Steve Ryan 对本书的愿景和标准。我们感谢由 Russell Gabbedy、Nani Clansey 和 Joanna Souch 领导的爱思唯尔团队。重要的是，我要感谢我的导师们，A.E. Maumenee、Stuart Fine、Arnall Patz、Morton F. Goldberg 和 Alfred Sommer。我还要感谢我在 Daniel F. Martin 领导的 Cole 眼科研究所的视网膜同事。当然，最感谢的是 Steve Ryan，感谢他允许我参与这项了不起的工作，还要感谢我的妻子 Robin。

Andrew P. Schachat, MD

C. P. Wilkinson, MD

David R. Hinton, MD

SriniVas R. Sadda, MD

Peter Wiedemann, MD

RETINA 的初始版本和所有后续版本是献给那些为我们的医学院学生、住院医师和研究员的教育领域做出贡献的临床医生和科学家，特别是视网膜专家和所有参与继续医学教育的眼科医生。我们认识到我们都是学生，并致力于终身学习，特别是在视网膜领域。

第 2 版包括对 Ronald G. Michels（1942—1991）的特别奉献，他参与了原版的策划和我们最初的编者和作者团队的招募。Ron 是玻璃体视网膜手术领域一位充满热情和才华的领导者。他的教学和创新对 *RETINA* 的其他编辑及整个眼科领域都产生了重大影响。我们由衷感谢有幸认识 Ron 并与之共事。

在第 3 版中，我们为 A. Edward Maumenee（1913—1998）提供了额外的特别献词，他是一位真正的巨人，几乎影响了眼科学的每一个领域和亚专科。虽然他后来的大部分贡献都涉及眼前节手术，但他关于黄斑变性的最初观察为随后在这一领域的临床和基础研究提供了基础。作为一个天才的教师，不懈的研究者和宝贵的导师，Ed 启发了本书的编者和许多作者，以及世界各地众多的院士和临床医生。他是教授们的教授。

在第 4 版中，我们为 Arnall Patz（1920—2010）添加了特别的献词，他是初版的编者。Arnall 是医学视网膜领域的先驱和领导者。他在威尔默研究所（Wilmer Institute）创立了视网膜血管中心（Retinal Vascular Center），随后成为威尔默研究所的主任。他培养了许多今天在该领域的领导者和对 *RETINA* 有卓越贡献的作者。Arnall 是世界各地众多视网膜专家的灵感源泉。

在第 5 版中，我们希望强调知识的发展和国际视网膜专家团体的贡献。从 1989 年第 1 版开始，我们从科学的快速发展中获益，包括基础和临床，涉及生物学和医学的所有领域，尤其是眼科和我们所选择的视网膜专业。世界各地同事的知识和贡献的演变表明，知识没有国界；信息的自由交流，直接有利于我们的患者预防由视网膜疾病所引起的最常见的失明。因此，我们认为第 5 版的《视网膜》献给国际的视网膜临床医生和教育工作者，是完全合适的。

编者们将这部 *RETINA*, 6e 献给 Stephen J. Ryan。Steve 于 1940 年出生在檀香山。他毕业于约翰斯·霍普金斯大学医学院（John Hopkins University School of Medicine），后来被南加州大学（University of Southern California）聘为眼科系第一位全职主任。在他的领导下，该眼科成为全美国眼科的主要部门之一。1991 年，他成为南加州大学医学院院长，该校后来成为凯克医学院（Keck School of Medicine）。出版这部书是他的主意，我们希望现在的版本能很好地反映他学术思想的精髓。

Andrew P. Schachat, MD

C. P. Wilkinson, MD

David R. Hinton, MD

SriniVas R. Sadda, MD

Peter Wiedemann, MD

Stephen J. Ryan, MD（1940—2013）

　　Stephen J. Ryan，医学博士，*RETINA*（第 1 版至第 5 版）创始主编，在约翰斯·霍普金斯大学（Johns Hopkins University）获得医学博士学位，并在约翰斯·霍普金斯大学的 Wilmer 眼科研究所开始了他的学术生涯。1974 年，他被美国南加州大学洛杉矶分校录取，担任眼科系主任和 Doheny 眼科研究所所长。在接下来的 39 年里，他把自己的才华和精力都投入到了 Doheny 眼科研究所（Doheny Eye Institute）的建设中，使其成为眼科教育、患者护理和视觉研究的卓越中心。

　　Ryan 博士著有 9 本书和 250 多篇同行评议文章，他获得了许多荣誉，包括美国眼科学会桂冠奖（Laureate Award）、视觉和眼科研究协会库普费尔奖（Kupfer Award）以及当选加入美国国家科学院医学研究所（National Academy of Sciences Institute of Medicine）。他的许多朋友都记得 Ryan 博士是一位杰出的学者、科学家和有远见的人。

Bradley R. Straatsma MD, JD

目　录

上　卷

第一部分　视网膜影像及诊断
Retinal Imaging and Diagnostics

第二部分　基础科学与转化治疗
Basic Science and Translation to Therapy

第一篇　解剖学和生理学

中　卷

第三部分　视网膜变性和营养不良
Retinal Degenerations and Dystrophies

第四部分　视网膜血管病
Retinal Vascular Disease

第五部分　脉络膜血管 /Bruch 膜病
Choroidal Vascular/Bruch's Membrane Disease

第六部分　炎症性病变 / 葡萄膜炎
Inflammatory Disease/Uveitis

第一篇　炎　症

第七部分　其　他
Miscellaneous

下　卷

第八部分　视网膜手术
Surgical Retina

第九部分　视网膜、脉络膜和玻璃体的肿瘤
Tumors of the Retina, Choroid, and Vitreous

第三篇　血液和其他肿瘤

第一部分
视网膜影像及诊断
Retinal Imaging and Diagnostics

第 1 章

荧光素血管造影：基本原理及释义
Fluorescein Angiography: Basic Principles and Interpretation

Sara Haug　Arthur D. Fu　Robert N. Johnson　H. Richard McDonald

J. Michael Jumper　Emmett T. Cunningham Jr.　Brandon J. Lujan　著

　　眼底摄影和荧光素血管造影自 20 世纪 60 年代末开始应用以来，在促进我们对视网膜和脉络膜的解剖学、病理学和病理生理学的认知方面具有重要价值[1]。最初，荧光素血管造影（fluorescein angiography，FA）主要用作实验室和临床研究工具，后来才用于医学视网膜领域婴儿期眼底疾病的诊断[1-4]。J.Donald Gass 博士的标志性著作《黄斑疾病图谱》（*Atlas of Macular Disease*）为立体 FA 在眼底诊断中的应用提供了一个新的标准[2]。了解 FA 和判读荧光素血管造影图像的能力，对准确评估、诊断和治疗视网膜血管病变和黄斑病变至关重要[2]。

　　本章讨论了 FA 的基本原理及制作高质量血管造影所需的设备和技术，也讨论了荧光素注射液的潜在不良反应及并发症。最后，对 FA 的释义进行了描述，包括眼底解剖和组织学、正常荧光素血管造影及导致眼底荧光异常的条件。

一、基本原则 Basic Principles

　　理解荧光素血管造影，对荧光素的认知是必不可少的。同样，要理解荧光，人们必须知道发光的原理。发光（luminescence）是指除高温以外的任何光源发出的光。当以电磁辐射形式存在的能量被吸收，然后以另一个频率重新发射时，就会产生发光。当光能被吸收到发光材料中时，自由电子被提升到更高的能量状态。然后，电子自发衰变为低能态，从而重新传递这种能量。当这种衰变发生在可见光谱中时，称为发光。因此，发光总是需要从较短波长转变为较长波长。波长越短代表能量越高，波长越长代表能量越低。

（一）荧光 Fluorescence

荧光（fluorescence）是一种只有持续激发才能维持的发光。换言之，即激发在一个波长发生，并通过一个较长的波长立即发射。当激发停止时，发射立即停止。因此荧光没有余晖。荧光素钠是一种对 465～490nm 的光能和 520～530nm 波长的荧光做出反应的碳氢化合物。被吸收和改变的激发波长为蓝色；产生的荧光或发射波长，是绿色 - 黄色。如果 465～490nm 的蓝光直接照射到未结合的荧光素钠上，它会发出一种呈绿色 - 黄色（520～530nm）的光。

这是 FA 的一个基本原则。患者散瞳后坐于眼底照相机后方，闪光灯前有一蓝色滤光片，然后静脉注射荧光素。80% 的荧光素与蛋白质结合，不能产生荧光，但是 20% 的荧光素在血液中仍然是游离的，可以产生荧光。眼底照相机的蓝色闪光会激发血管内未结合的荧光素或从血管渗漏的荧光素。蓝色滤光片屏蔽（反射或吸收）所有其他光，只允许通过蓝色激发，然后蓝光将含有荧光素的眼底结构在 520～530nm 范围内转变为绿光 - 黄光。此外，蓝光从不含荧光素的眼底结构反射。蓝色反射光和绿黄色荧光被引导回眼底照相机，照相机前安装的滤光片，允许绿色 - 黄色荧光通过，阻挡蓝色反射光。因此，唯一能穿透滤光片的光是真正的荧光（图 1-1）。

（二）假荧光 Pseudofluorescence

当非荧光通过整个过滤系统时，就会产生假荧光（pseudofluorescence）。如果绿色 - 黄色光穿透原来的蓝色滤光片，它将穿过整个系统。如果非荧光眼底结构反射的蓝光穿透绿色 - 黄色滤光片，则会出现假荧光（图 1-2）。假荧光会混淆医师对荧光素血管造影的解释，导致他或她认为某些眼底结构或物质在没有荧光的时候是有荧光的。假荧光还导致对比度降低，分辨率降低。如果眼底有白色或黄白色区域，如高度反光的硬性渗出，假荧光的背景光

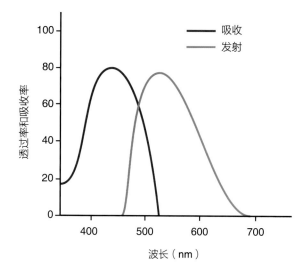

▲ 图 1-1　荧光素钠染料的吸收和发射曲线
峰值吸收（激发）在 465～490nm（蓝光）。峰值发射出现在 520～530nm（黄色 - 绿色光）

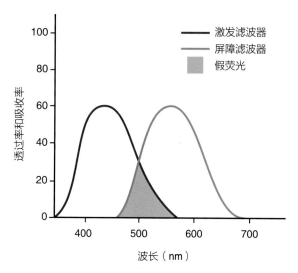

▲ 图 1-2　假荧光
蓝色激发滤波器与黄绿色区域重叠，黄绿色屏障滤波器与蓝色区域重叠。这种结合会产生假荧光

会特别强。必须避免出现假荧光。因此，激发（蓝色）和屏障（绿色 - 黄色）滤光片需经过仔细匹配，使得它们之间的光重叠最小。

二、设备（框 1-1）Equipment（Box 1-1）

（一）摄像机及辅助设备 Camera and Auxiliary Equipment

今天广泛使用的相机在照片中对眼底范围的显

框 1-1　血管造影所需设备和材料
• 眼底照相机及辅助设备 • 匹配的荧光素过滤器（屏障和激励器） • 数字图像处理单元（基于计算机）和软件 • 用户界面 • 23 号头皮静脉针 • 5ml 注射器 • 5ml 10% 荧光素溶液 • 20G、1½ 英寸针，用于提取染料 • 荧光素注射用扶手 • 止血带 • 酒精棉签 • 绷带 • 标准应急设备

像程度上有所不同。在临床视网膜实践中，通常使用 35°～200° 的摄像机。对于大多数黄斑问题，尤其是当需要进行激光治疗时，如背景型糖尿病视网膜病变、分支静脉阻塞或脉络膜新生血管，使用具有后极部高分辨率能力的摄像机是必不可少的。

广角血管造影（wide-angle angiography，见第 5 章，广角成像）的优势是可以在赤道以外的区域拍摄到高分辨率的视网膜图像。在检测远周边新生血管及获得毛细血管视网膜无灌注程度的良好临床图像方面，临床效率和敏感性的潜力是 FA 令人兴奋的进展（图 1-3）[3]。现代血管造影系统还允许实时记录整个充盈过程的视频，结合广角视野，可以精确成像结构充盈或渗漏的准确时间[4]。

FA 也可以使用智能手机上的相机应用程序来执行，这是一种低成本的便携式替代方案，适用于患有身体疾病而无法在标准相机前定位的患者，或者资源设置较差的情况[5]。最后，筛查糖尿病视网膜病变和年龄相关性黄斑变性等疾病共享图像的功能可能被拓展。迄今为止，远程眼科学尚仅限于彩色眼底图像和光相干断层扫描图像，对诸如新发脉络膜新生血管等疾病的血管造影图像可能因具有成本效益，反而不会导致明显的治疗延迟[6]。

（二）配套荧光滤光片 Matched Fluorescein Filters

FA 使用激发滤光片和屏障滤光片，它们通常包含在现代摄像设备中。激发滤波器必须在 465～490nm 处传输蓝光，即荧光素激发的吸收峰。屏障滤光片在 525～530nm 处透射光，即荧光素的荧光峰或发射峰。滤光片应允许在适当光谱范围内最大限度地传输光，以获得良好的图像，而无须使用功率过大的闪光装置。

（三）荧光素钠溶液 Fluorescein Solution

荧光素钠是一种橙红色的晶体碳氢化合物（$C_{20}H_{12}O_5Na$），分子量低（376.27Da），很容易通过大多数体液和脉络膜毛细血管扩散，但它不会通过视网膜血管内皮或色素上皮扩散。

通常含有 500mg 荧光素的溶液装在 10ml 5% 荧光素或 5ml 10% 荧光素的小瓶中，也可提供 3ml 25% 荧光素溶液（750mg）。容积越大，注射时间越长；容积越小，手臂和心脏之间的静脉死腔中残留的荧光素含量越高。因此，一般更倾向于使用 5ml 10% 的溶液（500mg 荧光素）。

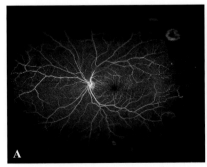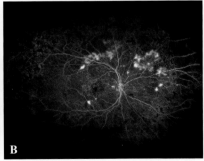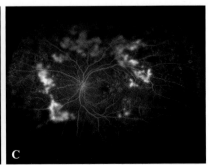

▲ 图 1-3　Optos 广角影像

A. 广角荧光素成像在左眼检测到无灌注区；B 和 C. 糖尿病视网膜病变患者左右眼的广域血管造影。注意与毛细血管无灌注相关的视网膜新生血管区域对应的多个渗漏区域。在某些广域图像中，除非进一步放大面积，否则很难确定小的新生血管复合体的存在与毛细血管无灌注渗漏的关系（图片 A 由 Umar Mian, MD. Image taken by Carolina Costa 提供，图片 B 和 C 由 Szilárd Kiss, MD 提供）

荧光素在 24h 内被肝脏和肾脏清除，尽管注射后 1 周内体内可能会发现微量荧光素。如果肾功能受损，则可增加尿潴留。注射后的几小时内，皮肤呈淡黄色，注射后第 1 天的大部分时间，尿液呈典型的黄橙色。

使用荧光素注射剂（框 1-2）可能产生各种不良反应和并发症 [7]。注射的一个并发症是荧光素在皮肤下外渗。这可能非常痛，并导致一些不舒服的症状。虽然极为罕见，但皮肤坏死和脱落可能发生。浅静脉炎也可被发现。少数患者在荧光素外渗后出现皮下肉芽肿。然而在每一个病例中，肉芽肿都很小，外观上看不见，而且无痛。由于渗出的荧光素沿肘前区的神经浸润而引起的中毒性神经炎可导致数小时的剧烈疼痛。

框 1-2　荧光素注射液的不良反应及并发症

- 染料外渗与局部组织坏死
- 意外注射入动脉
- 恶心
- 呕吐
- 血管迷走神经反应（循环性休克、心肌梗死）、过敏反应（麻疹和瘙痒、呼吸困难、喉水肿、支气管痉挛）
- 神经麻痹
- 神经系统问题（强直性阵挛发作）
- 血栓性静脉炎
- 发热
- 死亡

恶心是荧光素注射液最常见的不良反应，发生在约 5% 的患者中。最有可能发生在 50 岁以下的患者或快速注射荧光素时。当恶心发生时，通常在注射后 30s 左右开始，持续 2～3min，然后慢慢消失。

呕吐很少发生，仅影响 0.3%～0.4% 的患者 [7]。当它发生时，通常在注射后 40～50s 开始。此时，大多数血管造影的初始照片已经被拍摄记录。呕吐事件过去后也可以继续拍照。缓慢、渐进的注射可能有助于防止呕吐。

与恶心相比，迷走神经发作在 FA 期间发生的频率要低得多，并且可能更多地由患者焦虑引起，而不是由实际注射荧光素引起。休克和晕厥（更严重的血管迷走神经反应）包括心动过缓、低血压、心血管灌注减少、出汗和感觉寒冷。如果摄影师和

注射者发现患者头晕，应安排患者弯腰或躺下，双脚抬高，并仔细监测患者的血压和脉搏。重要的是要将其与过敏反应区分开来，过敏反应中会发生低血压、心动过速、支气管痉挛、麻疹和瘙痒。

麻疹和瘙痒是最常见的过敏反应，发生在注射荧光素后 2～15min。虽然荨麻疹通常在数小时内消失，抗组胺药，如盐酸苯海拉明（苯那君），但可以静脉注射以获得即时反应。支气管痉挛甚至过敏反应是其他已报道的反应，但这些是极其罕见的。肾上腺素、全身类固醇、氨茶碱和升压药应可用于治疗支气管痉挛或任何其他过敏反应。在发生严重的血管迷走神经或过敏反应时应随时可用的其他设备包括：氧气、血压计、听诊器和提供气道的装置。熟练的摄影师需仔细观察每位患者，并对患者注射后可能出现的任何抓挠、喘息或呼吸困难保持警惕。

有一些已发表和未发表的关于静脉注射荧光素后死亡的报告。该机制可能是严重的过敏反应或由血管迷走神经反应引起的低血压，或者此前已有的心脑血管疾病发作。每个案例的死因有可能都是巧合。此外，还有报道荧光素注射后发生急性肺水肿的情况。

对于有心脏病、心律失常或心脏起搏器病史的患者，目前尚无已知的荧光素注射禁忌证。尽管目前还没有关于妊娠期注射荧光素引起胎儿并发症的报道，但目前的做法是避免对孕妇，特别是妊娠早期孕妇进行血管造影。

三、技巧 Technique

（一）校准相机和拍照 Aligning Camera and Photographing

相机配有一个操纵杆，摄影师可以用它来调整相机的横向和深度。摄像机还配有一个旋钮，用于垂直调节。摄影师可见红色眼底反射，这是一个均匀、圆形、轮廓分明的粉红色或红色光反射。大多数眼底照相机都配有一个外部固定臂，其顶端有一个非常小的 LED 灯泡。摄影师首先指示患者跟随光线到达所需位置，以便眼底进入摄像机的视野。摄影师将相机左右移动，以确定瞳孔的宽度及特定角膜和晶体的聚焦特性。摄影师通过摄像机镜

头观察眼睛，上下来回移动摄像机，寻找眼底细节（如视网膜血管）。然后摄影师确定拍摄的最佳位置（图 1-4 和图 1-5）。对于新的广域血管造影系统，患者的设置是相似的（图 1-6）。

任何异常情况，如不寻常的光反射或摄影师通过相机系统看到的分辨率差的图像，都会出现在照片上。如果通过相机看到的检眼镜视图不是最佳的，则照片也不是最佳的（图 1-7）。对摄影师来说，一个有用的概念是"你看到的就是你得到的（或更糟的——永远不会更好）"。

（二）聚焦 Focusing

获得完美的焦距是摄影过程中的一个关键因素。目镜的十字准线和眼底的细节都必须在清晰的焦点上才能获得清晰的照片。目镜的正确位置由摄影师的折射误差和他或她在对焦相机时所适应的程度决定。

摄影师首先逆时针转动目镜（朝向正或远视范围），以放松自己的调节，这会导致十字准线模糊。然后，摄影师缓慢地顺时针转动目镜，使十字准线成为清晰的焦点。当十字准线看起来锐利和清晰时，目镜正确聚焦（图 1-8）。当摄影师用相机的微调聚焦调节眼底时，它们必须保持完全清晰。随着经验的积累，摄影师会成为调整目镜和在整个摄影序列中保持十字准线焦点的专家。

目镜的最佳位置是当摄影师的调节放松时，十字准线处于焦点的位置。摄影师通过睁大双眼来学习放松调节。摄影师用一只眼睛对焦目镜，用另一只眼睛使远处的物体，如眼底图，保持清晰的焦点。这项技能对没有眼科训练的技术人员来说可能很难掌握，但很少学不会。

保持十字准线在清晰的焦点，然后摄影师转动相机上的对焦刻度盘来聚焦眼底的细节。一些摄影师在每天开始时只对十字准线进行一次聚焦，并在一整天中控制它们的条节。这不是一个好主意，因为摄影师在拍摄过程中的调节能力可能会改变。摄影师应该意识到这种可能性，并定期检查和调整目镜的焦距。在相机正确对准和聚焦的情况下，摄影师准备开始拍摄造影前眼底照片和进行眼底血管造影。

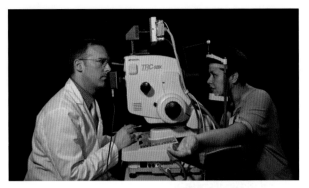

▲ 图 1-4　患者的手臂靠在一个可调节的扶手上，扶手升高，使患者的手臂处于或高于心脏水平。扶手还便于放置静脉注射针和注射荧光素

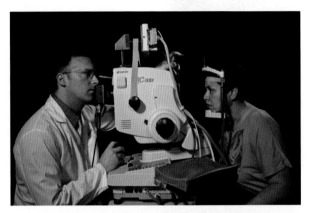

▲ 图 1-5　患者的头部在眼底照相机的下颌托和头枕中保持稳定。摄影师将相机对准患者的右眼底。患者处在一个舒适的位置，保持在检查过程中必要的稳定性，以实现良好的荧光素血管造影检查

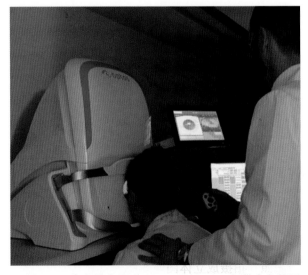

▲ 图 1-6　患者被安置在 Optos CaliforniA 扫描广角视网膜成像机上，操作医师位于患者后方，实时观看血管造影过程。医师可以在整个血管造影过程中拍摄图像，而无须调整相机或患者的视线

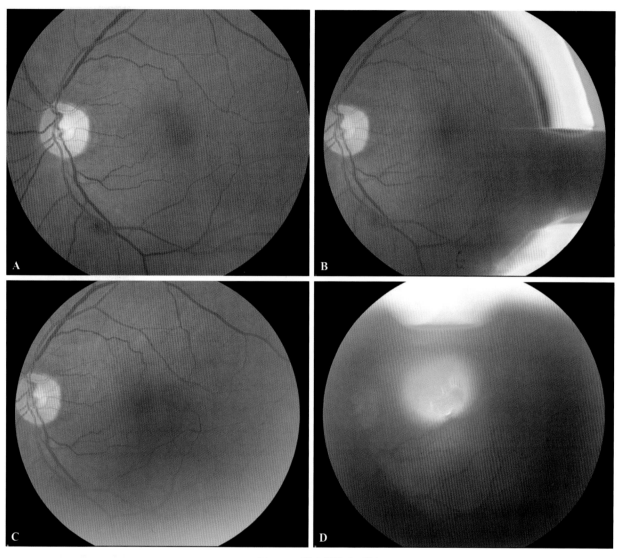

▲ 图 1-7　眼底照片和反射

A. 右眼底无反射照片。相机已正确对准并对焦。B. 注意右边的亮红色、黄色和蓝色弧线。闪光从虹膜上反射而来，可以通过将相机稍微向右或向左重新定位来解决此问题。C. 在这种情况下，调整相机在离患者眼底适当的距离，太远的一侧（向下和向右）会使得明亮的白色弧线反射到右下方。D. 注意白色反射，尤其是视盘黄斑束的上方、内侧和下方。在这种情况下，相机虽然有了适当的对齐，但患者眼睛距离的位置太远，需要调整对焦

（三）使用立体摄影 Using Stereo Photography

立体摄影（stereoscopic photography）允许观察者通过摄影分离被观察者的眼睛组织来感知深度。这有助于通过视觉分离视网膜和脉络膜循环来解释立体 FA[8]。一些临床试验的摄影方案要求将 FA 及眼底照片拍摄成立体图像。虽然并非总是必要的，分辨率好的立体图像可以帮助解释血管造影，如与年龄相关黄斑变性有关的脉络膜新生血管化。

瞳孔扩大 4mm 可获得足够的立体照片，但扩

大 6mm 或更大是最好的。任何立体双眼的第一张照片都是在相机尽可能靠近瞳孔中心的摄影师右侧（患者左侧）拍摄的（当然，在不引起反射的情况下）。立体双眼的第二张照片是在相机尽可能靠近瞳孔中心的摄影师左侧（患者右侧）拍摄的。

（四）定位患者 Positioning the Patient

患者坐在摄像机前，下巴放在下颌托上，前额靠在头杆上。导致荧光素照片质量差的最常见原因是患者头部的不自主运动，因此在注射荧光素之

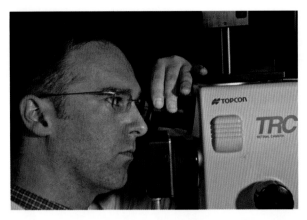

▲ 图 1-8　摄影师通过先逆时针转动目镜，然后顺时针转动目镜，对相机目镜进行对焦，并在精确对焦时停止。摄影师必须确保目镜十字准线在整个拍摄过程中保持完美的焦距

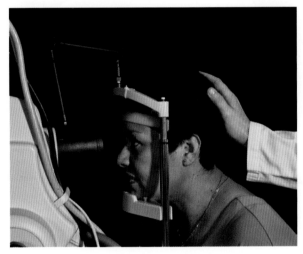

▲ 图 1-9　助手托住患者的头部，提醒患者保持下颌在下颌托，前额靠着额托

前，摄影师应做好准备并进行调整。例如让助手把患者的头固定在下颌托上会有所帮助（图 1-9）。摄影师可以固定整个相机和下颌托，或者升高患者的椅子。调低使患者额部前倾并靠在前额杆上，保持固定。

在摄影开始之前及拍摄之间，摄影师可能会要求患者眨眼几次。这通常会使患者更舒适，也会滋润角膜并保持角膜清洁。当实际拍摄照片时，摄影师应指导患者尽量少眨眼。

在拍摄造影过程中，摄影师应经常与患者交谈，告知患者拍摄的进展情况，并向他或她保证一切顺利。解释和强化能产生更好的照片。

（五）注射荧光素 Injecting the Fluorescein

首先拍摄彩色眼底照片，然后拍摄黄斑的无赤光眼底图像。一旦捕捉到这些图像，就可以注射荧光素。对于注射，我们建议使用带 23 号翼形输液器的注射器或头皮静脉针（图 1-10）。头皮静脉针有几个优点：它足够小，可以进入大多数可见的静脉，在紧急情况下可以进行静脉注射。

注射荧光素与照相过程相协调，并在拍摄第一张照片（彩色眼底和对照照片，见下一节）后进行。准备好后，摄影师会通知医师。插入针头后，医师会大声说"开始"，表明注射已经开始。摄影师立即拍摄一张自动启动定时器的控制照片。并在照片上显示零时间。这样，从注射开始的时间均被记录在随后的每一张血管造影照片上。当注射临床医师完成输液后，宣布"注射完成"，摄影师拍摄"注射结束"图像。快速注射 2s 或 3s 可在短时间内将高浓度的荧光素输送到血液中，并形成比缓慢注射更好的照片。然而，注射越快，高浓度荧光素团引起的恶心发生率越高。因此，最好使用较慢的注射（4～6s），照片的质量仍然很好。由于一些荧光素染料残留在导管中，头皮静脉针应具有短而不是长的导管，以确保注入更多的染料（图 1-11）。

在未进行视频血管造影的 FA 中，如果患者年轻，摄影师应在开始注射染料 8s 后开始拍摄初始过渡荧光素照片，而对于老年患者，则应在注射后 12s 开始拍摄初始过渡荧光素照片。这样做是为了这些早期照片不会错过荧光素进入眼底时的外观。

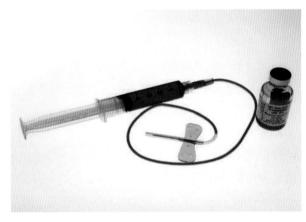

▲ 图 1-10　10% 荧光素钠溶液、5ml 注射器和 23 号头皮静脉针

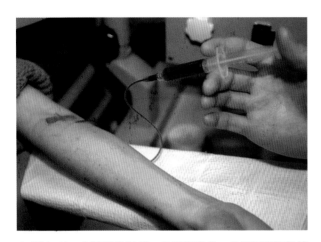

▲ 图 1-11　在静脉注射后，关闭扫描光，以便摄影师能够适应黑暗并看到眼睛中的荧光素流动。使用手持灯，注射者可以仔细观察注射部位，以确保不会发生外渗。用这种方法，可以在房间灯熄灭时注入荧光素溶液

然后，每隔 1.5～2s 进行一次快速连续的图像采集，直到所有静脉和动脉都充盈。如果摄影师在拍摄初始过渡照片时没有看到荧光进入和充盈视网膜血管，他或她必须继续拍摄眼底，直到充盈发生。如果没有染料出现，摄影师应该检查患者是否在注射部位周围有烧灼感，这表明可能有外渗。

在初始过渡照片之后，注射后 20～30s，眼睛中有足够的荧光素浓度，摄影师应拍摄一张以视盘为中心的照片，随后拍摄另一只眼睛的黄斑和视盘及任何其他相关区域。重要的是拍摄视盘和黄斑及任何其他异常荧光区域，并注意任何无法拍摄的区域。这确保了医师有足够的信息来完整地解释血管造影。

整个拍摄过程持续 5～10min。5min 后，对每只眼睛的相关区域进行晚期血管造影。在 7min 时，可以更好地观察到中心性浆液性视网膜病变（central serous retinopathy）和囊样黄斑水肿（cystoid macular edema，CME）等病变。在糖尿病患者的血管造影中，如果不能进行广角显示，可根据临床医师的要求进行外周扫描，以检查新血管。对于可能因年龄相关性黄斑变性而导致脉络膜新生血管的患者，额外的可疑病变照片是有用的。当怀疑有炎症或术后 CME 时，视神经的晚期帧图像可能对评估相关的视盘高荧光［"热视盘（hot disc）"］有价值。

在造影检查结束时，患者会被询问与过敏反应

有关的任何感觉，并被提醒尿液会变色 1 天左右。

如果出现技术困难，如摄像机故障，可在 30～60min 的等待期后重复进行荧光素注射或拍照，并获得满意的结果。

我们建议的原则允许荧光素血管造影提供所有必要的信息，以便做出正确和彻底的解释。

下文提供了 FA 检查过程中重要步骤（框 1-3）。

框 1-3　荧光素血管造影检查表

- 告知患者荧光素血管造影。获得书面知情同意
- 必要时药物散大患者瞳孔
- 准备荧光素钠溶液、头皮静脉针和注射器
- 准备眼底照相机
- 清洁前透镜
- 聚焦目镜十字准线
- 在计算机数据库中输入患者身份和人口统计数据
- 固定患者体位，使其对齐、聚焦和舒适
- 对准和聚焦摄像机
- 拍摄彩色眼底照片
- 如有需要，拍摄无赤光眼底照片
- 插入头皮静脉针
- 同时从零开始计时并注入荧光素钠染料
- 拍摄注射前照片：这些照片作为检测自发荧光和假荧光的对照
- 当定时器打开时，在准确注射后开始时进行拍摄，在准确完成注射时拍摄第二张照片（自动记录注射的时间长度）
- 年轻患者注射后 8s 开始荧光照相，老年患者注射后 12s 开始荧光照相
- 遵循荧光素血管造影检查原则
- 摄影完成后，告知患者尿液会变色 1 天左右
- 由医师决定，是否让患者等待观察对荧光素可能的不良反应

四、制订摄影计划 Developing a Photographic Plan

为了拍摄 30°～50° 荧光素血管造影，我们建议遵循一个全面的计划，旨在从每个眼底获得最大的血管造影信息，并促进彻底和完整的解释（图 1-12）。当临床医师确定了需要血管造影研究的疾病或发现时，摄影策略就开始了。病理决定成像方式，为某个高倍放大的病变调节，还是广角范围的弥散性病变。黄斑病变、视神经病变和小病灶等情况下，小视野范围和更高的放大率可以产生最佳的病灶病变

	注射荧光素，注射结束后，开始初始黄斑血管造影 青年：10s 老年人：12s	注射前用荧光素滤光片拍摄二次黄斑影像	注射前用荧光素滤光片拍摄首次黄斑影像	左眼黄斑	右眼黄斑
立体双眼二次黄斑影像	1~2s 后初始黄斑影像	1~2s 后初始黄斑影像	1~2s 后初始黄斑影像	1~2s 后初始黄斑影像	1~2s 后初始黄斑影像
立体双眼二次黄斑影像	立体双眼二次黄斑影像	立体双眼初始视盘影像	立体双眼初始视盘影像	立体双眼初始黄斑影像	立体双眼初始黄斑影像
外周扫描显示无异常，则为患者休息时间	根据荧光素血管造影或病例性质，对任一眼的其他重要部位进行血管造影摄影	静脉充盈后二次黄斑和视盘影像	静脉充盈后初始黄斑及视盘影像	立体双眼视盘影像	立体双眼视盘影像
其他重要部位的晚期血管造影照片		晚期二次视盘影像	晚期二次黄斑影像	晚期以视盘为主影像	晚期以黄斑为主影像

▲ 图 1-12 黄斑病变荧光素血管造影平面图

图像。更广泛的视野可能会牺牲放大倍率，但对记录涉及周围的疾病有效，如糖尿病视网膜病变和血管闭塞性疾病。而肿瘤这样的隆起性病变需要非常小心地捕捉高质量的立体图像。

应该指导摄影师从哪里开始血管造影，以及确定每个特定血管造影的重要问题。良好的技术和可重复、精确的血管造影算法可以避免浪费数据存储和患者的不便。历史上，因为用于 FA 的 35mm 底片卷有 36 帧，所以我们通常会想到照片是以 6 行 6 帧的形式进行的。随着数字成像的出现，理论上可以获得无限数量的帧。然而，为了最大限度地提高资源效率，每个数字样章 20 帧的数字存储对大多数临床检查方案来说是足够的。

糖尿病视网膜病变 Diabetic Retinopathy

糖尿病视网膜病变对摄影师来说是一个独特的挑战，因为重要的病理变化可能位于黄斑和周边。造影方案必须提供有关渗漏导致糖尿病性黄斑水肿和毛细血管无灌注不充盈的信息。同时，还必须进行周边扫描，以确认增殖前和增殖性糖尿病视网膜病变中是否存在新生血管。然后对第二只眼执行类似的拍摄序列过程。具有高分辨率的广角摄像机系统在观察周边新生血管和纤维血管增殖方面尤其有效，同时也能同时提供视盘和黄斑的良好图像。

五、释义 Interpretation

（一）眼底解剖与组织学 Fundus Anatomy and Histology

FA 图像显示眼底病理生理学，我们依靠组织学参考点来解释荧光素血管造影。因此，深入了解眼底及其显微层的解剖结构是正确解释荧光素血管造影的必要条件。开始造影研究的逻辑起点是玻璃体。在正常状态下，在正常的血管造影中，玻璃体是透明的、无荧光的。但是，当它含有阻碍视网膜和脉络膜荧光的不透明物时，就会出现低荧光。当眼内出现炎症或视网膜新生血管时，玻璃体也是一个重要的参考点。在这些情况下，荧光素渗漏到玻璃体中，当荧光素分子分散到液体玻璃体和玻璃体凝胶中时，产生蓬松的荧光。

为便于荧光素血管造影解释，我们将感觉视网膜分为两层：内层血管层和外层血管层。内层血管层从内界膜延伸到内核层。视网膜的这一部分包含视网膜血管，位于两个不同的平面：较大的视网膜动脉和静脉位于神经纤维层，视网膜毛细血管位于内核层。在聚焦良好的立体荧光素血管造影中，这两个血管层可以被视为视网膜中的不同平面。一个极其重要的荧光素血管造影概念是正常的视网膜血管不发生荧光素渗漏，也就是说，荧光素可以流经正常的视网膜血管而不渗漏到视网膜。

感觉视网膜的外层无血管层包括外丛状层、外核层及视杆和视锥细胞层。外丛状层是视网膜的主要间隙。当视网膜水肿时，正是在这一层液体聚集，形成囊样间隙。深部视网膜出血和渗出物（脂质沉积）也可能沉积在外丛状层。

视杆细胞和视锥细胞非常松散地附着在色素上皮上，尤其是在黄斑区，而色素上皮则非常牢固地附着在 Bruch 膜上。在 FA 释义中，色素上皮是一种非常重要的屏障组织，它能防止脉络膜的荧光素渗漏，并或多或少地阻止脉络膜荧光的显示。

Bruch 膜将色素上皮与脉络膜毛细血管分离，后者对荧光素具有渗透性。荧光素可以自由地从脉络膜毛细血管层通过 Bruch 膜扩散到色素上皮，但不能进入色素上皮。在脉络膜毛细血管下是较大的脉络膜血管，它不透荧光素。黑素细胞分布在脉络膜上，但主要集中在棕黑板层，即脉络膜和巩膜之间的薄层。巩膜位于脉络膜血管下方。

眼动脉通常发出两条主要的睫状后动脉：外侧动脉和内侧动脉。然而，也可能存在三条睫状后动脉。在少数情况下，可能有睫状后上动脉。

睫状后动脉供应视盘和脉络膜的外侧和内侧部分。在血管造影中，可以看到一个稍有延迟的充盈的垂直区穿过视盘黄斑区，包括视盘。偶尔，这种供应会有一个倾斜的方向，甚至是一个上下分布。两个睫状后动脉之间的边界称为分水岭区，荧光素血管造影常可见斑片状脉络膜充盈。

每一条主要的睫状后动脉分为许多短动脉和一条长动脉。在颞侧，睫状后短动脉供应大小不等的楔形脉络膜小叶，其顶端集中在黄斑附近。睫状后外侧长动脉斜行穿过巩膜，供应从颞侧到黄斑部的楔形脉络膜，参与虹膜大环的形成。

脉络膜毛细血管由称为小叶的离散单位组成，小叶大小为视盘直径的 1/4～1/2。每个小叶的中心由毛细血管前小动脉（终末脉络膜小动脉）供血，该小动脉来自睫状后短动脉。在正常状态下，每个小叶的功能是独立的。据推测，延迟或斑块状脉络膜充盈的血管造影区域逐渐以横向方式充盈，一个小叶溢出到另一个小叶。然而，仔细地检查表明，这些充盈缺损通常保持相同的大小，表明充盈延迟来自后部（其自身的供血小动脉）。在异常状态下，

当脉络膜血管阻塞发生时，血流从灌注良好的脉络膜"溢出（spilling over）"到阻塞区域。

在每个小叶的边缘有一圈毛细血管后小静脉，引流每个小叶。这些毛细血管后小静脉流入涡静脉，经此由脉络膜排出。通常有四个涡静脉，每一个都作为一个明确的象限分段引流系统引流整个葡萄膜。在睫状后动脉阻塞的情况下，脉络膜的闭塞部分可以通过脉络膜静脉系统从相邻的睫状后动脉逆行充盈。这一机制可能提供足够的营养，以防止广泛的缺血性变化，直到闭塞的动脉重新开放。

了解每一层眼底对理解其组织病理学非常重要。然而，在解释异常眼底荧光时，以下六个区域较其他区域尤为重要：①视网膜前区，视网膜前膜的收缩可能影响视网膜循环和出血的位置；②感觉视网膜的血管层，浅层和深层；③感觉视网膜的无血管部分，特别是外丛状层，为视网膜内水肿和渗出的主要部位；④视网膜色素上皮，有多种表现形式，包括增殖、色素脱失、色素沉着和脱离；⑤脉络膜循环，包括脉络膜毛细血管和脉络膜大血管；⑥巩膜，位于脉络膜下。

在本章中，我们修订了示意图，将各种荧光素血管造影异常与眼底组织病理学改变联系起来（图 1-13）。图中不同层的大小和比例已被修订，以包括各种病理表现，并说明这些异常对血管造影的影响。由于色素上皮的重要性和各种病理变化，色素上皮相对于其他眼底结构被刻意放大。由于巩膜的外部对血管造影的解释通常不重要，所以只显示巩膜的内部。视网膜和脉络膜血管比正常组织病理切片中显示的血管更大和更多，以强调循环病理生理学解释的作用。

眼底的两个特殊区域需要详加讨论：黄斑（图 1-14）和视盘。中心凹是黄斑的中心，仅包含四层视网膜：①内界膜；②外丛状层；③外核层；④视杆和视锥细胞层。中心凹内界膜与外丛状层之间不存在中间层，黄斑呈斜形。这是理解囊样黄斑水肿星状外观，而不是囊样黄斑水肿的蜂窝状外观的关键点。在黄斑区之外，外丛状层是垂直的，而不是倾斜的。

黄斑部色素上皮细胞呈柱状，黑色素和脂褐素颗粒浓度高于眼底其余部分。

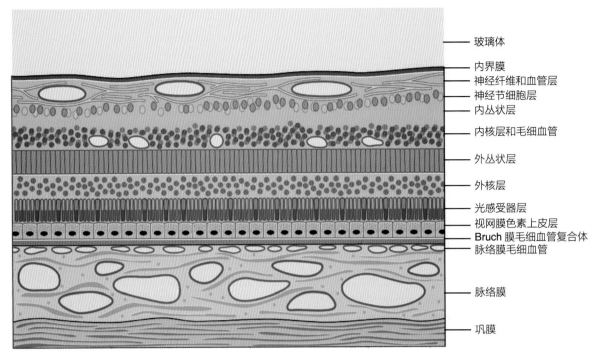

▲ 图 1-13　修订后的视网膜、色素上皮和脉络膜显微切片示意图

玻璃体
内界膜
神经纤维和血管层
神经节细胞层
内丛状层
内核层和毛细血管
外丛状层
外核层
光感受器层
视网膜色素上皮层
Bruch 膜毛细血管复合体
脉络膜毛细血管
脉络膜
巩膜

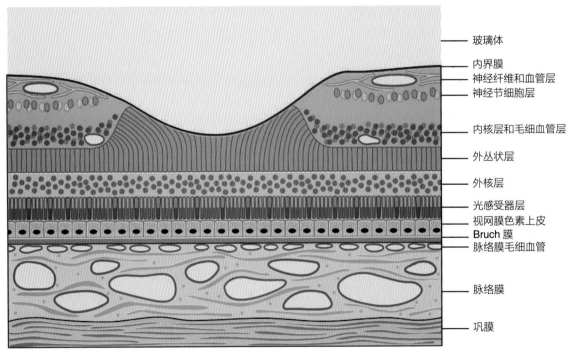

▲ 图 1-14　修订后的黄斑显微切片示意图

玻璃体
内界膜
神经纤维和血管层
神经节细胞层
内核层和毛细血管层
外丛状层
外核层
光感受器层
视网膜色素上皮
Bruch 膜
脉络膜毛细血管
脉络膜
巩膜

叶黄素存在于中心凹，可能位于外丛状层。这些色素沉着的差异是造成正常血管造影黄斑区特征性暗区的主要原因。中心凹（即中心凹无血管区）无视网膜血管，在大多数情况下，中心凹中心的直径为 400～500mm，是黄斑显暗的另一个原因。

视盘是后极部的另一个高度特殊化的组织。视盘由两个循环系统供血：视网膜血管系统和睫状后血管系统。睫状后血管与视神经、视网膜血管之间存在广泛的吻合通道，在一定的病理条件下，吻合通道会发生扩张。视盘由许多层神经纤维和包含视网膜大血管的胶质支柱组成。

视网膜中央动脉起源于眼动脉，靠近睫状后动脉。在约 45% 的人群中，视网膜中央动脉和睫状后内侧动脉起源于一个共同的主干。12% 的人视网膜中央动脉起源于睫状动脉。因此，脉络膜梗死、前部缺血性视神经病变和视网膜中央动脉阻塞都不可能是由于单个阻塞部位造成的。

视网膜中央动脉是视神经眶前段的主要供血来源。在神经内或轴向，有短的离心分支出现，但通常结束于筛板后一小段距离。在到达视网膜之前，视网膜中央动脉不再有分支。如果有睫状视网膜动脉存在，它供应相应的视盘段。

视乳头周围的神经纤维层由视乳头周围区域视网膜小动脉的小的、多发的分支供应。从视盘的这些小动脉发出的是放射状视乳头周围毛细血管。毛细血管较直且长，吻合支少，位于视乳头周围神经纤维层的浅部。视盘的毛细血管与视乳头周围的毛细血管是连续的。

睫状后短动脉或视乳头周围脉络膜的返支供应视神经的筛板后段。神经筛板段由睫状后短动脉的向心支供应。在这个区域，偶尔会发现一个部分的或很少是完整的 Zinn 血管环。筛板前段由视乳头周围脉络膜的向心分支供应。

由于大多数视盘是由睫状系统供血的，所以荧光素在视盘和脉络膜同步显影，并且是在视网膜动脉显像之前。

视盘的主要静脉引流进入视网膜中央静脉。当筛板后的视网膜中央静脉阻塞时，筛板前段同时流入视网膜中央静脉和视乳头周围脉络膜，从而提供潜在的侧支引流。在视网膜中央静脉阻塞后，常可见明显的扩张性侧支，常被视为视网膜睫状静脉。有些人错误地称之为视盘睫状分流血管，这是一种误称，因为它们不是真正的分流血管（定义为先天性动脉，不经过毛细血管床流入静脉，有时是 Wyburn-Mason 综合征的一部分），也不是因为它们是从视网膜发出的。最准确地说，它们是视网膜静脉到睫状静脉的侧支（ciliovenous collateral）。

总之，FA 提供了对各种眼底异常的组织病理学和病理生理学变化的体内理解。因此，对重要眼底标志物的解剖学和组织学理解对于荧光素血管造影解释至关重要。

（二）正常荧光素血管造影 Normal Fluorescein Angiogram

正常的荧光素血管造影有一定的特点。了解这些特征为解释异常荧光素血管造影提供了必要的参考框架。

在正常荧光素血管造影（图 1-15）中，年轻患者（如成年人）注射后 10～12s，老年患者注射后 12～15s，脉络膜开始显示第一帧真正的荧光。

在非常年轻的患者中，荧光甚至可以在 8s 之前出现。脉络膜偶尔在视网膜中央动脉初始充盈前 1 或 2s 开始发出荧光。早期脉络膜荧光微弱、斑片状，不规则地散布在整个后极部眼底。它与分散的岛状延迟荧光素充盈相互渗透。该早期阶段称为脉络膜冲刷。当脉络膜充盈和非充盈的相邻区域相当明显时，该模式被称为斑片状脉络膜充盈。

在接下来的 10s 内（注射后 20～25s），由于脉络膜荧光非常强烈，约在 5s 内血管造影变得非常明亮。然而，脉络膜荧光在黄斑中不可见，因为中心凹（视网膜）中有更厚的、富含色素的上皮。因此，黄斑在整个血管造影过程中始终保持黑暗。

如果存在睫状视网膜动脉，通常会随着脉络膜荧光开始发出，而不是视网膜荧光。脉络膜荧光可见后的 1～3s，或注射后 10～15s，视网膜中央动脉开始发出荧光。色素上皮中色素的浓度越低，脉络膜荧光的可见性与视网膜血管充盈之间的时间越长。较少的色素对脉络膜荧光干扰较小，使其在充盈阶段的早期就明显。色素上皮越密，阻塞屏障效应越大。因此脉络膜荧光出现较晚，因为需要更高浓度的荧光素来克服色素上皮屏障密度的增加。

由于视网膜血管前不存在屏障，患者的色素沉着对视网膜血管的可视性没有影响，尽管色素沉着程度确实影响血管造影照片的对比度。色素上皮越暗，脉络膜荧光越不可见，视网膜血管荧光的对比度越大（即越明显）。色素上皮越亮，脉络膜荧光越明显，视网膜血管荧光对比度越小。

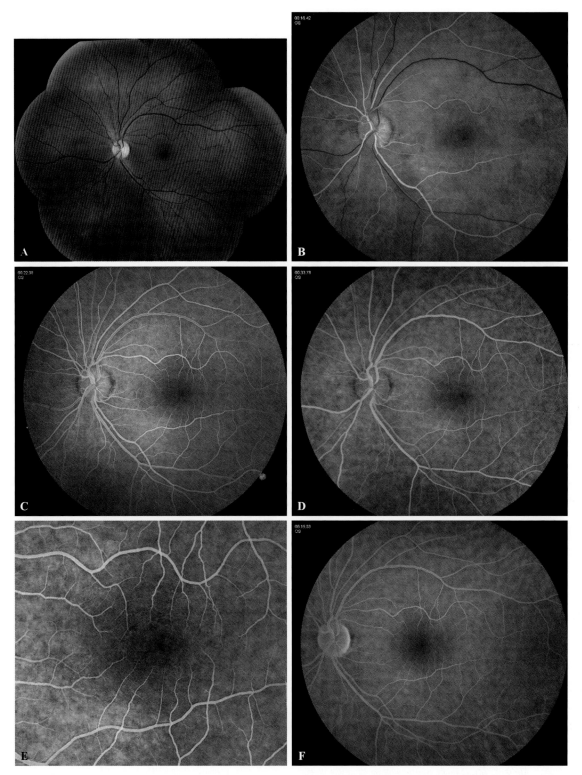

▲ 图 1-15　用 50° 照相机拍摄的正常眼底照片和左眼视盘及黄斑的荧光素血管造影

A. 多个区域的连续摄影照片显示正常的黄斑、中心凹和视网膜血管；B. 荧光素血管造影的动脉早期。注意脉络膜毛细血管的毛玻璃样荧光（ground-glass fluorescence）。视网膜静脉几乎没有荧光，只有静脉的边缘有荧光。这是静脉层流充盈期的最早部分。注意一些脉络膜毛细血管的高荧光。脉络膜的这些暗斑是尚未完全填充的区域，称为斑片状脉络膜充盈；C. 视网膜动脉和毛细血管充盈，视网膜静脉充盈更充分。注意视网膜静脉的层流，由沿视网膜静脉壁的荧光白线来提示；D. 静脉晚期。层流充盈不再被检测到，在动脉和静脉循环中均可见均匀充盈；E. 荧光素血管造影的动静脉中晚期。注意脉络膜毛细血管的毛玻璃样荧光是完全的。视网膜的动脉和静脉完全充盈；F. 荧光素血管造影显示视盘的动静脉期。同样，脉络膜毛细血管也有弥漫的荧光。动脉、静脉完全充盈，视神经荧光正常

视网膜中央动脉开始充盈后，荧光素进入视网膜动脉，然后进入毛细血管前小动脉、毛细血管、毛细血管后小静脉，最后进入视网膜静脉。由于静脉中的荧光素沿着血管壁进入静脉，因此静脉中的荧光素流动是层状的。由于血管在管腔中心的流动速度比在侧面快，荧光素似乎黏附在管腔的两侧，形成视网膜静脉的层流模式。暗的（无荧光）中央层是来自周边的非荧光血液，由于其位置较远，荧光时间较长。

在接下来的 5～10s 内，沿着视网膜静脉壁的两个平行的层状荧光变得更明显。在两条静脉的交界处，每条静脉的内层可以合并。这就形成了三层：一层在中心，另一层在静脉的两侧。随着静脉中荧光素充盈量的增加，各层流最终融合，视网膜静脉荧光完全充盈。

视盘的荧光来自睫状后血管系统，既来自视盘边缘，也来自视盘中心和视盘周围组织。充盈也来自视盘表面视网膜中央动脉的毛细血管。健康的视盘组织含有许多毛细血管，所以在血管造影上视盘会呈现高荧光。

中心凹周围毛细血管网在荧光素血管造影上并不总是可见。在快速荧光素注射后 20～25s，在眼内介质清晰的年轻患者最易出现。这被称为荧光素血管造影的"峰值"阶段。摄影师应该意识到这个阶段，并确保不要错过它，在荧光素浓度增加时尽可能快地拍摄，直到荧光浓度开始下降。

注射约 30s 后，第一次高浓度荧光素冲刷开始从脉络膜和视网膜循环中排出。随后是再循环阶段，在此期间低浓度的荧光素继续通过眼底循环。

一般情况下，注射后 3～5min，脉络膜和视网膜血管开始慢慢排空荧光素，变为灰色。大多数正常患者的血管在大约 10min 内几乎完全没有荧光素。大的脉络膜血管和视网膜血管不渗漏荧光素。然而，毛细血管内皮细胞之间有很大的间隙，脉络膜毛细管会渗漏荧光素。渗出的荧光素通过脉络膜组织、Bruch 膜和巩膜扩散。荧光素渗漏并滞留在组织中称为染色（staining）。在血管造影的后期，如果色素上皮色素较少，可以看到 Bruch 膜、脉络膜，尤其是巩膜的染色。由于染色，视盘及邻近的巩膜仍呈高荧光状态。当视网膜色素上皮特别是轻度色

素沉着时，大脉络膜血管可在荧光素染色的巩膜上看到形成的血管轮廓。视盘内的筛板也因染色而呈高荧光。这取决于杯盘比和任何可见巩膜的存在，例如发生在临近视盘的空腔内。邻近的脉络膜毛细血管渗漏，以及脉络膜凹陷形成的空腔，均使视盘边缘着染。

总的来说，血管造影最初是暗的，在荧光素注射 10～15s 后可见脉络膜和视网膜充盈。视网膜和脉络膜血管在注射后 20～30s 内充盈最明显。晚期血管造影显示脉络膜和巩膜的荧光（如果色素上皮色素较少）及视杯和视盘边缘的荧光，但除此之外，眼底为暗的（后期无荧光）。

六、异常荧光素血管造影 Abnormal Fluorescein Angiogram

荧光素血管造影的释义遵循一个简单而合乎逻辑的过程。第一步是识别异常荧光区域，并确定它们是低荧光还是高荧光（图 1-16）。

（一）低荧光 Hypofluorescence

低荧光（hypofluorescence）是指正常荧光的减少或消失，而高荧光则是异常过度荧光。一系列系统性的逻辑判断均需遵循这一最基本的区别，以得到正确的诊断。这些决定涉及：①各种异常的解剖位置；②异常荧光的质量和数量；③其他独特特征如图 1-16 所示。

低荧光是血管造影阳性印片上任何异常的暗区。低荧光有两个可能的原因：阻塞荧光或血管充盈缺损。

阻塞荧光有时被称为遮蔽荧光、屏蔽荧光或负荧光或荧光透射减少。这些术语中的每一个都表示由于位于各自视网膜或脉络膜循环前的组织或液体屏障，视网膜或脉络膜荧光降低或消失。例如，玻璃体中的血液或视网膜前面的一层血液会遮挡视网膜和脉络膜循环的视野，从而阻断这些组织的眼底荧光。位于视网膜或视网膜色素上皮下且位于脉络膜循环前面的出血，不会遮蔽视网膜循环的可视性，但会遮蔽脉络膜循环的视野。因此，阻塞物质的大致组织位置可根据一个或两个眼底循环的可见或不可见来确定。

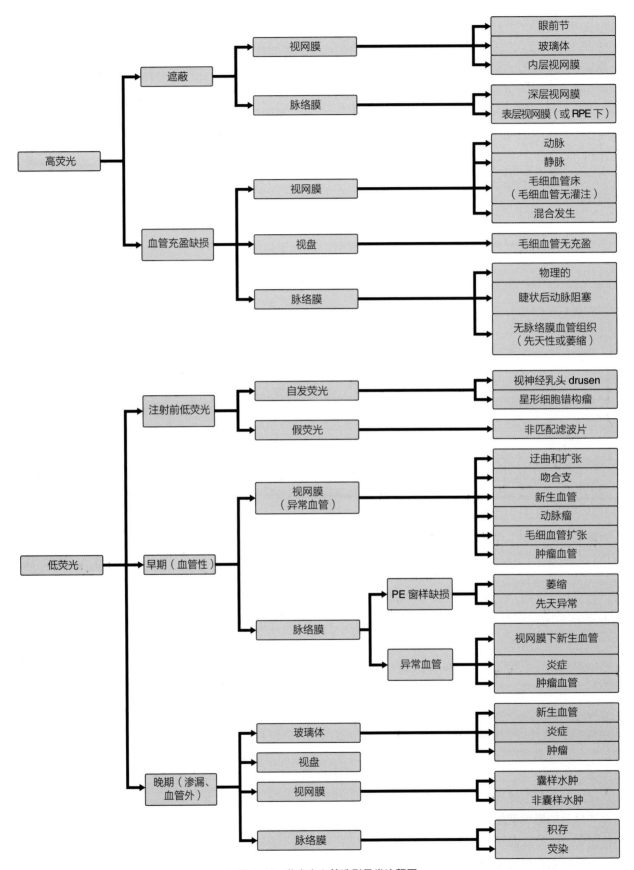

▲ 图 1-16　荧光素血管造影异常流程图
PE. 窗色素上皮窗；RPE. 视网膜色素上皮

荧光素存在，但在阻塞荧光中看不到。然而，血管充盈缺损则是由于不存在荧光素，因此无法看到。

区分阻塞荧光和血管充盈缺损的关键是将血管造影上的低荧光与检眼镜检查相关联。如果有镜下可见的物质，其大小、形状和位置与血管造影上的低荧光相一致，则存在荧光遮蔽。如果彩色照片上没有相应的物质，则需假设荧光素没有灌注血管，低荧光是由血管充盈缺损引起的。

当两个眼底循环中的任何一个发生异常灌注时，血管充盈缺损引起的低荧光会发生。这是由于血管组织缺失或特定血管完全或部分阻塞所致。在这些情况下，相关血管的荧光会缺失或延迟。这种类型的低荧光有一个模式，遵循所涉及血管的位置分布。虽然检眼镜图像将显示阻塞荧光的物质，但如果低荧光是血管充盈缺损的结果，则可能无法显示任何物质。

综上所述，在识别出一个低荧光区域后，必须参考检眼镜照片来确定原因。如果物质在检眼镜下可见，并且对应于低荧光区，这就是荧光遮蔽。如果没有相应的阻塞物质存在，那么低荧光是一种血管充盈缺损。

1. 低荧光的解剖位置 Anatomic Location of Hypofluorescence

在确定低荧光的原因后，下一步是确定阻塞荧光的物质的解剖位置，或者确定两个眼底循环中哪一个与充盈缺损有关。如果阻塞物质位于视网膜前，它会影响视网膜和脉络膜循环。如果阻塞物质位于视网膜循环下和脉络膜前，则仅阻塞脉络膜循环。同样，视网膜或脉络膜血管系统或视盘的血管也会出现血管充盈缺损。

2. 视网膜荧光阻塞 Blocked Retinal Fluorescence

视网膜血管低荧光遮蔽是由任何降低介质透明度的物质引起的。视网膜血管前的混浊包括角膜、前房、虹膜、晶状体、玻璃体、视网膜或视盘前，产生低荧光。

眼底前的混浊越远，对荧光的阻碍越小，对照片整体质量的影响就越大。物质越靠近眼底，越容易遮蔽荧光，导致血管造影上出现低荧光图像。当然，任何阻塞视网膜血管荧光的物质也会阻塞脉络膜荧光。

任何前段组织病损，如角膜混浊、前房模糊或晶状体混浊，使眼底视野模糊，都会导致亮度、对比度和分辨率降低的血管造影。这会影响血管造影的质量，从某种意义上说，这也是一种荧光阻塞。

玻璃体的许多病变都会形成模糊的介质，阻碍观察眼底的细节。造成荧光遮蔽最常见的玻璃体混浊是出血。无论是弥漫性分散在玻璃体凝胶中或出血密集地积聚，玻璃体积血降低或完全遮蔽眼底荧光。除了出血外，介质混浊还可能由各种不透明物质引起，包括星状玻璃样变性、由玻璃体退行性疾病引起的玻璃体浓缩、炎性碎片、玻璃体膜或淀粉样变性继发的混浊。当存在前段和玻璃体混浊时，血管造影可能比彩色照片具有更高的分辨率和质量，因为从非荧光混浊处散射的光没有通过屏障滤光片传输，因此对血管造影照片没有影响。

视网膜或神经纤维层中的任何半透明或不透明物质都会遮蔽视网膜血管的两个平面及脉络膜血管的荧光。视网膜大血管和毛细血管前小动脉位于视网膜前平面的神经纤维层。毛细血管和毛细血管后小静脉位于视网膜较深的内核层。如果阻塞物质位于神经纤维层前，它会阻塞视网膜血管的两个平面（图 1-17）。然而，如果这种物质位于神经纤维层之下，但在内核层（视网膜小血管所在的位置）之内或前方，仅阻塞视网膜毛细血管（和脉络膜血管），而不遮蔽视网膜大血管。如果一种阻塞物质比视网膜血管结构更深，深入到内核层，它不会遮蔽血管，但会遮蔽脉络膜血管荧光。换言之，由于视网膜血管位于内层视网膜部分，内层视网膜深部阻塞物质（如出血或渗出物）不会遮蔽视网膜血管荧光（图 1-18）。

因此，可以通过遮蔽血管和未遮蔽血管的荧光来确定视网膜异常（如出血）的位置。

视网膜血管荧光遮蔽的最常见原因是出血。内界膜下出血遮蔽视网膜下血管和脉络膜血管的荧光。通常呈火焰状的神经纤维层出血遮蔽视网膜深处较小的视网膜血管，但仅部分遮蔽神经纤维层中较大的视网膜血管。出血造成的遮蔽通常是完全的，与有髓神经纤维引起的部分荧光遮蔽相反。

各种视网膜血管（小动脉）闭塞性疾病可引起白色缺血性组织增厚（神经纤维水肿），导致视网

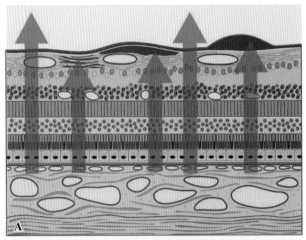

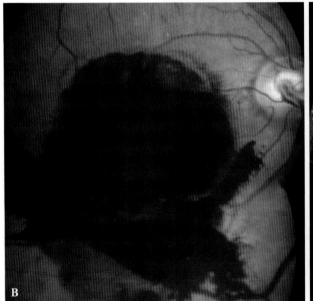

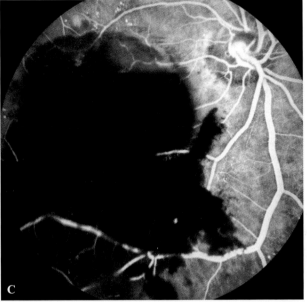

▲ 图 1-17　视网膜前出血导致所有视网膜和脉络膜荧光呈现阻塞荧光（低荧光）

A. 视网膜前（右）、内界膜下（中）和神经纤维层出血（左）的示意图。出血都位于视网膜前方，因此脉络膜、血管系统荧光均为遮蔽荧光（低荧光）；B. 右眼视盘的彩色照片显示视网膜前大出血；C. 右眼视盘荧光素血管造影显示由于视网膜前出血遮挡导致的低荧光。
注：眼底的所有荧光都被遮蔽，因为出血位于视网膜血管的前面

膜部分混浊，遮蔽其他视网膜血管和脉络膜荧光。高血压的动脉阻塞或 Purtscher 视网膜病变等情况会引起严重的细胞内肿胀和混浊，从而遮蔽荧光。值得注意的是，由于这种低荧光存在血管阻塞，低荧光部分是由血管充盈缺损引起的。然而，混浊的缺血视网膜有效地阻挡了视网膜和脉络膜血管的荧光。

综上所述，当视网膜血管不显示荧光时，应研究检眼镜检查，以确定阻塞物质是否位于视网膜血管前方。如果存在阻塞物质，下一步就是确定其解剖位置。

3. 脉络膜阻塞荧光 Blocked Choroidal Fluorescence

当液体、渗出物、出血、色素、瘢痕、炎性物质或类似物质在脉络膜脉管系统前面和视网膜脉管系统深处积聚时，会发生由脉络膜血管阻塞引起的低荧光（图 1-19）。

(1) 视网膜深层物质：沉积在视网膜深部导致脉络膜荧光阻塞的物质有液体、硬性渗出、出血和色素。

积聚于视网膜深部的液体倾向于阻力最小的组织，即外丛状层。水肿液的沉积，源于视网膜血管渗漏或从视网膜下间隙迁移到视网膜，最常见于

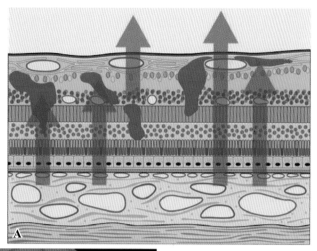

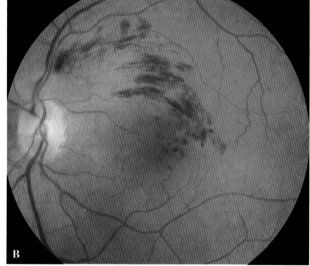
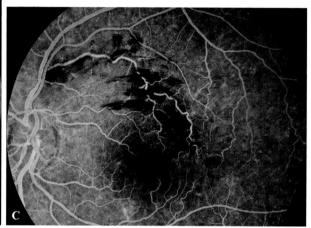

▲ 图 1-18 视网膜内出血导致遮蔽低荧光

A. 视网膜示意图显示从内界膜到外核层的大部分视网膜内层出血；B. 左眼黄斑的彩色照片显示点片状出血及中心凹上方的火焰状出血。这是一个分支静脉阻塞的病例；C. 左眼黄斑荧光素血管造影显示出血导致不规则的遮蔽低荧光。位于神经纤维层的火焰状出血遮蔽了出血区域的所有视网膜血管。点状出血不会遮蔽视网膜大血管，因此出血可以定位在视网膜更深层的位置。不遮蔽视网膜毛细血管荧光的出血可位于毛细血管层的深处，毛细血管层位于内核层。注：一旦确定遮蔽低荧光，通过分析确定可见哪些正常荧光结构，哪些被遮蔽，可以提示病变的解剖定位

外丛状层。在达到一定体积后，液体会在受压神经和 Müller 纤维之间形成空隙或囊腔，并将其推开。这种在外丛状层积液的形式称为囊样视网膜水肿。当细胞外液量不足以在视网膜的外丛状层或其他层产生囊腔或空隙时，就会发生非囊样视网膜水肿。在荧光素血管造影的早期阶段，无论是囊样还是非囊样视网膜水肿，特别是混浊或富含载脂的巨噬细胞时，都会部分阻断脉络膜荧光。在血管造影后期中，视网膜水肿出现荧光。视网膜内硬性渗出和载脂的巨噬细胞通常位于外丛状层，部分阻断脉络膜荧光。当视网膜血管出血时，血液可以沉积在

视网膜的任何地方。当其位于内核层下视网膜血管的深处时，视网膜血管荧光可见，而脉络膜荧光被遮蔽。

(2) 视网膜下物质：位于视网膜下但脉络膜前的任何不透明或半透明物质都会遮蔽脉络膜血管系统的荧光，但不会遮蔽视网膜血管荧光（图 1-19）。位于视网膜下的血液导致脉络膜荧光完全遮蔽，视网膜荧光正常显示。视网膜下出血呈红色，色素上皮出血则呈暗黑色。视网膜下出血通常呈扇形，边缘不规则，而色素上皮下出血通常呈圆形，界限清楚（图 1-19）。

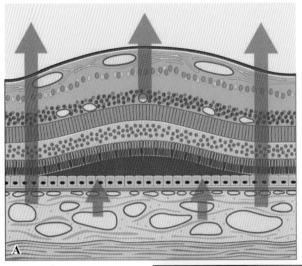

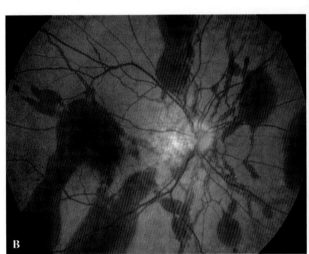
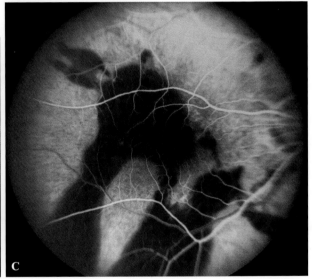

▲ 图 1-19 视网膜下出血导致低荧光，特别是脉络膜荧光阻塞

A. 视网膜下出血示意图（血液位于光感受器层和色素上皮之间）；B. 血管样条纹的右眼黄斑部彩色眼底照片，显示大面积的视网膜下出血；C. 右眼黄斑荧光素血管造影显示，由于视网膜下出血，脉络膜荧光遮蔽（可见视网膜血管）导致明显的低荧光。注：视网膜下出血完全掩盖了脉络膜的荧光。视网膜下出血处可见视网膜血管

视网膜色素上皮细胞中积聚的色素（黑色素和脂褐素）导致脉络膜荧光受阻（图 1-20）。色素上皮的任何色素沉着都会导致脉络膜荧光遮蔽。叶黄素是存在于中心凹外层的色素，通过选择性地吸收蓝色激发光来阻断脉络膜荧光，从而呈现荧光。最后，脉络膜痣可能遮蔽大部分脉络膜荧光（图 1-21），特别是阻断巩膜随后的高荧光染色。脉络膜毛细血管通常可见于色素痣之上。

综上所述，位于视网膜深部或视网膜下的各种物质阻断脉络膜荧光，且在检眼镜上明显可见。这些物质来源于多种疾病过程。

(3) 血管充盈缺损：异常低荧光的第二个原因是血管充盈缺损。荧光遮蔽时，荧光素存在于眼底的循环中，但由于组织或液体屏障将其隐藏而不可见。血管充盈缺损则是循环中不存在荧光素，所以不能看到。由于荧光素通过血管到达视网膜和脉络膜，血管系统中的荧光素染料缺乏表明存在阻塞性病变或血管缺乏（即血管充盈缺损）。

如前所述，当血管造影上出现低荧光区时，区分阻塞荧光和血管充盈缺损的最佳方法是将血管造影与检眼镜图像进行比较。当血液、色素或渗出物可以通过检眼镜看到时，与低荧光区相对应时，这

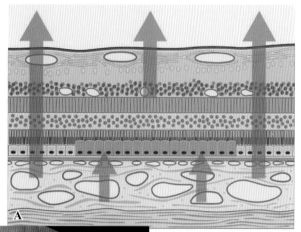

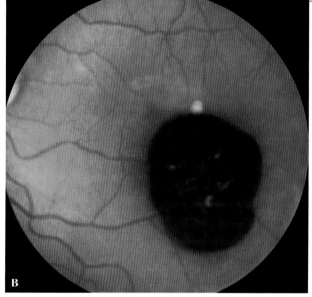

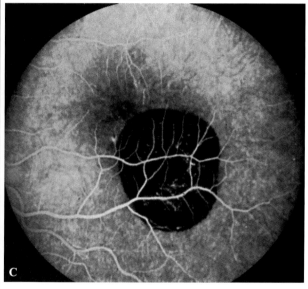

▲ 图 1-20　视网膜色素上皮肥大

A. 图示为肥大的色素上皮细胞；B. 黄斑彩色照片显示边界清楚的色素增多性病变；C. 同一区域的荧光素血管造影显示由于荧光被阻塞，脉络膜荧光明显减弱。注：这名患者有明显的视网膜色素上皮肥大，允许正常的视网膜荧光，但完全阻塞脉络膜荧光

种物质导致荧光阻塞。当检眼镜（在彩色照片上）看不到任何物质时，必须假设荧光素没有灌注血管，异常低荧光是由血管充盈缺损引起的。在某些情况下，两类低荧光的机制同时发挥作用，如视网膜小动脉阻塞一样，当视网膜不仅没有灌注（血管充盈缺损），而且缺血时，其就会是白色和不透明的，导致荧光遮蔽。

血管充盈缺损是由血管阻塞、萎缩或血管缺失（先天性或其他）引起的。这些情况可以是全部的，也可以是部分的。当梗阻完全（闭塞）或血管组织完全萎缩时，低荧光是完全的并持续整个血管造影期间。当阻塞仅部分或血管组织不完全萎缩时，相对于正常充盈的相应区域，血管荧光素充盈延迟或

减少。无论部分血管充盈缺损的原因是什么，在血管造影的早期阶段都会出现低荧光，但可能不会持续到整个血管造影期间。一些血管充盈，尽管延迟或减少，最终会发生。

一旦确定血管充盈缺损是低荧光区的原因，下一步就是确定究竟是视网膜、视盘或脉络膜血管中的哪一条。视盘血管充盈缺损在血管造影上很容易辨认。确定血管充盈缺损是发生在视网膜还是脉络膜可能更困难。然而，由于视网膜血管易于识别，视网膜血管的缺失通常很明显。另一方面，如果发现血管充盈缺损，但视网膜血管充盈可见，则低荧光一定是源自脉络膜。

(4) 视网膜血管充盈缺损：如果存在视网膜血

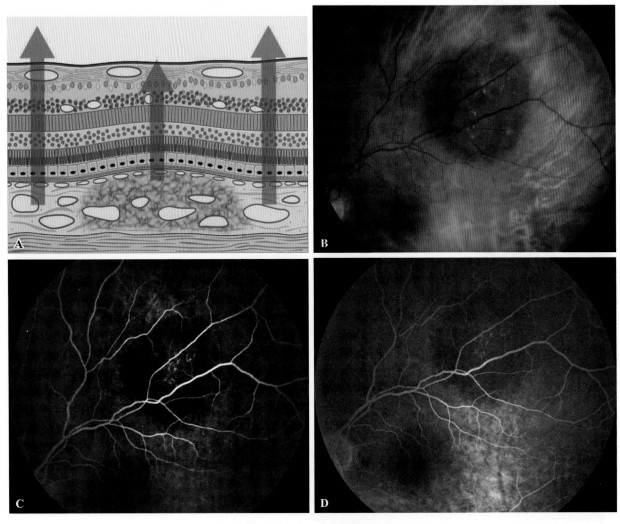

▲ 图 1-21　脉络膜痣遮蔽低荧光

A. 视网膜脉络膜痣示意图，注意脉络膜毛细血管是完整的；B. 色素痣的彩色照片；C. 荧光素血管造影的动静脉期显示与色素痣区域相对应的低荧光；D. 晚期动静脉期荧光素血管造影显示色素痣仍呈低荧光，但周围可见脉络膜毛细血管毛玻璃样荧光

管充盈缺损，临床医师会考虑该缺损是由视网膜动脉或静脉阻塞、毛细血管床阻塞还是这些血管的任何组合阻塞引起的。由于荧光素血管造影过程是动态和定时的，因此鉴别梗阻的原因并不困难。当一个特定的视网膜血管发生无充盈时，很容易区分动脉阻塞和静脉阻塞，因为视网膜动脉首先填充，然后是视网膜毛细血管床，再然后是视网膜静脉。此外，视网膜血管充盈缺损可以通过追踪特定血管的过程来定位。这些缺损在解剖学上与视网膜血管系统的正常分布相对应（图 1-22 和图 1-23）。因此，视网膜血管充盈缺损是由多种疾病过程引起的，但大多数都与动脉粥样硬化和糖尿病有关。

　　(5) 视盘血管充盈缺损：视盘毛细血管充盈缺损是由于视神经乳头的毛细血管不能充盈而发生的。这种异常可由以下原因引起：①先天性视盘组织缺失，如视盘小凹或视盘缺损（图 1-24）；②视盘组织及其血管系统萎缩，如视神经萎缩；③血管阻塞，如缺血性视神经病变。每种情况的特点都表现为由无充盈引起的早期低荧光和由相关组织染色引起的晚期高荧光。

　　(6) 脉络膜血管充盈缺损：由于色素上皮屏障的存在，正常脉络膜血管系统通常很难用荧光素血管造影来记录。如果存在慢性脉络膜血管充盈缺损，色素上皮常继发色素脱失或萎缩。在这些病例中，脉络膜和脉络膜毛细血管的血管充盈异常引起的低荧光可通过血管造影记录下来。

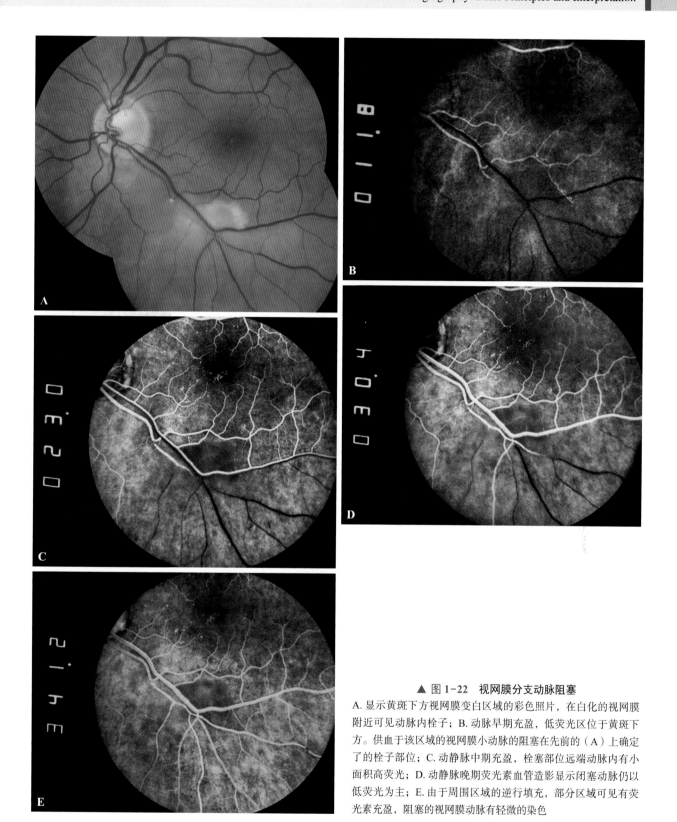

▲ 图 1-22　视网膜分支动脉阻塞

A. 显示黄斑下方视网膜变白区域的彩色照片，在白化的视网膜附近可见动脉内栓子；B. 动脉早期充盈，低荧光区位于黄斑下方。供血于该区域的视网膜小动脉的阻塞在先前的（A）上确定了的栓子部位；C. 动静脉中期充盈，栓塞部位远端动脉内有小面积高荧光；D. 动静脉晚期荧光素血管造影显示闭塞动脉仍以低荧光为主；E. 由于周围区域的逆行填充，部分区域可见有荧光素充盈，阻塞的视网膜动脉有轻微的染色

　　脉络膜血管不充盈时，视网膜下的暗斑低荧光在血管造影早期出现。低荧光的分布和形态随疾病进程而变化。由于脉络膜循环与视网膜循环完全分离，脉络膜血管充盈缺损与视网膜血管分布无关。如果脉络膜毛细血管不存在，而大的脉络膜血管仍然存在，脉络膜和视网膜血管会发出荧光，但由于

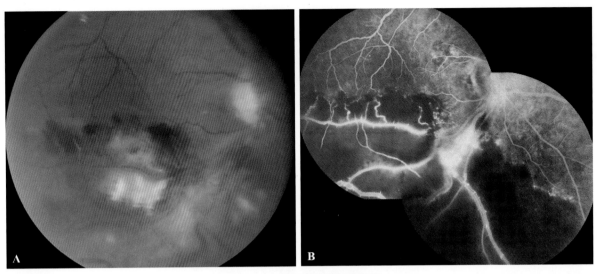

▲ 图 1-23　视网膜分支静脉阻塞

A. 右眼黄斑和视盘的彩色照片。有视网膜出血、视网膜变白和棉絮斑；B. 右眼视盘和黄斑的荧光素血管造影显示黄斑上部的荧光正常。视网膜毛细血管无灌注，下半部分显示大量低荧光。非常明亮的高荧光区是由于新生血管的荧光素渗漏引起。注：这名患者右眼视网膜颞下分支静脉阻塞，有缺血。大面积的毛细血管床关闭证明这是一个严重的阻塞。低荧光不仅是由于血管充盈缺损，而且是由于视网膜无灌注，部分不透光，所以引起脉络膜低荧光（换言之，由于视网膜毛细血管无灌注，不透明的视网膜遮蔽了脉络膜荧光）

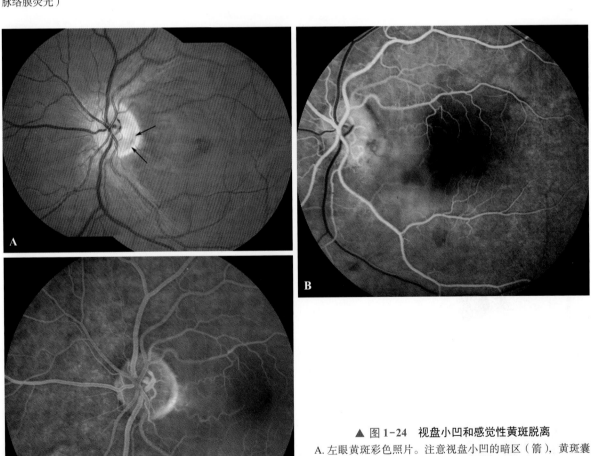

▲ 图 1-24　视盘小凹和感觉性黄斑脱离

A. 左眼黄斑彩色照片。注意视盘小凹的暗区（箭），黄斑囊样水肿是继发于来自视盘小凹的黄斑劈裂脱离；B. 荧光素血管造影的动静脉早期显示，由于缺乏组织和血管，视盘的小凹区域呈现低荧光；C. 在动静脉晚期荧光素血管造影中，视盘小凹的低荧光区更明显

脉络膜毛细血管的弥散毛玻璃样荧光丢失，会出现低荧光间隙（图 1-25）。当脉络膜血管系统不充盈时，如完全闭塞或萎缩时，低荧光会在血管造影早期出现。尽管正常脉络膜毛细血管周围区域的渗漏延伸到闭塞区域，但在整个造影后期，低荧光仍然存在。当有足够的渗漏发生时，巩膜会在血管造影后期保留荧光素（染色）。当所涉及的区域较大且渗漏量小时，低荧光会一直持续到后期。

许多患者存在一种正常的生理状态，脉络膜以一种不规则的方式充盈。邻近病灶的充盈区域显示早期低荧光，但最终正常充盈，通常 2～5s 后。这被称为斑片状脉络膜充盈，是脉络膜血管充盈缺损的最常见形式。这种类型的填充遵循这样一种模式，即睫状后短动脉通过巩膜垂直进入眼睛，然后这些血管供应脉络膜毛细血管小叶。

脉络膜前毛细血管和小叶为末梢或终末血管，与相邻的脉络膜毛细血管或小叶无吻合。每个脉络膜毛细血管小叶与血液循环侧静脉或排空侧的相邻小叶相连。每个脉络膜毛细血管或小叶中的荧光呈圆形、不规则或六角形斑块。当一些通道填充较晚时，会产生不均匀的填充模式。大多数区域都充满了脉络膜毛细血管，而其他区域则有暗的低荧光斑。这些暗区是来自不同末端通道的小叶，不能与相邻的脉络膜毛细血管小叶同时充盈。它们的单支脉络膜供血小动脉充盈延迟。

总的来说，脉络膜血管充盈缺损是由阻塞性疾病或组织缺失引起的，具有以下特征：①视网膜血管正常流动；②色素上皮脱色素；③脉络膜血流减少；④脉络膜血管成像早期正常脉络膜毛玻璃样荧光减少是由脉络膜血管丧失引起的。在某些情况下，大脉络膜血管也不存在，导致受影响区域出现完全早期低荧光，由于相邻的脉络膜毛细血管未闭塞，仅在病变周围出现巩膜染色。脉络膜血管缺损是由多种疾病过程引起的（图 1-26 和图 1-27）。

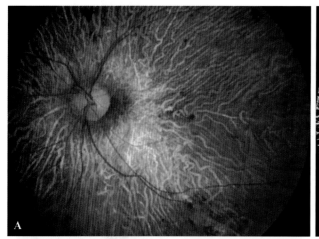
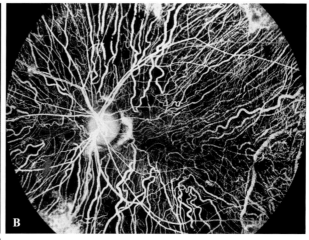
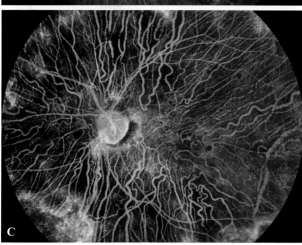

▲ 图 1-25　无脉络膜症：视网膜色素上皮（RPE）和脉络膜毛细血管完全丧失，残留大部分脉络膜的大血管

A. 左眼视盘和黄斑的彩色照片。大的脉络膜血管可呈苍白、不规则的线条。暗的斑片状色素位于黄斑和视盘周围；B. 左眼视盘和黄斑荧光素血管造影的静脉晚期。可见脉络膜大血管充盈，视网膜动脉充盈。未见脉络膜毛细血管；C. 荧光素血管造影的再循环期。可见大的脉络膜血管和视网膜血管，但脉络膜毛细血管（通常呈毛玻璃样荧光）是看不到的，除了在远周边视野。注：这名患者的视网膜色素上皮和脉络膜毛细血管在眼底大部分区域完全缺失。大部分区域无毛玻璃样脉络膜荧光。可见脉络膜大血管。脉络膜大血管无荧光素渗漏，因此在这些区域没有巩膜染色。一些区域的 RPE 和脉络膜毛细血管部分完整。通常位于极周边区域，可以看到有一些轻微的毛玻璃样荧光外观

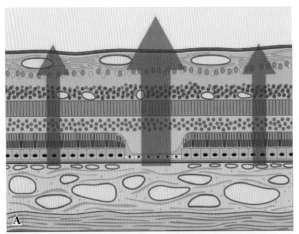

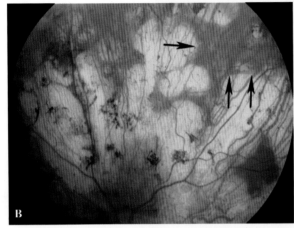
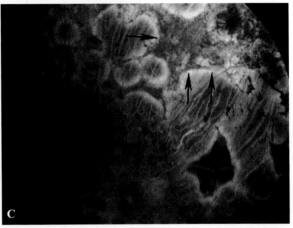

▲ 图 1-26　脉络膜萎缩，残留部分毛细血管岛，由无脉络膜症引起

A. 视网膜的示意图显示色素上皮细胞、脉络膜毛细血管和一些外层视网膜（特别是光感受器层）的缺失；B. 左眼上方视网膜彩色照片显示严重萎缩区域和周边视网膜色素上皮较完整的区域。箭描绘了正常 RPE 和 RPE 萎缩产生的窗样缺损之间的边缘；C. 荧光素血管造影的动静脉期显示视网膜动脉的正常荧光。在照片的右侧可以看到颞侧大的脉络膜血管。在左侧血管造影的更周边区域，可以看到脉络膜毛细血管的毛玻璃样荧光，在那里 RPE 和脉络膜毛细血管更完整。注：这名患者有严重的视网膜色素上皮和脉络膜毛细血管萎缩。大脉络膜血管呈低荧光与缺乏毛玻璃样脉络膜荧光有关。某些区域的脉络膜毛细血管仍然存在，并显示出正常的高荧光（可能是由于失去上覆的 RPE 而荧光增强）

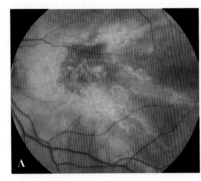
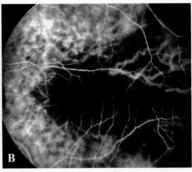
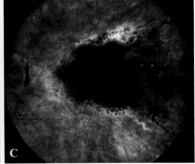

▲ 图 1-27　维替泊芬光动力疗法引起的脉络膜低灌注

A. 左眼黄斑。彩色照片显示广泛的视网膜色素上皮改变和继发于年龄相关性黄斑变性的隐匿脉络膜新生血管膜的玻璃疣。在眼内抗血管内皮生长因子药物出现之前，PDT 治疗被认为是标准治疗；B. 左眼黄斑荧光素血管造影的动静脉晚期显示黄斑和颞侧大面积的低荧光。较大的脉络膜血管有灌注。黄斑部低荧光对应激光治疗区。颞侧大面积的低荧光代表了光动力治疗选择性阻塞脉络膜毛细血管引起的脉络膜无灌注区；C. 荧光素血管造影的晚期显示黄斑颞侧区域持续低荧光，尽管黄斑的颞侧脉络膜毛细血管灌注已经相对恢复

（二）高荧光 Hyperfluorescence

高荧光（hyperfluorescence）是血管造影阳性印片上任何异常的亮区，即显示荧光超过正常血管造影预期的区域。异常高荧光有四种可能的原因：①注射前荧光；②透见荧光；③异常血管；④渗漏。荧光的出现在一定程度上取决于其出现与荧光素注射时间的关系。

注射前荧光是在荧光素钠被注入之前可以看到的高荧光，是由组织结构的自然荧光（自发荧光）或不匹配的滤光片（假荧光）引起的。

当荧光素充满未闭血管时，在血管造影早期或血管期出现透见荧光和异常血管荧光。当荧光素充满正常的脉络膜毛细血管时，会出现透见荧光，但当色素上皮中的色素减少或视网膜色素上皮丢失时，透见荧光更为明显。即为色素上皮窗样缺损。

当视网膜、视盘或脉络膜血管出现异常并充满荧光素时，就会出现高荧光。这种高荧光，即异常的血管荧光，也见于血管造影的早期或血管期。

渗漏引起的高荧光主要出现在血管造影后期或血管外。在这个阶段，荧光素从正常和异常血管中排出。任何残留在眼中的荧光素都是从血管或组织屏障中逸出或漏出的荧光素，是血管外的。

因此，要确定高荧光的类型，必须确定高荧光出现的时间与注射荧光素时间的关联。一旦确定高荧光是由注射前荧光、透见荧光、异常血管或渗漏引起，下一步就是确定高荧光的解剖位置。异常血管可能来自视网膜、视盘或脉络膜。渗漏可发生在玻璃体、视盘、视网膜或脉络膜。

1. 注射前荧光 Preinjection Fluorescence

每项血管造影研究应包括一张在注射荧光素前用荧光素滤光片拍摄的眼底照片。这种曝光被称为注射前或对照荧光素照片。在正常情况下，这张照片完全是暗的，完全是低荧光。当照片不暗时，会出现自发荧光或假荧光。近几年来，由于发展了更精确匹配的滤光片系统，导致自发荧光的条件很少出现，产生假荧光的滤光片问题也被最小化了。

2. 自发荧光 Autofluorescence

自发荧光（autofluorescence）是在没有荧光素钠的情况下从眼部结构发出荧光。引起自发荧光的

情况是视神经 drusen 和星形细胞错构瘤（图 1-28）。

当蓝色激发器和绿色屏障滤波器重叠时会出现假荧光。蓝色滤光片重叠进入绿色范围，允许绿光通过，或绿色屏障滤光片重叠进入蓝色范围，允许蓝光通过（图 1-2）。重叠光通过系统，从高反射表面（浅色或白色结构）反射，并刺激胶片。这种反射的非荧光叫作假荧光。

倾向于产生假荧光的情况包括任何浅色或白色（反射性）眼底变化（如巩膜、渗出物、瘢痕组织、髓鞘神经纤维和异物）。

目前，荧光素血管造影滤光片通常很匹配，重叠很小，所以假荧光很微弱，很少是主要问题。然而，随着时间的推移，滤光片确实会变薄。眼底照

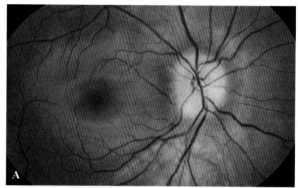

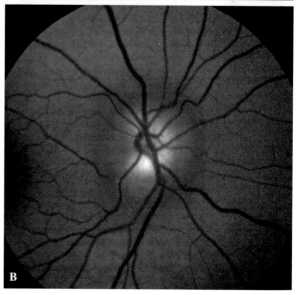

▲ 图 1-28　视神经 drusen 的自发荧光

A. 右眼视盘和黄斑显示视盘边缘模糊，无充血血管，模糊的中心视神经与立体照片上的视盘水肿一致；B. 在注射荧光素之前，在过滤器就位的情况下拍摄注射前的自发荧光照片进行对照，这使得我们能够识别出视神经 drusen 的自发荧光

相机频繁的闪光会使它们磨损，大多数滤光片最终会产生假荧光。因此，根据使用频率，荧光滤光片偶尔必须更换。我们的经验表明，大约每 5 年就需要更换一次。

3. 透见荧光（色素上皮窗样缺损）Transmitted Fluorescence（Pigment EpithelialWindow Defect）

这种荧光增强了正常脉络膜荧光的可见度。当脉络膜血管系统的荧光由于色素上皮缺乏色素而增强时，就会发生透见荧光（transmitted fluorescence），而色素上皮通常形成脉络膜荧光的视觉屏障。色素上皮窗样缺损的主要原因是色素上皮萎缩（图 1-29 至图 1-32）。

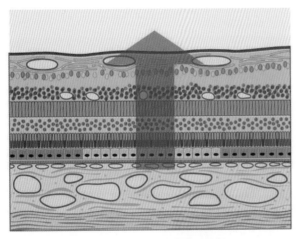

▲ 图 1-29　色素上皮窗样缺损

这张视网膜的示意图显示，位于断面图中心的色素上皮比正常色素上皮的色素少。这使得正常的脉络膜和脉络膜毛细血管荧光显示出来，也就是说，这种病理状态会造成典型的色素上皮窗样缺损

当色素上皮致密时，脉络膜荧光不明显，因为色素阻碍了脉络膜的视野，并起到了遮蔽荧光素的作用。色素的密度决定了正常脉络膜荧光传递受阻的程度。脉络膜荧光的可见性与色素上皮中色素的浓度成反比。如果色素上皮的色素含量低于正常值或有缺损，脉络膜毛细血管的荧光会更亮。色素上皮缺损引起的高荧光的存在取决于色素上皮和脉络膜毛细血管的状态。脉络膜毛细血管必须是完整的，色素上皮的脱色素区才清晰可见。如果脉络膜毛细血管不充盈，色素上皮的色素脱失区不会发出荧光。

透见荧光具有以下四个基本特征：①出现在血管造影的早期，与脉络膜充盈相一致；②随着脉络膜中染料浓度的增加，其强度增加；③在血管造影的后期，其大小或形状不会变化；④当脉络膜在血管造影结束排空染料时，它往往会褪色，有时也会消失。

简言之，透见荧光出现，峰值早，消失晚，其大小和形态无改变，任何正常的血管荧光也是如此。当色素上皮脱色素广泛时，脉络膜和巩膜的晚期荧光素染色可能可见，尽管其强度低于窗样缺损的荧光。

(1) 视网膜和视盘血管异常：当出现异常血管时，会出现异常血管荧光。这种病理血管可能位于视网膜、视盘或脉络膜水平。正常和异常的视网膜和视盘血管在血管造影上清晰可见，因为没有屏障遮挡它们。视网膜和视盘血管系统的严重异常和细微的微血管变化，如果不能通过检眼镜检查得到充

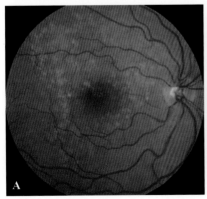
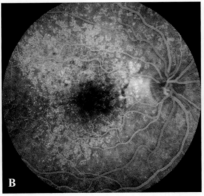
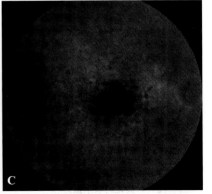

▲ 图 1-30　玻璃疣眼显示色素上皮窗样缺损

A. 彩色照片：右眼黄斑颞侧多发的玻璃疣；B. 动静脉晚期荧光素血管造影显示 drusen 区明显的高荧光；C. 荧光素血管造影的晚期再循环显示荧光减退。注：注意整个眼底血管的荧光程度。这是典型的色素上皮窗样缺损，是一种血管荧光。Drusen 可以更好地观察脉络膜毛细血管荧光，因为覆盖其上的色素上皮变薄

分的识别，FA 将很好地定义并易于区分。视网膜血管系统的这些变化可分为六种形态：①扭曲和扩张（图 1-33 和图 1-34）；②毛细血管扩张（图 1-35 和图 1-36）；③新生血管（图 1-37）；④吻合（图 1-34）；⑤动脉瘤（图 1-34 和图 1-35）；⑥肿瘤血管（图 1-38 和图 1-39）。

这些变化可以在血管造影的早期（血管）阶段观察到。后来，随着血管排空，一些血管异常会渗漏荧光素，而另一些则不会。

视网膜和视盘的血管异常在荧光素血管造影上很容易表现出来。这种变化的特点是早期血管出现高荧光。

这六种形态类型中的每一种都显示了特定的疾病过程，有助于临床医师进行诊断，确定不同病理过程的程度，以及了解视网膜血管疾病的病理生理学。

(2) 脉络膜血管异常：异常血管可能出现在视网膜下，起源于脉络膜，为视网膜下新生血管和肿瘤内的血管。当出现视网膜下新生血管时，早期血管造影常显示花边状、不规则和结节性高荧光（图 1-40 和图 1-41）。脉络膜肿瘤的异常高荧光与早期血管

型荧光类似，尽管它可能更粗糙，如脉络膜血管瘤（图 1-42）和恶性黑色素瘤（图 1-43）所示。

(3) 渗漏：注射后 40～60s 视网膜和脉络膜血管的荧光开始减弱。注射后 10～15min，荧光素几乎完全从视网膜和腔静脉系统中排出。视网膜和脉络膜血管排空荧光素后，任何残留在眼底的荧光都是血管外荧光，表示渗漏。

正常眼有四种类型的晚期血管外高荧光渗漏：①周围脉络膜毛细血管的视盘边缘荧光；②筛板的荧光；③视盘边缘的巩膜荧光［如视网膜色素上皮终止于视盘之外，例如视盘新月（optic crescent）］；④色素上皮轻度着染时巩膜的荧光。只有这些是可以被认为"正常"的晚期高荧光或渗漏形式。荧光注射 15min 后观察到的任何其他荧光都代表血管外荧光，称为渗漏。

如果两个眼底血管系统中的任何一个或两个系统在各自的荧光素屏障中存在缺陷，则会产生异常的晚期高荧光（渗漏）。视网膜血管荧光素渗漏的屏障是视网膜血管内皮。脉络膜循环渗漏的屏障是色素上皮。视网膜血管内皮的异常可导致荧光素的渗透和荧光素漏透到视网膜组织中。同样，色素上

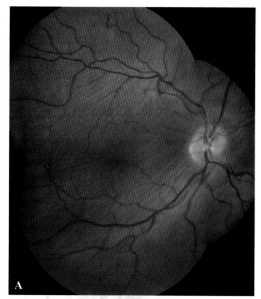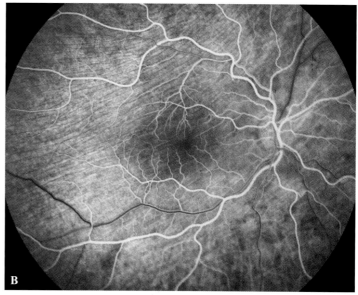

▲ 图 1-31　色素上皮窗样缺损：脉络膜皱褶

A. 右眼视盘和黄斑的联系摄影彩色照片。注意散布在后极部的苍白线条（脉络膜皱褶）；B. 视盘和黄斑荧光素血管造影的动静脉期。高荧光线对应于脉络膜皱褶，相邻的低荧光线遍布黄斑和视盘周围。注：这名患者因滤过泡长时间低眼压而出现色素上皮皱褶。高荧光线被认为是皱褶的山丘，其顶端的色素上皮变薄，允许在荧光素血管造影的早期出现高荧光（色素上皮窗样缺损）。暗纹被认为是褶皱的山谷，色素沉着增加导致脉络膜荧光遮蔽。荧光素血管造影的晚期常出现荧光消退。脉络膜皱褶是一种具有早期血管荧光和晚期荧光消退的色素上皮窗样缺损

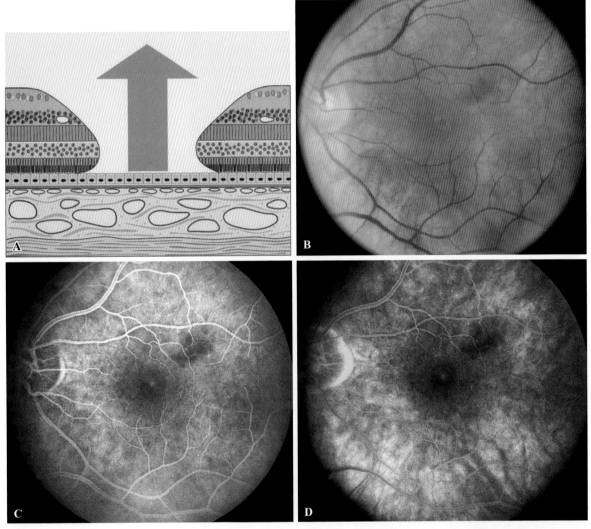

▲ 图 1-32 色素上皮窗样缺损：黄斑裂孔

A. 黄斑示意图显示整个中心凹组织缺失；B. 左眼黄斑的彩色照片。这名患者有黄斑裂孔。注意在孔所在的中心凹周围有一个较亮的脱离肿胀的视网膜组织；C. 荧光素血管造影晚期显示黄斑裂孔内有高荧光；D. 荧光素血管造影的晚期显示黄斑裂孔内的高荧光有些消退。注：脉络膜毛细血管完好无损。因此血管造影显示脉络膜毛细血管的正常荧光（中心凹中心的早期高荧光）在造影后期逐渐消退

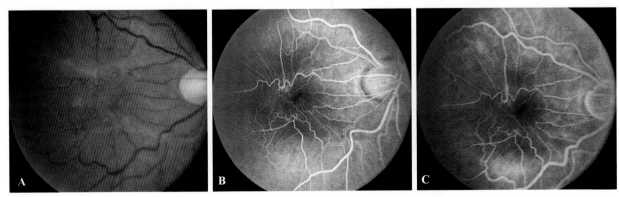

▲ 图 1-33 视网膜血管异常、扭曲和扩张：内界膜收缩

A. 右眼黄斑的彩色照片显示，一个苍白的膜覆盖在右眼黄斑上，产生视网膜收缩和视网膜血管扭曲；B. 荧光素血管造影的动静脉期显示视网膜血管明显不规则和扭曲，与视网膜前膜（黄斑皱褶）有关；C. 晚期荧光素血管造影显示，由于膜的收缩和对视网膜血管的拉扯，有少量血管渗漏。注：扭曲和扩张，一种异常的视网膜血管荧光，是由视网膜前膜的机械性牵拉引起的

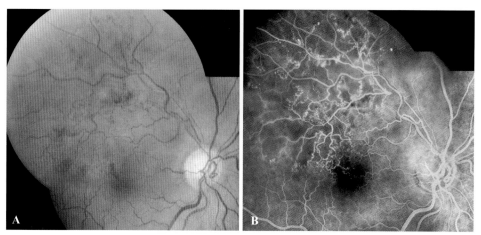

▲ 图 1-34 视网膜血管异常荧光：视网膜血管微动脉瘤、毛细血管扩张及吻合

A. 右眼彩色摄影显示，由于颞上分支静脉阻塞，较多的视网膜毛细血管扩张；B. 动静脉期荧光素血管造影显示多个区域大小不等的微动脉瘤和毛细血管扩张。黄斑颞侧可见一些小的静脉 - 静脉吻合。阻塞区的静脉系统已与未阻塞区的血管建立侧支循环

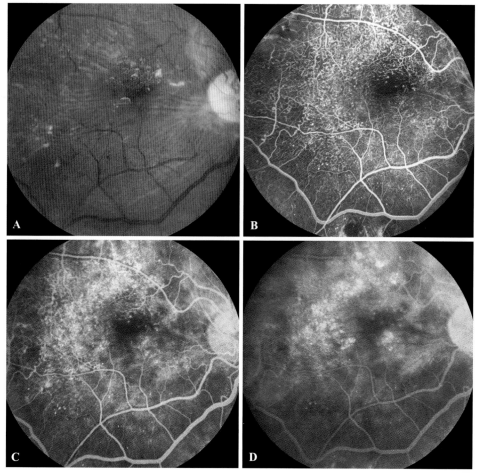

▲ 图 1-35 糖尿病视网膜病变继发的视网膜毛细血管扩张和微动脉瘤

A. 右眼黄斑的彩色摄影显示视网膜渗出、视网膜条纹和不规则扩张的视网膜血管（毛细血管扩张）；B. 动静脉期荧光素血管造影显示大量微动脉瘤和毛细血管扩张形成的视网膜血管的广泛高荧光；C. 晚期右眼黄斑动静脉期荧光素血管造影显示许多血管渗漏；D. 右眼黄斑荧光素血管造影晚期显示，由于染料在广泛的囊状空间聚积，多个圆形区域出现高荧光。注：这名患者因糖尿病视网膜病变而出现显著的视网膜微血管改变

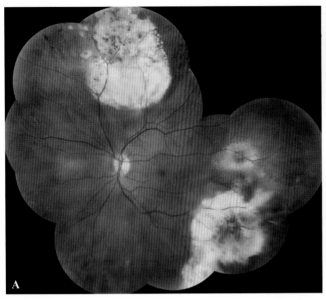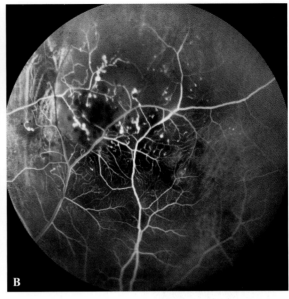

▲ 图 1-36　视网膜血管异常：毛细血管扩张

A. 彩色眼底照片拼图显示严重的渗出区及迂曲和扩张的毛细血管，视网膜水肿严重；B. 荧光素血管造影动静脉期显示视网膜血管走行明显不规则，有毛细血管无灌注区、毛细血管扩张和迂曲。注：这名患者患有 Coats 病，视网膜毛细血管床明显异常，包括毛细血管异常扩张和血管扩张

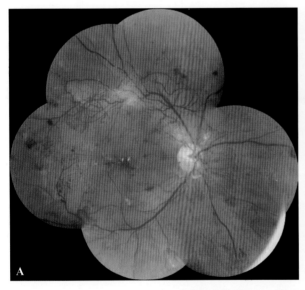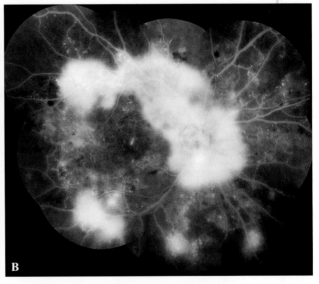

▲ 图 1-37　视网膜血管异常：增殖性糖尿病视网膜病变引起的视网膜新生血管

A. 右眼后极部的彩色眼底照片拼图，广泛的不规则的扭曲血管从视神经开始，沿着血管弓和鼻侧延伸，这些血管位于视网膜表面；B. 荧光素血管造影动静脉晚期显示视网膜新生血管荧光增强。注：这名患者患有严重的增殖性糖尿病视网膜病变，右眼视盘存在广泛新生血管。血管早期荧光（血管高荧光），晚期渗漏。这是非常典型的视网膜或视盘新生血管

皮的异常可导致荧光素的渗透，荧光素将从脉络膜组织通过色素上皮漏出。然而，脉络膜的异常晚期高荧光可在不损害色素上皮的情况下发生，如脉络膜炎症或肿瘤引起的脉络膜细胞浸润而形成的高荧光。晚期异常荧光还有两种类型：一种是荧光素进入玻璃体，另一种是荧光素漏入视盘。

（4）玻璃体渗漏：荧光素漏入玻璃体，在荧光素血管造影的后期形成弥漫的白色薄雾。在某些情况下，薄雾是广泛的，均匀分布，在其他情况下，白色薄雾是局部的。

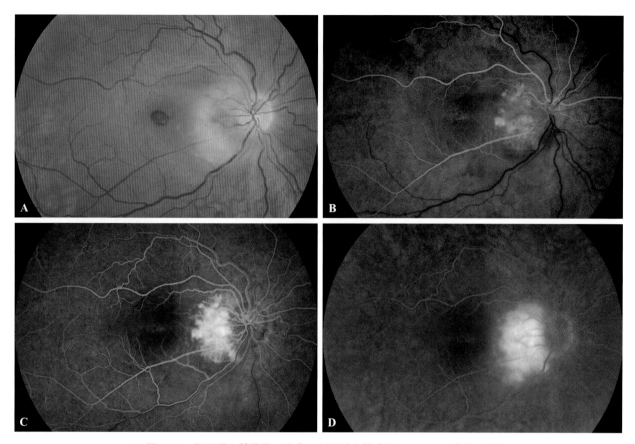

▲ 图 1-38　视网膜血管异常：肿瘤 - 视网膜血管瘤是 von Hippel 病的一部分

A. 右眼黄斑和视盘彩色照片显示，在视盘下方的颞下有渗出。在视盘的颞侧缘发现了一个富含血管的、稍隆起的肿块。检眼镜显示它有一个红色的外观，还可观察到一个大的全层黄斑裂孔；B. 动脉早期荧光素血管造影显示肿块有明显荧光；C. 荧光素血管造影的动静脉中期显示肿块的荧光增强；D. 荧光素血管造影晚期显示荧光素在肿块内渗漏。注：这名患者有一个视盘周围的视网膜血管瘤。它富含血管，荧光造影显示早期高荧光和广泛的晚期渗漏

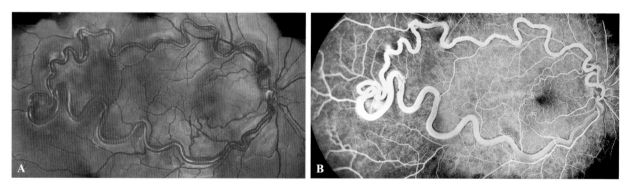

▲ 图 1-39　动静脉畸形：Wyburn-Mason 型

A. 右眼黄斑和颞侧视网膜的彩色眼底拼接照片，显示视网膜动脉扩大、扩张，直接连接到充血的引流静脉，中间没有毛细血管床；B. 荧光素血管造影显示发育异常的、扩张的视网膜动静脉明显高荧光。可见两个较小的动静脉畸形，一个在黄斑上方，另一个在黄斑下方

　　荧光素渗漏入玻璃体主要有三个原因：①新生血管从视网膜血管生长到视网膜或视盘表面或进入玻璃体腔；②眼内炎症；③眼内肿瘤。

　　视网膜新生血管继发的玻璃体高荧光通常是局限性的，在新生血管周围呈棉球状荧光（图 1-37B）。继发于眼内炎症的玻璃体荧光通常是广泛的，由于虹膜和睫状体的荧光素大量渗漏，使玻璃体出现弥漫的白色薄雾。继发于肿瘤的玻璃体荧光通常局限

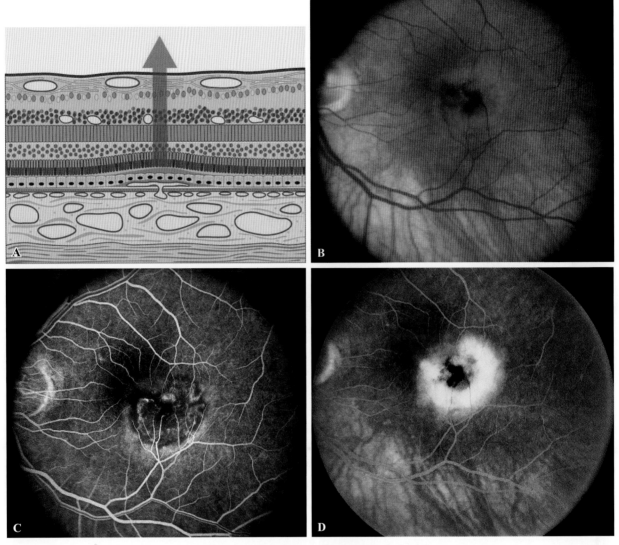

▲ 图 1-40　脉络膜血管异常：视网膜下新生血管

A. 视网膜示意图显示 Bruch 膜有一个小裂口，毛细血管通过裂口向上生长并抬高色素上皮，有浅层感觉性视网膜脱离；B. 左眼黄斑的彩色眼底照片，黄斑部中央有一层污秽的灰色膜，注意视网膜下出血的小区域，有浅层感觉性视网膜脱离；C. 荧光素血管造影的动静脉期显示细的、花边状的、不规则的高荧光，对应于视网膜下新生血管小而细的斑块；D. 荧光素血管造影晚期显示这些血管渗漏入色素上皮和视网膜下间隙。注：这名患者有一个小的片状视网膜下新生血管，累及中心凹。血管造影显示典型的早期血管荧光（结节状、不规则、鞋带状）和晚期荧光渗漏

于肿瘤上方。

（5）视盘渗漏：视盘通常有一些荧光素漏失（晚期高荧光），这是由于筛板和视盘周围边缘（来自视盘周围脉络膜毛细血管的正常渗漏）染色所致。视盘处正常和异常渗漏之间的差异可能很细微。

（6）视乳头水肿和视盘水肿：视乳头水肿（papilledema）是由于颅内压增高导致的视盘肿胀。视盘水肿（optic disc edema）定义为继发于局部或全身原因的视盘肿胀（图 1-44）。每个病例的血管

造影都是相似的，显示了与视盘肿胀相关的渗漏。在血管造影的早期，可见视盘毛细血管扩张；在晚期血管造影中，扩张的血管渗漏，导致视盘边缘模糊荧光。

（7）视网膜渗漏：在正常血管造影的后期，视网膜血管中的荧光素被清除，视网膜变暗。任何晚期视网膜高荧光都是异常的，表明视网膜血管渗漏。当渗漏严重时，细胞外液可能流入囊腔，血管造影显示囊腔有荧光。荧光素从视网膜侧支血管流出，

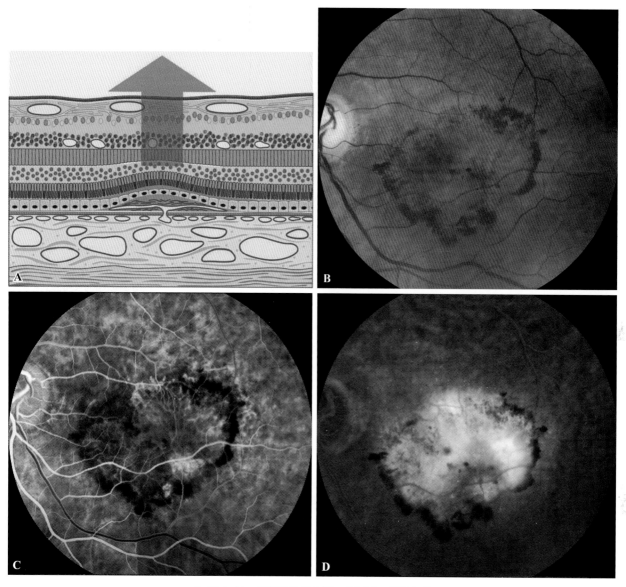

▲ 图 1-41　异常脉络膜血管：视网膜下新生血管

A. 视网膜示意图显示色素上皮下的脉络膜毛细血管和相关的纤维组织增生。色素上皮变薄，感觉性视网膜脱离。感觉性视网膜的外丛状层显示囊样空腔；B. 左眼黄斑的无赤光照片显示有出血和渗出。在彩色照片和裂隙灯生物显微镜下，黄斑颞下部可见一层污秽的灰色膜。同时黄斑颞下可见一个略微苍白的病变；C. 荧光素血管造影的动静脉早期显示在黄斑颞下部有一条花边样的、不规则的、结节状的高荧光区。这是一片扁平的血管，从色素上皮下的脉络膜毛细血管增生而来；D. 荧光素血管造影晚期显示视网膜下新生血管斑块渗漏。虽然视网膜中心凹有一些囊样改变，但大部分荧光在感觉性视网膜脱离区形成积存。注：这名患者有一片视网膜下新生血管，大小接近 4 个视盘直径。它在血管造影的血管期（典型的视网膜下新生血管）早期荧光，晚期渗漏。实际上，"视网膜下新生血管"是一个不恰当的说法，因为新生血管最初位于色素上皮下间隙

沉积在囊样间隙形成荧光积存，或染色水肿（非囊样）的视网膜组织。囊样视网膜水肿表现为小的包裹性囊腔中的荧光积存（pools）。黄斑部囊样水肿呈星状或花瓣状（图 1-45），视网膜其他部位呈蜂窝状（图 1-46）。非囊样水肿的荧光染色呈弥漫性、不规则，且不局限于界限清楚的间隙中（图 1-47

和图 1-48）。

荧光素渗漏量取决于视网膜血管内皮的功能紊乱的状态（图 1-48）。当渗漏不明显时，囊样间隙充盈缓慢，仅在血管造影后期才可见。当这种情况发生时，囊样视网膜水肿区域在血管造影早期可能有低荧光，因为这些空间中的液体起到屏障的作

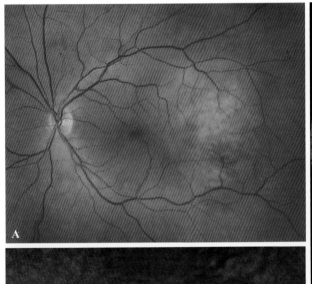

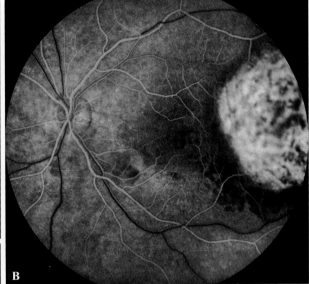

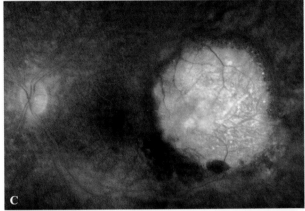

▲ 图 1-42　脉络膜血管瘤患者的异常脉络膜血管

A. 左眼黄斑和视盘伴隆起的脉络膜血管瘤的彩色眼底照片；B. 荧光素血管造影动静脉期显示该区域明显的高荧光，显示肿瘤血管；C. 荧光素血管造影晚期显示该区域明显渗漏。注：这名患者有脉络膜血管瘤，这是一个非常血管化的脉络膜肿瘤。肿块内的血管导致明显的高荧光和渗漏

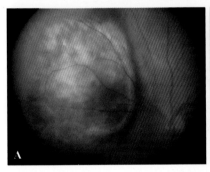
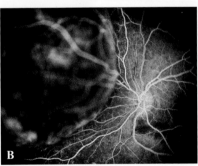
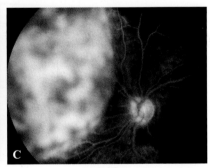

▲ 图 1-43　恶性黑色素瘤的异常脉络膜血管荧光

A. 左眼彩色眼底照片。注意鼻侧到视神经的黑色素瘤，还有一些橙色的脂褐素色素覆盖在瘤体表面；B. 荧光造影动静脉期显示肿瘤表面荧光增强。这名患者黄斑区有一些 drusen，早期显示高荧光；C. 荧光素血管造影晚期显示瘤体有渗漏。肿瘤上有多个"热点（hot-spot）"。注：这名患者患有脉络膜恶性黑色素瘤。这是一个中等大小的肿瘤，表现出典型的早期荧光，并可呈现出中等大小的黑色素瘤

用，并遮蔽了潜在的脉络膜荧光。当出现严重的荧光素渗漏时，囊样间隙会迅速充盈，有时在注射后 1min 内发生。大的融合囊肿伴有严重囊样黄斑水肿，可在血管造影中晚期充盈。视网膜大血管也会渗漏。这被称为血管周围染色，常见于三种不同的情况：炎症（表明有血管炎）、牵引（严重牵拉的

视网膜血管）（图 1-48）和阻塞。当一根大的视网膜血管渗漏被部分阻塞时，或者当它穿过一个阻塞区域（及毛细血管无灌注）时，它会渗漏（图 1-49）。

（8）脉络膜渗漏：视网膜下的晚期高荧光可分为积存或着染（图 1-50）。积存（pooling）被定义为荧光素渗漏到一个独特的解剖空间；着染（staining）

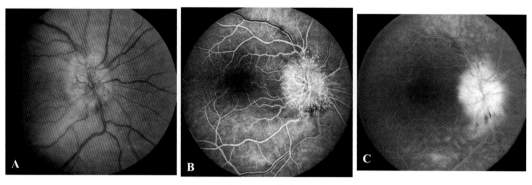

▲ 图 1-44　视盘渗漏

A. 右眼视神经彩色眼底照片。注意视盘毛细血管的扩张；B. 右眼视盘和黄斑的血管造影动静脉期显示由于这些扩张的视盘毛细血管引起的高荧光；C. 血管造影晚期显示这些扩张的视盘毛细血管有明显的渗漏。注：这名患者患有与糖尿病相关的视盘病变，导致视盘毛细血管明显扩张。异常视盘形成的渗漏非常明显

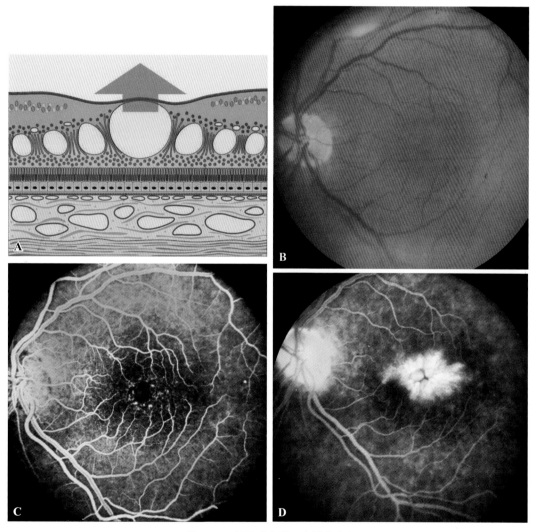

▲ 图 1-45　视网膜渗漏：囊样黄斑水肿

A. 黄斑示意图显示外丛状层有很大的囊样空腔，内核层有一些囊样空隙；B. 左眼黄斑彩色眼底照片。在生物显微镜检查发现视网膜内囊样病变时，经常需要仔细检查视网膜；C. 荧光素血管造影的动静脉期显示中心凹周围的毛细血管网有一定程度的扩张；D. 荧光素血管造影晚期表现为囊腔内染料积聚而产生的高荧光。注意囊样黄斑水肿的星状外观。注：这名患者的视网膜出现晚期高荧光（即渗漏），严重到足以形成囊样空间。这是典型的囊样黄斑水肿

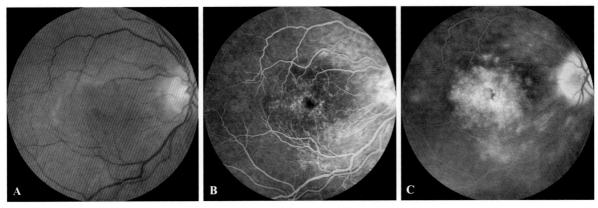

▲ 图 1-46 视网膜渗漏：囊样视网膜水肿

A. 右眼黄斑的彩色眼底照片。中央大的囊样空腔与中心凹相对应；B. 荧光素血管造影动静脉期显示边界清晰的扩张的视网膜毛细血管；C. 荧光素血管造影晚期显示这些血管有渗漏。在黄斑中心，渗漏发生在星状囊样空腔中，而在黄斑外侧，颞侧的渗漏已呈蜂窝状。注：这名患者有扩张的毛细血管渗漏入视网膜，形成囊样间隙。黄斑中心的囊样水肿由于外丛状层的倾斜性质而呈星状。由于外丛状层纤维的垂直性质，囊腔在视网膜的非黄斑区域呈蜂窝状

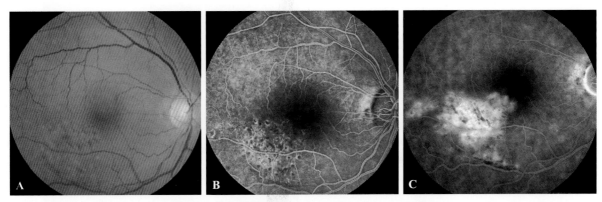

▲ 图 1-47 视网膜渗漏，严重的非囊样水肿。分支静脉阻塞

A. 右眼黄斑的彩色眼底照片显示，由于视网膜分支静脉阻塞，在颞下方有多处视网膜出血；B. 荧光素血管造影的动静脉期显示与分支静脉阻塞相关的血管异常。低荧光对应于先前用格栅样激光光凝治疗过的区域；C. 荧光素血管造影晚期显示荧光素染料弥漫性渗漏。注：该名患者在分支静脉阻塞的分布区有视网膜血管床的广泛渗漏。然而，渗漏还不够严重，没有形成清晰的囊样间隙。晚期显示渗漏高荧光，这种荧光位于视网膜，因此这是视网膜水肿

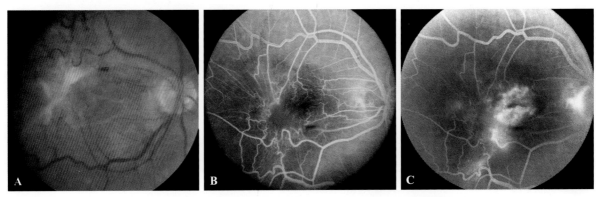

▲ 图 1-48 晚期高荧光，视网膜渗漏：严重收缩的视网膜前膜

A. 右眼黄斑的彩色眼底照片，显示较厚的视网膜前膜覆盖在黄斑上，对视网膜和血管产生严重的牵拉和收缩；B. 荧光素血管造影动静脉期显示视网膜血管迂曲不规则；C. 荧光素血管造影静脉晚期显示视网膜血管渗漏。注：明显的视网膜前膜对视网膜造成足够的牵引，导致明显的视网膜血管渗漏

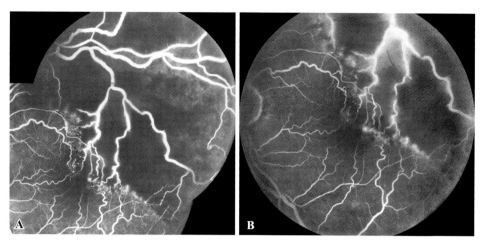

▲ 图 1-49 视网膜渗漏：血管周围染色

A. 在这个荧光素血管造影动静脉晚期中，注意视网膜大的静脉串珠。这些血管也有荧光渗漏；B.荧光素血管造影的晚期显示，血管周围的染色（渗漏）来自于穿过毛细血管无灌注区的视网膜大血管。注：通常情况下，当灌注大视网膜血管（动脉或静脉）但穿过毛细血管无灌注区域时，缺血视网膜因子会对大血管内皮细胞产生不利影响并导致其泄漏。这被称为血管周围染色。血管周围染色也可发生在牵引或炎症时

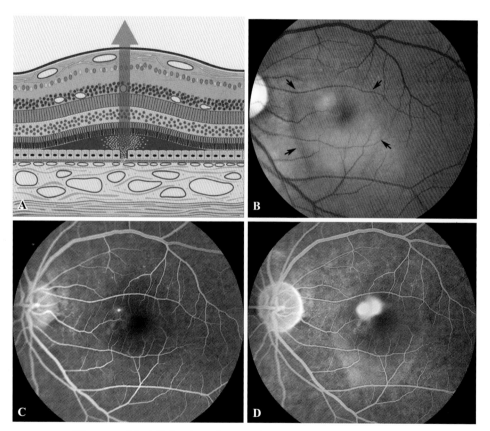

▲ 图 1-50 晚期高荧光，视网膜荧光积存：中心性浆液性脉络膜视网膜病变

A. 视网膜示意图显示感觉性视网膜脱离，色素上皮破裂。荧光素从脉络膜毛细血管通过 Bruch 膜，通过色素上皮的断裂，进入视网膜下间隙，聚集在脱离的视网膜下；B. 左眼黄斑的彩色眼底照片显示感觉性视网膜浅脱离（箭）。中心凹的鼻侧有一个小的白色区域，中心呈灰色。荧光素血管造影显示这是渗漏的区域；C.荧光素血管造影的动静脉期显示一个高荧光点，在立体血管造影上可以看到荧光从色素上皮渗漏；D.荧光素血管造影晚期显示色素上皮渗漏点呈炊烟样扩大、模糊。这是荧光素分子释放到脱离的感觉视网膜下的液体中。注：这名患者有中心性浆液性脉络膜视网膜病变。色素上皮破裂，荧光素通过它渗漏到视网膜下间隙。晚期高荧光意味着渗漏，这名患者脱离的视网膜下有荧光素积存

是荧光素渗漏扩散到组织中。

　　荧光积存存在于感觉视网膜与色素上皮分离形成的空间，或存在于色素上皮与 Bruch 膜分离形成的空间。感觉视网膜的后层由松散附着在色素上皮上的视杆和视锥细胞组成。当感觉性视网膜脱离发生时，脱离的部分以很小的力分离，在色素上皮的附着点形成一个平缓的角度。由于这个狭窄的角度，感觉性视网膜脱离的确切范围很难用检眼镜或

裂隙灯生物显微镜下来定位。

　　视具体疾病而定，晚期血管造影可描绘或不可描绘视网膜下液体的全荧光充盈。例如，在中心性浆液性脉络膜视网膜病变中，渗漏是渐进性的，感觉视网膜下液体的荧光是不完全的。在其他情况，如视网膜下新生血管，荧光素大量渗漏，并且感觉视网膜下液体荧光通常是完全的（图 1-51）。

　　与感觉视网膜的附着不同，色素上皮的基底膜

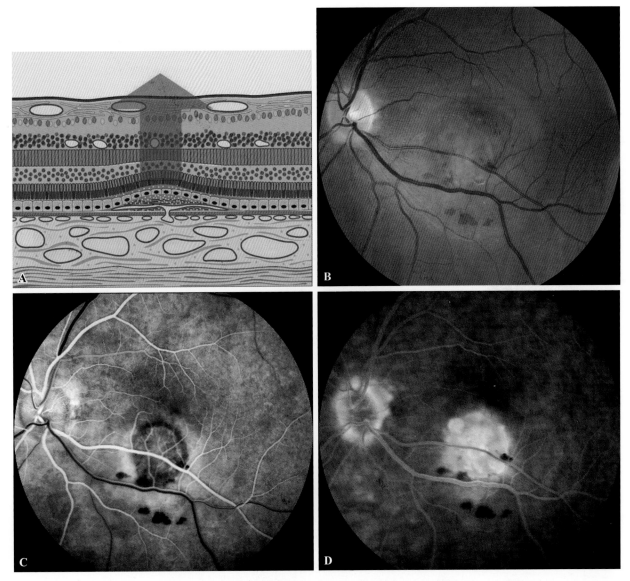

▲ 图 1-51　视网膜下新生血管引起感觉性视网膜脱离，导致视网膜下晚期高荧光、渗漏和积存

A. 视网膜示意图显示视网膜已经脱离（感光细胞层与色素上皮分离）。血管通过 Bruch 膜从脉络膜毛细血管增生。有一个纤维血管瘢痕累及色素上皮。感觉性视网膜脱离；B. 左眼黄斑的彩色照片显示黄斑下部有一个浅灰色的病变，并伴有一些出血；C. 荧光素血管造影的动静脉期显示视网膜下新生血管位于中心凹下方，这一点可以通过该区域的花边状、不规则的高荧光来证实；D. 荧光素血管造影晚期显示模糊荧光。脱离的视网膜下有荧光素积存，一些与视网膜下新生血管相关的纤维组织染色。注：这名患者有一片视网膜下新生血管，导致感觉性脱离，有大量渗漏。血管造影早期显示病变的血管性质，血管造影晚期显示视网膜下间隙的渗漏和积存

牢牢地附着在 Bruch 膜的胶原纤维上。黏附力强，脱离角度大，检眼镜容易辨认色素上皮脱离。偶尔在色素上皮脱离周围出现一个浅橙色环，进一步促进识别（图 1-52）。

感觉性视网膜脱离和色素上皮视网膜脱离之间黏附力和脱离角度的差异导致荧光积存模式的特殊差异。感觉性视网膜脱离的高荧光积存倾向于逐渐向感觉性视网膜附着的部位消失。这使得荧光素血管造影难以确定感觉性视网膜脱离的程度。相反，色素上皮脱离下的高荧光积存延伸至脱离边缘，使整个脱离及其边缘呈高荧光并清晰可辨。

中心性浆液性脉络膜视网膜病变感觉性视网膜脱离下的荧光素积存缓慢，因为染料通过缺损色素上皮的一个或多个点发生渗漏（图 1-50）。当视网膜下新生血管（图 1-51）或肿瘤（图 1-43）发生渗漏时，渗液更迅速、更完整。当色素上皮与

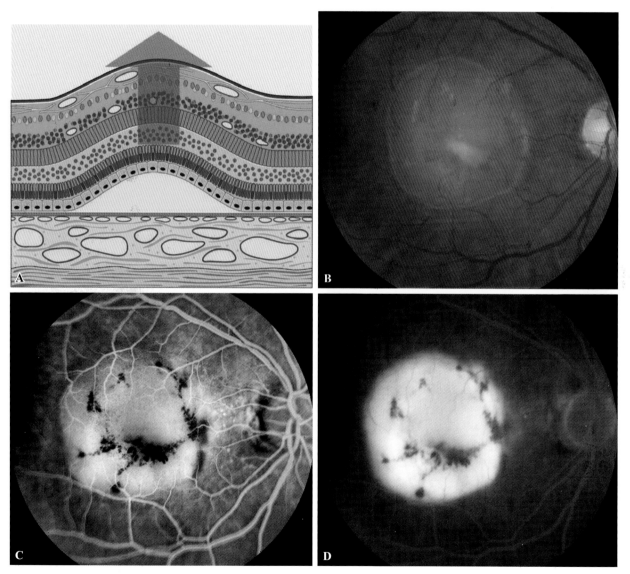

▲ 图 1-52 视网膜色素上皮下晚期高荧光积存（色素上皮脱离）

A. 图示色素上皮隆起和脱离的示意图，色素上皮与 Bruch 膜分离。由于色素上皮与 Bruch 膜的附着相当牢固，分离角相当大；B. 右眼黄斑的彩色摄影显示色素上皮的圆形脱离；C. 荧光素血管造影动静脉早期显示色素上皮脱离区的早期荧光；D. 右眼黄斑血管造影晚期显示脱离色素上皮下边界清晰的高荧光积存。注：荧光素通过 Bruch 膜自由流动，在色素上皮停止。当色素上皮脱离时，荧光素直接通过 Bruch 膜进入色素上皮分离形成的空间。因此，色素上皮脱离荧光均匀而缓慢（就像变阻器上的灯泡），在血管造影晚期形成界限清楚（表明其明确的附着角）的、强烈的高荧光积存

Bruch 膜分离时，荧光素自由快速地从脉络膜毛细血管通过 Bruch 膜进入色素上皮下空间（图 1-52）。

在一些中心性浆液性脉络膜视网膜病变的病例中，有一个相关的色素上皮脱离，并且在每个（感觉性视网膜脱离和色素上皮脱离）下都有明显的荧光积存。有时，色素上皮脱离的边缘可能存在撕裂，使荧光素染料自由进入视网膜下间隙（图 1-53）。

Drusen 也可能表现出类似于色素上皮脱离的晚期强荧光（图 1-54）。在一些色素上皮脱离的病例中，尤其是老年患者，也存在视网膜下新生血管。这种视网膜下新生血管和色素上皮脱离的结合导致了一种有趣的血管造影图，较难释义（图 1-55）。

总之，视网膜下的晚期强荧光首先应区分是荧光素在空腔的积存，还是荧光素的组织着染。当出

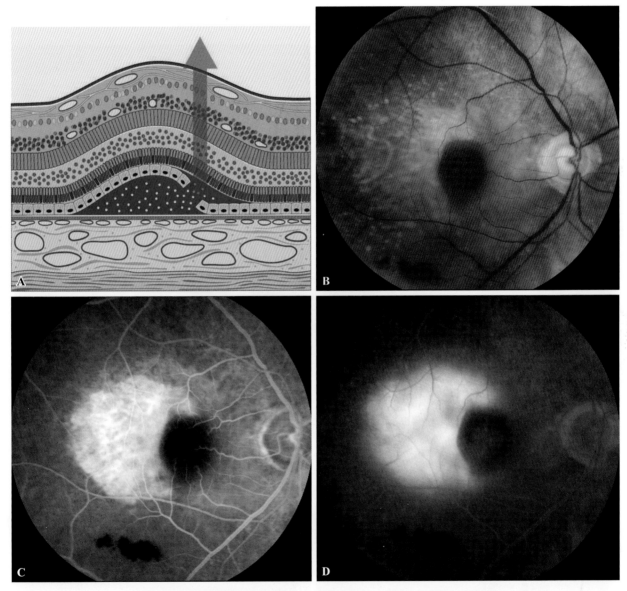

▲ 图 1-53 晚期视网膜下高荧光 - 视网膜色素上皮撕裂导致脉络膜渗漏

A. 色素上皮脱离的示意图，沿一个边缘出现撕裂。色素上皮的屏障功能丧失，荧光素染料在视网膜下间隙易于迅速扩散；B. 右眼黄斑的彩色摄影显示中心凹下有一个圆形的暗区，亮区（脱色区）向颞侧延伸。黄斑下部可见视网膜下出血；C. 荧光素血管造影动静脉早期显示颞侧脱色区呈明亮的高荧光，在中心凹下及视网膜下出血区呈低荧光；D. 荧光素血管造影晚期显示荧光素在视网膜下积存，在感觉性视网膜脱离中，染料可以通过 Bruch 膜自由扩散。注：这名患者出现色素上皮脱离的撕裂。中心凹下的暗区是色素上皮从该区域颞侧撕裂后卷起的地方。黄斑的颞侧区由于缺乏视网膜色素上皮而显得较亮。由于 RPE 屏障在这个区域不存在，染料快速扩散并进入上覆的感觉性视网膜脱离下，产生晚期荧光素积存

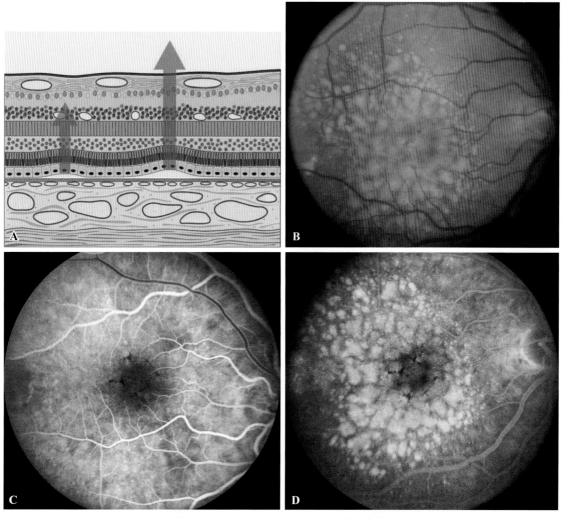

▲ 图 1-54　大 drusen 晚期高荧光积存（或着染）

A. 视网膜的示意图显示色素上皮逐渐大的脱离。Drusen 沉积在色素上皮和 Bruch 膜之间，并使色素上皮向上抬高，根据 drusen 的大小形成或大或小的色素上皮脱离；B. 右眼黄斑的彩色照片显示多发、苍白、圆形、大小不一的 drusen；C. 荧光素血管造影动静脉期显示一些 drusen 区早期的高荧光；D. 荧光素血管造影晚期可见 drusen 明显高荧光。较大的 drusen 需要更长的时间才能形成高荧光。注：drusen 越大，它们与色素上皮脱离越相似，因此它们越有可能显示荧光素积存（或 drusen 组织着染）

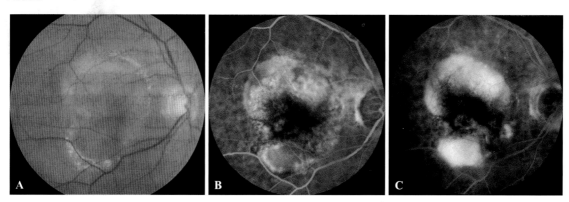

▲ 图 1-55　色素上皮脱离伴（可疑）视网膜下新生血管形成

A. 右眼黄斑彩色眼底照片。注意颞侧色素上皮脱离和感觉性视网膜脱离；B. 荧光素血管造影动静脉期显示颞侧色素上皮脱离早期高荧光；C. 荧光素血管造影晚期显示左眼黄斑色素上皮脱离的荧光随时间明显增强。注：这名患者有一个形状不规则的色素上皮脱离，这是可能的脉络膜新生血管征象。不规则、模糊的高荧光可能是由于隐匿性脉络膜新生血管

现积存时，必须确定是否存在感觉性视网膜脱离或色素上皮脱离。同样，如果有荧光着染，必须查明所涉及的组织是视网膜色素上皮、Bruch 膜、脉络膜还是巩膜。通过解剖判断，可以确定更具体的诊断。

4. 着染 Staining

着染是指荧光素渗漏到组织或物质中，与荧光素积存到解剖空腔形成对比。许多异常的视网膜下结构和物质可以保留荧光素，并表现出随后的高荧光染色。

(1) Drusen：最常见的着染形式是玻璃疣。大多数 drusen 高荧光在血管造影早期出现，因为脉络膜荧光是通过覆盖在 drusen 上方色素上皮的缺损透见的（图 1-30）。当染料离开脉络膜循环时，大多数小 drusen 的荧光减弱。然而，一些更大的 drusen 表现出随后的高荧光或着染（图 1-54）。Drusen 越大，保留荧光素的可能性就越大，荧光着染也会发生。当 drusen 大且边缘光滑时，血管造影上的晚期染色与色素上皮脱离下的荧光积存的表现非常相似。在许多情况下，很难（如果不是不可能的话）区分大的 drusen 和小的色素上皮脱离：它们在检眼镜、荧光素血管造影，甚至显微镜下有相似的外观。

(2) 瘢痕（scar）：瘢痕组织保留荧光素，通常表现为界限清楚的高荧光，因为瘢痕周围几乎没有液体。在瘢痕组织愈合过程的后期，当只剩下少量血管时，早期的血管造影由于血管贫乏和瘢痕组织遮蔽而呈低荧光状态。最常见的瘢痕组织是盘状瘢痕，是视网膜下新生血管形成的终末期。在色素上皮和脉络膜的许多其他损伤后，也可见瘢痕形成，特别是炎症（图 1-56）。

(3) 巩膜（sclera）：在某些情况下，巩膜在检眼镜上可见，在荧光素血管造影上显示晚期荧光染色。当视网膜色素上皮非常苍白（如金发患者）或脉络膜毛细血管完全完整时，巩膜染色最为明显。当脉络膜毛细血管不完整时，巩膜的荧光素染色可能发生在萎缩区域的边缘，在那里荧光素从完整的脉络膜毛细血管向萎缩处渗漏（图 1-56）。

在生理上浅色（金色）眼底或近视的情况下，脉络膜毛细管通常足以使巩膜完全着染。脉络膜血管在血管造影晚期排空荧光素后，大的低荧光脉络膜血管在染色巩膜的轮廓中呈现为暗线。

当脉络膜和脉络膜毛细血管丧失时，脉络膜中的荧光素流量随之减少。当这种情况发生时，巩膜上只有相邻正常未闭脉络膜毛细血管的荧光素染色。这些血管使病变边缘的巩膜染色，因为染料倾向于向病变中心扩散。如果离巩膜边缘的距离超过 1mm，整个病变可能不会染色。当脉络膜毛细血管完整或病变不扩大时，巩膜会完全染色。

总之，视网膜下的晚期高荧光首先应被区分为荧光素积存到一个空间或荧光素组织着染。当出现积存时，必须确定是否存在感觉性视网膜脱离或色素上皮脱离。同样，如果出现荧光，必须确定所涉及的组织是视网膜色素上皮、Bruch 膜、脉络膜还是巩膜。根据这一解剖分化，可以确定一个更具体的诊断。

声明 Acknowledgments

这项工作得到了旧金山视网膜基金会（San Francisco Retina Foundation）的支持。作者要感谢西海岸视网膜医疗集团（West Coast Retina Medical Group）摄影主管 Ryan Terribilini，他协助获取本文中使用的诸多图像。

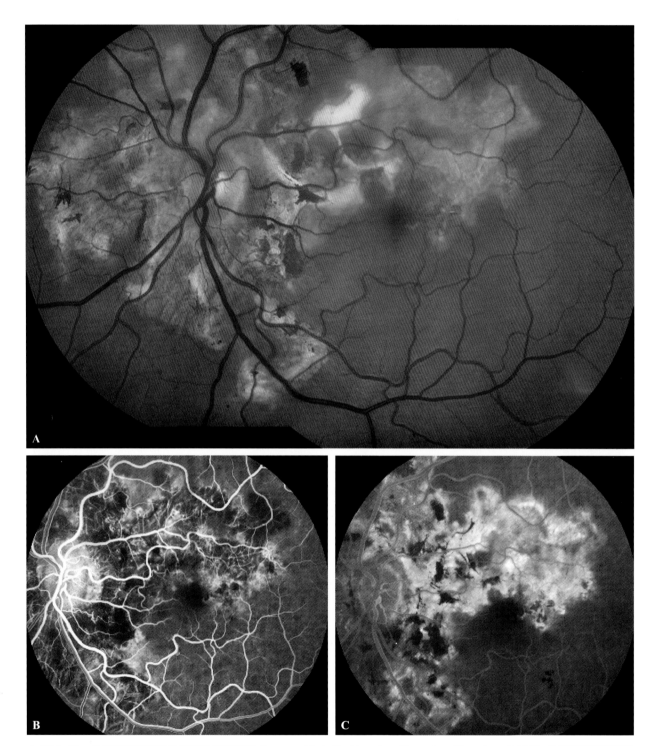

▲ 图 1-56 地图样轮状视乳头周围脉络膜病变（geographic helicoid peripapillary choroidopathy，GHPC）的晚期高荧光及渗漏 - 着染

A. 左眼视乳头周围和黄斑的彩色拼图显示色素上皮和脉络膜毛细血管的大面积萎缩。有一些色素上皮增生，表现为色素沉着（特别是黄斑和视盘黄斑束）。一些纤维瘢痕组织存在；B. 荧光素血管造影动静脉期显示，病变部位多为低荧光，主要由于色素上皮和脉络膜毛细血管丧失所致。注意，在这些病变中可以看到脉络膜大血管，表明色素上皮和脉络膜毛细血管都消失了。沿地图样病变边缘有一些高荧光。色素上皮增生导致荧光遮蔽；C. 左眼黄斑的荧光素血管造影晚期显示，沿地图样病灶的边缘有高荧光染色。注：该名患者患有 GHPC，脉络膜和色素上皮炎症导致色素上皮、脉络膜毛细血管和部分脉络膜的丢失。血管造影显示，这些病变内只剩下大的脉络膜血管。然而，在邻近地图样萎缩组织的正常组织中，脉络膜毛细血管是完整的。正常脉络膜毛细血管以水平的方式渗漏入萎缩区，引起瘢痕组织区晚期高荧光和部分巩膜着染

第 2 章

吲哚菁绿血管造影诊断的临床应用
Clinical Applications of Diagnostic Indocyanine Green Angiography

Giovanni Staurenghi　Ferdinando Bottoni　Andrea Giani　著

一、概述 Introduction

经静脉荧光素血管造影提供了极好的视网膜循环的时空分辨率，具有较高的荧光效率和最小的视网膜色素上皮穿透率。不幸的是，脉络膜循环的成像因眼屈光介质的混浊阻碍而荧光穿透，病理表现如血清学液体或脂质渗出和眼底色素沉着（包括 RPE 层的色素沉着）而遮蔽。

在医学上，诊断影像学的核心原则是选择一种在检查疾病过程中最具可视化的技术。吲哚菁绿（indocyanine green，ICG）在脉络膜血管成像方面优于荧光素钠。其物理特性允许通过覆盖黑色素、叶黄素、血清学液体或脂质渗出物来显示染料。高分辨率红外数字眼底照相机和共焦扫描激光检眼镜（scanning laser ophthalmoscope，SLO）的使用，专门为 ICG 血管造影（ICGA）设计，反映了人们对脉络膜血管病变的认识和兴趣的增加，并促进了 ICGA 在眼科的快速推广。

即使在玻璃体内注射抗血管内皮生长因子（VEGF）的时代，精确定位脉络膜新生血管膜其实并不那么关键，ICGA 等成像技术在临床实践中仍然非常有用[1]。

二、历史 History

柯达研究实验室（Kodak Research Laboratories）[2]应心脏病学家的要求，开发了 ICG 作为心输出量的指标，而心输出量不受血氧饱和度变化的影响[3, 4]。肝脏病学家随后开始使用 ICGA 评估肝血流量[5]和肝细胞功能[6]。

1969 年，Kogure 和 Choromokos 首次使用 ICGA 研究狗的大脑循环[7]。次年，Kogure 等报道了对猴子脉络膜的动脉内 ICG 吸收[8]。第一次人类 ICG 血管造影是研究颈动脉[9]。1971 年，Hochheimer 对 ICGA 系统进行了改进，将以前使用的彩色胶片改为黑白红外胶片[10]。1972 年，Flower 和 Hochheimer 进行了第一次静脉注射 ICGA 成像人类脉络膜[11]。在接下来的几年中，Flower 及其同事评估了 ICGA 在正常和病理性眼睛研究中的潜在用途[11, 12]。由于 ICG 分子的荧光效率相对较低，在红外胶片上产生高分辨率图像的能力有限，限制了其在血管造影中的应用。20 世纪 80 年代中期，Hayashi 及其同事改进了 ICGA 的分辨率，他们开发了对近红外波长具有足够灵敏度的改良滤波器组合[13]。他们还引入视频血管造影，这也有助于从静态图像到动态图像的转变[14, 15]。

尽管最初摄像机系统的灵敏度比以前的技术有了很大的提高，但它无法研究单个图像，并且使用 300W 卤素灯泡可能产生的光毒性限制了该技术的持续时间和质量。1989 年，Destro 和 Puliafito 使用与 Hayashi [16] 描述的非常相似的系统执行了 ICGA。同年，Scheider 和 Schroedel 介绍了 SLO 在 ICG 视频血管造影中的应用[17]。1992 年，Guyer 介绍了使用 1024×1024 数字成像系统来生成高分辨率 ICGA [18]。然而，该系统缺乏与摄像机的闪光同步。

最后，Yannuzzi 及其同事描述了一个 1024 分辨率系统，该系统具有适当的闪存同步和图像存储能力，可实现高分辨率、长时间的 ICGA [19]。

三、化学和药代动力学 Chemical and Pharmacokinetics

ICG 是一种三碳菁阴离子染料。其结构式为 2, 2′– 吲哚 -6, 7, 6′, 7′– 二苯并甲氰钠盐[20]，分子量为 774.96Da[2]。ICG 可溶于高蒸馏水中[21]，即使在无蛋白缓冲液中，由于可逆二聚体 / 聚合物的形成，很难获得稳定简单的 ICG 溶液[2]。其与白蛋白等血浆蛋白结合可以提高了 ICG 溶液的稳定性[2]。ICG 提供了一种由无菌水组成的溶剂，其 pH 为 5.5～6.5。最终产品含有 5%～9.5% 的碘钠[22]，以防止再结晶[23]。

ICG 吸收光谱中近红外区域的光。最大吸收波长为 790nm，最大发射波长约 835nm[24]。这些光学特性允许其穿透黄斑色素、黑色素[25]、血液和其他色素。

约 98% 的 ICG 与血浆蛋白结合，特别是与球蛋白结合，如 A1- 脂蛋白[22]。在猪血浆中，脂蛋白 HDL3 是主要的结合蛋白[2]。ICG 由肝脏排出[5, 26]，可忽略肝外清除[5, 27]。推测的机制是活性的[27]，并依赖于肝血流量和肝细胞功能[28]。ICG 是在没有代谢过程的情况下排泄到胆汁中或通过三个步骤进入肠肝循环[27]：通过肝细胞基底（基底外侧）膜（Na^+ 介导）吸收；通过细胞，具有微丝和小泡运输的某些作用[2]；通过小管（顶端）膜排泄[2]。ICG 血管室的消失率为每分钟 18%～24%，20min 后血浆中的残留量不超过 4%[29]。血浆衰减曲线最初是指数级的，而不是减速的[26]。肾[26]、肺或胎盘中未发现外周摄取[30]。

ICG 的高分子量，加上与血浆蛋白结合的高比例染料，降低了脉络膜血管窗孔处流出的染料量。这一特性及其光学特性使 ICG 适合于脉络膜血管网络的可视化。尽管有报道称，ICG 可通过脉络膜扩散并在 RPE 细胞中聚集，但血管造影后期（30～40min）不应残留任何染料。

四、毒性 Toxicity

ICG 被认为是一种安全、耐受性好的染料。小鼠半数致死量为 60mg/kg[20]。在 3h 内持续输注高达 50mg/kg 体重的输液，耐受性良好[27]。皮下外渗也不会产生明显的局部影响[26, 31]。总的来说，不良反应发生率很低：0.15% 有轻微的事件（恶心、呕吐、打喷嚏、瘙痒），0.2% 有中度事件（荨麻疹、晕厥、发热、神经麻痹），0.05% 有严重事件（支气管痉挛、喉痉挛、过敏反应）[31]。

这些不良反应的机制尚不清楚。一些学者已经提出了剂量依赖性的假过敏机制[32]。尽管似乎与碘化物或贝类不耐受没有相关性，这表明碘化钠成分的意义不大[22, 33]。尽管如此，有明确碘过敏史的患者不应使用该染料，因为担心可能发生过敏反应[31]。在患有肝病和肾脏疾病的患者中也应注意，因为据报道透析患者的不良反应发生率为 9.3%[22, 34]。

ICG 被广泛用作妊娠期血流动力学变化的诊断试剂[35]。尽管如此，眼科医师也有担忧，因为 FDA 已经将 ICG 列为妊娠 C 类药物，这意味着还没有进行足够的安全性研究[30]。

五、仪器比较 Instrument Comparison

目前有几种仪器可以用来执行 ICGA。它们都可以分为两大类：数字闪光眼底相机和 SLO。

在编写本章时，闪光灯相机组包括 TRC-50DX ICG（Topcon，东京，日本）、FF450plus（Carl Zeiss Meditec, Inc., Dublin, CA, United States）和 VX-10i（Kowa，东京，日本）。支持 ICG 的 SLO 系统包括 Spectralis HRA（Heidelberg Engineering，德国海德堡）、F10（Nidek，Gamagori，日本）和 Optos California（Optos plc，Dunfermline，苏格兰）。

这些仪器之间的差异很大程度上与采集方式有关（图 2-1）。数码相机的光源是带激发滤波器（640~780nm）和屏障滤波器（820~900nm）的白光。在 SLO 中，一束激光单色光用来激发（785~790nm），并在 805nm 处使用一个屏障滤波器。用两个旋转镜将 SLO 系统的激光在眼底移动，并逐点获取图像。对于典型的 30° 图像，约需要 60~200ms。SLO 系统中共焦焦光圈的存在允许从特定组织层（共焦平面）选择性地获取光，并阻挡来自周围组织的光[36, 37]。相比之下，闪光系统不使用共聚焦光圈，因此返回相机的荧光将从多层发出。然而，即使对于临床共焦 SLO ICG 系统，共焦孔径也远大于选择最佳 Z 分辨率成像的孔径。其原因是，在许多临床应用中，需要同时成像来自不同深度平面（即脉络膜和视网膜血管）的荧光。

这些特征对于理解不同仪器获得的 ICGA 图像的不同外观具有重要意义（图 2-2）。另一个区别是每秒采集的图像数量。对于 SLO 系统，帧速率可以达到每秒 12 幅图像，从而允许动态 ICGA（图 2-2）。使用数字眼底照相机，最大速率为每秒 1 帧。

六、注射技术 Injection Technique

静脉注射 ICG 的浓度和准备因使用的仪器而异。对于眼底照相机，标准浓度为 25mg 的 ICG 溶解在 5ml 溶剂中[38]。对于瞳孔扩张不良和色素沉着严重的患者，剂量可增加至 50mg[39]。对于 SLO，标准剂量为 25mg 溶于 3ml 的 ICG，并注射 1ml 溶液。对于 FA 和 ICGA 组合，溶剂可以是单独的盐水或浓度为 10%~20%~25% 的荧光素钠溶液。静脉注射 ICG 应迅速，然后立即进行 5ml 生理盐水冲洗。

碘过敏患者可使用次氯菁（infracyanine green），这是吲哚菁绿的无碘配方。注射技术是等效的，但制备时应使用葡萄糖溶剂。因此，结合荧光素血管造影和次氯菁血管造影是不可能的。

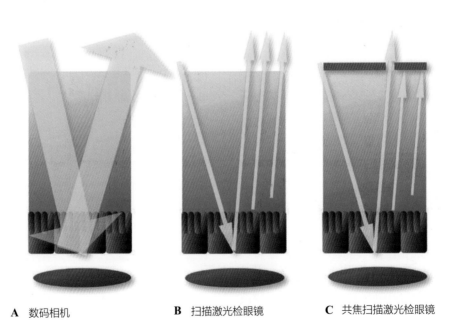

A 数码相机　　　　B 扫描激光检眼镜　　　　C 共焦扫描激光检眼镜

▲ 图 2-1　数字闪光眼底照相机（A）、扫描激光检眼镜（B）和共焦 SLO 仪器（C）之间差异的示意图
在数码闪光眼底照相机中，使用白光（带或不带激发 / 屏障滤波器）。在 SLO 系统中，光源是单色激光。在 SLO 共焦系统中，针孔孔径阻挡来自共焦平面以外区域的反射光或荧光

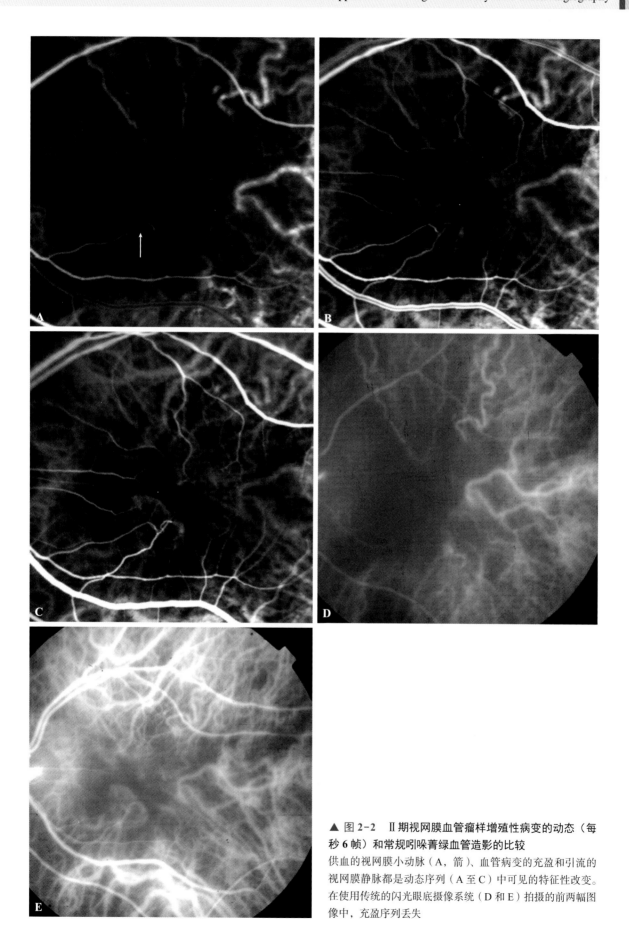

▲ 图 2-2　Ⅱ期视网膜血管瘤样增殖性病变的动态（每秒 6 帧）和常规吲哚菁绿血管造影的比较

供血的视网膜小动脉（A，箭）、血管病变的充盈和引流的视网膜静脉都是动态序列（A 至 C）中可见的特征性改变。在使用传统的闪光眼底摄像系统（D 和 E）拍摄的前两幅图像中，充盈序列丢失

七、吲哚菁绿血管造影释义 Indocyanine Green Angiography Interpretation

（一）正常眼 Normal Eye

为了了解 ICGA 疾病的表现，认识到正常受试者的 ICGA 正常表现是至关重要的。

由于 ICGA 是一种动态检查，其特征性结果可能随染料注射后的时间或血管造影的阶段而变化。众所周知，FA 有视网膜动脉期、动静脉期和静脉期。同样，对于 ICGA，当视网膜动脉尚未充盈时，可以识别出早期阶段、动脉和静脉都充盈的中间阶段及注射后超过 10min 后的晚期或再循环阶段。

在 ICGA 中，早期充盈期可能与脉络膜不同层次的充盈相关联。首先充盈的脉络膜血管是较深的 Haller 层血管，其次是中间的 Sattler 层血管（图 2-3）。脉络膜毛细血管层是最后一层充盈的（因此，序列过程从最大和最外层的血管发展到最小和最内层的血管）。然而，由于摄像机的分辨率不足以分辨其小叶形态的大小，脉络膜层通常很难被观察到。因此，脉络膜毛细血管被视为弥漫性的、模糊的雾状混浊，在后极更明显，在周边视网膜不明显（图 2-3）。

脉络膜血管通常首先从睫状后动脉发出。睫状后动脉内侧和外侧之间有一个清晰的分水岭区（图 2-4）[40]。与荧光素相比，分水岭区更难显示，因为灌注脉络膜和非灌注脉络膜之间的对比度较小。

脉络膜涡静脉在 ICGA 的晚期可见，通常有 4 条（图 2-5）。它们引流虹膜、睫状体和脉络膜的相应节段血液。有时，特别是近视眼，可以看到一条静脉从脉络膜穿过紧靠视神经的巩膜，流入视神经软脑膜鞘的静脉丛（脉络膜鞘膜静脉）（图 2-5）[40]。

在薄巩膜的情况下，如脉络膜葡萄肿，球外血管可以被观察到。这些脉络膜血管可以与正常脉络膜血管区别开来，因为它们随心跳而跳动。此外，它们会随着眼球运动而改变形状和位置[41, 42]。

（二）渗出性年龄相关性黄斑变性 Exudative Age-Related Macular Degeneration

渗出性年龄相关性黄斑变性（exudative age-related macular degeneration）通常根据脉络膜新生血管（choroidal neo vascularization，CNV）的轴向位置进行分类。1 型 CNV 是位于 RPE 下的新生血管膜，而 2 型 CNV 通过 RPE 并位于神经感觉视网膜下[43]。根据黄斑光凝研究（macular photocoagulation study），1 型 CNV 通常被认为与 FA 上的"隐匿性（occult）" CNV（由黄斑光凝研究定义）相对应，而 2 型 CNV 通常与"经典性（classic）" CNV 相对应[44, 45]。最近，3 型 CNV 被定义为具有明确的内层视网膜成分的 CNV[46]。

在年龄相关性黄斑变性（AMD）[47]的渗出性并发症中，隐匿性 CNV 占绝大多数，这一事实部分解释了为什么 ICGA 能够描绘隐匿性 CNV，并且已经成为许多临床医师在渗出性 AMD 中标准护理的一部分[19, 48, 49]。尽管如此，在同行评议的期刊上，1995—2010 年发表的术语包括"吲哚菁绿血管造影（或视频血管造影）"的文章数量有所减少[1]。一个可能的解释是抗血管内皮生长因子疗法的出现，它开创了渗出性 AMD 治疗的新纪元：这是第一个提高每月注射雷珠单抗治疗眼平均视力的疗法，不管 CNV 病变主要是经典型的[50]还是隐匿性的[51]。因此，CNV 的治疗已经从精确定位膜的治疗方法（即激光光凝、光动力疗法）转变为非特异性玻璃体内注射活性和高效生物药物。尽管如此，我们仍然认为金标准诊断程序应该是对疾病（CNV）判断最好的、直观的检查方式。

1. 1 型脉络膜新生血管 Type 1 Choroidal Neovascularization

这种类型的脉络膜新生血管是根据 RPE 定义的，与 FA 上的隐匿性新生血管网相对应。黄斑光凝研究发现两种形式的隐匿性 CNV：纤维血管色素上皮脱离（pigment epithelial detachment，PED）和晚期不明来源渗漏（late-phase leakage of an undetermined source，LLUS）[44]。对于纤维血管性 PED，其患病率可能在隐匿性 CNV 病变的 22%～50% 变化[47-49, 52]，动态 ICGA 可描绘通常位于 PED 边缘的新血管网的存在[49, 53, 54]（图 2-6）。此外，动态 ICGA 可显示滋养血管，当其位于中心凹区外时，可通过激光光凝成功治疗（图 2-7）[55, 56]。LLUS 占隐匿性 CNV 的 36%～78%[47, 48, 52]，动态 ICGA 可将隐匿性 CNV 与视网膜血管瘤样增

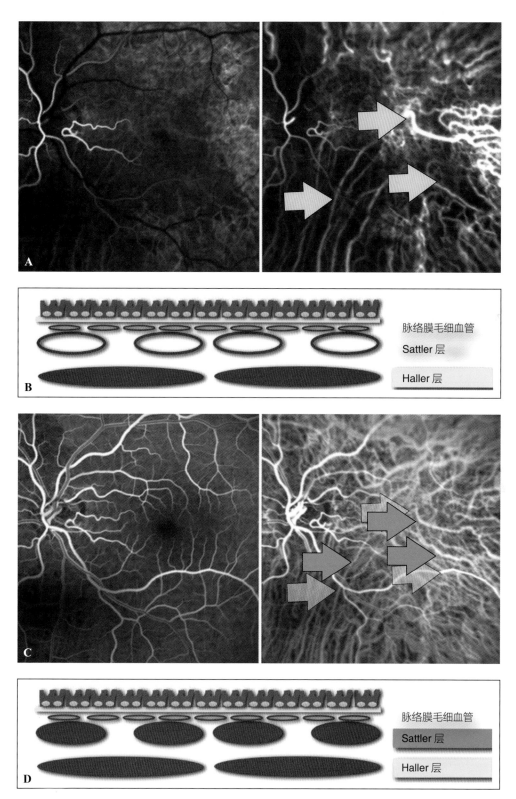

▲ 图 2-3　吲哚菁绿血管造影期间血管的充盈遵循精确的顺序

充盈的第一层是 Haller 层（A 和 B），然后是 Sattler 层（C 和 D），然后是脉络膜毛细血管（E 和 F）。同时动态荧光和吲哚菁绿血管造影（A，C 和 E）允许不同的相位被分辨。当有邻近的局灶性丢失区域时，脉络膜毛细血管可能更好地被理解，如在这个地图样萎缩的病例中（G 和 H）

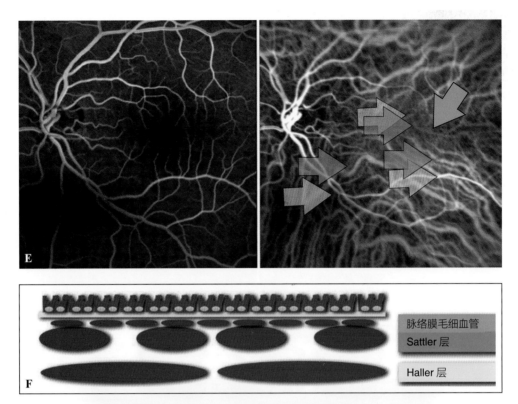

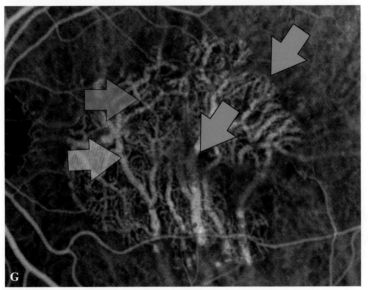

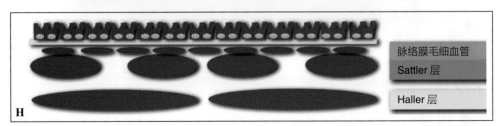

▲ 图 2-3（续） 吲哚菁绿血管造影期间血管的充盈遵循精确的顺序

充盈的第一层是 Haller 层（A 和 B），然后是 Sattler 层（C 和 D），然后是脉络膜毛细血管（E 和 F）。同时动态荧光和吲哚菁绿血管造影（A，C 和 E）允许不同的相位被分辨。当有邻近的局灶性丢失区域时，脉络膜毛细血管可能更好地被理解，如在这个地图样萎缩的病例中（G 和 H）

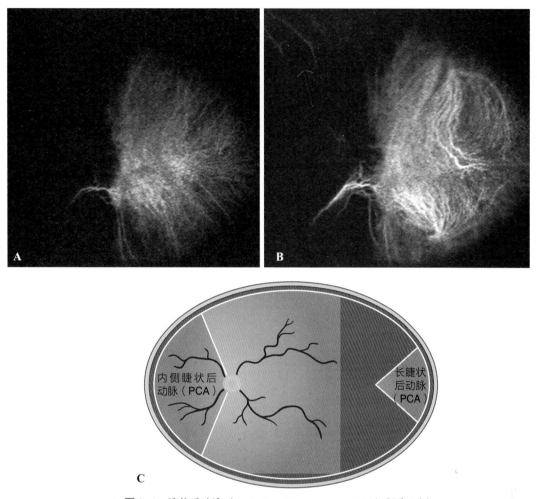

▲ 图 2-4　睫状后动脉（posterior ciliary artery，PCA）阻塞 1 例

A. 吲哚菁绿血管造影可使人了解由该动脉和侧支 PCA 供血的不同区域；B. 静脉期 ICGA 表现为侧支涡静脉充盈。在左上方区域，由于虹膜的引流，涡静脉被部分充盈（B，箭）；C. 两条动脉不同供血区域的示意图（C 改编自 Hayreh SS. Physiological anatomy of the choroidal vascular bed. Int Ophthalmol 1983；6：85–93.）

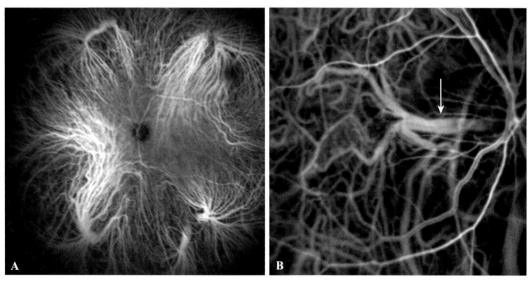

▲ 图 2-5　吲哚菁绿血管造影可显示四条涡静脉（A）和脉络膜鞘膜血管（B，箭）

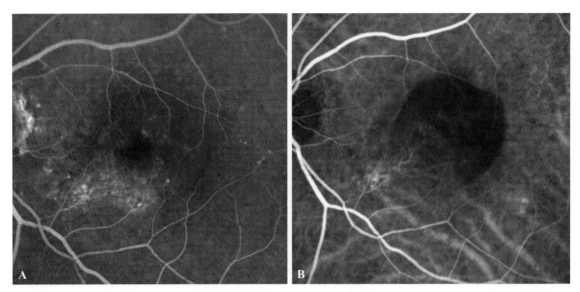

▲ 图 2-6　色素上皮脱离（**A**，荧光素血管造影），沿 **PED** 边缘有清晰的新生血管网（**B**，吲哚菁绿血管造影）

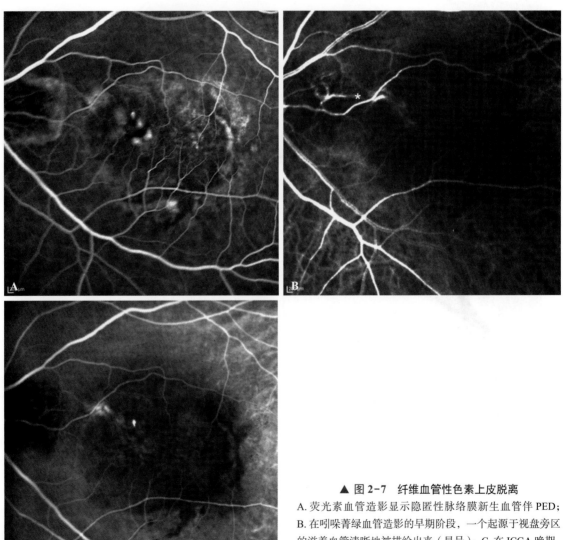

▲ 图 2-7　纤维血管性色素上皮脱离
A. 荧光素血管造影显示隐匿性脉络膜新生血管伴 PED；
B. 在吲哚菁绿血管造影的早期阶段，一个起源于视盘旁区的滋养血管清晰地被描绘出来（星号）；C. 在 ICGA 晚期，滋养血管和引流静脉不易区分

殖（retinal angio matous proliferation）进行鉴别（图 2-8）[52]。考虑到 1/4 的 LLUS 患者确实有视网膜血管瘤样增殖[52]，并且这些病变的早期诊断对功能预后至关重要[57]，ICG 评估对这些病例的重要性变得显而易见。

总之，与 FA 相比，ICG 有助于更好、更完整地分类隐匿性 CNV 亚型。值得注意的是，Yannuzzi[19] 发现 39% 被 FA 划分为界限不清的隐匿性病变，均能被 ICGA 明确界定。

2.2 型脉络膜新生血管 Type 2 Choroidal Neovascularization

在经典 CNV 中，ICGA 改善了新生血管网络[1] 精细结构的可视化（图 2-9），使脉络膜和视网膜循环得以区分。这种高空间和时间分辨率能够识别进入 CNV 的脉络膜滋养血管[58]。在早期，ICG 显示一个黑色的边缘，对应于红外成像上的白色环[59] 及一个由低荧光边缘包围的不明确的新生血管网，其在 15min 后更明显[60]。Watzke 等[54] 显示，87% 的眼的经典型脉络膜新生血管膜呈高色素状态，边缘清晰。

在抗血管内皮生长因子治疗的时代，这种对新生血管网清晰描述的能力可能具有重要的优势。据报道，VEGF 抑制剂在控制未成熟血管方面更为有效，而 VEGF 抑制剂与血小板衍生生长因子（PDGF）抑制剂在控制成熟血管生长方面表现出协同效应[61]。这可能是因为周细胞募集（recruitment）是血管发育成熟过程的一部分。一旦周细胞群建立

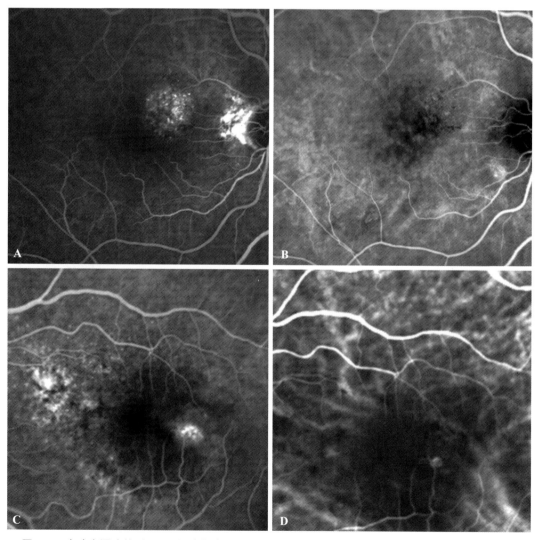

▲ 图 2-8　未确定源头的（A 和 C）晚期渗漏。吲哚菁绿血管造影可清楚区分隐匿性脉络膜新生血管（B）和视网膜血管瘤样增殖（D）的亚型

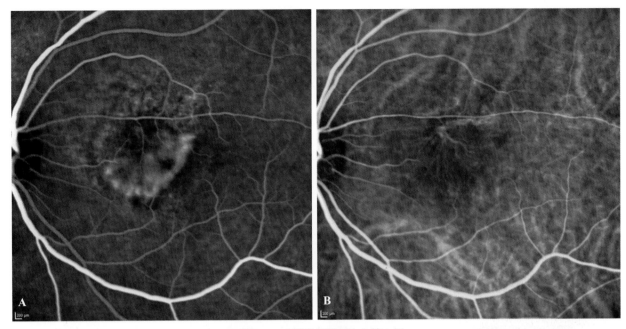

▲ 图 2-9　2 型脉络膜新生血管 1 例

A. 在荧光素血管造影图像中，染料从病变处渗漏明显，模糊了新生血管网的边界；B. 在吲哚菁绿血管造影中，新生血管的界限更加明显。此外，ICGA 还可以使中心滋养血管可视化，周围伴有一个较小的新生血管网

良好，抗血管内皮生长因子的有效性就大大降低。PDGF-B 是周细胞向新生血管募集的关键条件。在 ICGA 上，成熟的、较大的脉络膜血管很容易与未成熟的脉络膜毛细血管区分开来（图 2-10）。因此，对于慢性 AMD 患者或那些没有从抗 VEGF 治疗中获益的患者，ICGA 可能更好地描绘出 CNV 更成熟的阶段。这对治疗决策有潜在的影响。

3. 3 型脉络膜新生血管 Type 3 Choroidal Neovascularization

在过去的 10 年中，视网膜血管瘤样增殖（retinal angiomatous proliferation，RAP）被标记为许多不同的术语，包括"视网膜血管异常复合体（retinal vascular anomalous complex）""视网膜脉络膜吻合（retinal choroidal anastomosis）""视网膜与病变的吻合（retinal anastomosis to the lesion）"和"脉络膜与视网膜的吻合（chorioretinal anastomosis）"[62]。在一篇关于这个病变的综合性文章中，Yannuzzi 提供了证据来支持视网膜内毛细血管或"视网膜血管瘤增殖"的原始概念，因此建议将 RAP 的缩写词作为疾病的适当描述词。随后，Gass[63] 提示这些血管可能起源于脉络膜，起源于隐匿性脉络膜新生血管，发展为隐匿的脉络膜 - 血管吻合。新的分类，即 3 型

新生血管，最近被提出[45]，以协调这些相互矛盾的理论。3 型病变包括以下疾病表现：①深部视网膜毛细血管丛引起的局灶性新生血管增殖（原始 RAP 概念）；②潜在隐匿性 /1 型 CNV 引起的内层视网膜新生血管延伸；③ Bruch 膜断裂，视网膜有新生血管浸润。

无论起源或初始位置如何，ICGA 增强了我们对 RAP 作为新生血管性 AMD 组成部分的重要性的理解。荧光素血管造影研究通常显示隐匿性 CNV 的表现，无论是纤维血管性 PED（图 2-11）或 LLUS（图 2-12），没有特征来识别和描绘视网膜内的血管瘤样过程（视网膜内外的染色模糊区）。相比之下，ICGA 可以清楚地显示病变的血管结构。当与 PED 相关时，RAP 通常在脱离区域内，而不是边缘，这是典型 CNV 的情况，CNV 使浆液性 PED 血管化 [在 FA 上称为"切迹 PED（notched PED）"结构]。如前所述，有多达 1/4 的眼被认为是隐匿性 CNV，表现为 LLUS[52]。动态 ICGA（d-ICGA）进一步扩展了我们早期诊断的能力。根据定义，RAP 的诊断是基于"染料充盈至少一个视网膜小动脉下降到视网膜深层间隙形成血管沟通和至少一个视网膜引流静脉"的时间证据[64]。

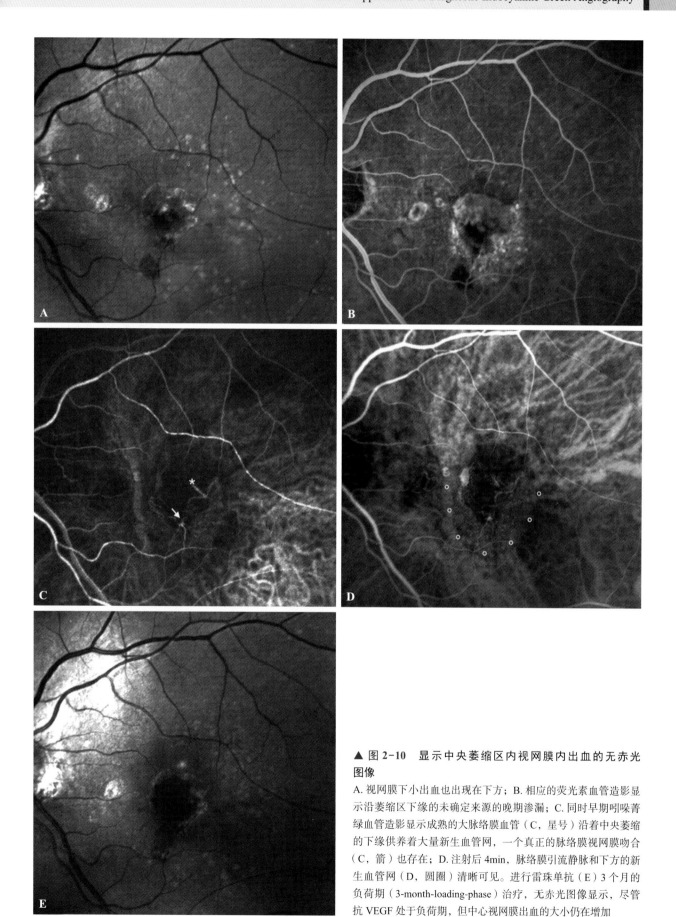

▲ 图 2-10　显示中央萎缩区内视网膜内出血的无赤光
图像

A. 视网膜下小出血也出现在下方；B. 相应的荧光素血管造影显
示沿萎缩区下缘的未确定来源的晚期渗漏；C. 同时早期吲哚菁
绿血管造影显示成熟的大脉络膜血管（C，星号）沿着中央萎缩
的下缘供养着大量新生血管网，一个真正的脉络膜视网膜吻合
（C，箭）也存在；D. 注射后 4min，脉络膜引流静脉和下方的新
生血管网（D，圆圈）清晰可见。进行雷珠单抗（E）3 个月的
负荷期（3-month-loading-phase）治疗，无赤光图像显示，尽管
抗 VEGF 处于负荷期，但中心视网膜出血的大小仍在增加

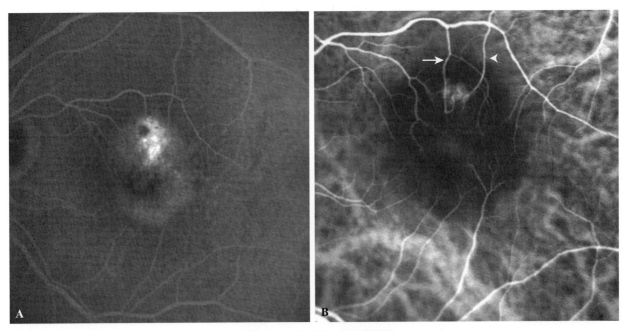

▲ 图 2-11 晚期荧光素血管造影

A. 显示色素上皮脱离伴 "热点"；B. 吲哚菁绿血管造影显示 PED 上有视网膜血管瘤样增殖。供血视网膜小动脉（箭）和引流视网膜小静脉（箭头）清晰可见

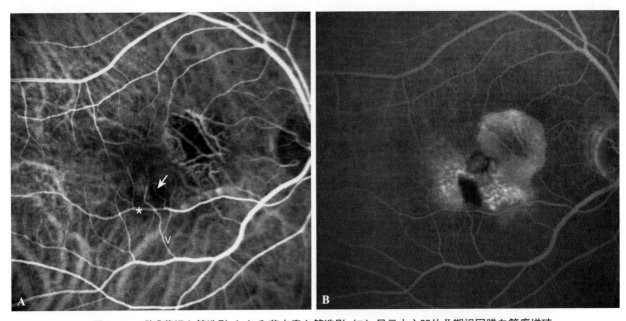

▲ 图 2-12 吲哚菁绿血管造影（A）和荧光素血管造影（B）显示中心凹外 Ⅱ 期视网膜血管瘤增殖

一个供血的一级黄斑小动脉（A，箭）将血流从血管弓（A，星号）分流到 RAP 和一个引流的视网膜静脉（A，V）。囊样黄斑水肿在荧光素血管造影晚期明显

在传统的血管造影中，图像通常以每秒 1 帧的速度被捕获。这使得几乎不可能想象染料在血管复合体中流动的可视性，即使图像是在非常早期的阶段拍摄的。相比之下，d-ICGA 每秒可拍摄 12 帧，并可捕获病变的进行性充盈，从而可以检测到非常小和最近出现的 RAP 病例（图 2-2）。重复观察 ICG 动态进展序列的可能性进一步增加早期诊断 RAP 的机会（图 2-13）。在最近一系列使用 d-ICGA[52] 诊断的 RAP 中，1 期 RAP 的发生率（64.9%）和病灶距中心凹的平均距离（682±304）μm

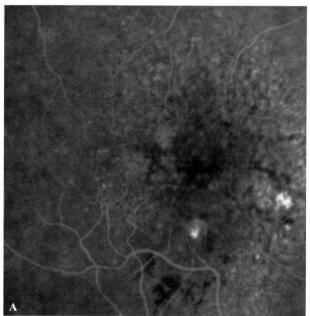 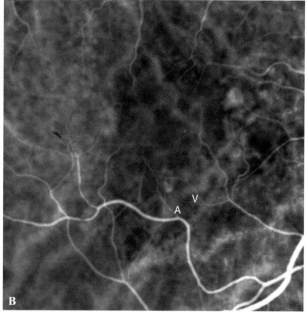

▲ 图 2-13　A. 荧光素血管造影中期显示 6 点钟小范围进行性中心凹外染色；B. 动态吲哚菁绿血管造影显示一个清晰的 I 期视网膜血管瘤样增殖，有供血的视网膜小动脉（B 图中的 A）和引流的视网膜静脉（B 图中的 V）

均符合早期疾病过程，支持了该成像方法的实用性。

早期准确诊断 RAP 至少有两个重要原因。首先，RAP 病变被认为是更具侵袭性的[65]，其治疗反应可能随着疾病的进展而减弱[57]。其次，最近的文献数据表明，RAP 的治疗达到解剖和功能的一致成功，可以通过联合治疗（即玻璃体内注射类固醇或抗 VEGF+ 光动力疗法）而不是玻璃体内注射抗 VEGF 单一治疗来实现[66, 67]。动态 ICGA 对于监测治疗效果也是非常有用的：成功闭塞后，血管结构可以完全重塑，在 d-ICGA 中可以清楚地显示出来（图 2-14）[68]。

（三）息肉状脉络膜血管病变 Polypoidal Choroidal Vasculopathy

息肉状脉络膜血管病变（polypoidal choroidal vasculopathy，PCV）是脉络膜循环的一种主要异常，其特征是脉络膜内血管网以动脉瘤样隆起或向外突出为特征，临床上可见红橙色、球状、息肉样结构[69]。首次描述是在毛细血管周围区域[69, 70]（图 2-15），但其可能影响黄斑[71]（图 2-16）及黄斑外区域（图 2-17）。

这种疾病与视网膜色素上皮和神经感觉性视网膜的多发性、复发性、血清性脱离有关，继发于特殊的脉络膜血管异常引起的渗漏和出血。据报道，85% RPE 血清性脱离的患者有 PCV 的证据[72]。ICGA 已被用于 PCV 异常的检测和鉴定，其敏感性和特异性得到了提高[1, 71]。ICG 血管造影的早期显示脉络膜内有明显的血管网（图 2-16B）。在视乳头旁病变患者中，血管通道可呈放射状、拱形模式。在局限于黄斑部的 PCV 中，血管网常出现在黄斑部，呈椭圆形分布[73]。PCV 网络中较大的脉络膜血管在视网膜血管之前开始充盈，且 PCV 网络充盈的速度也比视网膜血管慢。ICG 血管造影在识别出血管网络后不久，小的高荧光"息肉（polyps）"就会出现（图 2-16C）。这些息肉状结构与临床所见的红橙色脉络膜赘生物相对应。当周围的低荧光区变得越来越高荧光时，它们似乎会缓慢地渗漏。在血管造影的后期，从隆起的息肉状病变中，染料均匀消失［"冲刷（washout）"现象］。

PCV 常被误诊或与慢性中心性浆液性脉络膜视网膜病变[74, 75]和渗出性年龄相关性黄斑病变[71, 76]混淆，可能代表两种病变之间的过渡状态[1]。此外，PCV 的治疗策略不同于渗出性 AMD。抗 VEGF 药物在 PCV 中的应用存在争议[1]，而 verteporfin 光动力疗法[77]、单独或联合贝伐单抗以及选择性激光光凝已被证明是有效的治疗方法[78]。

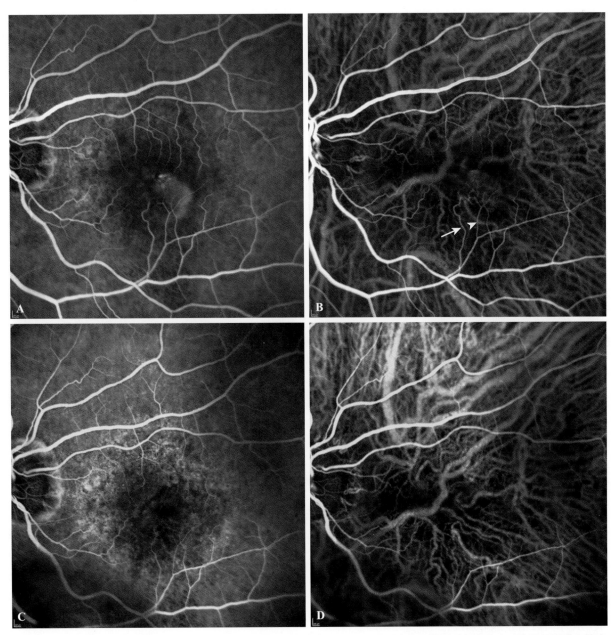

▲ 图 2-14　基线荧光素血管造影（A）和动态吲哚菁绿血管造影（B）显示位于中心凹颞下叶 II 期中心凹外层视网膜血管瘤样增殖。一个供血的一级黄斑小动脉（B，箭头）将血流从血管弓分流到 RAP 和引流的视网膜静脉（B，箭）。联合治疗（玻璃体腔注射曲安奈德＋光动力疗法）2 个月后，FA（C）或 ICGA（D）不再检测到 RAP。一级黄斑小动脉和引流的视网膜静脉（几乎看不见）都明显缩小（C 和 D）

　　鉴于 ICGA 是诊断 PCV 最敏感和最特异的工具，而且 PCV 的治疗方法可能不同于其他常被混淆的疾病，因此 ICGA 显然是评估所有疑似隐匿性 PCV 渗出性病灶的重要工具。

（四）中心性浆液性脉络膜视网膜病变 Central Serous Chorioretinopathy

　　中心性浆液性脉络膜视网膜病变（central serous chorioretinopathy，CSC）的特征是 ICG[79-81] 上的多灶性脉络膜通透性增高区域，可见于血管造影[82]的中晚期（图 2-18）。这些区域围绕着活跃的视网膜色素上皮渗漏，但也可以在明显未受渗漏或 FA 上异常荧光影响的区域发现，甚至在对侧眼中[79]。脉络膜高渗区在严重和慢性 CSC[83] 患者中往往持续存在（图 2-19），并且对于在怀疑有隐匿性新生血

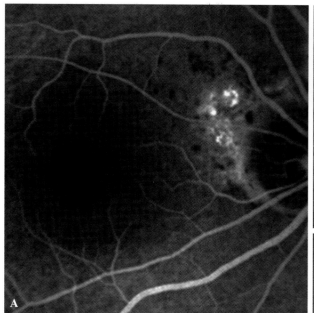

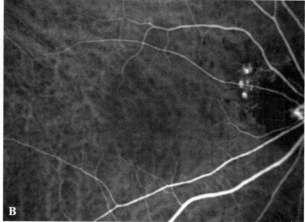

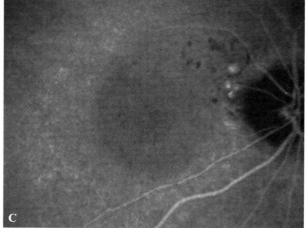

▲ 图 2-15　晚期荧光素血管造影（A）显示神经感觉层脱离伴多个近视乳头"热点"，早期（B）和晚期（C）吲哚菁绿血管造影显示视盘旁息肉状脉络膜血管病变

管的老年患者中区分 CSC 和年龄相关性黄斑变性具有价值[80, 84]。

此外，ICG 评估这些高渗透区域的位置可能有助于考虑用维替泊芬光动力疗法（photodynamic thorapy，PDT）。治疗时，使用全量[80] 或半量激光能量[85]。针对这些区域的治疗显示液体迅速减少，视力提高[80]，可能是由于脉络膜毛细血管低灌注和血管重塑[86]。在这些研究中，verteporfin-PDT 的成功率似乎取决于高渗透性的程度，因为在没有强烈高荧光的情况下，治疗效果较差或 CSC 复发更频繁[87]。

应用 ICGA 的 CSC 的其他发现包括多个"隐匿（occult）"的浆液性 PED[79]、点状高荧光斑点[88]、脉络膜动脉和脉络膜毛细血管的动脉充盈延迟[89, 90] 和静脉充血[90]。ICG 对 CSC 与 PCV 的鉴别诊断也很有用[75]。

（五）脉络膜肿瘤 Choroidal Tumors

1. 脉络膜血管瘤 Choroidal Hemangioma

与弥漫性脉络膜血管瘤不同，弥漫性脉络膜血

管瘤（choroidal hemangioma）通常在出生时表现明显，通常作为眼神经 - 眼 - 皮肤血管瘤病（neuro-oculocutaneous hemangiomatosis）瘤或 Sturge-Weber 综合征的一部分发生，孤立性脉络膜血管瘤（circumscribed choroidal hemangioma）可能更难诊断。

孤立性脉络膜血管瘤是一种良性错构瘤，通常出现在出生后的第 2～4 个十年[91]。它们通常在没有全身疾病的情况下偶尔出现。病理组织学显示肿瘤由具有内皮细胞的血管通道构成。它包括脉络膜的全层和上覆视网膜色素上皮和视网膜的继发性改变[92]。尽管通常无症状，脉络膜血管瘤可与渗出性视网膜脱离相关，导致视觉功能下降、变形和视力下降。

在检眼镜检查中，孤立性脉络膜血管瘤表现为橙色脉络膜肿块，边缘模糊，与周围脉络膜融合。它们通常位于后极黄斑区，周围视网膜下液的高度一般不超过 6mm[93]。视网膜下积液导致渗出性视网膜脱离伴黄斑受累在有症状的病例中很常见。视网膜硬性渗出物很少或不存在。

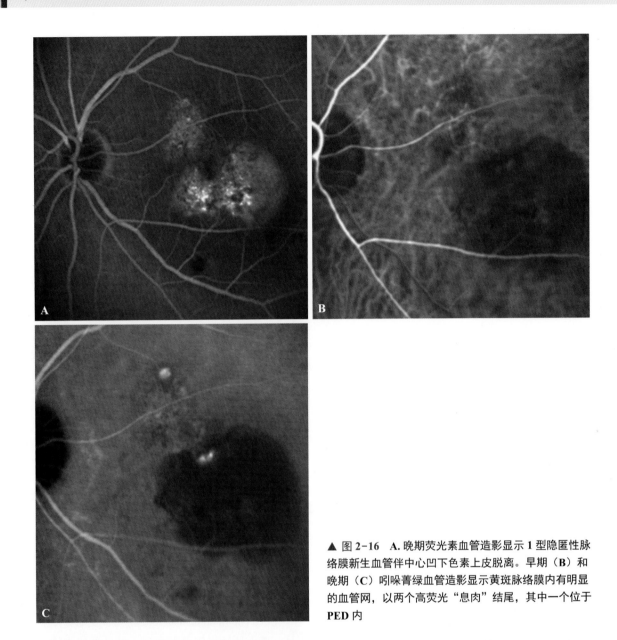

▲ 图 2-16　A. 晚期荧光素血管造影显示 1 型隐匿性脉络膜新生血管伴中心凹下色素上皮脱离。早期（B）和晚期（C）吲哚菁绿血管造影显示黄斑脉络膜内有明显的血管网，以两个高荧光"息肉"结尾，其中一个位于 PED 内

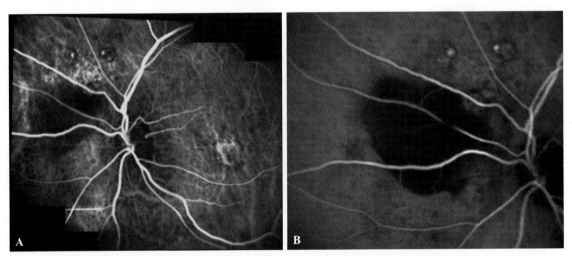

▲ 图 2-17　早期（A）和晚期（B）吲哚菁绿血管造影显示黄斑外息肉状脉络膜血管病变伴色素上皮脱离

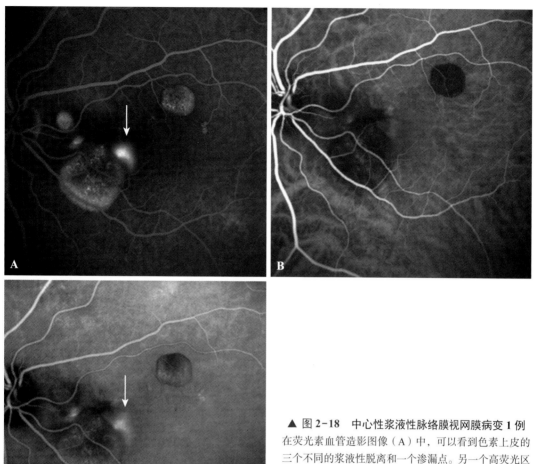

▲ 图 2–18　中心性浆液性脉络膜视网膜病变 1 例

在荧光素血管造影图像（A）中，可以看到色素上皮的三个不同的浆液性脱离和一个渗漏点。另一个高荧光区是可见的（A，箭），但不清楚它是否对应于另一个漏点或代表一个额外的脱离。吲哚菁绿血管造影图像（B 和 C）可以清楚地将渗漏点区分为高荧光区，晚期有明显渗漏（C，箭）。荧光素血管造影所显示的不确定区域是另一个渗漏点

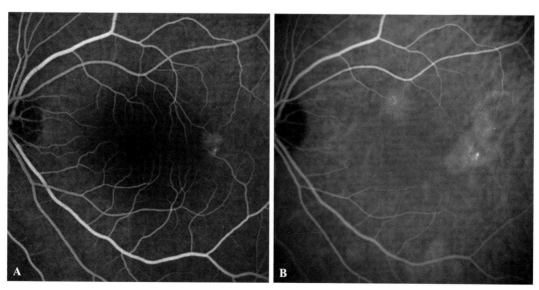

▲ 图 2–19　中心性浆液性脉络膜视网膜病变 1 例
荧光素血管造影图像（A）仅显示色素上皮紊乱区域。吲哚菁绿血管造影（B）显示脉络膜毛细血管有更广泛的改变，多个区域有高荧光

血管造影研究如荧光素和 ICG 有助于诊断和鉴别诊断这些良性病变与其他肿瘤，即无色素恶性黑色素瘤和脉络膜转移癌的诊断和鉴别。荧光素血管造影显示，在早期脉络膜充盈期有一个高荧光肿块，内有富含细小血管的花边状血管网。在整个血管造影中，高荧光增强，并且在晚期的视图[94]中有可变的渗漏（图 2-20A 和 B）。ICGA 是证明孤立性脉络膜血管瘤内在血管模式的最有用的研究[95]。与荧光素钠染料相比，ICG 染料的优势在于有孔的脉络膜小血管中的扩散比荧光素钠慢得多。在注射 ICG 染料的 30s 内，肿瘤的内在血管模式变得明显。1min 后，脉络膜血管瘤完全充满染料，呈现明亮的高荧光。脉络膜血管瘤的 1min 高荧光期比其他任何肿瘤都要亮，这非常有力地提示了诊断。在随后的阶段（6～10min），高荧光可以持续或开始减弱（图 2-20C 至 E）。在 ICG 血管造影的晚期（30min），在血管瘤染料流出后，观察到初始高荧光降低的"冲刷"效应（图 2-20F）[95]。肿瘤的低阻力、高流动性允许染料快速流入和流出肿瘤。最终的结果是肿瘤比正常的脉络膜早排空，因此相比之下出现低荧光。这种"冲刷"效应对区分脉络膜血管瘤与无色素恶性黑色素瘤和脉络膜转移癌非常有帮助。

2. 脉络膜黑色素瘤 Choroidal Melanoma

葡萄膜黑色素瘤的吲哚菁绿血管造影结果是可变的[96]。没有研究显示 ICG 有任何鉴别脉络膜黑色素瘤（choroidal melanoma）的病理学征象[23, 97]。

然而，人们发现 ICGA 能够识别肿瘤血管（图 2-21）[98, 99]，这些血管通常是不规则弯曲的，具有无序的分支[97]，以平行的血管扩张[98]为特征，并且具有血管生成拟态模式[100]。ICGA 在检测肿瘤边界和血管系统方面均优于 FA[97, 101]。

Mueller 等发现肿瘤内不同的微循环模式可能对疾病的预后有帮助[101]。以网状结构和平行交叉连接为特征的微循环模式的证据可能与较高的转移性疾病风险相关[101]。其他研究报道了 ICGA 在评估近距离敷贴放疗[102]、质子束辐照[103]和经瞳孔热疗的结果方面的可能作用[104]。

3. 外周渗出性出血性脉络膜视网膜病变 Peripheral Exudative Hemorrhagic Chorioretinopathy

外周渗出性出血性脉络膜视网膜病变（peripheral

exudative hemorrhagic chorioretinopathy，PEHCR）是一种双眼外周渗出性出血性视网膜变性过程[105, 106]。这种疾病的特征是视网膜下或视网膜下色素上皮间隙出血。PEHCR 最常见于老年白种人患者，可模拟玻璃体积血，怀疑潜在的视网膜脱离或裂孔、眼内炎症过程、视网膜动脉大动脉瘤或脉络膜黑色素瘤[105]。事实上，PEHCR 通常表现为一个可见的眼内隆起肿块，平均基底面积为 10mm，平均厚度为 3mm，与中小型黑色素瘤的大小一致[106]。病变最常位于颞侧赤道与锯齿缘之间（77%），累及 1 个（46%）或 2 个（46%）象限[106]。相比之下，患有葡萄膜黑色素瘤的眼，肿瘤多位于黄斑部（5%）、黄斑部和赤道之间（78%）、赤道和锯齿状缘之间（17%）[106]。

许多患有 PEHCR 的眼具有黄斑或黄斑外（周边）变性的特征，如玻璃疣、RPE 改变或脉络膜新生血管[106]。大多数 PEHCR 病变自发消退，导致 RPE 萎缩、增生和纤维化。这些特征意味着眼内的双侧普遍衰老过程，并与疾病的变性退化性质相一致。尽管几乎一半的患者可能没有症状，但高达 20% 的病例可能出现与 PEHCR 相关的视力下降[106]。由于上述原因和急性出血通常被误认为是黑色素瘤，PEHCR 值得早期和正确的临床诊断。荧光素血管造影的作用有限，因为脉络膜新生血管病变仅 3% 的病例可见[106]。这是由于与视网膜下出血、视网膜色素上皮下出血或视网膜色素上皮增生相关的脉络膜荧光受阻所致。弥漫性外周改变与不同程度的 RPE 增生或萎缩相一致也是常见的 FA 特征。

相比之下，ICGA 可以清楚地描绘脉络膜新生血管过程，其通常位于血池边缘，甚至在远周边。应用于脉络膜新生血管的光动力疗法或激光光凝可进一步加速视网膜下血液的再吸收，降低随后视力丧失的风险（图 2-22 和图 2-23）。

4. 涡静脉壶腹部曲张 Varix of the Vortex Vein Ampulla

涡静脉壶腹部曲张（varix of vortex vein ampulla）是一种罕见、良性、无症状的疾病，可能与脉络膜痣或黑色素瘤混淆[107]。脉络膜静脉平均汇入四个涡静脉，通过巩膜管流出眼球[108]。大约一半的涡静脉显示出不同大小和形状的扩张，称为涡静脉壶腹部（vortex vein ampullae）。涡静脉壶腹部静脉曲

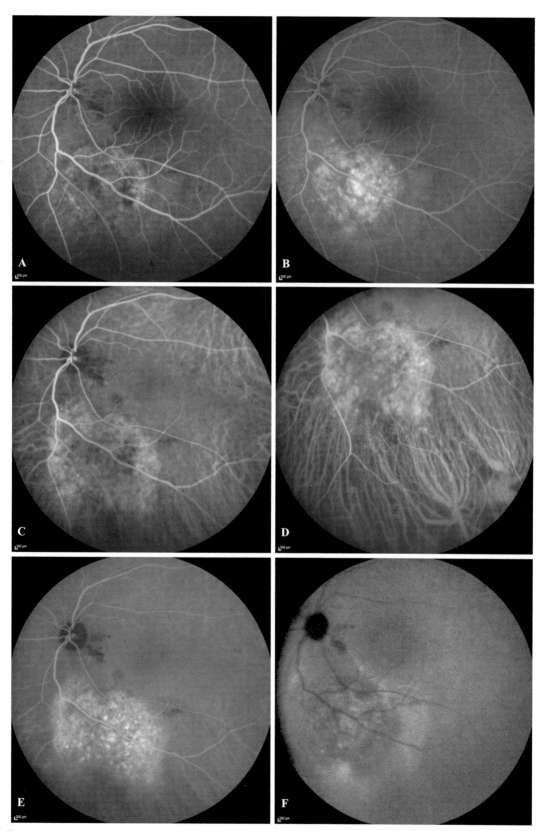

▲ 图 2-20　A. 荧光素血管造影显示沿下方血管弓的高荧光肿块；B. 高荧光在整个血管造影中逐渐增加，在晚期视图中出现可变的渗漏；C. 持续的早期吲哚菁绿血管造影（49s）显示了内部血管的细花边状血管网；注射后 2min（D）和 5min（E）后发现荧光增强。值得注意的是，肿瘤的边缘呈扇形；F. 晚期 ICGA 研究显示肿瘤内低荧光（冲刷效应），肿瘤周围有微小的高荧光晕。这可能是由于视网膜色素上皮染色或吲哚菁绿漏入神经感觉视网膜层间隙所致

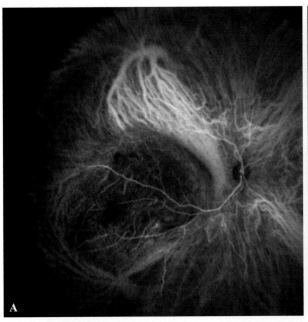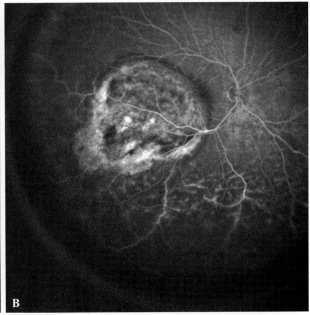

▲ 图 2-21　脉络膜黑色素瘤 1 例

吲哚菁绿血管造影（A）可显示肿瘤内血管不规则扭曲和无序的血管分支。注意病灶周围脉络膜大血管内的高荧光，这可能是由于肿瘤存在而导致血流增加的迹象。荧光素血管造影（B）显示黑色素瘤体内血管渗漏，因此不能用该诊断工具进行鉴别。在荧光素血管造影图像（B）中，在下方象限，可以看到视网膜血管损伤并伴有渗出性脱离

张是涡静脉异常大的扩张，原因尚不清楚。病变的凝视依赖（gaze-dependent）动态特征提示，凝视诱发（gaze-evoked）巩膜外涡静脉扭结或巩膜管变窄是可能的原因[109]。涡静脉曲张也可能因增加眼静脉压的因素而增大，如 Valsalva 动作、头低位和颈静脉压迫[109]。生物显微镜下，病变在赤道区呈光滑的红棕色隆起，通常在鼻侧象限[107]。它通常是一个单一的病变，也可能是双侧的[109]。通过按压眼球很容易使涡静脉曲张塌陷，可获得正确的诊断（图 2-24）[109]。ICGA[96, 97, 110] 特别有价值，因为它明确了涡静脉曲张与脉络膜血管的关系，还可以显示压力和凝视依赖的变化。相对早期的最大荧光和均匀的充盈模式可能有助于区分涡静脉曲张和其他脉络膜肿块[107]。

（六）脉络膜炎症与白点综合征 Choroidal Inflammation and White Dot Syndromes

1. 多发性一过性白点综合征 Multiple Evanescent White Dot Syndromes

多发性一过性白点综合征（multiple evanescent white dot syndromes，MEWDS）是一种影响年轻女性的单侧急性疾病，表现为短暂的自限性视力丧失。

该病累及脉络膜和外层视网膜[111, 112]。ICGA 显示后极部和周边视网膜有多个斑点状低荧光区。这些斑点在中晚期可见，大小在 50～1000μm[112]，在 ICGA 图像中比眼底检查和 FA[112] 更明显（图 2-25）。此外，ICGA 可在视盘周围显示低荧光[111]。在疾病恢复期，低荧光斑点消失，有时 ICGA 上更持久[113]。

2. 多灶性脉络膜炎 Multifocal Choroiditis

在多灶性脉络膜炎（multifocal choroiditis）中，白色病变在 ICGA 图像中显示为低荧光点。这些病变可在病理学的自然过程中以及对口服泼尼松治疗的反应中用 ICGA 进行随访[114]。成功治疗后，观察到低荧光斑点的大小和数量减少。ICGA 上可见的其他发现是高荧光斑点，通常与 FA 上的高荧光病灶不一致，并且视神经周围有一个大的低荧光区。

3. 鸟枪弹样脉络膜视网膜病变 Birdshot Chorioretinopathy

鸟枪弹样脉络膜视网膜病变（birdshot chorioretinopathy）的特点是深奶油色斑点分散在整个眼底。病变表现为圆形 - 椭圆形、低荧光、在 ICGA 上对称的点[115]。FA 通常看不到这些病变，因此 ICGA 可以比 FA 更快地检测鸟枪弹样病变[116]。ICGA 的其他表

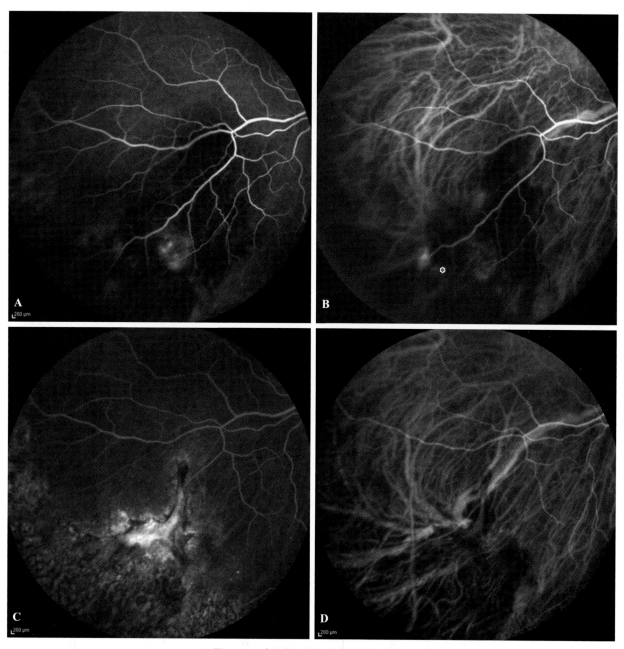

▲ 图 2-22 中周部、颞下方视网膜下出血 1 例

A. 荧光素血管造影中期显示出血处有高荧光漏点。值得注意的是周围弥漫性改变与不同程度的 RPE 增生或萎缩相一致。吲哚菁绿血管造影注射后 31s（B）；脉络膜新生血管轮廓清晰（B，星号）可见。激光光凝 CNV6 个月后：FA（C）和 ICGA（D）显示 CNV 纤维化，晚期荧染，无渗漏

现包括弥漫性 ICG 高荧光，主要见于造影晚期的后极，脉络膜血管形态改变，造影中期脉络膜血管模糊[115]。在疾病的慢性期，低荧光点持续存在于血管造影的晚期，与 RPE 萎缩或脉络膜肉芽肿相对应[1,117]。

4. 急性后部多灶性盘状色素上皮病变 Acute Posterior Multifocal Placoid Pigment Epitheliopathy

急性后部多灶性盘状色素上皮病变（acute

posterior multifocal placoid pigment epitheliopathy, AMPPE）的 ICGA 显示早期和晚期与盘状病变相关的低荧光区。这些病变可能是脉络膜灌注不足引起的，继发于闭塞性血管炎[118]，ICGA 在整个病程中常表现为部分或完全消退[119]。AMPPE 中新的、活跃的和治愈的、不活跃的病变可以通过 ICG 血管造影成像和鉴别[120]。

5. 匍行性脉络膜病变 Serpiginous Choroidopathy

ICGA 可以更好地分期和识别匍行性脉络膜病变（serpiginous choroidopathy）中的活动性病变[121]。病理学活跃期的特征是边缘模糊的低荧光区（图 2-26）。这些发现可以预测 FA 观察到的活动性病变。ICGA 图像中晚期高荧光的出现是脉络膜通透性增高的一个标志，可能与该疾病更具侵袭性的发展有关。愈合的病灶呈低荧光，边缘清晰。RPE 和脉络膜毛细血管的萎缩可以更好地识别大中型脉络膜血管。

6. 点状内层脉络膜视网膜病变 Punctate Inner Chorioretinopathy

在点状内层脉络膜视网膜病变（punctate inner chorioretinopathy，PIC）中观察到的视网膜下病变在 ICGA 上显示为低荧光区，贯穿于血管造影的所有阶段[122]。这些区域可能对应于局限性脉络膜低灌注[123]，并且与 FA 相比数量更多[124]。ICGA 图像中的另一个发现是血管壁附近存在高荧光点，这可能是血管炎的征兆[123]。

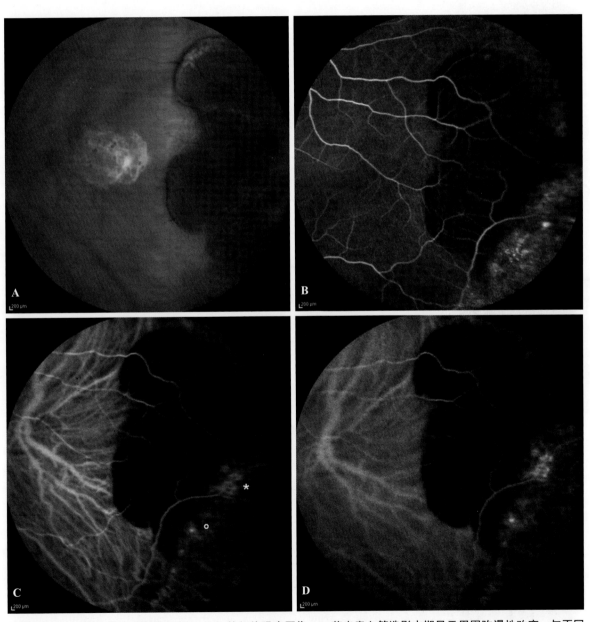

▲ 图 2-23　A. 颞下周边视网膜下出血（A）的红外眼底图像；B. 荧光素血管造影中期显示周围弥漫性改变，与不同程度的视网膜色素上皮增生或萎缩相一致。脉络膜新生血管缺乏典型特征；C. 注射后 2min 相应的吲哚菁绿血管造影，CNV 清晰可见（星号），同时怀疑有第二个脉络膜新生血管（圆圈）；D. 注射后 6min，ICGA 显示渐进性渗漏

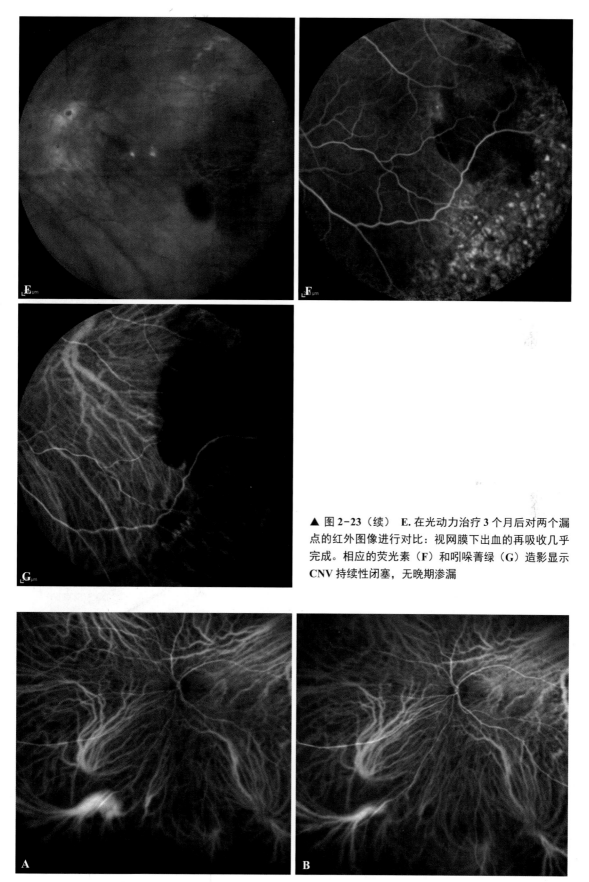

▲ 图 2-23（续）　E. 在光动力治疗 3 个月后对两个漏点的红外图像进行对比：视网膜下出血的再吸收几乎完成。相应的荧光素（F）和吲哚菁绿（G）造影显示 CNV 持续性闭塞，无晚期渗漏

▲ 图 2-24　A. 1 例鼻侧赤道区涡静脉曲张的吲哚菁绿血管造影；B. 在眼球上施加足够的压力容易使涡静脉塌陷

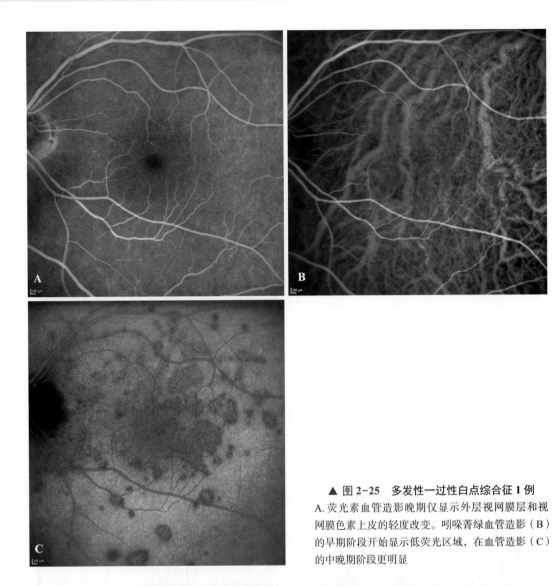

▲ 图 2-25 多发性一过性白点综合征 1 例

A. 荧光素血管造影晚期仅显示外层视网膜层和视网膜色素上皮的轻度改变。吲哚菁绿血管造影（B）的早期阶段开始显示低荧光区域，在血管造影（C）的中晚期阶段更明显

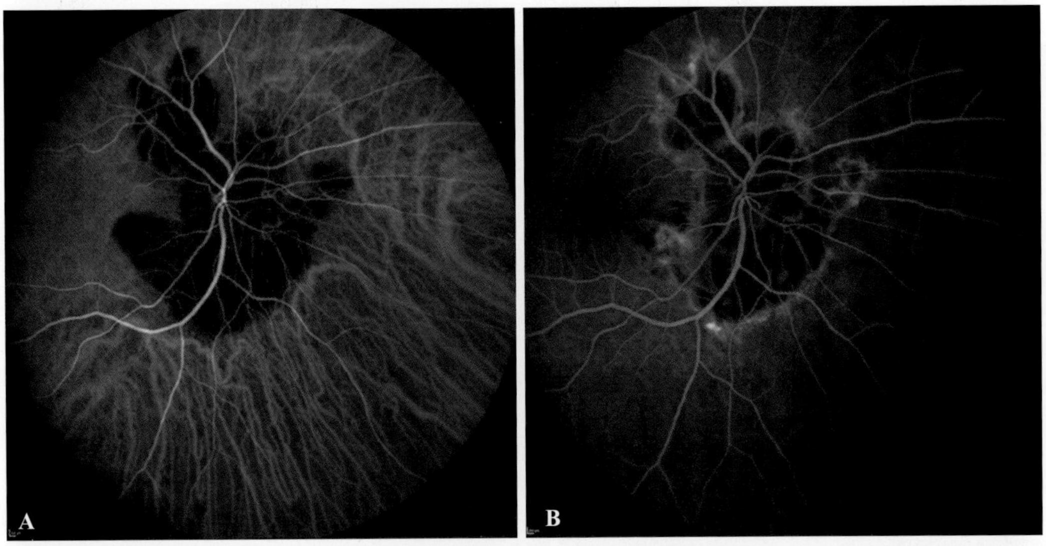

▲ 图 2-26 1 例匐行性脉络膜病变

吲哚菁绿血管造影（A）观察到的病变比荧光素血管造影（B）明显。这可能表明使用 ICGA 可以预测其病理学的进展

7. 急性区域性隐匿性外层视网膜病变 Acute Zonal Occult Outer Retinopathy

在急性区域性隐匿性外层视网膜病变（acute zonal occult outer retinopathy，AZOOR）中，ICGA 表现出多种表现形式。Spaide 报道视乳头周围的疣样物质阻断了 ICGA 的脉络膜荧光，因此受累区域出现低荧光[125]。脉络膜毛细血管的继发性萎缩也会产生低荧光，这不会影响下面较大脉络膜血管的荧光[125]。然而，在某些情况下，由于缺少光感受器外节段和来自该层的轻微遮蔽效应，ICGA 可能显示来自受累区域的荧光增强（图 2-27）。

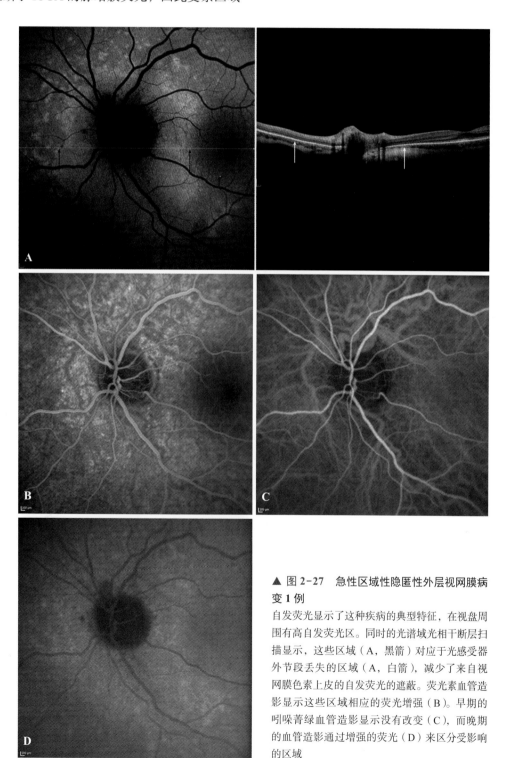

▲ 图 2-27　急性区域性隐匿性外层视网膜病变 1 例

自发荧光显示了这种疾病的典型特征，在视盘周围有高自发荧光区。同时的光谱域光相干断层扫描显示，这些区域（A，黑箭）对应于光感受器外节段丢失的区域（A，白箭），减少了来自视网膜色素上皮的自发荧光的遮蔽。荧光素血管造影显示这些区域相应的荧光增强（B）。早期的吲哚菁绿血管造影显示没有改变（C），而晚期的血管造影通过增强的荧光（D）来区分受影响的区域

（七）脉络膜视网膜萎缩 Chorioretinal Atrophy

ICGA 有助于评估不同时期脉络膜视网膜（chorioretinal atrophy）萎缩的脉络膜毛细血管。在检查的晚期出现的低荧光表明完全没有脉络膜毛细血管。这种情况，也被称为"暗萎缩（dark atrophy）"，在 Stargardt 病中比非渗出性 AMD 更为常见（图 2-28）[126]。在前者中，脉络膜毛细血管层完全消失，而在 AMD 中，在其他被认为萎缩的区域中，可能存在未闭脉络膜毛细血管的残留区域。McLeod

等[127] 和 Bhutto 与 Lutty 证实了萎缩性 AMD 中存在残余的脉络膜毛细血管[128]。不同的致病机制可能导致这两种疾病的 ICG 表现不同，但"暗萎缩"有助于晚发型 Stargardt 病与地图样萎缩的鉴别诊断。

综上所述，尽管视网膜疾病治疗的前景不断变化，越来越强调药物治疗，以及光相干断层扫描等非侵入性诊断技术的兴起，但吲哚菁绿血管造影仍然是诊断和管理各种视网膜疾病的重要工具。

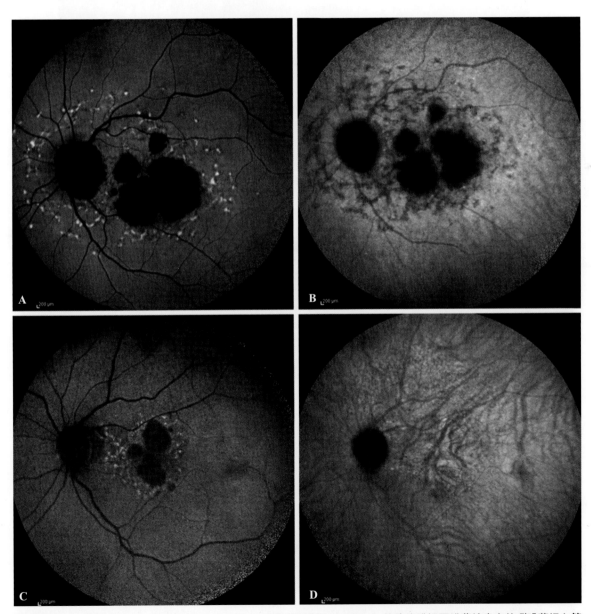

▲ 图 2-28 2 例伴有 Stargardt 病（SD）（A 和 B）和非黄斑变性（C 和 D）的脉络膜视网膜萎缩患者的吲哚菁绿血管造影有明显差异。在 SD 中，在 ICGA（B）晚期，眼底自发荧光（A）可见的萎缩区域出现低荧光。在 AMD 中，由眼底自发荧光（C）显示的萎缩区域在 ICGA（D）晚期出现等荧光

光相干断层扫描成像
Optical Coherence Tomography

Nadia K. Waheed　Amir H. Kashani　Carlos Alexandre de Amorim Garcia Filho

Jay S. Duker　Philip J. Rosenfeld　著

第 3 章

一、光相干断层扫描成像的物理原理
Physical Principles of Optical Coherence Tomography

在过去的 25 年里，光相干断层扫描成像（optical coherence tomography，OCT）已经发展成为眼科的一个重要工具。它能够以高分辨率在体内无创地成像细微的眼部结构和相关的微血管系统，这已经彻底改变了患者的护理[1, 2]。OCT 技术是基于低相干干涉测量的原理，低相干（高带宽）光束被引导到目标组织，散射后的反射光与原始光束中分离出来的第二束光（参考光）结合。由此产生的干涉图样被用来重建轴向 A 扫描，它代表了组织沿光束路径的散射特性。将此光束沿组织成一条直线移动，会导致 A 扫描的汇编，每个型扫描具有不同的入射点。通过所有这些 A 扫描，可以重建目标组织的二维横截面图像，这被称为 B 扫描。如果使用光栅扫描模式在多个相邻位置重复这些 B 扫描，则可以编译三维结构和血流信息。

通常，光谱域 OCT 仪器使用以 840nm 波长为中心的红外光源。对于给定的波长，轴向分辨率由光源的带宽决定。最新的商用仪器通常具有约 5μm 的轴向分辨率，而研究仪器的分辨率高达约 2μm[1]。横向分辨率受瞳孔引起的衍射限制，通常约为

20μm。在临床实践中，图像获取时间受患者避免眼球运动的能力、调整眼球运动的扫描技术的可用性及调整眼球运动的跟踪软件的可用性限制。仪器的扫描速度（每秒采集的 A 扫描次数）是决定单个 OCT 体积数据集可用数据量的关键参数。

早期的 OCT 仪器，即时域 OCT（TD-OCT），使用单光子探测器，通过移动反射镜来改变参考光束的光路，以匹配目标组织中不同的轴向深度，从而产生 A 扫描。此设置将扫描速度限制为每秒几千次 A 扫描。另一种最新的技术，被称为光谱域 OCT（SD-OCT）、傅立叶域 OCT（FD-OCT）或高清 OCT（HD-OCT），可以通过使用探测器阵列而不是使用来自移动镜的多个参考光束来获取整个 A 扫描。使用 SD-OCT 仪器的扫描速度可以超过每秒 100 000 次 A 扫描，比 TD-OCT 快大约 200 倍。目前可用的 SD-OCT 商用系统的扫描速度为每秒 27 000~70 000 次 A 扫描[1]。一种更新的 OCT 成像技术，曾经仅用于研究，但现在可用于商业用途，被称为扫频源 OCT（SS-OCT）[3]。在 SS-OCT 中，用中心波长约为 1050nm 的扫频源可调谐激光器代替 SD-OCT 中发现的宽带超发光二极管光源，用单个探测器 SD-OCT 的光谱仪代替 SS-OCT 的优点包括每秒 100 000~400 000 次的快速 A 扫描速度及更长的波长，可以更好地显示视网膜色素上皮下的结构和血流，降低灵敏度。

商用 TD-OCT 仪器（Stratus OCT，Carl Zeiss Meditec，Dublin，CA）中使用的扫描模式包括以中心凹为中心的六个径向、同心、6mm 长的 B 扫描。随着高速 SD-OCT 系统的发展，在获取三维数据集和 B 扫描平均值的基础上，引入了几种新颖而重要的成像策略（图 3-1）。在定义的视网膜区域上使用密集的二维光栅阵列获取三维数据集。生成的数据集可以呈现为三维的体积图像，并且可以通过显示二维切片（即并行 B 扫描序列）进行分析。三维数据集提供了大面积视网膜结构的详细信息。此外，可以直接从 OCT 数据集中生成 en face 眼底图像。这些 OCT 眼底图像（OFI）提供了在 en face 和横截面图像上观察到的视网膜特征的精确空间共定位。因此，OCT B 扫描所见的视网膜横截面几何图形与 en face 图像（即 OFI）所见的视网膜标志物

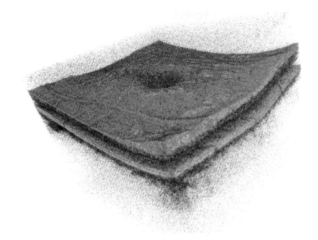

▲ 图 3-1 三维数据集（图片由加州都柏林 Carl Zeiss Meditec 的 Cirrus HD-OCT 提供）

之间可以实现精确的相关性。同一只眼的几个 SD-OCT 数据集和使用其他成像方式（如彩色眼底照相、荧光素血管造影和眼底自发荧光成像）获得的图像之间存在配准的可能性。这为描述和监测视网膜局部几何结构的变化提供了前所未有的能力[4]。除了由一个完整的 OCT 数据集生成的 OFI 外，还可以生成部分 OFI（或 slabs）以生成与特定视网膜层或特征相对应的 en face 效果图[5, 6]。这些 slabs 对可视化非常有用，可以明确并量化特定的病理（图 3-2）。除了对地图样萎缩进行影像学检查外，外层视网膜表面影像学已被证明有助于预测地图样萎缩（geographic atrophy，GA）的进展，并可用于诊断和追踪 2 型黄斑毛细血管扩张症和视网膜下 drusen 样沉积物的进展[7-11]。

SD-OCT 的扫描速度还可以通过高采样密度和图像平均值的组合来产生非常高质量的单个 B 扫描图像。影响 OCT 图像感知质量的一个主要因素是噪声，尤其是斑点噪声，它是 OCT 噪声特有的"颗粒状"外观的原因。通过在大致相同的视网膜位置采集、配准和平均多个 B 扫描，可以降低 OCT 噪声（图 3-3）。

虽然 en face 配准和 B 扫描平均策略可以通过多种方式实现，但特别强大和灵活的解决方案是使用单独的激光眼球跟踪系统。这种方法的主要局限性是，所需的采集时间可能变得非常长，有时较难控制，尤其是对于大型光栅扫描和固定不良的受试者。新技术使用扫描激光检眼镜图像获得的图像，

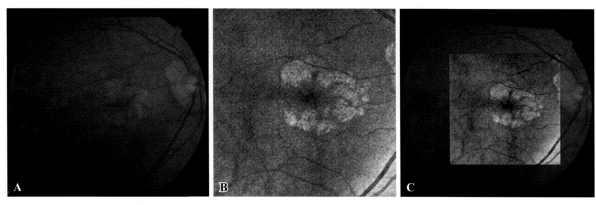

▲ 图 3-2　**A.** 年龄相关性黄斑变性继发地图样萎缩患者的彩色眼底图像；**B.** 光相干断层扫描眼底图像，是在 **Cirrus** 高清晰度 **OCT** 仪上，对同一患者进行 **200×200A** 扫描，从每次 **A** 扫描的反射光得到的 **en face** 图像；**C.** 彩色眼底图像与 **OCT** 眼底图像的配准，由于 **OCT** 眼底图像的面积已知为 **6mm×6mm**，因此利用该技术可以量化病变面积并校准眼底摄像机

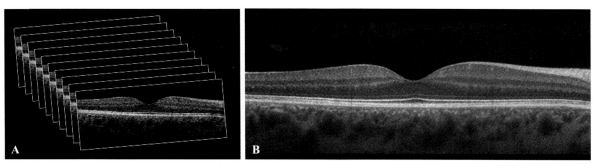

▲ 图 3-3　平均过程

A. 通过正常患者的中心凹获得的多个 B 扫描；B. 这些 B 扫描的配准和平均可以降低斑点噪声，提高图像质量。在这些例子中，使用 Cirrus 高清晰度光相干断层扫描成像仪对图像平均 20 次

该图像作为常规扫描技术的一部分。

近年来，不同的公司投资于视网膜成像领域的研究，特别是在 SD-OCT 的开发和改进方面。本节的目的不是讨论当前可用仪器之间的差异，因为这些仪器在不断发展。下表列出了当前可用的仪器（表 3-1）。

二、OCT 数据集的定量分析 Quantitative Analysis of OCT Datasets

对视网膜解剖进行临床上有用的定量理解的关键一步是开发精确、可靠、可重复的分割算法，该算法可自动识别特定视网膜层和（或）其他视网膜特征之间的边界。与上一代 TD-OCT 仪器相比，当前可用的 SD-OCT 仪器具有多个优势。SD-OCT 仪器通常具有较高的轴向分辨率，通过增加 A 扫描密度和平均技术可以产生图像质量更好的 B 扫描。更重要的是，通过 SD-OCT 技术实现的更高扫描速度降低了与眼球运动相关的伪影的影响，并生成了提

供真实视网膜几何图形的图像。大而密集的光栅扫描使得在大面积上获得单个视网膜层的详细表面成像成为可能，从而形成分割图。这些地图允许对相应的视网膜结构进行前所未有的可视化和定量评估。

几种商用的 SD-OCT 仪器使用不同的专有分割算法提供一定程度的定量分析。不同的分割算法形成不同的设计选择，并且在精度性、再现性和稳定性方面表现出非常不同的性能曲线。在比较不同 OCT 仪器的测量值时，应注意这些[12-15]。

OCT 数据集中最常用的定量参数是视网膜厚度，通过分割内界膜（ILM）和代表视网膜色素上皮（RPE）的边界获得。这些信息可用于生成 ILM 和 RPE 的表面图及二维和三维视网膜厚度图。这些图像在识别和描述与正常解剖结构的偏差和随时间的变化方面非常有用。根据视网膜解剖结构的变化，记录随时间获得的 OCT 数据集可以提供非常精确的疾病进展动态和治疗反应信息（图 3-4）。

表 3-1　商用光谱域光相干断层扫描仪器

设备（制造商）	轴向分辨率；扫描速率	特殊特性
3D-OCT 2000 （Topcon, Tokyo, Japan）	5μm；27kHz	眼底照相机
Bioptigen SD-OCT （Bioptigen, Research Triangle Park, NC）	4μm；20kHz	专为研究应用、手持设备和术中使用而设计
Cirrus HD-OCT （Carl Zeiss Meditec, Dublin, CA）	5μm；27kHz	en face 分析软件，具有 drusen 体积和地图样萎缩面积；OCT 血管造影模块可提供眼动跟踪
RTVue-100 （Optovue, Fremont, CA）	5μm；26kHz	OCT 血管造影模块提供自动视网膜血管密度测量
SOCT Copernicus （Canon, Tokyo, Japan）	6μm；27kHz	B 扫描，彩色覆盖，3D 视网膜成像与眼前节模块
Spectral/Optos OCT SLO （Optos, Dunfermline, UK）	6μm；27kHz	SLO 与微视野检查
Spectralis OCT （Heidelberg Engineering, Heidelberg, Germany）	8μm；40kHz	眼动跟踪，荧光素血管造影，ICGA，自发荧光
Nidek SD-OCT（Nidek Co Ltd, Maehama Hiroishi GamagoriJapan）	4μm；53kHz	眼动跟踪，SLO

3D. 三维；HD. 高清；ICGA. 吲哚菁绿血管造影；SD. 光谱域；SLO. 扫描激光检眼镜；SOCT. 光谱域光相干断层扫描成像

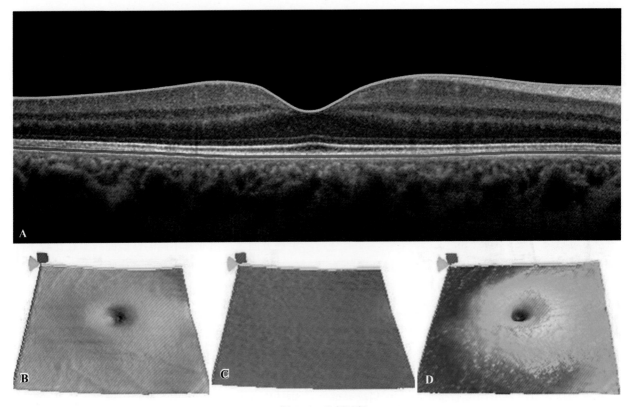

▲ 图 3-4　分割过程

A. 对一名正常患者的中心凹中心进行 B 扫描，黄色线识别内界膜，红色线对应于视网膜色素上皮；B 至 D. 用 Cirrus 高清晰度光相干断层成像仪在 200×200 扫描模式下获得的 ILM（B）、RPE（C）和视网膜厚度图（D）的三维图像

重要的是要记住，在外层视网膜边界的定义中目前尚存在一些争议。在正常眼睛中，外层视网膜部的明亮反射带，通常被称为 RPE 复合体，可以在超高分辨率图像中分辨出来，偶尔也可以在用商用 SD-OCT 仪器获取的图像中分辨出来，该仪器由三个单独的层组成[16]。来自不同仪器的不同分割算法元素趋向于遵循不同的边界，因此会产生不同的测量结果。例如，Spectralis SD-OCT 仪器通常遵循 RPE 复合体的后表面，Stratus TD-OCT 仪器通常遵循波段 2，也称为椭圆体带区或内节段 – 外节段(IS/OS) 连接，后者位于 RPE 复合体的前面，而 Cirrus SD-OCT 仪器通常遵循 RPE 层前缘（图 3-5）。当正常的视网膜结构由于病理改变而变形时，这种情况变得更加复杂，有时甚至不一致[17]。

除了视网膜总厚度外，一些其他定量参数也被提出。例如，可以获得特定视网膜层的测量值，如神经节细胞层的厚度或光感受器外节的厚度及视网膜病变的测量值，如地图样萎缩的面积[16, 18-20]。

一个特别有希望的领域是测量与 drusen 相关的 RPE 变形[21-23]。这些测量是通过比较实际的 RPE 几何结构与无变形的虚拟 RPE 几何结构来获得的。像玻璃疣面积和体积这样的参数可以以完全自动化的方式生成，并且已经证明是非常可靠和可重复的（图 3-6）。

每个数据集提供的信息量，加上图像配准和纵向研究的可能性，使得 SD-OCT 成为视网膜病变定量研究的一个有价值的工具。尽管 SD-OCT 具有优势，但分割算法仍会产生伪影，特别是在存在复杂形态的黄斑病变时，如新生血管年龄相关性黄斑变性[24-28]。因此，重要的是要保持警惕并监控分割的质量，以消除由有缺陷的分割和相关测量产生的伪影。

三、正常黄斑解剖 Normal Macular Anatomy

OCT 图像非常接近黄斑的组织学外观，因此，它被称为体内光学活检。随着新的 SD-OCT 仪器（5~8μm）和超高分辨率 OCT（2μm）的轴向分辨率的提高，OCT 图像与视网膜组织学特征的准确关联成为可能[29]。然而，在对这些相关性进行假设时必须小心，因为组织学切片需要固定和外源性染色才能在组织内产生对比度，这会引入伪影，而 OCT 则依靠组织光学特性的内在差异产生图像对比度[30]。当光线通过视网膜组织时，它可以被反射、散射或吸收，从而形成视网膜的多层模式。光线入射角、运动伪影、斑点噪声和图像对比度的入射角会影响视网膜成像的轴向分辨率。因此，组织学与 OCT 图像不能一一对应[2, 30]。

尽管视网膜特征的解释（可以为我们的目的定义）从 ILM 到感光器的外节段似乎与组织学有很好的相关性，但对外层视网膜的 OCT 特征的理解却不太清楚，因此仍然是讨论的主题（图 3-7）[16, 31-34]。

在大多数 OCT 扫描中，第一个检测到的 ILM 层，它在玻璃体视网膜界面上表现为一个高反射

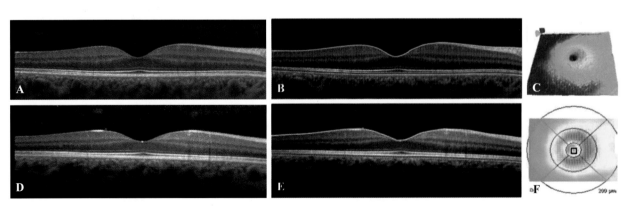

▲ 图 3-5　仪器之间分割和视网膜厚度图的差异

B 扫描识别内界膜（黄线）、视网膜色素上皮（红线）和用 Cirrus 高清晰度光相干断层成像（A 至 C）和光谱（D 至 F）获得的视网膜厚度图。注意，使用 Cirrus 仪器分割算法识别实际的视网膜色素上皮（B），使用光谱分割算法识别 Bruch 膜。每个仪器之间分割算法的细微差别可能导致不同的视网膜厚度测量

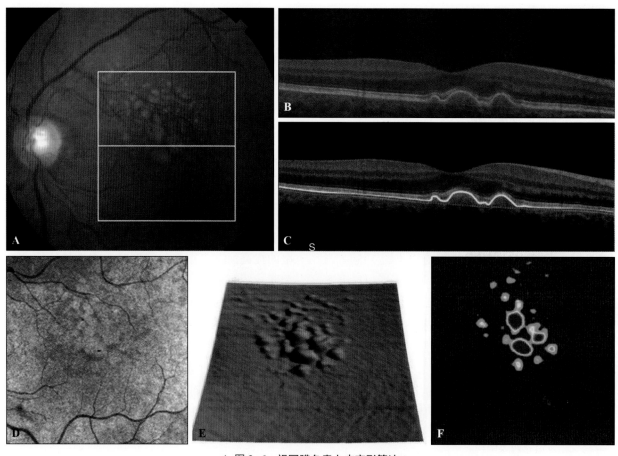

▲ 图 3-6　视网膜色素上皮变形算法

A. Drusen 患者的彩色眼底图像。在图像上叠加一个 6mm×6mm 的白色方框，表示扫描区域；B. 从与彩色眼底图像中心线相对应的光谱域光相干断层扫描成像数据集进行 B 扫描；C. B 扫描，黄色线表示 RPE 分段，红色线表示 RPE 基底（无变形的 RPE 虚拟地图）；D. en face 图像为 6mm×6mm 扫描模式（光相干断层扫描眼底图像）；E. 描述玻璃疣构象的三维 RPE 图；F. 包括 drusen 面积（1.41mm²）和体积（0.08mm³）的 RPE 立面图

层。在一些患者中，后玻璃体（posterior hyaloid）可以在表现为 ILM 前的高反射层。在内层视网膜，视网膜神经纤维层和丛状层（内层和外层）被视为高反射，而神经节细胞层和核层（内层和外层）则相对低反射。最近的一项研究表明，光束的入射可能会在 OCT 上影响 Henle 纤维层的外观，形成与光感受器突触相对应的薄的高反射层或与被 Müller 细胞外细胞质包裹的光感受器轴突延伸相对应的较厚的高反射层（图 3-8）[35]。视网膜血管有时可在 OCT 图像上被视为位于视网膜内部的圆形高反射结构，其垂直阴影或降低的反射率延伸至更深的层。

　　在中心凹外，商用的 SD-OCT 仪器通常能分辨外层视网膜的四条带。不同作者在解剖结构与每一条带的相关性上存在不一致 [29, 30, 36]。最内层的带被

认为是外界膜（external limiting membrane, ELM）。这个光带通常比其他光带更薄、更暗。中间两条带的命名法支持的证据要少得多。这四条带中的第二条通常被认为是 IS/OS 光感受器之间的边界，但最近的一次共识会议表明，这条带与内节段椭圆体带（ellipsoid zone, EZ）相关，尽管这种解释并不被普遍接受 [33, 34]。第三条带被称为 OS-tips 或 Verhoeff 膜 [16, 37]。这第三条带似乎对应于 RPE 顶端突和视锥细胞外节段外部部分之间的接触圆柱，最近的共识会议建议称之为嵌合体区（interdigitation zone）[33]。该条带通常与中心凹的第四条带合并，这可以解释为中心凹外视锥和 RPE 的接触圆柱的高度更大 [36]。第四个高反射的外层视网膜层带被认为是视网膜色素上皮，紧靠 Bruch 膜和脉络膜毛细血管，大量的

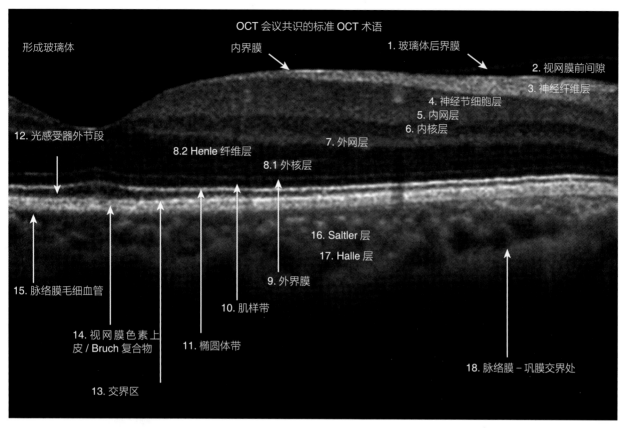

▲ 图 3-7　正常人的光谱域光相干断层扫描成像（Spectralis，海德堡）

可以观察到多层视网膜结构，并且可以识别每层视网膜 [图片经许可转载自 Staurenghi G, Sadda S, Chakravarthy U, Spaide RF, International Nomenclature for Optical Coherence Tomography P. Proposed lexicon for anatomic landmarks in normal posterior segment spectral-domain optical coherence tomography：the IN*OCT consensus. Ophthalmology 2014 Aug；121（8）：1572-8.]

实验和临床证据支持这一命名[16, 31, 38]。

　　尽管当前的 SD-OCT 使用约 840nm 的短波长，这导致 RPE 水平的光散射和来自深层脉络膜组织的低信号，但也可以成像脉络膜并提取定量信息（图 3-9）[39-42]。脉络膜厚度可能受年龄、眼轴向长度和屈光不正的影响[43]。在同一正常受试者的不同视网膜区域也不同，在中心凹下最厚[42]，或在上外黄斑 [早期治疗糖尿病视网膜病变研究（ETDRS）亚区]，最薄的脉络膜位于鼻外侧 ETDRS 亚区[44]。以居中的视神经乳头为参考点，脉络膜在视盘周围区域变薄，厚度随偏心率的增加而增加，直到某一点，但下部除外[44]。这是视裂闭合的胚胎位置，因此可能是局部变薄的原因[44, 45]。与目前可用的 SD-OCT 仪器相比，使用波长在 1050nm 左右光源的 OCT 可以更好地显示后脉络膜和巩膜[41, 45, 46]。

　　SD-OCT 提供的高轴向分辨率和不同扫描模式提供了全面的结构信息，可用于绘制视网膜层厚度和进行体积分析。使用不同的 SD-OCT 仪器，几位作者报道了正常受试者视网膜中央厚度约为 265μm[47]。然而，需要谨慎，因为自动测量中可能会出现误差，并且在复杂形态的黄斑病变，如新生血管性 AMD 中更常见，这会改变分割算法检测正常边界的能力。因此，在运行视网膜厚度算法之前，必须注意获得高质量和无伪影的扫描。

　　在分析 OCT 图像时，必须考虑以下几点：结构的位置、形状和反射率及其组织学相关性。同样重要的是要记住，仪器与瞳孔的对准会产生信号，这可能导致对分析的误判。

　　下面讨论了几种常见视网膜疾病的特征性 OCT 发现，这些视网膜疾病经常使用 OCT 进行研究。对于 OCT 在其他疾病（如视网膜退行性变）中的发现，读者可以参考描述这些疾病的特定章节。

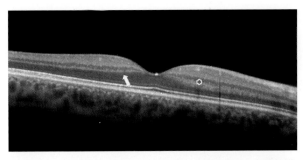

▲ 图 3-8 使用不同入射光的同一患者的光谱域光相干断层扫描
这就产生了一层薄的高反射层，对应于光感受器突触（白箭）或一层较厚的高反射层，对应于被 Müller 细胞外细胞质包裹的光感受器轴突的延伸（白星号）

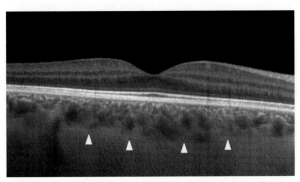

▲ 图 3-9 显示脉络膜（箭头）边界的正常受试者的增强深度光谱域光相干断层图像（Spectralis，海德堡）

四、SD-OCT 在视网膜疾病中的应用
SD-OCT in Retinal Disorders

（一）玻璃体视网膜界面病变 Vitreoretinal Interface Disorder

玻璃体视网膜界面的异常与几种黄斑病的发病机制有关。在特发性视网膜前膜（epiretinal membrane, ERM）中，通常在后玻璃体脱离（posterior vitreous detachment, PVD）后，视网膜表面出现一层纤维化组织。这种膜的收缩会导致视网膜变形，导致视力丧失。在其他情况下，如玻璃体黄斑牵引综合征［vitreomacular tractiom（VMT）syndrome］或特发性黄斑裂孔，玻璃体与视网膜之间存在异常附着。由此产生的牵引力作用于视网膜，导致解剖改变和随后的视力丧失。

1. 玻璃体黄斑粘连 Vitreomacular Adhesion
玻璃体黄斑粘连（vitreomacular adhesion, VMA）综合征是由玻璃体视网膜部分脱离后的持续性玻璃

体视网膜附着所致[48]。在正常眼，由于玻璃体因年龄而液化，它从黄斑处脱离[49]。OCT 已经证实了这种自然进展。在一些患者中，玻璃体和黄斑之间存在异常强烈的粘连，随着玻璃体从周边分离，它继续牵拉黄斑区域。玻璃体视网膜粘连将牵引力从玻璃体传递到视网膜，有可能引起拉伸变形、中心凹空泡、囊样黄斑水肿、局限性黄斑脱离或黄斑裂孔[50, 51]。患者可出现视力丧失和视物变形。

应用生物显微镜诊断 VMA 可能具有挑战性，尤其是当玻璃体视网膜附着区域较宽时。OCT 更好地定义了 VMA 患眼的玻璃体视网膜关系，同时能记录伴发的 ERM 和黄斑水肿[52-56]。OCT 成像显示，突出的后玻璃样体的异常 VMA 带被很好地描绘成从中心凹周围到玻璃体腔的反射线，无论是否有内层视网膜或视网膜下液的积聚，都会扭曲黄斑轮廓（图 3-10）。

近年来，OCT 在诊断 VMA 及随后指导治疗方面最为有效。事实上，玻璃体黄斑异常，包括玻璃体黄斑粘连、牵引和黄斑裂孔，最近主要在 OCT 的基础上重新分类[57]。目前的方案包括基于 OCT 的玻璃体牵引评估、测量裂孔大小及裂孔是原发性还是继发性，所有这些都与治疗和手术预后相关。根据国际分类系统，VMA 在 OCT 上被定义为"中心凹周围玻璃体分离伴剩余的玻璃体黄斑附着和未受干扰的中心凹形态特征"，而玻璃体黄斑牵引（vitreomacular traction, VMT）则被定义为"异常的后玻璃体脱离伴中心凹的解剖畸变"。假性囊肿、囊样黄斑水肿、黄斑裂孔和视网膜下液是 VMT 的典型表现。VMA 和 VMT 都可以进一步分为具有局灶性（1500μm 或以下）或广泛性（1500μm 以上）玻璃体视网膜附着。一般来说，药物性玻璃体溶解可用于局部而不是广泛的 VMT。

OCT 还可以详细评估与玻璃体粘连或牵引相关的视网膜结构变化。这使得通过光感受器层的断层完整性，特别是获得内/外光感受器细胞交界处/椭圆体带区及外界膜的完整性，评估更准确的视觉预后。

在某些情况下，玻璃体与黄斑分离可自发生，继而导致视网膜内和视网膜下液消退并恢复正常视力[58, 59]。然而，在大多数眼中，VMA 导致

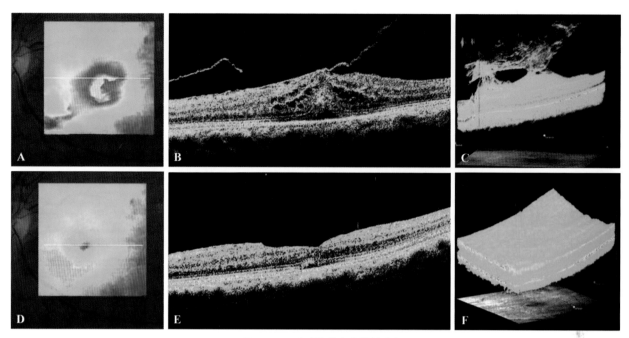

▲ 图 3-10 玻璃体黄斑牵拉综合征

71 岁女性左眼彩色眼底图像，叠加视网膜厚度图（A），显示视网膜厚度增加（红色区域）。黄斑区的 B 扫描显示，由于玻璃体黄斑牵引和视网膜前膜（B），视网膜厚度增加，视网膜下液和视网膜内囊肿出现。在（C）中展示了一个三维光谱域光相干断层扫描成像（图片由 Cirrus、Carl Zeiss Meditec 提供）。患者接受玻璃体切除术后 2 个月，随着视网膜内囊肿（D 至 F）的消退，视网膜厚度下降

VMT 持续存在，玻璃体切除术或 ocriplasmin 可能是有症状 VMT 患者的有效治疗选择[50, 60-62]。因此，OCT 在监测视网膜结构的细微变化和协助治疗决策过程中非常有用。

2. 黄斑裂孔 Macular Hole

特发性黄斑裂孔（idiopathic macular hole）通常发生在生命的第六至第七个十年，女性多发，比例约 2∶1。症状包括视力下降、视物变形和中央暗点。15%～20% 的患者出现双侧受累[30]。

OCT 所见的神经视网膜全层缺损可以区分真正的黄斑裂孔和临床所见的假裂孔。假性黄斑裂孔出现在致密的 ERM 层中，中心凹中心上方有一个中央缺损，在检眼镜下表现为类似真的黄斑裂孔[30, 63]。

Gass 根据生物显微镜的发现描述了黄斑裂孔形成的阶段，这种传统的分级系统在临床和文献中仍被广泛使用[64]。1 期临床前期裂孔的特征是中心凹脱离，可见中心凹中的黄色斑点（1A）或环（1B）（图 3-11A）。这些病例中约有 50% 会出现自发消退。在第 2～4 期，有一个全层的视网膜缺损，中心凹处完全没有神经视网膜组织。区分这几期依据视网膜缺损的大小（第 2 期小于 400μm，第 3 期大

于 400μm），或存在完全的后玻璃体脱离，而不考虑孔的大小（第 4 期）（图 3-11B）。

OCT 增强了我们对黄斑裂孔发病机制、手术修复后的愈合过程的理解，并帮助我们辨识与视觉结果相关的术前和术后特征。OCT 上发现的解剖变化与黄斑裂孔的不同阶段有关。在 1A 期，患者通常表现为局部中心凹脱离，可在后玻璃体脱离发生后自发消退，黄斑中心黄色斑点消失，也可进展至 1B 期，出现假囊肿，视网膜外层消失，随后发展为全层黄斑裂孔[65, 66]。一般来说，视网膜缺损伴随不同数量的视网膜内液，以囊肿形式出现，并在孔的边缘有不同数量的视网膜下液。由于显著的视网膜内液体积聚或持续性玻璃体黄斑牵引，孔的边缘可能会出现抬高。在第 4 期黄斑裂孔中，OCT 可以显示完全的玻璃体分离，偶尔可以看到一个视网膜盖漂浮在中心凹上方。

OCT 上的变化已经成为国际玻璃体黄斑牵引研究小组（International Vitreomacular Traction Stuay Group）提出的新的黄斑裂孔分类系统的基础[57]。这种分类根据裂孔的原因、大小及是否存在玻璃体黄斑粘连来划分黄斑裂孔。全层黄斑裂孔可以是

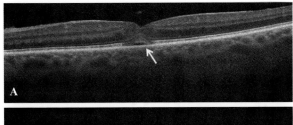
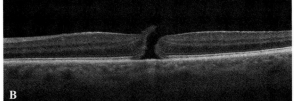
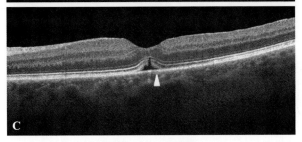

▲ 图 3-11　黄斑裂孔

A. 63 岁女性 1 期黄斑裂孔，有 3 个月视力下降史（20/60），在 B 扫描中可以观察到外层视网膜缺损（箭）；B. 随访 2 个月后出现全层视网膜缺损，视力明显下降（20/80），后玻璃体仍附着在黄斑裂孔边缘；C. 术后 1 个月，黄斑裂孔闭合，视力提高到 20/50，但可观察到持续性中心凹外层缺损（箭头）

原发性的（如果是由 VMT 引起的），也可以是继发性的（如果是由其他与玻璃体视网膜牵引异常无关的情况引起的），并且可以根据 SD-OCT 测得孔的大小进一步细分。根据最小水平孔径（孔宽），黄斑裂孔分为以下几类：≤ 250μm 为小孔，在 250μm～400μm 为中等大小的孔，> 400μm 为大孔。此外，还根据玻璃体黄斑粘连的存在与否进一步将其分为亚类。这一分类对黄斑裂孔的治疗和预后具有重要的临床意义。

根据 OCT 分类，Gass 0 期黄斑裂孔对应于玻璃体黄斑粘连，对侧眼有全层黄斑裂孔的病史；1 期黄斑裂孔对应于玻璃体黄斑牵引；2 期或 3 期黄斑裂孔对应于 OCT 分类上的小、中或大孔，存在玻璃体黄斑粘连；4 期黄斑裂孔对应于小、中或大尺寸的孔，玻璃体黄斑粘连松解。

玻璃体切除术已成为黄斑裂孔的标准治疗方法，解剖成功率为 85%～100%[67, 68]。OCT 可用于确认黄斑裂孔完全闭合和黄斑中心凹正常轮廓的恢复[69-72]。对于术后视觉效果不佳的病例，尽管黄斑裂孔手术在解剖上取得了成功，OCT 仍能显示出持续的视网膜异常（图 3-11C）。ELM 的恢复和光感受器内外节段的连接可以反映黄斑裂孔手术后光感受器的形态和功能恢复情况[71-74]。在 ELM 中残留的小缺损在闭合的裂孔中仍然很明显，特别是在那些自发愈合的裂孔中。在充满气体或硅油的眼中进行 OCT 成像的能力，也可以作为辅助手段来确定黄斑裂孔玻璃体切除术后患者面朝下体位的恢复情况[75-77]。

3. 视网膜前膜 Epiretinal Membrane

60 岁以上的患者中约 6% 发生 ERM，随着年龄的增长发病率也在增加[78, 79]。ERM 可分为特发性或继发性。大多数特发性 ERM 被认为是由内层视网膜表面的纤维胶质增殖所致，继发于后玻璃体脱离时发生的 ILM 破裂[80, 81]。继发性 ERM 是由已经存在的眼部病变引起的，如视网膜中央或分支静脉阻塞、糖尿病视网膜病变、葡萄膜炎和伴有或不伴有视网膜脱离的视网膜裂孔[82]。神经胶质细胞、RPE 细胞和肌成纤维细胞主要参与 ERM 的形成[80, 81]。ERM 可能导致正常视网膜解剖结构的丧失，患者会出现视物变形、视物变小、单眼复视和视力下降。这些症状的严重程度取决于膜的位置、密度和收缩程度。

在裂隙灯生物显微镜下，轻度的视网膜前膜会在视网膜表面出现一层金箔样闪光。更致密的膜可能被视为覆盖在视网膜上的灰色增殖膜，导致黄斑血管结构变形。有时，ERM 可演变为黄斑假性裂孔，ERM 常与特发性全层黄斑裂孔联合出现[50]。荧光素血管造影可显示黄斑渗漏，具体情况可因病例而异。

OCT 提供有关视网膜解剖的定性和定量信息，可以识别导致 ERM 患者视力下降的因素。在 OCT 上，ERM 被视为视网膜内表面的高反射层（图 3-12）。在大多数眼中，膜是完全地黏附在视网膜上的，但在某些情况下，它可以从视网膜的内层分离出来，在 OCT 上可以发现这种变化。在这种情况下，它通常可以与分离的后玻璃样体区分开。膜的第二个影响包括正常中心凹轮廓的丢失、视网膜厚度的增加和囊样改变的存在——这些特征在更晚期的膜中可以观察到。OCT 可用于观察到病例的变化，监测

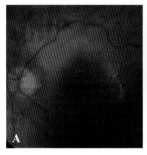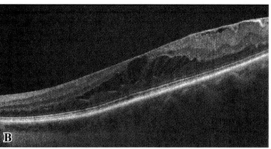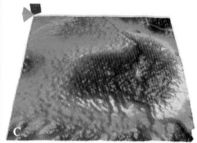

▲ 图 3-12　视网膜前膜——65 岁男性左眼彩色眼底图像，视网膜上方有灰色组织（**A**）。横截面光相干断层成像显示覆盖在视网膜上的高反射组织，导致视网膜厚度增加和视网膜囊肿（**B** 和 **C**）

并可用于记录接受扁平部玻璃体切除手术剥膜的患者对治疗的反应。

（二）年龄相关性黄斑变性 Age-Related Macular Degeneration

年龄相关性黄斑变性（age-related macular degeneration，AMD）是全世界老年人不可逆转视力丧失的常见原因。据估计，大约 30% 的 75 岁以上的成年人有一定的 AMD 症状，大约 10% 的患者有晚期 AMD [83-86]。AMD 可分为两种形式：非新生血管性（干性）和新生血管性（湿性或渗出性）。非新生血管性占 80%～90% 的病例，而新生血管性占 10%～20% 的病例，但在广泛使用血管内皮生长因子抑制剂之前，是大多数严重视力丧失（80%～90%）的原因 [85, 87]。

1. 非新生血管性年龄相关性黄斑变性 Non-Neovascular Age-Related Macular Degeneration

非新生血管性（干性）AMD（non-neovascular，AMD）的特征是 RPE、Bruch 膜和脉络膜毛细血管异常［见第 68 章，年龄相关黄斑变性：非新生血管性早期 AMD、中期 AMD 和地图样萎缩（geographic atrophy，GA）］。这些异常可能是无症状或伴有视力下降，被认为是 GA 和脉络膜新生血管的前体（choroidal neovascularization，CNV）[88, 89]。

（1）早期非新生血管性 AMD：Drusen 和色素改变。Drusen 在临床上表现为视网膜深部的局灶性白色 - 黄色肿物。它们的数量、大小、形状和分布各不相同。已经开发了几种使用彩色眼底成像对 drusen 进行分级的策略 [90, 91]。尽管彩色眼底成像有助于评估 drusen 的外观，但这些图像仅提供关于

drusen 的二维面积信息，不能用于测量 drusen 体积等定量属性。在高速谱域技术出现之前，用 OCT 对 drusen 进行评估通常很困难，因为运动伪影通常会导致 RPE 的明显波动，模仿 drusen 的外观 [92, 93]。SD-OCT 可以提供 drusen 的三维评估。

用 SD-OCT 获得的高清 B 扫描有助于评估 drusen 的超微结构和评估相邻视网膜层破裂的证据。Drusen 表现为具有可变反射率的 RPE 隆起，下方均匀反射的沉积物质（图 3-13）[94, 95]。在更大的 drusen 或 drusen 样的视网膜色素上皮脱离中，RPE 呈现更高的穹顶状结构 [96]。更大的 drusen 通常会融合，有时在无 CNV 的情况下伴有视网膜下的液体积聚（图 3-14）[94]。认识到这一特征可避免使用抗血管内皮生长因子药物进行不必要的治疗。SD-OCT 成像具有评估 drusen 上覆视网膜层的分辨率。高达 97% 的病例可观察到光感受器层变薄，与年龄匹配的对照组相比，平均光感受器层厚度减少了 27%。内层视网膜层通常保持不变。这些发现证明了一个退化过程，光感受器丧失导致视力受损 [97]。

获取由大量低密度 B 扫描组成的密集光栅扫描，结合使用分割算法，可以生成 RPE 图像，提供 RPE 几何信息，从而获得 drusen 的独特视角。一种新的算法被开发用来识别像 drusen 这样的 RPE 变形，在 drusen 面积和体积的测量中具有很高的重复性 [21]。该算法从 40 000 个均匀间隔的 A 扫描模式中创建一个 drusen 图，每个 B 扫描由 200 个 A 扫描和 200 个水平 B 扫描组成，覆盖中心凹 6mm×6mm 的区域。该算法使用实际的 RPE 几何

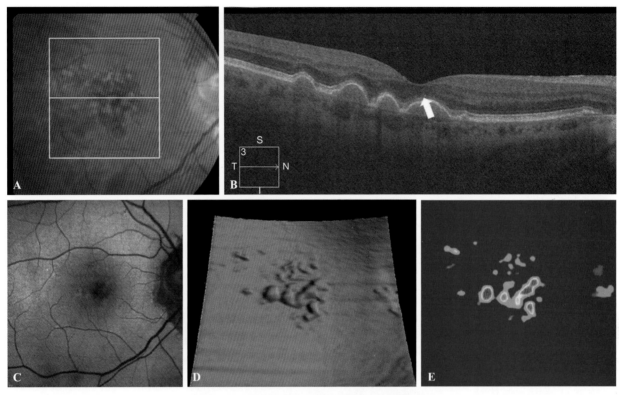

▲ 图 3-13　早期非新生血管性年龄相关性黄斑变性

A. 右眼彩色眼底图像显示一位 61 岁男性，患有 drusen 和黄斑色素改变；B. 中心凹 B 扫描显示 drusen 为视网膜色素上皮隆起，邻近 drusen 的光感受器的内外节段连续性被破坏（箭）；C. 眼底自发荧光显示 drusen 不能被这种成像方式可靠地识别；D. RPE 分割图显示 drusen 在一个独特的三维视角；E. 提供 drusen 面积（1.37mm^2）和体积（0.063mm^3）的 RPE 立面图

体，并将该 RPE 映射与无任何变形的 RPE 虚拟映射（RPE floor）进行比较。该算法从这两张图中创建一张差异图，允许对 drusen 面积和体积进行重复测量（图 3-6）。将该算法应用于 AMD 中 drusen 的自然史研究[22]。Drusen 经历了三种不同的生长模式。在大多数人眼中，drusen 的体积和面积都在增加。Drusen 也可以保持稳定，或者随着时间的推移会急剧减少。当这些 drusen 减少时，它们们可以演变为 GA 或新生血管性 AMD，或者可以减少，在黄斑部没有明显的残余解剖缺损。

RPE 细胞能够在不同刺激下发生肥大和增殖，在许多情况下，视网膜内色素迁移可能发生（图 3-14B）。年龄相关性眼病研究组（Age-Related Disease Study）报道了一个严重程度等级，将黄斑部的大颗粒（≥ 125μm）和色素异常定义为中度 AMD 患者疾病进展的危险因素[98, 99]。在 OCT 成像上，这种色素异常可以在神经感觉视网膜内（通常在外核层内）观察到，为小的离散性高反射病

变[100]。最近，这些高反射病变被发现是视网膜血管瘤样增殖的先兆[101]。

AMD 中典型的 drusen 表现为 RPE 和 Bruch 膜内胶原层之间的沉积物。OCT 成像还可用于评估各种不同形式的 drusen 特征。这些沉积物也可以在 RPE 顶部看到，被称为 "视网膜下 drusen 样的沉积物（subretinal drusenoid deposit）"[102, 103]。它们在 OCT 成像中显示为 RPE 和 IS/OS 结之间的颗粒状超反射物质，在蓝光反射成像和自发荧光成像中也能很好地显示（图 3-15）。

另一种 drusen 的形式，被称为 "表皮样 drusen（cuticular drusen）"，RPE 下出现了大量均匀、圆形、黄白色标点状堆积。在 OCT 成像中，表皮样 drusen 通常被视为 RPE 的隆起，偶尔会破坏覆盖的 IS/OS 连接和 ELM[95]。尽管表皮样 drusen、视网膜下 drusen 样沉积物和 drusen 由共同的成分组成，但由于 drusen 样物质 RPE 的位置、形态和光学性质的差异，它们可以通过多模式成像加以区分。

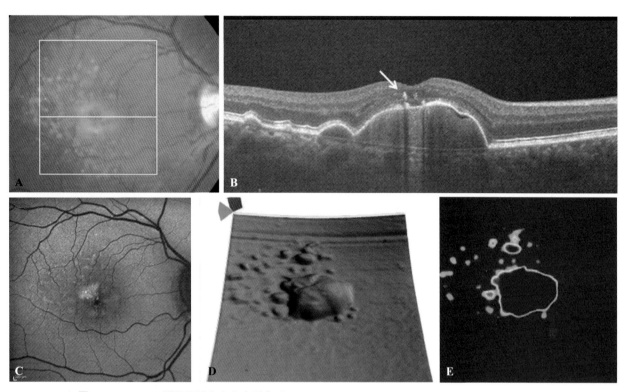

▲ 图 3-14 Drusen 样视网膜色素上皮脱离（Drusenoid retinal pigment epithelium detachment，DPED）

A. 右眼彩色眼底图像，一位 66 岁男性，黄斑部有 DPED 和色素沉着改变；B. 中心凹 B 扫描显示融合的 drusen 样物质形成视网膜色素上皮的大隆起，可观察到视网膜内色素迁移（箭）；C. 眼底自发荧光图像（海德堡视网膜血管造影，海德堡）；D. RPE 分割图，以三维视角显示 DPED；E. 提供 DPED 面积（3.87mm²）和体积（0.508mm³）的 RPE 立面图

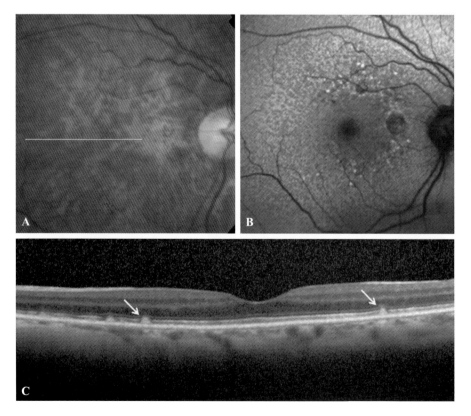

◀图 3-15 视网膜下 drusen 样物质沉积

A. 一位 76 岁女性的彩色眼底图像显示多处黄色、小而圆的病变；B. 眼底自发荧光清楚地显示这些沉积物为小而多的超自发荧光点；C. 在光相干断层扫描中，这些病变表现为视网膜色素上皮和内外节段交界处（箭）之间的多个颗粒状高反射率区域

（2）晚期非新生血管性 AMD：地图样萎缩（Geographic Atrophy，GA）。GA 的自然史被描述为一个渐进的状态，经过多年的视力丧失阶段不断发展[104-106]。多种成像方式被用来记录和量化 GA 的面积。直到最近，彩色眼底摄影被用作 GA 成像的标准方法。然而，由于难以检测和准确描绘 GA，彩色照片的使用可能具有挑战性[106, 107]。其他成像方式（如荧光素血管造影、眼底自发荧光和 SD-OCT 成像）现在用于评估和量化 GA（图 3-16）。尽管这些成像方式提供了不同的信息，但没有显示出某种方法较其他成像方法更具优势。

GA 在临床上被视为一个或多个界限清楚的色素减退或色素脱失区域，由于下方 RPE 缺乏或极度变薄所致。更大、更深的脉络膜血管更容易通过萎缩区域显现，并伴有不同程度的光感受器和脉络膜毛细血管丢失。相关的视网膜萎缩被视为外核层变

薄或缺失，以及 ELM 和 IS/OS 连接的缺失[108, 109]。光感受器的缺失通常延伸到 GA 边缘以外，ELM 和 IS/OS 连接在 GA 边缘桥接时消失[110]。对这些连接区的评估可提供有关 GA 的发病机制的信息，以及 RPE、光感受器和脉络膜毛细血管丢失在这种疾病的发生和进展中的作用[110]。SD-OCT 已被证明在检测某些形态学变化中是有用的（图 3-16D）。

随着 SD-OCT 增强深度成像（EDI）协议的使用，现在可以更详细地观察脉络膜的结构[40]。EDI 证明，随着年龄和眼轴长度的增加，中心凹下脉络膜厚度降低[42]。在一部分主诉不明原因视力下降的老年患者中，发现了异常的脉络膜变薄。这种情况被命名为"年龄相关性脉络膜萎缩"[111]。未来的研究有必要确认这是否代表了一种新的临床病变或 AMD 的亚型。相反，早期非新生血管性 AMD 患者的脉络膜厚度似乎没有受到影响[112]。

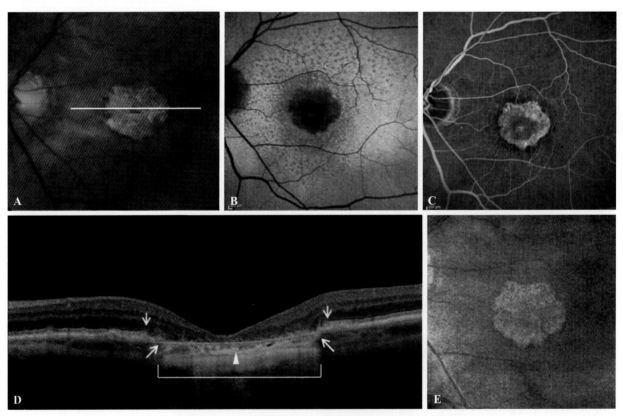

▲ 图 3-16 地图样萎缩

A. 74 岁男性年龄相关性黄斑变性继发中央 GA 的彩色眼底图像；B. 眼底自发荧光（Spectralis，Heidelberg）显示与彩色图像上的 GA 相对应的低自发荧光中心区域；C. 荧光素血管造影晚期显示与中心凹中心的 GA 对应的窗样缺损；D. 通过中心凹的水平 B 扫描显示视网膜变薄、视网膜色素上皮和光感受器丢失，光感受器的丢失（黄箭）通常超出 RPE 丢失（白箭）的边缘，可见 RPE 不缺损区域（支架）和变薄脉络膜（箭头）的光线穿透增加；E. 光相干断层扫描眼底图像（图片由 Cirrus，Carl Zeiss Meditec 提供），显示 GA 为明亮区域

SD-OCT 也可用于量化 GA 区域和监测疾病进展。目前，GA 是通过 OFI 进行 SD-OCT 成像的，它代表了一个虚拟眼底图像，这是由每个 A 扫描反射光的 en face 总和产生的。该 en face OCT 眼底图像将 GA 识别为一个明亮的区域，因为光线对脉络膜的穿透增加，脉络膜在黄斑处发生萎缩。RPE 和脉络膜毛细血管的缺失是导致与 GA 相关的光线穿透增加的原因。临床检查、彩色眼底成像和自发荧光成像显示 OFI 与 GA 密切相关（图 3-16E）[19, 113, 114]。最近，一种新的算法提供了增强（部分）OFI，即 RPE 下方反射光的总和（图 3-17）。此外，该算法能够自动量化 GA 的面积。增强的 OFI 比传统的 OFI 具有优势，GA 的面积比传统的 OFI 更亮，因为病变边界处的对比度更好，并且来自其他黄斑病变（如 ERM）的干扰更小。

2. 新生血管性 AMD　Neovascular AMD

AMD 的新生血管性（湿性）表现为血管内皮生长因子的过度产生和黄斑区异常血管的生长〔见第 69 章，新生血管性（渗出性或"湿性"）年龄相关性黄斑变性〕。这些血管可能来自脉络膜循环，穿透 Bruch 膜，在 RPE 下方或上方形成纤维血管组织，或者这些血管主要来自视网膜循环。在任何一种情况下，血管内皮生长因子和异常血管的存在都会导致视网膜和脉络膜的结构变化，从而导致视网膜内、视网膜下间隙或视网膜色素上皮下积液。此外，这种新生血管的侵犯可能导致视网膜的严重紊乱和重塑，导致 RPE 和光感受器的丢失，形成盘状瘢痕[115, 116]。

3. 视网膜内和视网膜下液 Intraretinal and Subretinal Fluid

在怀疑渗出性改变的病例中，OCT 成像在检测视网膜内、视网膜下或 RPE 下液中非常有用。对于活跃的新生血管性 AMD 患者，OCT 成像可用于确定视网膜的基线厚度和体积，并确定新生血管化程度、液体受累和其他病变成分（血液、液体、色素和纤维化）。

新生血管的生长通常伴随着来自成熟血管和发育未成熟血管的血管内皮生长因子依赖性渗漏。内层视网膜水肿可从外核层的轻度视网膜增厚到大而弥漫的囊状水肿，表现为圆形或椭圆形低反射

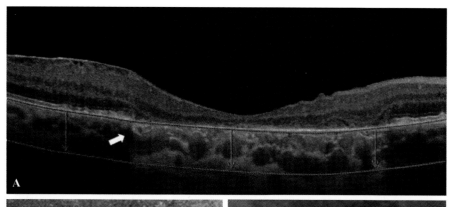

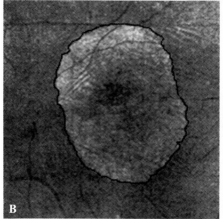

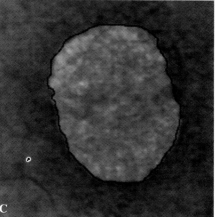

◀ 图 3-17　地图样萎缩
A. 一位 73 岁男性 GA 患者中心凹的水平 B 扫描显示，视网膜色素上皮缺失区域的光穿透增加，白箭表示 RPE 存在和不存在的交叉点；B. 光相干断层扫描眼底图像是由每一次 A 扫描反射光的面求和得到的虚拟眼底图像，由于脉络膜萎缩处光线穿透增加，GA 病变被认为是一个明亮的区域；C. 增强的 OCT 眼底图像（图片由 Cirrus、Carl Zeiss Meditec 提供），表示 RPE 下方反射光的总和（A，红线和红箭）

区（图 3-18）[30]。脂质渗出也可出现在视网膜内水肿严重的患眼，在外层视网膜上表现为小的高反射点。液体也可能积聚在视网膜色素上皮和神经感觉视网膜之间。在 OCT 成像中，当液体渗出为浆液性时，视网膜下液显示为均匀的低反射，或当存在大量蛋白渗出时，可被纤维蛋白膜分离[117]。通常，与 RPE 下病变相比，在视网膜下间隙生长的新生血管病变与更多的视网膜下液量有关[118]。

4. 视网膜色素上皮脱离 Retinal Pigment Epithelium Detachment

在湿性 AMD 中，视网膜色素上皮脱离（pigment epithelium detachment, PED）是由于 RPE 下的浆液、血液或纤维血管组织的存在而使 RPE 与 Bruch 膜分离而形成的。浆液性 PED 是指 RPE 平滑、界限分明的穹顶状隆起区域，颜色通常为黄色 - 橙色，伴有视网膜下液的红色晕。在荧光素血管造影检查中，浆液性 PED 与早期高荧光相关，边界清晰，在整个造影过程中逐渐增加，典型表现为染料积存而非渗漏[119, 120]。浆液性 PED 可分为血管性或无血管性[121]。在 OCT 成像中，浆液性 PED 呈 RPE 的穹顶状隆起，通常覆盖在均匀的低反射空间上，可见下方的 Bruch 膜，后者在 PED 之外可见一条薄的高反射线（图 3-19）[122, 123]。有血管的浆液性 PED 的外观相似。然而，在某些情况下，在 PED 附近可见明显的纤维血管增生，甚至黏附在 RPE 的外表面。

纤维血管性 PED 通常在临床检查中可见不规则升高的病变，并与 RPE 色素沉着、视网膜下出血、视网膜下脂质渗出和视网膜内或视网膜下液体聚集有关[124]。隆起通常较低，边界不清楚。PED 形成的详细结构特征和精确机制尚未完全解决。最近使用 SD-OCT 成像的研究表明，许多纤维血管性 PED 似乎充满了中等反射率的固体物质，被低反射裂隙隔开（图 3-20）[125]。

出血性 PED 发生于 CNV 膜出血进入 RPE 下间隙或 RPE 撕裂所致。出血可侵入视网膜下间隙，RPE 下出血的颜色通常比视网膜下出血的颜色深。OCT 显示穹窿状病变，类似于浆液性 PED，尽管隆起的坡度更为锐利，RPE 下的血液呈高反射，减弱了深层结构的信号，同时脉络膜细节消失（图 3-21）[122, 124, 126]。

此外，由于两者都涉及 RPE 的变形，因此测量 drusen 的算法也可用于测量 PED 的面积和体积（图 3-19D）。此外，还可以开发算法来自动描述 PED 内部结构[127]。B 扫描和视网膜厚度图和 RPE 高度图的定性和定量变化可用于更好地了解该疾病的自然病程，并监测湿性 AMD 相关的 PED 患者

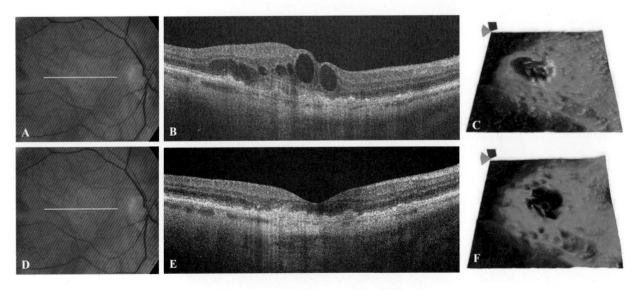

▲ 图 3-18　新生血管性年龄相关性黄斑变性

A. 81 岁男性右眼彩色眼底图像，有 1 个月的视力下降史，视力为 20/100；B. 通过中心凹中心的水平 B 扫描显示视网膜增厚，视网膜内层有液体伴大的囊腔形成；C. 视网膜厚度图（图片由 Cirrus，Carl Zeiss Meditec 提供），显示视网膜厚度增加（红色区域）；D 至 F. 三次玻璃体腔注射抗血管内皮生长因子后，视网膜内液体吸收（D）。这在 B 扫描和视网膜厚度图（E 和 F）上观察得更清晰

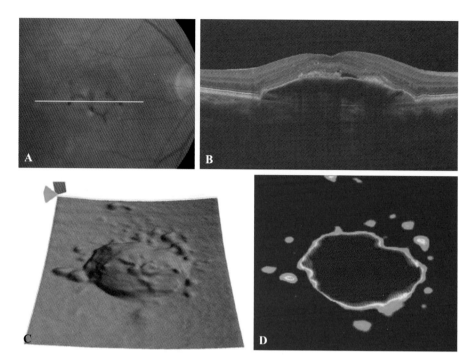

◀ 图 3-19 血管性浆液性视网膜色素上皮脱离

A. 一位 77 岁女性的左眼彩色眼底图像，黄斑色素改变伴有黄斑隆起；B. 通过中心凹的水平 B 扫描显示穹顶状视网膜色素上皮下方均匀的低反射空间，可见 PED 上方视网膜下液的存在；C. 显示 PED 三维透视图的 RPE 分割图；D. 显示 PED 面积（5.84mm²）和体积（0.83mm³）测量值的 RPE 立面图

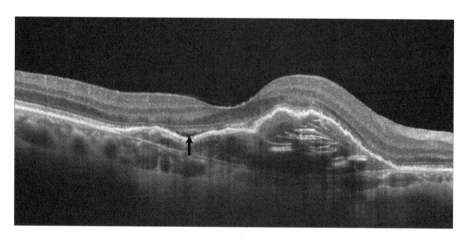

◀ 图 3-20 纤维血管性视网膜色素上皮脱离

一位 87 岁患有纤维血管病 PED 女性的右眼横截面 B 扫描图。视网膜色素上皮下方充满了由低反射裂缝分隔的中等反射的固体层。在 PED 上方可识别少量的视网膜下液体（箭）

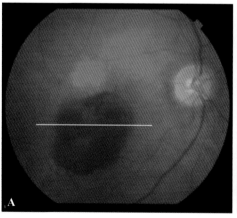
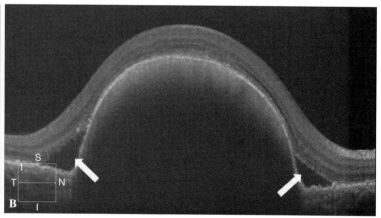

▲ 图 3-21　出血性视网膜色素上皮脱离

A. 右眼彩色眼底图像：一位 65 岁女性，视网膜下色素上皮大出血，继发于新生血管性年龄相关性黄斑变性；B. 光相干断层显示一个穹隆状的病灶，类似于浆液性 PED。RPE 下方的血液出现高反射，深层结构的信号减弱。可在视网膜色素上皮上方空间观察到低反射的视网膜下液（箭）

VEGF 治疗的效果。

5. 视网膜色素上皮撕裂 Tear of the Retinal Pigment Epithelium

RPE 撕裂（tear of the retinal pigment epithelium）最常见于 AMD 继发的 CNV，尤其是有 PED 存在时[128, 129]。RPE 撕裂也可能与中心性浆液性脉络膜视网膜病变、外伤及 CNV[130, 131] 等其他原因有关，尽管 RPE 撕裂可在 AMD 患者中自发发生，但它们也与 AMD 不同的治疗方法有关，如维替泊芬光动力疗法和玻璃体内注射抗血管内皮生长因子[132-136]。血流动力学因素在撕裂的发病机制中起作用。RPE 层因聚集 RPE 下的液体而拉伸，此应力导致 RPE 撕裂。一片视网膜色素上皮细胞呈放射状收缩并翻卷，留下一个没有视网膜色素上皮的视网膜区域[129, 137]。视网膜下和视网膜色素上皮下出血常伴随 RPE 撕裂，在眼底镜下表现为一个界限清楚的色素沉着区，紧邻一个相对色素不足的区域。

在 OCT 成像中，大的 PED 中经常会看到一个不连续区域，在 PED 下的 RPE 的边缘常看到卷曲。在撕裂处附近，因为没有 RPE 层，脉络膜血管的反射率增加。上方的视网膜通常是完整的，但可通过视网膜下液与萎缩区域分开[129]。撕裂倾向于发生在 PED 的底部，靠近或在视网膜附着和分离的交叉处（图 3-22）[128]。在抗 VEGF 治疗期间，PED 的高度和不规则的表面轮廓可能有助于预测 RPE 撕裂的风险，也可能发生在没有治疗的情况下发生 PED，也是疾病正常进展的一部分[138, 139]。RPE 撕裂在累及中心凹时，视力通常较差。

6. 盘状瘢痕 Disciform Scarring

盘状瘢痕（disciform scarring）和视网膜下纤维化标志着 CNV 的终末期。CNV 的血管成分通常随着病变变得不活跃而退化，纤维成分增加，导致盘状瘢痕形成。临床上，该瘢痕表现为视网膜下呈光滑、隆起的白色或灰色组织，在 OCT 上该瘢痕对应于高度反射的外层视网膜或视网膜下病变（图 3-23）[30]。瘢痕形成可能与感光细胞层的丢失和视力的不可逆降低有关，可以在 OCT 上观察到 IS/OS 连接和 ELM 的结构破坏[140, 141]。在疾病的这一阶段，OCT 有助于识别与病变新生血管活动相关的视网膜下液或视网膜内囊肿的存在，并有助于决定

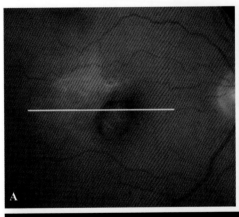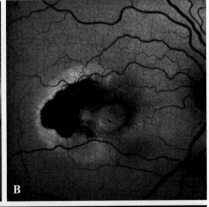

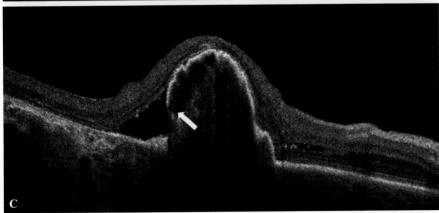

◀ 图 3-22 视网膜色素上皮撕裂
A. 一位 81 岁男性右眼的彩色图像，其相对色素减退区域与 RPE 撕裂相对应；B. 海德堡眼底自发荧光在视网膜色素上皮缺失的区域显示低自发荧光；C. 在 B 扫描上，色素上皮脱离的基底附近有 RPE 的不连续区域，RPE 的撕裂边缘卷曲在色素上皮脱离下（箭）

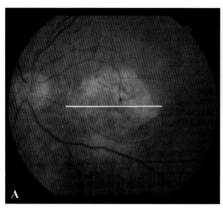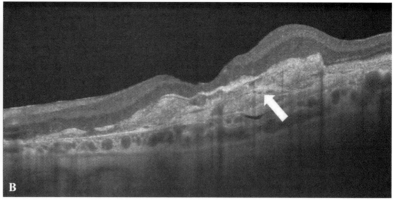

▲ 图 3-23　盘状瘢痕

A. 一位 80 岁女性的左眼彩色眼底图像，白色、灰色组织累及黄斑；B. 水平 B 扫描，视网膜下有一个大的高反射病灶（箭）

是否需要再治疗。

7. 视网膜血管瘤样增殖 Retinal Angiomatous Proliferation

Yannuzzi 及其同事介绍了术语"视网膜血管瘤样增殖（retinal angiomatous proliferation，RAP）"，以描述 AMD 患者的一种新生血管形成形式，这类新生血管源于视网膜内，随着疾病的发展，可以形成视网膜脉络膜吻合[142]。视网膜脉络膜吻合的发展是否是原发的视网膜内新生血管或 RPE 下病变的结果仍存在争议[142, 143]。最近，对 SD-OCT 成像的研究得出结论：最初的新生血管形成过程可能起源于视网膜或脉络膜循环，然而组织病理学研究表明，所有新生血管都在视网膜内[144, 145]。OCT 上最常见的特征是上方覆有 CME 的浆液性 PED 形成（图 3-24）[144, 146, 147]，也可看到视网膜内高反射性血管复合物伴随视网膜内新生血管和视网膜下液[142]。最近对 RAP 病变的自然演变进行了分析（也被称为 3 型新生血管）。研究表明，色素迁移通常先于 RAP 的发展，导致了一个假设：从迁移 RPE 中血管生成因子可能在这些病变的发生中起重要作用。

8. 息肉状脉络膜血管病变 Polypoidal Choroidal Vasculopathy

息肉状脉络膜血管病变（polypoidal choroidal vasculopathy，PCV）被认为是 CNV 的一种变异形式，其特征是脉络膜循环中存在多发性血管囊性扩张［息肉（polyps）］，临床表现为视网膜神经感觉层和 RPE 大小不等的浆液和浆液性视网膜脱离，通常在视神经周围或黄斑处[148]。吲哚菁绿血管造影

在 PCV 病变中发现息肉状异常非常有优势，异常分支血管网（BVN）是息肉状结构的终末组织[149]。SD-OCT 图像可以显示 RPE 下的息肉状结构，即便渗出物增多，它仍然附着 RPE 上，特别有助于检测息肉样病变周围的异常情况，如视网膜内、视网膜下和视网膜 RPE 下液[150, 151]。

9. 脉络膜新生血管：对治疗的反应 Choroidal Neovascularization: Response to Treatment

临床检查、荧光素血管造影、OCT 图像和 ICGA 通常需要结合来诊断新生血管性 AMD，此外要排除其他可以模拟新生血管性 AMD 特征的黄斑疾病[152]。随着抗血管内皮生长因子药物的使用，湿性 AMD 的理想随访策略是每月进行抗 VEGF 注射后，根据 OCT 成像以确定治疗是否对黄斑下液体的吸收有效[153, 154]。许多替代治疗方案采用 OCT 引导策略，与每月给药相比，玻璃体内注射更少，视觉结果和解剖恢复良好[155-159]。可通过 B 扫描检查确定黄斑下液，并查看视网膜厚度图，该图计算了 ILM 和 RPE 分割图之间的视网膜厚度。抗血管内皮生长因子治疗的效果可以根据 B 扫描的定性表现和视网膜厚度图的定性和定量变化来评估（图 3-18 和图 3-25）。视网膜内或视网膜下液的存在或复发必须与"外层视网膜微管（outer retinal tubulation）"的出现相鉴别，因为后者代表了对损伤的反应和 RPE 丢失的光感受器的重新排列，通常出现在慢性和晚期新生血管性 AMD 患者中（图 3-26）。更重要的是，这种微管对抗血管内皮生长因子治疗没有反应[160]。对于 PED 患者，可以评估病变的面积和

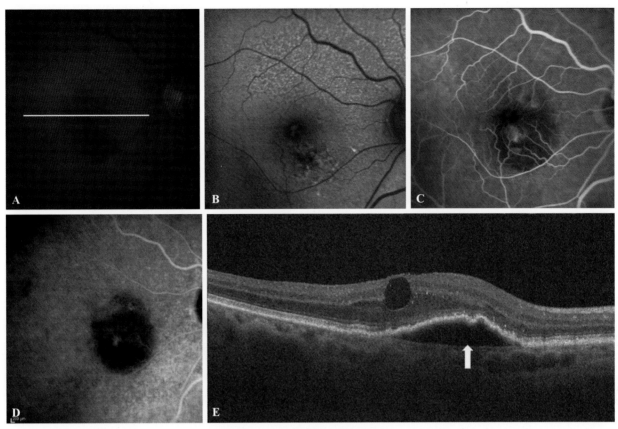

▲ 图 3-24 视网膜血管瘤样增殖

A. 90 岁女性右眼彩色眼底图像，有 2 周的视物模糊和视物变形病史，视力为 20/40。眼底检查显示多发性 drusen，色素改变，中心凹下方出血，视网膜轻度抬高；B. 眼底自发荧光显示出血区域的自发荧光减弱；C. 荧光素血管造影显示中心凹下方有一个局部渗漏区域；D. 晚期吲哚菁绿血管造影显示热点；E. 对病灶进行 B 扫描显示视网膜色素上皮脱离（箭），上方合并囊样黄斑水肿

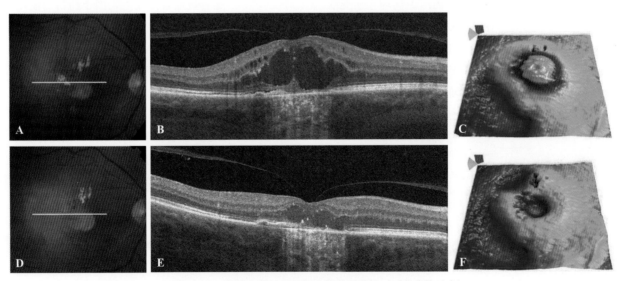

▲ 图 3-25 新生血管性年龄相关性黄斑变性（对治疗的反应）

一位 65 岁男性湿性年龄相关性黄斑变性患者在玻璃体腔注射抗血管内皮生长因子治疗前（A 至 C）后（D 至 F）的彩色眼底图像、水平 B 扫描和右眼视网膜厚度图。观察 B 扫描（B 和 E）对视网膜内液体和囊肿的改善及视网膜厚度（C 和 F）的降低

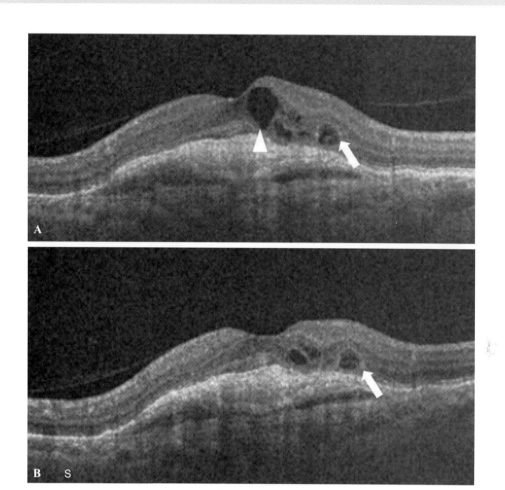

▲ 图 3-26　外层视网膜微管（outer retinal tubulation）

一位 67 岁女性，患有湿性年龄相关性黄斑变性，在过去 2 年中接受了 13 次玻璃体腔注射。在治疗前（A）和治疗后（B）进行中心凹水平 B 扫描检查。治疗前图像中较大的视网膜内囊肿（箭头）在治疗后消失。小囊肿（箭）对玻璃体腔注射抗血管内皮生长因子无反应。这个较小的囊肿对应于外层视网膜微管，这种微管常出现在慢性和晚期新生血管性年龄相关性黄斑变性患者中

体积，并用于监测湿性 AMD 患者与 PED 相关的抗血管内皮生长因子治疗的效果，并且 PED 面积和体积的增加可以用来指示何时需要再治疗。

（三）中心性浆液性脉络膜视网膜病变 Central Serous Chorioretinopathy

中心性浆液性脉络膜视网膜病变（central serous chorioretinopathy，CSC）是一种典型影响中青年男性的特发性综合征，其特征是神经感觉视网膜的浆液性脱离。继发于脉络膜血管通透性增加和 RPE 水平的屏障缺损引起的局部和多灶性渗漏，已被描述为该病的发病机制[161-163]。表现出的症状包括中心视力丧失、视力下降、视物变形、中心暗点、颜色饱和度降低，可通过增加远视矫正来纠正。

症状通常是自限性的，但可以在同一只眼或另一只眼中复发。大多数情况下，CSC 在 6 个月内自发消退，视力预后良好。然而，在某些情况下，长期和反复出现的黄斑脱离可能导致中心凹下视网膜色素上皮和神经感觉视网膜的变性改变，视力较差[164, 165]。

急性 CSC 的主要病理学被认为从脉络膜循环中断开始。随后 RPE 失代偿，脉络膜血管系统的渗出物进入视网膜下间隙。这些假设是基于荧光素血管造影和 ICGA 的发现[162, 166-169]。

OCT 成像的发展为 CSC 提供了更好的认识，尤其是 RPE 层的异常[170-174]。

这种疾病有两种形式：急性和慢性。急性 CSC（图 3-27）是典型的单侧性，其特征是荧光素血管

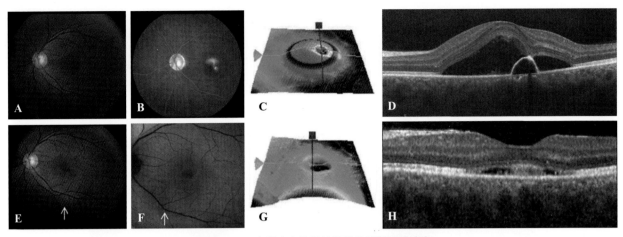

▲ 图 3-27 急性中心性浆液性脉络膜视网膜病变

A. 彩色照片显示视网膜隆起的一个清晰的圆形区域；B. 荧光素血管造影显示一个高荧光的区域与"炊烟样"渗漏；C. 视网膜厚度图显示视网膜抬高；D. 通过中心凹获得的水平光谱域光相干断层扫描显示，在一个透明的充满液体的空腔上方，神经感觉层视网膜出现浆液性脱离，并伴有色素上皮脱离，视网膜色素上皮脱离与血管造影所见的高荧光区相对应；E 至 H. 1 个月后随访。E. 彩色照片显示了中心凹区域视网膜抬高的吸收，视网膜高度低于中心凹的清晰圆形区域（小箭）。F. 眼底自发荧光显示视网膜高度在中心凹下方的一个清晰的圆形区域，累及下拱廊（小箭）。G. 视网膜厚度图显示中心凹的视网膜厚度减少。H. 波谱域 OCT，通过中心凹获得的水平 B 扫描，显示视网膜下液量减少

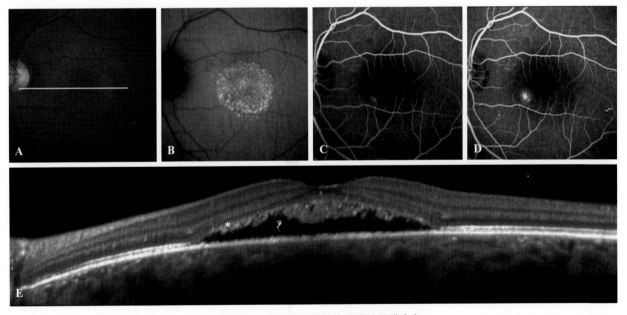

▲ 图 3-28 中心性浆液性脉络膜视网膜病变

A. 彩色照片显示一个清晰的圆形视网膜抬高的区域：白线代表 B 扫描的位置；B. 眼底自发荧光显示一个高荧光区；C 和 D. 荧光素血管造影显示一个墨迹样外观，后期渗漏；E. 光谱域光相干断层扫描显示神经感觉视网膜的浆液性脱离，伴有不规则的颗粒状视网膜色素上皮层和神经感觉视网膜后层的下垂 / 倾斜（星号）

造影上 RPE 水平的一个或多个局灶性渗漏。慢性形式（图 3-28）被认为是由于弥漫性 RPE 疾病，通常是双侧的，表现为弥漫性 RPE 萎缩改变、不同程度的视网膜下液、RPE 改变和 RPE 轨迹，在荧光素血管造影上表现为弥漫性 RPE 渗漏。

OCT 成像有助于 CSC 患者的诊断和治疗。OCT 成像可以无创地识别视网膜下液和 PED 的存在和范围。OCT 成像也有助于评估正常疾病进展期间视网膜下液的吸收和视网膜形态的变化。OCT 比临床检查和荧光素血管造影在识别少量视网膜下液

方面更为敏感[175]。OCT 可用于预测视力恢复和解释液体吸收后视力下降的原因。利用 SD-OCT 成像，可以通过二维和三维重建来观察 CSC 的区域变化。SD-OCT 还提供病理学精确定位和精确体积测量的能力[176]。

急性 CSC 的 OCT 表现包括视网膜脱离区内的神经感觉视网膜增厚，视网膜下间隙有纤维蛋白渗出物，渗漏部位上方神经感觉视网膜外节段蓬松。慢性 CSC 的 OCT 特征包括中心凹萎缩、视网膜变薄和囊样变性改变[171, 172, 177-181]。OCT 还可以将视网膜下的黄色沉积物视为高反射性物质。沉积物不仅存在于视网膜脱离的后表面，而且存在于脱离的神经感觉视网膜中。光感受器节段的形态学改变表现为光感受器外节段延长，外核层厚度减小[182]。异常外节段在神经感觉性视网膜中的积聚与 OCT 上的临床表现有关，表现为视网膜脱离的外表面呈颗粒状、蓬松状[183]。

已发现 en face OCT 成像可检测出 PED 形式的 RPE 变化或 RPE 中的小缺损。RPE 的大多数改变与脉络膜异常有关[174]。OCT 成像已被发现能够在 CSC 患者眼中检测染料渗漏点的形态变化。横断图像（C 扫描）显示视网膜浆液性脱离和视网膜色素上皮不规则病变。这些发现，连同 B 扫描和分割图上的其他发现，与荧光素血管造影渗漏区病变位置一致[184, 185]。OCT 显示 CSC 患者的视力预后与视网膜形态改变有关。

Mastsumoto 等[186, 187] 发现，CSC 患者的视觉预后与保留外核层厚度和光受体 IS/OS 的连续性相关。外核层厚度与视力呈正相关。IS/OS 层的不连续性在外核层较薄、视力较低的眼中普遍存在[187]。Ojima 等[186] 报道，视网膜脱离后的感光层发生微结构变化，ELM 和感光层的可视化与视觉功能相关。中心凹厚度可以预测 CSC 患者的视觉结果[178]。已观察到中心凹厚度和视力与症状持续时间、中心凹衰减和萎缩成正比，这可能是光感受器和 RPE 细胞长期不接触的结果[175]。

CSC 中的增强深度成像 OCT　Enhanced-Depth Imaging OCT in CSC

传统的 SD-OCT 对脉络膜的成像能力有限，因为 RPE 内的色素颗粒散射，脉络膜内的色素和血液散射，而且通常与 SD-OCT 仪器灵敏度的深度依赖性下降有关[40]。有一种改善脉络膜成像的方法，称为 EDI OCT，表明 CSC 患眼的脉络膜比正常眼厚得多（图 3-29）[188]，与年龄匹配的正常眼相比，CSC 患者的对侧眼脉络膜也较厚[189]。Maruko 等报道了 CSC 中脉络膜增厚和 ICG 血管造影中脉络膜血管通透性增高的关系[190]。

维替泊芬光动力疗法（PDT）是治疗 CSC 眼渗漏及视网膜下液的有效方法之一。Maruko 等[190] 报道，即使液体吸收，用局灶激光治疗的眼睛脉络膜厚度也没有变化，但是用维替泊芬光动力疗法治疗的眼睛通过 SD-OCT 成像显示脉络膜厚度降低，并且在 ICG 血管造影中看到脉络膜高透性降低。光动力学治疗后脉络膜的变化可能反映出更正常的脉络膜通透性。

（四）囊样黄斑水肿 Cystoid Macular Edema

囊样黄斑水肿（cystoid macular edema，CME）是糖尿病视网膜病变、视网膜静脉阻塞、CNV、视网膜营养不良、葡萄膜炎及眼内手术后视力下降的重要原因。不管潜在的病因是什么，CME 在 OCT 表现为视网膜增厚，视网膜内腔的反射率降低（图 3-30）。

据估计，1%~2% 的白内障摘除患者中有临床意义的人工晶体眼 CME 发生[191, 192]。由手术引起的炎症成分及由扰动玻璃体引起的机械力是导致这些患者黄斑改变的原因[193, 194]。仅根据眼底检查诊断 CME 是有挑战的，通常通过荧光素血管造影成像显示典型的花瓣状渗漏模式，或 OCT 成像来明确。OCT 具有快速无创成像技术的优点，它还可以提供黄斑厚度的定量评估，用于监测临床进程和做出治疗决定。

（五）糖尿病视网膜病变 Diabetic Retinopathy

糖尿病视网膜病变（diabetic retinopathy，DR）是美国 65 岁以下人群致盲的主要原因，糖尿病黄斑水肿（diabetic macular edema，DME）是这些患者视力下降的主要原因[195, 196]。糖尿病视网膜病变可分为非增殖性糖尿病视网膜病变（nonproliferative diabetic retinopathy，NPDR）和增殖性糖尿病视网膜病变（proliferative diabetic retinopathy，PDR）。

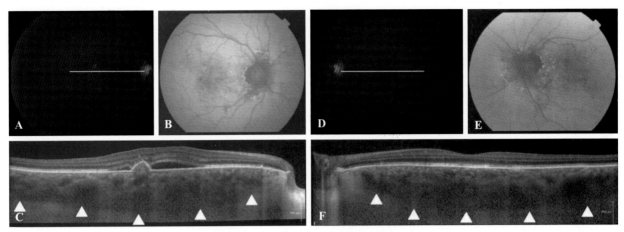

▲ 图 3-29　中心性浆液性脉络膜视网膜病变

A. 右眼彩色照片显示视网膜隆起区有色素改变，白线代表 B 扫描位置；B. 眼底自发荧光表现为高荧光区和低荧光区；C. 光谱域光相干断层扫描是一种增强的深度成像技术，显示神经感觉层视网膜的浆液性脱离，伴有色素上皮脱离、视网膜色素上皮改变、脱离视网膜后颗粒状外观和增厚的脉络膜（箭头代表脉络膜的外边界）；D. 左眼彩色照片显示色素改变，无视网膜隆起，白线表示 B 扫描位置；E. 眼底自发荧光表现为高荧光区和低荧光区；F. SD-OCT，增强的深度成像，显示一个增厚的脉络膜（箭头代表脉络膜的边界），没有神经感觉层视网膜的浆液性脱离

1. 非增殖性糖尿病视网膜病变与糖尿病黄斑水肿 Nonproliferative Diabetic Retinopathy and Diabetic Macular Edema

OCT 在 DME 治疗中的重要作用涉及评估视网膜病理学，包括视网膜厚度、CME、视网膜内渗出物、玻璃体 - 黄斑界面异常、视网膜下液和感光器 IS/OS 连接异常。OCT 在监测激光、玻璃体内药物治疗和玻璃体视网膜手术对 DME 治疗的反应方面也很重要。生物显微镜或彩色眼底成像很难诊断黄斑水肿，特别是在轻度水肿的情况下[197-199]。有人建议 OCT 测量可能比彩色眼底成像更敏感，更能反映视网膜厚度的真实变化，支持使用 OCT 作为记录视网膜厚度的主要方法。然而，OCT 比眼底成像更不适合记录糖尿病视网膜病变其他形态特征的位置和严重程度，如硬性渗出物、视网膜出血、微动脉瘤和血管异常。此外，OCT 无法提供总体视网膜病变严重程度的信息，因此彩色照片仍然是金标准[200-203]。

OCT 可以用来区分视网膜轮廓和厚度正常的患者，尽管有广泛的血管病变和早期视网膜水肿。一般来说，DME 可分为几种类型：弥漫性视网膜增厚、CME、浆液性视网膜脱离或视网膜下液及玻璃体黄斑界面异常[204-206]。弥漫性视网膜增厚通常被定义为视网膜海绵状肿胀，与正常视网膜相比，弥

漫性视网膜增厚具有广泛的、不均匀的、轻度的低反射。CME 的特征是存在低反射的视网膜内囊样区，通常由高反射膜隔开（图 3-31）。OCT 将浆液性视网膜脱离定义为在低反射隆起空间上的神经感觉层视网膜的局部隆起。脱离视网膜的后界通常是高反射的，这有助于区分视网膜下液和视网膜内液。玻璃体黄斑界面异常包括 ERM、VMT 或两者兼而有之。临床上与视网膜渗出物相对应的视网膜内局灶性高反射在上述所有疾病中都是常见的。

OCT 在监测 DME 患者的预后和治疗反应方面已被广泛接受。在 OCT 成像之前，视网膜中央厚度的精确监测是不可能的。ETDRS 为 DME 患者的激光治疗提供了指导[207-209]。虽然 OCT 在该研究中不可用，但定量视网膜厚度图可用于指导激光治疗，可能比单独使用生物显微镜更好。在药物治疗时代，许多药物如曲安奈德和抗血管内皮生长因子药物（ranibizumab 和 bevacizumab）已被研究用于治疗 DME。在这些研究中，OCT 在确定视网膜厚度和治疗反应方面发挥了重要作用[210, 211]。已证明，在不同 OCT 模式上 DME 患者的治疗反应的显示是不同的[212]。与 CME、视网膜下积液或玻璃体视网膜界面异常的患者相比，弥漫性视网膜增厚患者的视网膜厚度可能会更大程度地减少，视力也会有更

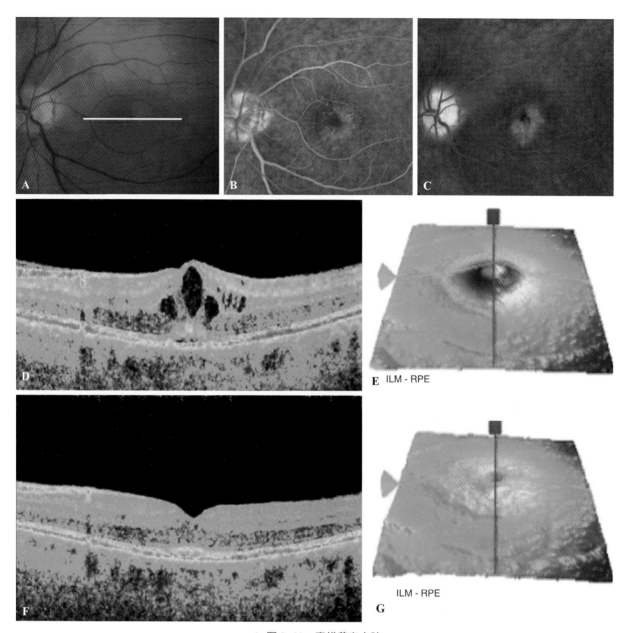

▲ 图 3-30　囊样黄斑水肿

一位 64 岁男性的左眼在超声乳化术后 30 天。视力为 20/50。A. 有一些囊性改变的彩色眼底图像：白线代表 B 扫描的位置；B 和 C. 荧光素血管造影显示典型的花瓣样渗漏模式；D. B 扫描显示视网膜内囊肿为视网膜内低反射间隙；E. 视网膜厚度图显示由于囊肿的存在而增加的视网膜厚度；F 和 G. 同一患者，在用局部非甾体抗炎药治疗 45 天后。视网膜厚度下降，视网膜内囊肿消失

大的提高[212, 213]。

在 DME 患者中，尤其是在局部激光或药物治疗后持续性水肿的患眼中，黄斑牵引已越来越受到重视。这些患者的临床表现通常是后玻璃体增厚，伴有弥漫性荧光素渗漏。单独使用临床检查很难识别这种情况。这在 OCT 成像中很容易识别为弥漫性囊状视网膜增厚、出现中心凹轮廓变平和增厚的高反射线性玻璃体视网膜界面。OCT 检查也很容易发现临床检查中无法确定的局部玻璃体视网膜粘连[214, 215]。这些发现可指导决定是否进行扁平部玻璃体切除术和膜剥除术[216]。

此外，SD-OCT 轴向分辨率的提高增强了评估中心凹微结构异常的能力，包括感光器 IS/OS 连结或 EZ，这可能揭示了对黄斑光感受器的损伤。一些研究表明，完整的 IS/OS 连接或 EZ 可以预测在 DME 治疗后患者的视力更好[217-219]。

2. 增殖期糖尿病视网膜病变 Proliferative Diabetic Retinopathy

OCT 成像可将 PDR 显示为视网膜前的高反射带，与视网膜前纤维血管或纤维胶质增生一致。弥漫性视网膜增厚、扭曲和视网膜轮廓不规则也可能由于这些视网膜前膜的收缩而发生。相关的牵引性视网膜脱离也可以被观察到。OCT 成像有助于确定牵引部分的范围及中心凹是否受累，有助于决定手术干预（图 3-32）[30]。手术的决定通常取决于牵引的渐进性和牵引对黄斑的影响程度。

（六）视网膜静脉阻塞 Retinal Vein Occlusion

视网膜静脉阻塞（retinal vein occlusion，RVO）被定义为视网膜血管疾病，其特征是视网膜静脉充血和扩张，继发性视网膜内出血和视网膜内（和部

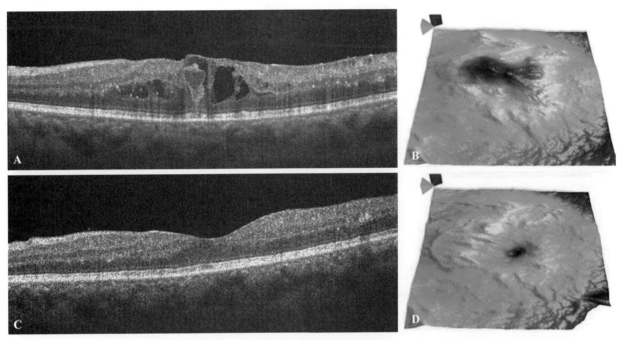

▲ 图 3-31 糖尿病黄斑水肿

43 岁女性 2 型糖尿病合并右眼中度非增殖性糖尿病视网膜病变。A 和 B. B 扫描和视网膜厚度图显示弥漫性黄斑水肿和视网膜内囊肿，视网膜厚度增加；C 和 D. 经 3 个月强化血糖控制和局部激光治疗后，同一患者的 B 扫描和（D）视网膜厚度图。视网膜内囊肿消失，视网膜厚度图显示视网膜厚度明显下降

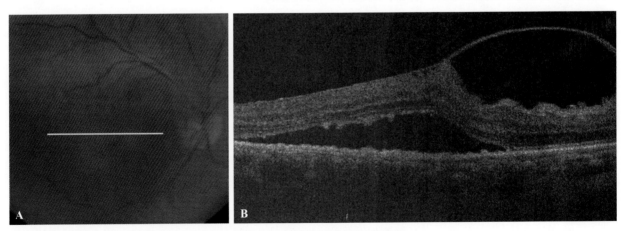

▲ 图 3-32 糖尿病牵引性视网膜脱离

A. 72 岁增殖性糖尿病视网膜病变患者右眼彩色眼底图像；B. 同一患者的中心凹 B 扫描显示一个厚的后玻璃体扭曲了视网膜结构，伴有视网膜牵引和网膜下液体积聚

分视网膜下）液、视网膜缺血，包括棉絮斑和视网膜渗出[220]。视网膜静脉阻塞很常见，通常分为视网膜中央静脉阻塞和视网膜分支静脉阻塞，一旦黄斑水肿累及中心凹区域，可能影响中心视力。

在视网膜静脉阻塞中，OCT 可以显示视网膜厚度增加形成的视网膜内囊腔，通常与神经感觉视网膜的浆膜脱离有关。视网膜囊腔数量多且融合，形成大的中央囊样间隙，可以形成继发性改变如玻璃体黄斑粘连、ERM 和视网膜后层高反射（对应于 RPE 的萎缩或纤维化）、视网膜下物质积聚、视网膜下纤维化、板层黄斑孔形成、视网膜内脂质渗出和视网膜内出血（图 3-33）。

Ota 等报道，视网膜分支静脉阻塞时，视功能和视力恢复与中央黄斑的厚度相关，与中心凹的光感受器内外节段的完整性相关[221]。SD-OCT 成像有助于量化 CME。液体的积聚主要位于视网膜层内或视网膜下间隙[222]。抗血管内皮生长因子疗法越来

越多地用于治疗视网膜静脉阻塞患者的黄斑水肿。尽管如此，仍有相当一部分的患者在接受治疗后仍然视力低下。一些研究表明，低视力与治疗后或自然病程中的功能预后不良有关（图 3-34）。SD-OCT 可以基于神经感觉视网膜的完整性来预测视力。

（七）视网膜中央动脉阻塞 Central Retinal Artery Occlusion

视网膜中央动脉阻塞（central retinal artery occlusion）在 OCT 图像上表现出明显的改变。在急性期，OCT 图像显示内层视网膜的反射率和厚度增加，外层视网膜和 RPE/ 脉络膜毛细血管层的反射率相应降低。随访 OCT 图像显示，与基线 OCT 图像相比，内层视网膜的反射率和厚度降低，外层视网膜和 RPE/ 脉络膜毛细血管层的反射率相应增加，提示神经感觉视网膜广泛萎缩是一种迟发性改变。因此，OCT 的使用可能有助于快速识别急性和慢性

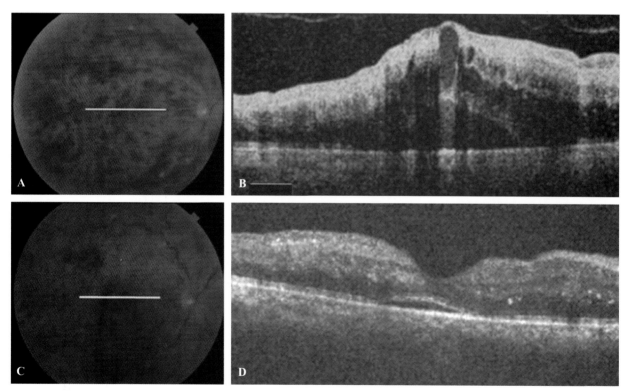

▲ 图 3-33 视网膜中央静脉阻塞

A. 右眼彩色照片显示视盘水肿，视网膜静脉迂曲、扩张，所有象限均有散在的视网膜内出血。黄斑水肿：白线代表 B 扫描的位置；B. 通过中心凹获得的光谱域光相干断层扫描显示了正常中心凹轮廓的丧失和明显的弥漫性视网膜增厚。内层视网膜可见大面积低反射区域，与囊性液体集聚和水肿相一致。在中心凹下方观察到神经感觉性视网膜脱离伴视网膜下液；C. 注射贝伐单抗 1 个月后右眼彩色照片显示，所有象限视网膜静脉迂曲、扩张，视网膜内出血分散：白线代表 B 扫描区域；D. SD-OCT 显示黄斑水肿几乎完全消失，少量视网膜下液残留。正常中心凹轮廓改善，视网膜增厚和水肿减轻。视网膜内反射率高的区域与出血相一致

视网膜中央动脉阻塞。视网膜中央动脉阻塞患者的 OCT 图像与已知的组织病理学变化密切相关。急性视网膜中央动脉阻塞后的组织学显示视网膜变化仅限于神经纤维层和神经节细胞层。脉络膜血管供应的较深视网膜层中可见明显的神经节细胞损失和内层视网膜弥漫性水肿，但变化不大。OCT 图像提供了视网膜中央动脉闭塞后视网膜结构的活体视图。内层视网膜的反射率增加，可能是由于神经节细胞和神经纤维层的混浊，与之前描述的这些层"混浊肿胀（cloudy swelling）"的组织学结果相对应。外层视网膜和 RPE/ 脉络膜毛细血管层的反射率衰减是由于神经节细胞和神经纤维的变化，使得外层视网膜反射的光线减少。这种现象的进一步证据在没有神经节细胞层的中心凹处，当更多的光线通过中心凹时，中心凹正下方的 RPE/ 脉络膜毛细血管层的反射率相对高于 RPE/ 脉络膜毛细血管层的其他区域。OCT 成像的另一个发现是视网膜受影响区域的变薄和萎缩，这在一段时间后发生（图 3-35）[223]。

（八）视网膜分支动脉阻塞 Branch Retinal Artery Occlusion

视网膜分支动脉阻塞（branch retinal artery occlusion）通常是栓子性的。栓子来自颈动脉粥样硬化或心肌血栓。栓子通常位于视网膜中央动脉分岔处，进入视网膜分支动脉。从组织病理学上看，急性视网膜分支动脉闭塞显示相应视网膜象限性缺血，早期表现为内层视网膜水肿，晚期表现为萎缩。SD-OCT 成像显示内层视网膜水肿，包括内核层、内丛状层和神经节细胞层，为厚度增加的高强

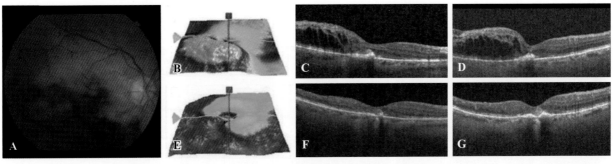

▲ 图 3-34　视网膜分支静脉阻塞

A. 右眼彩色照片显示视网膜静脉迂曲、扩张，视网膜下支静脉阻塞沿血管弓分布呈火焰状出血，黄斑水肿；B. 视网膜厚度图显示视网膜厚度增加；C 和 D. 波谱域光相干断层扫描水平和垂直扫描中心凹，分别显示视网膜明显增厚与囊性液体积聚和水肿一致的内层视网膜低反射区，特别是在外丛状层，内层视网膜层的出血可见高反射；E. 注射贝伐单抗 1 个月后视网膜厚度图，显示视网膜厚度下降。F 和 G. 注射贝伐单抗 1 个月后，分别进行 SD-OCT 水平和垂直扫描中心凹，黄斑水肿完全消失，黄斑中心凹轮廓改善，视网膜厚度降低

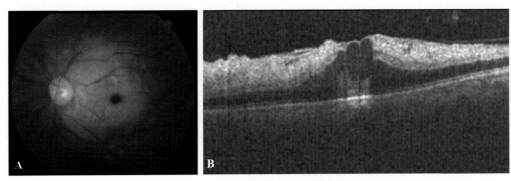

▲ 图 3-35　视网膜中央动脉阻塞

A. 左眼彩色眼底照片呈樱桃红斑点状，后极部眼底视网膜混浊，最明显的在中心凹旁区，视盘颞侧与睫状视网膜动脉未闭相对应的小面积正常视网膜；B. 通过中心凹的光谱域光相干断层扫描显示内层视网膜层厚度增加和高反射率，表明细胞内水肿的存在，由于阴影效应，感光细胞层和视网膜色素上皮层的反射率降低

度带，与未受影响黄斑区相应层的正常反射率和厚度形成对比。长期缺血导致这些层的连续萎缩，每层对潜在的缺氧表现出不同的敏感性。动物实验表明，与其他视网膜神经元相比，视网膜神经节细胞对缺血具有相对的抵抗力[224]。使用 SD-OCT 成像的体内类似发现表明神经节细胞层相对保存，而不是内丛状层和内核层变薄（图 3-36）[225]。

旁中心急性中层黄斑病变 Paracentral Acute Middle Maculopathy

最近，Sarraf 及其同事描述了视网膜深层毛细血管选择性缺血的表现，这种缺血可导致视网膜中层的局部梗死，特别是在内核层的水平[226]。这种被称为旁中心急性中层黄斑病变（paracentral acute middle maculopathy，PAMM）的病变，可能与各种各样的视网膜血管疾病和全身性疾病有关，患者常表现为急性暗点。急性期的 OCT 成像显示，随着时间的推移，内核层的反射率增加，这一层逐渐变薄，这与神经纤维层梗死或棉絮斑在内层视网膜观察到的情况非常相似。

五、OCT 血管造影 OCT Angiography

OCT 血管造影（OCT angiography，OCTA）是一种通过分析在同一位置重复进行 B 扫描引起的强度和（或）相位信号变化来观察红细胞运动的方法。其他名称基本上指的是 OCT 的各种方法，包括 OCT 微血管造影（OCT microangiography，OMAG）或分割频谱振幅去相关血管造影（split-spectrum amplitude decorrelation angiography，SSADA）[227, 228]。OCTA 不需要染料注射，是无创的检查方法。一般来说，OCTA 系统可以分为基于谱域（SD-OCT）和扫频源（swept-source，SS-OCT）系统。美国食品药品管理局批准的第一个 SD-OCT 系统是 ZeissAngioplex™ OCT 血管造影仪，而第一个获准在美国境外使用的系统是 OptoVue Angiovue 系统。然而，OCTA 仪器将在未来几年内从多个供应商处获得商业化。与 SD-OCT 系统相比，SS-OCT 系统更快的扫描速度和更深的脉络膜穿透应允许更大的扫描区域和更好地显示脉络膜微血管。

OCTA 区分来自静止组织和运动组织的散射信号，以成像视网膜和脉络膜中的微血管血流。来自静态组织的光散射随时间稳定，而来自运动粒子（如红细胞）的光散射随时间随机变化。OCTA 评估在同一位置进行的多次 B 扫描中，这些红细胞运动引起强度和（或）相位变化。

OCTA 可以从视网膜和脉络膜内解析分层特异性的微血管细节[229-231]。下文显示了视网膜和脉络膜内正常毛细血管网络的高分辨率图像（图 3-37 和图 3-38）。OCTA 图像显示毛细血管细节，接近组织学研究的分辨率。此外，首次用 OCTA 在活体人眼中描述了黄斑中心、颞侧黄斑和视盘周围视网膜之间正常视网膜毛细血管密度的变化。利用 OCTA 估算浅层和深层毛细血管丛的视网膜血管密度也与人体尸体组织学研究相一致，表明 OCTA 具有很高的空间分辨率。用 OCTA 和荧光素血管造影对正常人的视乳头周围毛细血管网进行比较，发现 OCTA 图像比 FA 图像更能显示视乳头周围毛细血管网。OCTA 还被用来评估闪光刺激健康人视网膜后血流的变化[232]，这可能有助于评估糖尿病和青光眼患者的功能缺陷，已知这些疾病的患者对闪光有已知的异常血管反应。

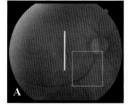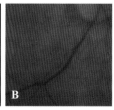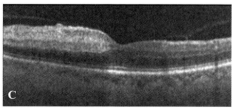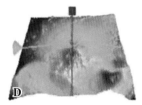

▲ 图 3-36　视网膜分支动脉阻塞

A. 右眼彩色照片显示视网膜颞下小动脉分布的白化区域；白色垂直线代表 B 扫描的位置，正方形虚线代表小动脉内被放大的栓子区域；B. 在视神经旁的视网膜下小动脉可见栓子；C. 波谱域光相干断层扫描通过中心凹垂直扫描显示中心凹下区内层视网膜的厚度增加和高反射，表明存在细胞内水肿，感光细胞和视网膜色素上皮层的反射降低，中心凹区光学反射率的不对称性是一个重要的发现，中心凹上区的 OCT 表现正常；D. 视网膜厚度图显示中心凹区下方厚度增加

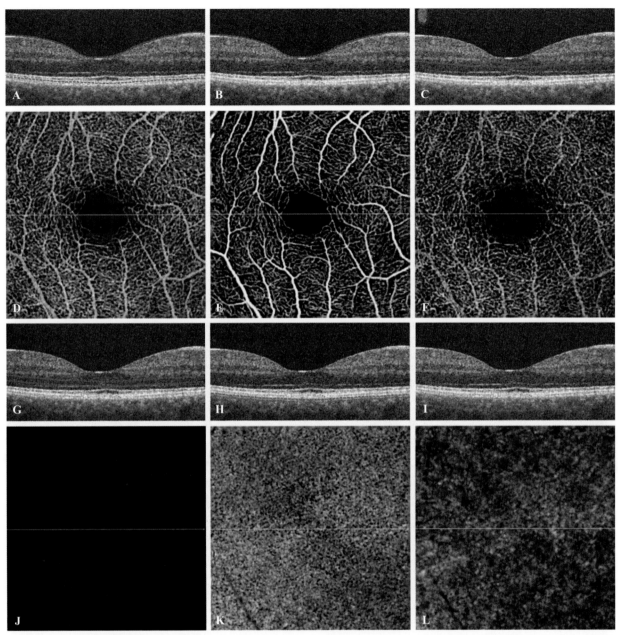

▲ 图 3-37　正常视网膜的光相干断层扫描血管造影，其中 B 扫描包含与 Zeiss Cirrus HD-OCT 血管丛 OCT 血管造影仪 3mm×3mm en face 血流图像相对应的分割线

A 和 B. 全视网膜 B 扫描和彩色编码深度 en face 血流图像；C 和 D. 视网膜浅层 en face 血流图像的 B 扫描分割；E 和 F. 用 en face 深部视网膜血流图像进行 B 扫描分割；G 和 H. en face 无血管视网膜血流图像的 B 扫描分割；I 和 J. en face 脉络膜毛细血管血流图像的 B 扫描分割；K 和 L. en face 脉络膜血流图像的 B 扫描分割

（一）OCTA 在视网膜血管疾病中的应用 OCTA in Retinal Vascular Disease

OCTA 应用最常见的视网膜血管疾病是评估糖尿病视网膜病变的微血管病理学（图 3-39）[231, 233]。流行病学研究表明，糖尿病视网膜病变的临床可见症状需要多年才能显现，本文的另一章对此进行了详细回顾。然而，亚临床变化很可能早于众所周知的临床表现。这些微观变化在标准检眼镜或眼底摄影中看不到。在绝大多数病例中，荧光素血管造影在评估视力正常的亚临床患者时没有临床表现。此外，荧光素血管造影不足以分辨深部毛细血管丛，即使在最佳情况下也会明显低估毛细血管密度 [234]。因此，检测糖尿病视网膜病变早期变化的主要障碍

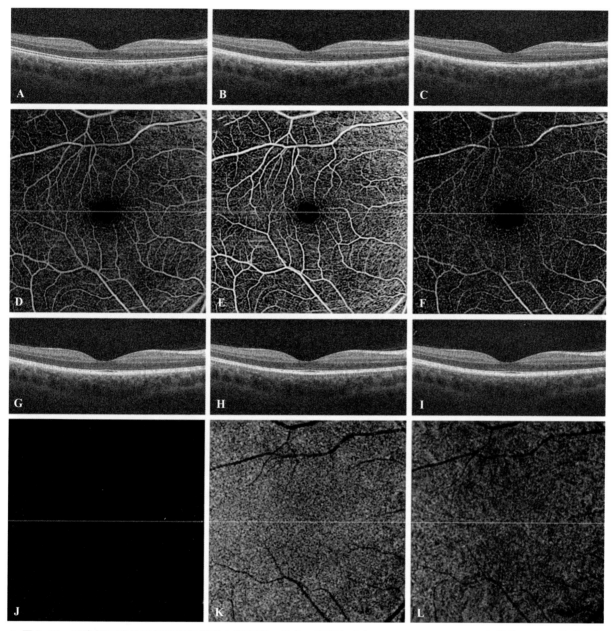

▲ 图 3-38　正常视网膜的光相干断层扫描血管造影，其中 B 扫描包含与 Zeiss Cirrus HD-OCT 血管丛 OCT 血管造影仪
6mm×6mm en face 血流图像相对应的分割线
A 和 B. 全视网膜 B 扫描和彩色编码深度 en face 血流图像；C 和 D. En face 视网膜浅层血流图像的 B 扫描分割；E 和 F. en face 深部
视网膜血流图像进行 B 扫描分割；G 和 H. En face 无血管视网膜血流图像的 B 扫描分割；I 和 J. En face 脉络膜毛细血管血流图像的
B 扫描分割；K 和 L. En face 脉络膜血流图像的 B 扫描分割

之一是缺乏适当的成像方法。OCTA 具有良好的空
间分辨率，可以对视网膜中最细的毛细血管进行
一致而清晰的成像，通常可以与组织学相媲美[233]。
由于这种良好的空间分辨率，OCTA 有潜力检测糖
尿病视网膜病变中新的亚临床微血管变化。

　　OCTA 可用来描述与糖尿病视网膜病变相关的
典型变化[231, 233, 235-238]。例如 OCTA 可检测糖尿病

视网膜病变的许多关键特征，包括毛细血管灌注受
损区域、棉絮斑、视网膜内微动脉瘤异常和新生血
管。基于 OCTA 的毛细血管密度测量与糖尿病视网
膜病变的临床分期也密切相关，并可能在不久的将
来提供定量分级方案。定量 OCTA 的未来进展可用
于更好地描述毛细血管灌注受损的区域、新生血管
的活性，也可用于检测糖尿病视网膜病变的早期发

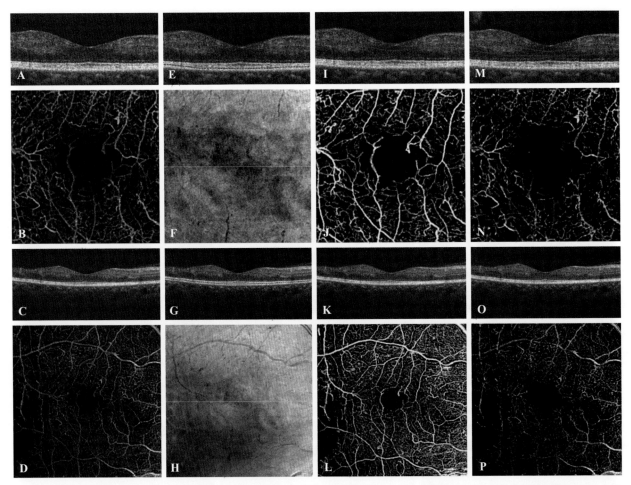

▲ 图 3-39　**Zeiss Cirrus HD-OCT 光相干断层血管造影仪的糖尿病视网膜 en face 血流图像，3mm×3mm 和 6mm×6mm 全视网膜彩色编码深度血流图、视网膜总强度图、视网膜浅层血流图和视网膜深层血流图**

A. 3mm 水平 B 扫描通过中心凹对应 B；B. 3mm×3mm 视网膜彩色编码深度血流图；C 和 D. 6mm 水平 B 扫描，通过与（D）相对应的中心凹；D. 6mm×6mm 扫描，视网膜彩色编码深度血流图；E 和 F. 通过中心凹的 3mm 水平 B 扫描，分割线勾勒出全层视网膜强度图，如（F）3mm×3mm 全层视网膜强度图像所示；G 和 H. 中心凹 6mm 水平 B 扫描，分割线勾勒出全层视网膜强度层，如（H）6mm×6mm 总视网膜强度图像所示；I 和 J. 中心凹 3mm 水平 B 扫描，分割线勾勒视网膜浅层，见（J）3mm×3mm 视网膜浅层血流图像；K 和 L. 中心凹 6mm 水平 B 扫描，分割线勾勒出视网膜浅层，如（L）6×6mm 视网膜浅层血流图像；M. 通过中心凹的 3mm 水平 B 扫描，分割线勾勒出深层视网膜；N. 3mm×3mm 深层视网膜血流图；O. 通过中心凹 6mm 水平 B 扫描，分割线勾勒出深层视网膜；P. 6mm×6mm 深层视网膜血流图

现，如中心凹无血管区面积的大小[235, 236]。这些发现的临床效用尚未确定，但可能 OCTA 将使临床医师比常规临床检查和荧光素血管造影更早地检测细微的微血管变化。

　　与 OCTA 可以帮助描述和提高糖尿病视网膜病变微血管变化准确性的方法大致相同，OCTA 可能会在视网膜静脉阻塞和视网膜动脉阻塞等视网膜血管疾病中起到作用[239]。例如，OCTA 可以检测视网膜静脉阻塞的许多关键特征，包括毛细血管灌注区受损、血管分流和某些类型的视网膜内水肿

（图 3-40）。量化这些临床发现可以更好地进行疾病进展的临床评估，并可能有助于疾病管理，但这仍然有待证明。此外，OCTA 图像允许以特定于层的方式详细定位发现，这在过去是不可能的。例如，"树枝状（twig）" 视网膜静脉阻塞的 OCTA 图像显示视网膜内出血主要发生在视网膜中层毛细血管丛中[239]。这一发现证实了早期的组织病理学发现，并证明 OCTA 作为体内光学活检的敏感性。

　　一种不太常见的视网膜血管疾病，但是是 OCTA 成像的理想疾病类型，即黄斑毛细血管

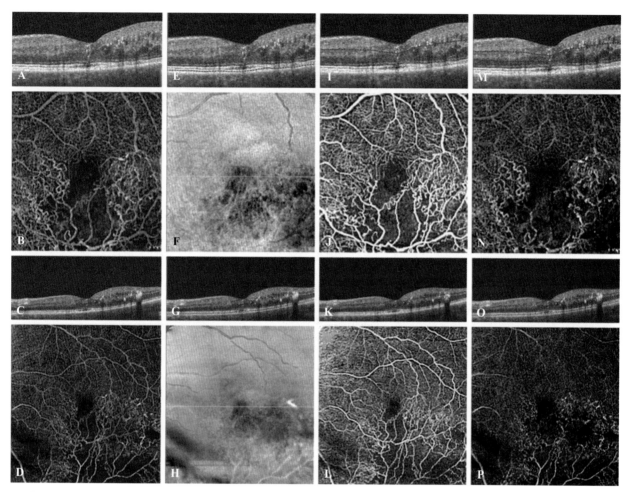

▲ 图 3-40　Zeiss Cirrus HD-OCT 光相干断层血管造影仪的视网膜分支静脉阻塞 en face 血流图像，3mm×3mm 和 6mm×6mm 全视网膜彩色编码深度血流图、视网膜总强度图、视网膜浅层血流图和视网膜深层血流图

A. 3mm 水平 B 扫描通过中心凹对应（B）；B. 3mm×3mm 总视网膜彩色编码深度流图；C. 6mm 水平 B 扫描通过中心凹对应于（D）；D. 6mm×6mm 扫描视网膜总色标深度流图；E 和 F. 通过中心凹的 3mm 水平 B 扫描，分割线勾勒出总视网膜强度层，如（F）3mm×3mm 总视网膜强度图；G 和 H. 中心凹 6mm 水平 B 扫描，分割线勾勒出总视网膜强度层，如（H）6mm×6mm 总视网膜强度图；I 和 J. 中心凹 3mm 水平 B 扫描，分割线勾勒浅层视网膜，见（J）3mm×3mm 视网膜浅层血流图；K 和 L. 中心凹 6mm 水平 B 扫描，分割线勾勒出浅层视网膜，如（L）6mm×6mm 视网膜浅层血流图；M 和 N. 通过中心凹的 3 mm 水平 B 扫描，分割线勾勒出深层视网膜，如（N）3mm×3mm 深层视网膜血流图；O 和 P. 通过中心凹 6mm 水平 B 扫描，分割线勾勒出深层视网膜，如（P）6mm×6mm 深层视网膜层血流图

扩张症 2 型（macular telangiectasia type 2，MacTel2）（图 3-41）[240, 241]。这种疾病之所以是理想的，因为它包含在黄斑中心 3mm×3mm 扫描区域内，高扫描密度可以获得最佳图像质量。此外，该病还涉及视网膜中心凹周围各层的微血管变化，并在增殖晚期进展到视网膜下和脉络膜新生血管。最早的微血管改变发生在颞侧深部毛细血管丛，然后扩散到浅部毛细血管丛，然后沿中心凹周围扩散。当视网膜毛细血管层之间形成异常吻合时，视网膜萎缩，微血管系统在无血管的外层视网膜中形成。在

MacTel2 的晚期，新生血管出现在外层视网膜，并与视网膜和脉络膜循环相通。

OCT 的缺点之一是它的视野有限。扫描范围的增加导致扫描时间过长或扫描密度降低，从而导致分辨率降低。然而，随着眼动跟踪系统的使用和对多个 3mm×3mm 或 6mm×6mm 图像进行多层处理的能力，可以获得更广阔的视野，这在视网膜血管疾病中可能特别有用。随着具有更高扫描速度的仪器的引入，可以获得更宽的视野[242]。

OCTA 的其他主要局限性包括运动伪影、分层

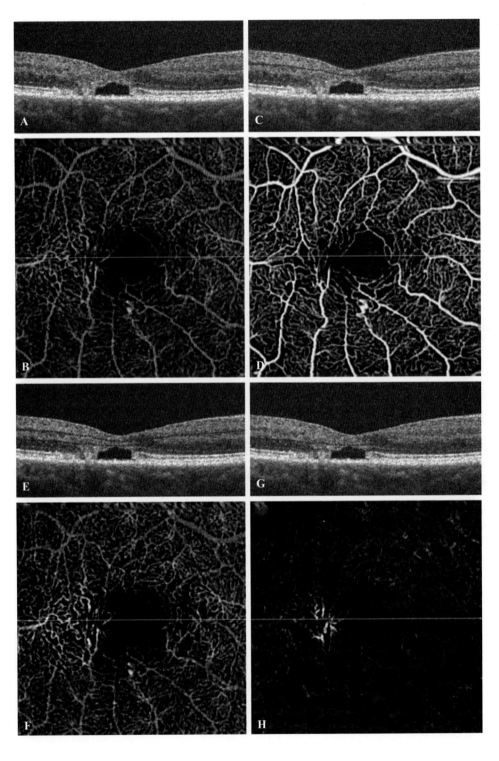

◀ 图 3-41 **Zeiss Cirrus HD-OCT** 光相干断层血管造影仪的 **2** 型黄斑毛细血管扩张症 **en face** 血流图，**en face** 全视网膜彩色编码深度血流图像、视网膜浅层血流图像、视网膜深层血流图像和无血管视网膜层血流图像（**3mm×3mm** 扫描）

A、C、E 和 G. B 扫描，分割线勾勒图层；B. en face 全层视网膜彩色编码深度流图像；D. 浅层视网膜血流图；F. 深层视网膜血流图像；H. 无血管层血流图

错误和扫描不一致，特别是在疾病背景下，覆盖在视网膜血管结构的投影伪影。尽管同时观看 en face OCTA 和 OCT 的 B 扫描可能会有所帮助，但这些伪影在准确解释 OCTA 图像方面会面临重大挑战。希望未来 OCTA 处理算法的进展能够解决这些局限性。

（二）OCTA 在年龄相关性黄斑变性中的应用
OCTA in Age-Related Macular Degeneration

OCTA 为我们提供了一种独特的能力，可以随着时间的推移监测 AMD 患者的血管系统。传统基于强度的 SD-OCT 提供了光感受器和 RPE 的解剖细节图像，并向我们展示了 GA 形成之前的结构变化。然而，随着对 AMD 发病机制的日益关注，一个基本的争论是 AMD 是否是光感受器细胞、RPE 或是脉络膜毛细血管的原发性疾病，或者是一种疾病，是由三层结构之间的编排失调引起的，在不同的患者中，某个特定的层次扮演着更重要的角色，这取决于他们的基因、环境和整体健康状况。虽然结构 OCT 为我们提供了有关 AMD 解剖特征的详细信息，但它并没有为我们提供一种评估脉络膜毛细血管的方法。因此，AMD 结果中疾病进展的图像是不完全的。例如，我们不知道光感受器的丧失是继发于 RPE 功能障碍还是原发性的。此外，如果 RPE 功能障碍先于光感受器丧失，是原发性 RPE 异常还是继发于脉络膜毛细血管丧失。到目前为止，我们还无法解开这三层之间相互依赖的关系网，因为我们只能在活体内测量光感受器和 RPE 的解剖和功能变化，但无法在活体内观察到脉络膜毛细血管的变化，只能依靠体外标本进行推断。为了解开疾病发展的奥秘，我们需要了解黄斑的解剖和功能变化的时间序列。OCTA 可以明确脉络膜毛细管在疾病进展中的作用。随着 OCT 血管造影技术的出现，现在也可以看到干性 AMD[243-245] 中发生的血管变化。

OCTA 提供视网膜和脉络膜血管系统的三维深度分辨率图像，使我们能够独立评估视网膜内层、外层和脉络膜毛细血管层，并将血管变化与断面 OCT 扫描记录的结构变化联系起来。此外，SS-OCT 技术的应用能更好地显示脉络膜毛细血管，因为它具有较低的灵敏度，随着深度和波长的延长，可以更好地穿透 RPE 以下的图像[246-250]。SS-OCT 还可以支持比 SD-OCT 更快的 A 扫描采集速率。SS-OCT 中更快的采集速度尤其重要，因为 OCTA 依赖于眼睛中连续采集的 OCT B 扫描之间的去相干[251, 252]。因此，采集速度迫使 OCTA 在数据集中成像时间、视网膜覆盖率和像素密度之间的权衡。更高的采集速度还支持具有多次重复 B 扫描的 OCTA 协议，并使用可以检测血流损伤的技术，如可变扫描间隔时间分析（variable inter-scan time analysis，VISTA），下面将详细解释[253, 254]。

1. 早期 AMD Early AMD

早期和中期 AMD 的特点是有 drusen 和色素异常，但尚不清楚是否在这些阶段发生了脉络膜毛细血管的变化。结构 OCT 图像上可以看到 drusen 和 RPE 的变化[255]。随着 OCTA 的出现，现在可以看到活体视网膜和脉络膜毛细血管的微血管结构，并将微血管变化与视网膜和 RPE 的结构变化联系起来[229, 243]。

与预期的一样，AMD 早期视网膜血管系统没有明显变化。然而，脉络膜毛细血管的 OCTA 显示的变化超出了单凭老化就能看到的变化。正常眼脉络膜毛细血管 OCTA 成像呈致密均匀网状，黄斑区形态精细，接近 OCT 成像的横向分辨率极限。更多的脉络膜毛细血管外周 OCTA 像显示出小叶结构，与血管形态研究中已知的血管结构一致，使用以 840nm 波长为中心的 SD-OCT 和以 1050nm 波长为中心的 SS-OCT 观察到这些图案。随着年龄的增长，脉络膜毛细血管的密度可能会降低，然而，脉管系统仍然呈现均匀而规则的形态。

早期非新生血管性 AMD 眼的 OCTA 图像显示，与年龄匹配的正常对照组相比，脉络膜毛细血管密度普遍降低，并伴有脉络膜毛细血管局部丢失或血流受损。脉络膜毛细血管水平的暗斑与脉络膜毛细血管丢失相对应，有时可伴有较大的脉络膜血管移位到之前由脉络膜毛细血管占据的空间。在更严重的病例里，这些变化变得更加明显。这与组织病理学研究一致，组织病理学研究发现，drusen 形成于无毛细血管腔的区域，并延伸至毛细血管间柱。组织病理学研究显示[256-258]，drusen 密度增加与脉络膜毛细血管密度降低相对应[258]。En face 结构 OCT B 扫描分析早期 AMD 的图像也显示，与正常眼相比，可见的脉络膜毛细血管减少，但随着 drusen 下 OCT 信号强度的降低，很难区分信号丢失和脉络膜毛细血管丢失[259]。

尽管在 SD-OCT 和 SS-OCT 图像中都可以看到这些脉络膜密度的变化，但 SS-OCT 系统能够更好地穿透脉络膜，因此能够更可靠地显示脉络膜。在 SD-OCT 系统中，drusen 和 RPE 的变化更容易引起信号衰减阴影。为了获得 OCT 图像，需要很强的结构 OCT 信号，阴影会在脉络膜毛细血管的水平上造成 en face OCT 上的暗区，这是信号差的结果，而不是缺乏血流。这些阴影区域（与灌注减少相反）可通过同时查看脉络膜和 OCTA 水平的 en face OCT 强度图像及检查可疑脉络膜病变区域的横截面 OCT 图像来识别。阴影区域在 OCT 强度图像和血管造影图像上都会显示为黑色暗区，而血流量减少的区域在强度图像上会显示为正常，但在 en face OCTA 图像上会显示为黑色。由于阴影区域在 SD-OCT 图像中比在 SS-OCT 图像中更为普遍，因此在 SS-OCT 图像上评估脉络膜管血流丢失比在 SD-OCT 图像上更容易。

2. 晚期干性 AMD Late Dry AMD

在 GA 患者中，OCTA 显示 GA 区域下的脉络膜毛细血管血流消失。在这些脉络膜改变区域中，较大的脉络膜血管可能移位到通常由脉络膜毛细血管占据的区域，并且可以在通常可见脉络膜毛细血管的深度水平上的 en face OCTA 图像上看到。尽管较大的脉络膜血管系统通常在 SD-OCT 图像上显示为深色暗区，因为 SD-OCT 信号的穿透深度减小，在较大脉络膜血管移位的情况下，它们可能表现为显示血流不相关的大而明亮的血管。下图（图 3-42）显示了 GA 患者的 SS-OCTA 图像（图 3-42A）和眼底自发荧光图像（图 3-42B）。在这名患者中，视网膜血管系统没有变化，如在视网膜血管系统水平的 OCTA 上所示（图 3-41C）。在许多情况下，脉络膜毛细血管改变的区域以不对称的方式延伸到 GA 的边缘之外（图 3-42D 和 E）。GA 边缘之外的这些变化可能非常广泛，也可能非常有限和微妙。在少数情况下，脉络膜毛细血管的改变可能仅限于 GA 区域，而不超出该区域。由于这些区域的 RPE 缺失，因此不会减弱 SD-OCT 信号，因此通常可以在谱域和扫频 OCTA 系统上很好地观察到 GA 区域下的变化。然而，尤其是在 RPE 层仍完整的 GA 边缘，用 SD-OCT 可能更难观察到脉络膜毛细血管的变化。

对于 GA 患者的脉络膜毛细血管改变的可视化，有一个争论是其是否真的代表了无血流或仅仅是血流减少。OCTA 通过比较连续 OCT B 扫描图像之间的差异来创建流图像。如果血管中的流速很慢，OCTA 可能无法检测到这种缓慢的流速。此外，如果流速很快，则 OCTA 饱和（快速流显示为白色），无法区分血流量的变化。

因此，OCTA 机器有一个"最慢可检测流量（slowest detectable flow）"或灵敏度阈值，低于该阈值，它们无法检测低速下的流量，以及有一个"最快可分辨流量（fastest distinguishable flow）"或饱和极限，高于该极限时，不同的流速看起来相同。最慢的检测流量取决于重复 B 扫描之间的时间，扫描间隔时间越长，红细胞在 B 扫描之间移动的时间越长，检测流量越低。此外，较长的扫描间隔时间也会减少最快的可分辨流量。当前 SD-OCT 机器的扫描间隔时间约为 5ms，而本文报道的 SS-OCT 原型仪器的扫描间隔时间约为 1.5ms。SD-OCT 和 SS-OCT 仪器的采集速度分别为每秒 70 000 次和 400 000 次 A 扫描。更快的扫描速度允许 SS-OCT 在与 SD-OCT 相同的时间内为 OCTA 扫描协议获取更多的重复 B 扫描，允许在 B 扫描之间生成 OCTA 数据，扫描间隔时间更长，扫描间隔时间更短。从连续 B 扫描（图 3-42D）和每秒钟 B 扫描（图 3-42E）观察相同的区域，有助于我们识别流量受损区域，使用采集速度较慢的仪器和扫描间隔时间较长的 OCTA 可能无法区分这些区域。使用具有可变扫描时间分析（VISTA）的 SS-OCTA，改变最慢可检测流量和最快可识别流量，我们可以证明 GA 边界内的脉络膜毛细血管改变趋向于缓慢流动，可能主要是萎缩，而 GA 边界外的脉络膜毛细血管改变则具有流量损失。图 3-42F 和图 3-42G 为放大图像，当用不同的扫描间隔 OCTA 分析时，它们对应于 GA 边界内的一个区域。在图 3-42G 中，我们可以更好地看到萎缩区域的一些血管中的缓慢血流。然而，与周围的脉络膜毛细血管相比，明显的是，在地图样萎缩区域下有相当大的区域没有血流或血流减少。图 3-42H 和图 3-42I 对应于在不同扫描间隔时间下分析的 GA 边缘区域。图 3-42H 显示了一个具有 1.5ms 扫描间隔时间的 OCTA，而图 3-42I 对应于 3.0ms 扫描间隔时间。随着扫描间隔时间的增加，我们能够更好地观察到，该区域的大部分脉络膜毛细血管改变区域代表缓慢流动，而不是完全的血流丧失。相反，如果仅使用较长的扫描间隔时间（这对于 SD-OCT 仪器来说是典型的）来执行 OCTA，则无法区分血流受损区域。

目前尚不清楚在 GA 患者中脉络膜毛细血管血

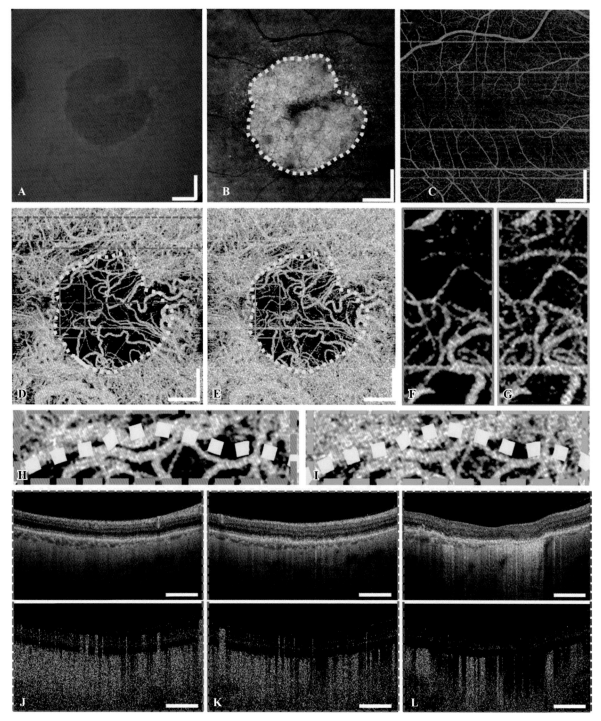

▲ 图 3-42　75 岁年龄相关性黄斑变性伴地图样萎缩患者的眼底自发荧光、光相干断层扫描和光相干断层血流成像

整个 OCT 体积（B）的 FAF（A）和平均 en face 投影清楚地显示了 GA 的区域，由（B）中的黄色虚线轮廓勾勒出来。由于 RPE 萎缩引起的脉络膜光穿透增加，GA 区显得较轻。C. 显示了通过视网膜血管系统的深度的平均 OCTA 体积的 en face 投影，血管系统看起来正常。D. 显示 4.4μm 厚的 en face OCTA 脉络膜毛细血管（CC）单层扫描图，对应于约 1.5ms 的扫描间隔时间。来自（B）的黄色虚线轮廓被叠加，并在其中出现严重的 CC 蚀变。在 GA 边缘外，也可见严重的 CC 蚀变。E. 显示与（D）相同的 4.4μm 厚的 en face OCTA 脉络膜毛细血管图，但对应于约 3.0ms 的扫描时间。注意（D）中去相关信号低的部分区域（E）中去相关信号增加，提示血流受损，而不是萎缩。（D）和（E）的橙色和绿色实心框的放大图分别显示在（F）和（G）中。注意一些在（F）中不可见的脉络膜血管在（G）中变为可见。橙色和绿色虚线框（D）和（E）的放大图分别显示在（H）和（I）中。注意，一些低去相关信号在（H）的区域在（I）中具有较高的去相关信号，表明沿着 GA 边缘的流动受损。（D）中红色、蓝色和紫色水平虚线的 OCT（上）和 OCT（下）B 扫描分别显示在（J）（K）和（L）中。所有比例尺均为 1mm（图片由麻省理工学院 Eric M Moult 提供）

流发生变化的原因。然而，这些变化在脉络膜毛细血管中似乎明显先于常规结构 OCT 成像时这些患者 RPE 和视网膜明显可检测到的萎缩结构变化。这些结果表明 OCTA 检测到细微结构的变化在使用传统的基于强度的 OCT 检测到之前就存在了。需要进一步的纵向研究来更好地描述这些脉络膜毛细血管变化的进展。为了回应关于 GA 发病的主要部位是脉络膜毛细血管还是 RPE 的争论，这些 OCTA 的发现表明，脉络膜毛细血管的改变至少与 GA 的大小有关，而且往往更大，并似乎支持了以下假设：脉络膜层毛细血管的丢失可能先于 RPE 的改变。然而，也有报道称，RPE 和外层视网膜在地图样萎缩区域之外有变化，目前还没有足够的研究来确定 AMD 原发性改变的位置，可能需要使用高分辨率的 SD-OCT 进行更多的研究来证实这些发现。

总之，OCTA 可用于观察干性年龄相关性黄斑变性患者的脉络膜毛细血管的变化。这些变化似乎在疾病的各个阶段都存在。利用高速、长波长的 SS-OCT 进行血管造影，其更好地穿透脉络膜和较高的采集速度，实现了可变的扫描间隔时间分析 OCTA。通过测量最慢可检测血流和最快可分辨血流，我们可以更好地研究干性 AMD 患者脉络膜毛细血管的变化。对脉络膜毛细血管结构和血流损伤的成像能力可能是检测和监测干性 AMD 进展及在针对干性 AMD 疾病进展的临床试验中监测治疗反应的有用工具。

3. 新生血管性 AMD Neovascular AMD

也许 OCTA 最有趣的应用之一是在新生血管性 AMD（neovascular AMD）或湿性 AMD 中，因为用抗血管内皮生长因子药物治疗导致湿性 AMD 中血管系统的快速变化，可以在 OCTA 上连续显示[260, 261]。CNV 在 OCTA 上可以被 SS-OCTA 和 SD-OCTA 系统视为一个异常的、扩张的、扭曲的血管网络，通常在正常无血管外层视网膜（2 型 CNV）或位于 RPE 下（1 型 CNV）[262]（图 3-43 和图 3-44）。CNV 可能被视为类似于水母或类似于海扇的形状，通常具有较大的滋养血管和分支。对含有 CNV 的层进行适当分割，可改善新生血管的可视化（图 3-43）。OCT 血管造影对 CNV 的检测具有很高的敏感性和特异性，并且与传统的多模

式成像具有很高的一致性。然而，大量视网膜内或视网膜下出血的存在会干扰 CNV 的显示[263, 264]。此外，OCTA 还可将测量 CNV 的面积用于在 CNV 的定量评价中。

OCTA 也可以随着时间的推移来随访 CNV 并进行治疗。未经治疗的 CNV 显示许多细的树枝状血管（图 3-44A）。抗血管内皮生长因子治疗后，CNV 的大小明显减小，尤其是 CNV 的细血管退化（图 3-44B）。有趣的是，对多次注射抗血管内皮生长因子的患者的随访显示，即使在小病变中，CNV 中的血管直径也较大，分支点很少，大血管之间有许多血管吻合连接。在这些"长期治疗"的 CNV 中，病灶内的毛细血管很少。因此，有人推测，抗血管内皮生长因子可导致 CNV 中较小异常血管的退化和修剪，而不会导致已经获得内皮内衬的较大主干的退化。

OCTA 有时可以在检查到荧光素渗漏和在 OCT 结构上看到视网膜下积液之前发现 CNV（图 3-45）。此外，在以前接受过抗血管内皮生长因子治疗的患者中，静止、无渗漏的 CNV 有时可能被视为 RPE 下血管系统紊乱的异常模式。此外，还注意到 CNV 会覆盖在严重脉络膜毛细血管病变区域[265]。这些变化的重要性在复发风险和治疗频率方面刚刚开始被研究。然而，无疑这将迎来一个激动人心的时代。在这个时代，人体血管系统的可视化使我们能够跟踪对治疗的反应，更好地了解不同个体对治疗反应的多样性。

六、未来的方向 Future Direction

OCT 技术的最新进展在评估视网膜疾病患者中是革命性的改变。尽管 SD-OCT 改变了我们对黄斑疾病的成像方式，但 OCT 的未来在使用更长波长的光源、更快的扫描时间、更高的图像分辨率和无创血管造影方面更有希望。

目前商用的 SD-OCT 仪器允许高轴向分辨率（5~8μm）密集扫描黄斑。超高分辨率 OCT 可以获得 2~3μm 的轴向图像分辨率，从而更好地显示视网膜结构。然而，仍然存在价格与性能之间的权衡，限制了这项技术在研究中的应用[2]。使用自适应光学校正眼部像差，不仅可以提高轴向分辨率，

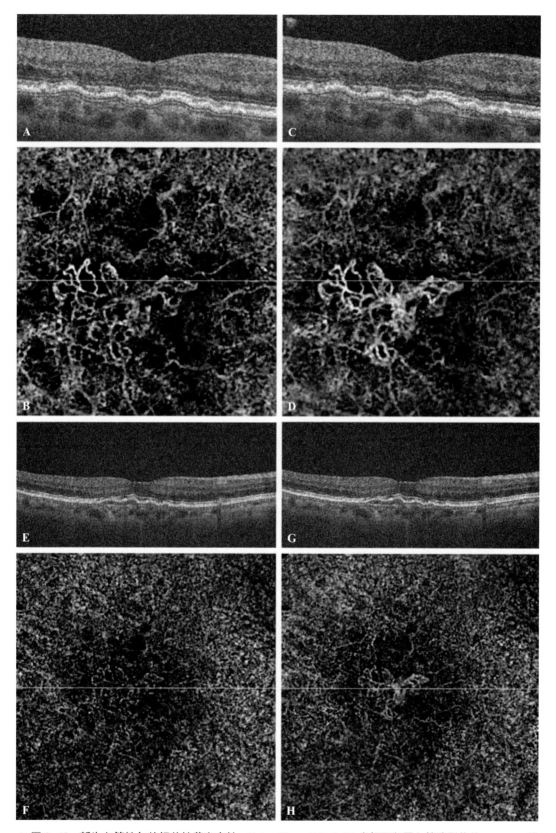

▲ 图 3-43　新生血管性年龄相关性黄斑变性：**Zeiss Cirrus HD-OCT** 光相干断层血管造影仪的 **en face**，脉络膜毛细血管层血流图像和自定义血流图像

A 至 D. 3mm×3mm 扫描；E 至 H. 6mm×6mm 扫描；A，C，E 和 G. B 扫描，分割线勾勒图层；B 和 F. 脉络膜毛细血管层血流图；D 和 H. 以 RPE 轮廓为内边界，RPE-Fit（Bruch 膜）为外边界的自定义分割流图像

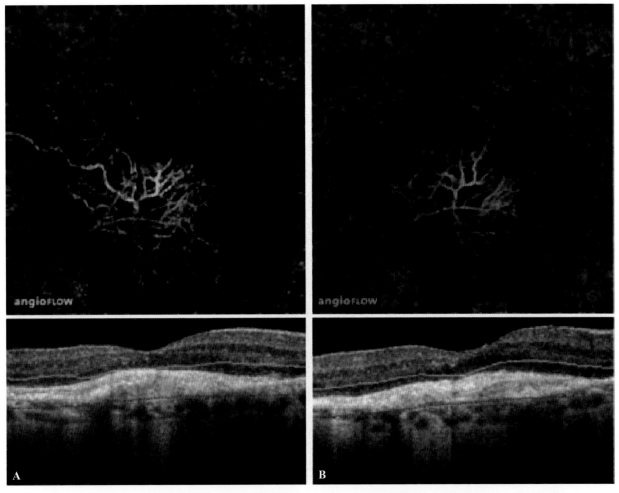

▲ 图 3-44　贝伐单抗治疗前（A）和后（B）的脉络膜新生血管图像
治疗后的图像显示脉络膜新生血管边缘的小血管消退，膜的整体尺寸减小。注意脉络膜新生血管中心较大的血管干并未显示退化

还可以提高 OCT 系统的横向分辨率，并提供细胞级细节[266]。然而，使用 SS-OCT 进行结构成像和使用 OCTA 在不久的将来应该可以商业化。

SS-OCT 系统可以通过使用可调谐激光和光电探测器显著提高成像灵敏度和速度（每秒100 000～400 000 次 A 扫描），并且更快的扫描时间和改进的运动校正策略结合起来将产生更大的扫描区域，包含很少（如果有的话）的运动伪影。虽然 SS-OCT 可以达到极高的成像速度，但轴向图像分辨率略低于 SD-OCT [2, 3, 267] 获得的分辨率。

临床上可用的 SD-OCT 仪器使用大约 840nm 的光源。这种波长被 RPE 和脉络膜中的黑色素高度散射和吸收，从而减少光线穿透更深的组织。对视网膜进行 1050nm 波长的成像可以使光线更大地穿透，从而更好地显示脉络膜结构[268, 269]。使用该波长还

具有较少受介质混浊（如白内障）干扰的优点[270]。

在功能性 OCT 领域，OCT 血管造影系统已经能够检测视网膜和脉络膜血流，但 OCT 在患者管理中的作用仍在确定中。偏振敏感 OCT 利用组织双折射特性来检测不同视网膜层的健康状况[271]。双折射和厚度测量的结合可能提供比单独使用任何一种更敏感的诊断工具[272-274]。

自从第一台 OCT 仪器的开发以来，人们已经学到了很多知识，OCT 有希望在基础研究和临床护理改进方面继续取得进展。

声明 Acknowledgment

Garcia Filho 博士和 Rosenfeld 博士获得了Carl Zeiss Meditec 公司的研究支持。Miami 大学共同拥有一项专利，授权给 Carl Zeiss Meditec 公

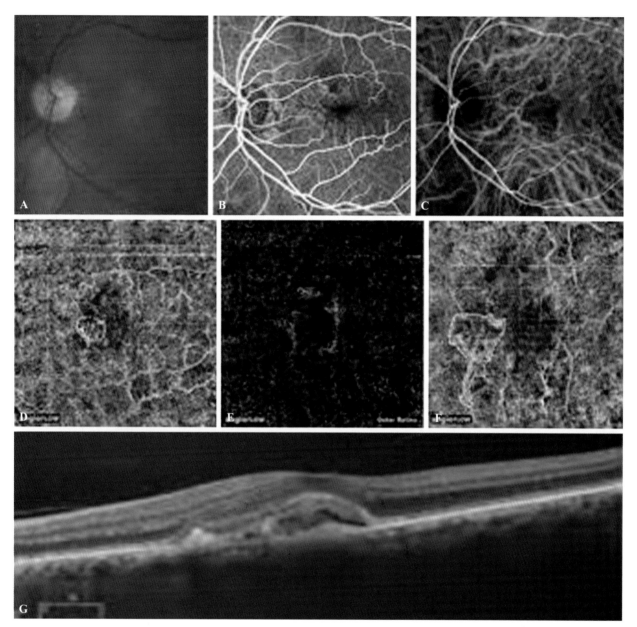

▲ 图 3-45 彩色眼底照片（A）、荧光素血管造影（B）和吲哚菁绿血管造影（C），患者被认为有脉络膜新生血管。在 FA 和 ICGA 上及在外层视网膜水平（E）分割的光相干断层血管造影上均未见 CNV 的明确证据。脉络膜毛细血管水平的 6mm×6mm OCTA（D）和 3mm×3mm OCTA（F）显示异常的血管干（黄色轮廓）。G. 显示通过所关注区域获得的 OCT B 扫描

司。Rosenfeld 博士和 Kashani 博士已在 Carl Zeiss Meditec 公司开设讲座。Kashani 博士是 Carl Zeiss Meditec 公司的顾问。Waheed 博士已在 Carl Zeiss Meditec Nidek 和 Optovue 公司开设讲座。Duker 博士是 Carl Zeiss Meditec 和 Optovue 公司的顾问。

第4章 自发荧光成像
Autofluorescence Imaging

Monika Fleckenstein　Steffen Schmitz-Valckenberg　Frank G. Holz　著

一、基本原则 Basic Principles

（一）眼底自发荧光 Fundus Autofluorescence

眼底自发荧光（fundus autofluorescence，FAF）成像是一种无创成像方法，用于对眼底自然或病理发生的荧光团进行体内成像（图 4-1 和图 4-5B）。其主要来源是在有丝分裂后视网膜色素上皮细胞中脂褐素（lipofuscin，LF）颗粒里集聚的荧光团[1]。在缺乏 RPE 细胞的情况下，胶原和弹性蛋白（如脉络膜血管壁）在内的微小的荧光团也可见。漂白现象和光色素的损失可能导致在 RPE 水平之前的吸光度降低，从而增加 FAF。

（二）视网膜色素上皮和脂褐素 Retinal Pigment Epithelium and Lipofuscin

RPE 构成神经感觉视网膜和脉络膜之间的多边形单层膜。考虑到 RPE 的多种基本生理功能，RPE 功能障碍与多种视网膜疾病有关并不奇怪（Schmitz-Valckenberg 等[2] 评论）。

衰老的一个标志是 LF 颗粒在 RPE 细胞的细胞质中逐渐积累。人们认为，进行性 LF 积累主要是

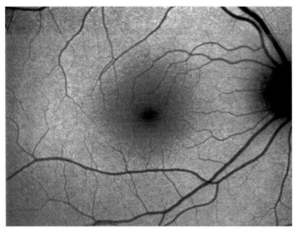

▲ 图 4-1　用 Nidek F-10 扫描激光检眼镜获得的正常眼底自发荧光图像

SHED 光感受器外节盘持续吞噬的副产物[3-5]。一些证据表明，过度 LF 积累的不良影响是各种单基因黄斑和视网膜营养不良的常见下游致病机制及多因素复杂视网膜疾病的影响因素，包括年龄相关性黄斑变性[3, 4, 6-8]。

显然，LF 积累一旦形成，RPE 细胞就不能通过胞吐作用将 LF 物质和颗粒降解或转运到细胞外空间。随后，这些颗粒被困在有丝分裂后的 RPE 细胞的细胞质空间中。既往研究表明，各种 LF 成分，如 A2-E（N- 视黄烷 –N- 视黄烷醇胺），一种显性荧光团，具有毒性，可能通过各种分子机制干扰正常的细胞功能，包括由于溶酶体三磷酸腺苷依赖性质子泵的抑制而导致的溶酶体降解损伤[9-12]。LF 的其他组分包括 A2-E 的前体、光氧化 A2-E 中含氧部分的混合物形成的分子、维 A 酸类化合物与乙醇胺以外的其他组分之间的反应及蛋白质和脂质的过氧化产物[13, 14]。LF 的分子组成可能与特定的分子机制有关。Zhou 及其同事通过体外实验证明了炎症、补体系统激活、氧化损伤、drusen 和 RPE-LP 之间的联系[15]。他们认为，RPE LF 组分的光氧化产物可作为补体系统的触发因素，随着时间的推移，该补体系统可使黄斑区易患慢性、低度的炎症过程。最近的一项研究表明，脂褐素样物质在体外的积累使 RPE 细胞易受溶酶体光毒性不稳定的影响，导致炎症小体激活和细胞因子的分泌。在 RPE 病理学中，这种炎症激活的新机制将光氧化损伤和先天免疫激活联系起来[16]。

LF 的自发荧光特性有助于 LF 及其成分的检测。当在蓝色范围内受到光刺激时，LF 颗粒通常会发出绿色 – 黄色荧光[17, 18]。利用荧光显微镜技术，LF 在 RPE 细胞中的分布及其随年龄的积累[5, 6, 8]在人体外被广泛研究。

（三）近红外自发荧光 Near-Infrared Autofluorescence

近红外自发荧光（near-infrared autofluorescence，NIR-AF）图像也可以在体内获得，最常见和最容易的方法是使用扫描激光检眼镜（scanning laser ophthalmoscope，SLO）的吲哚菁绿血管造影（ICGA）模式，即无须注射染料（图 4-2）[19, 20]。由于光谱红端的激发和发射，除 LF 外的其他荧光团的荧光位置分布可通过该技术进行研究。有人认为 NIR-AF 信号主要来源于黑色素[19-21]。因此，Keilhauer 和 Delori[19] 进一步推测，脉络膜源在不同程度上促成了这一信号。Gibbs 等[22] 对人类和小鼠的 NIR-AF 进行了研究，并提出 RPE 和脉络膜中的黑素体可能是信号的主要来源。除了低倍放大下细胞培养的测量外，他们的分析仅限于 633nm 的激发，而体内的 NIR-AF 则在 795nm 产生。使用定制的连接在共焦 SLO（cSLO）前部的放大镜，Schmitz-Valckenberg 和同事研究了 NIR-AF 信号在人类供体眼视网膜横截面上的分布，并将活体外自发荧光测量与大鼠动物模型的活体内发现相关联[23]。他们观察到 NIR-AF 信号在空间上局限于 RPE 单层及脉络膜中的黑色素。

（四）黄斑色素成像 Macular Pigment Imaging

黄斑色素由叶黄素（lutein）和玉米黄质（zeaxanthin）组成，广泛聚集在视网膜中央的视锥细胞光感受器轴突上。据报道[24-26]，黄斑色素有多种功能[25, 26]，包括滤过蓝光，减少光损伤和眩光，最大限度地减少色差对视力的影响，提高细节分辨力，增强对比敏感度。黄斑色素对活性氧的中和可能对神经感觉视网膜有保护作用。虽然黄斑色素的浓度可能有很大的变化，但在正常人群中，分布模式相对均匀。它通常在中心凹处显示峰值浓度，并随偏心率迅速降低，在偏心率约 8° 时几乎不存在。

黄斑色素的吸收峰在 460nm。这些吸收特性

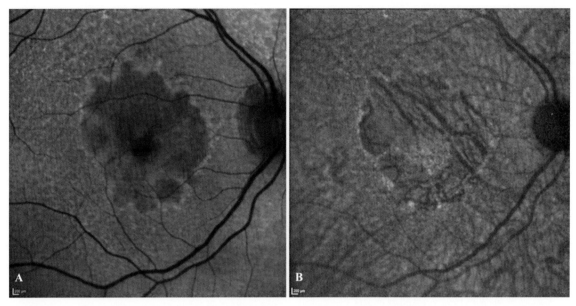

▲ 图 4-2　共焦扫描激光检眼镜眼底自发荧光成像，激发波长 488nm（左图）和使用扫描激光检眼镜的吲哚菁绿血管造影模式（右图）获得的近红外自发荧光，患者眼睛具有"保留中心凹"的地图样萎缩

可以通过蓝光自发荧光成像在体内很容易地记录下来[27]。因此，蓝光 FAF 成像也可以用来确定黄斑色素的位置分布。与其他方法（包括异色闪烁测光法）相比，FAF 成像的优势在于其客观的获取技术，而不依赖于被检查者的心理 - 物理合作。

二、眼底自发荧光成像技术 Techniques of Fundus Autofluorescence Imaging

自发荧光图像的记录是无创的，需要的时间相对较少。

眼底自然产生的荧光强度大约比荧光素血管造影在染料传递最强烈部分的背景低两个数量级[1]。视网膜前面的解剖结构吸收光并减少荧光信号，或者激发和发射光并增加荧光信号，可能使 FAF 信号的检测更加复杂或受到干扰。在眼睛中，主要的屏障是晶状体，它在短波长范围内具有很高的荧光特性（在 400~600nm 的激发导致在约 520nm 处的峰值发射）。随着年龄的增长，特别是晶状体混浊度的发展，其荧光特性变得更加突出。

Delori 和同事[1]利用眼底光谱仪对自发荧光信号的起源进行了光谱分析方面的开创性工作。与此同时，von Rückmann 等在他们的里程碑式论文中描述了 cSLO 在 FAF 成像中的应用[28]。

（一）眼底分光光度计 Fundus Spectrophotometer

Delori 和同事设计的眼底分光光度计（fundus spectrophotometer）系统地分析了来自眼底小区域（2°）的自发荧光信号的激发和发射光谱。通过将一个增强二极管阵列作为探测器，在瞳孔中进行光束分离，并进行共焦检测，以最小化来自晶状体的自发荧光，该装置允许对自发荧光进行绝对测量。作者表明，眼底荧光在 500~800nm 的宽频带内发射。无论是在中心凹，还是在 7° 的区域，最佳激发发生在 510nm，峰值发射约 630nm，这表明在这些激发和发射光谱的荧光团占主导地位。随着年龄的增长，沿着一条穿过中心凹的水平线的记录显示黄斑中心凹处的荧光最小，在距中心凹 7°~15° 荧光强度最大，而向周边的荧光强度降低，很有可能反映黄斑色素和黑色素的共同分布干扰了主要荧光团的释放。视盘的特征是信号强度较低。优势眼底荧光团与年龄和位置分布的关系与供眼视网膜色素上皮中的 RPE LF 一致[3, 5]。

Delori 等通过对几种病理状态患者的自发荧光记录的初步研究表明，LF 是眼底内源性荧光的主要来源。然而，由眼底分光光度计取样的小面积及定制的相对复杂的仪器和技术，对于记录临床患者的 FAF 并不实用。

（二）扫描激光检眼镜 Scanning Laser Ophthalmoscopy

共焦扫描激光检眼镜（scanning laser ophthalmoscopy，SLO）捕获技术最有效地解决了自发荧光信号强度低和晶状体干涉的局限性。它最初被 von Rückmann 和同事用于临床成像系统[28]。cSLO 在视网膜上投射一束低功率激光，以光栅模式扫过眼底[29]。通过共焦针孔后，通过检测器记录每个点的反射光强度，随后生成二维图像。共焦光学确保抑制离焦光（即来自调整后共焦平面外部但在光束内的光），从而增强图像对比度。这种抑制随着离焦平面的距离增加而增加，来自视网膜前源（即晶状体或角膜）的信号被有效减少。

与眼底分光光度计的 2° 视网膜视野不同，cSLO 允许在较大的视网膜区域成像。为了减少背景噪声和增强图像对比度，通常记录一系列的单个图像（Schmitz-Valckenberg 等综述）。对于最终的 FAF 图像，这些帧的数量（通常是 4～32 帧）是平均的，像素值是标准化的。鉴于 cSLO 的高灵敏度和每秒高达 16 帧的高帧频，FAF 成像可以在几秒钟内完成，并且在远低于美国国家标准协会（American National standards Institute）和其他国际标准所规定的激光器的最大视网膜辐照度限值。

cSLO FAF 成像通常在蓝色波段（λ=488nm）激发，用 500～700nm 的发射滤波器检测荧光信号的发射。在这个激发波长下，与绿色波段内的激发相比，由于黄斑色素的吸收，中央视网膜的 FAF 强度降低。

最广泛应用于 FAF 成像的 cSLO 系统是海德堡视网膜血管造影 / 海德堡频谱仪（Heidelberg retina angiograph/Heidelberg Spectralis）。该系统的一个关键优势是同时采集 OCT 成像记录，允许对几个 OCT 的 B 扫描进行平均，以提高信噪比，并使 FAF 特征与 OCT 结果同步位置对齐。以前的其他系统，如用于 FAF 成像的 Rodenstock cSLO 和 Zeiss 原型 SM 30 4024，已经不再商业化。Nidek 引入了 F-10 cSLO 平台，该平台还允许使用各种共焦针孔进行 FAF 成像（图 4-1）。

（三）眼底照相机 Fundus Camera

相对微弱的 FAF 信号、晶状体的吸收效应、非聚焦性和光散射效应是基于眼底照相机（fundus camera，FC）的 FAF 记录系统的重要局限性。Delori 和同事描述了一种用于 FAF 成像的改良型眼底照相机[30]。他们的设计包括在照相机的照明光学系统中插入一个光圈，以尽量减少由晶状体的光散射和荧光造成的对比度损失。然而，修改也导致视野限制在 13° 的圆内，这与复杂的设计一起，可能是这种配置没有被进一步采用的原因。2003 年，Spaide[31] 报道了通过将用于 FAF 成像的激发和发射波长向光谱的红色端移动以抑制来自晶状体的荧光，从而对商用眼底照相机系统进行的改进（图 4-3）。相对便宜的购买一个额外的滤镜组，加上闪光灯眼底照相机的广泛可用性，可能使这成为一个有吸引力的选择。它们在绿色光谱的激发下工作，发射记录在黄色 - 橙色光谱中[32]。

除了用于 FAF 记录的不同激发光（绿色和蓝色）

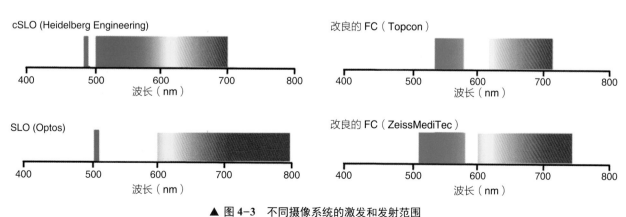

▲ 图 4-3　不同摄像系统的激发和发射范围
cSLO. 共焦扫描激光检眼镜；SLD. 扫描激光检眼镜；FC. 眼底照相机

外，还必须考虑眼底照像系统和 cSLO 设置之间的其他主要技术差异（表 4-1），特别是由于缺少共焦光学元件，使得眼底照相机容易受到光散射，产生二次反射光，干扰 FAF 检测。改良的眼底照相机显示细微的 FAF 改变是一个挑战，正如一项对 AMD 继发的地图样萎缩患者的研究所示[33]。

表 4-1　共焦扫描激光检眼镜与改良眼底照相机用于眼底自发荧光成像的技术差异总结

共焦扫描激光检眼镜	改良眼底照相机
一个激发波长（激光源）更大的发射光谱（截止滤波器）	用于激发和发射的带宽滤波器
光栅图案中的低光强度连续扫描	一次最大强度的闪光
共焦系统	整个光锥
激光功率由制造商固定，探测器灵敏度可调	探测器的闪光强度、增益和伽马可调
单帧平均和像素归一化的图像处理	手动对比度和亮度

除了定性的差异外，不同的 FAF 成像系统在定量评估上的差异也必须考虑在内。最近已经证明，固有的图像缩放差异不限于简单的像素到毫米的校准方差，而是根据测量方向而变化[34]。在比较使用不同成像系统获得的测量时，尤其是在临床背景下，应考虑这些因素综合判断[34]。

（四）广角成像 Wide-Field Imaging

典型 cSLO 的标准图像视野包括 30°×30° 的视网膜视野。附加的镜片可以成像 55° 的视野，或者使用复合模式可以在更大的视网膜区域成像。使用眼底照相机，所谓的蒙太奇图像可以在七个视野全景探查的基础上用图像分析软件手动生成。

周边的 FAF 图像也可以用广角扫描激光检眼镜（P200Tx，Optos）记录。该系统允许通过使用绿光激发（532nm）在不到 2s 的时间内获取 FAF。血管弓外的 FAF 成像有助于评估视网膜疾病的周边范围[35-37]。因此，广角 FAF 扫描激光检眼镜也有助于评估影响周边视网膜疾病的纵向变化（图 4-4）[38]。

三、眼底自发荧光图像的判读 Interpretation of Fundus Autofluorescence Images

FAF 图像以灰度值（0 到 255 之间的任意值）显示每个像素的 FAF 信号强度的空间分布。根据定义，低像素值（暗）表示低强度，高像素值（亮）表示高强度。正常眼睛的 FAF 位置分布显示出一致的模式，如图所示（图 4-5[28]），可以看到后极上的弥漫性 FAF 信号，而视网膜血管［由于血液成分（即血红蛋白）的吸收现象］和视盘（无自发荧光物质）的特征在一个很低的信号下显得很暗。其表现出高度的个体间变异性，黄斑区的 FAF 强度降低，中心凹最小，这是由于黄斑色素（叶黄素和玉米黄质）吸收短波光所致。其他因素可能是黑色素积聚增加和脂褐素颗粒沉积减少。

利用像素灰度值，建立了正常人黄斑中心凹和黄斑中心凹旁强度的典型比值（Schmitz-Valckenberg 等综述）。基于这些发现，定性描述局部 FAF 变化被广泛应用。通常，与同一图像的背景信号相比，视网膜某一位置上的 FAF 信号分为减弱、正常或增强三类。

相比之下，绝对强度的量化及其在受试者之间或在同一受试者的纵向观察范围内的比较更为复杂，在 FAF 成像中仍然是一个挑战。值得注意的是，由于通常可用的 cSLO 图像中的像素直方图是标准化的，以便更好地可视化 FAF 强度的位置分布（见上文），因此像素值不是绝对的，并且这些图像从一开始就不能用于绝对强度分析。此外，当解释 FAF 图像时，应该考虑到在当前成像设备中检测器的数字分辨率超过了眼屈光介质和系统光学系统的最大空间分辨率，这主要是由于高阶像差造成的。因此，标准 FAF 图像的单像素值不能反映图像的实际解剖分辨率，不应用于比较不同位置之间的强度。这也解释了为什么增加探测器的数字分辨率通常不会提高实际图像的分辨率，而是导致人为的高分辨率、后验图像。

在分析平均但非标准化的 FAF 图像上的绝对强度时（在确保关闭像素直方图的标准化之后），当随后使用相同的成像设备一个接一个地从同一受试

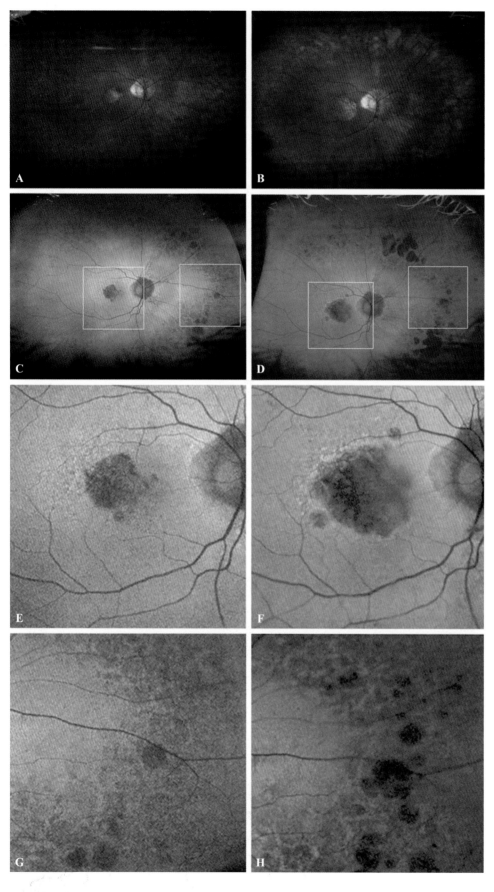

◀ 图 4-4　**Patient with geographic atrophy due to age-related macular degeneration**

The image was recorded by a wide-field scanning laser ophthalmoscope (P200Tx, Optos). This system allows for fundus autofluorescence acquisition in less than 2 seconds by using green light excitation (532nm). Marked atrophic areas are already present at baseline in peripheral retinal areas that show progression-in addition to the typical findings within the central atrophic lesions-over time. (Reproduced from Duisdieker V, Fleckenstein M, Zilkens KM, et al. Long-term follow-up of fundus autofluorescence imaging using wide-field scanning laser ophthalmoscopy. Ophthalmologica 2015; 234: 218-2. Copyright Karger Publishers.)

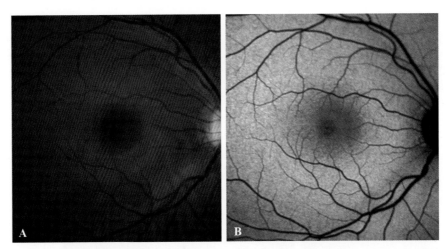

▲ 图 4-5　用共焦扫描激光检眼镜（**Heidelberg retina angiograph, HRA 2, Heidelberg Engineering, Heidelberg, Germany**）成像的正常人右眼彩色眼底照片（**A**）和眼底自发荧光图像（**B**）。眼底自发荧光强度的位置分布显示典型的背景信号，有暗的视盘（无自发荧光物质）和视网膜血管（吸收）。此外，由于黄斑色素吸收蓝光，中心凹的强度明显降低

（图片由 Schmitz-Valckenberg S，Fleckenstein M，Scholl HP，et al. Fundus autofluorescence and progression of agerelated macular degeneration. Surv Ophthalmol 2009；54：96–117. 许可复制 ）

者直接获取 FAF 图像时，通常会注意到某个视网膜位置的平均灰度值发生很大变化。由 Lois 和同事[39] 进行的系统分析表明，当比较视网膜上 16×16 像素正方形的绝对平均像素值时，观察者内部和观察者之间的再现性良好。本报告未提供图像分辨率。假设图像分辨率为 256×256 像素，视野为 40°×30° 时（由于这些设置在先前的研究中由同一组使用相同的 cSLO 发布），16×16 像素框将包含约 2°×1.9° 的视网膜区域。因此，适度的观察者间的再现性只会在相当大的视网膜区域内实现，但并没有显示成像系统的解剖分辨率。

在比较不同检查和不同个体之间的绝对 FAF 强度时，必须考虑几个混杂因素。这不仅包括设置的标准化（激光功率、探测器灵敏度、屈光不正的校正和图像处理步骤，包括平均图像的数量），还包括眼球运动、患者在下巴托处的位置、相机的方向、相机和角膜之间的距离，由于长时间暴露于激发光或先前的暗适应而引起的照明的微小变化、激光功率的波动和 FAF 强度的短期动态变化（由 Schmitz-Valckenberg 等综述）。

定量自发荧光成像 Quantitative Autofluorescence Imaging

Delori 及其同事介绍了一种通过插入内部 FAF 参考来实现定量自发荧光（quantitative autofluorescence imaging，QAF）成像的方法，以考虑可变激光功率和探测器灵敏度[40]。通过在光路中使用校准参考来计算自发荧光强度，获得可靠的 QAF 测量关键取决于良好的图像质量[40]。操作员必须经验丰富、技术熟练，并且必须遵循既定的协议。适合于 QAF 测量的图像的关键要求是均匀和最大的信号强度、微调聚焦、照相机与眼睛的中心对准以避免虹膜的阻挡，以及在探测器线性范围内的曝光[41]。晶状体和玻璃体混浊仍然是一个挑战，因为吸收混杂体测量了来自视网膜 /RPE 的 FAF 强度水平。

定量自发荧光水平随年龄增长而显著增加（图 4-6）。在健康的眼睛中，QAF 值随着中心凹偏心率的增加而增加，在距中心凹 10°～15°，QAF 值最高[41]。此外，QAF 值在女性中显示更高。最后，可能存在种族差异：与拉美裔相比，QAF 在白人中明显较高，在黑人和亚洲人中较低[41]。

最近的研究表明，QAF 有可能指导临床诊断和基因检测（见下文"黄斑营养不良和弥漫性视网膜营养不良"）。此外，这种方法提高了对疾病过程的理解，可以作为一种诊断辅助手段，作为自然疾病进展的一个更敏感的标志，以及作为一种监测针对 LF 积聚的治疗干预效果的工具。

13 岁　　22 岁　　33 岁　　42 岁　　59 岁

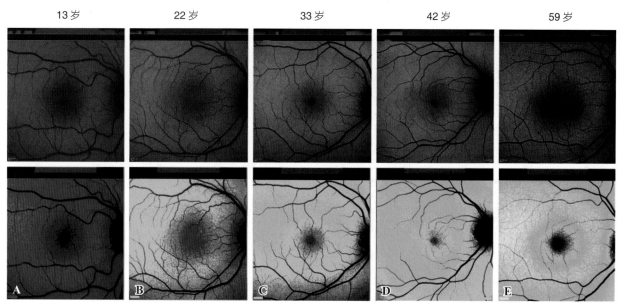

▲ 图 4-6　定量自发荧光成像测定的与年龄相关的自发荧光强度增加
（图片由 Peter Charbel-Issa、Martin Gliem 提供）

四、临床应用 Clinical Applications

（一）年龄相关性黄斑变性 Age-Related Macular Degeneration（AMD）

1. 早期和中期 AMD Early and Intermediate AMD

AMD 的早期表现包括 RPE 水平的局灶性低色素和（或）高色素沉着及胞外物质在 Bruch 膜的内部集聚[42]。与 drusen 相邻的 FAF 信号增加，与生物显微镜上的局灶性高色素沉着和色素图形相对应，被认为是由于黑色素、脂褐素的存在或 RPE 代谢活性的改变。彩色照片上的色素减退区域往往与相应的 FAF 信号降低有关，表明缺乏 RPE 细胞或 RPE 细胞变性，LF 颗粒含量减少（由 Schmitz-Valckenberg 等综述[2]）。Drusen 本身并不一定与显著的 FAF 改变相关[43]。总的来说，较大的 drusen 比较小的 drusen 更常与显著的 FAF 异常相关，基底层 drusen 除外。结晶样 drusen 通常表现出相应的 FAF 信号降低。AMD 患者 drusen 的 FAF 表型的变异性与年轻的单基因疾病患者形成对照，在这些患者中 drusen 通常会发出明亮的自发荧光，这可能反映了与年龄相关的 drusen 积累物质的明显不同组成。

Delori 及其同事描述了 AMD 中与 drusen 相关的 FAF 分布模式，包括在 drusen 中心的 FAF 减少，周围有一个增加的 FAF 环[30]。据推测，这种现象是由于中心的 RPE 减弱和边缘 RPE 细胞的切向取向所致。有几位作者一致报道，融合的 drusen 和大的中心凹软性 drusen（drusen 样 RPE 脱离）在位置上与使用 cSLO 轻度增加的 FAF 一致（由 Schmitz-Valckenberg 等[2]评论）。在一个基于眼底摄像机的系统中，大的软性 drusen 中心的 FAF 信号稍有下降，周围环绕着一圈微弱的增强信号。

应用包括光谱域光相干断层扫描（SD-OCT）和 FAF 在内的多模式成像方法发现，覆盖在 drusen 上的焦点超反射率在空间上最常局限于增加的 FAF，而外核层变薄和脉络膜超高反射率则与降低的 FAF 相关[44]。

2. 网状假性 drusen Reticular Pseudodrusen

一些证据表明，除了 drusen 和色素改变外，网状假性 drusen（reticular pseudo drusen，RPD）似乎给晚期 AMD 的发展带来了高风险。这种特殊的表型模式，通过 SD-OCT、cSLO 红外反射和 cSLO-FAF 成像，可以在 60% 以上的 GA 患者和 42% 的中度 AMD 患者的眼中检测到。前文已经描述了 RPD 的[45, 46]形态变化，特征性网状图案[47]进一步细分为"点""靶"和"带状"结构（图 4-7）[48, 49]。

RPD 的形态基质现在被假定位于 RPE 细胞单层的前面，而不是"常规"drusen 的 RPE 下的位置。

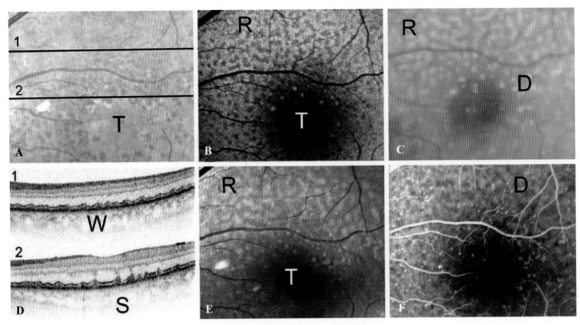

▲ 图 4-7　网状假性 drusen 的多模式成像

示例演示了"带状"图案（R），在眼底自发荧光（中上）、彩色眼底（右上）和蓝光反射（blue reflectance，BR）（中下）图像中清晰可见。"目标"（T）在 FAF（中上）、BR（中下）和近红外反射（IR）（左上）图像中可以很好地检测到。黑线表示两个对应的光谱域光相干断层扫描（1 和 2，左下）的位置。在红外图像中，没有带状图案，而是可以看到与 SD-OCT 中的波形（W）相对应的合并病灶。目标在红外图像中清晰可见，并且与 SD-OCT 扫描中的峰值相对应。在荧光素血管造影图像（右下）中，可检测到"点"（D）（图片经许可转载自 Steinberg JS, Göbel AP, Fleckenstein M, et al. Reticular drusen in eyes with high-risk characteristics for progression to late-stage age-related macular degeneration. Br J Ophthalmol 2015；99：1289–94.© BMJ Pubisshing Group 版权所有）

有趣的是，RPD 并不是 AMD 特有的，最近有报道也经常发生在其他视网膜疾病中，包括 Sorsby 眼底营养不良和弹性假黄瘤（pseudoxanthoma elasticum，PXE）[50, 51]。由于后一种疾病以原发性 Bruch 膜病理为特征，该解剖层的改变可能在 RPD 的病理生理学中起重要作用。

3. 地图样萎缩 Geographic Atrophy

GA 区域与 RPE 细胞死亡及邻近层的丢失或衰减有关，特别是外层神经感觉视网膜和脉络膜毛细血管[52]。随着 RPE 的消失，LF 也消失了，导致 FAF 强度相应地显著降低（图 4-8 和图 4-9）[28]。与玻璃疣相比，萎缩区的 FAF 信号降低更为明显[30]。视网膜萎缩区和非营养区的高对比度差比传统的眼底照片更容易、更可靠地描绘萎缩区。通过 FAF 成像记录和研究 GA 的这些优势已被用于疾病自然史研究[53, 54, 59]（图 4-8 和图 4-9）。

在 GA 患者的 FAF 成像中，一个更显著的发现是在萎缩斑块周围的连接区经常出现高自发荧光区[55]。萎缩交界区的异常 FAF 的不同模式和对侧

眼之间高度的个体内对称性已经被描述（Schmitz-Valckenberg 等[2] 评论）。

一个 GA 患者萎缩连接区 FAF 模式的分类系统被提出了（图 4-10）[56]。视网膜敏感性的研究已经强调了在 GA 周围区域增加 FAF 的重要性，因此，RPE LF 积聚增加了在这类患者中的病理生理作用。Scholl 及其同事已经证明，在 FAF 增加的区域，视杆细胞光感受器功能受累比视锥细胞更严重[57]。在另一项研究中，结合 SLO 显微视野和 FAF 成像，在交界区 FAF 异常的区域观察到了感光受损[58]。

AMD 患者的外层视网膜萎缩是一个动态过程，随着时间的推移萎缩区域逐渐扩大。使用 FAF 成像对 GA 患者的萎缩进展进行的初步自然史研究表明，在基线时 FAF 水平异常高的区域，发现新的萎缩斑块的出现和先前存在的萎缩的扩散[55]。连接区 FAF 增加对萎缩性扩大的预示意义已经被强调[53, 54]。根据其他自然史研究，年龄相关性黄斑变性的眼底自发荧光成像（fundus autofluorescence imaging in age-related macular degeneration，FAM）研究发现，

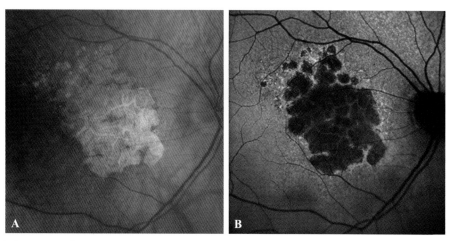

▲ 图 4-8　萎缩性年龄相关性黄斑变性，在彩色眼底照片（**A**）上，地图样萎缩表现为一个明显界限分明的区域，伴有色素脱失和深层脉络膜血管的增强显示。在相应的眼底自发荧光图像（**B**）上，萎缩斑的强度降低，与邻近的非萎缩性视网膜形成强烈对比，从而能清晰地显示。在萎缩周围的交界区，可以观察到在眼底摄影上看不到的病灶和 FAF 强度增加的区域。随着时间的推移，这些异常往往先于萎缩出现，并可能作为疾病的标志

图片经许可转载自 Holz FG，Spaide RF. Essentials in ophthalmology：Medical retina. Berlin：Springer；2007，Fig. 5.3.

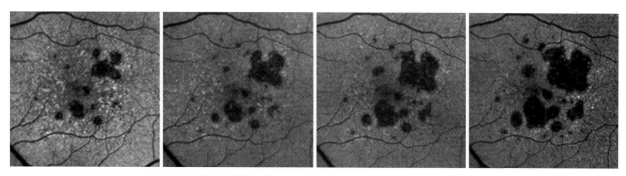

▲ 图 4-9　用眼底自发荧光成像监测萎缩性进展，图片显示 **73 岁男性患者超过 2 年的自然病程**

患者之间的萎缩性扩大率存在很大的变异性，这既不是因为基线萎缩的程度，也不是因为吸烟、晶状体状况或家族史等其他共病因素。有趣的是，使用 FAF 成像对 GA 患者进行的初步研究已经报道了 GA 连接区 FAF 的各种变化模式（Schmitz-Valckenberg 等综述）。这些研究者推测他们的观察可能反映了潜在疾病过程的异质性。

FAM 研究对 129 例患者 195 只眼进行了更详细的分析，表明 GA 的进展率取决于基线时 FAM 模式异常的特殊表型[54]。萎缩扩大是没有 FAM 模式异常的眼中最慢的（中位数 0.38mm²/ 年），其次为局灶性 FAM 模式眼（中位数 0.81mm²/ 年），然后是弥漫性 FAM 模式眼（中位数 1.77mm²/ 年），最后是带状 FAM 模式眼（1.81mm²/ 年）。无异常和局灶性 FAM 模式组与弥漫性和带状 FAM 模式组之间的萎缩进展差异有统计学意义（$P < 0.0001$）。这些结果随后在另一项大规模研究［地图样萎缩进展（geographic atrophy progression，GAP）研究］中得到证实[59]。这些发现强调了萎缩周围异常 FAF 强度的重要性及 AMD 导致 GA 患者 RPE LF 积聚增加的病理生理作用。

在患有 GA 的眼中，中心凹可能一直不受萎缩过程的影响，直到疾病晚期，即一种称为"中心凹保留（foveal sparing）"的现象。由于黄斑色素对信号的吸收，使用激发波长为 488nm 的 FAF 成像来检测眼睛的"中心凹保留"具有挑战性[60]。通过 SD-OCT 或红外反射与 FAF 图像的结合分析，有助于评估"保留"中心凹的完整性（图 4-11）。将红外反射光谱与 FAF 图像相结合，对 GA 眼的"中心凹保留"进行定量分析的方法最近被证明是可行

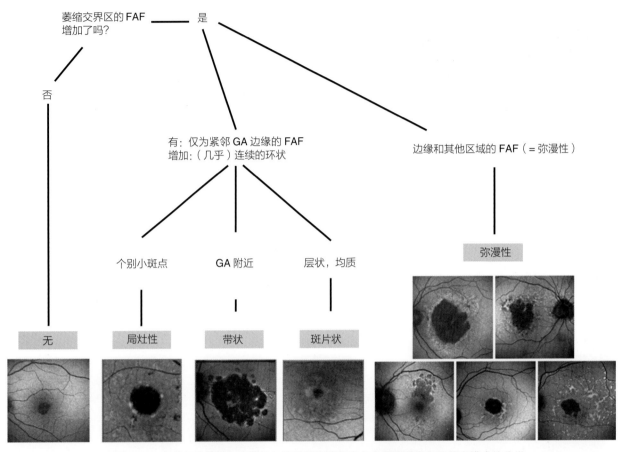

▲ 图 4-10　年龄相关性黄斑变性引起的地图样萎缩患者交界区眼底自发荧光模式的分类

没有明显增加 FAF 强度的眼睛被评为"无"（进展缓慢）。FAF 增强的眼根据萎缩周围 FAF 增高的形态分为两组。显示 FAF 增加的区域直接邻近萎缩斑边缘和其他地方的眼被称为"弥漫性（diffuse）"（快速进展，rapid progressors），并被分为五组。从左到右：（顶行）细颗粒、分枝，（底行）滴流、网状、细颗粒和间断点状。FAF 仅在 GA 边缘增加的眼睛，根据萎缩周围 FAF 的典型模式，可分为三种亚型：局灶性（缓慢进展型）、带状（快速进展型）和斑片状（无资料，很少见）（图片由 Schmitz-Valckenberg S, Fleckenstein M, Scholl HP, et al. Fundus autofluorescence and progression of age-related macular degeneration. Surv Ophthalmol 2009；54：96–117. 许可复制）

的[61]。在这项研究中，已经证明"中心凹保留"的眼中的萎缩区域向周边的进展比向中央视网膜的进展快 2.8 倍。这些发现似乎支持了局部因素保护中心凹（至少在一段时间内）免于变性的假设。

4. 色素上皮脱离 Pigment Epithelium Detachment

继发于 AMD 的色素上皮脱离患者的 FAF 显像显示了 FAF 表型的变化，而传统的成像技术如眼底摄影、荧光素血管造影或 ICGA 并不总能检测到 FAF 表型（图 4-12）。

然而，到目前为止，还缺乏对这些 FAF 改变与 PED 的潜在原因（如脉络膜新生血管、视网膜血管瘤样增殖、息肉样血管病或浆液性非渗出性 PED）相关的系统分析。这些变化可能不仅是由于 LF 含量的增加或减少引起的，而且可能是由具有类似激发和发射光谱的其他显性荧光团引起的，例如细胞外液或降解的光感受器（图 4-12）。

5. 脉络膜新生血管（CNV）Choroidal Neovascularization

理论上的考虑表明，FAF 成像可能为我们理解 AMD 继发 CNV 提供重要线索。例如，评估 RPE 的完整性可能有助于影响新血管复合物的发育和行为，以及感光细胞的活性和潜在的治疗成功。

AMD 继发的早期 CNV 患者，在相应的荧光素血管造影上，往往有与高荧光区域相对应的"连续"或"正常"的自发荧光斑，这意味着 RPE 的活性在 CNV 发育过程中至少最初是保持不变的（图 4-13）[62]。相反，长期 CNV 的眼通常显示出更多 FAF 信号降低的区域，这可以解释为随着黑色素沉积的增加，

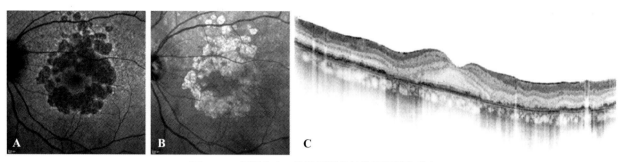

▲ 图 4-11　保留中心凹的地图样萎缩的不同影像学表现

A. 眼底自发荧光成像（激发波长 488nm）；B. 近红外反射成像；C. 光谱域光学相干断扫描成像（垂直扫描）（图片经许可转载自 Lindner M，Böker A，Mauschitz MM，et al. Fundus Autofluorescence in Age-Related Macular Degeneration Study Group. Directional kinetics of geographic atrophy progression in age-related macular degeneration with foveal sparing. Ophthalmology 2015；122：1356-65. © Elsevier 版权所有）

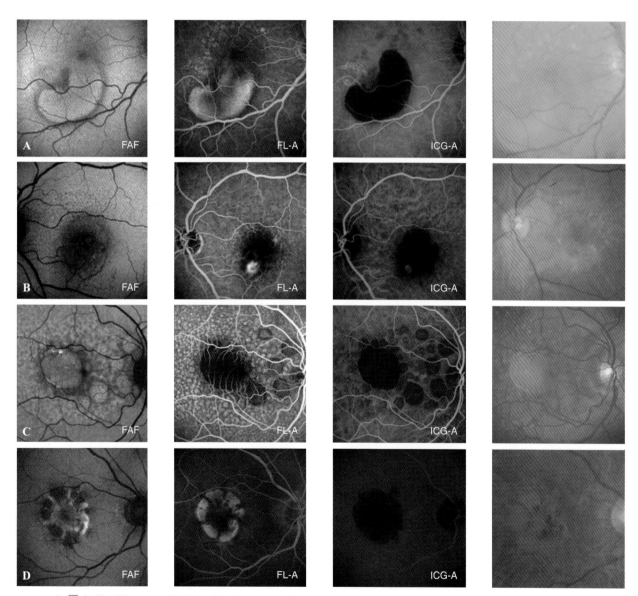

▲ 图 4-12　**Pigment epithelium detachment classification based on fundus autofluorescence (FAF) characteristics**

(A) Increased FAF; (B) decreased FAF; (C) FAF; and (D) cartwheel FAF. FL-A, fluorescein angiography; ICG-A, indocyanine green angiography. (Reproduced with permission from Roth F, et al. Fundus autofluorescence imaging of pigment epithelial detachments. ARVO Meet Abstracts 2004;45:2962.)

感光细胞丢失和瘢痕形成（图 4-13）。

Heimes 及其同事分析了 RPE 自发荧光对渗出性 AMD 患者抗血管内皮生长因子治疗的预后价值[63]。对 95 只眼的分析显示，中心 500μm 和 1000μm 范围内的 FAF 变化对视力的影响有显著性差异。

CNV 患者的另一个重要发现是，异常的 FAF 强度通常会超出血管造影确定的病变边缘，这表明病变的范围比传统的影像学研究更为广泛。病灶边缘周围的 FAF 信号增强。据推测，这一观察结果可能反映了 CNV 周围 RPE 细胞的增殖[64]。与其他渗出性视网膜疾病一样，如中心性浆液性脉络膜视网膜病变，FAF 增加的区域通常低于荧光素血管造影的渗漏，很可能是由于液体追踪的重力效应或感光细胞部分丢失导致光色素减少。与液体相比，出血

和视网膜内渗出物通常显示 FAF 信号降低，因为光吸收遮蔽了视网膜的底层细节。当视网膜出血经过组织，在检眼镜下演变成赭色时，它们可能会变成强烈的自发荧光。随后，随着生物显微镜下看到的淡黄色物质消失，可以看到一个大的 RPE 瘢痕和萎缩伴自发荧光减弱[65]。

由于越来越多的证据表明，抗血管内皮生长因子治疗后眼的萎缩发展是导致长期严重视力丧失的主要原因，因此渗出性 AMD 患者眼萎缩的检测变得越来越重要[66]。

本文中的 FAF 成像是一个重要的工具[67]，然而，用 FAF 成像描绘"纯"萎缩具有挑战性，因为与渗出相关的视网膜改变也显示 FAF 信号降低。因此，多模式成像方法似乎最适合检测、评估和量化

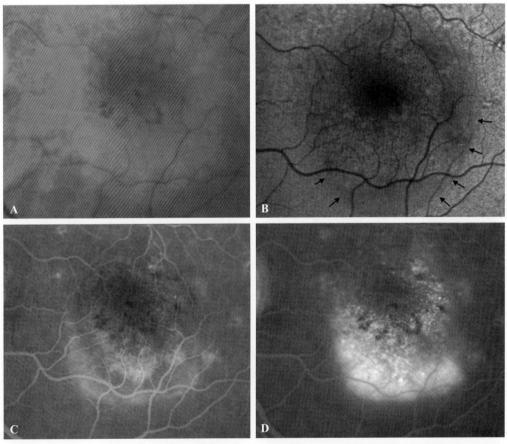

▲ 图 4-13　A. 73 岁女性，有 2 周视力模糊史（中心视力 20/30），右眼黄斑中央出现新鲜出血、视网膜下液和色素上皮脱离；B. 在自发荧光图像上，可以看到视网膜下液的边界（箭）。值得注意的是，在活跃的新生血管部位，自发荧光信号似乎是正常的，这表明视网膜色素上皮仍然是存活的；C 和 D. 荧光素血管造影显示脉络膜新生血管膜活跃，病变部下方有渗漏

图片经许可转载自 Schmitz-Valckenberg S，Holz FG，Bird AC，et al. Fundus autofluorescence imaging: review and perspectives. Retina 2008；28：385–409.

渗出性 AMD 患眼萎缩的方法。

（二）黄斑营养不良和弥漫性视网膜营养不良
Macular and Diffuse Retinal Dystrophies

在黄斑营养不良和弥漫性视网膜营养不良（macular dystrophy and diffuse retinal dystrophy）中，FAF 中的各种相关异常已经被描述（von Rückmann 等的报道）。

异常 FAF 的范围和模式可以显示视网膜营养不良整个过程中的异常分布特征，从而有助于鉴别诊断。特别是在晚发性黄斑营养不良［如 Stargardt 病和中央晕轮状脉络膜营养不良（central areolar choroidal dystrophy）］中，FAF 成像是一种重要的技术，用以鉴别 AMD[69] 与这类伪装性疾病。

已经证实，在 RPE 中自发荧光物质的过度累积，与各种遗传性视网膜疾病密切相关。由于在 RPE 细胞中过度积累 LF，FAF 增加可能是由于感光细胞外节段的异常高转换或正常或改变的吞噬分子底物的 RPE 溶酶体降解受损所致。

在 Best 黄斑营养不良（图 4-14）、成人卵黄状黄斑营养不良和其他类型营养不良及 Stargardt 黄斑营养不良 / 眼底黄色斑点症（fundus flavimaculatu）

（图 4-15）中，在视网膜色素上皮 /Bruch 膜水平，检眼镜下可见的乳白色 / 淡黄色病变与强烈的局灶性增强的 FAF 信号相关。

Stargardt 黄斑营养不良和眼底黄色斑点症 FAF 信号增强的斑点可能随着时间的推移逐渐消失，随后出现萎缩。这一发现与组织病理学数据一致，组织病理学数据显示，这些斑点代表着增大的 RPE 细胞聚集，这些细胞在 LF 作用下膨胀到正常大小的 10 倍。有趣的是，隐性 Stargardt 病的斑点可以表现出 FAF 增加，而 NIR-AF 通常在斑点位置减少或不存在。Sparrow 和同事进一步评估了这一不一致的观察结果并在 2015 年报道，在 NIR-AF 中，斑点主要是低荧光和较大的，并且 NIR-AF 变暗发生在增强的 FAF 信号产生之前。他们的结论是，这些观察表明隐性 Stargardt 病中与斑点相关的 RPE 细胞发生了显著的改变或丢失，斑点的明亮 FAF 信号可能来源于 RPE 损害退化感光细胞中 LF 形成后的增强[70]。

Lorenz 及其同事[71]描述了早发性严重视网膜营养不良患者的 FAF 强度缺失或最小，与 RPE[65]的两个等位基因突变相关。FAF 信号缺失或严重降低与生化缺陷一致，可作为该基因型的临床标志。另一项研究表明，Leber 先天性黑矇患者的视

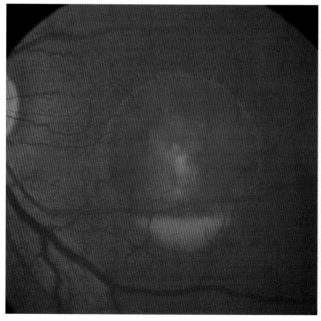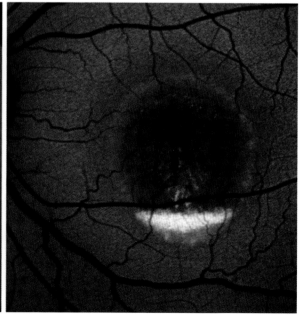

▲ 图 4-14　**Best** 黄斑营养不良
卵黄破裂期，原卵黄状病变下半部分有明显的眼底自发荧光增强，但仍以微弱的 FAF 环为界（图片经许可转载自 De Laey J, Puech B. Color atlas of retinal dystrophy：Springer；2014.）

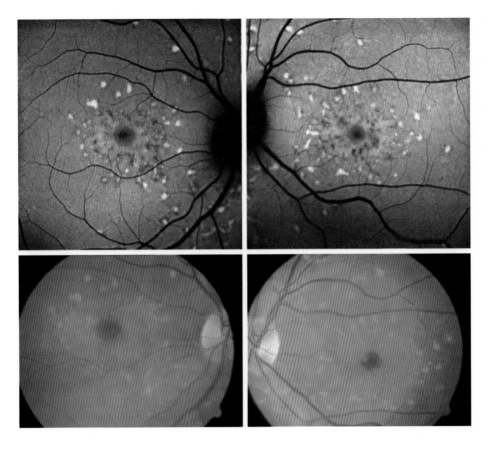

◀ 图 4-15 **Stargardt** 黄斑营养不良 / 眼底黄色斑点症。检眼镜下可见局灶性的斑点显示明亮的、增强的眼底自发荧光信号

FAF 减少的局灶区域似乎与视网膜色素上皮萎缩有关（图片经许可转载自 Ho AC, Brown GC, McNamara JA, et al. Color atlas and synopsis of clinical ophthalmology: Retina. New York: McGraw Hill; 2003.）

力下降到光感，视网膜电图（ERG）无法检测，仍可能表现出正常或最低程度的 FAF 强度下降[72]。作者得出结论，RPE- 感光复合物至少部分功能和解剖上是完整的。这一发现对未来的治疗有一定的意义，这表明光感受器功能在这些患者中仍然是可以挽救的。

不同形式的视网膜营养不良可出现分散的、清晰的线条样的 FAF 增强弧（图 4–16）[68, 73, 66]。这些线在眼底生物显微镜下没有显著的相关性，尽管有证据表明这些线精确地反映了视网膜功能障碍区域的边界（图 4–17 和图 4–18）[73-75]。尽管这条线在不同的病变中有不同的方向，例如在色素性静脉旁脉络膜视网膜萎缩（pigmented paravenous chorioretinal atrophy，PPCRA）中沿着视网膜静脉的方向，或在视网膜色素变性（retinits pigmentosa，RP）或黄斑营养不良中呈环状结构（图 4–16），FAF 图像上相似的外观和功能发现的一致性表明，这些线在异质性疾病中具有共同的病理生理机制[74]。

Fleckenstein 和同事[76]首先描述了这些 FAF 增强线的 SD-OCT 相关性。具体地说，这些与保存了

OCT 层的区域和视网膜的外层部分丢失的区域之间的离散连接区相对应，外界膜带似乎直接位于 RPE 上（图 4–19 和图 4–20）。

同样的 SD-OCT 相关性在 RP 患者中也得到了证实[77]。这种连接的特征可能是光感受器外节段和内节段的逐渐改变。

虽然病理生理机制尚不清楚，但可以假设，在各种视网膜营养不良中观察到的 FAF 信号增加可能是由于相应 RPE 细胞的代谢负荷增加及随后由于吞噬这些交界区严重改变的光感受器的成分而在溶酶体成分中过量积聚荧光团所致。由于光感受器外节段的丢失而引起的 FAF 信号吸收的变化也可能导致这种现象。在 FAF 信号正常但视网膜敏感度受损的区域，光感受器的结构似乎严重受损。因此，正常的 FAF 信号不一定反映完整的光感受器 –RPE 复合体，而是可能对应于结构完整的 RPE 细胞单层，无论是否存在完整的光感受器。

定量自发荧光成像已被证明有助于视网膜营养不良的鉴别诊断，例如，qAF 可以区分 *ABCA4* 相关和非 *ABCA4* 相关的视网膜疾病。此外，当校正

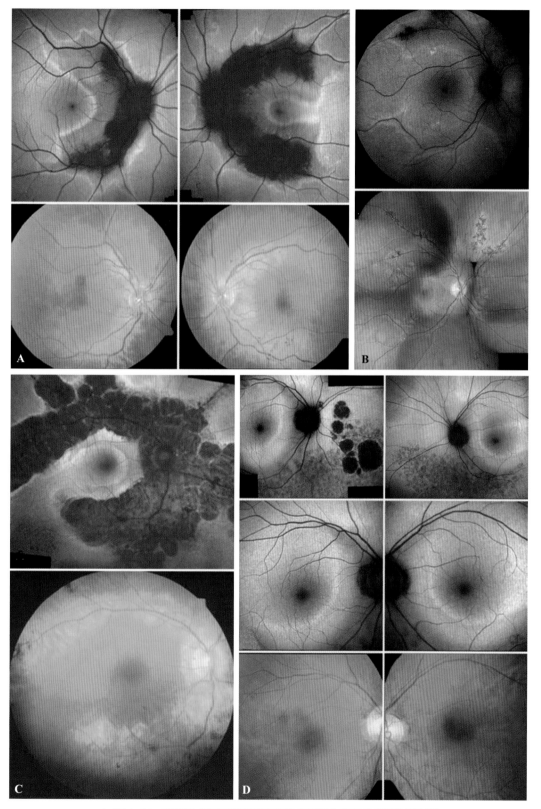

▲ 图 4-16　不同形式视网膜营养不良患者眼底自发荧光增强的弧和环

患者 1～3（A 至 C）被诊断为色素性静脉旁脉络膜视网膜萎缩（pigmented paravenous chorioretinal atrophy），表现为沿视网膜静脉方向的 FAF 增强弧。在该弧线和萎缩区（即 FAF 降低）之间及不受该线限制的区域内有一个正常的 FAF 信号。在患者 1（A）的左眼和患者 3（C）的右眼，FAF 增加的弧线几乎合并成一个颞侧开口的中心凹旁环。在患者 4（D）的扇形视网膜色素变性中，中心凹旁有一个半圆形的弧形结构

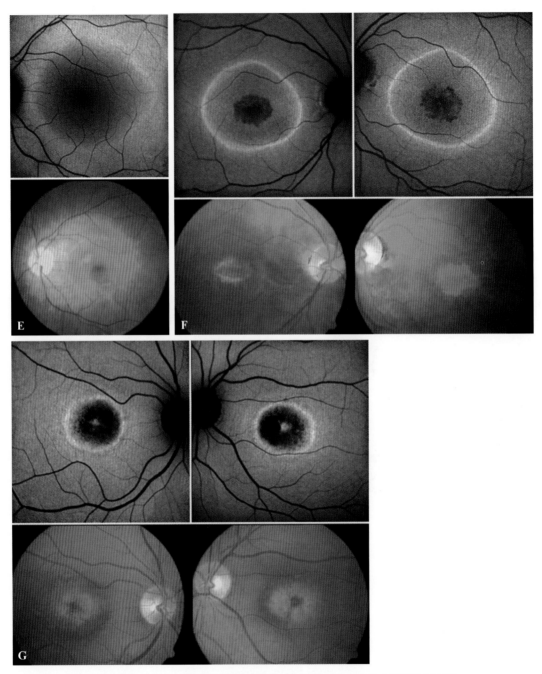

▲ 图 4-16（续） 不同形式视网膜营养不良患者眼底自发荧光增强的弧和环

在典型的视网膜色素变性（E，患者 5）中，有一个 FAF 增加的环。在环内外，有一个正常的 FAF 信号。在确诊为黄斑营养不良的患者 6（F）中，有一个中心凹旁环的 FAF 增加。在中央，FAF 减少，与检眼镜下可见的病变相对应。在环的两侧，有一个正常的 FAF 信号。在另一位患有牛眼样黄斑营养不良的患者 7（G）中，FAF 增加的一个环直接与中心病变相邻。在最中心，有一个保存的 FAF 点。注意，在传统的彩色眼底照片中，FAF 增加的弧度没有显著的相关性［图片经许可转载自 Fleckenstein M, Charbel Issa P, Fuchs HA, et al. Discrete arcs of increased fundus autofluorescence in retinal dystrophies and functional correlate on microperimetry. Eye（Lond）2009；23：567–75.］

年龄和种族的 qAF 值时，可以鉴别出表现出表型重叠的 *PRPH2/RDS* 和 *ABCA4* 相关疾病。一般来说，*ABCA4* 患者的 qAF 值高于 *PRPH2/RDS* 患者，而没有 *PRPH2/RDS* 或 *ABCA4* 突变的大多数患者的 qAF

值在正常范围内。

在没有萎缩的情况下，高 qAF 水平是 *ABCA4* 相关疾病的一个特征[78]（图 4-21），*BEST1* 突变的患者表现出的平均非病变 qAF 值在正常年龄范围

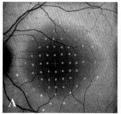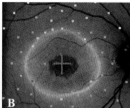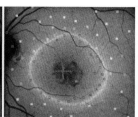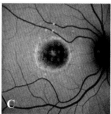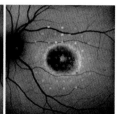

衰减量表（dB）

0　2　4　6　8　10　12　14　16　18　20

▲ 图 4-17　眼底控制显微视野评价眼底自发荧光增强环（FAE），灵敏度图叠加在 FAF 图像上

光增量灵敏度（light increment sensitivity，LIS）从 0～20dB（衰减刻度）不等。空心的红色方块表示没有看到最亮刺激的测试点。A. 在常染色体显性遗传性视网膜色素变性患者中，LIS 保留在环内；在环外，尽管 FAF 信号正常，LIS 仍严重受损。黄斑营养不良患者出现 FAF（B 和 C）升高的环，环内 LIS 明显受损，独立于 FAF 信号正常或降低；环外 LIS 保留。这些发现与诊断为视网膜色素变性（A）的患者的发现相反［图片经许可转载自 Fleckenstein M，Charbel Issa P，Fuchs HA，et al. Discrete arcs of increased fundus autofluorescence in retinal dystrophies and functional correlate on microperimetry. Eye（Lond）2009；23：567–75.］

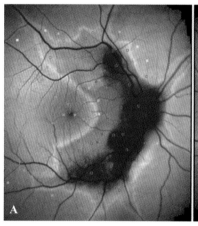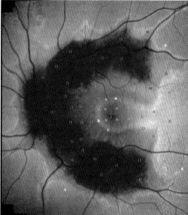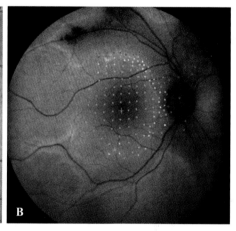

衰减量表（dB）

0　2　4　6　8　10　12　14　16　18　20

▲ 图 4-18　色素性静脉旁脉络膜视网膜萎缩的眼底微视野评估

灵敏度图叠加在眼底自发荧光图像上。光增量灵敏度为 0～20dB（衰减刻度）。空心的红色方块表示没有看到最亮刺激的测试点。在 FAF 弧度增加的区域，LIS 独立于正常或异常 FAF 信号而严重受损。增加 FAF 的弧线划分了保存 LIS 的区域［图片经许可转载自 Fleckenstein M，Charbel Issa P，Fuchs HA，et al. Discrete arcs of increased fundus autofluorescence in retinal dystrophies and functional correlate on microperimetry. Eye（Lond）2009；23：567–75.］

内[79]。因此，基于 qAF 的结论是，*BEST1* 基因突变不会导致黄色局灶性病变以外的脂褐素水平升高。

（三）黄斑毛细血管扩张症 Macular Telangiectasia

黄斑毛细血管扩张症（MacTel）2 型是一种病因不明的双侧疾病，具有黄斑毛细血管网的特征性改变和进行性视网膜细胞死亡（见第 58 章，黄斑毛细血管扩张症）[80-82]。该疾病通常表现为从颞侧到中心凹的病变，以后可能会包围以中心小凹为中心的椭圆形区域。

如上所述，由于叶黄素的积累，正常人眼会被 488nm 蓝光掩蔽。MacTel 2 型患者黄斑色素密度降低会影响这种掩蔽作用。MacTel 2 型的眼在蓝光 FAF 成像中显示黄斑区信号异常增加（图 4-22 和图 4-23）[83]。叶黄素的丢失最初可能发生在中心凹中心的颞侧区域[83, 84]。定量分析证实，叶黄素在颞侧部的丢失比鼻侧中心凹旁区更为明显，并提示玉

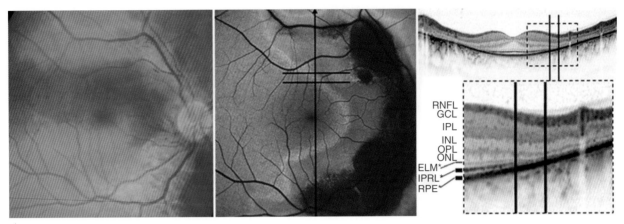

▲ 图 4-19　**Simultaneous fundus autofluorescence (FAF) and spectral domain optical coherence tomography imaging**

The line of increased FAF corresponds to a junctional zone (within black lines) between involved and preserved retina. RNFL, retinal nerve fiber layer; GCL, ganglion cell layer; IPL, inner plexiform layer; INL, inner nuclear layer; OPL, outer plexiform layer; ONL, outer nuclear layer; ELM*, presumed correspondence of the external limiting membrane; IPRL*, presumed correspondence of the interface of the inner/outer segments of photoreceptors; RPE*, presumed correspondence of the retinal pigment epithelium. (Reproduced with permission from Fleckenstein M, Charbel Issa P, Helb HM, et al. Correlation of lines of increased autofluorescence in macular dystrophy and pigmented paravenous retinochoroidal atrophy by optical coherence tomography. Arch Ophthalmol 2008;126:1461–3.)

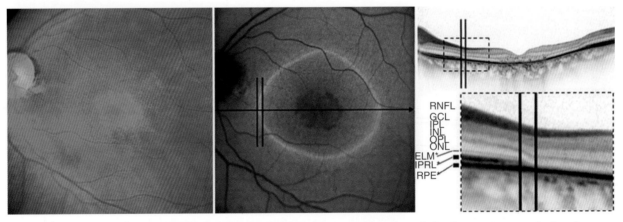

▲ 图 4-20　**Simultaneous fundus autofluorescence (FAF) and spectral domain optical coherence tomography imaging**

The line of increased FAF corresponds to a junctional zone (within black lines) between preserved and involved retina. RNFL, retinal nerve fiber layer; GCL, ganglion cell layer; IPL, inner plexiform layer; INL, inner nuclear layer; OPL, outer plexiform layer; ONL, outer nuclear layer; ELM*, presumed correspondence of the external limiting membrane; IPRL*, presumed correspondence of the interface of the inner/outer segments of photoreceptors; RPE*, presumed correspondence of the retinal pigment epithelium. (Reproduced with permission from Fleckenstein M, Charbel Issa P, Helb HM, et al. Correlation of lines of increased autofluorescence in macular dystrophy and pigmented paravenous retinochoroidal atrophy by optical coherence tomography. Arch Ophthalmol 2008;126:1461–3.)

米黄质比叶黄素的减少程度更大 [84]。

　　黄斑色素耗竭的进一步证据来自对一只 MacTel 2 型眼的尸眼分析。宏观镜检查显示没有中心凹淡黄色斑点 [85]。根据活体成像观察，黄斑色素残留呈黄色环状。根据对两种波长（蓝光和绿光）的 FAF 图像的横截面分析，黄斑色素的损失被分为三类 [86]。第 1 类显示黄斑色素的楔形损失，仅限于中心凹的颞侧区域。在第 2 类，面积更大，也涉及中心凹中心。第 3 类的特征是黄斑色素在以中心小凹为中心的椭圆形区域内丢失。这三类黄斑色素丧失与 Gass 和 Blodi 所描述的 MacTel 2 型的连续阶段有显著相关性 [80]。与显微视野数据的相关性研究显示，随着黄斑色素改变的增加，视网膜功能有恶化的趋势。

28 岁健康女性 | 30 岁 stargardt 患者

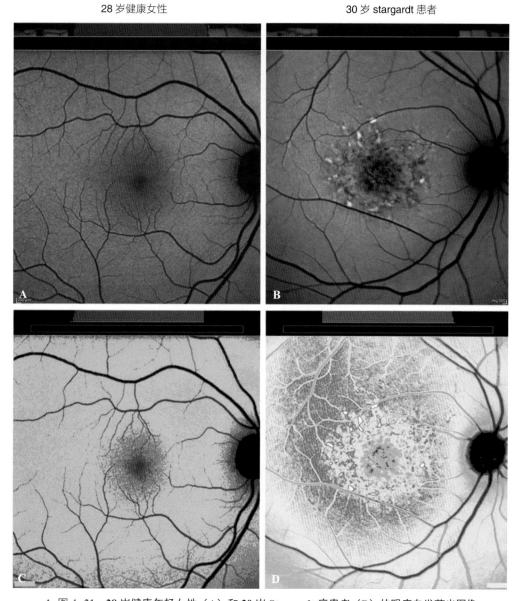

▲ 图 4-21 **28 岁健康年轻女性（A）和 30 岁 Stargardt 病患者（B）的眼底自发荧光图像**
用彩色编码（C 和 D）进行定量自发荧光成像分析，显示 Stargardt 病患者眼睛的高自发荧光强度（图片由 Peter Charbel-Issa，Martin-Gliem 提供）

最近的一项研究成功地观察到对侧眼早期的病理变化，而这些病变不符合 MacTel 2 型的诊断标准[87]。虽然没有发现功能缺陷，但眼始终显示出严重降低的定向视锥反射（Stiles-Crawford 效应）。另一个一致的微小疾病表现是中心凹的一种不对称结构，伴有局灶性颞侧变薄，在 1° 偏心时最为明显。与位置相关，黄斑色素的光密度在一个小的楔形颞侧旁中心区降低，导致荧光素血管造影和 FAF 成像信号增加。这些改变可能有助于患者和受影响家庭成员的早期识别。

（四）弹性假黄瘤 Pseudoxanthoma Elasticum

弹性假黄瘤（pseudoxanthoma elasticum，PXE）是由 *ABCC6* 基因突变引起的。在 *ABCC6* 中发现了 300 多个明显的功能缺失突变，代表了 1000 多个突变等位基因。许多错义突变发生在 *ABCC6* 转运体中涉及结构域相互作用的蛋白质部位，即使杂合子也能显示疾病的表现。FAF 异常在受 PEX 影响的眼中很常见。典型的表型改变，包括视神经的血管

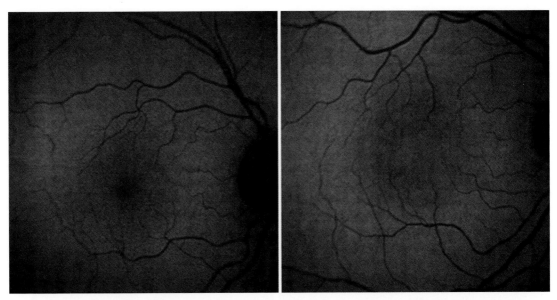

▲ 图 4-22　正常眼（左）和 **59 岁女性特发性黄斑毛细血管扩张症 2 型**（右）在 **488nm**（激发）处获得的眼底自发荧光图像

图片经许可转载自 Helb HM, Charbel Issa P, van der Veen RLP, et al. Macular pigment density and distribution in patients with type Ⅱ macular telangiectasia. Retina 2008；28：808–16.

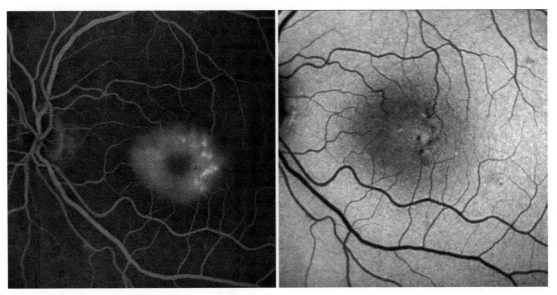

▲ 图 4-23　**1 例特发性黄斑毛细血管扩张症 2 型患者在 488nm**（右）处获得的荧光素血管造影图像（左）和眼底自发荧光图像显示，由于黄斑色素耗竭，黄斑区 **FAF** 分布异常

图片经许可转载自 Helb HM, Charbel Issa P, van der Veen RLP, et al. Macular pigment density and distribution in patients with type Ⅱ macular telangiectasia. Retina 2008；28：808–16.

样条纹和 drusen，具有自发荧光相关。在 FAF 上很难检测到 Peau d'orange，而彗星尾病变（comet-tail lesions）则是典型而明显。RPE 萎缩可以是广泛和异质性的，主要位于血管样条纹或 CNV 附近[88]。

此外，在有 PXE 的眼中，可以发现后极 FAF 不规则增高的模式，其外观与营养不良相似。在这些眼中，彩色摄影上淡黄色沉淀物和色素沉着的区域对应于 FAF 增强的区域（图 4-24）。Agarwal 等[89] 提出了以下分类：眼底外观分别类似于眼底黄色斑点症、网状、卵黄状和粉尘状眼底（fundus pulverulentus）类型的营养不良。PEX 的营养不良样改变可单侧或双侧发生。

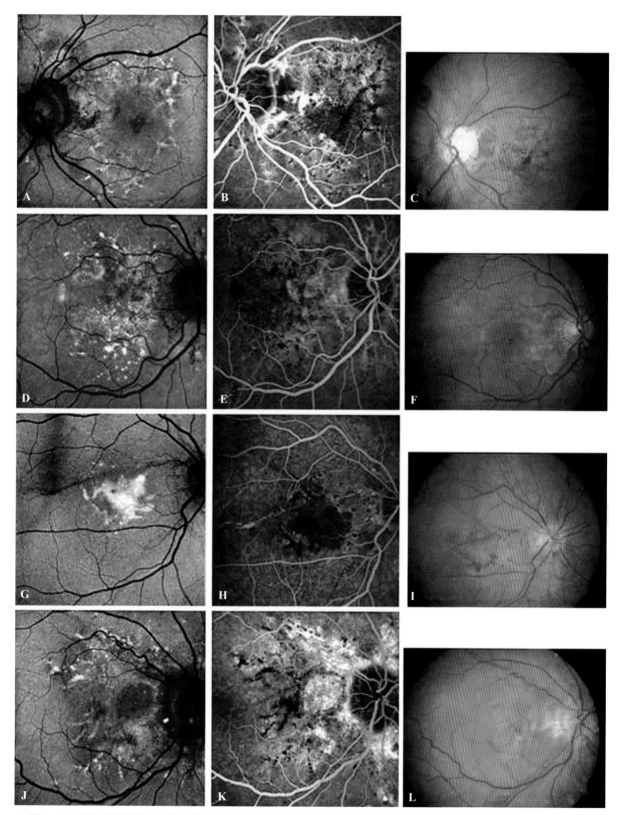

▲ 图 4-24　弹性假黄瘤黄斑部视网膜色素上皮变性类型（第一列：眼底自发荧光；第二列：荧光素血管造影；第三列：彩色眼底照片）

A 至 C. 眼底改变类似于网状营养不良；D 至 F. 眼底改变类似于黄斑变性；G 至 I. 眼底改变类似于卵黄状营养不良；J 至 L. 眼底改变类似于粉尘状眼底（fundus pulverulentus）（图片经许可转载自 Finger RP, Charbel Issa P, Ladewig M, et al. Fundus autofluorescence in pseudoxanthoma elasticum. Retina 2009；29：1496-505.）

与常规眼底成像相比，FAF 成像检测到的视网膜色素上皮 – 感光细胞复合体异常更加多样和广泛。这种广泛的 RPE 改变提示病理性 RPE 改变在 PXE 视力丧失的演变中起重要作用。

与 PXE 相关的眼部改变通常从中央眼底开始，然后以离心方式扩散，导致最明显的表现型出现在视盘黄斑区，而周边的异常最少[90]。这个过程也允许观察从周边到中央眼底的不同疾病阶段。最近的研究表明，标志着从钙化到未钙化的 Bruch 膜转变的 Peau d'orange 位于 RPD 周围。正常和中央减少的晚期 ICGA 荧光之间的过渡区具有相似的位置关系，后者是由于改变的 Bruch 膜和（或）RPE 的吲哚菁绿染色减少所致[90]。因此，与 PXE 相关的特异性眼底改变似乎局限于 RPD，且先于 RPD 的发展[51]。

（五）中心性浆液性脉络膜视网膜病变 Central Serous Chorioretinopathy

中心性浆液性脉络膜视网膜病变是一种以 RPE 水平的特发性渗漏为特征的疾病，可导致浆液性色素上皮和神经感觉性视网膜脱离。在疾病的早期，尽管有黄斑脱离的存在，视力可能是好的，并且在缓解后，视力往往有明显改善。更多的慢性 CSC 与视网膜和 RPE 的萎缩和退行性改变有关，并因此导致视力下降。

因此，在 CSC 中 FAF 的发现取决于 RPE 的累及程度和疾病的分期[91]。在第 1 个月内成像的急性渗漏患者除了浆液性视网膜脱离区域的自发荧光有轻微增加外，几乎没有异常。随着时间的推移，脱离区越来越显示出不规则增加的自发荧光。在一些患者中，可以观察到与在检眼镜下所见的针尖状视网膜下沉淀物相对应的脱离内强度增加的分散颗粒。有人认为，这些圆点可能代表巨噬细胞吞噬外节段所形成。慢性病患者自发荧光不规则，萎缩区域的荧光强度明显降低。一个典型的发现还包括在下方视网膜可以看到液体轨迹（图 4-25）。

随着时间的推移，渗漏区域的自发荧光也会发生变化。在 CSC 发展不久后，虽然渗漏部位可能有点低自发荧光，但渗漏周围区域的自发荧光模式几乎没有变化。慢性渗漏较多的患者，其周围的自发

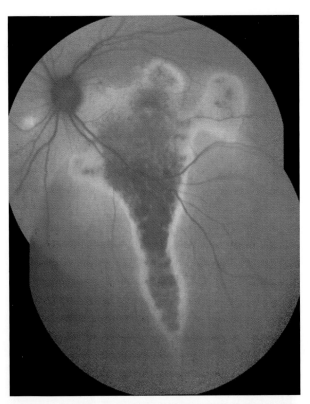

▲ 图 4-25 共焦扫描激光检眼镜显示黄斑萎缩导致黄斑部眼底自发荧光降低，周围 FAF 增加。中央黄斑外还可见 FAF 异常，可见明显的轨迹或堤道

荧光可能会减少。随着渗漏时间的增加，这一区域的低自发荧光似乎在扩大。最近证明慢性 CSC 患者的 FAF 改变与微视野定量的功能具有相关性。这项研究强调了 FAF 改变对视网膜敏感性的影响及其反映慢性 CSC 功能损害的价值[92]。

（六）氯喹和羟氯喹视网膜病变 Chloroquine and Hydroxychloroquine Retinopathy

由于长期氯喹和羟氯喹治疗的毒性视网膜效应，FAF 显像可能显示出明显的改变。人们提出了多种方法来检测氯喹视网膜病变的早期阶段。早期，中心凹周围自发荧光环状增强可能与多焦 ERG 中心凹范围振幅降低及 SD-OCT 成像中心凹范围光感受器内 / 外节段连接的中断有关[93]。更晚期中心凹周围更斑驳的外观和 FAF 强度的增加和减少有关（图 4-26）。虽然电生理检查被认为是诊断早期氯喹黄斑病变的一个方法，但 FAF 显像可作为一个高度敏感的工具。然而，目前的建议是采用多模式影像检查方法如多焦 ERG、FAF 和 SD-OCT，都能在相

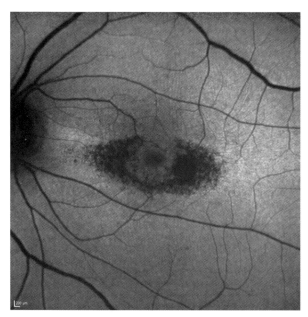

▲ 图 4-26　氯喹视网膜病变晚期。黄斑旁中心出现斑驳样改变，眼底自发荧光强度增加或降低

对早期阶段显示损伤，但对任何给定的个体来说还不可能预测哪个测试是最明确的[94]。

五、眼底自发荧光异常的功能相关性研究 Functional Correlates of Fundus Autofluorescence Abnormalities

FAF 图像改变的相关性可以通过评估相应的视网膜敏感性来进一步解决。视网膜色素上皮的严重损害，如萎缩、黑色素迁移或纤维化，导致感光功能受损，通过微视野检查证实，其位置与自发荧光降低的区域相对应[57, 58]。对于继发于 AMD 的 GA 患者，已经证明，除了萎缩区缺乏视网膜敏感性外，与背景信号正常的区域相比，FAF 强度增加的区域视网膜功能也相对显著降低[58]。早期 AMD 患者 FAF 增加区域的局部功能损害最近也被证实。有趣的是，使用精细矩阵映射已经证明，AMD 患者在 FAF 增加的区域，其视杆细胞功能比视锥细胞功能受到的影响更为严重[57]。这些研究符合在细胞死亡发生前 RPE 水平上自发荧光物质积累增加的观察结果。由于正常的光感受器功能依赖于正常的 RPE 功能，特别是在光感受器细胞更新的远端外节段的持续吞噬作用方面，提出了一种负反馈机制。因此，含有 LF 的次级溶酶体的细胞吞噬新近脱落的光感受器外节段的效率较低，从而导致视网膜敏感性受损。这也与实验数据一致，表明 LF 化合物如 A2-E 具有毒性性质，并且可能干扰正常 RPE 细胞功能。

在不同的视网膜营养不良患者中，FAF 增加的线和环已经被注意到（见上文）[73]。有趣的是，通过微视野和电生理的功能测试表明，这些环限制了感光功能保留的区域（图 4-17A）[73-75]。

第5章 广角成像
Wide-Field Imaging

Michael A. Klufas　Szilard Kiss　著

一、概述 Introduction

　　视网膜成像继续经历着重大的进步和创新。一种持续发展的后节成像方式是广角成像。传统的眼底照相机拍摄眼底 30°～60° 的图像。较新的设备能够提供高达 200° 的后极视野范围。随着这种成像方式在临床研究（包括大型临床试验）中的应用越来越广泛，广角成像的作用和临床应用也在不断发展。本章将对宽视野视网膜成像进行全面的概述。

二、历史观点与术语 Historical Perspective and Terms

在检眼镜发展之前，眼底的早期临床检查依赖于对尸检眼组织学分析或通过瞳孔观察到的大体红色反射的初步检查[1]。Helmholtz 于 1851 年发明的检眼镜可以对眼底进行详细的临床检查，但是视野很窄[2]。光学镜，如 Gonin 依赖于基于 Reute "倒像仪（inverted image instrument）"的改良间接检眼镜[3]，提供了更优越、更明亮的视野，使得 Gonin 和 Dufour 在明确描述视网膜脱离的发病机制方面明显优于他们的同时代人。随着仪器和技术的进一步发展，Schepens 发明了现代双目间接检眼镜，视野更开阔，改变了周边眼底的检查和巩膜扣带手术修复视网膜脱离。类似地，现代广角成像技术现在允许对后极以外的视网膜进行增强检查。

Carl Zeiss 公司于 1926 年生产了第一台眼底照相机，能够提供 20° 的视野[4]，后来增加到 "正常" 30° 的视野，这是目前眼底照相机的 "标准" 视野。任何视野更大的设备都被称为 "广角" 或 "广域"。从眼底图像的角度来看，广角成像的实际定义在历史上并没有很好地确定。

然而，糖尿病视网膜病变临床研究网络（diabetic retinopathy clinical research network，DRCR.net）最近已经定义了超广角（ultrawide-field，UWF）图像至少可以看到 100° 眼底，而来自该研究网络的 AA5 协议是一项正在进行的大型前瞻性研究，专门研究影像学的作用，预期在 2020 年左右得出结果[5]。最近，DRCR.net 方案的结果支持玻璃体腔注射雷珠单抗对全视网膜光凝治疗增殖性糖尿病视网膜病变的非劣效性[6]，广角成像在评估视网膜周围病变（包括新生血管）方面的潜在作用可能会引起更大的兴趣。

三、历史上的广角成像系统 Historical Wide-Field Imaging Systems

（一）传统眼底相机拼图 Montage With Traditional Fundus Camera

广角成像可能在 1977 年由 Lotmar 首次描述，他使用传统的眼底照相机，视野很小，借助固定灯和旋转镜，能够获取多达 19 张图像来创建 96° 拼图。这项技术受到患者和摄影师合作的限制，需要瞳孔足够大[7]（图 5-1）。此外，这种方法不能同时获得图像，这可能限制了它用于时间依赖性或动态研究，如荧光素血管造影（FA）。

（二）Pomerantzeff 摄像机

1975 年，Pomerantzeff 报道了 Equator Plus 眼底照相机，这是一种基于隐形眼镜的系统，需要扩瞳，采用光纤经瞳孔照明和巩膜透照获得高达 148° 的视网膜图像[8, 9]。这项技术的主要局限性包括分辨率有限，其次是光源的位置和强度[10]。

（三）全景 Panoret

Panoret-1000（Medibell Medical Vision Technologies, Haifa, Israel）基于 Pomerantzeff 使用巩膜外照明的照相机中使用的概念，但它是手持式的，能够进行数字图像采集，并使用隐形眼镜通过小瞳孔提供 100° 视角[11, 12]。该系统经小瞳孔和晶状体混浊（即白内障）在有限的眩光下通过巩膜外光源进行图像采集。获取图像很难，需要一只手拿着相机，另一只手拿着灯，用脚或助手通过启动脚踏开关来捕捉图像。然而，对于一个熟练的摄影师来说，图像采集是可能的，大约需要 3min。一个系列报道展示了 1500 名患者的可靠和高质量成像，其中只有 6 例由于患者合作不力而无法获取图像。

四、现代广角成像系统 Modern Wide-Field Imaging Systems

（一）RetCam

RetCam（Clarity Medical Systems, Inc., Pleasanton, CA）于 1997 年首次推出，是一种基于接触的数字成像系统，带有外部光纤光源，主要用于对新生儿和儿童患者进行成像[13-16]（图 5-2）。由于照明是通过角膜和晶状体进行的，即使是小的晶状体混浊也可能产生较差的图像质量，从而限制了它在患有白内障的成年人群中的应用。该系统的机头部分有五个可更换的镜头，能够提供不同的视角，广角镜头能够成像 130° 的视网膜。该成像系统可能会以额外的成本配备一个市售的 FA 模块，这种成

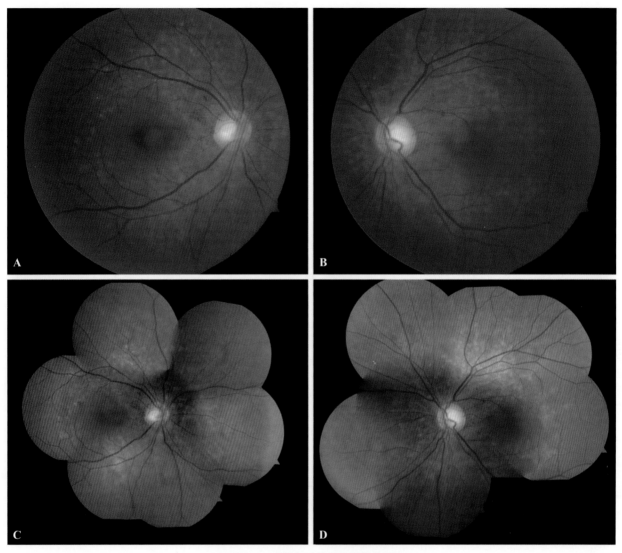

▲ 图 5-1　后极部脉络膜环状营养不良
Zeiss 彩色照片（A 和 B）和相应的拼接彩色照片（C 和 D）

像方式在许多儿童玻璃体视网膜疾病中变得越来越重要 [17-21]。RetCam 通常用于早产儿视网膜病变（ROP）的远程筛查应用（见第 65 章，早产儿视网膜病变的远程筛查）。

（二）Staurenghi 透镜系统极其前身 Staurenghi Lens System and Precursors

2005 年，Staurenghi 及其同事报道了基于共焦激光扫描检眼镜成像平台的广角接触镜系统的使用（Loime Staurenghi 230 SLO Retina Lens；Eimo Instruments Inc., Bellevue, WA）[22-24]。集成的多元件，广角系统由两个双凸非球面透镜和一个两元凸

凹透镜组成，可以成像 150° 的眼底。该系统的缺点包括由于必须放置接触镜，需要局部麻醉，图像质量可能受到晶状体混浊的限制，并且需要熟练的摄影师在获取图像的同时稳定镜头。

在开发 Staurenghi 透镜系统之前，日本的研究人员开始对广角（最多 70°）吲哚菁绿血管造影（ICGA）感兴趣，检查周围脉络膜循环和分水岭区 [25]。1996 年，该团队使用 SLO 和手持 30 屈光度透镜进行了 ICGA。1998 年之后不久，Spaide 及其同事报道了一种广角隐形眼镜（Volk Superquad 160, Volk Optical Inc., Mentor, OH）与眼底照相机结合使用，可以更大视野范围地观察周围眼底循

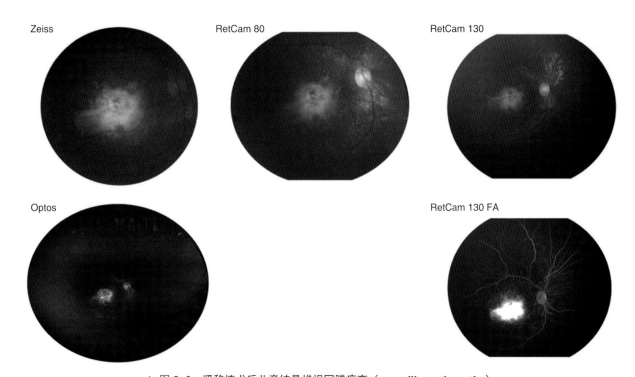

▲ 图 5-2　肾移植术后儿童结晶样视网膜病变（**crystalline retinopathy**）
Zeiss 非广角彩色眼底照片、80° 和 130° 透镜的广角 RetCam 彩色眼底照片及相应的 130° 角荧光素血管造影和光学眼底照片的比较

环 [26]。这些系统，如 Staurenghi 透镜系统，缺点是晶状体本身的自发荧光会降低图像质量。

（三）带间接镜头的手机成像 Mobile Phone Imaging With Indirect Lenses

在一个智能手机移动技术的时代，有报道称，可以利用智能手机的摄像灯，配上传统的间接聚光镜头，获取眼底的数字图像 [27, 28]。为了便于图像采集，可能需要低成本的软件应用程序。这种技术的改进，包括在角膜上放置 Koeppe 透镜，可以用来提高图像质量，防止在麻醉下检查时进行成像时角膜干燥。在全球范围内，这可能被证明是一个经济有效的替代更昂贵的系统的技术，如 RetCam，但代价是降低分辨率和具有挑战性的图像采集。

（四）海德堡非接触超广角系统 Heidelberg Spectralis Non-Contact Ultrawide-Field Module

最近，一种非接触式镜片已经被开发出来，可以安装在现有的海德堡光谱或 HRA2 cSLO（海德堡工程公司，海德堡，德国）上。将该系统现有的 55° 最大视野扩展到 105° [29]，尽管该自适应系统的成像面积比其他商用的光学非接触式 UWF 系统

的成像面积小，但它可能具有较少的睫毛伪影的优点，从而改善了一些患者上下边缘的成像。在单视图中，该系统能够提供实时的 UWF 多模成像，包括同时的 FA 和 ICGA。

（五）Optos

Optos cSLO UWF 成像系统（Optos PLC，Dunfermline，英国）利用椭球镜来成像 [30]（图 5-3）200° 或大约 80% 的眼底。它于 2000 年首次上市。它不需要使用接触镜，并且能够通过小瞳孔或其他情况成像，例如永久性角膜假体 [31] 或植入的人工晶状体，通过一个小的光学孔径，可以观察到晚期黄斑变性患者的后极部视网膜。通过使用两个振镜来提供快速的二维扫描，图像采集时间在大约 0.25s 内。这一技术方面对于眼球震颤和摄影恐惧症患者和儿童的后极图像获得特别有用。该装置的椭球镜有两个焦点，激光引导其中一个焦点，患者被安置在机器前面，使得第二个焦点位于瞳孔平面附近的眼内，从而产生大的扫描角度，在顺应性好、瞳孔扩张广的患者中可以成像到锯齿缘 [30]。Optos 平台能够进行伪彩色眼底摄影、绿光源眼底自发荧光、FA

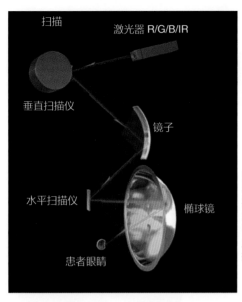

扫描
激光器 R/G/B/IR
垂直扫描仪
镜子
水平扫描仪
椭球镜
患者眼睛

激光通过光学扫描系统投射。这些激光通过眼睛内的一个虚拟扫描点扫描

▲ 图 5-3　Optos 扫描激光检眼镜的光学特性

和 ICGA。

尽管该平台目前提供了最大的后极单帧视图，但仍存在一些缺点或局限性。目前，SLO 只使用红色和绿色通道 SLO，这两种通道 SLO 被组合在一起以创建伪彩色图像。制造商可能会在未来增加一个蓝色通道，以更好地模拟传统闪光眼底摄影所看到的后段的真实颜色。此外，将三维结构映射到二维曲面上会产生贴图失真。眼底的周边区域的成像不均衡，几乎是后极的 2 倍，水平轴翘曲和伸展得比垂直轴更大 [32]。这些畸变可以通过最近开发的立体投影 / 校正来减轻 [33]。所有偏心处的角度放大率相同，从而可以进行可靠的测量。最后，与海德堡 Spectralis 等其他 SLO 系统相比，该装置拍摄的 UWF 后极图像的分辨率也较低。当利用 ResMaxtm™ 软件时，该缺点可以部分地减少，软件允许在将用于成像视网膜的更大区域的同一传感器上成像更小的区域（即后极），从而产生更高分辨率的图像。此外，在这个系统中，长焦点有助于保持整个眼底在不同的前后位置的焦点、成像升高的病变如脉络膜肿瘤或凹陷区域如后巩膜葡萄肿进行成像。然而，这种大景深通常也允许患者的睫毛和鼻子出现在图像中。睫毛伪影可以通过放置一个窥镜来减少 [34]。

五、成像功能和光学原理概述 Overview of Imaging Capabilities and Optical Principles

传统的眼底照相机是以白光为光源，在传统胶片上或通过数码方法拍摄彩色眼底照片。在 UWF 设备中，RetCam 平台采用这种成像或捕获策略。然而，海德堡和 Optos UWF 平台都使用 SLO 光学。例如，非广角平台上的海德堡 Spectralis 能够从红外（820nm）、绿色（518nm）和蓝色（488nm）反射通道产生多色图像。类似地，Optos 平台通过 532nm 处的绿色（无红色）激光和 633nm 处的红光共焦扫描产生视网膜的彩色图像。图像可以一起观看，提供眼底的彩色图像，并且可以采用"白平衡"模式来更接近眼后节病理的真实颜色。此外，可以单独观看 SLO 信道。绿色（无红色）突出了视网膜血管和视网膜前结构，红色通道突出了视网膜深层结构和脉络膜血管。对于临床医师来说，重要的是要意识到 SLO 衍生图像的获取方式不同于传统的眼底照相机，后者使用全光谱白光，因此两种系统之间的颜色会不同。这对许多病变的评估具有重要意义，如眼内肿瘤或视网膜炎。

对于 FA，当检测到来自眼底的荧光时，光学元件通过其二色分光器和共焦孔径使用 488nm 激发信号和 500nm 滤光片。对于 ICGA，在 Optos 平台上，发射 805nm 激发光，并通过 835nm 滤光片返回蓝光 [37]。在海德堡广角非接触系统中，FA 波长采用相同的激发和屏障滤光片。然而，对于吲哚菁绿血管造影，790nm 的二极管激光器与 830nm 的屏障滤光片一起用于分离和激发青光。

对于用于广角 FAF 的光谱，光学系统采用绿色 532nm 激发和 570～780nm 滤光片（黄色-橙色-红色范围）检测眼底自发荧光。相比之下，海德堡平台通常使用 488nm 产生短波自发荧光图像，尽管绿色自发荧光的功能也被添加到一些系统中。海德堡系统还能够产生 787nm 波长的近红外自发荧光。与后极的近红外图像最显著的区别是，中心凹上有一个增强的超自发荧光区域，这可能与彩色照片中看到的视网膜色素上皮黑色素含量较高的区域相对应 [38]。比较短波长的 Optos 和海德堡 SLO，眼底自发荧光系统（532nm vs. 488nm）的波长稍长的光学系统可能受白内障吸收的影响较小[39]，但这两个系统都使用共焦针孔，大大减少了来自晶状体的离焦自发荧光信号，以限制图像质量的下降[40]。

六、广角成像的临床应用 Clinical Utility of Wide-Field Imaging

广角视野和最近的超广角视野成像（UWF）在视网膜疾病的诊断和治疗中继续发挥着越来越多的作用。尽管已发表的使用 UWF 成像的研究主要是描述性和回顾性研究，但已经发现了重要的观察结果，这些观察结果促使了正在进行的更详细的前瞻性研究。

（一）糖尿病视网膜病变 Diabetic Retinopathy

在早期的前瞻性试验中，如糖尿病视网膜病变早期治疗研究（Early Treatment of Diabetic Retinopathy Study，ETDRS），糖尿病患者的周边病变的重要性是显而易见的，在 ETDRS 中，7 张标准的 30° 图像可以组合在一起形成 75° 的拼图。这项 75° 的评估成为糖尿病临床试验的早期标准[41]。UWF 成像的使用揭示了糖尿病眼周边 7 个标准 ETDRS 范围以外的潜在重要临床发现，这些发现的临床意义仍在继续研究中。

利用免散瞳 UWF 成像筛查糖尿病视网膜病变的初步研究发现，与临床检查相比，敏感性为94%，随访建议与临床建议的符合率为 82%[30]。随后的研究发现裂隙灯检查和 Optos UWF 成像在现实环境中检测糖尿病视网膜病变之间存在中度的一致性[42]。另一项对比免散瞳 Optos UWF 图像和检眼镜散瞳检查的研究表明，在检测糖尿病视网膜病变时，其灵敏度为 94%，特异度为 100%，比轻度非增殖性疾病差，使用未加权 Kappa 统计量进行的视网膜病变严重度分级具有中度至实质性的等级间一致性[43]。另一项研究发现，与单视野和双视野散瞳数字视网膜摄影相比，免散瞳 UWF 成像的敏感性和特异性相似，UWF 的敏感性为 83.6%，特异性为 89.5%，尽管广角成像的技术失败率略高[44]。最近，研究将七张标准视野的 ETDRS 照片与 UWF 成像进行了比较，发现在确定疾病严重程度方面基本一致，UWF 还能识别周边病变，

提示 10% 的眼比 ETDRS 视野内观察到的疾病更严重[45]。远程医疗筛查模式目前正在使用实时技术进行报告，非物理成像仪对 UWF 图像的采集和解释，其中 < 0.1% 的糖尿病视网膜病变将被忽略[46-48]。

早期的报道也注意到 UWF-FA 对诊断 PDR[49] 的益处（图 5-4），并且这种类型的宽视野成像在设置玻璃体不透明介质（如星状玻璃体变性）方面特别有用[50]。Weill Cornell 大学的一项研究发现，UWF-FA 比 7 个标准视野（seven standard field，7SF）FA 成像检测无灌注区增加 3.9 倍，新生血管 1.9 倍，全视网膜光凝效果提高 3.8 倍[51]。除了其他研究外，这项研究还发现，在 10% 的眼中，UWF-FA 在 7SF 成像上表现为周围无灌注区和 7SF 成像不明显的新生血管。

UWF 成像也被用来专门研究周边无灌注区和新生血管，以及黄斑缺血和糖尿病黄斑水肿的关系[52]。一项对 264 只糖尿病视网膜病变眼的研究发现，周边血管渗漏（peripheral vascular leakage，PVL）出现的频率与新生血管一样高达 41%，但低于周边无灌注区（54%）或局灶性或弥漫性黄斑水肿（57%）[53]。该研究发现 PVL 与周边无灌注区和后来发生的新生血管有关，但与黄斑水肿无关。另一项回顾性研究发现，周边缺血指数与中心凹无血管区（foveal avascular zone，FAZ）增高之间存在中度相关性[52]。其他研究发现，糖尿病视网膜病变的周边视网膜缺血与糖尿病黄斑水肿之间存在直接相关性，报道有周边缺血的黄斑水肿其相关的概率增加了 3.75 倍[54]。另一份报道研究了顽固性糖尿病黄斑水肿（recalcitrant DME）患者的缺血指数（无灌注眼底面积与总眼底面积之比）的相关性[55]。眼缺血指数越大，糖尿病视网膜病变越严重，DME 的严重程度越高，根据黄斑局灶激光治疗的次数，在 SD-OCT 上黄斑中心厚度的减少较少。之前的研究使用"缺血指数（ischemic index）"和 Optos 成像，应谨慎解释，因为它们没有采用标准化的量化技术，也没有解释这些 UWF 图像中周边眼底的扭曲和过度成像，或在眼底周边区域存在的不同代谢需求和不同细胞类型[56, 57]。

自然，临床医师利用 UWF 成像（包括血管造

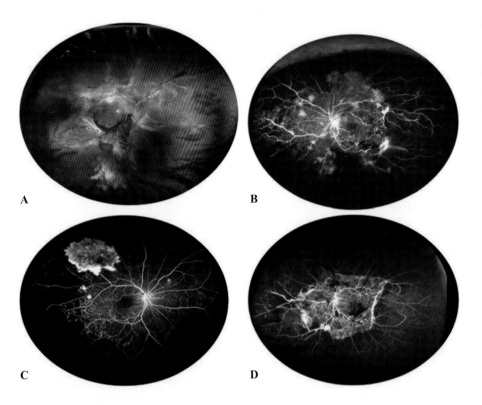

▲ 图 5-4 增殖性糖尿病视网膜病变 Optos 照片（A）和其他 PDR 病例的超广角荧光素血管造影（ultrawide-field-fluorescein angiography, UWF-FA）Optos 照片

影）来评估糖尿病视网膜病变，已经研究了 UWF 成像用于血管造影提供引导的治疗，包括靶向激光光凝（targeted laser photocoagulation, TRP）[58]。与全视网膜光凝（panretinal photocoagulation, PRP）相比，TRP 意味着观察 UWF-FA，特别是治疗视网膜无灌注区以及灌注和无灌注视网膜之间的中间过渡区。一项前瞻性研究发现，用一次 20ms、1500 点模式扫描激光（pattern scan laser, PASCAL）视网膜光凝治疗早期 PDR（naïve PDR），76% 的患者在 12 周时出现 PDR 消退[59]。如果这些结果可以重复，TRP 比 PRP 的潜在益处包括减少激光后黄斑水肿、夜视和外周视野丧失的发病率。未来需要前瞻性随机临床试验来评估这种改良治疗模式的安全性和有效性。

（二）视网膜静脉阻塞 Retinal Venous Occlusions

视网膜静脉阻塞（retinal venous occlusion, RVO）是最常见的视网膜血管阻塞，可能导致周边视网膜缺血、新生血管形成和黄斑水肿。UWF-FA 在诊断周边无灌注性视网膜中央静脉阻塞（central retinal venous occlusion, CRVO）中具有重要意义，

在检测黄斑渗漏和缺血方面已被证明是可靠的[60]（图 5-5）。UWF-FA 在视网膜分支静脉阻塞和半侧视网膜静脉阻塞中有报道，并且已经证明未经治疗的周边无灌注与黄斑水肿和新生血管显著相关[61]（图 5-6）。

Tsui 及其同事发现 CRVO 合并新生血管的眼比没有新生血管的眼有更大的缺血指数（平均 75% vs. 25%），然而，这项研究不具有前瞻性，CRVO 的发病时间也无法准确确定[62]。Spaide 评估了接受抗 VEGF 治疗的 CRVO 患者 UWF-FA 的外周无灌注区情况，发现玻璃体腔内注射次数与外周无灌注之间没有相关性。但是，他确实观察到周边无灌注区面积与视力呈负相关[63]。在视网膜静脉阻塞的研究中，缺血指数 >10% 的患者在 SD-OCT 上黄斑下厚度增加，视力下降[64]。与糖尿病视网膜病变治疗相似，有报道称，TRP 治疗 1 例 CRVO 和黄斑水肿反复发作的患者，虹膜红变和黄斑水肿都消退[65]。我们仍需要进一步研究，以更好地将 UWF-FA 周围无灌注与实际视网膜缺血联系起来，更好地描述和分组视网膜静脉阻塞表型，这可能具有重要的诊断、预后和治疗意义（图 5-7 和图 5-8）。正在进行的

SCORE-2 试验比较了 Aflibercept 和 Bevacizumab 治疗视网膜静脉阻塞性黄斑水肿的疗效，该试验采用了 Optos 广角血管造影，并将提供这方面的额外信息。UWF 成像在视网膜动脉阻塞等其他视网膜阻塞性疾病中也有临床应用价值，但鲜有研究报道。

（三）其他视网膜血管疾病 Other Retinal Vascular Conditions

UWF 成像还可用于其他后段病变情况，包括镰状细胞病（sickle ceu disease）[66]（图 5-9）、β- 珠蛋白生成障碍性贫血（beta-thalassemia）[67]、抗磷脂抗体综合征（antiphospholipid antibody syndrome）[68]、大动脉炎（takayasu arteritis）[69, 70]、与面肩肱型黄斑营养不良相关视网膜病变（retinopathy associated with facioscapulohumeral muscular dystrophy）[71]、Duchenne 型黄斑营养不良[72]、Susac 综合征[73]、先兆子痫伴 HELLP 综合征[74]、Valsalva 视网膜病变（图 5-10）。

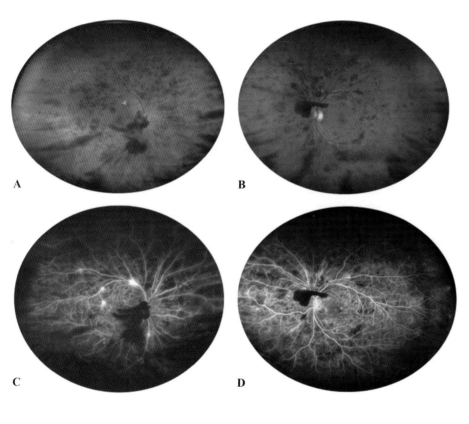

◀ 图 5-5　白血病患者双侧视网膜中央静脉阻塞
Optos 照（A 和 B）、荧光素血管造影（C 和 D）

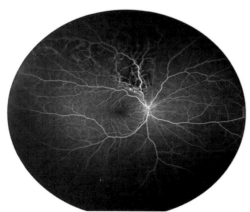

▲ 图 5-6　视网膜上方静脉阻塞的 Optos 荧光素血管造影

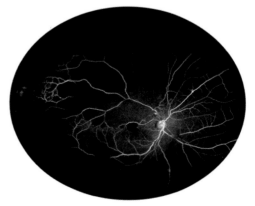

▲ 图 5-7　视网膜动脉阻塞的 Optos 荧光素血管造影

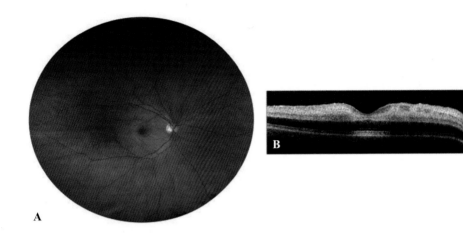

◀ 图 5-8 孕妇的免散瞳 **Optos** 彩色眼底照片（**A**）显示与视网膜中央动脉阻塞一致的樱桃红斑点，相应的光相干断层扫描（**B**）显示内层视网膜层水肿

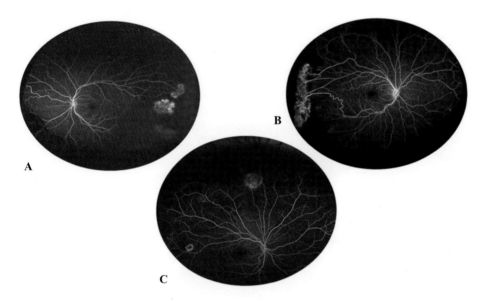

◀ 图 5-9 镰状细胞视网膜病变
3 个不同患者的 Optos 光荧光素血管造影显示 2 个患者（A 和 B）周边无灌注和新生血管

（四）葡萄膜炎 Uveitis

UWF 在各种眼内炎症中的应用提供了关于这些不同种类疾病中视网膜周边的相关信息（图 5-11 至图 5-14）。然而，葡萄膜炎（uveitis）专家对 UWF 在指导治疗干预和监测治疗反应方面的最佳用途、临床影响和实用性仍然存在争议。早期报道显示 UWF-FA 可用于评估视网膜疾病的范围和严重程度及中[75]、后葡萄膜炎（图 5-15）的进展和治疗反应，包括系统性红斑狼疮、巨细胞病毒（CMV）视网膜炎（图 5-16 至图 5-18）、特发性急性后极部多灶性盘状色素上皮病变[76]。一项对 12 只眼 CMV 视网膜炎的研究表明，与传统的九视野拼图相比，UWF 成像的视网膜面积增加了48.3%，活动性视网膜炎面积增加了 40.0%[77]。重

要的是，标准视野摄影忽略了两只眼的 CMV 病变。一项患者满意度调查显示，由于舒适度的提高和图像采集时间的减少，人们更喜欢 UWF 成像。随后，对 31 名患者的 52 只眼进行了研究，将 Optos-UWF 成像与标准的九视野拼图进行了比较，发现 Optos-UWF-FA 在周边和后极捕获了更多的视网膜血管病变，但注意到这些发现的临床意义尚待确定[78]。另一项研究利用 Staurenghi 透镜系统对 26 例后葡萄膜炎患者[24]进行研究，研究发现 UWF 显像有助于诊断，量化血管炎范围和计划治疗（光凝或免疫抑制滴定）占 62%，强化疾病监测占 35%。在这项研究中，UWF 成像检测到 31% 的患者有临床上不明显的血管炎[24]。总体而言，这些研究支持葡萄膜炎中的 UWF-FA 可能有助于在有或无新血管形成的严重无灌注区域规划靶向激光光凝（图 5-19 和图 5-20）。

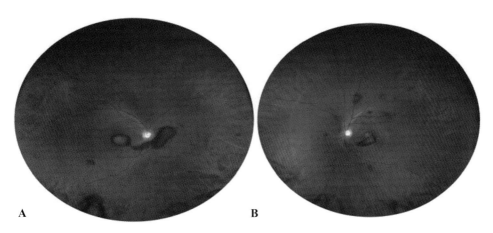

▲ 图 5-10　**Valsalva** 视网膜病变的 **Optos** 彩色照片

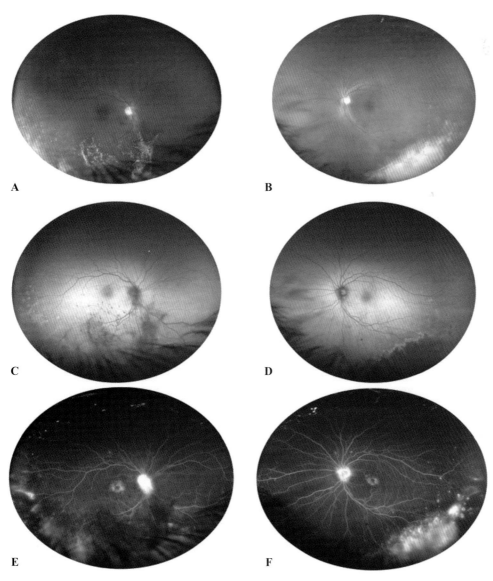

▲ 图 5-11　眼部梅毒
Optos 彩色照片（A 和 B），自发荧光（C 和 D），晚期荧光素血管造影（E 和 F）

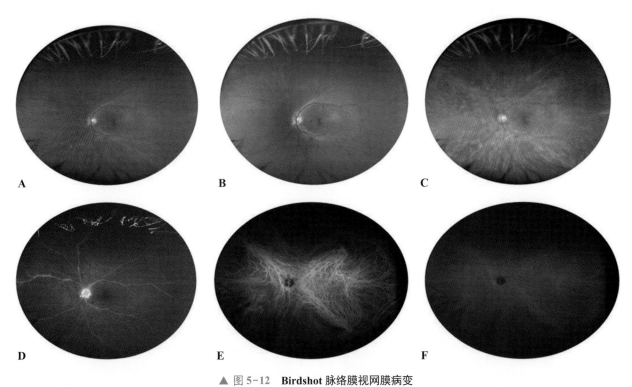

▲ 图 5-12　**Birdshot** 脉络膜视网膜病变

Optos 彩色照片（A）、绿色通道（B）、红色通道（C）、荧光素血管造影（D）、早期吲哚菁绿血管造影（E）、晚期 ICGA（F）

◀ 图 5-13　**眼部结节病**

Optos 彩色照片（A 和 B）和荧光素血管造影（C 和 D）显示弥漫性脉络膜病变染色

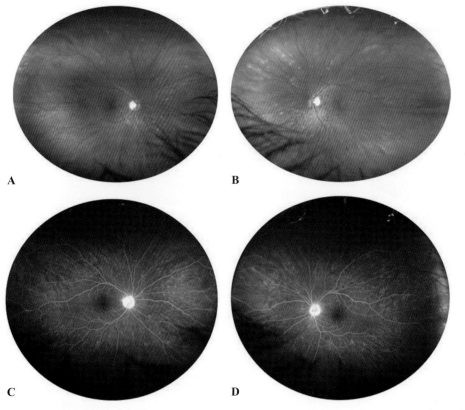

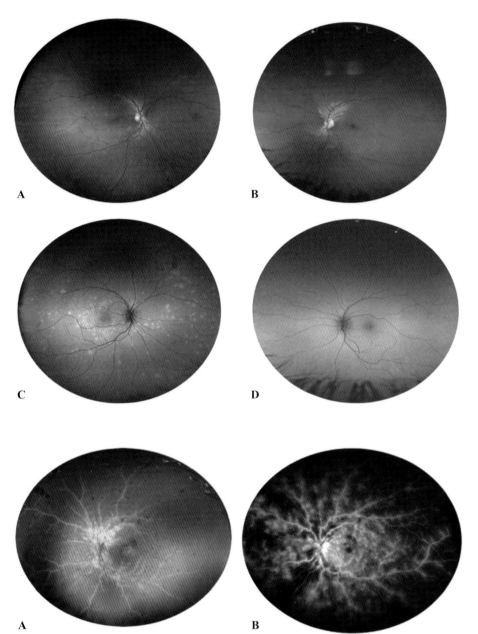

◀图 5-14 多发性一过性白点综合征（MEWDS）
Optos 彩色照片（A 和 B）和眼底自发荧光（C 和 D）显示右眼多个明显的高自发荧光区，在眼底摄影上并不明显

◀图 5-15 单侧特发性后极部葡萄膜炎（A）和相应的荧光素血管造影（B）显示弥漫性血管炎和视盘炎

虽然最初的研究基本上是描述性的，但也进行了前瞻性研究，以评估 UWF 成像对治疗决策的相关性。在一项对 43 只眼的非感染性后葡萄膜炎的研究中，只有 16% 的患者在标准后极 FA 上有明显的表现，但当 UWF-FA 能够看到周边的情况时，这一改变增加到 48%[79]。同一组的一项类似研究检查了 UWF 的作用。在视网膜血管炎中发现，4% 的眼在添加模拟非广角彩色图像后改变了治疗方法，14% 的眼在添加光学伪彩色图像后改变了治疗方法，51% 的眼在添加光学 UWF-FA 后改变了治疗方法[80]。在与视网膜血管炎相关的 Behcet 病的广角成像研究中发现，Optos UWF 影像学有助于诊断和量化 80% 的视网膜血管炎，其中 55% 的患者病情监测得到加强，65% 的患者接受了药物治疗或激光光凝治疗[81]。这些研究支持了 UWF 影像在葡萄膜炎疾病诊断、治疗决策和疾病活动监测中不断发展的临床作用。

（五）小儿视网膜 Pediatric Retina

儿科人群的广角成像有几个独特的考虑因素，包括与患者合作相关的潜在挑战。许多儿童玻璃体

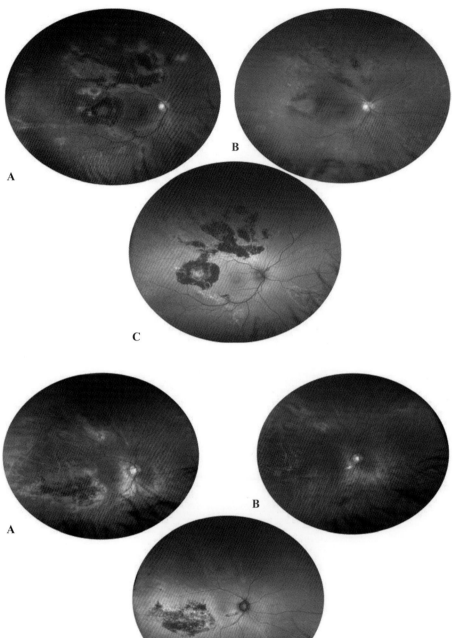

▲ 图 5-16 巨细胞病毒性视网膜炎治疗前（A）和治疗后（B），相应的初始眼底自发荧光（C）

▲ 图 5-17 巨细胞病毒性视网膜炎治疗前（A）和治疗后（B），相应的眼底自发荧光（C）

视网膜病变可表现为明显的周边视网膜病变，特别是早产儿视网膜病变（retinopathy of prematurity，ROP），已用于远程筛查项目。尽管双眼间接检眼镜仍然是诊断 ROP 等疾病的金标准[82]，但它需要熟练的检查人员，并可能导致新生儿心脏或呼吸窘迫[83]，这可以通过广角视野成像来减少[84]。主要用于儿科人群的两个成像平台包括 RetCam 和 Optos。RetCam 系统的主要缺点是，它是一个基于接触的系统，需要一个患者的合作或在麻醉下检查。Optos是一种替代的非接触系统，越来越多地被用于诊断和监测各种儿童视网膜疾病，包括葡萄膜炎、Coats 病、遗传性营养不良、先天性畸形如缺损（图5-21）和家族性渗出性玻璃体视网膜病变（FEVR）（图 5-22），在门诊环境中，不需要在麻醉下进行检查[85, 86]。Optos UWF 成像和 FA 也对 FEVR 等疾病的病理生理学和不同表型的分类等有了新的见

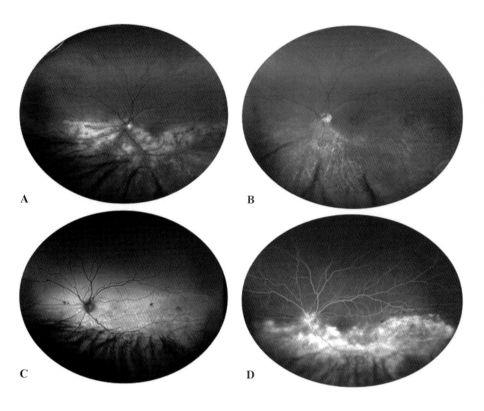

◀ 图 5-18　巨细胞病毒性视网膜炎治疗前（A）和治疗后（B），相应的眼底自发荧光（C）和眼底荧光素血管造影（D）

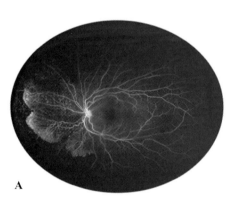
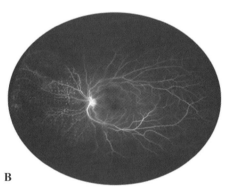

◀ 图 5-19　葡萄膜炎患者的周边新生血管（A）和单次玻璃体内注射贝伐单抗治疗后状态和新生血管的消退（B）

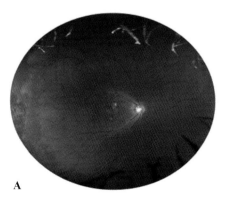
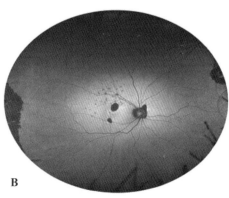

◀ 图 5-20　伴有脉络膜新生血管膜的多发性脉络膜炎
Optos 彩色照片（A）和自发荧光照片（B）

解[87, 88]。广角 FA 还提供了对儿童正常视网膜血管周围，包括无灌注区的新见解[89]。

广角成像在早产儿视网膜病变中得到了广泛的研究，部分与远程医疗筛查项目（telemedicine screening program）的发展有关[14, 16, 20, 90-102]。这将

在第 65 章中详细讨论。与临床检查相比，多项研究评估了检测 ROP 的敏感性和特异性[14, 93, 94]，结果普遍良好，其中一项研究报告 RetCam 摄影对检测 ROP 的任何阶段的敏感性和特异性分别为 82% 和 94%。一些研究探讨了荧光素血管造影在 ROP 诊断和治疗中的作用，因为 FA 可以提高检测 ROP 某些亚型的能力，包括需要治疗的疾病[20, 21]。尽管 RetCam 是最常用于新生儿 ROP 筛查的广角成像系统，报道还发表了使用具有特殊"飞行婴儿（flying baby）"位置的 Optos 系统来获取 ROP 婴儿中的高分辨率 UWF 图像[103, 104]。

（六）视网膜脱离与近视 Retinal Detachment and Myopia

宽视野成像越来越多地被用于术前记录视网膜脱离、协助术前计划和术后监测视网膜状态。UWF 成像观察周边视网膜的能力在联合管理和初级外层视网膜科医师在多个地点实习的时代尤为重要[105-107]（图 5-23 至图 5-26）。它也可用于记录不

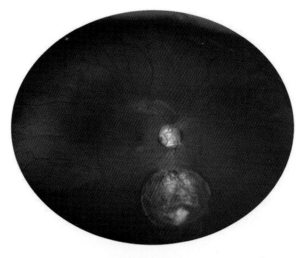

▲ 图 5-21 脉络膜下方缺损的 Optos 彩色照片

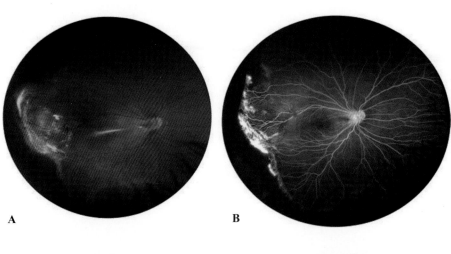

A   B

◀ 图 5-22 家族性渗出性玻璃体视网膜病变
Optos 彩色照片显示黄斑拖拽和颞侧牵引（A），相应的荧光素血管造影显示周边无灌注（B）

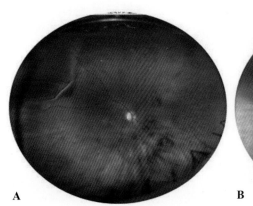

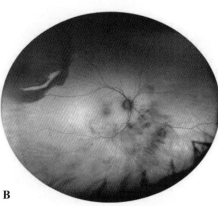

A   B

◀ 图 5-23 视网膜脱离斑片状高荧光区和低荧光区的 Optos 彩色照片（A）和自发荧光（B）

太常见的病情，如脉络膜脱离[74, 108]。然而，双目间接检眼镜仍然是诊断视网膜脱离的金标准，并且发现远周边病变[105, 109]。一项研究指出，在急性后玻璃体脱离患者中，Staurenghi 透镜系统检测到所有（100%）周边视网膜裂孔[110]。这与 Optos 系统相比，Optos 系统在检测视网膜脱离和视网膜裂孔方面具有令人满意的灵敏度和特异性[109, 111]，但可能在上下边缘表现不好[105, 112]。通过充分的散瞳和额外的

引导图像，摄影师指示患者在图像拍摄之前注视所需的象限，可以在一定程度上克服这一限制[113]。

Witmer 和同事在视网膜脱离的背景下对包括眼底自发荧光在内的多模式广角成像进行了评估。这项研究发现，UWF-FAF 有助于通过自发荧光增强区域确定视网膜脱离的完整范围。除 1 例外，所有病例术前均观察到高荧光前缘（hyperfluorescent leading edge，HLE），术后均消失。研究还指出，颞

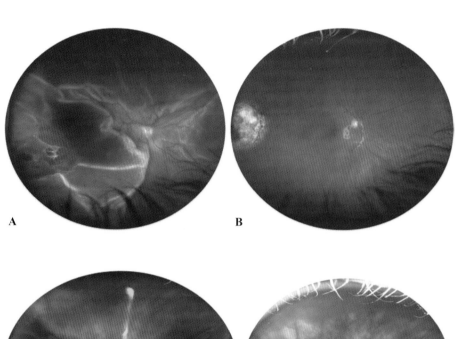

◀ 图 5-24 视网膜次全脱离伴颞侧裂孔（A）及玻璃体切除术（B）后视网膜复位状态的 Optos 照片

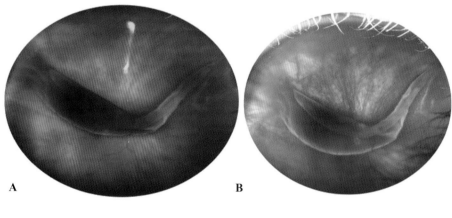

◀ 图 5-25 视网膜上巨大裂孔从 10 点到 2 点（A）的 Optos 照片，对应的红色自由通道图像（B）

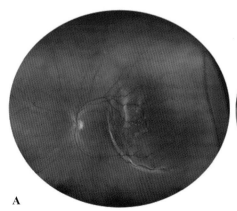
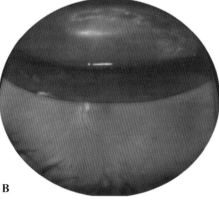

◀ 图 5-26 视网膜脱离（A）和 C_3F_8 气体填充术后视网膜复位（B）状态的 Optos 照片，注意早期脉络膜视网膜瘢痕上方的裂孔

粒性自发荧光改变与术前和术后视力下降有关[114]。

尽管 UWF 成像不能替代临床检查，但它目前似乎是双眼间接检眼镜、彩色眼底图和电子病历的有效辅助手段。例如，一组 UWF 成像研究可以评估冷冻治疗的充分性，并根据自发荧光变化确定扣带的高度。研究发现，理想的冷冻量与中心增强的低荧光和一个环状的高荧光有关。此外，较高的嵴与嵴周围高荧光条纹增多有关[115]。与增殖性玻璃体视网膜病变（PVR）相关的视网膜脱离的研究表明，早期的 Optos 成像可以记录纤维性增殖的视网膜前和视网膜下增殖组织的范围及视网膜切除术后解剖复位的情况[107]。1 例病例报告也描述了 UWF 成像监测慢性孔源性视网膜脱离术后并发症情况，如新生血管伴发视网膜囊肿[116]。我们的一项研究也表明，尽管 Optos-UWF 在评估上下边缘病变方面不如临床检查，但在记录视网膜脱离、精确的钟点位和范围方面更好。

退行性高度近视是视网膜脱离的危险因素，并与其他并发症有关，包括近视性脉络膜新生血管（CNV）。一项研究表明，Optos 检测视网膜裂孔的灵敏度为 43.8%，视网膜脱离的灵敏度为 66.7%，检测其他周边病变的灵敏度为 90.9%，包括格子样变性和非压迫性变白[113]。Optos UWF 系统有利于记录后巩膜葡萄肿，它可能延伸出传统的 30°～50° 视野之外，并且由于设备的景深较大，可以很好地成像。一项研究提出了后巩膜葡萄肿的新分类，发现多模式 Optos UWF 成像与三维磁共振成像相比，在检测后巩膜葡萄肿的边界和范围方面具有 85% 的灵敏度和 85.7% 的特异性[117]。另一个来自日本的

研究组也发现，超高频成像记录了病理性近视中后巩膜葡萄肿边缘放射状的纤维束[118]。UWF-FA 还对高度近视眼的视网膜周边循环提供了新的见解，表明与正视眼相比，高度近视眼的视网膜周边无灌注区 82.6%，正视眼仅为 4.8%[119]。

（七）视网膜和脉络膜营养不良 Retinal and Choroidal Dystrophies

UWF 成像，特别是眼底自发荧光，可以成为检测和诊断这些疾病的一种有用的成像方式，结合其他确定的检测，如视网膜电图或基因分析（图 5-27 至图 5-30）有助于发现表型 - 基因型的相关性。匐行性脉络膜萎缩是首次报道的应用 UWF 眼底照相机和荧光素血管造影检查的眼底营养不良性疾病，并与非广角成像进行了比较[120]。

一项研究报道了一个新的 CHM 突变导致 X 连锁脉络膜病的家系应用多模式 UWF 成像[121]，所有男性都表现出特征性的周边脉络膜视网膜萎缩和黄斑保留，然而，女性携带者在 FAF 上表现出广泛的变异性，随着年龄的增长，这种变化更为严重。此外，关于视网膜色素变性[122]和视锥 - 视杆细胞营养不良的研究已经发表[123]。在视网膜色素变性中，研究人员发现 UWF 成像上异常 FAF 的总面积与 Goldmann 视野（GVF）测试测量的视野面积相关[122]。这些视网膜色素变性的结果也得到了来自另一组的类似结果，他们也报道 UWF-FAF 对于监测疾病进展很重要，因为 FAF 的变化先于视网膜功能的丧失[124]。这一组人群进行的一项类似研究发现，在视锥 - 视杆细胞营养不良的区域 UW-FAF 成

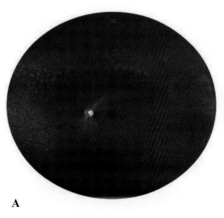
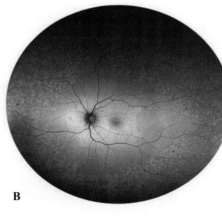

◀ 图 5-27　**家族性显性 drusen**
Optos 彩色照片（A）和相应的自发荧光（B）

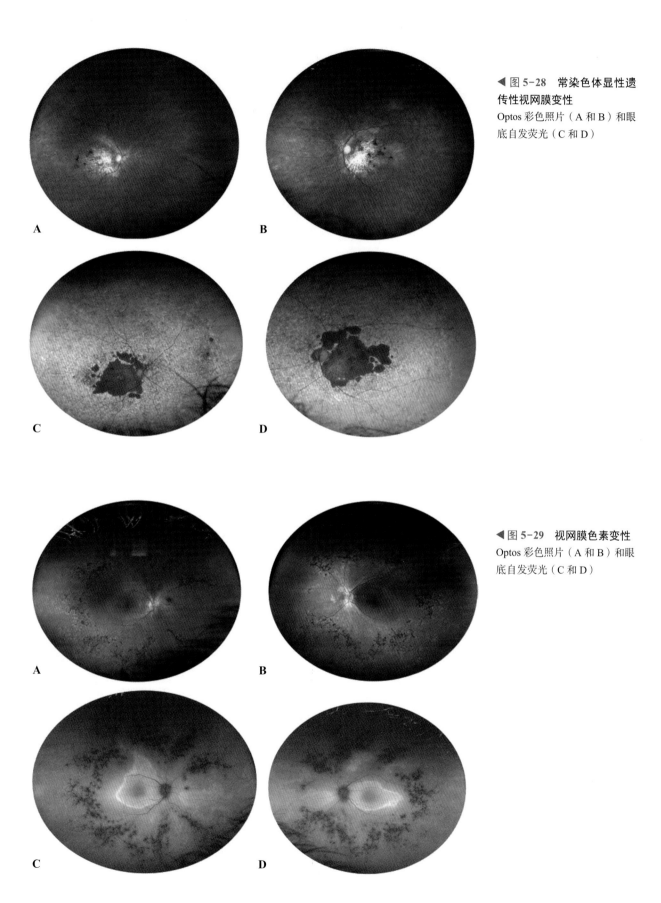

◀图 5-28 常染色体显性遗
传性视网膜变性
Optos 彩色照片（A 和 B）和眼
底自发荧光（C 和 D）

◀图 5-29 视网膜色素变性
Optos 彩色照片（A 和 B）和眼
底自发荧光（C 和 D）

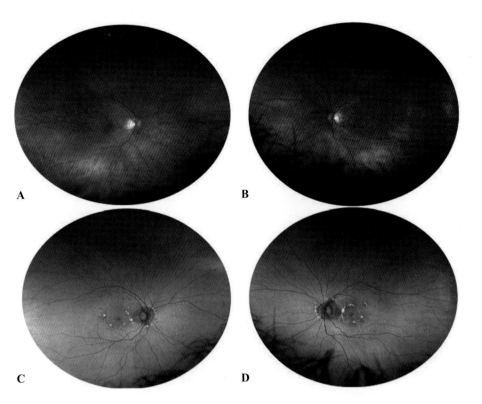

◀ 图 5-30　线粒体脑肌病、乳酸性酸中毒和卒中样发作（Mitochondrial encephalomyopathy, lactic acidosis, and stroke-like episodes, MELAS）
Optos 彩色照片（A 和 B）和眼底自发荧光（C 和 D）

像异常的区域与 GVF I4e 等深仪测得的暗点、视杆细胞 ERG 振幅、ERG a 波和 b 波联合、视锥细胞 ERG 和闪光 ERG 异常相关[123]。

（八）眼科肿瘤学 Ophthalmic Oncology

许多周边眼底病变包括脉络膜痣、葡萄膜黑色素瘤（图 5-31 和图 5-32）、视网膜母细胞瘤、脉络膜转移癌（图 5-33）、视网膜色素上皮肿瘤、视网膜毛细血管瘤（图 5-34）、脉络膜血管瘤和血管增生性肿瘤可能在周边视网膜发生或引起继发性改变，如渗出性和浆液性视网膜脱离。早期的研究应用 Panoret-1000 成像平台对周边眼内肿瘤进行成像[11, 12]。最近的报道使用了 Optos-UWF 成像系统[125-131]。UWF-FAF 可与 Optos-SLO 一起使用，可能对橙色色素（脂褐素的替代物）的病变具有特殊价值，这是黑色素细胞病变生长和转移的危险因素[132]。

因此，临床医师已经开始研究广角成像在黑色素细胞病变的诊断、监测和进展中的临床应用。研究还表明，UWF 成像可能更准确地确定健康人群脉络膜痣的真实患病率[133]。与 B 扫描（US）相比，Panoret-1000 成像确定的肿瘤的基底径更大[11]。这种差异可能是由于发现色素沉着或色素改变程度的

照相技术，其范围超出了 B 扫描可检测到的宽度范围。最近的一项研究发现，B 扫描尺寸与 Optos-UWF 之间有很好的一致性，但横向扫描与纵向扫描的相关性稍大[128]。报道还独立评估了 Optos 系统上的红色光和绿色光的 SLO 通道[128, 129]，其中一份研究表明"绿光通道分离（green channel separation）"，与色素痣相比，黑色素瘤的 FAF 表现更为复杂[129]。另一项研究表明，黑色素瘤在红色通道上呈黑色，在绿色通道上呈明亮状态，这种二元特征为病变的正确分类提供了相对较高的敏感性和特异性[128]。

鉴于 UWF 成像，特别是 UWF-FA，在糖尿病视网膜病变和视网膜静脉阻塞性疾病等视网膜疾病中日益广泛的应用，在放射性视网膜病变的诊断、评估和治疗方面也有类似的应用前景。放射性视网膜病变与糖尿病视网膜病变有许多相似之处，包括周围无灌注区、微血管病变、可能的视网膜新生血管及黄斑水肿[134-136]。UWF 成像对于确定减少放射性视网膜病变的治疗效果也很重要，例如在巩膜敷贴治疗（PRT）时为减少放射性而进行硅油充填的平坦部玻璃体切除术[137]。

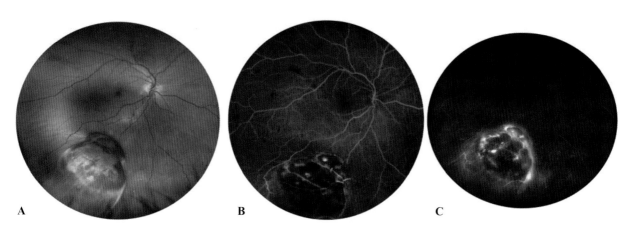

▲ 图 5-31　脉络膜黑色素瘤（A）和早期（B）和晚期（C）荧光素血管造影的 Optos 照片

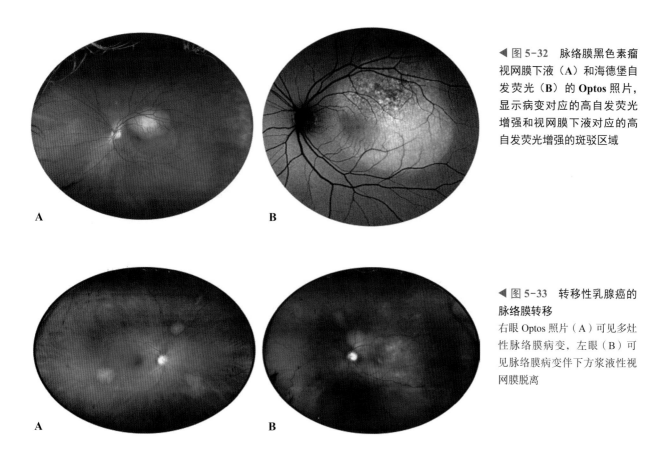

◀ 图 5-32　脉络膜黑色素瘤视网膜下液（A）和海德堡自发荧光（B）的 Optos 照片，显示病变对应的高自发荧光增强和视网膜下液对应的高自发荧光增强的斑驳区域

◀ 图 5-33　转移性乳腺癌的脉络膜转移
右眼 Optos 照片（A）可见多灶性脉络膜病变，左眼（B）可见脉络膜病变伴下方浆液性视网膜脱离

（九）中心性浆液性脉络膜视网膜病变 Central Serous Chorioretinopathy

应用 UWF-FAF 和 UWF-ICGA 检查发现，在中心性浆液性脉络膜视网膜病变中，对周边眼底也发现有脉络膜血管的高渗透性，浆液性视网膜脱离和色素上皮脱离。一项多中心回顾性研究发现，UWF-ICGA 上的脉络膜血管扩张和高渗透性与 FAF 改变区域相对应，57% 的眼在标准 50° 视野之外显示病理学改变。另外，在 83.3% 的眼中，扩张的血管与一个或多个充血的涡静脉壶腹部相关，提示眼球流出受阻是 CSC 的一个新的病理生理学因素（图 5-35）[138]。另一项包括 24 只眼 CSC 的研究发现 64.6% 的眼在 UWF-ICGA 上有周边眼底异常[37]。有报道比较了非光脚视野海德堡 FAF 和 Optos UWF-FAF，发现分辨率前后病变强度不同，但病变复合

模式相似[139]。未来的研究需要确定 UWF 成像在这种疾病中提供进一步表型分化、指导治疗（如光动力疗法）和更好地监测疾病活动（包括复发）的能力。

（十）年龄相关性黄斑变性 Age-Related Macular Degeneration

虽然黄斑变性的临床治疗取决于黄斑成像，包括 OCT 和 FA，但广角成像可以监测新血管性和非新血管性年龄相关性黄斑变性患者并发的周边眼底表现[37]。广角成像的优点适用于新血管性疾病，如息肉状脉络膜血管病变。最初的报道强调了 UWF 成像检测周边 CNV[140, 141] 的能力（图 5-36）。Reykjavik 眼科研究（Reykjavik Eye Study）发现，与 Zeiss 眼底照相机 45° 图像相比，Optos 伪彩色 SLO 图像的总体一致性为 96.43%，具有极好的等级间一致性（Kappa=0.93）[142]。重要的是，一个大的对包括 AMD 和 PCV 在内的多种疾病的多中心研究发现，Optos-UWF 成像能够为 ICGA 上血管变化的检测和诊断提供优质的黄斑和眼底周边图像。

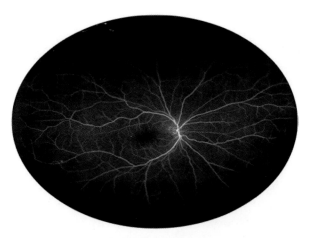

▲ 图 5-34　von Hippel-Lindau 综合征
Optos 荧光素血管造影显示沿颞下血管弓的小的视网膜毛细血管瘤

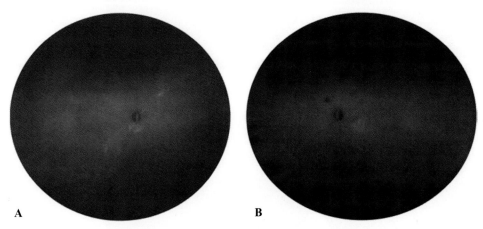

A　　　　　　　　　　　　B

▲ 图 5-35　中心性浆液性脉络膜视网膜病变（CSC）
Optos 血管造影显示弥漫性多灶性迟发性渗漏

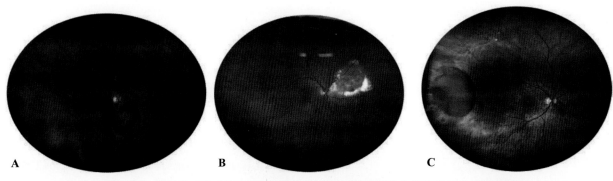

A　　　　　　　　　　　B　　　　　　　　　　　C

▲ 图 5-36　非广角成像无法完全检测到的中心凹外脉络膜新生血管膜的 Optos 彩色照片

其他研究集中在 AMD 的周边 FAF 表现[143-145]。对 UWF-FAF 和 UWF 伪彩色图像的回顾性研究发现，在 135 只眼 AMD 患者中，73.9% 的患者有周边 FAF 改变，79.3% 的患者有中心视野外的周边表现（标准 ETDRS 视野 2 和视野 1M 照片用于 AREDS 研究）[143]。一项对 119 名患者（100 名 AMD 患者和 19 名非 AMD 患者）的前瞻性研究报告，68.9% 的眼出现周边 FAF 异常，其显著危险因素包括新生血管性 AMD（与正常人相比，OR 12.7）、非新生血管性 AMD（OR 6.2）、高龄（OR 6.5）及女性（OR 4.1）[145]。一项研究发现，随着年龄的增长，外周 FAF 异常改变增加，但发现年龄校正后的 AMD 患者治疗（抗 VEGF）眼和未治疗眼的外周 FAF 不规则性，均高于正常对照组[144]。最近的研究提出了 AMD 样改变的新分类和表型，即使在没有黄斑威胁性疾病的患者中远周边视网膜也会有异常改变[146]（图 5-37）。

七、局限性 Limitations

广角成像或 UWF 成像系统最重要的限制是，在大多数患者中，一次采集无法将整个视网膜实现从锯齿缘到锯齿缘的成像。

传统眼底照相机的图像占视网膜总面积的 5%～15%，Optos 制造商强调，他们的系统能够达到视网膜表面成像的 82%，包括 11mm 的标准化眼球半径。三维图像在二维表面上的显示比其真实的解剖比例更宽广，这可能会限制对 UWF 图像

的定量评估[63]。设备的光学特性与大景深相结合（图 5-38），同时也使得对视网膜的上下象限成像较差[105, 112]，也可能是受到睫毛伪影和视网膜前其他结构的限制[147]。报道还表明，使用诸如 Optos 之类的设备进行图像采集有一个学习曲线，因为这是 SLO 采集，对要获取的图像没有预览，例如传统的眼底摄影或海德堡系统，它在获取 OCT 或 FAF 之前为摄影师提供红外图像可以聚焦[148]。最后，这些成像系统包括 Optos 和 RetCam，可能会很昂贵，在医疗成本上不断上升同时希望控制这些成本的时代提出了挑战。

八、未来方向 Future Directions

随着越来越多的原始病例报告、回顾性系列研究及现在纳入这一成像技术的前瞻性试验研究中，广角成像的作用越来越多地引起重视。在医师数量有限的时代，广角成像将继续在糖尿病视网膜病变和早产儿视网膜病变等疾病的筛查和远程医疗应用中发挥作用。

Optos 平台最初是作为具有伪彩色成像能力的 SLO 提供的，现在已经发展成为能够同时进行 FAF、FA 和 ICGA 的多模式成像设备。较新的平台如 PanoCam LT（Visunex Medical Systems，Fremont，CA）最近已获得美国食品和药物管理局的批准，并为广角成像提供了另一种选择（图 5-39 和图 5-40）。其他成像技术，如扫频 OCT，可能在未来与光学技术的进步结合起来，从而实现无创性

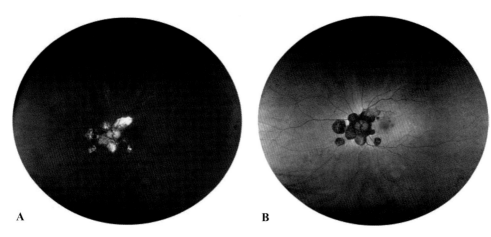

A　　　　　　　　　　　　　**B**

▲ 图 5-37　拟诊的眼组织胞浆菌病综合征（POHS）
Optos 彩色照片（A）和眼底自发荧光（B）

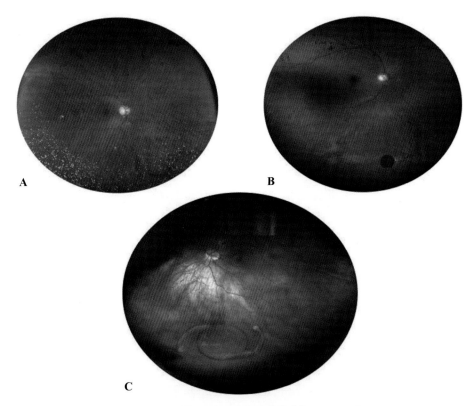

▲ 图 5-38　**Optos 玻璃体成像**

假性剥脱（C）患者的星状玻璃样变性（A）、游离的玻璃体囊肿（B）、脱位的人工晶状体。Optos 平台的大景深使得眼底和玻璃体腔的成像相对集中

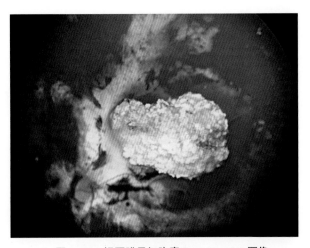

▲ 图 5-39　视网膜母细胞瘤 PanoCam LT 图像

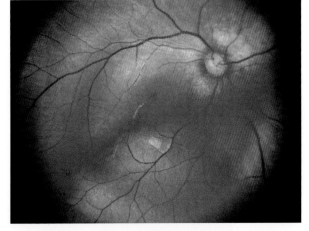

▲ 图 5-40　早产儿视网膜病变 PanoCam LT 图像

广角 OCT 血管造影。随着 UWF 成像技术的不断发展，我们可以利用多模式成像技术对视网膜周边进行进一步的研究，不同视网膜疾病的病理生理学将继续进行无创性的研究，这将有助于提高疾病的诊断、分期和治疗水平。

此外，在电子病历（electronic medical record，EMR）时代，传统的彩色眼底画正在成为一种失落的艺术。电子病历上烦琐的数字接口，注重效率和优先计费标准，需要数字化的眼底图像。广角成像可能成为一个有效的辅助或替代眼底的文件，可以在办公室进行访问，这对医师和患者可能会有许多积极的影响。

九、结论 Conclusion

技术革新和对眼底周边原发性玻璃体视网膜病变和继发性病变的关键部位的认识，促使广角成像技术的不断应用和改进。目前对这种成像方式的研究表明，它在许多视网膜疾病中有重要的临床应用，包括糖尿病视网膜病变、视网膜静脉阻塞、眼内肿瘤、葡萄膜炎、儿童玻璃体视网膜病变和遗传性视网膜变性等。正在进行的前瞻性试验将有助于改进和优化这项技术的使用（图 5-41）。

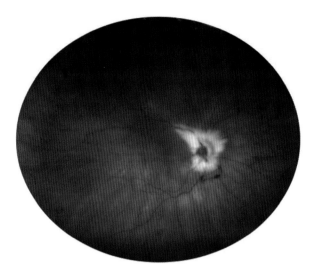

▲ 图 5-41　有髓神经纤维的 Optos 彩色照片

第6章 术中光相干断层扫描成像
Intraoperative Optical Coherence Tomography Imaging

Justis P. Ehlers　Cynthia A. Toth　著

一、背景与历史展望 Background and Historical Prospective

20 世纪 70 年代，随着平坦部玻璃体视网膜手术的发展，手术设备发生了巨大的变化，从使用开放式的开窗手术，转变为使用手术显微镜作为观察玻璃体视网膜的稳定平台直至手术完成[1]。在玻璃体视网膜手术的早期，新的照明方法、晶状体系统和定位技术的发展使外科医生能够观察目标组织并确定手术终点。21 世纪的视网膜外科医师继续使用这种传统的光学显微镜系统来观察被照明的手术部位。

在过去的 20 年里，光相干断层扫描（OCT）从一种台式研究仪器发展成为一种关键的诊断技术，为大量玻璃体视网膜疾病的治疗提供了新的有用信息[2-5]。伴随着这一技术的转变，出现了新的药理学疗法，改变了我们对各种视网膜疾病的治疗模式和治疗方法[6-8]。OCT 提供了对疾病过程和疾病状态的详细的形态学观察，使临床医师能够对疾病的诊断、治疗和预后做出关键判断。在此期间，OCT 成为医学上最常见的辅助诊断的检查方式。

虽然 OCT 图像的解释改变了我们对黄斑裂孔、玻璃体黄斑牵引、视网膜前膜、近视性劈裂、视网膜脱离等疾病手术前后显微解剖的临床评价，但这项技术在实时手术管理中的应用却相对滞后。高速成像、OCT 兼容的手术器械、新的软件分析系统及最佳的外科医师反馈系统的缺乏，都阻碍术中 OCT 的采用。OCT 是一项正在快速发展的技术，本章将回顾 OCT 技术的发展现状。

二、手术室的 OCT：综合进展 OCT in the Operating Room: Integrative Advance

从门诊检查成像到手术室成像的最初转变是基于对现有台式 OCT 系统的改进。在早期尝试利用 OCT 成像在围手术期检查，早产儿视网膜病变的婴儿在全身麻醉下侧卧，在玻璃体视网膜手术前，台式时域 OCT 系统（去除头枕）成像[9]。另一种方法改进了临床系统，重新定位桌面部件，然后允许患者仰卧成像。该方法用于检查手术室以外的早产儿视网膜病变[10]。然而，该方法在无菌手术室领域的实际应用方面具有明显的局限性。术中成像技术的第一个重大突破之一是研制了一种小巧、轻便的手持 OCT 扫描头，并将这项技术引入了手术室（图 6-1）[11-14]。这种较小的扫描头不再放置在 OCT 引擎和计算机系统的桌面上，显著改善了仰卧位患者术中影像的灵活性。术中使用的两个最常见的系统是带有便携式扫描头的手持 Bioptigen SDOIS/Envisu 便携式系统（Bioptigen，Research Triangle Park，NC）和安装在支架上的 Optovue IVue（Optovue，Fremont，CA）系统[12, 13, 15-22]。

这些系统图像的获取最初使用手持成像或外部安装系统的方法。手持式成像既有优点，也有局限性。扫描头定向具有极大的灵活性，并且能够动态地改变采集过程中扫描的位置（图 6-1）。然而，在外科医师的学习曲线、扫描位置的可重复性和对感兴趣区域的最佳定位方面仍然存在挑战。为了解决手持成像的一些缺陷，显微镜安装系统被开发，将便携式扫描头固定在显微镜上（图 6-2）[15-18, 22, 23]，

允许用户使用操纵杆和显微镜脚踏板的共焦控制来控制系统的横向和垂直平移。安装在显微镜上的便携式系统提供了更高的稳定性和精度，同时可能改善使用者的学习曲线，提高扫描效率。OCT 扫描头安装在显微镜支架的侧面，在患者附近，可以根据需要将系统引入或从手术区域移除，非常便利。另一种 OCT 系统 IVue 利用支架上的支撑电枢，为未连接操作显微镜的较大扫描头提供类似的稳定性和精度。

尽管向前迈出了一大步，但这些系统仍然缺乏真正的显微镜集成，导致多重限制，包括需要停止手术成像时，缺乏"实时"视频率成像，需要在手术过程中留出额外空间来定位系统，外科医师反馈的整合也有限。然而，这些系统确实为外科医师提供了关于手术操作对组织影响的快速反馈，对组织细节和亚临床改变的具有良好可视化[13, 15, 19-22]。然而，考虑到需要停止手术来执行扫描，这些系统都还不能达到基于 OCT 的组织 - 器械相互作用的实际实时可视化。

为了解决这些限制，研究人员和工程师开始开发显微镜集成 OCT 系统。这些系统的早期迭代包括新的 OCT 扫描头，这些扫描头适用于各种显微

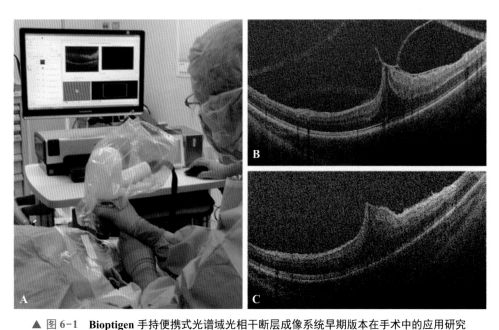

▲ 图 6-1　**Bioptigen** 手持便携式光谱域光相干断层成像系统早期版本在手术中的应用研究

A. 手术暂停时，外科医师捕捉并观看黄斑部 B 扫描；B. 在玻璃体黄斑牵引解除和视网膜前膜切除前的扫描；C. 手术完成后在同一区域的成像。视网膜前膜缺失，视网膜内表面不规则，而在扫描的左侧，嵌合体带区（假定为光感受器的外界）现在通过一条薄的低反射带与视网膜色素上皮分离

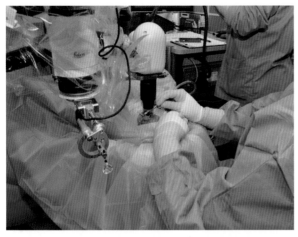

▲ 图 6-2　显微镜安装的便携式光谱域光相干断层成像系统
扫描头系在显微镜上，通过操纵杆和共焦控制的组合，可以用脚踏板控制 X-Y-Z 的平移

镜；然后使用商业 OCT 引擎，如研究 Bioptigen 便携式谱域光相干断层成像系统（SD-OCT）适应并集成到徕卡（Leica）手术显微镜中的新型扫描头（图 6–3）[24, 25]；还有 Zeiss SD-OCT 系统适应于 Zeiss 手术显微镜（Carl Zeiss Meditec，Oberkochen，德国）（图 6–3）[26]。这些系统的开发代表了术中 OCT 的一个重大进展，并首次允许真正的"实时"术中 OCT，并能显示手术动作[26-30]。使用组合光路，在每种情况下，OCT 都能与外科医师的视野保持一致[24]。对

这些早期平台的系统增强允许定位和跟踪 OCT 扫描光束、可调焦距、优化手术运动可视化和 OCT 数据流的平视显示，所有这些都改善了与手术的衔接（图 6–3）[27, 30-32]。基于这一势头，商业集成系统现已在全球上市，包括 Haag-Streit（Haag-Streit，Koeniz，Switzerland）、徕卡和 Zeiss，最近收购 Bioptigen 的[33-36] 徕卡开发了 Enfocus 系统，这是一个显微镜集成的 OCT 平台。显微镜集成 OCT 系统，可作为标准手术显微镜的附加组件引入[36]。Haag-Streit 系统，即 iOCT，由 OPMedT（OPMedT，Lubeck，德国）OCT 引擎提供动力，并利用显微镜侧端口进行集成[35]。Rescan 700 建立在 Lumera 700 显微镜平台上，允许显微镜头保持原状（图 6–3）[33, 34]。

下一代术中 OCT 系统的研究和开发正在进行中。需要的关键领域包括提高图像质量、更快的采集速度、自动跟踪和高级软件分析。新兴的 OCT 技术可以为手术治疗提供独特的机会[37, 38]。分光仪提供增强的范围可以增加病理可视化的灵活性[36]。扫描源 OCT 采集代表了进一步增强术中 OCT 的能力提供了潜在机会（图 6–4）[39]。扫描源显微镜集成的术中 OCT 系统不仅能够捕捉器械 – 组织相互作用，而且能够捕捉手术过程中发生的三维运动和相互作用（图 6–5）[39]。快速增长的速度提供

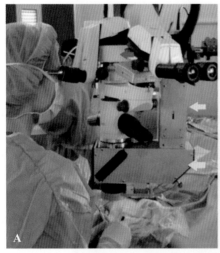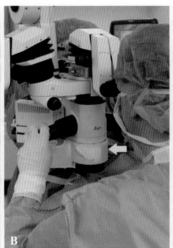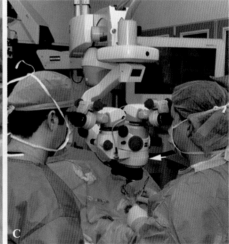

▲ 图 6-3　显微镜集成光相干断层扫描成像系统
A. 由 Joseph Izatt 博士和 Yuankai Tao 博士在杜克大学开发的研究原型系统（黄箭），用于光谱域（SD）或扫描源（SS）OCT 成像，对外科医师的双眼进行头部三维立体显示（红箭）；B. 克利夫兰诊所最新开发的显微镜综合研究扫描仪（黄箭），可与 SD-OCT 或 SS-OCT 一起使用；C. Zeiss Rescan 系统，带有综合 SD-OCT 扫描仪（白箭）和投射到外科医师一只眼睛上的显示器，可以在眼内实时看到术中 OCT 成像

了以接近视频速率进行实时容积扫描的机会[39]。高速图像处理方法已成为术中器械 – 组织相互作用可视化的一个组成部分（图 6-4 和图 6-5），并将继续发展[40]。

三、外科医师反馈平台增强功能 Surgeon Feedback Platform Enhancements

将 OCT 技术引入手术室需要独特的功能来最大化集成，包括自动瞄准、OCT 兼容仪器、平视显示系统和软件分析。目前的系统利用外科医师或助理指导控制 OCT 的瞄准光束到目标区域[30, 31, 33, 34, 36]。控制系统包括鼠标控制、手动控制屏幕操作和脚踏板控制。尽管这些控制能力是对外部系统的重大改进，但它们仍然需要外科医师输入需求和缺乏自动化。整合自动化瞄准或跟踪目标区域可以增强手术操作的可视化和改善成像工作流程[38]。有许多潜在

的方法可以改进对目标区域的瞄准。一种选择是增加手术器械，使其能够向 OCT 扫描仪提供关于位置或位置的反馈[38]。另一种选择是利用图像处理方法分析手术运动对图像的动态变化，并将 OCT 引导到目标区域[41, 42]。再一种选择是将 OCT 扫描仪置于仪器内，使 OCT 紧随仪器始终指向所扫描的组织[43]。

与 OCT 相关的信息可以以多种方式呈现给外科医师，包括作为外部显示屏或平视显示器[31, 33, 34, 39, 44]。多种研究系统和商业系统具有平视显示系统（图 6-6）[31, 33, 34, 39]。优化外科医师的平视可视化是一个积极发展的领域，并正在探索各种新的方法[45]。以最佳的格式提供外科医师需要的关键信息，对于最大限度地提高这些系统的有效性至关重要。定制的可视化、目视选择、数据类型显示和数据格式化将是重要的，应以最大限度地提高外科医

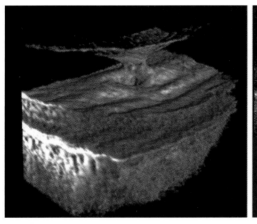
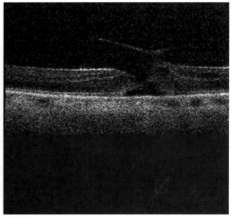

▲ 图 6-4 由于研究显微镜集成扫描源光相干断层扫描系统的高速性，可以实时获得三维视图

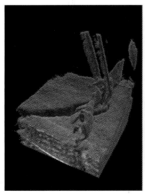
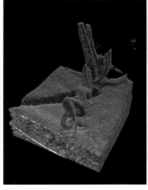
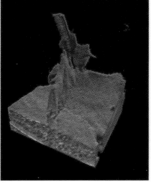
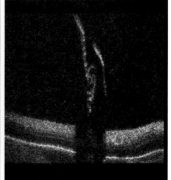

▲ 图 6-5 显微镜集成扫描源光相干断层扫描三维图像的 3 帧，从立体平视显示器中可见的流视频中获取，并在序列的中间帧上进行 B 扫描。外科医师正在从右到左剥下内界膜，可以看到 25G 显微镊的尖端抓住膜的边缘沿切线方向向中心并向左拉。注意前 2 帧的视网膜阴影和金属镊子的 B 扫描

师的使用舒适度。

当前一代的金属外科器械和其他手术材料导致 OCT 成像的绝对阴影，限制了组织 – 器械相互作用的可视化（图 6–5 和图 6–7）[24]。为了最大限度地实时可视化手术演示，代偿技术将被引入，以尽量减少阴影对可视化造成的破坏。一种可能的方法依赖于图像处理的进步。利用多种方法，如空间复合，可以最小化阴影的影响并增强手术可视化[27]。另一种方法是改变手术器械的材料组成[31]。识别既能提供 OCT 可视化所需光学特性又能提供手术精

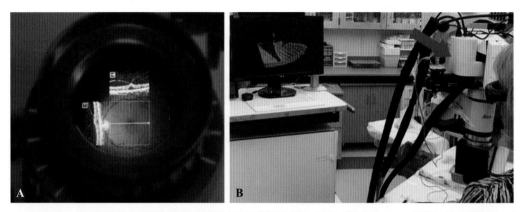

▲ 图 6-6　**A. Zeiss Rescan** 显微镜中水平和垂直光谱域光相干断层扫描 **B** 扫描（图片由 Zeiss 提供）的正面显示。扫描的位置是可变的，在手术过程中显示器可以打开或关闭；**B.** 在研究实验室的模型眼中，外科医师通过平视显示器（红箭）投射到眼睛中的实时立体三维 **OCT** 图像或如图所示，在 **3D** 视频屏幕上显示并由戴 **3D** 眼镜的外科医师为患者做手术

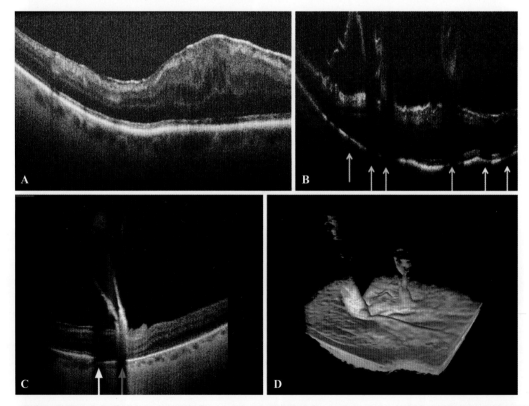

▲ 图 6-7　研究显微镜综合光谱域光相干断层扫描（上框）视网膜前膜在（**A**）和（**B**）去除被吲哚菁绿染色的视网膜前膜和内界膜期间的成像。手术过程中，镊子（白箭）和飘动的吲哚菁绿染色膜（绿箭）都有阴影。在研究显微镜中，从三维实时体（**D**）进行的集成扫描源光相干断层扫描 **B** 扫描（**C**）中，反射金刚石粉尘的仪器尖端投射出阴影（蓝箭），悬浮碎片（白箭）也投射出阴影。同样地，显微镊的尖端也能很好地将膜拖过视网膜表面，但是尖端后面的硅胶在 **SS-OCT 3D** 上几乎看不到

度和可靠性所需材料特性的材料，对这种方法的成功研发至关重要。OCT 兼容仪器的原型已经开发出来，似乎可以增强手术器械和组织 – 器械相互作用的可视化 [31, 44]。

最后，在手术过程中，组织构象的变化迅速而显著（图 6-5 和图 6-7）[13, 17, 18, 22, 46, 47]。这需要新的软件包，以帮助外科医师做出决策，并对组织结构的临床相关改变提供即时评估。视网膜内、外层特征、黄斑裂孔几何结构和液体界面变化的自动评估都可能对术后的解剖和视觉结果产生潜在影响 [18, 47-50]。将这些信息最佳地整合到新系统中将是 OCT 引导下手术下一步发展的关键因素。

四、玻璃体视网膜疾病术中 OCT 的表现
Surgical Findings With Intraoperative OCT in Vitreoretinal Conditions

（一）玻璃体视网膜界面病变的膜剥离
Membrane Peeling in Vitreoretinal Interface Disorders

玻璃体视网膜界面的紊乱（如黄斑裂孔、视网膜前膜和玻璃体黄斑牵引）可能是 OCT 术中的最佳应用之一。许多研究已经描述了 OCT 术中显示残留膜和可能改变手术决策的能力 [22, 33, 47, 51]。利用 OCT 观察组织改变是一种常见的应用，手术操作对组织形态和关系的影响是显而易见的 [17, 18, 47, 52]。在手术过程中 OCT 对膜剥离尤其有用。术中 OCT 在膜剥离后出现多个亚临床改变，包括残留膜、视网膜内结构紊乱和全层视网膜抬高（图 6-8）[11, 13, 17, 18, 22, 26, 47, 52]。在 15%～30% 的病例中，术中 OCT 似乎影响了膜剥离术的手术决策，包括确定需要额外剥离的膜，或者通过常规可视化在外科医师实现之前确认手术目标的成功实现。在宏观（如全层视网膜高度）和微观视网膜结构的弥漫性细微改变（如视网膜层厚度的弥散细微变化）水平上，已经描述了额外的变化 [52]。膜剥离后常见的微结构改变包括椭圆体带和视网膜色素上皮之间距离的扩大及视网膜内表面的改变（图 6-1，右下）[15, 22, 47, 52]。在一份报道中，视网膜内界膜（ILM）剥离后立即在视网膜内表面可见视网膜内投射物（如连接线），随后在术后没有明显的神经纤维层改变的情况下消退 [47]。宏观

结构的改变似乎经常与直接组织 – 器械相互作用有关 [52]。一份报道通过视频 / 术中 OCT 相关性确定，与金刚石膜刮刀相比，使用镊子更容易发生视网膜改变 [52]。这些视网膜改变的总体临床意义尚不清楚。术中 OCT 也可能影响我们对活性染料和染色剂的使用。吲哚菁绿、曲安奈德和其他类固醇悬浮液对术中基于 OCT 的组织可视化有显著影响（图 6-7）[53-55]。此外，OCT 引导的膜剥离有可能减少对这些染色剂的使用，这可以减少手术时间并减少对视网膜潜在的药物毒性 [56]。

在 MH 病例中，ILM 膜剥离导致 MH 结构发生变化（图 6-8）[13, 18, 19, 22]。这些结构变化包括 MH 体积、基底面积和高度的变化。在手术结束后，内层视网膜隆起或全层视网膜的局灶性隆起也被描述。与 ERM 剥离相似，在外层视网膜层也发现了更多的弥漫性改变 [15, 18, 22, 46, 52]，特别是在 ILM 剥离后，

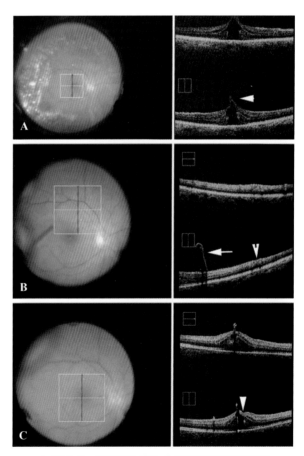

▲ 图 6-8　黄斑裂孔修补术中的光相干断层扫描
A. 切口前扫描显示全层黄斑裂孔伴玻璃体黄斑牵引（箭头）；B. 部分剥离扫描显示残余膜（箭）和视网膜剥离完成区域（箭头）；C. 完成剥离后，OCT 识别黄斑裂孔结构的变化

椭圆体带到视网膜色素上皮的距离增加。这些变化与 MH 术后视力恢复和结构正常有关[46]。

玻璃体黄斑牵引综合征是一种额外的情况，可能受益于术中 OCT 图像的引导反馈（图 6-1 和图 6-4）[13, 15, 17, 33]。术中 OCT 可在玻璃样突起后发现亚临床全层黄斑裂孔，这些发现可直接影响手术决策，如选择气体填塞或剥离内界膜[15, 17, 33]。

（二）视网膜脱离和其他玻璃体视网膜疾病 Retinal Detachment and Other Vitreoretinal Conditions

虽然膜剥离术是术中 OCT 的直观应用，但术中 OCT 反馈对视网膜脱离修复的潜在益处可能并不立即显现。然而，多篇报道已经确定了在视网膜脱离修复过程中明显的新的 OCT 特征[15, 23, 33]。事实上，在全氟化碳液体填充下观察到的中心凹微结构与视力结果有关[23]。此外，几乎所有的眼都在全氟化碳液体填充下都有一定程度的视网膜下液[15, 23, 33]。在其他报道中，术中 OCT 被用来确认周边视网膜非压迫变白区和确定视网膜下液体引流的最佳位置。

术中 OCT 应用的其他疾病还包括视盘小凹相关黄斑病变和增殖性糖尿病视网膜病变[33, 57, 58]。在一篇文章中，术中 OCT 能够证实在抽吸视盘小凹的过程中，可以看到黄斑鼻侧劈裂区塌陷，这可能证实了玻璃体空腔和劈裂区之间的直接联系[58]。在复杂的玻璃体视网膜病理学中，如增殖性糖尿病视网膜病变，术中 OCT 可帮助识别牵引膜、候选剥离平面和视网膜脱离区域。这可以为外科医师提供快速的反馈，并有助于告知适当的手术操作[33]。

术中 OCT 技术也可促进视网膜下治疗的输送，如组织纤溶酶原激活剂的递送。术中 OCT 已经成功地记录了视网膜下注射和注射后视网膜扰动的可视化[16]。对容积传递的客观评估可能证明对于新的治疗领域，如基因治疗和干细胞治疗，都是至关重要的。

在移除视网膜下全氟化碳液体的过程中，医师还提供了额外的即时反馈和指导[59]。在这些具有挑战性的病例中，最佳和完全移除视网膜下全氟化碳液体可能非常困难。术中 OCT 就这些目标的成功完成情况向外科医师提供即时反馈。

（三）儿童玻璃体视网膜手术 Pediatric Vitreoretinal Surgery

由于婴儿和儿童在临床环境下可能不容易配合 OCT 成像，术前 OCT 检查可能在麻醉下进行。麻醉下的 OCT 成像揭示了早产儿视网膜病变中视网膜脱离和劈裂的范围，摇晃婴儿时的黄斑裂孔或假性裂孔，以及广泛的儿童玻璃体视网膜疾病中的视网膜前膜和下层视网膜的结构（图 6-1 和图 6-9）[11, 12, 51, 60]。在其他玻璃体视网膜情况下，如儿童肿瘤，麻醉下成像在监测对治疗的反应方面是有用的[61]。与成人手术一样，儿童因为术后评估可能再次因无法合作而受阻，术后的术中成像可能特别有助于确定解剖结果（图 6-1 和图 6-9）[11, 51]。随着这项技术的发展和在儿童玻璃体视网膜手术中的应用，术中 OCT 成像很可能为儿童外科医师提供信息，并适用于多种儿童视网膜疾病。

五、结论 Conclusion

虽然 OCT 仍然是一个新兴的研究领域，但在过去的几年里，OCT 的研究取得了巨大的进展，并且有可能完成在传统的视网膜可视化下无法实现的新手术。许多临床研究和报道强调了术中 OCT 图像在引导手术中的潜在作用及对患者预后和手术决策的潜在影响。集成 OCT 系统、手术器械和软件的技术进步使这些步骤成为可能。然而，障碍仍然是最大化的集成这些综合方法，仍需要加强外科医师反馈系统，并提高我们无缝地将这项技术纳入我们的外科手术的能力。随着技术的改进，在术中 OCT 增加具体参数或建立程序，提高应用价值，对促进术中 OCT 的广泛应用也至关重要。

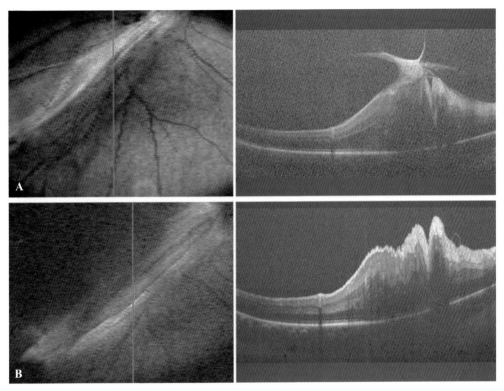

▲ 图 6-9　图为一位患有家族性渗出性玻璃体视网膜病变伴黄斑部牵引膜的幼儿，临床上的术前和术后评估可能有限

术前手持式光谱域光相干断层成像（A）显示视网膜深层皱褶和视网膜前膜厚度。膜切除后（B），在折叠的视网膜内表面上方可见一卷的内界膜，可见明显的视网膜层扭曲和增厚，剥离区椭圆体带存在，该部位无视网膜下液

第7章

先进的成像技术
Advanced Imaging Technology

Pearse A. Keane   SriniVas R. Sadda   著

一、概述：迄今为止的视网膜成像
Introduction: Retinal Imaging to Date

脉络膜视网膜疾病的评估取决于使用光学仪器（称为检眼镜）观察眼后段病理变化的能力（图7-1A）[1]。反之，检眼镜技术的发展也大大增强了这种变化的记录能力[2]。到19世纪末，人类已获得了第一幅活体视网膜图像（图7-1B）。到了20世纪50年代，随着电子闪光灯和35mm照相机的出现，现代视网膜/眼底成像领域已由此诞生[3]。

除了记录病理学，眼底成像有助于识别临床医师在生物显微镜下看不到的形态学特征。例如，眼底摄影从其发展的早期阶段起，就已经融入了血管可视化的血管造影方法[1, 4]。20世纪60年代，荧光素血管造影的引入使视网膜疾病的评估发生了革命性的变化（图7-2A）。20世纪70年代，通过使用吲哚菁绿染料，对脉络膜循环的评估也有所改进。至少在一定程度上，这些血管造影技术的发展还发现了某些眼底结构在没有对比度的情况下会发出荧光——眼底自发荧光成像的随后发展极大地扩展了我们评估视网膜变性和其他疾病的能力。

20世纪90年代以来，眼底照相系统也从使用胶片的"模拟"图像采集过渡到使用电荷耦合器件（charge-coupled device，CCD）的数字图像采集，从而改进了图像处理和分析[2]。与此同时，出现了新的图像采集技术，如扫描激光检眼镜（SLO）和光相干断层扫描（OCT）（图7-2B和C）。尤其是近年来OCT的广泛应用，极大地扩展了我们对脉络膜视网膜疾病病理生理学的认识，并被证明对新药治疗有重要意义。

尽管近年来取得了前所未有的进展，但我们的视网膜成像能力仍存在相当大的缺陷。虽然血管造影技术提供了血管结构的精确细节，但我们以无创的方式量化脉络膜视网膜血流和氧饱和度的能力仍然不足。虽然OCT提供了具有高轴向分辨率的神经感觉视网膜（近期还包括脉络膜）的横截面图像，

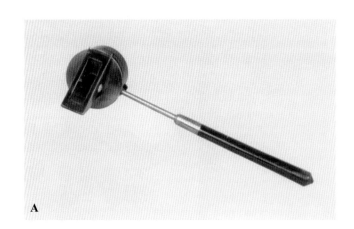

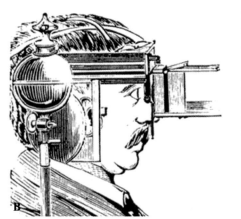

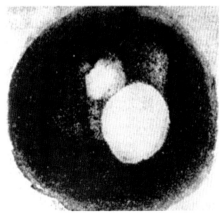

◀ 图 7-1 视网膜可视化和图像采集的早期尝试

A. 早期的 Helmholtz 检眼镜模型，1851 年；B. 第一张公开的人类眼底照片涉及这个装置，包括一个萘燃烧器和一个 2.5min 的曝光。血管不能被界定，但视盘可以被视为上方的白色区域，而下方较大的白色光学区域是一个人工图像［图片经许可转载自 Same PJ. Landmarks in the historical development of fluorescein angiography. J Ophthalmic Photography1993；15（1）：18.］

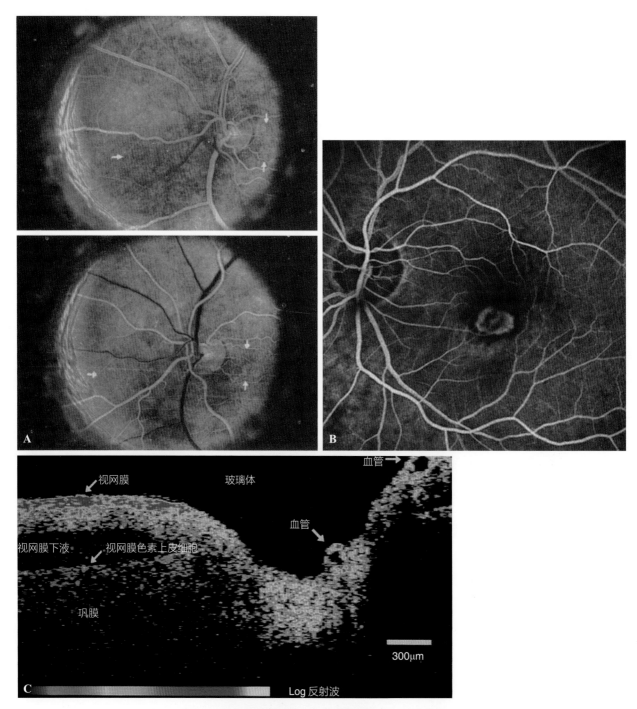

▲ 图 7-2　荧光素血管造影、扫描激光检眼镜和光相干断层扫描

A. 正常人眼底荧光素血管造影的早期尝试；B. 用共焦扫描激光检眼镜拍摄的荧光素血管造影显示脉络膜新生血管膜的单帧图像；C. 体外获得的人体视网膜和视神经 OCT 成像的早期尝试［图片 A 经许可转载自 Novotny HR, Alvis DL. A method of photographing fluorescence in circulating blood in the human retina. Circulation 1961; 24: 82–86.；图片 B 经许可转载自 Bennett PJ, Barry CJ. Ophthalmic imaging today: an ophthalmic photographer's viewpoint-a review. Clin Exp Ophthalmol 2009; 37 (1): 2–13.；图片 C 经许可转载自 Huang D, Swanson EA, Lin CP, et al. Optical coherence tomography. 1991; 254 (5035): 1178–1181.］

但其横向分辨率有限，我们评估许多视网膜细胞类型的能力仍然很差（如 Müller 细胞、小胶质细胞、星形胶质细胞和单个神经元元）。此外，在基础科学研究中允许"分子"成像的显微技术的许多进展，尚未向人类临床研究过渡。

在本章中，我们将讨论当前视网膜成像技术的不足之处。我们首先介绍智能手机检眼镜的最新应用，这一进展可能会导致直接检眼镜的消亡，进而改变非眼科医师进行眼科检查的方式。接下来，我们将介绍如何使用自适应光学技术来提供细胞水平的图像分辨率，然后再介绍多普勒和光谱成像技术来评估视网膜血流和氧合情况。然后我们描述一些有潜力评估新功能参数的技术，如光声和磁共振成像。最后，我们介绍"分子成像（molecular imaging）"这一新兴领域，在这个领域，视网膜分子生物标记物的不断发现与眼部成像技术的进展相结合。在这一章中，我们主要关注新兴的成像技术，这些技术在很大程度上还没有商业化，或者还没有广泛的临床应用（关于眼底血管造影、自发荧光、超声和 OCT 的详细描述，在本文的其他部分提供）。

二、智能手机检眼镜是否可取代直接检眼镜 Smartphone Ophthalmoscopy-Replacing the Direct Ophthalmoscope?

（一）基本原则 Basic Principles

眼底摄影术自 20 世纪 60 年代广泛应用以来，一直依靠昂贵而笨重的桌面设备，由熟练的医学摄影师在医院或眼科诊所操作。2007 年，iPhone（Apple Inc，Californi）的推出预示着"智能手机（smart phone）"技术的新时代。由于大多数临床医师现在都携带智能手机，而且这些智能手机通常都装有精密摄像头，所以有机会使眼底摄像头更便宜、更结实、更易于使用。由于其便携性、无线连接和数据存储能力，智能手机检眼镜有可能进入广泛的临床应用。

（二）技术 Technology

现在有许多智能手机眼底摄像头可供使用[5]。Welch Allyn（Skaneateles Falls，New York）开发了一种全景式检眼镜，该检眼镜使用卤素灯照明，并通过小瞳孔提供 5 倍变焦图像采集。Welch Allyn "iExaminer" 通过将光轴对准智能手机的视轴，将检眼镜变成移动成像设备，关联的 iExaminer 应用程序允许存储和打印图像。

"眼细胞镜（ocular cellscope）"是目前正在开发的另一种智能手机眼底照相机[6]。它包括一部手机、一个包含照明和收集光学元件的外壳及一个确保与智能手机照相机对准的集成智能手机支架。光学元件和智能手机都集成在一个外壳中，一个 54D 的眼用镜头用于聚焦和捕捉反射光。

最近开发出了一些更便宜、更便携的设备。D-EYE 系统（D-EYE，Pasadena，California）遵循直接检眼镜的原理，利用智能手机摄像头的自动聚焦功能来解释患者的屈光不正（允许补偿 −12.00～+6.00 的屈光不正）[7]。D-EYE 系统由一个小的光学装置组成，它被磁性地固定在智能手机的背面。智能手机摄像头发出的"闪光"，通过镜子和分束器传送到眼睛，其传送方式与直接检眼镜相同。使用该设备进行图像采集时，将设备固定在距离患者眼睛约 10mm 的位置，类似于直接复制眼底。与直接检眼镜不同的是，该设备是通过智能手机屏幕定位的，这样检查者就不需要靠在患者的脸上，可以在舒适的位置工作。对于扩瞳患者，该系统在距患者眼睛约 10mm 的处捕获单个眼底图像约 20° 的视野。这一视野比传统的直接检眼镜（通常为 5°～8°）获得的视野宽得多，与 iExaminer 的视野相当。在 2015 年，D-EYE 系统在一家医院眼科诊所对糖尿病视网膜病变患者进行了评估。使用该系统发现糖尿病视网膜病变的分级与扩瞳下裂隙灯生物显微镜检查相当[8]。D-EYE 系统现在商业售价约 400 美元（www.d-eyecare.com）。

"便携式眼科检查套件（portable eye examination kit，PEEK）"是一个基于智能手机的全面眼科检查系统（www.peekvision.org）[9, 10]。PEEK 由一个塑料夹子组成，覆盖智能手机摄像头，并带有棱镜组件。棱镜使闪光灯的光线偏转，使照明路径与摄像机的视野相匹配，允许获得眼底图像。与 D-EYE 类似，PEEK 允许将智能手机放在患者眼睛的前方并向其靠近进行图像采集。PEEK 还能进行其他眼科检查，如视力测量。作为肯尼亚纳库鲁眼病项目

（Nakuru Eye Disease Project）的一部分，PEEK 正在进行广泛的临床验证研究。这些研究已经证明，PEEK 提供了准确和可重复的视力测量[10]，并且视神经的图像可以与视网膜数码相机的图像相媲美[9]。值得注意的是，在这两种情况下，PEEK 测试都是由非医疗人员执行的。

（三）结论 Conclusion

智能手机检眼镜的发展可能会给发展中国家的普通眼科检查带来深远的好处，也可能极大地改善发达国家儿童和非眼科医师的眼科检查。2016 年，PEEK 和 D-EYE 等设备的广泛应用可能标志着许多非眼科医师应用传统直接检眼镜的终结。

三、自适应光学：视网膜单细胞成像 Adaptive Optics: Imaging of Single Cells in the Retina

（一）基本原则 Basic Principles

我们获得人类视网膜高分辨率图像的能力受到眼睛光学系统（即角膜和晶状体）缺陷或畸变的限制[11]。除了表现出低阶的单色像差，如散焦和散光外，正常眼也表现出高阶的单色像差，如慧差、三叶草和球差。这些像差的联合作用限制了可用于视网膜疾病诊断和治疗的图像质量。直到 20 世纪 90 年代早期，还没有有效的方法来快速、精确地测量人眼的光学像差。然而，最初是为天文目的而开发的基于 Hartmann-Shack 原理的波前传感器，现在已经被用于人眼。这些传感器由透镜阵列组成，每个透镜具有相同的焦距，可以用来近似入射光的整个波长。一旦测量，检测到的像差可以使用一个或多个可变形反射镜（反射镜的后表面有大量的小型电子控制执行器，可以在 ±2μm 的范围内推动和拉动反射镜，使其能够采用任何所需的配置）进行校正（即使其变平）（图 7-3）。通过将波前传感和校正结合到现有的光学成像平台——"自适应光学（adaptive optics）"中，可以以无创的方式获得细胞级分辨率的视网膜图像[11, 12]。

（二）技术 Technology

最早开发应用于眼科的自适应光学设备是传统的眼底照相机，经过改进后可结合波前传感和校正功

能[13, 14]。这些系统通常将激光束聚焦在目标区域的视网膜上，从视网膜反射的光在返回波前传感器之前会被眼睛本身的光学系统所扭曲，从波前传感器获得的信息被用来改变变形镜的形状和补偿像差。这个过程在一个闭环中继续，直到眼像差降低到接近衍射极限的水平。此时，波前传感器触发来自独立非相干光源的闪光，当数字眼底照相机捕捉到图像时照亮视网膜。自适应光学"泛光照明（flood-illuminated）"眼底照相机现已上市，并获准用于临床（如"rtx1 自适应光学视网膜照相机"，法国 Imagine Eyes）。rtx1 系统使用波长为 840nm 的光源来提供特别适合深层视网膜结构的近红外反射图像（见上文）。虽然这些装置大大提高了横向分辨率，但它们的视野仍然有限（如 4°×4°）。

自适应光学元件也被纳入共焦 SLO 系统中，提供了增强对比度、横截面成像和测量血流等动态变化的优点[11, 15]。在自适应光学 SLO 中，从视网膜返回的光被分为光探测路径和波前传感路径。同样，可变形反射镜也被用来为眼像差提供闭环动态补偿。与泛光照明自适应光学设备相比，自适应光

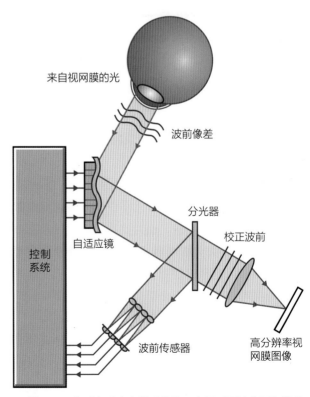

▲ 图 7-3 典型自适应光学系统的示意图（图片由罗彻斯特大学 Williams 实验室的 Joseph Carroll 提供）

学 SLO 使用与视网膜照明相同的波前传感器光源。因此，波前传感器能够测量视网膜整个扫描区域的像差。在对视网膜成像时，SLO 设备的横向分辨率约为 15μm，轴向分辨率限制在约 300μm。通过对 SLO 的自适应光学校正，可以将横向分辨率提高到 3μm 以下，而轴向分辨率可以提高到 40μm。虽然佳能医学影像公司（Canon Medical Imaging）最近开发出了一个原型系统，但自适应光学 SLO 系统尚未商业化。

自适应光学器件也被引入原型 OCT 系统中[16, 17]。OCT 可实现的轴向分辨率比使用 SLO 装置所能达到的高几个数量级，商用设备通常实现轴向分辨率大约为 5μm。OCT 系统的横向分辨率取决于可以聚焦在视网膜上的激光光斑的大小，这是一个受到人眼像差限制的因素。因此，OCT 和自适应光学的成功结合有可能证明所有活体视网膜成像技术中最窄的点扩散功能（图 7-4）。然而，仍然存在一些技术挑战，特别是在使用大光带宽光源时，由于色

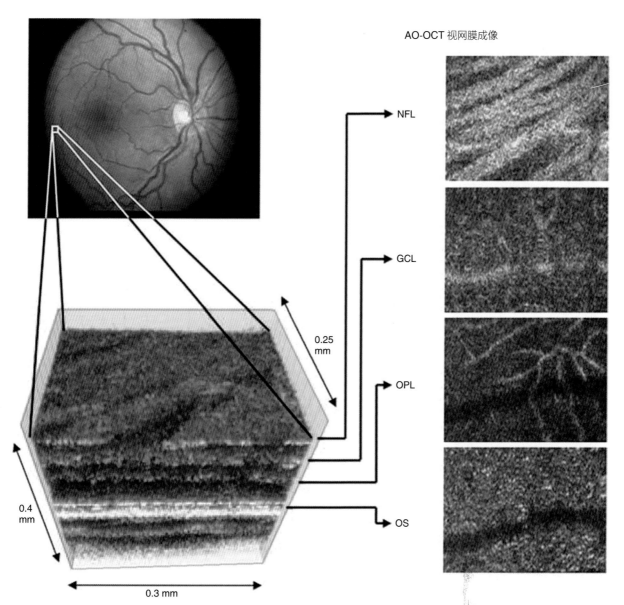

AO-OCT 视网膜成像

NFL

GCL

OPL

OS

0.25 mm

0.4 mm

0.3 mm

▲ 图 7-4　自适应光相干断层成像在位于中心凹颞部的 1° 视网膜区域上获得的容积图，如眼底照片中的矩形所示
右边的图像是从 AO-OCT 容积图中提取的特定视网膜断层视图。视网膜层自上而下依次为神经纤维层（NFL）、神经节细胞层（GCL）、外丛状层（OPL）和光感受器外节段层（OS）[图片经许可转载自 Miller DT, Kocaoglu OP, Wang Q, Lee S. Adaptive optics and the eye（super resolution OCT）. Eye 2011; 25（3）: 321–330.]

差而导致的图像质量下降[18, 19]。最近，一种原型自适应光学 OCT 装置的使用重新引发了关于 OCT 上外层视网膜高反射线的特性的争论，特别是第二高反射带是构成感光器内节段椭圆体带和内 / 外节段交界处[20]。

最后，在黄斑病变的研究中，自适应光学可能有助于提高眼底视野（"微视野"）的性能[1]。在当前的微视野测量系统中，黄斑光敏感度是通过刺激物大小来测量的，该刺激物大小覆盖了中心凹处超过 150 个视锥细胞的区域。与上述成像方式一样，刺激尺寸的进一步减小受到人眼光学系统像差的阻碍，这一缺陷可以通过结合自适应光学来克服[21]。此外，通过分析单个 SLO 帧内和帧间发生的翘曲，自适应光学可用于在精细的空间尺度上解决眼球运动的影响。因此，在自适应光学微视野测量中，视网膜图像的实时稳定是可能的，允许有针对性地将小的视觉刺激传递到视网膜[22, 23]。

（三）视网膜结构的可视化 Visualization of Retinal Structures

可见视锥细胞光感受器是泛光照明和 SLO 装置的主要特征（图 7-5A）[12, 24]。从这些装置投射到眼睛的光，通过视锥细胞外节并被视网膜色素上皮反射，视网膜色素上皮是视网膜中反射最强烈的表面。当光从眼睛反射出来时，它被视锥细胞内节引导到瞳孔这个小区域（在这方面，视锥细胞充当"光纤"，去除视网膜中杂乱的散光并最大化进行光收集）。结果，视锥细胞显示为高反射点（最近称为"正"镶嵌结构）。然而，当自适应光学系统被用于检查健康眼睛的周边视网膜时，视锥细胞常常出现低反射点（一种"负"镶嵌结构）。这一发现最近才被认识到，它很可能代表了斯泰尔 - 克劳福德效应（Stiles-Crawford effect）的一种生理表现[25]。许多研究已经评估了使用自适应光学对视锥细胞密度定量的手动和自动方法的再现性[26, 27]。最近的研究已经将 OCT 测量的视网膜外层反射率与视锥细胞密度的测量联系起来[28]。自适应光学还提供了关于人眼中每种视锥细胞感受器的类别［蓝色（S）、绿色（M）或红色（L）］比例和排列的第一手数据[29]。它还探讨了视锥细胞形态的区域变化及屈光

状态的影响[30]。视锥细胞填塞在高度近视眼的密度比正视眼低，这与轴向近视眼的视力下降和对比敏感度结果相一致[31]。

视杆细胞光感受器在外周视网膜丰富，但也见于人眼黄斑部。在正常视网膜中，即使在周边视网膜它们的数量超过约 10 倍于视锥细胞，视杆细胞也不易被看到[12]。视杆细胞体积小（直径约为 2μm），成像的难度与和它们的宽角度调谐一致，通过瞳孔反射成像的光线较少，因此视杆细胞成像难度高。然而，最近的进展，包括使用更小的共焦针孔和改进的配准算法，使得在活体人眼中可以获得单个视杆细胞的清晰图像（并且帮助在中心凹处看到最小的视锥细胞）（图 7-5A）。

视锥、视杆细胞光感受器位于 RPE 细胞的单层上。单层 RPE 细胞的直径约为 10μm，虽然其尺寸在自适应光学系统的分辨率范围内，但单个视网膜色素上皮细胞的体内直接可视化仍具有挑战性。与视锥感光细胞不同，RPE 细胞的固有对比度较差。此外，RPE 散射的大部分光被上覆的光感受器遮住，而光感受器也是高散射的。因此，视网膜色素上皮的直接成像最初只可能在患有视网膜疾病的人身上进行，因为没有视锥细胞光感受器可以看到潜在的视网膜色素上皮（图 7-5B）[33]。最近，使用"暗视野（dark-field）"成像技术在健康人体六边形 RPE 镶嵌的无创可视化中取得了初步进展[34]。在这种方法中，传统的小共焦孔径被带有中心灯丝的大孔径所代替。中心灯丝减弱从光感受器反射回来的光（直接信号），而较大的光圈收集由 RPE 细胞（间接或所谓暗场信号）倍散射的光。

自适应光学还可用于高分辨率、无创性显示视网膜神经纤维层（retinal nerve fiber layer, RNFL）。利用自适应光学，可以识别单个视网膜神经纤维层束、它们的行进方向和宽度及束间的纤维"桥"等特征。通过高反射的 Müller 细胞间隔也可以看到束的分离[35]。自适应光学 OCT 已经被用于研究筛板的微结构[36]。

最后，自适应光学的成像是基于高分辨率可视化视网膜血管实质和评估视网膜血液成分和流量。尽管传统的眼底摄影 / 血管造影可以绘制视网膜血管系统，但这主要是通过可视化视网膜血管内容物

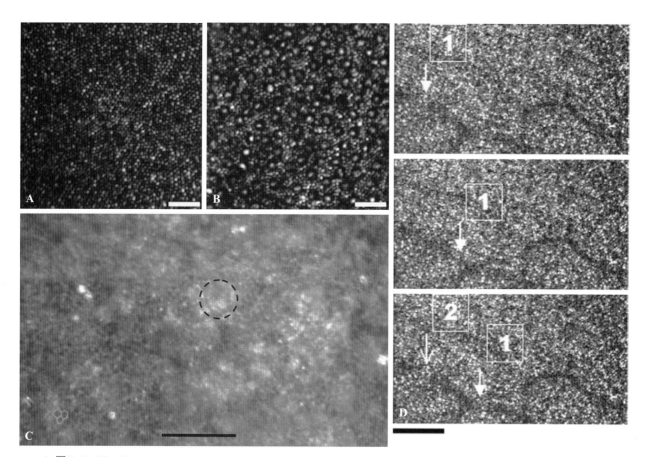

▲ 图 7-5　**Visualization of photoreceptors, retinal pigment epithelium (RPE) and retinal vasculature using adaptive optics**
(A) The complete foveal cone mosaic and (B) the complete peripheral photoreceptor mosaic showing both rods and cones, imaged at 10° temporal and 1° inferior. Scale bars: 20μm. (C) Adaptive optics scanning laser ophthalmoscopy image revealing a patchy foveal cone mosaic with increased cone spacing, and resulting visualization of the RPE cells (three RPE cells in the bottom left corner have been outlined, and the preferred retinal locus is also indicated by the dashed circle in the image). (D) Three successive frames demonstrate a single leukocyte's (1) change in position from left to right in each frame. A second leukocyte (2) has just come into view in the last frame. Scale bar: 100μm. (Panels A and B are reproduced with permission from Rossi EA, Chung M, Dubra A, et al. Imaging retinal mosaics in the living eye. Eye 2011; 25(3):301–308. Panel C reproduced with permission from Roorda A, Zhang Y, Duncan JL. High-resolution in vivo imaging of the RPE mosaic in eyes with retinal disease. Invest Ophthalmol Vis Sci 2007;48(5):2297–2303. Panel D reproduced with permission from Martin JA, Roorda A. Direct and noninvasive assessment of parafoveal capillary leukocyte velocity. Ophthalmology 2005;112(12):2219–2224.)

来实现的，而不是直接可视化血管壁或其下部结构（视网膜血管壁细胞的对比度相对较低）。然而，使用暗场自适应光学技术，最近已经描述了沿视网膜动脉和小动脉（视网膜毛细血管前小动脉和更大的小动脉）管腔的不同壁细胞的可视化[37]。相比之下，使用"标准"自适应光学技术，视网膜血管图仅显示为暗轮廓。自适应光学 SLO 系统允许视频图像采集，使用这种方法，可以看到明亮的颗粒在旁中心凹毛细血管内流动。这些明亮的颗粒可能代表直接可见的循环白细胞，也可能是通过透明白细胞的下方光感受器的反射（即间接可见白细胞）。这些

明亮的粒子后面是"暗尾（dark tail）"——黑色的"蝌蚪状（tadpole-like）"区域比正常的血管阴影暗，这被认为是红细胞聚集的表现[38]。具有自适应光学的视网膜成像也可用于检测视网膜血管结构的变化，而其他成像方式不可见，如糖尿病视网膜病变中的微动脉瘤和硬性渗出[39]。

在注射荧光素钠作为对比剂（类似于非常高分辨率的荧光素血管造影）后，也可以进行自适应光学 SLO 成像[40]。在视网膜中央静脉阻塞（CRVO）患者"未受影响"的对侧眼中，自适应光学 SLO 荧光素血管造影已被用于显示无灌注的毛细血管和微

血管密度的降低，这是迄今未见的发现。

（四）临床应用 Clinical Applications

自适应光学视网膜成像提供的细胞水平分辨率允许直接测量光感受器的密度和直径，因此是检查遗传性视网膜变性患者的理想工具（图 7-6）。在自适应光学检查中，病变的视锥细胞与健康的光感受器显示不同的反射模式，导致视锥细胞光感受器镶嵌结构内出现暗间隙或"脱落（drop-out）"区域[41]。基因治疗试验正在进行或即将开始，无脉络膜症和色盲患者的自适应光学成像特别令人感兴趣[42, 43]。在中心凹旁视锥细胞密度与许多功能参数之间存在显著相关性，包括最佳矫正视力，使用多焦视网膜电图记录视觉刺激的对比敏感度和检测敏感度[44-46]。

高分辨率自适应光学成像已被用于证明感光细胞丢失或扰动的证据，在一系列的条件下，包括视网膜下类玻璃疣样物沉积[47]、白点综合征[48]、黄斑毛细血管扩张症 2 型[49]、羟氯喹毒性视网膜病变的筛查[50]、视网膜脱离复位术后[51]。葡萄膜炎患者中，自适应光学系统被用于显示视网膜血管炎中的血管旁混浊，其结果与假定的眼部"glymphatic"系统一致[52, 53]。青光眼和其他视神经病变患者中，自适应光学已经揭示了其结构变化的证据，包括视乳头周围的 RNFL 束[54] 及其相关的视锥细胞光感受器的变化[55]。

（五）结论 Conclusions

很明显，将自适应光学添加到现有的视网膜成像平台是临床眼科的重要步骤，可以提供极高分辨率的视网膜图像。虽然现在已经有了商用自适应光学设备，但无论对患者还是临床医师来说，图像采集都需要变得更快速、更容易。对一些固视不良的患者、顺应性差或视网膜解剖结构严重破坏的患者，自适应光学设备也受到视野小和难以获得高质量图像的限制。

四、多普勒成像：评估血流 Doppler Imaging: Assessment of Blood Flow

（一）基本原则 Basic Principles

多普勒效应（Doppler effect），最早由奥地利物理学家克里斯蒂安·多普勒（Christian Doppler）在 19 世纪描述，是波从运动物体上反射时频率的变化，即如果反射物体远离观察者 / 传感器，则反射波的频率低于发射波的频率，反之亦然。由于频移依赖于运动物体的速度，这种效应可以用来测量血液在眼睛中流动的速度[56]。重要的是，多普勒效应

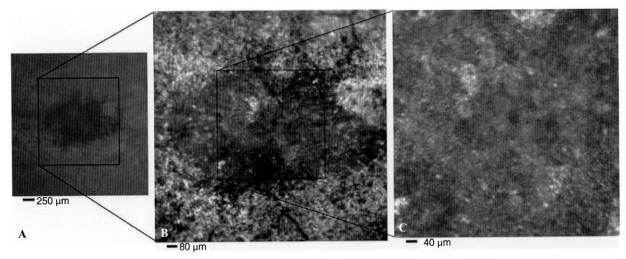

▲ 图 7-6　不同放大倍数的自适应光学扫描激光检眼镜图像，在眼底照片（A）上显示相应特征。B. 锥杆细胞营养不良患者右眼中央黄斑 3° 自适应光学图像的 6° 拼图。除了在眼底照片中发现的特征外，在萎缩的牛眼样病变中还观察到视网膜色素上皮颗粒状的详细结构。在中央相对保留的区域（box）内，光感受器被视为灰色点。C. 1.5° 图像的 3° 拼图。光感受器可见于视网膜中央相对保留的区域

图片经许可转载自 Wolfing JI, Chung M, Carroll J, et al. High-resolution retinal imaging of cone–rod dystrophy. Ophthalmology 2006；113（6）：1019.

也取决于波的轴线与物体运动轴线之间的夹角。因此，如果观察者 / 传感器不平行于运动物体的轴，则必须使用多普勒角校正公式进行计算。

多普勒角度的准确测量是无创性评价眼血流的重要障碍。此外，当多普勒角在 60°～90° 增加时，速度计算会受到明显的误差。

在眼部成像系统中利用多普勒效应可以计算眼部血流速度[56]。血流速度降低可能是由于糖尿病视网膜病变等疾病的血管退行性改变，或是由于 CRVO 等疾病造成的血管阻塞。然而，视网膜血流速度的变化也可能是正常生理自动调节过程中血管收缩或扩张的结果［根据伯努利原理（Bernoulli's principle），血管收缩会增加血流速度，但降低其压力］。因此，"血流量（blood flow）"绝对量的测量可能代表一个更具临床意义的参数。

血流量（Q）是在给定时间内通过血管的血流体积，由血液的速度（V）乘以通过血管的横截面积（πr^2）确定[57]。因此，如果可以使用多普勒效应测量血流速度，血管的直径也可以测量，那么就可以确定血流量的绝对值。视网膜血管直径的测量可以从使用标准光学成像技术获得的眼底图像（如眼底照相）中获得[58, 59]。然而，为了以实际长度单位测量视网膜血管直径，眼睛引起的图像放大率及相机的放大率必须是已知的（不考虑这种放大率会导致严重误差）。

（二）视网膜血流量的非多普勒评价 Non-Doppler Assessment of Retinal Blood Flow

在使用染料稀释技术的基础上，可以使用定量血管造影测量视网膜血流[56, 58, 59]。在这种方法中，荧光染料在血液中的浓度在一个特定观察点随着时间变化，产生一个染料稀释曲线。SLO 系统提供的增强对比度特别适合该种方法，可用于评价视网膜动静脉通道（arteriovenous passage，AVP）时间和平均染色速度等血管参数。SLO 图像提供的增强对比度也允许测量围绕中心凹和视神经的小血管中的血流速度（将来，这项技术可能通过自适应光学的结合而得到增强）[59]。吲哚菁绿血管造影也可用于评估脉络膜循环流量，因为所使用的红外光源比荧光素血管造影中使用的较短波长更有效地穿透 RPE。

在一种分析方法中，脉络膜被分成六个区域，并为每个区域创建染料稀释曲线（图 7-7A）。然后可以计算诸如 10% 充盈时间和最大亮度的参数[59]。基于 SLO 的荧光素造影和 ICGA 提供关于视网膜和脉络膜血流速度的重要信息。然而，没有相应的血管直径测量，就不可能测量血流。此外，这些方法所需的染料注射具有侵入性，因此在许多临床情况下无法正常使用。

（三）多普勒超声 Doppler Ultrasound

彩色多普勒成像（color doppler imaging，CDI）是一种超声技术，它结合了组织结构的 B 扫描灰度成像、基于多普勒频移的血流颜色表示和血流速度的脉冲多普勒测量（图 7-7B）[56, 59]。和其他基于多普勒的方法一样，血流速度是由从运动的血柱反射的声波频率的偏移决定的。然后将颜色添加到眼睛的 B 扫描灰度图像中，以表示血液通过血管的运动。颜色随流速成比例变化，通常编码为朝探头运动的红色 - 白色，远离探头运动的蓝色 - 白色。利用彩色多普勒图像，操作者可以识别感兴趣的血管，并设置脉冲多普勒测量的采样窗口（该窗口通常位于血管中心）。此时，只需通过观察来检测血流的一般流向轴，确定多普勒血流角度，以便适当计算流速。然后将流速数据与时间绘制成图表，计算机识别波峰和波谷。

目前的 CDI 分析主要集中在位于眼球后方的动脉：眼动脉、视网膜中央动脉和睫状后动脉。CDI 可以用一组定义良好的参数来描述到眼睛的血流，这些参数包括：①收缩期峰值流速（peak systolic velocity，PSV）；②舒张末期速度（end-diastolic velocity，EDV）；③阻力指数（resistance index）[56, 59]。它不能提供血流的绝对测量值（没有获得血管直径的定量信息）。用 7.5MHz 探头，CDI 能够分辨 0.2mm（200μm）或更大的结构，但也可用于测量小血管如后睫状动脉（直径约 40μm）的多普勒频移。CDI 可用于眼眶血管病变的初步评估和随访，如静脉曲张、动静脉畸形和颈动脉海绵窦瘘。它也被用于视网膜和脉络膜血管疾病灌注的半定量评估。具体来说，在 CRVO 患者中，视网膜中央动脉 PSV 和 EDV 比未受影响的对侧眼和健康对照组的 PSV 和 EDV 要低得多[60]。眼缺血综合征患者的视网膜中央动脉和睫状体后动脉 PSV 也降低，阻力增加[61]。

（四）激光多普勒测速 Laser Doppler Velocimetry

双向激光多普勒测速（laser Doppler velocimetry，LDV）是一种用于量化视网膜大血管中最大血流速度的技术[56, 62]。基于此原理的仪器通常由一个改进的眼底照相机组成，其中照相机的主体已被一个光纤单元所取代。低功率激光光源将光束投射到眼底，由操作者定位在感兴趣的视网膜血管上。然后可以测量返回光的多普勒频移频谱。这些光谱从表现出大的波动到明显的可测量的最大位移，这个最大位移是由红细胞在血管中心处以最大速度流动的散射光引起的。如果已知多普勒角，则可以使用最大频移来计算最大血管速度。然而，这些角度难以重复测量。因此，发展了一种双向技术来扩展 LDV 提供最大速度绝对测量的能力[62]。在双向技术中，一束入射光束用于照亮沿视网膜血管的景象。然后，血液细胞在被照射部位散射的光在两个不同的方向上同时被检测到，这两个方向由一个已知的固定角度隔开。测量两个多普勒频移频谱，然后用它们最大位移之间的差值计算以速度为单位的最大速度。

通过将眼睛跟踪系统与基于双向 LDV 的视网膜激光仪器相结合，佳能开发了一种商用仪器［佳能激光血液流量计（Canon laser blood flowmeter，CLBF）-100，日本东京］[63]。该仪器允许同时测量血管直径，因此，单个血管的视网膜总血流量可以用绝对单位计算。迄今为止，测量血流速度的最小血管直径约为40μm[44]。它已被用于研究糖尿病肾病患者的视网膜血流量[64]包括糖尿病视网膜病变和非糖尿病视网膜病变[65]。

（五）激光多普勒血流计 Laser Doppler Flowmetry

激光多普勒血流计（laser Doppler flow metry，LDF）是一种激光不直接照射视网膜血管，而是照射在血管化的视网膜组织上，看不到大血管的技术。LDF 仪器基于 Bonner 和 Nossal 的理论，描述了激光在一个点注入毛细血管组织并在相邻点采集的特性[62]。该理论将光的多普勒频移与照射组织体积中移动的血细胞总数和移动细胞的流速联系起来。利用这一理论，可以得到红细胞平均速度和血容量的相对测量值。血流量的相对值可以计算为速度和体积的乘积。然而，这种测量并非绝对的，血管密度和血管方向的变化，即使在相对较小的组织体积内，也可能导致受试者之间散射特性的显著差异。

扫描激光多普勒血流计结合了扫描激光断层扫描和激光多普勒成像的原理和市售海德堡视网膜流量计（retina flowmetry，HRF），提供了视网膜和视盘的二维血流图（图 7-7C）[66]。在该系统中，HRF 成像视网膜或视神经的 2880μm×720μm 区域，分辨率约为 10μm / 像素。扫描完成后，HRF 计算机进行快速傅里叶变换，从每个被测反射光像素提取多普勒频移谱。HRF 装置使用简单，对同一只眼睛随时间的微小变化很敏感。然而，流量测量以任意单位显示，并且在处理非常高和非常低的血流速度时缺乏准确性。此外，不能排除下方的脉络膜毛细血管对血流测量的贡献，而且之前仪器的实验测试已经证明，即使样品中不含移动细胞，也可以从样品体积中获得较大的流量读数[62]。HRF 装置可能最常用于青光眼患者的调查。许多这样的研究已经调查了视神经形态（通过扫描激光断层扫描评估）和毛细血管周围视网膜血流（通过激光多普勒血流测量评估）之间的相关性。这些研究表明视网膜血流减少与青光眼的结构损害有关[67]。

（六）多普勒光相干断层扫描成像 Doppler Optical Coherence Tomography

OCT 最初由 Huang 等描述。1991 年，他们使用干涉测量法生成神经感觉视网膜的高分辨率横截面图像[68]。自 20 世纪 90 年代中期以来，多普勒测量已被纳入 OCT 成像系统原型（图 7-8）[16]。在原始的时域 OCT 系统中，血流速度可以通过测量傅里叶变换后干涉条纹频率的多普勒频移来确定，而在较新的频域 OCT 系统中，可以直接记录干涉条纹频率。然而，在这种方法中，血流速度敏感度和图像空间分辨率是耦合的，呈反比关系（速度敏感度越高，空间分辨率越低）。为了克服这一局限性，许多多普勒 OCT 原型利用连续 A 扫描之间的相位变化来生成关于多普勒频移的信息[16]。

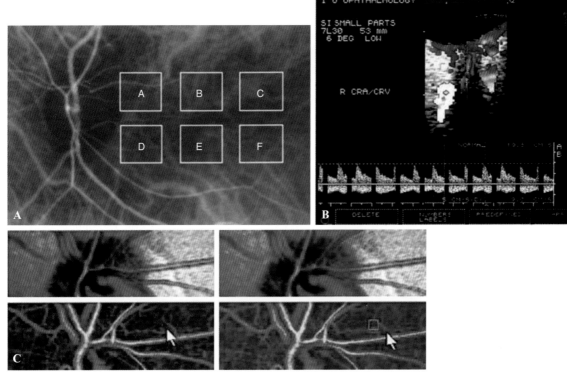

▲ 图 7-7　评价脉络膜视网膜血流

A. 吲哚菁绿血管造影定量脉络膜血流。在图像上识别出 6 个位置，每个位置为 6° 正方形，用于染料稀释分析。B. 视网膜中央动静脉的彩色多普勒图像。多普勒频移频谱（时间 – 速度曲线）显示在图像底部。红色和蓝色像素分别表示血液向传感器移动和远离传感器。C. 共焦扫描激光多普勒血流测量（海德堡视网膜流量计）视盘和视乳头周围视网膜。左箭表示一个 1×1 像素的测量窗口，它从整个视网膜（大血管除外）收集流量值，用于逐像素分析。右箭表示用于常规分析的 10×10 像素测量窗口 ［图片经许可转载自 Harris A, Chung HS, Ciulla TA, et al. Progress in measurement of ocular blood flow and relevance to our understanding of glaucoma and age-related macular degeneration. Prog Retin Eye Res 1999；18（5）：673–677.］

尽管多普勒 OCT 可以生成视网膜血流的横截面图像（所谓的 "OCTA"），但对这种血流的精确量化仍然是一个挑战：要实现这一点，就必须测量血管的几何结构，特别是多普勒角度。此外，目前的多普勒 OCT 系统在可测量的最大速度和可测量的最小血管直径方面受到限制（毛细血管流动涉及单个红细胞运动而不是连续的流体流动）。在最近的一项研究中，通过多普勒 OCT 测量视网膜总血流量与使用光谱方法测量血氧饱和度相结合（见下文）。这种结合允许计算吸氧量，因此对内层视网膜氧代谢的研究具有相当大的前景[69]。

（七）结论 Conclusions

多普勒 OCT 定量视网膜血流的前景良好，但仍处于发展的早期阶段。此外，由于视网膜血流动力学的复杂性，在接受任何新的测量方法之前需要广泛的验证和重复性研究。

五、光谱成像：视网膜氧合的评估 Spectral Imaging：Assessment of Retinal Oxygenation

（一）基本原则 Basic Principles

光谱学（spectroscopy）研究的是任何形式的物质和辐射能量（如可见光）之间的相互作用。通过测量辐射强度作为波长的函数，并通过识别特征信号，可以确定材料的成分。例如，在天文学中，光谱分析可以用来推导遥远恒星和星系的许多性质。除了在遥感中的应用外，光谱学还被用于一些基于实验室的应用。在生物系统中，光谱学与传统成像技术的结合——"光谱成像（spectral imaging）"——允许测定光谱数据的空间分布[70]。

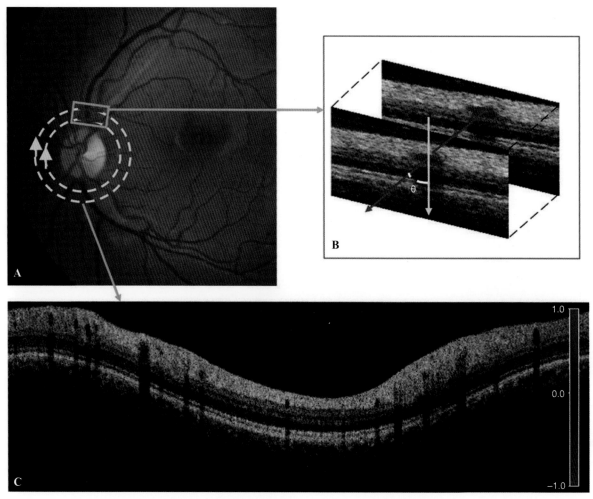

▲ 图 7-8　**Doppler optical coherence tomography (OCT)**

(A) Fundus photograph showing the double circular pattern of the OCT beam scanning retinal blood vessels emerging from the optic disc. (B) The relative position of a blood vessel in the two OCT cross-sections is used to calculate the Doppler angle θ between the beam and the blood vessel. (C) Color Doppler OCT image showing the unfolded cross-section from a circular scan. Arteries and veins can be distinguished by the direction of flow as determined by the signs (blue or red) of the Doppler shift and the angle θ. (Reproduced with permission from Wang Y, Fawzi AA, Varma R, et al. Pilot study of optical coherence tomography measurement of retinal blood flow in retinal and optic nerve diseases. Invest Ophthalmol Vis Sci 2011; 52(2):841.)

在临床环境中，光谱原理的应用已被广泛用于血氧饱和度测量。早在 1935 年，耳部透照就被用作连续测量患者人体血氧饱和度的方法。体积描记术（动脉循环搏动成分的分析）的后续引入促进了能够测量动脉血氧饱和度的脉搏血氧饱和度仪的发展。

使用光谱成像进行血氧饱和度测定取决于关于血液透光率与其氧饱和度之间关系的假设。根据 Lambert –Beer 定律[70]，对于任何给定波长的光，其通过血液的透射率取决于血液的消光系数（ε）、血液浓度（C）和光通过的路径长度（d）。血液的消光系数（ε）取决于它的主要吸收成分——血红

蛋白，而血红蛋白又取决于它的氧浓度。由于血液的消光系数随波长而变化，分析多波长血液的光密度可以补偿浓度和路径长度等变量，最终可以估计血液中的氧含量（这些计算的确切细节超出了本章的范围，详细内容由 Harris 等提到[71]）。但在视网膜血氧饱和度测量中，通过光透射率的测定来确定光密度（即氧浓度）是不切实际的。相反，通常使用的是视网膜反射光测量。虽然上述原理要求在现实世界中可能不成立的许多假设，但以这种方式测量从多个波长的视网膜反射光，成为许多非侵入性视网膜氧饱和度技术的基础。

（二）技术 Technology

光谱成像设备通常采用三种不同的方法：①多光谱成像；②高光谱成像；③成像光谱学。最初是由 Hickam 等[70, 71]努力实现的。在 20 世纪 50 年代，他们使用了基于胶片的眼底照相机；最近，人们也使用了数字眼底照相机和共焦扫描激光检眼镜。早期，人们还尝试将 OCT 与光谱分析技术结合使用[72]。

多光谱成像涉及测量从离散的和有点窄的光谱带获得的图像反射光。采用类似于 Beach 等首次描述的方法[73]，Stefansson 及其同事最近开发了 "Oxymap"，这是一种经批准用于研究用途的商用设备[74]。该设备包括一个眼底照相机，该照相机与分束器和数码相机相结合。分束器将原始图像分为四个光通道，每个光通道包含不同的窄带通滤波器（每个带通滤波器只允许特定波长的光通过）。这会同时产生四个眼底图像，每个都有一个特定波长的光。专业软件自动选择这些图像上的测量点，计算 605nm 和 586nm 两种波长下视网膜血管的光密度（光密度对 605nm 处的氧饱和度敏感，但对 586nm 处的氧饱和度不敏感）。血红蛋白的光密度与氧浓度近似呈线性关系。然后对血氧计进行校准以产生相对氧饱和度值。这种方法已被证明对氧浓度的变化很敏感，并产生可重复的结果。近年来，人们也在努力为不同种族人群的视网膜氧合测量建立标准数据库[75, 76]。在轻度色素沉着的个体中，甚至可以使用该设备测量脉络膜氧合[77]。最后，使用 Oxymap 软件，可以适应超广角的 SLO 系统（Optomap 200 Tx，Optos Inc.，苏格兰），进行视网膜血氧饱和度测量（该设备使用两个激光采集图像，532nm 和 633nm，因此可以用于多光谱成像）[78]。

高光谱成像涉及测量在连续光谱范围内窄光谱波段获得的图像中的光。Mordant 等最近报道了应用高光谱眼底照相机无创测量视网膜血氧饱和度的有效性（图 7-9）[79]。在其系统中，商业眼底照相机与摄像机光源光路中的液晶可调谐滤光器相连，这使得电子选择所需波长的组合在 400～700nm。然后用 CCD 摄像机以 2nm 的增量记录 500～650nm

的光谱图像序列（这个过程在健康志愿者中需要10～15min）。然后进行进一步的图像处理和分析：对图像进行注册，提取视网膜血管轮廓，并估计其光密度，然后可以计算血氧饱和度。以这种方式使用高光谱成像可以提供比双波长多光谱方法更精确的血氧饱和度测量（据报道，这种方法会高估氧饱和度）。然而，这种方法需要使用灵敏的探测器和功能强大的计算机，以便能够快速和准确地处理图像。2014 年，Kashani 等描述了人类对另一种高光谱成像设备的研究，使用计算机断层扫描（CT）算法提取光谱数据模式[80]。

第三种用于视网膜血氧饱和度无创测量的方法是成像光谱学。

Schweitzer 等描述了一种成像眼科光谱仪，它由一个改进的眼底照相机和一个附加的光谱仪组成[81]。仪器用一小段光照亮视网膜，然后使用光谱仪在 76 个不同波长（在这个离散区域）同时进行测量。这种方法可能是最精确的，但是一个主要的限制是只能在一个或两个视网膜血管的单一横截面上进行测量。相比之下，临床诊断需要对视网膜血管树中的氧饱和度进行完整的二维成像。

（三）临床应用 Clinical Applications

使用 Oxymap 系统，Hardarson 等对视网膜中央静脉和分支静脉阻塞（CRVO/BRVO）患者的视网膜血管血氧饱和度进行了评估[82, 83]。CRVO 患者的视网膜静脉血氧饱和度低于同龄人。然而，他们也显示了 CRVO 眼内和眼之间的相当大的变异性。同样，在 BRVO 患者中，患者之间的血氧饱和度存在相当大的差异。他们发现了一些患者缺氧的证据，但没有发现其他证据，并推测这反映了病变的严重程度，包括闭塞程度、再通、侧支循环和共存的组织萎缩。Traustason 等使用 Oxymap 系统检查接受玻璃体腔注射 ranibizumab 治疗 CRVO 患者的视网膜氧合情况。结果显示，未经治疗的视网膜静脉血氧饱和度明显降低，但在玻璃体腔内治疗过程中一半恢复正常[84]。

越来越多的研究开始评估糖尿病视网膜病变患者的 Oxymap 测量[85]。研究表明糖尿病视网膜病变患者的视网膜血管氧饱和度高于健康对照组。可

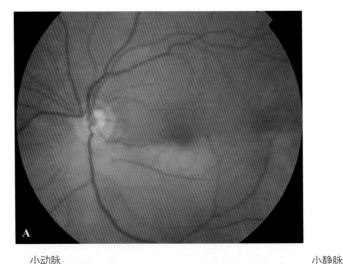

小动脉　　　　　　　　　　　　　　　　　　　小静脉

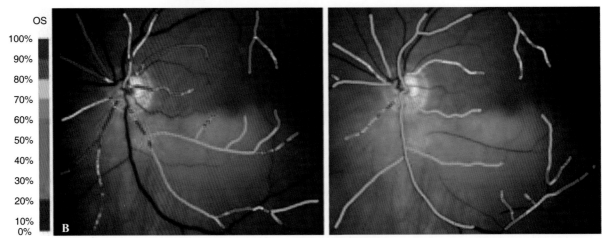

▲ 图 7-9　视网膜的光谱成像

A. 彩色眼底照片显示左眼视网膜颞下分支小动脉阻塞。B. 伪彩色血氧饱和度图显示受影响的颞下视网膜小动脉内的氧饱和度异常低，而未受影响的颞上小动脉内的氧饱和度正常。相应的颞下部视网膜小静脉的氧饱和度正常［图片经许可转载自 Mordant DJ，Al-Abboud I，Muyo G，et al. Spectral imaging of the retina. Eye 2011；25（3）：317.］

能的解释包括通过优先通道分流血液，绕过毛细血管网络中无灌注毛细血管。因此，部分视网膜可能是缺氧的，而较大血管中的血液具有更高的血氧饱和度。Oxymap 测量现在也被纳入糖尿病视网膜病变的临床试验中，例如 CLEOPATRA 试验，该试验旨在观察光遮罩在治疗早期糖尿病黄斑水肿中的作用[86]。

Hardarson 等也使用该系统来检查青光眼滤过手术和局部抗青光眼药物对视网膜血管氧浓度的影响[87]。现在也检查了许多其他情况，包括年龄相关性黄斑变性、视网膜色素变性、高度近视、玻璃体切除术和（或）长期硅油填充术后。最有趣的是，使用 Oxymap 系统已经证明阿尔茨海默病患者的视网膜氧代谢异常[88]。

使用 Imedos 系统，Hammer 等发现在糖尿病患者中，视网膜病变的严重程度增加与视网膜静脉血氧饱和度增加有关（轻度非增殖性视网膜病变为 63% ± 5%，增殖性视网膜病变为 75% ± 8%）[89]。相反，Tiedeman 等的早期工作研究发现糖尿病患者急性血糖增高，其耗氧量增加（即视网膜静脉血氧饱和度降低）的证据[90]。Imedos 系统显示遗传性视网膜营养不良（尤其是视锥 - 视杆细胞营养不良）和青光眼患者的视网膜血管血氧饱和度发生变化。有趣的是，它也被用于显示巨细胞动脉炎没有眼部症状患者[91] 和慢性阻塞性肺疾病（COPD）患者，其氧代谢均降低[92]。

（四）光谱成像其他应用 Spectral Imaging-Other Applications

光谱成像方法也可用于估计眼睛中其他吸收剂的光密度，包括晶状体光密度、黄斑色素（叶黄素和玉米黄质）、黑色素、脂褐素和视色素。最近一种三波长、多光谱反射计被描述有可能实现视紫红质密度和再生映射[93]。

（五）结论 Conclusions

尽管近年来取得了重大进展，但目前对于视网膜血管血氧饱和度的最佳测量方法还没有达成共识。许多光谱成像设备提供相对而非绝对的氧饱和度测量。此外，在某种程度上，所有设备都依赖于生物光子假设，而这些假设对于活体成像来说可能不成立。因此，重要的是，在所有新的视网膜血氧计被广泛地用于临床或研究目的之前，必须对其进行详细的验证和再现性评估。

六、光声成像：视网膜吸收的评估
Photoacoustic Imaging: Assessment of Retinal Absorption

（一）基本原理 Basic Principles

现代视网膜成像方法是基于对视网膜反射的光的测量，例如眼底照相、SLO、OCT 系统[2]。相比之下，没有一种眼科成像方式可以直接测量视网膜组织对光的吸收。血红蛋白和黑色素对光的吸收能力特别强，因此这一信息可能具有很大的临床意义。例如，血红蛋白的光吸收可以为增强的视网膜血管造影图的生成提供对比，而黑色素的光吸收可以帮助高色素 RPE 细胞镶嵌的可视化。评估多波长的光吸收曲线也可以提高视网膜血管血氧饱和度测量的准确性（目前的"光谱成像（spectral imaging）"通过测量反射光间接确定光密度比）。幸运的是，通过显微镜技术的最新进展，利用光声效应，在无创性眼科成像－光声检眼镜（photoacoustic ophthalmoscopy，PAOM）的背景下获得光吸收轮廓已经成为可能[94, 95]。

光声效应（photoacoustic effect）最早是在 19 世纪 80 年代由 Alexander Graham Bell 认识到的，当时他发现，当硒的薄片暴露在一束快速中断的阳光下时会发出声音。当从入射光吸收的能量转化为动能时，就会出现这种现象，形成局部加热，从而产生压力波或声音。在最近描述的光声显微镜（photoacoustic microscopy，PAM）中[96]，激光被用来照射目标组织，从而因为特定的光吸收而诱发超声波压力波。这些压力波可以用高分辨率超声换能器记录下来，并生成图像。由于 PAOM 是唯一的基于光学吸收的眼科成像模式，它可以容易地与其他基于反射的成像方式——眼底照相机、SLO 设备、荧光素血管造影、眼底自发荧光和 OCT－相结合，用于"真（true）"多模态成像[97]。

（二）技术 Technology

Jiao 等最近报道了通过 OCT 技术与激光扫描的结合、光学分辨率 PAM，PAOM 在小动物身上的应用[94, 95]。在这个系统中，光源是倍频调 Q 的 Nd：YAG 激光器，产生纳秒激光脉冲，与光纤光谱 OCT 系统的输出激光束相结合[94]。然后，通过与眼睑接触的静止、无聚焦超声换能器（通过超声凝胶耦合）检测视网膜诱发的光声波。然后，可以将得到的光声图像与从集成 OCT 系统生成的图像注册（图 7-10）。与传统的 OCT 图像集一样，最大振幅的"投影"图像可以由光声数据集产生，从而允许视网膜血管的二维可视化。在对视网膜色素上皮和视网膜血管进行自动分割后，也可以生成体积图像。同一小组还测试了与眼底自发荧光信号相关的光声图像的采集（除了产生热量外，吸收的光子还可能经历其他物理过程，例如当荧光团存在时刺激自发荧光），以这种方式进行的多模成像可以通过光声和自发荧光信号分别提供黑色素和脂褐素分布的空间信息[98]。最近，多普勒 OCT 与 PAM 结合，可以在活体定量测量视网膜氧代谢率[99]和 RPE 黑色素量[100]。

OCT 成像和 PAM 的结合需要两个独立的光源，OCT 需要一个宽带光源来实现深度分辨率，而 PAM 则需要脉冲激光。2012 年首次报道使用单一光源实现 OCT 和 PAM 同时成像[101]。这项技术被称为光学相干光声显微镜（optical coherence photoacoustic microscopy，OC-PAM）。最近有人描述了使用中心波长为 830nm 的 OC-PAM 系统进行

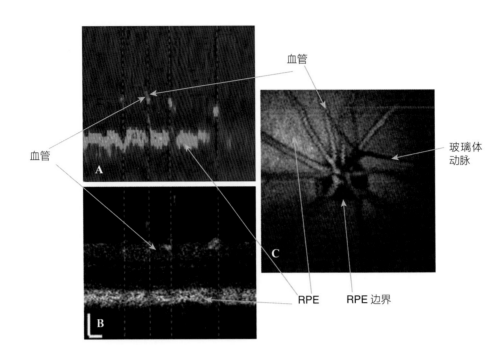

◀ 图 7-10　光相干断层扫描和光声检眼镜（photoacoustic ophthalmoscopy，PAOM）在活体同时采集的图像对比
A. 伪彩色 PAOM B 扫描图像；B. OCT B 扫描图像；C. PAOM 数据集的投影图像。比例尺：100μm。RPE. 视网膜色素上皮细胞［图片经许可转载自 Jiao S，Jiang M，Hu J，et al. Photoacoustic ophthalmoscopy for in vivo retinal imaging. Optics Express 2010；18（4）：3971.］

活体视网膜成像。由于血红蛋白在近红外（near infrared，NIR）光谱中的光吸收远小于在可见光谱中的光吸收，因此该系统不能为视网膜血管成像提供良好的对比度。然而，它可能非常适合于 RPE 和脉络膜中黑色素分布的成像[102]。

（三）结论 Conclusions

光声成像技术的发展可以极大地拓展未来视网膜成像的范围，但目前该技术仍处于发展的早期阶段。迄今为止，几乎所有关于眼睛光声成像的工作都是在组织样本或动物身上进行的。在从活体的人体中获取图像或引进商业的临床设备之前，还存在许多技术障碍。

七、磁共振成像 Magnetic Resonance Imaging

视网膜图像的获取在很大程度上依赖于光学技术，如眼底摄影。然而，许多这样的技术受到相对较小的视野的限制，并且当有疾病引起的眼内介质混浊（如晶状体混浊或玻璃体积血）时常常受到影响。在临床环境中，这些局限性至少部分是通过超声等声学成像技术来解决的。然而近年来，磁共振成像（MRI）的进展为视网膜在人类中的应用提供了前景[103, 104]。除了视野广阔，并且能够在介质混浊的情况下获取图像外，视网膜 MRI 还可能有助于评估新的功能参数。

（一）基本原则 Basic Principles

在磁共振成像系统中，一个强大的磁场作用于人体，导致其氢原子核或质子的磁化强度对齐（人体主要由水分子组成，水分子包含两个氢原子）。然后利用射频场系统地改变这种排列方式，使质子旋转并产生一个由扫描器探测到的旋转磁场。然后磁共振成像系统中的探测器评估一些参数［如自旋密度、自旋 - 晶格弛豫时间（T_1）、自旋 - 自旋弛豫时间（T_2）］，这些参数根据局部组织环境而变化。因此，可以生成软组织图像。通过使用外源性顺磁造影剂，如钆，可以进一步增强图像对比度。通过这种方式，临床核磁共振扫描仪可以在无创和单一设置下生成整个身体的高分辨率图像。

除了其解剖成像能力外，MRI 扫描还可用于测量血流[103]。MRI 衍生的血流定量可通过使用外源性静脉造影剂（如使用荧光微球）进行。然而，它也可以通过磁标记血液作为提供内源性对比的手段，即所谓进行无创性连续动脉自旋标记（continous arterialspin labeling，CASL）来进行。这些技术已被广泛用于量化流向大脑的血流，并已通过正电子发射断层扫描（positron emission tomography，PET）

进行了交叉验证。

相对血氧饱和度也可以使用 BOLD［血氧水平依赖（blood oxygenation level dependent）］技术来测量。这项技术检测大脑激活过程中血红蛋白氧饱和度变化引起的磁共振信号强度差异——脱氧血红蛋白浓度的局部降低将增加 BOLO 信号（而增加将降低 BOLO 信号）。在大脑中，当一个特定区域被刺激激活时，局部血流量会随着代谢需求的增加而增加。这种血流量的增加会促进氧气的输送，从而降低脱氧血红蛋白的浓度。因此，测量血流和氧合的技术可用于无创成像脑功能：fMRI（functional MRI）。

（二）视网膜和脉络膜成像 Retinal and Choroidal Imaging

迄今为止，利用磁共振进行视网膜成像的大部分工作已在动物研究中报道过（图 7-11）[103]。由于与 OCT 和其他光学成像方式相比，MRI 的空间分辨率有限，因此目前磁共振衍生的视网膜成像仅允许描绘 3～4 个不同的视网膜层。用钆作对比剂可增加视网膜和脉络膜血管的信号，从而有助于增强 MRI 视网膜扫描与组织切片的相关性（使用这种方法，无血管光感受器层不显示任何增强）。锰也被

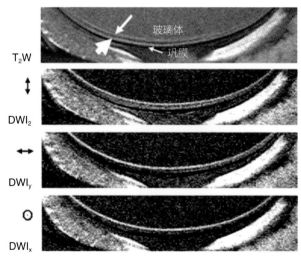

▲ 图 7-11　活体视网膜的磁共振成像
50μm×100μm 分辨率下的高分辨率 T_2 加权（TE=40ms）和扩散加权（b=504s/mm²）图像（TWI，DWI）。扩散致敏梯度分别沿 x、y 或 z 轴放置。小白箭和大白箭分别表示"内部"和"外部"条带［图片经许可转载自 Shen Q，Cheng H，Pardue MT，et al. Magnetic resonance imaging of tissue and vascular layers in the cat retina. J Magn Reson Imaging 2006；23（4）：470.］

用作对比剂来改善层间的解剖对比度，使用这种方法，可以显示出 7 条不同的视网膜低强度和高强度交替带。

2008 年，首次发表了利用 MRI 对大鼠视网膜血流进行评估的报道[105]。在这项研究中，采用 CASL 技术量化基础血流水平及其对生理刺激的反应。随着新的磁共振成像设备在空间分辨率上的提高，在人类受试者中，视网膜和脉络膜血流分离的可视化已经成为可能。2014 年，一项针对人类受试者的核磁共振研究显示，随着年龄的增长，脉络膜血流减少[106]。

在动物中，使用 BOLD fMRI 技术，已经证明视网膜和脉络膜循环对生理刺激（如高氧血症与高碳酸血症）的差异反应[103]。BOLD fMRI 研究也提示视网膜血管系统对视觉刺激非常敏感，但脉络膜血管的变化率很小。

（三）结论 Conclusions

视网膜 MRI 从动物研究向人类研究和临床实践的转化面临着诸多障碍。目前临床环境中使用的磁共振扫描仪空间分辨率有限，信噪比低。此外，清醒的人的眼球运动问题也是一个主要的限制因素。作为解决这些问题的第一步，多模式磁共振成像的可行性最近已经在麻醉的灵长类动物（狒狒）中使用标准的临床扫描仪[107]进行研究，这种性质的研究允许优化核磁共振扫描参数，并代表了人类磁共振视网膜成像的第一步。Zhang 等最近首次证明了使用功能磁共振成像检查未经检测的人类视网膜中与氧和碳相关的变化[108]。尽管仍有许多工作要做，但这种成像可能证明是对更成熟的光学成像方法的有益补充，特别是在评估视网膜和脉络膜循环的调节差异时。同样值得注意的是，MRI 扫描最近被用于成像人类受试者玻璃体内的氧分压[109]。生成的空间异质性 PO_2 图可能对视网膜血管疾病的评估有意义。

八、分子成像 Molecular Imaging

即使是自适应光学和 OCT 的潜在结合，也无法可视化许多视网膜疾病中最早的细胞和生化过程。在分子成像中，使用带有靶向配体的外源性造

影剂来增强传统成像平台的能力，从而允许选择性地显示细胞类型或生化过程[110]。

（一）对比剂 Contrast Agents

荧光染料通常用作对比剂，用于眼底照相和 SLO 成像技术。荧光素钠和吲哚菁绿在人类有很长的使用历史，荧光素异硫氰酸盐（FITC）等衍生物通常用于动物研究。然而近年来，人们对更新颖的纳米粒子的使用进行了越来越多的探索[111]。例如，"量子点（quantum dot）"是荧光纳米晶体，由类金属晶体核心（如硒化镉）和外壳（如硫化锌）组成。量子点的荧光特性为其在光学成像中的应用提供了许多优势。量子点的亮度是大多数有机染料或蛋白

质的 10～100 倍。量子点还具有宽的吸收特性，窄的发射光谱，由于量子尺寸效应，发射光谱连续可调。量子点也有很长的荧光寿命，并且可以忽略光漂白。最重要的可能是，量子点可以被标记以精确定位细胞结构。由于这些特性，量子点在动物研究中越来越多地被用于体内成像（图 7-12），而在适合人类使用之前必须考虑细胞毒性的问题。

对比剂在增强 OCT 成像中的应用研究较少，很大程度上是因为 OCT 是"相干门控（coherence gated）"的，它对荧光探针本身是盲目的。然而，由于许多原因，金纳米粒子有可能用作 OCT[112] 的对比剂。首先，金纳米粒子具有局部化表面等离子体共振（localized surface plasmon resonance，LSPR）

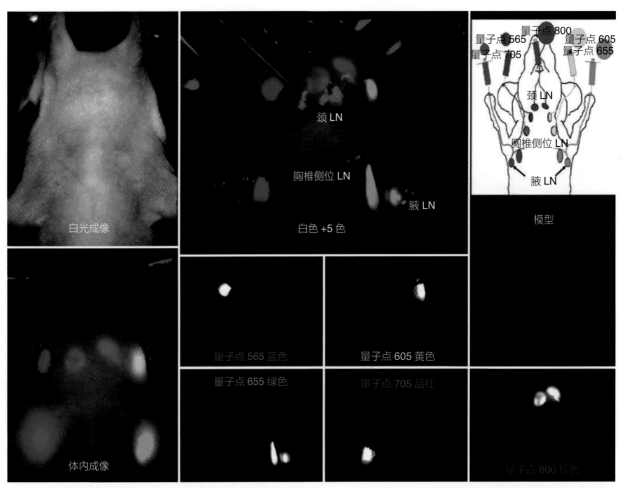

▲ 图 7-12　注射 5- 羧基量子点（565，蓝色；605，绿色；655，黄色；705，品红；800，红色）的小鼠的活体和术中光谱荧光成像，皮内注射到双侧上肢中指、双耳和正中下巴，如图所示。5 个原发性引流淋巴结（LN）在活体图像中通过皮肤同时显示不同颜色，在手术图像中更清晰

图片经许可转载自 Kobayashi H, Hama Y, Koyama Y, et al. Simultaneous multicolor imaging of five different lymphatic basins using quantum dots. Nano Letters 2007; 7（6）: 1714.

的特性，这使得光散射特性比其他相同大小的非等离子体粒子大 40 倍。其次，它们可以被制备，这使得它们的光散射特性在 OCT 系统通常使用的近红外波长处达到峰值。再次，它们可以很容易地与靶向配体结合。最后，它们是水溶性的，具有潜在的生物相容性。胶体金（金纳米粒子在液体中的悬浮液）在人类用于治疗类风湿关节炎等疾病方面有着悠久的历史，而一些较新的金纳米粒子正在早期临床研究中进行评估[111, 113, 114]。

（二）靶向配体 Targeting Ligands

靶向配体通常基于大分子，如肽、抗体或蛋白质，并针对视网膜神经节细胞（RGC）、RPE、内皮细胞和白细胞的分子成像[110]。这些领域中可能最先进的是视网膜神经节细胞的分子成像。这项工作在很大程度上是由于视网膜神经节细胞功能障碍和凋亡在青光眼视神经病变中的作用（使用传统的成像技术和视野测量，不可能早期识别视网膜神经节细胞功能障碍）。利用一种称为"视网膜细胞凋亡检测（detection of apoptosing retinal cell）"的技术，单细胞检测视网膜神经节细胞凋亡最近在动物模型中得到证实[115]。荧光标记的膜联蛋白 V（annexin V）通过眼内或静脉注射给药，并与凋亡的视网膜神经节细胞特异性结合磷脂酰丝氨酸（在凋亡过程中，该分子从内质膜到外质膜易位，使其可接触到细胞外靶向配体）。然后，这些凋亡细胞可以使用诸如共焦 SLO 等常规眼科成像设备进行可视化。在对人体进行任何此类检测之前，必须克服重大的监管障碍。然而，已经进行了相当多的安全性和毒理学试验，并且早期临床试验预计将在不久的将来开始[116]。

（三）结论 Conclusions

目前，许多其他纳米粒子群正在被研究它们的生物医学潜力，例如碳纳米管、树状大分子、全氟碳化合物和基于脂质的纳米粒子[117]。许多纳米粒子的独特和可调的光学特性、它们的小尺寸和细胞靶向能力，使得它们很适合用作视网膜成像的对比剂。在临床实践中，将这些药物与 OCT 等技术结合使用，可最终实现许多视网膜结构（如 Müller 细胞）和细胞过程（如凋亡）的可视化。虽然这种用途尚未在人类身上得到证实，但先前用于磁共振成像的磁性纳米粒子的商业化和金纳米粒子疗法在人类身上的早期临床试验，为这方面的研究提供了基础。

九、结论和未来方向 Conclusions and Future Directions

在过去的 25 年里，视网膜成像技术的进步使视网膜疾病的诊断和治疗发生了革命性变化。在 1990 年，传统的观点认为轴向图像分辨率基本上受到几何光学和聚焦深度的限制[12]。然而，随着 OCT 的出现，轴向分辨率已经比先前认为的可能提高了 1000 倍。在中短期内，OCT 的持续发展将与自适应光学技术的发展相结合，以提供前所未有的、无创的细胞成像。与此同时，这些和其他成像方式的功能扩展将提供有关视网膜血流和氧合等参数的极大增强信息。越来越多的使用纳米技术可能提供"分子"成像能力，并允许评估生化过程，如凋亡。从长远来看，这需要克服一些基本的限制，包括：①可以安全地传送到眼睛的最大光暴露所施加的限制；②由角膜和晶状体施加的光谱透射率窗口；③由光的波性所施加的衍射极限[12]。虽然这些屏障中的许多似乎是无法逾越的，但在每个领域都已经发生了一些早期的突破。特别是在显微镜领域，衍射极限已经被超越[118]，并且这种技术的使用可能会使未来的视网膜成像向更小的空间尺度迈进。

第8章

图像处理
Image Processing

Michael D. Abràmoff　著

一、概述 Introduction

本章介绍视网膜图像分析的定量方法，特别强调让读者熟悉成像和图像分析的基本概念及机器学习和深度学习，这是视网膜图像分析的主要方法。综述了眼底和光相干断层扫描（OCT）成像的图像分析，以及这些方法在视网膜形态和功能全面描述中的应用。讨论了相关的临床转化应用，包括糖尿病视网膜病变的自动早期检测和脉络膜新生血管的图像分析辅助处理。本章让读者了解视网膜图像分析的概念，并批判性地回顾了该领域研究的临床和转化影响。

二、视网膜成像史 History of Retinal Imaging

眼睛的光学特性使得图像的形成阻止了对视网膜的直接检查。尽管红光反射的存在已有几个世纪的历史，但是需要特殊的技术来获得视网膜的聚焦图像。法国医师 Jean Mery 完成了对猫视网膜成像的第一次尝试。他指出，如果一只活猫浸在水里，它的视网膜血管是从外部可见的[1]。这种方法对人类的不切实际促使了 1823 年 Jan Evangelista Purkyně 发明了检眼镜原理，并于 1845 年由 Charles Babbage 重新发明[2, 3]。最后，检眼镜又一次被革新，并于 1851 年由 von Helmholtz 报道[4]。因此，视网膜的检查和评估成为眼科医师的常规，1853 年荷兰眼科医师 van Trigt 发表了第一幅视网膜图像（图 8-1）[5]。早前由 Purkyně 绘制的草图提供了他

自己的视网膜血管系统绘制[6]。

1891 年，德国眼科专家 Gerloff 获得了第一幅显示血管的有用的视网膜照片[7]。1910 年，Gullstrand 发明了眼底照相机，这一概念至今仍用于视网膜的成像[8]，他后来因这项发明获得了诺贝尔奖。由于其在记录视网膜异常方面的安全性和成本效益，眼底成像一直是视网膜成像的主要方法。

1961 年，Novotny 和 Alvis 发表了他们在荧光素血管造影成像上的发现[9]。在这种成像方式中，使用带有附加窄带滤光片的眼底照相机来成像注入血液中并与白细胞结合的荧光染料。它仍然被广泛

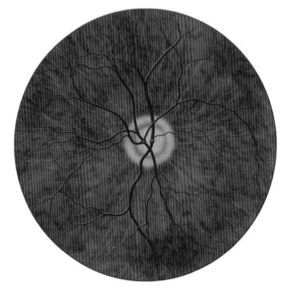

▲ 图 8-1　1853 年 van Trigt 绘制的人类视网膜的第一张已知图像

图片经许可转载自 Trigt AC. Dissertatio ophthalmologica inauguralis de speculo oculi. 1853.

使用，因为它可以理解视网膜循环的功能状态。

最初描述视网膜三维形状的方法是立体眼底摄影，如 Allen 在 1964 年首次描述的那样，视网膜的多角度图像由人类观察者组合成三维形状[10]。随后，共焦扫描激光检眼镜被开发，通过使用共焦孔径获得不同共焦深度的视网膜的多幅图像，从而得到三维形状的估计。然而，人眼的光学将共焦成像的深度分辨率限制在 100μm 左右，与典型的 300～500μm 厚度相比，效果较差。

光相干，基于 Michelson1872 年对干涉测量的描述[12]，首先被用作机械结构深度的飞行时间测量方法[13, 14]。然后，它被扩展到一种组织成像技术，以确定组织中结构的位置，由 Huang 等在 1991 年描述，命名为光相干断层扫描成像（optical coherence tomography，OCT）[15]。1993 年，视网膜 OCT 的活体研究首次被完成[16]。今天，OCT 已经成为一种重要的生物医学组织成像技术，特别是在眼睛中，因为它特别适合于半透明组织，也适用于任何需要微米分辨率的组织成像。

三、视网膜图像处理史 History of Retinal Image Processing

Matsui 等首先发表了一种视网膜图像分析方法，主要集中于血管分割[17]。他们的方法基于数学形态学，使用了视网膜荧光素血管造影的数字化幻灯片。在接下来的几年里，有几次尝试分割正常眼的其他解剖结构，都是基于数字化的幻灯片。1984 年报道了第一种检测和分割异常结构的方法，当时 Baudoin 等描述了一种检测糖尿病视网膜病变特征性病变微动脉瘤的图像分析方法[18]。他们使用一种"顶帽（top-hat）"变换，即一种阶梯式数字图像滤波器来检测微动脉瘤[19]，这种方法采用数学形态学技术，从眼底图像中去除血管，但不影响可能的微动脉瘤显示。20 世纪 90 年代，随着数字视网膜成像技术的发展和基于数字滤波的图像分析技术的扩展，这一领域发生了巨大的变化。这些发展导致出版物的数量呈指数增长，今天仍在继续。最近，所谓的深度学习技术（deep-learning technique）其实是一种由多层神经网络，特别是卷积神经网络（convolutional neural network）组成的机器学习形

式，在视网膜成像任务中得到了广泛的关注[20-22c]。

四、视网膜成像现状 Current Status of Retinal Imaging

在过去的 160 年里，视网膜成像技术发展迅速，现已成为视网膜及全身疾病患者临床护理和管理的支柱。眼底摄影广泛应用于糖尿病视网膜病变、青光眼和年龄相关性黄斑变性的人群大规模检测。OCT 和荧光素血管造影广泛应用于视网膜临床患者的日常管理。OCT 在玻璃体视网膜手术患者的术前计划和术后评估中也越来越有帮助[23]。下文的概述部分基于先前的综述文献[24]。

五、眼底成像 Fundus Imaging

眼底成像是利用反射光获得投影到成像平面上的三维、半透明视网膜组织的二维表示的过程。因此，产生 2D 图像的任何处理，其中图像强度表示反射的光量，就是眼底成像。因此，OCT 成像不是眼底成像，而以下模式 / 技术都属于眼底成像的大范畴：①眼底照相（包括所谓的无赤光照相）——图像强度表示特定波段的反射光量；②彩色眼底照相——图像强度表示反射的 R（红色）、G（绿色）和 B（蓝色）波段的数量，由传感器的光谱灵敏度决定；③立体眼底摄影——图像强度表示从两个或多个不同视角反射的光线量，以获得深度分辨率；④扫描激光检眼镜——图像强度表示在时间序列中获得的反射单波长激光的数量；⑤自适应光学 SLO——图像强度表示通过模拟波前像差进行光学校正的反射激光的数量；⑥荧光素血管造影和吲哚菁血管造影——图像强度表示注入受试者循环的荧光素或吲哚菁绿荧光团发出的光子量。

眼底成像有几个技术挑战。由于视网膜通常不在内部照明，因此投射到眼睛的外部照明和投射到眼睛外部的视网膜图像都必须穿过瞳孔平面。因此瞳孔的直径通常在 2～8mm，是眼底成像的主要技术挑战[8]。眼底成像的复杂性在于照明和成像光束不能重叠，因为这种重叠会导致角膜和晶状体反射减弱或消除图像对比度。因此，在瞳孔平面中使用不同的路径，导致仅几毫米量级的光学孔径。由于由此产生的成像设置在技术上具有挑战性，眼底成

像在历史上需要相对昂贵的设备和训练有素的眼科摄影师。在过去 10 年左右的时间里，已经有一些重要的发展，使得眼底成像更容易获得，从而减少了对这些经验和专业知识的依赖。现在已经从基于胶片的图像采集转变为数字图像采集，因此图像存档和通信系统（picture archiving and communication system，PACS）在眼科临床中的重要性大大增加，也允许与电子病历集成。利用眼底成像进行基于人群的视网膜疾病早期检测的需求为有效和用户友好的成像设备提供了动力。由于免散瞳成像、近红外聚焦数字成像和标准化成像方式提高了再现性，非眼科摄影师操作眼底照相机成为可能。

标准眼底成像虽然应用广泛，但由于半透明视网膜层引起的混合后向散射，它并不适用于视网膜断层成像。

六、光相干断层扫描成像 Optical Coherence Tomography Imaging

OCT 是一种无创性的光学医学诊断成像方法，它可以在活体内对生物系统的内部微观结构进行断层成像。OCT 类似于 B 扫描成像，只是它测量的是回波时间延迟和光的大小，而不是声音，因此获得了前所未有的图像分辨率（1～10μm）[25]。光相干断层扫描成像是一种干涉技术，通常采用近红外光。利用具有非常宽光谱范围的相对长波长光，OCT 可以穿透散射介质并获得微米级的分辨率。

OCT 的原理是基于低相干干涉法[26a]，来自更多外部视网膜组织的后向散射可以与更多内部组织的后向散射区分开来，因为光到达传感器需要更长的时间。因为视网膜最浅层和最深层之间的差异在 300～400μm，到达时间的差异非常小，需要干涉测量法来测量[26a]。

在 OCT 中，中心波长通常在近红外波段。低相干或低相关的原理意味着来自光源的光只在短时间内相关。换言之，光波的自相关函数只在很短的时间内是大的，在所有其他时间它基本上是零。如果光是完全相干的，则自相关永远是高的，并且不可能创建干涉图案并确定光是何时发出的。如果光完全不相干，就根本不会有干涉。因此，光的低相干特性允许每一个极小的短光持续时间被"标记"，

这个标记是它在短时间内的独特波形。这种在特定时间点发出的独特的波形可以与稍晚发出的光区别开来，因为它有不同的波型。虽然使用了波形，但重要的是要了解光波实际上是连续的，而不是脉冲式的。较低的相干性意味着波型在较短的持续时间内是唯一的，这使得深度分辨率更高。

标记可以唯一地指示反射光何时发出，因此我们可以测量光到达时间之间的差异。为了能够测量差异，低相干光在进入眼睛之前被光学地分成两束，称为臂。一只臂，即参考臂，瞄准一个已知距离的镜子，从那里反射到干涉仪上；另一只臂，即样本臂，被送入眼睛，在未知的深度从不同的组织，主要是视网膜反射回来，所以视网膜内层的光比外层的光反射得更早。如果到镜面的距离与视网膜结构的距离完全相同，因此它们发出的时间点是相同的，则在干涉仪上光学结合的两个臂将显示最大的相关性（它们具有相同的"标记"），这导致高强度称为干涉。发射时间差越大，相关性越小，干扰越小。这是因为两个光波在某一时刻越相似，干涉就越大。而分裂后，每个光波都带有相同的低相干"标记"。因为眼睛的光学特性会增加噪声，从而稍微改变反射的参考臂光波，即使到镜子的距离与到视网膜结构的距离完全匹配，这种干扰也永远不会是完美的。尽管相干模式或标签随着时间的推移而不断变化，但一旦它们分开，它们就具有相同的标记（但随着时间迅速变化），因此只要参考距离和样本距离相同，并且只有当来自两个臂的光经过"相同"的光学距离（"相同"的意思是小于相干长度的差）。然后，利用光传感器测量干涉的能量或包络线作为强度。然后将其显示为 OCT 信号强度的常见灰度值。通过改变参考镜的位置，我们可以"询问"不同样本组织深度的干扰量。通过改变样本臂在视网膜上的位置，我们可以扫描视网膜，从而得到熟悉的 B 扫描和容积。快照 OCT 同样被描述，其中使用 lenslet 阵列同时获得所有 A 扫描[26b]。

选择一个好的低相干源的重要性是显而易见的——无论是非相干源还是全相干源，干涉测量都是不可能的。这种光可以由超发光二极管（超亮发光二极管）或超短脉冲激光、飞秒激光产生。光学装置通常包括一个迈克尔逊干涉仪和一个低相干、

宽带光源（图 8-2）。通过扫描参考臂中的反射镜（如时域 OCT）、调制光源（如扫频源 OCT）或将宽带光源的信号分解为光谱成分［如光谱域 OCT（SD-OCT）］，可以获得由于干涉图测量的视网膜的反射率分布。反射率曲线称为 A 扫描，包含视网膜内结构的空间尺寸和位置信息。横截面断层扫描（B 扫描）可以通过横向组合这些轴向深度扫描（A 扫描）来实现。根据使用的成像引擎，可以在获得的深度上进行 en face 成像（C 扫描）。

在传统的长相干长度干涉测量（激光干涉）中，光的干涉发生在米的距离上。在 OCT 中，这种干扰被缩短到微米的距离，这可能是由于使用了宽带光源，即可以在宽波长范围内发射光的光源。利用超发光二极管（超亮 LED）或超短脉冲激光、飞秒激光可以产生宽带宽的光。白光也是一种低功率的宽带光源。

OCT 扫描的横向分辨率（x 和 y）取决于电流扫描镜的速度和质量及眼睛的光学特性，通常为 20～40μm。A 扫描沿 z 方向的分辨率取决于光源的相干性，目前在商用扫描仪中为 4～8μm。各向同性（或等轴测）意味着每个成像元素或体素的大小在所有三个维度中都是相同的。目前商用 OCT 设备通常提供 30μm×30μm×2μm 的体素尺寸，仅在 x-y 平面上实现等距。现有的光谱域 OCT 扫描仪从来不是真正的各向同性的，因为每次 A 扫描中的视网膜组织在深度上的采样间隔比 A 扫描和（或）B 扫描之间的距离小得多。深度分辨率，也称为 z 维，目前总是高于 x-y 平面的分辨率。当量化视网膜的特性时，x-y 各向同性成像的主要优点是，对被测样本之间的组织所做的假设更少，从而可能导致更精确的视网膜形态指数。

（一）时域 OCT Time Domain OCT

在时域 OCT 中，参考镜被机械地移动到不同的位置，导致参考臂光的飞行时间延迟不同。由于反射镜的移动速度受到机械限制，每秒只能获得上千次 A 扫描。干涉图的包络决定了每个深度的强度[15]。对视网膜进行二维和三维成像的能力取决于一段时间内可以获得的 A 扫描次数。由于眼跳等运动伪影、限制投射到视网膜上的光量的安全要求及患者的舒适度，每幅图像或体积 1～3s 基本上是限制的。因此，商用的时域 OCT（允许每秒采集多达 400 次 A 扫描）还不适合于 3D 成像。

（二）频域 OCT Frequency Domain OCT

在频域 OCT 中，利用光谱分离的探测器，或利用光谱扫描源对光频进行实时编码，或利用光栅和

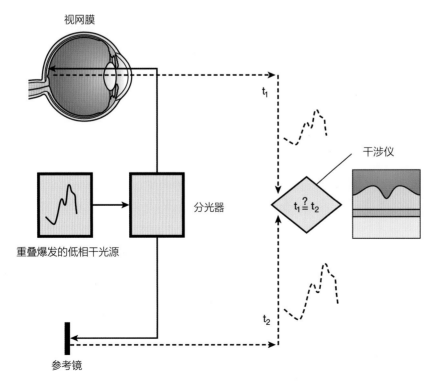

◀ 图 8-2　光相干断层扫描成像的工作原理图
强调两束相干光的分裂，根据其自相干图"标记"出一系列重叠爆发及从视网膜组织和参考镜反射后的干扰（假设两条路径的时间延迟相等）

线性探测器阵列等色散探测器，获得宽带干扰。深度扫描可以通过傅里叶变换从获得的光谱立即计算，而无需移动参考臂。这一特性显著提高了成像速度，而在单次扫描期间减少的损耗提高了与检测元件数量成比例的信噪比。多波长范围的并行检测限制了扫描范围，而全光谱带宽则设置了轴向分辨率。

（三）光谱域 OCT Spectral Domain OCT

使用比时域 OCT 更宽的宽带光源，并且利用衍射光栅和互补金属氧化物半导体（complementary metal oxide semi-conductor，CMOS）或电荷耦合器件（charged-couple device，CCD）线性传感器对干涉图进行光谱分解。傅里叶变换再次应用于光谱相关图强度，以确定每个散射信号的深度[27]。利用谱域 OCT，每秒可获得数万次 A 扫描，因此真正的3D 成像通常是可能的。因此，3D-OCT 在临床上得到了广泛的应用，并已成为护理的标准。

（四）扫描源 OCT Swept Source OCT

并非像时域 OCT 成像那样移动参考臂，在扫描源 OCT 中，光源在其中心波长上被快速调制，基本上是在光上附加第二个标签，即波长。光传感器用于测量每个中心波长随时间变化的相关图。对多波长或光谱干涉图进行傅里叶变换以确定成像位置处所有组织散射体的深度[27]。使用扫描源 OCT，每秒可获得数十万次 A 扫描，有望在获取 3D 图像体积时额外增加扫描密度。

七、视网膜成像的活跃研究领域 Areas of Active Research in Retinal Imaging

视网膜成像正在迅速发展，新完成的研究成果被迅速转化为临床应用。

（一）便携式、经济有效的眼底成像 Portable, Cost-Effective Fundus Imaging

对于早期检测和筛查，眼底摄像头的最佳位置是在护理点：初级护理诊所、公共场所（如药店、商场）等。尽管从胶片成像到数字眼底成像的转变彻底改变了眼底成像的技术，使远程医疗应用成为可能，目前的相机仍然过于笨重、昂贵，在缺乏眼科成像专业知识的地方，可能很难为没有受过训练

的工作人员使用。有几个研究小组正试图利用各种技术手段，创造出更具成本效益、更易于使用的手持眼底照相机[28, 29]。

（二）功能成像 Functional Imaging

对于患者和临床医师来说，疾病治疗的结果主要与由此产生的器官功能有关，而不是其结构。在眼科，目前的功能测试大多是主观的和患者依赖的，如评估视力和视野检查，这些都是心理物理测量。在最近发展起来的"客观"技术中，氧分光光度法是一种高光谱成像技术，利用多光谱反射率来估计视网膜组织中含氧和脱氧血红蛋白的浓度[30]。允许检测这种差异的原理很简单：脱氧血红蛋白比含氧血红蛋白反射的波长更长。尽管如此，用反射光测量绝对氧合水平是困难的，因为个体之间的视网膜反射变化很大，成像过程引起的变异性也很大。视网膜反射可以用一个方程组来模拟，如果不充分考虑这种变化，这个系统通常是欠约束的。人们已经开发出越来越复杂的反射模型来校正潜在的变异性，并取得了一些成功的报道[31]。对视觉刺激的近红外眼底反射是确定体内视网膜功能的另一种方法，在猫身上已取得了成功，在人类也取得了初步进展[32]。

（三）自适应光学 Adaptive Optics

正常人眼的光学特性导致点扩散函数宽度近似于光感受器的大小。因此，由于人类光学系统的像差，用标准的眼底照相机无法对单个细胞或细胞结构进行成像。自适应光学使用机械激活的反射镜来校正从视网膜反射的光的波前像差，从而使单个光感受器能够在体内成像[33]。其他细胞成像，特别是在临床上非常重要的神经节细胞，到目前为止在人类中尚未成功（见第 7 章，先进的成像技术）。

（四）长波长 OCT 成像 Longer Wavelength OCT Imaging

三维 OCT 成像是目前临床治疗多种眼病的标准。目前可用设备中使用的波长约 840μm，用于视网膜成像。更深层的结构，如脉络膜血管，在AMD 和葡萄膜炎中起重要作用，而筛板 - 视神经与青光眼损害相关的深层结构没有被很好地描述。

中心波长为 1000～1300μm 的低相干扫描源激光现在可用于商用临床设备中，具有脉络膜和筛板的细节分辨率[34]。

（五）血管造影 OCT Angiographic OCT

除了通过视网膜和脉络膜血管的血液颗粒所引起的变化外，大多数视网膜组织的变化只是随着时间的推移而缓慢地变化，变化范围从几小时到几年不等。改变的时间尺度的差异允许血液流动的颗粒可视化，方法是显示反射率迅速变化的明亮颗粒，即在两次快速（在毫秒的时间尺度上）序列扫描之间的 A 扫描。换言之，由淋巴细胞和红细胞在 A 扫描位置移动引起的血液光学特性的快速变化显示为一种强度，血液流动越快，A 扫描反射率的变化越大，显示越亮。例如，这项最新的重要创新使得中心凹无血管区的毛细血管可以高精度成像。由于血管造影 OCT 只能显示那些血流相对较快的血管，因此不能显示糖尿病黄斑水肿、囊样黄斑水肿和脉络膜新生血管损伤毛细血管渗漏等缓慢现象。

八、视网膜成像的临床应用 Clinical Applications of Retinal Imaging

视网膜筛查应用最明显的例子是视网膜疾病检测，患者的视网膜通过远程医疗途径成像。这是典型地利用易于使用、相对低成本的眼底照相机、图像的自动分析和结果的集中报告。这种筛选应用在过去的几年中迅速普及，除自动化分析功能外，它是远程医疗的最成功的例子之一[35]。筛查程序存在于青光眼、AMD 和早产儿视网膜病变的检测中，最重要的筛查应用集中在早期发现糖尿病视网膜病变（DR）的早期检测上（见第 53 章，糖尿病视网膜病变的远程筛查；第 65 章，早产儿视网膜病变的远程筛查）。

（一）糖尿病视网膜病变的早期发现 Early Detection of Diabetic Retinopathy

通过人群筛查和及时治疗早期发现 DR 可以防止糖尿病视网膜并发症患者的视力丧失和失明[36, 37]。尽管有由美国糖尿病协会（American Diabetes Association）、美国眼科学会（American Academy of Ophthalmology）和美国验光协会（American

Optometric Association）出版的治疗指南，目前美国约 50% 的糖尿病患者没有接受任何形式的常规扩瞳眼底检查[38]。在英国，此比例较小，或约 20% 的糖尿病患者没有定期评估，这是由于其积极努力地增加了对糖尿病患者的早期筛查。早期发现，及时处理，可防止失明和视力丧失。人们普遍认为，通过筛查定期早期检测糖尿病患者的 DR 是必要的，而且具有成本效益[39-42]。远程数字成像和眼科专家阅片已被证明与评估 DR 的办公室就诊具有可比性或优越性，并被建议使眼睛扩瞳的方法，对没有接受眼科检查的和检查不足的人群提供定期检测[43, 44]。如果所有这些服务不足的人群都要提供数字成像，仅在美国每年需要评估的视网膜图像的数量将超过 3200 万（约 40% 的糖尿病患者每只眼至少有两张照片）。对于每只眼至少有两张照片的糖尿病患者[44, 45]，在未来的 10 年里，美国的预测是其平均年龄将增加，每一年龄段的糖尿病患者人数将增加，合格的眼科护理人员将出现供不应求的情况，至少在近期内是这样。一些欧洲国家已经成功地在他们的医疗保健系统中，利用数码摄影技术和人类专家的图像阅读，成功地启动了 DR 的早期检测计划。在英国，2007—2008 年共有 170 万糖尿病患者接受了 DR 筛查。在荷兰，自 2001 年以来，同一时期通过一个名为 EyeCheck 的早期检测项目对 3 万多名糖尿病患者进行了筛查[46]。美国退伍军人事务部（United States Department of Veterans Affairs，VA）部署了一个成功的照片筛查方案，2008 年通过该方案对 12 万多名退伍军人进行了筛查。虽然远程成像和人类专家诊断方法在有限的参与者中被证明是成功的，但当前的挑战是通过降低成本和人力需求，同时保持或提高 DR 检测性能，使早期检测更容易实现。利用计算机辅助或全自动方法检测视网膜图像中的 DR 可以解决这一难题[47-49]。

（二）眼底摄影对系统性疾病的早期发现 Early Detection of Systemic Disease From Fundus Photography

除了检测 DR 和 AMD 外，眼底摄影还可以确定心血管危险因素。这些指标主要基于视网膜血管特性的测量，如动静脉直径比或 A-V 比，并表明脑卒中、高血压或心肌梗死的风险[50, 51]。

（三）三维 OCT 图像引导治疗视网膜病变 Image-Guided Therapy for Retinal Diseases With Three-Dimensional OCT

随着 3D-OCT 成像技术的引入，丰富的视网膜形态学新信息使其能够用于视网膜疾病状态的密切监测和视网膜治疗的指导。在眼科图像引导治疗最成功的例子是它在糖尿病黄斑水肿（DME）中的应用。目前，OCT 成像被广泛应用于判断视网膜增厚的程度和数量。对 OCT 视网膜层形态和纹理的详细分析有可能使基于图像的直接治疗得到计算机支持或自动定量分析的指导。这可以随后进行优化，使个性化的视网膜疾病治疗方法成为现实。

另一个高度相关的疾病将受益于图像引导治疗的例子是渗出性 AMD。随着抗 VEGF 药物 Ranibizumab 和 Devacizumab 的出现，很明显，外层视网膜和视网膜下液体是需要抗 VEGF 再治疗的主要指征[52-56]。一些研究正在进行，以确定基于 OCT 的液体参数和受影响的视网膜组织量化是否有助于改善应用抗血管内皮生长因子药物的患者的治疗。

九、临床医师的图像分析概念 Image Analysis Concepts for Clinicians

图像分析是一个非常依赖数学和物理的领域。本节的目的是解释图像分析中与临床相关的主要概念和挑战，同时限制数学或方程式的使用。有关基础数学的详细解释，请参阅相应的教科书[57]。

（一）视网膜图像 The Retinal Image

1. 视网膜图像的定义 Definition of a Retinal Image

正如计算机所解释的，图像是一组具有组织的值的元素。这些元素称为像素，当图像是单色图像或 OCT 图像时，每个元素都有一个值，即强度；当图像是彩色图像时，每个元素都有多个值。例如，在血管造影或 OCT 图像中，每个像素的强度值是在该像素位置测量的反射光的量。在彩色图像中，通常有三个强度值（红色、蓝色和绿色）指定给一个像素，它们组合构成该像素的颜色。

2. 视网膜图像量 Retinal Image Quantities

由于计算机使用二进制系统（1 和 0）来存储和处理信息，而不使用十进制系统，因此图像强度通常具有介于 0～255、0～65 536 或 −32 767～+32 767 的值，而不是计算机使用十进制系统时可能期望的 0～1000 或 100 000。这可以通过以下事实来解释：通常，1、2 或 3 字节用于存储像素的强度值，即 1 和 0 的组合。虽然更多字节占用更多空间，但强度值的精度会变得更高。心理物理研究表明，人类视觉系统最多能分辨 500 种不同级别的灰度，最多能分辨 1000 万种不同颜色，因此，将强度值的精度提高到超过这些级别，并不会增加对图像质量的视觉感知。然而，尽管存在这样的事实，但提高精度可能有一定的价值，因为图像分析算法可以识别比人类更高数量的级别。

3. 视网膜图像压缩 Retinal Image Compression

图像压缩之所以有用，是因为它减少了以数字方式存储图像或通过互联网等网络传输这些图像所需的内存量。图像压缩可以是"无损（loss-less）"或"有损（lossy）"，并利用图像总是有些重复的事实。如果像素的强度值具有某个值，则其周围像素的值通常具有类似的值。

为了解释图像压缩算法的概念，让我们从一个例子开始。我们从一幅图像开始，其中 50 个像素的区域都具有相同的强度值。我们将选择值 128。简单图像压缩算法不是存储 50 个内存元素，所有元素都具有值 50（通常总共需要 50 个字节），而是计算强度值的重复次数，将此数字减少为两个内存元素：第一个，重复值 50，第二个，重复强度 128（只需要两个字节存储）。为了恢复原始图像区域，解压算法将这两个元素合并成 50 个像素，每个像素的强度为 128。

由于不丢失任何图像信息，并且解压算法能够很好地重建图像，这是一种无损的压缩方法。

4. 有损图像压缩 Lossy Image Compression

为了进一步提高图像的压缩率，有损压缩算法利用了人类视觉系统不会注意到图像中微小的强度变化这一事实。有损压缩算法将以完全相同的方式压缩上述示例中的图像。然而，如果我们拍摄的图像中，该区域中的 50 个像素没有完全相同的值，但在值 128 附近略有变化，则图像压缩算法将以不同的方式压缩图像。对于人类视觉系统来说，这一区域很难与所有 50 个像素的强度值都为 128 的同一区域区分开来。上面简单的无损算法将无法压缩该区域，因为该区域中的像素具有不同的强度，并且将 50 个像素存储为 50 个元素。有损算法"更聪明"和"知道"人类视觉感知的极限，并将分配所有像素从 128 变化只有一点点的强度值 128，并存储重复值、重复强度。解压算法将所有 50 个像素指定为与强度相同的 128 个像素。因此，图像中的原始信息会丢失，尽管通常人类视觉系统不会注意到这一点。

5. 有损图像压缩的法律问题 Legal Issues With Lossy Image Compression

有损压缩广泛应用于眼科成像，特别是用于将采集到的图像存储在图像数据库中（见下文）。在理论上，但到目前为止还没有在实践中，有损压缩伪影可能导致法医面临的问题。在对临床医师的诊断有争议的假设情况下，临床医师可能在采集后立即在图像上看到异常，随后进行有损压缩，并被存储，从而成为医疗记录的一部分。由于有损压缩会导致不可逆转的信息丢失，因此在解压缩后，该异常可能不再在存档图像上可见，从而无法查看与临床医师最初看到的及他 / 她的诊断所依据的同一图像。人们当然可以预见这种情况的法律含义和责任。

无损压缩图像格式的示例包括压缩的 TIFF、GIF 和 PNG 文件格式，以及由成像设备直接生成的"原始（raw）"格式。常见的基于有损压缩的图像格式有 JPEG 和 MPEG。

（二）视网膜图像的存储与存取：眼科图像存档系统 Storing and Accessing Retinal Images: Ophthalmology Picture Archiving Systems

在眼底照相机或 OCT 设备上采集图像后，它就成为病历的一部分。因此，它应该以某种形式存储，以便可以与其他临床医师和提供者交流，或者在以后的某个日期进行咨询。

图像可以直接存储在成像设备上，但是可以使用所谓的图像存档系统（picture archiving system，PACS），使图像存储更加实用，从而可以存储和查看来自各种成像设备的图像。PACS 可以是独立的，

也可以集成到电子健康记录中。PACS 不需要分开，有些是电子病历系统的组成部分。大多数 PACS 都提供了独立于制造商的功能：图像的存储方式使得即使它们所记录的设备不再可用，它们也可以被查看，并且在"旧"设备退役时不会丢失。

随着 SD-OCT 技术和密集 OCT 扫描技术的出现，决定临床图像的存储方式，以及采集的所有数据是存储还是仅存储临床相关图像，对医师来说选择图像压缩的级别和类型变得越来越重要。

对于小型实践，将图像存储在设备上仍然是一个经济高效的解决方案。对于更大的实践，通过诊所计算机网络访问的 PACS 中的存储允许在诊所期间访问患者区域中的患者图像。通常，PACS 在"幕后"处理压缩和非压缩计算（框 8-1）。

框 8-1 储存眼科图像的不同策略

- 保存在纸质图表或照片存档中的幻灯片和计算机打印件
- 扫描幻灯片和纸质打印件并存储在 PACS 中
- 临床相关视图存储在 PACS 中
- 存储在 PACS 中的所有原始数据和临床相关视图

（三）眼科图像存储与传输标准 Standards for Storage and Communication of Ophthalmology Images

视网膜图像数字交换与 DICOM Digital Exchange of Retinal Images and DICOM

DICOM 代表医学中的数字成像和通信，是一个成立于 1983 年的组织，旨在创建一种标准方法，用于在医学的所有领域传输医学图像及其相关信息。对于眼科来说，DICOM 的第 9 工作组（WG-9）是美国眼科学会（AAO）的正式成员。直到最近，WG-9 的工作集中在创建眼底、眼前段和外部眼科摄影的标准上，产生了 DICOM 增补 91 号眼科摄影图像 SOP 分类，以及 DICOM 增补 110 号中的 OCT 成像：眼科层析图像存储 SOP[58]。后来 WG-9 开始了 OCT 成像的工作，产生了 DICOM 增补 110 号：眼科断层图像存储 SOP[58]。

DICOM 标准尽可能建立在其他标准之上。例如，DICOM 没有规定图像压缩标准，因此作为

DICOM 图像存储的图像可以包含实际的图像数据。典型的例子是 JPEG 图像。DICOM 91 号和 110 号使用所谓的 DICOM "标签（tag）"，将图像的元数据（如患者和就诊数据、采集模式和相机设置、压缩设置、数据格式及临床解释）存储为图像不可分割的一部分的方式标准化，由于新的视网膜成像技术和分析工具（如 OCT 血管造影）的不断发展，需要添加新的标签，因此对 110 号和 91 号增补进行定期修订。

（四）视网膜图像分析 Retinal Image Analysis

图像分析是从数字图像中提取有意义的信息或测量值的过程，通常采用计算机算法。在眼科学中，图像分析主要用于从眼睛图像中提取与临床相关的测量值，但也用于估计视网膜生物标记物，最常见的是从眼底彩色图像和 OCT 图像中提取。本节旨在使读者熟悉眼科图像分析文献中使用的主要概念。图像分析最好理解为一个由多个步骤组成的过程。并非所有图像分析算法都执行所有步骤，有些步骤可能在一个算法中显示为多个步骤，并在另一个不同的算法中形成组合步骤，但以下步骤是典型的：①预处理，在不丢失基本信息的情况下消除可变性；②检测，定位感兴趣的特定结构或特征；③分割，确定物体的精确边界；④配准，在两幅或两幅以上的图像中找到相似的区域；⑤解释，整合前面的步骤，并输出临床相关信息。

尽管这些处理步骤通常由图像分析开发人员显式创建，但所谓的深度学习方法没有这些显式步骤，而是隐式地学习了这些步骤，下面将进一步阐释。

1. 预处理 Preprocessing

预处理的目的是在不丢失基本信息的前提下，尽可能地去除图像中的可变性。在图像采集过程中有许多变化源。图像设备制造商和类型、不同的视野大小、闪光照明的变化、曝光时间、患者移动、视网膜色素沉着或角膜 / 晶状体 / 玻璃体混浊的变化都是出于相同目的拍摄图像之间的差异。这些变化不利于理解图像，但它们可能会改变进一步的图像分析步骤。

预处理试图尽可能地消除一些或所有这些变化源。一个简单的例子是视野：通过缩放图像，减去图像的未曝光区域，来自不同相机的图像被标准化为"标准眼底图像"。另一个例子是照明校正，其中曝光不足区域的像素强度值增加，而曝光过度区域的像素强度值减少，使得像素强度落入更窄和更可预测的范围。

计算机图像预处理与神经节细胞的人视网膜图像处理有许多相似之处[59]。

2. 检测 Detection

检测的目的是，通常在预处理的图像中定位感兴趣的特定结构或特征，而不确定它们的确切边界。这些特征的例子可以是 OCT 图像中的边缘、暗或亮点、定向线和暗 – 亮过渡。"感兴趣的结构（structure of interest）"概念的其他术语是小波、纹理或过滤器。通常，检查图像中的每个单独像素是否存在一个或多个特征，并且通常在该检查中包括每个像素的周围区域或上下文。检查本身通常包括对特征的原型与每个像素及其周围之间的相似性进行数学计算。在图像分析文献中使用的概念上类似于相似性计算的术语是"相关（correlation）"、"卷积（convolution）"、"提升（lifting）"、"匹配（matching）"和"比较（comparison）"。通常使用非线性将相似性估计转换为离散值，如"呈现"与"非呈现"。

匹配过程的输出指示图像中是否检测到特征及在哪里检测到特征。在某些图像分析系统中，该输出直接解释，而在其他系统中，使用分割步骤（见下文）来确定由特征表示的对象的精确边界。

数字图像分析中的特征和卷积过程与人类视觉皮层中的滤波器有许多相似之处[28]。

3. 分割 Segmentation

分割的目的是在检测步骤中确定特定对象特征的存在时，确定图像中对象的精确边界。例如，如果 OCT 图像中的神经节细胞层被检测到，但仍有单独的边缘和暗 – 亮过渡，则分割步骤将这些不连贯的特征连接到连接的边界。常用的分割技术有图搜索和动态规划，这两种方法都试图在给定特定检测输出的情况下，找到数学上最适合的边界。分割步骤的输出可直接用于评估，例如在黄斑 OCT 扫描上显示不同层时，或可作为解释步骤的输入。

4. 配准 Registration

配准的目的是在两幅或多幅图像中找到相似的区域，以便对它们进行共域化。配准通常用于在 OCT 图像上叠加血管造影，比较来自同一患者的两次不同就诊的图像，以检测在两次就诊之间患者病情恶化的改善；或用于拼接，即将其中几个眼底图像拼接在一起，形成一个覆盖视网膜更大区域的图像。配准步骤通常使用与检测步骤相似的功能。

5. 解释 Interpretation

通常，当前面的步骤已经完成时，使用解释步骤从前面步骤的组合输入输出临床相关信息。如果黄斑部视网膜层的边界已经被分割，解释就需要计算边界之间的距离，这样用户就可以在特定的位置看到不同层的厚度。这些厚度甚至可以与同一位置的正常厚度数据库相比较，因此输出表示视网膜在特定位置增厚的可能性。或者，在同一患者的多幅图像中检测到微动脉瘤和渗出液并将其分割后，这些输出结合到临床相关信息中，以确定患者是否有超过最低程度的糖尿病视网膜病变[60]。

6. 机器学习与图像分析 Machine Learning and Image Analysis

视网膜图像分析系统的设计和开发涉及如上所述的一些处理步骤的组合，并且用于将输入图像映射到所需解释输出的特定大小的特征和特定操作。这些步骤也可以通过机器学习而不是编程来学习，以便例如学习像素分类（如下文）中用于检测的特征[61]，或者学习如何将特征检测器的输出组合到输出中[62]。

机器学习（machine learning）这一术语，是指当一个算法通过改变参数进行增量改进，使其每一步都有轻微的改进时使用的。在训练过程中，需要正确的解释或参考标准，也称为基本真理，这通常是由视网膜专家或眼科医师创建的[63]。使用带有训练集的监督系统的一个理论上的缺点是，不同设置的来源是隐含的，并且可能不清楚，导致黑匣子。然而，由于所有的视网膜图像分析算法都会根据其初始性能进行一些参数优化，因此这只是相对的，而不是绝对的差异。

如前所述，监督学习/分类算法需要两个不同的阶段才能发挥作用：一个训练阶段，算法"统计

学习"以正确分类来自参考标准的图像、图像区域甚至像素；一个部署阶段，测试或分类阶段，在该阶段中，算法对以前看不见的图像进行分类，保持在学习过程中建立的算法设置不变。为了正确评估监督分类方法的功能，培训数据和性能测试数据集必须完全分开。

直到最近，视网膜图像分析以模块化方式使用机器学习，即使用机器学习来实现一个或多个处理步骤。最近的研究表明，使用卷积神经网络（一种机器学习方法，所有步骤都是学习的）可以显著提高性能，如下所述。

7. 像素特征分类 Pixel Feature Classification

像素特征分类是一种机器学习技术，它将一个或多个类分配给图像中的像素用于检测步骤。像素分类使用多个像素特征，包括像素的数值特性和像素的周围环境。最初，像素强度被用作单一特征。最近，利用 n 维多特征向量，包括与周围区域的像素对比度和关于像素接近边缘的信息。将图像转换成 n 维特征空间，根据像素在空间中的位置对其进行分类。然后，所得到的硬（分类）或软（概率）分类被用于将标签分配给每个像素（如在硬分类的情况下为"血管"或"非血管"），或构造特定类别的似然图（如用于软分类的血管选择图）。多特征向量中可以与每个像素关联的潜在特征的数量本质上是无限的。该无穷集的一个或多个子集可以被认为是根据某一参考标准对图像进行分类的最佳子集。在训练阶段可以计算出一个像素的数百个特征，以形成尽可能宽的网络，使用算法特征选择步骤来确定最显著的特征集。该方法的扩展包括通过以某种方式利用组属性（如可使用簇的大小、形状和平均强度的簇特征分类）来随后对相邻像素组进行分类的不同方法。

8. 深度学习与卷积神经网络 Deep Learning and Convolutional Neural Networks

如上所述，在经典的视网膜图像分析中，步骤是明确的，其顺序完全由图像分析系统的开发人员控制。在这些步骤中，机器学习的形式（如学习特征）[64]或特征检测器的融合[62]已经被合并。

深度学习（deep learning），所有的转换级别都是从训练数据中学习的，而不是由专家设计

的 [65]，在大量的计算机视觉和图像分析任务中非常成功，大大超过了所有的经典图像分析技术，并且通常被实现为卷积神经网络（convolutional neural network，CNN）[66]。事实上，在最近的 Kaggle 竞赛中表现最好的算法，在视网膜图像中识别 DR 的迹象，都使用了 CNN [67a]。在本文撰写之时，两种性能最好的 DR 自动筛选算法都使用 CNN，尽管方式不同，见下文 [67b, 67c]。

在这些 CNN 中，学习并隐式执行处理步骤。这类系统开发者的唯一工作设计是 CNN 中的层数和它们的互连性，以及选择适当的训练图像。

CNN 的发展历史很遥远，由于它们的复杂性，在最快的计算机上进行训练仍然需要数月的时间。在很长一段时间内，它们被用于非常简单的图像分析任务。1980 年，Fukushima 发表了一项关于第一批多层神经网络之一 Neocognitron 模式识别性能的研究 [65]。这种多层神经网络受到哺乳动物视觉系统的启发，不同的层次代表视网膜、外侧膝状体核，视觉皮质的第一个突触层（V1）。网络中的每一层都由神经元组成（有一个状态，一个介于 [0, 1] 之间的数字），特定层中的每个神经元连接到上一层和下一层中的所有神经元，这些连接的强度由一个权重表示，通常是一个介于 [0～1] 或 [−1, 1] 之间的数字，尽管许多权重可以为零。一层中的神经元将前一层的输入组合起来，由神经元的状态乘以连接的权重组成，以指定的数学方式聚合这些输入，然后输出到下一层的神经元中。卷积神经网络是多层神经网络的一种特殊形式，其中权值在一层内的神经元之间复制，以便该层在整个前一层上执行相同的操作，这一操作称为卷积，其名称来自于此。这些多层神经网络是严格意义上的前向网络，即信息从输入层通过各层流向输出层，不可能反馈到前一层。

当更快的计算机出现，特别是随着图形处理器（graphics processor unit，GPU）的发展，LeCun 和其他人修改和简化了 CNN 的体系结构和学习规则。2011 年，第一个 GPU 实现的 CNN 被描述。显然，GPU 并没有影响任何运行的基础，相反，实际上它允许在更大的训练数据集上进行更快的训练，从而使融合变得实际而非理论化 [22a]。

CNN 的训练包括使用视网膜图像示例和参考标准以微妙的方式改变所有权重，例如视网膜图像是否包含糖尿病视网膜病变。正确的学习需要根据特定的数学规则，对每个例子稍微改变权重，然后慢慢融合到训练集中所有视网膜图像的最佳输出。因为所有的处理都必须由 CNN 学习，所以需要大量的样本（通常是上万个）才能使神经网络学习阶段达到对图像有意义的输出。

有趣的是，在视网膜图像上训练的 CNN 的第二层权重通常类似于最初在 Gabor 小波等经典系统中最初精心实现的权重 [68a]。CNN 与视网膜图像分析的集成因此正在迅速进行。一个有趣的讨论是，从视网膜图像分析的角度，已经围绕着如何将 CNN 集成到视网膜疾病的自动检测和诊断算法中进行讨论。一些人主张使用基于图像的 CNN：单个 CNN 被训练成将一整套视网膜图像与诊断输出相应的疾病表现，如 DR [68b] 的存在，这种方法的优点是它的通用性，因为同一个 CNN，可以用来检测各种各样的视网膜疾病，如果它是用不同的训练数据集训练的，使优化变得更容易，而且临床专家参与设计的重要性最小。当这些系统学会将图像输入直接与诊断输出相关联时，就不会干扰生物标记物或病变检测。这种黑盒性质也有一个主要的缺点：目前还没有分析方法来确定这种基于图像的 CNN 是如何工作的。众所周知，基于图像的 CNN 对灾难性故障非常敏感，因为输入图像（所谓的对抗性图像）的变化很小 [68d]。另一些人则提倡一种混合的或基于临床的 DR 检测系统，其中使用多个 CNN，每个 CNN 都经过训练以检测特定的生物标记物或病变，如出血，这将这些中等冗余的单个 CNN 的输出使用标准方法进行组合 [68e]。优点是每个探测器 CNN 都可以在损伤水平上进行单独验证。有证据表明，由于它模仿了临床专家评估视网膜图像的方式，这种混合方法更稳健，对灾难性失败的敏感性也更低。显然，还需要更多的研究来阐明这一讨论。

综上所述，CNN 在视网膜图像分析方面取得了迅速的进展，快速增长的计算能力可能会增加其影响力。

（五）图像性能测量分析算法 Measuring Performance of Image Analysis Algorithms

评价图像分析算法的性能是图像分析算法能否被接受的关键。最常见的情况是将算法性能与人类专家进行比较，尽管这会引发如下所述的一系列问题。自动系统和专家阅读之间的一致性可能会受到许多影响——系统性能可能会因算法限制、成像标准、用于获取眼底图像的照相机性能及许多其他原因而受到影响。例如，如果使用改进的相机或更好的成像标准检测到小病灶，则不允许描绘并因此检测到小病灶的成像标准将导致人为高估系统性能。如果人类专家和算法都忽略了真正的损伤，那么这样一个系统的表现似乎比实际要好。

1. 敏感性和特异性 Sensitivity and Specificity

病变检测系统的性能可以用它的敏感性来衡量，即真阳性数除以假阴性（错误漏掉的）总数加上真阳性（正确识别的）总数[57]。系统特异性是真阴性数除以假阳性总数（错误识别为疾病）和真阴性数之和。敏感性和特异性评估都需要基本的真实性，这由评估集中每个受试者的疾病存在或不存在的特定位置离散值（0 或 1）表示。算法的特定位置输出也可以用离散数（0 或 1）表示。然而，评估算法的输出通常是确定局部疾病存在的可能性 P 的连续值，相关的概率值在 0 到 1 之间。因此，通过在该 P 概率值上设置操作阈值，可以使算法更具体或更敏感。

2. 接收机操作员特性 Receiver Operator Characteristics

如上文所述，如果一个算法输出一个连续值，则可以计算不同操作阈值的多个灵敏度/特异性对。这些可以绘制在一个图形中，该图形产生一条曲线，即所谓的接收操作员特征或 ROC 曲线[57, 69a]。该 ROC 曲线下的面积（AUC，由其值 Az）表示，通过为似然 P 设置多个不同的阈值来确定，然后在每个阈值处获得算法的灵敏度和特异性对。最大 AUC 为 1，代表一个完美的诊断程序，在某个阈值下，敏感性和特异性均为 1（100%）。

3. 重复性和可变性 Repeatability and Variability

除了上述的度量之外，算法的性能也通过其测试-重新测试的可变性来度量。当获取多幅图像时，所有其他变量（如疾病状态、患者因素、成像设备和操作员）保持不变，此度量确定算法的输出在"相同"输入上保持不变的程度。对于一个算法来说，重测变异性和观察者内变异性是不可比的。几乎所有的图像分析算法都是确定性的，如果输入图像完全相同，输出也将完全相同。

4. 参考标准或金标准 The Reference Standard or Gold Standard

通常，这些性能测量是通过将图像分析系统的输出与某些标准（通常称为参考标准或金标准）进行比较来进行的。创建参考标准是一个活跃的研究领域，因为一些图像分析系统的性能，例如糖尿病视网膜病变的检测，正开始超过个别临床医师或临床医师群体的性能[47]。问题是患者的真实疾病状态的测量是困难的，事实上也是不可能的。例如，在视网膜专家的检测能力限度内，他们中的一人在临床检查疑似糖尿病视网膜病变的患者时，可能会在黄斑部看到一个微动脉瘤，而另一人只看到一些色素变化。在大多数情况下，不可能说这些临床医师中的一个是对的，另一个是错的。

鉴于确定建立参考标准所必需的疾病的真实状态是如此具有挑战性，已经开发了以下选项并正在广泛使用中[47]。

(1) 使用正在研究的方式：图像由经过训练的多个读者根据标准化协议进行阅读和判断。这比单一的临床医师更具少偏倚和更好的估计，但成本更高。这种方法经常被使用，但真正的疾病并不是这样知道的。

(2) 使用不同的方式：对于微动脉瘤，血管造影是一种合适的检查方法。它需要专家的解释，最好是多个专家。它对成像模式的偏倚较小，因此可能是一个更好的估计。由于增加了程序，它对患者不太便利，而且与之相关的成本也更高。

(3) 做活检：通常这在伦理上是不可接受的。它也取代了这个问题，因为活组织检查必须由人类专家（如病理学家）来解释，他们的观察者内部和观察者之间存在差异。它更明确，但也更具侵略性，成本更高。

(4) 基于结果：如果临床相关的问题不在于是否存在微动脉瘤，而在于患者是否有患增殖性疾病而失明的风险，我们可以等待结果的出现。然而，此时此刻疾病的真实状态仍不清楚，只有过去某个时候的真实状态。临床结果是最大明确的和最低限度的主观。

(5) 疾病的真实状态，如上文所述是不可知的量。

如我们所见，在实践中参考标准几乎从来没有代表患者疾病的真实状态。此外，还有一个我们称之为"诊断漂移（diagnostic drift）"的问题。放射学和心脏病学的研究表明，随着时间的推移，临床医师越来越偏离图像读取协议，因为这些协议是在最初的标准[69b, 69c]中定义的，而这些标准往往指导管理和治疗标准。例如，确定红色病变是微动脉瘤还是出血，这可以区分轻度和中度的 DR 水平，阅读中心在主要结果研究中使用的 DR 水平在很大程度上仍然决定糖尿病视网膜病变的治疗：DRS[70]、ETDRS[71] 和 EDIC/DCCT[72]。因此，采用图像读取协议非常重要。

5. 临床安全相关绩效测量 Clinical Safety Relevant Performance Measurement

不应仅根据检测该疾病的敏感性和特异性来评估已开发用于筛查的系统的性能。此类指标不能准确反映筛选设置中的完整性能。在标准数据集中，罕见、不规则或非典型病变的发生率通常不足以影响敏感性和特异性，但可能具有显著的健康和安全影响。为了最大限度地发挥相关性，系统必须包括一种机制来检测罕见的、非典型的或不规则的异常，例如在 DR 检测算法[48]中进行适当的性能评估，必须确定潜在假阴性的类型，即自动化系统可能预期或显示错误漏掉的病变。虽然红色病变和明亮病变的检测在文献中有广泛的报道，但罕见或不规则病变的检测，如出血、新生血管、地图样萎缩、瘢痕和眼部肿瘤的检测却很少受到关注，尽管它们都可以与糖尿病视网膜病变和其他视网膜病变一起发生。当然，这也可能孤立发生。例如，在 DR 中以孤立形式存在并且没有任何小的红色病灶同时出现的这种病变是罕见的，因此这些缺失不会在可测量的程度上影响标准的性能指标[46]。检测这种病变的一种合适的方法是使用视网膜图集，图像通常与普通的正常视网膜相比较。在根据视盘、中心凹和血管坐标系，通过注册眼底图像来构建视网膜图集之后，可以将以前未看到的图像在每个图集位置的图像属性与基于图集的图像属性进行比较。因此，如果像素组的值超出正常图谱范围，则可以将位置识别为异常。

十、眼底图像分析 Fundus Image Analysis

平面眼底成像是目前最成熟的视网膜成像方法。直到最近，眼底图像分析才是反映视网膜形态的定量指标的唯一来源。适合于眼底图像分析的视网膜结构包括视网膜血管、出血、微动脉瘤、色素上皮异常（瘢痕、激光斑）、玻璃疣、高或低色素、脉络膜相关异常或病变、视网膜层分割。在本节中，我们将讨论视网膜血管检测、视网膜病变检测、基于眼底成像的视网膜图集的构建及图像分析算法的评估。上一节关于临床医师的图像分析概念将有助于理解本概述中的概念，下一节将解释 OCT 图像的图像分析。

（一）视网膜血管的检测 Detection of Retinal Vessels

视网膜血管的自动分割在大中型血管[73-75]的检测中非常成功（图 8-3）。由于已知视网膜血管直径，特别是动脉和静脉的相对直径，可显示包括脑卒中在内的全身疾病的风险，因此准确确定视网膜血管直径及区分静脉和动脉的能力变得更为重要。目前已经发表了几种半自动化和自动化的方法来确定血管直径[76-78]。其他活跃的研究领域包括动脉和静脉分离、检测直径小于一个像素的小血管，以及使用图形分析完整的血管树。

血管检测方法可分为基于区域和基于边缘的方法。基于区域的分割方法将每个像素标记为血管内部或外部。Niemeijer 等提出了一种基于像素的基于高斯导数滤波器组和 k 近邻（k-nearest-neighbor, k-NN）分类的视网膜血管检测方法。Staal 等提出了一种基于像素特征的血管作为细长结构的分析方法[75]。基于边缘的方法可进一步分为两类：基于窗口的方法（window-based method）和基于跟踪的方法（tracking based method）。基于窗口的方法根据像素周围的窗口估计每个像素的匹配。跟踪方法利

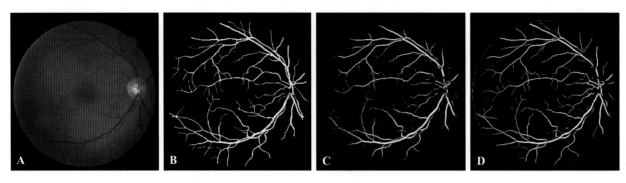

▲ 图 8-3 **Automated vessel analysis**

From left to right: fundus image; retinal specialist annotation; vesselness map from Staal algorithm;[75] vesselness map from direct pixel classification. (Reproduced from Niemeijer M, van Ginneken B, Staal J, Suttorp-Schulten MS, Abràmoff MD. Automatic detection of red lesions in digital color fundus photographs. IEEE Trans Med Imaging 2005;24:584−92.)

用局部图像特性从初始点跟踪血管。跟踪方法可以更好地保持血管结构的连通性。Lalonde 等[79] 提出了一种血管跟踪方法，在用 Canny 边缘算子计算的血管图上，通过跟踪边缘线来监测其双边界的连通性。连接中断将触发种子的创建，作为进一步跟踪的额外起点。Gang 等提出了一种基于自适应滤波宽度和自适应阈值的二阶高斯滤波器的视网膜血管检测方法[80]。

（二）中心凹及视盘检查 Detection of Fovea and Optic Disc

视盘和中心凹的位置有利于视网膜图像分析（图 8-4）。在发现异常结构之前，通常有必要掩盖正常的解剖结构。例如，如果没有检测到，视盘可能会被误认为是一个明亮的病变。其次，眼底照片异常分布不均匀。在视网膜的特定区域，特异性异常更常见。大多数的视盘检测方法都是基于视盘是血管的交汇点，它通常是眼底图像上最亮的结构。大多数中心凹检测方法部分依赖于视盘检测结果。

Hoover 等提出了一种基于血管结构和像素亮度相结合的视盘检测方法[81]。如果在图像中发现一个很强的血管收敛点，则将其视为视盘，否则将检测到最亮的区域。Foracchia 等提出了一种基于血管方向的视盘检测方法[82]，建立了主血管弓的抛物线模型，模型参数为抛物线模型上不同位置对应的方向，误差平方和最小的点被报告为视盘位置。Lowell 等通过使用 Pearson 相关性匹配视盘模型，确定了视盘的初始位置，然后使用可变形轮廓模型

跟踪视盘边界[83]。

大多数的中心凹检测方法使用的事实是，中心凹是图像中的一个暗区，它通常位于相对于视盘和主血管弓的固定方向和位置。Fleming 使用主血管弓的椭圆形形式获得视盘和中心凹的大致位置[84]。然后，根据视盘的圆形边缘和中心凹处的局部暗度对位置进行细化。Li 和 Chutatape 还提出了一种选择灰度图像中最亮 1% 像素的方法[85] 对像素进行聚类，并采用基于训练系统的主成分分析方法提取单个点作为视盘的估计位置。然后根据视盘位置和主血管弓形状选择中心凹候选区域。在候选区域内，以平均强度最低且像素数大于 1/6 视盘区域的簇的质心作为中心凹位置。在 Sinthanayothin 的论文中，视盘被定位为相邻像素强度变化最大的区域，而中心凹则是使用强度信息和与视盘的相对距离来提取的[86]。Tobin 等提出了一种基于血管密度、平均厚度和方向等特征的视盘检测方法[87]，然后根据视盘的位置和主血管的几何模型确定中心凹的位置。Niemeijer 等在 2008 年[88, 89] 提出了一种自动定位视盘和中心凹的方法。为了检测视盘，他们从彩色眼底图像中提取一组特征，采用 k-NN 分类法对测试图像中的每个像素进行软标记。概率图像模糊，像素以最高的概率被检测为视盘，利用视盘与中心凹的相对位置信息，将中心凹的搜索限制在一定范围内。对于视盘的每个可能位置，都给出了中心凹的可能位置。中心凹的可能位置存储在单独的图像中，并且最高概率位置是被检测为中心凹的位置。

（三）视网膜病变的检测 Detection of Retinal Lesions

在这一部分中，我们将主要关注 DR 中病变的检测，DR 是视网膜图像分析中历史最长的研究课题。图 8-4 显示了自动检测到典型病变的眼底照片示例。预处理后，大多数方法检测候选病灶，然后利用数学形态学模板分割和表征候选病灶（图 8-5）。这种方法或其修改被用于检测 DR 和 AMD 的许多算法中[90]。其他增强包括 Spencer、Cree、Frame 和同事的贡献[91, 92]，他们在这个基本框架中添加了额外的预处理步骤，如阴影校正和匹配滤波器后处理，以提高算法性能。这类算法根据对特定图像滤波器的响应，通过检测各种形状的拟定微动脉瘤来实现功能。一个有监督的分类器通常是用来区分有效的微动脉瘤和虚假或错误的反应。然而，这些算法最初是为了检测荧光素血管造影图像中微动脉瘤的高对比度特征而开发的。一个重要的进展是在无赤光眼底照片而不是血管造影图像中添加了一个更复杂，改良的滤光镜，因为它的横截面而被称为顶

帽滤光镜，正如 Hipwell 等[93]首次描述的那样，他们在一组大于 3500 幅图像上测试了他们的算法，发现灵敏度 / 特异性操作点为 0.85/0.76。一旦这种基于过滤器的方法建立起来，开发就加速了。下一步是将 Baudoin 最初用于检测候选像素的候选检测步骤扩展到多滤波器组方法[73, 94]。滤波器的响应用于使用分类方案识别候选像素。数学形态学和额外的分类步骤应用于这些病变，以确定它们是否确实代表微动脉瘤和出血（图 8-6）。类似的方法也成功地发现了其他类型的 DR 病变，包括渗出物、棉絮斑和 AMD 中的 drusen[95]。

小的红色视网膜病变，即微动脉瘤和小的视网膜出血，是多灶性视网膜病变的典型表现，包括糖尿病视网膜病变、高血压视网膜病变、静脉阻塞性疾病和其他不太常见的视网膜疾病，如特发性中心凹旁毛细血管扩张症。红色小病灶的重要性在于它们是糖尿病视网膜病变的主要指标。因为对于临床医师来说，在标准的眼底图像和免散瞳照相机上很难区分，出血和微动脉瘤通常是一起检测的，并与单一的联合标记相关联。历史上，红色病变检测算

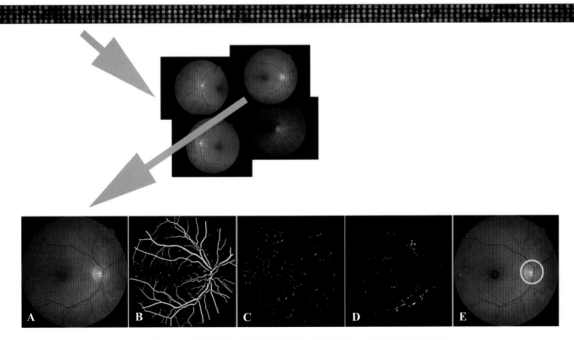

▲ 图 8-4　早期糖尿病视网膜病变的眼底图像分析所需的典型步骤

顶行：多个患者的大序列图像集；第二行：单个患者的 4 个视网膜图像集；第三行：A. 原始图像；B. 血管图；C. 自动检测白色 - 红色病变；D. 自动检测白色明亮病变；E. 中心凹（黑色）和视盘（黄色）的检测，以及自动检测绿色阴影下的红色病变，蓝色阴影下的明亮病变叠加在原始图像上

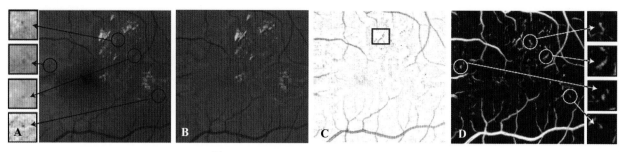

▲ 图 8-5　**Red lesion pixel feature classification**

(A) Part of green color plane of a fundus image. Shown are pieces of vasculature and several red lesions. Circles mark location of some of the red lesions in the image. (B) After subtracting median filtered version of the green plane large background gradients are removed. (C) All pixels with a positive value are set to zero to eliminate bright lesions in the image. Note that exudates often partially occlude red lesions. Nonoccluded parts of red lesions show up clearly in this image. An example of this is marked with a rectangle. (D) Pixel classification result produced by contrast enhancement step. Nonoccluded parts of hemorrhages are visible together with the vasculature and a number of red lesions. (Reproduced from Niemeijer M, van Ginneken B, Staal J, et al. Automatic detection of red lesions in digital color fundus photographs. IEEE Trans Med Imaging 2005;24:584–92.)

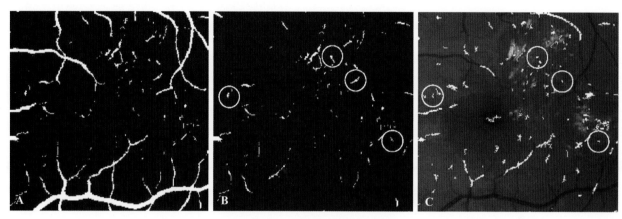

▲ 图 8-6　**Red lesion detection**

(A) Thresholded probability map. (B) Remaining objects after connected component analysis and removal of large vasculature. (C) Shape and size of extracted objects in panel (B) does not correspond well with actual shape and size of objects in original image. Final region growing procedure is used to grow back actual objects in original image which are shown here. In (B) and (C), the same red lesions as in Fig. 8.8(A) are indicated with a circle. (Reproduced from Niemeijer M, van Ginneken B, Staal J, et al. Automatic detection of red lesions in digital color fundus photographs. IEEE Trans Med Imaging 2005;24:584–92.)

法侧重于检测正常的解剖对象，特别是血管，因为它们可以局部模拟红色病变。随后，结合一个或多个滤波操作和数学形态学来检测可疑的红色病变。在某些情况下，可疑的红色病变会被进一步分为不同的病变类型，并且改进的算法能够检测特定的视网膜结构和异常。

最初，荧光素血管造影检查发现红色病灶，因为它们与背景的对比度远高于彩色眼底摄影图像中的微动脉瘤[91, 92, 96]。出血掩盖了荧光，在血管造影中呈现为暗斑。1984 年人们首次采用数学形态学技术，消除了眼底图像中的血管系统，但保留了可

能的微动脉瘤[18]。之后，Hipwell 等[93] 将此方法扩展到高分辨率无赤光眼底照片，使用神经网络，而不是使用形态学技术，Gardner 等[97] 在他们的工作中证明，图像被分成 20×20 像素的网格，并且网格被单独分类。Sinthanayothin 等用一个检测步骤在眼底图像中发现血管样区域并分割血管和红色病变[98]，他们用一个神经网络专门检测血管，剩余的被标记为微动脉瘤。Niemeijer 等提出了一种混合方案，该方案使用基于监督像素分类的方法来检测和分割彩色眼底照片中的微动脉瘤[94]。除了使用相同的系统检测微动脉瘤外，该方法还允许检测更大的

红色病变（即出血）。在先前描述的基础上增加了一组附加特征，包括颜色[92, 96]。使用监督分类器中的特征来区分真实和虚假的候选病变。这些算法通常可以区分重叠的微动脉瘤，因为它们给出了多个候选反应。

其他最新的算法只检测微动脉瘤，放弃了检测正常视网膜结构（如视盘、中心凹和视网膜血管）的阶段，这些结构可以作为异常病变的混杂因素。目前的方法是直接在小波模板匹配的基础上找到微动脉瘤[99]。在该方法中，利用提升格式框架找到了最优的自适应小波变换。通过对小波模板的匹配结果应用阈值，对微动脉瘤进行标记。同时，这种方法也被扩展到解释假阴性和假阳性[47]。因为它避免了对正常结构的检测，这样的算法可以非常快速，每幅图像不到 1s。

明亮的病变，定义为比视网膜背景更亮的病变，可在视网膜和全身疾病的存在下发现。一些临床有意义的此类明亮病变包括玻璃疣、棉絮斑和脂蛋白渗出物。使分析复杂化的是，闪光伪影可以作为假阳性的明亮病变出现。如果脂性渗出只出现在红色病变的同时，它们只对糖尿病视网膜病变的分级有用。然而，在某些情况下，渗出物在没有任何其他病变的情况下可以作为糖尿病视网膜病变的孤立征象出现。目前，已经提出了几种基于计算机的渗出物检测系统（图 8-7）[90, 95, 97, 98, 100]。

由于不同类型的亮斑具有不同的诊断重要性，算法不仅要能够检测亮斑，而且要能够区分亮斑类型。2007 年 5 月 Niemeijer 等报道了一个能够检测和区分明亮病变的示例算法[95]。2000 年，该算法基于 Hipwell 等[93] 提出的早期红色病变算法，包括以下传统步骤，如图 8-6 所示。

这些分类步骤包括：①病变候选聚类检测，其中像素被聚类成高度可能的病变区域；②真实明亮病变检测，其中每个候选簇根据簇特征，包括表面积、细长度、像素强度梯度、像素值标准偏差、像素对比度和局部"血管"（源自血管分割图）分类为真实病变；③将病变分为 drusen、渗出物和棉毛斑，其中第三个分类器确定真实明亮病变代表特定病变类型的可能性。

（四）血管分析 Vessel Analysis

血管测量，如小动脉和小静脉的平均宽度、小动脉和小静脉的宽度之比及分支比率，已经被建立为系统性疾病，特别是高血压的预测指标，并且在退行性视网膜疾病如视网膜色素变性中，也有潜在的价值。上述"视网膜血管的检测"一节所述的方法可以定位血管，但不能确定血管宽度。准确测量血管宽度还需要其他技术。Al-Diri 等提出了一种通过生长"孪生带（ribbon of twins）"活动轮廓模型来分割和测量视网膜血管的算法。他们的方法使用了分段轮廓提取（extraction of segment profile，ESP）算法，它使用两对轮廓来捕捉每一个血管的边缘，并将半高全宽（half-height full-width，HHFW）算法将宽度定义为强度曲线上的点之间的距离，在这个函数中，函数的估计值达到估计中心点两边的一半的最大值[102-104]。Gregson 算法将矩形与轮廓拟合，设置宽度，使矩形下的面积等于轮廓下的面积[101]。Xu 等最近发表了一种基于图搜索的方法，显示出比人类专家更少的可变性（图 8-8）[105]。

2011 年公布了一种 Abràmoff 组的全自动方法，用于测量视盘中心视网膜的动静脉比（arterio vennus ratido，AVR）[106]。该方法检测视盘的位置，确定适当的感兴趣区域（region of interest，ROI），将血管分类为动脉或静脉，估计血管宽度，并计算 AVR。该系统消除了 AVR 测量 ROI 之外的所有血管。然后对剩余血管应用骨骼化操作，然后移除血管交叉点和分叉点，留下一组仅由血管中心线像素组成的血管段。从每个中心线像素提取特征，以便为这些特征分配软标签，指示像素是静脉的一部分的可能性。由于连接血管段中的所有中心线像素都应为同一类型，因此将中值标签指定给该段中的每个中心线像素。接下来，使用迭代算法对动脉 - 静脉对进行匹配，最后使用血管宽度计算平均 AVR。最近，通过分析视网膜图像中所有血管树的地形图，改进了对动静脉血管树的识别[107]。

（五）视网膜图集 Retinal Atlas

视网膜有一个使用平面眼底相机成像可见相对较少的关键解剖结构（地标）。此外，整个种群的

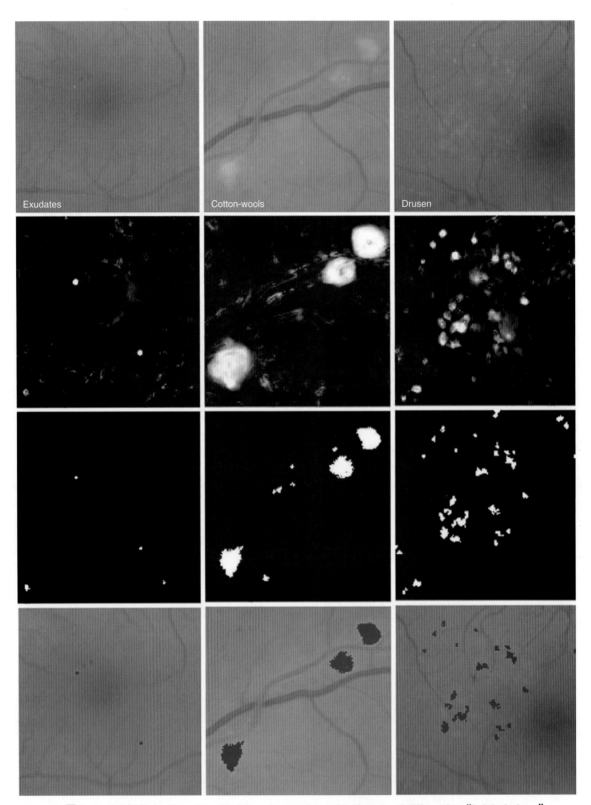

▲ 图 8-7　**Bright lesion detection algorithm steps performed to detect and differentiate "bright lesions."**
From left to right: exudates, cotton-wool spots, and drusen. From top to bottom: relevant regions in the retinal color image (all at same scale); a posteriori probability maps after first classification step; pixel clusters labeled as probable bright lesions (potential lesions); bottom row shows final labeling of objects as true bright lesions, overlaid on original image. (Reproduced from Niemeijer M, van Ginneken B, Russell SR, et al. Automated detection and differentiation of drusen, exudates, and cotton-wool spots in digital color fundus photographs for diabetic retinopathy diagnosis. Invest Ophthalmol Vis Sci 2007;48:2260−7.)

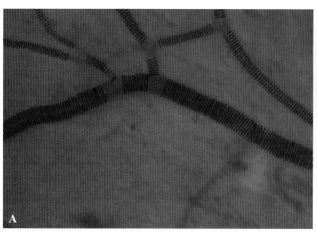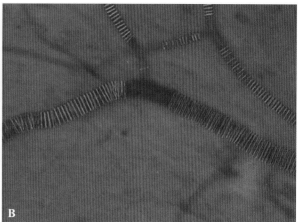

▲ 图 8-8　自动测量血管宽度

A. 自动测量血管宽度（黑线）；B. 三位专家手动标记血管的宽度（绿色、蓝色和黄色）

形状、大小和颜色的预期变化也很高。虽然有一些关于使用单一视网膜图像估计视网膜解剖结构的报道[87]，但我们还不知道是否有任何已发表的工作表明利用大量受试者的数据构建了一个静态视网膜图谱。视网膜图像中图集标记的选择可能因感兴趣的视图而异。无论如何，图集应该以简洁直观的方式表示大多数视网膜图像属性。视网膜图集的主要特征有三个标志点：视盘中心、中心凹和定义为最大静脉／动脉对位置的主血管弓。视盘和中心凹部提供了界标点，而血管弓是一个更复杂的两部分弯曲结构，可以由其中心轴来表示。然后，图集坐标系定义了一个内在的、具有解剖学意义的框架。在这个框架内，可以客观地测量和比较解剖尺寸、形状、颜色和其他特征。选择视盘中心或中心凹单独定义 atlas 坐标系统将允许从人群中转换每个图像，从而实现标注点对齐。选择视盘和中心凹可以校正整个人群的平移、缩放和旋转差异。然而，不考虑人群中的非线性形状变化，这可以在利用血管弓信息时实现。血管弓的末端可以定义为弓形分支的第一个主要分支。血管弓的形状和方位因个体而异，影响着剩余血管网的结构。建立一个包含视盘、中心凹和血管弓的图集坐标系，允许在人群中进行平移、旋转、缩放和非线性形状变化。

各向同性坐标系是一个系统，其中每个成像元素的大小在所有三维中都是相同的。这是理想的视网膜图集，因此图像可以参考图集独立于空间像素位置的线性一对一映射。径向失真校正（radial

distortion correction，RADIC）模型尝试使用平面到球面的变换在无失真坐标系中配准图像。因此，在完全配准下，配准图像是各向同性的，并将配准图像放置在各向同性坐标系中（图 8-9）[108]。各向同性图集使其独立于空间位置，以映射图集与测试图像之间的对应关系。重叠区域的强度由距离加权混合方案确定[109]。

临床上的视网膜图像是在不同的眼底照相机设置下，在眼球运动下获得的，具有不同的特性，包括焦点、变焦和倾斜。因此，需要对来自训练数据的图集地标进行校准，以便从图集中获得任何有意义的统计特性。由于在配准过程中对图像中的投影失真进行了校正，因此配准图像中的图像间变化表现为平移、缩放和旋转等刚性坐标变换参数的差异。

地标图集作为参考集，因此每个彩色眼底图像都可以映射到地标定义的坐标系。作为图集生成的最后一步，彩色眼底图像被扭曲到图集坐标系，以便每个图像的血管弓与图集血管弓对齐（图 8-10）[110]。对每个眼底图像进行刚性坐标对准，以记录视盘中心和中心凹。控制点是由视盘中心径向等距位置的采样点确定的。通常，采样使用平滑的跟踪线，利用三阶多项式曲线拟合，以消除可能导致大几何畸变的血管跟踪的局部高扭曲度（图 8-11）。

视网膜图集可作为定量评估偏离正常水平的参考。分析后的图像可以直接在图集坐标空间与视

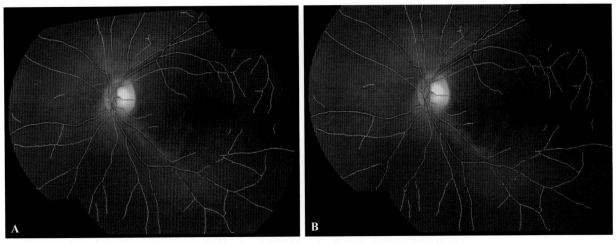

▲ 图 8-9　使用（A）二次模型和（B）RADIC 模型的眼底图像配准

血管中心线覆盖视觉评估登记的准确性。这项配准是根据以视盘为中心和以黄斑为中心的图像，以提供一个增加的解剖视野（图片经可转载自 Lee S，Abràmoff MD，Reinhardt JM. Retinal image mosaicking using the radial distortion correction model. In：Joseph MR，Josien PWP，editors.；2008：SPIE；2008. p. 691435.）

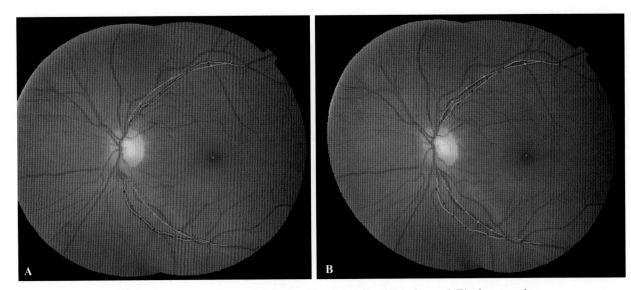

▲ 图 8-10　Atlas coordinate mapping by thin plate spline (A) before and (B) after mapping

Naive main arch traces obtained by Dijkstra's line-detection algorithm are drawn as yellow lines that undergo polynomial curve fitting to result in blue lines. Atlas landmarks (disc center, fovea, and vascular arch) are drawn in green, and equidistant radial sampling points marked with dots. (Reproduced from Abràmoff MD, Garvin M, Sonka M. Retinal Imaging and Image Analysis. IEEE Reviews in Biomedical Engineering 2010:169–208.)

网膜图集进行比较。因此，根据应用目的，可通过多种方式定义正态性，如使用局部或全局色度分布，考虑血管弯曲程度、病理特征或伪影的存在（图 8-12）。视网膜图集的其他用途包括图像质量检测和疾病严重程度评估。视网膜图集也可用于基于内容的图像检索，从而导致视网膜图像中的异常检测[111]。

（六）糖尿病视网膜病变检测算法 Performance of Diabetic Retinopathy Detection Algorithms

有几个小组研究了检测算法在真实世界的性能。这种系统的主要目的是决定患者是否应该由人类专家进行评估，或者仅仅基于对视网膜图像的自动分析就可以进行常规随访[48, 49]。

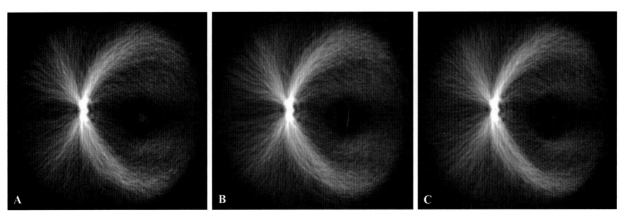

▲ 图 8-11 **Registration of anatomic structures according to increasing complexity of registration transform 500 retinal vessel images are overlaid and marked with one foveal point landmark each (red spots)**

Rigid coordinate alignment by (A) translation, (B) translation and scale, and (C) translation, scale, and rotation. (Reproduced from Abràmoff MD, Garvin M, Sonka M. Retinal imaging and image analysis. IEEE Reviews in Biomedical Engineering 2010:169−208.)

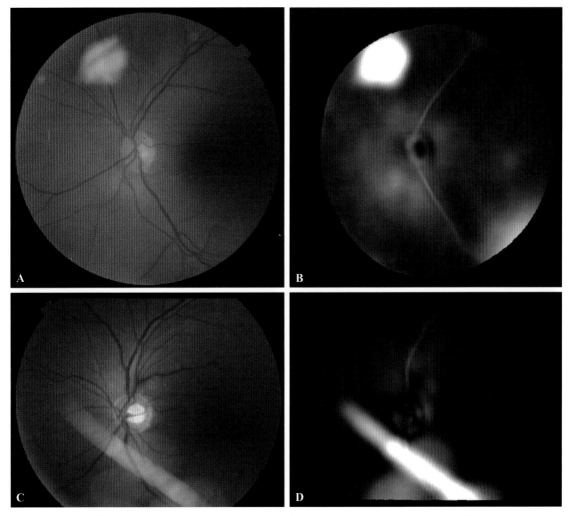

▲ 图 8-12 **Example application of employing retinal atlas to detect imaging artifacts**

(A,C) Color fundus images with artifacts. (B,D) Euclidean distance maps in atlas space using atlas coordinate system. Note that distances are evaluated within atlas image. Consequently, field of view of distance map is not identical to that of fundus image. (Reproduced from Abràmoff MD, Garvin M, Sonka M. Retinal imaging and image analysis. IEEE Reviews in Biomedical Engineering 2010:169−208.)

DR 检测算法似乎是成熟的，竞争性算法现在已经达到了人类读写器内变异性的极限[46, 47]。对更大、定义明确、但更多样化的糖尿病患者群体的额外验证研究是迫切需要的，目前美国、英国和荷兰正在对数百万糖尿病患者进行成本效益高的早期 DR 检测，以便将那些需要进一步治疗的患者分为早期而非晚期 DR。

为了推动眼底图像分析方法的发展，研究小组在各个领域建立了公开的、带注释的图像数据库。眼底成像的例子有 STARE[112]、DRIVE[73]、REVIEW[113] 和 MESSIDOR 数据库[114]，有大量的视网膜眼底图像注释，以及血管分割、血管宽度测量和糖尿病视网膜病变检测的专家注释。图像分析比赛，如视网膜病变在线挑战赛[115]，也已启动。

为了比较研究视网膜血管在眼底图像中的分割效果，人们建立了 DRIVE 数据库（用于血管评价的数字视网膜图像）。它包含 40 张糖尿病患者的眼底图像，包括有视网膜病变和无视网膜病变，以及由两名人类观察员进行的视网膜血管分割。从 2005 年开始，研究人员被邀请在这个数据库上测试他们的算法，并通过 DRIVE 网站与其他研究人员分享他们的结果[105]。在同一个网站位置，可以找到并比较各种方法的结果。目前，视网膜血管分割的研究主要集中在对小血管的改进分割，以及对具有实质性异常的图像进行血管分割。

DRIVE 数据库非常成功，允许在公共数据集上比较算法。在视网膜图像分析中，它代表了对未知数据集的方法评估有了实质性的改进。然而，不同的研究小组倾向于使用不同的指标来比较算法性能，使得真正有意义的比较变得困难或不可能。此外，即使使用相同的评估度量，性能度量的实现细节也可能影响最终结果。因此，直到 2009 年视网膜病变在线挑战 ROC 竞赛的到来，比较视网膜图像分析算法的性能是困难的[115]。这次竞赛的重点是检测微动脉瘤，26 个小组参加了比赛，其中 6 个小组按时提交了成绩。

合乎逻辑的下一步是提供公共可用的注释数据集，以便在在线、标准化的异步竞争环境中使用。在异步竞争中，图像的一个子集可以使用注释，而图像的其余部分可以使用保留的注释。这使得研究人员能够在绘制图像的总体上优化算法性能（假设带注释图像的子集代表整个群体），但他们无法测试–重新测试评估图像，因为这些注释被保留。所有结果随后都使用相同的评估软件进行评估，并且允许研究组随着时间的推移不断提交结果。

（七）眼底活跃研究领域图像分析 Areas of Active Research in Fundus Image Analysis

眼底图像分析已取得重大进展。目前，全球多个研究小组正在积极应对的挑战包括：区分动脉和静脉、评估准确的血管直径（尤其是直径只有几个像素的血管）、血管弯曲度、血管树分析（包括树型分支模式）、不规则形状出血的检测、病变分布模式（即玻璃疣）的检测、萎缩的分割。最后，基于眼底图像的量化与其他疾病风险指标（如血糖水平或患者病史）的结合是一个积极的研究领域，具有即时的临床应用价值。

十一、光相干断层扫描成像图像分析 Optical Coherence Tomography Image Analysis

与眼底摄影相比，OCT 在眼科的应用相对较晚，因此使用图像分析技术处理 OCT 图像的历史较短。然而，它是一个迅速发展的重要领域，尤其是在光谱领域。

OCT（SD-OCT）技术使视网膜获得了真正的三维容积扫描。随着这种日益丰富的图像信息，开发先进的图像分析技术以最大限度地提取临床相关信息的重要性尤为重要。然而，这种先进技术的发展可能是具有挑战性的，因为 OCT 图像本身就具有噪声，因此常常需要利用 3D 技术来获取更多的信息（图 8-13）。此外，视网膜的结构可以在疾病期间发生显著变化。以下是一些重要的处理 OCT 图像的分析步骤。我们从视网膜层的分割开始，这是 OCT 图像分析领域中最早但仍然非常重要的领域之一。然后我们讨论了为了校正扫描伪影而对 OCT 图像进行平坦化的技术。基于提取图层的能力，我们讨论了厚度信息和纹理信息的使用。接下来是视网膜血管的分割，目前在许多用于眼底摄影的血管

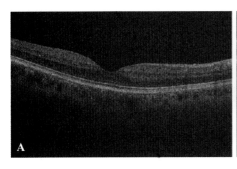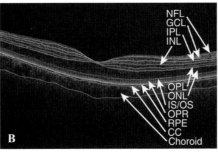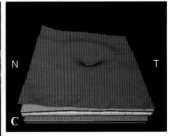

▲ 图 8-13 14 个曲面分割结果

A. 光相干断层成像立体的 x-z 图像；B. 分割结果：神经纤维层、神经节细胞层、内丛状层、内核层、外丛状层、外核层、内外节段连接、外节段－视网膜色素上皮、视网膜色素上皮、脉络膜毛细血管、脉络膜。所述解剖标记基于观察到的与组织学的关系，尽管对于外层视网膜层的精确对应性没有普遍的一致性[116]；C. 分层表面（N，鼻侧；T，颞侧）的三维绘制（图片 C 经许可转载自 Abramoff MD，Garvin M，Sonka M. Retinal imaging and image analysis. IEEE Reviews in Biomedical Engineering 2010：169–208.）

分割技术中都有其技术基础，但现在开始利用仅在 SD-OCT 中可用的 3D 信息。然后描述了利用基于层和基于纹理的属性来检测视网膜的位置，然后描述病变。在"视网膜病变的检测"一节中描述了一种基于 3D 的分割此类病变边界的方法。在存在病变的情况下分割层的能力在"SEAD 存在时视网膜内层的分割"一节中描述。本节部分基于一篇综述论文[59]。

（一）三维 OCT 对视网膜层的检测 Retinal Layer Analysis From Three-Dimensional OCT

1. 视网膜层检测 Retinal Layer Detection

OCT 扫描中视网膜层的分割一直是一个重要的目标，因为层的厚度变化是疾病状态的一个标志。上一代的时域 OCT 扫描系统（如 Carl Zeiss Meditec 公司的 Stratus OCT）提供了对视网膜单层进行分割和厚度测量的能力，特别是视网膜神经纤维层（RNFL）厚度的测量、视乳头周围的圆形扫描和视网膜总厚度的测量是可用的，并可以假设，商业化方法使用固有的二维方法（即，如果在特定扫描序列中有多个 2D 切片可用，则它们独立分割）。实际上，有文献[117-122]报道大多数早期时域扫描分割的方法本质上也是二维的。

虽然对于视网膜边界的分割存在着早期的 2D 方法的各有不同，但是典型的 2D 方法进行如下：预处理图像[117-119, 121]，在处理的图像的每个 A 扫描上执行 1D 峰值检测，以找到感兴趣的点，以及（在某些方法中）纠正一维边界检测中可能出现的不连续性[117]。其他二维时域方法包括 Baroni 等[123]使用二维动态规划和手动初始化的可变形模型来分割充满流体的区域，以及通过分割分析发现七个视网膜层边界的 Cabrera Ferńandez 小组[124,125]。

Haeker、Garvin 和其他学者报道了第一个真正的 3D 分割方法，可以利用 3D 获取更多的信息，在 OCT 扫描中分割视网膜层[126-129]。他们的方法是独一无二的，因为这些层是同时分割的[130]。对于时域黄斑扫描，他们的方法是分割 6~7 个表面（5~6 层），获得与视网膜专家相似的准确性和再现性。通过将该方法扩展到谱域 OCT 体积扫描[131]，利用 3D 的优势获取信息具有更大的优势（图 8-14）。通过采用多尺度方法，随后处理时间从数小时减少到几分钟，同时能够分割额外的层[132]。一种类似的方法也被报道，即用于分割视神经（ONH）为中心的 SD-OCT 体积中的内层视网膜，其精度与两位人类专家的观察者间变异性相似[120]。初步的层厚图集是从一小部分正常受试者建立的。因此，在没有视网膜病变的糖尿病患者中，黄斑神经节细胞层的厚度损失被证实，这表明糖尿病也会导致视网膜病变[133, 134]。

2. OCT 图像展平 OCT Image Flattening

SD-OCT 容积经常显示运动伪影，也可能存在其他伪影，如由于瞳孔的离轴放置引起的倾斜。减少这些伪影的方法包括使用 A 扫描[118]或 B 扫描的互相关的 1D 和 2D 方法[98, 135]。在某些情况下，需要基于曲面分割的体积进行完全展平，以确保分割

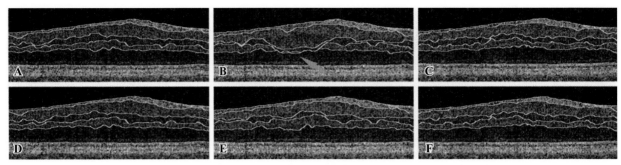

▲ 图 8-14　在视网膜层内分割过程中使用完整的三维上下文信息更为优越的原因

A 至 C. 在光谱域体积内的三个相邻切片上的二维结果序列，使用基于二维切片图的方法获得。注意中间切片中第三和第四个曲面的分割结果中的"跳跃"；D 至 F. 使用相同的基于图形的方法在相同的三个相邻切片上的三维结果序列，但添加了三维上下文信息。三维上下文信息防止了第三和第四个曲面分割失败

和可视化的一致形状。平坦的体积使得有可能在轴向（z 方向）上截断图像，从而减少视网膜层内分割方法的存储和时间要求。整平图像首先需要以较低的分辨率分割视网膜色素上皮表面，将薄板样条拟合到该表面，然后垂直重新调整体积的列，使该表面完全平坦[131]。

3. 视网膜层厚度分析 Retinal Layer Thickness Analysis

经过平坦化和分割，可以提取和分析黄斑部各层组织的性质。除了层厚，纹理特性也可以量化，如下所述。在糖尿病黄斑水肿和其他视网膜疾病的治疗中，测量特定层的增厚是至关重要的[136]。通常，将获得的厚度值与标准数据库或图谱进行比较是有用的，这在商用机器上可以获得黄斑总厚度和视网膜神经纤维层。然而，对于 3D 中的所有层的规范图集目前仅存在于个别研究组中[137]。

然而，已经有研究证明糖尿病患者神经节细胞层以前未知的变化[133, 134]。

4. 视网膜纹理分析 Retinal Texture Analysis

纹理（texture），定义为图像强度的空间分布的量度，可用于表征组织特性和组织差异。纹理特性对于评估不能仅通过厚度变化来测量的层的结构或组织组成的变化可能很重要。纹理可以在识别的每一层中进行三维确定[138-140]。一种用于肺实质分析的纹理描述子的三维公式[141]被开发出来，并直接用于 OCT 纹理分析[142]。小波变换是一种特征检测形式，已用于 OCT 分析去噪和去斑点[143-145]及纹理分析[146]。早期的工作 OCT 图像的 3D 小波

分析是基于计算效率高但灵活的不可分离的任意维提升方案[142, 147]，可以为每个分割层、几个相邻层或层组合计算纹理特征（图 8-12）。

（二）三维 OCT 对视网膜血管的检测 Detection of Retinal Vessels From Three-Dimensional OCT

在 3D SD-OCT 容积[148, 149]中分割视网膜血管允许 OCT 到眼底和 OCT 到 OCT 的图像配准（见前文）。血管壁对光的吸收导致血管轮廓出现在血管位置的下方，因此这使得投影血管位置在整个体积[149]的全投影图像上或来自分割层的投影图像上显示为黑暗。对于该分割层，血管轮廓和背景之间的对比度最高，这正如 Niemeijer 等所建议的[150, 151]，特别是利用视网膜色素上皮附近的一层来产生投影图像。采用高斯滤波器组特征检测和 k-NN 像素分类方法对血管进行分割，对 ONH 中心扫描和黄斑中心扫描的自动化方法的性能进行了评估。其在一组 16 个 3D OCT 容积（8 个视神经和 8 个黄斑中心）中成功地识别了视网膜血管，用 ROC 分析确定了高灵敏度和特异性，AUC=0：96。Xu 等[152]报道了一种利用 A 扫描像素分类来分割血管投影位置的方法。像素分类中使用的特征是基于整个体积的投影图像和单个 A 扫描的特征。这两种先前报道的方法都侧重于在视盘区外区域分割血管，因为在该区域内分割很困难。神经管开口（neural canal opening，NCO）与血管有相似的特征，从而导致假阳性。Hu 等[146]提出了一种改进的二维像素分类算法，用于分割以 ONH 为中心的 SD-OCT 体积中的血管，特别注重于更好地识别 NCO 附近的血管。Lee 等给

出了投影血管的初始二维分割，提出了一种利用图论方法在容积扫描[153]中分割三维血管的方法（图 8-15）。目前，这种方法的一个局限性是无法正确地解决深度信息。

（三）视网膜病变的检测 Detection of Retinal Lesions

计算出的纹理和基于层的属性可用于检测视网膜病变，如二维[142]或三维。在许多可能的视网膜病变中，症状性渗出物相关紊乱（symptomatic exudateassociated derangment，SEAD）是视网膜中与液体相关的异常的一个通用术语，对评估 AMD 的严重程度、糖尿病黄斑水肿等疾病非常感兴趣。检测玻璃疣、棉絮斑、色素上皮萎缩区或视网膜前膜下液也可以采用类似的方法。

视网膜局部组织与正常组织的偏差可以通过确定每一层中每个位置（x 和 y）与正常外观的局部偏差，并选择绝对偏差大于预先定义的截止值的区域来计算。更一般地说，为了构建异常特定检测器，可以训练分类器，其输入可以是为相关特征计算的 z 分数。由于异常可能影响给定位置（x 和 y）附近的多个层，因此综合 z 分数是合适的。与每一列相关联的由分类器确定的标签可以通过许多可用的交叉验证和（或）特征选择方法[154-156]中的一种在相关特征上进行选择，从而形成 SEAD-ness 或概率异常图。

1. 液体检测与分割 Fluid Detection and Segmentation

在 AMD、糖尿病黄斑水肿和其他视网膜疾病中，视网膜内或视网膜下液是疾病状态的反映，液体的变化是疾病进展或消退的指标。随着抗血管内

皮生长因子治疗的有效性，液体的范围和形态的评估有望有助于患者的特异性治疗。虽然液体区域本质上是三维的，但确定它们的二维视网膜足迹是高度相关的。在上述分析之后，液体检测采用从专家定义的示例中导出的属性的泛化。利用纹理描述子所描述的视网膜层的正常区域外观与其他形态学指标之间的差异，可以训练分类器来识别异常外层视网膜观。液体检测从 3D OCT 层分割开始，产生 10 层视网膜内层，再加上最深视网膜内层下方的一个附加人工层，这样也可以检测到视网膜下异常[142]。基于纹理和形态学的描述了在矩形子体积中进行区域计算，识别出最具鉴别能力的描述符，并将这些描述符用于训练概率分类器。通过计算液体分级机接收器工作特性曲线下的面积来评估（一组）特征的性能。一旦训练了概率分类器，就可以确定每个视网膜位置的液体相关概率。为了在输入到系统的图像中获得液体的二值足迹，对概率进行阈值化，并且将该图像中液体区域的足迹定义为概率大于阈值的所有像素的集合。有用的 3D 纹理信息可以从 SD-OCT 扫描中提取，并且可以与正常视网膜的解剖图谱一起用于临床重要应用。

2. 三维 OCT 中的液体分割 Fluid Segmentation in Three-Dimensional OCT

三维 OCT 中液体的全体积分割是当前研究的热点。一种很有前景的方法是基于 OCT 数据集中的种子点的识别，即液体区域的"内部"和"外部"。这些点可以使用前面段落中概述的概率分类方法的 3D 变体自动识别。一旦识别出这两个点，就可以使用基于区域图切割方法[157, 158]的自动分割过程

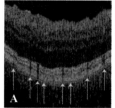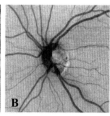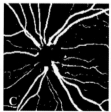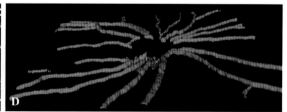

▲ 图 8-15　光谱三维光相干断层成像血管分割示例

A. 血管轮廓显示血管系统的位置。红色表示的还有两个表面的切片交叉点，描绘了血管被分割的亚体积（朝向玻璃体的视网膜浅层在底部）；B. 从光谱 3D-OCT 体投影立体中提取二维投影图像；C. 自动血管分割；D. 视盘周围血管的三维重建（图片经许可可转载自 Lee K，Abràmoff M，Niemeijer MK，et al. 3D segmentation of retinal blood vessels in spectral-domain OCT volumes of the optic nerve head. Proc. SPIE Medical Imaging 2010；Biomedical Applications Molecular，Structural，Functional Imaging，Feb. 2010，vol. 7626，p. 76260V.）

来检测液体体积区域。初步研究中使用的成本函数被设计用来识别外观有点均匀的暗 3D 区域。从识别出的液体区域种子点附近自动学习所需的液体区域特性。这种自适应行为允许相同的图像分割方法在相同的代函数驱动下可靠地分割出不同形状的液体。图 8-16 给出了使用该方法获得的 3D 液体区域分割的示例。请注意，该图描绘了在抗血管内皮生长因子治疗过程中多次成像的三维数据集中的相同位置。分割的液体区域的表面由 3D 网格表示，其可以交互编辑以在困难或模糊的情况下使液体区域分割精度最大化。

3. SEAD 存在时视网膜内层的分割 Intraretinal Layer Segmentation in the Presence of SEADs

另一个活跃的研究领域是含有 SEAD 的视网膜层内分割。很可能需要两步方法，首先分割层，而不考虑 SEAD 的存在，然后对 SEAD 进行分割，并用于约束层分割的第二阶段。当液体占据一个视网膜内层时及当液体位于几个相邻的视网膜层时，这个过程会产生分割良好的视网膜层。

十二、多模式视网膜成像 Multimodality Retinal Imaging

多模式成像，是指来自同一器官，采用不同物理技术的图像，在眼科中应用越来越普遍。为了使来自多个模式的图像信息能够在不同的检查设备中使用，必须对图像进行配准，以便将通过不同方法获得的独立信息连接起来，形成一个多模式描述向量。因此，由于其在实现多模式分析方面的重要性，视网膜图像配准反映了另一个活跃的研究领域。上面介绍了几种临床上用于视网膜成像的方法，包括眼底摄影、扫描激光检眼镜、自发荧光和 OCT。额外的视网膜成像技术，如高光谱成像、测氧和自适应光学 SLO 将带来更高的分辨率和更多的图像信息。为了实现对视网膜形态和功能的全面描述，必须对不同或相同模式在不同时间瞬间获得的不同视网膜图像进行相互配准，以便在空间上组合所有可用的局部信息。下面的部分提供了 2D 和 3D

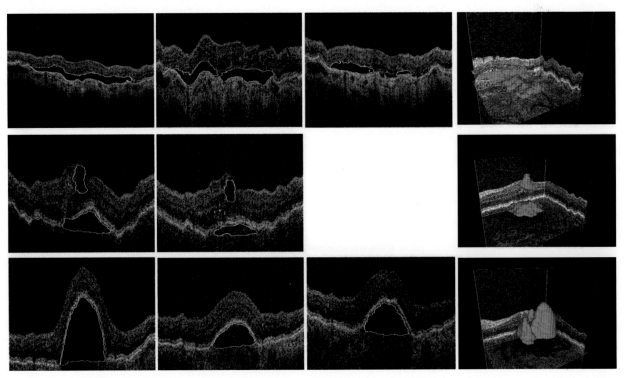

▲ 图 8-16　三维光相干断层扫描和 SEAD 随时间发展的有症状的渗出相关紊乱（symptomatic exudate-associated derangements, SEAD）分割

顶行：第一次成像后 0、28、77 天；中行：第一次成像后 0、42 天；底行：第一次成像后 0、14、28 天。右栏的三维可视化显示了第 0 周的数据。每次成像都与再次注射抗血管内皮生长因子相关

的眼底摄影和 OCT 配准方法的简要概述。更详细的回顾可供查阅[59]，可以从类似的或大体相同的方式对来自其他现有和未来成像设备的视网膜图像进行配准。

（一）眼底视网膜照片的配准 Registration of Fundus Retinal Photographs

在视网膜的不同区域或同一区域但在不同时间拍摄的眼底照片的配准，有助于扩大视网膜图像的有效视野，确定正在观看的视网膜的哪个部分，或有助于分析随时间的变化[159]。我们之前讨论过一些其他用途。关于视网膜图集的眼底 – 眼底调节，为了登记 2D 或平面眼底图像，大多数现有的配准方法利用从单独的眼底图像分割的视网膜脉管系统得到的特征的识别和提取。选择特定的图像配准算法来将视网膜图像对齐到拼图中，取决于图像特征和应用。仅具有小重叠的图像可以使用基于特征的配准方法进行最佳对齐，而具有较大重叠的图像可以使用基于强度的方法进行令人满意的对齐。基于特征的配准示例包括全局到局部匹配[160]、层次模型优化[161] 和双引导[162]。当可用的血管特征数量不足时，局部强度特征[163] 特别有用。经过血管骨骼化步骤，血管分支点可以很容易地用作确定图像与图像对应关系的稳定标志。举一个例子，RADIC model[164] 参数在使用 Powell 方法[165] 的优化步骤中被估计，并且由容器中心线距离驱动。2010 年，Lee 等提出的方法在 462 对绿色通道眼底图像中检测到 1.72 像素（25～30μm，取决于分辨率）的配准精度[108]。将配准精度评估为血管线误差，该方

法仅需要两个对应点被可靠地识别，因此即使在视网膜图像对之间存在非常小的重叠时也适用。基于已识别的血管特征，该方法可应用于任何可进行二维血管分割的视网膜成像模式。在配准质量差的多模眼底图像对时，可能没有足够的基于血管的特征可用。Chen 等使用 Harris 检测器提出了角点的检测，然后使用部分强度不变特征描述[166, 167]，他们报道获得 89.9% 个"可接受"的配准（定义为配准的中值误差为 1.5 个像素，当与地面实况对应时，最大误差为 10 个像素），当时 168 对多模视网膜图像上进行了测试。

（二）OCT 与眼底视网膜照片的配准 Registration of OCT With Fundus Retinal Photographs

具有固有 3D OCT 图像的 2D 眼底图像的配准需要通过 z 轴投影将 OCT 降维到 2D。基于从三维 OCT 投影图像中获得血管分割的能力，眼底 OCT 配准的问题实际上与上一节中描述的眼底 – 眼底配准的问题完全相同。采用同样的方法，可以实现高质量的 OCT 眼底配准。图 8-17 所示登记处理的主要步骤，并且展示所实现的登记性能。

（三）三维 OCT 图像的相互配准 Mutual Registration of Three-Dimensional OCT Images

可从纵向 OCT 图像中获取导致疾病进展或退行性评估的视网膜层的时间变化。随着时间的推移，形态学或功能的比较需要配准相应的 OCT 图像数据集。由于 OCT 是一种三维成像模式，因此需要在 3D 中进行图像配准，对于后续的研究，图像配准是一种重要的工具，可以更精确、定量地比较疾

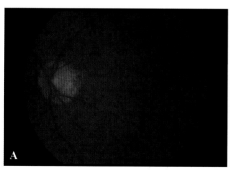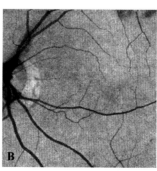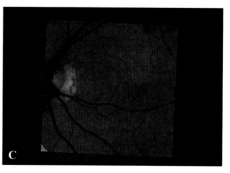

▲ 图 8-17　眼底图像与二维光相干断层成像投影数据的配准
A. 眼底相机图像；B. 三维 OCT 数据的二维投影（通过深度维度）；C. 应用具有三个血管标志的仿射变换模型对眼底 OCT 图像进行配准和融合

病状态。OCT 到 OCT 配准的另一个重要方面是通过对视网膜不同部分成像产生的 OCT 数据进行配准来扩大视网膜覆盖范围的能力。2009 年，Niemiejer 等提出了一种基于全三维 SIFT 的尺度不变特征变换方法[168]。SIFT 特征提取器在高斯尺度空间的差异中定位最小值和最大值，以识别显著特征点。利用计算得到的三维极值点附近的局部梯度方向直方图，通过比较特征向量之间的距离，找到匹配点。该方法应用于同一患者的视乳头周围（ONH 中心）和黄斑中心 3D OCT 扫描的刚性配准，黄斑和视乳头周围 OCT 扫描只有有限的重叠[168]。这项工作建立在前面介绍的一些分析步骤的基础上，包括视网膜层的分割和要配准的两个体积中的每一个的平坦化，然后确定 3D SIFT 特征点[169, 170]。使用通常用于图像配准的术语时，当一个配准图像被称为"源（source）"（如黄斑图像）和另一个"目标（target）"（如视乳头周围图像），在源图像和目标图像中执行特征点检测。特征点提取后，对两幅图像中相应位置的特征点进行识别。在一对典型的 OCT 扫描中，大约有 70 对匹配的 OCT 扫描具有很高的确定性。考虑到已经展平的三维 OCT 图像对，需要解决的主要剩余变形是平移和有限旋转。因此，简单的刚性或仿射变换适合于实现所需的图像配准。根据识别出的对应点估计变换参数。对黄斑部和视乳头周围 OCT 扫描进行配准，获得 2：0 到 3：3 的体素三维精度，在 1572 个匹配位置评估为平均体素距离误差[167]。定性性能评估证明了该方法在临床质量图像中的实用性，可以以相同的方式获得来自相同对象的纵向获取 OCT 图像的时间配准。

十三、视网膜成像与图像分析的未来 Future of Retinal Imaging and Image Analysis

影像学和图像分析的研究成果转化为临床的速度在过去是比较快的，未来可能会加快。这部分是由于眼科成像设备的资本支出低于放射成像设备（后者通常要贵 10～100 倍），部分是因为我们作为视网膜专家直接管理患者，直接参与图像的排序和解释，而放射科医师通常不直接管理患者。这种微妙的医患关系差异导致影像创新和临床影响之间更直接的耦合，这在视网膜图像分析中非常明显。因此，可以预期，视网膜成像基础研究成果的翻译在未来仍将保持快速。自动化图像判读的需求也相应地很高[171]。为了在人群筛查环境中进行大规模视网膜和（或）系统性疾病检测，全球努力实现成本效益高的成像和图像分析，将要求继续努力完善自动化图像分析[59]。

很可能，视网膜图像分析和解释将与遗传和其他评估指标相结合，允许真正个性化的方法对广泛的患者特定数据集进行复杂分析。在技术方面，这需要开发和广泛应用高度自动化的技术，用于在 2D、3D 和 4D（3D+ 时间）中组合分析视网膜图像数据，量化时间变化，包括评估发现的局部和（或）系统病变的严重性。在患者管理方面，它将导致广泛使用半自动化、临床医师监督的视网膜疾病管理，特别是糖尿病视网膜病变和脉络膜新生血管。总的来说，我们预计在未来 10 年里，视网膜成像的应用将远远超出视网膜疾病管理的直接需要，量化的视网膜检查将广泛应用于系统性疾病评估，无论是针对患者的护理还是针对人群的研究。

在过去的 10 年里，视网膜成像和图像分析得到了迅速的发展，图像分析在视网膜疾病和其他视网膜疾病患者的护理中起着至关重要的作用。到目前为止，图像分析大多是反应式的，即等待最新的成像设备作为输出，然后试图找到分析和量化图像数据的方法。展望未来，我们预计成像设备的开发和图像分析研究将开始更加协调一致地进行，并变得紧密结合，这样视网膜图像分析的成功与困难将直接影响设备开发人员关注有助于可靠分析图像的细节，反之亦然。归根结底，视网膜图像分析及其背后的研究和发展是受防止视觉丧失和患视网膜系统疾病的首要目标所驱动的。

视网膜电图的电发生
Electrogenesis of the Electroretinogram

Laura J. Frishman　著

一、概述 Introduction

视网膜电图（electroretinogram，ERG）是视网膜对光照变化所产生的电位。它可以在生理或接近生理（麻醉）条件下从活体角膜表面进行非侵入性记录，是临床和实验室评价视网膜功能的极好工具。然而，视网膜电图对闪光的反应是复杂的。它是所有视网膜细胞活动的总和，由来自视网膜不同阶段的正、负电位重叠加工组成。为了使视网膜电图成为评价正常和病理性视网膜活动的有效工具，区分和突出各种视网膜细胞类型的贡献是非常重要的。

本章将回顾目前所知的细胞起源和机制产生的各种 ERG 成分波，从远端视网膜进展到近端视网膜。如前所述，视网膜电图是由视网膜神经元直接产生的放射电流产生的，或是视网膜神经元活动引起的细胞外钾浓度（[K$^+$]。）变化对视网膜胶质细胞的影响而产生的。我们对视网膜电图发生的理解最初是基于对多种冷血脊椎动物和一些哺乳动物物种的研究，在之前的综述中有更详细的描述[1, 2]。尤其是在过去 20 年里，通过对视网膜和视网膜电图与人类非常相似的非人灵长类动物模型（猕猴）的研究（图 9-1）[3]，我们对人类视网膜电图的电发生有了更深入的了解。本章将尽可能强调这项工作。ERG 的临床应用将在第 10 章（临床电生理学）中描述。另一篇最新的综述则探讨了在一种常见的视网膜疾病动物模型小鼠中的电发生[3]。

二、细胞外电位的产生：一般概念 Generation of Extracellular Potentials: General Concepts

无创性记录的细胞外电位，如 ERG（及皮质的视觉诱发电位），是激活细胞膜局部电导变化的结果，这些变化产生内向或外向电流。这些电流也在细胞外空间（extracellular space，ECS）流动并产生细胞外电位。流过电池周围的导电液体的电流，其激活引起局部电流，主要流向电池中相对较不活跃的部分。因此，当神经元的排列使得许多同步激活的细胞的细胞外电流都朝同一方向流动时，所产生的细胞外电位变化，称为"场电位（field potential）"，可能大到足以在远处记录，例如，在视网膜电图的情况下，在角膜处记录。在视网膜中，因为所有的神经元都产生光诱发电流，原则上它们都应该对视网膜场电位有贡献。然而，根据下面考虑的各种因素，来自任何特定细胞类型的贡献可能很大，或者在响应中无法识别。

影响特定细胞对 ERG 贡献的一个重要因素是其在视网膜中的定位。视网膜中的放射定向神经元（光感受器细胞和双极细胞）和神经胶质细胞（Müller 细胞和视网膜色素上皮细胞）对 ERG 的贡献大于更不规则或更侧向的细胞（如水平细胞和无长突细胞）（图 9-2）。ERG 下方细胞周围的电流在一个视网膜深度（电流源）进入 ECS，在另一个深度（电流汇）返回细胞，形成电流偶极子。尽管大部分细胞外电流从源到汇在视网膜内传输，但也有一些在外层视网膜传输——通过玻璃体、眼外组织、巩膜、脉络膜、视网膜色素上皮的高电阻（R-membrance），然后返回到神经视网膜。

记录 ERG 的极性和振幅将取决于激活和参考电极的位置。在非侵入性研究中，活性电极的共同位置是通过接触镜电极（图 9-1B）、Burian-Allen 电极或喷射电极或其他类型的表面导电电极（如 DTL 纤维电极[4]、H-K 回路[5]或金箔电极）在角膜上。为了舒适起见，有时会使用较小信号的皮肤电极。在对动物 ERG 成分的侵入性研究中，活性电极可能位于当前路径中的任何位置，包括在不同视网膜深度、特定细胞类型附近。参考电极也可以放置在路径中的任何位置，但在研究孤立视网膜或完

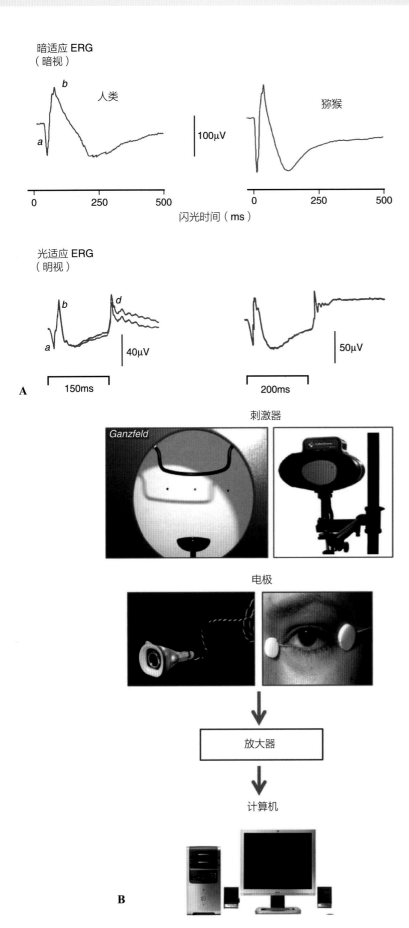

A. 上图：对正常人（左）和麻醉的猕猴（右）
来说，暗适应 ERG 是对从黑暗中短暂高能闪
光的反应。刺激能量约为 400 sc td/s。下图：
正常人（左）和猕猴（右）在视杆饱和背景下
长时间闪光时的光适应闪光 ERG。对于人类
受试者，刺激是在 3.3log sc td 的稳定背景上
呈现的 150ms 的 4.0log ph td 的全视野白色闪
光。对于猕猴，使用了相同的刺激，但闪光
持续时间为 200ms（图片改编自 Sieving PA，
Murayama K，Naarendorp F. Push-pull model of
the primate photopic electroretinogram：a role
for hyperpolarizing neurons in shaping the b-wave.
Vis Neurosci 1994；11：519–32.）；B.ERG 记
录设置：使用传统的 Ganzfeld 碗（左）或更
现代的基于发光二极管的全视野刺激器进行记
录。图示为 Burian-Allen 和 DTL 光纤电极[4]。
ERG 记录被放大并发送到计算机进行平均、显
示和分析

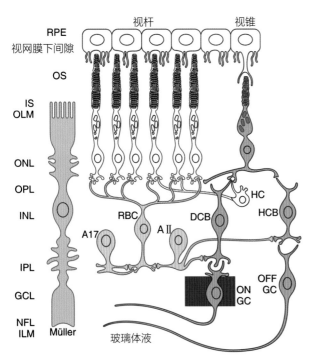

▲ 图 9-2　哺乳动物视网膜的视杆和视锥通路示意图

蓝色细胞指示视锥细胞通道；黄色细胞指示主要的视杆细胞通道。绿色细胞是 Müller 胶质细胞。A. 无长突细胞；DCB. 去极化（开）锥双极细胞；GC. 神经节细胞；GCL. 神经节细胞层；HC. 水平细胞；HCB. 超极化（关）双极细胞；ILM. 内界膜；INL. 内核层；IPL. 内丛状层；IS. 内节段；NFL. 神经纤维层；OLM. 外界膜；ONL. 外核层；OPL. 外丛状层；OS. 外节段；RBC. 视杆双极细胞；RPE. 视网膜色素上皮。比例尺：20μm

整眼的球后视网膜时，参考电极通常放置在视网膜色素上皮之后。在非侵入性和临床应用中，参考电极位于眼睑下方，如在接触镜电极和同一只眼上的参考电极之间进行双极记录的 Burian-Allen 电极的窥镜，或远离眼睛（如在太阳穴上）进行单极记录。远程参考电极的准确位置除了可能受到其他来源的视网膜信号污染外，影响不大。

影响特定细胞类型对 ERG 贡献大小的其他因素包括刺激条件，如刺激强度及其波长（光谱）、背景光照（决定视网膜的适应水平）、刺激持续时间和空间范围、刺激在视野中的位置，因为这些刺激参数对不同细胞的反应有不同的影响。例如，在暗适应和明适应条件下，当视杆细胞和视锥细胞通路分别参与产生反应时，不同细胞类型的相对贡献是不同的。空间扩展的弥漫性刺激，即利用如图 9-1B 所示的刺激物均匀地充满视网膜的全视野（ganzfeld）闪光，通常被用来从光感受器和双极细胞引出主要的 ERG 波（a 波、b 波和 d 波）。这些细胞的贡献通常随着视网膜面积和细胞数量的增加而增加，因此总的细胞外电流也随之增加。相反，视网膜神经节细胞（及在其感受野内有拮抗区的其他细胞）对全视野闪光视网膜电图的贡献将受到周围拮抗强度的限制。对于明视 ERG，特别是来自三色视觉的受试者，如猕猴和人类，刺激波长也影响来自细胞的贡献，这些细胞的反应依赖于光谱拮抗[6, 7]。

胶质细胞的空间缓冲作用 Spatial Buffering by Glial Cells

视盘处的径向定向 Müller 细胞、RPE 细胞和星形胶质细胞对 $[K^+]_o$ 的空间缓冲作用，是产生几种 ERG 成分下电流的重要机制，本章稍后将对其进行描述，如 c 波、慢 P Ⅲ、b 波尾、暗视阈值反应（scotopic threshold response，STR）、M 波和明视负向反应（photopic negative response，PhNR）。鉴于其在产生 ERG 中的重要性，本文将对 Müller 细胞中的 $[K^+]_o$ 空间缓冲进行一个概述。

$[K^+]_o$ 空间缓冲对于维持正常神经元活动所必需的跨细胞膜的电化学梯度和由于神经元激活而发生的局部 $[K^+]_o$ 的最小化变化非常重要。膜去极化导致 K^+ 从神经元漏出，导致 $[K^+]_o$ 升高，特别是在视网膜的突触层（图 9-3）；膜超极化导致 $[K^+]_o$ 随着漏出电荷的降低而降低，但膜中的 Na^+-K^+ATP 酶继续将 K^+ 泵入（和泵出）细胞。来自 ECS 的 K^+ 通过内向整流的 K^+ 通道进入 Müller 细胞，并以细胞内（空间缓冲）电流的形式呈放射状传导到较低的 $[K^+]_o$ 区域，这样就形成了一个电流回路：Müller 细胞内的电流由 K^+ 传导，为了完成电路，主要的细胞外离子 Na^+ 和 Cl^-，携带细胞外回流电流。由于 $[K^+]_o$ 变化的幅度取决于 K^+ 流量在 ECS 中的积分，反映这种神经胶质电流的 ERG 成分将比反映神经元周围电流的成分慢。这种"减速"相当于神经元信号的低通滤波。

Müller 细胞膜的电学性质对空间缓冲电流的产生具有重要意义。膜对 K^+[8, 9] 有选择性的渗透，但 K^+ 电导率在细胞表面分布不均匀。相反，它集中在细胞外腔（即玻璃体、视网膜下间隙和血管）附近。

这种区域性分布有助于"K⁺虹吸"从 [K⁺]ₒ 高的突触区到 [K⁺]ₒ 低的高 K⁺ 传导区[10, 11]。在小鼠视网膜中（图 9-3），强烈内向整流的 Kir 通道（可能是Kir2.1）局限于突触层（图 9-3，左箭）K⁺ 从 ECS进入 Müller 细胞，而细胞外腔处的 Kir4.1 通道不太强的整流使 K⁺ 离开 Müller 细胞[12]。

三、确定视网膜电图起源的方法 Approaches for Determining the Origins of the Electroretinogram

历史上，有几种不同的方法被用来确定 ERG产生的神经元起源和细胞机制。

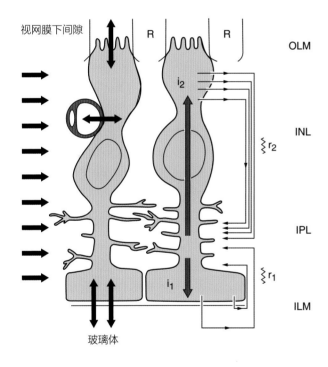

▲ 图 9-3　**K⁺ 诱导电流通过 Müller 细胞和细胞外空间的模型**
Müller 细胞 K⁺ 电流（灰箭）是由视网膜内丛状层的 [K⁺]ₒ 增加或视网膜下间隙的 [K⁺]ₒ 减少引起的。细胞外空间的返回电流由Na⁺ 和 Cl⁻ 离子携带。K⁺ 进入 Müller 细胞是通过突触层内和周围的强整流 Kir 通道（可能是 Kir2.1）进入的（左箭），并通过玻璃体、血管和视网膜下间隙（底部双箭）附近的弱整流 Kir4.1通道离开细胞。I₂ 电流产生缓慢的 P Ⅲ。OLM. 外界膜；INL. 内核层；IPL. 内丛状层；ILM. 内界膜（图片经许可转载自 Frishman LJ, Steinberg RH. Light-evoked increases in [K⁺]ₒ in proximal portion of the darkadapted cat retina. J Neurophysiol 1989；61：1233–43 and Kofuji P，Biedermann B，Siddharthan V，et al. Kir potassium channel subunit expression in retinal glial cells：implications for spatial potassium buffering. Glia 2002；39：292–3.）

（一）视网膜内深度记录 Intraretinal Depth Recordings

位于视网膜 ECS 中某个位置的微电极记录称为"局部（local）"或"视网膜内（intraretinal）"ERG的场电位[13]。记录的电位反映了位于微电极尖端附近的细胞的电活动，并且当使用局部刺激（如小光点）时，局部活动将是整个信号。然而，当使用全视野漫反射闪光时，电流可以足够大，以同时产生角膜 ERG 和局部 ERG。与角膜 ERG 成分时间进程相似的局部电位有助于定位起源细胞。然而，这种分析有一些并发症：

①长距离传播的场电位将在空间和时间上叠加，很难确定起源细胞的位置；②视网膜电阻在视网膜层之间和层内变化[14, 15]，这导致电流通过不同电阻的层形成复杂的电压。

当使用巩膜参考时，这两个问题都发生在完整的眼睛中，并且由于 RPE 和巩膜的高电阻，用微电极记录的局部信号被弥漫性 ERG 污染。使用玻璃体参照物可以消除一些这种污染[16]。

电流源密度（current source density，CSD）或"源 – 汇（source-sink）"分析可以为这些问题提供解决方案。它测量和分析了局部场电位，但同时考虑了径向电阻，以获得径向电流的直接估计[17]。其结果是一个相对定位良好的电流源和汇的时空分布，可以与视网膜结构（层）和生理学相比较。CSD 分析已经阐明了特殊 ERG 成分的起源（如 b 波的双极细胞起源）[18, 19]。

对于被认为特别依赖于神经胶质 K⁺ 空间缓冲电流的 + ERG 成分，用离子选择微电极进行内层视网膜深度记录已被用来定位视网膜层，其中神经诱导的 [K⁺]ₒ 变化最大，且在时间上与特定成分最为相似[20-25]。应用钡（Ba²⁺）阻断胶质细胞膜中的 Kir通道[26, 27] 和 ERG 成分依赖于空间缓冲电流（小鼠Kir4.1 通道的基因失活）[28] 被用来为 müller 细胞在产生某些 ERG 慢波中的作用提供证据。

（二）ERG 与单细胞记录的相关性 Correlation of ERG With Single-Cell Recordings

当特定细胞类型的光诱发电流是视网膜电图成分的主要决定因素时，视网膜电图与单细胞电生理学的相关性最为有用，视杆细胞光感受器和产生暗视 a 波的光感受器周围的电流也是如此[29]，或视网膜双极细胞和哺乳动物的暗视 b 波[30, 31]。相关性也可能有助于识别反应特性的起源，如 ERG 中的振荡电位（oscillatory potentials，OPs）和无长突细胞中的光诱发振荡行为，作为电位的可能来源。然而，如果来自几种细胞类型的电流有助于产生局部场电位，那么在不使用其他工具（如药理学试剂）的情况下，很难确定场电位与局部细胞反应之间的关系。

（三）药理学解剖 Pharmacologic Dissection

使用对细胞功能有特殊作用的药物对确定 ERG 成分的来源非常有帮助。在 Granit 对猫暗适应 ERG 的经典药理学研究中，他观察到这些成分在乙醚麻醉诱导过程中依次消失[32]。他称这些成分为"过程"，并按消失顺序编号：正 c 波 PI 先离开，然后正 b 波 P II，消失了，最后是负 a 波 P III。我们现在知道，这些过程大致对应于 RPE、双极和感光细胞分别对 ERG 的贡献。术语 P II 和 P III 仍在使用。

近年来，人们对视网膜微电路和生物物理学有了很多研究，包括视网膜神经递质（其特性、释放机制和受体）、信号转导级联、离子通道和其他细胞蛋白的细胞和分子水平的信息。这一知识使得在分离 ERG 成分和解释实验观察中更好地使用药理学工具成为可能。例如，关于视网膜谷氨酸能神经传递的特异性知识和特定受体的激动剂和拮抗剂，提高了我们对 ERG 主要波的理解，包括灵长类动物的 ERG[33-35]。使用电压门控的 Na^+ 通道阻断剂河豚毒素（tetrodotoxin，TTX），是由内层视网膜细胞的 Na^+ 依赖性尖峰活动产生的成分，使 ERG 识别成为可能。

（四）部位特异性病变 / 病理学或靶向突变 Site-Specific Lesions/Pathology or Targeted Mutations

去除一种或多种细胞类型或电路，可以评估它们在 ERG 发生中的作用。一种特定的细胞类型可以被选择性地损伤（如视神经切断导致的视网膜神经节细胞）或因病理改变（如青光眼中的神经节细胞）而丢失，或遗传性退行性变［如视杆和（或）视锥细胞营养不良］。细胞功能，如光反应或突触传递，可能由于遗传或后天条件，或针对性的基因操作而异常或被消除，最常见的是在老鼠身上。

（五）细胞反应和 ERG 成分的建模 Modeling of Cellular Responses and ERG Components

随着我们对视网膜细胞类型功能认识的提高，有可能发展出预测这些细胞光反应的定量模型，并将这些模型应用于 ERG 的分析。基于单个光感受器外节的吸收电极记录的模型已被用来预测 a 波的前缘[36-38]，虽然感光细胞的近端部分周围的电流也将参与其产生[39]。该模型已被扩展用于预测暗视 b 波的前缘[30]。特定视网膜细胞的刺激 – 响应关系可以用来分析 ERG 获得的振幅 – 能量曲线，这些曲线与不同细胞类型有关[40, 41]。

四、临床标准 ERG 检查 Standard ERG Tests in the Clinic

国际临床视觉电生理学会（International Society for clinical Electrophysiology of Vision，ISCEV）在各种出版物中描述了用于临床的标准和更专业的测试，这些测试检查了适应光和暗的视网膜（及更中心的视觉）功能的关键方面，并在 2015 年对闪光和闪烁 ERG 进行了更新[42]。ISCEV 提倡的基本 ERG 测试"标准"测试列在框 9-1 中，对这些测试的典型响应如图 9-4 所示。制订这些标准是为了使全世界诊所记录的 ERG 具有可比性。ISCEV 出版物现在也涵盖了其他一些 ERG 测试，即框 9-1 中带星号的测试，描述了基本技术和临床协议。

（一）视网膜远端成分：慢 P III、c 波、快速振荡谷和光峰值 Distal Retinal Component: Slow PIII, c-Wave, Fast Oscillation Trough, and Light Peak

在光阶的一步开始之后，首先是暗适应 ERG 的早期波，即 a 波和 b 波，接着是 c 波，然后是一系列的慢响应，包括负偏转的快速振荡槽（fast oscillation trough，FOT）和大的慢正偏转的光峰（图 9-5A）。因为这些反应缓慢，持续几秒到几分钟，所以患者不能保持他们的眼睛足够长时间的稳定，以观察其发展。因此，在临床上，这些较慢的反应通常是用电眼描记法记录的。

电眼图（electro-oculogram，EOG）是一种记录在眼睛内外眦附近的电极之间眼睛运动相关的

框 9-1 标准和更专业的视网膜电图检查

ISCEV 全视野临床视网膜电图标准（2015 年更新）所述的标准 ERG 检查[42, a]

- □ 暗适应 0.01 ERG（"双极细胞的视杆驱动响应"）
- □ 暗适应 3.0 ERG（"由光感受器和视杆和视锥系统的双极细胞产生的联合反应，视杆占主导地位"）
- □ 暗适应 10.0 ERG（"增强 a 波反射光感受器功能的联合反应"）
- □ 暗适应 3.0 振荡电位（"主要来自无长突细胞的反应"）
- □ 光适应 3.0 ERG（"视锥系统的响应；a 波产生于视锥和非双极电池，b 波产生于视锥和非视锥双极电池"）
- □ 光适应 3.0 闪烁 ERG（"灵敏的视锥系统响应"）
- □ 推荐的附加响应：闪光强度大于暗适应 10.0 ERG

特殊类型的 ERG 和记录程序

黄斑或局灶性视网膜电图

- □ 多焦 ERG[b]
- □ 模式 ERG[b]
- □ 早期受体电位（ERP）
- □ 暗视阈值反应（STR），阳性和阴性
- □ 明视负向反应（PhNR）
- □ 直流电（dc）ERG
- □ 眼电图[b]
- □ 长时程光适应 ERG（开-关响应）
- □ 双闪光 ERG
- □ 彩色刺激 ERG（包括 S 视锥 ERG）
- □ ERG 的暗适应和光适应
- □ 暗适应和光适应亮度响应分析
- □ 饱和 a 波斜率分析
- □ 幼儿和早产儿的专门程序[b]

a. 所有数字都是以 cd s/m² 为单位的刺激校准值。b. 参见国际标准协会发布的相关标准或指南临床视觉电生理学

数据来自 McCulloch DL，Marmor MF，Brigell MG，et al. ISCEV standard for full-field clinical electroretinography (2015 update). Doc Ophthalmol 2015；130：1-12.

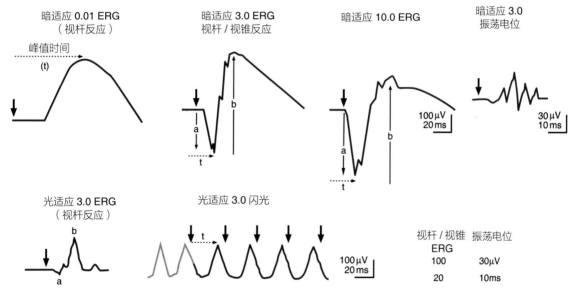

▲ 图 9-4 国际视觉临床电生理学会推荐的六种全视野场刺激的标准视网膜电图检查测试，供全球临床电诊断设备使用

此图显示了正常人受试者对推荐测试刺激的 ERG 反应的示例，但不是标准。每个试验的光校准（单位：cd s/m²）显示在 ERG 上方。大垂直箭表示刺激闪光发生的时间；水平虚箭表示测量到达峰值时间（t，隐式时间）的常用方法；小垂直箭表示 a 波和 b 波峰值振幅。ERG. 视网膜电图（图片经许可转载自 McCulloch DL，Marmor MF，Brigell MG，et al. ISCEV standard for full-field clinical electroretinography（2015 update）. Doc Ophthalmol 2015；130：1-12.）

电压。患者被要求在一对固定灯之间来回看，这对灯之间以 30° 的视角隔开，位于一个 ganzfeld 槽中。电压的来源是角膜基底电位，也被称为"站立电位"，使角膜相对于眼睛后部呈阳性。光诱发的 EOG 改变反映了 RPE 经上皮电位（transepithelial potential，TEP）的改变。用直流视网膜图（dc-

ERG[43]）对人和动物制剂的这些变化的实验研究被开展，本文将对这些研究进行简要综述。

dc-ERG 的 c 波、FOT 和光峰的电发生涉及光感受器和 RPE 之间视网膜下间隙的离子浓度变化，进而在面对空间的 Müller 和 RPE 细胞中产生缓慢的膜反应。Müller 和（或）RPE 分量电压在时间和

总和上重叠以产生记录的 dc-ERG 分量。在麻醉动物视网膜下放置微电极，记录 Müller 细胞和 RPE 的（亚）分量电压，同时记录跨神经视网膜和 RPE 的电位。如图 9-5B 中的示意图所示，这些实验提供了对远端视网膜产生 c 波和其他慢电位的起源和机制的良好理解。

1. c 波 c-Wave

b 波之后的角膜正 c 波是两个主要（子）分量电压的总和：由神经视网膜产生的角膜负电压和由 RPE 产生的具有相似潜伏期和时间历程的角膜正电压（图 9-5 和图 9-6）。当视网膜色素上皮成分大于视网膜神经成分时，c 波为角膜阳性。如果这两个

分量的振幅相等，就不会出现 c 波，正如在一些猴子身上观察到的那样[44]。

长期以来有证据表明，极性相反的两个成分形成了 ERG c 波。例如，在兔体内注射碘酸钠，主要毒害视网膜色素上皮，消除角膜正 c 波，留下角膜负电位[45]，就像在体外从一个单独的神经视网膜制剂中记录时一样[46]。包括猴子[43] 在内的数个物种的视网膜中的微电极记录[47]，已确认存在这两种成分。完整猫眼中的此类记录的示例如图 9-6 所示。来自神经视网膜的成分通常被称为慢 PⅢ，以区别于快速 PⅢ，即光感受器电流。RPE 的成分是 RPE c 波。

慢 PⅢ 波和 RPE c 波都是对视网膜下间隙的

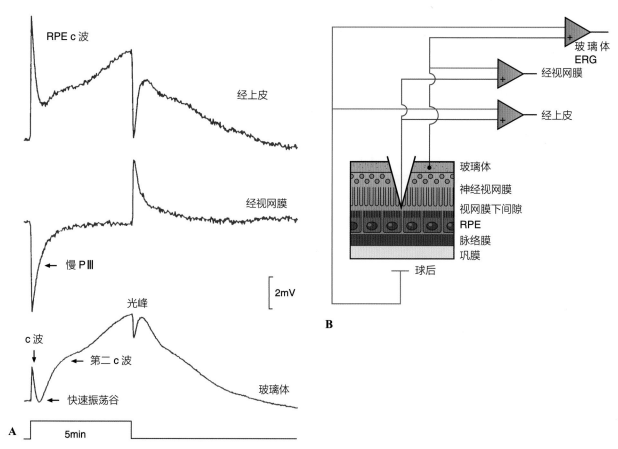

▲ 图 9-5 完整猫眼的视网膜下记录

A. 在 5min 的光照下，同时记录玻璃体、视网膜和上皮电位。使用此压缩时间刻度无法看到 a 波和 b 波。在玻璃体视网膜电图中，c 波之后是快速振荡谷，然后是光峰。视网膜内记录显示 c 波由两个（亚）成分组成：较大的角膜阳性视网膜色素上皮经上皮反应和较小的角膜阴性经视网膜反应，Müller 细胞产生缓慢的 PⅢ 反应。对于光峰值，仅存在 RPE 分量。B. 显示完整眼睛中经视网膜和经上皮记录的记录安排的示意图。视网膜电图记录在玻璃体参考和球后参考之间。微电极用于经视网膜记录时参考玻璃体参考，用于经垂体记录时参考球后参考。使用双管微电极测量场电位和 [K+]。的变化。RPE. 视网膜色素上皮；ERG. 视网膜电图（图片 A 经许可转载自 Steinberg RH，Linsenmeier RA，Griff ER. Retinal pigment epithelial cell contributions to the electroretinogram and electrooculogram. Prog Retin Res 1985；4：33–66.；图片 B 经许可转载自 Frishman LJ，Steinberg RH. Light-evoked increases in [K+]o in proximal portion of the dark-adapted cat retina. J Neurophysiol 1989；61：1233–43.）

光诱发的 [K$^+$]$_o$ 减少的反应，这种下降是对暗适应视网膜的强烈光刺激的反应。当用离子选择微电极测量 [K$^+$]$_o$ 时，无论是在完整的眼睛内还是在体外，发现 [K$^+$]$_o$ 减少的时间过程可以预测 ERG c 波及其组成部分的时间过程（图 9-6）。用不同的药物阻断 K$^+$ 电导（通过 Kir 通道），消除了慢 P Ⅲ [48] 和 RPE c 波 [49]。

2. Müller 细胞贡献（慢 P Ⅲ）Müller Cell Contribution（Slow P Ⅲ）

不同深度的视网膜内记录表明 [50]，缓慢的 P Ⅲ 是由穿过神经视网膜的径向电流产生的。之所以建议使用 Müller 细胞发生器，而不是神经元发生器，是因为非选择性谷氨酸激动剂天冬氨酸治疗后，慢 P Ⅲ 持续存在，以抑制接收后神经元的所有反应 [51]。

在两栖动物和哺乳动物中的研究表明，当 Müller 细胞的远端由于视网膜下 [K$^+$]$_o$ 的感光细胞依赖性下降而被动地超极化时，就会启动慢 P Ⅲ，这就建立了一个跨视网膜的"K$^+$ 空间缓冲"电流 [25]，细胞外电阻上的电流下降产生缓慢的 P Ⅲ 电压 [50, 52, 53]。观察到 Müller 细胞中记录的缓慢超极化在时间上与

视网膜下 [K$^+$]$_o$ 减少和慢 P Ⅲ 的时间进程相似 [20, 21, 53]。此外，当使用 Ba^{2+} 阻断 Müller 细胞 KIR 通道电导时，慢 P Ⅲ 被抑制，但对光诱发的视网膜下 K$^+$ 减少几乎没有影响 [22, 27, 54]。最后，基因失活的 Müller 细胞中具有 Kir 通道（Kir4.1）的小鼠的 ERG 中不存在慢 P Ⅲ [28]。

（二）近端与远端 P Ⅲ Distal Versus Proximal P Ⅲ

在离体兔视网膜的视网膜内深度记录已经确定了一个与慢 P Ⅲ 相似的时间进程和极性的成分，这种成分被天门冬氨酸消除，因此，与慢 P Ⅲ 不同的是，它是由靠近光感受器的细胞产生的 [55]。近端 P Ⅲ 现在被认为来源于 Müller 细胞 K$^+$ 电流，这种电流在视网膜中与慢 P Ⅲ 电流的方向相同。然而，近端 P Ⅲ 电流是由近侧视网膜神经元激活引起的 [K$^+$]$_o$ 增加而非视网膜下间隙 [K$^+$]$_o$ 减少引起的。"近端 P Ⅲ（proximal P Ⅲ）"一词现在不常用，因为已经确定了是 Müller 细胞，或者可能是星形胶质细胞介导的，对近端视网膜 [K$^+$]$_o$ 变化的反应，例如

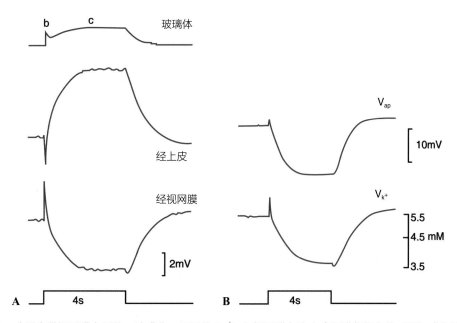

▲ 图 9-6　暗适应猫视网膜电图的 c 波成分：记录的 [K$^+$]$_o$ 和视网膜色素上皮顶膜超极化的（亚）成分及其相关性

刺激为 8.3log q deg^2/s^2 的 4s 闪光；A. 玻璃体 c 波由经上皮成分（TEP c 波）和经视网膜成分（慢 P Ⅲ）组成。在两个记录中都可以看到 b 波偏移。在神经视网膜中产生的 b 波电流在 RPE 和巩膜的大电阻上产生被动电压降；B. RPE 顶膜和视网膜下 [K$^+$]$_o$ 对与 A 部分相同刺激的反应，记录在单独的实验中。根尖膜电位是通过细胞内记录的基底膜电位减去经上皮电位得到的（图片经许可转载自 Steinberg RH，Linsenmeier RA，Griff ER. Retinal pigment epithelial cell contributions to the electroretinogram and electrooculogram. Prog Retin Res 1985；4：33–66.）

STR 和 PhNR（在后面的章节中描述）。

（三）视网膜色素上皮成分 Retinal Pigment Epithelial Component

RPE c 波是角膜的正电位，反映了 RPE 的 TEP 增加，RPE 是眼睛站立电位的主要组成部分。TEP 的存在是因为 RPE 细胞的顶端和基底膜被环绕细胞单层的高电阻紧密连接电隔离（R 膜）。TEP 等于顶膜电位（V_{ap}）和基底膜电位（V_{ba}）之差[43]。V_{ap} 通常比 V_{ba} 更为超极化，使 TEP 角膜呈阳性。在 c 波产生过程中，随着光照的增加，TEP 增加（甚至变得更为积极）。这是由顶膜的超极化和电流被动地分流到基底膜引起的，导致基底膜的（较小的）超极化和两个膜之间的电位差更大[43]。

正如对 Müller 细胞观察到的那样，顶膜的缓慢超极化，其 K^+ 电导和 RPE c 波有一个与视网膜下 $[K^+]_o$ 减少非常相似的时间过程[56]，如图 9-6 所示。在一种分离的 RPE 制剂中（仅改变了 $[K^+]_o$），Oakley 等[57] 证明 RPE c 波仅是由于 $[K^+]_o$ 减少所致。

（四）快速振荡谷 The Fast Oscillation Trough

FOT（通常由 EOG 测量）是角膜视网膜电位的变化，它与交替的光 / 暗刺激同时减少和增加。对应于 EOG 下降（波谷）的 dc-ERG 响应也被称为 FOT。FOT 对维持照明的响应遵循 c 波峰值，并且当出现光峰值时，它看起来是 c 波和光峰值之间的一个倾斜（图 9-5A）。

FOT 来源于神经视网膜和 RPE。它包括在光引起浓度降低后视网膜下 K^+ 重新累积时，Müller 和 RPE 细胞从其峰值极化中恢复。这种恢复可能比重新累积预测的要大，特别是对于 RPE 分量。光最初引起顶膜的超极化，增加了 TEP，然后产生延迟的基底超极化，降低了 TEP。这种 TEP 的额外降低是 FOT 角膜负电位的基础[43]。

基底膜超极化的离子机制涉及 Cl- 传导[58]。在人胎眼完整的 RPE/ 脉络膜中，Miller 实验室区分了两种基底膜 Cl- 通道：4, 4′- 二异硫氰基二苯乙烯 -2, 2′- 二磺酸（DIDS），可抑制的 Ca^{2+} 敏感 Cl- 通道；DIDS 和 5- 硝基 -2-（3- 苯基丙氨基）苯甲酸酯（NPPB）抑制环腺苷酸依赖性通道，将

其识别为囊性纤维化跨膜调节器（CFTR）通道[59]。在 CF 患者中，是 FOT 而不是光峰（见下文）降低，这意味着 CFTR 参与了 FOT 的生成。

（五）光峰值 The Light Peak

持续的光照会导致被称为光峰的 dc-ERG 中的驻波缓慢增加称为光峰值，可以被记录为 EOG 的缓慢振荡（图 9-6）。在包括猴子在内[43, 58] 的物种[47] 的视网膜内记录表明，这种角膜正电位完全源于 TEP 的增加（图 9-5A）。细胞内 RPE 记录定位于基底膜的缓慢去极化引起的基底膜 Cl- 电导的增加。在鸡 RPE 和人 RPE 细胞片中，DIDS[58, 59] 抑制了 Cl- 电导的增加，在小鼠中，光峰也依赖于 Cl- 电导，并由电压依赖的 Ca^{2+} 通道 CaV1.3 亚单位调节[60]。

尽管光峰电压源于 RPE 基底膜，但它是通过光感受器在神经视网膜中启动的[61]。光刺激导致 "光峰物质（light peak substance）" 浓度的变化，然后通过第二信使系统影响基底膜。"光峰物质" 和参与产生光峰的第二信使的身份尚未确定。尽管多巴胺影响了灌注猫眼的光峰[62]，但对雏鸡的研究并不支持它是 "光峰物质"[61]。肾上腺素也被认为是候选药物，与顶膜上肾上腺素能 α-1 受体结合的配体可能起作用[59]。环腺苷酸作为第二信使在光峰产生中被研究，但是如上所述，它可能参与了 FOT 的产生，而不是光峰的产生[59]。

五、a 波的起源 Origin of the a-Wave

图 9-7 显示了猕猴的暗适应和光适应闪光 ERG，这是研究人类反应起源的良好动物模型，如图 9-1 所示。暗适应 ERG 中的 a 波是最初的负波，它是对来自黑暗的强烈刺激（图 9-7，左上）的反应，主要是视杆驱动（暗视），但在闪光非常强烈时包含一个视锥贡献。当背景是视杆饱和时，a 波是视锥驱动的（光镜，右柱）。在暗适应和光适应条件下，a 波之后是主要起源于双极细胞的正向 b 波的上升[30]，如下所述。黑暗中的慢负波对最弱的刺激做出反应，称为 STR，它不是 a 波，而是由无长突细胞和（或）神经节细胞活动引起的。这是已知的，因为当受体后活性在药理学上被阻断时，

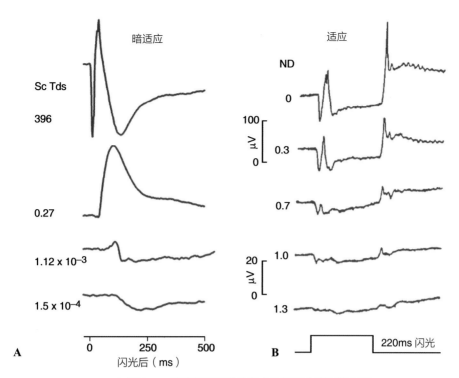

▲ 图 9-7　猕猴视网膜的暗适应和明适应视网膜电图

A. 对麻醉猕猴的暗适应全视野 ERG 进行了测量，以响应计算机控制发光二极管（LED）产生的短时间（< 5ms）黑暗闪光。两只眼 DTL 纤维的反应有差异。闪光强度在 6 对数单位范围内增加。对最弱刺激的反应是视杆驱动（暗视），而对最强刺激的反应是混合视杆 - 视锥反应；B. 使用 Burian-Allen 电极测量麻醉猕猴的光适应全视野 ERG。用中性密度（ND）滤波器控制刺激强度。刺激强度在 1.3 对数单位范围内增加到最大值，在 0 和 4.0log ph td 下持续 220ms 闪烁。刺激呈现在 3.3log sc td 的稳定视杆饱和背景上。20μV 校准条既适用于暗适应 ERG 对弱刺激的反应，也适用于光适应 ERG（左图经许可转载自 Robson JG, Frishman LJ. Dissecting the dark-adapted electroretinogram.Doc Ophthalmol 1998；95：187–215.；右图经许可转载自 Sieving PA, Murayama K, Naarendorp F. Push-pull mode of the primate photopic electroretinogram：a role for hyperpolarizing neurons in shaping the b-wave. Vis Neurosci 1994；11：519–32.）

STR 被消除[63, 64]。

（一）a 波作为锥杆受体电流的反射 The a-Wave as a Reflection of Rod and Cone Receptor Currents

对完整猫眼的早期视网膜内深度研究[13, 65] 发现，在 a 波的时间过程中，光感受器附近的信号最大。通过在猕猴视网膜中的微电极记录增强了 P Ⅲ 的受体起源，内层视网膜循环切断以抑制近端到视网膜光感受器的视网膜活动[66]。

Penn 和 Hagins[67] 在离体大鼠视网膜 CSD 分析中显示，光抑制了光感受器的循环（暗）电流，并提出这种抑制在 ERG 中被视为 a 波。图 9-8 提供了 Pugh 等[68] 所述感光层电流的示意图。图中显示，在黑暗中，受体外节段（receptor outer segment，ROS）中的阳离子通道（Na^+、Ca^{2+} 和 Mg^{2+}）打开，

电流流入 ROS（相对于 ECS 的电流汇），K^+ 从内节段（电流源）泄漏，产生偶极电流。偶极电流产生的角膜（和玻璃体）电位相对于视网膜巩膜侧为正。抑制暗电流会降低角膜的正电位，产生负向 a 波。与此观点一致，如图 9-9 所示，完整猕猴视网膜中的视网膜内记录和 CSD 分析具有局部电流源和电流汇，用于视网膜远端 1/3 的局部电位（对应于 a 波）[18]。

Hood 和 Birch[38] 试图将 ERG a 波前缘的时间历程直接与光感受器外节段对光的响应的前缘联系起来。他们证明了线性和非线性，即根据灵长类视杆细胞光感受器外节段电流的体外吸引电极记录得到的光感受器功能模型，可以很好地预测人类视网膜电图中 a 波前缘的饱和行为[69]。随后，Lamb 和 Pugh 建立了一个简化的光感受器反应前缘动力学模型（体外电流记录），该模型考虑了生化光传导级

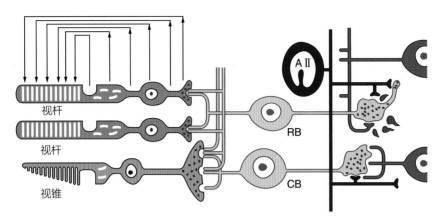

▲ 图 9-8　哺乳动物视网膜纵切面示意图，说明光感受器层中的循环电流如何产生细胞外视野电位，其中视网膜的玻璃体侧比巩膜侧具有更大的正电位

非常明亮的闪光会抑制光感受器周围的循环电流，导致玻璃体或角膜反应，相对于静止的预闪光基线为负。A. 无长突细胞；RB. 视杆双极细胞；CB. 视锥双极细胞（图片经许可转载自 Pugh EN Jr., Falsini B, Lyubarsky A. The origin of the major rod-and cone-driven components of the rodent electroretinogram and the effects of age and light-rearing history on the magnitude of these components. Photostasis and related phenomena. New York：Plenum Press；1998. p 93–128. ）

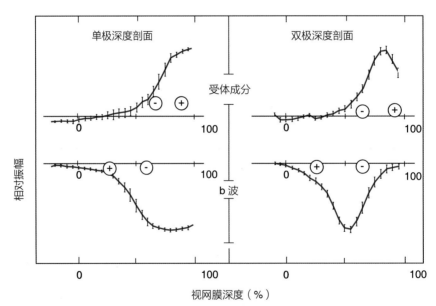

▲ 图 9-9　麻醉猕猴视网膜 a 波和 b 波的深度剖面和电流源密度

（左）使用视网膜内微电极参考前额的单极深度剖面图。（右）双极深度剖面图，使用尖端之间距离为 25μm 的同轴电极测量猕猴光适应视网膜电图的受体成分、b 波和 dc 成分峰值时间的视野电位振幅。加号和减号表示元件的电流源和电流汇，根据基于同轴电极记录和电阻测量的电流源密度分析计算得出。a 波源和波汇位于视网膜的远侧 1/4。b 波在外核层附近有一个大的波谷，分布的波源延伸到视网膜的玻璃体表面。曲线图表示 26 个穿透的方式（图片改编自 Heynen H, van Norren D. Origin of the electroretinogram in the intact macaque eye-Ⅱ. Current source-density analysis. Vision Res 1985；25：709–15. ）

联的阶段[70]。该模型可适用于强刺激产生的人 a 波的前缘，并已用于人视杆[36, 71]和视锥细胞光感受器[72]功能的无创研究。最近的分析表明，对强刺激产生的 a 波反映了与感光细胞的更近端区域相关的附加电流，包括外核层中的电容电流，在响应的前缘形成一个瞬间的"鼻形"峰，它会迅速松弛到光电流的水平[39]。

（二）a 波的接收后反应 Postreceptoral Contributions to the a-Wave

a 波（Granit's PⅢ）的受体起源[32]及类似时间进程的受体后效应已在药理学研究中阐明。在离体

视网膜（两栖类动物和人）的早期体外研究中，灌流液中的非特异性谷氨酸激动剂天冬氨酸抑制了所有受体后反应，并分离了 a 波，揭示了其在 b 波下的存在[51, 73]。我们对光适应 a 波及猕猴感光 ERG 其他波的感受器反应和感受器后反应的理解，通过 Sieving 和同事利用比天冬氨酸更特异的谷氨酸类似物来解剖视网膜电路的研究，特别是分别通过去极化和超极化双极细胞建立的开与关电路，极大地推进了猕猴的其他视敏 ERG 波（图 9-2）[33, 35]。他们在麻醉的猕猴体内注射一种 mGluR6 受体激动剂，2- 氨基 -4- 磷酸氨丁酸（ABP，L 异构体，又称 L-AP4），以阻断代谢性谷氨酸能神经传递到去极化（ON）双极细胞。这消除了对双极细胞的光诱发反应和来自视网膜上更多的近端细胞对 ON 通路的贡献。此外，他们注射顺式 -2，3- 哌啶二羧酸（PDA，或 kynurenic acid）来阻断视网膜中主要的离子型谷氨酸受体［α- 氨基 -3- 羟基 -5- 甲基 -4- 异噁唑啉丙酸（AMPA）和红藻氨酸受体］[74]。这些离子型受体被 PDA 阻断，介导信号传递到超极化（OFF）双极细胞和水平（Hz）细胞，及无长突细胞和神经节细胞的 OFF 和 ON 途径。这些实验的结果在图 9-10A 中示出了对视杆抑制背景上相当弱的刺激反应。在同一研究中，a 波振幅和刺激强度在更大范围内的相关函数在图 9-10B 中示出。a 波的振幅被 PDA（或 kynurenic acid，未示出）降低，但是 APB 不能降低 a 波振幅。图 9-10 还显示 PDA 具有类似于天冬氨酸或钴（Co^{2+}）的作用，Co^{2+} 用于阻断电压门控的 Ca^{2+} 通道，这是谷氨酸囊泡释放所必需的。

当在更广泛的刺激范围内评估 PDA 与 APB 对明视 a 波振幅的影响时，发现 PDA 敏感后受体神经元，而不是光感受器或来自 ON 通路的 APB 敏感贡献，为引起可测量 a 波的前 1.5 对数单位闪光强度产生前缘（图 9-10B）。当光感受器也存在时，OFF 通路和视网膜内部的受体后细胞继续对 a 波总振幅贡献 10～15μV。通过对 ERG 的分析，也证明了感受器后反应 a 波对处于警戒状态的人类的影响[75]。

在猴子身上也观察到了暗适应 a 波的受体后反应贡献[34, 76]。对于来自黑暗的弱到中等刺激，a 波主要由视杆信号控制，但强烈的闪光会引起混合视杆 - 视锥细胞 ERG，如图 9-11 所示的猕猴 ERG。因此，为了研究纯视杆驱动的反应，有必要将视杆 - 驱动和视锥 - 驱动对强刺激的反应分离开来，研究它们对 ERG 的相对反应。

从混合视杆 - 视锥响应中减去对相同刺激的孤立视锥 - 驱动响应，可以提取视杆 - 驱动响应。图 9-11 中的独立视锥 - 驱动响应（绿色三角形）是通过使用适应闪光短暂抑制视杆响应，然后测量适应闪光偏移后几百毫秒（300ms）内呈现的原始测试刺激的响应来获得的。灵长类动物的视锥 - 驱动反应在大约 300ms 内恢复到完全振幅，而视杆 - 驱动反应至少需要 1s，这使得分离视锥 - 驱动反应成为可能[34]。

PDA 对猕猴孤立视杆细胞 -a 波的影响如图 9-12 所示，可用于一系列刺激强度[34]。a 波的大部分前缘在对最弱刺激的反应中被消除（图 9-12A），并且在闪光后 15ms 后出现的大部分前缘在对较强刺激的反应中被去除（图 9-12B），甚至对于饱和反应的刺激（未显示）。当 APB 和 PDA 一起注射时，为了消除残留在双极细胞上的影响（图 9-13B），P Ⅲ 早期的形状可以看到形成一个鼻峰，通常被 PDA 去除的负向信号和 APB 去除的 b 波所遮蔽（图 9-12C）。

PDA 不仅阻断了信号向超极化的双极细胞和水平细胞的信号传递，而且阻断了向内层视网膜无长突细胞和神经节细胞的信号传递。为了检测 PDA 对 a 波的影响是由于非双极细胞或更多的近端细胞，有必要选择性地抑制无长突和神经节细胞的活性。这是使用 N- 甲基 -D- 天门冬氨酸（NMDA）进行的，因为只有近端视网膜神经元具有功能性 NMDA（离子型谷氨酸）受体。结果（未示出）在暗适应 ERG 与单独 PDA 后相似，表明大多数暗适应 a 波的视杆驱动的感受后反应来自视网膜近端，而不是来自 OFF 双极细胞的反应。

（三）光感受器反应的时间历程 The Timecourse of the Photoreceptor Response

在正常 ERG 中，a 波的前缘是光感受器反应的唯一可见部分。为了观察光感受器反应的整个时间过程，有必要去除受体后的贡献，如下图对 ERG 所做的药理学研究（图 9-11 和图 9-12）。然而，这

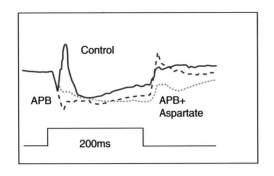

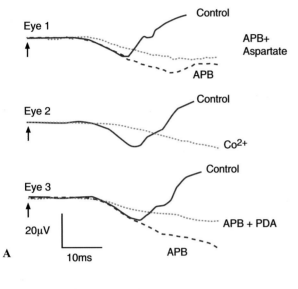

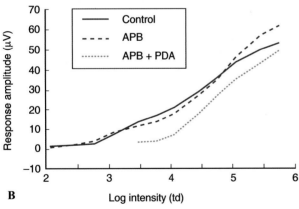

◀ 图 9-10 Postreceptoral contributions to the a-wave of the macaque electroretinogram (ERG)

(A) Comparison of the effects of 2-amino-4-phosphonobutyric acid (APB:1 mM vitreal concentration) and APB + cis-2, 3−piperidine dicarboxylic acid (PDA: 5 mM) with those of aspartate (50 mM) and cobalt (10 mm, CO^{2+}) on the photopic ERG a-wave of three different eyes of two anesthetized monkeys. The inset at the top shows the response of eye number 1 to the 200-ms stimulus of 3.76 log td (2.01 log cd/m²) on a steady background of 3.3 log td (1.55 cd/m²). The a-waves for eyes 1, 2, and 3 were all in response to the same stimulus. For this stimulus, most of the small a-wave (10μV) that was elicited was postreceptoral in origin. In the clinic the a-wave elicited by brief flashes often is larger, 20μV or more, and therefore also will include several microvolts of photoreceptor contribution, as shown in part B. (B) Stimulus response function (V log I plot) of the photopic a-wave of the macaque measured at times corresponding to the a-wave peak in the control responses (filled circles). Amplitudes after APB (open circles) and after APB + PDA (triangles) were measured at the same latency as the trough of the control a-waves measured at the same stimulus intensity. The points are connected by solid lines. In this figure, as in part A, APB had no effect on the a-wave amplitude. In contrast, PDA reduced the amplitude, and the postreceptoral contribution was maximally between 10 and 15μV, about 50% of a 20μV a-wave, but less than 25% of a saturated a-wave of about 65μV. (Reproduced with permission from Bush RA, Sieving PA. A proximal retinal component in the primate photopic ERG a-wave. Invest Ophthalmol Vis Sci 1994;35:635–45.)

样的操作是有创性的，并且不能消除可能存在的慢 P Ⅲ 和 c 波。另一种方法是利用 Pepperberg 和同事[78] 开发的成对闪光技术，在活体内获得光感受器反应。图 9–13 所示为猕猴对相同强度的三种刺激产生的感光反应（下方）和完整的 ERG 反应。这种衍生反应的时间过程与猕猴的单个光感受器外节段在体外的电流记录相似，尽管它在体内 ERG 中比在体外稍早达到峰值。然而导出响应的振幅相当大，可能是光电流预期的 2 倍。导出响应的大振

幅可能发生，因为导出响应的方法使用饱和 a 波的"鼻峰"部分中的测量（图 9–12C），这反映了除了外节段电流之外，还有来自光感光器更近端区域的电流[39]。

六、b 波的起源 Origin of the b-Wave

角膜正 b 波，即 Granit's P Ⅱ，是暗适应弥漫闪光 ERG 的最大组成部分。普遍认为，b 波的神经元发生器主要是去极化（ON）的双极细胞[30, 31, 79, 80]。

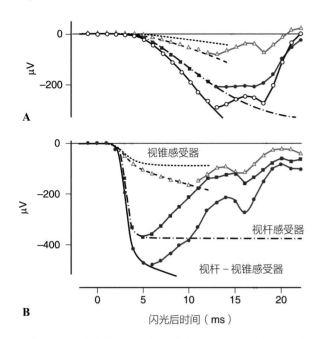

▲ 图 9-11　猕猴的暗适应视网膜电图，显示混合锥杆 a 波和两种刺激强度的测量（符号）和建模（符合 a 波前缘的实线）的单独成分

麻醉猕猴对 188 sc td/s（57 ph td/s）的短暂蓝色发光二极管闪光的反应（A）和对 59 000 sc td/s（34 000 ph td/s）的氙白色闪光的反应（B）。在这两部分中，最大的响应（开环图 A，实心红色圆圈图 B）是整个混合视杆 - 视锥 a 波。限制在前缘的黑色实线显示了模拟的混合视杆 - 视锥响应。第二大响应是（孤立的）视杆细胞驱动响应（红色填充符号图 A，蓝色符号图 B）；穿过前缘的黑点 - 虚线是模拟的视杆光感受器贡献。第二个到最小的响应（绿色符号）是（孤立的）视锥细胞驱动响应，包括后接收贡献。穿过前缘的黑色虚线显示模型视锥细胞驱动响应。最小响应（黑色虚线）是基于后顺式 -2，3- 哌啶二羧酸（PDA）发现的视锥细胞光感受器对视锥细胞光感受器的贡献。考虑到动物的 8.5mm 瞳孔，（A）部分的刺激强度约为 1 cd s/m²，即比国际视觉临床电生理学会 3 cd s/m² 的标准闪光强度（视锥细胞）低约 3 倍，（B）部分的刺激强度约为 2000 倍。ISCEV 还建议混合视杆 - 视锥细胞 ERG 闪烁 10 cd s/m² 和 30 cd s/m²（图片改编自 Robson JG，Saszik SM，Ahmed J，et al.Rod and cone contributions to the a-wave of the electroretinogram of the macaque. J Physiol 2003；547：509–30.）

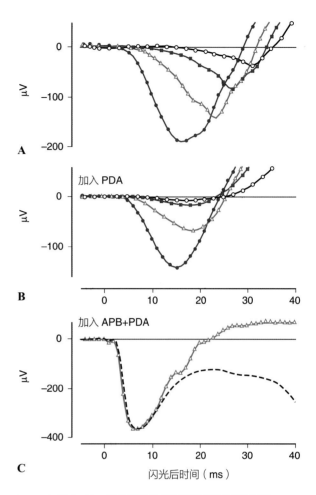

▲ 图 9-12　视杆驱动的暗适应猕猴视网膜电图

麻醉猕猴的视杆驱动反应是从混合的视杆 - 视锥 ERG 中减去孤立的视锥驱动反应后得到的。在（A）和（B）玻璃体腔注射顺式 -2，3- 哌啶二羧酸（PDA）（4mM）之前和之后，显示了一系列刺激能量（15.8～509 sc td/s）的视杆驱动反应。比较而言，加入 PDA 和 2- 氨基 -4- 磷酸氮丁酸（APB）后残留的 ERG 如 C 部分所示。刺激为 59 000 sc td/s 的氙白色闪光，并且在该记录中没有去除视锥信号。C 部分中的控制响应用绿线表示，后 PDA+APB 用黑色虚线表示（图片 A 和 B 改编自 Robson JG，Saszik SM，Ahmed J，et al. Rod and cone contributions to the a-wave of the electroretinogram of the macaque. J Physiol 2003；547：509–30；图片 C 来自未发表的数据）

APB（L-AP4）与双极细胞上的 mGluR6 受体结合，在筛分等实验中去除了视锥 -b 波，在包括灵长类动物在内的一些物种中也去除了暗适应 b 波[30, 80]。b 波不存在，导致负 ERG（图 9-12C）。阴性负 ERG 也发生在具有完全先天性静止性夜盲症（complete congential stationarg night blindness，CCSNB）的患者和小鼠模型中，这些突变导致 ON 双极细胞中信号转导级联的崩溃[81, 82]，但对于

Müller 细胞的贡献也存在实验支持，可能是由于双极细胞去极化引起的 K⁺ 电流，特别是有时超过反应前缘，如下所述。

解决双极细胞和 Müller 细胞在产生 b 波中的作用一直很困难。早期的视网膜内深度记录显示视网膜内 b 波呈负向性，在视网膜远端、靠近外丛状层（OPL）处有一个（负）峰值，在内层核层（INL）振幅变化最大[13, 65]。这些结果表明，b 波是由电流

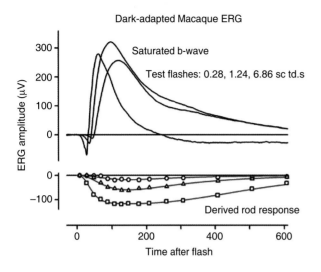

▲ 图 9-13 Dark-adapted electroretinogram response of the anesthetized macaque monkey to three different test stimulus strengths (0.28, 1.24, and 6.86 sc td/s) and the derived rod photoreceptor response for each test stimulus. The photoreceptor response was derived using the paired-flash approach of Pepperberg et al.,[78] in which a rod-saturating probe flash follows a test flash at fixed intervals after its onset, and the residual response of the probe is subtracted from the probe alone to derive the rod receptor response at each time point (data points). The model lines used modifications of equations from Robson et al.[34](From Frishman LJ, Robson JG, unpublished observations.)

通过作为偶极子的径向定向电池产生的。双极细胞是唯一一个横跨内核层（INL）的径向定向神经元，Müller 细胞是径向定向胶质细胞。

（一）Müller 细胞假说 Müller Cell Hypothesis

青蛙视网膜[83]记录的 b 波 CSD 剖面图显示了一个 OPL 电流汇和一个几乎一直从 OPL 延伸到玻璃体表面的电流源，这也见于猴视网膜（图 9-9）[18]。由于汇和源的广泛径向扩散，假设 Müller 细胞产生 b 波电流，Miller 和 Dowling[84]发现两栖动物 Müller 细胞反应的细胞内记录类似于对相同刺激的 b 波反应。然而，对 [K+]。和 Müller K+ 电导局部变化的研究并不完全符合 Müller 细胞假说。

利用视网膜内 K+ 选择性微细胞仪对光诱发 [K+]。鱼类[85]、两栖动物[20, 86]和兔[21]视网膜局部变化的测量显示，光开始时 OPL 中只有少量短暂的 [K+]。增加，可能来自双极细胞上的树突。Müller 细胞

假说要求 OPL 中有大量的汇活动[87]。相反，在光刺激的开始和结束时强的持续的内丛状层（IPL）[K+]。的增加[87]。近端 [K+]。的大幅度增加也反映了无长突细胞和神经节细胞的激活，并且现在被认为对 Müller 细胞或星形胶质细胞介导的视网膜近端起源的 ERG 成分（如 M 波、STR 或 PhNR）有很大的贡献。

如上文关于空间缓冲的章节所述，Müller 细胞膜对 K+ 的选择性通透性和 K+ 电导的不均匀分布（图 9-3）为 K+ 从 [K+]。高的突触层向 [K+]。低的区域虹吸提供了机会。在无血管化视网膜物种，如两栖动物和兔玻璃体附近的 Müller 细胞末端具有超过 90% 的 K+ 电导，如纽曼实验室（Newman lab）对酶法分离的 Müller 细胞进行 K+ 喷发的研究所示（图 9-14），K+ 通过在突触区域内的强烈内向整流 Kir 通道进入 Müller 细胞将主要从玻璃体末梢退出，其中 K+ 电导仅微弱整流（图 9-3）[28]。OPL [K+]。增加可以建立一个电流环路，一直延伸到玻璃体表面。IPL [K+]。的增加将有助于相同的电流环路，除了双极细胞依赖的 b 波之外，还产生了玻璃体阳性的近端产生的电位。然而，如上所述，[K+]。中 OPL 的增加很小，因此没有预测 ERG 中记录的大 b 波。

相反，在有血管化视网膜的物种中，如小鼠和猴子，K+ 电导虽然在末端高，但在靠近毛细血管的 INL 中最大。猫视网膜下间隙附近 K+ 电导最大（图 9-14）。在这些具有血管化视网膜的物种中，由于近端 [K+]。的增加而产生的 Müller 细胞电流有助于远侧定向电流环路（如慢 PⅢ），从而产生角膜负电位（如 M 波或负 STR），而不是正 b 波。

（二）ON 双极细胞作为 b 波发生器的研究 ON Bipolar Cells as the Generator of the b-Wave

用 Ba2+ 阻断 Kir 通道的实验并没有支持 Müller 细胞产生 b 波的假说。虽然 Ba2+ 阻断慢 PⅢ[48]及其他与 Müller 细胞 K+ 电流相关的反应，在青蛙[88]和兔 CSD 的研究中[23, 54, 88, 89]，只有与视网膜内 M 波相关的近端汇源活动被 Ba2+ 去除。至少 2/3 的 OPL 汇源被保留下来，并且参与产生 b 波的 IPL 源被增强。这些结果表明，主要的 b 波发生器是双极细胞

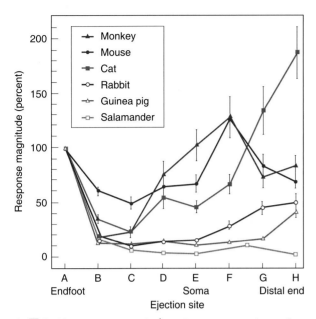

▲ 图 9-14 **Distribution of K⁺ conductance over the surface of enzymatically dissociated Müller glia cells**

The magnitude of depolarizations in response to focal K⁺ ejections is plotted as a function of ejection location along the Müller cell surface. Responses are normalized to response magnitude at the endfoot. In species with avascular retinas (salamander, rabbit, guinea pig), K⁺ conductance is largest at the endfoot. In vascularized species, conductance is largest nearer the cell soma and retinal capillaries (mouse, monkey) or at the distal end of the cell (cat). (Reproduced with permission from Newman EA. Distribution of potassium conductance in mammalian Müller (glial) cells: a comparative study. J Neurosci 1987;7:2423–32.)

本身。

1. 哺乳动物暗视 b 波（PⅡ）Scotopic b-Wave（PⅡ）in Mammals

哺乳动物视网膜对弱刺激的暗视 ERG 反应，反映了敏感的初级视杆回路的活动，包括视杆细胞、主要中间神经元、视杆双极细胞、无长突细胞、视锥双极细胞终末和神经节细胞（图 9-2）。由于电路简单，无长突细胞和神经节细胞的作用在药理学上被抑制，孤立的 b 波（Granit's PⅡ）反映视杆双极细胞的反应，要么直接作为双极细胞电流，要么通过 Müller 细胞 K⁺ 电流从双极细胞流出。只有在强烈的刺激下，下方的感光细胞 PⅢ 才是 ERG 中的一个重要因素。图 9-15A 显示了从四只正常 C57BL/6 小鼠体内记录的 ERG 中，对弱刺激做出反应而从药理学上分离出的 PⅡ。玻璃体内注射抑制性神经递质 γ- 氨基丁酸（GABA），可以抑制视网膜内的

电活动 [31, 90]。其还包括利用弱适应背景抑制非常敏感的 STRs 从人类 ERG 中分离的 PⅡ [91]。分离的 PⅡ 反应叠加在小鼠视网膜切片中的多个贴片电极，电流记录的平均值上制备视杆双极细胞对类似刺激视杆细胞的反应。ERG 和单细胞电流的时间过程非常相似，支持孤立 PⅡ 反映视杆双极细胞活动的观点。如果 Müller 细胞电流产生了 PⅡ，由于在 ECS 中积累 K⁺ 所需的时间，信号会相对于切片中记录的双极细胞反应延迟。

从药理学上分离的猫 PⅡ（图 9-15B）显示出类似于小鼠在其上升期的反应，但恢复到基线的时间更慢。如图 9-15B 所示，可以将猫对短暂闪光的 PⅡ 反应分析为快速成分和慢速成分，这是快速成分的低通过滤版本。图 9-15B 的插图显示，玻璃体腔内的 Ba²⁺ 消除了反应的缓慢部分，这一部分在时间过程中与模拟的缓慢成分非常相似组分，但没有改变快速组分，说明双极细胞电流提供了猫 PⅡ 的起始阶段，而 Müller 细胞电流则在后续的阶段起作用。虽然慢成分（对短暂闪光的反应）的振幅比快成分低，但两条曲线下的面积相似。随着刺激持续时间的延长，如早期研究 b 波起源时所用的刺激，这两种来源对 ERG 的贡献大约相等 [85]。猕猴 PⅡ 的药理学分离，也显示出与猫相似的波形 [3]。

2. 视锥细胞驱动的 b 波 Cone-Driven b-Wave

通常在存在视杆细胞抑制背景的情况下，测量明视 ERG。在暗适应条件下测得的视杆 b 波和在光适应条件下测得的视锥 b 波在猫视网膜 [92, 93] 和猴视网膜上的深度分布相似，表明这两种反应的起源相似。但在明视 ERG 中，涉及去极化视锥细胞而不是视杆双极细胞。

Sieving 和同事 [33, 35] 用谷氨酸类似物在与研究 a 波的实验相同的一系列实验中研究了猴的视杆 b 波的起源。图 9-16 显示了在 APB 注入玻璃体腔（眼 1，左侧）之前和之后，猕猴对长时间闪光的明视 ERG 反应。APB 去除了双极细胞上作为发生器的瞬态 b 波（尽管在这些研究中没有消除胶质细胞介导的可能性）。然而，当 PDA 首先注射到另一只眼睛（眼 2，右侧）时，为了去除非通路（和水平细胞抑制反馈），显示出一个更大和更持久的 b 波。这些发现表明，视锥 b 波的正常瞬态性质是由于更

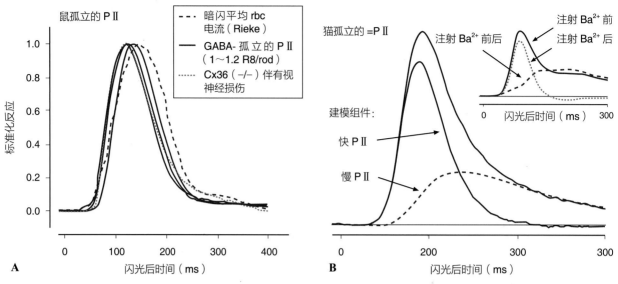

▲ 图 9-15　小鼠、猫和人的暗适应视网膜电图的视杆双极细胞成分（PⅡ）

A. 小鼠视网膜切片（图片由 F.Rieke 提供）斑片记录的视杆双极细胞电流与人类分离的 PⅡ（弱光适应）的比较，通过玻璃体腔注射 γ- 氨基丁酸（GABA：32～46mM），从 6 只 C57BL/6 小鼠的 ERG 中分离 PⅡ，另外从一只 Cx36（−/−）缺乏神经节细胞的小鼠中分离 PⅡ，并进行暗视阈值反应。B. 药物分离的猫 PⅡ（通过视网膜内阻滞）。该反应被分析成一个快速成分，提出是突触后电流的直接反映，而慢速成分，即低通过滤版本的快速成分，被认为是 Müller 细胞的反应，主要贡献于反应的尾部。Müller 细胞成分的鉴定得到了如下观察结果的支持（如插图所示），即用于阻断 Müller 细胞 Kir 通道的 Ba^{2+} 玻璃体腔注射移除了总 PⅡ反应的类似部分。对于更强烈的刺激，为了分离双极细胞反应，还需要去除潜在的负（感光）PⅢ信号（图片 A 由 Cameron AM, Mahroo OA, Lamb TD. Dark adaptation of human rod bipolar cells measured from the b-wave of the scotopic electroretinogram. J Physiol 2006；575：507–26. 许可复制；图片 B 由 Robson JG, Frishman LJ. Dissecting the dark-adapted electroretinogram. Doc Ophthalmol 1998；95：187–215 许可复制，并且来自 LJ Frishman 和 JG Robson 未发表的观察）

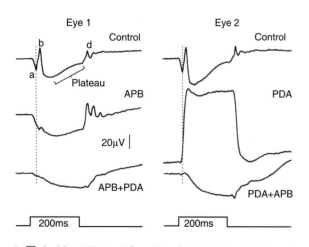

▲ 图 9-16　Effects of 2-amino-4-phosphonobutyric acid (APB) and cis-2,3-piperidine dicarboxylic acid (PDA) on the light-adapted photopic electroretinogram of a monkey's two eyes

Drugs were given sequentially, APB followed by PDA for eye 1, and PDA followed by APB for eye 2. The vertical line shows the time of the a-wave trough in the control response. The 200-ms stimulus was 3.76 log td (2.01 log cd/m²) on a steady rod-saturating background of 3.3 log td (1.55cd/m²). (Reproduced with permission from Bush RA, Sieving PA. A proximal retinal component in the primate photopic ERG a-wave. Invest. Ophthalmol Vis Sci 1994;35:635–45.)

长期的去极化双极细胞响应的截断。这种截断是由于（PDA 敏感）与双极细胞对 ERG 的贡献［推 - 拉效应（push-pull effect）[28]］相反极性的非通路反应和通过双极细胞信号的（PDA 敏感）水平细胞抑制的某种组合。无论是先 APB 后 PDA，还是先 PDA 后 APB，都消除了所有受体后活性，单独的光感受器反应是相似的。

七、d 波的起源 Origin of the d-Wave

d 波是发生在明视 ERG 中的光偏移处的正向偏转，当光步延长时最容易看到。在哺乳动物中，d 波在松鼠的全视锥视网膜中非常突出，如图 9-17 中对长时间刺激的反应所示。在猴视网膜中，由于 d 波是视杆和视锥的混合物，当刺激持续时间延长时，d 波虽然不那么突出，但很容易识别（图 9-1 和图 9-9）。尽管 d 波已经在哺乳动物的暗视 ERG 中被描述过，但它们可能不是"真正的"d 波，如下面所描述的，包括来自视锥光感受器偏移和 OFF

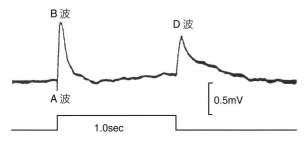

▲ 图 9-17　松鼠全视锥视网膜对 1s 光阶的反应。在光线适应的条件下，在角膜接触镜电极和前额上的电极之间进行记录

图片经许可转载自 Arden GB, Tansley K. The spectral sensitivity of the pure-cone retina of the grey squirrel（Sciurus carolinensis leucotis）. J Physiol 1955；127：592–602.

视锥双极细胞在光偏移处的去极化的强烈影响。在以视杆细胞驱动为主的猫视网膜电图中，Granit[32] 称之为 "d 波"。小的正偏斜只在非常强烈和长时间刺激的抵消作用下发生，在这种情况下，视杆受体电位的衰减表现为一个小的正偏斜，在光的抵消作用下，P II 的负向偏移随之发生。

对猴视网膜的视网膜内分析表明，角膜 d 波代表了视锥受体电位的快速正向偏移和 b 波负向偏移的组合 [16, 66]。尽管上述灵长类 ERG 的早期研究没有确定双极细胞是 d 波的主要贡献者，但最近使用玻璃体腔注射谷氨酸类似物的研究表明，这些细胞提供了反应的重要部分 [35, 94]。图 9-10 和图 9-16 都表明，阻断双极细胞反应的 PDA 降低了 d 波，当出现大的 b 波时完全消除了 d 波。PDA 的作用不是通过 NMDA 阻断内层视网膜细胞来复制的，而内层视网膜细胞也会受到 PDA 的影响，证实了非双极细胞本身的作用。PDA，但不是对内层视网膜细胞的阻断，也消除了 b 波下降期或之后在猴和人类短暂的闪光 ERG 中出现的一个小的正波，称为 "i 波"[95]。

明视山 Photopic Hill

通过测量 b 波峰值振幅获得的刺激反应函数，以响应在一系列增加的刺激强度范围内的短暂闪光，具有特征性的倒 "U" 形。更具体地说，Peachey 等 [96] 观察到，b 波振幅随着刺激强度的增加而增加，直到达到峰值，然后随着刺激强度的增加而减小。这个功能后来被 Wali 和 Leguire 称为 "明视山（photopic hill）"[97]。刺激－反应功能的一个

模型表明，该功能的正峰是由来自通路上的饱和 b 波[98] 和来自通路外的早期 d 波相加形成的。这一点已经在猕猴谷氨酸类似物的实验中得到证实[99]。

八、明视快速闪烁 ERG 的起源 Origin of the Photopic Fast-Flicker ERG

快速闪烁 ERG（名义上是 30Hz 闪光）被用来研究人类的视锥驱动反应，因为视杆驱动反应通常对快速闪烁没有反应。多年来，人们认为人类（或猕猴）对快速闪烁刺激的视觉 ERG 反应主要反映了视锥光感受器的反应。然而，药理学解剖研究表明，临床上所见的快速闪烁反应大多是在全场刺激（或局部刺激）下产生的。

Bush 和 Siving[100] 使用谷氨酸类似物选择性地去除受体后的 ON 和 OFF 通路反应，正如在 a 波、b 波和 d 波研究中所做的那样。玻璃体腔注射 ABP 以消除 b 波留下的延迟闪烁反应，反映 OFF 双极性的贡献。当同时使用 APB 和 PDA 时，闪烁响应几乎被消除。从这类实验中，他们得出结论，通常产生 b 波和 d 波的后收波室是快速闪烁响应的有力贡献者。在猕猴进行的进一步实验更深入地研究了在大范围的脉冲频率和刺激条件下，ON 和 OFF 通路的相互作用[101]。当 ON 和 OFF 通路被抵消时，人和猕猴的振幅都在 12Hz 左右下降，并在 50Hz 左右达到峰值。其他研究表明，内层视网膜对闪烁反应的贡献很小，尤其是对反应的二次谐波成分的贡献，这种贡献来自于神经节和可能是无长突细胞的 TTX- 敏感钠依赖性尖峰活动的强烈输入[102]。

九、多焦点 ERG 的起源 Origin of the Multifocal ERG

多焦视网膜电图（multifocal electroretinography，mfERG）是由 Sutter 和 Tran[103] 开发的一种在短时间内（如 7min）同时记录多个焦点反应的方法，以获得一个小 ERG 的顶焦图阵列。因为平均小信号所需的时间，从视网膜的许多不同焦点区域记录 ERG 是不切实际的。通用 mfERG 刺激是一个六边形阵列（如 64 或 103 个六边形，在中央视野 30°～40° 以上）。对比地，根据预定的随机 "m- 序列" 在视觉显示监视器的帧速率，每一个六边形反

向的标准模式中，CRTS 频率为 75Hz，LCD 显示频率为 60Hz。在任何给定时间，每一个六边形都有 50% 的机会成为光或暗。所有六边形的 m– 序列是相同的，除了一个特定的和唯一的延迟（"帧数"），在引发每一个六边形的序列时，通过一个相关的方法使局部产生响应的提取。由此产生的对快速变化刺激的"一阶（first-order）"焦点 ERG 看起来与整合较长时间响应的全视野闪光 ERG 相似，但不相同。mfERG 通常是在明视条件下记录下来的，黄斑中心凹反应很大，并且有助于检测在全视野 ERG 中无法检测到的局部功能变化，例如在黄斑营养不良中发现局部变化。

在猕猴玻璃体内注射谷氨酸类似物、APB 和 PDA 的实验表明，尽管 mfERG 和全视野闪光 ERG 不同，但两种类型 ERG 的主要正负波的细胞起源基本相同[104]。实验的结果显示在图 9–18 中。从实验中可以看出，在人体反应中 mfERG，当空白帧被插入到每 100mm 或 200mm 的闪光灯中时，包括 OPs 在内的一个完整的 ERG 可以在下一个 m-frame 之前形成。对于这一慢序列 ERG，在猕猴身上的实验再次得出了类似于全视野闪光 ERG 的刺激源，并为 Sutter 和 Bearse[105-107] 提出的与 mfERG 中视神经头成分相关的棘波依赖性振荡活动提供了一些证据。

十、视网膜近端 ERG 波 ERG Waves From Proximal Retina

（一）近端负反应的起源与 M 波 Origin of the Proximal Negative Response and the M-Wave

近端负反应（proximal negative response，PNR）是一种近视网膜内记录的光诱发场电位，被 Burkhardt[108] 命名并最完整地描述。PNR 由一个陡峭的负转换在起始和结束时的电流组成，并在一个小的光点中心的 IPL 上设置微电极。它可以记录在脊椎动物视网膜的一个范围内，包括猫[109] 和灵长类[110]。PNR 对跨视网膜 ERG 的贡献很小，因为视网膜内对小斑点的反应最大，它将通过相邻的低电阻视网膜区域分流，而这些区域没有被光激活。

M 波就像 PNR，是一种光诱发场电位，记录在近端视网膜中的微电极响应于一个小的井中心点的发作和偏移，但它比 PNR 有一个较慢的时间序列。

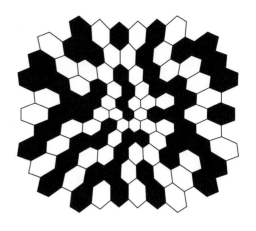

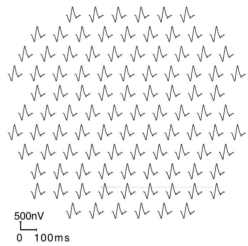

500nV
0 100ms

A

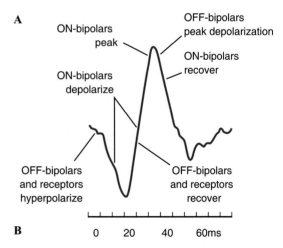

ON-bipolars peak

OFF-bipolars peak depolarization

ON-bipolars recover

ON-bipolars depolarize

OFF-bipolars and receptors hyperpolarize

OFF-bipolars and receptors recover

B   0   20   40   60ms

▲ 图 9–18 **Major components of the multifocal electroretinogram (mfERG)**

(A) mfERG trace array (field view) using 103 hexagons scaled with eccentricity and covering about 35° of visual angle, as illustrated above the traces. (B) Model for the retinal contributions to the human mfERG based on results from the macular region of a macaque after pharmacologic separation of components. (Reproduced with permission from Hood DC, Frishman LJ, Saszik S, et al. Retinal origins of the primate multifocal ERG: implications for the human response. Invest Ophthalmol Vis Sci 2002;43:1673–85.)

M 波最初在两栖动物的研究中被描述[87]，但也在猫[23, 92]中被识别，如图 9-19 所示。

在可以记录 M 波和 PNR 的视网膜（两栖动物和猫）中，PNR 被认为是近端视网膜反应的瞬时神经元生成部分，而较慢的 M 波反映 Müller 细胞中的空间缓冲电流，这是由于 K^+ 从同一近端神经元释放而产生的[23, 87]。如图 9-19 所示，对于猫，在近端视网膜记录的 $[K^+]_o$ 的变化显示了与同时记录的场电位相似的时间段。在离体两栖类视网膜中，Kir 通道阻断剂 Ba^{2+} 仅对光诱发神经活动（PNR）和近端视网膜 $[K^+]_o$ 增加有轻微影响，但它阻断了 M 波和 K^+ 空间缓冲电流[25]。在图 9-19 中示出了完整猫视网膜中[25]相似的结果。注意，玻璃体腔内 Ba^{2+} 注射后，近端 $[K^+]_o$ 增加更大，但在对照记录中未见更多远端增大。这与 Ba^{2+} 空间缓冲电流的阻断是一致的，该空间缓冲电流通常将 K^+ 从近端视网膜移到远端细胞外汇，那里有较低的 $[K^+]_o$。

局部 M 波对视网膜电图的贡献很小。当使用周期性刺激（如刺激视网膜大区域的光栅图案）时，M 波的贡献可能更大。Sieving 和 Steinberg[111] 显示 M 波被调谐到与猫视网膜内模式 ERG（pattern ERG, PERG）的最佳空间频率的条宽度相似的光斑直径。近端视网膜对 ERG 的贡献也可以通过使用

全视野刺激来增强。

（二）明视负反应的起源 Origin of the Photopic Negative Response

与 PNR 和 M 波对视网膜 ERG 的贡献最小不同，从近端视网膜到全视野刺激的负向反应存在于包括猫、猴和人在内的多种物种的角膜 ERG[40, 63, 92, 93, 112–114]。这些反应被称为 PhNR 和 STR，是由类似于上述 M 波机制产生的。

PhNR 是明视 ERG 中的一个负向行波，它发生在 b 波对短暂闪光的反应之后，又发生在 d 波对长闪光的反应之后。它在灵长类动物中比在啮齿动物中更为突出。在人类和猴子中，PhNR 被认为反映了视网膜神经节细胞的峰值活动[113, 114]。如图 9-20 所示，在实验性青光眼的猕猴眼睛（也在注射 TTX 后）[113] 和原发性开角型青光眼的人类中，PhNR 降低。它在其他一些影响视网膜和视神经的疾病中也会减少。PhNR 的慢时程提示神经胶质受累，可能是通过 Müller 细胞中或视神经中的星形胶质细胞中的 K^+ 电流，这些细胞是由于神经节细胞的突起而增加的。在猫视网膜内微电极记录中，视神经及其周围与 PhNR 同时程的局部信号最大，Ba^{2+} 干扰了猫的 PhNR，表明胶质细胞参与了反应的产生

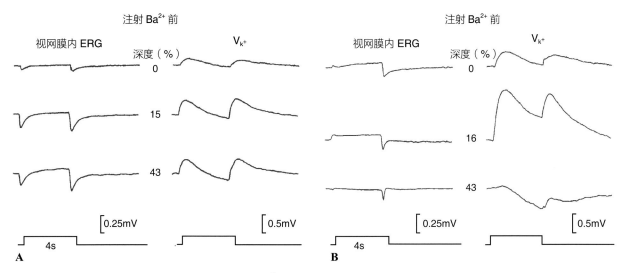

▲ 图 9-19 **Ba^{2+}** 对光适应猫视网膜 M 波的影响

玻璃体腔内氯化钡（$BaCl^{2+}$，3mM 玻璃体浓度）对光适应视网膜场电位深度分布和 $[K^+]_o$ 变化的影响。在注射（A）$BaCl^{2+}$ 之前和注射（B）$BaCl^{2+}$ 之后 30～60min 进行记录。刺激是一个小点（直径 0.8°），稳定的背景光为 10.5 log q deg²/s，闪光光为 11.6 log q deg²/s。ERG. 视网膜电图（图片改编自 Frishman LJ，Yamamoto F，Bogucka J，et al. Light-evoked changes in $[K^+]_o$ in proximal portion of light-adapted cat retina. J Neurophysiol 1992；67：1201–12.）

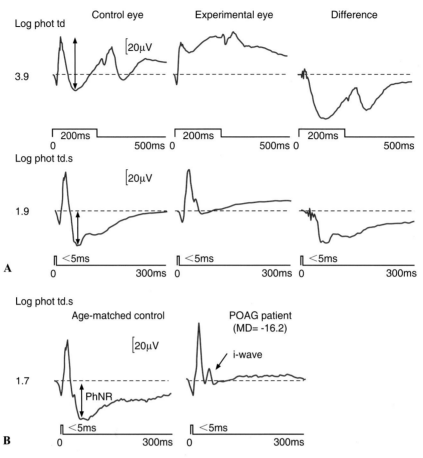

▲ 图 9-20 **Photopic negative response (PhNR) in macaque monkey and human in normal and glaucomatous eyes**
(A) Full-field flash electroretinogram (ERG) showing the PhNR of a macaque in response to long (top) and brief (middle) red light-emitting diode (LED) flashes on a rodsaturating blue background (3.7 log sc td) from the control (left) and "experimental" (middle) fellow eye with laser-induced glaucoma, and the difference between control and experimental records (right). Arrows mark the amplitude of the PhNR. The mean deviation (MD, static perimetry, C24-2 full threshold program) for the experimental eye was −2.65 dB. (B) Full-field flash ERGs of an age-matched 63-year-old normal human subject and a patient with primary open angle glaucoma (POAG) under similar stimulus conditions to those used above for monkeys. The MD (static perimetry, C24-2 full threshold program) for the patient's eye was −16.2 dB. (Panel A adapted from Viswanathan S, Frishman LJ, Robson JG, et al. The photopic negative response of the macaque electroretinogram: reduction by experimental glaucoma. Invest Ophthalmol Vis Sci 1999;40:1124-36, with permission. Panel B adapted from Viswanathan S, Frishman LJ, Robson JG, et al. The photopic negative response of the flash electroretinogram in primary open angle glaucoma. Invest Ophthalmol Vis Sci 2001;42:514-22.)

（Viswanathan 和 Frishman，未发表的观察）。

如果闪光足够强，可以在白色背景上用白色闪光诱发 PhNR。然而如图 9-20 所示，蓝色背景上的红色 LED 闪光灯用于 ERG，在更广泛的刺激强度范围内引发 PhNR。红色闪光可以使减少神经节细胞反应的光谱对立性最小化，而使用蓝色背景抑制视杆细胞，同时使 L- 视锥信号的光适应最小化[7]。黄色背景上的蓝色刺激可以使光谱对立性最小化，也是很好的刺激。相对于其他主要的视网膜电图成分，PhNR 可以增强，并且当使用黄斑区域的焦点刺激时，PhNR 可以支配视网膜电图[115-117]。

（三）与模式 ERG 的关系 Relation to the Pattern ERG

PERG 是目前最常用的无创性视网膜神经节细胞活性检测方法。这是一些微伏的小反应，由一个条形光栅或棋盘格图案的对比反转引起，显示一些空间调谐，与神经节细胞起源一致。在平均亮度不变的模式刺激下，产生 a 波和 b 波的线性信号抵消，只留下非线性（主要是二次谐波）信号。视神经切断导致神经节细胞丢失，PERG 被消除[118]。它被广泛应用于临床研究，评估青光眼和其他内层视网膜疾病患者的神经节细胞功能（见 Holder[117]、Bach 和 Hoffmann[116] 的评论）。

PERG 可以记录为对低反转频率（1～2Hz）的瞬态响应，也可以记录为对更高频率（即 8Hz）的稳态响应。对于模式刺激的 1～2Hz 反转，正波发生在每个反转的大约 50ms 内（P_{50}），负波 N_{95} 在大约 95ms 时达到最大值。N_{95} 在青光眼眼中经常降低（对较小的 P_{50} 反应的影响是不一致的）。由于 PhNR 与 N_{95} 具有相似的内隐时间，Viswanathan 等[119] 比较了实验性青光眼和 TTX 对猕猴两种反应的影响，发现两者的影响相似，表明它们是共同的视网膜起源。此外，对于给定的刺激频率（2Hz 或 8Hz）的 PERG 波形，可以通过将均匀视野的起始和偏移处的 ERG 相加来模拟，PhNR 在 N_{95} 的产生中起着重要的作用。最近使用谷氨酸类似物和模拟物的研究发现，通径和断径对瞬时 PERG 的贡献相等，但通径支配 8Hz PERG[120]。

鉴于 PhNR 和 PERG 的相似起源，PhNR 可能具有优于 PERG 作为近端视网膜功能障碍的临床指标的一些优点。在适当的刺激条件下，PhNR 的反应要大得多，它不需要屈光矫正，而且与 PERG 相比，它受眼内屈光介质混浊的影响要小得多。

（四）暗视阈值反应的起源 Origin of the Scotopic Threshold Response

对于黑暗中非常微弱的闪光，接近人类的心理生理阈值[33, 90]，小的负（n）和正（p）STR 支配了大多数哺乳动物的 ERG 研究。这种反应比 b 波（或 a 波）更敏感，在较低的光照水平下比任何一种成分都饱和，因此得名[63]。如图 9-7 所示，对于猴子和人类来说，刺激开始时的 nSTR 支配着对最弱刺激的暗适应的慢反射闪光 ERG。nSTR 与暗视 a 波不同，尽管它在光照水平下可以表现为"假 a 波"，在药理学上可以通过抑制视网膜内部活动来消除[121, 122]。由于视网膜回路中的视杆细胞信号的会聚增加了内层视网膜神经元产生的反应增益，因此 STR 对刺激的反应远弱于那些引起远部产生的 ERG 波的刺激。

最初观察到 nSTR 比 PⅡ（INL）在猫[63] 的内

层深度分析研究中更接近（IPL）的生成，如图 9-21 所示，在弱刺激下，在近端视网膜中记录的场电位在刺激的持续时间内是负的，并在光偏移后缓慢返回基线。对于弱到不能诱发 PⅡ 的刺激，nSTR 在视网膜中段发生了极性反转，在视网膜中段和远端形成了一个正向信号。这种反转提示近端的源和反转点远端有一个汇点（见下面的 Müller 细胞机制的描述）。对于较强的刺激，视网膜中、远侧的逆 nSTR 被 PⅡ 所取代，而后支配 ERG。在图 9-21 中可以看到近端视网膜 STR 的起始时间和时间序列与猫玻璃体 ERG 的负 STR 的相似性。

nSTR 也可以用药物制剂（GABA、甘氨酸或 NMDA[30, 90, 121]）从 PⅡ 中分离，以抑制近端双极细胞的无长突和神经节细胞的反应。这些药物去除 STR，但不去除 PⅡ（图 9-15）。相反，APB 消除了暗视 b 波（PⅡ）和 STR，这表明如果视杆电路不再由视杆双极细胞介导，STR 将不会产生（图 9-2）。

在 STR 阴性的动物的暗视 ERG 中也有同样敏

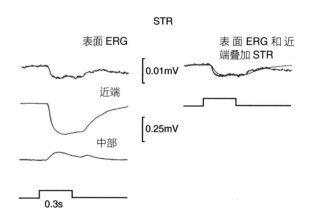

▲ 图 9-21 暗视阈值反应（scotopic threshold response, STR）在 b 波阈值（PⅡ）以下的低刺激强度下支配视网膜内记录和视网膜电图

在左侧，最上面的痕迹是视网膜表面 25μm 处记录的表面 ERG，最下面的两个痕迹是近端视网膜（约 6% 视网膜深度）和反向 STR（约 50% 视网膜深度）的记录。右侧，视网膜近端记录的标度 STR 叠加在视网膜电图表面，以显示反应的相似性。对于表面电图，为了减少杂散光的影响，玻璃体内的一根导线被微电极所参照。这使得远离视网膜内信号记录位置的视网膜区域对视网膜电图的贡献最小。ERG. 视网膜电图（光斑直径，9.9°；光斑照度，4.8 log q deg²/s）（图片改编自 Sieving PA, Frishman LJ, Steinberg RH. Scotopic threshold response of proximal retina in cat. J Neurophysiol 1986; 56: 1049–61.）

感的阳性 STR[40, 90]。因为 pSTR 很小并且与 nSTR 极性相反，所以很容易在 ERG 中被抵消。在图 9-7 中的暗适应猕猴 ERG 中可以看到这种情况。对于最弱的刺激，nSTR 的延迟开始是由于 pSTR 的存在，其在早期略大于 nSTR。作为对高出约 1 个对数单位的刺激的反应，pSTR 依赖于正在出现的 P Ⅱ作为早期的正电位。消除 nSTR 的大多数药理学药物也会消除 pSTR[40, 90]。例如，NMDA 消除了猕猴 ERG 中的 nSTR 和 pSTR，以获得如图 9-7 中两个最弱刺激所见的反应（Frishman，未发表的观察）。

pSTR、nSTR 和 P Ⅱ对暗适应猫 ERG 的贡献的线性模型如图 9-22 所示。该模型假设每个 ERG 成分最初与刺激强度成比例上升，然后以一种特征性的方式饱和，这在哺乳动物视网膜的单细胞记录及众多研究中的视网膜电图 a 波和 b 波中都有证明。只有当包含一个小的 pSTR 时，该模型才能在给定的"固定"时间对弱刺激做出准确的预测。该模型在图 9-22 中与短暂的全视野闪光（< 5ms）后 140ms 测得的响应相吻合，这是猫暗视 ERG 的 nSTR 峰值。类似的模型已经应用到鼠[90] 和人类 ERG 中[40]。

1. K+Müller 细胞产生 STR 的机制 K+ Müller Cell Mechanism for Generation of the STR

像 M 波一样，STR 与 Müller 细胞对近端视网膜神经元释放的 [K+]。反应有关。在猫的内层视网膜研究中，观察到 [K+]。的近端增加，与同时记录的局部 STR 有明显的相似性：从光诱发近端 [K+]。增加的"阈值"到饱和的动态范围与场电位相似，两个反应的视网膜深度最大值是相同的[22, 54]。产生 nSTR 的 [K+]。增加（和在初始 STR 之后的玻璃体 ERG 中的缓慢负反应）的致病作用得到了研究结果的支持（图 9-23），Ba2+ 去除 ERG 中的近端视网膜场电位和 nSTR，但最初并没有消除光诱发的 [K+]。增加。nSTR 的角膜负极性表明存在远端定向的 Müller 细胞 K+ 电流（类似于血管化猫视网膜中的 M 波和 P Ⅲ 电流）。如上所述，对于光适应的 M 波，在暗适应的视网膜中 Ba2+ 似乎也阻止了 Müller 细胞的 K+ 虹吸。当相关场电位被消除时，近端 [K+]。的增加保持不变，而远端 [K+]。的增加被 Ba2+ 消除。

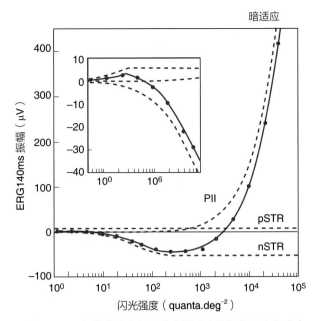

▲ 图 9-22 为猫暗适应视网膜电图反应的振幅，在负暗电位阈值反应的最大负电性（nSTR）短暂闪光后测量 140ms。曲线图为正凸阈值响应（pSTR）、nSTR 和 P Ⅱ 的模型曲线。显而易见，pSTR 在 Vmax 处陡然上升为线性函数，而 nSTR 的指数饱和定义为：

$$V = V_{max} [1 - exp(-I/I_o)]$$

其中 V_{max} 为最大饱和振幅，I_o 为 $(1-1/e) V_{max}$ 振幅的强度，而 P Ⅱ 采用的双曲线关系定义为：

$$V = V_{max}I (I + I_o)$$

其中 V_{max} 含义相同，I_o 为 $V_{max}/2$ 振幅的强度。插入部分表示 pSTR 和 nSTR 在使用的最低光水平。（1 q deg² 相当于约 −7.5log sc cd m²/s）。ERG. 视网膜电图（图片改编自 Frishman LJ, Robson JG. Processing，adaptation to environmental light. In：Archer SN, Djamgoz MBA, Loew ER, et al.，editors. Adaptive mechanisms in the ecology of vision. Dordrecht：Kluwer Academic.; 1999. p. 383–412.）

2. STR 的神经元起源 Neuronal Origins of the STR

参与 nSTR 和 pSTR 发生的神经元是无长突细胞还是神经节细胞取决于物种。在猴子中，nSTR 可能主要来自神经节细胞。在实验性青光眼[112] 和玻璃体腔注射 TTX 阻断这些神经元的 Na+ 依赖性兴奋活动而导致神经节细胞被清除的眼中，pSTR 保持完整。相反，在猫和人[122] 及啮齿动物[3] 中，nSTR 并没有被神经节细胞丢失所消除，因此可能是更多的无长突细胞为基础的。在啮齿动物中，pSTR 依赖于神经节细胞的完整性。Müller/glial cell 介导的 ERG 成分的一个特点是其慢时程。神经胶

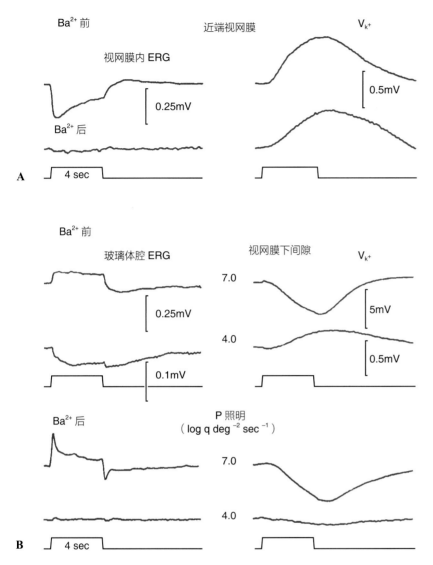

◀ 图 9-23　Ba²⁺ 对猫眼电视网膜图中眼电阈值反应和 b 波的影响

A. 玻璃体内 Ba²⁺（BaCl₂，3.9mM 玻璃体内浓度）对视网膜内 STR 和 K⁺ 相关负性反应的影响，在 10% 视网膜深度测量的近端视网膜内 $[K^+]_o$（V_{K^+}）的光诱导减少，在 17% 视网膜深度测量的 K⁺ 变化峰值附近。在 Ba²⁺ 前测顶反应，在 Ba²⁺ 注入后 56min 测底反应。B. 玻璃体腔 BaCl₂（3.9mM 玻璃体腔浓度）对 STR 和玻璃体腔 ERG（左侧）慢负向反应的影响，同时记录视网膜下间隙 $[K^+]_o$ 的变化。用双管 K⁺ 敏感微电极测量玻璃体内注射 Ba²⁺ 前后近端视网膜暗适应反应的振幅及近端和远端视网膜 $[K^+]_o$ 的光诱发增加。ERG. 视网膜电图（图片经许可转载自 Frishman LJ，Steinberg RH. Light-evoked increases in $[K^+]_o$ in proximal portion of the dark-adapted cat retina. J Neurophysiol 1989；61：1233–43.）

质细胞介导的 nSTR 在猫中最为直接，但在所有物种中，神经胶质细胞介导的时间进程都很慢。神经胶质介导可能解释跨物种的 nSTR 的时间进程的相似性，而不考虑产生响应的近端 $[K^+]_o$ 局部变化的神经元类型。

（五）振荡电位的起源 Origin of Oscillatory Potentials

ERG 的振荡电位（oscillatory potentials，OPs）由一系列高频、低振幅的小波组成，主要叠加在 b 波上，这些小波是在强烈的刺激下产生的。OPs 是在光和暗适应条件下出现的，由视杆驱动信号和视锥驱动信号共同作用[123]。图 9-4 中 ISCEV 标准中人类的混合视杆 - 视锥 ERG 显示了至少 4 个 OPs，

可以用 75Hz 的低频截止滤波器提取。OPs 起源于感受器后，在没有 RPE 的情况下出现在孤立的视网膜中[73]。由闪光引起的 OPs 的数量在 4～10 变化，这取决于物种和刺激条件。此外，OPs 的时间频率也不同。图 9-24 示出了猕猴（上图）的明视闪光 ERG。通过过滤响应以提取高频信号，可以看到频率约为 150Hz 的至少五个操作。

OPs 是在近端视网膜产生，已经形成共识。关于它们的起源，有三个重要而尚未解决的问题：①所有的行动都有相同的起源吗？②哪些细胞产生 OPs？③生成操作涉及哪些机制？

1. 所有的 OPs 都有相同的来源吗 Do All the OPs Have the Same Origin?

在两栖动物中，早期的研究已经完成，不同的

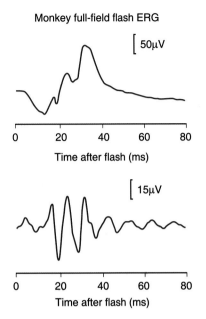

Monkey full-field flash ERG

50μV

Time after flash (ms)

15μV

Time after flash (ms)

▲ 图 9-24 **Full-field flash photopic electroretinogram of a macaque monkey (top) and the oscillatory potentials (OPs) extracted from these records. Filtering was between 90 and 300Hz for OPs that occurred between 100 and 200Hz. The stimulus was a xenon flash presented on a rod-saturating blue background.**

Adapted from Rangaswamy NV, Hood DC, Frishman LJ. Regional variations in local contributions to the primate photopic flash ERG: revealed using the slow-sequence mfERG. Invest Ophthalmol Vis Sci 2003;44:3233–47.

行动并不都有相同的起源。离体蛙视网膜的深度剖面显示，反应中最早的 OPs 出现在 IPL 附近，而后来的 OPs 出现在更远的位置，可能在 INL。对两栖动物视网膜，Wachmeister[124] 的研究还发现，早期 OPs 被 GABA 拮抗剂、多巴胺拮抗剂氟哌啶醇、β-丙氨酸和亚稳态 P 抑制，而晚期 OPs 被甘氨酸拮抗剂马钱子碱和乙醇抑制。

在灵长类动物中，使用视杆和视锥系统引起的刺激的视网膜内的研究在不同的 OPs[44, 125] 的深度分布中没有发现差异。考虑到视网膜内电路的复杂性，深度分布的相似性不一定意味着在所有情况下都涉及相同的神经元。例如，在对短暂刺激的明视闪光 ERG 反应中，灵长类和其他哺乳动物的主要 OPs 对 APB 敏感，表明其起源于 ON 通路，但后来的 OPs 和光偏移起源于 OFF 通路[105, 126]。这样的差异可能导致 IPL 内部深度分布的差异，IPL 是由外层的 OFF 亚层和内层的 ON 亚层构成。

阻断内层视网膜活动的药物，如甘氨酸和γ-氨基丁酸，可以像 PDA[105] 一样清除哺乳动物中的 OPs，但没有报道其对特定 OPs 的作用。另一方面，IPL 中一个主要 GABA 受体 GABA$_c$ 受体的基因缺失增强了 OPs[127]。

2. 哪些细胞产生 OPs Which Cells Generate the OPs?

上述观察表明，无长突细胞或在某些情况下，视网膜神经节细胞参与了 OPs 的产生。兔 ERG 的研究表明起源于远端的近端进展，晚期但不是早期的 OPs 从尖峰细胞输入[126]。神经节细胞在 OPs 的产生中的作用一直存在争议，关于神经节细胞丢失对 OPs 的影响的报道不一致。在 Ogden 对灵长类动物的研究中，视神经切断导致神经节细胞变性和 OPs 消失，对视神经的逆向刺激降低了 OPs 振幅[125]。此外，在灵长类动物中，使用具有慢序列的多焦范式诱发的视觉 ERG 允许 OPs 的形成，TTX 和实验性青光眼均能去除或减少 OPs 的高频带，同时影响低频带的频率较小[105, 106]。在灵长类动物中，在完全光照条件下，高频 OPs（中心频率约为 150Hz，> 100Hz）可能反映神经节细胞轴突的活动及 ERG 的视盘成分的表现。在视杆信号也参与的情况下，神经节细胞的贡献可能不那么显著。在其他哺乳动物中，TTX 敏感的 OPs 可能是晚期的。

3. OPs 的产生涉及哪些机制 What Mechanisms Are Involved in Generating OPs?

(1) 神经元相互作用：抑制性反馈电路。通常提出两种机制来产生 OPs：神经元相互作用 / 反馈电路与细胞固有的膜特性，这两种机制都与无长突细胞有关。抑制性反馈机制的理由是 GABA 和甘氨酸受体的参与，它们在内层视网膜部的反馈回路中很突出。内层视网膜神经元间的缝隙连接也可能参与前馈机制。

(2) 神经元胞内反应中的 OPs。在许多不同种类的视网膜细胞内记录中，在感光细胞、水平细胞或双极细胞的反应中很少观察到高频振荡。相反，在无长突细胞的记录中观察到膜振荡，特别是在海龟和鱼的视网膜中。例如，如图 9-25 所示，从白鲈视网膜分离出的 GABAergic 宽视野 AC 对外源性去极化反应产生振荡膜电位，对于强去极化反应达

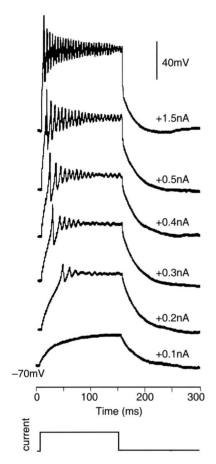

▲ 图 9-25 **Oscillatory potentials of isolated wide-field amacrine cells in the white perch retina**

Oscillatory membrane potentials (OMPs) were elicited by depolarizing current steps of increasing amplitude obtained in whole-cell recordings from isolated amacrine cells that were maintained in culture. The duration and frequency of the OMPs increased with depolarization. Voltage traces are shifted vertically for visibility. Bottom: application of depolarizing pulse. The magnitude of depolarizing current is indicated with each trace. Holding potential was –70mV. (Reproduced with permission from Vigh J, Solessio E, Morgans CW, et al. Ionic mechanisms mediating oscillatory membrane potentials in wide-field retinal amacrine cells. J Neurophysiol 2003;90:431–43.)

到 100Hz 以上。对这些细胞中振荡膜电位产生机制的分析表明，它们是 "电压依赖性 Ca^{2+} 电流与电压依赖性和 Ca^{2+} 依赖性 K^+ 电流之间复杂的相互作用" 引起的[128]。

总之，人们一致认为高频 OPs 起源于视网膜内部。确切的细胞起源可能取决于物种和刺激条件。它们产生的机制尚未解决，有证据表明反馈回路的参与及无长突细胞的内在膜机制有关。

十一、结语 Closing Remarks

随着我们对视网膜微电路、细胞和突触机制的了解增加，本章回顾了关于视网膜电图的电发生的越来越具体的信息。由于对视网膜电图的广泛研究，利用它来评估视网膜功能在各个层面上都是可行的，包括从视网膜电图到视神经，也可以参阅其他关于这一主题的最新评论[3, 129–131]。表 9–1 和表 9–2 总结了我们目前对标准和专门测试中记录的视网膜电图起源的理解。不断完善的刺激、方案和分析将进一步增强这种无创工具在实验室和临床上的作用。

表 9–1　标准临床试验中引起闪光和闪烁视网膜电图（ERG）的视网膜细胞

a 波	□ 光感受器 □ 暗适应 a 波：视杆细胞；光适应：视锥细胞 □ OFF 视锥（超极化）双极细胞（HCB）和更多近端细胞在离体通路后晚期的感受器贡献
b 波	□ 双极细胞 □ 暗适应 b 波，视杆双极细胞（RBC） □ 光适应 b 波，ON 视锥（去极化双极细胞：DCB），OFF 视锥双极细胞，通过视锥细胞的水平（Hz）细胞反馈
d 波	□ 双极细胞 □ 主要是一种光适应反应：视锥外双极细胞，视锥内光感受器偏移，视锥内双极细胞偏移 □ d 波在小鼠和大鼠中不存在
振荡电位（OPs）	□ 无长突细胞和神经节细胞，双极细胞终末
"30Hz" 快速闪烁	□ 双极细胞 □ ON 视锥和 OFF 视锥双极细胞，小视锥细胞光感受器的贡献

表 9–2 专门测试的视网膜电图（ERG）的视网膜细胞

暗阈响应	内层视网膜神经元
pSTR	□ 无长突细胞（猴）视网膜神经节细胞（啮齿动物）
nSTR	□ 视网膜神经节细胞（猴） □ 部分视网膜神经节细胞（大鼠和人？） □ 无长突细胞（A Ⅱ）（小鼠） □ 部分无长突细胞（大鼠、人） □ 胶质电流
明视负性反应（PhNR）	□ 视网膜神经节细胞（人和猴） □ 无长突细胞，可能还有神经节细胞（啮齿动物） □ 胶质电流
模式 ERG（PERG）	□ 视网膜神经节细胞（人、猴和鼠） □ 胶质电流（瞬时 PERG：N95，N2？）
多焦视网膜电图	□ 最初的负波和正波与近视 ERG 中的 a 波和 b 波有相似的起源（猴，并可能是人类）

临床电生理学
Clinical Electrophysiology

第 10 章

Yozo Miyake　Kei Shinoda　著

在这一章中，我们描述了各种临床电生理测试的方法和价值，以及它们如何在视网膜疾病的诊断、发病机制分析、预后评估和了解潜在遗传学方面发挥作用，并使用了几个临床案例。我们还证明了局灶黄斑视网膜电图（ERG）和多焦视网膜电图（mfERG）在特定疾病中的作用，这些疾病的影响区域仅限于视网膜的某个区域。在最近的临床电生理史上，通过对电生理结果的分析，确定了几个新的临床病变。本章还将讨论这些新疾病。

一、标准全视野 ERG Standard Full-Field ERG

（一）刺激和记录装置 Stimulus and Recording Devices

人类的 ERG 记录在角膜上，由全视野刺激引起，是细胞在整个视网膜上产生的质量反应。为了在反应中获得可重复的振幅和内隐时间，刺激和背景光应该是均匀的并覆盖整个视网膜，因此所有的受体都以相对均匀的方式被刺激或适应。全视野刺激仪，或称 Ganzfeld，就是这样一种刺激。它由一个大直径（40cm）半球穹顶（见第 9 章，视网膜电图）和一个放置在穹顶顶部的氙频闪灯泡组成。该

刺激系统已被国际临床视觉电生理学会标准委员会
［International Society of Clinical Electrophysiology for
Vision（ISCEV）Standards Committee］[1] 推荐用
于获取国际临床 ERG 记录。

ERG 是用角膜电极记录的，通常指同侧外眦或
颞窝的表面参考电极。常用的电极[2] 包括 Burian-
Allen 和 ERG jet，它们都是接触镜电极、金箔、
Dawson-Trick-Litzkow（DTL）和 H-K 环电极，都
是非接触式的。代表性电极如图 10-1 所示。

（二）刺激强度与 ERG 反应及成分的关系 Stimulus Intensity Versus ERG Responses and Components

1. 暗视条件 Scotopic Condition

图 10-2 显示了在暗适应 1h 后，通过增加正常
受试者的刺激强度而引起的全视野 ERG。相对较弱
的刺激强度引起的 ERG 显示在左侧，较强的刺激
强度引起的 ERG 显示在右侧。对于弱刺激和强刺
激的 ERG，振幅和时间的校准是不同的。最大刺激
亮度（0 log 单位）为 44.2cd/（m² · s）。

在左侧，暗视阈值反应（scotopic threshold
response，STR）[3]，角膜负波，首先记录在 -8.2 个
对数单位，高于心理物理学阈值约 0.6 个对数单
位。在发育 b 波掩蔽之前，STR 的最大振幅约为
20μV。STR 近阈值的内隐时间（implicit time）约为

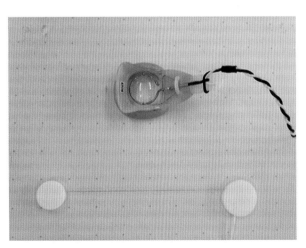

▲ 图 10-1 典型的视网膜电图记录电极

（顶部）Burian-Allen 电极：一种带有开睑器的接触镜电极，最
大限度地减少眨眼和眼睑闭合的影响。（底部）Dawson-Trick-
Litzkow（DTL）电极：一种通常位于穹窿下的导电聚酯薄膜线，
它与下方球结膜或角膜缘接触。圆点表示 10mm 的距离

160ms，内隐时间随刺激强度的增加而减小。STR
起源于视网膜神经元，这些神经元是光感受器突触
后的（见第 9 章，视网膜电图）。

b 波在强度为 -5.8 对数单位时首次出现。随着
刺激强度的增加，振幅增大，内隐时间缩短。b 波
的振幅基本上在 -3.4 对数单位处饱和。在高于 -0.8
对数单位的强度处，OPs 在 b 波的上升段上变得清
晰可见。a 波最初出现在 -1.7 对数单位，随着刺激
强度的增加而逐渐增加。

如第 9 章（视网膜电图的电发生）所述，许多
研究表明，在黑暗中记录的全视野 ERG 的 a 波是
光感受器电位的前缘[4]。b 波间接起源于视网膜中
层的双极细胞和 Müller 细胞[5]。在人类中，OPs 被
视为一系列 3~4 个间隔约为 6.5ms 的节律小波[6]。
最好的实验证据表明，OPs 反映视网膜内反馈突触
回路的活动，代表无长突细胞对 b 波的抑制或调节
作用[7]。

2. 明视条件 Photopic Condition

在一个正常受试者中刺激强度引起的明视短
闪光 ERG 在图 10-3[8] 中示出，在较低的刺激强
度下，b 波的振幅随着刺激的增加而增加，直到在
3 log cd/m² 的刺激强度下达到最大值。刺激强度的
进一步增加导致 b 波振幅的逐渐减小。由于 b 波振
幅随刺激强度变化的曲线呈倒 U 型，这种现象被称
为明视峰现象（photopic hill phenomenon）[9]。

（三）明闪光混合锥 - 杆细胞 ERG Bright Flash Mixed Rod-Cone ERG

在黑暗适应 30min 或更长时间（图 10-2 中为
0 对数单位）后，用明亮闪光记录的 ERG 显示混
合视锥 - 视杆细胞反应，可提供视网膜病理的可变
信息，具有重要的诊断价值。我们的印象是，大约
70% 的 ERG 信息可以通过对混合视锥 - 视杆细胞
ERG 的评估获得。五种不同类型的混合视锥 - 视杆
细胞 ERG 如图 10-4 所示。

1. 正常 Normal

正常类型显示 a 波、b 波和 OPs。在规律的刺
激强度范围内，b 波的振幅总是大于 a 波的振幅。
正常 ERG 可见于限局性黄斑功能不全、视神经疾
病、中枢神经系统疾病所导致的弱视等。即使整个

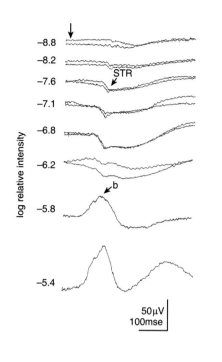

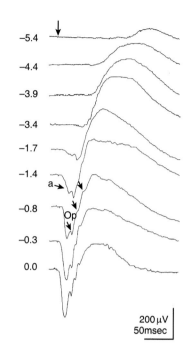

◀ 图 10-2　The full-field elec-troretinogram (ERG) elicited by increasing stimulus intensities recorded from a normal subject after 1 hour of dark adaptation

The left column shows responses elicited by relative low intensity and the right by relative high intensity. Note that the calibration differs for the ERGs in the two columns. Arrowheads indicate the stimulus onset. STR, scotopic threshold response; b, b-wave; a, a-wave; Op, oscillatory potentials. (Reproduced with permission from Miyake Y, Horiguchi M, Terasaki H, et al. Invest Ophthalmol Vis Sci 1994;35:3770–5.)

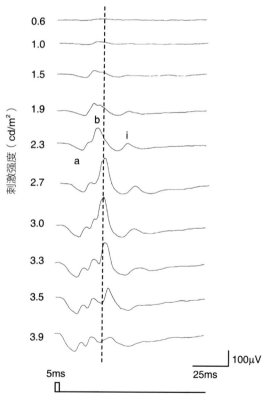

▲ 图 10-3　正常受试者不同刺激强度引起的明视性短暂闪光视网膜电图

刺激持续时间为 5ms，恒定背景光照为 40cd/m²。垂直虚线表示30ms。b 波振幅随着刺激强度的增加而增加，直到 3.0cd/m²。它随着刺激强度的进一步增加而减少。当 b 波振幅与刺激强度成反比时，它呈倒 U 形，这种现象被称为明视峰现象（图片经许可转载自 Kondo M, Piao CH, Tanikawa A, et al. Japn J Ophthalmol 2000；44：20–8.）

视网膜在检眼镜下异常，如风疹性视网膜病变或女性携带者的眼白化病或无脉络膜症（图 10-5），ERG 也基本正常。

2. 选择性异常振荡电位 Selectively Abnormal Oscillatory Potentials

OPs 异常意味着振幅减小或内隐时间的延迟，或两者兼而有之。在糖尿病视网膜病变[10, 11]（图 10-6）早期或视网膜轻度循环障碍（如视网膜中央静脉阻塞）中观察到选择性 OPs 异常。

3. 亚正常 Subnormal

所有成分的振幅近似减小到相同程度，形成亚正常 ERG。a 波减弱表明光感受器功能异常。相对早期的视锥 - 视杆细胞营养不良可能显示低于正常的 ERGa。这种模式也见于光感受器局部损伤的患者，如限局性视网膜脱离或限局性视网膜变性。全视野 ERG 的振幅与视网膜的功能面积成正比。譬如视网膜脱离的程度与 ERG（图 10-7）比较时，这一规律是明显的。这一原理在接受全视网膜光凝（PRP）治疗糖尿病视网膜病变的患者中也得到了证实。PRP 术后视网膜电图成分振幅降低 40%～45%，但 b 波与 a 波的比值（b/a）变化不明显[11]。当玻璃体积血使屈光介质模糊，眼底不可见时，视网膜脱离的存在与否是术前重要的评价指标。通过结合视网膜电图和超声检查，可以区分完全脱离的视网膜

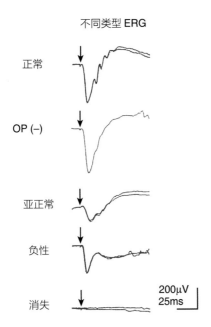

不同类型 ERG

正常

OP (−)

亚正常

负性

消失

200μV
25ms

▲ 图 10-4　五种不同类型的混合视锥 – 视杆视网膜电图
OPs（−），振荡电位选择性降低；亚正常，a 波和 b 波衰减程度
大致相同；负，b 波的振幅小于 a 波的振幅；消失，没有可识别
的 a 波或 b 波

和致密的玻璃体膜，如图 10-8 所示。当视网膜电图可记录时，即使振幅很小，玻璃体腔内的厚膜也不是完全脱离的视网膜，而是玻璃体膜。

4. 负性的 Negative

负 ERG 显示 b 波振幅小于 a 波振幅（b/a 比值＜ 1.0）。如上所述，在正常人中，b 波的振幅总是大于 a 波的振幅。一个正常的 a 波和一个减少的 b 波将缺陷定位到光传输后过程。ERG 阴性对视网膜疾病有一定的预后或诊断价值。

(1) 预后价值：在获得性视网膜疾病中，ERG 阴性可见于严重的视网膜循环障碍，如视网膜中央动脉阻塞或增殖性糖尿病视网膜病变。在视网膜中央静脉阻塞中，缺血型视网膜电图比非缺血型视网膜电图更常呈阴性，表明 b/a 比值可以作为评价视网膜中央静脉阻塞预后的一个重要指标[12, 13]。图 10-9 所示的患者最初正常，但后来较低，b/a 比值导致 ERG 呈阴性结构[11]。荧光素血管

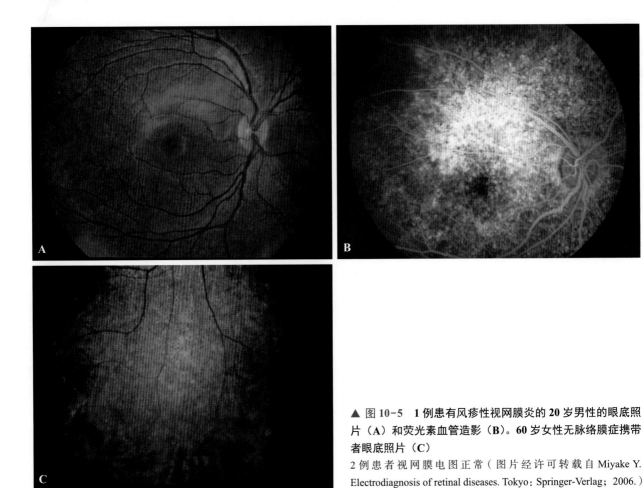

▲ 图 10-5　1 例患有风疹性视网膜炎的 20 岁男性的眼底照片（A）和荧光素血管造影（B）。60 岁女性无脉络膜症携带者眼底照片（C）
2 例患者视网膜电图正常（图片经许可转载自 Miyake Y. Electrodiagnosis of retinal diseases. Tokyo：Springer-Verlag；2006.）

造影从非缺血模式演变为缺血模式，显示广泛的非灌注区域。

当大量玻璃体积血阻碍了增殖性糖尿病视网膜病变患者的检眼镜检查时，就很难预测玻璃体切除术后的视力结果。在这些眼睛中，ERG 的振幅可能因各种因素而显著降低：糖尿病视网膜病变、早期 PRP 和玻璃体积血引起的病理改变。如前所述，PRP 在不改变 b/a 值的情况下降低了 ERG 波幅[11]。由于大多数糖尿病合并玻璃体积血患者都接受过 PRP，仅用波幅很难预测玻璃体切除术后的预

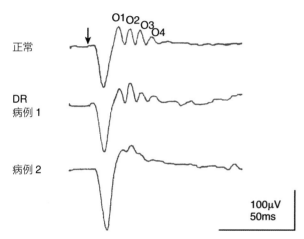

▲ 图 10-6　正常人（顶部）和 2 例糖尿病视网膜病变（DR）患者全视野视网膜电图的振荡电位
振荡电位具有延迟的内隐时间（例 1）或降低的振幅（例 2）（图片经许可转载自 Miyake Y. Electrodiagnosis of retinal diseases. Tokyo：Springer-Verlag；2006.）

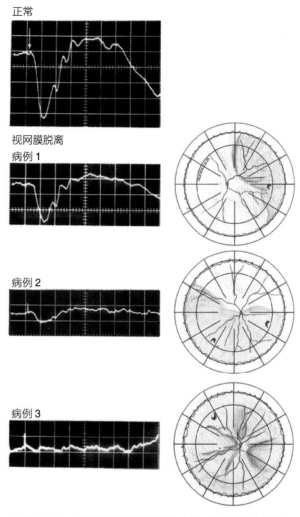

▲ 图 10-7　3 例孔源性视网膜脱离（右）患者的混合视锥 - 视杆细胞（闪光）视网膜电图（左）和眼底图
视网膜电图振幅的降低与视网膜脱离的程度成比例

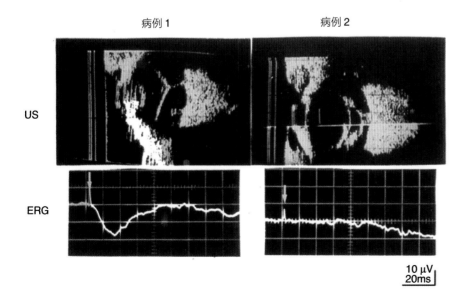

◀ 图 10-8　玻璃体积血眼的超声（US）图像（顶部）和混合视锥 - 视杆视网膜电图（ERG）（底部）
超声显示双眼玻璃体腔有厚膜样反射。当视网膜电图可记录时，即使振幅很小，玻璃体腔内的厚膜也不是完全脱离的视网膜，而是玻璃体膜（病例 1）。相反，当视网膜电图无法记录时，厚膜很可能完全脱离视网膜（病例 2）

后。b/a 比值为玻璃体切除术后的视力预后提供了更有用的信息[14]。术前混合视锥 – 视杆细胞 ERG 被分为三组，分别为糖尿病视网膜病变伴严重玻璃体积血患者（图 10-10，左）。A 组表示 b/a 比值＞1.0 且 OPs 清晰可记录。B 组包括 b/a 比值＞1.0 但无 OPs 的患者。C 组为 b/a 比值＜1.0 且无 OPs 者。A 组 36%、B 组 67%、C 组 90% 的患者术中发现视盘

有较厚的增生组织（图 10-11），提示视盘纤维增生可能通过压迫视网膜中央动脉来限制视网膜循环。

每组术后视力分布如图 10-10（右）所示[14]。C 组术后视力明显低于 A 组或 B 组。b/a 比值低可能表明视网膜缺血更严重，而这又可能与视力有较好的相关性。C 组术后视力良好，b/a ＜ 1.0 不一定是玻璃体切除术的禁忌证。另一个重要发现是，大

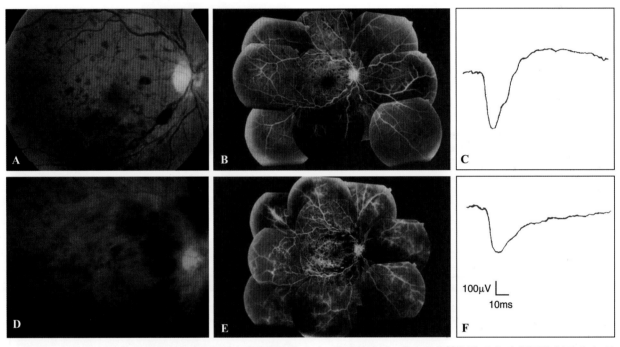

▲ 图 10-9　A 至 C. 一名 39 岁妇女右眼视网膜中央静脉阻塞（A）。首次就诊时，荧光素血管造影（B）和视网膜电图（C）显示非缺血模式。1 个月后，视网膜出血增加（D），荧光素血管造影显示大面积不灌注（E），视网膜电图呈负性（F）
图片经许可转载自 Miyake Y. Electrodiagnosis of retinal diseases. Tokyo：Springer-Verlag；2006.

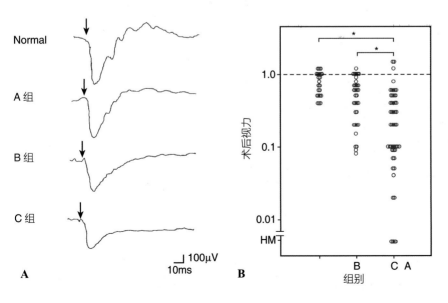

◀ 图 10-10　术前全视野视网膜电图记录一名正常对照组和三名糖尿病合并玻璃体积血（HM）患者，他们被分为三组（A）。三组术后视力按 ERG 波形分类（B），C 组术后视力明显低于 A 组或 B 组
图片经许可转载自 Hiraiwa T, Horio N, Terasaki H et al. Japn J Ophthalmol 2003；47：307-11.

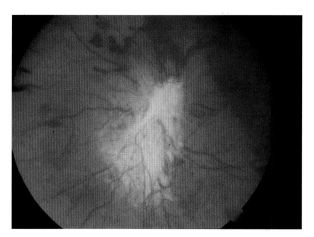

▲ 图 10-11　**Proliferative tissue on the optic disc in a patient with diabetic retinopathy**

Reproduced with permission from Miyake Y. Electrodiagnosis of retinal diseases. Tokyo: Springer-Verlag; 2006.

多数术前有不同 OPs 的患者在玻璃体切除术后视力良好。在术前与患者讨论视力预后时，这个观察是很重要的。在评估糖尿病患者术前视网膜电图时，还应考虑致密性玻璃体积血的滤光效果。严重的玻璃体积血会降低到达视网膜的刺激光强度，从而增加 b/a 比值（图 10-2）。当玻璃体积血高度密集时，刺激光强度可能降低，引起视网膜电图的有效刺激光可能达不到视网膜。在这种情况下，我们需要比标准的最大刺激更亮的光刺激来唤起 ERG，如图 10-12 所示。在这种情况下，我们有一个印象，视网膜电图往往有一个的阴性配置，如这个患者所示。

在评估人工晶状体植入术后眼内炎的预后时，b/a 比值也很有价值[15]。眼早期（1 周内）眼内炎的 b/a 比值 < 1.0，术后预后比迟发性眼内炎和（或）b/a 比值 > 1.0 差。在决定玻璃体切除术治疗的适当时间时，这些观察非常重要。例如，在人工晶状体植入术后 1 周内发现眼内炎，视网膜电图 b/a 比值 < 1.0 者，应立即行玻璃体切除术。另一方面，当眼内炎在术后相当长的时间内发展，视网膜电图 b/a 比值 > 1.0 时，玻璃体切除的时机可能不那么关键。典型例子[15]如图 10-13 所示。

(2) 诊断价值：在一些遗传性视网膜疾病中，视网膜电图呈阴性，可提供诊断信息，特别是在 a 波振幅正常时。ERG 具有诊断价值的代表性疾病包括完全型先天性静止性夜盲症[16]（CSNB，图

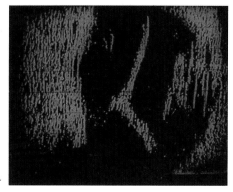

ERG

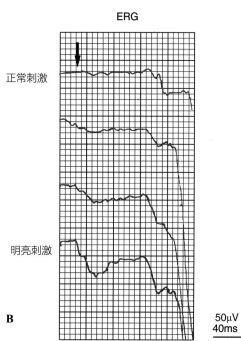

▲ 图 10-12　超声图像（A）和混合视锥 - 视杆视网膜电图（**B**），来自高度致密玻璃体积血的眼睛的各种刺激强度。当刺激光的强度降低时，一个足够明亮的刺激可能无法到达视网膜。在这种情况下，比常规最大刺激更明亮的刺激可能引起 **ERG** 反应。在这种情况下，似乎 **ERG** 经常显示负构型

10-20）、不完全型 CSNB[16]（图 10-20）、X 连锁青少年视网膜分裂症[11]（XLRS，图 10-20）、青少年型神经元性蜡样脂褐质沉着症（juvenile-onset neuronal ceroid lipofuscinosis）[17]和婴儿 Refsum 病。由于完全性和不完全性 CSNB 均显示基本正常眼底，且大多数 CSNB 患者的视力中等偏低[16]，阴性 ERG 发现对于鉴别这些疾病非常重要，将其与其他眼底正常、视力低下和 ERG 正常的疾病（如心理性眼病）区分开来，如弱视、视神经疾病、中枢神经系统疾病或隐匿性黄斑营养不良（OMD）。分离视杆和视锥细胞成分的详细结果将在后续章节中描述。

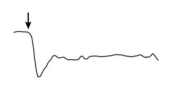

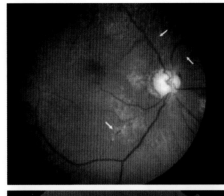

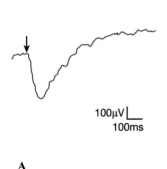

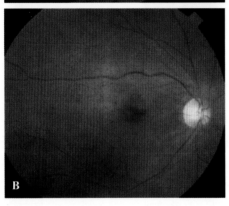

100μV
100ms

A

B

◀ 图 10-13　A. 2 例人工晶状体植入术后眼内炎患者术前混合视锥 - 视杆（闪光）视网膜电图。视网膜电图呈阴性（病例 1）提示玻璃体切除术后视力预后较正常（病例 2）差；B. 术后眼底。病例 1 显示广泛的视网膜血管阻塞（箭），术后视觉功能差，如预期。病例 2 眼底基本正常，术后视力良好

图片经许可转载自 Horio N, Terasaki H, Yamamoto E, et al. Am J Ophthalmol 2001；132：258-9.

当 a 波振幅正常，b/a 比值＜ 1.0 时，表明二级神经元存在选择性异常。另一方面，当 a 波振幅小于正常值且 b/a 比值＜ 1.0 时，有两种可能的解释。其一是中层视网膜与光感受器细胞的同时存在功能障碍。视网膜色素变性患者常出现这种异常。另一种可能是 ERG 显示 [8, 9] 的明视峰现象（见上文）。当视杆细胞函数完全不存在且视锥细胞函数保存良好时，即使在黑暗中，ERG 也显示出视锥细胞的 ERG 波形。在这种情况下，当刺激光强度很强时，ERG 显示出明视峰现象（图 10-3），显示一个具有小 a 波的负结构。例如在 Oguchi 病或眼底白色斑点症（fundus albipunctatus）中，可以在黑暗中获得亮闪光混合视锥 - 视杆细胞 ERG（图 10-16）。

在获得性疾病中，黑色素瘤相关视网膜病变（melanoma-associated retinopathy）、鸟枪弹样脉络膜病变（birdshot choroidopathy）[20]、眼铁锈症（ocular siderosis）、奎宁视网膜病（quinine retinopathy）和甲醇毒性视网膜病变（methanol toxicity）可出现负性 ERG。ERG 的阴性构型在这些疾病中提供了重要的诊断价值（见第 79 章，白点综合征及相关疾病；第 80 章，自身免疫性视网膜病变；第 92 章，

眼后节的药物毒性；第 138 章，癌症对视网膜的远程影响）。

5. 熄灭型 Extinct

熄灭型 ERG 见于视杆 - 视锥营养不良的晚期，包括视网膜色素变性、螺旋状萎缩、无脉络膜症及全视网膜脱离。在视网膜色素变性、螺旋状萎缩或无脉络膜症中，即使黄斑区存留，视网膜电图也可能变得不可检测。癌症相关的视网膜病变 [19] 是一种自身免疫性视网膜病变，也可能显示一种熄灭型 ERG，应与视网膜色素变性相鉴别。

（四）标准化 ERG 中的视锥 - 视杆成分分离 Isolation of Rod and Cone Components in Standardized ERG

虽然在正常人视网膜中，视杆细胞的数量超过视锥细胞，其比例约为 13∶1，但视锥细胞 ERG 反应占 ERG 反应振幅的 20%～25%。为了诊断的目的，检查者常常需要分别评估视杆和视锥细胞的活动性。正常人使用 ISCEV 标准（见第 9 章电图的发生）的全视野 ERG 如图 10-14 所示。

在暗适应 30min 后，在图 10-2 中所示 -3.9 对

数单位，用暗的光记录视杆细胞（暗视）ERG。明视闪光（视锥–视杆细胞混合）ERG 是由一个单一的闪光白光在最大强度对数 0 单位刺激所形成，如图 10-2。在 40cd/m² 的背景照明下，以图 10-3 中 3.3 对数单位的刺激强度记录视锥细胞和 30Hz 闪烁 ERG，这足以抑制所有视杆细胞的活动。明视记录（视锥细胞和 30Hz 闪烁 ERG）是在 10min 的亮光适应 40cd/m² 之后进行的，因为在光适应后可以记录最大明视 ERG[11]。除了经典 ERG 成分之外，明

视负反应（photopic negative response，PhNR）也被介绍[21]：它起源于视网膜神经节细胞，在随后的章节中有更详细的描述。

通过分析全视野 ERG 的视杆和视锥成分诊断出的典型患者如下所示，与视网膜的异常细胞有关。

（五）视锥光感受器功能障碍 Cone Photoreceptor Dysfunction

先天性静止性视锥细胞功能障碍，表现为视杆单色性，为常染色体隐性遗传。这种疾病的特征是完全缺乏或严重的色觉减退、视力下降、眼球震颤和畏光（见第 46 章，锥杆细胞功能异常）。这种疾病也有一种不完全的形式，即色觉和（或）视力没有受到严重影响[11]（见第 46 章，锥杆细胞功能异常）在这两种情况下，眼底和荧光素血管造影都是正常的，诊断方面最具特征性的特征是选择性地减少或缺少明视成分，保留全视野 ERG 的正常暗视成分，即使是不完整的形式（图 10-15）。分子遗传学研究表明，编码视锥细胞光感受器 cGMP 门控通道 β 亚基的 *CNGB3* 基因突变是导致视杆细胞单色性的原因[22]。

蓝色视锥细胞单色性与视杆细胞单色性有许多共同的特点，除了遗传方式是 X 连锁隐性[11]（见第 46 章，锥杆细胞功能异常）外。其视敏度为

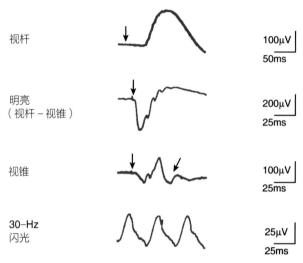

▲ 图 10-14 标准全视野视网膜电图，分离了视杆和视锥成分
箭的尖端表示刺激开始；箭表示视觉负反应

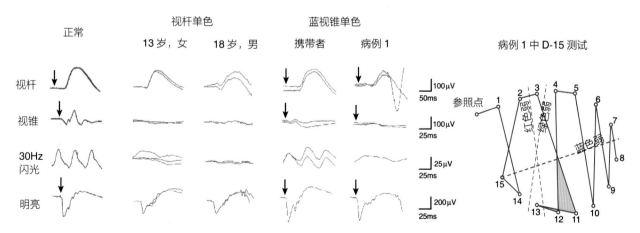

▲ 图 10-15 视锥细胞光感受器功能障碍患者的全视野视网膜电图和 Farnsworth 非彩色图 D-15 测试
第二和第三列（从左起），全场 ERG 记录从两个兄弟的视锥单色显示选择性缺乏感光成分。随访 10 年，视力稳定，眼底正常。13 岁的妹妹和 18 岁的弟弟的视力分别为 0.1/0.4 和 1.0/1.0。妹妹表现出轻微的获得性红绿缺乏症，而弟弟由于只在中心凹保留功能性视锥而视力正常。第四和第五个（左起各列），全视野 ERG 记录自一个蓝视锥单色（母、子携带者）家族，显示正常的视杆成分和几乎不存在的视锥成分。虽然蓝锥 ERG 是正常存在的，但正常蓝视锥 ERG 的振幅太小，无法在规则的全视野视锥 ERG 中检测到，而且隐式时间太长，无法跟踪 30Hz 闪烁 ERG 刺激。最右边的部分，Farnsworth 非彩色图 D-15 测试，从例 1 显示，几个交叉线垂直于蓝色弱（Tritan）轴（图片经许可转载自 Terasaki H, Miyake Y. Japn J Ophthalmol 1992；36：132-41.）

0.2～0.3，略优于完全性视杆单色性。与视杆单色性不同，蓝色视锥函数被选择性地保留。D-15 试验显示了与 tritan 轴垂直的几条交叉线（图 10-15）。眼底基本正常，但在晚期黄斑部可能发生一些萎缩性改变。分子遗传学研究表明，在蓝色视锥单色性中存在红色和绿色视素的突变。全视野 ERG 与视杆单色性的 ERG 相似，显示了几乎正常的视杆 ERG，但没有明视 ERG（图 10-15）[23]。虽然通常存在蓝色视锥 ERG，但正常蓝色视锥 ERG 的振幅太小，无法在规则全视野 ERG 中检测到，内隐时间太长，无法遵循 30Hz 闪烁 ERG 的刺激[23]（见下文 S 视锥 ERG 部分）。

1. 视杆光感受器功能障碍 Rod Photoreceptor Dysfunction

先天性视杆细胞光感受器功能障碍的模型疾病包括 Oguchi 病（Oguchi disease）和眼底白色斑点症（fundus albipunctatus, FA），两者都属于 CSNB。

Oguchi 病是 1907 年 Oguchi[24] 首次报道的一种具有常染色体隐性遗传的罕见 CSNB。其特征是眼底有一种特殊的灰白色变色。这种不寻常的眼底颜色在长时间的暗适应后消失，这种暗适应被称为 Mizuo-Nakamura 现象（水泽 - 中村现象）[25]（见第 46 章，锥杆细胞功能异常）。只有视杆功能异常，暗适应 30min 后不存在，但暗适应 2～3h 后主观和 ERG 视杆功能可能增加[26]。视紫红质抑制蛋白[27] 或视紫红质激酶基因突变[28]，两者在视杆光传导中都很重要，已知这两种突变会引起隐性型 Oguchi 病。

暗适应 30min 后记录的全视野 ERG（图 10-16）[26] 显示无视杆细胞 ERG 和基本正常的视锥细胞介导 ERG。混合视锥 - 视杆 ERG 呈负构型，OPs 保存较好。与正常对照组相比，Oguchi 病的 a 波振幅降低。如上所述，尽管 ERG 是在黑暗中和黑暗适应 30min 后记录的，但该 ERG 反映了视锥 ERG，因为即使在这种情况下也没有视杆功能。当用明亮的闪光记录视锥细胞 ERG 时，它表现出明视峰现象，并且 ERG 的结构是负的，只有一个小的 a 波。暗适应 3h 后，混合视锥 - 视杆 ERG 的 a 波和 b 波振幅较大，但仍为负值。基因突变提示，在 Oguchi 病中只有视杆细胞本身受损的发病机制与正常的光照 ERG 和混合视杆 - 视锥 ERG 中小 a 波的负性结构相似，但长时间暗适应后 a 波正常的负性结构可能暗示了双极细胞功能。在大多数 Oguchi 病患者中，电眼图（EOG）异常，光 / 暗比降低[26]。

Oguchi 病的发病机制长期以来一直被认为是由于完全性 CSNB 中的视杆双极功能缺陷，因为多年前发表的报道[29] 表明，它具有正常的 a 波和减少的 b 波（负 ERG）及正常的 EOG。此外，视紫红质密度测定显示了正常的视紫红质动力学[30]。然而，我们证明，许多 Oguchi 病患者表现出比正常人更小的 a 波及异常的 EOG，表明存在光传导功能障碍[26]。我们的假设来自电生理结果，似乎已经被证实与 Oguchi 病相关的突变已经被确认[27, 28]。

FA 被认为是一种常染色体隐性遗传的 CSNB。眼底在视网膜色素上皮水平上有大量离散的、小的、圆形或椭圆形的黄白色区域（见第 46 章，锥杆细胞功能异常）。其视觉功能的最显著特征是暗适应延迟，这可以通过心理上确定的暗适应曲线、ERG 和 EOG 来检测。它需要 2～3h 才能达到最终暗适应阈值、最大暗视觉 ERG 反应和正常 EOG 亮度上升[11, 30-32]。图 10-16 所示为典型 FA 患者 30min 暗适应和 3h 暗适应后的全视野 ERG，暗适应 30min 后暗视（视杆）ERG 消失，暗适应 3h 后恢复正常。暗适应 30min 后的混合视锥 - 视杆 ERG 呈一个小 a 波的负构型，正如在 Oguchi 病中所见。然而，与 Oguchi 病不同的是，它在黑暗适应 3h 后变得正常。用 15min 暗适应的常规方法测得的 EOG 是异常的；但当暗适应时间延长时，EOG 变为正常[31]。编码 11 顺式视黄醇脱氢酶（RDH5）的基因突变导致暗适应延迟和 FA[32]。

尽管 FA 被认为是一种静止状态，但我们的研究表明，大约 1/3 的 FA 患者是进行性的，并伴有视锥营养不良[33]。此类患者常有牛眼样黄斑病变（bull's-eye maculopathy）（图 10-17）。除了 FA 的特征性 ERG 发现外，明视 ERG 异常（图 10-16）。所有这些患者还显示 RDH5 基因突变[34]。ERG 结果改变了 FA 疾病的概念，FA 以前被认为是 CSNB 的一个亚型。

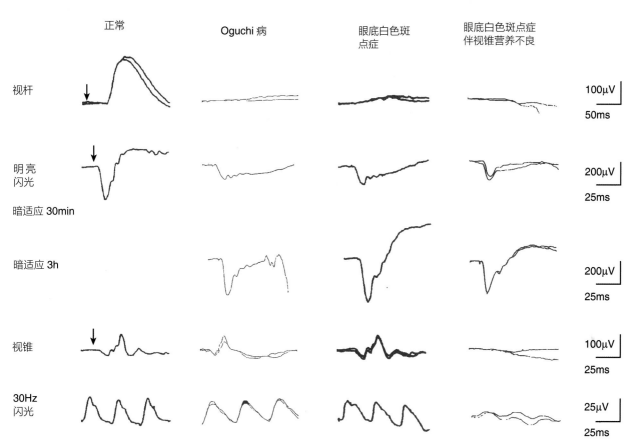

▲ 图 10-16　正常对照组、Oguchi 病患者、眼底白色斑点症和视锥营养不良患者的全视野视网膜电图

30min 后和 3h 暗适应后记录明亮闪光 ERG。在 Oguchi 病中，暗适应 30min 后记录的全视野 ERG 显示无视杆 ERG 和基本正常的视锥介导 ERG。混合视锥 – 视杆细胞 ERG 呈负构型，振荡电位保持较好。由于没有视杆函数，它表现出了希尔现象，并且 ERG 的构型是负的，只有一个小的 a 波。但暗适应 3h 后 a 波正常的阴性结构可能提示双极细胞功能的一些额外异常。在 FA 中，视杆 ERG 在暗适应 30min 后消失，但在暗适应 3h 后恢复正常。暗适应 30min 后的混合视锥 – 视杆视网膜电图显示一个负性结构，有一个小的 a 波，正如在 Oguchi 病的光照现象中所看到的。然而，与 Oguchi 病不同，它在黑暗适应 3h 后变得正常。大约 1/3 的 FA 患者伴有视锥营养不良，常表现为牛眼样黄斑病变（图 10-17）。这些患者除了 FA 的特征性 ERG 表现外，还表现出极为异常的光照 ERG

2. 视杆 – 视锥或视杆 – 视锥光感受器营养不良 Rod-Cone or Cone-Rod Photoreceptor Dystrophy

视锥 – 视杆或视杆 – 视锥营养不良的患者在临床和遗传学上属于遗传性视网膜营养不良患者的一个异质性群体，具有进行性疾病过程的特征。其特点是早期主要的视锥（视锥营养不良）或视杆（视杆营养不良）光感受器广泛变性，晚期患者也有残留的视杆（视锥 – 视杆营养不良）或视锥（视杆 – 视锥营养不良）变性。视锥或视锥 – 视杆营养不良患者的眼底可能在正常范围内，或在早期有细微变化。在这种情况下，患者可能被误诊为视神经疾病、中枢神经系统疾病、弱视或 OMD（见下文）。这些变化可能发展为牛眼样黄斑病变和弥漫性视网膜色素上皮萎缩。视锥 – 视杆细胞营养不良患者首先表现为暗视力异常，其后为明视视觉异常。这些疾病包括视网膜色素变性、无脉络膜症、回旋状萎缩等。全视野 ERG 对区分视锥 – 视杆细胞和视锥 – 视杆细胞营养不良非常重要，尤其是在早期阶段。

典型的视锥细胞营养不良和视锥 – 视杆细胞营养不良患者的全视野 ERG 如图 10-18 所示。视锥细胞营养不良患者可见选择性的明视功能异常（视锥和 30Hz 闪烁 ERG），视网膜色素变性患者视杆功能异常比视锥功能异常更严重，是视锥 – 视杆细胞营养不良的典型例子。在疾病晚期，大多数视锥细胞营养不良患者也有异常的暗视视力，难以与视锥 – 视杆细胞营养不良鉴别。

3.二级神经元功能障碍 Second-Order Neuron Dysfunction

与双极细胞的视杆和视锥连接之间的基本区别如图 10-19 所示[35]，感光细胞将视觉信息传送给双极细胞，即二级神经元。视杆细胞只接触去极化

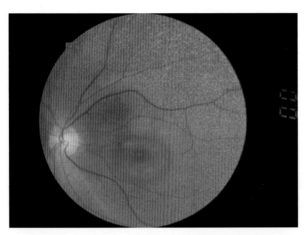

▲ 图 10-17　白点状眼底伴牛眼样黄斑病变患者的眼底

图片经 BMJ Publishing Group 许可转载自 Miyake Y, Shiroyama N, Sugita S, et al. Fundus albipunctatus associated with cone dystrophy. Br J Ophthalmol 1992；76：375–9.

（ON）的双极细胞（DBC），产生视觉通路。另一方面，视锥细胞具有更广泛的突触后联系，它们在去极化的 DBC 和超极化的 OFF 双极细胞上建立突触。

完全型和不完全型 CSNB 被归类为独立的临床病变，其主要基于全视野 ERG 的分析[36]。与 Oguchi 病和 FA 不同，前者的病理机制主要是在视杆细胞本身，完全性和不完全性 CSNB 分别是 ON 或 OFF 双极细胞的功能障碍引起的[35, 37]。这是双相细胞功能障碍的典型疾病。这两种疾病的 EOG 都是正常的[36]。值得注意的是，所有关于 CSNB 完全和不完全的分类和病理学的新信息都是通过对 ERG[36, 37] 和分子遗传学的详细分析获得的，随后也证实了这些 ERG 衍生的观察结果。

完全型 CSNB 的遗传方式为 X 连锁隐性或常染色体隐性遗传[36]。X 连锁完全型 CSNB 具有富含亮氨酸重复蛋白多糖（NYX）基因突变[38]，常染色体隐性完全型 CSNB 具有编码代谢型谷氨酸受体 mGluR6 和瞬时受体电位阳离子通道亚家族成员 1（TRPMI）的 GRM6 基因突变[40]，所有这些蛋白都分布在双极细胞的突触后，是细胞去极化所必需

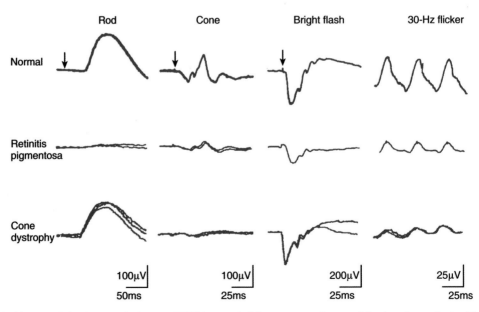

▲ 图 10-18　**Full-field electroretinograms (ERGs) recorded from a normal control (top) and a patient with retinitis pigmentosa at an early stage (middle) and a patient with cone dystrophy (bottom)**

The more severe abnormality in rod than cone function is shown in retinitis pigmentosa as a representative disease of rod-cone dystrophy and selective abnormalities of the photopic components (cone and 30-Hz flicker ERG) are seen in cone dystrophy. At the advanced stage, most patients with cone dystrophy also have abnormal scotopic vision (cone-rod dystrophy) and may sometimes be difficult to differentiate from a rod-cone dystrophy, such as retinitis pigmentosa. (Reproduced with permission from Miyake Y. Electrodiagnosis of retinal diseases. Tokyo: Springer-Verlag; 2006.)

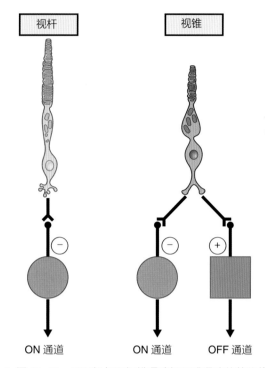

▲ 图 10-19 显示视杆和视锥通路视网膜通路的简化模式

光感受器将视觉信息传递给双极细胞，即二级神经元。视杆细胞只接触去极化双极细胞（DBC，粉色圆圈），产生视觉通路。另一方面，视锥细胞有更广泛的突触后联系。它们与去极化的 DBC 和超极化的双极细胞（HBC，蓝色方块）形成突触

的。这三种不同基因突变患者的视觉功能和 ERG 基本相同，在视杆和视锥通路中，几乎完全阻断了从光感受器到双极细胞的突触传递，保持了 OFF 通路的完整性 [11]。

X 连锁的不完全型 CSNB 具有钙通道（CACNA1F）基因突变 [41]。功能性通道的丢失损害了钙进入视杆和视锥细胞的能力，而这些视杆和视锥细胞是维持突触前持续释放终末神经递质所必需的。因此可以想象，不完全型 CSNB 患者在视杆和视锥两种视觉通路中的 ON 或 OFF 双极细胞内的突触存在不完全缺陷 [11]。

完全型和不完全型 CSNB 之间的全视野 ERG 的比较如图 10-20 所示。两种类型的混合视锥 - 视杆细胞 ERG 均呈阴性，a 波正常，但不完全型的 OPs 比完全型的好。正常的 a 波和 b 波减弱提示这两种 CSNB 的缺陷不是在视杆细胞感受器，而是在视杆通路的二级神经元或突触。这些发现可与分子遗传学相媲美 [36-41]。视杆细胞 ERG 在完全型中不存在，但在不完全型中出现低于正常的振幅。完全型 CSNB 中无视杆 ERG 和不完全 CSNB 中的低视

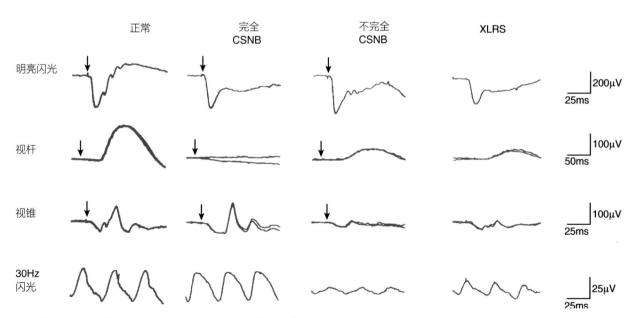

▲ 图 10-20 正常对照组、完全或不完全先天性静止性夜盲患者和 X 连锁视网膜劈裂症（XLRS）患者的全视野视网膜电图

在 CSNB 中，两种类型的混合视锥 - 视锥 ERG 均呈阴性，与正常 a 波呈负相关，提示视杆通路中的二级神经元或突触存在缺陷，而非视杆感受器。然而，振荡电位在不完全型比完全型记录得更好。视杆 ERG 在完全型中不存在，但在不完全型中出现振幅低于正常值。另一方面，视锥和 30Hz 闪烁 ERG 在整个类型中几乎正常，只是视锥 ERG 的 a 波有一个平台状的底部。相比之下，在不完全 CSNB 中，视锥和 30Hz 闪烁 ERG 极为降低，这对于鉴别诊断具有很高的特征性和重要性。在 XLRS 中，混合视锥 - 视杆 ERG 呈负性结构，即使在检眼镜下视网膜劈裂局限于中心凹时也能观察到。全视野 ERG 结果与不完全 CSNB 相似，提示双极细胞的功能主要在视杆和视锥通路受损。CSNB. 先天性静止性夜盲症（图片经许可转载自 Miyake Y. Electrodiagnosis of retinal diseases. Tokyo：Springer-Verlag；2006.）

杆 ERG，与视杆双极细胞传输完全缺陷（完全型 CSNB）和不完全缺陷（不完全型 CSNB）的病理过程相似。另一方面，视锥和 30Hz 闪烁 ERG 在整个类型中几乎正常，除了视锥细胞 ERG 的 a 波有一个平台状的底部（图 10-20）。相比之下，在不完全型 CSNB 中，视锥和 30Hz 闪烁 ERG 明显降低，在鉴别诊断中具有很高的特征性和重要性。

尽管视觉通路完全缺失，但完全型 CSNB 的视锥和 30Hz 闪烁 ERG 反应基本正常。这一机制可以通过分析如图 10-21 所示的明视长闪光 ERG 来解释[35, 37]。利用长时程方波刺激诱发的明视 ERG，完全型 CSNB 患者双极细胞去极化产生的视锥反应被选择性地严重抑制，并且在玻璃体中注入 2- 氨基 -4- 磷酸鸟苷酸（APB）阻断突触后，其波形在光感受器和双极细胞之间，与猴相似[35]。另一方面，在完全型 CSNB 患者中，超极化双极细胞产生的 OFF 反应是完整的，这导致我们假设完全型 CSNB 患者的视杆和视锥通路的 ON 功能都被完全阻断[35, 37]，图 10-22 显示了在这种情况下获得正常外

观的短 - 闪光视锥 ERG 的原理。在长时间刺激下，a 波、b 波和 d 波明显分离。随着刺激持续时间的缩短（短暂的闪光刺激），视觉 ERG 的正波成分主要由 d 波组成。因此，即使没有 b 波，即 ON 响应的一部分（如完全型 CSNB），d 波代替 b 波，正波记录为短暂闪光刺激[11]。另一方面，不完全型 CSNB 的 ON 和 OFF 反应都低于正常值，表明 ON 和 OFF 系统在双极细胞水平上并不完全会受到干扰[11, 37]。

XLRS 是一种玻璃体视网膜营养不良，在幼年即可表现出异常。XLRS 是男性青少年黄斑变性较常见的原因之一。黄斑部形成视网膜内囊肿，周边视网膜出现视网膜层间分裂（见第 43 章，遗传性玻璃体视网膜变性）。大多数患者，包括年轻人，都表现出中度视力低下，随着年龄的增长视力逐渐下降。已经证明是这种疾病的常伴有远视[42]。事实上，许多 XLRS 患者在婴儿期首先被诊断为远视性弱视或斜视。

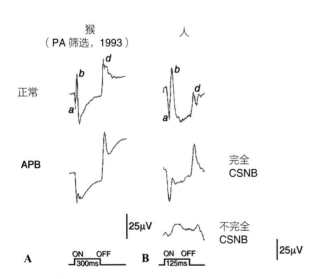

▲ 图 10-21　猴和人的长时程视网膜电图比较

A. 正常对照猴眼和经 2- 氨基 -4- 磷酸氨基丁酸（APB）治疗后的 ERG；B. 从正常人对照组、完全先天性静止性夜盲患者和不完全 CSNB 患者记录的 ERG。在完全性 CSNB 患者中，通过去极化双极细胞产生的视锥 ON 反应被选择性抑制，而通过超极化双极细胞产生的 OFF 反应是完整的。此外，该波形类似于用 APB 治疗的猴子。CSNB. 先天性静止性夜盲症（图片经许可转载自 Kondo M，Piao CH，Tanikawa A，et al. Japn J Ophthalmol 2000；44：20-8.）

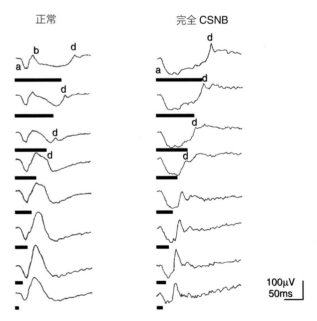

▲ 图 10-22　正常对照组和完全性先天性静止性夜盲患者不同持续时间的方波刺激诱发的视网膜电图，解释了为什么完全性 CSNB 显示正常的短暂闪光视锥 ERG

在长时间刺激下，a 波、b 波和 d 波明显分离。随着刺激持续时间的缩短（短暂的闪光刺激），视觉 ERG 的正性成分主要由 d 波组成。因此，即使不存在作为 ON 响应的一部分的 b 波（如在完全 CSNB 中），d 波也代替 b 波，并且用短暂的闪光刺激记录正波。反应下面的粗线代表刺激持续时间。CSNB. 先天性静止性夜盲症（图片经许可转载自 Miyake Y. Nippon Ganka Gakkai Zasshi 2002；106：737-56.）

如上所述，混合视锥 – 视杆细胞 ERG 由于其负构型而具有重要的诊断价值。即使在检眼镜下视网膜劈裂范围局限于中心凹，也能观察到阴性的 ERG。全视野 ERG 结果（图 10-20）与不完全型 CSNB 相似，表明双极细胞的 ON 和 OFF 功能主要在视杆和视锥细胞的视觉通路上受损。XLRS 的 EOG 正常。

劈裂发生在视网膜神经纤维和神经节细胞层。长期以来，人们认为退行性 Müller 细胞或内层视网膜细胞可能是 XLRS 病理改变的主要原因。XLRS 基因于 1997 年被克隆，命名为 RS1[43]，但 RS1 蛋白在视杆和视锥细胞光感受器的内节段都有大量表达，在内核层的细胞中也有表达。全视野 ERG 结果与遗传结果存在一定差异。虽然 RS1 蛋白的表达主要集中在视杆细胞和视锥细胞的内节段，但 ERG 研究表明，RS1 蛋白的表达并不影响这两种细胞的感光功能。从上述 ERG 和 EOG 结果来看，尽管精确的亚细胞定位尚未确定是否同时涉及去极化和超极化双极细胞，但目前有理由认为 ON 和 OFF 的通路都存在缺陷[44]。

二、局灶视网膜电图 Focal ERG

为了记录焦点刺激下的 ERG 反应，其中两种方法此前已经描述过。传统的黄斑局灶性 ERG 在黄斑的有限区域内显示出与传统的明视 ERG 相似的波形[45]。这种方法的优点是，可以使用与全视野明视 ERG 相同的概念来分析 ERG 的组成成分。通过分析多个成分，可以逐层评价黄斑功能。

另一种方法是 mfERG 技术，是 1992 年发展起来的[46]。使用这种方法，在一次记录过程中，应用互相关技术可以从多个视网膜位置同时记录局灶 ERG。与传统的局灶黄斑 ERG 不同，由于该技术相对较新，该方法的工作原理和测量方法仍存在一些问题。我们认为，与 mfERG 相比，局灶黄斑 ERG 可以更精确地对黄斑进行逐层分析。

（一）原理、方法和特点 Principle, Method, and Characteristics

局灶黄斑 ERG 主要用于评价黄斑功能。全视野 ERG 无法检测到视网膜小的病灶或病变，在黄斑部疾病存在的情况下可能是正常的。相反，如视网膜色素变性患者只保留黄斑功能，则全视野 ERG 可能无法检测到异常。

局灶黄斑 ERG 的记录原理包括：向黄斑提供一个小的刺激，并用计算机对刺激区域的反应进行总和记录。为了消除混淆的杂散光响应，必须使用背景照明来降低刺激周围区域的灵敏度。通过适当地将焦点刺激和背景光结合起来，可以记录到焦点反应。在记录过程中，也必须监测刺激物在眼底的位置，特别是在有中心暗点的眼睛中，以确定只有黄斑中心凹受到刺激。焦点黄斑 ERG 记录系统的示例如图 10-23 所示。检查者在用红外电视眼底照相机监测眼底时记录 ERG。在眼底照相机上安装一套将刺激光和背景光充分结合用于焦点刺激的光学系统，通过计算机对刺激光和背景光的响应求和，可以在眼底监视器下记录局灶黄斑 ERG。图 10-24 所示为正常人记录的显示各种成分的局灶黄斑 ERG。所有的光照 ERG 成分都可以被记录下来：它们是 a 波、b 波、OPs、PhNR、ON 和 OFF 成分及 30Hz 的闪烁响应[11]。

在人类中，特别是在黄斑部 OPs 中检测到了局灶黄斑 ERG 的几个重要特征[45]。一个例子如图 10-25 所示，显示了鼻侧和颞侧的不对称性[47]。半圆形刺激用来比较刺激黄斑颞侧和鼻侧的 ERG。鼻侧视网膜 a 波和 b 波的振幅和内隐时间与颞侧视网膜几乎相同，而颞侧视网膜 OPs 的振幅远大于鼻侧视网膜。用圆形刺激记录的焦点 ERG 的振幅与颞侧和鼻侧 ERG 的振幅大致相同。

ISCEV 指南中描述了 mfERG 的原理、记录方法和临床应用[48]。读者也可参考第 9 章（视网膜电图的电发生），其中详细描述了 mfERG 的起源。

（二）临床应用 Clinical Applications

本文给出了局灶 ERG 值的例子。在局灶黄斑 ERG 中，黄斑 OPs 是黄斑病变中最敏感的指标。黄斑水肿早期、黄斑前膜[49, 50]和中心性浆液性脉络膜视网膜病变的恢复期，黄斑 OPs 波幅呈选择性降低[51]。人工晶状体植入术后囊样黄斑水肿眼和 CME 消退后的荧光素血管造影和局灶黄斑 ERG 如图 10-26 所示。局灶黄斑 ERG 的 OPs 较正常

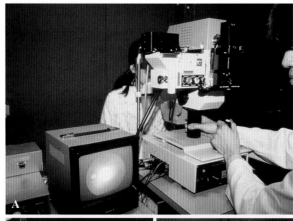

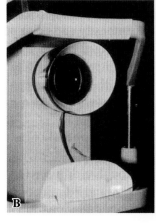
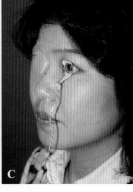

▲ 图 10-23　局灶黄斑视网膜电图和视觉诱发反应（VER）记录的观察和刺激系统的整体视图

检查者在用红外电视眼底照相机（A）监测眼底刺激时记录 ERG。一个带有微型灯的塑料半球连接在摄像机的顶部，以获得周边视网膜（B）的背景照明。使用 Burian-Allen 双极接触镜记录 ERG（C）（图片经许可转载自 Miyake Y，Yanagida K，Kondo T，et al. Nippon Ganka Gakkai Zasshi 1981；85：1521–33.）

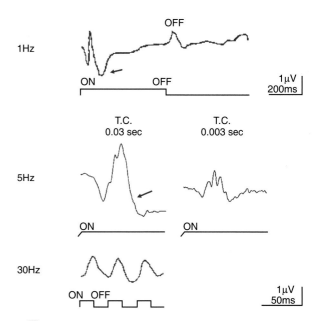

▲ 图 10-24　**Components of the focal macular electroretinogram recorded from a normal subject**

ON and OFF responses recorded with 1-Hz stimulus frequency (top); a-wave, b-wave, and oscillatory potentials recorded with 5-Hz stimulus frequency (middle); and 30-Hz flicker responses (bottom) are shown. Arrows indicate photopic negative response. T.C., time constant. (Reproduced with permission from Miyake Y. Electrodiagnosis of retinal diseases. Tokyo: Springer-Verlag; 2006.)

人，选择性地降。CME 患眼视力为 0.6。6 个月后，CME 自然消退，荧光素血管造影显示正常模式，视力提高到 1.2。局灶黄斑 ERG 恢复到正常水平，OPs 的振幅与正常的同眼相当。

隐匿性黄斑营养不良（occult macular dystrophy，OMD）是最常见的疾病之一，局灶黄斑 ERG 或多焦 ERG 是诊断的关键。OMD 于 1989 年被局灶黄斑 ERG 发现[52]。OMD 的临床表现为视力逐渐下降，眼底和荧光素血管造影正常，全视野 ERG 正常，但局灶黄斑 ERG 和多焦 ERG 异常（图 10-27）。尽管眼底和荧光素血管造影在 OMD 中显示正常，但光相干断层扫描（OCT）甚至在早期也可能显示出一些轻微的感光细胞异常。局灶黄斑 ERG 或 OCT

对早期异常的检测是否更为敏感是一个有趣的争论话题。然而，关键的一点是，OMD 可能不是一种罕见的疾病，许多 OMD 患者可能被误诊为患有其他几种疾病，如心理性眼部疾病、视神经疾病、中枢神经系统疾病或弱视[53]。

OMD 的遗传方式是常染色体显性遗传，尽管有些患者表现为散发模式[52, 53]。我们的遗传研究已经检测到常染色体显性 OMD 中视网膜色素变性 1-like1（RP1L1）基因的突变[54]。研究表明，RP1L1 在人类视锥细胞功能中起着重要作用，RP1L1 功能的破坏导致 OMD。

急性隐匿性外层视网膜病变（acute zonal occult outer retinopathy，AZOOR）的特征是一只眼或两只眼中一个或多个中央视网膜功能区域带状丢失，年轻女性多见[55]。其他眼部表现包括最初在检眼镜下小的改变、畏光和永久性视野丢失，通常与视网膜色素改变的晚期发展和受累区域视网膜血管的狭窄有关（见第 79 章，白点综合征及相关疾病）。由于全视野 ERG 可能是正常的，也可能只是轻微的异常，

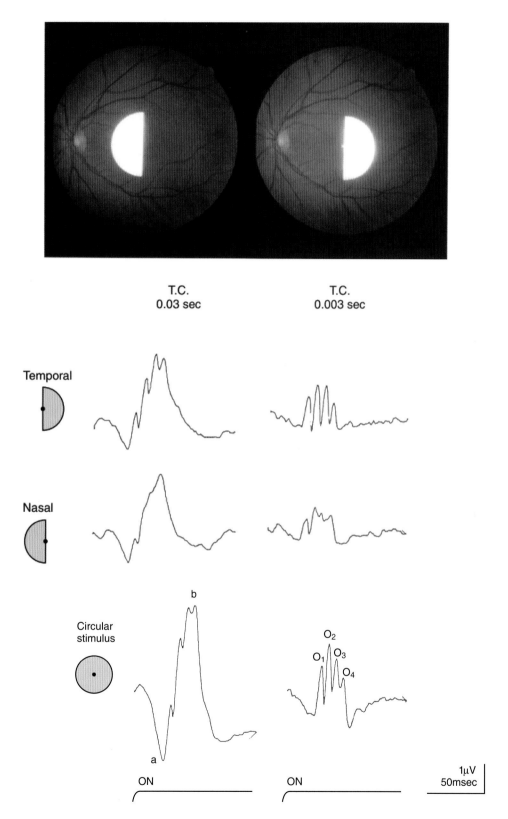

▲ 图 10-25　**Comparison of focal electroretinograms using semicircular stimuli with the edge of the semicircle passing through the vertical axis (top) on the nasal and temporal macular areas and a circular stimulus (15°)**

The oscillatory potentials in the temporal macula are significantly larger than those in the nasal macula, and only the oscillatory potentials show this significant asymmetry. T.C., time constant. (Reproduced with permission from Miyake Y. Electrodiagnosis of retinal diseases. Tokyo: Springer-Verlag; 2006, and Miyake Y, Shiroyama N, Hiroguchi M, et al. Invest Ophthalmol Vis Sci 1989;30:1743–9.)

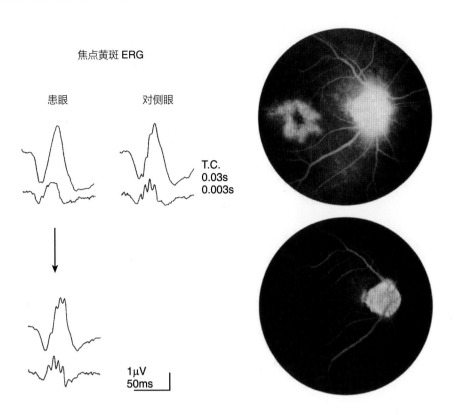

焦点黄斑 ERG

患眼　　　　对侧眼

T.C.
0.03s
0.003s

1μV
50ms

▲ 图 10-26　1 例 51 岁男性人工晶状体眼囊样黄斑水肿（上）及 CME 消退后（下）的局灶黄斑 ERG（左）及荧光素血管造影（右）

与正常人相比，局灶黄斑 ERG 的振荡电位有选择性地降低。CME 患者的视力为 0.6（20/30）。CME 自发消退后，局灶黄斑 ERG 恢复正常水平，振荡电位振幅与正常眼相当。视力提高到 1.2。T. C.，时间常数；ERG. 视网膜电图（图片经许可转载自 Miyake Y，Miyake K，Shiroyama N，et al. Am J Ophthalmol 1993；116：576–83.）

因此不能提供明确的诊断信息。在视野丧失的有限区域，mfERG 的反应也变得异常[11]（图 10-28）。

三、ERG 中的其他特异反应或技术 Other Special Responses or Techniques in ERG

（一）明视负反应 Photopic Negative Response

前文已经描述了明视负反应（PhNR），它是在 b 波之后诱发的明视 ERG 中的负波（图 10-14 和图 10-24）。PhNR 的起源是视网膜神经节细胞[21]，这在第 9 章（视网膜电图的电发生）中有详细描述。据报道，开角型青光眼和其他几种视神经病变患者的 PhNR 显著降低[21]。此外，最近对局灶黄斑 ERG（图 10-24）和 mfERG 中记录的 PhNR 的分析，使我们能够客观评估青光眼、视神经疾病和视网膜血管疾病中的视网膜神经节细胞损伤[56, 57]，其他项研究表明，PhNR 与视网膜敏感性及视网膜微结构如神经纤维层厚度有关[58]。

（二）发光二极管记录 ERG ERG Recordings by Light-Emitting Diodes

发光二极管（light-emitting diode，LED）（图 10-29）作为激发和记录全视野 ERG 的光源，近年来一直是人们非常感兴趣的话题[59]。LED 体积小、成本低，只需要低电流驱动。可以由一个简单的电子电路控制，以提供连续的光输出或在很大的强度范围内用非常短暂的闪光。使用 LED 的刺激和记录系统不仅可以用于常规全视野 ERG，还可以用于下面描述的临床 ERG 的一些特殊应用。

1. 全身麻醉下的 ERG 记录[11] ERG Recording Under General Anesthesia

使用 LED 的 ERG 记录对于记录全麻下儿童患者的标准 ERG 是有用的。获得符合 ISCEV 标准 ERG 的记录所需的设备紧凑且易于携带[60]。图 10-30 比较了在全麻下使用 LED 系统对 3 个月大婴儿和正常成人记录的 ERG。

2. 眼科手术中的 ERG 监测 ERG Monitoring During Eye Surgery

随着玻璃体视网膜手术的不断发展，在这些手术过程中密切监测视网膜功能变得非常重要。虽然 ERG 能直接反映视网膜功能，但手术过程中的监测已被证明是困难的。每次记录必须在无菌条件下快速进行，仪器和电极必须确保不会对外层视网膜科医师造成干扰。此外，接受手术的眼睛需要适应强

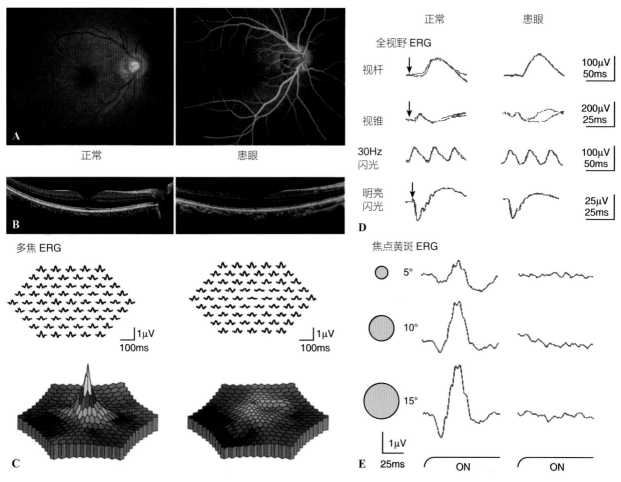

▲ 图 10-27　隐匿性黄斑营养不良的临床表现

A. 正常眼底和荧光素血管造影；B. 正常人和隐匿性黄斑营养不良患者的光相干断层图像。通过中心凹中心的水平切片显示异常，特别是在患者中心凹的外层视网膜带；C. 正常人和患者的三维地形图和多焦视网膜电图描记阵列，显示视网膜中央 7° 范围的反应密度明显降低；D. 全视野 ERG 显示正常反应；E. 局灶黄斑 ERG 显示患者异常反应。ERG. 视网膜电图

烈的光线。

　　LED 接触镜电极被发现非常适合于此目的[61]。它易于消毒，并且在玻璃体视网膜手术期间用作 30Hz 闪烁 ERG 的刺激源和记录电极（图 10-31）。图 10-31 显示了黄斑前膜玻璃体切除术中 ERG 监测的一个例子。局部麻醉（开始）后和玻璃体腔内插入灌注管（灌注）后的 ERG 在波幅和峰值时间上无显著性差异。然而，在玻璃体切除术 10min 后，峰值时间延迟，振幅降低（玻璃体切除）。另外的研究表明，在玻璃体切除术中，通过在室温下使用灌注液来降低玻璃体腔温度可以改变 ERG。在黄斑前膜剥离后，用空气填充整个玻璃体腔，导致振幅明显降低，峰值时间（液 - 气交换）延迟。玻璃体腔中液体 - 空气或液体 - 硅油交换后 ERG 的极度

降低是由于玻璃体腔中导电性降低所致。术后 5 天，当空气从玻璃体腔排出时，ERG 恢复到术后振幅和峰值时间。

3. S 视锥 ERG S-Cone ERG

　　记录短波长视锥（short-wave length cone, S-cone）ERG 具有重要的临床应用价值，因为它可以帮助我们评估 S 视锥细胞视觉系统。在明亮的黄色背景下，用强蓝色刺激记录了 S 视锥 ERG，这抑制了中长波（LM）视锥系统[62]。发射蓝光的 LED 可用于 LED 内置角膜接触镜电极[63]（图 10-32）。通过使用亮黄色的背景照明，S 视锥 ERG 是可记录的，并与 LM 视锥 ERG 进行比较（图 10-32）。与 LM-cone ERG 相比，振幅小得多，内隐时间更长。反射非视觉系统（a 波和 d 波）的分量在 S 视锥 ERG 中基本上

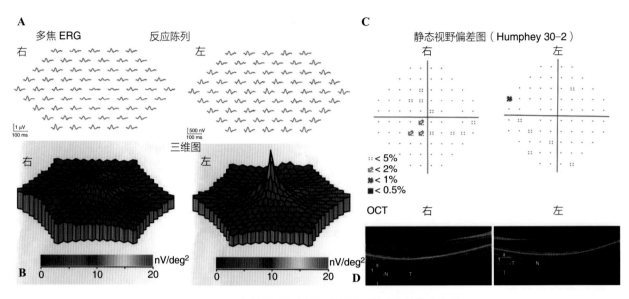

▲ 图 10-28　急性区域性隐匿性外层视网膜病变的临床表现

一名 22 岁女性患急性右眼中央视力丧失。右眼视力为 0.5（20/40），左眼视力为 1.2（25/20）。A 和 B. 分别是 61 个反应阵列和多焦视网膜电图的三维图，显示在右眼视野丧失的有限区域内的异常反应；C. 是静态视野的偏差图，显示右眼中央区域的灵敏度降低；D. 分别是来自受影响右眼和完整左眼的傅里叶域光相干断层（FD-OCT）图像，显示感光细胞内外节段线（IS/OS 线，也称为椭圆体带区，EZ）和视锥细胞外节段尖端（COST，也称为嵌合体区，在右眼黄斑部，EZ），视网膜色素上皮之间没有直线。左眼 EZ、IZ 和 RPE/Bruch 膜完整

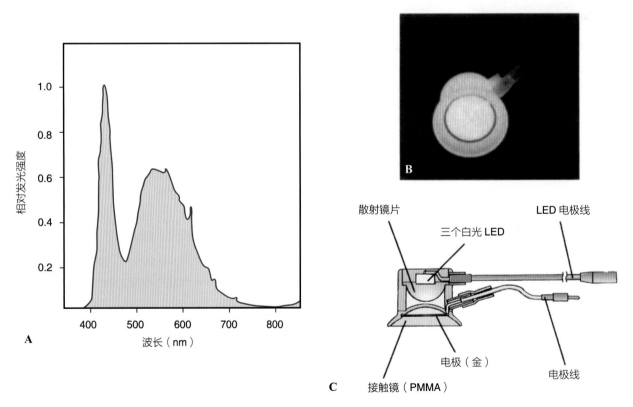

▲ 图 10-29　白色发光二极管接触镜电极的结构

A. LED 的相对光谱发射；B. 显示为可见白色的输出；C. 三个内置白光 LED 的接触镜电极的结构。PMMA. 聚甲基丙烯酸甲酯（图片经许可转载自 Kondo M，Piao CH，Tanikawa A，et al. Doc Ophthalmol 2001；102：1–9.）

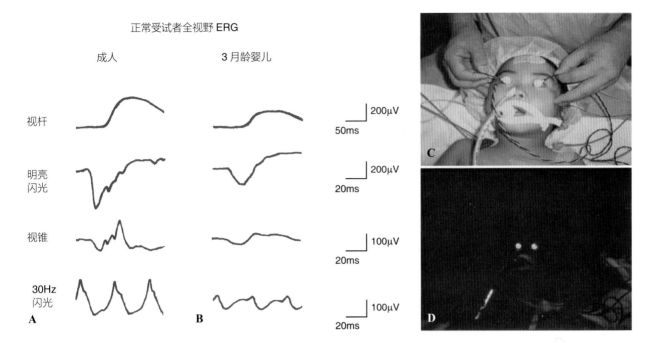

▲ 图 10-30　用白色发光二极管接触镜电极从正常成人受试者（A）和正常 3 个月大婴儿（B）记录的全视野视网膜电图（ERG）图片显示了使用该系统的婴儿的标准全场 ERG 记录；C. 在全身麻醉下，将 LED 接触镜置于双眼；D. 接触镜的背景照明用于在黑暗中记录光照 ERG（图片经许可转载自 Miyake Y. Electrodiagnosis of retinal diseases. Tokyo：Springer-Verlag；2006.）

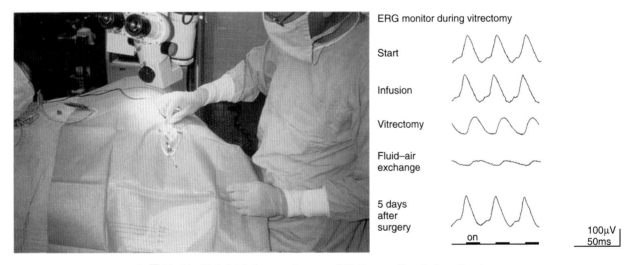

▲ 图 10-31　Full-field electroretinogram (ERG) recording during vitrectomy

(Left) A light-emitting diode (LED) electrode is sterilized and placed on the cornea undergoing surgery. (Right) 30-Hz flicker ERGs recorded during vitrectomy in a patient with epimacular membrane. Start indicates the time when local anesthesia was completed and Infusion denotes the time the infusion needle was introduced into the vitreous cavity. (Reproduced with permission from Miyake Y. Electrodiagnosis of retinal diseases. Tokyo: Springer-Verlag; 2006, and Horiguchi M, Miyake Y. Arch Ophthalmol 1991;109:1127–9.)

不存在，因为与 LM 视锥系统不同，S 视锥主要与 ON 视觉系统相关[64]。

四、眼电图 Electro-Oculogram

1849 年，Du Bois Reymond[65] 报道，在正常的眼睛中有电流流动，因为角膜相对于眼睛后部是正的。电压的来源是角膜基底电位。这种电位差被称为眼睛的站立电位（standing potential）或静息电位（resting potential）。EOG 是一种间接测量站立电位振幅的方法，在暗适应和光适应过程中会发生变化。为了获得人类的 EOG，电极被放置在眼睛的内外眦，患者被要求在一对固定灯之间来回看。当角膜靠近其中一个电极时，它变得更为阳性，而另一个电极则变得更为阴性。当眼睛移到另一边时，情况正好相反。

在 ISCEV 标准中描述了 EOG 的原理和实际应用[66]。图 10-33 显示了正常受试者在暗适应和光适应状态下 EOG 振幅的变化。当眼睛在黑暗中（暗

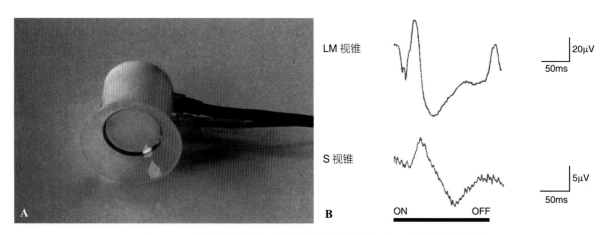

LM 视锥

20μV
50ms

S 视锥

5μV
50ms

ON   OFF

▲ 图 10-32　使用蓝色发光二极管内置接触镜电极记录 S 视锥视网膜电图

A. LED 内置接触镜电极，带蓝色发光 LED；B. 正常人长波长视锥和 S 视锥 ERG 与长时程刺激的比较。反射非视觉系统的 a 波和 d 波在 S 视锥 ERG 中基本上不存在，因为与 LM 视锥系统不同，S 视锥主要与 ON 视觉系统相连（图片经许可转载自 Miyake Y. Electrodiagnosis of retinal diseases. Tokyo：Springer-Verlag；2006，and Horiguchi M，Miyake Y，Kondo M，et al. Invest Ophthalmol Vis Sci 1995；36：1730-2.）

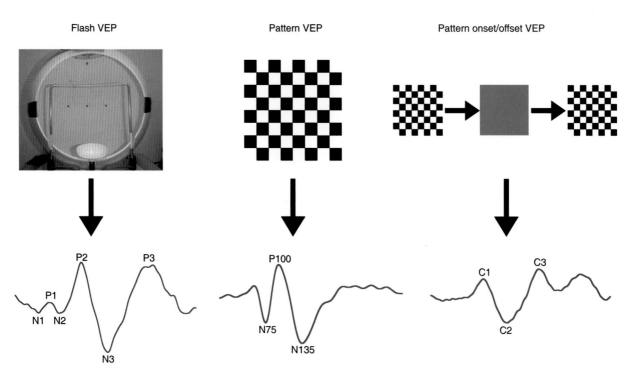

Flash VEP　　　　　Pattern VEP　　　　　Pattern onset/offset VEP

P2　P3　　　　　　P100　　　　　　　C1　C3

P1　　　　　　　　　　　　　　　　　　　　　

N1　N2　　　　　　N75　　　　　　　　C2

N3　　　　　　　　N135

▲ 图 10-33　Electro-oculogram (EOG) recordings

(Top) Diagram illustrating the EOG test and the determination of the light peak/dark trough (L/D) ratio (Arden ratio), which is 2.0 in this case. The smaller amplitudes are recorded when the eyes make saccadic eye movements in the dark (dark trough); the peak amplitude is recorded against a steady light background (light peak). (Bottom) Plottings of the amplitude of EOG in a normal subject and a patient with Best disease. The Arden ratio is 2.0 for the normal subject and 1.3 for the patient.

谷）进行眼跳运动时，记录较小的振幅。在稳定的光背景下（光峰）记录峰值振幅。光峰/暗谷（light peak/dark trough，L/D）比值是一个用于评估视网膜功能的指数（Arden index）[67]。一般来说，1.80 的比值是正常值的下限。

视网膜站立电位的起源被认为是在视网膜色素上皮。然而，光的上升是通过光刺激光感受器 - 视网膜色素上皮复合物产生的。当视网膜中间层的某些结构受到影响时，如在视网膜中央动脉阻塞时，则无法检测到光的刺激[68]。

在闪光 ERG 异常的任何情况下，EOG 通常都是异常的，除了完全型或不完全型 CSNB[36]。然而，相反的情况是不成立的。一个异常的 EOG 和一个正常的 ERG 可以在 Best 病、RPE 营养不良和显性玻璃疣中看到。在第 44 章（黄斑营养不良）中更详细地描述了 EOG 在这些疾病中的临床相关性。

五、视觉诱发电位 Visual Evoked Potential

视觉诱发电位（VEP）是由视觉刺激引起的大脑信号。它和脑电图（EEG）一样通过表面电极记录在枕叶皮层上。临床 VEP 的原理和实际应用见 ISCEV 标准[69]。

对 VEP 的细胞来源知之甚少。VEP 可在瞬态或稳态刺激条件下记录。瞬态 VEP 包括闪光 VEP、模式反转 VEP 和模式起始 / 偏移 VEP（图 10-34）。

VEP 的几个重要特征可以说明：①由于"皮质放大（cortical magnification）"，视觉诱发电位以视网膜中央 20° 范围控制；② VEP 在个体间具有高度变异性，但当比较一个人的双眼反应时，其双侧变化小于 10%；③ VEP 异常可由视网膜、视神经、视束、视辐射或视皮层的异常引起。

闪光视觉诱发电位（flash VEP）易于记录，可用于评估婴儿、儿童或因视觉功能差、眼球震颤或合作不良而不能进行 PERG 患者的大体视觉功能。由于闪光 VEP 在视网膜色素变性或致密的玻璃体积血等 ERG 不可检测的患者中仍然可以被记录，闪光 VEP 和 ERG 的同时记录可以提供有用的信息[70]。

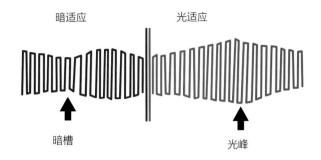

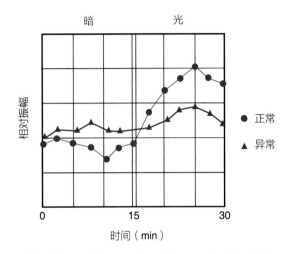

▲ 图 10-34 临床视觉诱发电位试验中的三种标准反应
（上）视觉诱发电位刺激。（左）闪光刺激与监视器或全视野穹顶一起提供。这种穹顶还用于记录全视野视网膜电图，穹顶内的一对固定灯用于电子眼图测试。（中间）使用阴极射线管或发光二极管显示器提供的黑白棋盘格反向刺激。（右）呈现了具有规则间隔的漫反射空白屏幕的黑白棋盘格反向刺激

六、局灶黄斑 ERG 和 VEP 的同步记录 Simultaneous Recording of Focal Macular ERG and VEP

另一个有用的评价是对视觉通路进行逐层分析，同时记录局灶黄斑 ERG（fERG）和局灶黄斑 VEP（fVEP），特别是 PhNR。PhNR 的起源被认为是在神经节细胞中（见第 9 章，视网膜电图，图 9-20），该成分也可以记录在 fERG 中（图 10-24）。图中三名患者的结果说明了同步记录如何在视觉路径中进行逐层诊断[71]。

图 10-35A（左）显示了一名 32 岁的右眼中心性浆液性脉络膜视网膜病变患者同时记录的 fERG 和 fVEP（刺激物直径 15°）。发病约 10 年前，黄斑部仍有浅层视网膜脱离，视网膜下方有少量沉淀

物，与中心性浆液性脉络膜视网膜病变的病史一致。他的左眼正常。在我们的初步检查中，他的视力分别是 0.06（右眼）和 1.5（左眼）。右眼可见一个直径约 15° 的中心暗点。患眼的 fERG 在包括 PhNR 在内的所有成分中的振幅都比正常眼小。但 fVEP 波幅与正常眼相比无明显下降，内隐时间稍有延迟。这一发现可以作为黄斑部光感受器功能障碍的模型。

图 10-35A（右）显示了一名 65 岁男子右眼单侧视神经萎缩的结果。左眼眼底正常。他的视力分别为 0.08（右眼）和 1.0（左眼）。用 10° 点刺激法记录到的双眼 fERG 的 a 波和 b 波几乎相同，但受影响眼的 PhNR（箭）小于正常眼。患眼 fVEP 异常。

这些结果提示 PhNR 和 fVEP 的异常是由视网膜神经节细胞功能紊乱引起的。

一位 56 岁男性因大脑后动脉阻塞导致双侧上方偏盲（图 10-35B）。由于中心凹未被累及，双眼视力为 1.2。在左眼同时记录 fERG 和 fVEP，半圆刺激（直径 15°）投射到视野缺损处（下方视网膜）和对侧无视野缺损的上方眼底（图 10-35C）。两种刺激都没有针对中央凹（小注视靶标），并且每个刺激与中心凹的距离大致相同。视野缺损区 fVEP 很小，正常视野区 fVEP 正常。然而，fERG 没有显示出这两个区域之间的任何差异，包括 PhNR（箭）。这一结果表明，视野缺损不是由神经节细胞功能障碍引起的，而是由视皮层水平的异常引起的。

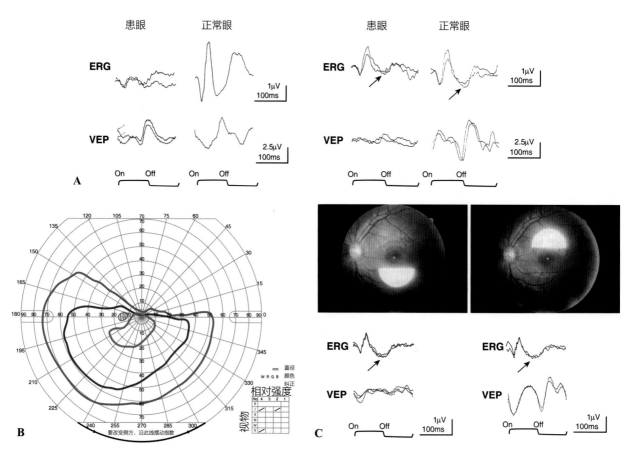

▲ 图 10-35　同时记录局灶黄斑 ERG 和局灶黄斑 VEP

A. 1 例 32 岁男性中心性浆液性脉络膜视网膜病变患者患眼与正常眼的 fERG 和 fVEP 比较（左）。单侧视神经萎缩 65 岁男性患眼与正常眼的 fERG 和 fVEP 比较。底部痕迹显示光电管的响应（右）。A 和 C. inion 电极的正性导致 fVEP 向上偏转。B. 56 岁男性后脑动脉阻塞致双侧上半盲的左眼视野。C. 半圆形刺激物的位置（上）和同时记录的 fERG 和 fVEP 与图 B 患者左眼的这些刺激物（下）在一起。ERG. 视网膜电图；VEP. 诱发电位（图片经许可转载自 Miyake Y. Japn J Ophthalmol 1990；34：225-2389.）

诊断性眼科超声
Diagnostic Ophthalmic Ultrasound

第11章

Rudolf F. Guthoff　　Leanne T. Labriola　　Oliver Stachs　　著

一、概述 Introduction

超声（ultrasonography）是医学中一种普遍应用的辅助诊断工具，能获得无创性的图像，可以在几乎所有医学领域辅助患者治疗。超声技术在眼科学中有着独特的作用，因为它可以提供眼球和眼眶的定量和定性评估。超声图像是通过采集不同组织的反射声信号而形成的。这些图像可以提供几乎从前到后、从角膜和睫状体到视网膜和脉络膜的每一部分的重要细节。本章将解释眼科超声所涉及的原理，并举例说明其在眼科中的应用。

二、超声波的过去和现在 Ultrasound-Past and Present

1880 年，Curie 兄弟首次证明，电气石晶体的反面通过机械挤压可以产生电位差[1-7]。这种现象被称为压电效应（piezoelectric effect）。这种效应是超声波技术的基础，在第二次世界大战期间首次应用于水下声呐系统[8]。同一时期，医学界也采用了超声波技术。当科学家们能够利用声波波长来研究材料的一致性而不损害材料本身时，他们意识到了这项技术的诊断潜力。

1949 年，Ludwig 用超声波检测患者的胆结石。眼科超声的首次发表在 1956 年的医学文献中[9]。在 20 世纪 70 年代中期，眼科医师在临床上使用超声来测量眼轴的长度。这些测量有助于计算人工晶状体的度数，从而引发了白内障手术的革命[10]。当 Baum 和 Greenwood 将他们的二维 B 型图像引入眼科时，又有了进一步的创新[11]。不久之后，Bronson 等开发了一种用于这种图像采集的手持接触式传感器[12]，引发了超声波设备在眼科诊所的迅速传播。B 型图像可用于准确描述视网膜脱离、玻璃体膜和脉络膜肿瘤。在 20 世纪 90 年代初，新技术的发展使得用 35～50MHz 更高频率的设备捕捉图像成为可能，如分辨率提高了 4～5 倍，目前仍然是分析某些前段疾病（如睫状体渗漏、浸润和肿瘤）的金标准。

三、检查技巧 Examination Techniques

超声检查是在患者倾斜的情况下进行的。超声波的频率不能通过空气，因此需要一种耦合介质将声波从换能器传输到眼部组织。一种常见的耦合剂是甲基纤维素（图 11-1）。需要将耦合剂涂在探头的尖端，然后将探头放置在患者麻醉的角膜上。

（一）A 型技术 A-Mode Technique

A 超（即 A 扫描，A-scan）是沿一条视线获取的回波幅度的线性表示。利用声脉冲发射和回波返回之间的时间间隔来计算被成像组织的距离，可以实现对眼组织的测量。由于眼睑组织可以衰减声波并降低分辨率，因此只能通过打开的眼睑获得 A 扫描图像。当获得 A 扫描测量值时，操作者对传感器尖端施加的压力尤其重要。过度的压力会使角膜变形，导致测量不准确。

（二）B 型技术 B-Mode Technique

B-scan 是一种二维横截面图像，通过将传感器以 50°～60° 的角度机械扫描而形成，探头以特定轴取向，采用系统方法获取所有图像。一种方法是首先将探头置于角膜中心，并将传感器尖端朝向十二点来获得眼球的轴向扫描，对后极和视神经成像。接下来，传感器向颞侧转动 90°，通过黄斑获得图像。最后，将探头放置在角膜边缘周围的每个时钟点位，即可获得眼球的径向和横向图像。当探头垂直于角膜缘放置，探头尖端朝向角膜时，就会获得径向扫描。横向扫描是通过将探头旋转 90°，使传感器尖端平行于角膜边缘获得的。所获得的图像是来自眼球相对内表面的声波反射。

反射声波由设备记录，并且可以在屏幕上被视为二维图像（图 11-2）。眼部结构可以单独检查。角膜的超声特征是由两个独立的声学界面组成，前房呈平凸横截面。由于常规 B 型模式的横向分辨率有限，虹膜不能满意地成像。一个清晰的晶状体是声学空腔，并表现为轴向部分椭圆球形结构。类似地，正常的玻璃体不会发出声信号，但是分离的玻璃体后界膜呈现一个界面，可以通过增加回声信号的放大来成像，巩膜是眼部超声反射最强的结构。

（三）高频超声技术 High-Frequency Ultrasound Technique

高频超声可用于超声生物显微镜（ultrasound biomicroscopy, UBM）。较短的波长提供了更好的眼前段结构的分辨率，包括角膜、晶状体、房水（图 11-3）和睫状体（图 11-4）[13]。高频探头范围从 50～100MHz[14-16]。50MHz 探头为 UBM 技术提供

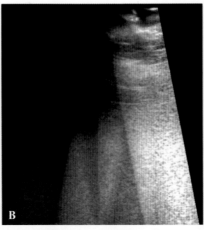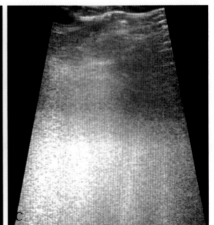

▲ 图 11-1　超声图像模拟换能器
A. 无组织耦合剂；B. 有部分组织耦合剂；C. 有完整耦合剂，如凝胶状接触物质的效果

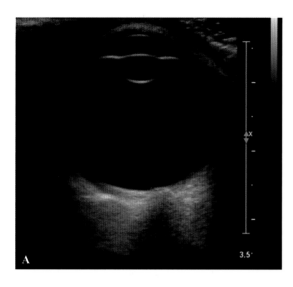
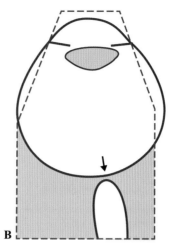

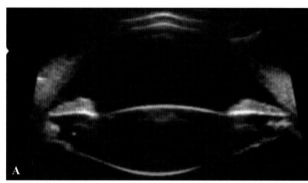
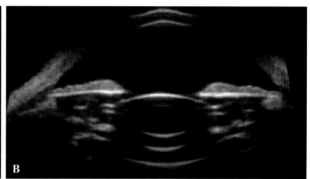

▲ 图 11-3　有晶状体眼（A）和有多个植入物表面回声的人工晶状体（B）眼前段的超声生物显微镜图像

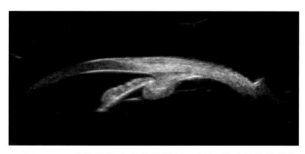

▲ 图 11-4　睫状体超声生物显微镜。较短的波长能够获得前部结构的高分辨率图像

了探测深度和分辨率之间的最佳平衡。这种技术的一个局限性是，频率越高，波长越短，穿透力即深度越低。UBM 无法探查到眼球表面以内 4mm 之外的结构。

　　UBM 要求传感器浸入介质中，以传输更高频率的波长。生理盐水或甲基纤维素可用作耦合剂，并在检查期间用定制杯固定在眼睛上方。为了获得良好的反射信号，需要睁开眼睑进行 UBM 检查。

UBM 产生的图像分辨率为 30～40μm，与低倍显微镜下的图像相似[17]。

　　角膜是 UBM 上看到的第一个结构。前房深度可以从角膜后表面到晶状体前极的距离。晶状体后极离前表面距离较远，UBM 无法成像。虹膜被视为一个平坦均匀的回声区。虹膜和睫状体在虹膜隐窝汇合并进入巩膜突。虹膜下和睫状突上的区域被定义为睫状沟。眼睛的房角可以通过在边缘径向定位探头来研究。巩膜突是 UBM 图像上房角的最重要标志。

（四）多普勒超声 Doppler Ultrasound

　　多普勒图像是通过利用声波反射的频移来测量组织内的运动和血管内的流动状况而获得的。在小于 0.01ml 的组织体积中可以观察到这些频率偏移。可以基于超声频率向图像添加伪彩色，以区分较高和较低的流动状态，这有助于解释最终结果（图 11-5）。

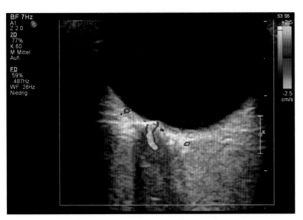

▲ 图 11-5　经眼球后极的横断面超声图

视神经内显示视网膜中央动脉（红色）和视网膜中央静脉（蓝色）的彩色编码信号

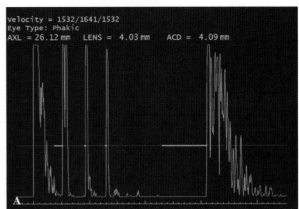

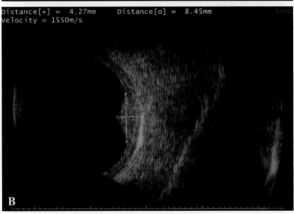

▲ 图 11-6　A. 显示信号反射峰值振幅的浸入式 A 超扫描生物测定法；B. B 超扫描图像，在冰冻扫描中获取距离测量值。测量是通过在图像上放置光标标记并读取点之间的距离来获得的

（五）超声生物测量 Ultrasound Biometry

基本的物理公式可以用来计算声音通过各种眼组织时的速度。这个数字可以用来计算眼内的距离测量值（图 11-6）。为了获得准确的测量，必须知道不同的眼内介质，如晶状体、房水和玻璃体对声音传导的具体速度[18]。这些公式提供了精确测量，可用于测量眼内肿瘤或推断眼球的轴向长度用于眼内晶状体度数的计算。

（六）三维重建 Three-Dimensional Reconstructions

实时三维（3D）和四维（4D）图像目前在一些医学专业，包括妇科、产科和心脏病学等有应用，但目前在眼科的应用仍是有限的。三维超声图像可从一系列扫描平面生成[19-22]。Silverman 等[23]使用三维高分辨率超声对兔子和人类受试者的睫状体进行了表征，在他们的实验室里，他们将 840 型超声生物显微镜（Humphrey Instruments，Carl Zeiss Group）和 VuMax UBM 35/50（Sonomed）简单地扩展为一个 3D 超声成像系统（图 11-7 和图 11-8）[24-28]。

四、超声在眼内病理中的应用 Ultrasound in Intraocular Pathology

（一）眼球形状的变化 Changes in the Shape of the Globe

1. 后巩膜葡萄肿 Staphyloma

后巩膜葡萄肿是一种涉及眼球葡萄膜组织的异

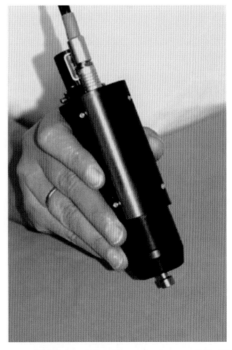

▲ 图 11-7　使用 VuMax UBM 35/50（Sonomed）进行三维高频扫描的机头原型

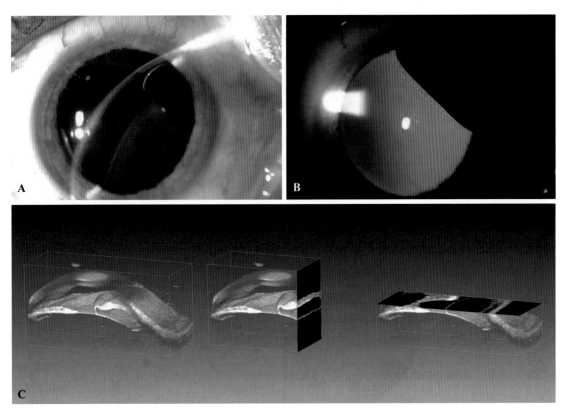

▲ 图 11-8 睫状体有色素囊肿经瞳孔散大（**A**）和后照的（**B**）临床照片；**C**.同一只眼睛显示三维重建体斜截面

常扩张。扩张的典型曲率半径小于正常巩膜。它可以通过超声探头与传感器探头进行轴向截面扫描来识别（图 11-9）。

巩膜扣带：巩膜扣带（scleral buckle）可以造成后巩膜畸形，看起来像后巩膜葡萄肿。通过仔细的病史或前巩膜周围环扎带的识别，可以将其与真正的后巩膜葡萄肿区别开来。此外，如果使用硅油进行填充，硅油中较高的折射率可以改变超声波波长的反射，这可能会提供眼球扩张变形的假象，即眼球假性扩张（图 11-10）。

2. 小眼球 Microphthalmos

先天性小眼球（congenital microphthalmas）是一种异常小的眼睛，可合并其他眼部异常。小眼球的主要发现是轴向缩短。这可以通过 A 扫描测量来确定。B 扫描模式可用于获得径向和横向扫描，以识别玻璃体和眼后段的异常，这也可能是小眼的相关特征。这些特征包括视网膜或视盘缺损、眼眶囊肿（图 11-11）或玻璃体增生。

3. 眼球痨 Phthisis

眼球痨的定义是指伴有低眼压的眼球严重萎缩。眼球痨的超声特征是外巩膜壁增厚。偶尔可观察到钙化或骨化（图 11-12）。这可能是由于视网膜色素上皮的退行性变和化生所致。在晚期眼球痨病例中，巩膜和脉络膜可占全球总体积的 70%。慢性低眼压患者的眼球壁增厚程度可能预示着即将发生的眼球痨，但眼球痨形成的确切厚度阈值尚不清楚。

（二）玻璃体 Vitreous

超声检查可提供玻璃体结构的信息，尤其是当玻璃体前中部混浊导致眼底无法看清时。超声检查可以检查点状、线状和膜状反射（图 11-13），对应不同的病变。框 11-1 总结了玻璃体病变与临床表现相关的最常见的几种情况。

1. 玻璃体变性 Vitreous Degeneration

玻璃体浓缩（vitreous syneresis）可表现为点状反射，在近视眼或老年人玻璃体中表现更为明显。在有症状的后玻璃体脱离期间，B 型回声可显示玻璃体浓缩的不同阶段，并可显示玻璃体膜（hyaloid membrane）与视网膜表面的残余粘连（图 11-14）。

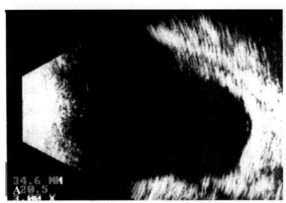
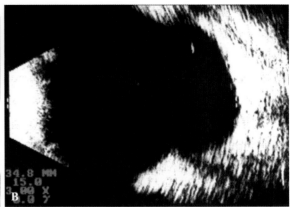

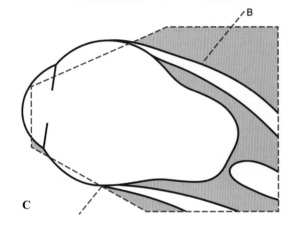

▲ 图 11-9　高度近视眼后巩膜葡萄肿（轴长 34.8 mm）
A. 可见视神经偏心入口的轴面；B. 这个畸形的眼球在光轴外的截面上表现得尤为明显；C. 示意图

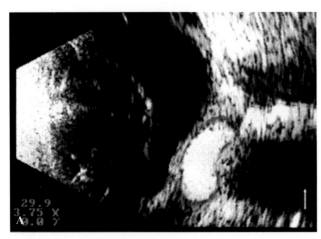
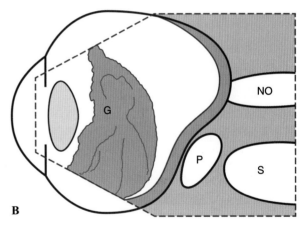

▲ 图 11-10　A. 硅胶海绵外植体产生的巩膜扣带。放置巩膜扣带后，可在声波剖面上看到眼球畸形。硅胶外植体几乎完全反射超声波。同时会投射一个声学阴影；B. 示意图
NO. 视神经；P. 外植体；S. 声影；G. 浓缩、致密的玻璃体

2. 星状玻璃体变性 Asteroid Hyalosis

星状变性的玻璃体透明质体的含钙脂质悬浮在玻璃体腔内，成为独特的声波反射器（图 11-15）。在超声检查下，它们能很好地显示玻璃体运动的动力学。

闪辉样玻璃体变性（Synchysis Scintillans）：在闪辉样玻璃体变性中，玻璃体腔充满胆固醇结晶体。与星状玻璃样变性不同，这些胆固醇样结晶不是悬浮在玻璃体内，而是自由漂浮在玻璃体内。当眼球移动时，胆固醇结晶出现在玻璃体腔内的中心。这张临床图片可能类似星状玻璃体变性，但几秒钟后胆固醇结晶将下沉到玻璃体腔的底部。A 型图像显示这些胆固醇结晶反射的特征性闪烁尖峰。

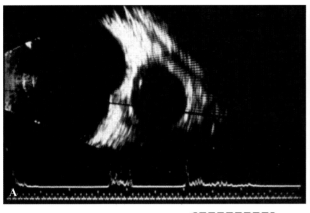

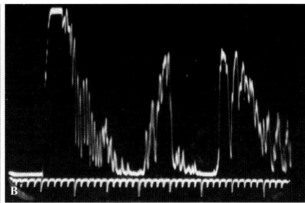

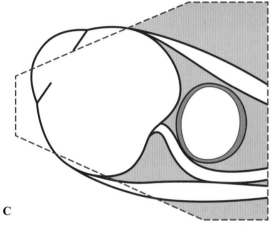

▲ 图 11-11　小眼球伴眼眶囊肿

A. 在 B 扫描中可以看到肌锥内的囊样间隙，这被解释为"完全分离的缺损"；B. A 扫描图像；C. 示意图

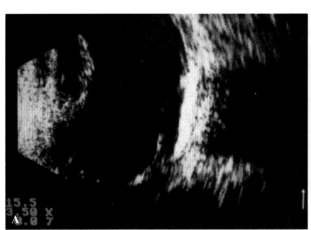

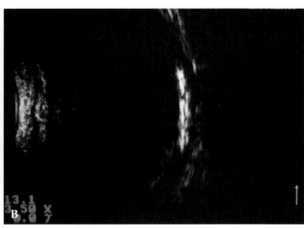

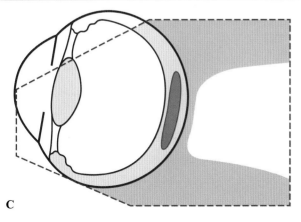

▲ 图 11-12　晚期眼球痨眼球壁局限性钙化

A. 超声检查发现脉络膜钙化或骨化导致眼球壁高度反射性改变，脉络膜钙化或骨化在眼后软组织上形成阴影；B. 通过减小放大倍数，这些强回波可以选择性成像；C. 示意图

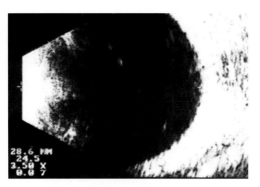

▲ 图 11-13　玻璃体混浊

在最大放大倍数下，即使玻璃体在光学上清晰可见（左），也能在超声上看到小的异质性斑点。它们呈点状反射

框 11-1　超声显示玻璃体病变的临床条件
• 眼球形状的变化
• 玻璃体混浊
• 星状透明变性
• 闪辉样玻璃体变性
• 急性后玻璃体脱离
• 玻璃体积血
• 葡萄膜炎（特发性）
• 葡萄膜炎（感染性）
• 眼内异物
• 原发性永存玻璃体增生

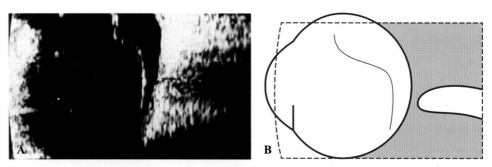

▲ 图 11-14　A. 脱离的后玻璃体膜（posterior hyaloid membrane）成像为低反射率的漂浮结构；B. 示意图

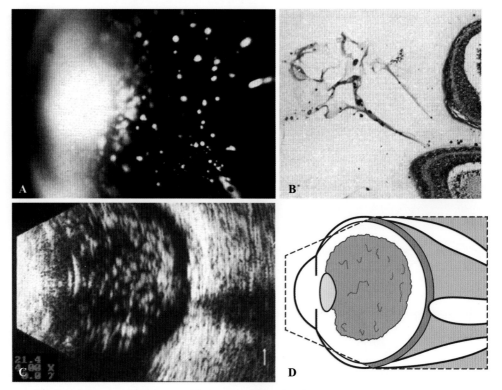

▲ 图 11-15　星状玻璃体变性

A. 前玻璃体间隙裂隙灯显微照片；B. 星状玻璃样变性的组织学图像显示钙晶体附着在玻璃体支架上；C. 晶体的 B 扫描截面，代表了超声波的良好反射。在眼球壁附近总是可见无回声的玻璃体后间隙；D. 示意图

3. 原始永存玻璃体增生 Persistent and Hyperplastic Primary Vitreous

原始永存玻璃体包含晶状体血管膜，它是胎儿血管系统的一部分。在发育过程中，晶状体血管膜从视神经发出并与晶状体后部连接。这种结构在出生前应该内卷、消退。原始玻璃体持续增生未能完全消退称为原始永存玻璃体增生。如前所述，这可能与新生儿小眼畸形和先天性白内障形成有关。原始永存玻璃体增生在超声上有两个特征。一是在晶状体后表面和视盘之间延伸的一条显微血管膜。第二个是在超声生物测定（图 11-16）上眼球眼轴变小。如果异常只是轻微的，晶状体在出生时可能是透明的，但当晶状体后囊破裂时可能变成白内障。

4. 玻璃体积血 Vitreous Hemorrhages

急性玻璃体积血是超声检查的重要指征。急性出血可使玻璃体空腔充满红细胞微粒形成的小混浊。这些混浊通常在几个小时后积聚在玻璃体的下方（图 11-17）。

如果玻璃体积血前玻璃体已经发生后脱离，后

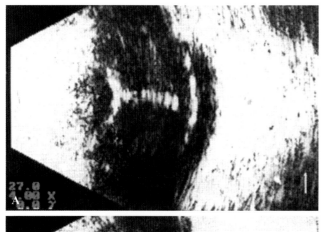

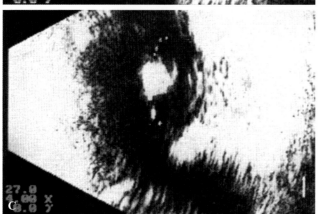

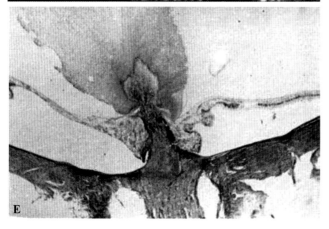

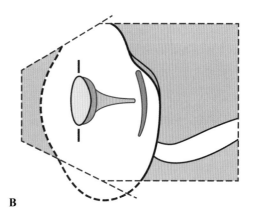

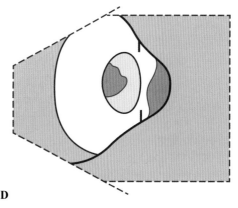

▲ 图 11-16　**A 至 D.** 原始永存玻璃体增生（**PHPV**）的后极性白内障。超声显示的附着在晶状体后极点上的纤维束对 PHPV（**A**）是可疑的。眼球颞侧最大内收的前平面（**C**）。**B** 和 **D.** 示意图。在患有严重 PHPV 的儿童中，阴影部分对应于后皮质和后囊的不透明区域；**E.** 放大的 **PHPV** 视神经组织学切片

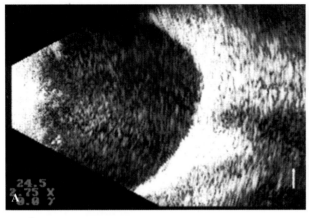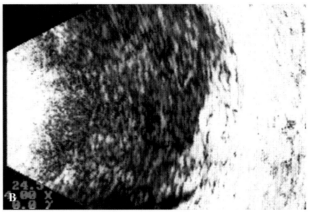

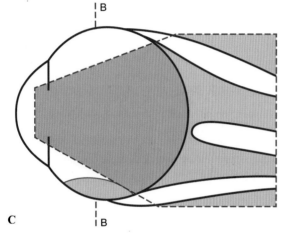

▲ 图 11-17　A. 明显的出血进入玻璃体，玻璃体内的红细胞产生反射性混浊。静态图像可能会给人留下实性病变的印象；B. 几个小时后，混浊通常会积聚在玻璃体腔的下方；C. 示意图

玻璃体膜（posterior hyaloid membrane）分离，红细胞经常沉淀在玻璃体束上（图 11-18）。其牵引力可直接在声学切面上显示，这一条索可能是视网膜裂孔形成的原因（图 11-19）。横切面上眼球壁的局限性增厚可能表明有视网膜盖（retinal operculum）（图 11-20）。该区域应进行超声定位，然后在可能的情况下用检眼镜仔细检查。

在大量的出血中，血液也可以传播到多个已经存在的玻璃体空腔中。在这个过程的早期，红细胞会聚集在玻璃体后间隙（retrovitreal space）（图 11-21）。玻璃体后间隙可能在几天或几周后由于高速的液体交换而完全清除。然而，玻璃体纤维支架上的血液吸收会慢得多（图 11-22）。

新生血管性玻璃体积血：糖尿病视网膜病变和视网膜新生血管增殖性改变所引起的出血，总是伴随着玻璃体的病理改变。玻璃体膜与视网膜粘连之间呈直线状，眼球运动后玻璃体的正常后移 [后运动（aftermouement）] 在周围新生血管丛的存在下

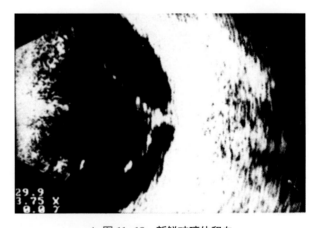

▲ 图 11-18　新鲜玻璃体积血
在横截面超声图中，玻璃体框架向眼壁会聚。血液沉淀增加了玻璃体的声反射。当玻璃体与眼壁接触时，需考虑到是否形成牵引力

消失。玻璃体簇形成围绕眼球后极的粘连，常是一个不良的迹象，表明这些环形粘连会引起早期牵拉性视网膜脱离（图 11-23）。而年龄相关性黄斑变性的脉络膜新生血管将在眼内形成多个层面的出血

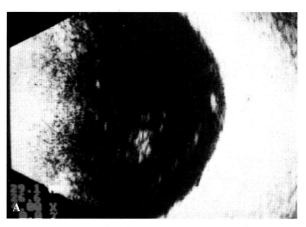

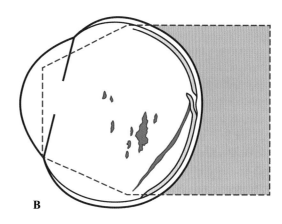

▲ 图 11-19 **A.** 近期玻璃体积血；低反射膜随眼球运动而自由浮动。新形成的马蹄形裂孔可能出现在它们与眼球壁的连接点上；**B.** 示意图

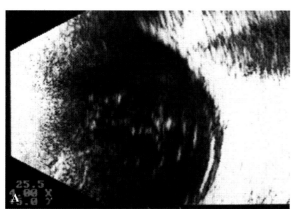

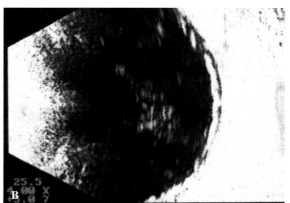

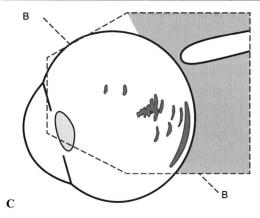

▲ 图 11-20 **A** 和 **B.** 近期玻璃体积血，红细胞沉淀在部分分离的后玻璃体膜上，增加其声反射；**C.** 示意图

（图 11-24）。

5. Terson 综合征 Terson Syndrome

Terson 征是一种多层次的后极眼内出血，通常发生在头部钝性外伤后，通常伴有蛛网膜下腔出血。如果后玻璃体膜仍然附着，视网膜前出血将缓慢扩散形成玻璃体中的出血（图 11-25）。出血会损害视网膜，可以是早期玻璃体切除术的手术指征。

6. 眼内感染 Intraocular Infections

眼部感染向前段延伸或导致前房积脓形成，会在前部玻璃体内发生变化，这些变化在超声上是可以检查到的。如果炎症渗透到眼球的外层，可以看到视网膜或脉络膜增厚（图 11-26）。几小时后，这些变化可能累及整个玻璃体（图 11-27）。如果穿通伤后出现眼内炎，超声检查可以检测到伤道入口处的局部感染炎症反应（图 11-28 和图 11-29）。

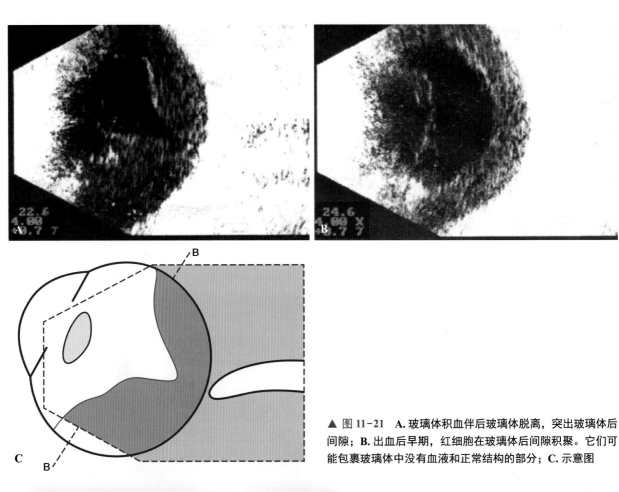

▲ 图 11-21　**A.** 玻璃体积血伴后玻璃体脱离，突出玻璃体后间隙；**B.** 出血后早期，红细胞在玻璃体后间隙积聚。它们可能包裹玻璃体中没有血液和正常结构的部分；**C.** 示意图

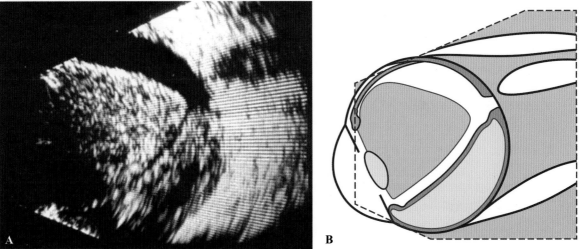

▲ 图 11-22　**A.** 玻璃体后间隙可能是完全的，但是，在玻璃体支架或位于视网膜下的血液吸收要慢得多；**B.** 示意图

7. 玻璃体炎症 Vitreous Inflammation

炎症性和出血性玻璃体病变仅凭超声检查是无法鉴别的。这两种情况都可能导致玻璃体结构的致密化，玻璃体随后收缩，尤其是玻璃体和视网膜之间有炎症后粘连，可能发生视网膜的牵引性脱离。

在慢性葡萄膜炎中，可发生早期完全的后玻璃体脱离后，导致成形的玻璃体收缩，形成一个横跨玻璃体基底部的前膜（图 11-30）。如果这层膜附着在睫状体上，它可能会形成睫状体脱离并导致随后的低眼压[29]。

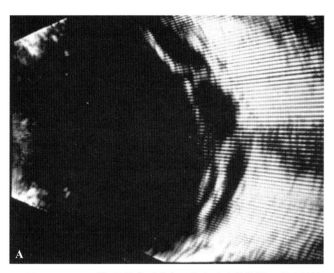 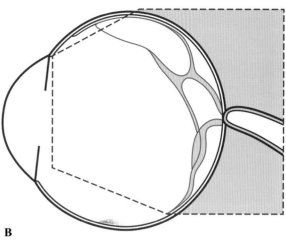

▲ 图 11-23　**A.** 后极开始牵引脱离，伴有玻璃体收缩和增殖性糖尿病视网膜病变，其隐藏在弥漫性玻璃体积血后面。一个像跳板一样，紧绷的、分离的透明膜仍然附着在视网膜的后极，并导致几处形成牵引性脱离；**B.** 示意图

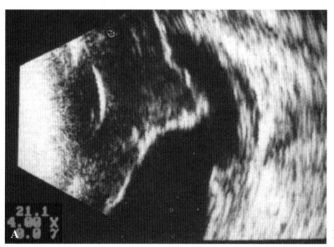 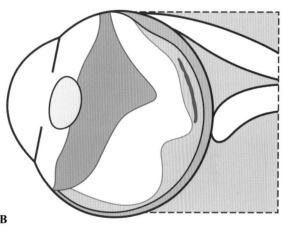

▲ 图 11-24　**A.** 盘状黄斑变性广泛玻璃体积血。血液消散到视网膜前或内孔，进入黄斑病变区和脱离的玻璃体。玻璃体后间隙由于其高度的液体交换而无回声；**B.** 示意图

8. 眼内异物 Intraocular Foreign Bodies

眼内异物基于材料的不同组成，引起超声回声反射率的变化（图 11-31 至图 11-33）。而图像上由于反射率的发生的变化应该是异物在眼球范围内定位的一个有用线索。然而，情况并非总是如此，因为异物也会在回声图上产生信号伪影，从而使识别其准确位置变得困难。例如，大型金属异物具有来自强反射信号的明显伪影，这些伪影会扭曲它们的真实位置。此外，外伤产生的异物可能与玻璃体内的气泡有关，这些气泡可以掩盖声影内附近异物的存在（图 11-34）。

（三）视网膜 Retina

超声波可以用来评估视网膜的结构，识别其解剖变化，如视网膜裂孔和脱离。它也可用于鉴别浸润性或渗出性眼病引起的视网膜厚度变化。超声图像中的声音反射可以描绘这些病理性视网膜改变，即使在有屈光间质混浊的眼睛中也是如此。超声检查是一个特别有用的工具，因为许多影响视网膜的疾病也会导致玻璃体的变化，从而影响直视检查。而必须对眼部解剖有很强的基础知识和扎实的检查技巧，才能在超声上对视网膜疾病做出准确的评价。本节将回顾常见视网膜疾病的解剖特征及用超声波检查所需的特殊技术。

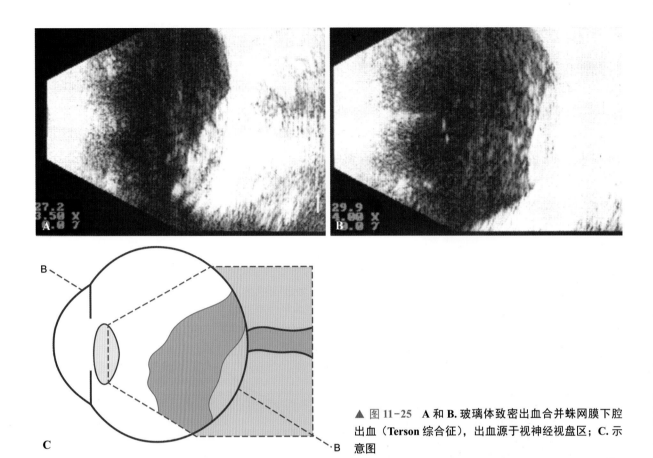

▲ 图 11-25　**A** 和 **B.** 玻璃体致密出血合并蛛网膜下腔出血（**Terson** 综合征），出血源于视神经视盘区；**C.** 示意图

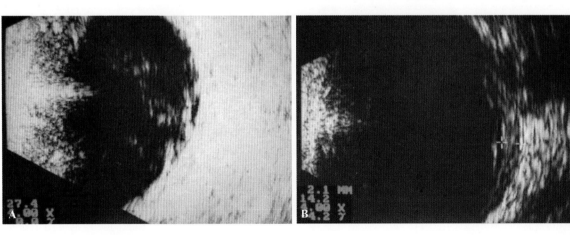

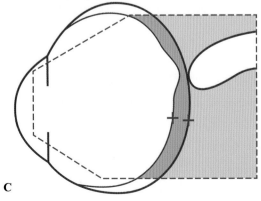

▲ 图 11-26　**A** 和 **B.** 内眼手术后全眼球炎。眼球壁扩大到 **2.1mm** 左右表明炎性的脉络膜浸润；**C.** 示意图

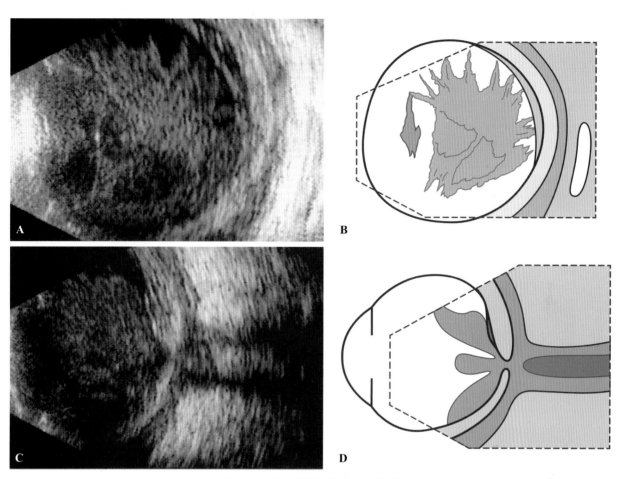

▲ 图 11-27 引起细菌性眼眶炎症的玻璃体脓肿
A. B 扫描显示玻璃体高度反射和部分脱离的视网膜；B. 此图像的示意图；C. 后极可见间隙浸润及视神经鞘增宽；D. 示意图

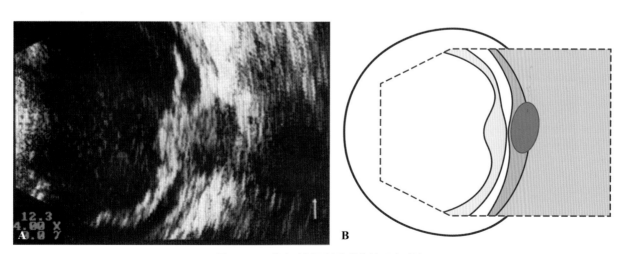

▲ 图 11-28 从穿孔侧开始的外伤性眼内感染
A. B 扫描显示眼球壁局部增厚，显示穿孔的一侧。玻璃体充满炎性细胞，后玻璃体增厚，局部视网膜脱离；B. 示意图

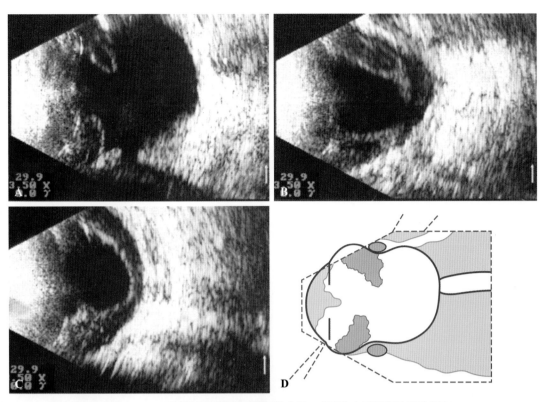

▲ 图 11-29　玻璃体切除联合巩膜扣带术后，玻璃体大量浸润的慢性炎症

A. 在巩膜扣带前的玻璃体基底部可见浸润玻璃体的残余物；B 和 C. 穿过玻璃体基底部的横截面；D. 示意图

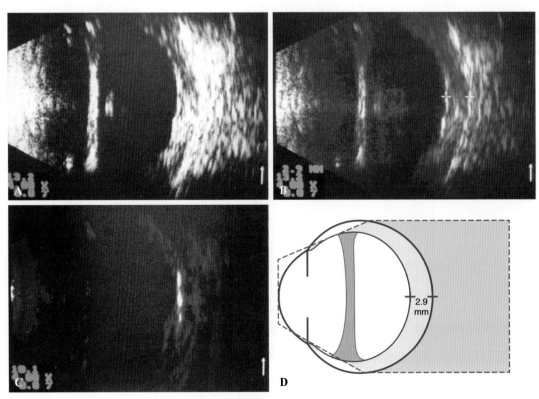

▲ 图 11-30　慢性全葡萄膜炎的眼球痨

A. 玻璃体收缩形成一个高声反射的前膜。眼球壁增宽至 2.9mm；B. 通过线性放大，眼球壁各层轮廓清晰；C. 眼球壁的孤立区域显示出高的声反射，这表明脉络膜或巩膜钙化；D. 突出显示眼球壁厚的示意图

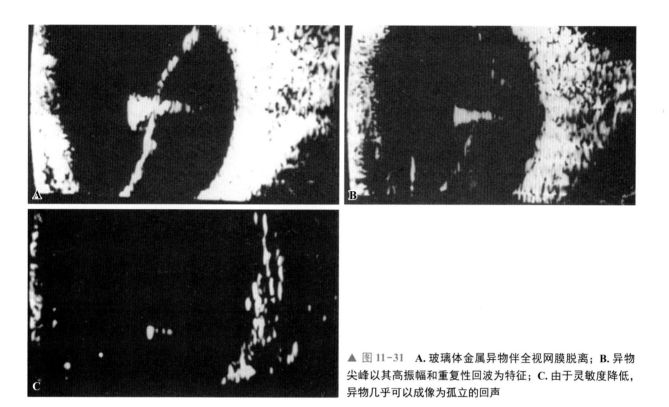

▲ 图 11-31　**A.** 玻璃体金属异物伴全视网膜脱离；**B.** 异物
尖峰以其高振幅和重复性回波为特征；**C.** 由于灵敏度降低，
异物几乎可以成像为孤立的回声

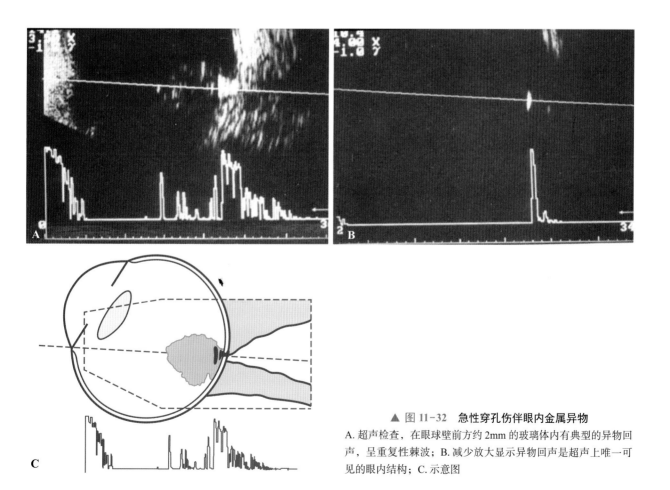

▲ 图 11-32　急性穿孔伤伴眼内金属异物
A. 超声检查，在眼球壁前方约 2mm 的玻璃体内有典型的异物回
声，呈重复性棘波；B. 减少放大显示异物回声是超声上唯一可
见的眼内结构；C. 示意图

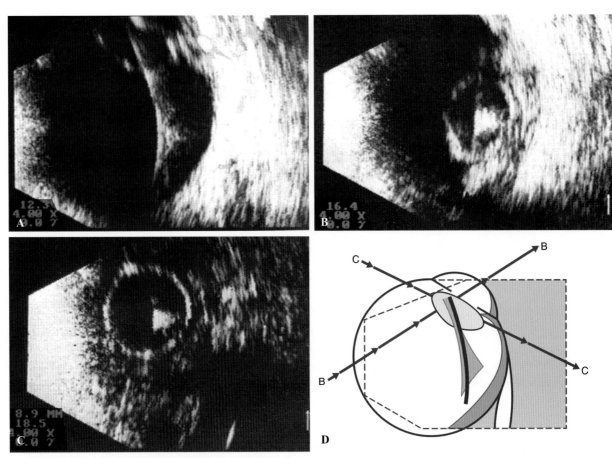

▲ 图 11-33 **A.** 一根金属丝的眼内异物；**B.** 在晶状体中，金属丝的前端仍然可见。在眼球最大内收时间上拍摄的横截面图像；**C.** 通过虹膜和晶状体的前部；**D.** 示意图

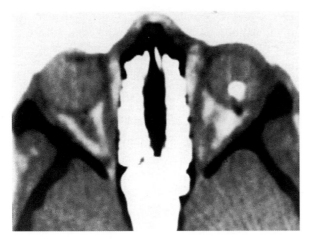

▲ 图 11-34 金属异物楔入眼壁并有气泡的 CT 图像

1. 急性视网膜脱离 Acute Retinal Detachment

在视网膜脱离中，视网膜神经感觉层与视网膜色素上皮层分离，玻璃体腔内的液体可以在这两层之间的潜在空间中聚集。超声显示脱离的神经感觉层视网膜在玻璃体腔内呈膜状。部分视网膜脱离可能仍然保持与视神经或锯齿状缘的连接，因为这些区域与视网膜的粘连最强。超声对这些连接的识别可以区分部分性视网膜脱离、玻璃体脱离或脉络膜脱离，后者具有不同的解剖连接（图 11-35）。由于视网膜在眼球中心折叠，完全的视网膜脱离可以形成漏斗状。

复杂的视网膜脱离伴有严重的病理学改变，使得在超声上很难识别所有的结构（图 11-36）。例如，在与增殖性玻璃体视网膜病变相关的严重眼外伤或与增殖性糖尿病视网膜病变的病例中，玻璃体内形成的膜可能看起来类似于视网膜脱离。以下问题可以指导视网膜的超声检查，以区分这些常见的玻璃体膜原因：

● 膜的空间范围是多大？哪一点与眼球壁接触？

● 膜的横截面，特别是在视神经区域，是什么形状？

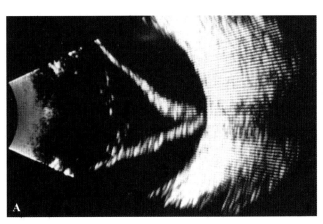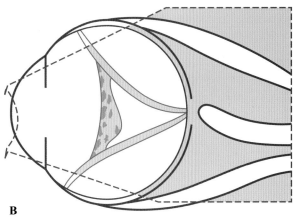

▲ 图 11-35　**A.** 完全性视网膜脱离，位于视神经和锯齿缘之间。玻璃体前部的不均匀物质是玻璃体反应的标志；**B.** 示意图

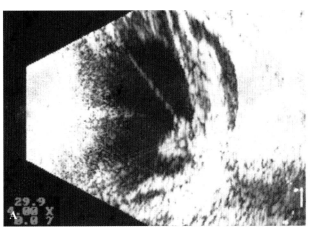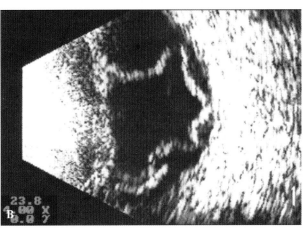

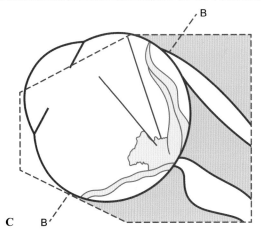

▲ 图 11-36　**伴有大量玻璃体浓缩的牵引性脱离**
A. 平坦的视网膜次全脱离，有褶皱，存在坚硬的玻璃体条索；B. 在额切面上，视网膜与眼球壁有多处接触；C. 示意图

● 有哪些后运动发生？

● 所述膜的峰值与巩膜标准或标准反射器回波之间的尖峰差异有多大？

这些问题应通过以下方式加以澄清：

(1) 膜的空间范围是多少？哪一点与眼球壁接触？新发的孔源性视网膜脱离的横截面特征是高反射的膜状结构形成，并以锐角向眼球壁会聚。如果成像的声学部分集中在视神经上，那么当视网膜与视神经相连时，脱离的视网膜边界将被捕获（图 11-37）。如果膜通过视神经而不是在回声图像中与视神经连接，则不是视网膜脱离（图 11-38）。这个特征可以帮助识别视网膜膜和玻璃体膜。

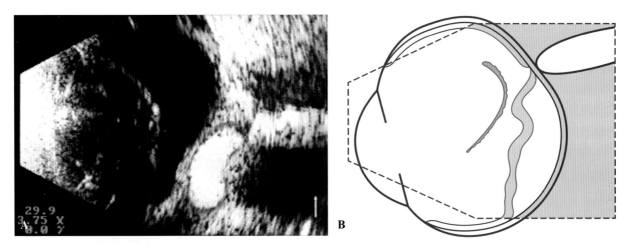

▲ 图 11-37　A. 部分性视网膜脱离。在急性视网膜脱离中，眼球运动时出现短暂的后运动。这些后运动像鞭梢一样从接触区延伸到眼壁上；B. 示意图

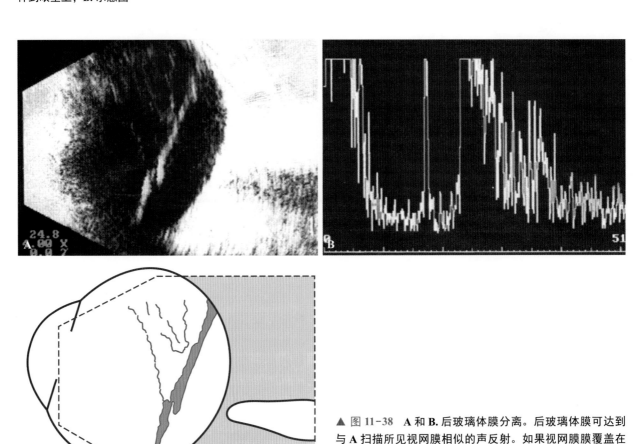

▲ 图 11-38　A 和 B. 后玻璃体膜分离。后玻璃体膜可达到与 A 扫描所见视网膜相似的声反射。如果视网膜膜覆盖在后极上而没有到达视神经，就可以排除视网膜脱离；C. 示意图

　　(2) 膜的横截面，特别是在视神经区域，是什么形状？为了了解视网膜脱离的形态，需要在不同层面进行超声检查。首先，在矢状面上，完全脱离的视网膜看起来像一个向前段开放的等腰三角形（其两侧的伸展可能不均匀，图 11-35）。下一步，应检查正面的平面截面，使视盘在图像正中。这些剖面图与矢状面成直角。当眼球最大限度地内收时，将传感器探头置于颞侧眼睑，可以对眼球前段进行较好的检查。在这些图像中，脱离的视网膜在不同的剖面图具有椭圆形到近圆形（图 11-39）。

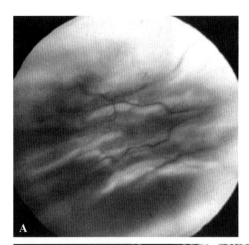

◀ 图 11-39 **A.** 复发性视网膜脱离的临床眼底摄影；**B 至 E.** 复发性视网膜脱离伴大量玻璃体浓缩；**B.** 轴向横断面超声图。后运动幅度减小。眼球改变位置后出现紧绷膜高频闪烁；**D.** 正面朝 **6** 点钟方向。视网膜表面的视网膜前膜在超声上表现为视网膜的明显增宽；**C 和 E.** 示意图

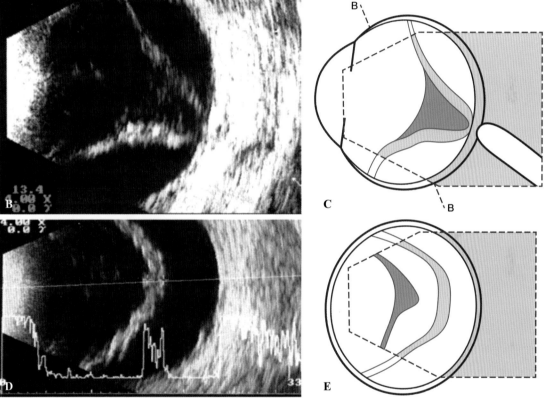

(3) 有哪些后运动发生？动态超声可以在患者的参与配合下获得。眼球运动结束时的组织运动或组织的后续运动，可以用来区分玻璃体组织和视网膜组织。急性孔源性视网膜脱离表现为持续时间较短的后运动，从视网膜仍然附着的区域（通常是视神经）发出挥鞭效应（whiplash effect）。这些后运动的振幅比玻璃体积血或星状玻璃样变性的正弦运动（sinusoidal movement）的振幅小且范围小[30]。

(4) 所述膜的峰值与巩膜标准或标准反射器回波之间的尖峰差异有多大？定量超声可检测视网膜回

声与巩膜回声的差异，范围从 8～15dB[31]。但是，这些测量仅提供指导。发育良好的结缔组织膜可能显示出与视网膜脱离非常相似的反射特性。在复杂的情况下，很难将一个孤立的 A 峰与出现在 B 型上的多个膜结构联系起来。

2. 陈旧视网膜脱离 Chronic Retinal Detachment
视网膜脱离的持续时间可以影响视网膜的厚度和活动度、玻璃体基部的形状和机械性质及视网膜下的物质。识别和理解这些变化有助于处理这些情况。

视网膜脱离发生数周后，Müller 细胞和星形胶质细胞增殖的改变将导致脱离视网膜的力学性质改变。这些细胞的大量视网膜周围增生造成视网膜后运动幅度的降低（图 11-40）。大的偏移被高频闪烁所代替，视网膜可能会变厚。在一个长期的视网膜脱离后，在超声波上可以看到视网膜内的囊肿样结构，即视网膜囊肿（图 11-41）。长期的视网膜脱离也会导致漏斗状视网膜脱离。这个过程的第一步是视网膜前结缔组织的增生，导致玻璃体收缩。这一阶段可以通过超声识别新的声学界面，这些界面被视为在脱离的视网膜周围增加的玻璃体信号（图 11-42）。玻璃体收缩，造成视网膜腔变窄，通常从视神经前方开始变窄，并持续到晶状体后部。前部的"环状膜（cyclitic membrane）"从玻璃体基底部延伸出来，常在视网膜脱离的早期可见（图 11-43）。接下来，周边视网膜被拉靠近这层膜，直到视网膜脱离不显示出任何可辨认的漏斗状腔。在眼球前部，萎缩的视网膜呈一条线，直径只有几毫米（图 11-44）。偶尔可以观察到一些视网膜皱褶。

除上述发现外，视网膜下间隙的一致性也会随着脱离时间的延长而改变。蛋白质含量会增加，并可能从视网膜下液中沉淀出来。这可以被视为超声上的自由漂浮混浊（图 11-45）。如果这些混浊呈静止颗粒而不是自由漂浮，那么眼内肿瘤必须排除。在这种情况下，超声鉴别恶性肿瘤固定的高回声颗粒与长期脱离的自由移动蛋白沉淀，对获得诊断具有重要作用。

(1) 视网膜劈裂：视网膜劈裂（retinoschisis）是视网膜神经感觉层的分离。这种情况经常发生在颞下象限。横截面超声图可以显示远周边的膜状结构，该结构具有面向玻璃体的凸面隆起边界（图 11-46）。在这种情况下，临床上区分视网膜劈裂和视网膜脱离是很重要的，因为这两种疾病在静态超声上显示是相同的。然而，使用动态超声和后运动的评估可以显示视网膜劈裂症的后运动不如视网膜脱离明显。这是因为在视网膜劈裂症中，视网膜是附着的，没有玻璃体粘连。

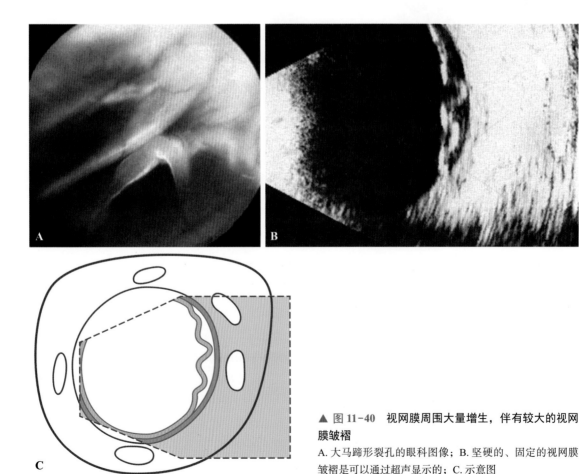

▲ 图 11-40　视网膜周围大量增生，伴有较大的视网膜皱褶

A. 大马蹄形裂孔的眼科图像；B. 坚硬的、固定的视网膜皱褶是可以通过超声显示的；C. 示意图

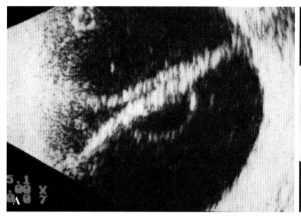

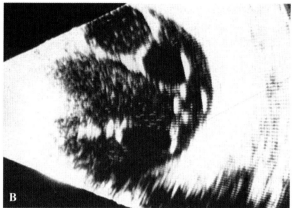

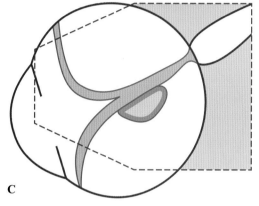

▲ 图 11-41 **完全视网膜脱离伴视网膜囊肿**

A 和 B. 横断超声（A）和正位平面图（B）所见轴部视网膜内囊肿。囊肿形成于慢性视网膜脱离合并的微囊样变性。这些空腔不参与继发性玻璃体病变，如玻璃体积血或胆固醇沉积；C. 示意图

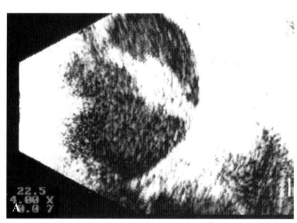

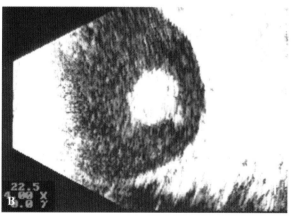

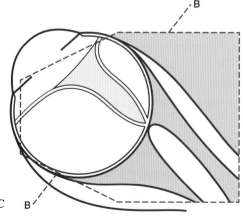

▲ 图 11-42 **A 和 B.** 玻璃体条索结缔组织增多的长期视网膜脱离，游离的混浊积聚在视网膜下间隙（可能代表出血或胆固醇晶体）；**C.** 示意图

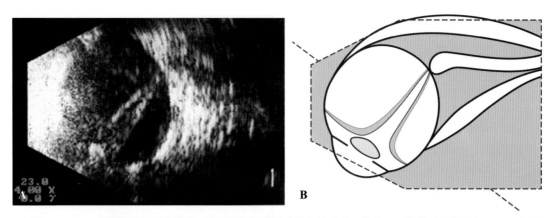

▲ 图 11-43　A. 长期完全视网膜脱离，脱离的视网膜形成缩窄的隧道，其内可见管状玻璃体残留；B. 示意图

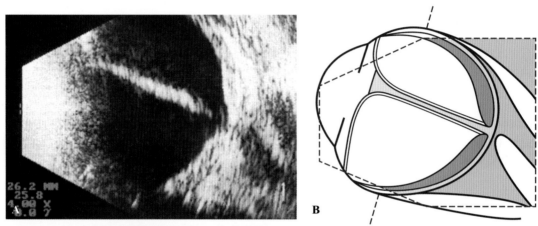

▲ 图 11-44　A. 玻璃体间隙完全消失的长期视网膜脱离，在矢状面上，视网膜的广泛粘连产生不同的声学切片；B. 示意图

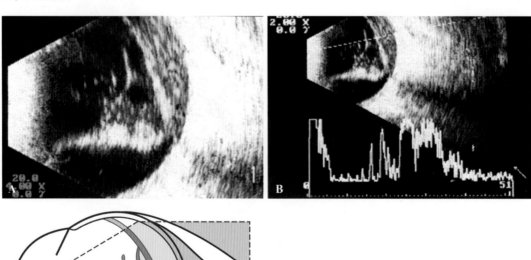

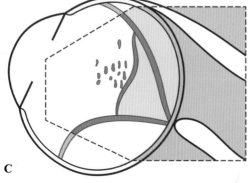

▲ 图 11-45　A 和 B. 长期的视网膜脱离和视网膜下间隙漂浮的混浊物质，玻璃体腔内的致密化表明其有收缩的趋势；C. 示意图

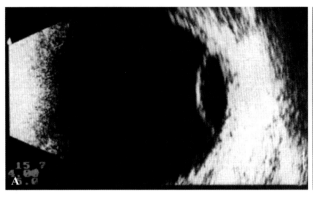
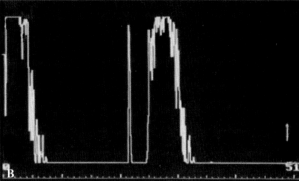
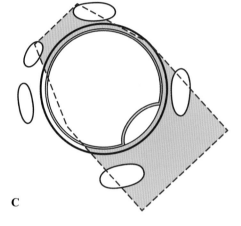

▲ 图 11-46　**A.** 颞下象限年龄相关性视网膜劈裂，典型的双凸横切面图像与轻微的后运动相关，支持对视网膜劈裂的初步诊断；**B.** 声学反射率与视网膜脱离的反射率相对应；**C.** 示意图

（2）Coats 病：Coats 病是一种渗出性视网膜病变，常单眼发生。10 岁前的男性多见。临床可见视网膜血管的动脉瘤样畸形和黄色的视网膜下黄白色胆固醇渗出，形成渗出性脱离，由此可以诊断。Coats 病应与视网膜母细胞瘤相鉴别，这类患者的临床表现相似。超声可以通过仔细评估视网膜下间隙来区分这些情况。视网膜母细胞瘤典型表现为高反射的钙化。Coats 病的渗出性脱离由于视网膜下胆固醇沉积而具有不同的回声质量（图 11-47），值得一提的是，在病程长的 Coats 病患儿中，也会发生钙化。在 Coats 病中，漂浮在视网膜下间隙的胆固醇结晶体在超声上可见为动态的混浊，类似于闪辉样玻璃体变性（synchysis scintillans，眼胆固醇沉着症）的外观，闪烁的尖峰出现在 A 型超声图中[32]。在 B 型图像上，这些高频的回波尖峰运动在视网膜下间隙形成模糊的图案。

3. 视网膜母细胞瘤 Retinoblastoma

视网膜母细胞瘤（retinoblastoma）是一种危及生命的肿瘤，儿童多见，最常见的临床表现是白瞳症（leucocoria），但也常会表现为伪装综合征的情况。由于视网膜母细胞瘤的治疗包括眼球摘除术，因此做出正确的诊断至关重要。检眼镜检查必不可少，但有白内障、前房积脓、玻璃体种植、玻璃体混浊或不透明时，检查会受到限制。超声在这些患者中起着至关重要的作用，特别是因为超声的某些特征可以对视网膜母细胞瘤进行诊断。视网膜母细胞瘤病变中钙沉积的存在会产生高声反射，在较远的结构（如巩膜）上产生声影（图 11-48）。可以通过减少横截面超声图中的放大程度，在图像上选择性地显示钙沉积，直到它们是屏幕上唯一可见的剩余组织结构（图 11-49）。在一些视网膜母细胞瘤中，钙仅出现在少数区域，但任何钙化都表明肿瘤负荷（tumor burden），是诊断的重要特征。在某些情况下，超声还可以确定视网膜母细胞瘤的眼外肿瘤蔓延，对治疗和预后有重要意义。在视网膜母细胞瘤的诊断中，进行除超声检查之外的其他影像学是很重要的。计算机断层扫描（CT）可以显示钙化，磁共振成像（MRI）可以显示肿瘤在眼眶外的延伸、视神经的侵犯或松果体肿瘤（三侧性 RB）（图 11-50）。

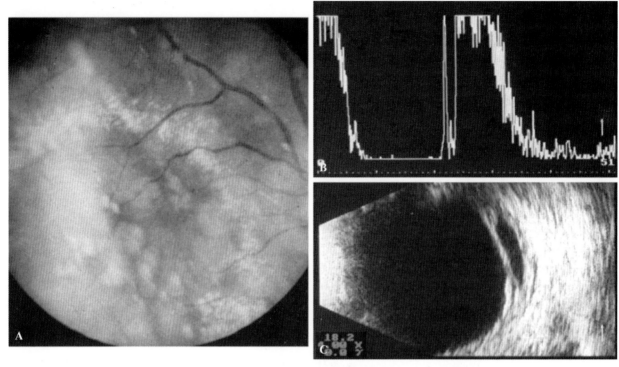

▲ 图 11-47　A. Coats 病的眼底镜临床照片，Coats 病视网膜脱离呈局限性强反射；B. A 扫描显示图像中所示的视网膜脱离强反射的膜样高回声信号；C. B 扫描显示视网膜脱离与相关的视网膜下间隙漂浮性混浊，证实 Coats 病的诊断

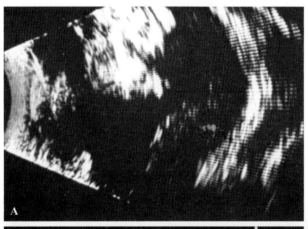

◀ 图 11-48　不同外观的弥漫性视网膜母细胞瘤
如横截面超声图（A）所示，由于大量钙化，肿瘤顶端显示出高声反射。肿瘤下半部分的声反射比邻近巩膜小。眼球的 A 扫描［声波扫描（B 和 C）中的巩膜突波用箭标记］

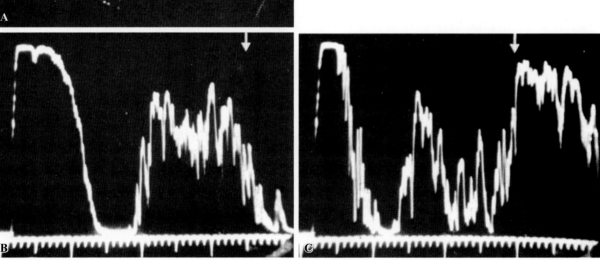

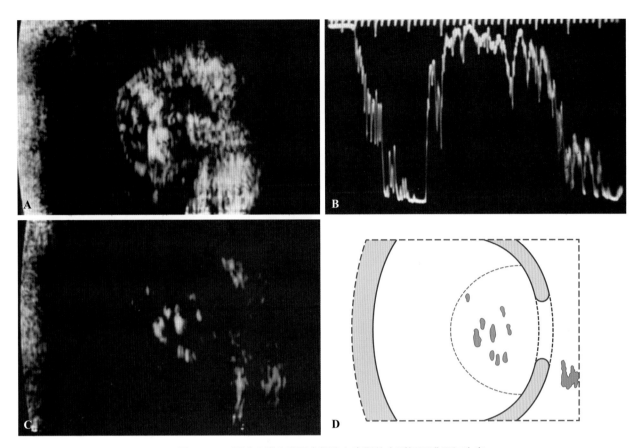

▲ 图 11-49 邻近巩膜和眼眶有钙化和声影的大型视网膜母细胞瘤

A. 在横切面超声图上钙化点变亮；B. 在 A 超中，它们可以被量化为检测区域中最强的反射结构；C. 随着增益的降低，钙化区是唯一可见的信号；D. 示意图

4. 早产儿视网膜病变 Retinopathy of Prematurity

早产儿视网膜病变（retinopathy of prematurity，ROP）早期可通过间接检眼镜进行诊断。然而，晚期由于广泛的纤维血管组织增殖，形成部分或完全牵引性视网膜脱离，则需要超声诊断协助制订手术计划。Machemer 和 Aalberg[33] 强调了在这些阶段通过横断面超声获得信息的重要性，如晶状体后视网膜脱离漏斗状间隙的直径（图 11-51）。

（四）视神经 Optic Nerve

1. 急性视神经炎和视乳头水肿 Acute Optic Neuritis and Papilledema

在急性视神经炎（acute optic neuritis）和视乳头水肿（papilledema）的患者中，经眶超声检查可以显示视神经球后部分增厚。经眼眶超声是一种灵敏、易获得的技术，用于检测急性视神经炎患者一侧明显的视神经增厚，是诊断视乳头水肿的辅助工具。

2. 眼底先天缺损 Coloboma of the Ocular Fundus

先天缺损可发生在虹膜、晶状体、视网膜和视神经。有些是单独发生的，有些与全身综合征有关。眼底先天缺损也是视网膜母细胞瘤的鉴别诊断之一[34]。即使存在屈光间质混浊，眼底不能用光学检眼镜方法看到，超声也能清楚地显示眼底缺损（图 11-52）。

3. 对视神经视杯的评价 Assessment of Optic Nerve Cupping

对视神经视杯的评估是青光眼诊疗的重要内容。但对于屈光间质混浊的患者，评价视神经和视杯的变化，就变得比较困难。近年来，随着 B 扫描图像横向分辨率的提高，视神经和视杯可以在超声图像上可靠地测量和再现[35]。

（五）脉络膜 Choroid

1. 低眼压引起的眼球层间的变化 Changes in the Ocular Layers Due to Hypotony

在急性低眼压时，渗出液到脉络膜上腔间隙会

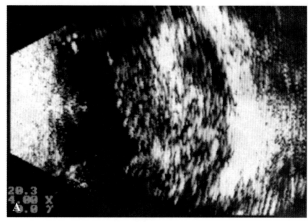

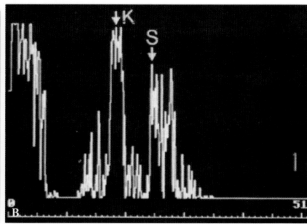

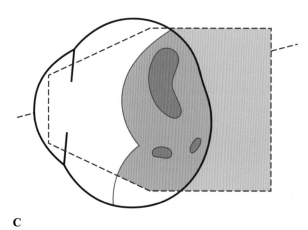

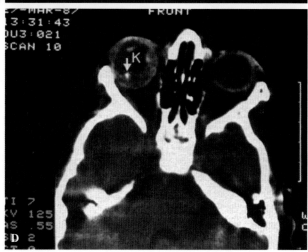

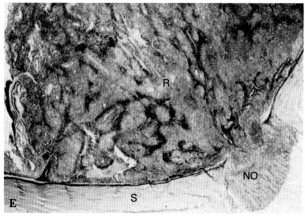

▲ 图 11-50　弥漫性视网膜母细胞瘤

A. 横断面超声图像。肿瘤的特征是高声反射区与低反射区交替出现；B. 反射的差异可以在 A 型超声图上量化：肿瘤钙化部分在 K 点的振幅明显高于 S 点的巩膜反射；C. 为（A）中超声图像的示意图；D. 计算机断层扫描显示视网膜母细胞瘤的钙化部分，比普通 X 光片更能明确；E. 浸润到视神经的组织学样本。NO. 视神经；R. 视网膜母细胞瘤。钙沉淀物解释了接近病理学的回声图

增加脉络膜血管压力，这可能导致脉络膜脱离，进而加重眼球的低眼压（图 11-53）。超声特征是横截面图像上有一个凸边界，表示脉络膜脱离的位置。这种凸起形态形成于睫状体扁平部和涡静脉的位置之间，两者都有很强的脉络膜附着。了解脉络膜解剖结构及其附属结构有助于超声诊断。除了睫状体扁平部和涡静脉，脉络膜还牢固地附着在视神经上。脉络膜以钝角进入视神经，而视网膜的进入角度更为陡峭。该特征可用于超声图像上脉络膜和视网膜脱离的鉴别诊断。此外，脉络膜脱离开始于睫状体，而不是锯齿缘，如视网膜脱离可以始于锯齿缘（图 11-54）。偶尔，脱离的睫状体会压迫晶状体。在严重的情况下，脱离的脉络膜可能会在眼球的中心相遇，形成特征性"对吻脉络膜（kissing choroidal）"，通常是进行外科治疗的指征（图 11-55）。在浆液性脉络膜脱离的典型病例中，

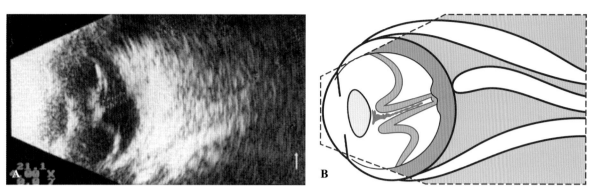

▲ 图 11-51　早产儿视网膜病变 V 期

A. 在横断面图像中，我们看到一个完全的视网膜脱离，其周边无血管视网膜向视网膜下间隙扩展；B. 示意图

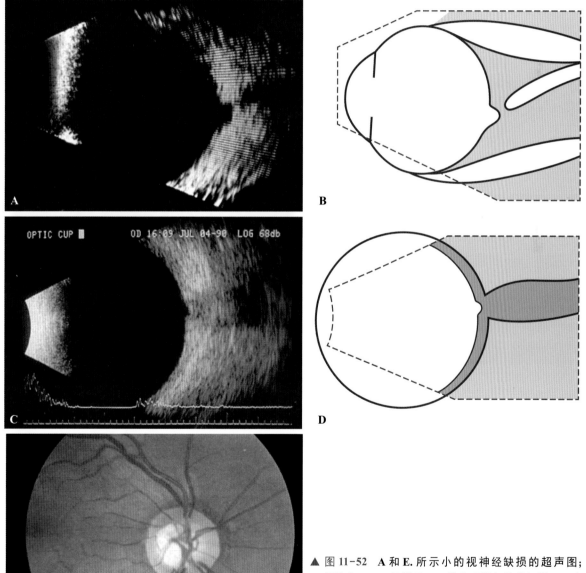

▲ 图 11-52　A 和 E. 所示小的视神经缺损的超声图；
C. 相比之下，B 扫描显示正常生理性杯状的视神经。为
了获得这一垂直部分，探头被暂时放置在边缘，从而避免
由镜头引起的任何伪影；B 和 D. 示意图；E. 小的视神经
缺损，直径约 2.5mm。眼底照片显示神经内有凹陷

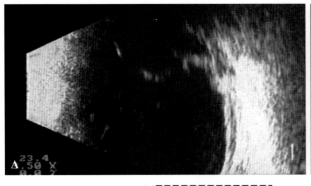
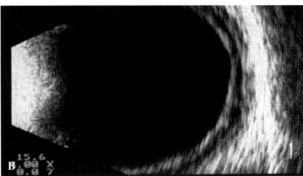

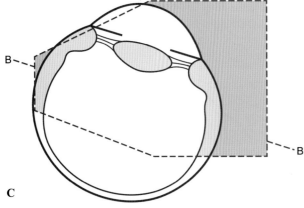

▲ 图 11-53　A. 睫状体和周围脉络膜因低眼压而脱离；B. 眼球壁增厚开始于睫状体区域，并延伸至赤道，如 B 扫描所示；C. 示意图

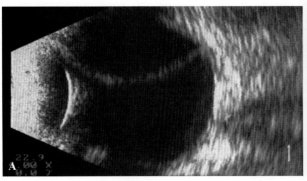
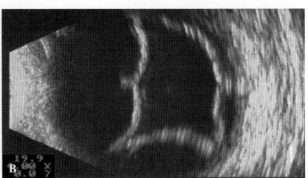

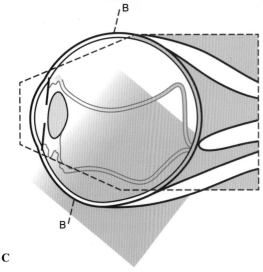

▲ 图 11-54　渗出性脉络膜脱离

A. 与视网膜脱离不同的是，脉络膜脱离超出了锯齿缘，脱离从虹膜隔膜延伸到后极，但没有到达视盘；B. 正面部分描绘了由大血管引起的压陷；C. 示意图

脉络膜下间隙在声学上是无回声的。相反，暴发性脉络膜上腔出血，由于血液凝块的产生，可以通过超声上的高回声信号识别（图 11-56）。

在长期脉络膜脱离的慢性低眼压患者中，超声可显示出眼球外层同心圆样增宽。在晚期，超声上可见眼球缩小，外壁增厚，玻璃体空腔明显缩小。患眼中，色素上皮化生可导致眼部组织钙化和骨化，超声波在图像上为全反射，在超声上很容易

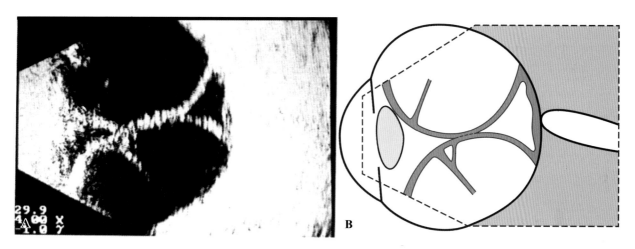

▲ 图 11-55 穿透性青光眼术后外瘘导致持续性低眼压的渗出性脉络膜脱离

A. 脉络膜脱离的顶端在玻璃体中相互接触，在超声图上可见。这一发现通常被称为"脉络膜对吻征（kissing choroidals）"，可见束状结构（可能是紧绷的涡静脉）通过内腔；B. 示意图

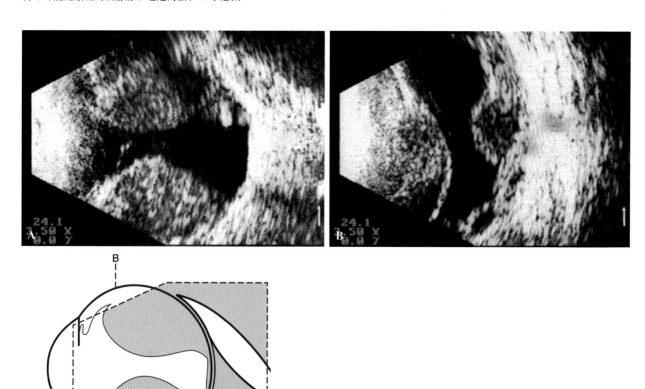

▲ 图 11-56 出血性广泛脉络膜脱离的眼

A. 由于血液的积聚，脉络膜腔内空间可见超声反射，血液吸收后可能会达到解剖愈合，但不能期待视觉功能会改善；B. 出血性脉络膜脱离的正面图像；C. 示意图

识别。

2. 脉络膜新生血管 Choroidal Neovascularization

脉络膜新生血管（choroidal neovascularization）是许多眼病的并发症，最常见于黄斑变性。组织学发现包括一个血管化的结缔组织团块，从脉络膜毛细血管延伸到 Bruch 膜的缺损，然后进入视网膜色素上皮下或视网膜下间隙。这种不均匀的结构产生混合的超声特征，包括来自纤维血管膜和致密结缔组织间隔的强烈声反射，以及来自渗出液和视网膜下液体的无声区（图 11-24 和图 11-57）。周边部脉络膜新生血管膜可能与脉络膜黑色素瘤相似，因此，熟悉这些病变的超声特征非常重要，尤其是当玻璃体积血影响直接眼底观察时。

3. 脉络膜黑色素瘤 Choroidal Melanoma

评估脉络膜黑色素瘤（choroidal melanoma）需要全面的眼科检查，包括检眼镜结合超声成像。在脉络膜黑色素瘤中，回声信号随着深度发生重叠和衰减，肿瘤内产生的信号是复杂的。来自肿瘤组织的不同信号，结缔组织间隔和血管不同，形成不同的干扰信号。此外，由于致密的肿瘤细胞间距比超声波波长短得多，图像的分辨率受到限制。深入了解超声原理和转移过程中组织复杂性的基础知识，结合广泛的病例参考辅助手段对脉络膜黑色素瘤的影像学进行解释。A 型和 B 型超声图的解释是基于 Oksala[36]、Baum[37]、Buschmann 和 Trier[38]、Till 和 Ossoinig[32]、Trier[39]、Coleman 等[40] 和 Silverman 等[41] 发表的关于该内容的报告，其中包括来自眼组织原始扫描的数据。在下一节将回顾脉络膜肿瘤的成像原理及脉络膜黑色素瘤在 B 型和 A 型超声成像上的特征。

脉络膜黑色素瘤的 B 扫描特征。在 B 型超声图中，黑色素瘤表现为双凸病变。肿瘤内部结构相对均匀，因此产生的信号明显少于肿瘤表面或巩膜组织（图 11-58）。如果肿瘤突破 Bruch 膜，则形成蘑

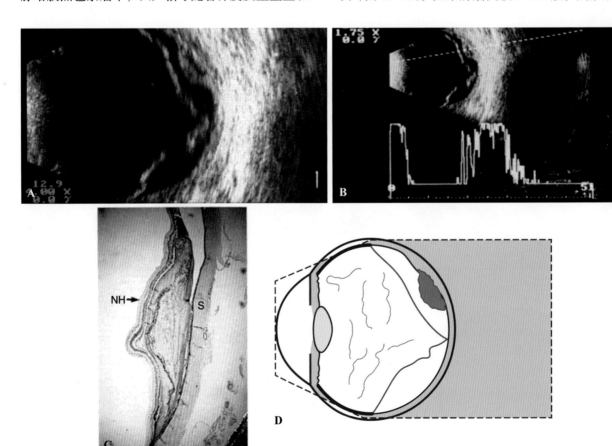

▲ 图 11-57　盘状黄斑变性伴渗出性视网膜脱离

A. 在横切面超声图中，黄斑区增厚的眼球壁呈强反射层状结构；B. 黄斑变性的声学界面产生高信号；C. 高倍镜下黄斑盘状变性眼的组织学切片，血管化结缔组织瘢痕伴渗出，无声学界面，形成异质性声像图的基底。NH. 视网膜；S. 巩膜；D. 示意图

菇状的病变形态，可以在超声的横切面上显示，并可以作为一个病理学标志（图 11-59），并需要对整个病灶进行仔细的超声检查（图 11-60）。在一些切面中，肿瘤的蘑菇样形态可以表现游离在玻璃体中的肿瘤块（图 11-59）。此外，由于在某些 Bruch 膜上方和 Bruch 膜下方都存在肿瘤组织，病变的蘑菇样隆起部分后方具有独特的超声特征，即脉络膜挖空征。以前，这一特征归因于声衰减，即 A 型超声模式下尖峰高度的连续衰减，称为 Kappa 角。然而，信号的变化很可能不仅仅是由于声衰减现象。脉络膜挖空征的特征可以根据超声图像与组织病理学相关性来解释（图 11-61）。通常，位于视网膜神经感觉层下的肿瘤比 Bruch 膜下的肿瘤反射更多的超声波。在蘑菇状病变中，生长在 Bruch 膜前的肿瘤部分排水不畅，导致肿瘤这一部分血管扩张[31, 42]。这将产生具有更高信号强度的声学界面，从而在 B 模式中产生更亮的点，在 A 模式中产生更高的峰

值。在肿瘤基底部，可以看到一个"脉络膜凹陷（choroidal excavation）"（图 11-62 和图 11-63）。这个脉络膜凹陷在声学部分，是络膜黑色素瘤组织与邻近完整的脉络膜强烈反射相交而形成[37, 43]。

脉络膜黑色素瘤的 A 型超声特征。超声图像对肿瘤内部结构的定量描述最好在超声图上。未聚焦的 A 型换能器可从较大的组织区域中获得总和信号[31]，如果病变未广泛突破 Bruch 膜，则典型地显示肿瘤相对均匀振幅的凸起峰值（图 11-58），这与黑色素瘤的均匀组织结构相对应（图 11-58）。当肿瘤内出现出血或坏死时，会出现例外情况[44, 45]。

大多数黑色素瘤由致密的肿瘤细胞和黑色素组织构成。因此，不会出现在视网膜下或脉络膜出血时所看到的后运动。此外，在肿瘤内部的 A 型超声图上可以看到闪烁的棘波复合波形，不同的作者对它们的解释不同。据推测，它们是由于肿瘤大血管血液循环所产生。尽管彻底的临床检查结合超声的

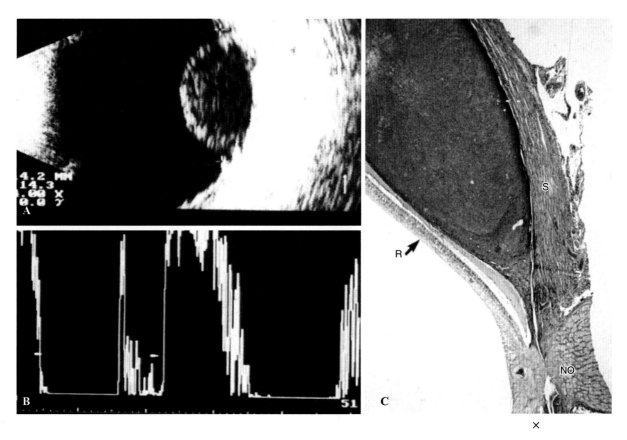

▲ 图 11-58　脉络膜黑色素瘤的典型表现。A. 横断面上肿瘤有两个顶点，基底部直径为 **14mm×14mm**，高度为 **8.5mm**，计算肿瘤体积为 **0.75ml**；B. 标准化 A 超，肿瘤内波峰幅度约为巩膜峰波的 **20%**；C. 高倍镜下观察视盘周围脉络膜黑色素瘤的组织切片，脉络膜黑色素瘤低均匀声反射的原因是肿瘤细胞密集，细胞间相隔的距离远小于超声波的波长。**R.** 视网膜；**S.** 巩膜；**NO.** 视神经

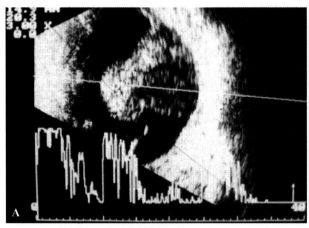
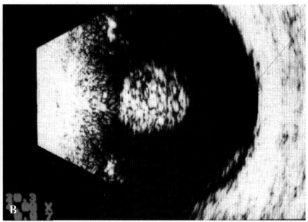
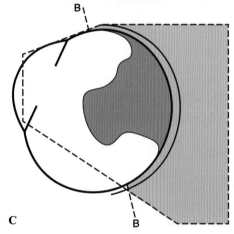

▲ 图 11-59　大的脉络膜黑色素瘤，穿透 Bruch 膜后呈蘑菇状
A. 矢状断面；B. 在额状面上，肿瘤的一部分似乎与眼球外壁没有接触，这就证明了在多个平面上对肿瘤进行成像以确定其全部侵犯范围的必要性；C. 示意图

特征，可以确定脉络膜黑色素瘤的诊断，并可以推荐治疗方式，但超声和组织病理学表现之间的相关性目前仍在争论中[40, 41]。

　　B 型多普勒设备分辨率高，可以采用在 7～20MHz 的频率从肿瘤内部获得信号。该方法比时间振幅回波图的视觉评估更敏感[46]（图 11-64）。在一些患者中，利用多普勒彩色编码技术可以确定肿瘤内的血流。在一组 50 只眼的黑色素瘤患者中，除 1 只眼外，所有患者都能检测到多普勒频移。肿瘤大小在 0.8～1.5ml。多普勒成像也被用于研究继发性青光眼和显著升高眼压的眼睛。在图中，患者肿瘤穿透巩膜并侵入肌锥（图 11-65）。眼压 45mmHg 将压迫眼内肿瘤，影响多普勒超声测量的最大血流速度（图 11-65）。

　　多普勒超声在研究眼部血流在疾病状态中的应用越来越广泛。然而，目前，这种方法还不能精确测量血液的最大流速。

　　超声测定脉络膜黑色素瘤的体积。当遇到不同

介质的界面时，超声会在记录的信号中产生尖峰。在正常眼睛，信号通过玻璃体后的第一个声学界面是视网膜。脉络膜肿瘤在超声图像上，肿瘤顶点与脱离视网膜的隆起相邻，肿瘤基底部位于巩膜突的前面。然而，在某些情况下，确定这些部位可能是一项挑战。例如，如果视网膜附着在肿瘤表面，则两个界面不能完全区分（图 11-58）。另一方面，如果伴随的视网膜脱离也出现在肿瘤的顶端，那么视网膜将被成像为位于病变前面的一个单独的膜结构（图 11-66）。然后确定肿瘤与巩膜的过渡。在大多数情况下，即使有脉络膜肿瘤存在，巩膜棘波仍然是最强的信号。如果肿瘤突破巩膜屏障，这个强信号的连续性则在穿孔处中断。准确测量肿瘤体积，对测量病变高度，制订计划治疗或分析治疗效果，非常重要。

　　超声能够精确测量肿瘤的大小。超声波设备有测量工具，可以应用于图像窗口。检查者可以利用这个特征来测量肿瘤最大和最小径的高度，肿瘤

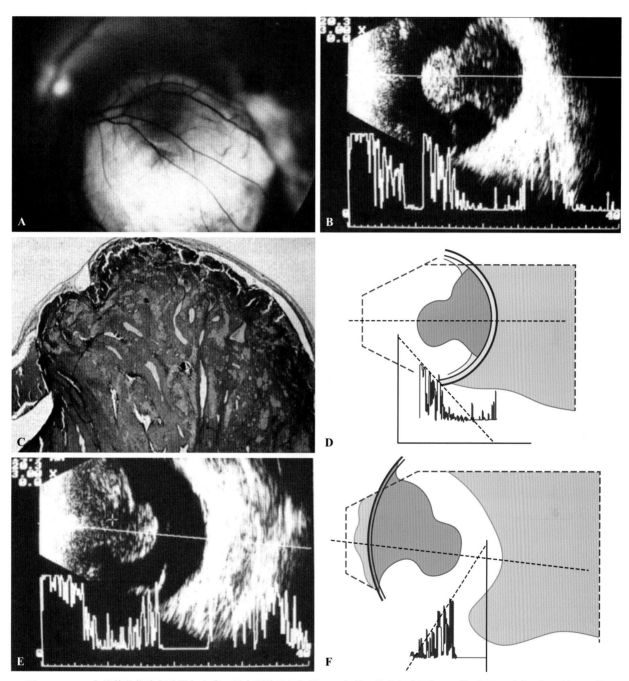

▲ 图 11-60　**A.** 大的蘑菇状脉络膜黑色素瘤，眼底照片呈领扣样；**B.** 矢状面数字超声图与 **A** 型超声图，肿瘤顶部反射明显增强。肿瘤位于 **Bruch** 膜前的部分常显示扩张的血管，作为界面增加声反射；**C.** 肿瘤的组织切片；**D.** 示意图；**E.** 肿瘤基底部的回声图，由于肿瘤基底的远时相位置，这张图像是在全眼球最大内收的情况下获得的，在这个检查方向上，**Bruch** 膜前的肿瘤部分显示出高反射率；**F.** 示意图

的体积数据可以通过这些线性测量计算出来，也可以使用设计用于三维评估的专用设备进行评估（图 11-67）。

　　超声在脉络膜黑色素瘤计划治疗中的作用。脉络膜黑色素瘤经过仔细的临床检查和超声确诊后，医师下一步要制订治疗方案。放射治疗已成功应用于中、小型眼部脉络膜黑色素瘤的治疗。使用钌 -l06、Co-90 或 I-125 敷贴器的巩膜接触放射治疗，放射性元素的剂量会相对衰减，在距离辐射表面 8mm 处，只有 10% 的能量仍然可用。为了在这个区域实现完全的肿瘤坏死，需要应用 10 倍的辐射时间。图 11-68 显示了钌 -106 治疗器的等剂量

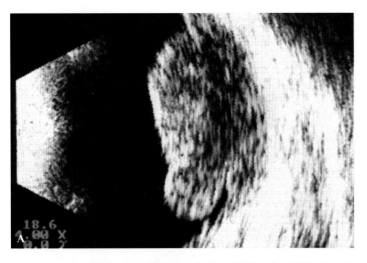
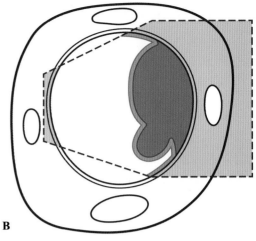

▲ 图 11-61　A. 伴有 Bruch 膜偏心穿孔的脉络膜黑色素瘤，声像图显示病变呈蘑菇状，对黑色素瘤具有很高的诊断价值；B. 示意图

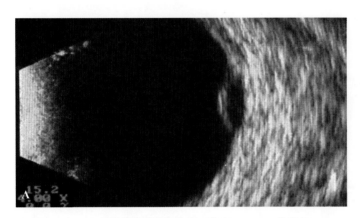
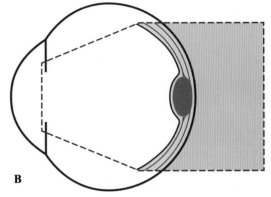

▲ 图 11-62　A. 小的脉络膜黑色素瘤，高度 2.5mm，基底径 8mm×8mm，计算肿瘤体积 0.066ml，肿瘤基底部脉络膜已被肿瘤所取代，其声反射较低，超声上可引起脉络膜凹陷；B. 示意图

曲线。任何放射治疗的目的都是破坏肿瘤组织，并尽可能地不损伤邻近的正常眼组织。放射颗粒被放置在定制的巩膜敷贴器上，这些敷贴器被设计成覆盖肿瘤全部范围的穹隆状。因此，准确测量肿瘤的大小和在肿瘤上精确放置巩膜敷贴器是非常重要的（图 11-69 和图 11-70）。超声为此提供了最精确的测量。使用 B 型超声模式的动态成像还可以提供邻近组织病理学的信息，例如继发的视网膜脱离，如果不能正确识别，可能会高估肿瘤的高度。

治疗后超声检查可通过测量肿瘤高度、肿瘤基底直径、肿瘤内部结构的反射率及识别肿瘤血管的存在来监测巩膜外敷贴治疗的效果。图 11-71 显示了超声记录的脉络膜黑色素瘤经巩膜外敷贴放疗后的疗效。在这个病例中，4 个月后，肿瘤内部结构的反射率明显增加。10 个月内，肿瘤容积从 0.38ml 降至 0ml。

在一些成功治疗肿瘤的病例中，肿瘤内反射率的增加是放疗后唯一改变的超声参数（图 11-72）。反射率的增加可能显示肿瘤坏死。然而，情况并非总是如此，因为有些肿瘤即使在超声上观察到反射率增加，但肿瘤仍然具有活性。

利用 B 型多普勒超声测量血流是一个附加参数，可用于监测高度血管化的脉络膜肿瘤（如脉络膜黑色素瘤）的治疗反应。多普勒可以检测到放射治疗后留下的坏死肿块的血流量减少。肿瘤坏死组织可被邻近血管吸收，但辐射可损伤这些血管并阻止这些产物的清除，这解释了接受辐射治疗后超声上的残余团块：这种团块称为肿胀（tumefaction），这可能解释了治疗后脉络膜黑色素瘤的反射率增加。图 11-73 显示放射前肿瘤的高度。

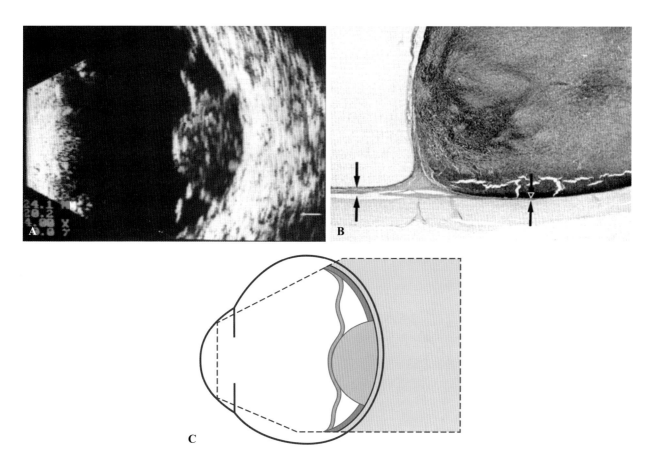

▲ 图 11-63　脉络膜黑色素瘤

A. 高度，6mm；基底径，11mm×12mm；计算肿瘤体积，0.33ml。高反射的脉络膜已被低反射的黑色素瘤取代，在横截面上产生脉络膜凹陷；B. 脉络膜黑色素瘤边缘的组织切片。在基底部，正常脉络膜被肿瘤取代；C. 示意图

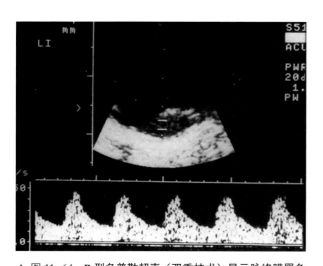

▲ 图 11-64　B 型多普勒超声（双重技术）显示脉络膜黑色素瘤的平均大小。在 A 扫描模式下，偶尔观察到的闪烁幅度是由血流产生的。当使用高分辨率的 B 型多普勒仪时，它们可以被量化

4. 转移性脉络膜肿瘤 Metastatic Choroidal Tumors

脉络膜转移癌（metastatic choroidal tumor）是多种癌症的已知并发症，包括各种类型的癌和肉瘤。最常见的原发性肿瘤是乳腺癌（40%）和肺癌（29%）。一项研究检测了 230 只眼已知的系统性肿瘤患者，发现 12% 的眼睛在病理标本上有脉络膜转移[47]。其中许多肿瘤在死亡时仍未被发现。这种病变的发现可能是一个不良的预后因素。脉络膜转移癌治疗后的平均生存时间为 7.4 个月[48]。因此，这些患者中的许多人并没有被眼科医师长期随访。

典型的肿瘤转移表现为眼球外层大而高的反射性增厚。内部声学特性类似于盘状黄斑变性或脉络膜血管瘤。转移性腺癌典型表现为腺样组织结构的强声界面的高回声反射（图 11-74）。

相比之下，也有一些关于脉络膜转移的非典型

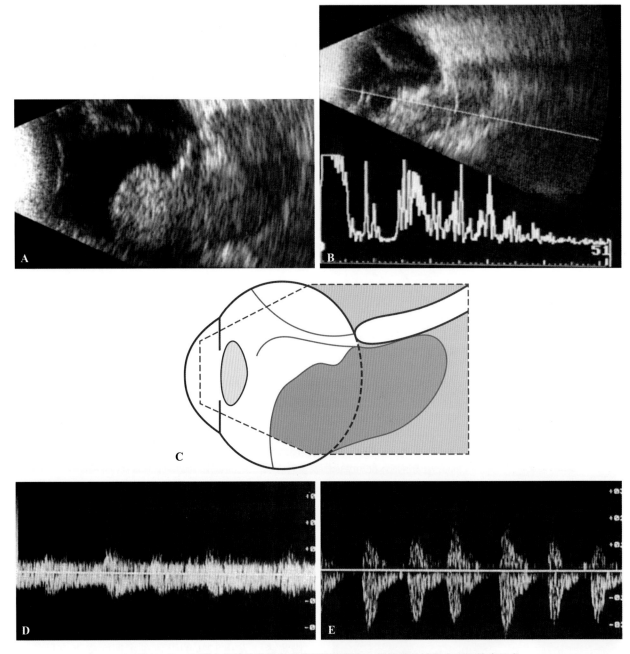

▲ 图 11-65　65 岁女性脉络膜黑色素瘤伴眼眶侵犯。转诊曾被诊断为眼眶蜂窝织炎

A. 超声表现为眼内的大肿瘤，广泛侵犯眼眶组织；B. 由于巩膜残余物具有很强的声反射，因此在 A、B 两种模式的声像图上都能在肿瘤内显示。其他发现包括两张图片中所见的完全视网膜脱离；C. 回声图示意图。脉络膜肿瘤的多普勒信号；D. 眼内肿瘤的频移，最大速度：10cm/s；E. 眼外肿瘤的频移，最大速度：2cm/s。多普勒技术显示眼内肿瘤的血流较眼外部分减少

表现[49, 50]。图示对因怀疑脉络膜黑色素瘤而被摘除的眼睛进行的病理检查显示，小细胞支气管癌有脉络膜转移（图 11-75）[49]。

5. 脉络膜血管瘤 Choroidal Hemangioma

脉络膜血管瘤（choroidal hemangioma）可能是一种孤立的病变，也可能与 Sturge-Weber 综合征有关。孤立性血管瘤，称为局限性脉络膜血管瘤，通常发生在后极部。病变典型为弥漫性，扁平隆起，边界模糊。当眼部特征并不明显时，常常会被忽略。然而，这些局限性病变的相关特征可能包括视网膜脱离和视网膜色素上皮的继发性改变，这使得它们在检查时更为明显。超声显示，脉络膜血管

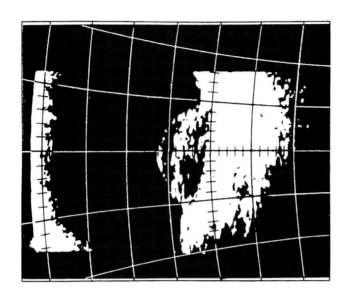

◀图 11-66　脉络膜黑色素瘤伴视网膜脱离超过肿瘤顶点。肿瘤大小：基底径 9mm×9mm，高度 3.5mm。脱离的视网膜位于肿瘤前方约 2mm 处。计算肿瘤体积约为 150ml。如果视网膜脱离被错误地包括在内，体积约为 230ml

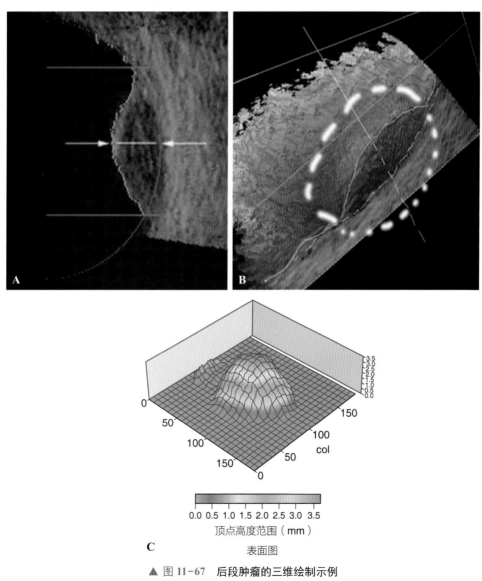

▲图 11-67　后段肿瘤的三维绘制示例
A. 标记的感兴趣区域；B. 轮廓定位术，勾画占位性病变的轮廓；C. 体积测定的表面图

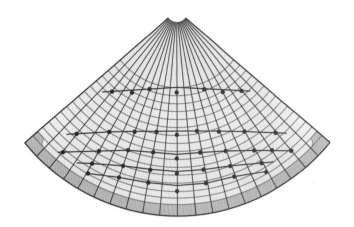

◀ 图 11-68　CCC 型钉敷贴器的测量方案；发射面直径，**21mm**。距敷贴器表面 **5mm** 处，只有 **25%** 的巩膜接触剂量仍然可用。由于有效辐射的急剧衰减，准确地计划治疗是至关重要的

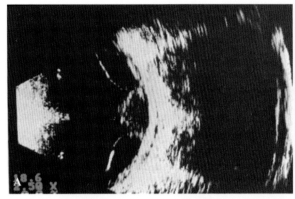
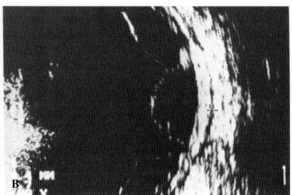

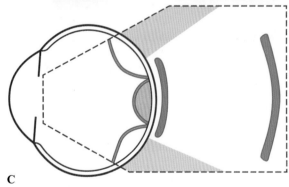

▲ 图 11-69　**A** 和 **B.** 钉 β 敷贴器就位时的眼部超声图。后巩膜表面和敷贴器之间的缝隙充满液体，宽度小于 **0.5mm**。敷贴器的横向范围由声影标记；**C.** 示意图

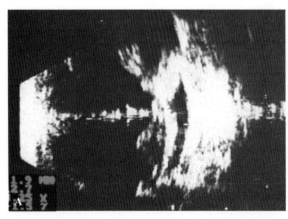
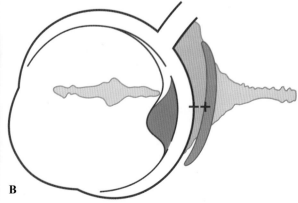

▲ 图 11-70　**A.** 钉 -β 敷贴器在巩膜和敷贴器表面之间有一个宽缝。根据这一超声发现，应改变治疗探头的位置或延长治疗时间。测量标记的距离：**1.9mm**；**B.** 示意图

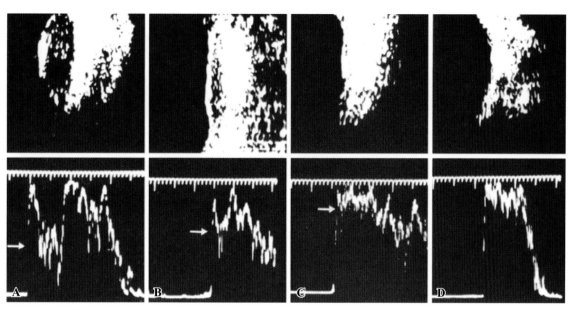

▲ 图 11-71　成功治疗的脉络膜黑色素瘤的随访评估中的 A 型（底部）和 B 型（顶部）超声图。10 个月内肿瘤体积由 0.38ml 降至 0ml。8 个月后，肿瘤内的峰突从巩膜峰突的约 40% 增加到约 90%（白箭）。A. 照射前，380ml，反射 40%；B. 4 个月后，230ml，反射 80%；C. 8 个月后，100ml，反射 90%；D. 10 个月后，0ml，无反射

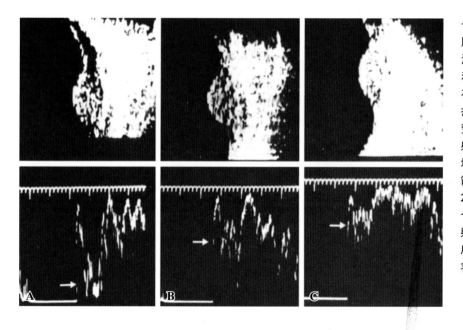

◀ 图 11-72　显示脉络膜黑色素瘤近距离放射治疗效果的 A 型（底部）和 B 型（顶部）超声图。在二次系列辐射后，肿瘤的外部形状也保持不变；肿瘤的反射率从辐射前约 20% 的巩膜峰突增加到辐射后约 80%（白箭）。A. 辐射前，容积 250ml，反射 20%；B. 8 个月后，容积 250ml，反射 70%；C. 第二次辐射后 36 个月和 22 个月后，容积 250ml，反射 80%

瘤表现为一种强烈反射的、几乎同心的眼球外层增宽（图 11-76）。尽管脉络膜血管瘤有丰富的血管生成，但超声图像并不像脉络膜黑色素瘤那样显示肿瘤血管。相反，脉络膜血管瘤的声像图与转移性腺癌或盘状黄斑变性的声像图相似，这可能表明血流较慢，与多普勒超声显示的扩张血管腔内的层流更一致（图 11-77）。在病程长的患者中，表层脉络膜可能会骨化并产生声学暗影。在此阶段，脉络膜血

管瘤可能与骨瘤或脉络膜转移性钙化相同[51, 52]。

6. 脉络膜骨瘤 – 转移性钙化 Choroidal Osteoma–Metastatic Calcifications

脉络膜骨瘤（choroidal osteoma）是一种罕见的疾病，其超声特征是外壁有高反射率的局部区域（图 11-78）。有几种情况可以类似于脉络膜骨瘤的表现。如上所述，慢性局限性脉络膜血管瘤可以骨化，类似于脉络膜骨瘤[53-55]。此外，一些脉络膜病

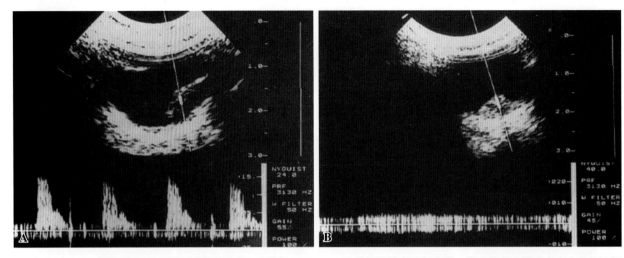

▲ 图 11-73 A. 高度为 5mm 的脉络膜黑色素瘤。双联仪 ATL mark 8 获得的横断面超声图。样品体积由瞄准光束上的标记识别。在这个区域获得多普勒频谱，表明血流速度很高（如图下部所示）；B. 与 A 组患者相同，接受钉放射治疗后 4 个月。仍有相当数量的肿瘤残留（最大高度约为 3.5ml）。双重检查不能从肿瘤内部获得频率偏移。位于引导光束中的组织仅产生双相噪声（如图下部所示）

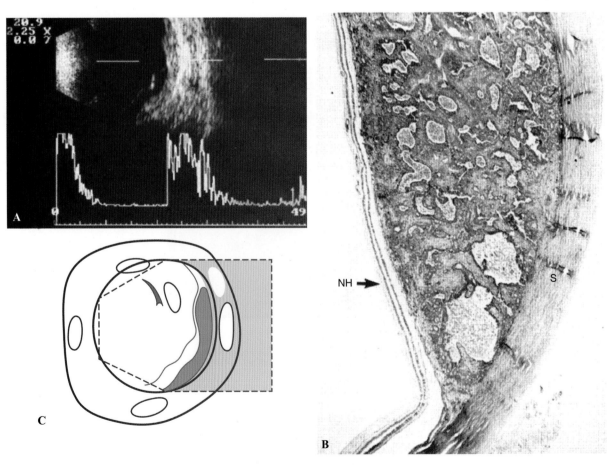

▲ 图 11-74 鼻下象限广泛脉络膜转移癌

A. 在超声图上，脉络膜变宽至约 2.5mm。视网膜部分被渗出物分离。转移癌内组织具有高的声反射；B. 脉络膜转移性腺癌的组织切片。腺样结构提供了良好的声学界面。NH. 视网膜；S. 巩膜；C. 示意图

变可能含有钙，包括脉络膜的眼部转移或巩膜钙代谢紊乱，在脉络膜内形成局部钙沉积，称为骨性迷芽瘤（osseous choristoma）[51]（图 11-79）。

7. 脉络膜结核瘤 Choroidal Tuberculoma

脉络膜结核瘤（choroidal tuberculoma）是另一种极为罕见的脉络膜病变（图 11-80）[56]。结核瘤也可出现类似脉络膜黑色素瘤（图 11-81）。提示脉络膜结核瘤的图像说明了将超声图像与患者的其他检查结合起来进行正确诊断的重要性。脉络膜结核瘤多见于播散性肺结核患者，全面检查可确诊其他结核瘤。实验室通过血液或痰样本确认分枝杆菌也有帮助。此外，这些患者应采取抗结核治疗。

8. 葡萄膜渗漏综合征 The Uveal Effusion Syndrome

葡萄膜渗漏综合征（the uveal effusion syndrome）患者可有部分或广泛脉络膜脱离合并渗出性视网膜脱离（图 11-82）。超声检查在这种情况下非常重要。它可以显示脉络膜上腔间隙的液体，或从脉络膜渗漏综合征的影像学表现中区分脉络膜出血或肿瘤[49, 57]。

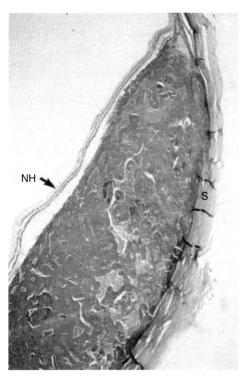

▲ 图 11-75　小细胞支气管癌的组织学转移癌

超声图（未显示）类似于典型的脉络膜黑色素瘤。皮肤黑色素瘤的脉络膜转移也有类似的发现。NH. 视网膜；S. 巩膜

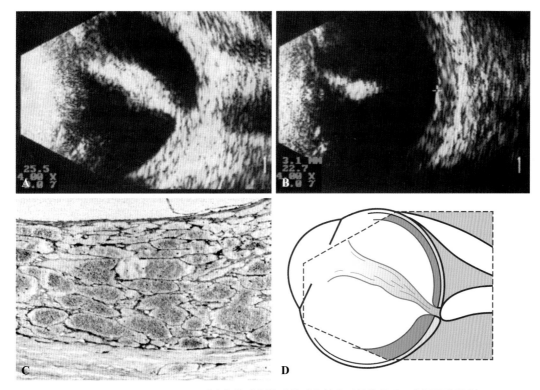

▲ 图 11-76　Sturge-Weber 综合征的弥漫性脉络膜血管瘤（其他发现：全视网膜脱离）

A. 通过视盘区域的横断面超声图，在下方象限，眼球壁明显增厚（尽管有相关的视网膜脱离，但通过压平术眼压为 50mmHg）；B. 尽管肿瘤内具有高的声学反射（测量标记的距离为 3.1mm），但敏感性降低，巩膜表面可以被描绘出来；C. 肿瘤的组织切片如（A）和（B）所示：管腔间隔薄，内衬内皮。它们在病灶内产生强烈的反射；D. 示意图

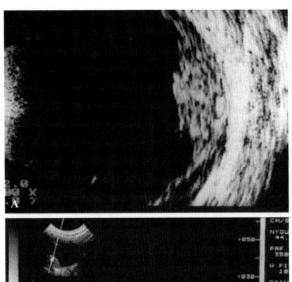

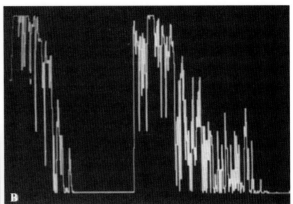

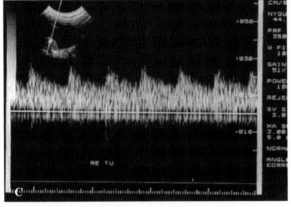

▲ 图 11-77　**A. 12 岁男孩的孤立性脉络膜血管瘤的横断面超声图**，肿瘤的高度为 **4mm**；**B.** 在 **S** 形放大的 **A** 型超声图中，横断面图证实了肿瘤的高反射率；**C.** 在多普勒超声上，我们看到肿瘤内血液循环，与脉搏同步。图示的速度剖面说明血管阻力相对较低

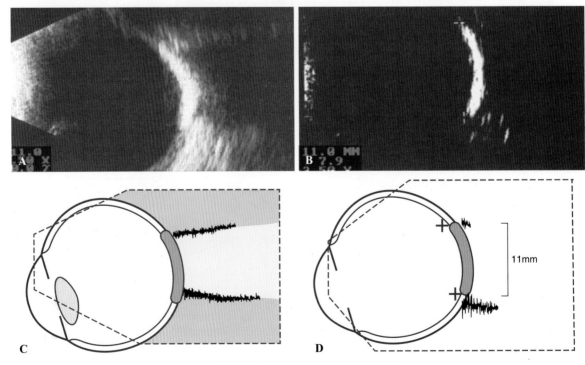

▲ 图 11-78　**脉络膜骨瘤的横断面超声图**
A.病变的声像图特征是超声的全反射和阴影形成，无法明确记录高程；B. 随着放大倍数增益的降低，可以将骨化成像为一个孤立的信号，水平直径为 11.0mm；C 和 D.示意图

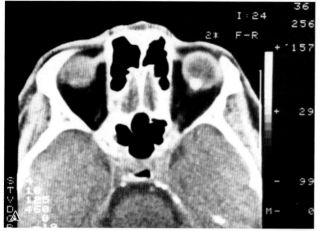

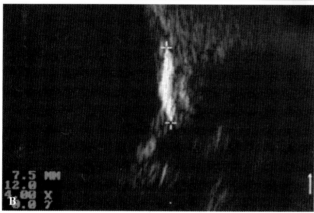

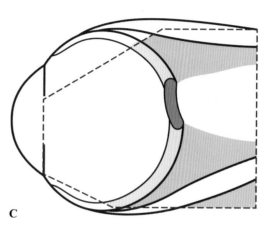

◀ 图 11-79　病因不明的眼球壁转移性钙化。鉴别诊断包括脉络膜骨瘤

A. 由于非眼科疾病，进行计算机断层扫描，偶然发现眼球壁内有局限性钙化结构；B. 在横截面超声图中，视盘上方的眼球壁病变显示超声信号的全反射。侧向延伸约 7.5mm。在眼底检查中没有相应的病变是典型的骨瘤。病因不明；C. 示意图

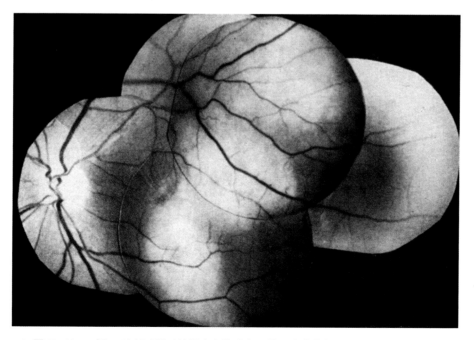

▲ 图 11-80　1 例 52 岁活动性肺结核患者的眼底照片。这种病变通过抗结核治疗得以消退

315

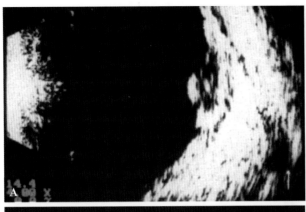

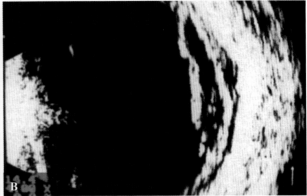

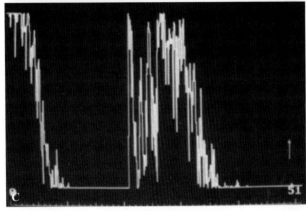

▲ 图 11-81 **A 和 B.** 图 11-80 所示的眼底病变回声图；**C.** 病变的特点是低声反射。Tenon 间隙可以很好地展示。声反射相当于脉络膜黑色素瘤的声反射。Tenon 间隙的浸润将疾病指向炎性病因

（六）巩膜 Sclera

后巩膜炎 Posterior Scleritis

超声是诊断后巩膜炎（posterior scleritis）的首选方法[52, 58, 59]。临床表现为急性视力丧失伴后极皱褶。巩膜的正常高反射率将因炎症性肿胀引起的组织改变而降低，呈现脉络膜增厚的低反射信号，提示后巩膜炎。脉络膜和玻璃体可能看起来正常。偶尔，有轻微的渗出进入视网膜下间隙并伴有视盘水肿。在 50% 的患者中，液体积聚在 Tenon 间隙[60]，呈"T"征。有时，信号可能类似于弥漫性脉络膜黑色素瘤。在一个病例报告中，患者一只眼睛由于怀疑是眼部黑色素瘤而被摘除，其原因是发现了明显的巩膜增厚（图 11-83 和图 11-84），这强调了在每个患者的临床背景况下正确的超声解释的重要性[61]。

五、超声成像在眼病鉴别诊断中的应用
Ultrasound Imaging Used to Differentiate Ocular Disease

超声对某些眼部和眼眶疾病的诊断是非常有价值的。正确的超声显像可以在一定条件下缩小鉴别诊断范围，指导进一步的检查和处理。这些情况包括脉络膜皱褶（表 11-1 至表 11-3，图 11-85）、白瞳症（表 11-4 和图 11-86）和玻璃体积血（表 11-5，图 11-87）。首先，脉络膜皱褶（choroidal fold）可能来自眼眶肿块、眼部炎症、非典型表现的视盘水肿，也可能是特发性[49]。其次，白瞳症是一种白色瞳孔，通常在婴儿期发现，有可能会阻碍进一步的眼球检查。这个发现可能来自视网膜母细胞瘤。将本病与其他良性的白瞳症病因区分开来，对患者提供适当的治疗至关重要。最后，玻璃体积血可能表现为眼球后部的各种变化，治疗的紧迫性取决于对视网膜脱离的诊断。所有这些情况都需要超声技术来确定正确的诊断。上面列出的表格提供了每种情况的鉴别诊断信息和有助于指导图像解释的超声特征。

此外，超声检查可以帮助术前制订治疗计划和患者的手术咨询。表 11-6 列出了一些可能的超声信息和后续结论，可用于制订手术计划（表 11-6 和图 11-88）。

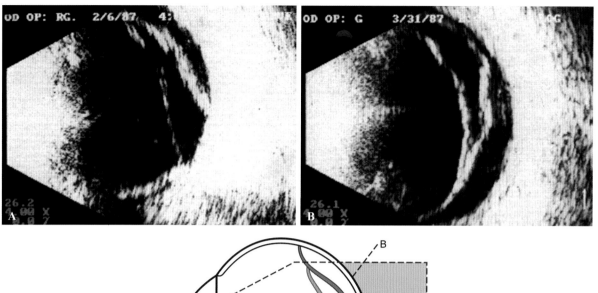

▲ 图 11-82 **55 岁女性葡萄膜渗漏综合征**

A. 在轴向断面图上，视网膜与视神经相连，有一个强反射的脉络膜脱离；B. 为（A）中图像的横截面；C. 示意图

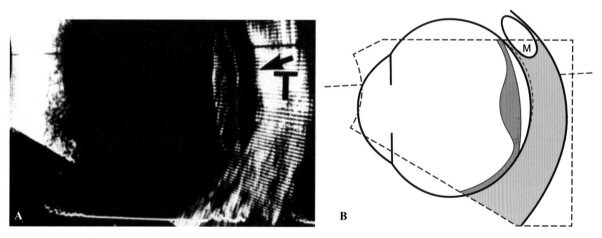

▲ 图 11-83 **A. 增厚的巩膜炎伴 Tenon 间隙炎性浸润。这种疾病的病变可以在临床和超声上与脉络膜黑色素瘤相似。B.** 示意图

T. Tenon 间隙；M. 肌肉

六、未来发展 Future Developments

许多医学领域都在利用技术进步来改善超声图像。这些改进包括使用新型压电材料和宽带传感器[62]。当前的技术和未来的发展可以集中在以下趋势上：①信号传输过程的进展；②信号接收过程的进展；③复合、均衡和扩展视野外图像采集；④3D 和 4D 图像[63, 64]；⑤弹性成像；⑥融合成像[65]；

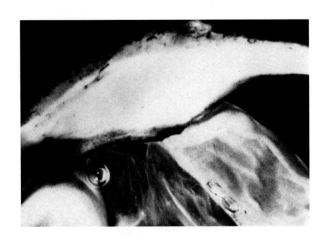

◀ 图 11-84 增厚巩膜炎的大体照片。根据超声检查结果和 P32 检测阳性，由于怀疑有黑色素瘤而进行了眼球摘除

表 11-1 眼眶皱褶的原因

诊　断	患者人数
Graves 眼眶病变	11
鼻窦炎	5
黏液囊肿	2
血管瘤	6
眼眶假瘤	5
各种眼眶肿瘤	8
无法解释的	6
总计	43

引自 Verbeek A. Echographic findings in 36 patients with choroidal folds. Doc Ophthalmol Proc Ser 1981；29.

表 11-2 脉络膜皱褶的眼部原因

诊　断	患者人数
远视眼	17
黄斑变性	12
低眼压	12
后巩膜炎	9
巩膜扣带手术后	9
外伤	6
眼内肿瘤	3
其他	10
总计	78

表 11-3 脉络膜皱褶：有助于鉴别诊断的超声检查结果

诊　断		超声检查结果
Graves 眼眶病性肌炎	1	眼外肌增厚
眶周占位性病变	2	眶壁起伏的改变，声音传播到鼻周窦腔
眼眶肿瘤	3	直接可见（由于其高声反射性，很难显示小的海绵状血管瘤）
眼眶炎性假瘤	4	正常眼眶结构的增宽，声反射低，Tenon 间隙可证实
视盘水肿	5	视神经硬脑膜直径增宽
轴性远视	6	眼轴长 22mm 以下，眼球壁同心性增厚
低眼压	7	眼球壁同心增厚
黄斑变性		黄斑区眼球壁增厚，声反射高
巩膜炎	8	眼球壁局限性增宽，Tenon 间隙明显

相应示意图见图 11-85

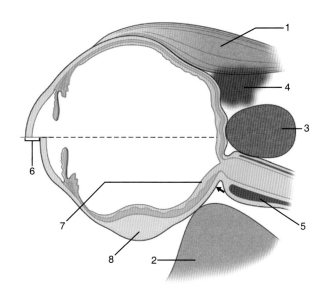

◀ 图 11-85　脉络膜皱褶：超声对鉴别诊断的贡献（表 11-3）

表 11-4　白瞳症：有助于鉴别诊断的超声表现

诊　断		超声诊断
患者年龄匹配的正常眼轴长度		
视网膜母细胞瘤	1	眼球壁增宽，极强的声反射，阴影效应，可能有非典型表现
先天性白内障	2	晶状体后表面反射率增加，玻璃体空腔，眼球壁正常
短眼轴		
早产儿视网膜病变	3	在第Ⅳ期和第Ⅴ期，开始或完全牵引分离（第Ⅰ至第Ⅲ阶段正常发现）
原始永存玻璃体增生（PHPV）	4	视盘与晶状体后极之间的致密组织；可形成纤维团（后或前 PHPV）
视网膜异常		玻璃体膜状，非典型性脱离，部分呈固体（无典型回声图）
眼底先天性缺损	5	直接可见眼球壁突出，有时伴有眼眶囊肿（小眼球囊肿）
Coats 病	6	玻璃体和视网膜下间隙的漂浮结晶（A 型快速闪烁尖峰）

相应示意图见图 11-86

表 11-5　玻璃体积血：超声检查有助于确定病因

诊　断		超声诊断
症状性后玻璃体脱离	1	玻璃体后膜增厚，偶有早期视网膜脱离
新近形成的视网膜破裂伴血管撕裂	2	被血覆盖的玻璃体条索向视网膜裂孔汇合，偶尔可发现一个高漂浮的孔盖
增殖性视网膜病变	3	从视神经或后极延伸出的条索或膜，呈高声反射
Terson 综合征（脉络膜下出血所导致的玻璃体积血）	4	视神经前或后玻璃体脱离的玻璃体混浊
盘状黄斑变性	5	黄斑区眼球壁增宽，高声反射，玻璃体从黄斑延伸
脉络膜黑色素瘤	6	眼球壁双凸增厚，低声反射，有时呈蘑菇状，伴有远离肿瘤的视网膜脱离

相应的示意图见图 11-87

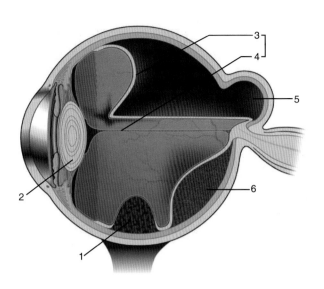

▲ 图 11-86　白瞳症：超声对鉴别诊断的贡献（表 11-4）

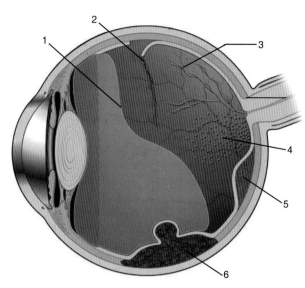

▲ 图 11-87　玻璃体积血：超声对确定发病机制的贡献（表 11-5）

表 11-6　玻璃体切除术前检查：有助于计划手术的超声检查结果

超声检查中的问题		手术计划的结果
脉络膜脱离包括平坦部吗？	1	巩膜穿刺口避开此区域
外伤后玻璃体积血是否与视网膜脱离有关？		如果有视网膜脱离，是强烈的玻璃体切除指征
眼内异物是否可见？如果是，眼球外壁在哪里？	2	手术入路的选择，是否可以进行磁铁取出？
估计预后		
有出血引起的脉络膜脱离吗？	3	预后极差，可能不利于手术治疗
是否有新鲜的视网膜脱离？	4	可能再复位，无须眼内填充即可实现
是否有陈旧的视网膜脱离？有视网膜增厚吗？	5	必要的视网膜前膜切除术
是否有可显示牵引形成的玻璃体条索？	6	考虑在手术中切断条索
是否有视网膜脱离是前移到晶状体附近？	7	进入玻璃体腔时应特别小心
黄斑部是否有增厚的眼球壁，提示黄斑变性引起盘状病变？	8	中心视力预后不良
是否有继发性视网膜脱离的迹象？	9	附加诊断检查；有眼球摘除的可能
有没有附着的视网膜，残留的视力很小？		重新考虑手术指征，视力预后极差

相应示意图见图 11-88

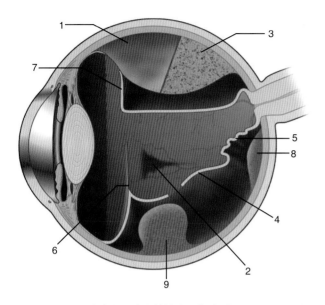

▲ 图 11-88 玻璃体切除术前检查：超声对手术计划的贡献
（表 11-6）

⑦检查设备和探头的小型化、超声波数据传输和存档。

在眼科领域，用于分析视网膜血流的新的多普勒模式目前正被用于研究。一种新的技术是弹性成像。近年来，该技术已被用于高度近视眼的眼组织成像[66]。玻璃体弹性成像模式，空腔可归因于玻璃体后脱离，而内直肌和外直肌的空腔可能与肌纤维张力水平有关。随着超声分辨率的提高、更高的频率和空间图像的出现，眼科成像的新领域正在开拓，多模式成像的进一步研究仍在进行中[67]。这些进展及图像采集的安全性保持了超声成像在所有医学领域的应用。

第12章 色觉与夜视
Color Vision and Night Vision

Dingcai Cao　著

一、概述 Overview

日间视觉（day vision）和夜间视觉（night vision）是两种独立的视觉感知模式，视觉系统根据环境光照水平从一种模式转换到另一种模式。每种模式主要由视网膜中的两种感光细胞中的一种介导，即视锥细胞和视杆细胞。在日间视觉中，视觉感知主要是视锥细胞介导，感知是色彩的变化。在夜间视觉中，视觉感知是由视杆细胞介导，感知主要是无色的。历史上，色觉（color vision）一直被认为是日间视觉的显著特征，并一直强调对色觉中视锥细胞活动的分析。夜视的研究主要从夜间视杆细胞的活动和从白天到晚上的变化来考虑。本章将回顾视锥细胞介导色觉和视杆细胞介导夜视的基本内容，并讨论视杆、视锥细胞敏感度和色觉的临床评估。

二、视杆函数和视锥函数 Rod and Cone Functions

视杆和视锥系统的解剖学和生理学差异（见第4 章，自发荧光成像；第 11 章，诊断性眼科超声）构成了不同视觉功能和视觉感知模式的基础。视杆细胞光感受器负责我们对光的敏感度，从几乎完全黑暗到日光的照明范围超过 10^8（1 亿倍）。视锥细胞的光照范围超过 10^{11}，从月光下的夜间光照水平到如此之高的光照水平，几乎漂白了视锥细胞中的所有光色素。视杆和视锥细胞在 10^{14} 照明范围内一起工作。根据视杆和视锥细胞的相对活动，光照水平可以被描述为明视（photopic）（视锥细胞单独介导视觉）、中间视（mesopic）（视杆和视锥细胞都是活动的）或暗视（scotopic）（视杆细胞单独介导视觉）[1]。在文献中，明视觉（photopic vision）和暗视觉（scotopic vision）分别用于反映视锥细胞和视杆细胞的视觉。表 12-1 显示了视杆和视锥细胞活动的重叠范围。

视网膜中视杆细胞和视锥细胞的分布（见第4 章，自发荧光成像）也反映在视觉功能上。对光最敏感的部位出现在视野的中边缘，以视杆细胞为主，而中心视力和良好的色觉则由以视锥细胞为主的黄斑中心凹介导。尽管如此，整个视网膜，除了中心凹内很小的区域外，都能够调节夜视，并且在日光刺激下整个视网膜的整个视野中都存在着色觉。以下章节将介绍光适应、光谱灵敏度和空间 / 时间灵敏度方面视杆和视锥细胞的差异。

（一）光适应 Light Adaptation

光感受器，无论是视杆细胞或视锥细胞，在稳定的适应背景下对光照的小范围变化都有很好的响应 [2]。然而，适应机制调节光感受器的灵敏度，使这一小范围的响应始终集中在当前的适应水平附近，即使适应程度可以在很大范围内变化。这种行为构成了视觉系统大范围工作的基础。

可以通过测量在大的、稳定的背景视野上对光的增量的感知阈值来评估光适应行为。随着背景光级别的增加，增量阈值开始增加。视杆和视锥细胞在这方面的行为不同。对于视杆细胞，如图 12-1A所示，增量阈值在几乎千倍的范围内稳步增加。随着背景适应级别的进一步增加，视杆细胞达到饱和，无论作为增量呈现多少额外的测试光，都不会检测到增量。相比之下，如图 12-1B 所示，视锥细胞系统显示随着背景光照的增加，增量阈值持续稳定地增加，即使在几乎漂白了全部可用光色素的光照水平下也是如此。曲线中随亮度水平线性上升的部分称为 Weber 区域（Weber region）（图 12-1）。在 Weber 区域，当增量光是背景光水平的恒定比例［即 Weber 分数（Weber fraction）］时，可以检测到增量光。不同的光感受器系统有一个特征性的

表 12-1　人类视觉系统的动态范围

视觉环境				星光		月光	室内照明		阳光	
明视亮度（log cd/m²）		−6	−4		−2	0	2	4	6	8
灯光类别			暗视			中间视			明视		
光受体			仅视杆			视杆和视锥			仅视锥		
视功能	视杆绝对阈值				视锥绝对阈值			视杆开始饱和		可能造成损害	
		无色觉或色觉差						色觉好			

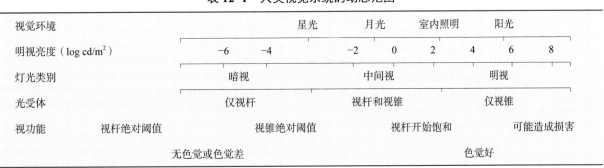

改编自 Hood DC，Finkelstein MA.Sensitivity to light. In：Boff KR，Kaufman L，Thomas JP，editors. The handbook of perception and human performance，vol. 1. Sensory processes and perception. New York：John Wiley；1986.

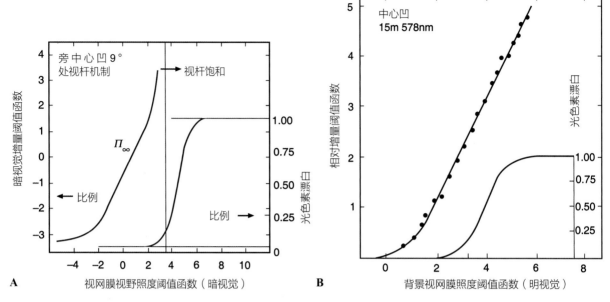

▲ 图 12-1　暗视觉（视杆）和明视觉（视锥）的增量阈值函数作为背景照度的函数

A. 旁中心凹 9° 处测得的视杆增量阈值。虚线的斜率为 1。曲线具有单位斜率（与虚线平行）的部分是 Weber 区域，然后是较高水平的视杆饱和区域。右边显示的是被漂白的视杆细胞光色素的部分。在有大量的光色素漂白之前，视杆细胞是饱和的。B. 在中心凹处测量的视锥增量阈值。右边显示的是漂白的光色素的部分。Weber 区延伸到亮度（600 万 trolands）漂白几乎所有的视锥光色素（图片经许可转载自 Enoch JM. The two-color threshold technique of Stiles and derived component color mechanisms. In：Jameson D，Hurvich L，editors. Visual psychophysics：handbook of sensory physiology，vol. Ⅶ /4. Berlin：Springer-Verlag；1972. ）

Weber 分数。视锥细胞的 Weber 分数比视杆细胞的低。在最佳条件下，视锥细胞系统可以检测到 1% 的光级差，而视杆细胞则需要 20% 的光变化。

　　除了光感受器的适应特性外，其他因素，包括瞳孔大小、时间和空间总和特性及光色素损耗，也有助于将视觉系统的工作范围扩展到一个较大的亮度范围。当一些适应在光感受器本身内起作用时，其他的适应特性可能反映视网膜复杂的神经回路的影响[2]。

（二）光谱灵敏度 Spectral Sensitivity

　　日间视觉主要由三种不同但重叠光谱灵敏度（spectral sensitivity）的视锥细胞光感受器介导。每一个都是通过光谱灵敏度中峰值的相对位置来识别的。这三种视锥细胞类型称为长、中、短波长敏感视锥（L、M 和 S）细胞。当在光适应中心凹处测量对光的总灵敏度时，发现在 555nm 附近有一个宽的灵敏度光谱峰值。这个灵敏度谱代表了 L 视锥和 M 视锥细胞的联合活性，称为 V（λ）函数。当在暗适应的外周视网膜上测量对光的敏感度时，发现一个宽的敏感光谱，其峰值敏感度为 507nm。

该视杆细胞光谱灵敏度函数称为 V′（λ）（图 12-2A）。V（λ）和 V′（λ）函数都具有实际意义，并已被国际折光委员会（Commission Internationale d'Eclairage，CIE）接受为代表人类视觉在明视和暗视水平上相对发光效率的函数。它们用于将发光（光的感知能量）与辐射（发射光）能量联系起来。

　　图 12-2B 显示了三种视锥细胞的相对光谱灵敏度。S 视锥细胞对 445nm 附近的光最敏感，在较长波长处灵敏度迅速下降。在 555nm 和更长的波长下，S 视锥细胞几乎对光没有反应。M 视锥和 L 视锥细胞具有跨越整个可见光谱的重叠光谱灵敏度。M 视锥细胞的灵敏度在 543nm 附近达到峰值，而 L 视锥细胞的灵敏度在 566nm 附近达到峰值。L、M 和 S 视锥细胞的差分光谱灵敏度函数为早期光谱处理提供了基础。

（三）时空分辨率 Spatial and Temporal Resolution

　　与视锥细胞系统相比，视杆细胞系统具有较差的空间分辨率（视觉敏锐度 acuity）。对于一个有 20/20 视力的观察者来说，暗视力大约是 20/200（比

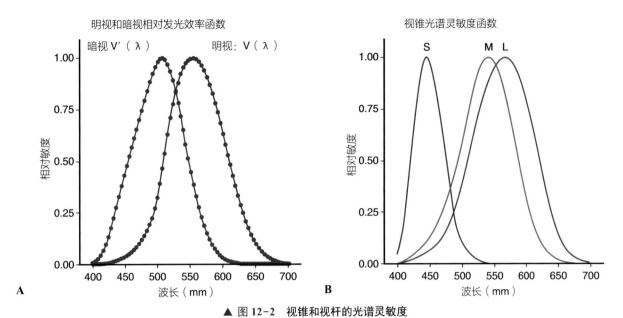

▲ 图 12-2　视锥和视杆的光谱灵敏度

A. 国际折光委员会、V′（λ）和 V（λ）分别采用了暗视和明视的相对光谱发光效率函数；B. S、M 和 L 视锥的光谱灵敏度来自颜色匹配函数[14]（图 A 数据引自 Wyszecki G，Stiles WS. Color science-concepts and methods，quantitative data，and formulae，2nd ed. New York：John Wiley；1982.）

明视力差 10 倍）。视杆系统也有较差的时间分辨率，这是指在时间上感知到稳定或闪烁的物理交变光的能力。光从闪烁到稳定的过渡时间频率称为临界融合频率（critical fusion frequency，CFF）。CFF 随光适应水平的增加而增加，最大可达 20 Hz，视锥细胞达到 55～60Hz。这意味着在更亮的光线条件下，可以在更高的频率下感知到闪烁的灯光。有趣的是，暗适应视杆细胞可以抑制视锥细胞介导的闪烁检测[3, 4]。

三、视杆和视锥细胞功能的视觉通路 Visual Pathways For Rod and Cone Functions

（一）视网膜通路 Retinal Pathways

视杆信号通过依赖于光照水平的两条主要视网膜通路传递[5]。一条通路是通过 ON 视杆双极细胞、AⅡ无长突细胞和 ON/OFF 视锥双极细胞。这是一个时间缓慢的途径，介导低暗视光水平下的视杆细胞视觉。第二条通路通过视网膜中的视锥 - 视杆间隙连接和 ON 视锥双极细胞传递视杆细胞信息。这是一个快速的途径，介导在较高的暗视觉和中间视觉水平。在啮齿类动物中发现了第三种在视杆细胞和 OFF 视锥细胞双极体之间的不敏感视杆通路，但

到目前为止，还没有在灵长类动物中发现。这里最重要的一点是，视杆细胞和视锥细胞共享神经通路，共同输入到视网膜的神经节细胞。

（二）视网膜膝状体通路 Retinogeniculate Pathways

灵长类动物有三种主要的视网膜膝状体神经通路（retinogeniculate pathways），它们向视觉皮层传递视网膜信息[6, 7]。这些通路以外侧膝状体核（lateral geniculate nucleus，LGN）的各层命名，接收不同类型神经节细胞的输入，并投射到初级视觉皮质的不同区域。LGN 的大细胞（magnocellular，MC）层接收来自副神经节细胞的输入。MC 通路处理 L 和 M 视锥的总输出信号亮度信息。LGN 的小细胞（parvocellular，PC）层接收来自 midget 神经节细胞的输入。PC 通路介导 L 和 M 视锥（稍后讨论）的光谱对应的色觉信号信息。LGN 的粒状细胞层（koniocellular，KC）接收来自小的双稳态和其他神经节细胞的输入，检测 S 视锥信号相对于 L 视锥和 M 视锥信号之和的变化。这三条通路介导视觉的不同方面，MC 通路主要进行亮度和运动处理，PC 通路主要处理红绿颜色、视敏锐度和形状信息，KC 通路主要处理蓝黄颜色信息。

视杆细胞和视锥细胞之间的神经通路共享意味着视杆细胞应该有 MC、PC 和 KC 通路的输入。事实上，生理学研究表明，MC 通路有很强的视杆细胞输入，PC 通路有很弱的视杆细胞信息输入[8]。对 KC 通路的视杆细胞输入的验证还不清楚。早期的研究[8] 没有发现在旁中心凹的双稳态神经节细胞（bistratified ganglion cells）中有视杆输入，而最近的两项研究显示在外周视网膜中有很强的视杆输入[9, 10]。图 12-3 显示了视觉通路的示意图，将视杆和视锥细胞输入传送到 MC、PC 和 KC 神经节细胞，然后信号产生投射到大脑皮质来调节视觉感知的不同方面。

四、暗适应功能：从日间视觉到夜间视觉转换的评估 Dark Adaptation Functions：Assessment of the Shift From Day Vision to Night Vision

在黑暗适应期间对检测阈值的测量产生了一个特征性的双相函数，其初始段归因于视锥细胞反应，其后归因于视杆细胞反应。图 12-4 示出了在外周视网膜测量到的特征性暗适应功能。最初阈值

迅速降低，随后在视锥细胞的作用下快速恢复。然后，阈值在大约 5min 内到达一个平台，并在随后的 5min 内保持不变（视锥平台，反映视锥细胞的绝对阈值）。然后，由于在 40～50min 内到达一个新的平台（视杆平台，反映视杆细胞的绝对阈值），视杆细胞的灵敏度恢复，即视锥 - 视杆断裂（rod-cone break），阈值出现第二次快速下降。

暗适应功能的形状取决于测试参数，包括视网膜位置、波长、时间和空间特征[1, 11]。这些参数对暗适应曲线的影响可以通过视杆和视锥细胞在其分布、光谱灵敏度、时空分辨率等方面的特征差异来理解。例如，由于黄斑中心凹中只有视锥细胞，用一个小的测试光在中心凹处测量的暗适应显示出一个由视锥细胞引起的快速单相分支。另一方面，由于视杆和视锥系统在长波长下具有相似的绝对灵敏度，用长波长光测量的暗适应是单相的，类似于视锥函数。当测试波长改变为较短的波长时，会出现一条双相曲线，因为在较短的波长下，视杆细胞比视锥细胞表现出更明显的绝对灵敏度[12]。

暗适应功能的临床评价 Clinical Evaluation Using Dark Adaptation Functions

众所周知，某些视网膜疾病可能选择性地影响视杆（如视网膜色素变性）或视锥（如视锥细胞营

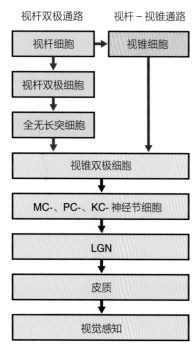

▲ 图 12-3 用于视觉感知的携带视杆和视锥输入的视觉路径示意图
MC. 大细胞；PC. 小细胞；KC. 粒状细胞；LGN. 外侧膝状体核

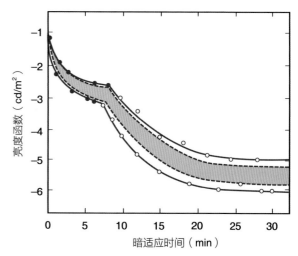

▲ 图 12-4 暗适应的时间过程
这里给出了 110 名正常人的阈值灵敏度范围。圆形点代表最敏感和最不敏感个体的数据。虚线所包围的区域占总人口的 80%。视锥绝对阈值分别在视锥峰和视杆峰得到（数据来自 Hecht S, Mandlebaum J. The relationship between vitamin A and dark adaptation. JAMA 1939；112：1910–6.）

养不良）细胞功能。临床上，视杆和视锥细胞的功能可以通过测量视杆和视锥细胞的视网膜电图（见第 9 章，视网膜电图）或通过测量暗适应功能来进行电生理评估。暗适应函数量化了视锥 - 视杆系统在暴露于强光后恢复灵敏度（即再生视色素）的能力。视锥细胞的恢复速度更快，但视杆细胞的绝对灵敏度最高。灵敏度的变化和恢复时间可用于表征视网膜疾病。

使用暗适应函数的临床评估包括测量视锥和视杆细胞绝对阈值和视锥 - 视杆断裂的时间，尤其是视杆细胞绝对阈值被用作评价夜盲症的 ERG 测量的心理物理补充结果。暗适应视杆细胞绝对阈值测量仪器被称为暗适应计，最广泛使用的是 Goldmann-Weekers 暗适应计（Haag-Streit）。但是仪器很旧，很难找到替换的灯。最近，新的基于发光二极管的、计算机控制的暗适应计已经在市场上销售。

五、色觉 Color Vision

色觉是指我们根据光感受器所吸收的光的光谱变化来感知颜色的能力。色觉包括色彩辨别和色彩外观欣赏。颜色匹配和颜色辨别实验是两种基本的视觉物理过程，它们为色觉的本质提供了理论上的支持，也为色觉的临床诊断提供了依据。然而，颜色匹配和颜色辨别结果并不能解决颜色外观的问题，例如，为什么一个物体看起来是红色的？颜色外观更为复杂，因为它不仅取决于物体的颜色特性，而且还取决于相邻物体的空间、时间和光谱特性[13]。

（一）色彩匹配 Color Matching

1. 色彩匹配是三色性理论的基础 Color Matching as the Foundation for the Theory of Trichromacy

观察者设置三个主光的混合物以匹配测试刺激物的颜色的心理物理过程称为颜色匹配。从 19 世纪开始，人们就知道，人类感知到的不同颜色可以通过一个三变量（三色）系统来确定。19 世纪，Thomas Young 和 Hermann von Helmholtz 提出眼睛中必须有三种生理结构来解释这种三色性（trichromacy），他们的理论被称为 Young-Helmholtz 三色性色觉理论。我们现在知道三色性的基础是视网膜中存在三种视锥细胞。颜色匹配是揭示三种不同视锥细胞类型光谱灵敏度函数的方法之一（图 12-1B）[14]。

2. 颜色匹配实验技术与数据 Color-Matching Experimental Techniques and Data

理论上，当测试刺激的光感受器量子捕获和三个主光的组合刺激的量子捕获相同时，发生颜色匹配。颜色匹配不受亮度水平变化的干扰，只要没有显著的光色素漂白（photopigment bleaching）发生，这意味着三色性的基本性质在亮光水平的广泛变化下存在。在经典的颜色匹配实验中，选择三个光谱光作为三个主色，并且精确设置三个主色的相对百分比来匹配一个测试光匹配数据。当三个主色光谱叠加在一起时，成为匹配的中性白色光。

程序上，由于测试光学设备的机械原理，光谱测试色和一个原色出现在一个视野中，而另两个原色出现在另一个视野中，这两个视野通常是一个圆的两半。在颜色匹配实验中，观察者的任务是使两个场的颜色看起来相同。颜色匹配数据通常用下列两种方法之一表示。在第一种方法中，每个初级的能量可以绘制成测试波长的函数，称为颜色匹配或颜色混合函数。在这些图中，添加到测试颜色的原色被赋予负值，而其他两个原色被赋予正值。第二种绘图方法是将每个匹配的主光的值相对于三个主光的和进行标准化，从而使标准化的主光的和等于 1。因此，一个主光与第二个主光的对比图足以显示颜色匹配数据中的所有信息，这种图被称为色度图（chromaticity diagram），它显示了匹配任何光谱光所需的每个光谱主分量的相对贡献。

3. CIE 比色系统 The CIE Colorimetric System

这种基于光谱原色的色度图被证明是非常有用的广义色彩规范系统。然而，需要线性变换来比较不同初值的数据。在 1931 年，CIE 通过采用三个假想原色（X，Y，Z 原色）来标准化光谱原色系，它们不存在于光谱轨迹中，因此物理上是不存在的。假想原色的选择基于以下两个重要的考虑：第一，确保所有物理光的色度具有正值；第二，将色度函数与先前采用的光度函数 V（λ）联系起来。在该系统中，Y 原色的颜色匹配函数与设计的光度系统的 V（λ）相同。

图 12-5A 显示出了 1931 CIE 色度图，其中，标准 Y 主坐标 [y=Y/（X+Y+Z）] 与标准 X 主坐标 [x=X/（X+Y+Z）] 的坐标相对应。光谱轨迹（其波长在图中表示）形成马蹄形曲线，等能光谱（equal-energy-spectrum，EES）光绘制在中心，坐标为 x=0.3333，y=0.3333。一条直线连接 400～700nm 的紫色，这是由短波和长波的混合光形成的。所有可能的光都出现在光谱轨迹和紫线的边界内。高饱和色出现在光谱位点附近，低饱和（淡）色出现在白点附近。

1931CIE 系统基于 2° 视野颜色匹配函数，该函数是由许多观测者的颜色匹配导出的，以这些观察者的平均颜色匹配函数为标准。因此，具有标准颜色匹配功能的观察者称为标准观察者。由于颜色匹配数据受呈现给观察者的刺激场大小的影响，1964 年，CIE 还采用了基于 10° 视野标准观察者颜色匹配函数的大视野 XYZ 系统。对于较大的刺激，如用于 ERG 测量的 Ganzfeld 产生的刺激，建议使用 1964 CIE 色度来更准确地反映大视野颜色匹配函数。

4. 视锥色度空间 Cone Chromaticity Space

CIE 比色系统对于光的规范是有价值的。然而，使用 CIE 系统的心理物理实验不能产生容易解释潜在的生理机制的结果。当对色觉的生理机制有兴趣时，一个能代表视锥细胞刺激的视锥细胞色度空间（cone chromaticity space）及感受器后通路是首选的方式。

视锥色度空间的概念产生于 20 世纪初。直到 1979 年，MacLeod 和 Boynton[15] 基于现代建立的视锥细胞光谱灵敏度而发表了视锥色度空间的概念[14]。在 MacLeod 和 Boynton 视锥色度空间（图 12-5B）中，水平轴 [L/（L+M）] 代表相对亮度 L 与 M 视锥刺激在等亮度下的变化，而垂直轴 [S/（L+M）] 代表 S 视锥刺激的变化。对于 400nm 的光谱光，空间归一化 S/（L+M）=1。后来，提出了一个相对的视锥 – 楚兰德空间（cone troland space），将 EES 光的 S/（L+M）标准化为 1，将视锥刺激与楚兰德测量的视网膜光照联系起来[16]。另一个光谱对映空间，称为 DKL 空间，基于 EES 白

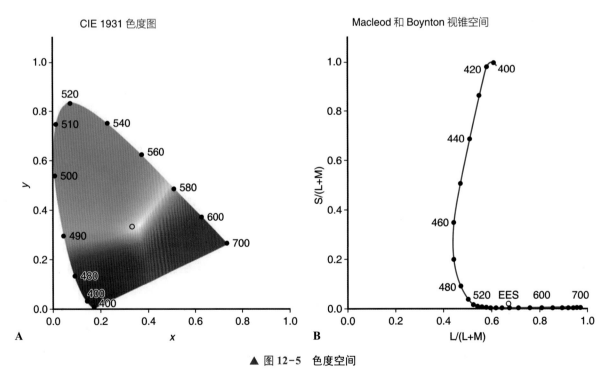

▲ 图 12-5 色度空间

A. 1931CIE 的 x，y 色度图。等能谱光的坐标为 x=0.3333 和 y=0.3333。光谱波长在马蹄形光谱轨迹上表示。所有的灯都可以在这个图中表示；B. MacLeod 和 Boynton 视锥空间，它描绘了 S 视锥激发和相对 L/M 视锥激发。在这个空间中，400nm 光谱光的 S/（L+M）色度归一化为 1。在这样的归一化中，EES 光具有 L/（L+M）=0.665 和 S/（L+M）=0.016 的色度。在一个相对的视锥 – 楚兰德空间中，EES 光的 S/（L+M）被标准化为 1。光谱轨迹的色度在这个空间中形成一个 L 形（图 A 数据引自 Wyszecki G，Stiles WS. Color science-concepts and methods, quantitative data, and formulae, 2nd ed. New York：John Wiley；1982.）

色对视锥细胞色度进行标准化，以反映视锥细胞对比度和感受器后的对立信号[17]。这些视锥色度空间是视觉研究的一个重大突破，因为 PC 和 KC 通路中的神经元对沿着视锥色度空间两个轴的刺激表现出优先反应[17, 18]。因此，心理物理实验可以通过沿着两个理论轴产生的刺激来推断感受器后通路的功能。

（二）色差 Chromatic Discrimination

色差（chromatic discrimination）是指观察者辨别两种颜色的能力。色差研究采用三种方法：波长鉴别、纯度鉴别和色度鉴别（由 Pokorny 和 Smith[19] 评论）。色差通常在恒定亮度水平下测量，以避免亮度途径（MC 途径）和颜色途径（PC 或 KC 途径）之间的潜在相互作用。

1. 波长鉴别 Wavelength Discrimination

在经典型的波长分辨（wavelength discrimination）实验中，刺激物由两个等亮度的半圆视野组成，一个充满窄带光谱光作为标准视野，另一个作为比较视野。观察者被指示改变比较视野的波长，以实现与标准波长的刚好可见的差异（just noticeable difference，JND）。典型的波长辨别阈值，作为标准波长的函数，形成一个倾斜的"W"形状，有两个最小值，一个在 490nm，另一个在 580nm[20]。

2. 纯度鉴别 Purity Discrimination

有两种测量方法可以进行纯度鉴别（purity discrimination）。第一种方法是测量观察者在一个白光视野中加入的光谱光的最小量，以在另一个并置视野中从同一个白光视野获得 JND。用这种方法测得的分辨阈值在 570nm 处最大，在 400nm 处最小。第二种方法测量加入光谱光的白光的最小量，以从光谱光获得 JND。用这种方法测量的纯度鉴别阈值随光谱光波长的变化发生的变化不大。

3. 色度鉴别 Chromaticity Discrimination

早期测量色度鉴别的尝试包括测量从 CIE 图的任何点获得 JND 所需的色度最小变化量[21]。另一种色度鉴别（chromaticity discrimination）的测量包括使用在一组色度上的重复颜色匹配的标准差，导出色度椭圆的 CIE 图[22]。

在现代色度鉴别实验中，在一个稳定的适应场中，得到了测试场色度沿视锥色度空间两个主轴变化的鉴别阈值。视锥色度空间允许仅由 L/M 视锥或仅由 S- 视锥细胞介导鉴别[23]，色彩鉴别在适应色上表现最好，然后随着测试场和适应场之间的色对比度的增加而恶化。基于 PC 和 KC 通路中，灵长类神经节细胞反应的模型可以充分解释颜色辨别数据[24]。

（三）颜色外观 Color Appearance

在颜色匹配和颜色辨别实验中，观察者能够确定两种颜色是否相同或不同，但他们不能确定哪种颜色会被感知。颜色外观（color appearance）有三个感知维度：色调、饱和度和亮度。色调是不同于白色的感知维度，如红色、橙色、绿色、蓝色、黄色、紫色和粉色。饱和度表示色调与白色的不同。例如，与接近白色的不饱和颜色相比，光谱轨迹上的颜色是高度饱和的（图 12-5A）。亮度是与亮度变化相关的感知维度。

颜色外观的一个重要特征是颜色不会同时出现红色和绿色，也不会同时出现蓝色和黄色。然而，颜色确实是红黄或红蓝的混合物，它们也可以是绿黄或绿蓝的混合物。此外，人类的观察者可以在任意的测试颜色中分别提取出红色 – 绿色或蓝色 – 黄色的性质。这些事实导致了这样一个概念，即颜色外观可以在一个双重对立系统中表示，红色和绿色在一个维度上放置在相反的方向上，蓝色和黄色在另一个维度上放置在相反的方向上（图 12-6）。红色和绿色被认为是对手的感觉，蓝色和黄色也是。这一发现促使德国生理学家 Ewald Hering 在 19 世纪末提出了"对手颜色（opponent-color）"理论。

对立理论和三色性理论在色觉研究史上是两个相互矛盾的理论，然而，这两个理论已经得到了调和之处在于，色彩处理从支持三色性的三种视锥细胞开始，视锥细胞的光谱反应在双极细胞和神经节细胞中传递，双极细胞和神经节细胞具有拮抗的感受器结构，与其对立一致。这种对色觉的解释，首先由 von Kries 于 1905 年提出，被称为色觉的两阶段 / 两过程模型[25]。

在复杂的视觉场景中，由于附近环境的其他光线影响颜色的外观，因此无法从其光谱功率分布

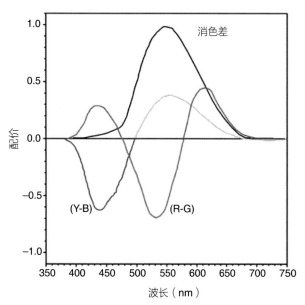

▲ 图 12-6 颜色对立

正常 2° 中心凹彩色视觉第一阶段对立编码的理论曲线。（全阳性）消色差函数表示白度响应。两个（对立）色函数（R-G）和（Y-B）分别表示红色－绿色和蓝色－黄色（图片经许可转载自 Hurvich LM, Jameson D. Some quantitative aspects of an opponent-colors theory. Ⅱ. Brightness, saturation and hue in normal and dichromatic vision. J Opt Soc Am 1955; 45: 602-16.）

预测光线的感知颜色（从光源发射或从物体反射）。例如，当感知因空间或时间附近的其他光的存在而改变时，就会发生色彩感应。色彩归纳包括色彩对比和色彩同化。当测试光的颜色外观偏离附近光的颜色外观（就颜色对映性而言）时，会发生颜色对比。当测试光的颜色外观向诱导附近光的颜色外观转变时，发生颜色同化。因此，孤立地（被黑暗包围）看到的光的颜色称为不相关的颜色，而在复杂背景下感知到的颜色称为相关的颜色。也就是说，其感知与周围的颜色相关。在复杂场景中，大脑皮质机制可能参与颜色感知[26]。

六、人类色觉的变化 Variations in Human Color Vision

大约 4.5% 的人存在遗传或后天性色觉异常。先天性色觉缺陷在整个生命周期内是静止的，不是由其他视觉问题引起的。这些色觉缺陷已经得到了广泛的研究，并已根据心理物理学和遗传学的研究成果对其进行了分类。最常见的是先天性 X 染色体连锁的红绿色觉缺陷，这与 X 染色体上编码视蛋白

的基因序列的改变有关[27, 28]。获得性色觉缺陷是指伴随眼部疾病或药物毒性的色觉异常。获得性色彩视觉缺陷变化较大，分类难度较高，也更不令人满意。色觉通常在临床上通过筛查试验进行检测，这些筛查试验可以识别异常情况，大多数筛查试验都基于颜色辨别和颜色匹配能力[29]。

（一）色觉分类 Color Vision Classifications

色觉分类（color vision classifications）是基于功能性视锥细胞的数量和异常视锥细胞的存在。有三种视锥细胞功能的观察者称为三色（trichromat），有两种视锥型功能的观察者称为二色（dichromat），具有一个功能视锥型的观察者是单色（monochromat）（单色性在文献中有时也被称为色盲（achromatopsia），假设不涉及视杆细胞，因为人们认为基于单一视锥型的视觉不能产生色觉）。从光谱灵敏度的角度看，具有正常彩色视觉的观察者有三种正常的视锥细胞型，称为正常三色。据说有缺陷色觉的观察者至少有一种异常的视锥型，或者用传统的颜色匹配技术至少缺少一种视锥型。只有视杆细胞的观察者（没有任何视锥细胞）称为视杆单色，也称为完全色盲[30]。

自 18 世纪以来，X 连锁色觉缺陷被公认为两种不同的类型：protan［"红色盲（red-blind）"］和 deutan［"绿色盲（green-blind）"］。术语"protanope"用于被认为缺少 L 视锥细胞的二色差者，术语"deutranope"用于被认为缺少 M 视锥细胞的二色差者，基于使用中心凹 2° 视野的颜色匹配特性。反常三色性是色觉的一种变化，其原因是存在光谱灵敏度偏移的视锥型色觉。红色盲的（protanomalous）观察者有三色视觉，但 L 视锥的光谱灵敏度比正常 L 视锥的波长要短。绿色盲的（deuteranomalous）观察者也有三色视觉，但 M 视锥的光谱灵敏度比正常 M 视锥的光谱灵敏度要长。第三种不同性质的色觉是 tritan［"蓝色盲"（blue-blind）］。Tritan 色觉缺陷被认为是由 S 视锥细胞的变异引起的。

（二）编码人类光色素的基因 The Genes Encoding the Human Photopigments

视杆和视锥细胞的光谱灵敏度反映了可见光色素的吸收光谱。1983 年在人类基因组中克隆和定位

了人视紫红质的视紫质基因[27, 31]。在 3 号染色体上发现了视紫红质基因，并且人视紫红质基因与牛视紫红质的同源性高达 93.4%。在 7 号染色体上发现了一个视光色素基因（OPNISW）基因。在 X 染色体上发现了 M 和 L 视锥视蛋白的视觉色素基因串联序列（OPN1MW 和 OPN1LW 基因）。人类视紫红质基因在视紫红质和三个视锥光色素基因之间，以及在 7 号染色体和 X 染色体素基因之间，显示出约 45% 的同源性。光色素基因之间的这种相似性表明源自一个共同的祖先。X 染色体上的基因彼此有很高的同源性（约 96%），这表明进化出现的时间较近。一个出乎意料的发现是 X 染色体上的多个基因串联排列，被认为范围在 2 到 6 之间。Nathans 等推测[28]，X 染色体上串联阵列中的多个基因是由于不相等同源重组而产生的。随后的研究表明，这些基因在颜色正常和颜色缺陷的个体中存在多态性[27]。

对 X 染色体上视蛋白基因的初步研究是基于长期以来关于 X 连锁先天性色觉缺陷的传统观点[28]。红色盲（protanope）缺失 L 视锥细胞，绿色盲（deuteranope）缺失 M 视锥细胞，这些类型色觉缺陷的遗传学可能是基于 L 或 M 视锥细胞缺失的基因。特别要说明的是，红色盲被认为是缺乏 L 视锥基因的二色视，而绿色盲是缺乏 M 视锥基因的二色视。

利用限制性片段长度多态性（restriction fragment length polymorphisms，RFLP）对 X 染色体视蛋白（opsin）基因进行初步研究，试图将色觉缺陷与这些基因联系起来，RFLP 是一种简化 DNA 序列研究的早期分子遗传学技术。对一名色觉正常的观察者、少数红色盲和绿色盲的 DNA 进行了 X 染色体基因的 RFLP 初步分析，进行比较，以确定在正常观察者的 RFLP 中发现的哪些片段在红色盲和绿色盲中缺失。在正常观察者中发现的一个在红色盲中缺失的片段被认为是假定缺失的 L 视锥基因的一部分。类似地，在正常观察者中发现的一个在绿色盲中缺失的片段被认为是假定缺失的 M 视锥基因的一部分。在最初的研究中，具有重色和异常三色色觉缺陷的观察者显示存在杂交基因（包括一种基因的头部和另一种基因的尾部）。杂交基因被认为是与 X 连锁的异常三色性相关联的异常 L 或 M 视锥光谱敏感性改变的基础（之前讨论过）。

随后，对正常和 X 连锁缺陷色觉进行的研究，其根源是基于传统的使用一个正常观察者和少量颜色缺陷的缺失视锥类型和缺失基因的想法，进行的初始 RFLP 分析。在随后的视觉色素基因研究中发现的变异与通过色觉测试建立的表型有很大的相关性，但并非绝对相关。目前的观点是，X 染色体串联阵列由一个或多个编码 L 视锥光色素的 opsin 基因组成，接着是一个或多个编码 M 视锥光色素的 opsin 基因。串联阵列中基因的表达被认为是由一个随机过程控制的[27]。

自从 opsin 基因的 RFLP 研究以来，分子遗传学技术和人类基因组的研究都有了新的进展。人类基因组计划（Human Genome Project）激发了人们对人类基因组中基因稀缺性的认识，而表观遗传学的发展，如 microRNA 的编辑过程，可能有助于今后对色觉变异遗传学的研究和理解。

七、色觉的临床评价 Clinical Evaluation of Color Vision

（一）筛选试验 Screening Tests

筛选测试（screening tests）是快速测试（需要 2~3min），颜色缺陷的观察者由于无法看到正常观察者容易辨别的某些颜色之间的差异而被识别。儿童和成人都可以进行筛查。

1. 伪等色板试验 Pseudoisochromatic Plate Tests

最常用的筛选试验是伪等色板试验（pseudoisochromatic plate tests）。伪等色板最早由 Stilling 引入，在不同颜色点的背景中呈现由彩色点组成的图形。通常情况下，选择颜色是为了使 X 连锁色觉缺陷的观察者看不到正常观察者容易看到的图形。最佳的设计使用四组颜色，正常的观察者看到一个图形而有色彩缺陷的观察者看到不同的图形。

大多数伪等色板试验（如 Ishihara）的目的是识别 X 连锁的染色体先天性色觉缺陷（即红绿色盲）的观察者。通过对颜色的选择进行优化，可以在 X 连锁色觉缺陷中发现特殊的辨色缺失，并且测试成功地检测到 90%~95% 的彩色缺陷观察者。伪等色板测试不能用于识别获得性色觉缺陷，这些缺陷最有可能影响蓝 / 黄色觉。最近研发的伪等色色板（如 HRR 和 SPP2 色板）是专为获得性色觉缺陷而设计的，包括 tritan（蓝色 / 黄色）异常。

2. 其他快速色觉测试 Other Rapid Tests of Color Vision

其他的色觉快速测试包括对色块进行分类。原则上，这种方法可以成功地用于获得性色觉异常，因为它不涉及选择具有基于常见 X 连锁色觉缺陷的预测的特定颜色对。

（二）辨色能力测试 Chromatic Discrimination Ability Tests

颜色辨别能力的临床评估包括排列测试，要求观察者根据颜色相似性排列一组颜色样本。如果样本在色度上的间距很近（如 Farnsworth-Munsell 100 色调测试，图 12-7），则该任务将成为精细的

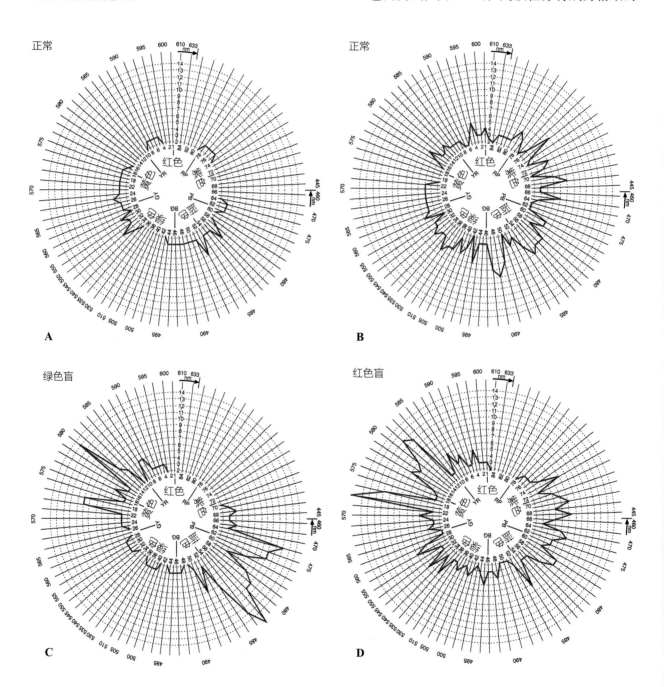

▲ 图 12-7 正常受试者（**A** 和 **B**）和先天性（**C** 至 **F**）和迟发性或后天性（**G** 和 **H**）色觉缺陷的观察者的 **Farnsworth-Munsell 100 色调测试错误模式示例**
A. 正常，分辨力强；B. 正常，辨别力差；C. 绿色盲；D. 红绿色盲

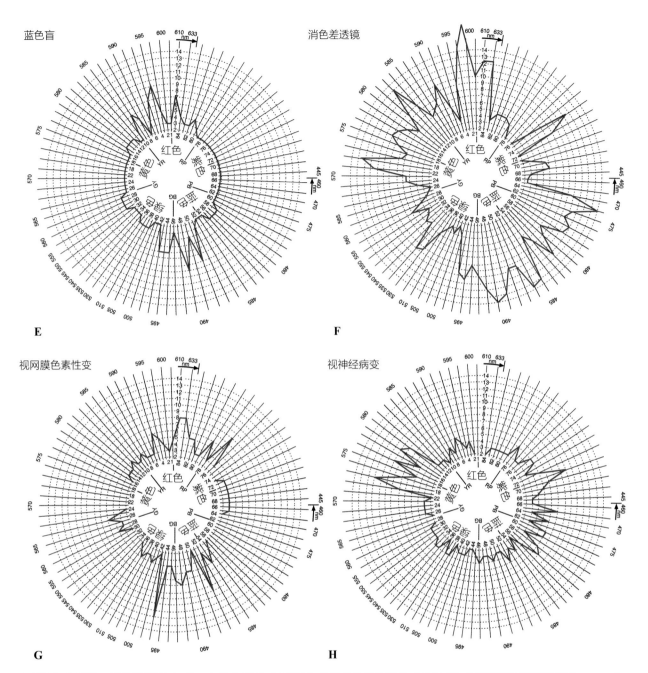

▲ 图 12-7（续）　正常受试者（A 和 B）和先天性（C 至 F）和迟发性或后天性（G 和 H）色觉缺陷的观察者的 Farnsworth-Munsell 100 色调测试错误模式示例

E. 蓝色盲（tritanope）；F. 消色差透镜；G. 视网膜色素变性伴获得性紫黄色缺损；H. 获得性红绿缺损的视神经病变

色度鉴别任务之一。涉及精细的颜色辨别的测试通常比较耗时。如果样本在色度上间距很宽（如 Farnsworth 面板 D-15），测试评估在正常观察者无法察觉的色觉缺陷引起的颜色混淆。宽间隔颜色的测试可以快速进行，甚至可以用于筛查。排列测试可使用仅在色度上不同的样品来测试色调辨别（如 Farnsworth-Munsell 100 色调测试、Farnsworth 面板

D-15、Farnsworth 去饱和面板 D-15 和 Lanthony 新颜色测试），亮度变化仅可测试亮度辨别（Verriest 的亮度辨别测试），或者可能只在灰度上变化以测试饱和度区分（Sahlgren 的饱和度测试和 Lanthony 的新颜色测试）。排列测试很容易管理，但需要抽象的顺序、手动的灵活性和耐心。因此，它们不适合 10 岁以下的儿童。

最著名的排列测试是 Farnsworth-Munsell 100 色调测试。这项测试包括 85 个黑色塑料帽，里面有不同色调的纸张，但它们的亮度和饱和度是恒定的。这些黑色塑料帽被分成四个盒子，每个盒子覆盖色圈的 1/4。被测试的观察者根据他们独特的感知，将黑帽按自然颜色顺序排列。如果测试者的错误放置了颜色顺序上的大写字母，则相应的数值分数可以计算并显示在极坐标图上，测试编制了年龄标准，给出了非选择人群的预期总误差分数范围及预期的双眼间变异性。

先天性色觉缺陷的观察者由于在色度空间的特定轴上的辨色能力减弱或丧失，在排列测试中会产生特征性错误。在获得性色觉缺陷中，其色觉辨别力缺损的变量更大。然而，根据对蓝色成分的区分在一阶上独立于对红色和绿色的区分这一观点，将黑色小帽分为正确的顺序取决于 S 视锥系统的正常功能（小帽 1～12、34～54 和 76～84）和 M 和 L 视锥对立系统的正常功能（小帽第 13～33 和 55～75）。可以检查分割分数，以确定获得的色觉缺陷是否导致特定类型的辨色异常，即 S 或 L/M 系统异常[32]。

（三）测试光源在伪等色板和色觉测试中的重要性 Importance of the Test Illuminant for Plate and Discrimination Color Vision Tests

上述伪等色板和色觉鉴别试验使用反光材料作为有颜色试验对象，呈现给观察者感知的颜色取决于照明光及试验材料的反射特性。最初的伪等色板试验设计为在北半球的午后日光下观察，而最近的试验遵循了这一设计惯例。标准化光源（称为光源 C 或光源 D65）更适合于模拟午后日光的光谱，而不是自然日光，自然日光的光谱和亮度可能随时间和天气的变化而变化。接近这些标准光源的光源是市售的，适合于临床照明色觉检查。然而，大多数荧光光源不能准确地模拟自然光中产生的颜色，因此，它们不适合用于色觉测试。

（四）颜色匹配测试 Color-Matching Tests

对许多观察者来说，调整三原色以匹配测试颜色并不直观，因此研究的实验方法不适合临床应用。为了适应临床评估的配色程序，采用了两变量匹配和快速、简化的方法，称为 anomaloscopes 仪，

颜色匹配范式称为方程式。这些方程是以最初提出或使用它们的研究人员命名的。

1. 基于 Rayleigh 方程的色差匹配试验 Anomaloscope Color-Matching Test Using the Rayleigh Equation

在 Rayleigh 匹配中，光谱"黄色"测试视野（589nm）呈现在亮度可调的圆形视野的一半中。在半视野中，给出了两个"绿色"和"红色"光谱原色（545nm 和 670nm）的混合物。混合视野因为原色的比例不同，可以显示为绿色（545nm）、绿色 - 黄色、黄色、橙色或红色（670nm）。观察者的任务是调整红绿原色的比值和黄色的亮度，使两个视野看起来相同。具有正常色觉的观察者在红 - 绿范围的中间，可以接受一个狭窄的比值范围，但是色觉缺陷的观察者会因为具体的色觉缺陷而偏离这个比值的范围。眼科疾病和 X 连锁色觉变化的色差匹配异常，可能包括匹配范围扩大或接受异常匹配[33]。

Rayleigh 方程评估 M 视锥函数和 L 视锥函数的正态性，因为 S 视锥对主波长没有响应，故对匹配没有贡献。视锥细胞光色素激发的图形显示允许测试人员评估哪些光刺激参与了观察者的色差匹配。图 12-8A 示出了基于 L 和 M 光色素的预期黄色设置，其作为红绿一次比的函数。对于每一种光色素，当红绿一次比改变时，量子捕获视锥细胞可以在色度图中用一条直线来表征。两条线显示了单独的 L 视锥细胞（虚线和标记 L）和单独的 M 视锥细胞（虚线和标记 M）的预测响应。视杆细胞光色素在这些波长上也有响应，并且预测视杆响应（实线和标记视杆）也显示出来。正常匹配发生在 L 和 M 视锥设置的交点处或其附近，匹配范围很窄。

绿色盲（deuteranope）可以在整个 L 系列中做出令人满意的匹配。绿色盲被认为在视网膜区域缺乏对刺激做出反应的功能性 M 视锥细胞。对绿色盲 X 染色体 opsin 基因的研究表明，许多观察者只有一个被认为编码 L 光色素的基因。红色盲（protanope）可以在 M 线的整个范围内进行匹配。有人推测，红色盲在视网膜区域缺乏对刺激做出反应的功能性 L 视锥；遗传学研究表明，这些观察者在 X 染色体上通常只有一个基因，该基因被描述为由一段正常的 L- 和一段正常的 M- 视蛋白基因组成的杂交基因。

其他 X 连锁颜色缺陷观测者称为反常三色，具

有更广泛的可接受匹配范围，这些匹配被从正常匹配中置换出来。这种观测者是三原色型的，但有一个具有异常光谱灵敏度的视锥细胞光色素。双峰匹配沿着 L 线发生（表示正常的 L 视锥光色素），但转移到低红绿原色比。心理物理学的解释是，绿色弱的三色视（deuteranomalous trichromat）有一个异常的 M 视锥光色素，它发生了位移，使其光谱灵敏度与正常的 L 视锥光色素的光谱灵敏度紧密重叠。绿色弱的匹配沿 M 线发生（表示正常的 M 视锥光色素），但转换为高的红绿原色比值。对这些现象心理物理研究的解释是，绿色弱的三色视有一个异常的 L 视锥感光色素，其光谱灵敏度与正常的 M 视锥感光色素的光谱灵敏度紧密重叠。使用 Rayleigh 方程的色差计异常颜色匹配被认为是唯一一种允许对 X 连锁色觉缺陷进行明确分类的临床方法。

　　色差计分析在眼科疾病评估中具有重要的意义，因为它可以用来识别许多临床疾病，如以视杆主导的视觉变化的特征为视锥退行性变、完全和不完全性色盲。这些疾病的特征是沿视杆线（图 12-7A 中的实线）延伸的 Rayleigh 色差匹配。脉络膜疾病影响中心凹的色差匹配异常导致沿 L 线或略低于 L 线的 Rayleigh 色差匹配，但会转换到更高阶的红色原色比值（假红色弱，pseudoprotanomaly）。视神经疾病对色觉的辨别力丧失，导致 L 线正常匹配变宽。

2. 基于 Moreland 方程的色差匹配试验 Anomaloscope Color-Matching Test Using the Moreland Equation

　　Moreland 方程[34] 是双色测试视野（480nm 和 580nm）与两个原色（440nm 和 500nm）的混合匹配。在正常观察者看来，测试视野呈现蓝绿色，而混合视野的外观则从紫色到蓝色，再到蓝绿色，再到绿蓝色，再到绿色，因为一次比从大约 440nm 变化到大约 500nm。一次比用匹配所需的 440nm（"紫罗兰色"）一次比的量来表示。与 Rayleigh 方程一样，具有正常色觉的观察者可以找到一个一次比值和测试视野亮度，在这个比值下两个视野看起来是相同的。

　　Moreland 方程评估 S 视锥函数的正态性。图 12-8B 示出了单色光色素对双色测试视野的预测函数，该函数是紫绿色一次的函数。L 和 M 视锥细胞

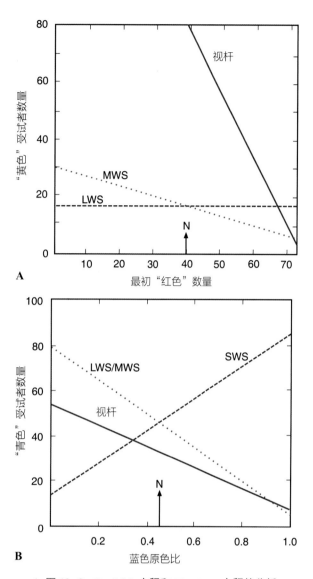

▲ 图 12-8　Rayleigh 方程和 Moreland 方程的分析

A. Rayleigh 方程。"黄色"（589nm）测试中的相对光是"红色"（670nm）主光比例的函数。这些线是根据视锥和视杆的光色素激发来计算的。标记 LWS 的线表示图 12-2B 的 L 视锥反应，并预色盲的匹配行为。标记线 MWS 表示图 12-2B 的中波长视锥形响应，并预测色盲的匹配行为。正常匹配（N）发生在 L 线和 M 线的交点处。标记线的视杆表示图 12-2A 的视杆响应，并预测色盲的匹配行为。B. Moreland 方程。双色（480nm+580nm）测试中的相对光显示为 440nm 初级光比例的函数。这些线是根据视锥和视杆的光色素激发来计算的。标记 LWS/MWS 的线代表了 L 和 M 视锥反应，并预测了蓝色盲的匹配行为。标记 SWS 的线表示短波长视锥形响应。正常匹配（N）发生在 L/M 线与 S 线的交点处。标记线视杆代表视杆响应并预测色盲的匹配行为

共用一条线（虚线和标记为 L/M）。S 视锥响应在对角线上与此交叉（虚线和标记为 S）。预测的视杆线（标记为视杆的实线）与 L 和 M 视锥线具有相同的

方向。正常匹配发生在 S 视锥线与 L/M 线的交点处。利用 Moreland 方程可以识别先天性和获得性色觉缺陷[35]。蓝色盲（tritanope，观察者缺乏 S 视锥细胞功能）和获得性缺陷影响 S 锥细胞功能的观察者一样，具有沿 L/M 线延伸的匹配。已报道了在 tritan 家系中，染色体 7 上 S 视锥细胞视蛋白基因的点突变[36]。

X 连锁色盲（即 S 视锥单色性色盲）的患者有沿着 S 视锥线延伸的匹配。大多数 X 染色体连锁的色盲家系显示，在受累个体中，位于 X 染色体上的视锥视蛋白串联基因阵列前的区域有重大缺失[37]。该区域被认为是控制 L 和 M 视锥视蛋白基因表达的调节区域。另外，一些 X 连锁的色盲家系只显示一个异常基因，而不是正常的串联序列。完全性色盲的患者有沿视杆线延伸的匹配。

3. 使用色觉检查仪的注意事项 Considerations in the Use of Anomaloscopes

尽管与通常的研究颜色匹配程序相比，色觉检查仪上的颜色匹配任务简化了，但是色觉检查仪测试程序不容易解释，并且观察者在完成匹配之前可能需要一些实践。正确使用色觉检查仪需要对操作人员进行一定的培训，因此这些仪器通常只能在研究中心找到。然而，如果使用得当，色觉检查仪是一个强大的诊断仪器。

（五）计算机彩色视觉测试 Computerized Color Vision Tests

计算机控制的色觉测试与伪等色板测试或辨别能力测试（如 FM-100 色调测试）的原理类似。计算机化测试是自动化的，因此易于使用。此外，计算机化测试可以避免反射材料存在的光照问题。然而，计算机检测的灵敏度和特异性在很大程度上依赖于计算机显示器如阴极射线管（CRT）或液晶显示器（LCD）对颜色的准确显示。CRT 通常比 LCD 更受欢迎，因为 CRT 具有可靠的时间特性。为了准确地呈现颜色，显示器必须经过校准，包括光谱分布测量和线性化。使用不包含特定显示器校准的计算机彩色视觉测试时，必须谨慎。

1. 颜色评估与诊断（CAD）测试 Color Assessment and Diagnosis（CAD）Test

CAD 测试是由伦敦城市立大学的 Barbur 博士和同事开发的[38]。基于网络的计算机辅助设计使用一个颜色方块，它可以在闪烁的亮度对比噪声中移动。正方形的颜色沿不同的色度方向变化。有色觉缺陷的观察者很难看到正方形的移动，而正常的观察者很容易看到正方形的移动。基于网络的 CAD 测试要求显示器在 9000K 左右保持平衡，环境照度必须保持在最低水平。据报道，这种基于网络的测试对红绿色缺陷具有良好的敏感性和特异性[39]。

2. 剑桥颜色测试（CCT）Cambridge Color Test（CCT）

CCT 是一种计算机控制，易于使用的色觉测试。CCT 由英国剑桥大学的 Mollon、Reffin 和 Regan 博士开发[40]。CCT 系统在校准的 CRT 显示器上提供 14 位颜色和亮度控制。刺激物是一个无色背景下的 Landolt C，目标 C 的色度沿色度图的 protan 线、deutan 线和 tritan 线变化，任务是指示目标 C 中的间隙位置。使用阶梯程序沿三条线中的任何一条测量辨别阈值。结果被绘制成 CIE 空间中的判别椭圆。有色觉缺陷的个体将沿着 protan 线、deutan 线或 tritan 线有较长的判别椭圆，因此，该测试可用于所有色觉缺陷。

3. 视锥对比度测试 The Cone Contrast Test

视锥对比度测试是一种基于计算机的快速（大约 6min）彩色视觉测试。这个测试是由 Rabin 博士及其同事基于 L、M 和 S 视锥对比敏感度开发的[41]。这个测试呈现了一系列随机的彩色字母，在降低视锥细胞对比度时，单个视锥型（L、M 或 S）可以看到这些字母，受试者需要大声朗读这些字母。这些字母选自英国标准协会（British Standards Institution）中具有同等易读性的字母。字母的对比范围从清晰可见的对比度到阈值级别，技术人员记录正确读取的字母和丢失的字母，并将错误数量（20 个字母中的一个）输入到程序中，以确定 L、M、S 视锥分数。该试验能够鉴别遗传性色觉缺陷的类型和严重程度。

4. 门户颜色分类测试（PCST）The Portal Color Sort Test（PCST）

PCST 基于 FM-100 色调测试，但仅使用 36 个彩色"芯片"，大大缩短了测试时间。这些芯片在

FM-100 色度测试中代表了原来的 85 块芯片。观察者根据颜色相似性排列芯片的顺序，计算机提供自动评分。PCST 和 FM-100 色度测试对于先天性色觉缺陷的检测相关性很高，但是对于获得性色觉缺陷的检测仍然未知[42]。

5. 用于彩色视觉筛查的智能手机/平板电脑应用程序 Smartphone/Tablet Applications for Color Vision Screening

随着移动通信设备（如智能手机或平板电脑）在医疗环境中的普及，人们为这些设备开发了大量应用程序，作为临床测试/筛选、患者教育或医师教育和参考的工具。一些应用使用伪等色板原理进行彩色视觉筛选。这些应用可能有助于快速筛查色觉。然而，这些工具尚未得到验证，其对色觉缺陷筛查的敏感性和特异性尚不清楚。此外，有许多因素可以影响测试结果。最重要的是移动设备的显示特性。这些显示器未经校准，可能不均匀。因此，色觉筛查的测试不一定是"假等色（pseudoisochromatic）"。最后，办公室的照明可能会损害测试的可靠性。因此，这些应用需要通过与其他已建立的彩色视觉筛查工具的比较来确认。最近，一些研究试图评估基于智能手机/平板电脑的彩色视觉测试的效果。例如，Dain 及其同事[43]评估了智能手机中的颜色表示，并评估了基于 Ishihara 的用于色觉测试的 iPhone 应用程序的色度特性[44]。此外，研究表明，基于平板电脑的视锥细胞对比度的色觉测试与基于计算机的视锥细胞对比度的对比敏感度试验具有相同的灵敏度和特异性[45]。

（六）在临床环境中使用哪种测试方法？ Which Test to Use in a Clinical Setting?

许多临床医师希望有一些测试色觉的方法，而不必获得专业评估和诊断所需的昂贵仪器和专业知识。使用彩色纸（视觉色素测试）和适当的光源的测试为临床医师提供了色觉评估的可能性。

使用适当的光源进行筛查板测试是测试色觉的最小设备。8%～10% 的美国男性有 X 连锁色觉缺陷。儿童在进入小学前对色觉缺陷的识别可以让临床医师为家长提供咨询。许多有色觉缺陷的儿童在早期有被嘲笑的记忆，早期的测试可以提供适当的

咨询。此外，许多有色觉缺陷的男性可能会选择职业，如飞行员或消防员，但因为他们的色觉状况而被禁止从事这些职业。然而，应当注意的是，对于常见的遗传性色觉缺陷可能非常有用的筛查板试验在识别获得性色觉缺陷方面不太敏感。

在临床实际中测试色觉的一个更优化的方式是将筛查板测试和颜色辨别测试结合起来。鉴别测试（如 Farnsworth-Munsell 100 色调测试）允许临床医师跟踪色觉随时间的变化，如可能发生的视神经炎。偶尔，临床医师会看到一个患者有一个非常罕见的颜色缺陷形式和色觉测试的信息。例如，大脑性色盲（cerebral achromatopsia）是一个很有趣的病例，很可能是由高阶视觉过程的损害引起的。在这些情况下，应考虑进行更全面的彩色视觉测试（如光谱灵敏度和饱和度判别评估），此类病例报告将引起医学界的广泛关注，患者应该去心理物理实验室做更多的视觉功能测试，比如对比鉴别评估。

八、色觉研究的新进展 New Developments in Color Vision Research

色觉已经从遗传学、进化论、生理学和心理物理学的角度进行了研究。这里提供了一些与色觉相关的新的研究领域。

色觉缺陷的基因治疗 Gene Therapy for Color Vision Defects

Jay 博士和 Maureen Neitz 博士及其同事对出生时缺失 L 视锥视蛋白基因的重铬酸盐成年松鼠猴进行了"治疗"红绿颜色缺陷的开创性研究[46, 47]。作为基因治疗，人类 L- 视锥视蛋白基因被导入猴视网膜的感光层。在新的视蛋白基因导入后的几个月，这些猴子表现出三色视觉行为，光谱灵敏度发生了变化，颜色辨别能力得到改善，颜色感知能力增强。涉及人类基因治疗的临床试验需要得到美国国立卫生研究院，重组 DNA 活动办公室（ORDA）/重组 DNA 咨询委员会（RAC）和美国食品药品管理局的批准，如果没有漫长而彻底的批准程序，这项试验将不容易获得批准。然而，是否有必要"治愈（care）"色觉缺陷这一根本问题，目前是争论的焦点，因为大多数先天性二色视患者生活正常，他

们的生活质量并没有受到色觉缺陷的显著影响。

九、自适应光学视网膜成像系统 Adaptive Optics（AO）Retinal Imaging System

AO 最初用于天文学，改善望远镜和激光通信系统的性能，以消除大气变化的影响[48]。AO 系统由三部分组成：①用于测量眼像差的波前传感器；②用于像差校正的变形镜；③比较传感器输出并调整变形镜以获得最佳分辨率的控制系统。这项技术在 20 世纪 90 年代首次被 David Williams 博士用于视网膜成像，以减少眼睛的像差[49]。在最初引进 AO 成像系统后，由于其具有光感受器成像，高倍镜下放大视网膜色素上皮、视网膜血管和潜在的神经节细胞的能力，被认为具有巨大的科学和临床应用潜力。例如，AO 使测量颜色感知[50]或与刺激眼睛中单个视锥细胞的微小闪光相关联的接收后通路[51]中的细胞反应成为可能。特别是对于色觉筛查，AO 系统可以提供高分辨率的视锥镶嵌，并且它可以显示视网膜中是否缺少特定类型的视锥细胞（如 L 视锥细胞）。因为 AO 成像可以提供与视锥蛋白基因相关的视锥分布信息，将这些信息与遗传研究结合起来具有潜在的信息价值[52]。（有关本主题的更多详细信息，见第 7 章，先进的成像技术）

色觉中的视杆与视锥细胞相互作用 Rod and Cone Interactions in Color Vision

双重理论认为，视杆和视锥细胞独立地对视觉感知的不同方面起作用。然而，视杆和视锥细胞共享从视网膜到大脑的共同神经通路，这为视觉功能中的视杆 - 视锥相互作用提供了神经基础，包括色觉[53]。传统上，视杆视觉被认为是无色的。然而，大量的心理物理研究表明，视杆细胞在中间视觉[54]甚至暗视水平上对色觉有贡献[55]。视杆细胞对色觉有贡献的心理物理证据来自暗视颜色对比度的测量，在光漂白后的暗适应过程中，光栅间隔[56]、颜色鉴别[57]和颜色匹配或颜色外观方法[58]，可以使用独特的色调测量或色调缩放方法[59, 60]。

最近，使用四个主要的 Maxwellian view 刺激器[61]研究了视杆对色觉的贡献，该光刺激器允许在相同的色度、视网膜轨迹和光水平下独立控制视杆和视锥细胞的兴奋。这一新方法对视杆细胞对色觉的贡献产生了新的见解。具体地说，视杆细胞对颜色感知的贡献方式类似于所有中间光水平下的 M 视锥信号和仅在视锥阈值附近的低中间光水平下的 S 视锥信号[54]。此外，视杆细胞贡献的强度与视杆细胞对比度呈线性关系[62]。

视觉和对比敏感度
Visual Acuity and Contrast Sensitivity

Gary S. Rubin 著

一、视力测试 Visual Acuity Tests

（一）概述 Introduction

视力（视觉敏锐度，visual acuity）是最广泛使用的视觉功能测量方式。事实上，视觉功能（visual function）往往等同于视觉敏锐度，从而忽略了视觉刺激的其他重要维度，如颜色和对比度。视力测试已被证明有助于评估屈光不正，筛查眼部健康，跟踪眼部疾病的进程，评估医疗和外科治疗的有效性，为视力受损者提供辅助治疗，并为就业和驾驶制订视力标准。

鉴于其应用的多样性，许多不同类型视力测试的发展也就不足为奇了。一般来说，这些测试的开发很少考虑标准化。自 20 世纪 80 年代以来，人们曾多次尝试制订视力测试的设计和管理的标准。美国国家科学院视觉委员会 - 国家研究委员会（Committee on Vision of the National Academy of Sciences-National Research Council，NAS-NRC）[1]已经发布了在美国广泛采用的视力临床测试标准，英国标准学会（British Standards Institution）[2]也发布了类似的英国标准。本章以 NAS-NRC 标准为基础。

（二）图表设计 Chart Design

1. 视标 Optotypes

最常见的视力测试要求受试者识别排列成一排的字母。所谓的 Snellen 视力测试就是最好的例子，尽管 Snellen 视力现在通常指的是报告测试结果的方式，而不是任何特定类型的图表。为了方便对幼儿和不熟悉拉丁字母的人进行测试，还使用了基于滚动的 E 字、Landolt 环视标（Landolt C）、数字视标或图形视标的其他验光方法。视力也可以用光栅模式来评估，但光栅视力通常高估了年龄相关性黄斑变性患者的 Snellen 视力[3]，通常是 2 倍或更多。

NAS-NRC 建议将 Landolt C 测试用作其他视力测试的比较标准。Landolt C 是一个断开的圆，其中断开的宽度和笔划的宽度都等于 C 高度的五分之一。圆环在四个位置中的一个位置显示为断开，被试通过说"右""下""上""左"或指向适当的方向来回应。

Landolt C 测试有几个优点，包括所有目标的难度相等（不同于难度不同的字母），对散光屈光误差具有敏感性，以及适用于文盲受试者。然而，

Landolt C 测试并没有得到广泛的应用，因为它有 25% 的猜测率，所以另一种选择是通过用 Landolt C 测试的视力来比较和标准化另一个验光视力类型。Sloan 字母[4]，即 10 个一组的大写无衬线字母，是最广泛使用的替代方式。基于 Sloan 字母的视力表用于糖尿病视网膜病变早期治疗研究（ETDRS）[5]（图 13-1）。原来的 ETDRS 图表已被 2000 年修订版 ETDRS 视力表所取代，该图表更准确地将每一行的字母难度等同起来。ETDRS 图是临床研究中应用最广泛的视力测试图表。

2. 图表布局 Chart Layout

必须仔细注意视力图表的布局。图表应遵循字母大小的统一顺序，通常是行到行的大小减少 0.1 个对数单位（或 26%）。按比例变化确保在图表上的任何点和在任何视距处，每一行的损失都具有相同的含义。每行字母的数量相同，行内和行间的间距均匀。间距要求产生一个大图表，字母形成一个倒三角形。NAS-NRC 建议每行 8～10 个字母，但

研究表明[6]，准确估计视觉功能只需要 3 个字母。ETDRS 图表每行使用 5 个字母。

考虑到难以控制的"拥挤"效应，对 ETDRS 视力表进行了进一步的修改。"拥挤（crowding）"是指当字母被其他字母包围时，它们的可见性降低。拥挤对某些类型的视觉功能障碍有更大的影响，特别是弱视[7] 和黄斑变性[8]患者。对于大多数视力表，每一行的末端或视力表顶部或底部的字母比内部字母受拥挤的影响要小。为了平衡拥挤效应，可以在图表的边缘添加等高线交互栏[9]。

（三）测试程序 Testing Procedure

1. 测试距离 Test Distance

ETDRS 图表可用于从 4m（13ft）到 2m（6.5ft）的测试距离范围，在指定距离使用时可测量 20/10 到 20/200 的视敏度。然而，考虑到字母大小的对数级数，它们可以在任何距离使用，并对报告的结果进行适当的校正。对于视力非常差的患者，临床医

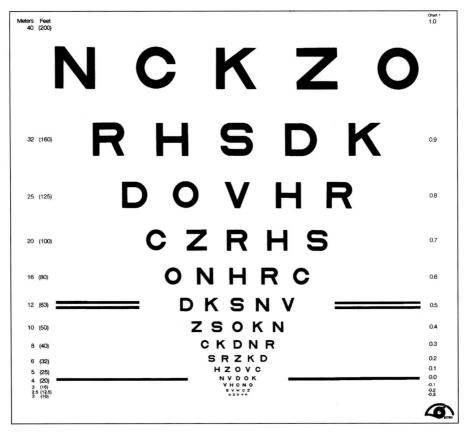

▲ 图 13-1　早期治疗糖尿病视网膜病变研究视力表

图片经许可可转载自 Ferris FL Ⅲ，Kassof PA，Bresnick GH，et al. New visual acuity charts for clinical research. Am J Ophthalmol 1982；94：91–96.

师可以采用手指计数或手部运动。但也有部分低视力医师强烈反对这种测试方式，因其会给患者留下视力太差的印象，同时也不建议用视力表来衡量，这可能会使患者感到沮丧。他们建议患者向图表移近。使用 50cm 的测试距离和适当的屈光矫正，可以用 ETDRS 视力表（大约 20/1460±10%）可靠地测量"数指（counting finger）"的锐度[10]。"手动（hand motion）"可以通过一些电子视敏度测试来测量（见下文）。只要受试者的调节状态和瞳孔大小得到控制，距离本身对视力的影响应该很小。然而，一项研究[11]发现，当测试距离减少到 2m 以下时，视力变化多达 7 个字母（超过 ETDRS 视力表一行），造成这种差异的原因仍然无法解释。

2. 亮度和对比度 Luminance and Contrast

无论测试距离如何，视力表都必须有足够的照明和高对比度。照明标准从美国的 100cd/m² 到德国的 300cd/m² 不等。增加视力图表亮度可提高正常人的视力，但达到约 200cd/m² 时达到一个平台[12]。不同类型的视觉功能障碍可改变亮度对视力的影响。例如，视网膜色素变性患者在较高亮度下可能会出现视力下降，然而年龄相关性黄斑变性患者在亮度远高于正常平台亮度的情况下，视力往往会继续得到改善[13]。亮度标准为 100cd/m² 是合理的，因为它代表了普通阅读环境下良好的室内照明。此外，大多数目前提出的标准，在正常人群中，加或减 1 个字母（假设每行 5 个字母和 0.1 个对数单位）将产生相同的视力得分。

视力与字母对比度之间的关系遵循平方根定律[14]。例如，将对比度降低一半将使视力降低约 1.4 倍。NAS-NRC 建议字母对比度至少为 0.85。目前，透照图、投影图和反射图（挂图）都能满足这些标准，但有些透照图亮度不足，有些投影系统缺乏足够的亮度和对比度。精确校准需要一个点光度计，其程序在 NAS-NRC 文件中有说明[1]。

3. 测试管理 Test Administration

视力测试的管理简单明了。然而，临床试验中经常忽略的一个细节是，试验必须以"强迫选择"（forced-choice）的方式进行。与其让患者决定字母在何时变得无法区分，还不如要求患者猜测每个字母，直到出现足够多的错误来终止测试，证明检测

的正确性。当人们对答案不自信时，他们对问题回答的意愿也不同。一个具有保守标准的人只有在绝对确信的时候才会回答，而一个具有自由标准的人则会冒险猜测任何几乎看不出来的字母。因为他们的标准不同，这两个人的视力得分可能不同，而不是因为视觉功能的变化。这不仅仅是一个理论问题，一些研究[15, 16]表明，标准相关试验（criterion-dependent test）的试验结果不准确和不可靠。强迫选择试验是无标准的，因为是检查者而不是观察者决定字母是否被正确识别。

4. 评分 Scoring

直到现在，视力测试通常是逐行评分的，当一行标准数字的字母被正确识别时，患者会得到一行的评分。NAS-NRC 建议至少有 2/3 的字母在一行中被正确识别，才能获得通过资格。允许一小部分误差可以提高测试的可靠性[17]。对于每行字母数相等但字母大小不断增加的推荐格式的测试，最好能正确识别的每个字母才能获得一定的测试分数。这通常是通过计算整个视力图表上正确读取的字母数，并通过一个简单的公式将其转换为视力得分，该公式将每个字母的值设为 L/N，其中 L= 相邻行之间的视力差，N= 每行的字母数。因此，对于每行五个字母的视力图表，每行 0.1 LogMAR（见下文）逐行递增的图表（如标准 ETDRS 图表），每个正确辨认的字母值为 0.1/5=0.02 LogMAR。尽管评分方法之间的差异通常很小，但已经显示逐字评分比逐行评分更具可重复性[2, 6, 18]。

最常见的视力报告方法是 Snellen 分数。Snellen 分数的分子表示测试距离，分母表示字母的相对大小，通常是指笔划宽度为 1′ 视角。因此，"20/40"表示实际测试距离约为 6.1m（20 feet），正常应在约 12.2m（40 feet）处看到笔划宽度为 1′ 视角的字母。

为了简化不同距离测量的视力比较，应使用最小分辨角（minimum angle of resolution，MAR）。MAR 是对应于以弧分为单位的笔划宽度的视角，等于 Snellen 分数的倒数。视力通常转换为 log10 并报告为"LogMAR"。例如，20/20 的视力对应于 1′弧度的 MAR 或 0 的 LogMAR，20/100 的视力对应于 5′ 弧度的 MAR 或 0.7 的 LogMAR（如 2/10 或 6/30 的视力）。MAR 和 LogMAR 评分随视力的恶

化而增加。人们经常看到视力报告为 Snellen 分数的十进制等值。然而，当转换为对数平均值而不是十进制值时，视力更为正态分布。此外，小数给人一种错误的印象，即视力得分可以等同于视觉功能的全面丧失。例如，0.1 的视力（小数点后的20/200）可能误导性地表明患者保留了 10% 的残余视觉功能。

（四）近距离阅读视力测试 Near and Reading Acuity Tests

近视力（near acuity）通常是用来评估阅读视力的。这些测试对为视力低下的人佩戴助视器特别重要。近视力比传统距离视力能更好地预测视力受损读者所需的最佳放大倍数[19]。

尽管一些近视力测试只是远视力图表的简化版本，但大多数测试由打印文本组成，或者是无关的单词，或者是完整的句子或段落，涵盖了一系列的大小。近视力测试甚至不如远视力测试标准化。

1. 指定字母大小 Specifying Letter Size

所有的视力测试，最关键的参数是验光仪测量的视角。目前，已经设计了许多系统来指定打印尺寸。其中最常见的是 Jaeger J 符号。Jaeger 表示法是基于一个数字刻度（J1、J2 等）的，它不遵循任何逻辑级数，只是较大的数字对应于较大的打印尺寸。此外，同一 J 规格的印刷品从一个测试制造商到另一个测试制造商的差异可能高达 90%[20]。

Jaeger 符号的替代品是排字机的点系统、英国的 N 系统和 Sloan 引入的 M 符号。排字机的点通常用于指定打印文本的字母大小，等于 0.32mm（1/72inch）。然而，测量是指含有字母的金属弹片的大小，不同的字体不同。一项关于字体对阅读速度影响的研究表明[21]，印刷文本的名义尺寸可能会引起很大的误解。在四种字体中，全部标注为 12点，其中一种字体比其他三种字体清晰得多。但事实证明，更清晰的字体实际上比其他字体大，当与实际大小相等时，在清晰度上没有区别。

英国的 N 系统采用了泰晤士罗马字体，使点大小规范标准化。Sloan 的 M 符号[4]，在美国广泛使用，根据小写字母 "x" 的高度标准化。小写字母 1米，即在 1m 的视距下，在 5 分视角下辨认 1m 的

字母，大致相当于普通新闻纸的大小。除非还指定了观察距离，否则任何打印尺寸规格都不能用于定量比较。例如，以 40cm 的距离读取的 1m 打印将记录为 0.40/1.00m。

2. 单词与连续文本 Words Versus Continuous Text

一个悬而未决的问题是近视力测试是否应该基于无关的单词或有意义的文本。支持无关单词的一个论点是，上下文信息促进猜测，可能导致高估近视力[22]。此外，语义上下文的存在引入了变异性，因为认知智力因素可能掩盖了主要关注的视觉因素[23]。另一方面，有人认为测量近视力的原因是为了获得有关阅读性能的信息。由于上下文通常对读者是可用的，所以包含有意义的文本的阅读测试将是更好的日常表现指标。幸运的是，有意义文本的阅读速度与无关单词的阅读速度高度相关[24]。

MNREAD 测试[25] 使用有意义的文本来评估近视力。由 19 个标准化句子组成，以大小的对数级数进行测试。每个句子有 55 个字符，这些单词是从一个受控词汇中提取出来的。该测试可用于测量阅读视力（可读取的最小打印尺寸）、最大读取速度和临界打印尺寸（最大读取速度的最小打印尺寸）。对患有黄斑病变的患者进行了 MNREAD 测试的复测变异性评估[26]，发现重复性系数大于 65 字 /min。这种高度的变异性可能部分归因于短句，国际阅读速度测试（IReST）使用 150 字的连续文本段落来测量阅读速度，IReST 有 17 种语言。这将产生更多可重复的测量结果[27]。

（五）电子视力测试 Electronic Acuity Tests

基于视频的视力测试从 20 世纪 80 年代就开始了，但直到近年来平价液晶显示器的推出才开始流行起来。这些电子测试包括可与实验者自己的计算机硬件［如 Freiburg 视力和对比度测试（FrACT）］一起使用的计算机软件、在操作员控制下显示光学类型的设备（如测试图 2000）和管理、评分的系统，并存储视力测量结果（如 E-ETDRS 和 COMPlog 系统）。

与纸质测试相比，电子测试有几个潜在的优势：①使用一种仪器进行多种类型的测试，如视力、对比视力和立体视力；②更好的光类型随机

化，即每个测试管理可以使用不同的字母排列，而不是被限制在两个或三个打印图表；③亮度和对比度更容易标准化，尽管如果忽略校准说明，亮度和对比度误差可能大于纸质测试；④应用高级测试算法，以减少测试时间和（或）提高测量精度。直到现在，有些电子系统还没有实现这一准则，测试时间长，测量的精度也不比传统的图表测试高[28]。在一项 E-ETDRS 系统用于治疗视网膜中央静脉阻塞的临床试验的测试中[29]，据报道，需要更长的时间测试视力，但可靠性没有任何的提高[28]。而新的智能手机和平板电脑显示技术的引入极大地改变了这一领域。

现代高端触摸屏已经显示足空间分辨率，接近视力测试极限，但显示器易受眩光影响，需要足够的预热时间使亮度稳定，并且必须在直视的情况下观看[30]。

所有这些注意事项对液晶电脑显示器都是通用的，然而许多智能手机和平板电脑应用程序都是自主管理的，使用者可能不会像研究人员管理的视力测试那样关注标准化。然而，智能手机和平板电脑的视力测试结果似乎不能与金标准的 ETDRS 视力测试相媲美。有两项研究考察了智能手机视力测试的有效性和可靠性：PEEK 研究（PEEK Study）和 Eye Phone 研究（Eye Phone Study）[31, 32]。两项研究都表明智能手机的测量没有偏倚。平均而言，智能手机的测试分数与 ETDRS 或 Snellen 的分数相差不超过 2 个字母或更少。但更重要的是，这项研究显示，在 ±0.3 LogMAR 或 ±3 ETDRS 线有很大的争议，这相当于 ±2x 的因子，因此有人提议将 6/12 的视力从 6/6 延长到 6/24 范围，这通常是 ETDRS 图表所观察到的 3 倍。目前，还没有对这种重复性差的原因进行相应的讨论。

二、对比敏感度试验 Contrast Sensitivity Tests

（一）概述 Introduction

对比敏感度（contrast sensitivity）测试作为视力测试的一种重要辅助甚至替代手段，得到了广泛的推广。视敏度是（视力）衡量眼睛分辨精细细节的能力，但可能无法充分描述一个人看到大的低对比度物体（如面部）的能力。对比敏感度测试最初是由有兴趣描述正常视觉功能的工程师和视觉科学家开发的一种研究工具。由于理论上的原因，大多数研究者都使用正弦波光栅刺激，这种模式由交替的明暗条组成，具有正弦亮度分布。正弦波光栅在空间频率（条形宽度）和对比度上进行变化。对比敏感度函数（contrast sensitivity function，CSF）是通过测量空间频率范围内的最低可检测对比度来推导的。

（二）对比敏感度试验的效用 Utility of Contrast Sensitivity Tests

对于视力正常的人来说，对比敏感度和视力是相关的。然而，各种类型的视功能障碍，包括脑损伤[33]、多发性硬化相关视神经炎[34]、青光眼[35]、糖尿病视网膜病变[36]、白内障[37] 等，尽管视力接近正常，但仍可能导致对比敏感度降低。因此，对比敏感度可以作为鉴别诊断和筛查的工具。然而，没有一种 CSF 丢失模式是任何特定的视觉障碍所独有的。黄斑部疾病或青光眼患者的 CSF 类型与白内障患者的 CSF 类型相似，尽管对不同大小或不同视网膜偏心度的靶点进行详细分析可能有助于区分导致 CSF 丢失的各种原因。有人认为对比敏感度测试对早期眼病比视力更敏感。虽然这可能是真实的情况，但在灵敏度上的明显差异很大程度上是由于对视力的测量不够准确造成的（设计不当的图表和测试程序）。即使该试验更为敏感，但其在区分眼部和视网膜 / 神经疾病方面缺乏特异性，限制了其作为筛选试验应用的实用性[38]。

在临床上，对比敏感度试验的真正价值在于更好地了解视觉损伤对视功能的影响。一些研究表明，对比敏感度有助于了解视力基本正常的老年人[39] 和视网膜疾病患者在进行日常视觉工作生活时所面临的困难[40, 41]。研究表明，即使矫正视力损失，对比敏感度的丧失也会导致行动困难和识别困难症状或识别面部困难[42, 43]。

对比敏感度与视觉功能之间的关联有利于将对比敏感度测量纳入临床试验。尽管视力是最常见的主要视觉指标，但一些研究已将对比敏感度作为次要指标。在评估临床试验结果时，同时考虑视力和对比敏感度，可能会比单独使用这两种方法更全面地了解治疗对视力的影响。对比敏感度作为次要结果的研究包括视神经炎治疗试验（Optic Neuritis Treatment Trial）[44]、光动力疗法治疗年龄相关性黄斑变性的 TAP 研究（TAP Study）[45] 和贝伐单抗治疗 AMD 的 ABC 试验（ABC Trial of Bevacizumab for AMD）[46]。

（三）方法 Methods

1. 常用对比敏感度试验 Common Contrast Sensitivity Tests

传统的对比敏感度测量方法需要相对昂贵和复杂的设备——通常是计算机控制的视频监视器，并采用耗时的心理物理过程。然而，一些简单的对比敏感度试验已初步开发并应用于临床。这些测试包括功能视力对比测试[47]（事实上，取代了流行的 Vistech VCTS 图表）、CSV-1000、正弦波光栅测试图表形式[48] 及各种低对比度光学类型测试，如 Lea 测试[49]、佩利 – 罗布森字母表（Pelli-Robson letter chart）[17]、Melbourne Edge 测试[50] 和 Mars 字母对比敏感度测试（Mars Letter Contrast Sensitivity Test）[51] 最常用的三种临床对比敏感度测试，示例如图 13-2 所示。

随着基于智能手机和平板电脑的视觉测试的出现，人们对临床对比敏感度测试的兴趣又重新燃起。高端平板电脑能够测试对比敏感度的空间分辨率，但许多新显示器的对比度范围太小，无法覆盖正常和受损的视力。通常平板显示器只能再现 1.5log CS 单位（3%）或更高的对比度，而正常对比度阈值接近 2.0log CS[52]。

2. 光栅与验光仪 Gratings Versus Optotypes

对各种测试的相对优点的深入讨论超出了本章的范围，但是有几个要点依旧值得注意。不同的研究者对于是否有必要测量整个 CSF，或者一个单一的对比敏感度测量是否足够用于临床目的，目前存在分歧。正弦波光栅测试的支持者认为，视觉功能障碍会导致在有限的空间频率范围内对比敏感度降低，而更全面的整体对比敏感度测量则会忽略这一点。另一方面，整体测量的倡导者注意到，在特定空间频率下的对比敏感度往往彼此高度相关。他们认为，在临床上 CSF 的总体变化比其中细微起伏更为重要。来自大规模视觉损伤研究的数据表明，对比敏感度的整体测量是影响日常生活测试的有价值的预测因素[42]。

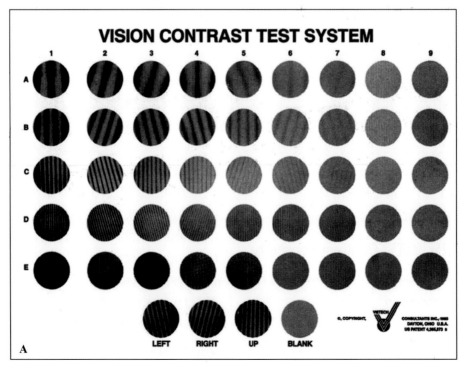

▲ 图 13-2 常用的临床对比敏感度试验
A. Vistech VCTS 6500

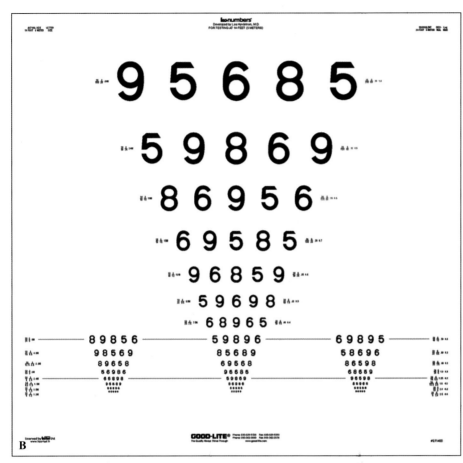

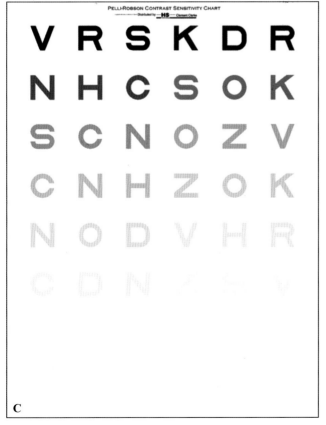

◀ 图 13-2（续） 常用的临床对比敏感度试验

B. Lea 数低对比敏感度试验；C. Pelli-Robson 字母视力表（图片 A 由 Vistech Consultants, Dayton, OH 提供；图片 B 由 Good-Lite, Streamwood, IL 提供。图片 C 经许可转载自 Pelli DG, Robson JG, Wilkins AJ. The design of a new letter chart for measuring contrast sensitivity. Clin Vis Sci 1988；2：187–200.）

3. 试验设计和程序 Test Design and Procedure

对比度灵感度的测量必须准确可靠，才能发挥作用。先前讨论的视力测试的许多测试设计原则都适用于对比敏感度测试。最重要的是，试验应采用无标准程序，对比度进展一致，以及在每个对比度处进行足够数量的试验，以可靠地估计灵敏度。大多数光学类型测试符合良好的设计原则并产生可靠的结果，其中 Mars 测试优于非常流行的 Pelli-Robson 测试[53]。正弦波光栅图往往不太可靠，因为它们在几个空间频率下进行测量的试验次数有限[54]。

一些电子视力测试系统也可以测量对比敏感度，包括视觉测试 2000 和 FrACT。然而，很难显示足够宽的对比度范围来测量正常阈值，因此，准确校准显示器至关重要。一项研究发现[53]，基于计算机的测试比纸质图表更不可靠，可能是由于液晶显示器产生低对比度图形的问题。

传统上，精确测量 CSF 需要数百次试验和 1h 或更长的时间。然而，新的适应性测试程序将试验次数减少到 50～100 次，测试时间减少到 5min。试验数量的显著减少是通过引入一个复杂的贝叶斯自适应试验程序（Bayesian adaptive test procedure）来实现的[55]，该程序将患者的 CSF 数据拟合到自由参数数量有限的模型（在本例中为 4 个），并使用贝叶斯（Bayesian）统计来选择最佳的空间频率和对比度来拟合这些自由参数。如果基本假设得到满足，这种方法就可以很好地工作——CSF 符合模型，心理测量功能的斜率对于患者和正常对照组是恒定的。迄今为止收集的有限数据支持这些假设[56]。

然而，整个 CSF 是否比 Pelli-Robson 字母图等单一测量对比敏感度的峰值提供了更多有关视觉功能的有用信息，仍有待确定。

4. 临床与统计学意义的解释：以文献为例 Interpretation of Clinical Versus Statistical Significance: An Example From the Literature

对比敏感度测试的一个棘手的问题是如何解释测试分数的临床意义。经过几十年的视力测试，我们已经达成共识，MAR 的翻倍（增加 0.3LogMar 或 15 个 ETDRS 字母）代表着视力的一个有意义的变化。大量基于人群的研究的最新数据表明，对比度阈值加倍（将敏感度降低 0.3 logCS 单位或 Pelli-Robson 图上的 6 个字母）对测量结果和生活质量有很大的影响[39, 42]。

经过几十年的实验室研究，对比敏感度测试在临床视觉研究中正与视力并驾齐驱。虽然早期声称对比敏感度将取代视力的说法被证明是夸大了，但这项额外的测试确实发挥了重要作用。对比敏感度对鉴别诊断和筛查可能不是特别有用，但它与日常生活难度密切相关，使其成为评估治疗安全性和疗效的重要结果指标。

视网膜疾病的视野
Visual Fields in Retinal Disease

第14章

Rajeev S. Ramchandran　Amit A. Sangave　Steven E. Feldon　著

一、概述 Introduction

视野（visual field，VF）检查有助于将视网膜或其他视觉通路的结构变化与功能缺陷联系起来。例如，AM 是一位 70 岁的女性，被诊断为左眼陈旧视网膜中央静脉阻塞（CRVO），双眼视网膜前膜。她也曾因眼压升高接受了治疗。左眼荧光素血管造影显示视神经周围有分流血管，认为与陈旧性静脉阻塞相一致。然而，2 年来的进行性双侧视野丧失（图 14-1）提示需要进一步检查。CT 扫描显示一个巨大的额叶下脑膜瘤，压迫双侧视神经（图 14-2）。

视野检查可以是定性的，也可以是定量的。它们跨越多种形式，从最简单的对比视野（confrontation field）或阿姆斯勒网格（Amsler grid）到最先进的定量动态、静态和微视野。对于所有的视野检查，可靠性和再现性是很重要的。目前，对视网膜病患

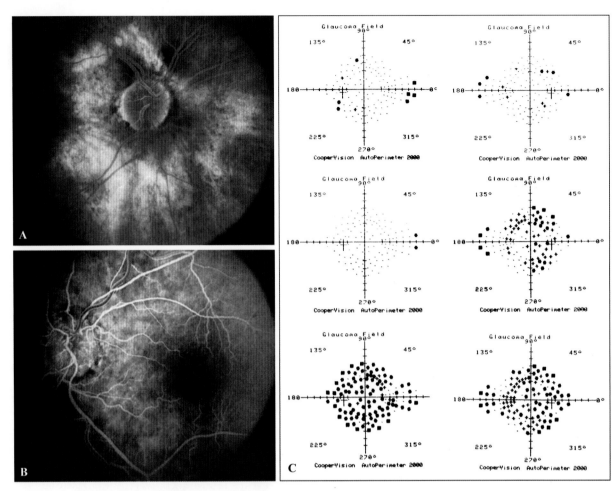

▲ 图 14-1 A 和 B. 一名 70 岁女性的荧光素血管造影，她两眼视力逐渐丧失超过 2 年。她的高眼压和表层皱褶视网膜病变得到控制。左眼视网膜中央静脉阻塞的病史由轻微扩张和弯曲的视网膜静脉和视盘表面的多条分流毛细血管（B）支持。C. 进行性视野丧失，记录双眼随访超过 3 年，与检眼镜外观不一致。进行计算机断层扫描，结果如图 14-2 所示

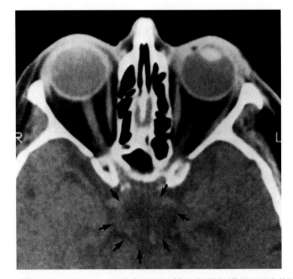

▲ 图 14-2 图 14-1 所述患者的计算机断层扫描显示双侧视神经受压的额下脑膜瘤（箭）。手术切除后改善了感觉，但不能改善视力

者的视野检查主要有三种用途：①确定当前的视野丧失水平并监测进展情况；②评估视网膜病治疗对视觉功能的影响；③关联视网膜的功能和结构变化。

这一章回顾了视野的使用和与视网膜疾病相关的视野检查原理。本文描述了与常见视网膜疾病相对应的视野缺陷，重点介绍了视野检查在诊断上有价值的临床情况，并对专业视野检查在临床研究中的价值进行了综述。

二、视野检查原理 Principles of Perimetry

Traquair 岛 The Island of Traquair

在理解视野的过程中，最重要的一个概念是 Traquair 岛，它被定义为一个被"盲海（sea of

blindness)"包围的"视觉之山（hill of visual）"[1]。正常视野的形状是椭圆形。随着视野偏心度的增加，其敏感度降低，因为高峰对应视野敏感度，而平面对应视野内的位置（图 14-3）。从固定点看，视野向上延伸 60°、向鼻侧延伸 60°、向下延伸 70°～75°、向颞侧延伸 100°～110°。盲点表现为"山（hill）"上的一个洞，在中心凹"峰（peak）"的颞侧约 15° 处。

周边视野检查已经得到发展，可以系统地测量在视野中的光敏感度水平。目前有两种基本类型：动态视野计和静态视野计。在动态视野测量中，一个目标从视野范围外移向视野范围，直到被发现为止。在静态视野测量中，位于潜在可视区域内的目标在被检测到之前，其大小或强度可以增加。无论哪种方法，都可以根据给定大小、色调、亮度和均匀背景照明水平的测试刺激来定义视觉区域。例如，在标准条件下，大约 30° 的中心视野可以用距离为 2m 处用 3mm 移动白色视标来检查[2]。

三、视野测试方法 Methods of Visual Field Testing

在视网膜疾病的视野评估中，目前还没有一种最好的方法。根据疾病的位置和程度，检查者必须从越来越多的敏感定性和定量的周边视野测量技术中选择。

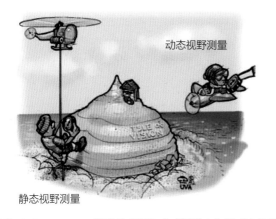

▲ 图 14-3　Traquair 提出的"岛"或"视觉山"被"盲海"所包围，岛的高度代表着越来越敏感。利用动态视野计，岛被一个固定大小的移动目标拦截。通过静态视野测量，目标的可见性在尺寸或亮度上增加，直到它下降到岛上。盲点位于固定点 15° 的时间是绝对的，在灵敏度轮廓上形成一个小"井"。（图片由 Steven Newman 医学博士提供）

（一）定性技术 Qualitative Techniques

在许多因视网膜疾病而导致广泛视力障碍的患者中，视力可能非常差。在这种情况下，只有通过对比视野检查才能获得检查结果。然而，这项技术也可用于检测细微的相对视野缺陷和暗点。对比视野检查是在检查者面朝患者的情况下进行的，通常是在一臂远的距离，根据检查者的周边视力来评估患者的周边视野。为了测试患者的右眼，检查者遮住右眼并对准左眼，以便患者和检查者共享共同的视轴。然后，检查者将手或测试对象从视野外移向固定位置。如果检查者将双手或两个测试对象放在患者不同的视野象限中，并要求患者识别更清晰的对象，则可以建立相对的周边视觉。中心视觉功能是通过让患者朝着检查者的鼻子或（如果视力很差的话）朝着检查者的声音方向来估计的。患者描述了检查者脸上哪些部位缺失或最清晰可见。结果可以用描述性的方式记录，也可以用简单的绘图来记录。

尽管切线屏可以定量地使用，但它作为估计中心视野视觉损失的定性工具是最有效的。距离 1m 的屏幕可以用来评估可疑的外周视野丢失，但如果要绘制中央暗点或生理盲点，距离 2m 的屏幕是必不可少的。通过使用较小的测试对象和寻求对所见目标质量（例如模糊、暗淡、闪烁、褪色）的主观反应，可以提高测试的灵敏度。最重要的是，通过在不同距离使用大型测试对象，可以很容易地将视网膜起源的锥形视野收缩与非器质性视野丧失的管状视野区分开来。如果距离屏幕的距离加倍，则所用测试对象的大小必须加倍。虽然不能常规使用或在视网膜专家的办公室进行，但没有其他形式的视野评估能有效区分真实和虚拟视野缩小（图 14-4）。

Amsler 网格（Amsler grid）是评价中心视觉的另一个非常重要的定性工具。它通常用于黄斑变性或其他进行性黄斑病变患者在眼科检查之间定期进行视力自我监测，以检测疾病进展的早期迹象。在最初的形式中，患者固定在距离 35.5cm（14 英寸）的黑色背景上的白色网格的中心点上（图 14-5）。患者描述网格模式的外观，特别是在缺失区域（暗点）和扭曲（视物变形）方面。黄斑病变

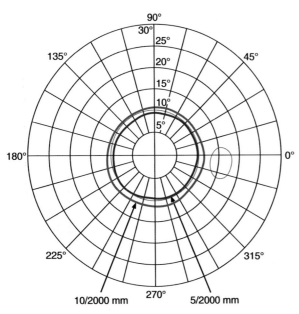

▲ 图 14-4 歇斯底里或装病患者的切向屏幕场不能显示视野的扩大，测试对象的大小和距离都增加了 1 倍

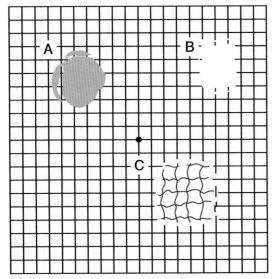

▲ 图 14-5 使用中心点固定，在 35.5cm（14in）处观察 Amsler 网格。注意到视物变形视区（C）、暗点区（B）和模糊区（A）

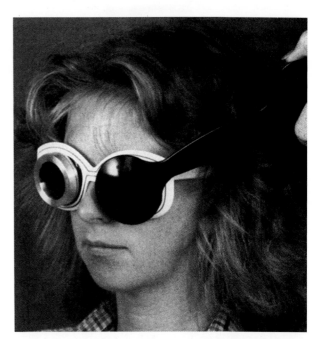

▲ 图 14-6 通过在黑色背景上使用红线而不是在对比背景上使用黑线或白线，可以提高 Amsler 表格测试的灵敏度。进一步的灵敏度可以通过使用减少进入眼睛的光的数量的交叉偏振眼镜来实现

图片由 Alfredo Sadun 医学博士提供

长因子药物治疗等正成为患者护理的重要方面。此外，定量记录对于获得在各种视网膜疾病中发现视觉障碍类型的新见解是非常有价值的。

Goldmann 和 Tübinger 视野检查都需要受过专业训练的检查人员来进行操作。Goldmann 视野（GVF）周长采用动态方法，尽管静态视野测量是可能的（图 14-7）。它特别适用于周围视野丧失和较大暗点的监测。它对小的中央暗点的评估能力有限。Tübinger 视野使用静态方法，一旦确定了视野损耗的近似区域，它是一种敏感的但耗时较少的用于识别小的或大的相对视野缺陷的技术。Tübinger 仪通常只在视野的一个子午线上绘制，因而限制了它的筛选能力（图 14-8）。

随着自动化、计算机化方法的出现，定量视野测量得到了极大的发展。譬如 Field-master 101 和 Dicon 这样的超阈值自动视觉筛查仪，使得视野测试在眼科社区得到了推广。为提高这些机器的定量能力，人们开发了伪阈值算法[4]。然而，阈值周长，如 Octopus 和 Humphrey 视野（HVF）分析仪，甚至超过了 Tübinger 仪的能力。自动定量阈值视

的检测灵敏度可以通过使用或不使用交叉偏振镜片（图 14-6）的红色网格来提高，以减少进入患者眼睛的光线[3]。

（二）定量技术 Quantitative Techniques

视野定量技术被用于疾病的诊断和病程的跟踪。记录视网膜病变患者治疗后视力恢复情况，如视网膜脱离手术、激光治疗、抗炎及抗血管内皮生

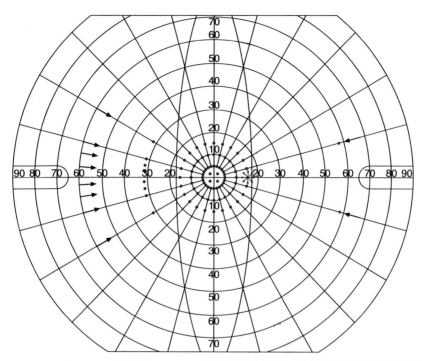

▲ 图 14-7 **Armaly** 和 **Drance** 开发的 **Goldmann** 视野策略使用动态目标（箭）映射周边等参线和阈上静态目标（点）来检查中心视野功能

图片经许可转载自 Rock WJ, Drance SM, Morgan RW.Visual field screening in glaucoma: an evaluation of the Armaly technique for screening glaucomatous visual fields. Arch Ophthalmol 1973; 89: 287–90.

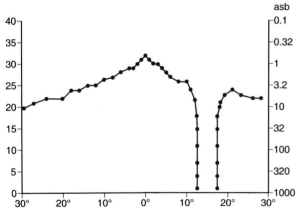

▲ 图 14-8 **Tübinger** 周长通过任何选定的子午线产生视觉灵敏度的静态轮廓

图片经许可转载自 Harrington DO. The visual fields: a textbook and atlas of clinical perimetry. St. Louis: Mosby, 1981.

野计是评价视网膜疾病的理想方法。视野内刺激呈现的随机序列增强了检测小或不规则视野缺陷的可能性。它可以改变点的密度，以充分描述聚焦或漫散射的视野损失。虽然 HVF 能够测试 60° 的视野，但是这个检查非常耗时，使用的标准协议是 30-2、24-2 和 10-2，它们分别测量中心 30°、24° 和 10°。

视野的选择取决于视野中的病理区域。dash 2（-2）指的是协议 2，在垂直和水平子午线的两侧上的点分析，而不仅仅是在协议 1 中分析垂直和水平轴上的点。因此，无论是在 24° 或 30° 范围内，这两种方法的测试点都在垂直于 3° 或 6° 的区域之外，分别从垂直轴和垂直轴上分为 3°。10-2 协议测试水平和垂直子午线 1° 处的点和中心 10° 处该区域以外 2° 处的点，因此对于检测黄斑区的细微视野缺损更为敏感[5]。

在算法中如瑞典交互式阈值算法（Swedish interactive threshold algorithm, SITA）是为了提高效率和降低标准 Humphrey 策略的可变性而开发的。SITA 在测试过程中使用来自患者的标准和实时数据来更新阈值估计值，并不断调整刺激的呈现时间。短波自动视野计（short-wavelength automated perimetry, SWAP）是标准阈值测试中常用白光刺激的变体，SWAP 使用黄色背景上的蓝色刺激分离 S 视锥系统（蓝 – 黄通道）。正常的、年龄校正的视网膜敏感度值的存在增加了临床测试的实用性[6, 7]，但当使用该技术校正晶体镜片的滤色效果时，必须小心谨慎[8]。更长的测试时间、增加的可变性和学习效果使 SWAP 最适用于早期检测，从而具有重要的治疗意义，并且需要在视野测试期间由测试人员对患者进行仔细的监督[9]。在各种情况下，在视网膜疾病的评估中，用自动化的高精度定量阈值视野计，将静态确定的阈值视网膜敏感度直接映射到视网膜的能力是很重要的[10]。这种能力通过微视野计等技术得到了进一步的改进。

（三）微视野计 Microperimetry

黄斑病变的发生可能是退行性的、遗传性的、创伤性的、毒性的或炎性的。所有的特征都是中心视野缺损或畸变，这些缺损或畸变可能小到不需要详细的视野测量或 Amsler 表测试就可以检测到异常。视力、对比敏感度和色觉的辅助心理物理测试可能有助于确定视觉功能。

微视野计特别有助于黄斑病变的评估和随访。它通过整合眼底成像和计算机在眼底特定位置的阈值视野，将解剖病理学与视觉系统的功能联系起来。一种微视野测量技术使用扫描激光检眼镜（SLO）（如 Rodenstock、Ottobrunn 和 Germany）在视网膜的地理区域内描绘出视野缺损，633nm 的可变强度（0~21dB）调制氦氖激光束在 780nm 的红外二极管激光眼底镜检查时，将刺激投射到视网膜上[6, 11]。另一种微视野测量方法是 Micro Perimeter 1（MP 1，Nidek 仪器，Padua，意大利）使用红外眼底照相机，提供 45° 视野，并使用液晶显示器和特殊软件进行视野测量，MP-1 允许眼睛跟踪和真实彩色眼底图像采集。其他测试的图像，比如荧光素血管造影，可以叠加在微视野上，这在 SLO 微视野测量中是不可能的。此外，由于 SLO 微视野测量也仅限于红外激光，因此很难与标准视野测量或 MP-1 进行比较[11]。

SLO 和 MP-1 微视野仪都允许对黄斑进行动态和静态视野检查，并允许在视野检查期间同时观察视网膜。与传统的视野测量法类似，刺激大小从 Goldmann 视野的大小从 I 到 V 不等，两种设备都可以测试中心 15°~20° 的视野。然而，MP-1 允许一个稍大的测试视野。Rohrschneider 及其同事确定，对于视网膜疾病患者，SLO 和 MP-1 微视野计都能提供可比的结果，SLO 设备提供更高分辨率的眼底图像，MP-1 提供更好的固定分析和更精确的实时匹配图像[12]。随着将视网膜的解剖和功能变化更好联系起来，人们正在努力取得进展，开发更精细的设备，将三维光谱光相干断层扫描成像（OCT）和自适应光学等视网膜超微结构可视化技术与相应的周边功能评估相结合[13, 14]。下一代显微周边视野测量设备（如 Nidek-MP-3）还增加了自动化程度，将进一步减少与操作员的相关操作。

（四）视网膜疾病视野检查的其他方法 Other Methodologies of Visual Field Testing in Retinal Disease

目前正在研发的周边检查，用以筛选影响黄斑的视网膜疾病的早期变化。如 rarebit 测试，即测试目标与接受视野大小相匹配，已被用于评估各种视网膜疾病的中心功能性视力的精确研究，有报道对年龄相关性黄斑变性患者进行了严密的 rarebit 筛查试验[15]。特异性超敏视野计（preferential hyperacuity perimetry，PHP）是检测视网膜病变早期视野变化的另一种筛查设备。PHP 使用超敏度现象（vernier acuity），即辨别两个或多个刺激的空间位置差异的能力，来测试一个人识别一系列虚线垂直或水平信号的局部失真的能力。这些应答与一个标准数据库相关，并进行评分，以产生偏离正常值的概率。在早期检测中度 AMD 患者渗出性 AMD 方面，PHP 比 Amsler 表试验更为敏感。使用 PHP 的家庭监测设备已经被开发出来，并被评估用于更广泛的临床应用，这使得能够方便、及时地早期检测 AMD 的进展[16]。然而，正如任何用于跟踪随时间变化的重复试验一样，检测方法选择的一致性对于准确描述和跟踪视网膜疾病的发展具有重要意义。

（五）视野检查的可靠性和再现性 Reliability and Reproducibility of Visual Field Tests

解剖、生理和心理因素与所讨论的病理学无关，但可显著影响视野的测量。鼻子、眉毛和眼睑可能会人为地遮挡鼻侧和上方的视野范围。如果要获得有意义的结果，在测试过程中必须控制与患者和环境相关的许多变量。即便如此，也必须考虑到相当大的短期波动性。框 14-1 列出了为最佳确定视野而必须控制的因素列表。视野检查具有一定的主观性，因此测试的最终可靠性和可重复性取决于患者和测试者[17]。视网膜疾病患者可能更容易随着时间的推移测试出现变异，从而影响测试结果的有效性。Seiple 和同事[18] 证明，对于视网膜色素变性患者，尽管控制了病情进展，但与正常对照组的相似视野作比较，在不同时间点进行的重复 HVF 测试结果的变化要大 2 倍。微视野计的另一个优点是实时视网膜表面监测和眼球跟踪，以纠正测试过程中的眼球运动。Weingessel 和同事证明，在有视网膜疾病和无视网膜疾病的眼睛中，使用 MP-1 装置进行显微视野测量具有良好的检查间和检查内可靠性[19]。

<table>
<tr><td>框 14-1　影响视野测量的变量</td></tr>
<tr><td>

● 环境
● 照明
● 设备
● 检查者
● 技术
● 目镜
● 视网膜适应
● 屈光状态
● 屈光介质
● 瞳孔大小
● 眼球
● 年龄
● 固定
● 反应时间
● 疲劳
</td></tr>
</table>

四、特殊视网膜疾病的视野检查
Perimetry in Specific Retinal Diseases

将所述视野测试用于视网膜疾病患者，以评估和分类功能性视野丧失的进展，确定视觉功能治疗的结果，并关联视网膜的功能和结构变化。

（一）视网膜营养不良 Retinal Dystrophies

1. 视网膜色素变性 Retinitis Pigmentosa

传统上，视野被用来表征和监测视网膜色素变性（RP）视野丧失的进展。然而，在解释 RP 患者的视野时，应该谨慎一些。Bittner[20] 最近的一项研究表明，一般健康状况的间歇性下降与同时出现

的视野（visual field，VF）下降相关，而这并不代表真正的视野丧失区域。据报道，RP 最早的视野缺损是一组离固定 20°～25° 的孤立暗点[2]。这些孤立的缺损最终合并成影响视野中周的"环形暗点"。通常情况下，周围的视野丧失会发展并留下一个小的中心视岛。最终，可能会出现完全的视觉丧失（图 14-9）。

本文尝试用 GVF 视野测定法对不同类型的 RP，如 X 连锁、显性、中周部和 Usher 综合征的基因型和表型的视野丧失的具体模式，进行表征和比较。在 RP 的症候关联中，不同基因型的视野丧失程度与关联性[21-24]，包括 Bardet-Biedl 综合征 1 型，也进行了研究[25]。

HVF 测量值与 RP 的对比敏感度相关，并被发现是晚期 RP 中心视觉功能的敏感预测因子[26, 27]。视野测量法被用来测试不同 RP 治疗的结果，包括白点状眼底[28]。视野也被用来关联 RP 中的光感受器解剖和视觉功能。视网膜电图上的视网膜敏感性降低与 RP 中的视野损失有关[29]。GVF、HVF 和显微视野的变化与细胞水平的解剖变化相关，使用 OCT 和自发荧光来识别异常光感受器形态和视网膜色素上皮（RPE）细胞的损伤[30-38]。

2. 其他视网膜营养不良 Other Retinal Dystrophies

周边视野的变化发生在各种视网膜营养不良中。锥杆细胞营养不良导致进行性对称至轻微不对称的中心视力丧失。在视锥 - 视杆细胞营养不良中，自发荧光与 GVF 相关[39]。视野显示中心暗点与中心凹相对保留。在 Stargardt 病中也可见中心或旁中心暗点（图 14-10）。然而，微视野检查发现 Stargardt 病患者中有两种类型的暗点。在一种类型中，有一个致密的环状暗点伴有稳定的固视。在第二种类型，有一个密集的中心暗点伴固视移位。第二种类型也与较差的视力相关[40]。Stargardt 病中最近描述的另一种微视野现象是在 2 年的随访期间观察到的视网膜敏感性的纵向下降[41]。这种微视野监测作为疾病进展率的定量指标在短期随访中可能很重要。

视网膜和脉络膜的匐行性萎缩是一种罕见的由先天性鸟氨酸转氨酶活性错误引起的鱼雷状视网膜（tapeto retinal）退行性变，其视野缩小与边缘呈扇

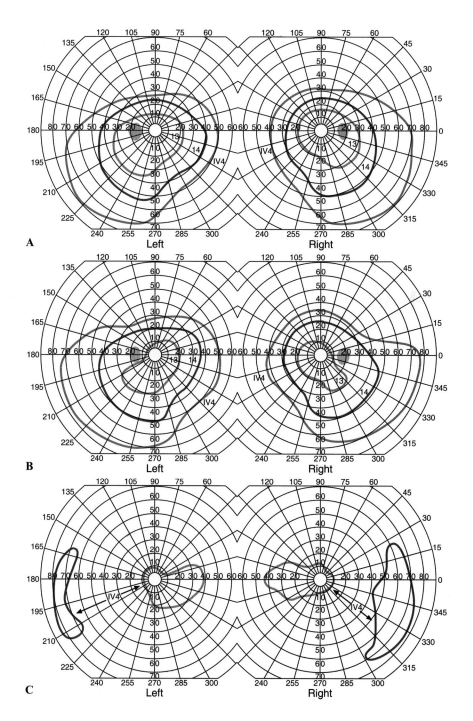

▲ 图 14-9　环状暗点的典型发展，伴有局部保留周边颞侧视岛，见于视网膜色素变性和视锥 - 视杆细胞营养不良

A. 视锥 - 视杆细胞退行性变患者外周视野进行性缩小；B. 1 年后同一患者；C. 同一患者在第 4 年的随访（图片经许可转载自 Krauss HR，Heckenlively JR. Visual field changes in cone–rod degenerations. Arch Ophthalmol 1982；100：1784–90.）

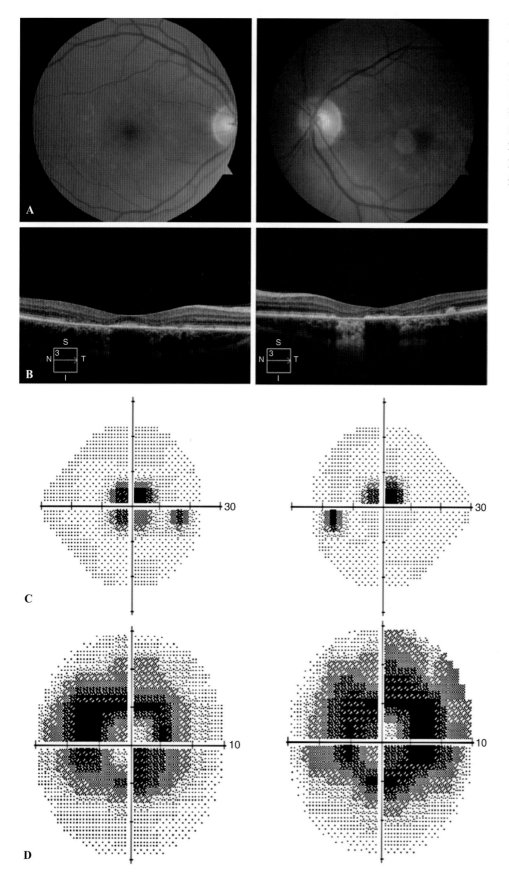

◀ 图 14-10 A. 34 岁女性 Stargardt 病患者的眼底照片，视力为 20/30 OD 和 20/40 OS；B 和 C. 在同一患者中伴有 IS-OS 连接（椭圆体带区）中断的 OCT 和（C）相应的 24-2 HVF 和（D）10-2 HVF 伴中央旁暗点，与影像学结构改变相对应

形的进行性周边视网膜退行性变相对应（图 14-11 和图 14-12）。收缩性 GVF 试验也见于 Bietti 结晶样营养不良（Bietti crystalline dystrophy）[42]。对于中央晕轮样脉络膜营养不良（central areolar choroidal dystrophy）和北卡罗来纳州黄斑营养不良（North Carolina macular dystrophy）的眼，HVF 敏感性与多焦视网膜电图（mERG）之间的相关性已有文献记载[43, 44]。视野和 mERG 证实，成人卵黄样黄斑营养不良（adult vitelliform macular dystrophy）眼底自发荧光（FAF）所记录的形态变化也与功能改变相关[45]。

（二）糖尿病视网膜病变 Diabetic Retinopathy

与糖尿病视网膜病变相关的弥漫性视网膜缺血似乎使视野评估成为一种理想的疾病随访方法，但糖尿病患者进行性视野恶化并不一定与视网膜病变的变化相关[46]。视野不是评估这种视网膜疾病的常规方法，尽管在临床上没有可观察到的视网膜病变的情况下，可能存在视野损。Roth[47] 利用倍频视野计，发现大约 40% 没有可见临床视网膜病变的眼和所有有视网膜病变的糖尿病患者，存在中央视野缺损。通过倍频视野检查，Parravano[48] 证实 1 型糖尿病患者的视网膜损害与血糖控制相关，没有明显的视网膜病变迹象。对早期糖尿病黄斑病变患者的 SWAP 研究表明，平均阈值的降低与中心凹无血管区和中心凹周围毛细血管间区的增大有关，而标准的白对白视野计（white-to-white）没有观察到这些变化[49]。

微视野研究表明，尽管没有可见性黄斑水肿，但存在视网膜增厚的糖尿病患者的敏感性降低[50]。在一组有临床意义的糖尿病黄斑水肿患者中，Hudson 和同事[51] 发现，1/3 的患者的标准视野有异常，但所有患者都有异常的 SWAP 10-2 视野。此外，异常敏感区的面积比临床评估预期的要大。使用微视野计，在 19 例有临床意义的黄斑水肿的患者中，74% 的患者也发现了黄斑暗点[52]。与标准的白对白视野计相比，没有黄斑水肿的糖尿病患者视野中央 10° 的 SWAP 敏感性显著降低[53]。Mastropasqua 和同事[54] 在一项关于无视网膜病变的糖尿病儿童视野缺陷的研究中提示，视野中周的视网膜敏感性受损与微量白蛋白尿的程度成正比。OCT 上的内 / 外节段（IS-OS）连接（现在称为椭圆体带，EZ）中断也与糖尿病黄斑水肿患者的微视野敏感性降低相关[55]。

一旦糖尿病视网膜病变出现，视野丧失就很容易被记录下来。Gandolfo 和同事[56] 用 Goldmann 视野计研究了 85 只非增殖性糖尿病视网膜病变眼，他们能够识别视网膜出血和直径 3°~4° 的渗出物作为视野中的局限性凹陷，黄斑渗出和水肿导致中央视野的不规则凹陷和静态轮廓变平。Wisznia 和同事[57] 试图将视网膜病变的程度与视野丧失的程度联系起来。他们推测视网膜毛细血管灌注与视野丧失之间可能存在相关性。Bell 和 Feldon[10] 使用 Octopus 静态视野计显示视觉敏感性与非增殖性糖尿病视网膜病变的视网膜灌注存在定量相关（图 14-13 和图 14-14）。利用标准视野计，Federman 和

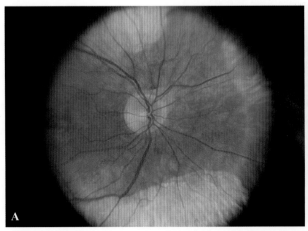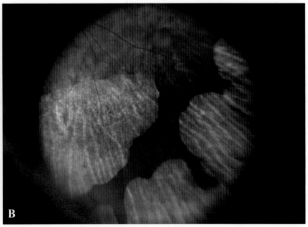

▲ 图 14-11　视网膜匐行性萎缩患者的中央（A）和周边（B）眼底外观。患者的视野如图 14-12 所示

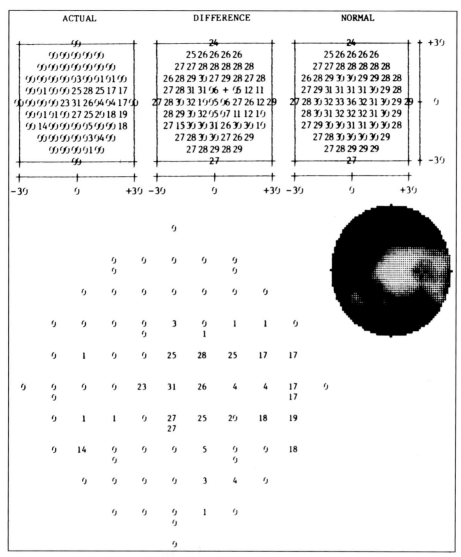

▲ 图 14-12　30° Octopus 视野（程序 31）显示明显的外周收缩，中心区相对保留

此外，还有一些外周视岛的敏感度降低（图片经许可转载自 Feldon SE. Computerized perimetry in selected disorders of the retina. In：Whalen WR，Spaeth GL，editors. Computerized visual fields：what they are and how to use them.Thorofare, NJ：Slack；1985.）

Lloyd[58] 发现，预测视野丧失中，灌注程度比增殖性视网膜病变的数量更重要。在其他研究中也证实了无灌注区与区域视野丧失之间的关系[56, 59]。

Lutze 和 Bresnick[60] 显示了 1 型糖尿病患者视网膜病变程度与 SWAP 视野丧失之间的相关性。这些发现与 Zwas 和同事的发现一致，并在最近的研究中得到证实[8, 53]，自动视野测定与糖尿病视网膜病变严重程度的相关性优于视力[61]。由 Agardh 和其同事进行的一项研究表明，视野丧失的 SWAP 敏感性与黄斑水肿区域的缺血性改变相关，而不是黄斑水肿的严重程度[62]。SWAP 分析还显示，处于黄体期的糖尿病女性的平均敏感度下降更大，这在月经期的对照组中是没有发现的[63]。在 Stavrou 和 Wood 的一项研究中，在记录糖尿病视网膜病变的早期视野变化方面[64]，闪烁视野比静态视野更为敏感，尤其是在有临床意义的糖尿病黄斑水肿区域。

对增殖性糖尿病视网膜病变导致玻璃体积血和牵引性视网膜脱离的患眼，玻璃体切除术通常能显著提高视力[65]。然而，由于广泛的视网膜缺血而导致的严重损害的视野，仍可能妨碍驾驶。用全视网膜或局部光凝治疗糖尿病视网膜病变会产生局部视野缺损，这些情况应在患者的整体治疗中加以考虑[66, 67]。在 Zingirian 及其同事的一项研究中[68]，糖尿病视网膜病变患眼光凝后，导致了很难用动态视

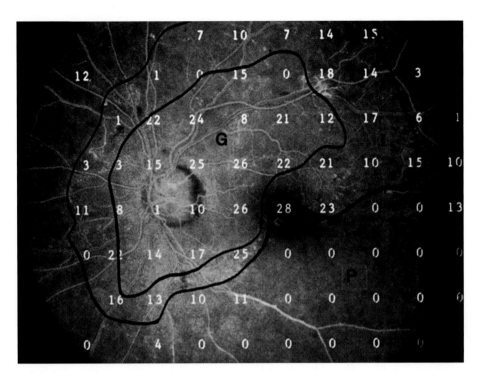

◀图 14-13　糖尿病视网膜病变患者的荧光素血管造影
Octopus 视野计的静态灵敏度被叠加。灌注良好的区域（G）具有正常的视觉功能。中度灌注区（I）视功能中度下降，非灌注区（P）视功能完全丧失（图片经许可转载自 Bell JA, Feldon SE. Retinal microangiopathy: correlation of Octopus perimetry with fluorescein angiography. Arch Ophthalmol 1984；102：1294-8.）

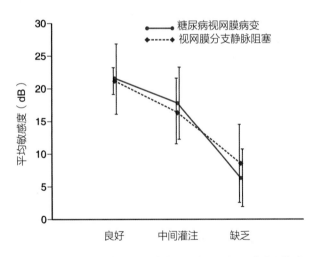

▲图 14-14　糖尿病视网膜病变（圆点）和视网膜分支静脉阻塞（方钻）的视网膜平均敏感度随灌注减少而降低
图片经许可转载自 Bell JA, Feldon SE. Retinal microangiopathy: correlation of Octopus perimetry with fluorescein angiography. Arch Ophthalmol 1984；102：1294-8.

野法分离的小暗点。测量一到两个视盘直径的融汇性病灶导致相应大小的边缘倾斜的暗点。

全视网膜光凝产生明显的视野向心性缩小。Yoon 等[69] 证明糖尿病患者全视网膜光凝术后中心视野的视网膜敏感性保持不变，治疗 1 周后出现明显下降，但在随后的 3 个月内高达 95% 的患眼得到恢复。研究者将这些令人鼓舞的发现归因于使用

了 Hulbert 和 Vernon 推荐的 200μm 或更小的光斑尺寸[70]。

使用自动视野计检查格栅样激光治疗糖尿病性黄斑水肿后的敏感性，起初开始下降，随后有所改善[71]。Hudson 及其同事[71] 对格栅样光凝治疗的 24 名糖尿病黄斑水肿患者，使用微视野计在治疗前后进行了跟踪观察，他们发现，在一些但不是所有的患者中，水肿的数量和视觉功能之间存在相关性。在另一项对 30 名患者进行的研究中，8 只眼保持稳定，15 只眼治疗后 HVF 的平均偏差有所改善，激光瘢痕与明显的功能丧失相对应[72]。

微脉冲半导体激光光凝治疗糖尿病视网膜病变后，用微视野计检查的视网膜敏感度似乎增加，但在有临床意义的糖尿病黄斑水肿眼进行经修正的 ETDRS（早期治疗糖尿病视网膜病变）局灶光凝治疗后，视网膜敏感度下降。即使两种治疗后视力和视网膜厚度没有差异，也可以观察到这些周边变化[73]。最近的研究通过微视野计强调糖尿病黄斑水肿的病理学和功能改变之间的关系。糖尿病黄斑水肿患者的微视野敏感度降低，且与囊样黄斑水肿的程度直接相关。OCT 和 FAF 证实，当糖尿病性黄斑水肿减轻时，接受玻璃体腔注射雷珠单抗[78] 和曲安奈德[79] 治疗的患者的微视野敏感性增加[74-77]。

（三）其他血管性疾病和非糖尿病性黄斑水肿 Other Vascular Diseases and Nondiabetic Macular Edema

许多其他脉络膜和视网膜的血管异常也已经用视野计进行评估。例如，视野缺损与镰状细胞病相关的视网膜血管阻塞相对应[80]。在镰状细胞视网膜病变（sickle-cell retinopathy）中，视网膜变薄的区域的微视野敏感度降低[81]。对早产儿视网膜病变（retinopathy of prematurity，ROP）的患儿进行一系列半导体激光光凝视网膜治疗 10 年后，GVF 视野显示周边视野轻微收缩，尽管在视力上变化不明显。这种视野结构类似于 ROP 冷冻治疗多年后所观察到的周围视野的变化[82]。与阈值治疗（Ⅰ型 ROP）相比，在 ROP 早期进行激光光凝治疗可以保留部分视野[83]。

微视野计已经被用来记录在口服类固醇治疗 Purtscher 视网膜病变（Purtscher's retinopathy）后的功能改善，绝对暗点消失，视力改善至基线水平[84]。然而，在胰腺炎继发的 Purtscher 视网膜病变中，有报道 HVF 上存在永久性旁中心暗点[85]。颈动脉内膜切除术治疗临床上严重的颈动脉狭窄后，可观察到周边视野有改善[86, 87]。在中央动脉和分支动脉闭

塞后，随着时间的推移，使用 HVF 和微视野计也可观察到可恢复的视野缺损[88, 89]。此外，在 2 型特发性黄斑毛细血管扩张症患者的黄斑微视野精细矩阵图中，暗视黄斑敏感度下降更大。在类似的眼睛中，Wong 和同事[90] 显示了微视野敏感度、OCT 视网膜形态和 FAF 之间的相关性。

在分支静脉阻塞中，Bell 和 Feldon[10] 显示了残余毛细血管灌注与阈值视网膜敏感度之间具有良好的相关性（图 14-14 和图 14-15）。根据分支静脉阻塞研究指南（Branch Vein Occlusion Study guideline），微视野有助于评估激光治疗的效果。约 1/3 的患者可以观察到中心凹无血管区的暗点消退，但半数接受治疗的患者出现了总的暗点增加[91]。

在玻璃体腔注射曲安奈德治疗视网膜分支静脉阻塞后，通过微视野检查黄斑敏感度的提高与黄斑水肿的改善相关[92]。微视野也可以有效记录 CRVO 的治疗效果[93]。例如，微视野检查显示玻璃体腔注射曲安奈德后，CRVO 引起的黄斑水肿得到缓解，中心固视和视网膜敏感性也得到改善。在 CRVO 和 BRVO 后黄斑水肿的患眼进行 Ozurdex 玻璃体腔植入术后，视网膜的敏感性也增加[94]。虽然微视野计显示，CRVO 放射状视神经切开术后，黄斑功能

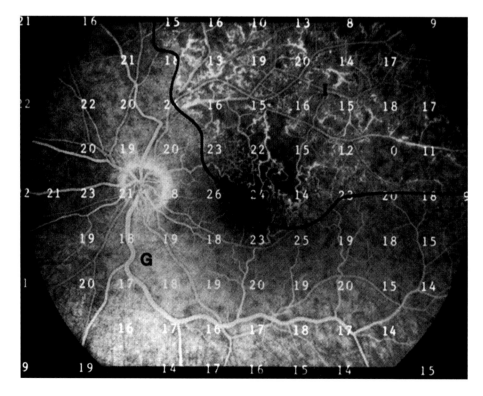

◀ 图 14-15　视网膜上支静脉阻塞患者的荧光素血管造影
Octopus 视野计的视网膜敏感度被叠加以显示视网膜中度灌注区的功能低下。G. 灌注良好的区域（图片经许可转载自 Bell JA，Feldon SE. Retinal microangiopathy：correlation of Octopus perimetry with fluorescein angiography. Arch Ophthalmol 1984；102：1294-8.）

和视野都有所改善，但据 Tsujikawa 和同事研究表明[95]，全视野计记录了持续性周边视野缺损，且与治疗的 CRVO 眼视神经切口位置相对应[96]。

中心性浆液性视网膜病变是另一个影响黄斑的疾病，在 Amsler 网格表测试中表现为视物变形，伴随轻度的中心凹陷，其大小为 2°～5°（图 14-16）。与白对白视野检查相比，使用 SWAP 的暗点大得多[97]。HVF 和微视野检查中心视网膜敏感度随着中心性浆液性视网膜病变视网膜下液的增加而降低[98, 99]，即使在水肿消退后，大多数患者仍有残余的 Amsler 表检查异常和周边视野缺损[100-102]（图 14-17）。类似的变化可能是由黄斑积液的其他原因引起的，如糖尿病视网膜病变、Irvine-Gass 综合征、外伤（Berlin's edema）和视网膜血管炎[2, 103]。

（四）年龄相关性黄斑变性及其他黄斑病变 Age-Related Macular Degeneration and Other Maculopathies

既往使用标准检查技术显示，黄斑玻璃疣通常与视网膜敏感度的降低无关。然而，在一项使用 SWAP 的前瞻性研究中，软性玻璃疣和早期 AMD 患者的平均敏感性明显低于无玻璃疣的患者[104, 105]。

在这项研究中，是否存在局灶性色素沉着并不影响平均敏感性。在一些但不是全部的研究中，黄斑部玻璃疣的微视野检查显示敏感性降低[106, 107]。微视野检查被用于评估影响黄斑部视网膜功能的各种其他疾病的视网膜敏感性，包括 X 连锁视网膜劈裂症、S 视锥综合征、II 型膜性增生性肾小球肾炎和脊髓小脑共济失调 7 型伴萎缩性黄斑病变[108-111]。

随着微视野检查作为一种可靠的功能结果测量手段，越来越受到关注，AMD 患者微视野检查的视网膜敏感度和 OCT 特征之间的关系已经成为多个研究的主题[112]。在一项研究中[113]，IS-OS 连接的完整性和玻璃疣相关的 RPE 升高，均与视网膜敏感性相关，这些标准将作为早期 AMD 视网膜功能的标志。非渗出性 AMD[114] 和渗出性 AMD 中，IS-OS 界面中断均与微视野敏感性降低有关[115]。渗出性 AMD 的微视野和 OCT 相关性研究显示了相似

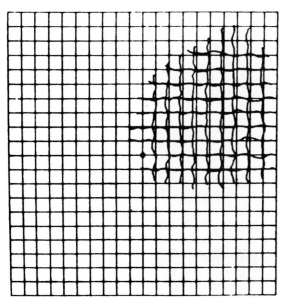

▲ 图 14-16　中心性浆液性脉络膜视网膜病变引起的长期视物变形患者的 Amsler 表
图片经许可转载自 Natsikos VE, Hart JCD. Static perimetric and Amsler chart changes in patients with idiopathic central serous retinopathy. Acta Ophthalmol 1980；58：908-17.

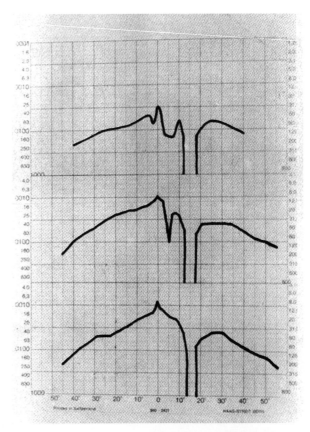

▲ 图 14-17　一组显示中心性浆液性脉络膜视网膜病变患者 7 个月恢复模式的 Tübinger 静态视野图
图片经许可转载自 Natsikos VE, Hart JCD. Static perimetric and Amsler chart changes in patients with idiopathic central serous retinopathy. Acta Ophthalmol 1980；58：908-17.

的结果[116-118]。相反，一项研究用微视野测量功能缺陷，但发现与中度非变性 AMD 患者的多焦视网膜电图（显微视野更大）缺乏相关性[119]。

即使在 AMD 的早期，微视野视网膜敏感度也与 FAF 的改变相关[120]。视野也被用来评估非渗出性 AMD[121-123]经过治疗后的黄斑视网膜敏感度，并且比早期和中期非渗出性 AMD 的亮度和最佳矫正视力更敏感[112, 124]。

渗出性 AMD 引起的视网膜下新生血管形成的中心凹下盘状瘢痕、出血和胶质增生，导致密集的中央暗点，如图 14-18 所示。目前已有通过微视野计，对渗出性 AMD 中心凹下脉络膜新生血管进行了详细研究（图 14-19）。Fujii 和同事们评估的 179 只眼中有 135 只眼（75%）有中心固视，42% 有稳定固视，28% 有密集的中心暗点。研究者发现，随着时间的推移，中心固视和稳定固视都会退化。而这些固视模式在黄斑移位手术患者的选择中被认为是重要的[125]。微视野计也被用来评估渗出性 AMD 患者自体 RPE 和脉络膜移植术后的视网膜敏感性[126]，微视野计被用来评估与中心凹下脉络膜新生血管解剖异常相关的绝对暗点。Tezel 及其同事研究发现，与 RPE 萎缩（RR=9.97）、视网膜下出血（RR=2.88）和新生血管膜（RR=1.86）相比，脉络膜视网膜瘢痕（RR=107.61）的相对危险度（RR）最高[127]。大多数具有稳定固视的患者更多见一个区域的视网膜色素上皮增生。

在渗出性 AMD 和中心凹下息肉状脉络膜血管病变，经光动力治疗后，HVF 10-2 和微视野显示视野敏感度均有改善[128-130]。使用 HVF 黄斑阈值方案，在渗出性 AMD 患眼的玻璃体腔注射贝伐单抗后，即使在视力没有改善的情况下，黄斑视野敏感度改善[131]。同样，渗出性 AMD 患者在玻璃体腔注射雷珠单抗[132, 133]、贝伐单抗[101] 和阿柏西普后，微视野检查显示中央视网膜的敏感性也有类似的改善[117]。然而，补充微量营养素如叶黄素则不能改善 AMD 患者的微视野检查的视网膜敏感度或视力[134]。

AMD 或其他黄斑病变的患者通常被要求定期用 Amsler 表监测他们每只眼睛的视野。在检测视觉变形和中心视觉变化方面，与在白色背景上显示黑线的改良 Amsler 表相比，在黑色背景上原始白线的高对比度的网格表被证明更具有优越性[135]，白色背景上带有黑色线条的网格表最常用于办公室环境，并可提供给患者在家庭使用。

随着 AMD 发病率的增加和有效治疗早期渗出性 AMD 的能力的增强，新的视野检查也允许患者进行自我监测，以检测早期视野缺陷。Nazemi 和同事[136] 开发了一种基于计算机的三维自动阈值 Amsler 表检查，可以绘制视野图，并记录了非渗出性 AMD 区域的陡坡和渗出性 AMD 对应区域的浅坡。如本章开头所述，超灵敏的心理物理特性已被用于检测进行性黄斑病变和渗出性 AMD 疾病早期发生的仪器[137, 138]。该装置 PreView PHP（Carl Zeiss

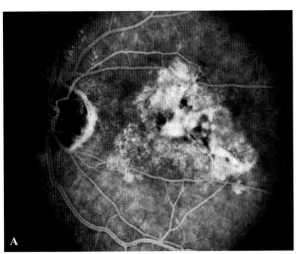

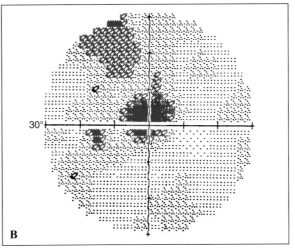

▲ 图 14-18　A. 一位 60 岁转诊患者的荧光素血管造影，评估一过性右眼同向性偏盲，左眼盘状黄斑变性；B. 与眼底病变相对应的致密中央暗点显示为 Humphrey 周边的灰度打印（程序 30-2）

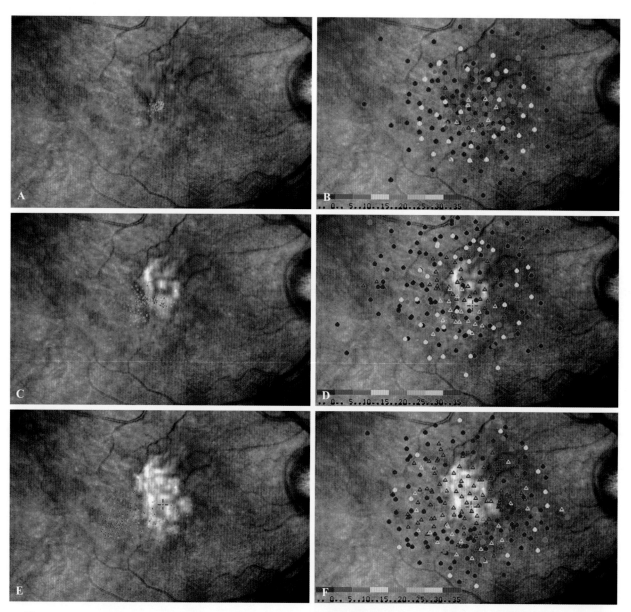

▲ 图 14-19　**A sequence of scanning laser ophthalmoscope (SLO) microperimetry shows the progressive functional deterioration in one eye with subfoveal choroidal neovascularization (CNV) secondary to age-related macular degeneration (AMD)**

The SLO testing demonstrated that eyes with subfoveal CNV secondary to AMD experienced a predictable and progressive loss of fixation stability, decreased central retinal sensitivity, and loss of central fixation location. A 65-year-old man presented with 20/150 vision and a 1-month history of decreased vision due to a predominantly classic subfoveal CNV secondary to AMD. (A) The SLO testing performed at presentation disclosed a pattern of predominantly central and stable fixation. (B) The balls indicate the areas where the patient could perceive the stimulus; the triangles indicate the areas where the patient could not perceive the stimulus. Each ball and triangle is color-coded to indicate the intensity of the stimulus. The SLO microperimetry also showed a mild decrease in central retinal sensitivity. The patient elected not to receive any treatment and had a follow-up visit 4 months after initial visual symptoms. (C) An SLO test was performed and demonstrated that the fixation pattern became poor central and relatively unstable. (D) The microperimetry also showed that retinal sensitivity was markedly affected with some central areas of dense scotoma. Best corrected visual acuity at this visit was 20/200. Twelve months after onset of initial visual symptoms and no treatment, SLO microperimetry was performed and disclosed further functional deterioration. (E) The fixation became predominantly eccentric and unstable. (F) Retinal sensitivity testing demonstrated a large central area of dense central scotoma. (Reproduced with permission from Wong WT, Kam W, Cunnigham D, et al. Treatment of geographic atrophy by the topical administration of OT-551: results of a phase II clinical trial. Invest Ophthalmol Vis Sci 2010;51:6131–9.)

Meditec，Dublin，CA）在一项多中心试验中被评估为可家用设备，可检测渗出性和非渗出性 AMD 之间的对应的敏锐视觉变化，并证明其灵敏度和特异性为 85%[138]。其他可家用的视野检查设备，在不久的将来，可用于患者常规监测其视力。随着检测早期疾病进展的算法的发展，这些家用设备将有望确保及时的视力挽救治疗。

（五）视网膜前膜与黄斑裂孔 Epiretinal Membrane and Macular Holes

视野计已被用于评价视网膜前膜（epiretinal membrance，ERM）眼的视野。双目对应视野计是一种类似于 PHP 的方法，但它使用视网膜对应原理，需要双目检查，用于定量 ERM 眼的视物变形[139]。研究证明与正常眼比较，ERM 眼的视网膜异常对应的焦点区域。令人惊讶的是，尽管视力较低，微视野检查显示特发性 ERM 患者的中心固视未受损[140]。

黄斑部可出现囊腔，但不产生明显的暗点。在有板层黄斑裂孔的眼中，微视野检查平均总视网膜和中心视网膜敏感度均低于对照组，在有外层视网膜层异常的眼中更为明显[141]。在这些眼中，中心凹光感受器层完整性与中心视网膜敏感度相关[142]。

然而，黄斑裂孔导致边缘陡峭的致密暗点（图 14-20 和图 14-21）。微视野计可能有助于预测黄斑裂孔手术的结果。在 Amari 等的研究中，术后视力结果与微视野检查中孔周的最大灵敏度相关[143]。在另一项研究中，在 28 个完全闭合的眼中，18 只眼绝对暗点完全消失，6 只眼中有 5 只眼部分闭合的眼中成为相对暗点，在 4 只孔未闭合眼中，暗点未消失[144]。Ozedemir 等的研究[145] 提示 MP-1 微视野计在黄斑裂孔膜剥离术后视网膜功能的测量中可能比视力更为敏感。微视野检查术后视网膜敏感度的增加也与黄斑裂孔闭合后的 FAF 程度相关[146]。黄斑裂孔术前 IS-OS 连接断裂程度可预测术后微视野黄斑敏感度[147]，但术后最终最佳矫正视力的影响是多因素的。同样，术前平均视网膜敏感度也可预测黄斑裂孔手术后的视力预后[148]。OCT 研究表明，黄斑裂孔手术后外层视网膜层完整性与最终的微视野敏感度有关[149]。然而，ILM 剥离可降低视

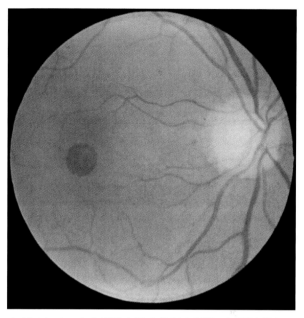

▲ 图 14-20　有全层黄斑裂孔的眼底照片。视野缺损如图 14-21 所示

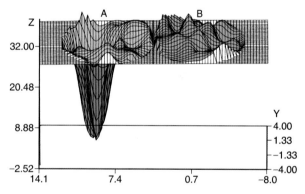

▲ 图 14-21　高密度黄斑网格（1° 间距）的三维重建，记录左眼（A）和未受累右眼（B）的陡峭的绝对中心暗点。视网膜敏感度在垂直轴上，位置在水平轴上

网膜敏感度并显著增加显微暗点的发病率[150]。

Richter-Mueksch 等[151] 报道了玻璃体视网膜手术后使用 PHP 治疗 ERM 和黄斑裂孔术后，视网膜微视野敏感度的增加，而视物变形没有改变。然而，一些研究者报道了使用玻璃体切除术和膜剥离术在对黄斑裂孔和 ERM 进行简单的修复后，侵犯中心视野[152-158] 的周边视野缺损的高发生率（图 14-22）。大多数研究只在术后患者抱怨感觉到视野丧失后才记录到视野缺损。Tsuiki 等[159] 对黄斑裂孔修复术后 140 只眼中的 17 只眼的术前和术后 GVF

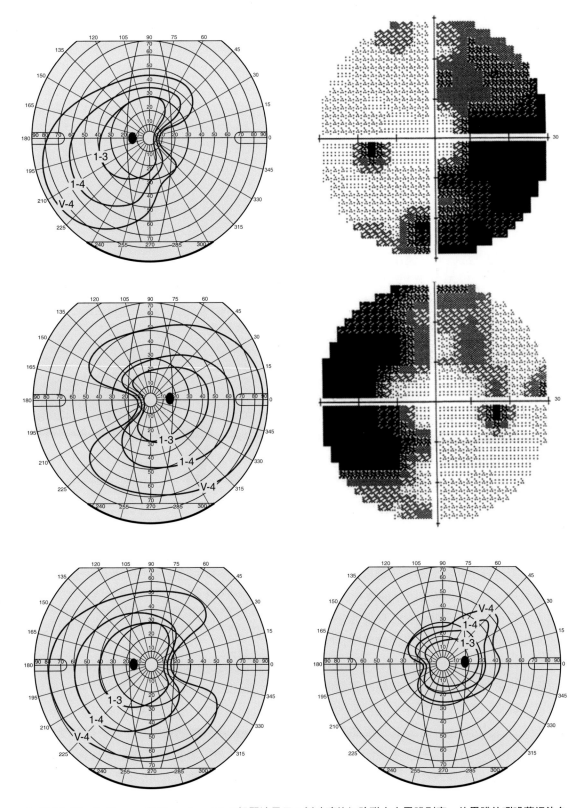

▲ 图 14-22 **Goldmann** 和 **Humphrey 30-2** 视野计显示 **3** 例玻璃体切除联合内界膜剥离，外界膜的吲哚菁绿染色术后周边楔形视野丧失侵犯中心视野

图片经许可转载自 von Jagow B，Hoing A，Gandorfer A，et al. Functional outcome of indocyanine green-assisted macular surgery: 7-year follow-up. Retina 2009；29；1249–56.

检查进行比较，发现了新的周围野缺损。在大多数眼中，吲哚菁绿被用来增强剥离过程中膜的可视性。体外研究证实了 ICG 暴露于人视网膜细胞膜的毒性[160]。术后眼视觉损害可能是由于：① ICG 的毒性作用；② 在玻璃体切除术（PPV）期间视网膜的改变，如视盘周围神经纤维的损伤；③ 因 ILM 剥离引起的机械损伤。在黄斑裂孔修补术中，眼内气体填充对神经纤维层的损伤也必须考虑[151]。

最近，亮蓝 G 染料被用于 ILM 剥离[161, 162]，并且它提供了比 ICG 染料更高的视网膜中央敏感度和更快的 IS-OS 连接修复[163]。我们需要更进一步的系统性研究来证实，更准确地比较视网膜手术前后的视野，以更好地了解手术和辅助染料或制剂的效果对于视觉功能的影响。

（六）中毒性视网膜病变 Toxic Retinopathies

中毒性视网膜病变表现为氯喹和羟基氯喹视网膜病变。黄斑部受累引起的最具特征性的视野缺损是呈环状的中央暗点，中心有一个视力稍差的小岛，通常被称为"牛眼样"（图 14-23）[164]。GVF 和 HVF 视野计记录了即使停止用药后仍可能持续数十年并不断恶化的视野变化[10, 165-167]（图 14-24）。10-2HAF 通常显示旁中心改变，而 24-2 视野常显示中心改变[168]。阈值 Amsler 表测试，通过两个交叉偏振滤光片改变光传输，PHP 超敏视觉可能有助于筛查氯喹和羟基氯喹所引起的早期功能改变[169, 170]。微视野法也可检测早期黄斑敏感度[171]。较低的敏感度常见于老年人和矮小个体，这可能是由于低剂量的两种药物的毒性增加所致[172]。

为了筛查氯喹和羟基氯喹的毒性，推荐使用 HVF 和 10-2 白对白方法。mERG 是一种有助于发现早期视野改变的辅助手段，但在所有的视网膜患者中可能并不容易获得。最近的筛选指南提倡增加高分辨率成像，如光谱域 OCT 和 FAF，以将功能变化与感光层和 RPE 层的结构变化相关联[172, 173]。在标准的自动视野检查中发现的视野缺损可能在 OCT 的超微结构改变之前[174]，在一项研究中，10%的患者有显著的环状暗点但在 OCT 上并没有显著的变化[175]。与其他测试摸式相结合，可以验证可能是黄斑毒性非特异性的早期周边改变，以便及时改变药物，最终保护视力[175]。

许多药物与视网膜毒性有关，导致视野丧失。甲硫达嗪是吩噻嗪类衍生物，是引起色素性黄斑病变并伴有中心暗点的原因。即使在没有临床他莫昔芬视网膜病变的情况下，SWAP 视野显示与治疗持续时间相关的令人沮丧的平均偏差[176]。在使用抗癫痫药 Vigabatrin 的患者中约有 30% 的患者检测到外周视野缺损[177-180]。西地那非（伟哥）与先前存在的心血管疾病的非动脉炎性缺血性视神经病变相关[181]。虽然在这些情况下可能出现视野缺损，但西地那非并未被证实会引起视网膜毒性[182, 183]。

（七）感染性和炎症性视网膜病变 Infectious and Inflammatory Retinopathies

感染性和炎症性视网膜病变表现出与病理区域相对应的视野缺陷。弓形体病通常会导致局部脉络膜视网膜破坏，导致相应的致密、不规则、边缘陡峭、孤立的暗点[184]。更多播散性炎症类型，如梅毒性脉络膜炎，会产生更弥漫性的视野功能减退。在特发性视网膜血管炎患者中，下方弓状野缺损对应于颞上分支静脉的渗漏（图 14-25）。对 Bechet 葡萄膜炎患者的回顾性研究表明，通过标准自动视野测定法发现了视网膜神经纤维层缺损和相应的视野缺损[185]。一个不寻常的病例报告描述了使用微视野测定法确定与线虫引起的单侧亚急性神经性视网膜炎相关的局灶性视力丧失[186]。

即使没有临床上明显的感染性视网膜病变，人类免疫缺陷病毒（HIV）阳性患者也有明显的局部和平均视野缺损。这些缺损在 SWAP 中比白对白自动视野计更为明显[187]。在相似的眼中，HVF 视野计与 mERG 的相关性显示了视网膜内层的受累和视网膜外层保留[188]。视野变化也可能与 HIV 相关的脑功能障碍有关[189]。在 CD4 低的 HIV 阳性患者中发现视网膜敏感性有更显著的变化[189]。

在一个小的病例组中，多发性白点综合征的患者，微视野敏感度降低的区域与 OCT 上内外光感受器节段破坏的病灶区域相对应。随着分辨率的不断提高，微视野和 OCT 都在病程中发现新的病变位置，并在临床康复结束时恢复正常[190, 191]。相似的功能与结构的关联也在急性后极部多灶性鳞状色

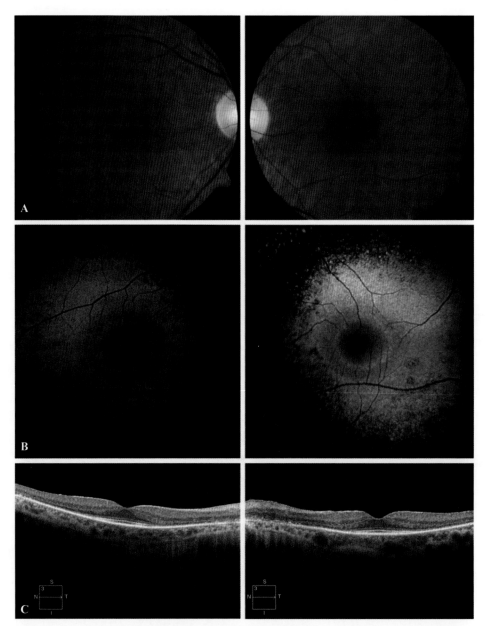

▲ 图 14-23　A. 1 例 65 岁女性狼疮患者，每天服用 400mg 羟氯喹（Plaquenil）8 年后的眼底照片，显示对应于牛眼样黄斑病变的视网膜色素上皮旁中心凹周围萎缩；B. 同一患者的眼底自发荧光显示 RPE 改变为牛眼样病变的低和高自发荧光的同心环；C. 中心凹外 RPE 和 IS-OS 连接（椭圆体带）缺失患者的黄斑 OCT，对应于临床所见的牛眼样病变和图 14-24C 中 10-2 Humphrey 视野所显示的旁中心暗点

素上皮病变（APMPPE）患者中发现[192]，其也存在静态视野缺损[193]。与视力相关的微视野视网膜敏感度也在匐行性脉络膜炎和鸟枪弹样脉络膜视网膜病变中发现。HVF 在一项研究中显示匐行性脉络膜炎的多灶性缺损（最常见的旁中心 / 中心暗点共存于鼻侧或颞侧的孤立性视野缺损），在治疗 6 个月后达到稳定[194]。Gordon 等[195]记录并分析了鸟枪弹样脉络膜视网膜病变的 HVF，试图确定视野缺损

的特征模式。这一小组患者的视野表现为弥漫性丧失、中央保留和盲点扩大。与短期治疗相比，长期免疫抑制治疗似乎能更好地维持周边视野[196]。一项使用微视野计的研究表明，即使在疾病变得不活动之后，视网膜的敏感性也会持续降低[197]。此外，他们还应用 GVF 评价瓦拉昔洛韦治疗急性区域性隐匿性外层视网膜病变后的疗效及周边功能的改善[198]。

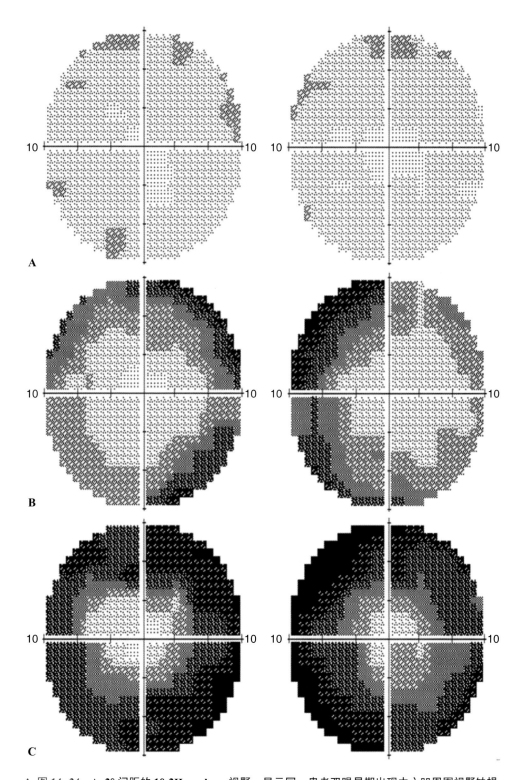

▲ 图 14-24　**A. 2° 间距的 10-2Humphrey 视野**，显示同一患者双眼早期出现中心凹周围视野缺损，如图 **14-23**（1999 年）；**B. 8 年**（2007 年）后 10-2HVF 显示中心旁视野丢失增加，此时患者停止使用羟基氯喹；**C. 6 年后**（2013 年），患者的视野缺损继续发展，中心凹周围有更密集的旁中心缺损，尽管有旁中心视野的进展，双眼的最佳矫正视力仍保持在 **20/20**

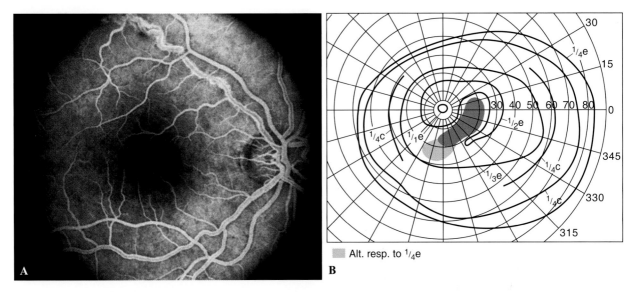

▲ 图 14-25　A. 特发性视网膜血管炎患者的荧光素血管造影显示右眼颞上视网膜分支静脉渗漏；B. Goldmann 视野计显示下方弓状视野缺损，对应于视网膜的受影响区域

（八）视网膜脱离 Retinal Detachment

典型的孔源性视网膜脱离在动态视野上有倾斜的等位线。有时候，这种特征有助于区分视网膜脱离和视网膜劈裂，其特征是边缘陡峭的致密缺损，通常位于鼻上。然而，长期的视网膜脱离可能发展成陡峭的等位线。在浅脱离的情况下，对视野的评估可能比检眼镜更准确地识别视网膜脱离的边界[2]。

如果脱离是长期的，视野敏感度的恢复是不完全的[199]。在光和暗适应条件下进行视野检查，Alexandridis 和 Janzarik[200] 报道说，视网膜手术成功后，视锥细胞的功能在视杆细胞之前恢复。使用 SWAP 评估视野是视网膜脱离合并黄斑脱离的手术修复后黄斑功能性视力改善的敏感指标[201]。一项研究表明，中心视野缺损高比例发生在视网膜脱离手术后，尤其是当视网膜切开术引流视网膜下液（86%，14 例中的 12 例）时。在这项研究中，如果视网膜切开术位置相对靠后（小于 5 个视盘直径），视野丧失的风险更高[202]。虽然视野丧失可能在视网膜脱离修复后最初有恢复，但 GVF 视野测量显示，在视网膜脱离巩膜扣带术修复后，尽管视力有改善但视野持续下降[203]。在最近的一份报道中，微视野计结合频谱域 OCT 和 FAF 显示了孔源性视网膜脱离修复术后视觉功能与视网膜形态的良好相关性[204]。另一项对 6 只眼黄斑部视网膜脱离修复术

后视物变形的研究发现，视网膜敏感性与术后最佳视力矫正视力相关[205]。

（九）肿瘤 Tumors

视网膜母细胞瘤和脉络膜黑色素瘤分别是儿童和成人最常见的眼内恶性肿瘤。视网膜母细胞瘤患者的长期视野缺损与肿瘤的大小、位置和治疗方式有关[206]。前部黑色素瘤产生局部视野收缩，而后部黑色素瘤产生边缘陡峭的致密暗点。轻微的视野缺损与脉络膜痣有关。因此，视野变化对于区分这些疾病可能很重要。

图 14-26 显示了一个后极部小黑色素瘤患者的眼底照片上叠加的 Octopus 视野。在这种情况下，灵敏度丧失只出现在肿瘤中心。使用更精细的网格模式将有助于发现病理过程与视觉丧失程度之间更好的相关性。

与脉络膜黑色素瘤一样，脉络膜转移癌也产生边界陡峭的致密暗点。然而，在 Rahhal 及其同事的一项研究中[207]，HVF 缩小并不总是与肿瘤的大小或位置相一致。图 14-27 所示的视野来自于一位乳腺癌患者，其眼底照片如图 14-28 所示。该患者不仅表现出与脉络膜转移相关的致密的鼻下视野缺损，而且还表现出双颞下视野缺损。随后的 CT 扫描显示鞍上肿块与垂体腺瘤或转移一致（图 14-29）。

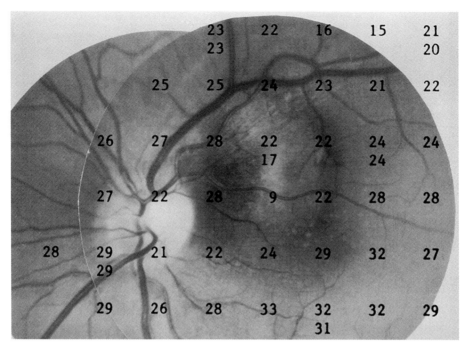

▲ 图 14-26　在 Octopus 视野计获得的视野上叠加了一位后极小恶性黑色素瘤患者的眼底照片

由于周长的网格模式相对粗糙（6°），仅在病灶中心的敏感性明显降低（图片经许可转载自 Feldon SE. Computerized perimetry in selected disorders of the retina. In：Whalen WR，Spaeth GL，editors. Computerized visual fields：what they are and how to use them. Thorofare，NJ：Slack，1985.）

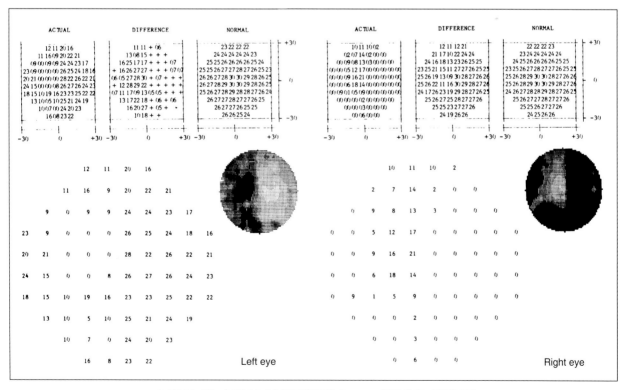

▲ 图 14-27　与图 14-28 相同患者的 Octopus 视野检查（程序 32）

右眼的一个鼻下野缺损对应于脉络膜转移。还有一种意外的致密性双颞侧偏盲。我们要求做电脑断层扫描以行进一步评估（图片经许可转载自 Feldon SE. Computerized perimetry in selected disorders of the retina. In：Whalen WR，Spaeth GL，editors. Computerized visual fields：what they are and how to use them. Thorofare，NJ：Slack，1985.）

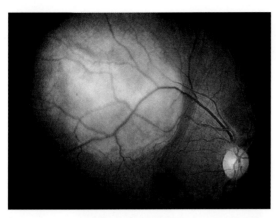

▲ 图 14-28　一位 50 岁的已知乳腺癌患者被转诊为评估右眼后极的肿块。视野如图 14-27 所示

图片经许可转载自 Feldon SE. Computerized perimetry in selected disorders of the retina. In：Whalen WR, Spaeth GL, editors. Computerized visual fields：what they are and how to use them. Thorofare, NJ：Slack, 1985.

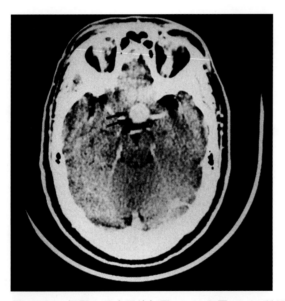

▲ 图 14-29　视野和眼底照片如图 14-27 和图 14-28 所示的患者的计算机断层扫描。鞍上肿瘤与垂体瘤或转移相一致

图片经许可转载自 Feldon SE.Computerized perimetry in selected disorders of the retina. In：Whalen WR, Spaeth GL, editors. Computerized visual fields：what they are and how to use them. Thorofare, NJ：Slack, 1985.

五、视野检查在视网膜疾病中的应用前景 Future of Perimetry in Retinal Disease

（一）逐层视野计 Layer-by-Layer Perimetry

Enoch 与他的合作者 Lawrence、Fitzgerald 和 Campos[208-210]，一起开发了一种临床视野检查技术，强调在静止（持续）或闪烁（短暂）的背景中检测一个小的发光点，基于视网膜内层和外层的神经过程类似的理论，从视网膜受体、双极细胞和水平细胞获得分级或"持续样"电反应，短暂的或"尖峰"样脉冲来自无长突细胞和神经节细胞。Enoch 及其同事研究了糖尿病视网膜病变、黄斑玻璃疣、黄斑变性和血管样条纹的逐层视野。然而，逐层视野检查并没有得到临床的认可，视网膜功能与这种模式的测试参数之间的关系尚不确定。

（二）彩色视野计 Color Perimetry

对色觉的评估有助于视网膜疾病的筛查，并有助于将导致视力丧失的神经和视网膜因素分离开来。后天性视网膜和脉络膜疾病通常会产生一种 tritan 样的色觉混乱，而神经疾病通常会在 Farnsworth-Munsell 100 色觉鉴别测试中产生一种红色盲（protan）或绿色盲（deutan）样的色觉混淆模式[211]。因此，颜色视野检查可能有助于某些视网膜和脉络膜疾病的鉴别和定量描述。尽管颜色对比在发现视野缺陷方面可能更为敏感，Hart 和 Burde[212] 证明，在标准视野技术中使用的颜色测试对象在检测许多视神经和视网膜疾病中的暗点方面，可能比小的或低对比度的白色测试视标不具有更多的临床价值。目前还没有商用的标准颜色视野计。

（三）高分辨率 OCT 与自适应光学微视野检查 High-Resolution OCT and Adaptive Optics With Microperimetry

逐层视野计和彩色视野计尽管具有创新性，但似乎并没有比现有的标准的临床检查，如视网膜电图、眼电图、对比敏感度和荧光素血管造影等，增加与视网膜疾病的病因、定位或治疗相关的新的科学或临床信息。视网膜在超微结构层面的解剖成像已经发展到高度的复杂程度，允许在微观层面上进行结构和功能的关联。希望这些新的研究策略能在临床上得到应用，使人们能够更早地发现和治疗潜在的疾病和广泛流行的视网膜疾病，如 AMD 等。

2006 年推出的谱域 OCT 和 SLO（Spectral OCT/SLO；OPKO/OTI, Miami, FL, USA）检查，在推进视网膜成像方面取得了重大成就。该系统在精确和实时图像采集方面的功能强化使其能够与微视野计功能融合集成。因此，功能性谱域 OCT/SLO 可以评估特定位置的视网膜的形态和功能。Landa 和同事[13] 证实了三维 OCT/SLO 地形图和微视野计在评估各种视网膜疾病（包括 AMD 和囊样黄斑水肿）中黄斑的功能和结构变化方面的有效性。这种功能成像方式的不断改进有望使视网膜疾病的检测和监测变得更好。

视网膜视锥细胞和其他超微细胞结构的自适应光学成像结合超微距视野技术，有望精确定位视网膜敏感度降低的有限区域。通过自适应光学系统分辨视锥和视杆细胞的能力可以减小视网膜图像的大小，从而减少由自适应光学微视野计刺激的光感受器的数量。利用微睫毛对一名视锥细胞感光色素基因突变且无临床视觉缺陷的患者进行检测，罗彻斯特大学的 Willianms 和同事检测到视网膜微小暗点代表早期视锥感光细胞丧失[213]。此外，Roorda 和同事[14] 证实了黄斑病变患者健康和不健康 RPE 与视网膜显微视野敏感度和正常视力之间的相关性。用这种方法检测视网膜细胞功能的精确性，突出了它检测少数感光细胞功能早期丧失的能力。由于这种视网膜功能的局部丧失在临床上是可以由视觉系统中的代偿来弥补，因此患者不会注意到它，也不会通过标准的视野和视力测试来捕捉到它。在有临床表现之前，在感光细胞水平上检测早期的功能和结构病变，可以更好地理解早期的病理生理学和疾病进程。有了这些知识，就可以开发出精细的筛选算法和研究及时的干预措施，以治疗威胁视力的视网膜疾病。

（四）远距视野计 Tele-Perimetry

在过去 10 年中，眼科并没有被排除在智能手机和平板电脑的广泛使用之外。最近的一项调查[214] 显示，83% 的眼科医师使用智能手机工作。手持设备上的各种应用程序允许轻松访问定性和定量视野评估，例如 Amsler 表、切线屏幕和视野测试。需要对这些数字测试的准确性和有效性进行严格的测试。最近一项基于平板电脑的视野测量的研究[215] 在尼泊尔人群中使用了一个免费的周边视觉评估软件（简易视野），研究结果表明，这种筛查可能是一种可行的方法来检测没有医疗保健或电脑地区人群的视野损失。平板电脑视野检查法与 Humphrey SITA 标准 24-2 HVF 的一致性发生在 51%～79% 的时间段，在中重度视野丧失患者中的一致性最高。这种筛查工具可能对非裔美国人和老年人等高危人群有用。

六、结论 Conclusions

消色和静态 SWAP 为视网膜疾病患者提供了一种经济、标准和可靠的视野评估和跟踪方法。微视野计作为一种有价值的工具，已被更频繁地在各种视网膜疾病中用于量化黄斑功能。随着简单和复杂的视野测试应用程序可用于手持计算机设备，将需要根据金标准仔细评估和验证这些形式。新的定性和定量视野检查的可用性将不断揭示视网膜病理学和形态学如何影响功能性视觉，这对于开发和提供有效的视网膜疾病治疗以保护和恢复视力至关重要。

第二部分
基础科学与转化治疗
Basic Science and Translation to Therapy

第一篇 解剖学和生理学
Anatomy and Physiology

第15章

视网膜的发育
The Development of the Retina

Thomas A. Reh 著

一、概述 Introduction

在过去的 20 年里，我们对视网膜复杂细胞组合发育机制的理解有了很大的提高。分子遗传学方法的广泛应用和对控制各类与眼睛发育相关的基因的鉴定，促进了这一领域信息的增长。本章概述了视网膜发育的基本原理，这些原理在一段时间内已经为人所知，然后我们重点介绍了最近的研究数据，大大扩展了这些理论。在这短短的一章节里，我们不可能对这一巨大扩展的领域进行全面的回顾，但希望读者能理解产生这种壮观组织的细胞和分子相互作用的复杂性。

二、眼胚胎学 Embryology of the Eye

眼睛的发育是一个极其复杂的过程，每一步都需要促进眼睛发育的各种组织之间的精细协调。因此，在眼球发育的各个精确时间诱导相互作用的例子很多，而许多致畸原破坏这些过程并导致眼球发育异常也并不奇怪。此外，在眼球的形成过程中，有许多先天性的缺陷是由对不同阶段起重要作用的基因突变引起的。

在妊娠 23 天，视网膜被认为是首先源自于前神经外胚层中的视窝（optic pit）[1]；几天后（25 天），神经管的间脑外翻形成视泡（optic vescicle）（图 15-1）。视泡最初紧邻外胚层（图 15-1），但随后来自神经嵴的间充质细层胞介导在外胚层和囊泡之

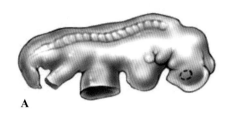
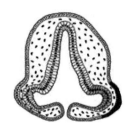
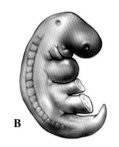
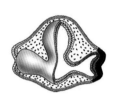
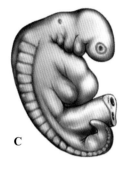
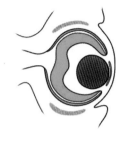

▲ 图 15-1 视网膜从前中枢神经系统成对外翻

A. 在第 11 阶段（人类 13～20 个体节），视小泡在前神经孔闭合点附近与外胚层连续；B. 到排卵后第 26 天，即第 12 阶段，前脑的神经孔已经闭合，并且持续头端生长现在导致囊泡的相对尾侧移位。此时，假定的神经视网膜（绿色）与晶状体外胚层（红色）紧密接触，视囊腹侧部与视柄相连，视囊背侧部形成色素上皮（蓝色）；C. 到排卵后第 15 阶段，即第 34 天，晶状体囊泡已完全形成，神经视网膜和色素上皮层清晰可见

间。围绕在发育中的视杯周围的神经嵴细胞和眼周间质共同参与许多眼组织的形成：角膜内皮、脉络膜、睫状体和视网膜血管（包括玻璃体动脉）[2]。在眼球发育的下一阶段，视泡会自行折叠，变成视杯（optic cup），晶状体外胚层嵌入囊泡（图 15-1）。由此形成视杯的两个组织层向外形成视网膜色素上皮层和向内形成视网膜神经上皮层，晶状体囊泡填充视杯的大部分内部。在人类眼球发育中，这些戏剧性的形态学改变发生在妊娠期 25～35 天。视柄（optic stalk）连接发育中的视网膜和间脑，形成视神经轴突生长的支架。发育中的视杯从背侧围绕视柄生长，融合形成胚（或胚胎）裂。这个胚裂缝在人类胚胎的第 33 天"闭合"，胚裂的不完全闭合所形成的视盘缺损是几个不同基因突变引起的（表 15-1）。玻璃体动脉是胚胎视网膜和晶状体的主要

血供来源，通过胚裂进入眼内。玻璃体动脉在出生时退化，但视网膜中央动脉仍然存在。玻璃体动脉不完全或延迟退变可导致玻璃体积血，在小鼠中的研究表明，Norrin 基因参与了这一过程[3]。

三、眼野 The Eye Field

虽然眼球是从间脑外翻时第一次出现，但胚胎的这一区域已经被认为是在更早的时间出现了眼球[4]。由于发育中眼球的大部分实验胚胎学都是在青蛙和鸡胚中进行的，关于这一过程的大部分信息都来自这些物种。然而，在整个脊椎动物进化过程中，眼球的发育过程可能基本上是保守的，从其他物种那里学到的大部分过程也可能是人类眼球发育的真实过程。在原肠胚形成过程中，被称为神经诱导的过程将外胚层的一个区域转化为中枢神经系

表 15-1 视网膜发育的关键阶段、与这些阶段相关的基因及其突变导致的临床条件

年 龄	阶 段	基 因	表 型
3—4 周	视窝	*Pax6*、*Sox2*、*Rax*、*Shh*、*Six3*、*Bmp7*	无眼症
5 周	视杯形成视网膜色素上皮和神经视网膜	*Vsx2*、*Bcor*、*Maf*、*Pax2*、*Bmp4*	小眼畸形
5.5—6 周	神经发生，脉络膜裂闭合	*Zfhx1b*、*Vsx2*、*Bcor*、*Maf*、*Pax2*、*Vax2*	小眼畸形，先天缺损
8—30 周	视网膜神经组织发生	*Aipl1*、*Crx*、*Crb1*、*RPE65*、*Gucy2d*、*Rpgrip*	Leber 先天性黑矇

RPE. 视网膜色素上皮

统（CNS）的前体，称为神经板（neural plate）。即使在发育早期，神经板的前部也被指定发育为视网膜。这个区域叫作眼野（eye field）。用活性染料对神经板眼野细胞进行永久的标记，使 20 世纪 20 年代的胚胎学家能够追踪这些细胞发育成神经视网膜和色素上皮。另一个证据表明，眼野细胞被指定产生眼组织，是通过将这些细胞移植到异位部位（如其他胚胎的躯干或尾部）的研究得出的，异位眼是由移植的细胞形成。定位这些基因的原位杂交研究表明，对眼球发育至关重要的基因在任何清晰的形态分化为视网膜结构之前，就在神经板的成眼区域表达（见下文）。

是什么使眼野细胞能够产生视网膜？在某种程度上，这些细胞的成眼特性来自于它们表达的一组蛋白质，称为眼野转录因子（eye field transcription factor，EFTF），它们与 DNA 结合并选择性激活对眼球发育重要的基因[5]。在这些转录因子基因中，最先在眼球发育中表达的是 Pax6。Pax6 编码一种转录因子，它是同源结构域蛋白质成对类的成员。这类转录因子在许多组织的发育过程中，很早就表达出来，似乎参与控制了胚胎各个发育区域的特性。Pax6 在眼内表达，并继续由视泡和发育中的晶状体表达。该基因突变导致小鼠出现一种表现型，其特征是小眼和人类无虹膜[6]。果蝇的同源基因称为无眼（eyeless）基因，对其眼球的发育也是必要的[7]。值得注意的是，无眼基因在通常引起幼虫组织中的错误表达，通常产生腿的幼虫组织中的错误表达导致成年苍蝇腿上形成异位眼[8]。Pax6/eyeless 是一个主控基因，负责激活眼睛发育所需的其他基因[9]。

最近的数据显示，Pax6 只是脊椎动物和无脊椎动物中许多对眼球正常发育很重要的同源结构域蛋白之一。这些基因的协同作用共同促进了神经视网膜细胞的形成。它们既可以作为多聚物复合物，也可以作为层级通路的一部分（图 15-2）。例如，关键转录因子 Rx（人类 RAX）在眼球形成的最早期阶段是必需的，而在小鼠中靶向缺失该基因几乎完全阻碍了眼球的发育[10]。因此，Rx 接近 EFTF 级联的开始。当 Rx 在视网膜前体中表达时，它激活 Pax6 的转录，然后激活许多其他 EFTF。实验性错误表达每个不同的 EFTF 都能产生一些异位的

眼样结构，但 EFTF 与前模式基因 Otx2 协同表达（Pax6、Rx1、Six3、Six6、Lhx2、Nr2e1 和 Tbx3），在两栖动物中，即使在动物的非神经区域，如腹部，也足以高频诱发异位眼野和眼睛。在青蛙胚胎中的实验模型及小鼠的其他实验模型中，已经导致 EFTF 以一种前反馈的方式相互交叉调节[5]。事实上，相似的基因对果蝇和脊椎动物的眼球发育至关重要，这些基因的突变导致眼球畸形，这一事实对理解眼球的进化产生了重大影响[9]。虽然不同种类的眼球的细胞成分有很大的不同，但可能最终控制光传导机制表达的基因是一个共同的祖先共有的。

眼野最初在神经板的前端是连续的，然而，这个单一的眼野很快被一个因子从紧邻神经板腹中线的下伏的前中胚层分裂成两个。前中胚层的缺失导致间脑腹侧形成一个融合眼（cyclopia，独眼）。前中胚层释放的抑制眼野中央眼球发育的因子被认为是一种叫作 Sonic hedgehog（Shh）的分子，它是一种细胞外糖蛋白，在整个胚胎的其他诱导事件中起重要作用。Shh 最初由前中胚层释放，并诱导腹间脑细胞（图 15-3）产生相同的因子[11]。该因子随后作用于腹间脑的邻近细胞以抑制眼球的发育。缺乏 Shh 基因的小鼠会随着胚胎死亡。这些胚胎发育到一个阶段，成对的视泡将正常形成。然而，在缺乏 Shh 的动物中，眼野没有在中线分裂，形成一个单一的视觉囊泡，从而导致独眼症[12]。这些诱导信号在人类发育过程中的保守性已被报道证实，如先天性无前脑，常表现出不同的眼部缺陷，包括独眼症，是由 Shh 基因突变引起的[12-14]。

四、视网膜、视网膜色素上皮和视杯前区结构的生成 Patterning the Retinal, RPE, and Anterior Domains of the Optic Cup

脊椎动物眼球发育的下一个阶段还需要一些诱导性的相互作用来协调最终对结构有贡献的各种组织。神经视网膜和色素上皮都起源于神经管的视泡区。虽然两者都来自视泡，但这两种组织是完全不同的。神经视网膜是一个多层结构，包含数百万个神经元和光感受器，而色素上皮是一个单层的非神经组织，由含色素的立方细胞组成。视网膜这两个不同的部分的正常发育，需要与邻近组织的相互

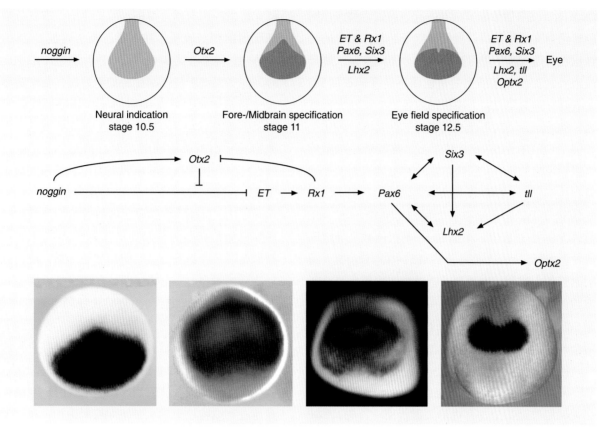

▲ 图 15-2 **A network of transcription factors, in addition to Pax6, regulates the formation of the eye**

Upper series of drawings show the neural plate stages of the Xenopus frog and the stages in eye field specification. Drawings in the middle panel show the complex genetic regulatory network activated at the corresponding stages. See text for detailed descriptions of these genes. Lower panels show representative in situ hybridization for several of the eye transcription factors at the same stages as drawn above to show their localization in Xenopus embryos. From left to right, the panels show Otx2, Stage 12; Otx2, Stage 13; Otx2 (purple) and Rx1 (red), Stage 13; and Rx1 alone, Stage 13. (Modified with permission from Zuber ME, Gestri G, Viczian AS, et al. Specification of the vertebrate eye by a network of eye field transcription factors. Development 2003;130:5155–67.)

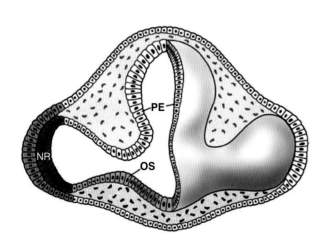

▲ 图 15-3 形成胚胎间脑模式的因素

Shh（蓝色）抑制腹侧间脑的眼部发育，而覆盖视囊的外胚层中的成纤维细胞生长因子（红色）促进神经视网膜发育。PE. 色素上皮；NR. 视网膜神经分化；OS. 视柄

作用。如果视泡是从周围的表皮和间充质中分离出来的，则分化在视泡期停止，眼球不形成。许多物种的移植实验表明，视网膜神经祖细胞或色素上皮细胞是否发育，是受眼球周围微环境中的因素调节的。例如，如果视泡被移植到胚胎中靠近发育中的后脑的位置，靠近听泡，则第二神经视网膜由假定的色素上皮层形成。

视网膜色素上皮和神经视网膜的区别是由于它们表达了不同的转录因子。转录因子 Vsx2/Chx10 指定神经视网膜结构域，而基本螺旋 – 环 – 螺旋（bHLH）转录因子 Mitf 则定义 RPE。Mitf 缺失导致 RPE 转化为第二层神经视网膜，而 Vsx2/Chx10 的功能突变缺失突变导致神经视网膜转化为 RPE（见 Fuhrmann[15] 综述）。Otx2 也是 RPE 发育所必需的，

Otx2 的特性与信号分子 Wnt 一起，可以将神经视网膜转化为 RPE [16]。与这些转录因子一起，RPE 的特性也在一定程度上受可溶性信号分子的控制，诱导视泡外区接受色素细胞的命运而不是变成视网膜。尤其是，间充质组织上调视网膜色素上皮特异性基因，如 Mitf，同时下调视网膜特异性基因。转化生长因子 -β（TGF-β）家族成员激活素能够模拟眼外组织对视泡的影响，表明正常的 RPE 发育需要激活素样信号 [17]。在鸡胚发育实验还涉及另一种 TGF-β样信号分子，即骨形态发生蛋白（BMP），在 RPE 范式发育 [18] 过程中，小鼠 Bmp7 基因的缺失导致眼部发育中断。另一个信号分子 Shh，在本章前文介绍的眼野的内容里，也参与了诱导视泡腹侧区域 RPE 细胞的发生，实验研究表明在青蛙胚胎中用环胺抑制 Shh 信号干扰了腹侧 RPE 的发育，而在小鼠株中，两个 Shh 信号改变导致腹侧 RPE 不发育 [19]。

信号因子在视杯的神经 - 视网膜结构中也很重要。有几项证据支持成纤维细胞生长因子（FGF）在视网膜神经部分发育中的关键作用。首先，FGF 在晶状体外胚层和发育中的神经视网膜结构域中表达 [20, 21]。用外源性 FGF 或阻断 FGF 的抗体对发育中的鸡的视泡进行实验性治疗，引起视网膜发育的紊乱。鸡胚的视泡从胚胎中分离出来，在培养液中保持一整夜，形成视杯。在这些视泡培养物中加入外源性 FGF 可使假定的 RPE 层发育成神经视网膜层 [21]。在类似的视泡培养物中，抗 FGF 的抗体引起相反的效果并阻止神经视网膜的形成。尽管目前还不清楚哪些 FGF 在哺乳动物中是神经视网膜发育所必需的，但 FGF 信号转导途径 Shp2 中下游因子的条件性缺失会中断所有 FGF 信号传导，导致 Vsx2 表达的丢失和视杯受影响区域从神经视网膜到 RPE 的转变 [22]。这些结果与 FGF 通过促进 Vsx2 表达促进视杯神经视网膜发育的模型一致，后者抑制 Mitf 的表达或活性。视杯的外部，即假定的 RPE 层，由 Shh、Wnt 和 activin/BMP 信号指定，该信号促进 Mitf 表达以抑制 Vsx2 [15]（图 15-3）。

五、视网膜细胞类型的组织发生 Histogenesis of the Retinal Cell Types

在视网膜发育的下一个阶段，不同种类的神经元是由经历有丝分裂的细胞产生的。有丝分裂祖细胞周期相对较短，在人类妊娠 7 周至 24 周的几个月内，能够在人类视网膜中产生数亿个细胞。同时，许多祖细胞经历对称的细胞分裂，使细胞数量几乎呈指数增长，祖细胞的一些分裂形成整个组织发生期的有丝分裂后神经元。不同类型的视网膜细胞不是由祖细胞同时产生。相反，它们是按照所有脊椎动物中被保守的序列产生。该序列最初是用 ³H- 胸腺嘧啶核苷"出生日期（birthdating）"技术描述的。注射 ³H- 胸腺嘧啶核苷后，核苷酸在视网膜祖细胞周期的 S 期被整合到其 DNA 中，这些细胞在下一次有丝分裂后退出细胞周期，成为有丝分裂后的神经元 / 光感受器，在细胞核中保留高水平的标记。由于 ³H- 胸腺嘧啶核苷的有效期很短，那些仍处于细胞分裂周期中的细胞逐渐减少了标记。如果让动物存活到成年，并对视网膜进行放射自显影处理，以显示各种视网膜细胞中的标记，那么在胸腺嘧啶核苷注射当天产生的视网膜细胞很容易通过其细胞核上的大量银颗粒来识别。在一项典型的胸腺嘧啶核苷出生日期研究中，妊娠动物在孕期的每一天注射核苷酸，计算不同视网膜细胞类别的标记细胞的数量，以产生类似于图 15-4 所示的图表 [23]。

这种胸腺嘧啶核苷的出生日期分析已经在许多不同的动物的视网膜上进行，并且在不同的脊椎动物中细胞生成序列是非常保守的。图 15-4 显示了猴子视网膜细胞分类的产生顺序 [23]，但在其他脊椎动物中也可以产生非常相似的图形。总的来说，细胞分类可以分为两个阶段。在第一阶段，神经节细胞、视锥细胞和水平细胞生成。在组织发生的第二阶段，视杆细胞光感受器、双极细胞和 Müller 胶质细胞由祖细胞产生 [24, 25]，无长突细胞主要在后期产生，但许多无长突细胞在神经节细胞产生的同时也变成有丝分裂后细胞，所以这些细胞不会整齐地进入一起或另一个阶段。尽管在组织发生过程中有这种规律性，但是应该注意到，在组织发生过程中有明显的从中心到周边（central-to-peripheral）的发育梯度，并且在中心视网膜产生后期细胞类型时，周边视网膜可能仍然处于"第一阶段"。

即使视网膜细胞类型是在一个确定的序列中

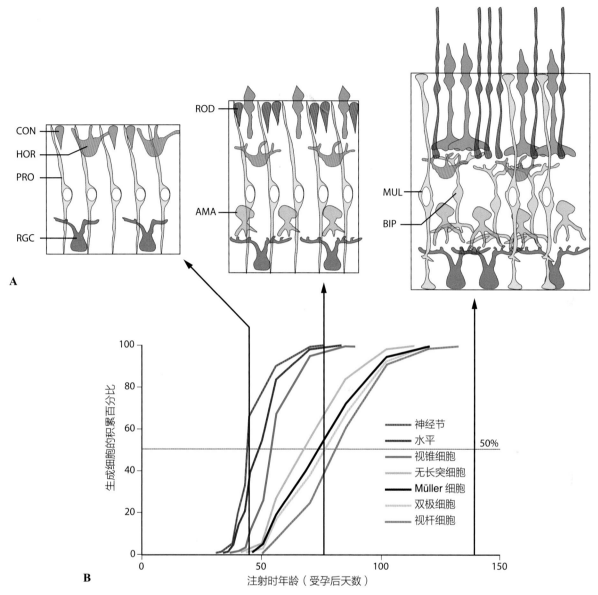

▲ 图 15-4　**A 和 B. 在视网膜组织发生过程中，每种视网膜细胞类型在稍有不同的时间过程中产生**
在三个不同年龄段视网膜组织发生过程中新细胞的添加和整合，与猴视网膜细胞胸腺嘧啶核苷出生年龄图相对应。CON. 视锥细胞；HOR. 水平细胞；PRO. 祖细胞；RGC. 视网膜神经节细胞；AMA. 无长突细胞；MUL. Müller 细胞；BIP. 双极细胞（图片 B 经许可转载自 La Vail MM，Rapaport DH，Rakic P. Cytogenesis in the monkey retina. J Comp Neurol 1991；309：86–114.）

产生的，在发育过程中的任何给定时间都会产生多种不同类型的神经元；由此形成了目前的模型，即祖细胞是多潜能的，并且可以产生许多不同类型的视网膜神经元，直到并包括它们的最终有丝分裂细胞分裂[26, 27]。已经发展了几种追踪单个视网膜祖细胞来源的方法：①逆转录病毒感染含有报告基因的病毒的祖细胞[26, 27]；②直接注射携带细胞不清洁染料的祖细胞[28, 29]；③基于基因表达将谱系标记遗传到特定类型的前体细胞（祖细胞）中[30, 31]。这些方法都表明许多有丝分裂的祖细胞可以产生不同种类的视网膜细胞的不同的，有些随机形成的细胞混合物。但是，它们也表明在某些情况下，祖细胞只能产生不同类型视网膜细胞的一个子集。例如，表达转录因子 Ascl1 的祖细胞可以产生除神经节细胞以外的所有不同类型的视网膜细胞[30]。

不同视网膜细胞类型的相继发展，使得一些研究者提出：一个细胞类别的产生，诱导祖细胞在序列中形成下一个细胞类型。例如，由祖细胞首先产生的视网膜神经节细胞可能会分泌一种物质，阻止其他细胞分化成同类细胞，同时指示祖细胞开始制造下一种细胞类型，即水平细胞。水平细胞会分泌一种因子，指示祖细胞产生视锥细胞。以此类推，直到所有视网膜细胞类型都生成。细胞培养研究为这一模型提供了一些支持：当从视网膜早期分离出前体细胞（祖细胞）时，它们主要分化为视网膜神经节细胞[32]。然而，如果这些早期祖细胞与发育后期的视网膜细胞混合，可能包含了来自后来产生的细胞类型的因子，早期的祖细胞会偏向于采用后来的细胞特性[33-35]。因此，祖细胞在发育的任何特定时间产生的细胞类型可能会受到邻近细胞产生的因子的影响。在小鼠体内也有证据表明，细胞类型特异性反馈机制控制视网膜细胞的相对比率：前文提到的眼野发育中的信号因子 Shh 也在视网膜神经节脱离细胞周期，该因子改变了祖细胞的增殖速率及其细胞周期退出，从而控制了新的神经节细胞的增加[36]。然而，虽然在细胞类型内似乎存在控制其数量的反馈机制，但神经节细胞的消除似乎并没有对其他视网膜细胞的发育产生显著影响[37]，因此，迄今为止的证据支持细胞类型内而不是细胞类型间的调控。

也有相当多的证据表明，从一个共同的祖细胞产生不同类型的视网膜细胞是由于祖细胞能力的逐渐变化，就像时钟在不同的细胞命运中滴答作响[38, 39]。在这个模型中，视网膜祖细胞在其能产生的细胞类型中发生了变化。首先，如上所述，默认状态是视网膜神经节细胞。接下来，祖细胞改变它们的能力，使它们更有可能产生水平细胞，然后产生视锥细胞光感受器等。转录因子级联可能是原因之一，第一个转录因子启动第二个转录因子的产生机制，第二个转录因子起作用产生第三个转录因子，以此类推。最近的数据表明 miRNAs 在这个过程中是必要的。缺失产生成熟 miRNAs 所需的酶 Dicer 的编码基因，导致祖细胞"卡"在早期状态，只产生早期细胞命运，如神经节细胞、视锥细胞和水平细胞[40, 41]。三个 miRNAs、let7、miR-125 和 miR-9 在控制视网膜祖细胞活性变化方面尤为重要[41]。

随着不同类型的视网膜神经元开始分化，一些转录因子对不同的细胞命运至关重要。Pax6 是一种转录因子，由控制细胞类型的前基因表达。尽管 Pax6 基因的突变会导致眼睛发育的早期缺陷（见上文），但在发育的后期，有可能从视网膜祖细胞中特异性地删除该基因。这会导致祖细胞丧失产生除无长突细胞外任何其他细胞的能力[42]。另一种转录因子 FoxN4 的缺失产生互补结果：除无长突细胞外，所有细胞类型发育正常[43]。因此，FoxN4 和 Pax6 的结合能够赋予祖细胞对所有视网膜细胞命运的能力。当神经元获得分化的命运时，在祖细胞或新产生的神经元中表达的其他转录因子在细胞多样性的产生和（或）这种多样性的维持中起着重要作用。例如，原神经基因 Atoh7（Math5）的缺失导致神经节细胞的生成严重失败[44]；基因 Otx2 在新发育的光感受器中表达，并且该基因在视网膜中的缺失特异性地阻止祖细胞产生光感受器，相反，它们产生更多的无长突细胞[45-47]；转录因子 Ptf1a、NeuroD1 和 Math3 在无长突细胞中表达，其中一个或多个基因的缺失导致发育中的视网膜无长突细胞的缺失[48]；Nrl 转录因子的缺失导致所有视杆细胞发育为短波敏感的视锥细胞[49]；配对同源域基因 Chx10/Vsx2 的突变导致大多数双极细胞缺失[50]；转录因子 Prdm1/Blimp 的缺失导致光感受器变成双极细胞[51]；另一个 bHLH 转录因子 Ascl1 基因的缺失，导致 Müller 胶质细胞的产生增加，而牺牲了晚期产生的视网膜神经元（如双极细胞和视杆细胞）为代价[52-54]。将所有这些分子的相互作用纳入一个连贯的网络模型中还有待完成；此外，这些转录调控因子与 miRNAs 及信号因子的整合仍然是一个挑战。

在视网膜中存在的几种细胞类型，包括小胶质细胞、血管内皮细胞和视网膜星形胶质细胞，都不是来自心室区的祖细胞。视网膜上的小胶质细胞，就像中枢神经系统其他部位的小胶质细胞一样，来源于血液。单核细胞通过血管内皮细胞进入视网膜，在形态学上变成"阿米巴样（ameboid）"[55, 56]。这些高度运动的细胞，吞噬细胞消化那些在视网膜发育过程中经历凋亡细胞死亡（见下文）的视网膜细胞。当它们在发育过程中首次被观察到时，它们集中在神经节细胞层（GCL），这可能是该层存在大量退化细胞的结果。在发育后期，当其他类型的视网膜细胞发生凋亡时，在视网膜内核层（INL）和外核层（ONL）均可见小胶质细胞。成熟视网膜中存在的第二种胶质细胞是星形胶质细胞。这些细胞由中枢神经系统其他区域的心室区细胞形成，但它们不是由视网膜祖细胞产生的；相反，视网膜星形胶质细胞沿着发育中的视神经迁移，在视神经头部进入视网膜。血管内皮细胞从同一点出现，星形胶质细胞和内皮细胞都迁移到视网膜表面，最终完全覆盖视网膜[57, 58]。

六、内层视网膜发育 Inner Retinal Development

内层视网膜的进一步发育遵循着与中枢神经系统其他区域相似的序列。视网膜细胞在心室（巩膜）表面最后一次有丝分裂后，立即迁移到相应的层。随着它们的迁移，不同类型的神经元开始呈现其特有的细胞类型的一些形态学特征。例如，神经节细胞在其胞体到达 GCL 之前就开始从基底 / 玻璃体突起拉长轴突[59, 60]。视网膜神经元分化的下一个阶段是树突状突起的生长。在分化的最后阶段，视网膜神经元彼此形成功能活跃的突触，并表达相应的递质和受体。尽管这些事件的时间进程有相当大的重叠，但这个序列是大多数视网膜细胞类型的典型序列。

内层视网膜的发育是由视网膜神经节细胞的分化引起的。在包括灵长类在内的几个物种中，视网膜神经节细胞的形态发育都有很好的特征性，并且已知是通过一个特定序列进行的[61, 62]。神经节细胞形态发生的第一阶段是在发育中的视网膜的心室表面细胞完成最后的有丝分裂后开始的。玻璃体突的发育过程类似于轴突，甚至在细胞体从心室表面迁移之前，轴突就向视盘延伸，细胞体随后迁移到视网膜的玻璃体表面。神经节细胞迁移的分子机制尚不清楚，然而，视网膜的层状结构可能是不同类型视网膜细胞选择性迁移和特异性黏附的结果。选择性黏附作用是由细胞黏附分子（CAM）介导的。一段时间以来，人们已经知道，干扰 CAM 功能，特别是 N- 钙黏蛋白分子，会导致视网膜正常层状模式的中断[63]。尽管干扰 CAM 功能会导致视网膜分层的中断，目前还不清楚这些相对非选择性的分子是如何将特定的视网膜细胞类型引导到它们相应的

视网膜层的。在发育中的大脑皮质中，新产生的神经元沿着径向排列的神经胶质细胞迁移到它们的目的地，这些神经胶质细胞横跨扩张的神经管，从大脑核心的心室内表面到外表面。一些不同的分子已经被证实在这种迁移过程中起关键作用，包括介导迁移神经元选择性黏附到胶质支架上的黏附分子[64]。尽管类似的分子可能介导神经节细胞在视网膜中的迁移，但在发育中的视网膜中很少有放射状胶质细胞的存在。Müller 细胞可以提供这样的支架；然而，这些细胞在神经节细胞迁移时尚未产生（见上文）。尽管一些使用超微结构标准的报道声称，在用胸腺嘧啶核苷存育出 Müller 细胞之前，它们就已经存在于发育中的视网膜中，Hinds 和 Hinds 进行的大量连续切片重建未能找到神经节细胞发生期间放射状胶质细胞的任何证据[59]。因此，新生的神经节细胞很可能利用其他视网膜祖细胞作为迁移的支架。事实上，大脑皮质的最新证据表明，放射状胶质细胞实际上是祖细胞，这与视网膜中的迁移神经元利用祖细胞引导其迁移的可能性一致。

在神经节细胞发育的下一阶段，细胞延伸树突形成内丛状层（IPL）。这些初级树突结构非常简单，不超过一个初生的大丝状突起，末端有生长锥。神经节细胞接下来会形成树突状，复杂的树枝状结构很快就出现。对于许多神经节细胞来说，树突状结构最初跨越了 IPL 的整个宽度，有许多次级和高阶分支。然而，在至少一种神经节细胞中，这些细胞从一开始就具有层状亚型特异性[65]。事实上，树突状结构分支比成体神经节细胞具有更多的高阶分支。随着神经节细胞的成熟，树突状突起被重塑；树突状突起被限制在 IPL 的一个亚层内，这取决于神经节细胞是否会变成 ON 型或 OFF 型，并且许多三级突起会退化。神经节细胞树突状生长活跃期后，树突状野的总范围继续扩大，最有可能是视网膜随着眼的持续生长而被动拉伸的结果。

什么因素决定了神经节细胞树突状突起的范围和形状？当神经节细胞开始发出树突时，无长突细胞向内核层迁移，这两种细胞相互生长，开始形成 IPL。神经节细胞的树突状树突部分由介导细胞自身分层的同一个 CAMs 调节。Kljavin 等[66] 在纯化的 CAMs 基质上培养视网膜神经节细胞，发

现生长在 NCAM、L1 或 N-cadherin 上的细胞具有明显不同的形态。生长在 N- 钙黏蛋白上的细胞形成了高度分支的形态，与在体内观察到的非常相似，而生长在 L1 上的细胞形成了更简单的轴突样突起。然而，这些通用的 CAM 不能提供视网膜特异性的程度。例如，要产生亚氨基专一性，至少需要另外两种类型的分子。鸡视网膜中的黏附分子免疫球蛋白超家族［Dscam（Down syndrome CAM）、Dscaml、Sidekick-1 和 Sidekick-2］中有几个成员被要求定义 IPL 中的亚层[67]；然而，在小鼠视网膜中，Dscam 的丢失并不影响亚层特异性。相反，在小鼠视网膜中，已知在中枢神经系统（SAMA6A 和 PuliNa4）中轴突寻找的分子是必需的，至少有一些类型的神经节细胞和无长突细胞的亚层树突分层[68]。SAMA6A 和 PuliNa4 在 IPL 的亚层中具有互补的表达模式（图 15-5B），PlexA4 被敲除的小鼠在某些类型的视网膜神经元树突的正确亚层特异性方面存在缺陷。图 15-5 显示了在 PlexA4 缺失对表达酪氨酸羟化酶的多巴胺能无长突细胞树突的影响。在鸡视网膜中树突的层流特异性也依赖于接触素，至少有 5 种不同的黏附分子通过无长突细胞亚群表达。总之，这些数据表明，越来越多的候选黏附分子在免疫球蛋白超家族中，编码 IPL 中的分层特异性连接[69]。

除了它们的分层特异性外，许多不同种类的研究表明，神经节细胞各亚类的树突状树突树冠"平铺"于视网膜表面[70]。神经节细胞之间的相互作用控制着不同神经节细胞类别树突的覆盖范围。当视网膜的一个区域被实验性耗尽神经节细胞时，邻近的细胞会在耗尽的区域中长出树突，从而大大扩展其树突的大小。此外，当神经节细胞在正常细胞死亡前（见下文）通过单眼去核增加其密度时，神经节细胞具有较小的树突范围[71]。尽管这些数据表明，神经节细胞树突分支的大小是由细胞-细胞相互作用决定的，这些相互作用的性质尚不清楚。神经节细胞可能在竞争一些来自无长突细胞的树突促进因子，因此当神经节细胞较少时，它们可以获得更多的促树突因子。另外，神经节细胞可能内在地延伸出旺盛的树突分支，但它们的生长可能受到一种称为接触抑制的现象的限制，在这种现象中，两

个细胞之间的直接接触导致延伸过程的停止，因为它们的生长锥塌陷。通过对 Dscam 和 Dscaml 小鼠突变体的分析，为后一种机制提供了一些证据。如上所述，虽然这些分子在小鼠体内不需要亚层特异性，但它们似乎对树突和细胞体的"自我回避（self-avoidance）"现象非常重要。在 Dscam 基因敲除小鼠（图 15-5）中，神经节细胞有束状树突，其细胞体形成大团，而不是均匀地分布在视网膜表面[72]。

丛状层的进一步发展是不同类型视网膜细胞的树突状生长和突触形成的反映。随着双极细胞的成熟，它们开始产生树突状树突，树突状树突可以与神经节细胞形成突触连接。如上所述，在所有研究过的物种中，IPL 的发育早于外丛状层。在大多数哺乳动物中，无长突细胞和神经节细胞之间的传统突触在双极细胞和神经节细胞之间的带状突触之前发育。这个序列与这些细胞类型的产生序列平行，因为无长突细胞在脊椎动物视网膜双极细胞之前出生。此外，这些第一突触明显地介导内层视网膜细胞之间的水平相互作用，这对神经节细胞与其靶细胞之间建立适当的连接模式非常重要。Wong 及其同事在雪貂的研究表明，在大多数双极细胞产生之前，活动波通过内层视网膜的突触在视网膜神经节细胞之间传播[73]。因此，发育中的视网膜中的信息流最初是水平的，后来才发展成成熟视网膜的主要垂直信息流。

这种模式的一个例外是在灵长类动物的中心凹中发现的，在那里几乎没有任何发育中的视杆细胞。在中心凹中，在 IPL 中观察到的第一突触是双极细胞和神经节细胞之间的带状突触[74]。在猴眼的中心凹中，神经节细胞早在 30 天的妊娠期出生，但双极细胞和无长突细胞直到大约 1 周后才产生，在 E38。如上所述，神经节细胞在 E55 具有原始树突，并且在双极细胞产生后约 2 周，可同时在形态学鉴定出中心凹处 IPL 的第一突触。因此，即灵长类中心凹中，信息的垂直流动似乎在神经节细胞和无长突细胞之间的传统突触之前就已经就位。灵长类动物的外周视网膜并非如此，在那里观察到了典型的哺乳动物视杆细胞控制视网膜的模式。由于在未成熟视网膜中神经节细胞和无长突细胞之间的连接被认为有助于视网膜膝状体连接所需的神经节细胞活

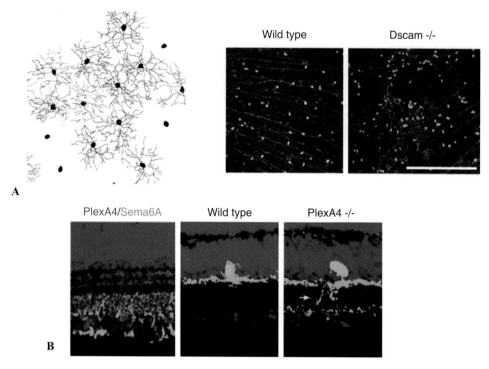

▲ 图 15-5　**The tiling and lamination of dendrites are regulated by specific cell adhesion molecules**
(A, left) Midget ganglion cell mosaic of human retina shows a highly regular distribution, and their dendritic arbors show no overlap. (A, right) In Dscam knockout mice the ganglion cells no longer tile evenly, but have fasciculated dendrites, and their cell bodies (green) form large clumps. (B, left) Sema6A (green) and PlexinA4 (red) have complementary expression patterns in the sublaminae of the inner plexiform layer. (B, right) Tyrosine hydroxylase (TH)-expressing dopaminergic amacrine cells (green) in PlexA4 knockout mice send dendrites into the wrong sublamina. (Panel A left, modified with permission from Dacey DM. The mosaic of midget ganglion cells in the human retina. J Neurosci 1993;13:5334. Panel A right, modified with permission from Fuerst PG, Bruce F, Tian M, et al. DSCAM and DSCAML1 function in self-avoidance in multiple cell types in the developing mouse retina. Neuron 2009;64:484–97. Panel B, modified with permission from Matsuoka RL, Nguyen-Ba-Charvet KT, Parray A, et al. Transmembrane semaphorin signaling controls laminar stratification in the mammalian retina. Nature 2011;470:259–63.)

动的协同爆发，因此中心凹神经节细胞的连接在机制上可能存在差异。

视网膜细胞间功能回路的发育要求突触递质及其受体在适当的细胞中表达（有关视网膜突触发育的回顾，见 Bleckert、Wong[75] 和 Yoshimatsu 等[76]）。事实上，视网膜的主要神经递质谷氨酸、γ- 氨基丁酸和甘氨酸在形成形态上可识别的突触之前都定位于特定的视网膜神经元。此外，配体门控和电压门控通道在视网膜细胞由祖细胞产生后很快出现。例如，小鼠的神经节细胞早在 15 岁时就有 Na+、K+ 和 Ca2+ 通道，仅在出生后几天。事实上，这些非常不成熟的神经元既有神经递质，也有受体，这使得这些分子可以作为信号来塑造通路的发展。虽然小鼠双极细胞递质释放的基因抑制并不影响神经节细胞树突的大体形态[77]，但神经递质在外层视网膜树突的形成中可能更为重要（见下文）。

七、光感受器发育 Photoreceptor Development

当光感受器通过其视蛋白免疫反应性或 mRNA 表达首次被识别时，它们的形态非常简单，没有外节段形成。图 15-6 显示了猴视网膜早期分化成视锥细胞的简单形态。在所有脊椎动物中，视锥细胞光感受器在视杆细胞光感受器之前产生（见上文）。然而，视杆细胞光感受器在视锥细胞光感受器之前表达其特定的视蛋白[78, 79]。因此至少视杆细胞光感受器的这一方面比视锥细胞光感受器进行得更快。猴是研究正常光感受器细胞分化模式的一个特别有利的物种，因为它的视网膜发育过程相对较长，而且大多数其他哺乳动物的视杆细胞支配的视网膜具

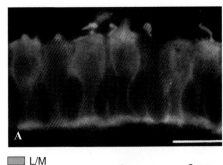

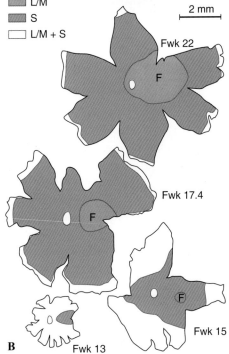

▲ 图 15-6　胎猴视网膜的 L/M 和 S 视锥

A. 胎龄 108 天视网膜旁中心凹切片双标免疫组化染色：L/M 视锥呈绿色，S 视锥呈红色。B. 不同类型视神经视锥细胞在视网膜表面的分布与年龄的关系。F. 中心凹；Fwk. 胎周（图片 A 经许可转载自 Burnsted K, Jasoni C, Szel, et al. J Comp Neurol 1997; 378: 117-34.；图片 B 经许可转载自 Xiao M, Hendrickson A. Spatial and temporal expression of cone opsins during monkey retinal development. J Comp Neurol 2000; 425: 545-59.）

有相对较少的视锥细胞。恒河猴的黄斑视锥细胞生于 E38 和 E50 之间，E55 首先在外丛状层形成突触。胸腺嘧啶核苷的出生研究表明，第一个中心凹视锥细胞在胎儿第 38 天（见上文）产生，但直到几周后胎儿第 75 天，视锥细胞分化到与双极细胞建立突触连接的程度（E55 后才表达其特异性视蛋白。这种延迟是脊椎动物光感受器发育的一个普遍特征，表明控制视蛋白表达的因素，比引导视网膜祖细胞决定光感受器细胞命运的因素，作用的时

间晚。

以上提到的控制细胞分化镶嵌的因素也必须在视锥细胞镶嵌的发育过程中起作用。在灵长类中心凹中，表达 S（短波）视蛋白和中长波视蛋白（L/M）的视锥细胞均呈规则的镶嵌状分布。在灵长类和小鼠中，表达 S 视蛋白的视锥细胞光感受器在发育过程中最先出现[78]。图 15-6 显示了 S 视蛋白表达在猴视网膜从中央到周边视网膜的发展过程。一旦 S 视蛋白视锥细胞覆盖了视网膜表面的较大一部分，L/M 视蛋白视锥细胞就开始在视网膜中央发育[80]。L/M 视蛋白锥的发育波随后跟随 S 视蛋白视锥细胞从视网膜中央向周边发展[81, 82]。

新的证据表明，光感受器的分化是由转录因子控制的，转录因子促进祖细胞成为光感受器的祖细胞，然后是原始视锥或原始视杆细胞，然后进一步发展到特定类型的视锥细胞。在每个阶段，不同的转录因子似乎控制着原始光感受器在其发育选择中的能力。同源域转录因子 Otx2 是最早影响祖细胞成为光感受器的偏倚因子[45, 46]。条件敲除研究表明，在 Otx2−/− 视网膜中光感受器不发育，将 Otx2 逆转录病毒基因转移到视网膜前体使细胞偏向于成为光感受器。Otx2 还激活了视锥 - 视杆同源盒基因（Crx）的转录，这也是许多光感受器特异性基因（包括视蛋白 opsins）表达所必需的[83]。Otx2 阳性的 Crx 原光感受器必须选择成为视杆或视锥细胞，而这一过程是由神经视网膜亮氨酸（Nrl）拉链转录的表达决定的。Nrl 的表达促进视杆细胞的命运，抑制视锥细胞的命运。Nrl−/− 视网膜不发育视杆细胞，但比正常视网膜有更多的视锥细胞[49]。不表达 Nrl 的光感受器祖细胞变成视锥细胞。有趣的是，锥体亚型的选择取决于另一种转录因子甲状腺激素受体 2（TRβ2）和 RXRγ[84, 85]，它们促进 M 视蛋白的表达，同时抑制 S 视蛋白的表达。TRβ2 基因缺陷小鼠没有 M 视蛋白表达的视锥，而只有 S 视蛋白视锥细胞[86]。

许多研究已经使用体外技术来确定视网膜发育过程中控制光感受器分化的因素。由于许多这些研究都是在啮齿动物身上进行的，而且啮齿动物视网膜的视锥细胞相对较少，所以大多数体外研究都集中在视杆光感受器细胞的分化上。视杆细胞光感受

器在低密度细胞培养中不分化，但在高密度细胞培养或外层视网膜植体中容易分化，这一发现导致了对视杆细胞分化因子的几种体外检测方法的发展，并鉴定了几种促进视杆细胞光感受器体外分化的信号分子[87]。这些因子现在被用于促进胚胎干细胞培养中的光感受器发育[88-91]。

外丛状层的发生和光感受器细胞、水平细胞和双极细胞之间的突触形成滞后于 IPL。有很好的证据表明，细胞的树突是通过相互作用来调节的。例如，水平细胞的树突状分支取决于视杆细胞与视锥细胞的比例。在小鼠中，在发育过程中减少视锥细胞数量会导致水平树突状细胞分支的增加。带状突触是视杆和视锥状椎弓根之间及水平细胞和双极细胞树突之间的特殊突触结构，它的形成也依赖于细胞的活动：抑制视锥细胞的光传导，迫使双极细胞与视杆细胞形成突触[92]。视杆细胞中的递质释放受阻导致视杆细胞双极细胞和水平细胞向 ONL[93, 94] 发送异常过程，并与视锥细胞突触结合。虽然调控 OPL 形成的特异性分子相互作用还不清楚，但 DSCAM 的缺失导致了某些类型双极细胞树突的畸形，表明这种黏附分子在 OPL 形成和 IPL 形成中起着重要作用[95]。最近的研究表明，在小鼠和灵长类动物中，一些额外的黏附分子定位于锥体突触，包括伽马原钙黏蛋白、钙黏蛋白 -8、MAGI2 和 CASK，这些可能在这些突触的形成中被证明是重要的[96]。

八、神经节细胞死亡 Ganglion Cell Death

在脊椎动物中枢神经系统的发育过程中，有相当数量的神经元死亡。"过剩"神经元的死亡被认为是由于它们无法有效地竞争有限的营养支持，通常来自突触后靶点。这样一种机制可以确保神经元的突触前和突触后种群在发育过程中的数量匹配。在视网膜中，细胞死亡现象在视网膜神经节细胞群中得到了最彻底的研究[97]，尽管在其他细胞类型中也有细胞死亡的记录[98]。最初产生的神经节细胞中有相当一部分随后在细胞死亡阶段丢失。神经节细胞的丢失发生在轴突到达外侧膝状体核和上丘时。在大多数脊椎动物和人类中，这些靶区的神经元大概只产生足够的营养因子来维持不到一半的神经节

胞存活。除了数值匹配神经节细胞及其靶点外，不同靶点可能产生不同的营养因子，这确保只有那些轴突延伸到正确位置的神经节细胞才能存活[99]。

靶细胞提供的营养因子很可能与神经系统其他细胞的生存因子是同一分子。神经节细胞存活的重要营养分子家族是神经营养素，包括神经生长因子（NGF）、脑源性神经营养因子（BDNF）、神经营养素 3（NT3）和 NT4/5。在神经营养素中，BDNF 和 NT3 是神经节细胞存活最重要的两个因子。BDNF 和 NT3 均由神经节细胞靶向细胞表达[100]，当这些神经营养素添加到视网膜细胞培养物中或在正常细胞死亡期间过量注射到靶细胞中时，它们都促进神经节细胞的存活。神经节细胞分别表达 BDNF 和 NT3 受体，即 trkB 和 trkC 受体酪氨酸激酶。这些数据与下面的模型一致。视网膜祖细胞产生的神经节细胞是成年人实际需要的两倍多[101]，这些细胞将轴突延伸到外侧膝状体核、上丘和其他靶点。当轴突到达靶点时，神经节细胞表达 trkB 和 trkC，它们需要激活这些受体才能继续存活。由于 BDNF 和 NT3 的供应有限，许多神经节细胞的 trk 受体活化不足，因此它们会启动一个凋亡程序。尽管这种方案在很有吸引力，并且符合许多可用的数据，但有证据表明，额外的生长因子在控制视网膜神经节细胞的数量方面也很重要[102, 103]。

有证据表明 Brn3 类转录因子对神经节细胞的存活有重要作用。Brn3 转录因子是一类称为 POU 域转录调节因子的分子。在视网膜中，Brn3 基因只在视网膜神经节细胞中表达。它们在小鼠、猫和猴的视网膜上都有特征性的表达，但是在表达特定 Brn 基因和神经节细胞的主要形态亚型之间似乎没有简单的关系。小鼠 Brn 基因的靶向性破坏导致几乎所有视网膜神经节细胞的丢失[104-106]。这些实验支持了 Brn 基因可能对神经营养素或其受体的表达及对其生存至关重要[104, 107]。

九、视网膜的成熟 Retinal Maturation

随着视网膜的成熟，几乎所有的事件都继续以中心到周边的方向进行。一旦视网膜组织发生和死亡过程完成，由于眼压持续升高，组织结构的重塑过程仍在继续，主要表现为视网膜伸展。色素上皮

和巩膜组织也积极参与眼睛的生长，因为这些组织随着眼压的升高而增生。因为视网膜在周边成熟较晚，所以在周边视网膜出现不相称的扩张。结果表明，周围视网膜神经节细胞密度较中央视网膜低，且由于视网膜牵张不均，大多数视网膜细胞树突的大小随着偏心率的增加而增大，这是由于视网膜伸展过度所致。

灵长类动物中心凹的发育是视网膜发育后期的另一个重要方面。中心凹是一个小的、无血管的凹陷，在旧大陆灵长类动物的视网膜中央除了视锥细胞光感受器和 Müller 胶质细胞外，没有其他细胞。Hendrickson 等对中心凹的发育进行了广泛的研究 [108-111]。这个区域最初是视网膜最厚的部分之一，通过细胞迁移的过程，它转变为凹陷。在人类胚胎的第 24 周到第 26 周之间，GCL 开始变薄，无长突细胞和双极细胞的数量很快开始下降。这些细胞在中心凹的丢失不是由于它们的死亡，而是由于它们从中心凹向周围视网膜的迁移。由于这些细胞在发育过程中已经形成了突触连接，因此当它们迁移时，视锥细胞的突触蒂仍然与水平和双极细胞接触，这导致 Henle 纤维显著延长。出生时，GCL 和 INL 只有一层细胞厚；出生后，GCL 和 INL 继续变薄，但 ONL 的厚度开始增加；到 4 岁时，ONL 有 6～7 层视锥光感受器细胞核。虽然对中心凹的发育有很好的描述，但对细胞迁移的机制知之甚少。

十、结论 Conclusion

在过去的 20 年里，我们对视网膜发育的认识有了爆炸性的增长。在整个进化过程中，对眼睛发育的分子机制的显著保护，使得果蝇强大的分子遗传学能够识别视网膜分化所需的许多关键分子成分。然而，视网膜发育的许多方面仍然是个谜。例如，更好地理解控制细胞命运的机制，将有助于更好地从人类胚胎干细胞和诱导多能干细胞中衍生特定的视网膜细胞类型，用于细胞替代疗法和疾病建模。控制特定突触连接的机制的发现将对眼睛和其他中枢神经系统的发育障碍产生影响。对眼睛发育过程的阐明将继续为我们看待视网膜疾病和病理学提供信息，并有可能引导我们找到方法来重现发育过程，并为视网膜疾病提供再生治疗。

视杆和视锥细胞光感受器的结构和功能
Structure and Function of Rod and Cone Photoreceptors

Jeannie Chen　Alapakkam P. Sampath　著

第16章

一、概述 Introduction

我们的视觉体验是从视网膜中的视杆和视锥光感受器启动的。人眼包含超过 1 亿个视杆细胞和大约 600 万个视锥细胞，它们位于视网膜的外核层内，使得我们的视觉体验可以扩展到超过 12 个数量级的光强度的范围。视杆细胞光感受器在暗光条件下介导视觉，使我们的视觉系统达到单光子吸收的极限[1, 2]。视锥细胞的灵敏度降低约 100 倍，但它们巨大的适应能力使它们能够在最亮的白天编码光强度[3, 4]。在过去的 20 年里，我们对这些细胞的结构和功能的理解有了很大的提高。超过 150 个与视网膜疾病相关的基因已经被克隆，令人惊讶的是，其中多达一半的基因在光感受器细胞中特异表达或高度富集。视杆细胞和视锥细胞的分子成分的发现正在以越来越快的速度进行，特别是人类和小鼠的"完整"基因组序列的可用性增强了这一发现。虽然光感受器基因可以通过与视网膜疾病（linkage 连锁）的关联来识别，但有关其功能的信息并不伴随其识别[5]。必须进行基础科学研究，以解释它们在正常、健康的光感受器及光感受器疾病中的作用。

虽然我们对光感受器细胞的结构和功能的了解大多来自于对遗传性盲动物模型的研究[6, 7]，但最近，转基因和基因敲除动物技术已经成为了解功能和研究疾病的有力工具。从患者身上鉴定出新的光感受器基因后，突变的动物可以被改造成模拟人类光感受器的病理学特征。在这些分子技术出现之前，有关视网膜疾病的大多数数据都是从罕见的"信息丰富型"患者或供体视网膜中收集的，这些患者或供体视网膜中有存活的光感受器可以进行研究[8]。其他主要的信息来源是通过近亲繁殖或随机遗传光感受器基因突变的动物模型的研究，如爱尔兰塞特犬[9]、布里亚德犬[10]、阿比西尼亚猫[11]、RCS 大鼠[12]、rd1[13, 14] 和 rds[15, 16] 小鼠模型。现在，基因工程动物的能力使得寻找"信息丰富型"的患者和自然发生的动物模型变得不那么急迫，因为任何一个感兴趣的基因都可以从光感受器中导入[17-19] 或移除[20-24]。然而，当存在具有类似突变和（或）疾病表型的患者和动物模型时，结构 – 功能关系的最有指导意义的例子就会出现。直到最近才有可能将众多研究的见解纳入光感受器功能的生化途径和机制。在这里，我们回顾了与视杆细胞光感受器结构和功能相关的主要蛋白质和途径，并强调了视锥细胞光感受器的平行性。

二、光感受器基础 Photoreceptor Fundamentals

视杆和视锥光感受器是一种特殊的感觉神经元，含有将入射光转换成神经系统可解释信号所必需的蛋白质机制。在大多数哺乳动物视网膜中，视杆细胞光感受器比视锥细胞光感受器数量更多，并且高度敏感。在完全暗适应状态下，视杆细胞光感受器能可靠地将单个光子的吸收报告到视网膜输出端，形成我们的暗视或夜间视觉。视锥细胞光感受器在形态和功能上与视杆细胞光感受器不同，可表达多种视觉色素或视蛋白，其光谱灵敏度因视锥细胞光感受器的亚型而异。在人类中，有三类视锥细胞能提供强健的彩色视觉：S 视锥、M 视锥和 L 视锥（见第 12 章，色觉和夜视）。视锥细胞也比视杆细胞敏感度低，产生的光响应时间短。这使得视锥细胞能够调节我们的视觉，或者说日间的视觉，并提高时间分辨率。这两种光感受器的协同作用及将信号传送到视网膜输出的视网膜电路，最终奠定了我们丰富的视觉体验。

视杆细胞和视锥细胞光感受器都是高度极化的细长细胞，可以描述为有四个亚细胞室：外节段（OS）、内节段（IS）、细胞核和突触末端（图 16–1 和 16–2）。OS 是捕获光子和激活光传导级联的地方。IS 紧邻 OS，包含细胞的蛋白质合成（高尔基体和内质网）和代谢（线粒体）机制。光诱发的信号被被动地从感光轴突（最多 75μm）传递到外丛状层的突触终末。光感受器末梢的结构在神经系统中是独一无二的，因为它们包含一种特殊的结构，称为条带（ribbon），有助于兴奋性神经递质谷氨酸释放到二级视网膜神经元（双极和水平细胞）。因此，光感受器细胞将感觉刺激、光传递给视网膜回路，视网膜回路将这些信息传送到更高的视觉中心。

三、光感受器外节段结构 Photoreceptor Outer-Segment Structure

OS 小室包含光传导所需的所有成分，将光子捕获转化为质膜上阳离子电流的变化，光传导是一系列生化反应。视杆细胞有一个直径约 1.3μm 的圆柱形 OS，OS 的长度范围为 25～45μm[25-28]，这取决于许多因素，包括一天中的时间、光强度、它们在视网膜中的位置及动物种类。视锥细胞光感受器 OS 较短，通常为视杆细胞长度的一半，底部

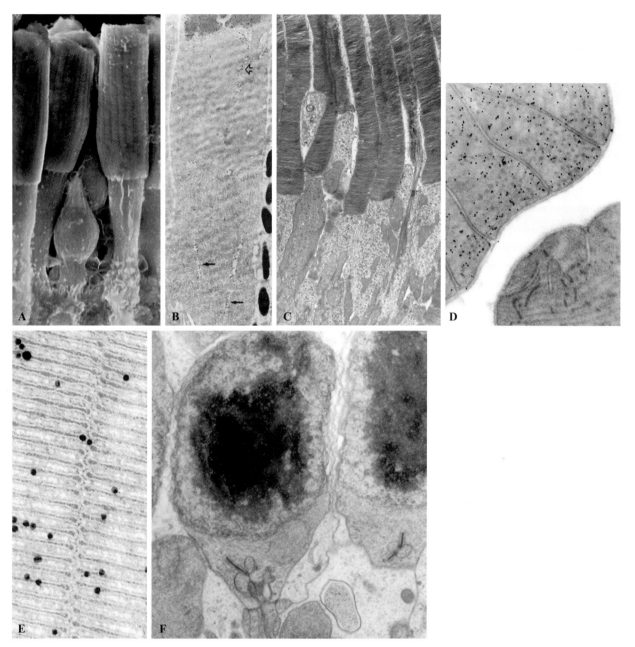

▲ 图 16-1　**A.** 非洲爪蟾视杆和视锥细胞的扫描电子显微照片。视杆细胞光感受器内节段（IS）和外节段（OS）的基本形状可以通过这个表面视图来理解。这种动物的视锥非常短，呈"锥形"，与哺乳动物视网膜视锥外节的圆柱形不同；**B.** 视蛋白（opsin）在蛙内节段的免疫定位。箭显示了新合成的视蛋白在高尔基体中的位置（实箭）和标记的囊泡（开放箭）从肌样体到纤毛的轨迹；**C.** 小鼠视网膜光感受器透射电子显微照片。注意内外节之间的连接纤毛，在这个方向上可以看到大量的线粒体；**D.** 从视柄看青蛙感光器 OS 的高倍率视图。左上角显示一个标记有抗视杆视蛋白抗体的膜盘。在这一部分可以观察到膜盘周围的质膜。左下角是一个不被抗体标记的视锥光感受器细胞 OS；**E.** 从视柄侧面看青蛙感光器 OS 的高倍率视图。膜盘上标记有抗视杆视蛋白抗体。可以观察到膜盘的边缘区域及单个膜盘的紧密堆积；**F.** 视杆细胞光感受器的突触末端。在细胞核的正下方是感光球体。突触带在这一部分可见（图片 **D** 和 **E** 由不列颠哥伦比亚大学 Robert Molday 提供）

直径较大，向顶端逐渐变细（图 16-2）。小鼠视杆细胞的 OS 平均含有 810 个膜盘，占 OS 体积的 2/3[29]。这些膜盘上的大部分蛋白质是视杆细胞的视紫红质（rodopsin）（或视紫红质与其生色团结合，

11-cis 顺式视网膜结合）。视紫红质在盘膜上的密度被测量为约 24 000 分子 /μm²[30]。尽管有这种密集的堆积，视紫红质在膜中自由扩散[31]，这有助于它遇到并激活转导分子以放大光信号。已知许多

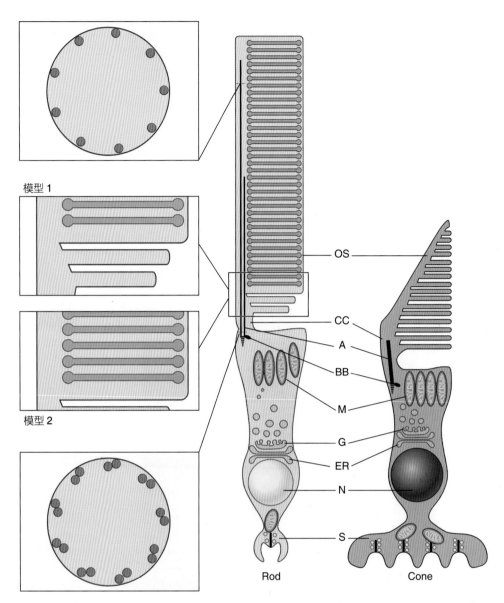

▲ 图 16-2　脊椎动物视杆和视锥细胞光感受器的基本结构

部分细胞包括外节段（OS）、轴突（A）、连接纤毛（CC）、基底体（BB）、纤毛根（R）、线粒体（M）、高尔基体（G）、内质网（ER）、核（N）、突触末端（S）。插图描绘了轴突在外节段水平的结构，其中微管结构为 9×1+0（顶部），内外节段连接微管结构为 9×2+0（底部）。中图描绘了两种外节段圆盘形成的模型。在模型 1 中，OS 盘起源于质膜的外翻，但变得关闭并与质膜分离[56, 57]。在模型 2 中，新生成的 OS 盘已经关闭并与质膜分离[58]（图片经许可转载自 Anderson DH, Fisher SK, Steinberg RH. Mammalian cones: disc shedding, phagocytosis, and renewal. Invest Ophthalmol Vis Sci 1978；17（2）：117-33；Steinberg RH, Fisher SK, Anderson DH. Disc morphogenesis in vertebrate photoreceptors. J Comp Neurol 1980；190（3）：501-8；Chuang JZ, Zhao Y, Sung CH. SARA-regulated vesicular targeting underlies formation of the light-sensing organelle in mammalian rods. Cell 2007；130（3）：535-47.）

G- 蛋白耦联受体形成二聚体和高阶寡聚体。在原子力显微镜[32] 和最近的低温电子显微镜下观察到原生盘膜时，rhodopsin 已经观察到形成二聚体的旁晶阵列[33]。它是否以二聚体的形式存在仍然是一个争议的领域。然而，已知视紫红质具有单体功能[34]。

光传导途径的其他完整膜蛋白嵌入到膜盘中，是鸟苷酸环化酶的两个亚型，RetGC1 和 RetGC2，它们是单程跨膜蛋白。其他转导蛋白，如 G 蛋白转导蛋白（Tα）、磷酸二酯酶 6（PDE6）、回收蛋白和鸟苷酸环化酶激活蛋白（GCAP），是外周膜蛋白（见下文）。

（一）稳定外节膜盘结构的蛋白质 Proteins That Stabilize the Structure of Outer-Segment Discs

视紫红质（rhodopsin）不仅是光传导级联的重要组成部分，也是 OS 膜盘形成和维持所必需的。在没有视紫红质的情况下，OS 结构不形成[22]。外周蛋白（peripherin）和 Rom-1[15, 35, 36] 是另外两种有助于维持膜盘的扁平结构的成分。这两种蛋白都属于膜蛋白的四肽（tetraspanin）家族，它们形成多蛋白复合物，称为四肽网或四肽富集微区（tetraspanin web or tetraspanin-enriched microdomain）[37]。Peripherin/rds 通常存在于膜盘的边缘，自我结合形成高阶络合物，并与 Rom-1 发生相互作用[38]。Peripherin/rds 和 Rom-1 可能作为黏附分子发挥作用，有助于保持膜盘垂直排列，并可能通过桥接到上覆的质膜来稳定膜盘堆栈。Peripherin/rds 也被认为在形成膜盘边缘的曲率方面起作用[39]。

Peripherin/rds 的缺失或破坏导致 OS 基部膜盘畸形。小鼠自然发生的视网膜退行性变被称为"缓慢视网膜退行性变"（rds）已被证明是由于 peripherin/rds 的缺陷所致。Rds/rds 小鼠外 peripherin/rds 的缺失阻碍了光感受器 OS 的正常发育，导致光感受器细胞死亡[15, 40]。转基因小鼠缺乏 peripherin/rds，不能形成 OS，当水平降低时，如杂合子小鼠，膜盘形成大的轮盘，而不是一堆整齐的膜盘[15, 40]。影响 peripherin/rds 四级结构的突变也会导致膜盘畸形。这些观察结果强调了 peripherin/rds 在 OS 盘结构形成和维持中的重要性。

尽管 Rom-1 在结构和功能上类似于外周蛋白（peripherin），但其在视杆细胞体内的缺失显示出比 peripherin/rds 基因敲除小鼠更为严重的表型，这表明 peripherin/rds 对膜盘形成更为关键。尽管膜盘比正常大小增大，但光感受器的功能似乎比不存在 peripherin/rds 时保持更高的水平。然而，在小鼠和人类中，异常的 Rom-1 确实会导致缓慢和进行性的光感受器退化[41]。

Peripherin/rds 和 Rom-1 在视杆和视锥细胞中的功能差异已经被发现。视锥细胞的 Rom-1/peripherin 比值较低[37]，不同的 peripherin/rds 突变对视锥和视杆细胞有不同的影响。例如，C214S 和 N244K 突变对视杆细胞的影响更大，而 R172W 和 N244H 则倾向于引起视锥细胞显性遗传疾病，如黄斑营养不良[37]。

透射电子显微术已经揭示了层状膜盘之间及膜盘和质膜之间的结构成分，这些结构成分主要集中于膜盘的边缘区域和切迹处[42-45]。最近一项使用冷冻电子断层扫描技术对玻璃化外节段的 OS 结构进行的研究，显示了以前未观察到的间隔物分布于整个膜盘[30]。这些结构元件可能保持相邻膜盘之间及膜盘和质膜之间的适当距离。这些间隔蛋白的蛋白特性尚不清楚，但 peripherin/rds 和 Rom-1 可能是候选的。

视杆细胞光感受器膜盘的另一个组成部分是 ABCR（光感受器细胞特异性 ATP 结合盒转运体）[46, 47]。ABCR 的突变引起多种视网膜变性，包括 Stargardt 黄斑营养不良、眼底黄色斑点症、某些形式的视锥 – 视杆细胞变性和视网膜色素变性。其他 ABCR 突变被认为会增加发生年龄相关性黄斑变性的风险。ABCR 是 ATP 结合盒（ABC）超家族的成员。这是一个跨膜蛋白大家族，参与许多不同基质跨膜屏障的能量依赖性转运。ABCR 在膜盘边缘的定位表明，它参与了分子从膜盘腔向胞质的运动。这一假设得到了 ABCR 基因敲除小鼠的研究的支持，这些研究表明，延迟的暗适应、光照后全视网膜的增加及视杆 OS 中的磷酸二苯乙醇胺（PE）升高[48]。对 ABCR 基因敲除小鼠的视网膜进行的生化分析揭示了一种新的全反式视网膜和 PE 复合物的累积，称为 N- 视网膜内酯 –PE（N-retinylidene-PE），在正常视网膜中没有发现。一旦进入胞质，全反式视黄醇转移到视网膜色素上皮进行循环和生色团（11-cis 顺式视网膜）再生（见第 18 章，视网膜色素上皮细胞生物学）。Stargardt 病和 ABCR 敲除小鼠的主要病理缺陷是在 RPE 细胞中积累毒性脂褐素色素，如 A2E。因此，小鼠的表型与 Stargardt 患者眼底的表型非常相似。动物模型和进一步的生化研究表明[41]，ABCR 是 N-retinylidene-PE 的一种外向翻转酶。迟发性暗适应可能是由于视蛋白和全反式视网膜之间的非共价复合物的积聚（在膜盘中）。ABCR 介导的视网膜退行性变可能是由于 A2E 积聚导致 RPE "中毒"所致，而继发性光感受器退行性变则是由于 ABCR 支持作用丧失所致。

尽管 ABCR 在膜盘的结构中起着非常明确的作用，但没有任何突变与异常的结构特征有关。换言之，突变似乎并不直接影响膜盘边缘的折叠，更可能影响转运体的生化功能。为了证实这些数据，Radu 等测试了异维甲酸对 ABCR 基因敲除小鼠脂褐素积累的影响[49]，这是一种隐性 Stargardt 病模型。他们通过电子显微镜观察到，异维甲酸在生化上阻止了 A2E 的形成和脂褐素的积累。此外，通过视网膜电图（治疗时）观察到 ABCR 阴性小鼠没有明显的视觉损失，异维甲酸还阻止了野生型小鼠脂褐素缓慢的、年龄依赖性的积聚。结果表明，在 Stargardt 病患者中，异维甲酸治疗可以抑制脂褐素的积累，延缓视力下降的发生，并可能是一种有效的治疗与脂褐素积累相关的其他形式的视网膜或黄斑变性的方法，尽管通过这样的治疗，"正常"的视觉功能可能会受到一定程度的损害。

OS 的存在显然不是可选的，因为有许多视网膜疾病的例子，其中光感受器细胞在 OS 丢失后不久死亡[50-52]。为什么 OS 丢失会触发视杆细胞死亡并不明显，因为所有必需的细胞器都存在于 IS 和细胞体中，OS 似乎缺乏细胞器。光感受器不断地替换所有成分，以维护整体结构。事实上，视杆细胞 OS 组分的更新在光感受器细胞中可能比在身体的任何其他细胞中都更容易看到。在 2 周内，OS 的膜盘和质膜成分被完全替换[53, 54]。为了支持这种转换，有来自 IS 的新合成的蛋白质和脂质大量涌入。这些组分被运送到 OS 的底部，从那里膜盘逐渐向 RPE 迁移，以进行吞噬和再循环。一种观点是，来自脉络膜血管的高氧张力可能会干扰光感受器细胞 IS 和细胞核中的细胞机制，而 OS 的存在使脉络膜和感光细胞核之间有一个保护距离[55]。

（二）膜盘形态发生 Disc Morphogenesis

尽管已知在 OS 的基底部形成新的膜盘，但是形成这些盘的过程没有完全解决（图 16-2）。Anderson、Steinberg 和 Fisher（模型 1）描述了一个模型[56, 57]。基于成年猴的视杆细胞的形态学研究，观察到 OS 底部折叠的膜堆与连接纤毛的质膜是连续的，而旧的视锥细胞膜盘被关闭并与质膜分

离。由此提出了一个模型，即新到达的载视紫红质的囊泡与质膜融合，生长的膜外翻形成开放的盘状结构。最终，这些膜盘被剥离，形成成熟的闭合膜盘。另一个模型（模型 2），"囊泡靶向模型（vesicular targeting model）"已经由 Chuang 及其同事提出[58]。他们提供了分子证据，视紫红质的羧基末端与一种叫作 SARA 的蛋白质（受体激活的 SMAD 锚定）相互作用，此外还有 PI3P（磷脂酰肌醇 3- 磷酸）和突触结合蛋白 3（syntaxin 3）。在他们的模型中，新的膜盘已经被 OS 质膜封闭和包裹。他们的证据表明，由 SARA 组织的蛋白质 - 蛋白质和蛋白质 - 脂质相互作用调节了轴突状视紫红质囊泡对新形成的膜盘的靶向性。因此，膜盘是通过与含视紫红质的囊泡融合而生长的，而不是从外翻的质膜中生长。这个模型更符合他们的实验模型系统的形态，在鼠的视杆细胞 OS 的基底部，不显示膜盘。

膜盘形成过程中的翻译和翻译后控制程度仍然是一个悬而未决的问题。管理和分配视紫红质与膜盘中光传导级联（transducin：PDE：GC：GCAP：cGMP 门控通道）其他蛋白质的正确比例所需的过程尚不清楚。此外，将结构蛋白 peripherin、Rom-1 和 ABCR 插入形成的膜盘边缘可能需要精确的指令。如何将这些过程结合起来生成一个功能性 OS 将需要广泛的新研究和方法。这些复杂的形态形成过程不太可能用固定材料的静态二维显微镜方法来解释，这种方法迄今已产生了大部分信息。这些问题可能需要应用三维显微镜，结合免疫细胞化学标记和荧光标记（如 GFP）来跟踪活体光感受器细胞制备中的组装蛋白。

（三）外节段质膜 Outer-Segment Plasma Membrane

视杆细胞光感受器 OS 的质膜包围了大部分膜盘，并在膜盘和细胞外部之间形成了物理屏障，除外可能新形成的基底膜盘（图 16-2，模型 1）。在哺乳动物的视锥细胞 OS 中，至少有几个膜盘与外质膜沿 OS 是连续的[59]。这种开放的结构创造了额外的表面积，使得维 A 酸和离子的交换更加迅速。很明显，除了其在光传导中的明显作用外，OS 质膜还

含有丰富的特殊蛋白质，其中许多蛋白质调节离子进出 OS 的运动。这种类型最具特征的蛋白是视网膜 cGMP 门控（CNG）阳离子通道。在暗适应的视杆和视锥细胞中，Na^+ 和 Ca^{2+} 通过质膜上的这些通道流入 OS。钙约占这些通道在视杆中所携带暗电流的 10%[60]，在视锥中约占 60%，在视锥中约占 20% 或更多[61, 62]。在视杆和视锥中，Na^+ 通过 Na^+/K^+ 泵从 IS 中挤出。这种离子流形成了循环的暗电流，其中绝大多数是由 Na^+ 携带的。CNG 通道打开的概率，进而决定了循环电流的大小，取决于自由 ［cGMP ］的数量，暗环境中估计为 3～4μM[63]。在这种浓度下，通道打开的概率仅为 0.1～0.2[64, 65]。这突出了发病状态下，［cGMP ］升高可影响开放通道的数量。

Ca^{2+} 通过通道的流入是通过 Ca^{2+} 的流出与视杆细胞光感受器 OS 质膜中的 Na^+/Ca^{2+}-K^+ 交换流出的 Ca^{2+} 来进行平衡，从而保持细胞内 Ca^{2+} 水平相对恒定[66]。Kaupp 和同事[67]从牛视网膜克隆了 cGMP 通道，而 Pittler 等[68]则研究了人和小鼠视网膜视杆 cGMP 门控阳离子通道的初级结构。这些研究发现 cGMP 通道序列与嗅觉 cAMP 门控通道有显著相似性（59%）。视网膜视杆细胞 CNG 通道是一个由三个 α（CNGA1）和一个 β（CNGB1）亚基组成的异质性寡聚体[69, 70]，每个亚基有胞质氨基（N）和羧基（C）末端，六个假定的跨膜结构域和一个孔区[15, 71]，CNGA1 和 CNGB1 的突变与疾病有关。现已发现 CNGB1[72]中的一个点突变和 CNGA1[73]中的几个突变与人类隐性 RP 有关。CNG 通道（而不是视锥细胞）由两个 CNGA3 和两个 CNGB3 亚单位组成[74]。这些基因中的任何一个突变，导致约 75% 的完全性肢端肥大症[75, 76]。

除了 CNG 通道外，质膜上还有其他几个通道和转运蛋白可以调节 OS 的细胞内含量。其中研究得最多的是 Na^+/Ca^{2+}-K^+ 交换剂（NCKX），这是已知的从 OS 中分离出 Ca^{2+} 的唯一途径。视杆细胞表达 NCKX1，而视锥细胞表达 NCKX2[77]。然而，NCKX2 基因敲除小鼠[78]的视锥细胞视网膜电图中缺乏明确的表型，增加了在视锥细胞中额外表达 NCKX 的可能性，或者尚未发现与 NCKX 无关的 Ca^{2+} 分离机制。交换剂每循环 4Na^+ 进入 OS，交换时 1 个 Ca^{2+} 和 1 个 K^+ 进入视网膜下间隙，交换是电压性的。NCKX1 基因突变与人类常染色体隐性遗传性静止性夜盲症有关[79]，小鼠 NCKX1 基因缺失导致视杆 OS 膜盘畸形和视杆细胞 CNG 通道的表达和功能被抑制，视杆在保持视锥功能的同时缓慢退化[80]。其他跨膜蛋白，如 GLUT-1 葡萄糖转运蛋白，已被证明存在于视杆和视锥 OS 上[81]。

（四）外节段脂质 Outer-Segment Lipids

二十二碳六烯酸（DHA，22：6n-6）是视网膜视杆 OS 中发现的主要脂肪酸，视杆光感受器细胞的 DHA 水平高于其他任何被检测的膜系统[82]。许多研究已经证实，视杆 OS 膜中的 DHA 水平高，为视紫红质提供了一个最佳的微环境。DHA 属于 n-3 族必需多不饱和脂肪酸。这些脂肪酸不能由脊椎动物合成，因此它们或其短链前体必须在饮食中获得[83]。

患有 RP 的人和患有进行性视锥 - 视杆细胞变性（prcd）狗的血液中的长链多不饱和脂肪酸（包括 DHA）水平低于正常水平。此外，受 prcd 影响的狗的视网膜视杆 OS 中 DHA 水平低于对照组[84]。遗传性视网膜变性动物的视网膜视杆外节段 DHA 水平降低的原因尚不清楚。然而，这些动物的视杆细胞 OS 的脂肪酸组成表明，在遗传性视网膜退行性变的动物的视网膜中，含有 DHA 的甘油脂质的合成受到下调。

四、光传导 Phototransduction

视觉传导是由光传导级联反应启动的，这可能是所有 G 蛋白耦联受体信号通路中最具特征的。我们对光转导的认识相对较先进，因为这一途径的组成部分选择性地位于光感受器受体 OS 中，并且可以分离出大量适合生化分析的物质。光感受器也可以很容易地被分离出来用于电生理测量，可以是使用吸引电极的单个细胞（图 16-3），也可以是使用称为视网膜电图的场电位（见第 9 章，视网膜电图的发生）。视杆细胞内的光传导级联是如此强大，以至于视紫红质的单光子吸收引起电流的变化，可以通过吸力电极记录来监测。同样，利用吸引电极也可以监测视锥细胞光传导对背景光强度增加的显著适应能力。转基因技术与电生理分析的结合极大地提高了我们对这些光感受器细胞内信号转导的认

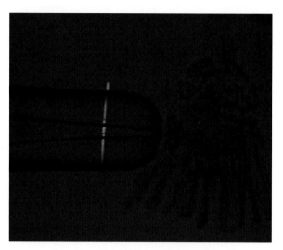

▲ 图 16-3　用于记录外节段电流的吸气电极

这个蟾蜍视网膜团中的细胞是用碳酸氢盐缓冲的林格溶液与 5% 的二氧化碳平衡而成的。一个视杆细胞的外节段被小心地拉入玻璃电极，这使得对电池的高电阻密封。在呈现刺激时，记录反应，在这种情况下，记录聚焦于绿灯的狭缝 1（图片经许可转载自 Baylor DA, Lamb TD, Yau KW. Responses of retinal rods to single photons. J Physiol 1979；288：613-34.）

识。特别是，转基因技术已经允许在信号通路的特定成分中引入有针对性的改变。这些经过基因改造的完整光感受器细胞可以进行电生理测量，其组织随后可以用于生化或免疫细胞化学分析，以确定生理表型背后的分子机制。下面，我们将总结我们对视网膜光感受器中光传导的理解现状。

（一）信号激活和放大 Signal Activation and Amplification

视杆细胞光传导的一个特点是它的高灵敏度。完全暗适应视杆细胞实现了达到理论最大值的灵敏度，即探测单个光量子的能力[1, 2]。这种高灵敏度通过几个放大的阶段产生，导致信号增益的极大增加（图 16-4）。这种级联扩增始于光激活的 G 蛋白耦联受体视紫红质（R）。R 吸收光子导致构象变化（R^*），使其与异三聚体 G 蛋白转导子（Tα、β 和 γ）相互作用，从而促进 GTP 与结合 GDP 的交换。接着，复合物解离成 Tα-GTP 和 Tβγ，R^* 在其寿命催化期间自由激活许多其他的转导分子[85]。在随后的步骤中，Tα-GTP 结合并去除 cGMP 磷酸二酯酶（PDE）的抑制性 γ- 亚基，使其现在能够水解 cGMP 为 5′-GMP，PDE（PDE^*）的酶活性反过来会降解成千上万的 cGMP 分子。细胞质 cGMP 浓度

的降低导致视杆质膜 cGMP 门控阳离子电导通道的关闭，从而导致约 1 000 000 个 Na^+ 离子的流入减少[86]。这是一个梯度效应：cGMP 浓度的轻微降低导致一些通道的关闭，而大幅度的降低最终将导致一些通道的关闭继而引发所有通道关闭。在这种情况下，视杆细胞被称为"饱和"。

在黑暗中，谷氨酸（一种由视杆细胞和视锥细胞共同使用的递质）以稳定的速率释放，因为感光细胞膜电位处于相对去极化状态。CNG 通道的关闭导致细胞的分级超极化，导致突触谷氨酸释放减少。以这种方式，光感的第一感觉从光感受器细胞传送到视网膜的二级细胞，在那里信号被进一步处理并最终传送到视网膜神经节细胞（见第 17 章，哺乳动物视网膜的功能和解剖）。

（二）信号失活 Signal Deactivation

最终，光感受器需要反转激活步骤才能回到静止状态。首先，光传导级联反应的催化活性成分 R^* 和 PDE^* 必须猝灭，然后 cGMP 需要重新合成（图 16-4）。这些过程必须是快速的和可复制的，以便光感受器保持其高灵敏度和对随后的刺激做出反应。我们目前对这些过程的理解如下。

1. 猝灭 R^*：视紫红质磷酸化 Quenching R^*: Rhodopsin Phosphorylation

自 20 世纪 80 年代早期，人们认识到磷酸化在 R^* 失活中起着重要的作用[87, 88]，为了确定受体失活是如何在体内发生的，转基因小鼠模型被用来评估受体磷酸化对 R^* 关闭的贡献。很明显，视紫红质激酶（GRK1）只负责 R^* 的磷酸化，因为 R^* 的磷酸化不发生在缺乏视紫红质激酶的小鼠身上[89]。在早期实验中，视紫红质截短突变 S334ter 在转基因小鼠的光感受器中表达[17]，该突变去除了末端 15 个氨基酸残基，从而去除了所有推测的 Ser 和 Thr 磷酸化位点。S334ter R^* 产生的单光子响应未能及时、严格地关闭，表明该区域对 R^* 猝灭具有重要作用。20 世纪 90 年代，大量的生化实验表明，C 端的特异性 Ser 残基在 R^* 关闭中起关键作用[90-92]。然而，从表达视紫红质的转基因小鼠的单细胞记录中，缺乏天然的 Ser 残基或 Thr 残基表明，仅含 Ser 的视紫红质产生异常延长的反应，而只有 Thr 的视紫红质

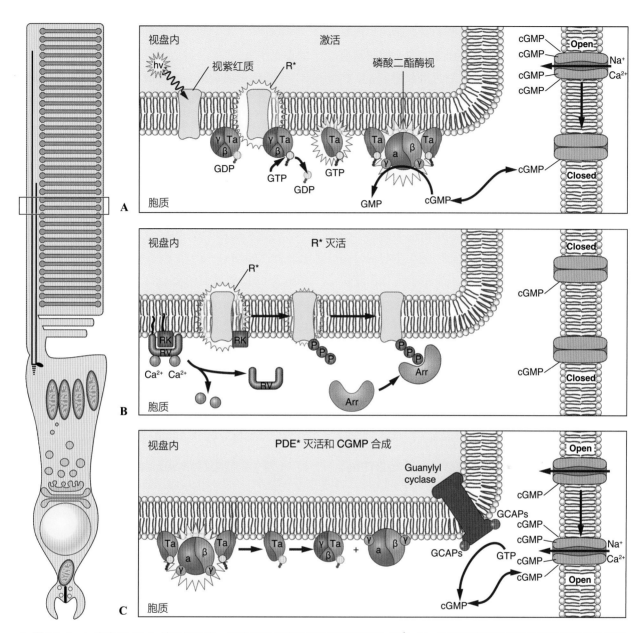

▲ 图 16-4　**A.** 当光子（**hv**）撞击视色素、视紫红质并将其提升到活动状态（**R***）时，在视杆和视锥细胞外节段启动光传导级联。**R*** 与异三聚体 G 蛋白相互作用，促进 α 亚单位（**Tα**）上 GTP 与 GDP 的交换。Tα 依次去抑制 cGMP 磷酸二酯酶，从而允许 cGMP 的水解和环核苷酸门控（CNG）通道的关闭。CNG 通道的关闭阻断了 Na⁺ 和 Ca²⁺ 进入光感受器的流动，使膜电位超极化；**B.** 失活的 **R*** 需要熄灭光传导级联。**R*** 失活是由视紫红质激酶（RK）在其 C 末端的磷酸化 Ser 和 Thr 残基启动的。RK 被回收素（Rv）抑制，这是一个由 Ca²⁺ 控制的过程。Ca²⁺ 浓度随着 CNG 通道在光传导激活过程中的关闭而降低，从而使 RK 与 Rv 分离，随后 **R*** 磷酸化。视觉抑制素（Arr）与磷酸化 **R*** 的结合进一步抑制了 **R*** 的催化活性；**C.** 活化 PDE（**PDE***）的失活需要 GTP 在 Tα 上水解为 GDP。为了重新打开 CNG 通道，鸟苷酸环化酶从 GTP 合成 cGMP，这是一个由 Ca²⁺ 结合蛋白、鸟苷酸环化酶激活蛋白 1 和 2 调节的过程

产生异常延长的反应产生的反应比正常的视紫红质稍慢 [93-95]。

2. 猝灭 **R***：抑制素结合 Quenching **R***: Arrestin Binding

在 C- 末端磷酸化之后，**R*** 的催化活性通过视

觉抑制素的结合而完全猝灭。抑制素（arrestin）是一种可溶性细胞质蛋白，与 G 蛋白耦联受体结合，从而切断 G 蛋白的激活，终止触发细胞反应的信号通路。最常被研究的 arrestin 是 β arrestin。抑制素对结合磷酸化 **R*** 具有高度的特异性。我们对如何

赋予这种特异性的理解来自广泛的突变研究和视觉抑制素的晶体结构[96-99]。这些研究表明，抑制素通过分子内相互作用的网络被限制为潜在的、非活性的结构[96]。根据目前的抑制素激活模型，这些分子内的限制是通过与视紫红质 C- 末端的多种磷酸盐相互作用，以及与 R* 的胞质环相互作用来释放的。Xu 及其同事研究了视觉抑制素在控制单光子反应中的生理作用，他们创造了 24 只缺乏视觉抑制素的转基因小鼠。抽吸电极记录显示从这些转基因视杆细胞 OS 中，提取的光反应显示出快速的部分恢复，随后是延长的最终恢复阶段。关闭慢相的时间与 R* 的自发衰减一致。因此，当 R* 磷酸化需要快速终止其催化活性时，R* 活性的完全猝灭需要视觉阻滞剂结合。综上所述，对视紫红质磷酸化位点突变体产生的光反应的广泛研究表明，Ser 和 Thr 位点簇的磷酸化配位及 arrestin 结合，在控制视紫红质的催化寿命和确保视杆细胞内单光子反应的再现性方面起着关键作用。

（三）失活 PDE: 转导素 GTPase 活性的控制 Deactivating PDE: Control of Transducin's GTPase Activity

光传导级联的猝灭还需要 PDE* 的关闭，这是通过 Tα 的失活发生的。Tα 的 GTP 活性允许将抑制物 γ 亚单位与催化 PDE 亚单位重新结合[100]，这一过程通过感光特异性 RGS 蛋白 RGS-9 及其结合伙伴 Gβ5 的参与而加快[101]。这些蛋白顺序作用于 Tα，以促进结合 GTP 的水解。所有这些蛋白质在光反应视杆细胞关闭中的生理作用都是通过转基因小鼠来评估的，转基因小鼠的每一个组成部分都有改变[102]。表达 PDE-γ 的转基因小鼠对 GTP 水解酶的刺激能力受损，其视杆细胞光反应表现出异常缓慢的恢复，显示出 PDE-γ 在 Tα 失活中的必要作用[103]。同样，缺乏 RGS-9 的小鼠表现出极为缓慢的光反应恢复[104]，与缺乏 Gβ5 的小鼠一样[105]。RGS-9 通过衔接蛋白 R9AP 锚定在光感受器细胞膜上[106-108]。有趣的是，人类 R9AP 突变的患者很难适应由视锥细胞介导的光水平的突然变化[109]，这与视锥细胞中 RGS-9 复合物的浓度高于视杆细胞一致[110]。总之，目前的数据支持 PDE-γ、RGS-9/Gβ5 和 R9AP 在 Tα 失活及在锥杆细胞中的恢复反应中的重要作用。

cGMP 的再合成：鸟苷酰环化酶的 Ca²⁺ 依赖性 Resynthesis of cGMP: Ca²⁺ Dependence of Guanylyl Cyclase

暗电流的恢复还要求 cGMP 被重新合成以允许打开 CNG 通道。cGMP 是由视网膜鸟苷酸环化酶（RetGC）在光感受体细胞外节段合成的，由 GCAP 蛋白（鸟苷酸环化酶激活蛋白 1 和 2）调节[111]。GCAP 是一种 EF-hand Ca²⁺ 结合蛋白，赋予 RetGC 一种高度协同的 Ca²⁺ 依赖性，用于合成 cGMP[112]。在接近黑暗静息 Ca²⁺ 浓度时，RetGC 的活性被抑制，但随着 CNG 通道关闭时 OS Ca²⁺ 对光照的响应而下降，RetGC 的活动加速，以恢复静息 cGMP 并重新打开 CNG 通道。GCAP 的生理作用已在生理记录中得到评价。例如，当 GCAP1 被透入壁虎视杆细胞中时，光反应的恢复期加快[113]。此外，GCAP 基因敲除小鼠视杆细胞上的吸引电极记录显示，cGMP 合成的钙依赖性决定了设置视杆细胞的光反应的时间过程，并抑制光传导级联反应中的噪声[114]。

（四）光适应 Light Adaptation

在一个正常的昼夜循环中，地球表面的光照变化超过 12 个数量级，这使得光感受器的适应对脊椎动物视觉系统的正常功能来说至关重要。视杆细胞能够调节其灵敏度超过 2～3 个对数单位的光强度，而视锥细胞则没有超过 6～7 个对数单位的饱和响应[3, 4]。视杆细胞和视锥细胞功能从夜间到明亮日光的转换覆盖了视觉功能范围的很大一部分，下游电路占了视觉功能范围的剩余部分范围扩展。虽然在被视紫红质捕获的光子之后，放大级联的分子事件被很好地描绘出来，但是光受体适应的机制还不太清楚，而钙离子在适应过程中起着反馈作用[105, 115]。

1. 钙离子反馈的作用 The Role of Ca²⁺ Feedback

在黑暗中，Na⁺ 离子通过 CNG 通道进入 OS，并通过 Na⁺/K⁺ATP 泵被分离出 IS。这种 Na⁺ 的稳态流入和流出在很大程度上是光感受器细胞循环暗电流的基础。同样，Ca²⁺ 在 OS 中通过 CNG 通道进入，但被 Na⁺/Ca²⁺，K⁺（NCKX）交换剂局部挤压后分离。在小鼠视杆细胞中，Ca²⁺ 的稳态流入和流出将其浓度保持在 250nM 左右[116]，但随着光关闭 CNG 通道，Ca^{2+} 进入受阻，Ca^{2+} 流出继续，$[Ca^{2+}]_i$ 下降。$[Ca^{2+}]_i$ 的这种变化就像暗电流一样分级：降低的 $[Ca^{2+}]_i$ 的程度与视锥和视杆细胞的背景光强度成正比[117, 118]。$[Ca^{2+}]_i$ 的这种降低触发了光适应所必需的反馈信号，因为当 $[Ca^{2+}]_i$ 的降低被阻止时，对背景光的适应就会受到很大影响[60, 119]。现有的证据表明，这种反馈是相当复杂的，因为其协调指向转导机制的不同组分的若干途径[120-122]。我们在这里回顾 Ca^{2+} 在这些组分中的每一个的作用。

2. 钙离子反馈介导视网膜鸟苷酸环化酶（RetGC）的适应 Adaptation Mediated by Ca^{2+}-Feedback to Retinal Guanylyl Cyclase（RetGC）

长期以来，人们认识到反馈控制加速恢复有助于光适应[112]。光反应的恢复需要 cGMP 的重新合成，这是重新打开 CNG 通道和重建循环电流所必需的。RetGC/GCAP 对 cGMP 合成的控制是这一过程的核心。在 GCAP 基因敲除小鼠中研究了加速 cGMP 合成对视杆光感受器适应的贡献[23, 114]。这项研究表明，GCAP 的存在将视杆光感受器对背景光的敏感度提高了约 10 倍（图 16-5），并且可以占视杆光感受器对背景光适应能力的一半。GCAP 基因敲除小鼠的视锥细胞记录也表明，GCAP 对背景适应有贡献，但其作用程度低于小鼠视杆细胞[123]。

（五）恢复蛋白（recoverin）与视紫红质激酶的调控 Recoverin and Control of Rhodopsin Kinase

介导光适应的加速反应恢复也通过 R^* 的加速失活来实现。R^* 活性猝灭的第一步是通过视紫红质激酶使其 C- 末端磷酸化，这一过程被认为是通过恢复蛋白（recoverin）以钙依赖的方式调节的。恢复蛋白是一种高度保守的 Ca^{2+} 结合蛋白，存在于视杆和视锥光感受器细胞中。在体外，恢复蛋白在 Ca^{2+} 结合时结合并抑制视紫红质激酶，并且随着 Ca^{2+} 被去除而加速视紫红质激酶的活性[124, 125]。由于 $[Ca^{2+}]_i$ 在黑暗中较高，因此有人认为，在暗适应条件下，恢复蛋白通过抑制视紫红质磷酸化来延长 R^* 的催化活性。在壁虎和蝾螈视杆细胞中引入重组恢复蛋白的早期实验证据表明，恢复蛋白延长了光反应[126, 127]。然而，在视杆细胞的生理范围之

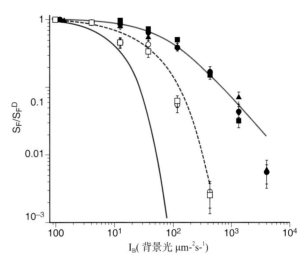

▲ 图 16-5　使用抽吸电极从鼠视杆细胞光感受器测量作为背景光函数的灵敏度（图 16-3）

灵敏度由微弱闪光响应计算，即峰值响应振幅除以闪光强度。在增加背景光（I_B）的情况下，闪光敏感性（S_F）与黑暗中的闪光敏感性（S_F^D）进行了标准化，并绘制了几个转基因小鼠的视杆细胞，其光传导级联的特定元素发生了改变。这些小鼠包括野生型（实圆）、缺乏恢复的小鼠（实方）、CNG 通道上钙调素结合位点被清除的小鼠（实三角）、缺乏鸟苷酸环化酶激活蛋白 1 和 2 的小鼠（空心圆○）、CNG 通道上的钙调素结合位点和鸟苷酸环化酶激活蛋白 1 和 2 都被清除的小鼠（空心方□）。虚线显示了预测的灵敏度下降，作为背景光强度的函数，如果视杆细胞显示没有光适应。实线最适合野生型视杆细胞的 Weber-Fechner 函数，并表明光适应将视杆细胞光感受器的灵敏度扩展到 100 倍高的背景光水平。缺乏恢复素的小鼠的视杆细胞，或 CNG 通道上的钙调素结合位点，与野生型视杆细胞几乎没有差异，表明这些蛋白质在光适应中没有发挥重要作用。然而，在缺乏鸟苷酸环化酶激活蛋白 1 和 2 的小鼠中，即使 CNG 通道上的钙调素结合位点也被消除（红色虚线），光适应也会受损，但不会消失。控制视杆细胞光感受器中光适应的其余机制尚不清楚［引自 Chen CK, Woodruff ML, Chen FS, Chen D, Fain GL. Background light produces a recoverin-dependent modulation of activated-rhodopsin lifetime in mouse rods. J Neurosci 2010; 30（4）: 1213-20.］

外（大于 1μM）的 Ca^{2+} 浓度下，恢复蛋白的效果最为显著。在重组生化分析中，用恢复蛋白抑制视紫红质激酶的钙需求量同样高[124]。这些结果使人怀疑恢复蛋白在调节光适应中的作用。然而，从缺乏恢复蛋白的转基因小鼠的视杆的抽吸电极记录显示光反应加快[128]。这种加速效应在缺乏恢复蛋白的视杆中更加明显，但同时也降低了视紫红质激酶的表达[129]。因此，在 Ca^{2+} 浓度的生理范围内，恢复蛋白可以影响 R^* 寿命。尽管

这对 R^* 寿命有影响，但恢复蛋白似乎在视杆细胞光适应中起到相对较小的作用（图 16-5）[128]。然而，在视锥细胞光感受器中，恢复蛋白似乎有助于在更大范围的光强度上提高灵敏度[130]，一个事实也许并不完全令人惊讶，因为蝾螈 L 视锥实验表明，R^* 寿命支配着光反应[131]。

（六）cGMP 门控（CNG）通道的反馈调节 Feedback Regulation of the cGMP-Gated (CNG) Channel

Ca^{2+} 反馈的另一个目标是 CNG 通道本身。体外实验数据表明，Ca^{2+}– 钙调素的存在导致 CNG 通道对 cGMP 的表观亲和力降低[132]。当 $[Ca^{2+}]_i$ 较低时，这种效应被逆转，这样，尽管 cGMP 水平降低，但更多的通道倾向于开放。然而，CNG 通道调节在完整视杆细胞中的作用仍然存在争议，因为根据 Ca^{2+} 对 cGMP 通道表观亲和力和 cGMP 浓度细胞内范围的影响，理论上已经预测，该通道对视杆细胞光感受器的整体适应行为几乎没有贡献[121]。在 CNG 通道的 β 亚基中已经确定了赋予 Ca^{2+}– 钙调素敏感性的位点[133, 134]。这种 Ca^{2+} 结合位点被破坏的转基因小鼠对光反应或视杆光转导的适应性特征几乎没有影响[129]，与先前的推测一致（图 16-5）。然而，CNG 通道调制在视锥细胞中的作用可能比在视杆细胞中更为深远。例如，在 Ca^{2+} 浓度的正常范围内，松鼠的视锥细胞表现出对 CNG 门控电流的强 Ca^{2+} 依赖性调节，而同一物种的视杆细胞则没有[135]。此外，Ca^{2+} 浓度在视锥细胞中的动态变化范围比视杆细胞大[118]，这使得最近发现的 CNG 调节蛋白能够更深刻地调节视锥细胞的敏感性[136, 137]。

（七）其他（非 Ca^{2+} 依赖的）适应机制：蛋白质易位 Other (Ca²⁺–Independent) Adaptation Mechanisms: Protein Translocation

一种可能有助于调节光感受器细胞性能的长时间尺度（分而不是秒）的机制是光感受器细胞间特定信号转导蛋白的光驱动再分配。已知在光照下，Tα 和视觉抑制素的免疫反应性会在视杆细胞体内重新分布[138-141]。视觉制动蛋白免疫染色主要在视杆 IS 及外核层和外丛状层暗适应视网膜，并在光照下转移到视杆 OS。Tα 免疫反应性对光的反应方向相反[140-142]。定量测量表明，强光照射是触发易位的必要条件：对于视觉抑制，阈值为每秒 1000 个视紫红质激发，视紫红质激发的强度在视紫红质的上限；对于 Tα，至少需要 10 000 个视紫红质激发[143]。Sokolow 等通过视网膜连续切向冰冻切片和 Western blot 分析证实了 Tα 的生理运动，并证明这种运动可能有助于扩大视杆细胞能够工作的光强度范围[144]。最近的证据表明，Tα 向突触末端的运动增强了光适应状态下的突触传递[145]。同样，在不同的光环境下，视觉抑制器的运动可以调节视杆细胞的性能。

我们目前对蛋白质易位的理解是，它是通过扩散发生的。在 Tα 的情况下，α 和 γ 亚基上的脂质修饰协同作用，将 Tα-GDP 锚定在膜上。激活后，亚单位分解并溶解[146]。在一组实验中，Lobanova 及其同事发现，用 GTP 激活（GAP）复合物增强或降低的突变小鼠，光阈值可以转移到更低或更高的光强度[147]。他们的数据表明，当 GAP 复合物饱和时，Tα-GTP 可以逃离 OS 室并扩散到 IS。这种机制是否也控制着视锥的移位还不确定。有人观察到视锥细胞含有更高浓度的 GAP 蛋白[110, 148]，这一原因可以解释视锥细胞 Tα 易位的更高阈值[149]。然而，其他人观察到视锥细胞 Tα 很容易易位[150]。对于视杆细胞拦截蛋白，其与微管的相互作用将其位置限制在黑暗中。光照产生了它的高亲和力结合伙伴 R^*，推动它向 OS 移动[151]。

越来越清楚的是，钙依赖性的光适应是在光传导级联反应中，不同位置作用的多种机制的总和。虽然生化实验已经确定了光传导级联中的钙离子敏感步骤，但要全面了解这些步骤是如何促进视觉适应的，就需要一种方法来批判性地评估生理条件下反馈调节的时间和强度。考虑到 Ca^{2+} 反馈的复杂性，再加上其他适应机制可能覆盖在这种反馈调节上，视觉适应，特别是视锥细胞，仍然是光转导中最不为人所知的领域之一。通过使用小鼠遗传学系统地去除体内 Ca^{2+} 反馈通路，并通过电生理学测量适应性的变化，这种复杂性正在被揭开。观察到的表型背后的分子机制可以通过生化实验得到证实。使用这种方法，Ca^{2+} 反馈回路可以独立地进行评估，也可以进行综合评估，因为老鼠可以被培育来结合各个组成部分（图 16-5）。最终，当每一条钙依赖的途径被剥离时，剩下的（也许是钙独立的）途径将被揭示出来。

（八）暗适应 Dark Adaptation

上述光适应过程代表了在稳定的背景光下使光传导脱敏的机制。尽管这些机制有助于脱敏，其中一些机制依赖于 ROS Ca^{2+} 浓度，但同时也有助于致敏。将系统拉向"暗"状态的自适应机制（统称为"暗适应"）在保持灵敏度方面起着至关重要的作用。暗适应的经典研究方法是，将暗适应的受试者或动物视网膜暴露在使视觉色素变白（即导致视网膜顺反异构化）并降低敏感度的强光下，然后观察其随时间的恢复过程。当视锥细胞在几秒到几分钟内恢复敏感时，视杆细胞需要几十分钟才能恢复到与暗适应状态相当的水平[152]。这种缓慢的恢复可归因于视杆细胞内的许多生化过程，这些过程完全熄灭了光传导活性，并重建暗适应状态。其中之一是视觉色素的快速和持续的转换，在视杆细胞体中需要与 RPE 紧密结合。此外，重置光传导蛋白的分布和状态的机制对于建立敏感性至关重要。这些机制包括长时间视觉色素中间体的衰变，如 Meta III 视紫红质（参考文献 [153] 中综述）和逆转蛋白质（如 Tα、recoverin 和 arrestin）的光依赖性运动回到其各自的腔室（参考文献 [143] 中综述）。暗适应在临床上的重要性体现在这一过程的病理紊乱上，这种紊乱导致了许多致盲性眼病，包括视网膜变性和视黄醇缺乏症。

（九）视杆和视锥细胞光传导的差异 Differences Between Rod and Cone Phototransduction

什么因素构成了视杆和视锥细胞的特殊功能？这仍然是光传导中的一个非常重要的问题。视杆细胞光传导的研究得益于视杆细胞优势物种，在这些物种中，生化和生理分析是可靠的。在大多数哺乳动物物种中，相对较少的视锥细胞数量使得对视锥细胞光传导的生化分析没有什么成果，尽管使用 carp[154-156] 和 Nrl 敲除小鼠（产生视锥细胞显性视网膜）已经证明是有用的[157]。如上所述，光传导级联元件的差异调节可能会产生一些数量上的差异。此外，它们特征形态的差异可能在设置反应特性方面

发挥作用。例如，视锥细胞中不连续且内陷的 OS 质膜为离子交换和发色团循环提供了更大的表面积。为了促进视锥细胞内的色素再生，有两种来源的 11-cis 发色团：视网膜色素上皮内的经典视觉周期，也供应视杆细胞，Müller 细胞内一个新发现的仅向视锥细胞提供发色团的来源[158]。同样重要的可能是它们的信号转导级联：分子克隆表明脊椎动物视杆和视锥细胞中的光转导受结构上同源但不同的信号蛋白组的调控。因此，我们有理由假设视杆和视锥细胞中的光传导在性质上是相似的，并且在传导步骤上的数量差异是视杆和视锥细胞特征的基础。例如，在激活视锥 Tα 时，R^{*} 可能比视锥蛋白 R^{*} 激活更多的视杆 Tα 分子（参考文献 [155]），从而导致更高的增益和更大的响应幅度。

为了确定视杆和视锥细胞光转导蛋白在设置光感受器细胞反应特性中的作用，转基因技术最近被用于在视锥细胞中表达视杆细胞成分，反之亦然。例如，Kefalov 和同事[159] 在爪蟾视杆细胞中表达 L 视锥视蛋白，在爪蟾视锥细胞中表达视紫红质。他们惊奇地发现，在同一个细胞内，视紫红质和 L 视锥视紫红质的活化产生了几乎相同的光响应。此外，在转基因表达 S 视锥色素的小鼠视杆中也观察到类似的光反应[147]。这些结果共同排除了视觉色素是导致视杆 – 视锥功能差异的主要原因。类似的实验也讨论了 Tα 的作用。Mao 等研究发现用视锥 Tα 代替视杆 Tα 的小鼠中没有发现功能上的差异[160]。他们发现视杆和视锥的 Tα 产生了类似的光反应，由视紫红质或短波视锥视紫红质引发，视锥 PDE 在视杆 PDE 缺失小鼠（rd1/rd1）中的表达显示出适度的光适应表型，与较高的基础 PDE 活性和更快的 PDE 失活相一致[161]。所有这些研究都表明，视杆和视锥的光反应之间的差异不太可能由少数因素的强烈调制决定，但可能需要对光传导级联反应的许多成分进行更为适度的改变才能实现。

五、内节段及连接纤毛 Inner Segment and Connecting Cilia

（一）内节段 Inner Segment

内节段（IS）的功能作用可以通过检查其独特的解剖结构来理解，这种解剖结构高度专业化，可

满足光感受器细胞对能量和蛋白质合成的高要求。IS 的代谢功能是持续和高度活跃的，产生了大部分的视杆细胞能量，同时也是合成新蛋白质的主要场所。被称为肌样体的 IS 的近端部分包含内质网和高尔基体，而远端部分称为椭圆体，密集地排列着细长的线粒体，这些线粒体沿着视杆细胞的轴周向排列（图 16-2）。这种独特的线粒体排列方式可能会增强光感受器细胞的导波特性[162]。视锥细胞有一个更大的 IS 和更多的线粒体，可能反映了它们更高的代谢需要。此外，线粒体的分布可以优化视锥细胞的光学特性[162]。这种光感受器细胞室的结构是高耗氧量，以及以非常高的速率进行糖酵解[163]。一个主要的代谢需求来自于在 IS 质膜处的 Na^+/K^+ 泵从细胞质中分离出 Na^+，平衡了 Na^+ 通过 OS 的 cGMP 门控通道的流入。在暗环境中，这些泵以非常高的速率运行，以适应 OS 中许多开放通道产生的高通量，从而形成"暗"循环电流[164]。这些泵的工作速率与椭圆体带内线粒体产生的 ATP 的供应有关[165]。这种 ATP 合成速率与氧气输送到 IS 相结合，后者完全由脉络膜循环提供。矛盾的是，由于建立暗循环电流所需的能量消耗及在黑暗中突触的补体神经递质释放（见下文），视杆光感受器细胞在暗环境中消耗比亮环境中更多的能量[164]。另一个主要的代谢需要是高速率的蛋白质合成，该蛋白合成发生在 IS 的肌样体区，以满足 OS 对高水平光传导蛋白的需求。特别是，每根视杆细胞含有约 5×10^7 个视紫红质分子，其中 10% 的视紫红质分子在光照前被 RPE 吞噬。为了维持体内平衡，每天合成约 5×10^6 个分子并添加到 OS 的基底部。类似的过程也发生在视锥细胞中，尽管它们表达的视色素只有视杆细胞的一半。与其他细胞一样，可溶性和外周膜蛋白在胞浆中形成，而跨膜蛋白则在内质网中形成。为了加快分子碰撞的速度，许多光转导蛋白通过脂质修饰和蛋白质-蛋白质相互作用与膜相结合。这些相互作用是动态的，功能复合物在膜表面迅速形成和分解。例如，视杆细胞 Tα 在氨基末端甘氨酸残基处非均相酰化，而 γ 亚基在半胱氨酸残基处羧基甲基化并预酰化。PDE6α 和视紫红质激酶是法尼酸化的，而 PDE6β 是香叶基-香叶基化的[166, 167]。在某些情况下，脂质修饰是由于蛋白质结构的改变而暴露的。一个例子是，当结合钙时，暴露其氨基末端肉豆蔻酰基[168]。GCAP1 和 GCAP2 也是肉豆蔻酰化的钙结合蛋白，但其脂质基的暴露不受钙结合的调节。这些蛋白质与 RetGC 复合并以钙依赖的方式调节其活性。

光转导蛋白从内节段到外节段的靶向性
Targeting of Phototransduction Proteins From the Inner Segment to the Outer Segment

光转导蛋白质如何从合成的位点 IS 向光转导的位点 OS 传递是一个活跃的研究领域。因为有缺陷的贩运可以导致光感受器细胞死亡，这个问题变得更加重要。例如，视紫红质羧基末端的一组自然发生的突变导致人常染色体显性遗传性视网膜色素变性[169]。这些突变不影响视紫红质与 11-cis 顺式视网膜结合并形成视觉色素的生化特性，也不影响在重组系统中的光子吸收后激活 Tα 的能力[170-172]。在这些突变体在转基因小鼠中表达之前，潜在的缺陷一直是个谜，因此观察到它们在整个细胞中的定位错误，并导致视网膜变性[173-175]。目前已知，视紫红质羧基末端的 VxPx 基序对于将视紫红质分类成从跨高尔基网络到连接纤毛的运输载体非常重要的[176]。这是一个运输蛋白质的识别位点，包括小 GTP Arf4、ASAP1、Rab11 和 FIP3[177]。VxPx 基序也存在于视锥细胞紫红质中。其他完整的膜蛋白含有它们自己的转运基序。这些基序在 peripherin/rds[178] 和视杆细胞 cGMP 门控通道中被发现[179]。通常一种跨膜蛋白的转运缺陷并不影响其他跨膜蛋白的转运，这表明转运是独立发生的。

膜相关蛋白通过与跨膜蛋白的相互作用，从跨高尔基体网络中转运到 OS。最近还发现，膜相关的光传导蛋白是通过 prenyl 或 acyl 链结合蛋白进行转运的。例如，视紫红质激酶和视锥 PDE6α′ 需要 PrBP/δ，它包含一个 prenyl 基团的结合位点，以便运输到 OS[180]，而视杆传导的 α 亚基需要 UNC119，后者结合酰基链[181]。因此不同的机制负责从 IS 到 OS 的光传导蛋白的正确靶向性。

（二）连接纤毛 The Connecting Cilium

一个直径为 0.3μm 的纤细的非运动纤毛连接着 IS 和 OS。连接纤毛的微管轴突缺少运动纤毛的中央微管对。该排列为纤毛基部的 9×2+0 微管结构，其中双微管通过 Y 形连接件附着在质膜上[182]，从垂直排列的基部向近端延伸的是纤毛根丝（图 16-2）。双微管向 9×1+0 的单微管结构转变，并在离基底体较远的地方继续通过大部分的 OS（图 16-2）。轴突起源于基底体，与中心粒一起，作为光感受器细胞的微管组织中心。连接纤毛的位置是脂质和蛋白质从其在 IS 中的合成位置到 OS 的巨大矢量流的位置。据估计，每分钟有 2000 个视蛋白分子从 IS 转移到 OS[183]。随着高尔基体后载体囊泡被输送到连接纤毛，OS 的蛋白质需要在 OS 的膜盘层状区、盘缘区和质膜之间进行分类。在这一点上，蛋白质是如何分类的还不完全清楚，但被认为涉及识别蛋白质上显示的特定转运基序，通过其同源运输复合体也包括鞭毛内运输（intraflagellar transport，IFT）颗粒[183]。IFT 颗粒与位于纤毛基部的高尔基体后囊泡相结合，并沿连接纤毛向 OS 运输。IFT 是由运动蛋白沿着轴突运动的大型蛋白质复合物，可被视为将不同蛋白质运送到各自目的地的传送带。

睫状体蛋白（ciliary protein）因其与人类视网膜疾病的关系而受到越来越多的关注。它们属于与睫状体功能缺陷相关的疾病谱系，统称为睫状体病变（ciliopathy）。

肌动蛋白和肌球蛋白是人体许多细胞共有的两种蛋白质。肌球蛋白和肌动蛋白丝都位于连接纤毛的光感受器细胞上。其中一种蛋白的破坏都会导致视网膜变性[184]。肌动蛋白解聚促进视盘过度生长和光感受器死亡[185]，和肌球蛋白突变体似乎在从 IS 到 OS 的分子运输中有缺陷。肌球蛋白缺陷导致许多疾病，包括影响听觉和视觉的 Usher 综合征[186, 187]。

RP1（retinitis colornosa-1）占所有视网膜色素变性（RP）疾病的 5%～10%[188]。RP1 是一种大蛋白，位于视杆和视锥细胞的连接纤毛上，尤其集中在新生的 OS 膜盘部位。最近研究表明，RP1 与微管结合，提示这种相互作用可能稳定轴突中的微管[189-191]。RP1 敲除小鼠模型显示视盘畸形、生长过度，无法正确排列[189]。这种表型与 RP1 患者的 ERG 异常密切相关。

视网膜色素变性 GTPase 调节基因（RPGR）的突变导致 X 连锁视网膜色素变性 3（RP3），是一种严重的进行性视网膜营养不良[192]。抗体将 RPGR 和相关蛋白 RPGR（RPGR 相互作用蛋白）定位于视杆细胞和视锥细胞的连接纤毛和气道上皮细胞的纤毛中[193]。RPGR 基因敲除小鼠（RP3 的动物模型）[194] 显示视紫红质在视锥细胞中的定位错误，并在光感受器细胞退化前减少了视杆细胞中视紫红质的数量。这些数据表明 RPGR 通过连接纤毛维持 IS 和 OS 之间蛋白质的极化分布。

中心蛋白是与中心体相关结构相关的钙结合蛋白。哺乳动物的视杆和视锥细胞表达四种中心蛋白亚型，其中三种（Cen1p-3p）在连接纤毛中，三种（Cen2p-4p）在基底部[195]。这些中心蛋白可能参与光感受器细胞 OS 的排列。由于中心蛋白以钙依赖的方式与转导蛋白相互作用，因此有人提出它们可以调节 Tα 从 OS 到 IS 的光依赖性移位[195]。

睫状根丝（ciliary rootlet）是在一个世纪前首次发现的，是一种突出的结构，起源于纤毛近端的基底。视网膜光感受器中的纤毛根似乎特别健壮，从基底延伸到突触终末，沿着其长度锚定在内质网膜。最近的研究表明，根丝是由一种结构蛋白组成的，被命名为根原丝（rootletin）。根原丝在纤毛内被捆绑成不同形状的粗丝[196]。

其他蛋白质，如 TULP1[197, 198]、钙黏蛋白[199] 和肌钙蛋白[200] 与连接纤毛有关，其中一些已知与视杆细胞疾病有关。总体而言，影响睫状体运输的基因占影响光感受器细胞退化的所有基因位点的很大一部分（约 25%）[201, 202]。这表明，高度专业化的连接纤毛是一个复杂的结构连接着 IS 和 OS，并含有额外的蛋白质与这种独特的亚细胞结构有关。

（三）细胞核 Nucleus

细胞核包含光感受器的原始基因组，负责启动细胞内的遗传程序。因此，细胞核是基因治疗方案的目标，旨在纠正光感受器的遗传缺陷。视杆细胞核和视锥细胞核的核型特征不同。视杆细胞光感受器的细胞核更圆，由于存在一大团异染色质而被亲核染色剂染色较深。视锥细胞核较大，呈椭圆形，有一到几团异染色质，常染色质染色较浅。像大多数细胞一样，光感受器在线粒体中也含有第二个非核基因组。目前，连接光感受器细胞死亡、细胞核和 IS 线粒体的生化途径开始成为研究的焦点。

六、光感受器突触终末 Photoreceptor Synaptic Terminal

OS 中光传导级联反应产生的光响应被被动地传递到突触末端，称为视杆球体和视锥椎弓根，在那里它调节谷氨酸释放到二级视网膜神经元的速率（图 16-6）。由于开放的 CNG 通道使光感受器细胞的膜电位在黑暗中相对去极化，这些突触支持高水平的 Ca^{2+} 内流，从而支持高水平的谷氨酸释放。光激活光传导级联，导致 CNG 通道关闭，膜电位超极化，Ca^{2+} 内流减少，进而减少谷氨酸释放。谷氨酸释放的减少构成了传递到视网膜电路的"光反应"（light response）。为了让谷氨酸大量释放，光感受器突触终末含有一种特殊的突触结构，称为条带，由蛋白质 ribeye 组成[203]，而条带的确切功能尚未完全确定，对条带进行光解的研究表明，囊泡的初始释放不受影响，但随后的释放大大减少[204, 205]。

这些结果支持了一种普遍观点，即条带需要系住谷氨酸能囊泡，并像传送带一样将这些囊泡带到活性区，促进囊泡启动和与质膜融合，将谷氨酸释放到突触间隙[204, 206]（图 16-6）。在哺乳动物中，视杆球体仅包含一条条带（即一个释放部位），而视锥椎弓根包含许多条带[207]，其数量因物种而异。例如，在老鼠身上，视锥椎弓根含有大约 10 条条带[208]，而在其他物种如地松鼠身上，可能含有大约 15 条或更多的条带[209]。灵长类视锥椎弓根也可能含有超过 25 条条带[210, 211]。在每个椎弓根的多条条带允许视锥的输出被传递到许多种类的视锥双极细胞（见第 17 章，哺乳动物视网膜的功能和解剖）。

与传统的中枢突触相比，光感受器细胞在没有刺激的情况下释放谷氨酸。这种结构对调节谷氨酸释放的机制设置了基本的限制。例如，在暗环境中光感受器的持续去极化会导致许多类型的离子通道脱敏。为了在膜电位变化的情况下对谷氨酸释放进行强有力的控制，位于视杆球体和视锥椎弓根活性区附近的 $Ca_v1.4$ 通道允许调节释放的 Ca^{2+} 内流。这

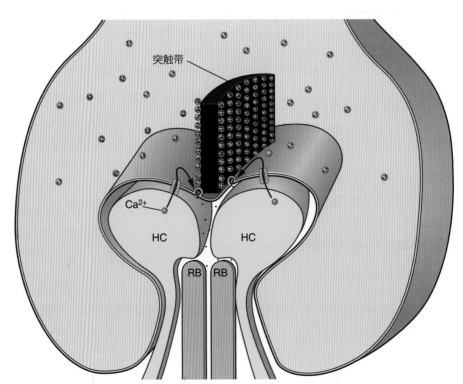

▲ 图 16-6 光感受器细胞释放谷氨酸的过程发生在一个特殊的突触末端，称为视杆球体和视锥椎弓根

图中所示为穿过视杆细胞球体的切片。谷氨酸的释放是由一种叫作突触带的特殊结构促进的，这种结构结合谷氨酸能小泡并将它们带到质膜上。囊泡融合发生时，释放部位附近的 L 型钙通道允许 Ca^{2+} 的流入，允许谷氨酸（黑点）释放到突触间隙中，在那里它可以被视杆双极细胞（RB）和水平细胞（HC）感觉到。视杆双极细胞和水平细胞都与光感受器细胞形成凹陷性突触

些 L 型 Ca^{2+} 通道显示出很小的电压或 Ca^{2+} 依赖性脱敏 [212, 213]，因此是支持暗环境中谷氨酸持续释放的理想途径。此外，在视杆球体中，这些通道与调节钙结合蛋白 CABP4 结合 [214]。$Ca_v1.4$ 与 CABP4 的结合将 $Ca_v1.4$ 的电压敏感性转移到更高的超极化膜电位 [214, 215]。这使得 $Ca_v1.4$ 通道的门控可以在视杆细胞光感受器的生理电压范围内进行强有力的调制。

谷氨酸释放的额外控制还可能涉及其他蛋白质与突触机制的相互作用。例如，视觉抑制素用于猝灭视杆细胞 OS 中完全磷酸化的视紫红质，但已被证明与视杆球体处的 N- 乙基马来酰亚胺敏感因子（NSF）相互作用以增加 SNARE 络合物的周转率 [34]。类似地，视觉恢复蛋白用作视杆细胞 OS 中视紫红质磷酸化的调节剂，在视杆球体中有一个单独的作用，它增加了视杆双极细胞谷氨酸释放减少的幅度 [216]。最后，转导子向视杆球体的移位使谷氨酸释放对视杆双极细胞敏感 [145]。总的来说，这些形式的调制可以由这些成分的光依赖性移位 [139, 216]，或由光感受器细胞末端的代谢型谷氨酸受体启动的信号级联活性来控制 [217, 218]。最后，控制光感受器细胞末端的 Ca^{2+} 稳态也可以调节谷氨酸释放 [219-221]。

值得注意的是，我们对大多数带状突触的结构和功能的理解都是从两栖类视网膜中的视杆细胞光感受器的研究中产生的，特别是蝾螈。然而，在同一物种中也可以研究视锥细胞中谷氨酸释放的特性，并揭示为视锥细胞中光响应更快的动力学而调整其特性（参考文献 [222]）。此外，由于视锥细胞光电流很难饱和，需要增加囊泡的更新和补充来维持谷氨酸的高水平释放 [223, 224]，在视杆球体和视锥椎弓根之间产生这些功能性差异的机制目前仍在研究中，大部分尚不清楚。

七、光感受器功能障碍与疾病 Photoreceptor Dysfunction and Disease

截至 2016 年 8 月，共有 316 个基因和位点被鉴定为可以引起视网膜疾病（RetNet，http://www.sph.uth.tmc.edu/RetNet/）。这些基因主要影响视杆和视锥细胞的功能，包括睫状体运输、视觉周期、脂质代谢等 [201]。这里我们强调缺陷的光传导成分与视网膜变性之间的关系。

（一）视紫红质突变 Rhodopsin Mutations

超过 100 种不同的视紫红质突变与常染色体显性和隐性视网膜色素变性（adRP 和 arRP）和常染色体显性先天性静止性夜盲症（congenital stationary night blindness，CSNB）有关 [225]。这种表型异质性指出了由同一基因产物引起的多种疾病机制。在 adRP 的情况下，有人提出一些突变会导致视蛋白的错误折叠，然后积聚在内质网中并引发未折叠蛋白反应 [226]。错误折叠的视蛋白的积累也可能会干扰目的 OS 或其他部分的正常蛋白的分类和运输 [227]，这可能导致一种病理机制，即细胞无法补充其他不存在突变的必需蛋白质。

其他视紫红质突变似乎会影响视紫红质从 IS 向 OS 的运输。如前所述，涉及最后五个羧基氨基酸（如 P347A、P347S 或 S344ter）的突变允许视紫红质看起来正常折叠，并通过磷酸化和视觉抑制结合在 Tα 激活和失活方面正常工作。然而，这些残基的突变会引起 adRP。一些证据表明，视蛋白的 C 端含有一个信号，用于新合成的视蛋白向 OS 的矢量传输。在视网膜无细胞系统中，一种针对视紫红质 C 端结构域的单克隆抗体可以抑制高尔基体后囊泡的形成，并在跨高尔基体网络中阻止新合成的视紫红质 [228]。野生型 C 端肽，但不是在 P347 位置突变的突变肽，也可以阻断这一过程 [229]。另一个证据来自体内模型，在转基因小鼠的光感受器中表达了截短突变体 S344ter。特异性识别截短视蛋白的抗体在 IS 中显示出强烈的免疫反应性，表明向 OS 的转运受阻 [175]。然而，一些截短的视蛋白也与全长蛋白共同转运到 OS。还研究了视紫红质 C 末端结构域在 MDCK 细胞中的载体转运中的作用 [230]。该细胞系在多孔载体上生长时呈现极化结构。当野生型视蛋白被转入该细胞系时，野生型视蛋白被运输到细胞的顶端膜表面，而缺少末端 32 个氨基酸的视蛋白突变体则不能。

（二）构成性光传导与视网膜疾病 Constitutive Phototransduction and Retinal Disease

有人认为构成性光传导引起了某些视网膜疾

病。不减弱的信号流可以从视觉级联的不同步骤中产生。例如，视紫红质的某些突变，特别是那些影响 Lys-296 和 Glu-113 之间的盐桥的突变（例如 A292E 和 G90D），可以导致结构活性[231]。Lys-296 和 Glu-113 之间的相互作用将无发色团的视蛋白限制为非活性构象[232]。这种键的断裂导致一种视蛋白构象，可以支持 Tα 的活化。当突变体视蛋白与生色团 11-cis 顺式视网膜再生时，这种活性被抑制。在 G90D 和 A292E 突变的情况下，光照导致视蛋白的形成，视蛋白仍然可以激活视觉级联反应。这可能导致视觉功能受损，因为传导机制被这种构成活动所淹没。携带这些突变的患者患有夜盲症，因为视杆细胞体内的光传导不能完全猝灭[233, 234]。然而，在视紫红质 K296E 突变的情况下，当它在转基因小鼠视杆细胞光感受器中表达时，没有观察到构成活性的证据；相反，它被发现与抑素（arrestin）结合[235]。随后发现稳定的视紫红质 / 抑素复合物是有毒的，如果在缺乏视觉抑制蛋白和 Tα 的转基因小鼠中阻止这种复合物，则可以延长视杆光受体的存活率[236]。视紫红质 / 抑素复合物的毒性似乎是由于其吸收内吞蛋白的能力而产生的，因为这种相互作用对 K296E 诱导的视网膜变性具有长期的挽救作用[237]。

有缺陷的关闭也可能是由于缺乏视觉抑制素或视紫红质激酶。这些基因在被诊断为隐性遗传性疾病的患者中发生突变[238, 239]，隐性遗传性疾病是一种以早发性和静止性夜盲为特征的非进行性疾病。这些突变被认为会导致视觉抑制素或视紫红质激酶基因的功能丧失。由于无法切断信号流，即使在非常低的光照水平下，视杆细胞光感光器也会变得饱和，导致夜盲。有趣的是，一些视觉抑制蛋白基因突变的患者也患有 RP，这表明构成性信号流和感光细胞死亡之间可能存在因果关系。利用视觉抑制素敲除小鼠模型，Chen 及其同事证明，在视杆细胞光感受器中视觉抑制素的缺失确实降低了光损伤的阈值[240]。导致细胞死亡的途径是由内质网应激和诱导未折叠蛋白反应引起的[241]。因此，在构成信号流是疾病机制的情况下，防止光照是延长感光细胞存活的重要预防措施。

（三）转导蛋白 / 转导素缺陷与视网膜疾病 Transducin Defects and Retinal Disease

转导蛋白由三个亚单位组成：α、β 和 γ。广泛的基因筛查显示只有 Tα 突变[242]。相关疾病是常染色体显性遗传的先天性静止性夜盲症。突变的位置与小 G 蛋白 p21ras 的致癌突变相同。因此推测该突变可能影响 Tα 失活，导致夜盲表型。有趣的是，缺少视杆 Tα 的小鼠视网膜结构正常，这表明这种丰富的视觉 G 蛋白在光感受器中没有结构功能，并且信号流不是视杆光感受器细胞存活的先决条件[20]。

（四）cGMP 与光感受器细胞生理学 cGMP and Photoreceptor Cell Physiology

循环 GMP 对 CNG 通道的开放概率具有很高的协同性。在视杆细胞暗适应中，通道的开放概率仅为 0.1，视杆暗适应携带约 85%Na^+ 和 15%Ca^{2+} 组成的暗循环电流进入视杆细胞外节段。因此，自由 cGMP 水平的小幅提高可以深刻地影响 CNG 通道的开放概率。这将反过来影响包括 Ca^{2+} 在内的离子注入，Ca^{2+} 可能直接和（或）间接触发光感受器细胞死亡。

影响光传导级联的第一个特征性突变是 PDE6β 亚基的零突变，导致 rd1 小鼠快速视网膜变性表型[13, 14]。完整的 PDE6 酶由两条催化链（α 和 β）组成，每一条催化链与一条抑制链（γ）相连。由于 α 和 β 亚基都是形成功能性磷酸二酯酶全酶所必需的，任何一个亚基的突变都使全酶失去活性。γ 亚基对催化亚基的抑制作用很重要，对全酶的结构稳定性也很重要[243]。Farber 和 Lolley 表明[244]，光感受器细胞死亡之前，视网膜中 cGMP 积累，这与这种酶在降解 cGMP 中的作用一致。编码所有三个 PDE 亚单位（PDE6A、PDE6B、PDE6G）的基因突变被发现与人类常染色体隐性遗传性视网膜色素变性有关。RetGC 负责合成 cGMP，cGMP 对于 CNG 通道的重新开放是必要的，这将导致暗电流的恢复。RetGC 的两种膜形式在包括人类在内的几种哺乳动物的视网膜中特异表达[245-248]。而其他的膜环化酶则是通过肽配体与其胞外结构域的结合来激活的，而 RetGC 的活性则是通过其胞内结构域与 GCAP

的相互作用来控制的[249, 250]。由于 RetGC 的胞外结构域位于膜盘内封闭的、看似不可接近的空间内，因此细胞外结构域是否作为受体存在疑问。视网膜环化酶因此被称为"孤儿（orphan）"受体，因为还没有发现配体。尽管有两种形式的 RetGC 在感光层中表达，但有证据表明它们在功能上并不冗余。首先，它们在不同的光感受器中以不同的水平表达。例如，有人观察到 RetGC1 免疫反应性在视锥细胞 OS 中比视杆细胞 OS 强，但是视锥的表达缺乏证据[251, 252]。第二，RetGC1 和 RetGC2 受 GCAP 调控的生化行为不同：RetGC1 受 GCAP1 和 GCAP2 调控，而 RetGC2 受 GCAP2 调控，但不受 GCAP1 调控[116, 246, 249-251]。在人类中，RetGC1 基因突变与常染色体隐性遗传的 Leber 先天性黑矇[253]和显性视锥 – 视杆细胞营养不良有关[254]。RetGC2 无突变与人类失明相关。

另一个自然发生的突变预计会增加细胞内 cGMP 的浓度是 GCAP1 中的 Y99C 突变，该突变以常染色体显性方式引起视锥细胞营养不良[255]。该突变使 GCAP1 能够刺激 RetGC，而不依赖于 Ca^{2+} 浓度[113, 256]。因此，RetGC 的结构活性可能导致细胞内 cGMP 的积累。除 Y99C 突变外，编码 GCAP1（GUCA1A）基因的其他 9 个杂合子突变与常染色体显性视锥营养不良、视锥 – 视杆营养不良或黄斑变性有关[257-261]。这些突变中的许多发现于 Ca^{2+} 结合区。涉及 GCAP2 的突变也与常染色体显性遗传性视网膜色素变性[262]和黄斑营养不良有关[263]。

在小鼠模型中，cGMP 升高通过过多的开放通道导致细胞死亡的假设得到了加强，在该模型中，没有 CNG 通道延迟了与 cGMP 升高相关的视网膜变性[264]。为了支持这一观点，当突变进入 CNG 通道敲除小鼠背景时，其 PDE6β 突变导致 cGMP 积聚的 rd1 光感受器的存活率增加[264]。这一观察激发了合成特异性阻断 CNG 通道的小分子以延长光感受器细胞存活的途径[265]。另一方面，RetGC1 的丢失有望导致 cGMP 水平降低。这可能在功能上等同于恒定的光，并可能导致细胞死亡。然而，还需要进一步的实验来严格评估 cGMP 浓度与视网膜变性之间的关系。

第17章

哺乳动物视网膜的功能与解剖
Function and Anatomy of the Mammalian Retina

Ronald G. Gregg　Joshua Singer　Maarten Kamermans　Maureen A. McCall　Stephen C. Massey　著

　　脊椎动物的视网膜在眼睛后部形成一层薄薄的神经组织，将光转换成电信号。根据物种不同，神经视网膜为 100～200μm 厚，这也代表着小型化的胜利[1]。视网膜是一个空间信息处理器，它是在视杆和视锥细胞光感光器镶嵌的基础上，利用梯度电信号启动信号传导建立光响应的元件[2]。空间信息内容通过外侧膝状体核保存，在视网膜上映射到初级视觉皮质的 V1 区（17 区），并从那里映射到一些高级视觉处理区。视网膜内部和大脑的高级结构都有相当多的处理过程，我们将这些电信号解释为视觉信号。虽然视觉是一个模拟系统，但与数字系统近似，拥有超过 5 亿像素的分辨率。最初被认为是大脑的一个简单模型，但视网膜发生新陈代谢、血流和扩散的运动，将更多的功能分解成小的神经组织导致其复杂性增加。

一、视觉错觉与多通道 Visual Illusions and Multiple Channels

视觉看起来似乎很简单，只是因为我们非常擅长它：除了少数例外，哺乳动物大脑的很大一部分都用于视觉。片刻的思考表明，视觉必须与图像存储和检索、学习和记忆形式等高阶过程巧妙地结合起来，这是比较和识别所必需的。视觉错觉，是众所周知的一种视网膜现象，可以用来证明存在视觉形成的多种过程。

例如，图 17-1，第一眼看上去像一个随机的大像素阵列，有三个明亮的区域。现在，把眼睛眯起来，向旁边看，或者从房间的另一端看，你会突然

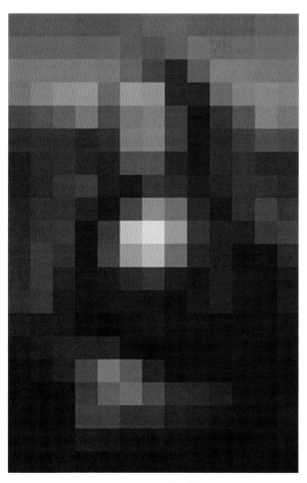

▲ 图 17-1　平行路径

一种高度过滤的图像，13×20 像素，由一个著名的图标构成，主要包含低空间频率信息。首先，可能很难识别，因为聚焦在像素边缘是很自然的。然而，如果你斜视模糊图像，图片的真实身份可能会突然变得更加明显。这直接证明了视觉系统承载着多个具有不同空间特性的并行视觉信息流。有关详细信息，请参阅正文

认出达·芬奇的蒙娜丽莎。明亮的区域是脸、胸部和手。但是为什么当视觉输入失真时，图像看起来识别度似乎更高呢？通过大幅减少像素数目，去除了高频分量，剩下的细节是一堆令人困惑的盒子。然而，这种详细的视图可以通过斜视变得模糊，斜视去除了高频成分，留下一个容易识别的低视敏度版本。这是视觉系统在不同空间尺度上，同时运行至少两个信息通道的直接证明。事实上，有经验证据表明，视觉由至少 15 个平行通道或信息流组成，这些通道或信息流在整个视觉系统中同时传输。本章的目的是描述视网膜的功能解剖，以及说明由此而形成的一些独立的视觉信息通道。

视网膜是大脑的一部分 The Retina Is a Piece of Brain

与中枢神经系统（CNS）的其他部分一样，视网膜是从胚胎神经管发育而来的。是由与中枢神经系统相同的成分构成的，和所有其他感觉系统一样，视网膜有特殊的结构，是将环境能量转换成电位的光感受器。因此，我们可以将视网膜分为两部分[3]：①感觉性视网膜，与光通过视杆和视锥细胞光感受器的光传导有关；②神经性视网膜，由更典型的中间神经元（双极细胞、水平细胞和无长突细胞）和投射神经元（神经节细胞）组成，它们执行视觉处理的第一步信息。

Dowling 总结视网膜的特点是接近大脑的一部分[4]，它是一个现成的大脑切片，几乎所有药物或抗体的都可以渗透进入组织。此外，视网膜的光线自然刺激，很容易控制，同样的刺激可以呈现给体外提取的动物的完整的视网膜。本章主要讨论哺乳动物视网膜的工作过程。值得提出的是，许多关于视网膜功能的开创性研究最初是在鱼类和两栖动物的视网膜上进行的，尤其是蝾螈视网膜是一个长期存在的模型，因为它的大细胞增强了电生理记录的便利性。

二、神经元的通信：化学门控通道和电通道 Neuronal Communication: Chemical and Electrical

如同中枢神经系统的其他部分一样，视网膜

的神经元之间的主要交流形式也是化学神经传递过程。神经递质［通常是谷氨酸、γ- 氨基丁酸和甘氨酸加乙酰胆碱（ACh）、多巴胺和 5- 羟色胺］以脉冲的形式从突触前神经元释放出来，扩散到狭窄的突触间隙，与多种突触后受体结合，完成一次神经冲动。受体可以是离子通道本身，也可以通过细胞内机制连接到离子通道。通道的打开或关闭依赖于离子选择性（阴离子或阳离子），继而产生突触后细胞的超极化或去极化。

许多神经元也通过称间隙连接直接发生连接[5-9]。间隙连接是一种的电突触，因对接的半通道形成的狭窄间隙而命名的，或连接子排列在两个细胞膜的两侧。每一个半通道由围绕中心孔的六个连接蛋白构建，形成细胞间通道，可以通过离子和小分子（≤ 1kDa）。间隙连接不是静态的孔，它们受到光的调控，有助于神经处理。

视网膜是一个层状结构 The Retina Is a Layered Structure

视网膜是体内独一无二的组织，是一个美丽的层状结构，其中三层神经元可以在不染色的情况下看到（图 17-2）。外核层含有光感受器的细胞体，包括视杆细胞和视锥细胞。内核层包含水平、双极、无长突和放射状胶质（或 Müller）细胞体。神

经节细胞层（GCL）含有移位的无长突细胞和神经节细胞。神经节细胞是视网膜的投射神经元：它们的轴突形成视神经，投射到各皮质下核。这三个核层由两个突触（丛状）层分开，这两个突触层包含树突和突触。外丛状层（OPL）位于 ONL 和 INL 之间，是光感受器、水平和双极细胞树突相互作用的地方。内丛状层（IPL）分离 INL 和 GCL，是双极细胞轴突、无长突和神经节细胞相互作用的地方。当我们谈到视网膜时，外侧或远端指的是视网膜的巩膜侧，内侧或近侧指视网膜的玻璃体侧。

视网膜的功能分层延伸到 IPL，IPL 是根据双极细胞输入的极性所组成的[10]。自 Cajal 时代以来，IPL 被分为 5 层：1 层和 2 层为亚层 a，3～5 层为亚层 b。在哺乳动物物种中，有 9～11 种形态的双极细胞，加上终止于 IPL 不同深度的视杆双极细胞[11-13]。双极细胞反应的极性取决于树突上突触后谷氨酸受体的差异表达。视锥外双极细胞的树突携带 α- 氨基 -3- 羟基 -5- 甲基 -4- 异恶唑啉丙酸（AMPA）/ 海藻酸钠受体，并在 IPL 的亚氨基 a 中分支[14]，视锥双极细胞和视杆双极细胞表达 mGluR6 受体，轴突在 b 层下分支[15-17]。开 / 关通路的分离似乎是视网膜组织的基本原理，反映在整个视觉系统中[18, 19]。

目前大量的研究证据支持 IPL 的功能划分为 ON 和 OFF 亚层。例如，胆碱能无分泌细胞（ChAC）因其独特的形态而被称为星状无长突细胞（starburst amacrine cells），以镜像对的形式存在[20]。典型的 ChAC 在 INL 的最内层有胞体，它们对光刺激有关闭（OFF）反应，在亚胺类 a 中有分支。相反，移位的 ChAC 位于 GCL 中，对光刺激产生 ON 反应，在亚胺类 b 中有分支。同样，α 神经节细胞以副形态对的形式存在，使 OFF α 神经节细胞的树突在亚层 a 中分层以接收来自 OFF 双极细胞的输入，而 ON α 神经节细胞在亚层 b 中分支以与 ON 双极细胞接触[21, 22]。灵长类视网膜中段神经节细胞和副神经节细胞均为副形态对，符合 IPL 的分层规律。ON/ OFF 定向选择性（directionally selective, DS）神经节细胞产生短潜伏期的 ON/OFF 反应，提示直接输入，并与 2、4 亚层树突双嵌，与胆碱能带一致。

IPL 的 ON/OFF 分层是视网膜组织的一个基本

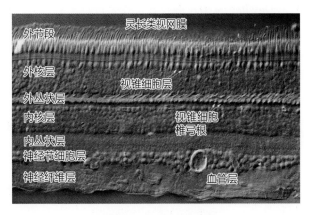

▲ 图 17-2　灵长类视网膜

用差分干涉反差光学技术拍摄的穿过猕猴视网膜的垂直切片。视网膜是一个层状结构，有两个突触或丛状层，中间夹有三个核层：外核层、内核层和神经节细胞层。虽然许多精细的细节，如视锥细胞椎弓根，都是可见的，但单个神经元必须染色才能看到它们的树突野和特定的连接。长箭：视锥细胞；小箭：视锥细胞椎弓根（图片由 S. C. Massey 提供）

（图中标注）外节段　灵长类视网膜　外核层　视锥细胞层　外丛状层　内核层　视锥细胞椎弓根　内丛状层　神经节细胞层　神经纤维层　血管层

原则，它适用于多种（并非不是大多数）细胞类型。不过，现已发现这一规则的若干例外情况。例如，多巴胺能无长突细胞（dopaminergic amacrine cell，DAC）主要在 OFF 层 a 亚层分层，但它们明显对光产生 ON 反应 [23, 24]。同样，在灵长类视网膜 a 亚层分层的固有光敏视网膜神经节细胞（ipRGC）也都在 ON 细胞上 [25]。这些细胞类型，以及其他类型的细胞在穿过 IPL 的 a 亚层时，接收来自 ON 双极轴突上的输入。这些轴突带提供了一组输入，打破了 IPL 的分层规则。因此，在 IPL 的外部的 ON 亚层上有一个附加的附件 [26, 27]（见 DAC 和 ipRGC 部分）（表 17-1）。

表 17-1　视网膜细胞层和突触层

视网膜各层	包含成分
外核层	光感受器、视杆和视锥细胞
内核层	水平细胞，双极细胞，无长突细胞，Müller 细胞
神经节细胞层	神经节细胞，移位的无长突细胞
外丛状层	光感受器与水平细胞和双极细胞对接
内丛状层	双极细胞与无长突细胞和神经节细胞对接

三、视网膜大体形态 Gross Retinal Morphology

（一）中心凹 The Fovea

当周围的视觉刺激引起我们的注意时，我们会自动将视网膜图像聚焦在我们视线的中心。在灵长类视网膜中，视力最高的中央区域被称为中心凹。这里有一个视网膜凹陷，因此称之为中心凹，在那里视锥光感受器细胞密度最高，没有视杆细胞。凹陷是由于缺乏上覆的神经元造成的（图 17-3）。相反，视锥细胞的轴突，即 Henle 纤维，斜行于远离中心凹的视锥细胞椎弓根，连接中心的视锥细胞、双极细胞和神经节细胞"堆积"在环形区域，形成 6～8 个细胞厚的神经节细胞层（GCL）。中心凹结构被认为具有最大的视敏度，光线在这里不能通过其他视网膜层散射。同时，中心凹聚集了最大数量的视锥细胞并减小其体积来优化视力。在人视网膜中心凹，视锥细胞密度峰值接近 200 000/mm²，

ONL 稍厚以容纳这些额外的细胞 [28]。中心凹是无血管区，中心凹内也没有蓝色视锥细胞。蓝色视锥细胞的低密度降低了它们的敏锐度 [29]，以匹配由晶状体色差引起的模糊 [30]。其他哺乳动物有一个区域中心（猫）或视觉条纹（兔子、猪），具有类似的高细胞密度，但缺乏中心凹样结构。中心凹中无视杆细胞的结果是，在暗适应条件下，例如寻找暗淡的星，需要将视线稍微偏离视觉轴，以便将图像聚焦在视网膜上视杆细胞较多的区域。

（二）盲点及如何找到盲点 The Blind Spot and How to Find It

视神经离开眼球的位置没有光感受器细胞，所以任何图像落在这一区域都无法处理视网膜信息。但是，我们并没有察觉到视野中有一个空洞，是因为视觉系统的补充。要找到生理盲点，请将页面水平保持在正常阅读距离。看看图 17-4 中的 O，然后闭上右眼。左边的 X 应该消失了，因为交叉的图像成像在视网膜的视神经上。你可以反转这个演示：看 X，然后闭上左眼，让 O 消失。记住，生理盲点是鼻侧到中心凹的。光线穿过晶状体，所以盲点位于焦点的侧面。

（三）绘制视网膜：标记和可视化视网膜神经元的技术 Painting the Retina-Techniques to Label and Visualize Retinal Neurons

视网膜的主要标志物，夹在三个核层之间的两个突触层，即使在图 17-2 所示的猴视网膜的未染色部分也很明显。事实上，在这幅图像中有大量的细节。例如，在 OPL 中可以看到单个的视锥细胞，其下行轴突终止于一排视锥细胞的椎弓根。然而，所有其他视网膜神经元的胞体是不可区分的，它们的结构细节也无法显示出来。视觉科学家的一个目标是绘制视网膜神经元之间所有相互连接的完整构图，以便能够完全理解功能输出。为了揭示视网膜中隐藏的通路和回路，我们需要选择性地对特定的细胞类型进行染色（图 17-5），这样我们就可以区分视杆细胞通路和视锥细胞通路。此外，一次可视化多个细胞类型非常有用，这样可以确定一个细胞类型相对于另一个细胞类型的数量和位置。这可以通过共焦显微镜来实现，除了提供更好的分辨率和

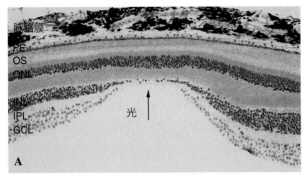

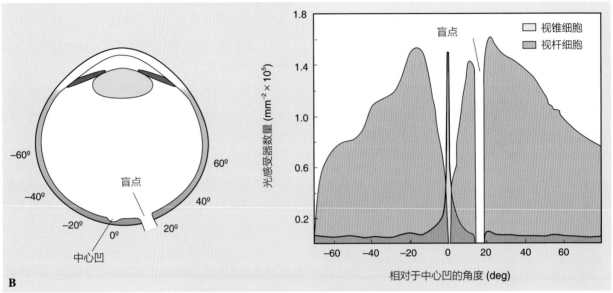

▲ 图 17-3 人眼中心凹及视杆和视锥细胞的分布

A. 猕猴视网膜的横切面显示了中心凹的小凹，这是灵长类视网膜的特化。在这一区域，视锥细胞最小，其堆积密度达到最大值。没有视杆细胞。在中心凹处，神经节细胞和其他视网膜层减少，以获得最大的灵敏度和敏锐度。PE. 色素上皮；OS. 外节段；ONL. 外核层；INL. 内核层；IPL. 内丛状层；GCL. 神经节细胞层。B. 视网膜上的视杆和视锥细胞密度。注意视锥细胞在中心凹处的峰值。视杆细胞密度在中心凹处降为零，但在中心凹外 5mm 处达到最大值。在视神经离开眼睛的地方没有光感受器细胞，也被称为盲点（图片 A 由 Louvenia Carter Dawson 提供，图片 B 组经许可转载自 Wandell BA. Foundations of vision. Sunderland, MA：Sinauer Associates，1995.）

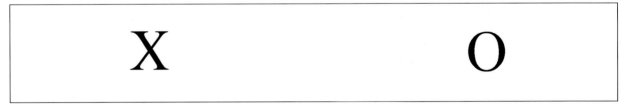

▲ 图 17-4 如何找到盲点

要演示盲点，请将页面水平保持在正常阅读距离。看看图中的 O，然后闭上右眼。左边的 X 应该消失了，因为交叉的图像落在视神经上。你可以反转这个演示：看 X，然后闭上左眼，让 O 消失。记住，盲点是鼻侧到中心凹的。光线穿过晶状体，所以盲点位于焦点的侧面

三维可视化之外，共焦显微镜还允许同时获取三个或更多的功能标签（图 17-5）。而且，共焦显微镜可用于观察视网膜中的化学和电突触[31]。共焦显微镜可用于测量单个神经元或树突在可见光刺激下细胞内钙浓度的变化[32, 33]，这些方法的一个缺点是，由于共焦显微镜固有的分辨率限制，单个突触不容易被观察到。然而，高通量的电子显微镜技术已经被开发出来，允许三维重建视网膜的模块，尽管是

建立在固定的组织中。通过仔细分析和多种染色方法，有可能识别出单个神经元与之连接的所有突触和细胞[34]。

结构、功能和形态学研究的主要内容是免疫细胞化学，可用于染色结构成分、酶、神经递质、突触蛋白和突触后受体（图 17-5）。目前，这些成分中的许多成分都有初级抗体。与越来越多的荧光色素结合的二级抗体很容易作为标准试剂，并允许多重染色。单个神经元也可以通过玻璃微电极填充荧光染料。可扩散的示踪剂，如神经生物素，可用于标记一个耦合的细胞网络[5]。视神经可被荧光染料填充，在一个有用的变体中，荧光染料集中在液泡中，当激发释放染料时囊泡会分裂，染料扩散到单个神经节细胞的树突结构中[35]。某些神经节细胞通过立体定向注射一个带有逆行示踪剂的中心靶点，可以选择性地标记类型[36]。所有类型的单个神经元都可以用涂有荧光染料或 DNA 的弹道颗粒随机标

记，以合成特定的标记物[37]。最后，越来越多地使用转基因动物，如小鼠，来表达在特定启动子控制下的绿色荧光蛋白（GFP）变体[38]。

（四）六大类神经细胞 Six Major Neuronal Cell Classes

视网膜包含六个主要的神经元类别。光感受器位于 ONL 中，可分为视杆和视锥。双极细胞从光感受器接收信号并将其传输到内层视网膜。水平细胞和无长突细胞分别是外层视网膜侧和内侧广泛存在的中间神经元。神经节细胞接收来自双极和无长突细胞的输入后，形成视网膜的输出。此外，内丛状层细胞与无长突细胞有很多共同的特性，但它投射到外层视网膜。最后，放射状分布的 Müller 细胞是主要的胶质细胞（表 17-2）。

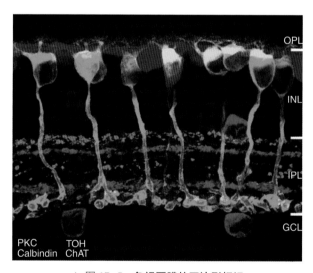

▲ 图 17-5　兔视网膜的四边形标记
在这个垂直切片中，多重抗体被用来标记不同的细胞类型。红色，钙结合蛋白，显示水平细胞，大的胞体在靠近外丛状层的内核层高。同样在红色，一种视锥双极细胞，有一个轴突下降到内丛状层的亚层 4。绿色，蛋白激酶 C（PKC），显示多个视杆双极细胞下降到 IPL 的亚层 5，在那里有突出的终末。蓝色，胆碱乙酰转移酶（ChAT），标记星状无长突细胞，一个在 INL，两个在神经节细胞层。这些细胞在 IPL 中形成两条致密带。粉红色，酪氨酸羟化酶（TOH），显示多巴胺能神经丛，主要在亚胺 a，邻近无长突细胞层。在 IPL 的中间也有一些过程。除了染色多个神经元外，这一图还表明，IPL 在不同深度上与每种细胞类型高度分层。在 IPL 中可以找到 10～12 个不同的层（图片由 W. Li 和 S. C. Massey 提供）

表 17-2　视网膜主要细胞类型

神经元类型	角　色	类　型
光感受器	视杆细胞和视锥细胞	2
水平细胞	外侧中间神经元，OPL	2
双极细胞	垂直连接	10～12
无长突细胞	外侧中间神经元，IPL	～30
神经节细胞	输出神经元	～40
内丛状细胞	反馈，IPL 到 OPL	?
总计		～80

IPL. 内丛状层；OPL. 外丛状层

四、视网膜细胞分类 Classification of Retinal Cells

虽然视网膜包含六个主要的神经元细胞类别，但它们可能进一步被分成许多不同的亚型，总共约有 80 个不同的神经元。给定类型的细胞在视网膜上形成非随机的镶嵌[39]。单一类型的细胞共享基本的形态学特征，并作用于相同的神经递质。此外，它们在视网膜的一个特定深度分支，形成定型的突触连接，包括相同类型和数量的突触后细胞，甚至相同数量的突触[40, 41]。随着我们对神经回路和功能解剖学的进一步了解，我们在视网膜上可以看到重复的模式，是一个二维循环回路阵列。

视网膜神经元的分类可追溯到一个多世纪前 Cajal 的工作，并不是一件简单的事情[42]。然而，重要的是，我们至少要了解视网膜中的所有主要的细胞类型。如果缺少关键部件，即使是对回路的基本了解也无法实现。由于不同类型的细胞数量众多，获得稀有类型的概率较低，细胞大小随偏心率的变化及一个细胞类型内的正常形态变化分类十分复杂。虽然染色和取样问题在很大程度上已通过现代方法得到解决，但是什么构成了一个单独细胞类型，而不是同一类型样品之间的细微差别，仍然是一个难题。解决方法一方面在于理解一些形态学特征的意义，另一方面在于考虑更多的变量，即独立的标准来分类特定的细胞类型。最后，作为一种奇偶校验，有必要考虑给定细胞类型的整个群体的属性，以确定它是否一致。

神经元可以根据几个特性分为独特的细胞类型：①其形态，即树突的大小、形状和复杂性；②其树突在 IPL 内的深度；③其电生理学，特别是兴奋性和抑制性输入；④其生物化学，尤其是用于神经元与结构蛋白或受体之间通信的不同神经递质；⑤与其他神经元的连接模式，对于一种独特的细胞类型来说应该是一致的；⑥特定细胞类型的整群特性。

（一）光感受器 Photoreceptors

1. 视锥细胞 Cones

哺乳动物视网膜包含两种光感受器细胞：视杆和视锥细胞[43]。视杆细胞占所有光感受器细胞的 95%。它们数量众多，外节细长，密集排列，在黑暗环境或星光条件下具有很高的灵敏度。视锥细胞体较大，外节段逐渐变细，它们位于 ONL 的顶部（图 17-2 和图 17-3）。视锥细胞仅占光感受器细胞的 5%[28, 43]，但当光线充足时，它们在日光条件下提供高灵敏度的彩色视觉。这种视锥和视杆细胞及其相关回路的多功能组合覆盖了从最黑暗的夜晚到明亮阳光的 10 个对数单位的强度范围[44]。而平均视野的强度范围覆盖了 2～3 个对数单位，视网膜敏感度的持续适应使这一范围在整个光强范围内滑动。这是视网膜的一个关键功能，因为在正常的可视范围之外，我们的视觉功能进入盲区。常见的例

子包括当进入黑暗的电影院或驶入落日时，不能立即看到东西。大部分的适应发生在光感受器中，但是正如我们将在下文看到的，这会伴随着通过视网膜的神经通路的重大变化，这应该说是视网膜在光探测本身之后的最重要的功能。

人类视网膜中大约有 500 万个视锥细胞，在小鼠视网膜中有 19 万个视锥细胞[45, 46]。视锥细胞构成了人类总的光感受器细胞的大约 5%，而在小鼠中为 2.8%[47]，所以我们拥有绝对数量的视杆细胞支配。一个例外是地松鼠，这是真正的视锥细胞主导。重要的是，视锥细胞的分布并不均匀。在人视网膜中，在中心凹部有一个巨大的峰值（图 17-3），其密度达到大约 200 000/mm^2，大约是周边密度的 100 倍[28, 45]。这是视力最敏锐的区域，虽然峰值密度略微超过实验测量的视力，这是由于眼睛的光学模糊造成的[48-50]。神经节细胞轴突聚集形成视神经，缺乏光感受器细胞，它们不在该位置是形成生理盲点的原因（图 17-3）。

视锥细胞支持彩色视觉，在旧大陆灵长类动物和人类中，有三类：蓝色、绿色和红色。它们对 430nm、530nm 和 561nm 光的灵敏度最大[51-53]，哺乳动物，包括猫、兔和啮齿动物，只有绿色和蓝色视锥细胞才具有进化的远古色觉。在 X 染色体上串联排列的红色和绿色视锥蛋白的存在被认为是由于最近的基因复制和男性色盲占优势的基础[54]。使用自适应光学校正晶状体和角膜的光学模糊后，红色、绿色、蓝色的视锥细胞的分布可以在活体人眼中定位[55]。令人惊讶的是，视锥细胞的分布是随机的和块状的（图 17-6）。此外，在正常色觉的个体中，红 / 绿视锥比例似乎存在巨大的差异。

蓝色视锥存在于少数群体中：它们占视锥细胞种群的大约 10%（图 17-6）。这并不足以支持高视敏度，但计算表明，蓝色视锥密度足以支持由光谱蓝端视觉像差导致的分辨率降低[30]。在中心凹的最中心，没有蓝色视锥[28, 56]。事实上，这并不明显，因为与亮度驱动的路径相比，色觉的空间敏锐性相对较差。

红色视锥和绿色视锥在形态学上无法区分，红色视锥和绿色视锥视蛋白的亲缘关系非常密切，也无法区分。然而，蓝色视锥可以用针对蓝色视锥视

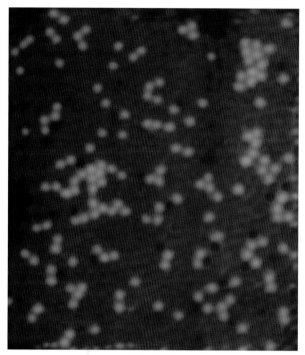

▲ 图 17-6 人视网膜中红色、绿色、蓝色视锥的镶嵌结构

这张照片是用自适应光学技术拍摄的，显示了三种视锥细胞的分布。蓝色视锥细胞只占很小的一部分，< 10%，但却形成了一个规则的镶嵌结构。红色视锥和绿色视锥细胞呈块状随机分布。在这个实验中，红色视锥细胞的数量超过了绿色视锥细胞，但是这个比例是高度可变的，即使在正常色觉的实验中也是如此（图片由 Austin Roorda；after Roorda A，Williams DR. The arrangement of the three cone classes in the living human eye. Nature 1999；397：520-2. 提供）

蛋白的选择性抗体[29, 57] 或通过它们选择性地聚集于某些染料来定位[56]。

2. 视杆细胞 Rods

ONL 包含光感受器细胞体，包括视杆和视锥细胞[43]。即使在以视锥细胞为主的人类视网膜中，视杆细胞的数量远远超过视锥细胞的数量，其比例为20：1，因此它们占了除中心凹外的大多数 ONL。人类视网膜包含大约 1 亿个视杆细胞，它们汇集信号以提供对暗适应视力的高灵敏度，如单色的星光。色觉缺失是视杆细胞介导视觉的特征。在中心凹 350μm 范围内没有视杆细胞，但在大约 20° 偏心的环形区域达到峰值密度（图 17-3）。这与最大暗视锐度的区域不匹配，后者发生在 5° 附近[58]，因此有人建议，视杆细胞通路的另一个组成部分，如A Ⅱ无长突细胞以低得多的密度存在，形成限制视敏度的一个瓶颈[59, 60]（见下文）。

3. 视锥细胞椎弓根和视杆细胞球体 Cone Pedicles and Rod Spherules

视锥细胞和视杆细胞与 OPL 中的双极细胞、水平细胞接触。视锥细胞轴突下降穿过 ONL 中大量的视杆细胞胞体，在 OPL 处终止于二维的视锥细胞椎弓根阵列中（图 17-7）。在灵长类视网膜中心凹附近，视锥细胞轴突呈放射状向外张开，使椎弓根围绕中心形成环状排列（图 17-7B）。视锥细胞与突触后神经元形成两种特殊的接触，带状突触和扁平接触。带状突触之所以如此命名，是因为它们在与去极化（或 ON）双极和水平细胞接触的内陷处有电子致密结构（图 17-8）。视锥细胞椎弓根还与超极化（或 OFF）双极细胞沿椎弓根底部形成平面接触。视杆细胞轴突也下降，与单一类型的去极化双极细胞和水平细胞形成突触。视杆突起的末端被称为球体，与视锥细胞胞体相似，它们使用带状突触。与视锥细胞相比，每个视锥细胞只有一个内陷，包含两个视杆双极和两个水平细胞树突。

每个视锥细胞椎弓根的直径为 6~8μm，在中心凹附近，有 20 条突触带，在周围大约 40 条视锥细胞在黑暗中不断释放谷氨酸[61]，突触带被认为支持这种高释放率。下文将进一步描述，每个椎弓根上的多条带状和扁平突触与许多不同类型的双极细胞形成连接。

这些突触的复杂性可以通过标记一些单独的成分来获得。光感受器轴突终末充满囊泡，而抗囊泡蛋白（如突触素）的抗体提供了标记 OPL 中光感受器终末的方法。为了显示突触带，可以使用抗运动蛋白Ⅱ的抗体。而位于去极化双极细胞树突顶端的 mGluR6 受体抗体，则标记了突触后过程。在仅可见的视锥细胞椎弓根，有许多凹痕或内陷（图17-8），在每一个内陷区内，水平的细胞树突都是横向凸起的，接近突触带。ON 视锥细胞、双极细胞突起位于中间，但在突触带处稍低。相反，OFF 双极细胞树突与视锥细胞椎弓根形成明显的底部的基底突触。染色视网膜突触素、kinesinⅡ 和 MGLUR6 可以显示结构的复杂性（图 17-9）。视杆细胞球体包含一个大马蹄形带状物，内部有两个双极细胞树突。视锥细胞有许多稍小的带状物，每一个都附着在 mGluR6 标记的树突上。而不可见的水

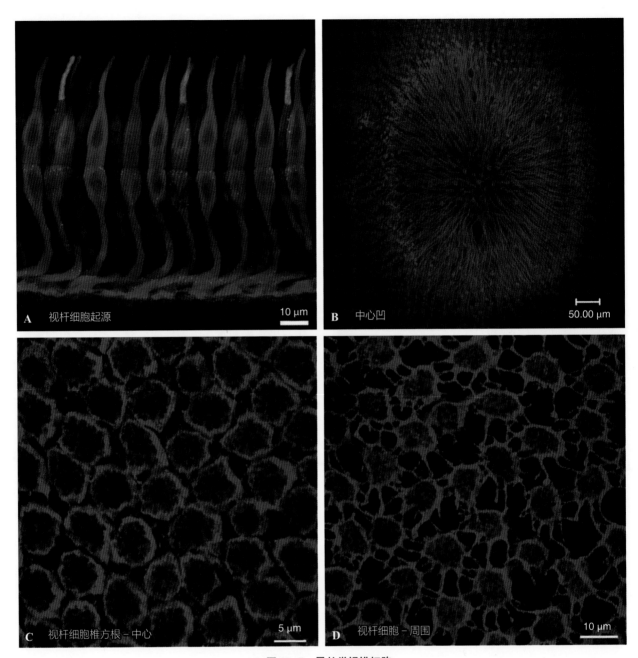

▲ 图 17-7　灵长类视锥细胞

A. 猕猴视网膜的垂直切片显示，视锥细胞被抗视锥细胞抑制素抗体染色。少数小于 10% 的视锥细胞外节段已经用抗蓝视锥视蛋白的抗体进行了双重标记。轴突从每个视锥细胞向下延伸到视锥细胞末端或突触；B. 整个坐位图显示轴突是如何从中心凹斜行到视锥细胞足突环的末端；C. 视锥细胞足突靠近中心凹，形成紧密排列的排列，由非常细的端膜软骨连接。每个足突内的暗区是从下面穿透的内陷；D. 在更外围，足突的间距更大，并由较长的端膜相连，端膜是视锥 – 视锥细胞耦合的部位（抗体由 Peter MacLeish 惠赠，图片由 J. O'Brien 和 S. C. Massey 提供）

平细胞树突，也有内陷，但略低于双极细胞。

　　10～12 个视锥细胞、双极细胞加上多个水平细胞树突接触每个视锥细胞胞体，因此视锥细胞椎弓根下可能有多达 200 个突触后突起[62]。事实上，视锥细胞椎弓根可能是大脑中最复杂的突触结构。而

视锥细胞椎弓根下突触后突起的分布呈定型式层状（图 17-8）[61, 62]。

　　视杆细胞的基本功能是在热噪声和发射器释放随机性噪声的背景下，探测由单个光子引起的小的短暂超极化[63, 64]。一种策略是通过在黑暗中保持高

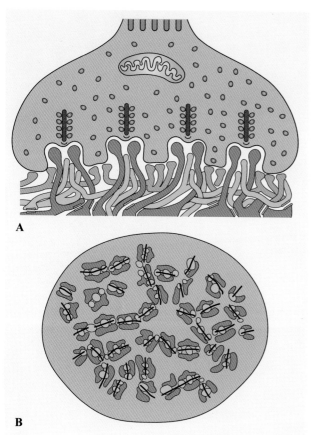

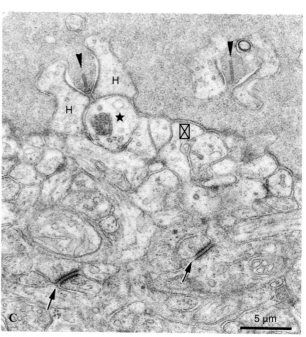

▲ 图 17-8 足突的层和突触后结构

A. 单个足突的横切面上有突触带和突触小泡。水平细胞树突（红色）深深地和横向地内陷足突。ON 视锥双极突触（绿色）位于带状物下方的中心位置；B. 在多个突触带下方的平面上，整个坐姿图显示了水平和 ON 双极过程的相对位置。OFF 双极性触点在这个焦点平面下面；C. 足突的电镜观察。箭头标记突触带。水平细胞过程（H）是横向的，ON 双极树突（星形）中心。OFF 双极细胞（星）形成远离突触带的基底突触。在每个足突下都有一个蛇样的突触后突起巢。水平细胞突起（小箭）之间也有功能未知的特殊桥粒样接触（图片经许可转载自 Haverkamp S, Grunert V, Wassle H. The cone pedicle, a complex synapse in the retina. Neuron 2000; 27: 85-95. ）

的持续释放率来最小化背景噪声影响。视杆细胞或视杆细胞球体的突触末端直径约为 2μm，并含有一条非常大的突触带（图 17-9），这是一种被认为与传输器高释放率有关的特殊结构。球体内充满突触小泡，含有神经递质谷氨酸，以支持持续的递质释放。有一个单一的内陷（想象一个紧闭的拳头，在拇指和示食指之间插入一个手指，形成一个口袋）包含一个四分体突起，两个来自水平细胞和两个视杆双极树突[65]。这种结构使突触后突起更靠近释放部位，并可防止溢出到相邻的视杆细胞。这些解剖上的特殊化似乎减少了视杆细胞信号的变化，因此可以更可靠性地检测到小的单光子响应。

4. 光感受器耦合 Photoreceptor Coupling

虽然光感受器和二级神经元之间的突触极其复杂，但光感受器之间仍有额外的连接。它们以电耦合的形式存在，由缝隙连接介导。在靠近中心凹处，视锥细胞椎弓根密集，接触紧密，并通过非常精细的突起连接，称为终末连接（telodendria）（图 17-7C）[43]。视杆细胞终末在该区域不存在或稍微向外节段移位。在更外围，视锥细胞椎弓根间距更大，端膜结构更突出（图 17-7D）。相邻视锥细胞之间的接触点是连接蛋白（Cx）36 缝隙连接，介导视锥细胞之间的电耦合[66, 67]，相邻视锥细胞之间的记录也表明它们是耦合的[66, 68]。这一点可能看起来令人费解，因为它会导致视力丧失和模糊。然而，视锥细胞阵列实际上会对信号进行采样，使得损失很少或没有损失。相反，光感受器耦合被认为是为了减少随机噪声，而近邻之间相关的光驱动信号将

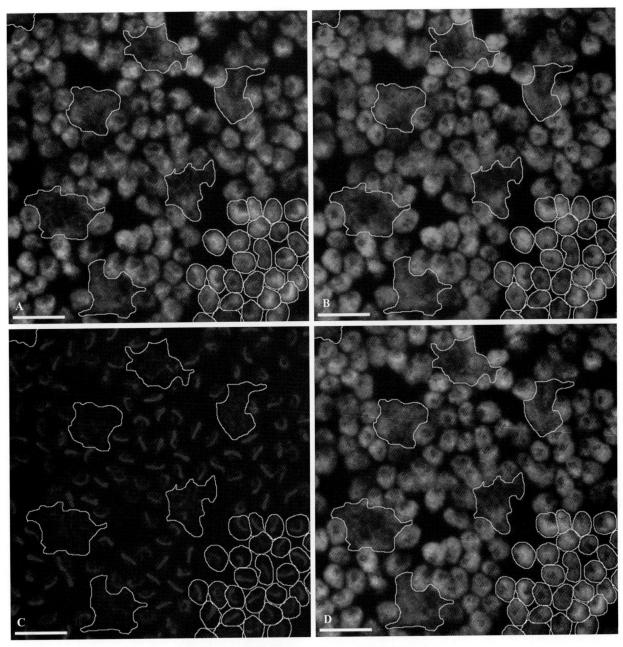

▲ 图 17-9　视杆细胞球体和视锥细胞足突的突触结构

A. 视杆细胞和视锥细胞的末端布满突触囊泡，并含有突触带。抗突触素（绿色）的抗体是一种突触囊泡蛋白，标记出呈圆形的视杆细胞球体（有些在右下方有轮廓）和多角形的视锥细胞足突（较大轮廓）。每个视杆细胞小球包含一个巨大的突触带，呈马蹄形弯曲，上面有抗运动蛋白 Ⅱ（红色）的抗体。足突包含一个小的突触带（也红色）；B. 视杆双极细胞和视锥双极细胞的树突尖端可标记有抗谷氨酸受体的抗体，mGluR6（蓝色）。每个视杆细胞小球的中心内陷含有一对 mGluR6 阳性视杆双极突触。在每个足突处，双极树突上有许多细小的树突；C. 视杆双极树突（蓝色）依偎在每个视杆细胞球体的突触带（红色）形成的马蹄形结构中。在足突处，双极上的树突也接近视锥细胞突触带；D. 三重标记图像显示视杆细胞球体和视锥细胞足突（绿色，部分轮廓），突触带（红色）和突触后双极树突标记谷氨酸受体 mGluR6（蓝色）。比例尺 =10μm（图片由 W. Li 和 S. C. Massey 提供）

得到增强。据计算，这可以提高 77% 的信噪比，增益大，损失小[69]。红色 / 绿色视锥细胞之间的耦合是不加区分的，这可能也反映了红 / 绿视锥细胞的紧密吸收曲线[68]。形态学上，蓝色视锥细胞椎弓根比红色 / 绿色视锥细胞的稍小，只有少数几个较小的树突，很少接触邻近的视锥细胞[70]。因此，蓝色视锥细胞不耦合到红色 / 绿视锥细胞网络中[66, 68]。这可能有助于保存颜色路径中的光谱信息。

视锥细胞椎弓根和视杆细胞之间也有间隙连接[71]，使得视杆细胞信号进入视锥细胞，视杆细胞介导的信号可以在二级神经元中检测到，二级神经元被认为只与视锥细胞相连[72]。在灵长类视锥中也记录到了视杆细胞起源的信号[73]。因为视杆细胞远多于视锥细胞，因此多个视杆细胞对单个视锥细胞的影响可能很大。现在人们认为，视杆–视锥耦合形成了另一种视杆细胞驱动的途径，在中等强度的光照下，这种途径可能更重要[74,75]。这种影响可能与通过光适应增强人类和小鼠的视锥识别视网膜电图振幅有关，在一个稳定的适应场开始后，视锥识别视网膜电图的振幅逐渐增加[76-79]。阻断缝隙连接可以抑制小鼠视网膜的这种效应。然而，在人类身上，这些变化的适应依赖性具有一种明视（锥）细胞特征。由于多巴胺的影响，视杆–视锥细胞耦合也非常动态，受昼夜节律的影响，夜间增加，白天减少[80-82]。

5. 光感受器在黑暗中释放谷氨酸 Photoreceptors Release Glutamate in the Dark

第一次从视锥细胞内记录到的信息令人惊讶，因为它们显示光感受器对光的反应是超极化的[4]。这意味着它们相对去极化，在黑暗中释放出神经递质谷氨酸。从信号信息的观点来看，光感受器响应的符号没有逻辑上的区别；光感受器产生围绕平均光电平调制的梯度响应。当光子被吸收时，视觉色素被激活，然后触发一系列其他生化事件[83]。这被称为光传导（phototransduction），它导致细胞膜中cGMP门控阳离子通道的关闭，从而产生超极化和谷氨酸释放的减少[84]。对光的突触后反应实际上是因为谷氨酸释放减少，因此，谷氨酸的摄取在视网膜神经传递中也起着关键的作用[85]，因为谷氨酸的清除必须迅速，以提供对光的快速突触后反应。光感受器的超极化光反应现在已经很好地建立起来，并且得到了囊泡翻转（vesicle turuover）研究的支持，囊泡翻转在黑暗中要高得多[86]，此外，突触阻断研究在不同的二级神经元中产生适当的反应，并且存在一个与特定细胞类型相关的不同谷氨酸受体的定型阵列。谷氨酸及其突触后受体库，似乎特别适合于在视锥细胞椎弓根处协调各种各样的突触后反应。

视杆细胞的运作方式基本上类似于视锥细胞：

它们对光的增加产生超极化反应，尽管存在许多分子差异。然而，所有关于视网膜中的视杆细胞路径的设计都是为了达到最大灵敏度。这反映在视杆细胞胞体的解剖细节和突触连接上[64]。视杆细胞可以对单个光子做出反应，显然是设计极限，有一个二进制（全或无）信号，视觉阈值需要5~10视杆的细胞信号。根据物种的不同，20~100个视杆细胞汇聚到单个视杆细胞、双极细胞上[87,88]，这种高度的融合也有助于视杆细胞通道的高灵敏度。如果100个视杆细胞汇聚到一个视杆单极细胞和100个视杆双极细胞汇聚到一个神经节细胞，则视觉的绝对阈值由汇聚细胞体决定，每10 000个视杆细胞大约有1个光异构化。

（二）二级神经元：水平细胞和双极细胞
Second Order Neurons: Horizontal and Bipolar Cells

视杆细胞和视锥细胞与双极细胞和水平细胞形成突触连接。水平细胞是外侧广泛分布的中间神经元，位于INL的外侧行，与OPL相邻。它们对漫射光的响应具有很大的超极化。这和视锥细胞是一样的，输入的符号是守恒的。它是由位于水平细胞树突上的AMPA亚型兴奋性谷氨酸受体所介导的[89,90]。在大多数哺乳动物中，水平细胞有两种形态，但在啮齿动物中只有一种[91-93]。而在所有物种中，水平细胞广泛耦合，显著增加了感受野的范围。在图17-10中，兔视网膜的整个A型水平细胞网络，通过向几个细胞注射一种易于通过缝隙连接的扩散示踪剂——神经生物素来标记[94]。A型水平细胞无轴突，形状大而不规则，产生许多细小的终末，即这些终末接触树突中的每个视锥细胞椎弓根。高分辨率图像显示了很细的水平细胞树突如何在忽略众多视杆细胞球体的情况下在视锥细胞末端汇聚（图17-10）。用两种不同的谷氨酸受体GluR5标记视锥细胞末端，GluR5标记某些非双极细胞和mGluR6的基底接触[95]，mGluR6由视锥细胞、双极细胞表达（见下文）[17,96]。应注意的是，三个标记在视锥细胞末端不重叠，这与三个独立的神经元、水平细胞、视锥细胞、双极细胞和视锥细胞外双极细胞的存在是一致的，这三个神经元都在视锥细胞椎弓根处独立汇聚（图 17-10 ）[62]。

兔视网膜中的 B 型水平细胞较小且呈放射状对称分布（图 17-11）。当 B 型水平细胞的体细胞树突也与锥细胞接触时，每个细胞都产生一个随机弯曲的长轴突，然后分支成一个复杂的末端结构（图 17-11C ）[94]。轴突的电刺激长度被认为是从轴突末端分离出体细胞的区域，轴突末端的分支与视杆细胞胞体接触，而不是与视锥细胞接触[97]，但现在有证据表明，在高光照水平下，视杆细胞可以起到中继作用，将水平细胞周围的信息传递给视锥细胞[98]。B 型水平细胞也通过间隙连接，轴突终末也是如此（图 17-11B ）[94, 99-101]。对于这两种水平细胞，当细胞密度随偏心率下降时，树突范围增加，使视网膜上覆盖范围保持均匀的 6～8 分布。B 型水平细胞更小，数量更多，是 A 型密度的 2～3 倍[94]。

灵长类也有两种水平细胞，均为轴突细胞，但 H2 仅与视锥细胞接触，轴突发育不良[102]。H1 是大的、耦合良好的细胞，接触所有红色 / 绿色视锥细胞，但不接触蓝色视锥细胞[103]。H2 有较小的胞体和较细的树突，与红色 / 绿色视锥细胞接触稀疏，但发出密集的神经支配蓝色视锥细胞[103]。从两种水平细胞类型的记录显示，它们接收来自红色视锥和绿色视锥细胞的信号呈保守输入（加上蓝色 H2）[103]。H2 水平细胞的分布表明它在蓝色 / 黄色(红色＋绿色) 光处理过程中起作用。

在中央视网膜区域中，H1 是 H2 的 4 倍，过渡到周围视网膜成 2 倍[104]。随着偏心距的增加，细胞大小的增加补偿了密度的降低，因此两种类型的覆盖范围在大部分视网膜上是均匀的 3～5。H1 水平细胞的峰值密度在中心凹附近达到 18 000/mm^2 左右，比兔视网膜高一个数量级。Packer 和 Dacey[105] 已经从许多灵长类细胞中记录到一个有趣的现象，H1 细胞在视网膜的中央不仅更小，而且耦合度更低，也许是因为它们重叠的更少。因此，中心凹的 H1 感受野可能足够小，20～30μm，以匹配侏儒神经节细胞周围的感受野。

水平细胞通过间隙连接广泛地耦合，它们的分子特性已经在许多物种中确定。在兔视网膜中，A 型水平细胞之间的缝隙连接在基质的许多接触点用抗 Cx50 的抗体标记（图 17-12）[106]。一些缝隙连

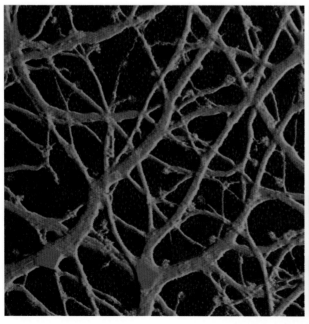
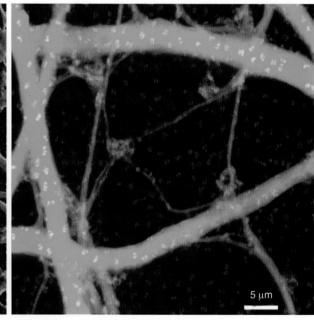

▲ 图 17-10　兔视网膜 A 型水平细胞

通过标记突触后谷氨酸受体 GluR5（蓝色）和 mGluR6（红色），显示了兔视网膜细胞内注射神经生物素（绿色）和视杆 / 视锥细胞镶嵌体后的 A 型水平细胞的耦合基质。A 型水平单元接触框架中的每个视锥细胞。高分辨率图像（右）显示细水平细胞树突（绿色）在单个足突处汇聚。绿色、红色和蓝色标签没有同调。它们分别标记独立的神经元结构：水平细胞、双极细胞上的和非双极细胞上的（图片由 F. Pan 和 S. C. Massey 提供）

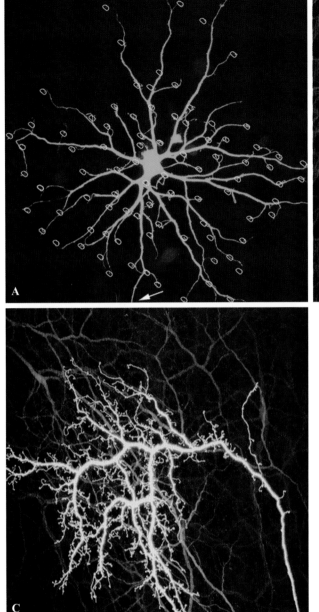

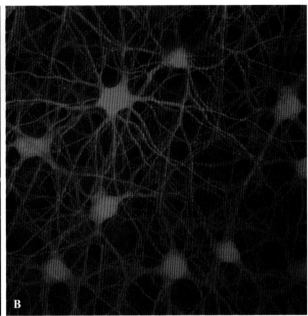

▲ 图 17-11　**B-type horizontal cells in the rabbit retina**
(A) A single B-type horizontal cell filled with Lucifer Yellow contacts all the cone pedicles (white outlines) within its dendritic field. Arrow shows the axon leaving the frame. (B) When B-type horizontal cells are filled with Neurobiotin, the coupled network is revealed. (C) Fine details of the elaborate axon terminal of a B-type horizontal cell. Each terminal varicosity contacts a rod spherule. (Panel A, courtesy of W. Li and S.C. Massey; panels B and C, reproduced with permission from Mills SL, Massey SC. A series of biotinylated tracers distinguishes three types of gap junction in retina. J Neurosci 2000;20: 8629–36.)

接斑块非常大，Cx50 通道的单一电导也很高。这解释了为什么 A 型水平细胞形成电合胞体。B 型水平细胞未标记为 Cx50。这些缝隙连接具有不同的性质，所以它们很可能是由不同的连接蛋白组装而成。在啮齿类动物中，只有一种类型的轴突水平细胞[107]。在 CX57 敲除小鼠中，这些细胞不再耦联[108]。这表明多个神经元连接蛋白存在于视网膜中，Cx57 缝隙连接可能负责轴突支持的水平细胞的耦联。灵长类动物视网膜的情况仍是未知的，但未来的进展应使测试水平细胞耦合理论成为可能。

（三）水平细胞功能 Horizontal Cell Function

人们普遍认为水平细胞向视锥细胞和视杆细胞提供负反馈信号。这可以在全视野闪光时看到，这会使光感受器超极化并减少其谷氨酸释放。进而导致水平细胞持续的超极化，在黑暗中处于相对去极化的膜电位。在超极化时，水平细胞向光感受器发送一个反馈信号，将钙通道的激活功能转移到更多的负电位，增加钙电流和谷氨酸的释放[109]。这是

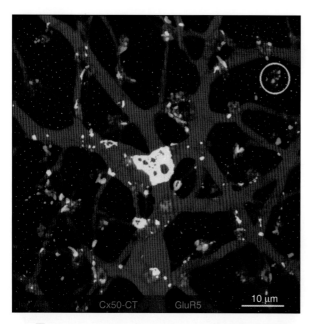

▲ 图 17-12 **Gap junctions between A-type horizontal cells**

A-type horizontal cells are extensively coupled, as observed following Neurobiotin injection (red). An antibody against connexin 50 (green) labels gap junctions in the matrix of A-type horizontal cells. Some large plaques are located at the crossing of two major dendrites (yellow). The background mosaic of cone pedicles is marked by GluR5 labeling (blue). (Reproduced with permission from O'Brien JJ, Li W, Pan F, et al. Coupling between A-type horizontal cells is mediated by connexin 50 gap junctions in the rabbit retina. J Neurosci 2006;26:11624–36.)

一个反转信号，形成双极细胞拮抗中心 / 周围感受野的基础。

（四）反馈机制 The Feedback Mechanism

在过去的 20 年里，水平细胞对视锥细胞的反馈机制一直是争论的焦点。最初提出水平细胞对光感受器的反馈利用 GABA 能机制[110-112]。这一假设是基于水平细胞合成和释放 GABA[89, 113-116] 及光感受器表达 GABA_A 受体的观察[111, 117-120]。最近的结果表明哺乳动物水平细胞通过囊泡机制释放 GABA[121-123]，尽管药物干预对 GABA 的输入产生了矛盾的结果[109, 124-127]。这可能是 GABA 通过调节作用于视锥细胞和水平细胞上 GABA 受体上负反馈信号的强度，但这不是基本反馈信号[128, 129]。

人们已经提出了该反馈途径的神经元接触机制 / 视觉反馈机制[125, 130] 和基于 pH 的机制[126]。神经元接触反馈机制是一种纯粹的电信号，通过连接在视锥细胞突触末端内的水平细胞树突尖端，发出的连接蛋白半通道介导（图 17-13）。连接蛋白半通道作为大的非选择性离子通道，电流在暗环境中流经静止（约 40mV）的水平细胞。通过反馈途径，光感受器感觉到这种局部去极化。水平细胞对光的超极化增加了通过半通道和细胞外空间的电流，在其钙通道附近的光感受器中产生更大的局部去极化。如上所述，这导致钙电流和谷氨酸释放增加。半通道在这一过程中的作用得到了药理学和遗传研究的支持[131, 132]。

基于 pH 的反馈机制也有相当多的实验支持。细胞外空间酸化抑制光感受器钙通道[133]，并通过改变突触间隙中的 pH 来调节反馈，同时调控钙电流[126, 134]。pH 调节的机制是非常出乎意料的，并且涉及通过位于靠近水平细胞树突顶端的连接蛋白半通道的 pannexin-1 通道释放 ATP 进入突触间隙。ATP 被胞外 ATP 酶 NTPD1 和 ADA 水解成肌苷，肌苷产生质子和磷酸基，这形成了 pKa 为 7.2 的 pH 缓冲液，酸化突触间隙[134]，并可被直接测量[135]。光诱导水平细胞的超极化导致水平细胞树突顶端的膜蛋白通道闭合，减少 ATP 释放；导致 pH 缓冲降低，在突触间隙产生缓慢的碱化。这抑制了感光细胞的钙电流，增加了视锥细胞谷氨酸的释放。

最近的证据表明，神经元接触反馈机制和基于 pH 的两种机制都可以并行运行[134]，并且反馈信号由这两种具有不同动力学的成分组成：神经元接触反馈机制提供的超快速成分和 ATP/pH 机制提供的慢成分[134]。在这两种成分的基础上是 GABA 的调节，它可以抑制暗适应视网膜中的反馈[128, 136-138]。因为水平细胞和双极细胞都表达 GABA 受体[139-141]，水平细胞也可以使用双极细胞的前馈 GABA 信号[142]。

（五）水平细胞功能 Horizontal Cell Function

一个重要的问题是为什么水平细胞对视锥细胞的反馈需要两种不同的机制？为了回答这个问题，我们必须考虑水平细胞对视觉信号的作用。正如 Sterling 所指出的，在明亮的人工光照下阅读高对比度图像[143]，与在自然环境中，外界的视觉对象往往与其背景相比具有非常低的对比度。这需要一种方法来减去公共背景（几乎不含有信息）并放大剩余的信号，以增强小的、低对比度细节的可见性。

至少在一定程度上，这种作用是由外层视网膜

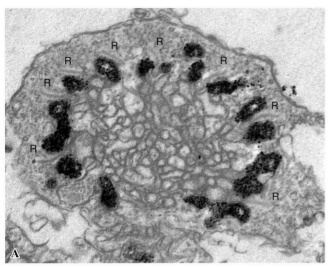
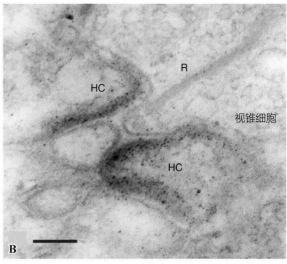

▲ 图 17-13　视锥细胞突触终末的一般结构

A. 斑马鱼视锥细胞突触复合体的电镜图像，特征性突触带（R）和深的内陷。黑染色出现在靠近突触带的水平细胞树突中。通过 Cx55.5 启动子在水平细胞中对表达 GFP 的转基因斑马鱼进行 GFP 抗体标记；B. 金鱼突触三联体的电镜图像显示连接蛋白半通道的位置。水平细胞（HC）树突顶端靠近突触带（R）的膜被抗 Cx26 抗体染色（图片改编自 Kamermans et al.Science 2001：292：1178-1180.）

的水平细胞完成的。水平细胞具有大的感受野，非常适合于估计视野中的平均亮度。该信息在上述负反馈中反馈给光感受器，使得光感受器输出可以用信号表示光强度的局部偏差。因为我们的眼睛总是在移动，我们需要考虑如何在背景下提取小的、低对比度的移动细节。当水平细胞反馈缓慢时，其周围的感受野应暂时滞后于双极细胞的中心反应。这会造成视物模糊。然而，如果有额外的超快速的视觉反馈，这种情况就不会发生了。那慢 pH 机制的作用呢？从外层视网膜到内层视网膜，神经元的反应变得越来越短暂。这种瞬态代表了反馈机制中时间冗余的减少。减少时间冗余的本质是速度慢。ATP/pH 系统满足这些要求。

水平细胞也会对色觉产生影响，因为它们连接到多个视锥细胞类型。视锥细胞接收的反馈信号的光谱灵敏度将不同于视锥细胞本身的光谱灵敏度。这意味着大脑永远无法获得纯粹的视锥细胞信号。因为信号总是会被水平细胞的作用所改变，因此也会被其他类型的视锥细胞所改变。视锥细胞的输出将取决于全局照明的光谱组成。为什么这会是一个优势？有人提出，在光感受器 / 水平细胞水平上的这些颜色相互作用会导致诸如"颜色的恒定性（color constancy）"和"颜色感应（color induction）"之类的现象[145, 146]。

（六）双极细胞功能 Bipolar Cell Function

双极细胞接收光感受器的输入，然后将视觉信号传导到内层视网膜。它们是兴奋性的中间神经元，利用谷氨酸作为神经递质，用于持续释放递质。双极细胞的末端含有突触带，类似于光感受器，只是更小。在哺乳动物种中即灵长类动物、兔、猫、大鼠和小鼠，有 9～12 种视锥细胞、双极细胞已经被研究（图 17-14）[12, 147-153]。与视锥双极细胞相比，只有一种类型的视杆双极细胞，其形态和生理上不同于视锥双极细胞。视杆双极细胞数量众多，是视锥双极细胞密度的 3 倍。目前，已经发现有大约 10 种类型的视锥双极细胞，因此总的来说，它们的数量超过了视杆双极细胞的 3～4 倍。

视锥双极细胞在视网膜切片制备中很难识别。一旦填充了示踪剂，就可以通过其胞体在 INL 中的位置、树突和轴突终末的形态以及终末在 IPL 中的深度来区分它们。现在有越来越多的选择性抗体可用于鉴定特定的视锥双极细胞[133-136]。此外，已经建立了几种标记特定类型双极细胞的转基因报告小鼠系[154-156]。

视锥细胞通路中有一个主要的功能分区，它出现在第一个突触上，并保存在所有高级视觉中枢中。视网膜被分为开和关（ON/OFF）通道，由开和关视锥极细胞提供服务（图 17-14）。优化后的 ON 通道检测到强度增加，而 OFF 通道则降低强度。这反映了视网膜深度的重要性，这两种类型的双极细胞在 IPL 中以不同的水平终止。OFF 双极细胞分支的上半部分，即其亚层，它们与 OFF 神经节细胞形成突触。ON 双极细胞在 IPL 中进一步下降到 b 亚层，在那里它们与 ON 神经节细胞形成突触。ON 和 OFF 双极细胞对光强度的变化产生相反的信号。但是，如果两种双极型都接触同一个视锥，这是如何实现

的呢？简单的答案是通过不同的突触后受体实现的。事实上，谷氨酸在双极细胞内外产生相反的反应[15, 157, 158]，将视锥细胞信号分成开和关两部分，是视网膜动态范围的 2 倍。其中一半双极细胞携带的信号大于局部平均值，另一半则比平均值小。

（七）OFF 视锥双极细胞 OFF Cone Bipolar Cells

OFF 双极细胞的树突在 OPL 中形成分支，并在

Rat bipolar cells

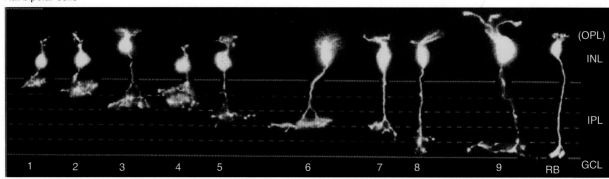

Primate bipolar cells

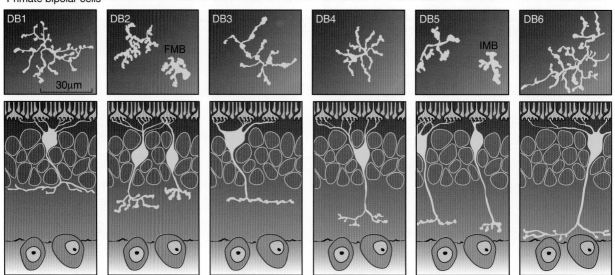

▲ 图 17-14　**Bipolar cells**

Top: Lucifer Yellow-filled examples of bipolar cell types in the rat retina. Bottom: Drawings of Golgi-impregnated bipolar cells from the primate retina. Note the presence of midget bipolar cells in the primate retina. In both species, it may be observed that the main difference between cell types is the depth of stratification in the inner plexiform layer. OFF bipolar cells terminate in sublamina a and ON bipolar cells stratify at a deeper level, in sublamina b. OPL, outer plexiform layer; INL, inner nuclear layer; IPL, inner plexiform layer; GCL, ganglion cell layer; RB, rod bipolar cells; FMB, flat midget bipolar; IMB, invaginating midget bipolar. (Top panel, reproduced with permission from Harveit E. Functional organization of cone bipolar cells in the rat retina. J Neurophysiol 1997;77:1716–30, with permission from the authors and the American Physiological Society. Bottom panel, reproduced with permission from Boycott BB, Wassle H. Morphological classification of bipolar cells of the primate retina. Eur J Neurosci 1991;3:1069–88.)

基底突触处与树突场中的每个视锥接触（图 17-15）。OFF 双极细胞，像视锥细胞一样被光超极化，是符号保守（Sign-conserving）的兴奋性突触，如图 17-15A 中的 a+ 所示，由离子型谷氨酸受体（即 AMPA/kainate 型的传统谷氨酸受体）服务[159-161]。因此，视锥细胞中谷氨酸的暗释放使 OFF 双极细胞保持相对去极化电位，而光对谷氨酸释放的减少使 OFF 双极细胞产生超极化。在这方面，光感受器 / OFF 双极细胞突触类似于光感受器 / 水平细胞突触。

从地松鼠的视锥细胞和 OFF 双极细胞对中记录，地松鼠有非常大的视锥细胞，特别适合记录，表明三种不同的 OFF 双极细胞使用三种不同的谷氨酸受体——一种 AMPA 受体和两种海藻酸钠受体（图 17-16）[159]。这些受体对谷氨酸和活化、脱敏及失活的动力学有不同的亲和力，从而产生随时间变化的突触传导：快速 AMPA 受体非常适合传递瞬时信号，而较慢的红藻氨酸受体可能传递持续反应[159]。在地松鼠视网膜，OFF 视锥双极细胞的反应特性与视锥细胞椎弓根复合体谷氨酸受体的不同分布非常吻合，因此，离子型谷氨酸受体的表达被认为有助于将视锥细胞信号分离成编码视锥细胞信号不同带宽的不同时间处理通道[90, 95, 162]。所有三种 OFF 双极细胞都如预期的那样终止于 a 亚层，但每一种都在 OFF a 亚层有不同深度的分支（图 17-16）。因此，视觉信号分成不同的通道，从视网膜的第一个突触开始，传递到 IPL 的不同地址。

在一些物种中可以观察到双极细胞反应的时间特征的差异[160, 163-165]。但是最近在小鼠和灵长类动物中对非双极细胞的研究表明，视锥→ OFF 双极细胞突触的传递仅由海藻酸钠受体介导。因此，不同于地松鼠，这两个物种中不同的时间动力学不同的 OFF 双极细胞，必须通过回路机制产生。

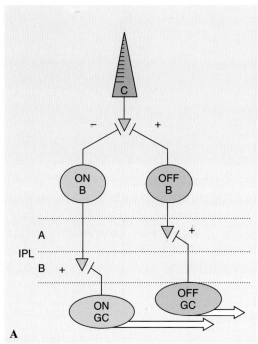

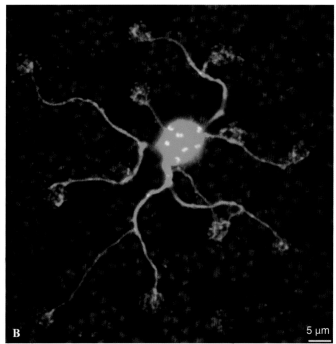

▲ 图 17-15　ON 和 OFF 路径

A. ON 视锥双极细胞和 OFF 视锥双极细胞的相反反应是由不同谷氨酸受体的表达产生的。OFF 双极细胞被谷氨酸去极化，谷氨酸是感光细胞的递质，因此 + 是一种符号保守的突触。ON 双极细胞上，谷氨酸是超极化的，因此 – 为一个符号反转突触。这种不寻常的受体被称为 mGluR6 受体。它被谷氨酸类似物 2- 氨基 -4- 磷酸氮丁酸选择性激活，负责通过视觉系统分离 ON 和 OFF 信号。此外，内层视网膜部是功能分层的。OFF 双极外细胞分支于 a 亚层，ON 双极上细胞下降至 b 亚层。两种双极细胞都使用谷氨酸，它们与无长突细胞和神经节细胞形成兴奋性突触。内丛状层；神经节细胞。B. 这张图片显示的是一个非双极性细胞，充满了路西法黄（绿色）。在整个峰，焦点在外丛状层，细小的树突延伸到接触树突场中的每一个视锥。用谷氨酸受体抗体 mGluR6（红色）和 GluR5（蓝色）组合标记视杆和视锥细胞终末的位置（图片 B 经许可转载自 Li W，Keung JW，Massey SC. Direct synaptic connections between rods and OFF cone bipolar cells in the rabbit retina. J Comp Neurol 2004；474：1–12，with permission of the authors and Wiley-Liss, a subsidiary of John Wiley.）

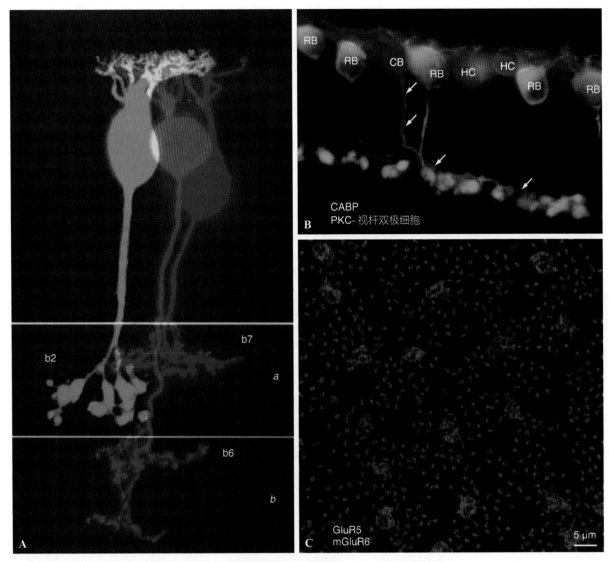

▲ 图 17-16　不同的 OFF 双极细胞和视杆 / 视锥细胞镶嵌结构

A. 三个来自松鼠的双极细胞，充满了不同颜色的染料。这两个 OFF 双极细胞有不同种类谷氨酸受体介导的反应，它们在内部丛状层中以不同的水平或地址分层；B. 兔视网膜上单个 ON 双极细胞型钙结合蛋白（CABP）钙结合蛋白（红色）染色。相比之下，更多的视杆双极细胞被蛋白激酶 C（PKC）染色（蓝色）。calbindin 双极细胞（CB）有一个轴突，它下降到 b 亚层，在 b 亚层的视杆双极细胞终末（RB）正上方有狭窄的分层。这是内部丛状层中的另一个地址。在外丛状层，水平细胞（HC）也被 calbindin 染色；C. mGluR6 受体染色（红色）标记视杆双极细胞顶端进入视杆球体的位置。在每个椎弓根上也有少量的圆锥双极树突簇。GluR5 受体（蓝色）标记每个足突的 OFF 双极细胞基底接触（图片 A 经许可转载自 DeVries Sh. Bipolar cells use kainite and AMPA receptors to filter visual information into separate channels. Neuron 2000；28：847–56. 图片 B 经作者和 Wiley-Liss 许可转载自 Massey SC，Mills SL. A calbindin-immunoreactions cone bipolar cell type in the rabbit retina. J Comp Neurol 1996；366：15–33. 图片 C 由 F Pan and SC Massey 提供）

（八）ON 视锥双极细胞 ON Cone Bipolar Cells

　　双极细胞上的树突向椎弓根内陷，在中心位置接近突触带。双极细胞被光去极化，这与视锥细胞信号相反，因此称之为符号反转突触（sign-inverting synapse），因此图 17-15 中视锥 /ON 双极细胞突触上标记了负号。光感受器中谷氨酸的暗释放维持在双极细胞相对超极化的状态。光关闭了视锥细胞递质，谷氨酸释放的减少导致双极细胞去极化。双极细胞服从 IPL 的分离，因此双极细胞分层在 b 亚层（图 17-14）。

　　谷氨酸的超极化反应是不寻常的，这是一种不寻常的受体，只在视网膜中表达。它现在被鉴定为 mGluR6，是八种代谢型谷氨酸受体中的一种，之所以被称为 mGluR6，是因为这些受体的激活开启了细胞内信号的级联反应[167]。mGluR6 受体被谷氨酸或谷氨酸类似物 2- 氨基 -4- 磷酸氨丁酸酯（APB）选择性激活[15]。mGluR6 受体的激活导致阳离子通道关闭，在双极细胞上产生超极化。光减少光感受器细胞释放谷氨酸，产生相反的反应。目前已知的阳离子通道是瞬时受体美司他丁 1（TRPM1）通道[168-170]。mGluR6 激活关闭 TRPM1 的确切机制尚不清楚，但似乎没有使用环核苷酸介导的机制[171, 172]。虽然上述机制的细节尚不清楚，但在双极型 mGluR6 受体上发生的信号反转是整个视觉系统通道分离的基础。

用抗 mGluR6 受体的抗体标记视网膜，在 OPL 的双极树突水平上染色一条窄带[17, 96]。在整个过程中，mGluR6 标记的分布显示出两种类型的终末的不同模式（图 17-16C）。在每个椎弓根和亮的 mGluR6 阳性终末处，ON 视锥双极细胞上有轻微标记的 mGluR6 阳性簇，插入每个视杆细胞球体。这些是视杆双极细胞的末端树突。这种 mGluR6 模式也提供了一种简单的方法来定位外层视网膜的视杆和视锥细胞终末。所有 ON 双极细胞，包括视锥双极细胞、蓝色视锥双极细胞和视杆双极细胞，在其树突顶端表达 mGluR6[17]。

不同类型的 ON 视锥双极细胞可能由于 mGluR6 级联的调制或双极细胞终末的钙通道或无长突细胞的作用而产生各种反应[173]。很明显，在 ON 和 OFF 通路中存在不同的时间处理通道[160, 163-165, 174, 175]。这些差异可能源于内在传导的多样性（如一些双极细胞表达产生瞬时传导的电压门控通道）、双极细胞突触释放神经递质的动力学及调节双极细胞反应的侧向抑制（即电路级）的相互作用[176-183]。

1. 侏儒双极细胞 Midget Bipolar Cells

灵长类动物的视网膜是不寻常的，因为中央视网膜是由侏儒双极细胞支配的。在中心 10mm 范围内，每个视锥细胞有一个 OFF 侏儒双极细胞和一个 ON 侏儒双极细胞。在这一区域，它们占所有视锥双极细胞的 80% 以上[149, 184]。侏儒双极细胞具有非常小的树突场，接收来自单个视锥细胞的输入并输出到单个侏儒神经节细胞。这就是所谓的私人线路，一个视锥细胞对一个侏儒双极细胞对一个侏儒

神经节细胞。ON 侏儒双极细胞内陷椎弓根，在 IPL 的 b 亚层下分支，与侏儒神经节细胞接触。OFF 侏儒双极细胞与视锥细胞形成平接触或基底接触，并终止于 OFF 侏儒神经节细胞的亚层。大多数研究人员认为灵长类视网膜的这种特化是为了达到高视锥细胞密度下的最大视力。它还可以通过自动彩色编码的单视锥细胞连接，实现红色 / 绿色视觉。

2. 蓝视锥双极细胞 Blue Cone Bipolar Cells

一般来说，弥漫视锥双极细胞接触树突场中的每一个视锥，形成了一个特征性的外观。然而，在灵长类视网膜中，有一种双极细胞类型有着明显的不同，它有长的树突，绕过许多视锥细胞，只寻找蓝色视锥细胞[185, 186]。树突被标记为 mGluR6，轴突深入 b 亚层，因此蓝视锥双极细胞位于 ON 细胞[17, 153]。

3. 视杆双极细胞 Rod Bipolar Cells

与视锥双极细胞相比，视杆双极细胞只有一种形态。在兔视网膜研究中发现，它们数量众多，有一个由细小树突组成的拖把头，可以接收来自视网膜中多达 80～120 个视杆细胞的输入（图 17-17A）[88]。这种非常高的汇聚有助于初级视杆通路的敏感性。图 17-17B 显示了一个单一的染料注入视杆双极细胞，显示其树突分支丰富，但避开树突场中的视锥细胞椎弓根。取而代之的是所有终末树突内陷一个视杆细胞球体，它们被双重标记为 mGluR6。每个视杆细胞球体上只有一个终端来自这个视杆双极细胞。每一个 mGluR6 双体的另一半由另一个未标记的视杆双极细胞关联。因此，每个视杆细胞接触两个不同的视杆双极细胞[96]。每个视杆双极细胞产生一个细长的轴突，该轴突下降到 IPL 的亚层 5（图 17-17）。生理上，视杆双极细胞对光刺激有反应，这与 mGluR6 的标记和分层的深度相一致[13, 187]。视杆双极细胞通常不直接与神经节细胞接触。相反，视杆双极细胞的主要输出是传递视杆细胞信号的 A Ⅱ 无长突细胞，或是向视杆双极细胞终端及 S1 和 S2 无长突细胞，提供强大的负反馈信号[40, 187]（图 17-18，见下文）。超过 90% 的视杆双极输出对应这些无长突细胞。

这种高集成性允许视杆双极细胞从许多视杆细胞上收集信号，但也有潜在的噪声。然而，视杆对

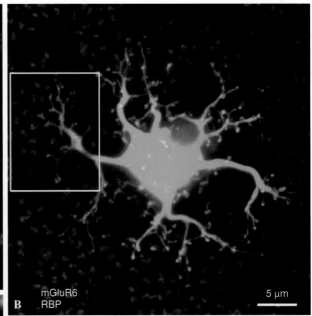

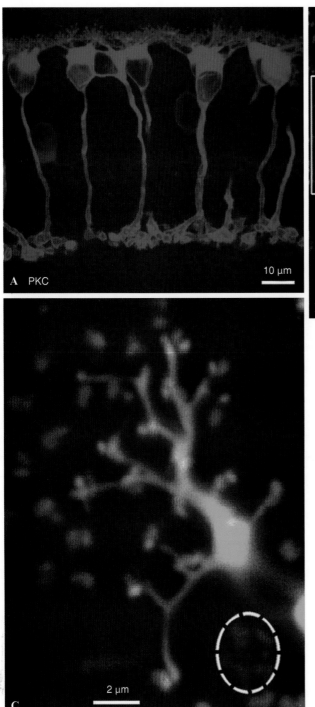

▲ 图 17-17　兔视网膜中的视杆双极细胞和接触

A. 有一种单一形态的视杆双极细胞可以被蛋白激酶 C 抗体染色；B. 兔视网膜上的单极视杆双极细胞（RBC）充满了荧光素黄（绿色），集中在外丛状层，有一束细小的树突与许多视杆球体（红点）接触；C. 在较高的分辨率下，mGluR6 受体染色视杆双极细胞（红色）的树突顶端，在进入视杆球体内陷的地方是双倍的。一般的规律是，视杆球体上的每对视杆双极树突都起源于不同的视杆双极细胞。一个视锥足突，由一簇更暗、更细的 ON 视锥双极树突标记，也被概述（虚线）（图片 A 由 W. Li 和 S. C. Massey 提供；图片 B 和 C 经作者和 Wiley 许可转载自 Li W, Keung JW, Massey SC. Direct synaptic connections between rods and OFF cone bipolar cells in the rabbit retina. J Comp Neurol 2004；474：1–12. ）

视杆双极细胞突触具有非线性特点，小信号被阈值化[188]。这样就使得许多小信号被拒绝，但噪声会被降低。其中一些接近阈值的信号可能会丢失，但当捕获光子信号时，突触具有高信噪比，并且传输非常可靠[189]。

4. 多种视杆细胞通路 Multiple Rod Pathways

视杆细胞在暗光条件下使用，提供超过 5 个对数单位的信息。现在研究表明，至少有三种途径，称为初级、二级和三级，视杆细胞信号通过这三种途径到达神经节细胞（图 17-19）。但其处理信号的条件不同，一级最敏感，三级最不敏感。

初级视杆细胞通路利用视杆双极细胞，在 IPL 的亚层 5 与两个突触后无长突细胞形成带状突触（图 17-18）。其中一个突触后神经元是 A Ⅱ 无长突细胞，另一个是 S1（猫为 A17）或 S2 无长突细胞（图 17-18）[40, 187]。这两个广域 GABA 无长突细胞都与视杆双极细胞终末形成相互的突触，从而提供另

一个负反馈阶段。视杆双极细胞的显著末端实际上插入了这些无长突细胞所提供的树突网络中的孔。视杆双极细胞和其他双极细胞一样，释放谷氨酸，与 A Ⅱ 基质的接触点被 AMPA 亚型的谷氨酸受体所覆盖（图 17-20）[190, 191]。S1/S2 无长突细胞的谷氨酸受体作用机制尚未完全阐明，但是 A17（可能相当于啮齿动物的 S1）通过 L 型 Ca^{2+} 和 Ca^{2+} 激活钾（BK）通道，利用 Ca^{2+} 渗透性 AMPA 谷氨酸受体调节对视杆双极细胞的反馈抑制，并控制突触处谷氨酸的释放[192]。在视杆双极细胞上，突触后靶点是 $GABA_A$ 和 $GABA_C$ 受体[193-195]。

因此，有两个明显的问题：视杆细胞信号如何到达神经节细胞，如果只有一种类型的视杆双极细胞，如何在暗适应条件下产生开关信号？答案在于视杆细胞通路是如何通过无长突细胞整合进入视锥细胞通路（图 17-19）。所有无长突细胞都是甘氨酸能神经元，它们通过 α1 甘氨酸受体与 a 亚层视锥细

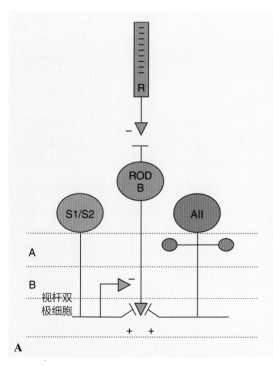
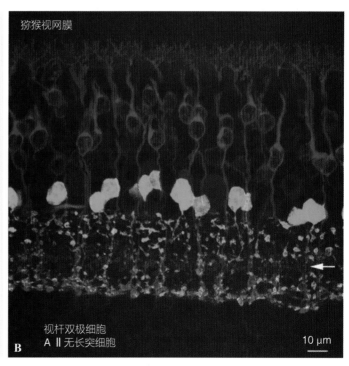

▲ 图 17-18　主要的视杆细胞路径

A. 只有一种视杆双极细胞（视杆细胞 B）对光产生响应，终止于亚层 5 内丛状层的底部。视杆双极细胞表达 mGluR6 受体，并被视杆细胞释放的谷氨酸在一个标记反转的突触处超极化，标记有一个负号。视杆双极细胞释放谷氨酸，并通过兴奋性受体与所有无长突细胞和 S1/S2 无长突细胞相连，以加号标记。反过来，S1/S2 无长突细胞通过 γ- 氨基丁酸介导的抑制性互惠突触回到视杆双极细胞末端。

B. 狝猴视网膜的垂直切片：所有无长突细胞，被 calretinin 染色（绿色），当它们通过 IPL 下降时，在视杆双极细胞轴突（蛋白激酶 C，红色）周围下降。箭标记在不同水平的视锥双极细胞 DB4 在 IPL 中的染色较模糊（图片 B 经许可转载自 Massey SC, Mills SL. Antibody to calretinin stains A Ⅱ amacrine cells in the rabbit retina：double-label and confocal analyses. J Comp Neurol 1999；411：3–18.）

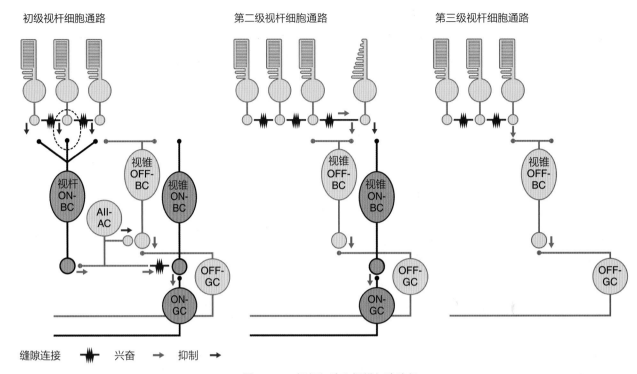

▲ 图 17-19　视杆细胞和视锥细胞路径

主要的视杆细胞通路（视杆细胞→双极细胞上→无长突细胞）为无长突细胞提供兴奋性输入，无长突细胞与双极细胞上的视锥细胞电耦合，抑制双极细胞外的视锥细胞。第二级视杆细胞通路（视杆细胞→视锥细胞→双极细胞）来自视杆细胞和视锥细胞之间的电耦合，允许视杆细胞信号流入视锥细胞，谷氨酸释放进入视锥双极细胞内外。第三级视杆细胞通路（视杆细胞→ OFF 双极细胞）是从视杆细胞到视锥 OFF 双极细胞的直接谷氨酸能输入。注意，第二级和第三级通路原则上独立于初级通路。红箭表示符号反转突触，绿色箭头表示符号保持突触。AC. 无长突细胞；BC. 双极细胞；GC. 谷氨酸能（图片经许可改编自 van Genderen MM, Bijveld MM, Claassen YB, et al. Mutations in TRPM1 are a common cause of complete congenital stationary night blindness. Am J Hum Genet 2009；85：730–6.）

胞外双极细胞的轴突终末，形成传统的抑制性甘氨酸能突触[196]。反过来，在表达 α3 甘氨酸受体的突触上，甘氨酸能输入调节了 AⅡ 细胞本身[197]。它们的远端与 b 亚层视锥双极细胞形成电突触或缝隙连接，并向视锥双极细胞提供直接的、可能是信号保守的输入信号[41, 198, 199]。因此，当视锥细胞通路通过外层视网膜不同的突触后谷氨酸受体分裂时，视杆细胞通路在无长突细胞水平上分叉。人们常说，视杆细胞信号背驮在视锥细胞通道之上的。

视杆双极→ AⅡ 无长突细胞突触在视杆细胞介导的视觉中也起着基础性的作用[187, 200-202]。它充当高通滤波器，加速慢视杆细胞反应的时间进程，以增加突触后电路编码的可靠性[200, 203]。因此，传输的时间决定了神经节细胞的反应和视网膜电路的输出[204]。RB → AⅡ 突触也是视杆细胞介导视觉中神经增益控制的主要部位：当光照不足且激活的视杆细胞较少时，突触放大小的视杆输入，使其可靠地

传输；随着背景光强度的增加，通过使用依赖性地减小易于释放的囊泡池的大小来降低传输增益，从而使囊泡电路避免饱和[202, 204-209]。

AⅡ 无长突细胞本身都是由缝隙连接来耦联的，这可以通过向单个 AⅡ 无长突细胞注射可扩散的示踪物神经生物素来证明，神经生物素通过缝隙连接来标记所有的耦联细胞[199, 210]。图 17-21 显示很多 AⅡ 无长突细胞是耦合的，并且是由四或五种不同类型的视锥双极细胞组成的覆盖群。AⅡ -to-AⅡ 的间隙连接优先发生在树突交叉点（图 17-22），并且 AⅡ 耦联在 Cx36 敲除小鼠中不存在[211]。这个复杂的异质细胞网络中的耦联受多巴胺的调节，也许更重要的是受光的调节[212]。潜在的机制是通过 Cx36 的磷酸化，这种调节可以在细胞基础上实现[213]。

缝隙连接是双向的，这意味着电信号和示踪剂可以通过它们的任何一个方向[214, 215]。这就使得来自 AⅡ 无长突细胞的甘氨酸可以进入 ON 视锥双极

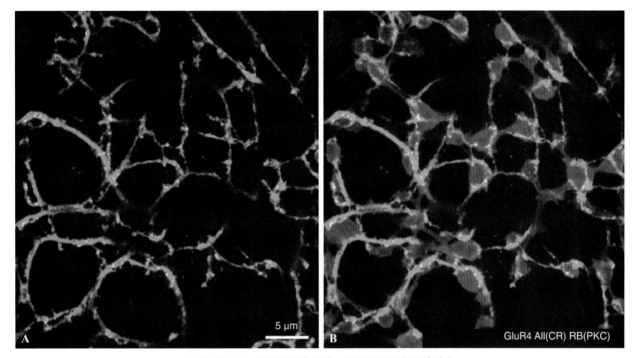

▲ 图 17-20　谷氨酸受体介导 A Ⅱ 的视杆双极细胞输入

A. 兔视网膜内的 A Ⅱ 无长突细胞的基质被钙结合蛋白 calretinin（绿色）染色，其表面装饰有 α- 氨基 -3- 羟基 -5- 甲基 -4- 异恶唑丙酸（AMPA）亚型的点状谷氨酸受体（红色）；B. A Ⅱ 树突小心地包裹在这个水平的视杆双极终端（蓝色）。关键的是，谷氨酸受体只出现在视杆双极细胞和 A Ⅱ 无长突细胞（红 + 绿 + 蓝 = 白）之间的接触部位。在视杆双极终末之间的 A Ⅱ 树突的中间部分没有谷氨酸受体。这表明 AMPA 受体位于视杆双极细胞和 A Ⅱ 无长突细胞之间的突触接触处（图片经作者和 Wiley-Liss 许可转载自 Li W, Trexler EB, Massey SC. Glutamate receptors at rod bipolar ribbon synapses in the rabbit retina. J Comp Neurol 2002；448：230–48.）

细胞。实际上大多数 ON 双极细胞含有甘氨酸，即使它们使用谷氨酸作为神经递质。双极细胞甘氨酸的来源是通过卡宾诺酮阻断缝隙连接而确定的。这

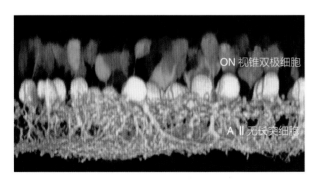

▲ 图 17-21　无长突细胞与视锥双极细胞之间的耦联

这是一系列共焦图像的三维重建，显示了将一种可扩散的示踪剂，如神经生物素，注射到兔视网膜的 A Ⅱ 无长突细胞中的结果。标记了所有具有特征性形态的耦合无长突细胞（卡其色）基质。此外，示踪剂还扩散到由 3～5 种类型组成的视锥双极细胞复合体（蓝色）（图片由 E. B. Trexler 和 S.C.Massey 提供）

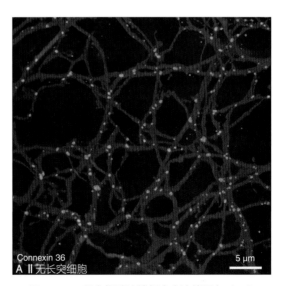

▲ 图 17-22　所有间隙连接都含有连接蛋白（Cx）36

内丛状层 b 亚层 A Ⅱ 树突（红色）的共焦成像。Cx36（绿色）染色显示，在 A Ⅱ 基质中 Cx36 斑块丰富。图像分析表明，当两个 A Ⅱ 树突交叉时，Cx36 斑块的发生率很高（图片经作者和 Wiley-Liss 许可转载自 Mills SL, O'Brien JJ, Li W, et al. Rod pathways in the mammalian retina use connexin 36. J Comp Neurol 2001；436：336–50.）

改变了甘氨酸的标记模式，随后甘氨酸在双极细胞中减少[167]。双向耦合的另一个更相关的结果是，不仅视杆细胞信号进入视锥通路，而且实际上视锥信号可以从 ON 双极细胞上进入 A II 网络。这意味着 A II 网络也可以影响视锥信号。这一点已经在许多研究中得到证实，这些研究揭示了 A II 在视锥细胞介导的视觉过程中起到抑制中间神经元的作用[216-218]。此外，在视杆双极→A II 无长突细胞突触处的传递，通过重置突触后 A II 的膜电位，可以改变耦合在 ON 双极细胞上的膜电位，从而调节在它们的突触处传递[207]。

这些缝隙连接通路的重要性已经被 Cx36 敲除小鼠的发育研究清楚地证明[211]。在这些动物中，用神经生物素填充 A II 无长突细胞后只产生一个细胞：没有 Cx36 的表达就没有耦联。与野生型相比，在被敲除的动物中，在 ON 神经节细胞的记录中没有检测到视杆信号。在没有 Cx36 缝隙连接的情况下，视杆细胞水平信号不会进入 ON 视锥通路。当然，OFF 通道不依赖于通过缝隙连接的传输，因此仍然保持由视杆驱动来断开信号。一个明显的解释是，如上所述，双极细胞隙结连接上没有 A II/ON。然而，Cx36 基因敲除也可能干扰外层视网膜的视杆/视锥耦合。事实上，这两条通路都必须缺失，以消除视杆信号向 ON 通路的传输。在这两种情况下，这是首次证明缝隙连接对哺乳动物中枢神经系统中的神经元通路的功能至关重要。

在兔视网膜中，一种被钙结合蛋白抗体选择性标记的视锥双极细胞之间的缝隙连接也涉及 Cx36[219]，然而，A II／双极缝隙连接的性质不同于 A II/A II 缝隙连接[199]，表明缝隙连接的双极侧在某种程度上是不同的，这可能是由于双极细胞的磷酸化或甚至不同连接蛋白的表达是不同的。有证据表明双极细胞表达 Cx36[211]，然而也有别的研究的证据表明，在双极细胞上，耦联是由 Cx36（A II）/Cx45（BC）异型缝隙连接所介导的[220]。

5.二级和三级视杆细胞通道 Secondary and Tertiary Rod Pathways

初级视杆细胞通路在阈值条件下起作用，如在星光下[143, 187]，它完全依赖于视杆细胞和视杆双极细胞之间通过 mGluR6 受体的突触传递。然而，当这些突触被 APB 阻断时，仍有可能在 OFF 神经节细胞中记录到视杆细胞水平信号[221]。这一替代途径归因于视杆/视锥耦合，对此既有解剖学证据，也有生理学证据。第二级视杆通路从视杆细胞经缝隙连接到视锥细胞，然后以通常的方式进入视锥双极细胞和神经节细胞（图 17-19）。有人认为，该通路在中等光强度的中间视觉条件下工作，尽管利用视杆双极细胞的初级视杆通路可能在视杆细胞视觉的整个工作范围内继续发挥作用[74, 204]。

这种途径也被报道用于小鼠视网膜。然而，视杆驱动的反应甚至在一个敲除了视锥细胞的转基因小鼠系中仍然存在[222]。缺失视锥细胞似乎排除了视杆/视锥耦联作为一种途径的可能性。因此，第三级视杆通路被提出，即涉及视杆细胞和视锥外双极细胞之间的直接连接，随后的研究也发现了这些连接[223, 224]。这条通路最初被认为是啮齿动物视网膜的一个特化通路，但现在已经在猫和兔子身上发现[96, 225]。它也存在于松鼠上一种特殊类型的非双极细胞 b2，被证明与视杆细胞接触，并为视杆细胞提供快速感光信号的传递途径[226]。因此，第三级视杆通路可能是哺乳动物视网膜的普遍特征。

有人认为，视杆→非双极通路在高中／低光照条件下工作，围绕着视杆视觉向视锥视觉的过渡。一般来说，不同的视杆通路可能被设计成覆盖不同的强度范围，并且它们可能选择性地连接到特定的神经节细胞类型，但是，到目前为止，还没有关于这一点的证据。来自小鼠视网膜生理学研究证据表明，不同的神经节细胞类型具有不同的强度反应功能，但神经节细胞类型尚未确定，其作用途径尚不清，目前仍在研究中[211]。这些新的视网膜通路在不同光照强度下的功能，是当前研究的一个重要而活跃的领域。

（九）无长突细胞 Amacrine Cells

无长突细胞在形态学和生理学上形成了一组主要为抑制性的中间神经元。大约 30 种类型的无长突细胞在哺乳动物视网膜中已被在形态学鉴定出来（图 17-23）[227-229]。无长突细胞的细胞体主要位于 INL 的最内层，非正式地称为无长突细胞层。无长突细胞也存在于 GCL 中，在那里它们被称为移位的无长突细胞。大多数是 GABA 能中广域细胞，许多公认的类无长突细胞都发现在这两层中[47, 230]。事实上，在小鼠视网膜中，超过一半的 GCL 细胞是无长突细胞。一般来说，无长突细胞的三种主要连接方式是对双极细胞终末的反馈抑制、对神经节细胞的前馈抑制和无长突细胞作为其他无长突细胞突触后靶点的连续抑制连接[231]。

无长突细胞按树突状轴大小可分为窄域（小于 200μM）和广域。窄域无长突细胞通常是甘氨酸能的，经常在 IPL 的开 / 关层中提供输入[232]。广域无长突细胞主要是 GABA 能的[229, 230, 233-235]，有些在基底层内提供横向抑制[232]，而另一些则提供相互反馈[195]，它们参与周围抑制[236]或对比度适应[237]。一些广域细胞也释放儿茶酚胺或其他神经肽[238]。这组细胞中最具特征的是多巴胺能广域无长突细胞与光适应有关，也与释放乙酰胆碱有关。

在使用现代成像方法随机获得的大量兔无长突细胞中，鉴定出 24 种不同的形态类型（图 17-23）[227, 228]。一项类似的研究已经扩展到老鼠身上，在老鼠身上，几个小组已经鉴定出大量的窄、中、广域无长突细胞[229, 230, 233-235]。

数量最多的无长突细胞类型是 AⅡ无长突细胞，大约为 11%，而其他比较常见的类型，如 CHAC，占总数的 3%～5%。无长突细胞半数为窄域，覆盖因子约为 1。其中许多是广泛分层的，这表明它们可以互连开 / 关子层。大约有 1/4 的无长突细胞是广域的，具有窄的分层，覆盖率高达 100～500。一个重叠如此之高的细胞形成了一个非常密集的树突丛，覆盖整个视网膜，如 S1 无长突细胞、DACs 和

星突无长突细胞（见下文）。因此，在兔视网膜上，所有无长突细胞类型的鉴定，早就由 Cajal 和他的同时代人研究，现在已经几乎完成。老鼠具有很好的遗传学研究特征，一系列的遗传工具可以用于他们的分析，很可能是下一个主要研究对象。

目前还不清楚产生这种无长突细胞的原因。然而，两个功能似乎经常重复。首先，所有双极细胞终端似乎都接收到 GABA 介导的负反馈。在视杆双极细胞的情况下，反馈是由 S1 和 S2 这两个无长突细胞类型所介导的[239]。双极细胞（大约 10 种类型）是窄分层的，并且如果不同的无长突细胞介导每一个反馈，这可以解释 10～20 种不同的细胞类型。其次，大约一半的神经节细胞（大约 8 种类型）通过缝隙连接连接到一个或两个无长突细胞类型[240-242]。再次，如果不同的无长突细胞耦合到每个神经节细胞类型，这可以占 10～15 种类型。这两组细胞不必相互排斥，毫无疑问，无长突细胞有许多功能。在另一个计算中，我们估计有 15 种神经节细胞类型形成独立的电路或通道。如果每个通道需要两个无长突细胞，那么总共会产生 30 种无长突细胞类型。虽然这些简单的估计必然是模糊的，但可以表明无长突细胞类型的多样性。

无长突细胞的功能包括反馈抑制、环绕抑制、某些形式的适应、信号平均和降噪[243, 244]。在快速眼动或扫视中，视觉图像不会模糊，这是因为抑制波扫过视网膜内部，就像电视屏幕上的垂直空白。在一项研究中，与扫视相关的抑制波归因于广域无长突细胞[245]。然而，在特定的连接和神经回路，无长突细胞的功能解剖方面，只有少数类型的研究

无长突细胞

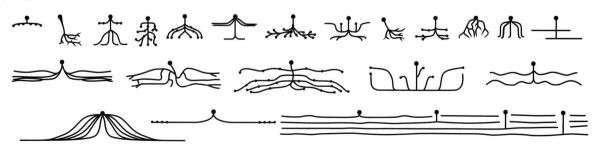

▲ 图 17-23　无长突细胞形态

这张图显示了 24 种不同类型的无长突细胞在兔视网膜上的比较形态学（图片经许可转载自 Masland D. Neuronal diversity in the retina. Curr Opin Neurobiol 2001；11：431-6.）

是可能的，其中四种选择如下。除了 75% 的无长突细胞的形状，我们几乎什么都不知道，它们之间的联系、生理或电路功能等，换句话说，Cajal100 年前就知道了。随着靶向、成像和记录视觉识别细胞类型的技术的改进，我们可以期待在这方面取得进一步进展。

Knop 等[246]展示了这些新方法的一个例子，他们使用标记了 2 型广域无长突细胞的 GFP 转基因小鼠系，描述了细胞的输入、分层和生理学特征。表明细胞是 ON-OFF 和 GABA 能的，其功能在广泛的光适应条件下得以维持。视觉神经科学家的一个主要目标是全面描述所有无长突细胞，并将其功能整合到视网膜电路中。一些无长突细胞已被广泛研究，其特征如下文所述。

1. AII 无长突细胞 AII Amacrine Cells

AII 无长突细胞又称视杆无长突细胞，是无长突细胞中数量最多的细胞，占总数的 11%。它是用罗马数字正确书写的，罗马数字是从早期的分类方案中保留下来的，而其他编号的无长突细胞则使用阿拉伯数字。所有无长突细胞都有独特的双平面形态，这使得它们易于识别，即使是在视网膜切片中[246]。胞体突出到 IPL，变成一个粗大的轴突，向下延伸到 IPL 的 b 亚层，并分支成一个重叠的基质[247]。这是谷氨酸从视杆双极细胞（图 17-21）输入并通过缝隙连接输出到视锥双极细胞的位置。在这个水平上，AII 无长突细胞都能与 OFF 视锥双极细胞发生甘氨酸抑制性接触，尽管在视杆双极通路介导的视觉信号传导过程中，来自 AII AC 的输入似乎没有调节 OFF 视锥双极细胞膜电位[248]。AII AC 也在这个水平上接收 OFF 视锥双极细胞的输入，其功能尚不清楚[187]。

灵长类 AII 无长突细胞在形态学上与其他哺乳动物物种相似[59, 60]。在距中心凹约 20° 处，视杆细胞的密度达到最大值，但人类的心理物理测量则表明，在暗适应条件下，最大视力发生在距中心凹约 5° 处，这是一个实质性的错配。最大视力的视杆通路被认为是视杆→视杆双极细胞→AII→侏儒双极细胞→侏儒神经节细胞（图 17-19）。有很好的证据表明，AII 无长突细胞接触侏儒双极细胞和其他神经节细胞类型太稀疏，以支持最大分辨率。现在，

视杆和视杆双极细胞的数量远远超过了 AII 无长突细胞，因此它们不会对暗视视力造成限制。此外，ON/OFF 侏儒双极细胞和 ON/OFF 侏儒神经节细胞与视网膜中央紧密排列的视锥细胞有 1∶1∶1 的对应关系。这使得 AII 无长突细胞都成为这条通路中密度最低的瓶颈。在猕猴视网膜中，AII 无长突细胞的峰值密度约为 5000 个 /mm²，约为 5°，与暗适应视力的峰值相匹配。如果我们考虑 AII 无长突细胞的镶嵌，并根据取样理论，计算这种阵列的最大分辨率，我们发现它与心理物理实验的峰值视敏度相匹配。总之，这些结果表明，AII 无长突细胞的密度决定了中央视网膜暗适应分辨率的极限。

AII 无长突细胞网络非常重要，因为它存在于所有哺乳动物的视网膜中。一般来说，AII 无长突细胞网络被认为通过消除不相关的随机事件和加强同步的光驱动事件来减少噪声[249, 250]。耦联也受多巴胺强烈调节[212]，来自 DAC 的过程在每个 AII 的颈部形成一个环，在那里它突出到 IPL（图 17-24）。当然，我们认为多巴胺是光适应的一般信号，事实上，光本身似乎调节了 AII 网络中的耦联强度。破坏上述中视杆驱动的 ON 通路就破坏了 AII 网络。

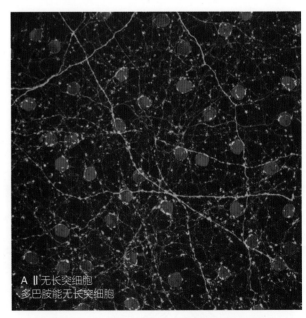

▲ 图 17-24 多巴胺能无长突细胞形成致密基质

被酪氨酸羟化酶（绿色）染色的多巴胺能树突基质覆盖视网膜。有许多小静脉曲张周围的所有无分泌体，为 calretinin 染色（红色）（图片由 S. C. Massey 提供）

然而，即使在不通过 A II 无长突细胞缝隙连接的 OFF 视杆驱动的通路中，在 Cx36 敲除小鼠中，其灵敏度降低约 1 个对数单位[251]。这表明，A II 无长突细胞网络中的耦合适应于环境光照条件，可以在大的动态范围内优化视杆信号。

A II 无长突细胞似乎也有日常工作[216, 217, 252]。在白天，接近观察者的黑暗物体激活了一类特定的神经节细胞。回路的一个重要组成部分是 A II 无长突细胞。然而，与黑暗中不同的是，信息流实际上是反向的。视锥细胞在双极细胞上的去极化导致通过缝隙连接的 A II 无长突细胞去极化，这增加了 A II 无长突细胞对双极细胞的抑制作用。这是一种交叉抑制途径，通过这种途径，ON 通道抑制 OFF 通道[182]。A II 无长突细胞的双重用途取决于照明条件，最大限度地提高了回路效率。

2. S1 和 S2 无长突细胞 S1 and S2 Amacrine Cell

兔视网膜的 S1 无长突细胞（猫的 A17）是一种广域 GABA 无长突细胞，树突呈直放射状，表面有明显的曲张体（图 17-25A）。S2 GABA 无长突细胞较小，树突缠结较多，曲张体较小但数量较多（图 17-25B）[253, 254]。两种细胞类型在视杆双极细胞终末水平上形成密集的重叠网状结构（图 17-26）。这些大细胞相对较多，因此树突重叠巨大，覆盖因子高达 500。尽管兔视网膜内几乎没有内源性血清素，但不知为什么这些细胞会吸收血清素。因此，它们有时被称为积累吲哚胺的无长突细胞，这为标记整个种群提供了一种简单的方法。电镜显示，S1/S2 无长突细胞与视杆双极终末形成相互突触，即在视杆双极带突触处接收输入，在其附近再与视杆双极终末形成突触[40]。

曲张体包含突触前标记物，它们被包裹在视杆双极细胞终末（与 A II 树突交替）周围，并与突触带和 GABA 受体相对（图 17-27）。事实上，曲张体是突触部位。双标记材料的共聚焦分析表明，每一个曲张体都与一个视杆双极细胞终末有突触联系[254]。这意味着 S1/S2 无长突细胞的功能作用是向视杆双极细胞终末提供一定水平的 GABA 介导的负反馈，这是它们的"工作"。除了视杆双极细胞，它们没有输出到任何其他细胞。

S1/S2 无长突细胞分别携带 300 和 500 个曲张体，曲张体密度计算为 330 000/mm²。每个视杆双极细胞的端子接收来自约 25 个 S1 和 50 个 S2 曲张体的输入。它们都是由 GABA_A 和 GABA_C 受体所决定的[255]。因此，双极细胞终端的抑制性输入将有两个组成部分：一个是来自 GABA_C 受体的大的持续性成分，仅由双极细胞终端表达；另一个是来自 GABA_A 受体的快速初始瞬时输入，则更为广泛存在[155, 193, 236, 256-258]。

S1 和 S2 无长突细胞明显具有不同的空间和耦合特性[239]。因此，S2 输入在 200μm 范围内占主导地位，并提供与 A II 无长突细胞记录到的周围大小相匹配的抑制信号。较大且耦合良好的 S1 无长

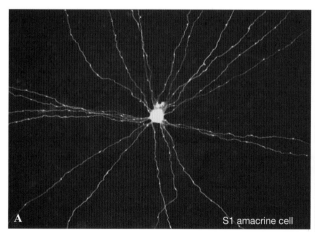
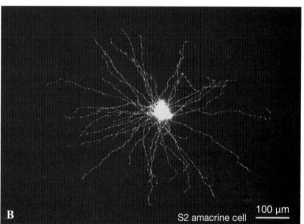

▲ 图 17-25　**(A) S1 and (B) S2 amacrine cells filled with Lucifer Yellow, from the rabbit retina**
These amacrine cells have prominent varicosities, which are synaptic structures, along slender dendrites. (Reproduced with permission from Zhang J, Li W, Trexler EB, et al. Confocal analysis of reciprocal feedback at rod bipolar terminals in the rabbit retina. J Neurosci 2002;22:10871–82.)

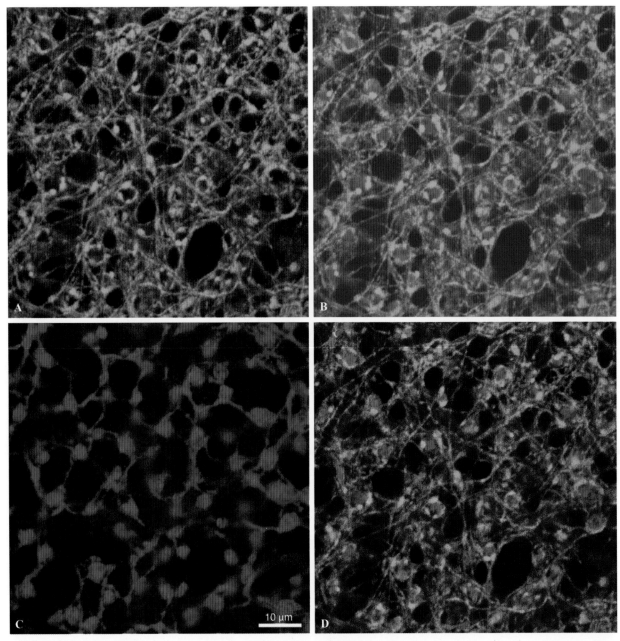

▲ 图 17-26　**S1/S2 matrix**

(A) The S1/S2 matrix (green), stained by serotonin uptake, from whole-mount rabbit retina. (B) Rod bipolar terminals (blue) fill holes in the S1/S2 matrix. (C) AII dendrites (red) also contact the same rod bipolar terminals. (D) Merged triple-label image shows S1/S2 processes and AII dendrites surrounding every rod bipolar terminal. (Reproduced with permission from Zhang J, Li W, Massey SC. Confocal analysis of reciprocal feedback at rod bipolar terminals in the rabbit retina. J Neurosci 2002;22:10871–82.)

突细胞可提供更远的网络或全局信号。这一分析表明，S1 和 S2 无长突细胞的存在并非多余：每个细胞在视杆通路中贡献不同的侧抑制成分。同时，这些组件将相加以调节视杆双极输出的时空特性。此外，S1（A17）无长突细胞的每一个突触位点可能独立于整体运作。这是可能的，因为每一个曲张体与它相邻的曲张体看起来都是电隔离的[195]。结合 A17 轴突的电缆特性，输出是分开的，保持个体的相互突触的二元独立性[192, 195, 259]。这样的局部处理过程有一个重要的结果：它允许单个 A17 独立地处理超过 500 个信号。这意味着基于单个单元中相当于并行电路的处理能力有了很大的提高[195]。

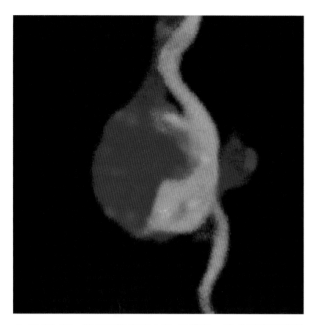

▲ 图 17-27　视杆双极末端上的 S1 突触。这个三维重建显示了单个曲张体从一个 S1 无长突细胞（绿色）包裹在一个视杆双极末端（蓝色）。透明度经调整，可以看清这些结构。GABA$_C$（红色）受体存在于视杆双极末端的表面，包括与 S1 的界面（红色＋绿色＋蓝色＝白色）。这是共焦显微镜定位突触结构的一个例子（图片由 W. Li 和 S. C. Massey 提供）

应该强调的是，在视杆双极细胞终端描述的互反馈实际上是一种普遍情况。很可能所有双极细胞的终末与 GABA 无长突细胞形成相互的突触，双极细胞终末被 GABA 阳性结构所包围。在小鼠视网膜和其他物种中，GABA$_C$ 受体（一种反馈抑制的突触后靶点）在 ON 视锥双极细胞和 OFF 视锥双极细胞上表达。这种受体介导的电流是缓慢和持续的，使得它很可能成为视锥双极细胞反馈控制的目标，就像在 ON 视杆双极细胞上一样。这种受体的缺失（在 GABA$_C$ 受体敲除的小鼠中）或药物阻断都增加了与野生型相关的 ON 中枢神经节细胞的自发活动和增益[256, 260, 261]。

尽管每种细胞类型的密度各不相同，但似乎所有双极细胞终端上都有 GABA$_C$ 受体[256-258]。如果每种具有独特定位的双极细胞类型都对应有一种 GABA 无长突细胞类型，这将占 10～12 种无长突细胞类型。一些广泛分层的无长突细胞的"共享"会倾向于减少这个数量，而那些情况下，像接受来自两种无长突细胞类型的反馈抑制的视杆双极细胞会使其膨胀。在这两种情况下，负反馈在双极性细

胞终端的水平上提供更大的稳定性、更高的频率响应。GABA 无长突细胞的一个主要作用是为所有双极细胞提供负反馈。

3. 多巴胺能无长突细胞 Dopaminergic Amacrine Cells

少数无长突细胞含有多巴胺，不到 0.1%。为了弥补它们的低密度，这些细胞有很长的轴突样突起，可以穿过视网膜长达数毫米[262]。最终的结果是覆盖整个视网膜的密集高覆盖率的多巴胺能树突丛。多数神经丛位于 1 亚层，与 INL 相邻，但 IPL 的 3 亚层和 5 亚层有少量的条带。在某些物种，特别是鱼类，多巴胺神经元投射到 OPL。换句话说，它们是丛间细胞。在兔视网膜中，一些发育不良的突起向 OPL 方向发展，但它们不形成丛。在猕猴视网膜中，一些多巴胺能树突进入 INL，在 INL 周围环绕着所有无长突细胞的胞体（图 17-24）[60]。

电子显微镜显示，第 1 层树突在带状突触处接受直接的双极输入，其中许多似乎是单胞体，而不是通常的具有两个突触后过程的二元排列[263]。小鼠视网膜 GFP 标记细胞的记录显示 DAC 产生多种光反应：ON 瞬时、ON 持续和与非光反应[23, 24]。但是，如果大多数多巴胺能过程是 OFF 亚层分层的，那么这些 ON 反应是如何产生的呢？如果 DAC 在细胞上，那么它们就打破了 IPL 的分层规则。

已经提出了几种不同的机制来解释这一困难。例如，已经证明在双极细胞上，DAC 的输入发生在第 3 层的次要频带上[264]，然而最近的研究表明，在亚层 1 中很明显存在到 DAC 的双极带状输入[263]。最近，有人认为含有黑素蛋白的 ipRGC 可能为 DAC 提供输入，因为 DAC 反应的持续特征和光谱特征，与黑素蛋白神经节细胞的特征相匹配。而且，当光感受器退化时，虽然短暂的光反应被 APB 阻断，但仍能维持光诱发的 DAC 反应，这表明它们来自 ON 双极通路。此外，在 a 亚层分支的黑素蛋白神经节细胞树突也有 ON 反应，从而打破了自身的分层规则。最新的证据表明，许多 ON 视锥双极细胞在轴突穿过第 1 层时形成轴突带状或异位突触（图 17-28）。这些轴突带通过 AMPA 型谷氨酸受体向 IPL 外层的 DAC（和 ipRGC）提供兴奋性输入。因此，轴突条带打破了 IPL 的分层规则，在

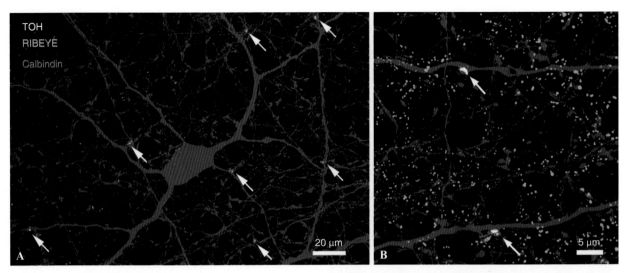

▲ 图 17-28　**Dopaminergic amacrine cells, stained with an antibody against tyrosine hydroxylase (TOH: blue), receive ectopic, axonal ribbon synaptic input**

(A) The dopaminergic dendrites run in sublamina a. At this level, ON cone bipolar cells, labeled with an antibody against calbindin (red), are passing through so the descending axons appear as dots. However, they are nearly all immediately adjacent to the dopaminergic dendrites (arrows). (B) At higher magnification, it can be seen that synaptic ribbons (green) also occur at these contact points. Thus, the arrows show ON synaptic input, via axonal ribbons, in sublamina a, the OFF layer of the inner plexiform layer. (Reproduced with permission from Hoshi H, Liu WL, Massey SC, et al. ON inputs to the OFF layer: bipolar cells that break the stratification rules of the retina. J Neurosci 2009;29:8875–83.)

IPL 外层的 ON 亚层上提供了一个额外的附件[26, 27]。

在小鼠视网膜中，DAC 也含有 GABA[265]，但兔视网膜的 DAC 不显示 GABA 信号[34]。分离的 DAC 自发激活[266]，与 GABA 相比，多巴胺似乎以旁分泌的方式稳定地释放，扩散到整个视网膜[267]。多巴胺水平在昼夜节律的控制下，似乎白天更高。最新的研究表明 DAC 本身表达时钟基因[268–271]。这是合理的，因为多巴胺密切参与与光和暗适应过程相关的昼夜节律。多巴胺在视网膜的许多部位起作用，其中许多部位似乎明显与光或暗适应有关[272]。例如，它显著减少了 AII 无长突细胞网络中的耦合[212, 213]，并在外层视网膜促进了对二级神经元的视锥细胞输入。相反地，在黑暗中，当多巴胺不存在时，光感受器耦合通过 D2 受体机制增加[81, 82]。通过控制视杆 / 视锥耦合，似乎光线中的多巴胺或夜间多巴胺的缺失，可以根据照明条件来预先设置视杆和视锥通路[80, 273]。

D1 受体在 ON 双极细胞回路中 GABA 控制中的作用，最近被证明是非常关键的，它可以增强光敏感度，并在弱光下增加其反应的动态范围[274]。这种控制的位置仍有待发现，并可能通过 IPL 中一种新的多巴胺能 –GABA 能无长突串联突触，或外层视网膜多巴胺调节的水平细胞介导输入来实现。视网膜就像一个自我优化的网络，至少在一定程度上是由多巴胺的昼夜节律释放控制的。

4. 星状无长突细胞 Starburst Amacrine Cells

ChAC 由于其独特的形态而被称为星状无长突细胞（SAC），在所有哺乳动物的 IPL 两侧形成两个镜像对称的群体[20]。它们是视网膜中 ACh 的唯一来源。从整体上看，它们是径向对称的，树突从胞体向各个方向辐射（图 17-29）。双极细胞通过 AMPA 型谷氨酸受体的输入，沿着分支进行，但输出似乎仅限于每个树突的末端 1/3 处的曲张体。INL 中的细胞在 a 亚层产生 OFF 反应并分层，而移位的 SAC 位于 b 亚层的 ON 细胞分支，它们是相对较多的广域无长突细胞。因此，它们具有很高的覆盖系数，并且在横截面上，它们的树突在 IPL 中形成两个连续的带，看起来像横截面上的火车轨道（图 17-29）。这是一个非常密集的、层次狭窄的重叠树突基质，与方向选择（direction selective，DS）神经节细胞类型共融合[275, 276]。

SAC 也含有 GABA[277]。事实上，我们应该认

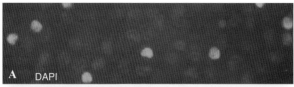

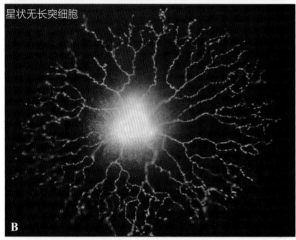

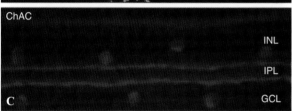

▲ 图 17-29　星状无长突细胞

A. 4′, 6- 二氨基 -2- 苯基吲哚（DAPI）染色移位星突无长突细胞胞体。此方法用于针对此单元格类型；B. 一个星光状无长突细胞，充满了路西法黄；C. 一段视网膜被胆碱乙酰转移酶染色（红色），显示传统的和移位的胞体和内丛状层的两条带。INL. 内核层；IPL. 内丛状层；GCL. 神经节细胞层（图片由 S. C. Massey 提供）

为这些细胞是广域 GABA 无长突细胞，其中也含有 ACh。两种典型的神经递质在同一个细胞中的存在是不寻常的，引起了人们的极大研究兴趣。两种神经递质的释放都依赖于钙，表明应用突触小泡的传统机制。但是 GABA 和 ACh 的释放对钙有不同的敏感性。这意味着这两种递质可能从不同的囊泡群中释放出来，但是否在同一个位点发生共转导尚不清楚[278]。

SAC 一直是人们关注的焦点，因为它们似乎直接参与某些神经节细胞中产生 DS 反应的神经元回路。DS 神经节细胞是近 50 年前发现的，虽然其作用机制一直在深入研究中，但细节仍尚未完全解决。然而，SAC 正处于这个谜团的中间。在小

鼠中设计免疫毒素反应中消除 SAC，阻断了神经节细胞中的 DS 反应[279]。此外，视动性眼球震颤是由运动刺激引起的反射性眼球运动的一种类型也被阻断。这种生理和行为数据的结合提供了令人信服的证据，即 SAC 是定向选择性和视动性眼动所必需的。

SAC 与双稳态 ON/OFF DS 神经节细胞位于同一深度，是所有神经节细胞中对 ACh 最敏感的。但是，仅仅胆碱能输入不足以产生 DS 反应[280]。相反，其机制似乎依赖于来自 SAC 的不对称 GABA 抑制。在双重记录中，刺激空侧的星状无长突细胞产生对 DS 神经节细胞的抑制性 GABA 输入[278, 281]。

此外，双光子显微镜下的钙成像显示，SAC 的单个树突本身可以产生定向反应，尽管从胞体记录的结果不是这样[33]。树突对离心刺激的反应比向心刺激的反应更好，离心刺激使树突远离胞体。定向信号是由于 SAC 的固有形态特性和电压依赖通道的不对称分布所产生的电压梯度[282, 283]。最近，众包三维重建（Eyewire）表明，星状树突的 OFF 层接收来自两种双极细胞类型的输入，一种是持续的，一种是瞬时的，这可能导致定向方向的不对称性[284]。此外，GABA 介导的星状 - 星状抑制，这可能增强或微调 DS 反应[278]。这些重要的结果证实了长期以来的怀疑，即无长突细胞树突之间存在大量的局部处理，这表明 SAC 是视网膜方向信号的来源。

假设 SAC 产生定向信号，它们释放 GABA，并直接与 ON/OFF DS 神经节细胞突触相连，而对特定反应回路的最终要求是，具有一定方向不对称性的单个星状树突连接到具有相同方向的 null/ preferred 轴的 ON/OFF DS 神经节细胞。（记住，有四个不同轴的 ON/OFF DS 神经节细胞亚群，大致与四个主要指南针方向点对齐。）通过结合钙离子成像来识别方向偏好，同时结合序列阻滞面部电子显微镜成像（serial block-face electron microscopic）重建潜在的视网膜回路，现在已经确定了特定的突触连接[285]。具有特定取向的星状树突通过包含突触前机制的曲张体与具有反平行零轴（antiparallel null axis）的 ON/OFF DS 神经节细胞进行突触连接。因此，星状树突中的优先激发可以提供 GABA

输入，以实现对 ON/OFF DS 神经节细胞的零抑制。通常，星状树突和 ON/OFF DS 神经节细胞树突几乎平行排列，众所周知，这两种细胞在两条胆碱能带的水平上是共同成束状的。一旦神经节细胞产生局部的 DS 反应，树突状突起就很有可能在胞体中产生体细胞突起[286]。经过 50 年，最终揭示了定向选择性的神经回路，而这是如何在发育过程中产生的，以及胆碱能输入的作用是什么，这些都是有待解决的重要问题。

最后，SAC 的网络似乎在视网膜发育中起着关键的作用[287]。新生儿视网膜的成像显示钙波的存在，钙波在视网膜上传播，并在所有神经节细胞中引发爆发。这些钙波显然不需要建立方向选择性，这是独立于波和视觉体验而产生的[288]。然而，在一个模型中，波活动被认为以视网膜区域定位的方式促进神经节细胞连接的发展。胆碱能神经丛在发育早期出现，在早期，钙波被胆碱能拮抗剂阻断[289-291]。这表明，ChAC 的自发活动可能引发钙波。起初这被认为是与光独立的，然而现在看来，通过 ipRGC（光敏神经节细胞，见下文）的光输入对于视网膜膝状体分离很重要的尖峰现象是必需的[292]。

（十）神经节细胞 Ganglion Cells

神经节细胞（ganglion cell）是视网膜的输出神经元，它们通过 AMP A 型谷氨酸受体接收双极细胞在带状突触处的输入[293]。此外，还有更多的无长突细胞通过传统突触和缝隙连接输入，它们被认为是以一种复杂的方式来调节神经节细胞的特性，这一点目前尚不清楚。神经节细胞大多遵循视网膜内部的分层规律。因此，OFF 神经节细胞接收来自 a 亚层的 OFF 双极细胞的输入，ON 神经节细胞接收来自 b 亚层的 ON 双极细胞的输入。有几种 ON/OFF 的神经节细胞，如著名的 DS 型，它们是双稳态的。

神经节细胞轴突穿过视网膜的玻璃体表面并结合形成视神经。与许多其他的视网膜神经元不同，神经节细胞产生传统的动作电位，适合通过相对较长的距离传递到大脑。绝大多数神经节细胞利用兴奋性神经递质谷氨酸与高级视觉中枢进行交流。人类所看到的关于视觉世界的一切都是通过神经节细

胞的反应来实现的。神经节细胞发信号，是视觉形成的基础。如果有 30～40 种神经节细胞类型（见下文），覆盖系数从 1 到 3 不等，那么整个神经节细胞群对视网膜的总覆盖率为 50～100。换句话说，视网膜上的每个点都被至少 50 个神经节细胞所覆盖。每个人视网膜中的神经节细胞数目约为 150 万，相当于每个视神经中轴突的数量。在猕猴中有 180 万[143]，在兔中 380 000 个[294]，在小鼠视网膜大约 60 000 个神经节细胞[47]。细胞的实际数量有很大的遗传成分，如对大量小鼠品系的定量分析所示，这种遗传成分在数量上会产生多达 3 倍的变异[295]。

神经节细胞在生理和形态学上是多种多样的。它们可以根据许多生理和解剖学标准进行分类，包括大小、反应、感受野、颜色、带宽、开或关（ON/OFF）、传导速度、形态学、分支模式、分层、耦合、覆盖和中央投射。早期的估计是在 15～20 个不同的神经节细胞类型的范围内。然而，最新的报告表明，在小鼠视网膜中有多达 40 种神经节细胞类型[296]。重要的是，这是基于通过电穿孔视网膜的钙成像获得的 11 000 个神经节细胞的无偏倚样本，用聚类分析法从数学上提取特定的神经节细胞类型，并用互补的遗传学和解剖学方法进行验证。这项分析表明，神经节细胞类型的数量及老鼠眼睛与老鼠大脑"对话"的通道的数量，比以前单纯用解剖学方法所认识到的要多得多[296]。我们认为不同细胞类型的数量是非常重要的，因为每种神经节细胞类型被认为代表一个独立的视觉通道，也许有一个特定的中心目标。现在一个重要的目标是在生理学和突触连接方面全面描述每种 RGC 类型。在我们真正了解视觉过程之前，了解每种神经节细胞类型的中枢投射是必要的。

通过转基因小鼠系在单一类型细胞中表达 GFP 等标记蛋白的新工具正在变得可用[38, 297-301]，这一方法的一个突出的例子是，Michal Rivlin Etzion 等能够证明两个具有相似方向选择性的 ON/OFF DS 神经节细胞对大脑的投射模式不同。这些数据表明至少有 8 个 ON/OFF 的 DS-RGC 具有不可区分的树枝状树突。如果其他种类的视网膜神经节细胞出现类似的情况，那么独立细胞类型的数量可能会急剧增加，也会增加离开视网膜的视觉通道的数量。事

实上，还没有确定任何物种的神经节细胞类型总数。占总细胞比例很小的看似罕见的细胞类型，例如 ipRGC，占不到 1%，但可能被分成五个不同形态和不同中心投射的亚型，进一步增加了 RGC 的类型。现在普遍认为，神经节细胞的种类将超过 20 种，甚至高达 40 种[296]。遗传方法将变得越来越重要，它们已被用于识别几种新的神经节细胞类型，使解剖细胞数量增加到 30 个[302]。

当 Roska 和 Werblin 显示至少 10 种神经节细胞类型（在不同深度上最窄的分层）在兔视网膜中收到不同的生理输入，强调了 IPL 深度的重要性[303, 304]。显然，IPL 包含了一些按深度编码的平行视觉场景。每一层接收不同的兴奋性和抑制性输入组合，以产生至少 10 个时空通道。短暂或持续反应的神经节细胞位于不同的 IPL 水平。一些神经节细胞接收来自另一层的抑制性输入。这种类型的垂直抑制可以由窄域无长突细胞进行，其中许多细胞具有广泛的分层[228]。IPL 的功能解剖非常精确。在兔视网膜中，OFF 和 ON 的 α 神经节细胞在两条胆碱能带的正下方分层（图 17-30）[10, 218]。它们之间的距离只有 1～3μm，但它们的位置明显不同，为不同的神经节细胞服务，具有不同的形态和生理特性。如果一个单一的层可以这么狭窄，那么在 IPL 中肯定有十几个或更多不同的层，每个层服务于一个或多个不同的神经节细胞类型。

1. 每种神经节细胞类型代表一个视觉通道吗？Does Each Ganglion Cell Type Represent a Visual Channel?

这个问题的简单答案是肯定的，我们认为是的。然而，对于通道的数目，我们仍然没有一个确定的值，对于那些已经在形态学上分类的神经节细胞类型，我们并不总是清楚它们属于哪一个生理类别。功能解剖与生理类型的对应关系仅部分完成[305]。但是，越来越明显的是，不同神经节细胞类型的特征性反应代表了由侧向抑制相互作用所修饰的平行双极细胞通路输出的多样性，垂直兴奋和侧向抑制途径之间的相互作用产生了约 20 个不同的计算，这些计算由神经节细胞类别表示[4, 152, 306]。

最近的一些研究揭示了在神经节细胞的感受野内，通过识别兴奋性双极细胞和抑制无长突细胞回路之间的相互作用，从而扩展了神经节细胞的信号传导能力，显示出意想不到的复杂性。例如，强的、局部的突触抑制可以使一些神经节细胞对空间均匀的刺激敏感[307]。局部抑制也导致了一种称为"致敏（sensitization）"的现象，即神经节细胞在暴露于高对比度刺激后对低对比度刺激的反应更强烈。蝾螈和小鼠视网膜中的一部分神经节细胞都表现出致敏作用，这被认为是由于局部兴奋和抑制平衡中的活动依赖性变化引起的[308, 309]，这种空间调谐的突触驱动使神经节细胞能够更精确地编码视觉刺激[310]。最近

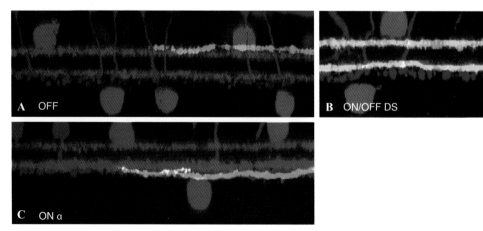

▲ 图 17-30　内丛状层的分层

A. 离 α 神经节细胞（绿色）的树突位于胆碱能 A 带（红色）上方；B. ON/OFF 方向选择性神经节细胞的树突呈双列，位于两条胆碱能带（绿色＋红色＋黄色）内；C. α 神经节细胞的树突位于胆碱能 b 带的正下方。这和 calbindin 双极细胞的末端一样深（蓝色），所以绿色＋蓝色＝青色。因此，内丛状层可以被很好地分成不同的层，它们实际上是突触相互作用的不同地址（图片由 W. Li 和 S. C. Massey 提供）

的研究也得到了令人惊讶的发现，视网膜回路的功能不是静止的，而是可以随着环境光强度的变化而改变。例如，一些抑制电路没有被视杆刺激很好地激活，这使得一些神经节细胞的感受野形成结构强度依赖[311]。

一个尚未得到充分解决的问题是，神经节细胞的功能性反应的哪些特征是将各个类别区分开来的特征。事实上，仅仅依靠功能可能是不够的，投射模式、轴突直径和终末形态也很重要。人们普遍认为，以神经节细胞为输出的视网膜会产生大量的神经代码，其中大部分尚未被破译，它们在时间尺度上平行地传送到大脑和各种中枢结构。这些是视觉通道，其中一些带有如前文所述的不同版本的"蒙娜丽莎"（图 17-1），我们是从这里开始。视觉感知代表视网膜加工的程度尚不确定，但对视网膜和皮质神经计算的深入了解将使这一问题在未来得以澄清[312]。下面是我们开始了解的不同神经节细胞 / 视觉通道的一些例子。

在少数情况下，一个特定的神经节细胞类型似乎有特定的作用。灵长类视网膜上的侏儒神经节细胞就是一个很好的例子。有两种类型，ON 和 OFF，它们大体上是向 IPL 的中间分层的。侏儒神经节细胞在视网膜中央占主导地位，占所有神经节细胞的 95%[184]。重要的是，我们知道在视网膜中央有 1∶1∶1 对应于视锥细胞→侏儒双极细胞→侏儒神经节细胞。超过 2mm 或 10° 时，侏儒神经节细胞形成独立的树突簇，接收来自多个侏儒双极细胞的输入。取样理论，基于中段神经节细胞的密度，除了靠近视锥细胞椎弓根横向移位的中心凹外，准确预测了描述人类视力的心理物理测量曲线[313]。因此很明显，侏儒神经节细胞从人类的视线中心，即中央视网膜，传递出一种高敏锐度的视觉场景。1∶1∶1 的比例也意味着单个侏儒神经节细胞将根据链开始处的视锥细胞类型进行颜色编码。侏儒神经节细胞投射到外侧膝状体核的小细胞层，小细胞层也携带颜色信号。侏儒神经节细胞是灵长类视网膜的特化细胞，也许是在持续的生存驱动下要获取最大视力目标的最后一点。侏儒神经节细胞在其他哺乳动物物种中没有确切的匹配，但猫视网膜中的 β 神经节细胞也可能发挥同样的作用。在兔视网膜中，既没有侏儒

神经节细胞，也没有 β 神经节细胞，而是一对相对较小的神经节细胞 G4，在 IPL 的中间有相当广泛的分层[314]。这些细胞至少在形态学上相似。侏儒 / β 神经节细胞是与具有中心凹或中心凹样特化结构的动物相一致的特化结构，啮齿动物视网膜缺乏这些类型的神经节细胞。

神经节细胞携带特定的视觉信息通道的一些最有说服力的证据来自于比较解剖学，在比较解剖学中可以看到，某些神经节细胞类型在不同的物种之间可以频繁出现。也许最好的例子是 α 神经节细胞，在许多哺乳动物视网膜中都有报道[315]。α 神经节细胞有大的胞体，ON/OFF 成对存在，占所有神经节细胞的不到 5%，并且有一个特征性的具有放射分支模式的大树突场（图 17-31）。在兔视网膜中，α 神经节细胞仅在胆碱能带下方呈狭窄的分层。生理上，它们具有短暂的非线性（Y 样）特性，对高时间频率的刺激做出应答反应，投射到外侧膝状体核的大细胞层，它们的应答没有颜色编码。α 神经节细胞似乎非常适合在大范围的视野内检测低亮度对比度，例如"蒙娜丽莎"的模糊副本。在广泛的物种中都存在 α 神经节细胞表明，它们在许多动物的基本视觉需求中扮演着共同的角色，例如运动检

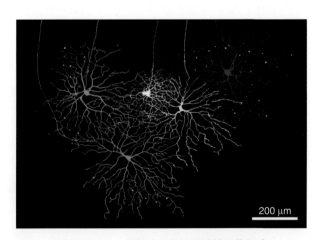

▲ 图 17-31　染料注入兔视网膜神经节细胞
白细胞是一个 ON/OFF 方向选择性神经节细胞，周围有四个更大的 DS 神经节细胞。这两种神经节细胞具有明显不同的树突形态。此外，DS 神经节细胞上的瞬变形成非随机镶嵌。背景中还有一些染料耦联的无长突细胞（图片经许可转载自 Hoshi H, Tian LM, Massey SC, et al. Two distinct types of ON directionally selective ganglion cells in the rabbit retina. J Comp Neurol 2011；519：2509–21.）

测。灵长类动物视网膜上的副神经节细胞和啮齿动物的 A 型细胞具有相似的特性，尽管它们是否与 α 神经节细胞完全对应仍是一个悬而未决的问题。灵长类动物视网膜上似乎有广域神经节细胞，在形态学上更接近其他物种的 α 神经节细胞[316]。

Barlow 和 Levick 在 50 年前报道的兔视网膜 ON/OFF DS 神经节细胞，是视网膜神经节细胞中最具特征的细胞之一[317]。在这些神经节细胞中，一根沿着其感受野的首选方向移动会产生强烈的尖峰脉冲，但同样的刺激朝相反方向移动则几乎不会产生反应。Amthor 等首先通过研究表明[318]，双分层细胞广泛分布在两个星状无长突细胞带中，它们具有明显的反转分支模式（图 17-32）。DS 神经节细

胞对烟碱类胆碱能激动剂非常敏感，但令人惊讶的是，方向选择性并不依赖于这种胆碱能输入[280]。

配对记录显示 DS 神经节细胞空侧的 SAC 对 DS 神经节细胞具有不对称的 GABA 抑制作用[281, 319]。GABA 输入的来源是 SAC，它包含 GABA 和 ACh[277]。SAC 的树突由于其固有的特性而产生定向反应，这是定向信号在其他几种 DS 神经节细胞中的来源[33]。这种差异与最近的形态学结果相一致，该结果是通过连续的电子显微镜对功能性识别的 DS 神经节细胞进行了广泛的三维重建，显示了来自具有适当方向的星状树突的特异性抑制输入[285]。

目前，已经描述了四种不同 null/preferred 轴的神经节细胞类型，其中一个是染料耦联，显示出精

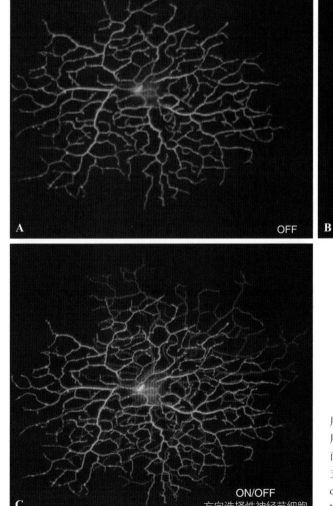

▲ 图 17-32　ON/OFF 方向选择性神经节细胞
用神经生物素染色单个 ON/OFF 方向选择性神经节细胞，然后用共焦显微镜对两个树突场进行成像和颜色编码。注意，与上面 α 神经节细胞的分支模式相比，充满大部分可用空间的反曲分支模式（图片经许可转载自 Kittila CA, Massey SC. Pharmacology of directionally selective ganglion cells in the rabbit retina. J Neurophysiol 1997; 77: 675–89.）

确的树突 – 树突排列模式，覆盖范围接近 1 [320]。具有其他首选轴的 DS 细胞被认为独立地平铺于视网膜，因此如果两个 DS 神经节细胞的树突重叠，它们必须有不同的首选方向。它们也可以通过分子标记来区分，并且有稍微不同的中心投射 [321]。四个 null/preferred 轴与眼外肌对齐 [322]，因此通常认为 ON/OFF DS 细胞在控制眼球运动中起作用。在小鼠和大鼠 [323, 324]、猫（iota 细胞）[325]、灵长类视网膜中发现了具有相似形态的细胞。在小鼠中，已经定义了两个经过后调谐、基本形态相同的 DS 细胞，它们具有细微的感受野差异及不同的中央投射模式 [301]。如果每个指南针点以相同的方式复制，这将预测总共有 8 个 ON/OFF DS 神经节细胞。假设大多数哺乳动物都会有类似的情况，这是不合理的。

兔视网膜上还有另外一个 DS 细胞，它具有有趣的特性。它的树突在 ON 星状带上是单分层的，并且具有类似的反折分支模式。它们也受到来自 SAC 的特异性空侧抑制 [326]。然而，这些 ON DS 细胞对慢运动做出反应，其三个变体具有不同的 null/preferred 轴，这些轴与半规管对齐 [327]。与 DS 神经节细胞对眼球运动控制至关重要的假设一致，ON DS 神经节细胞投射到副视神经系统的内侧终末核 [327, 328]。在小鼠、大鼠和灵长类动物的视网膜中，神经节细胞的形态非常相似 [316]。当我们考虑在小鼠视网膜上进行实验时，这种比较解剖学的价值就变得清晰起来。当 SAC 被消融时，神经节细胞的 DS 反应被取消，视动性眼球震颤也被阻断 [279]。这是一种反射性眼球运动，与追踪速度范围与 ON DS 神经节细胞相同的运动物体有关。这表明，在 DS 细胞提供输入系统，以跟踪或稳定视网膜图像。至少一个与眼球运动障碍相关的基因在 SAC 中专一表达，SAC 向 ON DS 神经节细胞提供定向输入 [300]。

最近在兔视网膜上发现了第二种类型的 ON DS 神经节细胞 [328-330]。这种细胞类型，最初由 Ackert 等报道 [331]，在形态和树突状分层方面与上述细胞不同，正好位于 ChAC 突起的较低条带之上。如果 SAC 是视网膜中定向信号的来源，那么在这种细胞类型中 DS 信号是如何产生的还不清楚。最后，在一个细胞类型特异性分子标记的惊人例子中，使用连接黏附分子 B（JAM-B）驱动的 GFP 小鼠系对来自小鼠视网膜的整个神经节细胞群进行染色 [299]。这一过程确定了一个具有不对称树突状树突的神经节细胞群，树突状树突排列在腹侧的背侧。一种类似的离体细胞类型，Masland 目录中的 G3，已经被报道用于兔视网膜 [314, 332]。在小鼠中，这种细胞类型被描述为 OFF DS，尽管在兔视网膜中，它被识别为定向 – 选择性 [333]。如果它是真正的 DS，那么这个机制可能是不寻常的，因为它没有与 SAC 分层。这些观测结果表明，可能有多个电路产生方向信号 [334]。

2. 控制瞳孔直径和昼夜节律的神经节细胞 A Ganglion Cell for the Control of Pupil Diameter and Circadian Rhythm

人们早就知道，在视杆细胞和视锥细胞完全退化的小鼠体内，某些视觉驱动的活动仍然存在。这些明显失明的小鼠保留瞳孔光反射和昼夜节律，在完全失明的人类中也有类似的研究报告 [335]。结论是，这些反射是由不同于通常的图像形成路径的连接所驱动的。当一组神经节细胞被发现表达一种叫作黑素蛋白（melanopsin）的视觉色素时，这个问题就解决了。它们在亚层 a 和 b 中形成一个相对稀疏的镶嵌（小鼠视网膜只有 2000 个）和环状树突（图 17-33），并根据光照强度，缓慢持续地放电 [36]。即使这些细胞被分离出来，它们仍然会产生光反应。换句话说，含有黑素的神经节细胞本质上是光敏的，它们被称为 ipRGC。

含有黑素蛋白的神经节细胞投射到视交叉上核（SCN），SCN 是大脑的昼夜节律起搏器 [36, 336]。标记的轴突也出现在橄榄前 ctal 核（OPN），与控制瞳孔直径的回路有关。这些被称为非图像形成途径。在缺乏黑素蛋白的小鼠中，在高光照强度下，昼夜节律的光牵引和瞳孔光反射的控制减弱 [337]。

然而，黑素蛋白神经节细胞也接受通常的视杆和视锥细胞的输入，它们可以在低光照下驱动这些回路。M1 亚型在 a 亚层中分层，但由于在视锥双极细胞穿过 a 亚层时存在异位或轴突带状突触，它仍然具有光驱动反应（图 17-33）[27, 28, 338]。在有光感受器退化且没有黑素蛋白的杂交小鼠中，瞳孔光反射和昼夜钟的光牵引被完全消除 [339]。结论是，在低光照水平下，正常的视杆 / 视锥输入驱动这些回路，但在较高的光照水平下，内在的黑素蛋白系统

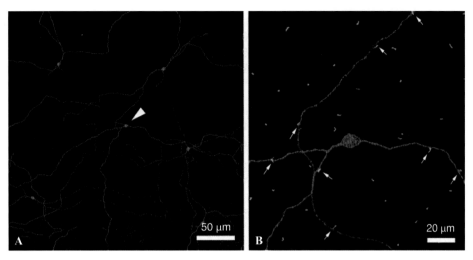

▲ 图 17-33　**Melanopsin ganglion cell ectopic inputs**

(A) Low-resolution picture shows melanopsin ganglion cells in the rabbit retina have sparse randomly arranged dendrites. (B) Staining certain ON cone bipolar cells with an antibody against calbindin showed that the descending axons were frequently adjacent to the melanopsin-positive ganglion cells. These are the sites of axonal ribbon inputs which provide ON input to melanopsin ganglion cells that stratify in sublamina a of the inner plexiform layer. (Reproduced with permission from Hoshi H, Liu WL, Massey SC, et al. ON inputs to the OFF layer: bipolar cells that break the stratification rules of the retina. J Neurosci 2009;29:8875–83.)

驱动辅助的视觉功能。这些实验提供了解剖学、生理学和行为学的证据，证明黑素蛋白表达所定义的神经节细胞类型在哺乳动物视觉系统中形成了一个特定的通道，该通道与 SCN 和 OPN 等靶点相连。这是一个典型的例子，即不同的神经节细胞类型在视觉系统中提供并行通道，为特定功能服务。

基于形态学和生理学的结合，在小鼠视网膜中已鉴定出 5 种含有黑素蛋白的神经节细胞亚型 M1～M5[340, 341]。M1 亚型是 a 亚层中唯一一个分层的亚型，它含有最多的黑素蛋白，具有较强的内在光反应和相对较弱的视杆 / 视锥输入。M2 细胞在 b 亚层有树突，但黑素蛋白较少，内源性反应较弱。M3 细胞是双稳态的，不形成一个统一的群体[342]。M4 和 M5 细胞的黑素蛋白水平很低，相应的内在反应也很弱[340]。利用标记物的组合，M1 类 ipRGC 可以进一步分为两种类型，一种是投射到 OPN 的外壳上，这是瞳孔光反射所必需的，另一种是投射到 SCN 的靶上，这是昼夜光牵引所必需的[301]。Brn-3b 阴性组的 M1 ipRGC 约占所有黑素蛋白神经节细胞的 10%。因此，每天早晨重置生物钟的特定非成像视觉通路仅由 200 个神经节细胞组成[343]。如此少的细胞可以形成一条独特的视觉通路，这是非常令人惊讶的。

非 M1 型的作用尚不清楚，但它们可能有助于小鼠幼崽避光、睡眠调节及人类偏头痛和季节性情感障碍的光敏感性[340]。ipRGC 的活性对于视网膜膝状体的分离也很重要，目前已知它在光感受器功能之前涉及光敏感[292]。

3. 色觉与神经节细胞 Color Vision and Ganglion Cells

人类的色觉是分三色的，有红色、绿色和蓝色的视锥细胞。色觉提供了一个额外的变量来提高视觉辨别力。它被组织成两个对手系统，红色 – 绿色和蓝色 – 黄色（其中黄色 = 红色 + 绿色）[344]。因此，没有红 / 绿的色调，也没有蓝和黄的混合色；它们被称为颜色对手（color-opponent）。蓝 – 黄系统广泛存在于哺乳动物中，在进化的时间尺度上被认为更古老[54]。在灵长类动物中，一旦侏儒系统在 1∶1∶1 途径中达到最大分辨率，一个较新的基因复制产生红色和绿色色素。由于与单个视锥细胞的连接，侏儒神经节细胞会自动进行颜色编码。

侏儒神经节细胞同心排列为红 – 绿或绿 – 红。由于与单个视锥细胞的 1∶1∶1 连接，中心输入在频谱上是纯的。关于颜色对手周围的起源，是否是纯光谱的，以及它是由视网膜外层还是内层产生，一直存在一些争议。灵长类视网膜侏儒神经节细胞的最新记录表明，周围是颜色混合的。换句话说，它是周围视锥细胞的平均值。平均而言，周围的红色和绿色的比例大约是 50%[345]。此外，中心和周围的输入都调制了一个兴奋性电导，其反转电位约为 0mV。这意味着环绕信号不是由内层视网膜的无长突细胞抑制引起的。相反，颜色对映必须通过水平细胞反馈在外层视网膜产生[345]。水平细胞通过适当的连接来提供频谱混合的环绕信号，因为它们不加区别地接触红色和绿色的视锥细胞[346]。增强缓冲以阻断 pH 依赖的水平细胞反馈，消除了中段神经节细胞的空间和色彩环绕。虽然水平细胞反馈的确切机制还存在争议，但这强烈表明，颜色对映是由视网膜外层水平细胞反馈产生的[131, 345]。最后，GABA 和甘氨酸拮抗剂都没有阻断周围的输入。因此，不需要在视网膜内层或外层进行抑制。灵长类视网膜的水平细胞反馈也不依赖于 GABA 或甘氨酸[345]。

大规模的多电极阵列记录也被用来分析对灵长类神经节细胞的颜色输入[347]。数百个神经节细胞可以同时记录，然后按棘突大小和形状分类，以识别单个神经节细胞。神经节细胞的类型可以通过它们的感受野大小、中心/周围组织及它们在视网膜的镶嵌特性来确定。使用细粒文本刺激，在每个感受野内发现与下方的视锥阵列分布相匹配的局部热点。每个热点的光谱特征，记录在附近的几个神经节细胞中，用来识别每个视锥细胞的位置为红色、绿色或蓝色，然后将每个视锥细胞的贡献映射到上覆的神经节细胞阵列上。从红色视锥和绿色视锥而不是蓝色视锥均匀取样的副神经节细胞。相比之下，许多侏儒神经节细胞表现出颜色对映反应。如上所述，周围是光谱混合的，但侏儒神经节细胞的中心输入有一个小的非随机趋势，从更多的红色或绿色视锥细胞取样[347]。显然，在视网膜中央，侏儒双极细胞可能接触到一个单一的视锥细胞，这将提供一个纯光谱中心，周围有一个混合颜色的对手。从理论上讲，我们理解从神经节细胞通过视网膜回路回溯到视锥细胞。然而，直接从已识别的视锥细胞中提取神经节细胞样本是一项实验性的胜利。这些实验表明，侏儒神经节细胞携带彩色信号时，副神经节细胞没有彩色编码。

与红 - 绿系统相比，蓝 - 黄对手系统的电路被描述得相对较好。部分原因是形态学上蓝色通道中的细胞更容易识别。这是从蓝色视锥细胞本身开始的，它可以用抗蓝色视锥视蛋白的抗体来标记，而编码的颜色信号则由侏儒神经节细胞携带[57]。红色视锥和绿色视锥视蛋白非常接近，因此它们不能被当前的抗体识别。此外，蓝色视锥细胞椎弓根明显较小，末端管膜较少[70]。蓝色视锥双极细胞也可以被识别，因为它们的树突很长，绕过许多视锥细胞体寻找蓝视锥细胞[186, 348, 349]。蓝色视锥双极细胞直接输入一个小的双稳态神经节细胞，产生蓝 ON/ 黄 OFF 反应[350]。在灵长类视网膜的多电极阵列记录中也发现了蓝 - 黄双稳态神经节细胞。这些实验表明大部分的颜色对映发生在外层视网膜[351, 352]。进一步的生理学证据也表明蓝 - 黄颜色对映起源于外层视网膜[353]。事实上，蓝色视锥细胞本身就是蓝 - 黄颜色对映体，这表明黄色的对手信号是由水平细胞反馈产生的[354]。

在非灵长类哺乳动物视网膜中，蓝色驱动的神经节细胞被报道为单层细胞[355]。这与灵长类动物视网膜上的蓝黄色小神经节细胞完全不同。这种单层神经节细胞的颜色对映可能出现在外层视网膜，正如灵长类视网膜所暗示的那样[352, 354]。

五、基因疗法治疗色盲 Gene Therapy to Cure Color Blindness

小鼠是二色视，在 X 染色体上表达一种短波长光色素和一种单一的中波长色素。Jacobs 等[356]研究表明，加入人类的长波光色素可以让老鼠有一种色觉。这个想法已经扩展到灵长类动物，并有可能用于人类。有 5%~8% 的人患有红绿色盲，因为他们缺乏长波或中波视觉色素。一些松鼠猴也是二色视，最近 Mancuso 等研究[357]显示，加入第三种光色素，利用基因治疗方法可以恢复颜色辨别能力，即使这些猴子从出生起就已经二色视了。

六、识别神经节细胞类型的新工具 New Tools to Identify Ganglion Cell Types

缺乏单个神经节细胞类型的遗传标记是一个主要障碍。如上所示，依赖于形态学的分类方案很难实现，并且与生理和生物化学的结合不够完美。这并不是一个小问题：近年来有关 ipRGC 的信息在很大程度上取决于黑素蛋白的表达对该细胞类型的识别。具有 GFP 标记的黑素蛋白神经节细胞、敲除小鼠株和黑素蛋白升压素抗体的小鼠系均已开发出来。这个简单的属性允许识别含有黑素蛋白的神经节细胞，以便记录、填充、操作或删除。因此，ipRGC 的连接、亚型、生理学、光反应和中枢投射已经被揭示，基本上获得了这种非成像形成途径及其在瞳孔光反射和昼夜光牵引中的功能的完整描述。

然而，新的分子技术正开始提供一种新的方法，将某些神经节细胞类型标记为一个完整的群体。因此，研究一种特定的神经节细胞类型，而不是一系列具有可变特性的混合细胞类型。一个研究小组筛选了一个细菌人工染色体（bacterial artificial chromosome，BAC）转基因小鼠文库，在不同启动子的控制下表达 GFP。特别是，他们寻找非随机镶嵌中 GFP 的表达。这是已知的特定神经节细胞类型的特性之一，以均匀的方式平铺在视网膜上[39]。在 calretinin-enhanced GFP（EGFP）小鼠中，发现一个大的神经节细胞镶嵌体，分层在 a 亚层中，对光有 OFF 瞬时反应。总的来说，这些特性将 GFP 标记的细胞识别为 OFF α 神经节细胞[298]。在中枢，这种特定的神经节细胞类型投射到上丘（一个整合感觉输入和引导视觉注意的区域）和背外侧膝状体（一个通往视觉皮层的中继站）。此外，两个区域的轴突投射在特定层流深度处精确地排列成纵列。重要的是，在发育过程中破坏胆碱能视网膜波阻止了 OFF α 神经节细胞轴突的柱状组织[298]。这表明视网膜发育过程中的自发活动控制着视网膜视图的形成。值得重复的是，这些实验之所以成为可能，是因为已经鉴定出了单个神经节细胞类型的遗传标记物 OFF α 神经节细胞。

在钙黏着蛋白 -3 GFP 小鼠细胞系中，有一小部分神经节细胞被标记，其中一些还表达黑素蛋白。它们还含有钙黏着蛋白 -6，投射到非图像形成的视核，如腹外侧膝状体核、膝状体间小叶和 OPN。这些核是 ipRGC 的已知靶点。重要的是，在钙黏着蛋白 -6 缺陷小鼠（钙黏着蛋白 -3/GFP 与一个钙黏着蛋白 -6 基因敲除杂交）中，钙黏着蛋白 -3 标记的神经节细胞未能支配适当的视觉细胞核。取而代之的是，GFP 标记的轴突投射并穿过它们通常的靶点。这些实验利用基因标记的小鼠系，表明钙黏着蛋白 -6 是某些神经节细胞类型识别其突触靶点和形成功能回路所必需的[358]。

随着用分子方法标记不同细胞类型的小鼠系的广泛应用，视网膜细胞类型之间的鉴别方法将继续扩展。一个研究小组出版了视网膜细胞类型的"基因通讯录（genetic address book）"[38]。此外，有几个小组使用 GFP 标记的细胞类型为特定细胞类型开发单细胞表达库[321, 359]。这种技术上的进步可能会改变游戏规则。它将为每种细胞类型开发分子指纹，并识别控制发育和回路连接的转录因子和信号分子[360]。特别是，一个基于转录因子的代码被用来将细胞分类为相关的组。也许这一方法可以提供哺乳动物视网膜中存在多少神经节细胞类型的确切答案。最后，通过将这些单细胞库与视觉系统疾病相关的基因突变数据库相关联，有可能识别特定细胞类型或回路中产生的缺陷。例如，眼球运动障碍与 SAC 相关，SAC 可能是控制反射性眼球运动所需的 DS 信号的来源[317]。

七、功能解剖学的临床意义 Clinical Relevance of Functional Anatomy

正如我们所看到的，视网膜基本上是一个分层结构。这不仅适用于主要的细胞层和突触层，尤其是在 IPL 中，其中的分层水平是一个地址。看来，在适当深度的 IPL 分层允许神经节细胞从一组特定的双极和无长突细胞过程接收输入。这些输入到特定类型神经节细胞的总和在视觉系统中形成一个单一的通道。整体的复杂性似乎令人畏惧，但它可以被分解成一组重复的定型的局部回路，它们严格地受一组关于位置和适当突触伙伴的规则支配。下面我们将简要讨论一些视网膜基本分层和组织被破坏的明显例子，这些例子具有重要的临床结果。

青光眼的基本缺陷是 GCL。眼压升高明显诱导视网膜神经节细胞程序性死亡。所涉及的因素可能包括缺氧、轴突运输减少和过量谷氨酸，导致兴奋性损伤称为兴奋性毒性（excitotoxicity）。神经节细胞似乎特别敏感，而其他视网膜神经元如无长突细胞则不受影响。图 17-34 显示了与实验性高眼压手术眼相比，对照猕猴眼的相同偏心距的视网膜切片。所有视网膜层看起来正常，除了与对照眼相比严重耗竭的 GCL。视网膜神经节细胞的缺失可能与视力显著下降有关，特别是在周边的视网膜[360]。

在视网膜色素变性（RP）等疾病中，大量的光感受器突变（通常是在光传导级联中）导致光感受器变性。这种缺陷经常出现在视杆中，但最终视杆和视锥都退化。这是因为视杆细胞分泌了一种维持视锥细胞的因子，或者通过视杆细胞与视锥细胞的耦合作用，即所谓的旁观者效应（hystander effect），还是由于细胞碎片的堆积，这是一个超出本章讨论范围的问题。然而，光感受器的退化对剩余视网膜的组织有严重的影响。神经视网膜显然需要来自感觉视网膜的输入来维持其良好的组织结构。当神经视网膜去分化后，二级神经元，如视杆双极细胞，产生新的树突并大量发芽，造成许多不适当的接触[3, 361]。许多神经元发展出新的突触，侵入其他层，在那里它们增殖产生缠结的微神经瘤。神经胶质细胞广泛重塑，有大量神经元迁移和几乎完全破坏视网膜的层状结构。图 17-35 显示了两个啮齿动物系和一个人类 RP 病例的示例。在每一种情况下，由错位细胞和不适当接触所造成的混乱，基本上是无法识别的视网膜部分。视网膜的基本分层结构已被破坏。这种神经重组的一个结果是，剩余的视网膜不太可能保持足够的组织以任何连贯的方式运作。因此，在没有光感受器的情况下，通过视网膜植入物刺激剩余神经视网膜的策略似乎不太可能成功，除非视网膜重塑的过程能够得到控制。

当然，在过去几年中，我们的一个主要进步是通过全基因组测序来识别导致 RP 的突变。在不久的将来，我们无疑将能够对每个人的整个基因组进行测序，而这可以在出生时完成。在视网膜发生大范围退化之前，识别出将获得 RP 的个体，可能有助于在某些时候实施治疗策略，以避免与重塑相关

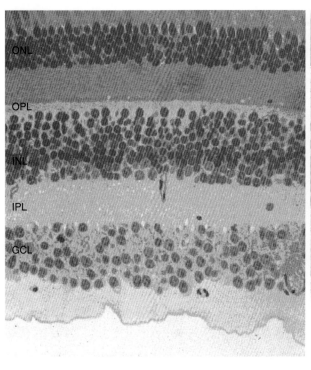
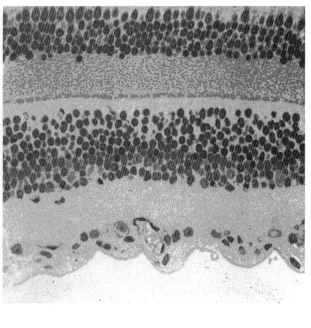

A 正常   **B** 青光眼

▲ 图 17-34　青光眼中神经节细胞的耗竭

A. 控制视网膜，靠近中央，如神经节细胞体的深度所示；B. 当视网膜的其他部分正常时，神经节细胞层被实验性青光眼严重破坏。GCL. 神经节细胞层；INL. 内核层；IPL. 内丛状层；ONL. 外核层；OPL. 外丛状层（图片由 Louvenia Carter-Dawson 提供）

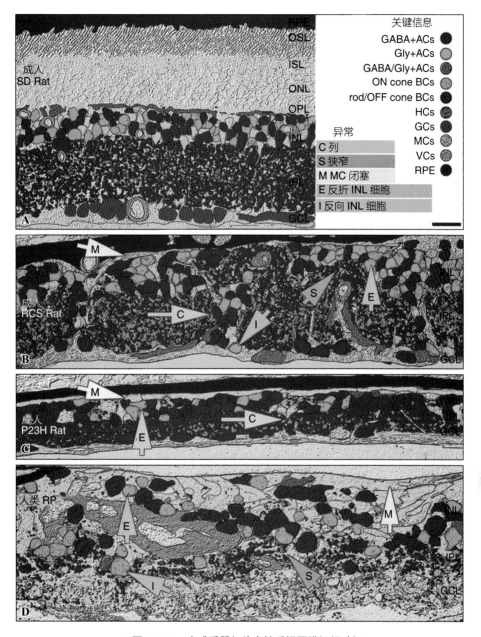

▲ 图 17-35 光感受器细胞变性后视网膜组织破坏

A. 对照视网膜：一张主题图显示了正常视网膜的有序分层结构；B 和 C. 光感受器变性后的啮齿动物视网膜显示出正常层状结构的严重破坏。许多单元格已迁移到不适当的位置；D. 1 例人类色素性视网膜炎，其神经视网膜组织受到严重破坏。RCS. 皇家外科学院；SD. Sprague-Dawley. ACs. 无长突细胞；BCs. 双极细胞；GABA. γ- 氨基丁酸；GCs. 神经节细胞；GCL. 神经节细胞层；Gly. 甘氨酸；HCs. 水平细胞；INL. 内核层；IPL. 内丛状层；ISL. 内节段层；MCs. Müller 细胞；ONL. 外核层；OPL. 外丛状层；OSL. 外节段层；RPE. 视网膜色素上皮；VCs. 血管内皮细胞（图片经许可转载自 Jones BW，Watt CB，Frederick JM，et al. Retinal remodeling triggered by photoreceptor degenerations. J Comp Neurol 2003；464：1–16.）

的一些问题。

除了上述破坏视网膜大体形态的疾病外，还有一些影响较小的疾病。一组为夜盲，无视网膜细胞类型变性。这组被称为先天性静止性夜盲症（CSNB）。结果是视网膜电图 b 波的振幅大大降低，表明光感受器和双极细胞之间缺乏或不良的信号传输。对视网膜电图的仔细分析表明有两种形式，不完全和完全两类[362]。导致这些缺陷的基因缺陷目前已知是由参与光感受器谷氨酸释放的基因突变（不完全，iCSNB）或去极化双极细胞信号缺失（完全，cCSNB）缺乏引起的。iCSNB 小鼠模型显示 ON 双极细胞和水平细胞树突状突起结构异常。它们穿过 OPL 进入 ONL，并经常到达外界膜[363]。相比之下，cCSNB 模型没有形态学异常，尽管在一些模型中突触蛋白表达异常，导致去极化双极细胞树突中出现带状突触[364]。

八、结论 Conclusions

从某种意义上说，我们对哺乳动物视网膜的理解是非常先进的，因为大多数细胞类型已经被描述和数字解释过了，比中枢神经系统的任何其他部分都要多。虽然兔子是长期以来的首选模型，但我们对老鼠的基因操作能力意味着它正日益成为主要的模型生物。当然，它在人类视网膜方面有主要的缺点，其中最明显的是缺乏中心凹和红绿色视觉。

其他哺乳动物，特别是啮齿动物和灵长类动物也有类似的数据，尽管不太完整。事实上，实验性的原因往往支配着研究物种的选择，在这方面，鱼和蝾螈仍然有助于理解视觉处理。

视杆细胞是专门致力于夜间的高灵敏度，而视锥细胞提供在白天的高灵敏度和彩色视觉。光传导级联中的适应在调节灵敏度中起着关键作用。现在，我们知道在整个视网膜中有专门的视杆和视锥通道。水平细胞向光感受器提供反馈，并可能减去一个大的平均背景。视觉通路显著地分化成多个双极细胞类型，在 IPL 中输出不同的水平或地址。无长突细胞的一个作用是在双极细胞末端提供另一个水平的负反馈，但无长突细胞是极其多样的，可能还具有许多其他功能，包括特征提取、侧抑制和对图像参数的各种适应。神经节细胞是视网膜的输出神经元。在灵长类动物的中央视网膜中，侏儒系统主要由一个视锥——一个侏儒双极细胞——一个侏儒神经节细胞组成。这个系统也可以携带彩色信号。至少有 30～40 种不同类型的神经节细胞，每种细胞被认为携带不同的视觉信息通道。这些平行通道中的一些在多个带宽上代表了空间视觉，但另一些涉及眼球运动、图像跟踪、瞳孔控制和重置生物钟。

虽然大体轮廓和细胞计数可能已经完成，但仍有许多工作要做，以描述特定的回路和细胞连接，我们称之为视网膜的功能解剖。几个重要的问题仍然挑战了我们目前的理解：水平细胞的作用和水平细胞反馈的机制，两种水平细胞类型存在的原因，色觉的电路基础，扩散视锥双极细胞的连接，对 mGluR6 级联的完整描述，从视杆通道到视锥通道的转换，方向选择性的机制，视网膜神经元广泛电耦合的原因，控制敏感性和适应性的电路，许多神经节细胞类型的特定视觉功能——换句话说，每个通道的作用。我们可以继续研究将新的成像模式与电生理学结合起来的能力，这将对这些问题的答案做出重大贡献，预计在未来几年将取得迅速进展。

视网膜色素上皮细胞生物学
Cell Biology of the Retinal Pigment Epithelium

James T. Handa 著

视网膜色素上皮（RPE）在视网膜神经感觉层和富含血管的脉络膜之间形成高度特异的神经外胚层色素细胞单层。RPE 介导正常外层视网膜生理所必需的功能，包括参与视觉循环、吞噬脱落的光感受器外节段（OS）、维持外层血 – 视网膜屏障、分泌神经营养因子、炎症因子和血管生长因子、视网膜下液体的空间转运及视网膜和脉络膜间双向离子和代谢转运的调节。RPE 是年龄相关性黄斑变性（AMD）和增殖性玻璃体视网膜病变（proliferative vitreoretinopathy，PVR）等主要致盲性疾病的主要病理部位。

一、胚胎学 Embryology

胚胎第 27 天，视小泡内陷形成视杯，神经上皮分化增厚。到第 30 天，发育中的神经视网膜与潜在视网膜色素上皮层紧密相连，外层视网膜的基本细胞关系建立。几种转录因子在 RPE 的检测和鉴定中起着关键作用，其中包括小眼畸形相关转录因子（Mitf）、牙本质同源盒（Otx）1/2 和配对盒（Pax）6[1]。音猬因子（Sonic hedgehog，Shh）信号通路也是关键的，其成员在中枢和外周 RPE 中的不同表达模式提示 RPE 分化过程中有多重调控作用[2]。到第 35 天，RPE 中发现黑色素颗粒，这是体内色素沉着的最早部位。到妊娠第 6 周，RPE 阐述了启动 Bruch 膜形成的基底膜物质。在妊娠 4 周—6 个月，RPE 细胞有很高的增殖率，在妊娠 4 个月时达到高峰[3]。同时，RPE 与延伸到视网膜下间隙的顶端微绒毛形成极性，从而协调光感受器细胞的分化[4]。研究表明 Shh 途径[5]、维甲酸[6]、骨形态发生蛋白（BMP）[7]、Notch[8] 和 Wnt/β- 磷酸化途径[9] 都参与了 RPE 细胞的分化[10]，而 Ezrin 蛋白是蛋白激酶家族的成员，指导顶部微绒毛和基底内折叠形态的发生[11]。脉络膜和巩膜的发育也需要 RPE 极性[12]。读者参考第 15 章"视网膜的发育"，以更全面地回顾 RPE 和视网膜的发育。

二、解剖学和组织学 Anatomy and Histology

成人眼含有约 3.5×10^6 个 RPE 细胞。由于 RPE 是有丝分裂后的，不存在于细胞周期中，因此在没有疾病的情况下，该种群在成年期保持稳定[13]。RPE 从视神经延伸到锯齿缘，并与睫状体的色素上皮连续。黄斑中心凹含有最高密度的 RPE 细胞，其密度向周围逐渐降低。这些具有高度极化结构的呈鹅卵石状的细胞，在视网膜神经感觉层和脉络膜之间形成单层细胞层。其顶端微绒毛与光感受器细胞外节交叉呈指状，基底侧附着于 Bruch 膜的 RPE 基底膜上。读者可参考第 22 章"Bruch 膜的结构、功能与病理"，了解 Bruch 膜生理学及与 RPE 相互作用的详细描述。

由于色素沉着的变化，带有棕色黑色素颗粒的 RPE 有助于形成典型的眼底图案。在典型的眼底上，视网膜色素上皮中色素最密集的地方在周边视网膜，而黄斑中心凹处色素最少[14]。随着年龄的增长，视网膜色素上皮逐渐失去黑色素颗粒，部分是因为光氧化的影响[15]。视网膜和视网膜色素上皮之间有一个潜在的空间，称为视网膜下空间。尽管视网膜与邻近的视网膜色素上皮和下方巩膜在形态上是一致的，但除了视盘和锯齿缘，视网膜并没有牢固地附着在视网膜色素上皮上；其他地方的附着较弱，可以被相对较弱的力量破坏。第 21 章正常视网膜粘连的机制讲解了视网膜粘连的相关内容。

（一）RPE 的异质性和极性 Heterogeneity and Polarity of the RPE

RPE 细胞在形态和功能上表现出区域异质性[16]。它们呈立方形，在培养基中当生长到汇合时，从正面看呈多边形并保持这种模式（图 18-1）。形态因眼底位置而异。在黄斑部，RPE 细胞高而窄，而在周围视网膜，RPE 细胞扁平、伸展并可能形成双

核[13]。由于对 RPE 功能要求的区域差异，RPE 细胞在生长潜能[17]、波形蛋白和磷酸酪氨酸的表达[16]、Na^+/K^+-ATP 泵[18] 的分布及视杆 OS 结合和摄取的动力学等方面存在区域性差异[19]。与年龄相关的溶酶体酶的表达，超氧化物歧化酶 -2 和脂褐素的积累因眼底不同区域而异表明，这种异质性有助于解释 RPE 所发生的一系列病理变化[20-22]。

RPE 细胞极性的特点是在顶端和基底外侧区具有明显的超微结构特征和特殊功能（图 18-2）。顶端细胞膜上有许多微绒毛（3～7μm），这些微绒毛交错并包裹着光感受器细胞 OS[23]（图 18-3 和图 18-4）。这些交叉指状结构与细胞外基质（ECM）和 RPE 顶端表面表达的神经细胞黏附分子（N-CAM）结合，共同形成视网膜和 RPE 细胞之间的黏附。每一个 RPE 细胞与 30～45 个光感受器接触[24]。RPE 每天吞噬和降解近 30 000 个脱落的 OS，这样一个 RPE 细胞在其生命周期中将摄取和降解数亿个盘膜[25, 26]。

RPE 细胞的功能极性是由膜蛋白的顶端 - 基底分布不同导致的（表 18-1）。RPE 与其他运输上皮细胞有许多共同的特征，但在某些蛋白质中表现出独特的"反极性"，如 Na^+/K^+-ATP 泵、ECM 金属蛋白酶诱导剂（EMMPRIN）和 N-CAM。与其他上皮细胞不同，这些蛋白位于顶端而不是基底外侧。在 RPE 根尖微绒毛的蛋白质组学研究中[27]，共鉴定出 283 个蛋白，可分为不同的功能类别，包括视黄醇代谢、细胞骨架、酶、ECM 组分、膜蛋白和转运蛋白。αvβ5 整合素（图 18-5）、甘露糖受体

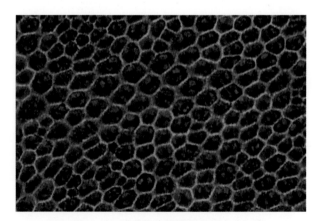

▲ 图 18-1 培养的人视网膜色素上皮细胞
早期传代的人 RPE 细胞单层显示细胞生长到汇合时的多角形外观（相位显微镜，25×）

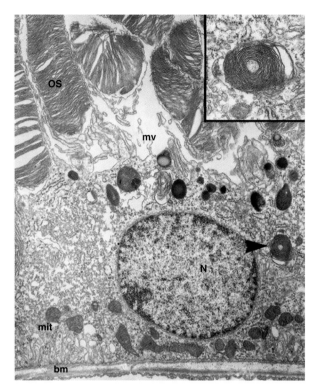

▲ 图 18-2 视网膜色素上皮细胞和视杆细胞光感受器细胞相邻外节段的电子显微照片

注意 RPE 细胞的顶端微绒毛（mv）。黑色染色的黑色素颗粒位于顶部，而线粒体（mit）主要是基底部。细胞位于基底 Bruch 膜（bm）上。细胞核（N）存在于细胞质的基底部。在低倍镜下（21 500×）和高倍镜下（插图，50 000×）细胞浆中可见一个含有降解视杆 OS 物质的吞噬体（箭头）

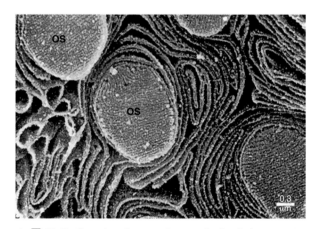

▲ 图 18-3 Scanning electron micrograph of rod photoreceptor outer segments (OS) fractured across their long axis, surrounded by apical folds extending from the surface of the retinal pigment epithelium

The membrane forms a sheath around each of the rod OSs. (Reproduced with permission from Hollenberg MJ, Lea PJ. High resolution scanning electron microscopy of the retinal pigment epithelium and Bruch's layer. Invest Ophthalmol Vis Sci 1988; 29:1380–9.)

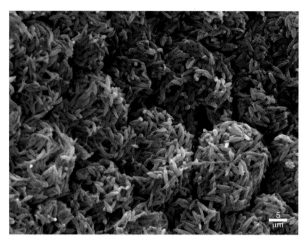

▲ 图 18-4 牛视网膜色素上皮组织片顶面扫描电镜照片
可见 RPE 细胞顶面有丰富的微绒毛，显示了约 12 个 RPE

表 18-1 视网膜色素上皮极化细胞表面分子表达

位　置	蛋白质	功　能
顶膜	Na^+/K^+-ATP 酶	钠离子流
	N-CAM	视网膜粘连吞噬
	αvβ5 整合素	吞噬作用
	CD36	吞噬作用
	Ezrin	顶端微绒毛
	CLIC4	通道 / 转运蛋白
	GLUT1	葡萄糖转运
	MCT1 型	单羧酸转运体
侧膜	闭塞素	紧密连接
	钙黏着蛋白	黏合连接
	连接蛋白	缝隙连接
基 底 外 侧膜	α3β1、α6β1、αvβ3 整合素	紧密附着于 Bruch 膜
	Ezrin	基底内折
	GLUT1	葡萄糖转运
	MCT3 型	单羧酸转运体
	肌营养素 -1	氯离子通道

Na/K-ATPase, Na/K adenosine triphosphatase; N-CAM, neural cell adhesion molecule; CLIC4, chloride intracellular channel 4; GLUT1, glucose transporter 1; MCT1, monocarboxylate transporter 1.

和 CD36 定位于细胞膜的顶端，特别是微绒毛，它们在 OS 吞噬中起着关键作用[28-30]。Na^+/K^+-ATP 酶主要位于细胞膜的顶端，对反式 RPE 离子转运至关重要[31]。膜蛋白氯化物细胞内通道 4（CLIC4）富含根尖 RPE 微绒毛，可能用于调节细胞表面通道 / 转运蛋白的活性[32]。RPE 基底膜结构域的特征

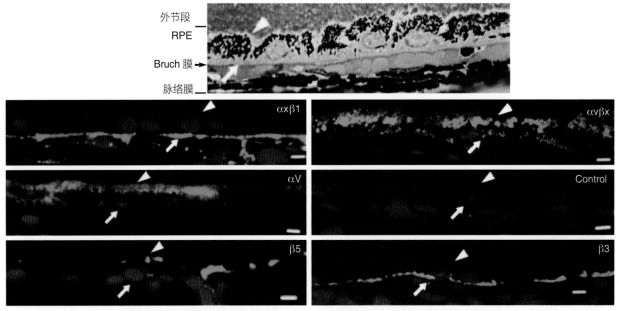

外节段
RPE
Bruch 膜
脉络膜

αxβ1 　　 αvβx
αV 　　 Control
β5 　　 β3

▲ 图 18-5　大鼠视网膜色素上皮（RPE）整合素受体的间接免疫荧光亚细胞分布

作为参考，完整视网膜的亚甲基蓝染色部分显示在顶部。β1 整合素完全是基础的。αv 整合素受体是顶端和基底外侧的染色质小泡。β5 整合素位于顶端，β3 整合素仅限于基底部。比例尺：5μm。（图片经许可转载自 Finnemann SC, Bonilha VL, Mamorstein AD, et al. Phagocytosis of rod outer segments by retinal pigment epithelial cells requires αv β 5 integrin for binding but not for internalization. Proc Natl Acad Sci USA 1997；94：12932–7.）

在于长度约为 1μm 的折叠区（图 18-6）。基底膜含有 α3β1、α6β1 和 αvβ3 整合素，它们介导 RPE 附着于 Bruch 膜上（图 18-5）。基底膜折叠区也表达一种氯离子通道 Bestrophin-1，它通过与钙离子通道的 β 亚基相互作用调节电压依赖性 L 型钙离子通道[33]。Ezrin 定位于顶端和基底外侧膜，分别促进顶端微绒毛和基底内折区的形态发生[34]。许多转运蛋白在顶端和基底部区域协同工作。例如，从脉络膜到光感受器的葡萄糖转运是由位于基底和顶端的葡萄糖转运蛋白（GLUT）1 介导的[35]，相反，从视网膜下间隙清除乳酸是由顶膜（MCT1）和基底外侧膜（MCT3）中不同的单羧酸转运蛋白介导的[36]。RPE 细胞的外侧膜区域显示了对细胞 - 细胞黏附和通讯非常重要的特殊连接，这将在下面讨论。

RPE 中细胞器在细胞的内分布也表现出极化和异质性（图 18-2 和图 18-6）[37]。黑色素颗粒直径 2～3μm，呈卵球形或球形，位于靠近内质网的顶端。锯齿缘的 RPE 细胞内含有大量密集的圆形黑色素颗粒，而在赤道和黄斑部，黑色素颗粒细长，不太丰富，呈卵球形。细胞核直径为 8～12μm，位于细胞的基底面。线粒体也存在于基底视网膜色素

上皮中，这是由于脉络膜毛细血管产生的高氧压所致，在黄斑部最为突出[38]。其他细胞质元素，如微过氧化物酶、溶酶体、自噬体和吞噬体，没有明显的细胞分布。然而，抑制 RPE 中的溶酶体降解，可诱导基底外侧质膜吞噬残余物质的胞吐过程[39]。

（二）细胞连接 Cellular Junctions

血 - 外层视网膜屏障是由视网膜色素上皮形成的，其中相邻细胞的侧域由顶状封闭小带（zonulae occludens，紧密连接）和相邻的带状粘连（粘连连接）构成紧密连接，后者形成一个屏障，通过细胞旁空间调节跨上皮扩散（图 18-6）[40]。这些连接将视网膜下间隙与脉络膜毛细血管隔开，形成所谓的 Verhoeff 膜。两种主要的封闭小带蛋白是 claudin 和相邻闭塞素分子（occludin）。胞外结构域之间的相互作用导致了高的跨上皮扩散阻力和完整的血 - 视网膜屏障。它们通过阻止整合膜蛋白在顶端和侧面 / 基底表面之间的横向扩散来维持细胞的极性，这种扩散将特殊功能（如分子运输）划分开来[41]。闭塞细胞的细胞质结构域与其他几种蛋白质相互作用，包括闭塞带（ZO）-1 和 ZO-2，形成一个与肌

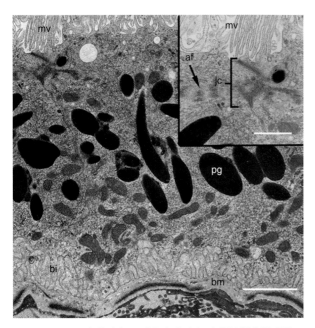

▲ 图 18-6　完整牛视网膜色素上皮细胞的透射电镜照片

注意到顶部微绒毛（mv）、RPE 细胞质顶部的色素颗粒（pg）和与 Bruch 膜（bm）接触的基底内折（bi）。在图的左上部分，在两个视网膜色素上皮之间可见顶部位置的连接复合体，包括更多的顶部链状连接（紧密连接）和相邻的黏着带。连接复合体（jc）在插图中以较高的放大倍数显示。连接复合体与肌动蛋白丝（af）的胞质带有关。刻度杆：1.8μm；插入杆：1μm

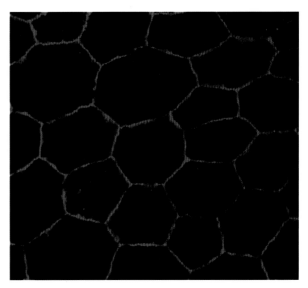

▲ 图 18-7　牛视网膜色素上皮单层外植体的免疫荧光染色，用 ZO-1 蛋白抗体染色，ZO-1 蛋白是一种与小带闭塞或紧密连接相关的蛋白，显示 RPE 的多边形和紧密黏附（×440）

动蛋白细胞骨架和各种信号传导途径成分相互作用的复合体（图 18-7）。ZO-1 通过抑制 Y-box 转录因子 ZONAB 的活性来调节细胞增殖和基因表达，表明它们对 RPE 的分化和内环境稳定至关重要[42]。组装蛋白的早期表达，包括连接黏附分子 A（JAM-A）、AF-6、PAR-3 和 PAR-6，对应于黏附和紧密连接的初始建立[43]，而神经视网膜分泌的扩散因子与基底外侧刺激协同作用，调节 RPE 紧密连接的结构和功能[44]。在 claudin 中，claudin 19 是人类胚胎 RPE 细胞中主要表达的亚型[45]。JAM-C 特异性定位于人胎儿和成人初始发育 RPE 的紧密连接处，调节 N-cadherin 和 ZO-1 在细胞 - 细胞接触中的聚集[46]。在氧化应激[47]、抑制 Na^+/K^+-ATP 酶等病理条件下[48]，基质金属蛋白酶（MMP）9、干扰素 -γ（IFN-γ）、肿瘤坏死因子[49] 和 β 淀粉样蛋白（1-42）[50] 可降低紧密连接蛋白表达，导致外层血视网膜屏障破坏。相反，一氧化氮参与维持血 - 视网膜屏障完整性[49]。

黏附小带（adherens junction，黏附连接）形成一个与周向微丝束相关的 200Å 连接[51]。黏附连接的跨膜钙黏着蛋白需要钙来维持细胞 - 细胞的黏附。它们的胞质结构域与连环蛋白相互作用，连环蛋白又与 α- 肌动蛋白和连接蛋白形成复合物。黏附连接组织肌动蛋白细胞骨架以保持细胞的多边形[52]。缝隙连接，也存在于侧细胞膜中，包含连接细胞之间的离子和代谢物的连接蛋白。例如，连接蛋白 43 介导视网膜和视网膜色素上皮之间的沟通，这对于视网膜器官发生的正确起搏至关重要[53]。缝隙连接蛋白 43 通过半通道参与 ATP 的释放，影响视网膜神经细胞分裂和增殖[54]。基底细胞膜含有各种整合素，这些整合素参与细胞外基质（ECM）的局部黏附点[55]。桥粒在不同物种的 RPE 细胞中具有不同的存在，对建立极性、功能性 RPE 层是不必要的[56]。

（三）细胞骨架 Cytoskeleton

除了具有一般细胞骨架的作用外，RPE 细胞骨架还具有独特的功能，包括黑素小体转运和吞噬功能[57, 58]。这些重要功能在由 RPE 细胞增殖和肌纤维母细胞转分化所引起的 PVR 等疾病过程中被破坏，在这些疾病中，细胞骨架发生了显著的重排[59]。细胞骨架由三个主要成分组成：肌动蛋白微丝（直径 7nm）、微管（直径 25nm）和中间丝（直径 10nm）。微丝和微管是经过聚合和解聚的动态结构，对细胞内转运至关重要。微管参与有丝分裂、亚细胞器和色素颗粒的运动。肌动蛋白微丝位于微绒毛和整个细胞质中，它们排列成松散的阵列或束，有助于产生和维持细胞形态，并参与细胞迁移[60]。

肌球蛋白（myosins）是一种细胞骨架马达，产生建立细胞结构和肌动蛋白依赖的细胞运动的力量。多个肌球蛋白家族成员通过 RPE 表达[61]。此外，肌球蛋白还参与黑素小体的运动和生物合成[62]。中间丝（intermediate filament）提供了一个连接细胞核和细胞膜及微丝和微管的结构框架。在人 RPE 细胞中，已鉴定出 I 型（酸性角蛋白）、II 型（碱性 / 中性角蛋白）和 V 型（层粘连蛋白）的中间丝。在 RPE 中，细胞角蛋白丝的表达随细胞分化、细胞极性变化、细胞间联系和细胞培养条件而变化[63, 64]。人 RPE 细胞在体内表达角蛋白 8 和 18[65]。在细胞培养中，RPE 共表达角蛋白 7 和 19。角蛋白 18/19 的存在与 RPE 细胞的迁移有关[65]。

（四）RPE 在 Bruch 膜合成和重构中的作用
Role of RPE in Bruch's Membrane Synthesis and Remodeling

视网膜色素上皮的基底表面有复杂的基底内折，附着在 Bruch 膜上，这是一个将 RPE 与脉络膜毛细血管分离的无细胞层[66]。除了 RPE 的附着部位外，Bruch 膜还作为一个选择性的管道，将营养物质从脉络膜毛细血管输送到视网膜，并作为代谢废物从视网膜输送到血液循环。Bruch 膜是由 RPE 基底膜、内胶原层、中弹力层、外胶原层和脉络膜毛细血管内皮基底膜组成的五层基质[67]。在小鼠中，RPE 基底膜和脉络膜毛细血管内皮基底膜首先合成，然后在两基底膜之间沉积胶原层。最后，弹力层被合成并沉积在胶原层内，最终将其分为内外胶原层[68]。

RPE 和脉络膜毛细血管内皮基底膜（1.4～1.5μm 厚）在组成上与其他基底膜相似，包含 IV 型胶原、层粘连蛋白、纤维粘连蛋白和硫酸多糖[69-71]，用于锚定下壁细胞，充当屏障和过滤器，并稳定组织结构[72]。脉络膜毛细血管基底膜也含有 VI 型胶原，而 RPE 基底膜不存在 VI 型胶原，它参与毛细血管内皮细胞的稳定。内胶原层（1.4μm 厚）和外胶原层

（0.7μm 厚）由 I、II 和 V 型胶原组成，这些胶原呈晶格状网络组织，嵌入在一个无定形的糖胺聚糖集合中[73]。

胶原蛋白 XVIII[74]，产生内皮抑素（endostain, 脉络膜新生血管的抑制剂），分布在 Bruch 膜的所有层[75]。Booij 等[76]已经证明 RPE 和脉络膜表达了 Bruch 膜形成和维持所必需的大多数基因。具体来说，RPE 维持其基底膜，而脉络膜毛细血管内皮维持其基底膜，而内、外胶原层和弹性层则由两种细胞类型共同维持。与年龄相关的 Bruch 膜 ECM 分子组成和三维结构的生化改变可能影响这一功能，在第 22 章 "Bruch 膜的结构、功能与病理" 中将详细描述。

RPE 细胞的顶端区域被嵌入到由 RPE 和光感受器内节段产生的光感受器细胞间基质（IPM）中。IPM 蛋白主要参与光感受器与 RPE 之间的视黄醇转运，包括光感受器间结合蛋白（IRBP）、视黄醇结合蛋白（RBP）和转甲状腺素（TTR）[77-80]。视网膜与视网膜色素上皮的黏附在一定程度上是通过视网膜色素上皮将水和离子从视网膜色素上皮向脉络膜毛细血管的转运介导的。IPM 含有神经营养色素上皮衍生因子（PEDF），由 RPE 分泌，其丰度是血管内皮生长因子的 1000 倍，主要分泌到基底外侧[81]。猪 IPM 的蛋白质组学分析表明 IPM 可能具有广泛的功能，如富含星形胶质细胞（PEA）-15、过氧化还原酶 5、αB 晶体蛋白、巨噬细胞移动抑制因子、78 kDa 葡萄糖调节蛋白（GRP78）、蛋白二硫键异构酶（PDI）和 PEP-19 的神经保护磷蛋白[82]。值得注意的是，αB 晶体蛋白由 RPE 分泌并维持一个神经保护的外层视网膜微环境[83]。

ECM 的降解部分由基质金属蛋白酶（MMP）和尿激酶型纤溶酶原激活剂（uPA）级联调节[84]，后者被多种细胞激活，包括白细胞、内皮细胞和 RPE。MMP 是一个锌结合的钙依赖性内肽酶家族，在细胞外基质重塑过程中降解胶原和蛋白聚糖。MMP 受其组织金属蛋白酶抑制剂（TIMP）的严格调控，TIMP 的损伤可能导致 Bruch 膜的进行性改变[85]。正常 RPE 表达膜结合型 1（MT1-MMP）、2（MMP-2）金属蛋白酶、金属蛋白酶抑制剂 TIMP-1 和 TIMP-3[87]。uPA 也能促进 ECM 的降解，uPA

是一种丝氨酸蛋白酶，能将纤溶酶原激活为活性纤溶酶，从而降解纤维蛋白、纤维连接蛋白、层粘连蛋白和其他 ECM 成分[88]。属于 serpin 蛋白酶超家族的纤溶酶原激活物抑制剂 1 和 2（PAI-1 和 PAI-2）可阻断 uPA 活性[89]。

三、RPE 的特殊功能 Specialized Functions of the RPE

（一）光的吸收 Absorption of Light

RPE 吸收的光通过光感受器。这种光吸收既通过去除光的杂散光子来增强视觉，又保护 RPE 免受光氧化应激的影响[14]。在 RPE 内，黑色素颗粒吸收散射光的光子（图 18-6）。

（二）光感受器外节段的吞噬作用 Phagocytosis of Photoreceptor Outer Segments

RPE 的顶端微绒毛与光感受器 OS 段交叉。这种相互作用使得通过 RPE 摄取和降解的 OS 段脱落，RPE 更新光传导机制并保持 OS 段的恒定长度。在所有脊椎动物检查中，昼夜、冷血和温血脊椎动物，视杆细胞 OS 段脱落发生在光照开始后不久后或最强的时间段里，这是出生后早期就建立的昼夜节律，与发育过程中的光照条件无关。事实上，大鼠出生后 2 周即建立了每天的视杆 OS 脱落节律，甚至在视神经切断后仍保持这种节律，这表明 OS 脱落节律过程是由眼部内在的信号控制的[90, 91]。视锥 OS 脱落的时间模式是可变的，因为在某些物种中，视锥 OS 脱落发生在夜间[92]，而在另一些物种中，视锥 OS 和视杆 OS 脱落发生在光照刚开始时[93]。

不断脱落的 OS 段的处理是通过吞噬来完成的，代价是代谢活性和能量消耗的增加[94, 95]。据估计，在 80 年的时间跨度内，一个 RPE 细胞可以内化并降解大约 2 亿个盘膜[96]。用共焦显微镜观察正常大鼠眼中 OS 物质的吞噬作用，在光线开始后 2h 通过摘除眼球来观察视紫红质 + 吞噬体（图 18-8），如参考文献 [97] 所述，视杆 -OS 吞噬作用是一种高度专业化的受体介导的多步骤过程，包括识别、附着（受体 - 配体相互作用）、内化（跨膜信号和收缩蛋白）和摄取 OS 的降解。吞噬的第一步是识别，这是一个通过整合素 αvβ5 介导的受体过程，整合素

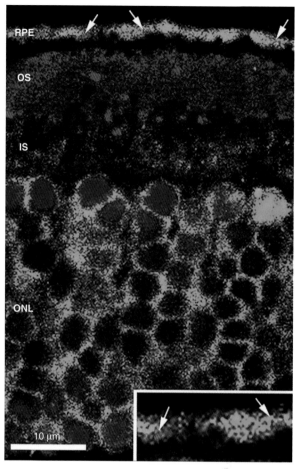

▲ 图 18-8　视杆细胞外节段吞噬功能

一只色素沉着的大鼠在光照 2h 后，摘除眼球并进行外层视网膜切片。荧光标记视紫红质（红色）、细胞质（绿色）和细胞核（蓝色）后，用共焦显微镜对切片进行评估。图中显示了视紫红质外节段，并在视网膜色素上皮（箭）的吞噬小体中点状标记了视紫红质。在高倍镜下显示了插入物。IS. 光感受器细胞的内节段；ONL. 外核层；OS. 外节段；RPE. 视网膜色素上皮

αvβ5 与视杆 -OS 质膜的磷脂酰丝氨酸相互作用[98]。尽管 αvβ3 和 αvβ5 有助于底物结合，但它们并不直接结合磷脂酰丝氨酸，而是结合一种调理素，该调理素可识别其吞噬目标的 "eat-me" 信号。Gas6、蛋白质 S 和乳脂球表皮生长因子（MFG）-E8 是可溶的桥接物质[99]。最近，由光感受器分泌的 tubby 和 tubby 样蛋白（Tulp）1 也被鉴定为连接 MerTk（TAM 受体酪氨酸激酶亚家族的一个成员）在其 N- 末端和 C- 末端的视杆 OS 的桥联分子[100]。

在结合视杆 OS 后，RPE 质膜在 OS 周围内陷，导致其进入吞噬体。细胞骨架元素，特别是微绒毛中的微丝，在摄食的最初阶段重组。肌动蛋白纤

维网在附着点形成，并延伸到围绕和吞噬 OS 的伪足中形成吞噬体[101]。这一过程包括一个未定义的、可能是 G 蛋白耦联的跨膜信号，该信号刺激适当的收缩装置的组装，进而为附着粒子的内化提供动力[102]。OS 内化由受体酪氨酸激酶、c-mer 及其配体 Gas6 介导[103]。一旦进入细胞质，吞噬体通过微管运输到细胞的基部[104, 105]。转运也可能部分由肌球蛋白Ⅶa 介导，肌球蛋白Ⅶa 是一种在 Usher 综合征患者中突变的非传统肌球蛋白[106]。转化生长因子（TGF）-β₁ 和碱性成纤维细胞生长因子（FGF）等细胞因子可调节视杆 OS 吞噬功能[107]。

基底部运输的吞噬体与溶酶体融合在一起，随后降解。溶酶体与吞噬体的相互作用分两步进行。首先，小溶酶体与吞噬体融合。随后，较大的溶酶体似乎通过类孔结构与吞噬体相互作用并融合，接着溶酶体酶将分离的 OS 水解成小分子，扩散出 RPE 细胞或在细胞内重复使用。在众多能够水解光感受器 OS 的溶酶体酶中，组织蛋白酶 D 和 S 最重要的，因为它们能降解 OS 中的主要蛋白质视紫红质[108–110]。随着年龄和（或）病理变化，吞噬体内 OS 的降解导致脂褐素颗粒的形成[111, 112]。

自噬（autophagy）是一种正常的细胞稳态过程，通过蛋白质降解和受损细胞器的周转来管理细胞应激。然后，降解产物被用作细胞持续存活的基石。最近，Kim 等发现一种称为 LC3 相关吞噬作用（LAP）的自噬形式是吞噬 OS 过程的核心[113]。RPE 吞噬作用与 LC3 的酶促转化相一致，以 Atg5 依赖的方式启动含有吞噬 POS 的单膜吞噬体。这一过程需要 Beclin1，使溶酶体与吞噬体融合形成吞噬体，最终导致摄入的 OS 降解。降解产物随后传输到脉络膜从 RPE 中移除，而一些物质则被回收到感光细胞中以维持视力。LAP 被认为对 11 顺式视网膜（11 顺式 RAL）合成中维生素 A 的恢复至关重要。这一发现显示了 RPE 内吞噬和自噬的相互作用，这是 OS 降解和维持维甲酸水平以支持视力所必需的。

（三）视觉周期中的角色 Role in Visual Cycle

视觉过程的第一步是光被视杆和视锥细胞的视蛋白及视网膜神经节细胞的黑素蛋白吸收。黑素蛋白参与调节昼夜节律、瞳孔光反射和其他对光的非视觉反应[114]，尽管最近有研究表明神经节细胞中的黑素蛋白可能直接参与模式视觉[115]。视蛋白的光吸收发色团为 11 顺式 RAL，由 RPE 细胞传递到视杆细胞光感受器。RPE 细胞具有将维生素 A 转化为 11 顺式 RAL 并将其传递给光感受器的酶机制。

视网膜的光感知是由光子与感光色素的反应引起的，感光色素是光感受器 OS 细胞膜的一部分。光感受器和 RPE 之间的合作允许这些视觉色素通过一系列复杂的氧化还原反应和传输机制得以循环利用，这一过程被称为"视觉周期（visual cycle）"（图 18-9）。

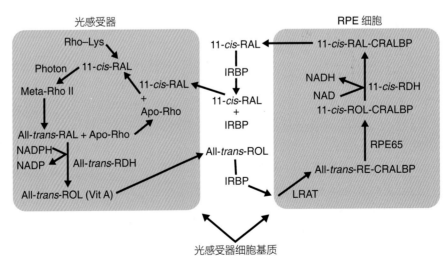

▲ 图 18-9　视觉周期发生在光感受器（左）、视网膜色素上皮（右）和中间的光感受器细胞基质中
周期成分描述见正文：CRALBP. 细胞视网膜结合蛋白；IRBP. 间皮受体结合蛋白；LRAT. 卵磷脂视黄醇酰基转移酶；RAL. 视网膜；RDH. 视黄醇脱氢酶；RE. 视黄醇酯；Rho. 视紫质；ROL. 视黄醇

视觉周期由与视紫红质反应的光子启动，视紫红质包括 G 耦联受体蛋白、视紫红质（视杆）或视紫红质（视锥）和生色团 11- 顺式 - 乙酰基生色团。与光的反应将 11- 顺式赖氨酸（RAL）转变为全反式 RAL，从视蛋白中释放并还原为全反式视黄醇（全反式 ROL）。ABCA4，即 ATP 结合盒蛋白 A 亚家族的成员，支持高活性全反式脂肪酸的加工，并防止 A2E 的积聚，A2E 是从感光体脱落的不溶性有毒化合物，被 RPE 吞噬，并积累为脂褐素[116]。所有的反式 ROL 进入 IPM，在那里它与 IRBP 结合并被运输到邻近的 RPE 细胞。IRBP 是一种由光感受器分泌的 140kDa 糖蛋白，它能促进 11- 顺式 RAL 从 RPE 向光感受器的移位和全反式 ROL 从光感受器向 RPE 的移位[117, 118]。IRBP 对正常的视觉循环功能至关重要。事实上，缺乏 IRBP 的小鼠有明显的光感受器退化[119]。

在 RPE 中，全反式 ROL 通过卵磷脂 - 视黄醇酰基转移酶（LRAT）的作用酯化为脂肪酸，生成全反式视黄醇酯（all-trans-RE），这是 RPE65 异构酶的底物。RPE65 异构酶将全反式 RE 转化为 11 顺式 ROL，11- 顺式 ROL 由细胞视网膜脱氢结合蛋白结合，还原为 11- 顺式 RAL，转移到 IPM，在 IPM 中与 IRBP 结合，并转移到光感受器中与视蛋白结合，重新开始循环。

（四）氧化应激保护 Protection From Oxidative Stress

由于多种独特因素的综合作用，RPE 存在于高氧化应激环境中。很明显，视网膜为视觉处理光线。因此，光氧化应激是外源性氧化应激的一个独特来源。在 1978 年，从 Ham 等的工作开始[120]，光氧化应激与视网膜、视网膜色素上皮和脉络膜的氧化损伤有关。视觉是一个耗费能源的过程，它产生高度活性氧（ROS）[121]。为了满足能量需求，视网膜需要高水平的氧气。因此，RPE 生活在 70~90mmHg 的高环境氧分压下[122]。外节段的吞噬作用是 ROS 的另一个独特来源，因为过氧化氢（H_2O_2）是由 NADPH 氧化酶产生的，或者是过氧化物酶体中 OS 脂质的 β- 氧化产生的[123, 124]。因此，在这种高氧化应激环境中，RPE 装备有大量的抗氧化系统来保护自身。

许多抗氧化系统通过多种转录因子调节，包括 NF-κB、AP1、FoxO 家族或 PGC-1α。RPE 抗氧化反应的核心是转录因子 - 核因子 - 红系 2 p45 相关因子 2（Nrf2），它调节维持细胞氧化还原稳态的协调、全面转录程序并保护细胞免受氧化损伤[125-127]（图 18-10）。在基础条件下，Nrf2 与负调控因子 Kelch 样 ECH 相关蛋白 1（Keap1）相互作用，使 Nrf2 保持在细胞质中。Keap1 还可以作为 Cul3 依赖的 E3 泛素连接酶复合物的底物衔接蛋白，该复合物通过泛素 - 蛋白酶体途径靶向 Nrf2 蛋白水解[128]。随着氧化应激，Keap1 经历其多个半胱氨酸残基的构象变化，释放 Nrf2 并阻止 Keap1 介导的 Nrf2 蛋白酶体降解。然后，Nrf2 转位到细胞核中，其与 Maf 蛋白二聚，并与抗氧化剂靶基因的启动子中的抗氧化应答元件（antioxidant response element，ARE）结合以启动转录[129, 130]。重要的是，Nrf2 信号在视网膜色素上皮细胞中起着重要的抗氧化作用[131-134]。

Nrf2 信号反应调节早期急性期对 H_2O_2、4- 羟基 -2- 壬烯醛、低氧 / 高氧、炎症和毒性药物及脂质信号传导剂如神经酰胺[135]的反应，其通过"直接"酶（如过氧化氢酶或 SOD）的作用，中和

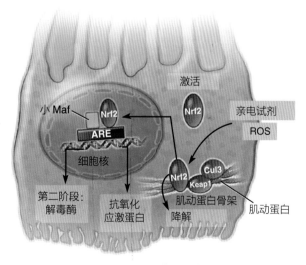

▲ 图 18-10　Nrf2 信号通路示意图

正常情况下，Nrf2 被 Keap1 隔离在细胞质中，Keap1 也作为 Cul3 依赖的 E3 泛素连接酶复合物的底物衔接蛋白，其靶向 Nrf2 通过泛素 - 蛋白酶体途径进行蛋白质分解。在氧化应激下，活性氧物种诱导 Keap1 的构象变化，释放 Nrf2。Nrf2 与 Maf 蛋白一起转运到细胞核，与抗氧化反应元件（ARE）结合，诱导细胞保护基因表达，包括第 2 阶段解毒酶和抗氧化应激蛋白

H_2O_2 和超氧化物[136, 137]。Nrf2 信号通过维持谷胱甘肽和硫氧还蛋白系统通过谷胱甘肽（GSH）[138]、硫氧还蛋白（Trx）[139]、谷胱甘肽（Grx）[140]、蛋氨酸亚砜还原酶（Msrs）[141]和谷胱甘肽过氧化物酶来调节慢性氧化应激[142]。Nrf2 还调节产生还原当量的外源性代谢酶的表达，如 NADPH- 奎宁氧化还原酶 -1（NQO-1）[143]。在细胞质中，谷胱甘肽和硫氧还蛋白 1 系统是维持正常细胞功能所必需的。当 ROS 耗尽细胞谷胱甘肽时，Nrf2 信号被激活，伴随着谷胱甘肽 S- 转移酶、γ- 谷氨酰半胱氨酸合成酶和谷胱甘肽过氧化物酶 -1 的代偿性上调[144, 145]。Trx1 还可保护细胞质中的氧化应激，过表达或静脉注射 Trx1 可保护 RPE 细胞免受氧化损伤[140, 146]。如果谷胱甘肽或 Trx1 水平充分下降，细胞可能死于氧化诱导的细胞凋亡[147, 148]。

线粒体持续产生 90% 的细胞活性氧，当细胞受损时，这个数量可以增加 10 倍[149]。由于对视觉的高能量需求，维持线粒体抗氧化池是防止线粒体和细胞功能障碍的关键。线粒体抗氧化剂是关键的第一道防线，保护线粒体免受过量 ROS 的侵害，以确保细胞内稳态。其中包括硫氧还蛋白 2（Trx2）系统，如 Trx 还原酶 2（TrxR2）和过氧化还原酶 3（Prx3），也包括谷胱甘肽（GSH）系统，如谷胱甘肽还原酶（GR），谷胱甘肽过氧化物酶（glutathione peroxidase, GPX1 和 4）[150]。硫氧还酶（sulxdodoxin, Srx）是一种胞质蛋白，是 Trx2 系统在转位到线粒体后的附加成员[151]。Nrf2 参与线粒体抗氧化物的调节，包括 Trx2、Prx3 和 Srx[152~154]。大多数线粒体 ROS 产生的超氧阴离子（O_2^-），通过超氧化物歧化酶 2（SOD2）迅速转化为 H_2O_2。由于线粒体过氧化氢酶水平很低，过氧化氢被 GSH 和 Trx2 系统中和，后者保护视网膜免受损伤[142, 155]。尽管比 GSH 低 100 倍[156]，但 Trx2 氧化还原调节对于生存是必需的，并且比 GSH 对氧化应激更敏感，因为增强的 ROS 在 GSH 之前降低了 Trx2[157]。

（五）维持无血管外层视网膜的作用 Role in Maintaining Avascular Outer Retina

视网膜下间隙的无血管性依赖于 PEDF 和内皮抑素（endostatin）的抗血管生成活性，内皮抑素是通过蛋白质水解从 XⅧ型胶原中提取的 20kDa C 末端片段。PEDF 由 RPE 合成并分泌到 IPM 中[158, 159]，在 IPM 中对光感受器和视网膜神经节细胞起到神经保护作用。PEDF 也是抑制血管生长的最有效和选择性的抗血管生成因子，介导新形成的血管的消退而不影响原有血管，并且在视网膜中阻止血管生长到视网膜下间隙[160-162]。PEDF 在维持外层视网膜无血管性中的重要性从其在视网膜上的分布可以看出。PEDF 在孕中期人视网膜发育中心凹和 55 天—11 岁猴视网膜发育中心凹表达最高[163]。在正常成人眼中，黄斑部的 PEDF 是 VEGF 的 10 倍，但在视网膜周边则不是，这强烈表明 PEDF 是黄斑下无血管形成的原因[164]。

除 PEDF 外，视网膜下间隙的无血管性依赖于内皮抑素。内皮抑素在 RPE 衍生的 MMP-9 和组织蛋白酶 L 的作用下从 Bruch 膜的胶原 XⅧ 中裂解。激光诱导的 Col18a1$^{-/-}$ 小鼠脉络膜新生血管病变，缺乏内皮抑素，发展出明显的血管通透性，形成大的视网膜下新生血管汇合区。相比之下，对照组小鼠的脉络膜新生血管病变仍然很小，且界限清晰。对 Col18a1$^{-/-}$ 小鼠给予重组内皮抑素可使损伤面积减小到对照小鼠的水平[165]。

（六）免疫豁免与免疫反应 Immune Privilege and the Immune Response

免疫豁免是指放置在免疫特免部位的异种组织移植物能够耐受并存活很长的时间，通常是无限期的，而将这种移植物放置在常规的身体部位会导致急性不可逆的免疫排斥反应。1948 年，彼得·米达瓦尔爵士（Sir Peter Medawar）在将异体皮肤移植到眼球前房后存活下来，证明了眼部免疫特权[166]。只有在过去的 20 年里，研究才支持视网膜下间隙作为一个相对免疫特权空间[167, 168]。视网膜色素上皮是视网膜下免疫特权的主要来源，从被动物理屏障（视网膜色素上皮之间的紧密连接、视网膜下间隙缺乏淋巴引流、主要组织相容性抗原表达水平低）的概念演变为主动过程。RPE 表达可溶性（TGF-β，PEDF）和促进免疫特权的细胞表面分子［TGF-β、CD95（FAS）配体、CD59、CD46］。TGF-β 被认为是抑制 T 细胞增殖和 IFN-γ 产生的主要因素，也是眼免疫特权区 T 调节细胞（Tregs）产生的主要因素[168]。最近，房水的免疫特权被证明需要 TGF-β 和维甲酸在 Tregs 的产生中发挥作用。然而，这是否也适用于视网膜下间隙目前尚不清楚[169]。

RPE 具有诱导免疫应答的显著能力。RPE 表达先天免疫的许多成分。例如，RPE 表达 Toll 样受体 1~7、9 和 10，它们参与宿主对细菌或受损分子的防御反应[170]。RPE 表达补体系统的许多成分，补体系统的许多成分可以作为一种保护性早期反应在应激反应中诱导产生[171]。最近发现 RPE 产生 NLRP3 炎性体对许多刺激因子的反应，包括 Alu RNAs、ROS 和细胞外 ATP[172]。这些不同的先天免疫武器是为了消除危险分子而设计的。它们是一个复杂的、精细平衡的网络，对一个煽动性的触发做出明确反应。破坏这种微妙的平衡可能导致失调反应，导致组织损伤，对维持 RPE 的健康至关重要，而失调反应可能损害 RPE 的健康。关于血视网膜屏障和免疫特权的详细讨论见第 29 章（血 - 视网膜屏障、免疫特权和自身免疫）。

（七）营养物质、离子和水的运输 Transport of Nutrients, Ions, and Water

RPE 细胞负责将营养物质从循环输送到光感受器，水和代谢废物从光感受器输送到循环。由于 RPE 形成了一个紧密的扩散屏障，营养物质被每种营养物质和离子特有的主动运输机制所吸收。

在 RPE 必须提供的营养物质中，葡萄糖是最重要的一种。RPE 细胞表达高水平的葡萄糖转运蛋白 GLUT1 和 GLUT3[173, 174]。GLUT1 葡萄糖转运依赖于代谢需求，其表达受葡萄糖水平调节。低葡萄糖水平会增加其表达，而高葡萄糖水平会降低其表达[175]。GLUT3 是一种高亲和力的葡萄糖转运蛋白，负责葡萄糖的基础转运以维持静息水平的活性。GLUT1 还介导维生素 C 的摄取。在 RPE 细胞中，这可能很重要，因为视网膜的高能量需求产生 ROS，而 ROS 被维生素 C 中和[176]。

维生素 A 对视力是必不可少的。维生素 A 从循环运输到 RPE，与 RBP 和 TTR 复合物结合。当到达视网膜色素上皮基膜时，视黄醇被释放到膜视黄醇受体 STRA6（由视黄酸 6 刺激），后者将维生素 A 转移到细胞中，在细胞中转化为活性生色团 11 顺式视网膜[177]。

离子通过选择性通道进出 RPE 细胞。例如，RPE 中的钙是生长因子分泌、吞噬、离子交换和水转运所必需的，它是由许多通道介导的。这些包括 L 型和 T 型电压门控钙通道[31, 178, 179]及瞬时受体电位典型（TRPC）的钙通道，特别是 TRPC1 和 TRPC4[180, 181]。在 RPE 细胞中还发现了两种钙转运通道 TRPV5 和 TRPV6，钙钠选择性大于 100∶1[182]。

RPE 清除视网膜到毛细血管的水、离子和分解代谢。然而，RPE 细胞紧密的连接阻止了水、离子和其他溶质在视网膜下间隙和脉络膜毛细血管之间的细胞旁转运。相反，它们是通过 RPE 进行主动传输的。例如，在顶膜（MCT1）和基底外侧膜（MCT3）中的单羧酸转运体从视网膜下间隙清除乳酸除[36, 183]。顶端的 Na^+/K^+-ATP 酶为跨上皮转运提供能量，调节 RPE 质膜的钠、钾离子流量，维持 IPM 中适当的离子平衡，建立膜电位。水是在视网膜视觉的高代谢过程中形成的，通过氯离子通道在视网膜色素上皮和脉络膜之间的主动转运，从视网膜下间隙排出[182]。水通道蛋白 -1 也促进了 RPE 中的水运动[184, 185]。水的排出受损将导致黄斑水肿、渗出性视网膜脱离，如果是慢性视网膜色素变性和光感受器变性，则会导致失明。

（八）细胞因子和生长因子的分泌 Secretion of Cytokines and Growth Factors

RPE 细胞分泌多种细胞因子和生长因子，调节功能、生存和损伤反应所必需的许多细胞途径。其中最为人所知的因子是 VEGF 和 PEDF。血管内皮生长因子（VEGF）从视网膜色素上皮的基底面向脉络膜毛细血管分泌，主要有两个功能：①向脉络膜血管内皮细胞提供促生存信号；②维持脉络膜毛细血管内皮细胞的窗孔[186]。PEDF 主要由 RPE 顶端分泌，促进光感受器细胞的抗血管生成和神经保护环境[81]。其中许多生物因子在视网膜疾病如 AMD、糖尿病性视网膜病变和 PVR 中表达失调。表 18-2 列出了一些最常见的生物因子。

表 18-2　视网膜色素上皮细胞产生的生长因子

因　子	功　能	参考文献
色素上皮衍生因子（PEDF）	神经保护，神经发生，抗血管生成	[81, 158, 159]
血管内皮生长因子（VEGF）	血管生成、内皮细胞生存因子、维持毛细血管开窗	[81, 164, 186]
神经生长因子（NGF）	交感神经和感觉神经元的存活和维持，眼部免疫反应	[187, 188]
脑源性神经营养因子（BDNF）	支持现有神经元的存活，促进新神经元和突触的生长和分化	[188, 189]
神经营养素 -3（NT-3）	刺激和控制神经发生	[189]
胰岛素样生长因子（IGF-1）	神经元损伤后神经发生、髓鞘形成、突触形成、树突分支和神经保护的调控	[190, 191]
神经保护素 1（NPD1）	保护神经组织免受自由基和其他氧化应激引起的损伤	[192]
转化生长因子 β（TGF-β）	调控成体和发育中胚胎的许多细胞过程，包括细胞生长、分化和细胞内稳态	[193]
粒细胞 - 巨噬细胞 - 集落刺激因子（GM-CSF）	刺激干细胞分化为粒细胞和单核细胞	[194]
单核细胞趋化蛋白 -1（MCP-1）	单核细胞趋化剂	[195]
肝细胞生长因子（HGF）	肝细胞生长因子调节细胞生长、细胞黏附、细胞运动和形态发生	[196]
促红细胞生成素（EPO）	调节红细胞生成，EPO 保护视网膜免受生理和病理光诱导的氧化损伤	[197]
血小板活化因子（PAF）	磷脂激活剂和血小板聚集、炎症和过敏反应的介质	[198]
黑色素瘤生长刺激活性 / 生长调节蛋白（MGSA/GRO）	增强中性粒细胞的趋化性，促进弹性蛋白酶和其他基质降解酶的分泌	[199]
内皮素 1	血管收缩	[200]
成纤维细胞生长因子	有丝分裂和细胞存活活动，参与胚胎发育、细胞生长、形态发生、组织修复、肿瘤生长和侵袭	[201]
骨形态发生蛋白	调控分化、衰老和凋亡	[202]
白细胞介素 -6	多效性细胞因子，在炎症、造血、血管生成、细胞分化和神经元存活中起作用	[203]
白细胞介素 -8	吸引并激活中性粒细胞	[204]
结缔组织生长因子	眼内纤维化	[205]

视网膜胶质细胞生物学
Cell Biology of Retinal Glia

Andreas Reichenbach　　Andreas Bringmann　著

第19章

一、概述 Introduction

人类视网膜包含三种主要类型的胶质细胞：小胶质细胞和两种大胶质细胞，星形胶质细胞和 Müller 细胞（图 19-1A）。小胶质细胞是视网膜的主要固有免疫细胞。它们（与大胶质细胞和血源性免疫细胞密切相关，图 19-2A）在宿主防御微生物、启动炎症过程和组织修复中发挥重要作用。星形胶质细胞与浅层血管丛的神经纤维和血管有关（图 19-1A）。Müller 细胞是视网膜的主要大胶质细胞（图 19-1A 和 B）[1]。在几乎所有视网膜病变中，活化的胶质细胞都有助于视网膜的神经保护和神经变性的发生[2]。

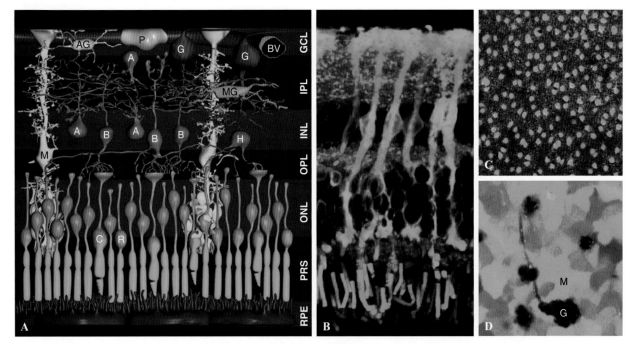

▲ 图 19-1　视网膜胶质

A. 人类视网膜细胞成分的示意图。Müller 细胞（M）横跨神经视网膜的整个厚度，排列规则。Müller 细胞的核膜位于内核层（INL）。Müller 细胞漏斗状的末端形成视网膜内表面。在外（OPL）和内丛状层（IPL）中，形成突触周膜鞘的侧枝起源于干突。星形胶质细胞（AG）和 Müller 细胞都与视网膜的表面血管和内表面接触。在外核层（ONL）中，Müller 细胞的茎突形成膜鞘，膜鞘包裹着视杆（R）和视锥（C）的核膜。Müller 细胞的微绒毛伸入视网膜下间隙，该间隙包围着光感受器节段（PRS）。小胶质细胞位于丛状层和神经节细胞层。A. 无长突细胞；B. 双极细胞；G. 神经节细胞；H. 水平细胞；P. 周细胞；RPE. 视网膜色素上皮。1B-D. 豚鼠视网膜制剂的共焦图像。（B. 视网膜切片。Müller 细胞被绿色标记；突触和感光细胞外节段被蓝色染色。C 和 D."水平切片"通过一个平面安装的视网膜，说明了 Müller 细胞茎突（绿色）在内丛状层（C）的规则模式和 Müller 细胞末梢几乎完全占据神经节细胞层（绿色；M）；只有神经节细胞（G）的体层出现"空腔"（D）

二、视网膜小胶质细胞 Retinal Microglia

小胶质细胞（microglial cell）是血液中的单核吞噬细胞和抗原呈递细胞。在胚胎和出生后的发育过程中，小胶质细胞通过睫状体和玻璃样血管进入视网膜，随后通过视盘进入视网膜（见参考文献 [2] 和其他参考文献）。静息的小胶质细胞位于丛状细胞层和神经纤维 / 神经节细胞层，并位于血管周围（图 19-1A 和图 19-2B 和 C）。静息的小胶质细胞呈现分支形态（图 19-2A 和图 19-3C），并充当高度活跃的巡查细胞，不断调查周围微环境，以清除代谢产物和细胞碎片。小胶质细胞的活动依赖于神经元活动；它在谷氨酸能神经传递过程中运动增加，在 γ- 氨基丁酸（GABA）能神经传递过程中运动减少 [3]。一旦检测到致病性刺激，小胶质细胞就会被激活、增殖（图 19-2A 和图 19-3C），并向损伤区域迁移（图 19-2A 和 C），杀死细菌并释放细胞毒

性剂，吞噬细胞碎片。虽然激活的小胶质细胞最初有助于神经元保护和组织再生，但通过来自外源性和内源性的警报信号对细胞过度激活或延长激活，可导致慢性过度激活和自动调节机制的丧失，从而导致视网膜炎症和变性 [4, 5]。

（一）静息小胶质细胞 Resting Microglia

静息小胶质细胞被编程为免疫耐受，并显示一种抗炎性表型，其特征在于如低一氧化氮（NO）和超氧阴离子产生 [6]。小胶质细胞的静止需要抗炎因子如血小板反应素 -1、转化生长因子（TGF）-β 的存在。白细胞介素（IL）-10 下调抗原递呈分子如主要组织相容性（MHC）Ⅱ类，阻断炎症基因表达，并抑制小胶质细胞的迁移和吞噬活性 [7]。血小板反应素 -1 对视网膜的免疫特权是必不可少的 [8]。而可溶性和细胞接触因子，如 CD200 和趋化因子（CX3CL1）有助于小胶质细胞的静止 [2]。

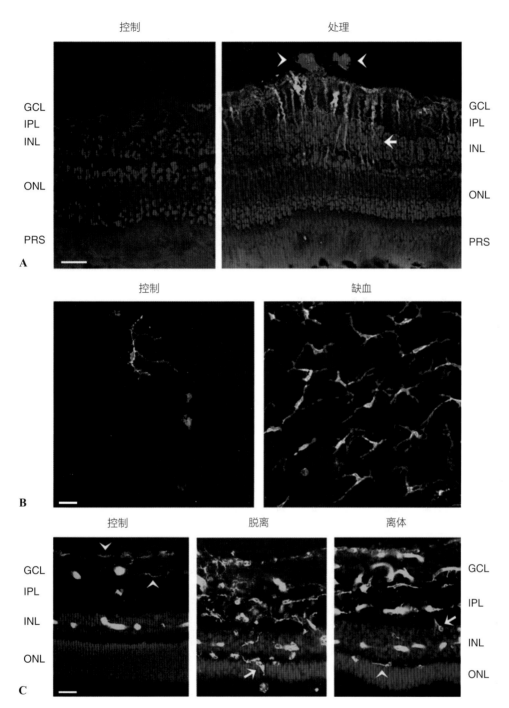

▲ 图 19-2 视网膜小胶质细胞活化

A. 玻璃体腔注射蛋白酶 dispase 诱导兔早期 PVR 模型中血源性单核 / 巨噬细胞与视网膜胶质细胞的相互作用。视网膜切片被免疫细胞（红色）、胶质纤维酸性蛋白（绿色，激活 Müller 细胞的标志物）和细胞核（蓝色）染色。在控制条件下，小胶质细胞（红色）仅限于视网膜最内层，Müller 细胞不表达 GFAP。dispase 处理的视网膜显示胶质反应的"热点"，其特征是 Müller 细胞中 GFAP 的上调（绿色）和开始向外层视网膜迁移的活化小胶质细胞（箭头）。血源性单核细胞 / 巨噬细胞黏附在这些热点（箭）的玻璃体表面，表明巨噬细胞的黏附与胶质细胞活化之间存在关系；B. 对照兔视网膜（左）和视网膜短暂缺血 8 天后（右）玻璃体表面的小胶质细胞。注意小胶质细胞的增殖；C. 实验性局部视网膜脱离后猪视网膜小胶质细胞的迁移。视网膜切片来源于对照视网膜、术后 7 天分离的视网膜和原位包围分离视网膜的视网膜周围区域。切片上贴上隔离素，染色血管和小胶质细胞 / 免疫细胞（绿色）。细胞核呈蓝色。箭和箭头：分别是小胶质细胞体和突起。注意小胶质细胞在视网膜脱离后从内到外的迁移，与反映光感受器细胞退化的对照视网膜相比，分离的视网膜的外核层（ONL）更薄。GCL. 神经节细胞层；INL. 内核层；IPL. 内丛状层；PRS. 光感受器节段（比例尺：20μm）

（二）小胶质细胞活化 Microglia Activation

在病理条件下，小胶质细胞在早期被激活（图 19-2A 至 C 和图 19-3C）。小胶质细胞增生与视网膜变性有关，并常先于视网膜变性（见参考文献 [2] 和其中的参考文献）。许多视网膜病变，如视网膜脱离和增殖性玻璃体视网膜病变（PVR）（图 19-2A），其特征是三重过程，包括炎症、免疫反应和凝血 / 纤溶，这是由免疫细胞所介导的细胞反应（视网膜实质中的小胶质细胞、视网膜下间隙和（或）玻璃体中的血源性单核细胞 / 巨噬细胞和中性粒细胞及血管内白细胞停滞）[9]。

小胶质细胞的活化与从星状、分枝状形态向阿米巴样细胞的形态转变有关，活化的小胶质细胞显示增大的体细胞和缩短、增厚的突起（图 19-3C）。小胶质细胞增生由多种分子触发，包括细菌脂多糖、补体成分、凝血酶、炎性细胞因子和趋化因子如 IL-1β、IL-6、肿瘤坏死因子 -α、血管内皮生长因子、趋化因子、巨噬细胞集落刺激因子等，以及损伤的神经元所释放的单核细胞趋化蛋白 -1（MCP-1，Ccl2）、晚期糖基化终产物、糖基化白蛋白和腺苷 5′- 三磷酸（ATP）（见参考文献 [2] 和其余参考文献）。MCP-1 还将骨髓来源的单核细胞祖细胞聚集到视网膜中，以取代常驻小胶质细胞[10]。

（三）小胶质细胞对神经元变性的作用 Microglial Contribution to Neuronal Degeneration

尽管炎症通常能保护机体免受危险刺激并恢复组织内稳态，但慢性、过度刺激和炎症失调是继发性组织损伤的主要原因[4, 5]。活化的小胶质细胞可产生活化氧和活化氮物质，生成前列腺素和基质金属蛋白酶（MMP），分泌 Fas 配体和促炎性细胞因子，如 TNF-α 和 IL-1β[2]。这些小胶质细胞分泌的分子在慢性暴露后可导致进行性神经变性[4]。变性的神经元释放的损伤相关分子模式触发 Toll 样受体（TLR）依赖的小胶质细胞活化，以及视网膜抗原免疫反应的启动，活化后的小胶质细胞通过释放细胞毒性细胞因子如 TNF-α、产生活性氧和活性氮分子来攻击健康神经元，以及视网膜抗原免疫反应的启动激活的小胶质细胞也可能通过产生趋化因子，如 MCP-1，将单核细胞 / 巨噬细胞和多形核白细胞聚集到视网膜组织中而加剧光感受器细胞和神经元的退化[11]。激活的小胶质细胞产生内皮素 -2，诱导星形胶质细胞增生、视网膜神经节细胞死亡和血管收缩，例如小胶质细胞引起的血管功能障碍是青光眼的致病因素之一[12]。活化的小胶质细胞也会加重系统性病毒、细菌和真菌感染后的视网膜病变[2]。视网膜胶质增生和视网膜变性从局部损伤的视网膜扩散到周围的非损伤组织（图 19-3A，D 至 F），由生长因子和炎症因子的扩散及迁移活化的小胶质细胞所介导（图 19-3C）。抑制小胶质细胞活性可减缓遗传性和光诱导的视网膜变性，并在青光眼和缺血 - 缺氧状态和糖尿病视网膜中具有保护作用[2]。

（四）小胶质细胞对神经元存活的贡献 Microglial Contribution to Neuronal Survival

小胶质细胞的激活也能促进神经保护和再生。静止和活化的小胶质细胞产生神经营养因子，如脑源性神经营养因子（BDNF）、睫状神经营养因子（CNTF）、胶质细胞源性神经营养因子（GDNF）、碱性成纤维细胞生长因子（bFGF），以及促进神经元和光感受器细胞存活的抗炎细胞因子（见参考文献 [2]）[4]。活化的小胶质细胞也可通过去除有毒副产物、病原体、渗出的血清蛋白和细胞碎片而有益于细胞存活。激活的小胶质细胞可以促进小鼠的光感受器的退化，但被骨髓来源的小胶质细胞前体所抑制[13, 14]。活化的小胶质细胞也可以通过引导 T 细胞向 Th2 途径和释放免疫抑制细胞因子如 TGF-β 来限制视网膜炎症[15]。星形胶质细胞和 Müller 细胞可以通过促进小胶质细胞的静止来限制视网膜炎症的程度[16]。目前尚不清楚为什么小胶质细胞有时是损伤性的，有时是保护性的。

（五）老化视网膜中的小胶质细胞 Microglia in the Aging Retina

随着年龄的增长，小胶质细胞和大胶质细胞显示出更多的胶质增生迹象。小胶质细胞在基因表达上发生与年龄相关的变化，导致致病表型和免疫反应失调[17]。血 - 视网膜屏障的破坏、MHC Ⅱ类表达、小胶质细胞的激活和活化 T 细胞的运输是生理衰老的特征[18]。在年轻成人视网膜中，外层视网膜没有小胶质细胞（图 19-2C）。在衰老的视网膜

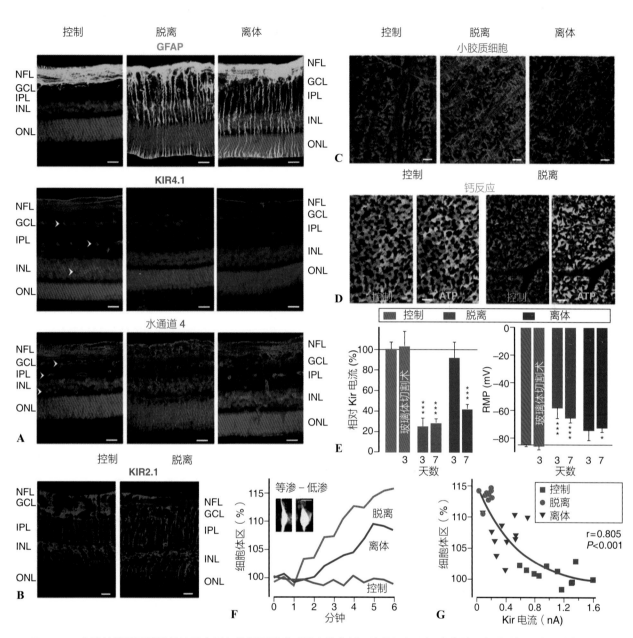

▲ 图 19-3　**实验性猪视网膜局灶性脱离引起的视网膜胶质增生的传播，这些组织和细胞分别取自对照视网膜、脱离 3 天和脱离 7 天的视网膜组织及局限于局部分离的视网膜区域周围的未脱离的视网膜组织（脱离周围）**

A. Müller 细胞胶质增生反应于中间丝胶质纤维酸性蛋白（GFAP，上图）的上调和 Kir4.1（中间）在脱离和离体视网膜周围区域的下调。相反，水通道 4 的定位在脱离后保持不变（见下文）。术后 7 天取视网膜切片。细胞核呈蓝色。箭头：血管周染色。注意，GFAP 的表达仅限于对照视网膜神经纤维（NFL）/神经节细胞层（GCL）中的星形胶质细胞（见上图）；B. 与对照组相比，Kir2.1 蛋白在脱离后的分布没有改变；C. 术后 3 天全视网膜 NFL/GCL 微胶质细胞（红色）染色；D. 视网膜脱离增加 Müller 细胞末端 ATP 诱导的钙反应性。钙显像记录来自于对照组和给予 ATP（200μm）前视网膜全层 NFL/GCL。全细胞计数来自一个对照视网膜和一个 7 天分离的视网膜。在对照组视网膜中，Müller 细胞的单侧末梢呈钙反应（绿色），而在脱离的视网膜中，Müller 细胞的大部分末梢呈钙反应；E. 对照组（未手术和玻璃体切除术）、脱离 3 天、脱离 7 天和附着的视网膜区 Müller 细胞 Kir 电流（左）和静息膜电位（右）。注意视网膜附着区细胞 Kir 电流的时间依赖性下降；F. 灶性视网膜脱离引起视网膜脱离区和脱离周围视网膜 Müller 细胞渗透肿胀特性的改变。在视网膜切片上测量 Müller 细胞体的横截面积。急性暴露于低渗透性细胞外液（60% 渗透压）的视网膜切片引起视网膜脱离区和脱离周围区 Müller 细胞体的时间依赖性肿胀，而对对照视网膜 Müller 细胞体的大小没有影响。这些图像显示了脱离视网膜切片中 Müller 细胞体的原始记录，这些原始记录是在（左）低渗暴露之前和（右）低渗暴露期间获得的；G. 对照组、脱离 7 天和脱离周围视网膜 Müller 细胞 Kir 电流幅度与渗透细胞肿胀程度的关系。INL. 内核层；IPL. 内丛状层；ONL. 外核层［比例尺：（A 至 D）20μm；（F）5μm］

中，视网膜色素上皮（RPE）不能有效清除氧化的光感受器脂蛋白，导致小胶质细胞在视网膜下的积聚[5]。小胶质细胞从内层视网膜迁移至视网膜下间隙，清除氧化的脂蛋白[2, 5]。视网膜下小胶质细胞可以激活 RPE，形成细胞沉积和补体免疫复合物的"结晶"点[19]。浸润的巨噬细胞和常驻的小胶质细胞是补体因子 C3 和 CFB 的主要来源，补体激活剂与视网膜光损伤和年龄相关性黄斑变性的发病机制有关[2]。含有光感受器细胞碎片的活化小胶质细胞可主动离开视网膜，并可到达脾脏，在那里它们充当抗原呈递细胞并引起对视网膜抗原的系统性免疫反应[20]。抗视网膜抗原的自身抗体在各种视网膜病变中发挥致病作用，包括 AMD、糖尿病视网膜病变、光诱导视网膜变性和青光眼（见参考文献 [2] 和其中的参考文献）。

活化的小胶质细胞也有助于 AMD 进展到新生血管阶段。在实验性脉络膜新生血管形成中，在 RPE 中 VEGF 表达增加之前，浸润的单核细胞 / 巨噬细胞和常驻的小胶质细胞表达 VEGF，这是与湿性 AMD 有关的主要血管生成因子[2]。通过释放血 - 视网膜屏障溶解因子，如 VEGF、NO 和 MMP，活化的小胶质细胞使得屏障破坏，导致视网膜水肿，

这是湿性 AMD 和糖尿病视网膜病变的特征之一。在糖尿病性黄斑水肿患者中，假设主要由血管渗漏引起，则口服小胶质细胞抑制剂米诺环素可改善视功能、黄斑水肿和血管渗漏[21]。

三、视网膜星形胶质细胞 Retinal Astrocytes

星形胶质细胞（astrocytes）位于神经纤维 / 神经节细胞层（图 19-1A 和图 19-3A），它们的突起接触视网膜神经节细胞胞体、轴突及浅表血管（图 19-4A 和 B）。星形胶质细胞和小胶质细胞在视网膜血管形成中都起着至关重要的作用（见参考文献 [2] 和其中的参考文献）。星形胶质细胞、血管内皮细胞和周细胞是从大脑中迁移过来的。在成熟的视网膜中，星形胶质细胞、小胶质细胞、周细胞和 Müller 细胞通常抑制血管内皮细胞增殖，维持血管稳定性，并有助于形成由血管内皮细胞之间紧密连接构成的内血 - 视网膜屏障[2]。在视网膜的生发过程中，星形胶质细胞促进视网膜神经节细胞接受突触输入的能力及神经节细胞轴突的生长[22, 23]。在成熟的视网膜中，神经节细胞轴突的生长受到星形胶

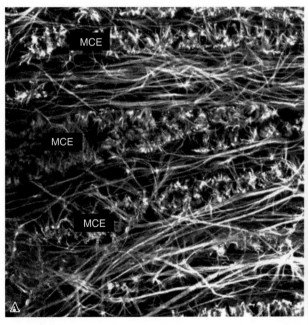
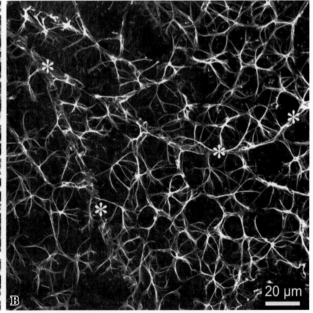

▲ 图 19-4　小鼠视网膜中的星形胶质细胞

A. 在视网膜中央，许多星形胶质细胞的突起平行于神经节细胞轴突束，形成（与 Müller 细胞端足一起）血管周围足突；B. 在同一视网膜的周边，神经纤维的密度很低。因此，星形胶质细胞突起的模式相当不规则，但这些突起仍然在血管（星）处形成末端。MCE. Müller 细胞端足

质细胞的抑制[24]。视网膜星形胶质细胞有助于各种胶质稳态功能，这些功能也由 Müller 细胞执行，例如清除二氧化碳（CO_2），调节细胞外 pH，清除细胞外液中的神经递质和过量钾（见下文）。星形胶质细胞的缝隙连接耦合产生一个功能性合胞体，允许细胞内信号的细胞间传播，控制视网膜神经节细胞体和轴突的离子和代谢稳态，进行神经血管耦合，以及细胞间胶质钙波的传播[2]。

（一）老化视网膜中的星形胶质细胞 Astrocytes in the Aging Retina

老年人视网膜和 AMD 患者中观察到星形胶质细胞数量减少，胶质细胞改变[25]。这些变化将损害星形胶质细胞维持组织内稳态的能力和老年时对神经元功能的支持，并使视网膜易患青光眼和 AMD 等老年性疾病[26]。星形胶质细胞的年龄相关性变性与血 – 视网膜屏障的破坏和炎症有关[18]。另一方面，炎症性星形胶质细胞增生也被认为是老年视网膜和病变视网膜神经节细胞存活所必需的[27]。

（二）病变视网膜中的星形胶质细胞 Astrocytes in the Diseased Retina

视网膜损伤后，星形胶质细胞被激活、增殖、迁移，表现出胞体增大和突起，并上调中间丝，如胶质纤维酸性蛋白（GFAP），但其程度往往小于 Müller 细胞（见参考文献 [2] 和其中的参考文献）。眼压升高导致视神经视盘和视网膜中的星形胶质细胞发生有害变化[28]。星形胶质细胞的激活最初代表细胞试图限制神经元损伤的程度，但反应性星形胶质细胞通过产生机械损伤和改变神经元微环境对视网膜神经节细胞轴突产生有害影响，从而激活神经节细胞的自主破坏[29]。星形胶质细胞通过星形胶质细胞网络从受损轴向神经节细胞体扩散，从而导致青光眼视网膜神经节细胞的继发性死亡[30]。实验性青光眼中星形胶质细胞的炎症反应，涉及可溶性炎症和神经毒性因子，如 TNF-α、前列腺素、活性氧和氮及 MMP 的上调，被认为介导了视网膜神经节细胞的胶质毒性[2, 31]。

糖尿病视网膜病变中星形胶质细胞的功能紊乱和退行性变也起重要作用[2]。实验性糖尿病星形胶质细胞增生和功能障碍与内层视网膜低氧和神经节细胞功能障碍相一致[32]。缺血缺氧条件下星形胶质细胞和 Müller 细胞中 VEGF 和 TGF-β 的上调，星形胶质细胞心钠素（ANP）等抗通透性因子的下调，有助于血 – 视网膜屏障的破坏和视网膜水肿的发展[2, 33, 34]。星形胶质细胞在青光眼和糖尿病视网膜病变中的功能障碍可能导致神经血管耦合受损（神经元活动引起的充血，见下文），从而可能导致缺氧状态。促血管生成因子和酶类如 VEGF、血小板衍生生长因子、胎盘生长因子、NO 合成酶和环氧合酶 –2 的上调和抗血管生成因子如 ANP 的下调有助于视网膜新生血管的形成（见参考文献 [2] 和其中的参考文献）。

细菌和病毒感染是自身免疫性葡萄膜炎的重要共同辅助因子。除了浸润和驻留的小胶质细胞 / 巨噬细胞外，活化的星形胶质细胞还具有作为抗原提呈细胞的潜力[35]。各种致病条件，如氧化应激、缺氧、眼压升高及炎症因子通过上调 MHC Ⅰ类和Ⅱ类分子刺激星形胶质细胞的抗原呈递[2]。病原体相关的分子模式，激活微生物识别受体，如 TLR，触发视网膜星形胶质细胞的改变，从而激活 T 细胞[36]。T 细胞衍生 IL-17 诱导视网膜星形胶质细胞产生炎性细胞因子和趋化因子，刺激粒细胞迁移[37]。

星形胶质细胞的活化也具有神经保护和再生作用。星形胶质细胞通过多种机制保护视网膜神经节细胞免受损伤，包括摄取过量谷氨酸、产生 bFGF、BDNF 和 CNTF 等神经营养因子、恢复血 – 视网膜屏障和抑制视网膜新生血管[2]。星形胶质细胞源性 BDNF 和 CNTF 也能促进视网膜神经节细胞轴突损伤后的再生[38]。

四、Müller 胶质细胞 Müller Glial Cells

Müller 细胞是一种特殊的放射状胶质细胞，从玻璃体表面到视网膜下间隙，横跨整个神经视网膜的厚度（图 19–1A 和 B）。它们的胞体位于内核层，两个茎突从胞体向相反方向辐射。细胞外干的突起向视网膜下间隙延伸，在这里，Müller 细胞的微绒毛包围着光感受器细胞的内部片段（图 19–5A 和 B）。Müller 细胞和光感受器细胞之间的附着带形成视网膜的外界膜。内柄突向玻璃体腔，该内柄突的末端扩张成漏斗状的端足（图 19–5A）。内层视网膜表

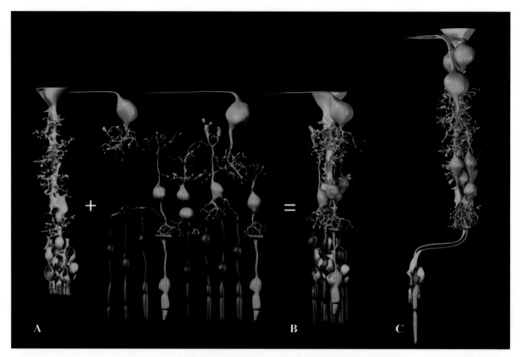

▲ 图 19-5　**Müller** 细胞构成视网膜神经元放射单位的核心

每一个 Müller 细胞都被一组不同的视网膜神经元（A）所包围，在视网膜的发育、成熟功能和损伤过程中，它与这些神经元特异性地相互作用。这些重复的放射单位在视网膜（B）的大部分区域几乎是相同的，但在周围的中心凹（C）不同，因为缺少视杆细胞，内核层和神经节细胞层的神经元数量增加，Müller 细胞外突的延长和 Z 形过程（图 19-6）。蓝色为 Müller 细胞；黄色为视网膜神经元；橙色为视锥细胞；棕色为视杆细胞

面的基底膜和 Müller 细胞端足膜（图 19-1D）构成内界膜。侧突扩展到丛状层，形成围绕突触的鞘及嵌入神经元胞体的核层（图 19-5A）。在黄斑部，Müller 细胞呈"Z"形，因为外部突起伴随着 Henle 纤维层中离心运行的锥形轴突（图 19-6A 和 B）。

人类视网膜含有 400 万～500 万个规则排列的 Müller 细胞（图 19-1C 和图 19-7C）。每个 Müller 细胞构成一列视网膜神经元列的核心，该列代表"前向信息处理（forward information processing）"的最小功能单元[39]。这样的列包含每个 Müller 细胞一个视锥（图 19-5A 至 C 和图 19-7C 和 D）和最多 10 个视杆，6 个（中心凹）和 4 个（周围）内核层神经元，和 2.5 个（中心凹）和 0.3 个（周围）神经节细胞层神经元[1]。

Müller 细胞为其柱状神经元提供关键的稳态、代谢和功能支持。它们构成了神经元和它们需要与之交换分子的隔室（血管、玻璃体腔、视网膜下间隙）的细胞间的解剖和功能联系。大多数营养物质、代谢产物、离子、水和其他分子通过 Müller 细胞在血管和神经元之间运输。Müller 细胞在调节细胞外空间容积、离子和水稳态及维持内血 - 视网膜屏障方面发挥着重要作用。它们释放神经递质和其他神经活性分子，并通过神经递质循环影响突触活动，神经递质循环涉及向神经元提供递质的前体。所有这些功能都直接或间接地改变了神经元的活动。Müller 细胞介导的细胞外空间成分和体积的动态平衡对突触传递信噪比的设置和光诱导信号的空间分布也有很大的影响。Müller 细胞支持光感受器细胞和神经元的存活，负责视网膜的结构稳定，是免疫和炎症反应的调节器。它们引导光进入光感受器并缓冲组织的机械变形。Müller 细胞在几乎所有的致病性刺激下都被激活。反应性 Müller 细胞具有神经保护作用，但也可能不再支持神经元，从而导致神经元变性。目前，Müller 细胞在视网膜功能调节中的许多作用仍未得到解决，是目前正在深入研究的课题。值得注意的是，目前关于 Müller 细胞功能 / 功能障碍的许多知识是在动物模型中获得的，因此有待于人类细胞的证实。

（一）光引导 Light Guidance

因为视网膜是倒置的，光在到达光感受器细胞之前必须穿过整个视网膜的深度。视网膜和其他器官一样，细胞及其突起和细胞器是入射光散射的相位物体。尤其是丛状层中的突触接近 500nm 的范围，即在可见光的波长范围内，这使得它们成为光散射的结构[40]。视网膜细胞结构的光后向散射是光相干断层成像临床应用的原理。然而，光散射会降低视觉灵敏度和敏锐度，特别是在中心凹外的视网膜上（内层在中心凹缺失，光直接照射到视锥细胞上，图 19-6A 和 B）。

为了减少光散射，中心凹外的 Müller 细胞充当活的光纤，引导光通过视网膜内层到达光感受器（图 19-7A）[40]。Müller 细胞漏斗状的端足在视网膜玻璃体表面起到集光作用。Müller 细胞的不应力指数略低于光感受器节段（也是光引导结构），但高于周围视网膜组织[40]。Müller 细胞末梢的不应力指数介于 Müller 细胞干突和玻璃体的不应力指数之间[40]。这使得玻璃体和视网膜之间的光路形成"软耦联"，并减少内层视网膜表面的光反射。通过光

引导，Müller 细胞将光强度损失最小的图像（如纤维板）从内层视网膜表面传输到光感受器细胞，该图像以对应于单个 Müller 细胞的"像素"进行解析（图 19-7A）。因为视锥细胞和 Müller 细胞的局部密度大致相等（图 19-7B 和 C），每个视锥细胞都有其"专用"的 Müller 细胞，该 Müller 细胞传送图像的一部分，而多个（最多 10 个）视杆细胞由 1 个 Müller 细胞照明（图 19-7D）。

（二）胶质细胞对光感受器功能的支持 Glial Support to Photoreceptor Function

在视网膜中存在两个再生光色素的代谢周期：视锥视觉周期和视杆视觉周期[41]。在光感受器外节段，全反式视黄醛被还原成全反式视黄醇。视杆细胞衍生的全反式维甲酸在视网膜色素上皮中再生为 11 顺式维甲酸，而视锥细胞衍生的全反式维甲酸则由 Müller 细胞处理。Müller 细胞将全反式视黄醇转化为 11 顺式视黄醇，释放出来供视锥光感受器摄取。Müller 细胞吞噬视锥细胞脱落的外节段盘膜，通过乳糖、色素上皮衍生因子（PEDF）和二十二碳六烯酸的传递，促进光感受器细胞外节段的组装和更新[2, 42, 43]。

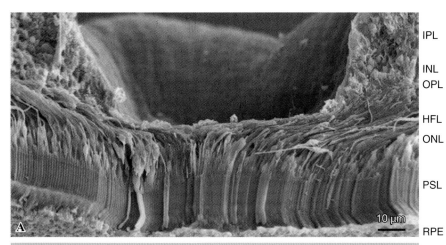

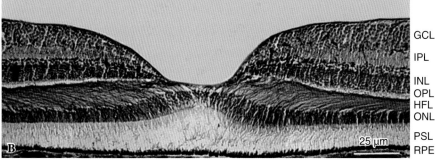

IPL
INL
OPL
HFL
ONL
PSL
RPE
10 μm
A

GCL
IPL
INL
OPL
HFL
ONL
PSL
RPE
25 μm
B

◀图 19-6　灵长类黄斑的 Müller 细胞被拉长并与 Henle 纤维平行排列

A. 猕猴中心凹的扫描电子显微照片。光感受器节段层（PSL）内、外视锥细胞外节段密度极高，轴突离心过程复杂，密集在 Henle 纤维层（HFL），神经节细胞（GCL）、内丛状（IPL）、内核层（INL）和外丛状层（OPL）缺失。Müller 细胞的外突在 Henle 纤维之间，但不能可靠地识别。B. 当 Müller 细胞过程通过波形蛋白免疫组织化学（棕色，细胞核呈蓝色，涎腺视网膜）显示时，可以沿着其路径从外核层（ONL）外缘一直追踪到其末端，很明显，它们与 Henle 纤维平行

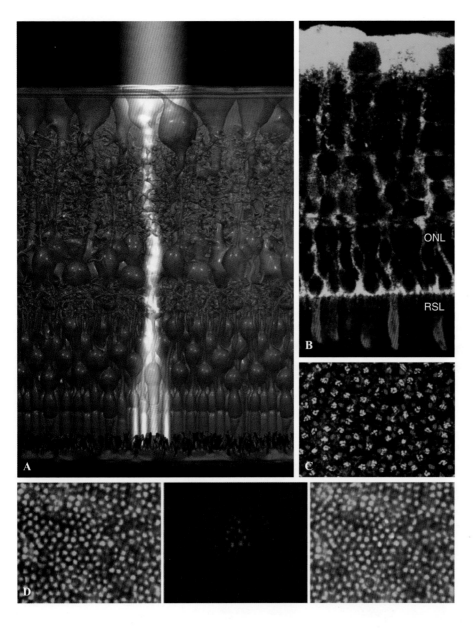

▶ 图 19-7 **Müller** 细胞是将入射光引导到光感受器细胞的"光纤"

A. 艺术家通过视网膜看到的光路。光到达内层视网膜表面，在那里击中 Müller 细胞末梢。然后它通过 Müller 细胞干细胞过程（从而绕过光散射视网膜结构，特别是两个丛状层的突触）传播，直到到达光感受器细胞。B 和 C. 通过豚鼠视网膜的垂直（B）和水平（C）切片。Müller 细胞免疫标记波形蛋白（绿色），视锥细胞染色为红色；B. 光感受器节段层（RSL）中的视锥细胞内节段与 Müller 细胞的外突呈"连续"关系，Müller 细胞的外突包裹着外核层（ONL）中的视锥细胞周核；C. 图像的焦点是外部丛状层。足突的数目（红色）大致等于 Müller 细胞突起的数目（绿色）。通常这两个元素成对出现。因此，每个视锥细胞通过其"个体"光引导的 Müller 细胞接收其外部世界图像的一部分。D. 每一个 Müller 细胞照亮豚鼠视网膜上一组不同的感光细胞，大约 10 个视杆细胞和 1 个视锥细胞

（三）神经递质摄取对突触活动的调节 Regulation of Synaptic Activity by Neurotransmitter Uptake

突触活动的精确"塑造（shaping）"（即时间和空间的控制）取决于突触前神经递质释放和递质分子重新摄取进入细胞的动力学。在神经视网膜中，光感受器细胞、神经元和胶质细胞表达对神经递质具有高亲和力的转运体。Müller 细胞拥有各种神经递质的摄取和交换系统，包括谷氨酸和 γ- 氨基丁酸（图 19-8）。Müller 细胞通过摄取神经递质参与内层视网膜突触活动的调节。

Müller 细胞摄取谷氨酸的主要载体是谷氨酸天冬氨酸转运体（GLAST，或称兴奋性氨基酸转运体 -1，EAAT1）[44, 45]。此外，在人 Müller 细胞中发现 EAAT2（GLT1）和 EAAT3 [46, 47]，EAAT 介导了三个钠离子和一个质子的协同转运和一个钾离子与每个谷氨酸阴离子的反转运 [48]。过量的钠进入细胞产生内向电流（图 19-9A，B，E 和 G）和细胞去极化。谷氨酸转运体电流的振幅是电压依赖性的（图 19-9A），极负的膜电位对谷氨酸的有效吸收至关重要 [49]。钠依赖性载体允许底物逆浓度梯度向上运输到细胞中。转运的驱动力是 Na^+/K^+-ATP 酶产生的跨膜电化学钠梯度。其他转运体如 GABA，也是电能性的（图 19-9C 和 D）。GABA 转运体电流的亚细

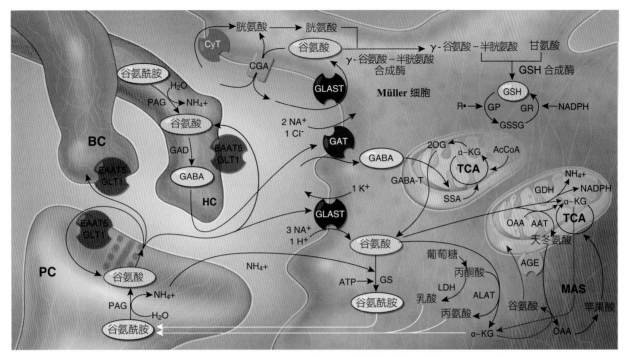

▲ 图 19-8　外丛状（突触）层氨基酸神经递质的循环

光感受器细胞（PC）的带状突触合成谷氨酸，谷氨酸在黑暗中持续释放。突触后成分为双极（BC）和水平细胞（HC）的树突。水平细胞释放谷氨酸形成的 GABA。突触复合体被 Müller 细胞膜包围。图的右侧显示了 Müller 细胞的神经递质摄取系统和一些代谢途径。谷氨酸、γ- 氨基丁酸和氨（NH₄⁺）被转运到 Müller 细胞，并转化为谷氨酰胺、丙氨酸和 α- 酮戊二酸（α-KG）。谷氨酰胺是从 Müller 细胞释放出来的，是神经元（谷氨酸 - 谷氨酰胺循环）递质合成的前体。神经元利用乳酸、丙氨酸、丙酮酸、α- 酮戊二酸和谷氨酰胺作为能量代谢的底物。线粒体酶 GABA 转氨酶（GABA-T）催化 2- 氧谷氨酸盐（2OG）生成谷氨酸，并将 GABA 转化为琥珀酸半醛（SSA）。谷氨酸还用于生产谷胱甘肽（GSH），GSH 是一种抗氧化剂，从 Müller 细胞释放出来，在氧化应激条件下被神经元吸收。AcCoA. 乙酰辅酶 A；AGC. 天冬氨酸谷氨酸载体；ALAT. 丙酮酸氨基转移酶；AAT. 天冬氨酸氨基转移酶；CGA. 胱氨酸转运体；CyT. 胱氨酸转运体；EAAC1. 兴奋性氨基酸载体 1；EAAT5. 兴奋性氨基酸转运体 5；GAD. 谷氨酸脱羧酶；GAT. GABA 转运体；GDH. 谷氨酸脱氢酶；GLAST. 谷氨酸 - 天冬氨酸转运体；GLT-1. 谷氨酸转运体 -1；GlyT. 甘氨酸转运体；GP. 谷胱甘肽过氧化物酶；GR. 谷胱甘肽还原酶；GS. 谷氨酰胺合成酶；GSSG. 谷胱甘肽二硫化物；LDH. 乳酸脱氢酶；MAS. 苹果酸 - 天冬氨酸穿梭机；OAA. 草酰乙酸；PAG. 磷酸活化谷氨酰胺酶；R·. 自由基；TCA. 三羧酸循环

胞分布（图 19-9C）与以下观察一致：GABA 被内层视网膜的无长突细胞和 Müller 细胞吸收，但仅被外层视网膜的 Müller 细胞吸收[50]。

在外丛状层中，光感受器衍生的谷氨酸主要通过感光体、水平细胞和双极细胞去除[44, 51]，而 Müller 细胞阻止谷氨酸在突触之外的横向扩散，从而确保视觉分辨率（图 19-8）。在内丛状层中，Müller 细胞提供的谷氨酸摄取在突触反应的形成中发挥更积极的作用。谷氨酸在非兴奋性内层视网膜神经元和视网膜神经节细胞中的突触谷氨酸作用的快速终止，主要是通过谷氨酸进入 Müller 细胞来介导的[52, 53]。一般来说，Müller 细胞清除内层视网膜大量的细胞外谷氨酸[45, 54]。

（四）胶质谷氨酸摄取障碍与视网膜变性
Malfunction of Glial Glutamate Uptake Contributes to Retinal Degeneration

谷氨酸毒性是许多视网膜疾病（包括青光眼、缺血、糖尿病和遗传性光感受器变性）神经元丢失的主要原因。GLAST 的功能失调和（或）下调可能导致或有助于细胞外谷氨酸向兴奋性毒性水平的升高[55-57]。低氧促进线粒体自由基的形成，由此产生的脂质过氧化破坏谷氨酸转运到 Müller 细胞中[58]。这一机制是各种视网膜病变（包括糖尿病视网膜病变和 Leber 遗传性视神经病变）神经元功能障碍和变性的原因之一[59, 60]。炎性脂质如花生四烯酸和缺血时细胞外 pH 的降低也抑制了胶质谷氨酸的摄取[61]。

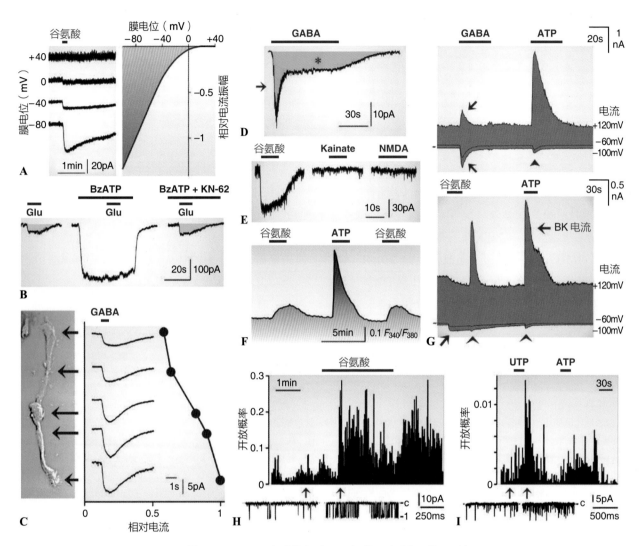

▲ 图 19-9　Müller 细胞谷氨酸和 γ- 氨基丁酸受体及转运蛋白

A. 向兔 Müller 细胞注射谷氨酸（1mM）可在负膜电位（左侧）诱导内向电流。豚鼠 Müller 细胞（右）谷氨酸转运体电流的电流 - 电压关系表明，谷氨酸转运体的效率随着膜电位的增加而增加（即负性增加）；B. 激活离子型 P2X₇ 受体（介导阳离子电流，从而诱导细胞去极化）可降低人 Müller 细胞对谷氨酸的电摄取。在 P2X₇ 受体激动剂 BzATP（10μM）存在下，谷氨酸（Glu，100μM）诱导的谷氨酸转运体电流减弱。KN-62（1μM）对 P2X₇ 的抑制抑制了 BzATP 诱导的电流（和细胞去极化），导致谷氨酸转运体电流的幅度与对照组相似；C. 豚鼠 Müller 细胞 GABA 转运体电流的亚细胞分布。电流的分布是由 GABA（1mM）局部喷射到以下细胞膜结构决定的：末端、内茎过程、胞体和外茎过程的内外部；D. GABA（100μM）在人 Müller 细胞中诱导两种内向电流：一种是 GABAₐ 受体介导的短暂、快速失活的氯电流（箭），另一种是基因型 GABA 转运体介导的持续电流（星）；E. 在大鼠 Müller 细胞中，谷氨酸（100μM）通过电性谷氨酸转运体诱导内向电流，而谷氨酸受体激动剂海藻酸钠（500μM）和 NMDA（100μM，在 10μM 甘氨酸存在和无镁的情况下）不诱导膜电流；F. 向人 Müller 细胞注射谷氨酸（100μM）和 ATP（500μM）可诱导细胞内钙反应，提示存在代谢型谷氨酸受体。钙成像记录是在一个 PVR 患者的细胞内完成的；G.（上图）人类 Müller 细胞亚群表达 GABAₐ 受体。GABA（500μM）引起内外膜电流瞬时增加（箭）。ATP（500μM）诱导 BK 通道介导的钾电流（在 +120mV 时）短暂增加。（下图）在人 Müller 细胞中，谷氨酸（500μM）诱导 BK 电流的延迟瞬时增加。谷氨酸暴露期间 –60 和 –100mV 电流的增加（箭）反映了谷氨酸转运体的激活。ATP（500μM）激活 P2Y 受体可诱导 BK 通道和钙诱导的阳离子通道（箭头）瞬时激活；H 和 I. 代谢型谷氨酸受体激动剂（200μM 谷氨酸，H）和 P2Y 受体激动剂（分别为 100μM UTP 和 ATP，I）诱导人 Müller 细胞单个 BK 通道的激活。这些图显示了单个 BK 通道的时间依赖性开放概率。C. 关闭状态；1. 通道的打开状态。GABA. γ- 氨基丁酸由于谷氨酸转运是电压依赖性的（图 19-9A），去极化降低了神经胶质谷氨酸摄取的效率[49, 62]。Müller 细胞的去极化反应是细胞外钾的病理性升高（如缺血和青光眼），Müller 细胞阳离子通道的开放，如 P2X$_7$ 受体通道的开放（图 19-10C）及由于失活和（或）下调内向整流钾（Kir）离子通道而导致的胶质膜钾通透性降低（图 19-3A、E 和 G，图 19-10A，图 19-11B 至 D 和图 19-12D 和 G）。在各种视网膜病变的动物模型中观察到 Kir 通道失活（见下文）。花生四烯酸和前列腺素等炎性脂类也能诱导细胞去极化，这些脂类能有效抑制 Na$^+$/K$^+$-ATP 酶。Müller 细胞的去极化甚至可能导致谷氨酸转运的逆转[63]，通过神经胶质谷氨酸转运体的反向操作，非谷氨酸释放谷氨酸和天门冬氨酸被认为与视网膜神经节细胞的兴奋性毒性损伤有关[64, 65]。胶质谷氨酸的释放也可由半胱氨酸谷氨酸逆向转运蛋白介导（当氧化谷胱甘肽的升高需要胱氨酸的摄取增加时，它在氧化应激条件下被激活，图 19-8）和含有谷氨酸的分泌囊泡的胞吐作用[66-68]。在缺血、青光眼、视网膜脱离和增殖性视网膜病变等多种病理条件下，GLAST 表达或活性增强[69, 70]，这可能抵消去极化引起的神经胶质谷氨酸摄取障碍。

（五）谷氨酸 - 谷氨酰胺循环 Glutamate-Glutamine Cycle

为了保证突触递质循环，Müller 细胞被赋予了特定的酶。当 GABA 被 Müller 细胞吸收后，它很容易被 GABA 转氨酶转化为谷氨酸，谷氨酸被谷氨酰胺合成酶转化为谷氨酰胺（图 19-8）。谷氨酰胺合成酶仅局限于胶质细胞[71]。谷氨酰胺从 Müller 细胞释放出来，作为谷氨酸和 GABA 再合成的前体被神经元吸收（图 19-8）[72]。虽然光感受器细胞仅从胶质源性谷氨酰胺中产生一部分谷氨酸（也从突触间隙吸收谷氨酸并从其他基质中产生谷氨酸），但双极和神经节细胞中谷氨酸的产生几乎完全依赖于胶质源性谷氨酰胺[51, 73]。药物阻断 Müller 细胞谷氨酰胺合成酶，导致双极细胞和神经节细胞中谷氨酰胺含量下降，动物表现为功能性失明[73]。同样，无长突细胞中大量的 GABA 是由胶质衍生的谷氨酰胺合成的[73]。

胶质谷氨酰胺合成酶的下调导致神经功能障碍和谷氨酸毒性，例如在遗传性光感受器细胞变性和视网膜脱离后[74, 75]。bFGF 是导致谷氨酰胺合成酶下调的因子之一[76]。bFGF 在视网膜脱离后迅速释放，在缺血条件下、光损伤和机械损伤后及遗传性光感受器变性中表达增加（见参考文献 [2] 和其中的参考文献）。虽然 bFGF 是一种支持光感受器和神经元存活的神经营养因子[77-79]，但 bFGF 诱导的谷氨酰胺合成酶下调可能加重神经元变性。

（六）光感受器和神经元的营养和抗氧化支持 Trophic and Antioxidative Support to Photoreceptors and Neurons

Müller 细胞摄取谷氨酸可使神经元兴奋与代谢底物的释放及对氧化应激的防御联系起来。Müller 细胞产生氧化神经代谢的各种底物，如谷氨酰胺、乳酸、丙氨酸和 α- 酮戊二酸（图 19-8）[80]，这些底物在黑暗中的代谢应激时期被光感受器和神经元使用。代谢支持由神经元衍生的谷氨酸（刺激葡萄糖的摄取和乳酸的产生）和钾（诱导 Müller 细胞中糖原的水解）调节[2, 81]。

Müller 细胞中的谷氨酸也被用于产生抗氧化剂谷胱甘肽（图 19-8）[82]。视网膜具有很高的抗氧化保护需求，这是由于光照和光感受器细胞中的高氧消耗和高水平多不饱和脂肪酸引起的。外层视网膜是缺氧（暗）和高氧（光）的昼夜节律的基础[83]，两者都会增加氧化应激水平。通常，视网膜谷胱甘肽局限于胶质细胞和水平细胞[82, 84]。在对氧化应激的反应中，例如在缺血期间，谷胱甘肽迅速从 Müller 细胞释放并提供给神经元[84]，在那里它充当还原酶、谷胱甘肽过氧化物酶的辅因子的作用。胶质释放的抗氧化剂如谷胱甘肽，神经保护因子如碱性成纤维细胞生长因子和腺苷，保护光感受器免受昼夜节律光照的有害影响。

来自老龄动物的 Müller 细胞中谷胱甘肽含量降低，这与线粒体损伤、膜去极化和细胞活力降低有关[85]。视网膜谷胱甘肽的减少可能加速与年龄相关的视网膜病变的发展。在糖尿病视网膜病变中，Müller 细胞的谷氨酸摄取减少导致谷胱甘肽合成的减少和谷胱甘肽氧化还原素的上调，谷胱甘肽氧化

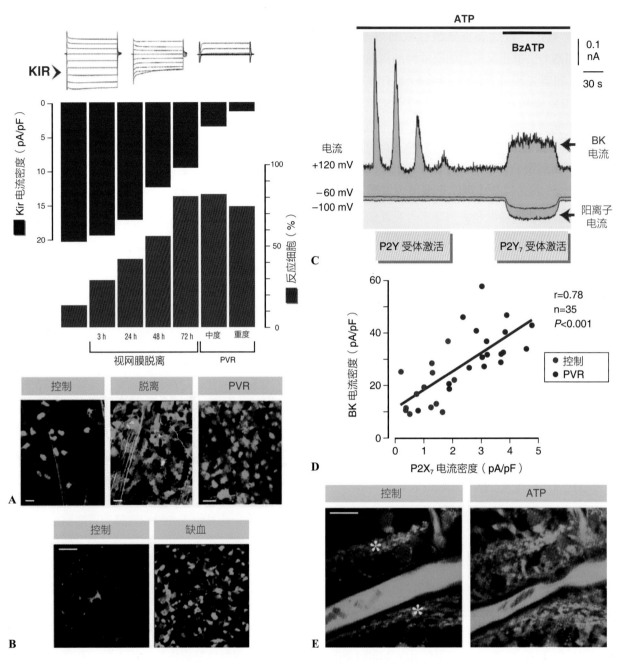

▲ 图 19-10　**Müller** 细胞胶质增生症的嘌呤能信号转导

A 和 B. 不同视网膜病变动物模型中 P2Y 受体激活对胶质钙反应性的上调；A. 兔 Müller 细胞对外源性 ATP（200μM）的反应与胞质游离钙水平升高（条形图，下图）呈负相关，与 Kir 钾电流密度呈负相关（条形图，上图）。在实验性视网膜脱离和中、重度增殖性玻璃体视网膜病变（PVR）中观察到这种关系。上面显示的痕迹是单个 Müller 细胞钾电流记录的例子。下图显示了视网膜内表面钙对 ATP（200μM）的峰值反应（绿色区域）。视网膜脱离和 PVR 兔视网膜中几乎所有 Müller 细胞末梢均呈钙反应，而对照组视网膜中只有部分 Müller 细胞末梢呈钙反应；B. 缺血再灌注增加了 P2Y 诱导的猪视网膜 Müller 细胞末梢钙反应性。在开始给予 ATP（200μM）后 1min 记录钙反应。对 1h 短暂视网膜缺血后 3 天的对照视网膜和视网膜组织进行了观察；C. P2Y 和 P2X₇ 受体的激活改变了人 Müller 细胞的膜电导。细胞外 ATP 激活 P2Y 受体（100μM）诱导重复性瞬时钙激活 BK 电流，而 BzATP 激活 P2X₇ 受体（50μM）通过 P2X₇ 受体通道诱导持续性钙激活 BK 电流和阳离子电流；D. PVR 患者的 Müller 细胞表现出比健康供体眼细胞更高的 P2X₇ 介导的阳离子电流密度。每个受试者细胞中 BzATP（50μM）诱导的 P2X₇ 介导电流的密度与钙离子通过 P2X₇ 受体通道激活的 BK 电流的密度相对应；E. ATP（500μM）诱导的正常大鼠视网膜全丘玻璃体表面 Müller 细胞末梢钙反应峰值。注意小动脉对 ATP 的收缩反应。Müller 细胞末梢充满小动脉和神经纤维束之间的空隙（星）。比例尺：20μM

还原素催化蛋白质的去谷氨酸化，从而导致炎症因子的表达增加[86, 87]。

（七）CO_2 的清除及 pH 的调节 Removal of CO_2 and Regulation of pH

光感受器细胞是所有体内细胞中具有最高的氧化代谢率的细胞[88]。这种高代谢活性与高氧和高葡萄糖需求有关。葡萄糖代谢产生二氧化碳和水，通过 Müller 细胞的跨细胞转运重新分配到血液和玻璃体中。二氧化碳被碳酸酐酶迅速水合成碳酸氢盐和质子[89]，碳酸酐酶定位于 Müller 和无长突细胞及血管内皮细胞[90-92]。碳酸氢钠通过碳酸氢钠协同转运体和阴离子交换剂转运到血液和玻璃体中，两者都富含胶质终末膜[92]。

通过去除 CO_2，Müller 细胞也调节细胞外 pH。光诱导的神经元活动与细胞外碱化有关[93]。pH 的变化通过光感受器中质子的流出及碳酸酐酶和胶质碳酸氢钠协同转运的连续作用来平衡[94, 95]。由于碳酸氢钠转运体是电性的，Müller 细胞被活性神经元释放的钾去极化导致碳酸氢钠流入细胞[95]。碳酸酐酶产生的质子留在细胞外，引起细胞外酸化[95]。由于细胞外酸化抑制突触传递[96]，Müller 细胞介导的 pH 调节可能保护神经元免受过度兴奋。人类 Müller 细胞亚群表达离子型 $GABA_A$ 受体（图 19-9D 和 G）[2]。由于 $GABA_A$ 受体对碳酸氢盐具有渗透性，它们可能参与细胞外 pH 的调节。此外，$GABA_A$ 受体的激活可以补偿氯离子流入活化神经元引起的细胞外氯离子水平的降低。

（八）空间钾缓冲 Spatial Potassium Buffering

神经元活动与胞内和胞外空间的快速离子转移有关。钠、氯和钙离子流入活跃的神经元，钾离子则从神经元中释放出来。光照引起丛状层细胞外钾离子含量增加，视网膜下间隙钾离子减少[97]。如果不纠正，过量的细胞外钾将导致神经元过度兴奋。Müller 细胞通过跨细胞钾电流转运［称为"空间钾缓冲（spatial potassium buffering）"或"钾虹吸（potassing siphoning）"］来缓冲局部细胞外钾离子水平的失衡[98]。Müller 细胞从细胞外液中摄取过量的钾，并将等量的钾释放到神经外层视网膜充满液体的空间，即血管、玻璃体和视网膜下间隙，

在那里钾浓度保持恒定或略降低（图 19-11A）。

Müller 细胞膜对钾具有高度的渗透性，因此 Müller 细胞具有非常负的静息膜电位，接近钾平衡电位，约为 -80mV[99]。钾的渗透性主要由 Kir 通道亚家族的钾通道介导[100]。尤其是 Kir4.1（介导双向钾电流，图 19-11A）和 Kir2.1 通道（介导内向钾电流）与钾虹吸有关[101, 102]。通道蛋白以极化方式定位于 Müller 细胞膜（图 19-11A）。同质的 Kir4.1 通道主要分布在膜区，穿过膜区将钾挤压到神经外层视网膜的空间，即血管周围和玻璃体端足膜，以及延伸到视网膜下间隙的微绒毛中（图 19-3A，图 19-11B 和图 19-13）[101, 103]。毗邻神经细胞结构的膜主要含有介导内向钾电流的 Kir 通道，即 Kir2.1（图 19-3B 和图 19-11B）和异四聚体 Kir4.1/Kir5.1 通道[102, 104]。因此，不同 Kir 通道亚型的亚细胞定位决定了跨细胞钾电流的方向，而细胞外钾离子的局部增加则是通过通道的被动电流的驱动力。Müller 细胞也表达其他类型的钾通道，这些钾通道可能有助于钾缓冲，包括电压门控钾（KA，KDR）通道、钙激活的大电导钾（BK）通道（图 19-9G 至 I，图 19-10C 和图 19-12D）和串联孔域钾通道。此外，Na^+/K^+-ATP 和转运分子，例如 $K^+/Na^+/2Cl^-$-协同转运体，有助于 Müller 细胞介导的钾稳态（见参考文献 [2] 和其中的参考文献）。

Müller 细胞的许多稳态功能，包括钾虹吸和神经递质摄取，均依赖于 Kir4.1 通道所构成的极负膜电位[101]。Kir4.1 通道也参与细胞体积调节，以补偿渗透条件的变化（见下文）。在各种病理条件下，Müller 细胞的 Kir4.1 通道被下调和（或）移位（图 19-3A，图 19-11B 和图 19-13）导致通过 Müller 细胞的钾电流减少。这种改变在各种缺血缺氧性疾病和炎症性疾病（包括缺血再灌注）的动物模型中已经观察到（图 19-11C 和 D），在人类眼部炎症、糖尿病视网膜病变、蓝光损伤、视网膜脱离（图 19-3E 和图 19-10A）、视网膜静脉阻塞和增殖性玻璃体视网膜病变（图 19-10A）及增殖性视网膜病变患者的 Müller 细胞中都有同样的改变（图 19-12D 和 G）[2, 105]。跨细胞钾转运受损和细胞去极化（图 19-3E，图 19-11D 和图 19-12G）可抑制谷氨酸摄取，导致神经元过度兴奋和谷氨酸毒性[62]。

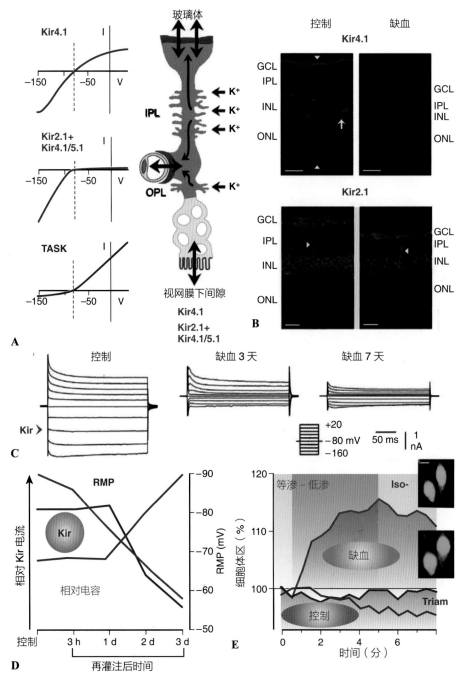

▲ 图 19-11　**Müller 细胞胶质增生与 Kir 通道表达改变和渗透性细胞肿胀有关**

A. Kir 通道亚型的亚细胞定位决定了 Müller 细胞空间缓冲钾电流的方向。左：不同钾通道的电流 - 电压（I-V）关系。Kir4.1 通道以相似的幅度介导内向和外向钾电流，而 Kir2.1 通道介导内向电流，但几乎没有外向电流。两个孔域（TASK）通道介导外向钾电流。右：神经元活动期间流经 Müller 细胞的钾缓冲电流示意图。活化的神经元通过 Kir2.1 和 Kir5.1/4.1 通道释放钾，钾被 Müller 细胞吸收，通过 Kir4.1 通道分布于血管、玻璃体和视网膜下间隙。Kir4.1 通道介导内外电流，从而促进神经视网膜和外层视网膜充满液体空间之间的渗透压增高；B. 正常和缺血后大鼠视网膜切片中胶质 Kir 通道的免疫定位。Kir4.1 蛋白主要定位于视网膜神经膜（箭头）和血管周围（箭）。Kir2.1 蛋白定位于邻近内层视网膜神经元间隔的胶质膜区，如穿过内丛状层（IPL）的突起（箭头）。短暂性视网膜缺血 7 天后，Kir4.1 蛋白在很大程度上被下调，而 Kir2.1 蛋白的定位仍保持不变。注意内层视网膜厚度的减少，这是视网膜缺血再灌注损伤的特征；C. 从对照视网膜分离的单个 Müller 细胞的全细胞钾电流的例子，以及在 1h 短暂视网膜缺血后 3 天和 7 天从视网膜分离的单个 Müller 细胞的全细胞钾电流的例子；D. 短暂性视网膜缺血后 Kir 电流幅度随时间而降低。同时，细胞静息膜电位（RMP）降低，全细胞电容（与细胞膜面积成正比）增大，提示细胞肥大。在短暂缺血后不同时间（3 小时至 3 天）测量参数；E. 在低渗胁迫下，缺血后 3 天视网膜切片中的 Müller 细胞呈快速肿胀，而对照组视网膜切片中的 Müller 细胞则未见明显肿胀。曲安奈德（Triam，100μM）与低渗透液同时给药完全抑制 Müller 细胞肿胀。显示了 Müller 细胞体横截面积随时间的变化。右侧图像显示缺血后视网膜低渗肿胀前后 Müller 细胞体。GCL. 神经节细胞层；INL. 内核层；ONL. 外核层；OPL. 外丛状层。比例尺：（B）20μM 和（E）5μM

人类 Müller 细胞显示出 Kir 电流的年龄依赖性下降，在 40—80 岁平均下降 50%（图 19-12E）。这可能会增加年龄相关性视网膜病变的易感性。

（九）水清除 Water Clearance

在视网膜组织中积聚的水是由血液流出的水分与葡萄糖摄取相结合，玻璃体中的水流入，以及葡萄糖氧化降解产生的代谢水共同组成。黄斑组织具有高代谢活性和高密度的细胞，因此黄斑处的代谢水的集聚尤其丰富。这就产生了同时形成大量的水从视网膜流出进入血液的必要性。此外，由于渗透性的原因，与神经元活动有关的跨膜离子转运（特别是与离子型谷氨酸能信号传导有关）需要通过神经胶质膜上的快速水转运来缓冲。

视网膜的水清除是通过渗透驱动的跨细胞水转运介导的，该转运与渗透细胞的转运相结合，特别是钾电流 [2, 103]。Müller 细胞介导的视网膜组织对过量钾的清除将同时从神经视网膜中重新分配代谢水。水通道蛋白 -4 的水通道促进跨膜水转运，其主要定位于视网膜内层和外丛状层的神经胶质膜中（图 19-3A）[2, 103]。在 Müller 细胞膜接触到外层视网膜充满液体的空间时，水通道蛋白 -4 和 Kir4.1 是共定位的（图 19-3A）[103]。这表明，神经视网膜与血液、玻璃体液和视网膜下液之间的渗透梯度是通过跨 Müller 细胞膜的双向钾和水流量来补偿的。Müller 细胞也在丛状层内的突触前膜中表达水通道蛋白 -4（图 19-3A）。由于丛状层是流体运动的高阻力屏障 [106]，任何流入神经细胞的水（与离子通量有关）都会通过水通道蛋白 -4 从 Müller 细胞输送 [2]。水通道蛋白 -4 基因敲除小鼠视网膜电图 b 波降低 [107]，提示 Müller 细胞介导的水转运与维持正常的神经元活动有关。缺血再灌注导致内层视网膜厚度减少（图 19-11B），主要是由活性氧自由基和谷氨酸毒性引起的神经元变性 [108]。小鼠水通道蛋白 -4 的缺失对视网膜缺血损伤具有保护作用 [109]，提示 Müller 细胞介导的水转运参与了缺血后神经元死亡的病理机制。

（十）对水肿发展和清除的贡献 Contribution to Edema Development and Resolution

功能失调的 Müller 细胞可能参与视网膜水肿的发生。水肿的特征是由于细胞外和（或）细胞内的水积聚导致视网膜组织增厚。细胞外水肿是由血管渗漏和功能失调的胶质水清除障碍引起的。视网膜毛细血管被胶质突起紧密包裹。通常，Müller 细胞通过分泌 PEDF、血栓反应蛋白 -1 和 GDNF 等因子增强血管内皮的屏障功能 [110-112]，然而，在缺氧、炎症或葡萄糖缺乏的情况下，Müller 细胞产生 VEGF 和 TNF 等因素，从而增加血管通透性 [114]。Müller 细胞也是 MMP 的来源 [3, 114]，MMP 降解紧密连接蛋白和闭塞蛋白（occuldin）[115]。

细胞内的水分积聚可能导致细胞肿胀。神经细胞肿胀在缺血缺氧后早期就观察到，主要是由于离子型受体过度兴奋引起的（图 19-14A 和 B）[108]。Müller 细胞水肿在缺氧后数天内发生 [116]。例如在机械应激期间，Müller 细胞释放谷氨酸 [67, 68] 和 ATP [117]；在青光眼中，Müller 细胞源性谷氨酸（作用于离子型谷氨酸受体）和 ATP（作用于离子型 P2X₇ 受体）可能导致视网膜神经节细胞肿胀和变性 [2, 118, 119]。由于水通过 Müller 细胞的转运与钾电流耦合 [103]，在病理条件下观察到 Kir4.1 通道的下调或功能失活（图 19-3A 和 E，图 19-10A，图 19-11B，图 19-12D 和 G 和图 19-13）也会干扰细胞间的水转运。事实上，病变视网膜切片中的 Müller 细胞体在低渗刺激下膨胀，这在对照组织中没有观察到（图 19-3F 和 G 和图 19-11E）。在缺乏功能性 Kir4.1 通道的情况下，细胞不能快速释放钾，从而补偿 Müller 细胞内部和低渗透环境之间的渗透梯度。这会导致水的流入和细胞的膨胀。因为 Müller 细胞仍然能够通过 Kir2.1 通道从细胞外吸收过量的钾，而 Kir2.1 通道的表达没有改变（图 19-3B 和图 19-11B），Müller 细胞释放钾的损伤将导致细胞内钾的积累，从而增加细胞内渗透压 [105]。增加的渗透压将水从外层视网膜充满液体的空间（血液、玻璃体）吸入 Müller 细胞的血管周围和末梢区域，导致 Müller 细胞水肿。来自血液和玻璃体中流入的水由水通道蛋白 -4 支持，但水通道蛋白 -4 的表达没有改变或增加（图 19-3A）[116]。因此，功能失调的胶质水清除和可能的 Müller 细胞肿胀，都有助于水肿的发展（图 19-13）。

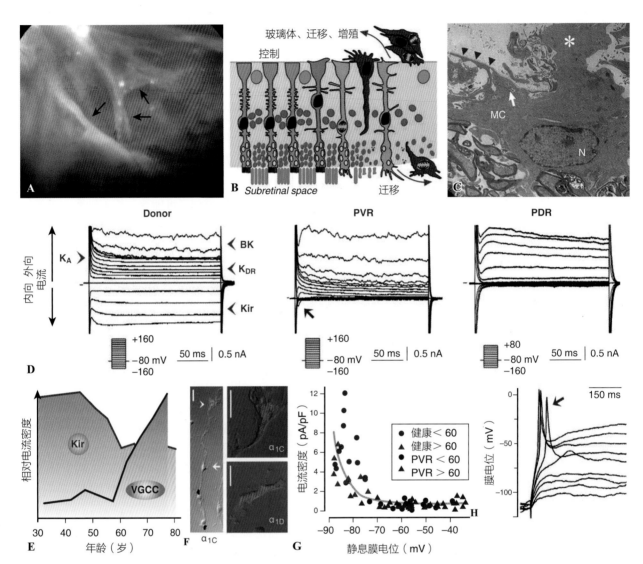

▲ 图 19-12　年龄和疾病相关的 Müller 细胞反应性。实验性增殖性玻璃体视网膜病变（PVR）中 Müller 细胞的反应性

A. 兔眼实验性 PVR 的检眼镜图像。注意视网膜玻璃体表面的巨大折叠细胞团（箭）。B.PVR 中 Müller 细胞反应性增加程度示意图（从左至右）。Müller 细胞重新进入增殖周期，迁移出神经视网膜，参与视网膜周围纤维细胞膜的形成。C. 兔视网膜反应性 Müller 细胞（MC）的透射电子显微照片，该细胞通过内界膜（箭头）上的一个孔进入玻璃体（星号）。Müller 细胞的核（N）移位到视网膜最内层。D. 增殖性视网膜病变中人 Müller 细胞膜电导的变化。在无明显病变的死后供体 Müller 细胞中可记录到四种不同类型的钾电流：BK. 大电导钾通道介导的电流；K_A. 快速瞬变（A 型）钾电流；K_{DR}. 延迟整流钾电流；Kir. 内向整流钾电流。增殖性玻璃体视网膜病变（PVR）和糖尿病视网膜病变（PDR）患者的 Müller 细胞几乎完全没有 Kir 电流。箭表示通过电压门控钠通道的瞬时内向电流。E. 人 Müller 细胞 Kir 和 L 型电压门控钙通道（VGCC）电流密度的年龄依赖性改变。Kir 电流呈年龄依赖性下降，而 L 型钙通道电流随年龄增长而增加。F. 分离的人 Müller 细胞对电压门控钙通道 α_{1C} 和 α_{1D} 亚单位的免疫标记（红橙色）。右：高倍镜下 Müller 细胞末梢。箭，胞体。箭头，细胞末端。比例尺：20μM。G. 不同年龄供体 müller 细胞 Kir 电流密度与静息膜电位的关系。细胞来源于无明显视网膜疾病（健康）的供体和 PVR 患者。注意患者细胞膜电位的巨大变异性。H.PVR 患者的 Müller 细胞在电流钳制模式下可通过大的去极化电流台阶诱发单动作电位样放电（箭）。在施加 250pA 的超极化电流（导致膜电位在 -100 到 -125mV 之间）后，施加 40～200pA（增量 20pA）的去极化电流

（十一）神经血管耦联 Neurovascular Coupling

为了满足视网膜极高的代谢需求和耗氧量[88]，调节局部血流的能力对视网膜功能至关重要[120]。光刺激通过扩张视网膜小动脉引起功能性充血[120]。嘌呤能神经元对胶质细胞信号转导和胶质细胞钙波参与了浅表血管丛中依赖于内网状层突触活动的血流速率的活性调节[120]。对光的反应，视网膜神经元释放在内丛状层中的 ATP，诱导 Müller 细胞中的钙反应（图 19-3D 和图 19-9F）[121]。血流调节信号通过 Müller 细胞和星形胶质细胞中 ATP 介导[117]的钙波传播到视网膜内表面（小动脉位于视网膜内）[121, 122]。钙反应激活胶质细胞中的磷脂酶 A2，产生花生四烯酸代谢物，导致小动脉扩张（环氧基二十碳三烯酸和前列腺素）或收缩（20-羟基二十碳四烯酸）[121]。神经胶质细胞是否产生血管舒张或收缩反应取决于 NO 的产生；NO 的增加降低血管舒张活性[121, 123]。神经元和（或）胶质细胞[124]释放的 ATP 和腺苷分别引起小动脉血管平滑肌细胞和毛细血管周围周细胞的收缩（图 19-10E）和舒张[125, 126]。结果表明，糖尿病患者视网膜功能性充血明显减

少，可能导致视网膜缺氧，加剧了糖尿病视网膜病变的发展[127]。在实验性糖尿病视网膜病变早期，神经胶质诱导的血管舒张功能降低，可能是由于 NO 的过量生成改变了神经胶质到血管的信号传导[123]。由于视网膜神经胶质细胞上嘌呤能受体的激活会诱发导致血管舒张的神经胶质钙波[120]，因此可以设想，在病理条件下观察到的神经胶质钙反应性的增加（图 19-3D 和图 19-10A，B，和 D）可能导致糖尿病视网膜的神经血管耦联受损，但仍需证明。

（十二）细胞外空间容积的调节 Regulation of the Extracellular Space Volume

进入活化神经元的离子流（由于渗透原因）与水流耦合，水流可能导致神经元细胞体和突触肿胀（图 19-14B），从而导致细胞外空间体积减小（图 19-14D）[2]。进入神经元的离子流也降低了细胞外液的渗透压[128]。为了避免细胞外空间体积的有害性减少（否则将导致神经元过度兴奋），Müller 细胞抑制其细胞体的肿胀，即使当细胞外液体变得低渗透，通常有利于水的流入（图 19-3F 和图 19-11E）。

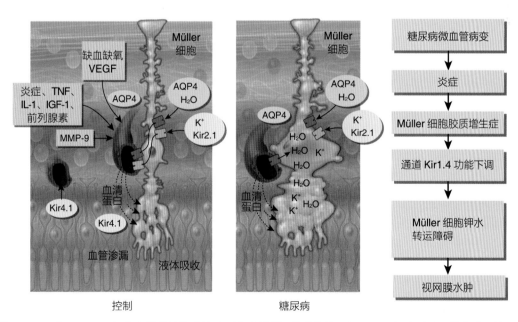

▲ 图 19-13　破坏 Müller 细胞介导的液体清除和（在渗透不平衡的条件下）Müller 细胞肿胀可能有助于糖尿病视网膜水肿的发展

视网膜水肿是由主要由血管渗漏引起的液体流入视网膜与主要由水通过 Müller 细胞和钾离子转运介导的液体清除之间的不平衡发展而来。在糖尿病视网膜病变中，Müller 细胞（Kir4.1）的主要钾通道被下调，主要表达于视网膜血管周围和内界膜。这扰乱了水通过细胞的运输，水通道（AQP4）促进了水的运输，通常通过钾通道（Kir2.1，Kir4.1）与钾电流耦联。细胞内钾的积累增加了细胞内的渗透压，导致水进入细胞和细胞肿胀。VEGF. 血管内皮生长因子

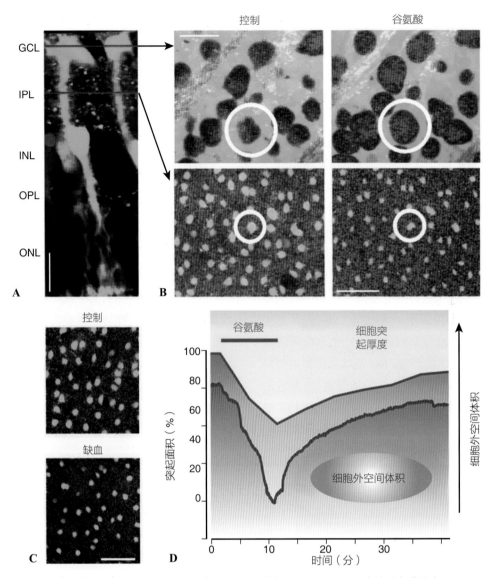

▲ 图 19-14　谷氨酸和缺血引起豚鼠视网膜神经元和 Müller 细胞的形态学改变

A. 视网膜切片显示 Müller 细胞和神经节细胞层（GCL）和内丛状层（IPL）的光学平面，用于记录细胞的形态学变化。Müller 细胞呈选择性绿色，而神经元结构呈黑色；B. 视网膜全细胞暴露于谷氨酸（1mM）10min 以上；谷氨酸暴露导致 GCL（红色）神经元胞体肿胀。细长的结构是神经纤维束。下图：谷氨酸导致通过 IPL（绿色）的 Müller 细胞干细胞突起的厚度减少，这是由于 Müller 细胞突起之间的突触肿胀（红色）;C. 视网膜缺血 1h 后不久，Müller 细胞突起的厚度减少（神经元胞体的大小增加；未显示）；D. 谷氨酸钠（1mM）诱导肠外营养液胞外空间体积减少。这与穿过 IPL 的 Müller 细胞过程的横截面积减少有关。INL. 内核层；ONL. 外核层；OPL. 外丛状层。比例尺：20μm

此外，Müller 细胞拉长并减少其内部干突的厚度（图 19-14B 至 D）[2]。Müller 细胞的黏弹性特性支持细胞形状的快速、活性依赖性改变（见下文）。

Müller 细胞具有一种由神经元或 Müller 细胞释放的谷氨酸触发的嘌呤能信号机制，可以调节细胞体积[2]。这个自分泌级联反应的最后一步是 Müller 细胞释放腺苷，激活腺苷 A1 受体，导致钾和氯通道的开放。离子流出补偿了 Müller 细胞膜上的渗透梯度，从而防止了细胞肿胀。这一机制也可能通过 Müller 细胞加速视网膜多余液体的清除[2]。临床上用于快速清除视网膜水肿的抗炎皮质类固醇曲安奈德通过诱导内源性腺苷的释放抑制了 Müller 细胞的渗透性肿胀（图 19-11E）[129]。腺苷诱导的离子通道开放可能在 Kir4.1 通道失活的条件下重建 Müller 细胞的离子和水转运，从而支持细胞内外水肿的吸取。

（十三）机械应力的反应 Responses to Mechanical Stress

Müller 细胞过程的活动依赖性重塑（图 19-14B 至 D）由细胞的黏弹性特性支撑。Müller 细胞比神经元软，特别是丛状层内的 Müller 细胞更柔软[130]。由于生长的轴突更偏爱柔软的基质[131]，软胶质突起可能支持参与突触可塑性有关神经元突起的生长[130]。Müller 细胞胶质增生与细胞硬度增加有关，主要是由于中间丝如 GFAP 的上调所致（图 19-2A 和图 19-3A），这可能也是视网膜损伤后异常组织修复的原因之一[132]。在视网膜新生血管形成过程中，新血管向玻璃体而不是视网膜组织内生长，这也可能是胶质 Müller 细胞硬度增加所致[133]。

Müller 细胞通过钙依赖机制感知视网膜的机械变形。视网膜组织的伸展诱导 Müller 细胞的钙反应和 bFGF 的上调[134]。这可能对出生后的眼睛生长有影响。bFGF 可抑制形觉剥夺性轴性近视的发展，因此 Müller 细胞衍生的 bFGF 可防止视网膜过度拉伸和眼球在发育过程中近视的发展[135]。牵张诱导的 Müller 细胞反应也可能与视网膜前膜的形成有关。玻璃体纤维附着于玻璃体视网膜附着部位的 Müller 细胞末梢，对细胞施加牵引力，激活 Müller 细胞，导致细胞肥大、增殖和血管渗漏[136]。机械应激的 Müller 细胞释放生长因子（如 bFGF）和 ATP[134]。生长因子和 ATP 诱导的 Müller 细胞增殖需要钙内流［通过拉伸激活和（或）电压门控通道；图 19-12E 和 F］和 BK 通道的激活（图 19-9G 和 I 和图 19-10C 和 D）[2, 137]。钙渗透性 $P2X_7$ 受体的表达增加（图 19-10D），在激活时诱导 BK 通道（图 19-10C）开放，是 PVR 中 Müller 细胞增殖的特征[2]。

（十四）Müller 细胞胶质增生 Müller Cell Gliosis

Müller 细胞几乎在所有的病理刺激都有反应（见参考文献 [2] 和其中的参考文献）。反应性胶质增生被认为是一种保护组织免受进一步损伤、促进组织修复和限制组织重塑的细胞尝试。胶质细胞中 GFAP 等中间丝的上调（图 19-3A）是一个非常敏感和早期的"视网膜应激（retinal stress）"

标志[2, 138]。Müller 细胞胶质增生既有神经保护作用又有神经毒性作用（见参考文献 [2] 和参考文献）。特别是在大量（增殖性）胶质增生的情况下（图 19-12A），规则的胶质神经元相互作用被破坏，视网膜退化（图 19-12B 和 C）。Müller 细胞增殖与神经胶质共生介导蛋白表达呈负相关。然而，在"保守型"胶质增生（与短期或低水平的 Müller 细胞增殖相关）的情况下，Müller 细胞的功能障碍可能导致神经退行性变。例如，视网膜脱离后，视网膜细胞结合蛋白和谷氨酰胺合成酶的下调破坏了参与视色素和神经递质循环的神经元相互作用。碳酸酐酶[139] 和 Kir 通道的下调（图 19-3A 和 E，图 19-10A，图 19-11B-D 和图 19-12D 和 G）[2] 导致视网膜酸碱、钾和水稳态紊乱。因为电性摄取载体是电压依赖性的（图 19-9A），所以膜去极化（图 19-3E，图 19-11D 和图 19-12G）降低了神经递质循环的效率，再加上细胞外钾的增加，会加重神经毒性。由于 Müller 细胞的钾电流也是水通过细胞转运的主要驱动力，功能性 Kir 通道的下调也会损害视网膜水的稳态，从而导致水肿的发生（图 19-13）。

反应性 Müller 细胞的炎症反应可能导致视网膜变性。视网膜脱离后，Müller 细胞上调 MCP-1 等炎症因子，使吞噬性单核 / 巨噬细胞和小胶质细胞向损伤区聚集到损伤区域（图 19-2A）[9, 140]。血液来源的单核细胞 / 巨噬细胞和中性粒细胞释放氧自由基和细胞毒性细胞因子，它们在视网膜脱离后的感光细胞凋亡和缺血再灌注后神经元变性中起关键作用[141, 142]。波形蛋白和 GFAP 缺乏的小鼠表现出减弱的分离诱导的胶质细胞反应（ 如 MCP-1 的表达降低），并因此减少单核细胞浸润和光感受器凋亡[143]。

相反，反应性 Müller 细胞也可能通过多种机制保护光感受器和神经元免受细胞死亡，包括分泌神经营养因子，特别是 bFGF，从而提高神经元存活率[2, 79, 144]。光感受器和胶质细胞产生的 GDNF 通过上调胶质谷氨酸转运体 GLAST 保护光感受器和神经节细胞免受凋亡[145, 146]。视网膜在强光或机械应力下的预处理可保护光感受器免受凋亡，因为这些刺激可诱导 Müller 细胞中的 bFGF 和 CNTF 的上调[78, 144]。同样，氩激光光凝通过诱导 Müller 细

bFGF 来减缓光感受器细胞的退化[147]。

（十五）Müller 干细胞 Müller Stem Cells

作为增殖和迁移的先决条件，Müller 细胞重新激活个体发育过程中通常使用的不同细胞程序。在受损的视网膜中，Müller 细胞亚群去分化为具有类似于多能视网膜干 / 祖细胞特性的细胞，甚至可能表达不同的神经元和光感受器细胞标记物[148, 149]。增殖性视网膜病变患者 Müller 细胞 Kir 电流的减少（图 19-12D 和 G）和电压门控钠电流的增加（图 19-12D 和 H）可能反映了这种细胞的转分化。然而，哺乳动物 Müller 细胞的原位再生能力非常有限。目前正在努力促进 Müller 细胞的神经发生过程，例如通过培养 Müller 细胞的转分化[149, 150]。

这种方法的乏味进展强调了一个普遍的问题，即更好地理解胶质细胞的机制对于开发有效的治疗策略是至关重要的，这种策略可以增加活性 Müller 细胞的保护性和再生性，并减少其破坏性作用。

视网膜和脉络膜血管：视网膜氧合作用
Retinal and Choroidal Vasculature: Retinal Oxygenation

Maria B. Grant　　Gerard A. Lutty　著

一、概述 Introduction

氧（oxygen）是哺乳动物生存所必需的，因为它需要氧化产生三磷酸腺苷（ATP）。尽管海平面的氧分压（PO_2）为 149mmHg（占大气氧分压的 21%），但动脉氧含量低至 75～100mmHg（10%～14%），组织 PO_2 则低得多。暗适应后，光感受器细胞内节段（富含线粒体）的氧含量降至零，但在光照下测量可达到 20mmHg。内层视网膜氧通常为 10～20mmHg，因此常氧（normoxia）依赖于视网膜的面积和暗 / 光状态[1, 2]。低氧（hypoxia）是低于常氧的氧水平，而高氧（hyperoxia）是通过吸入高水平氧来实现的，如在新生儿 ICU 的隔离器中。

视网膜是体内代谢最活跃的组织之一，有两个独特的氧合区[1]。视网膜内层由视网膜血管供应氧气。视网膜血管是自动调节的，因为它对全身氧水平的变化做出反应，使内层视网膜保持相对恒定的水平。如果视网膜血管系统受损，如缺血性视网膜病变，则该区域的视网膜低氧。外层视网膜仅由脉络膜血管供应。与视网膜不同，脉络膜血管不是自动调节的，所以全身的氧气水平控制着脉络膜的氧气水平。脉络膜血管系统中的血流，至少在鸟类和大鼠中，是由副交感神经压力调节的[2]。由于眼动脉狭窄，脉络膜供氧减少，而眼动脉是颈内动脉的一个分支，最有可能发生狭窄，因为眼动脉呈直角分支。

视网膜和脉络膜血管的比较 Comparison of Retinal and Choroidal Vasculatures

尽管距离小于 300μm，视网膜和脉络膜血管除了自身调节外，在许多属性上都有很大的不同。妊娠 14 周（ueek's gestation，WG）左右，人类视网膜最初的浅表血管开始通过血管生成、血管前体细胞、成血管细胞的分化和组装而形成[4-6]。妊娠 20 周，深层毛细血管网通过血管生成、迁移发育和现有血管内皮细胞增殖而形成。血管发育的驱动力是生理性缺氧，只有通过刺激视网膜血管发育，才能满足发育中神经元的代谢需求[7, 8]。

深部主要是一个双层的系统，一个浅层网络和一个毛细血管丛。然而，在视乳头周围区域，有多层毛细血管，即径向视乳头周围毛细血管。在视网膜变薄到 100μm 的锯齿缘周围只有一层血管，人类视网膜血管系统由视网膜中央动脉直接供血。

视网膜血管系统有一个传统的末梢动脉层次：动脉分支到小动脉，小动脉供应一个毛细血管网，由小静脉引流，然后静脉将血液从视网膜上排出（图 20-1）。视网膜血管形成内层血 - 视网膜屏障（blood retinat barrier，BRB），限制在内皮细胞管腔表面没有受体或转运体的分子通过。毛细血管的管腔直径为 3.5～6μm，只有在盘状红细胞变形后才允许红细胞通过。视网膜毛细血管和小静脉有血管周细胞，视网膜内皮细胞与血管周细胞的比例在体内最高，为 1∶1[9]。

脉络膜血管形成早于视网膜血管（6～9WG），尽管它的成熟在 20WG 后才完成[10]。它是由血管生成、由一种共同的祖细胞——血管母细胞——形成血细胞和血管细胞的形成而发展起来的。脉络膜血管为光感受器细胞提供氧气和营养。毛细血管系统，即脉络膜毛细血管，位于 Bruch 膜的正下方，而系统中大血管位于毛细血管的后方。短睫状动脉和长睫状动脉为脉络膜血管提供血液，而 4～6 个漩涡静脉则将血液从这个庞大的系统中排出。与视网膜不同，脉络膜的层次是小叶的，类似于肾小球（图 20-1）。小叶的形状、血管密度和大小取决于面积，供血小动脉和引流小静脉的位置也因小叶的地理位置而不同[12]。毛细血管宽而平，管腔直径为 10～38μm。与视网膜的另一个主要区别是毛细血管是开窗的，允许小分子和溶质通过这些 60～70nm 的孔。脉络膜毛细血管是一侧的，因为大部分的开窗孔及所有三种血管内皮生长因子（VEGF）受体[13]都在视网膜侧。然而，周细胞主要位于这些毛细血管的巩膜侧。脉络膜血管张力的控制可以通过肥大细胞来实现，肥大细胞位于动脉和小动脉或脉络膜神经节细胞附近[14-16]。

二、视网膜缺血的历程 History of Retinal Ischemia

缺血（ischemia）是指在不考虑实际氧气水平的情况下限制氧气供应。Michaelson[17, 18] 和 Wise[19] 假设视网膜中血管丢失的区域一定是低氧的，因为高代谢率需要持续供氧。他们观察到新生血管总是在这些非灌注区域附近形成，因此，血管生成因子必须由低氧视网膜产生。他们推测，这个因子 X 必须是低氧诱导的和扩散的。随后，在几个物种的视网膜中直接测量氧含量，并证明非灌注区确实是低氧的[1, 2]。直到 1989 年，因子 X 才被发现、纯化并被定性为 VEGF[20]。这一因子首次被证明是导致某些视网膜病变中血管通透性增加的原因[21]。

三、常氧 Normoxia

Wangsa-Wirawan、Linsenmeier[1]、Yu 和 Cringle[2] 的研究使用氧电极直接评估了不同物种从脉络膜到玻璃体的氧水平。在脉络膜中氧张力约为 70mmHg，并且在黑暗中的内节段处骤降为零（图 20-2）。内层

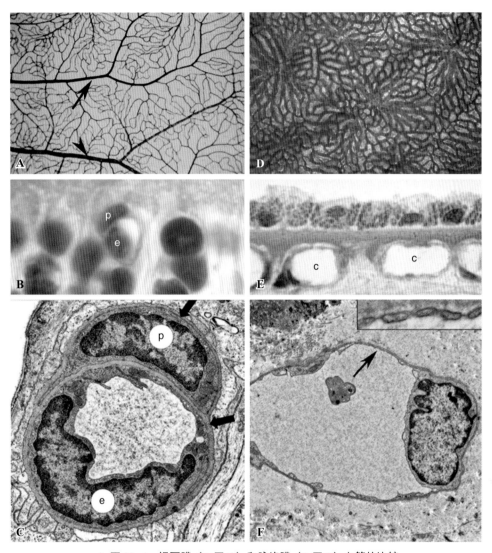

▲ 图 20-1　视网膜（A 至 C）和脉络膜（D 至 F）血管的比较

A. 视网膜血管在这里用腺苷二磷酸酶（ADP）酶组织化学染色，有一个末端动脉层次：动脉（箭）有一个毛细血管游离区，微动脉和毛细血管被微静脉引流，然后是静脉（箭头）；B. 深层毛细血管网中的毛细血管有周细胞和内皮细胞；C. 视网膜毛细血管的透射电子显微镜（TEM）显示，在共有的基底膜（箭）内有周细胞（p）和内皮细胞（e）；D. 用碱性磷酸酶（AP）组织化学染色的脉络膜毛细血管具有小叶结构；E. 脉络膜毛细血管（c）内皮细胞 AP 活性显示脉络膜毛细血管的宽而平的管腔，位于视网膜色素上皮细胞（顶部）和其间的 Bruch 膜下；F. 透射电镜下可见脉络膜毛细血管内皮细胞的薄突起（箭），高倍镜下（插图）可见这些内皮细胞的开窗。（图片 C 由 DB Archer、TA Gardiner 和 AW Stitt 提供）

视网膜为 10～20mmHg。视网膜内的氧浓度存在区域性差异。Yu 等表明[22]，外层视网膜的耗氧量在旁中心凹区最高，而内层视网膜则在中心凹处耗氧最高（约 5mmHg）反映了视网膜血管系统的缺乏和主要的脉络膜氧源。

四、高氧 Hyperoxia

子宫内的生命是低氧的，所以当一个孩子早产时，常氧环境实际上是高氧的。早产儿被安置在 40%

的氧气中，使他们的组织进一步高氧，从而产生血管闭塞（内皮细胞死亡，周细胞和祖细胞存活）[23]。Ernest 和 Goldstick 对早产儿视网膜病变（ROP）模型中的氧气进行了首次直接测量[24]。他们发现，在 80%～90% 氧气含量的猫 ROP 模型中，无血管化视网膜上的视网膜前 PO_2 接近于零，但血管化视网膜上的 PO_2 是正常的。高氧引起的血管闭塞在人和狗[23]的脉络膜中不发生，但当大鼠暴露于高氧时会发生[25]。血管闭塞（vaso-obliteration）后血管的丧

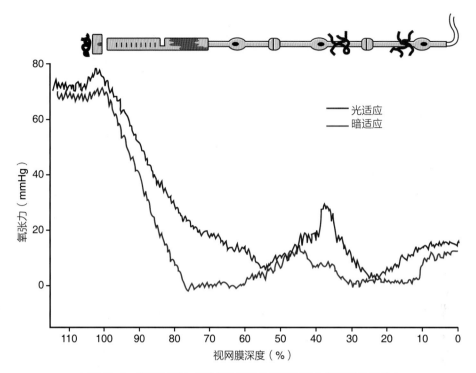

▲ 图 20-2　猫视网膜在光适应和暗适应期间用微电极测量的氧分布

顶部的示意图显示了在解剖学上，从脉络膜毛细血管（左侧，视网膜深度 =100）到内界膜（右侧，视网膜深度 =0）的测量位置（图片经许可转载自 Wangsa-Wirawan ND, Linsenmeier RA. Retinal oxygen. Arch Ophthalmol 2003; 121: 547–55.）

失使早产儿回到正常环境空气中其视网膜是缺氧的，而成人血管系统暴露于高氧环境中引起血管收缩，而不是血管闭塞。在高氧呼吸（100% 氧）期间，内层视网膜 PO_2 由于自身调节而保持不变，而脉络膜 PO_2 在猫中升高至 250mmHg[26]，而在小猪中由于缺乏代谢控制脉络膜脉管系统而升高到 220mmHg[27]。

五、低氧 Hypoxia

复杂的体内稳态机制被设计用来将每个细胞内的氧气浓度维持在一个狭窄的范围内。虽然氧气消耗量随着生物体的代谢活动而增加，但由于活性氧自由基（ROS）的潜在破坏性影响，必须限制暴露于氧气中。缺氧、低氧浓度的状态，促进血管的形成，对于胚胎血管系统的形成很重要[28]。当视网膜和脉络膜缺乏足够的氧气供应时，就会发生疾病，这也可以被描述为眼组织细胞水平上氧气供应与需求的不匹配。

红细胞生成素（erythropietin，EPO）通过调节 O_2 的生成来维持血液的携氧能力，EPO 能促进红细胞祖细胞的增殖和存活。在 1991 年，Semenza 及其同事[29, 30]进行了精子研究以鉴定低氧诱导因子 1（HIF-1）。HIF-1 通过诱导 100 多个糖酵解酶和葡萄糖转运蛋白基因的表达（从而促进糖酵解转换在缺氧条件下的能量代谢）、基质金属蛋白酶和血管生成、有丝分裂的基因表达来协调对低氧的多效性、适应性反应、生存因素，包括 EPO[31, 32]。HIF-1 上调的其他对血管系统有深远影响的分子包括 5′ 核苷酸酶（5′ 核苷酸酶是体内强效血管扩张剂腺苷的主要来源）、VEGF 和血管生成素样 4（ANGPTL4）[33]。HIF 对发育至关重要，在哺乳动物中，HIF-1 基因的缺失会导致围产期死亡。HIF-1 在各种细胞中均有表达，在胚胎发育和产后生理过程中发挥着重要作用，是氧稳态的主要调节因子。

（一）低氧诱导因子 Hypoxia-Inducible Factor

HIF 是一种高度保守的转录复合物，是由 α 和 β 亚单位组成的异二聚体。HIF-1 属于碱性螺旋 - 环 - 螺旋（bHLH）转录因子家族的 PER-ARNT-SIM（PAS）亚家族。α 和 β 亚单位都包含一个用于 DNA 结合的 N 端 bHLH 结构域、一个具有促进异二聚作用的 PAS 结构域的中心区域和一个招募转录共调节蛋白的 C- 末端。

HIF 的活性取决于其可诱导 α 亚单位的细胞内水平。在氧气存在下，HIF-1α 在两个关键脯氨酸残基（Pro_{402} 和 Pro_{564}）上羟基化，这两个残基位于所谓的氧依赖降解域中。已在哺乳动物细胞中鉴定出三种脯氨酰羟化酶，并以 O_2 为底物在 HIF-1α 的 402 和（或）564 残基处生成 4- 羟脯氨酸。羟基化反应还需要 2- 氧戊二酸（α- 酮戊二酸）作为底物，生成琥珀酸作为副产物。这些脯氨酰羟化酶对略高于大气浓度的 O_2 有很高的 K_m，因此在生理条件下，O_2 是酶活性的速率限制，细胞内 O_2 浓度的任何变化都直接转化为 HIF-1α 羟基化速率的变化[34]。

抑制因子 HIF-1（FIH-1）在酵母双杂交筛选中被鉴定为一种与 HIF-1α 反式激活结构域相互作用并抑制其活性的蛋白质[35]，其功能类似于天冬酰胺基羟化酶[36]。与脯氨酰羟化酶的一样，FIH-1 也使用 O_2 和 2- 氧代谷氨酸盐[37]，尽管它的 O_2 的 K_m 比脯氨酰羟化酶低 3 倍[38]。羟基化提供了一种调节蛋白质 – 蛋白质相互作用的机制，类似于磷酸化和其他翻译后修饰的作用。然而，这种羟基化以氧依赖的方式发生，从而在细胞氧合和 HIF-1 活性之间建立了直接的联系。HIF-1α 羟基化后，该蛋白通过 E3 连接酶复合物 ［包括 von Hippel-Lindau（VHL）肿瘤抑制蛋白］成为泛素化和随后蛋白酶体降解的靶点。

在低氧条件下，HIF 脯氨酰羟化酶受到抑制，因为这些 HIF 脯氨酰羟化酶利用氧作为共底物。低氧导致琥珀酸的增加，这是由于抑制线粒体中的电子传递链，从而抑制 HIF 脯氨酰羟化酶活性的进一步增加。当低氧条件下稳定时，HIF 增加促进低氧条件下存活的关键基因的表达，包括糖酵解酶，其允许 ATP 合成以不依赖氧的方式。HIF 激活编码分泌信号分子的基因的转录，包括血管生成生长因子和生存因子、细胞表面受体、细胞外基质蛋白和修饰酶、转录因子、细胞骨架蛋白、促凋亡蛋白、葡萄糖转运蛋白和糖酵解酶（图 20-3）[34]。

HIF 诱导 VEGF、基质衍生因子 1（SDF-1）和 EPO 促进血管新生。HIF-1 通过与包含 NCGTG 序列的启动子中 HIF 反应元件结合而起作用，NCGTG 序列存在于 VEGF、SDF-1、EPO 和许多其他基因的启动子中。除低氧外，其他因素如核因子 κB（NF-κB）在正常氧压下调节 HIF-1α 的表达。

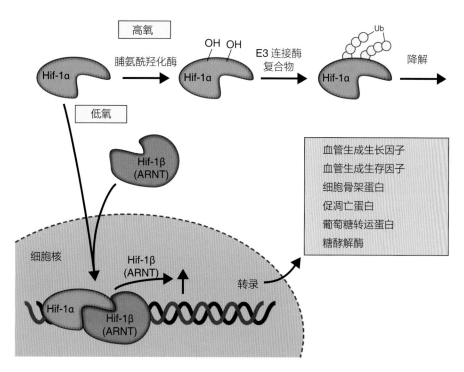

▲ 图 20-3　低氧和高氧状态下的缺氧诱导因子 1（Hif-1α）
ARNT. 芳香烃受体核转运体

因此，组织炎症等条件可导致局部 HIF-1α 表达[39]。HIF-1 DNA 结合活性和靶基因表达不仅在暴露于缺氧的细胞中被诱导，而且在铁螯合剂去铁胺或氯化钴作用下也被诱导[40]。

一种结构和功能上与 HIF-1α 相关的蛋白质，命名为 HIF-2α，是 EPAS1 基因的产物。HIF-2α 也能与 HIF-1β 发生异二聚反应[41]。HIF-1α：HIF-1β 和 HIF-2α：HIF-1β 杂二聚体具有重叠但不同的靶基因特异性[42]。与 HIF-1α 不同，HIF-2α 并非在所有细胞类型中都表达，HIF-2α 可被胞质隔离灭活。氧敏感信号组分的这种"区域化（compartmentalization）"也影响低氧反应[43,44]。

有趣的是，Shelby 等最近的研究证明了 HIF-1α 的另一个新功能。HIF-1α，而不是 HIF-2α，被证明是调节光感受器自噬所必需的，并且大鼠视网膜 HIF-1α 的沉默导致光感受器细胞死亡增加[45]。他们的数据支持 HIF-1α 作为诱导自噬和减少光感受器细胞死亡的早期反应信号。

高通量筛选具有 HIF-1 转录活性的报告细胞系的药物库已鉴定地高辛和阿霉素作为 HIF-1 活性的强抑制剂[46,47]。地高辛皮下注射或眼内注射可降低缺血视网膜 VEGF、PDGF-B、SDF-1 及其受体的水平，并导致视网膜新生血管的剂量依赖性减少[48]。

（二）HIF 缺乏症及其相关病理学 HIF Deficiency and Its Resultant Pathology

向发育中的胚胎细胞输送氧气受到扩散的限制，因此在小鼠胚胎第 9 天（E9）前胚胎存活需要建立一个功能正常的循环系统。在野生型小鼠胚胎中，HIF-1α 的表达在 E8.5 和 E9.5 之间显著增加，而缺乏 HIF-1α 表达的胚胎在 E9.5 和 E10.5 之间死亡，表现为心脏畸形、血管退化和大量细胞死亡[49]。完全的 HIF-2α 缺乏也与胚胎的致死性有关[50]，而且由于胚胎存活时间比 HIF-1α$^{-/-}$ 小鼠长，因此可以证明对多器官系统的影响[51]。

完全性 HIF-1α 缺乏会导致发育缺陷，但部分性 HIF-1α 缺乏足以导致对生理刺激的反应受损。一个特别引人注目的例子是 HIF-1α$^{+/-}$ 小鼠颈动脉体中的氧感应丧失[52]。虽然颈动脉体在解剖和组织学上正常，并且在氰化物应用中正常去极化，但它们基本上没有表现出对低氧的反应。因此，颈动脉体的部分 HIF-1α 缺乏导致完全丧失感觉和（或）通过刺激中枢神经系统心肺中枢引起的动脉 PO_2 变化做出反应的能力。HIF-1 靶基因对颈动脉体的氧感应和（或）传出反应至关重要，目前尚未确定[53]。

用 PAX6-Cre 有条件地敲除 HIF-1α 的小鼠延迟了外层视网膜丛的发育，而浅丛或深丛的发育则没有[53]。然而，当用 Cre-LOX 系统仅在 Müller 细胞中敲除 HIF-1α，并且用链脲佐菌素使动物患糖尿病时，成年小鼠视网膜血管通透性降低，白细胞减少，VEGF 和细胞间黏附分子（ICAM）-1 的过度产生减弱[54]。Xin 等提示，低氧诱导因子 -1 的表达促进了血管通透性的增加[33]。Sears 及其同事通过抑制高氧中的脯氨酰羟化酶来预防 OIR[55,56]。此外，他们还证明了稳定肝脏 HIF-1α 也可以预防 OIR，因此稳定内脏器官 HIF-1α 可能是保护视网膜毛细血管床的一个简单策略[57]。

另一个显著的表型是 HIF-1α$^{-/-}$ 骨髓细胞（粒细胞和巨噬细胞）完全不能对炎症刺激做出反应[58]。髓系细胞在糖酵解过程中对 ATP 的生成起重要作用，可能反映了常与炎症和感染相关的低氧微环境。HIF-1α 缺乏导致 ATP 缺乏，损害骨髓细胞的聚集、运动、侵袭和杀菌等重要功能。HIF-1 在 B 淋巴细胞发育[59]和 T 淋巴细胞活化中也起着重要作用[60]。Hoppe 等证明，当肝 HIF-1α 被二甲基草酸甘氨酸（DMOG）稳定时，循环骨髓来源的内皮前体细胞增加了 2 倍[57]。

（三）与眼部生理和病理血管生成相关的 HIF 活化基因 HIF-Activated Genes Relevant to Physiologic and Pathologic Ocular Angiogenesis

以上段落简要概述了 HIF-1α 在氧感应、发育和生理学中的关键作用。HIF-1α 在包括视网膜疾病在内的疾病病理生理学中起着同样重要的作用。因此，HIF-1α 作为治疗靶点已引起了广泛关注[61]。在心血管疾病中，由于 HIF-1α 基因治疗[62]、脯氨酰羟化酶活性的小分子抑制剂[63]或 HIF-1α-VHL 相互作用的抑制剂[64]而引起的 HIF-1α 活性的增加可能提供一种刺激缺血组织新生血管的方法。Sears 和 Hoppe 发现了稳定 HIF-1α 的新的低氧模拟物，并可能提供保护视网膜血管免受高氧损伤的新策略[65]。相反，HIF-1α 活性的小分子抑制剂可作为抗血管生成药物。然而，由于 HIF-1α 是氧稳态的整体调节因子，如果治疗导致意外和不良反应，它可能不是一个有用的治疗靶点。

另一种可能与眼部病理治疗特别相关的治疗方法是关注 HIF-1α 靶基因的调节。然而，这些靶基因的蛋白质产物也必须以精确和完美的时间方式传递。促红细胞生成素（EPO）是一种氧调节激素，刺激红细胞生成，对视网膜血管生成至关重要。在小鼠 ROP 模型的第 1 阶段（出生后第 7—12 天）增加 EPO 的表达具有保护作用，并导致第 2 阶段（出生后第 12—17 天）减少了新生血管的形成[66]。相反，在缺氧诱导的视网膜病变增殖阶段（第 2 阶段），视网膜 EPO mRNA 表达水平显著升高，抑制视网膜 EPO mRNA 表达，RNA 干扰结果抑制视网膜新生血管形成[66]。

HIF-1α 激活的最著名的基因是 Vegfa，它首先被鉴定为血管通透性[21]和内皮细胞增殖的有效启动子[19]。VEGF 已经成为血管生成的主要调节因子[67]。严格控制生理 VEGF 水平是胚胎发育正常所必需的[68]。虽然最初认为 VEGF 的胚胎后作用仅限于少数几个过程[69]，但现在已经很清楚 VEGF 作为一种多潜能生长因子，在许多生理过程中都是必不可少的，包括成人微血管的维持[70]、神经元的存活[71]和眼组织的营养维持。

（四）健康与眼部疾病状态下的 VEGF　VEGF in Health and in Ocular Disease

VEGF 由视网膜色素上皮（RPE）[72]、血管内皮细胞[73]、周细胞[73]、视网膜神经元[7]4、Müller 细胞[75]和星形胶质细胞等多种细胞产生，提示 VEGF 在眼部稳态中具有重要作用。RPE 分泌的 VEGF 在维持脉络膜毛细血管中起重要作用[13, 76, 77]。视网膜细胞和视网膜色素上皮细胞的 VEGF 分泌受缺氧刺激[73]。VEGF 对视网膜神经元的凋亡有保护作用[78]。此外，慢性 VEGF 抑制可导致正常成年动物视网膜神经节细胞的显著丢失[78]。

虽然 VEGF 对维持正常的眼功能至关重要，但过度分泌 VEGF 是有害的。VEGF 水平的升高与眼新生血管疾病（如 AMD 中 NV）[79]和增殖性糖尿病视网膜病变[80]及糖尿病性黄斑水肿的发病机制密切相关[81]。在视网膜中央和分支静脉阻塞[82]、新生血管性青光眼[83]和 ROP 中观察到 VEGF 水平升高[84]。阻断 VEGF 作用是目前治疗 AMD 中 NV 的既定策略，三种药物（VEGF-trap 或 Eylea、Avastin 和人源化鼠单克隆抗体抗原结合片段 ranibizumab[85]）已获得 AMD 中 NV 玻璃体腔内治疗的监管批准。

虽然目前 AMD 中 NV 的治疗标准是反复使用抗 VEGF 药物的玻璃体腔内给药，但这种常规的临床实践并不能解决 VEGF 生物学的所有细微差别。VEGF 蛋白的生物学特性极其复杂。VEGF 家族成员是半胱氨酸结蛋白超家族的一部分，包括 VEGF-B、VEGF-C、VEGF-D 和胎盘生长因子（PlGF）。VEGFA 的选择性剪接导致至少 14 种 VEGF 亚型，即 $VEGF_{111}$、$VEGF_{121}$、$VEGF_{121b}$、$VEGF_{145}$、$VEGF_{145b}$、$VEGF_{148}$、$VEGF_{162}$、$VEGF_{165}$、$VEGF_{165b}$、$VEGF_{183}$、$VEGF_{183b}$、$VEGF_{189}$、$VEGF_{189b}$[86]和 $VEGF_{206}$[87, 88]。在发现 VEGF、$VEGF_{165b}$ 及其相关家族的抗血管生成异构体之后，对 VEGF 调控的理解又增加了一层复杂性[89]。

所有的 VEGF 亚型都是血管生成和血管通透性的重要调节因子。VEGF 通过激活酪氨酸激酶（RTK）两种受体来诱导细胞内活性：VEGFR-1 和 VEGFR-2。VEGFR-1 是一种高亲和力的类 fms 酪氨酸激酶 -1[90]，VEGFR-2 是一种含激酶插入结构域的受体[91]，是一种跨膜糖蛋白，由七个串联的免疫球蛋白样结构域组成，它们是细胞外配体结合区、一个单跨膜结构域和一个由两个酪氨酸激酶组成的细胞质结构域催化域。此外，还报道了一个细胞表面糖蛋白家族，特别是神经肽 -1（NP-1），作为 VEGF-A 的亚型特异性共受体[92]。VEGF 家族及其各自的受体如图 20-4 所示。

与 VEGFR-2 胞外区结合的配体在受体二聚化和随后受体胞内区酪氨酸残基的磷酸化诱导后导致激酶活性的最大增加[93]。这一事件对于包含 Src 同源 2 或磷酸酪氨酸结合结构域的额外信号分子的募集至关重要，后者介导进一步的下游信号级联[94]。在 VEGFR-2：$VEGF_{165}$ 信号传导 / 相互作用的情况下，RTK 与 NP-1 等共感受器的结合可以增强功能性信号传导，促进多种细胞反应[93]。VEGFR-1/R2 信号激活 RAS、raf1、MEK1 和 ERK1/ERK2，并刺激 PI3K/AKT/PKCz/MAPK 通路，介导增殖、迁移和细胞存活（图 20-4）。

VEGFR-2 是血管内皮细胞中血管生成信号的主要介质，是新生血管形成、血管发生和血管生成所必需的，血管形成是由预先存在的脉管系统形成的[95]。导致 VEGFR 内化的途径和受体降解在 VEGF 信号转导中的作用仍然存在争议，VEGFR-1 和 VEGFR-2 也存在差异。VEGFR 在质膜上产生信号输出，并通过胞内小泡降解[96]，而在未受刺激的细胞中，VEGFR-2 主要位于 Rab4 和（或）Rab5 所

识别的再循环内体中[97]。VEGFR 内化是氯氰菊酯介导的，运输由运输蛋白所需的内体分类复合物进一步指导[98]。VEGFR 信号也受泛素化的调控，不仅受受体本身的调控，还受受体相关信号分子的调控[99]。如动脉形态发生所示，特定的 VEGFR 运输调节着生物输出[100]。

VEGFR 信号的配体特异性的分子基础还不清楚。然而，人们普遍认为，VEGF 受体可以与不同的共受体（如神经肽、整合素、信号量或硫酸乙酰肝素氨基多糖）结合，并与不同的信号分子结合，产生特定的信号输出。配体特异性信号也可能是由于受体被转运到包括细胞核在内的特定细胞室[101]，

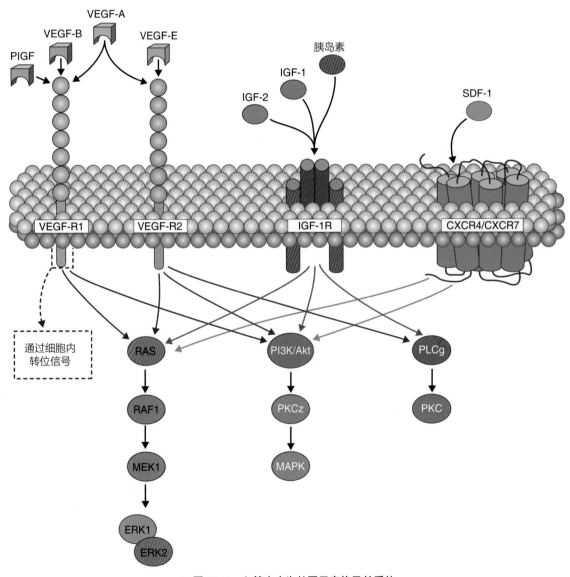

▲ 图 20-4　血管内皮生长因子家族及其受体
IGF. 胰岛素样生长因子；PIGF. 胎盘生长因子；SDF. 基质衍生因子

在那里受体遇到不同的信号分子[102]。

Do 等最近在 Vegfa 基因启动子上发现了雌激素相关受体 γ（ERRγ）的保守结合位点。ERRγ 是一种组成性激活的孤儿核受体，其在代谢活性组织中的表达受低氧刺激而增强。采用氧诱导视网膜病变（OIR）小鼠模型，免疫组化显示出生后第 17 天神经节细胞层 ERRγ 表达增加。他们还使用了一种新的药物 GSK5182 抑制 ERRγ，以降低缺氧诱导的 VEGF 表达，这支持 ERRγ 可能是缺血性视网膜病变的治疗靶点[103]。

除了 EPO 和 VEGF 外，SDF-1 还受低氧调节，缺血组织表达高水平的 SDF-1 以向受损区域募集修复细胞。SDF-1 激活 CXCR-4 或 CXCR-7，刺激 Ras/Raf/Mek/ERK 途径和 PI3K/Akt 途径，促进内皮细胞增殖和新生血管形成。因此，VEGF 与 VEGFR-1、VEGFR-2、SDF-1 与 CXCR4/CXCR-7 的配体 - 受体相互作用及其随后的内化作用启动了 VEGF 和 SDF-1 的级联效应（图 20-4）。VEGF 和 SDF-1 信号通路似乎与 HIF-1 激活密切相关（图 20-3），因为这些因子的启动子都含有 HIF 反应元件。由于低氧组织释放 SDF-1 和 VEGF，预计不同的 O_2 浓度也会影响这些配体、CXCR-4 和 VEGFR 受体的表达。

（五）骨髓源性祖细胞（BMPC）与血管修复 Bone Marrow-Derived Progenitor Cells (BMPC) and Vascular Repair

在糖尿病视网膜病变和 ROP 等情况下，视网膜血管变性的发生，最终导致视网膜缺血，进而诱导低氧调节的血管生成因子的表达。通常，BMPC 对这些因素有很强的反应，包括 VEGF 和 SDF-1[104]。重要的是，所有低氧调节的血管生成因子都是骨髓来源的干细胞的调节剂。具体来说，造血干细胞和其他 BMPC 存在于骨髓中，并通过缺血组织释放的 EPO、SDF-1 和 VEGF 水平的升高而被动员到外周循环中。造血干细胞 /BMPC 动员是对全身血管损伤的反应，当功能正常时，会导致损伤部位的血管重建[105]。在健康个体中，骨髓来源的 CD34+ 内皮祖细胞和其他 BMPC 成功地协调了修复过程。BMPC 不能通过血管生成直接分化为内皮细胞并

形成新血管的成分，但能为常驻血管提供旁分泌支持。这种旁分泌支持促进了内皮细胞的恢复。

D'Amico 等最近证实了垂体腺苷酸环化酶激活肽（PACAP）在高血糖 3 周后的早期糖尿病中的保护作用[106]。他们发现糖尿病大鼠的 HIF-1α 和 HIF-2α 的表达较对照组显著增加，PACAP 眼内给药后表达水平显著降低。这提示该肽对糖尿病视网膜的保护作用是通过调节 HIF 的表达来实现的。

（六）疾病相关 BMPC 功能障碍 Disease-Associated BMPC Dysfunction

例如，在糖尿病患者中，BMPC 会发生显著变化，无法促进修复过程。与非糖尿病患者相比，糖尿病患者的循环 CD34+ 细胞较少，炎性 BMPC 如 CD14+ 细胞增多[107-109]。这种与糖尿病相关的骨髓功能障碍与许多糖尿病患者所经历的受损愈合反应及糖尿病大血管和微血管并发症的血管退行性方面密切相关[109-111]。糖尿病引起的肾功能不全的发生部分是由于一氧化氮合酶的解耦联，NADPH 氧化酶活性增强[112]，以及超氧阴离子自由基和过氧亚硝基阴离子（ROS）的生成增加。虽然干细胞和祖细胞被认为是更能抵抗氧化应激[113]，但高度氧化的糖尿病环境对这些细胞的功能有明显的有害影响[114]。长期接触氧化剂会损害抗氧化防御酶，从而降低修复功能[115]。先前，我们和其他人已经证明，糖尿病 CD34+ 细胞在体外表现出迁移和黏附活性降低，从而减少对损伤区域的募集[111]。除了氧化应激外，糖尿病诱导的 BMPC 功能障碍的其他关键机制包括减少组织蛋白酶 L 活性[116]和血小板反应素 -1 上调[115, 117]。虽然这些功能缺陷是严重的，但逆转 BMPC 缺陷的策略包括：①通过使用粒细胞集落刺激因子和靶向 SDF-1 增加 BMPC 动员来增强血管生成刺激[118]；②使用一氧化氮供体来纠正迁移并促进细胞变形能力[119]；③增强细胞与基质蛋白的相互作用，增加对基底膜的附着[120]；④将内源性转化生长因子 -β 的高水平降低到正常水平[121]；⑤罗格列酮[122]或阿托伐他汀治疗[123]。

除 CD34+ 细胞外，其他骨髓细胞群也可能尝试血管修复，如上文所述的 CD14+ 细胞，在特定情况下可以形成内皮样细胞[124]。然而，由 CD14+ 来源

的内皮细胞形成的血管，最终形成通透性增加的病理性血管，参与糖尿病视网膜病变的病理过程。

我们和其他人特别感兴趣的是一种在缺氧组织中高浓度表达的新因子，胰岛素样生长因子结合蛋白 3（IGFBP-3）。虽然 IGF 结合蛋白家族的标准 IGF 依赖性作用已经得到了很好的描述，但是最近发现了一些 IGF 非依赖性作用，包括 IGFBP-3。这些与 IGF-1 依赖的作用表现为调节细胞命运和凋亡[125-128]。

IGFBP-3 在控制细胞生长中的作用仍然是一个研究热点，因为 IGFBP-3 可能促进或抑制细胞生长，这取决于特定的条件[127, 129]。视网膜内皮细胞分泌多种形式的 IGFBP（2-5）[128]。IGFBP-3 在小鼠氧诱导性视网膜病变模型中可促进视网膜内皮细胞增殖，减少新生血管簇的形成[130-131]。这些研究表明 IGFBP-3 可能对视网膜血管有保护作用。近年来，我们也证实 IGFBP-3 对视网膜具有神经保护作用，可减少损伤引起的视网膜炎症[132]。

（七）调节视网膜 VEGF 功能的关键因素 Key Factors That Modulate VEGF Function in the Retina

视网膜是胎儿最后形成血管的器官之一。人类视网膜血管形成过程中的血管生成部分大约在孕 14 周开始出现，这取决于发育中视网膜代谢需求增加引起的生理性血管扩张[4-6, 8, 33]。这种生理性缺氧诱导 VEGF 的局部释放，与 IGF-1 一起调节血管生成，从而调节视网膜的正常血管化[133, 134]。在 36～40WG，视网膜血管化完成。

ROP 是一种两阶段性疾病，其各阶段为镜像；控制生长因子在第一阶段缺乏，在第二阶段过量。第 2 阶段涉及缺氧反应的视网膜血管的失控生长。治疗的目的是防止血管和神经视网膜发育停止的第一阶段，然后防止第二阶段的破坏。在第 1 阶段使用外源性 EPO、VEGF 和 IGFBP-3 成功地预防了第 2 阶段。这两个阶段出现在早产儿身上，可在 ROP 动物模型中复制。高氧导致血管闭塞和正常视网膜血管发育停止，模仿 ROP 的第 1 阶段。IGF-1 水平在妊娠晚期升高，但在早产儿中没有升高。早产儿中 IGF-1 水平较低是由于婴儿不再受到母体环境的支持，包括母体来

源的 IGF-1。早产后 IGF-1 水平缓慢升高，因为与足月儿相比，这些婴儿无法产生足够的 IGF-1[135]。在这些早产儿中，IGF-1 由于营养不良[136]、酸中毒、低甲状腺素血症和脓毒症而进一步减少[137]。IGF-1 对视网膜和大脑的生长很重要[134]。低水平的 IGF-1 在视网膜生长的早期停止中起着重要作用。

IGF-1 通过激活 IGF-1 受体（IGF-1R）介导其作用（图 20-3）。IGF-1R 是一种受体酪氨酸激酶，通过激活 Ras-ERK 途径、PI3K/Akt 途径和 PKC（图 20-4），已被公认为细胞生长和存活的关键调节因子。胰岛素和 IGF-2 也可以通过胰岛素样生长因子受体（IGF-R）发出信号。越来越多的数据支持结构和功能相关的胰岛素受体（IR）在细胞存活中的作用，尽管其主要功能是调节新陈代谢。观察到 IGF-1R 和 IR 之间的双向串扰，其中任一受体的特异性抑制赋予互惠受体的活性代偿性增加。

尽管氧的波动长期以来一直与 ROP 的发生有关，但是像 VEGF 这样的氧调节因子似乎是由 IGF-1 直接调节的。IGF-1 是视网膜早期发育的关键生长因子。IGF-1 控制 Akt 内皮细胞存活途径的最大 VEGF 激活（图 20-3）。因此，IGF-1 的丢失导致 VEGF 信号的丢失和视网膜血管的闭塞。这种血管闭塞导致 ROP 的 2 期，即增殖期。此时，抑制 IGF-1 和 VEGF 可以减少新生血管的形成。因此，IGF-1 对视网膜血管的正常发育至关重要，新生儿早期 IGF-1 的缺乏与血管生长不足及随后的增殖性 ROP 有关。在 IGF-1 缺失的小鼠中，视网膜血管的生长速度比正常小鼠慢，这种模式与患有 ROP 的早产儿非常相似。

六、成人视网膜低氧及其病因 Adult Retinal Hypoxia and Etiology

（一）糖尿病视网膜病变 Diabetic Retinopathy

就像 ROP，糖尿病视网膜病变有一个血管闭塞期，导致增殖期。血管闭塞不是由于高氧，而是血管闭塞和微血管的血管退行性变，建立了导致血管增殖终末期状态的缺血环境。临床上早期病理分为非增殖性（微动脉瘤、渗出物、渗漏、毛细血管无灌注）导致低氧，终末期病理分为增殖性（视网膜前新生血管）。这种单纯的血管退行性、非增殖性

的疾病是迄今为止最常见的，是神经血管单位的一种疾病，导致维持 BRB 的几个关键细胞功能障碍和最终死亡，包括：周细胞、血管内皮细胞、Müller 胶质细胞和神经元。Kohner 和 Henkind 研究证明，在糖尿病患者中，荧光素血管造影上的无灌注区域与胰蛋白酶消化中的无细胞毛细血管有关[138]。直接测量糖尿病猫视网膜的氧含量表明，即使是很小的动脉瘤也会导致视网膜间质氧含量降低[139]。

糖尿病视网膜病变的发病机制有很多，但炎症是近 10 年来备受关注的一个机制。高血糖、血脂异常、氧化应激增加、血清和组织晚期糖基化终产物（AGE）/AGE 的年龄升高、血清 / 组织细胞因子升高、血压升高和内质网应激是炎症的可能引发剂[140]。炎症途径与内皮功能障碍和凝血途径结合，加速本病的发病[141]。最初，炎症的非特异性指标如白细胞计数和纤维蛋白原被发现是糖尿病发病的预测指标[142]。随后，纤溶酶原激活物抑制物 –1（PAI-1）、C- 反应蛋白和纤维蛋白原被证明是独立的预测因子[143]。这些观察结果得到了其他一些前瞻性研究的支持，其中组织纤溶酶原激活剂（另一个降低纤溶的标志物）[144]和血管内皮损伤的标志物血管性血友病因子（von Willebrand factor）是预测性的[145]。在一项针对 2 型糖尿病患者的临床研究中，有视网膜病变的受试者的黏附分子高于无视网膜病变的受试者[146]，在另一个基于人群的队列中，炎症和内皮功能标记物的综合得分与糖尿病视网膜病变的存在密切相关[147]。同样，在 1 型糖尿病和视网膜病变组中，E- 选择素值也增加[148]。脂联素在视网膜病变晚期升高[149]。然而，这些结果应谨慎解释，因为血清标记物不一定是组织事件的指标。然而，P- 选择素、ICAM-1 和多形核白细胞数在糖尿病视网膜中均升高[150]。糖尿病大鼠视网膜的实验研究表明，炎性细胞因子介导的白细胞沉着在糖尿病视网膜早期发生，中和 ICAM-1 和 CD-18 可防止其发生[151-153]。从这些研究看来，炎症介导的内皮细胞（EC）损伤和血管阻塞可能导致糖尿病视网膜无灌注和随后的低氧[154-155]。

炎症对糖尿病视网膜病变的发展至关重要的假说起源于最初的报告，即糖尿病患者服用水杨酸盐治疗类风湿关节炎的糖尿病视网膜病变的发病

率低于预期[156]，随后的几十年中、糖尿病患者玻璃体和视网膜的炎症标记物和生长因子增加。最近的微阵列分析证实糖尿病啮齿动物视网膜有明显的炎症反应[157]。进一步的啮齿动物研究证实了炎症因子和生长因子的重要性，这些研究表明，阻断这些因子可防止动物视网膜病变特征性病变的发展。已被证实有助于视网膜病变的结构或功能改变的特异性炎症分子包括 NF-κβ[158]、诱导型一氧化氮合酶[159]、细胞色素 C 氧化酶[159]、ICAM[160]、5-脂氧合酶[159]、白细胞介素 –1β[160]、肿瘤坏死因子（TNF）-α[161] 和 VEGF[80, 162]。炎症可加剧因高血糖和氧化应激增加而产生的 AGE 生成。

（二）视网膜静脉阻塞（RVO）　Retinal Vein Occlusion (RVO)

视网膜大血管阻塞是一种常见的疾病，导致视网膜缺氧。RVO 是糖尿病视网膜病变后第二常见的视力威胁性视网膜血管疾病[163]。RVO 代表视网膜静脉系统的阻塞，包括视网膜中央静脉或视网膜分支静脉。RVO 通常是由于外部压迫或静脉壁疾病引起的，如血管炎[164]。视网膜中央动脉（CRAO）阻塞导致突然的灾难性视力丧失，视网膜分支小动脉（BRAO）阻塞导致突发性节段性视力丧失，并可能复发，累及视网膜其他分支小动脉。CRAO 研究表明，缺血的视网膜白色混浊和肿胀主要位于黄斑部旁中心凹区域。从脉络膜血管床到较薄的周边视网膜的供氧和营养有助于延长其存活时间和维持周边视野。诊断是临床上的，并基于眼底的观察：静脉扩张和扭曲、火焰状视网膜出血、视网膜水肿和影响所有视网膜节段（CRVO）的棉絮渗出物或BRVO 受影响静脉引流的视网膜节段。开角型青光眼是最常见的导致 RVO 的局部改变，因为它通过增加眼压影响静脉流出。眼压升高导致视网膜中央静脉通过筛板时受到外部压迫，导致压迫处远端血流紊乱，导致血栓形成。

RVO 的自然史是高度可变的。在某些情况下，视网膜的表现逐渐消失，并有良好的视觉效果，而在其他情况下则会出现严重的并发症，如眼部新生血管（增殖性视网膜病变）、玻璃体积血、新生血管性青光眼和黄斑水肿的发展。在 BRVO 使用视网

膜血氧饱和度检查发现，患者之间的静脉饱和度差异很大（12%～93%）[165]，这归因于疾病的严重程度、血管再通（recanalization）、闭塞程度、侧支血管或组织萎缩。大多数 CRVO 患者出现黄斑水肿征象，而 BRVO 患者中只有 5%～15% 的眼在第 1 年出现黄斑水肿。静脉侧支通道代表局部形成的迂曲血管，主要在视盘周围，通常与长期的血管阻塞有关。10% 的 CRVO 患者在术后 9 个月内发生玻璃体积血，约 40% 的 BRVO 患者发生玻璃体积血[163]。如果视网膜中央动脉有循环恢复，黄斑区最厚部分的中央视网膜毛细血管由于受到周围肿胀的视网膜浅层组织的压迫而无法再充盈，造成"无回流现象（non-reflow phenomenon）"[166]，因此，在无灌注视网膜的永久性神经节细胞死亡中，视网膜中央毛细血管的无灌注区域可能因黄斑区视网膜肿胀的严重程度而因眼而异。这导致永久性中央暗点大小不一。在考虑 CRAO 的预后时，重要的是考虑视网膜对急性视网膜缺血的耐受时间。只要视网膜是可逆性的缺血损伤，就存在视力恢复的可能性。视网膜在长达 97min 的 CRAO 中没有发现损伤，但在这之后，CRAO 越长，不可逆的缺血性视网膜损伤就越广泛。

一般认为 CRAO 起源于栓塞或血栓形成[167]。正如近一个世纪前 Coats 所指出的，栓塞比血栓更为常见[168, 169]。如果在临床表现开始后 15 天内做出诊断，抗凝剂量的低分子肝素通常使用 10～15 天，然后使用半剂量，总共 90 天[170]。由于 RVO 与年轻患者的免疫性疾病有关，因此 RVO 也有炎症病因。为了支持这一观点，患者可以通过使用眼周类固醇迅速解决症状[171]。

巨细胞动脉炎（giant cell arteritis）是引起 CRAO 的重要原因，也是一种眼科急症，因为双侧视力丧失的风险很高，是可以预防的。

PAI-1、脂蛋白（a）、高同型半胱氨酸血症和低循环叶酸、维生素 B_{12} 和维生素 B_6 水平与本病的发病有关[172]。虽然发病机制复杂且大部分未知，但医学治疗包括识别和纠正血管危险因素。在溶栓前（显示视网膜中央动脉阻塞）和溶栓后立即使用荧光素眼底血管造影可显示视网膜循环和视网膜功能的改善和（或）恢复。纤维蛋白溶解剂只能溶解血小板纤维蛋白栓子，这一点也很重要[173]。视网膜栓子由 74% 的胆固醇、10.5% 的钙化物质和 15.5% 的血小板纤维蛋白组成。纤溶剂不能溶解胆固醇或钙化物质。因此，在至少 85% 的 CRAO 病例中使用纤溶剂是没有科学依据的。Virchow 提出的三个典型因素在血栓形成中起作用：淤滞、血管壁损伤和高凝状态，前两个因素在 RVO 患者中早有报道，而第三个因素直到最近才得到充分的研究。

（三）镰状细胞病（SCD） Sickle-Cell Disease (SCD)

SCD 的病理过程几乎可以影响包括视网膜在内的全身所有血管床，在其晚期，SCD 有可能导致失明[174]。视网膜 SCD 眼科表现的分类是基于血管增生的存在与否，血管增生是致盲并发症的最重要前兆，先于玻璃体积血或视网膜脱离的发生。缺血是由于毛细血管被镰状红细胞阻塞和随后血栓形成引起的。随后的疾病发病机制与上述的 ROP、糖尿病性视网膜病变和 RVO 相似，不同之处在于视网膜前新生血管形成时视网膜血管没有渗漏，尽管存在外周血管丧失和 VEGF 升高[175]。发生的新生血管可导致纤维化，进而导致视网膜脱离。镰状细胞视网膜病变的完整讨论见第 60 章"血红蛋白病"。

（四）眼缺血综合征（OIS） Ocular Ischemic Syndrome (OIS)

OIS 的平均年龄为 65 岁，在 50 岁之前很少见。男性受影响的频率是女性的 2 倍[176]，这反映了男性动脉粥样硬化性疾病的发病率较高，但是 OIS 没有种族偏好。双侧受累最多可发生在 22% 的病例中[177, 178]。Sturrock 和 Mueller 估计每年每百万人中有 7.5 例，但这可能是一个低估，因为 OIS 很容易被误诊[179]。Kearns[180] 报道，在接受颞浅动脉和大脑中动脉外科吻合术的颈内动脉闭塞患者中，18% 的患者表现为 OIS。高达 29% 的有症状的颈动脉阻塞患者出现视网膜血管改变，通常无症状。然而，每年有 1.5% 的患者进展为有症状的 OIS[181]。OIS 尤其发生在颈内动脉和颈外动脉系统间侧支循环不良的患者。OIS 患者侧支血管流量不足是导致脑梗死和神经功能不良的原因[182]。颈内动脉狭窄程度、侧支血管的存在和侧支的代偿对评价 OIS 的严重程度有重要意义。此外，如果 OIS 是双侧的或有相关的系统性血管疾病，这往往会恶化预后。

（五）视网膜脱离 Retinal Detachment

视网膜脱离使感觉视网膜远离脉络膜毛细血管，从而减少其供氧，导致光感受器变性。Linsenmeier 和 Padnick-Silver[183] 在猫身上证明视网膜脱离导致外层视网膜氧含量显著降低，对光感受器有严重的代谢影响。在随后的工作中，Linsenmeier 证明高氧可能在视网膜脱离后有临床益处，因为它使光感受器耗氧量正常化并防止光感受器功能障碍[184]。此外，高氧抑制视网膜 Müller 细胞在分离的猫眼视网膜中的增殖和反应性，限制视网膜损伤[185]。

（六）视网膜缺血的后果 Consequences of Retinal Ischemia

1971 年，Juda Folkman 在《新英格兰医学杂志》上报道，所有的癌症肿瘤都是血管生成依赖的[186]。他推测，如果一个肿瘤能够停止自身的血液供应，它就会枯萎死亡。虽然他的假设最初被该领域的大多数专家所忽视，但 Folkman 坚持他的研究。十多年后，他的理论被广泛接受，现在成为我们对眼部血管生成的理解的中心。视网膜新生血管被定义为新的病理血管起源于视网膜静脉并沿视网膜的内表面延伸的状态。

（七）血管通透性 Vascular Permeability

VEGF 等生长因子与视网膜新生血管和血管通透性增高均有关[187]。抗血管内皮生长因子抗体改善糖尿病黄斑水肿患者的视觉功能[188]。在实验性糖尿病和 VEGF 诱导的通透性中，微血管内皮细胞紧密连接复合体的改变改变了 BRB[189]。经典 PKC 亚型（cPKC）尤其是 PKCβ 在调节 VEGF 诱导的血管通透性中的作用已被广泛接受[190]。VEGF 激活 PKCβ 导致 TJ 复合物磷酸化和重组，增加血管壁通透性[191]。VEGF 增加了 TJ 蛋白的磷酸化[192]，包括 Ser490 在内的多个位点的闭塞素（occludin）[193]。Ser490 的磷酸化允许随后的泛素化和闭塞素的内吞，并促进 TJ 的断裂[194]。尽管存在这一良好的机制，但 PKCβ 抑制剂（ruboxistaurin）在糖尿病视网膜病变中未能获得食品药品管理局的批准。cPKC 抑制也不能阻止 TNF-α 诱导的渗透能力[195]，这种促炎细胞因子也与糖尿病视网膜病变有关。因此，靶向视网膜通透性仍然是一个困难的临床问题。

七、成人脉络膜缺血 Adult Choroidal Ischemia

脉络膜血管是一个扩张的血管丛，处理 90% 来自眼动脉的血液。通常认为脉络膜毛细血管非常庞大，很少发生脉络膜缺血。然而，在许多疾病中，脉络膜血管的损失是广泛的，导致明显的脉络膜缺血。

糖尿病性脉络膜病首先被 Hidiyat 和 Fine 描述[196]。碱性磷酸酶组织化学在人脉络膜上的应用可以量化脉络膜血管的丢失。存活血管碱性磷酸酶阳性，而无细胞、功能失调的毛细血管则缺乏碱性磷酸酶，脉络膜新生血管活性最强[12]。这项技术表明糖尿病患者的脉络膜毛细血管损失是老年对照组的 4 倍[197]。碱性磷酸酶活性的丧失与多形核白细胞的存在有关[198]。脉络膜毛细血管的缺失区域也与脉络膜新生血管和 Bruch 膜沉积有关。脉络膜毛细血管脱落的后果是外层视网膜氧合丧失。这可能是在没有视网膜病变的情况下，糖尿病视网膜中蓝色视锥细胞和其他视锥细胞丢失的原因[199, 200]。

AMD 患者脉络膜血流减少[201-204]。利用碱性磷酸酶活性和 RPE 在 AMD 中的定量分析，在渗出性 AMD 或湿性 AMD 及地图样萎缩中显示了脉络膜毛细血管的丢失（图 20-5）。RPE 丢失首先发生在地图样萎缩，然后发生脉络膜毛细血管变性。尽管一些毛细血管在 RPE 萎缩区存活，但 50% 的血管发生丢失，存活的毛细血管高度收缩[205, 206]。这无疑会导致退化区域的光感受器丢失。毛细血管丢失也发生在渗出性 AMD 中，但存在完整的 RPE 单层（图 20-5）。提示该区视网膜色素上皮低氧，VEGF 生成增多，导致脉络膜新生血管形成。AMD 脉络膜也常出现大血管狭窄，提示脉络膜毛细血管的血供也可能受到限制。不幸的是，我们无法直接测量脉络膜中的氧含量，所以我们只能假设当活的脉络膜毛细血管丧失和大、中脉络膜血管狭窄时，就会发生缺血。

GA：非萎缩性　　　　　　　　GA：萎缩性　　　　　　　　湿性 AMD

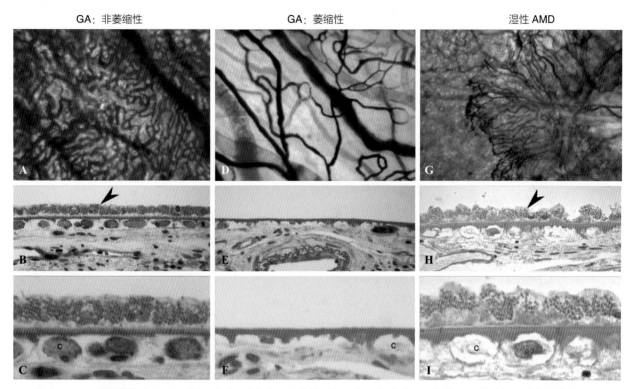

▲ 图 20-5　地图样萎缩（A 至 F）和湿性（新生血管性）年龄相关性黄斑变性（AMD）的脉络膜和视网膜色素上皮（RPE）

A. 碱性磷酸酶（AP）染色的脉络膜血管，位于地图样脉络膜萎缩（GA）的非营养区；B. 当切片时，这个区域有正常出现的 RPE 细胞（箭头）和充满血清 AP 的活脉络膜毛细血管腔；C. 高倍镜下可见 RPE、Bruch 膜和脉络膜毛细血管（C）之间的密切关系；D.GA 脉络膜萎缩区无 RPE，脉络膜毛细血管变细，管腔狭窄；E. 这一区域的横切面显示，在一些剩余的脉络膜毛细血管腔和动脉内皮细胞（底部）的 AP 反应产物；F. 在高倍镜下可见，毛细血管（c）只是毛细血管间隔之间的胶原管；G. 在湿性 AMD 患者的扁平脉络膜制备中，出现大的扇形脉络膜新生血管形成，左侧的 RPE 单层看起来正常；H. 在脉络膜新生血管形成之前的一个切片显示在减弱的脉络膜毛细血管上有存活的肥大 RPE（箭头）；I. 在高倍镜下，毛细血管腔萎缩的残余物（c）存在于毛细血管间隔和单个 AP⁺ 腔之间，然而 RPE 仍然存在

八、结论 Conclusions

　　氧气太少和太多都会损害视网膜。没有视网膜和脉络膜这两种血管的支持，视网膜就不能正常工作，也不能存活。如果脉管系统功能失调，视网膜低氧发生，HIF-1α 变得稳定，并诱导关键因素的表达以帮助视网膜细胞存活。视网膜氧合减少导致年轻健康人视网膜神经活动受损[207]。HIF-1α 上调的一个关键因素是 VEGF，它刺激新的血管生成和增加血管通透性。这些病理事件可以通过破坏缺血视网膜（光凝）、抑制 VEGF 或降低 HIF-1α 水平来控制。

正常视网膜黏附的机制
Mechanisms of Normal Retinal Adhesion

Michael F. Marmor　著

第21章

在一些视网膜脱离的病例中，视网膜分离的原因是显而易见的，比如穿透性外伤会嵌塞视网膜，或者玻璃体牵引带会将视网膜从视网膜色素上皮中拉出。任何黏附的生理机制都会被这种力量压倒。然而，分离也是由不太剧烈的力引起的，在这种情况下，较强的黏附力可能阻止或至少延迟分离及其扩大。对于非孔源性脱离来说，附着的生理学尤其重要，局部机制使视网膜下间隙保持干燥，否则无法发生。

独立于临床相关性，视网膜黏附的研究也具有重要的生理意义。哺乳动物的视网膜下间隙[1] 没有任何解剖连接，然而这个原始的硬脑膜腔仍然塌陷，而且在整个眼球运动和从玻璃体拖拽的过程都是紧密闭合的。我们目前对这一系统的认识还不完全，但有证据表明粘连取决于解剖、生理和代谢因素的混合[2]。本章回顾了这些因素，并考虑了临床和治疗的意义。

一、视网膜黏附测量模型 Models for Measuring Retinal Adhesion

视网膜神经感觉层与视网膜色素上皮层之间的黏附强度可以通过体外和体内的方法来测量。

（一）体外方法 In Vitro Method

如后文所述，眼球摘除或死亡后黏附力迅速下降[3, 4]，这对体外黏附性测量技术提出了时间限制[5, 6]。一种方法是在液体浴中剥离视网膜，同时用传感器记录所需的力度[3]。一种更快的方法是测量视网膜分离后仍附着在视网膜上的 RPE 色素的量，作为黏附性的指标[7]。一只眼睛可以被摘除，30s 内准备好一小片眼睛，然后用手轻轻地从视网膜色素上皮剥下视网膜。黏附力越强，色素附着在剥离的视网膜上越多。

（二）体内方法 In Vivo Methods

Kita 等[8] 开发了最直接的技术来量化活体眼睛内的黏附性。通过微移液管将液体注入视网膜下间隙，使眼睛发生小的脱离，同时将第二微移液管插入脱离腔测量液体压力。根据拉普拉斯定律，扩张分离所需的压力可以用数学方法转换成分离边缘（分离发生的地方）的附着力值。这项技术可以

在活体动物中评估药物和其他制剂对视网膜黏附的影响[9, 10]。

二、附着力与环境因素 Adhesive Force and Environmental Factors

一个强大的力量维持着感觉视网膜与共下视网膜色素上皮的附着。这种力量可以被环境因素改变。

（一）黏附力大小 Magnitude of Adhesive Force

眼球摘除后 5～20min 的体外测量表明，从视网膜色素上皮剥离一条 5mm 长的兔视网膜需要 25mg 的力[3, 11, 12]。活体眼睛的压力测量显示兔眼的黏附力为 100～180dyn/cm[8, 9]。猫和猴子的黏附力更强，其黏附力的平均值分别为猫的 180% 和兔子的 140%[9]。

（二）对温度和离子环境的敏感性 Sensitivity to Temperature and Ionic Environment

视网膜粘连在死后 37℃时迅速下降，但在 4℃下保持在接近控制水平数小时（图 21-1A）[7, 13, 15]。这些温度效应是可逆的。图 21-1B 显示，将温度从 37℃更改为 4℃，反之亦然，会分别并重复地导致兔视网膜粘连的上升或下降[16]。这种可逆性在灵长类动物和人体组织中也得到了证实[14, 15, 17]。这些可逆温度效应的机制尚不清楚。温度可直接作用于黏附物的理化成分或调节代谢系统。低温下的部分黏附增强效应可能是由于钠泵抑制和二次组织肿胀，使交叉外节段和 RPE 微绒毛难以分离[3, 13]。由于细胞肿胀是一种病理事件，低温的作用可能与正常的黏附过程不完全相关。

离子环境似乎对黏合强度至关重要。在体外实验中，使用兔子、人类和其他灵长类动物的组织，将 pH 从 7.4 降低到 5.5，或从沐浴液中去除钙和镁离子，则削弱了黏附力，加快了死后黏附力下降的速度（图 21-2A）[11, 13, 15, 17]。这些变化可以迅速逆转（图 21-2B）[16]，尽管低温会阻止或掩盖 pH 和钙离子的影响。在体内，去除视网膜下间隙的钙离子会使兔的视网膜粘连减弱到正常的 30% 左右[18]。换言之，钙似乎是维持眼睛正常粘附性的必要元素。

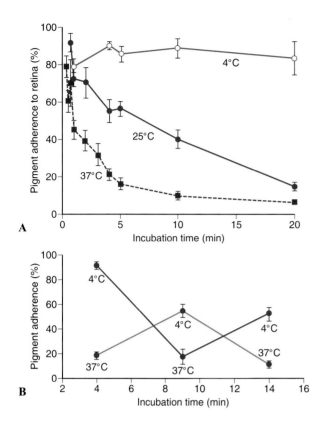

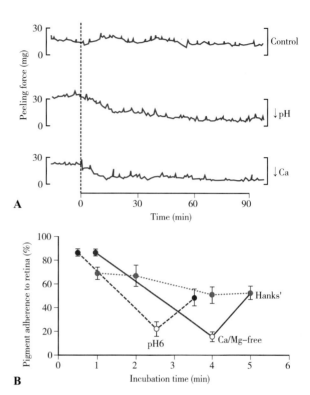

▲ 图 21-1　**Relationship between retinal adhesiveness and temperature in the rabbit**

(A) Cold temperatures slow down the postmortem failure in adhesiveness to the point that firm adhesion is maintained at 4℃ for many hours. (B) The effects of temperature on retinal adhesion are reversible within minutes, and adhesiveness can be repeatedly strengthened or weakened by cooling or warming the same piece of tissue. (Panel A modified with permission from Endo EG, Yao XY, Marmor MF. Pigment adherence as a measure of retinal adhesion: dependence on temperature. Invest Ophthalmol Vis Sci 1988;29:1390–6. Panel B modified with permission from Yao XY, Endo EG, Marmor MF. Reversibility of retinal adhesion in the rabbit. Invest Ophthalmol Vis Sci 1989;30:220–4.)

▲ 图 21-2　**Effects of pH and calcium/magnesium ion concentration on retinal adhesiveness in the rabbit**

(A) The force required to peel retina from retinal pigment epithelium (RPE) drops within seconds after lowering pH (by injecting 1 mL of 1 mol/L HCl near the tissue) or lowering external Ca/Mg-free solution. The tracings represent a continuous measurement of the peeling force; chemical changes were made at time 0. (B) The effects of changing pH or Ca/Mg concentration are rapidly reversible. Pigment adherence was used as an index of adhesiveness. Dotted line, tissue maintained in Hanks balanced salt solution; dashed line, pH changed from 7.4 to 6.0 and back again; solid line, Hanks solution changed to Ca/Mg-free solution and back again. (Panel A modified with permission from Marmor MF, Maack T. Local environmental factors and retinal adhesion in the rabbit. Exp Eye Res 1982;34:727–33. Panel B modified with permission from Yao XY, Endo EG, Marmor MF. Reversibility of retinal adhesion in the rabbit. Invest Ophthalmol Vis Sci 1989;30:220–4.)

（三）视网膜下间隙外的机械应力 Mechanical Forces Outside the Subretinal Space

许多力从视网膜下间隙外作用于视网膜上，加强或减弱视网膜粘连。最重要的是液体和玻璃体的压力，这不仅是因为它们有助于粘连，而且还因为它们在病理条件改变时可能导致脱离。

（四）流体压力：静水压和渗透压 Fluid Pressure: Hydrostatic and Osmotic

眼内压和脉络膜细胞外液的渗透压（兔[19]估计约为 12mmHg，但人类可能更低[20]）都会被动

地将液体从玻璃体驱动到脉络膜。然而，在正常情况下，眼后路液流相对较少，大部分以房水形式进入眼睛的液体通过前引流通道离开眼睛[19, 21]。后路是有限的，因为视网膜和视网膜色素上皮对水的运动提供了一个实质性的阻力[22, 23]，很少的液体可以在压力下通过这些层。视网膜流动阻力的一个不良反应是，液体的向外运动将视网膜推向视网膜色素上皮（图 21-3）。这是导致正常视网膜附着的一个

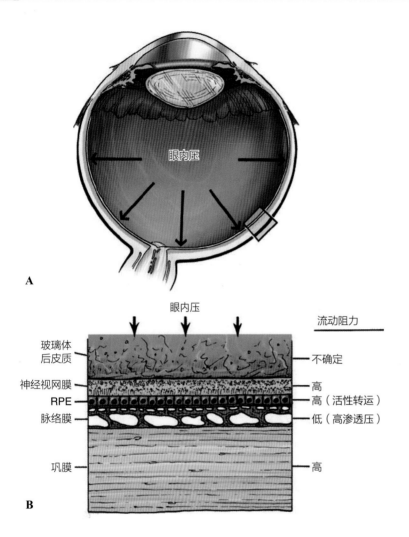

机制。视网膜或视网膜色素上皮的实际压差可能很小，因为眼压是由巩膜所控制的，因此组织压在玻璃体和脉络膜之间会在很大程度上是相等的。然而，Fatt 和 Shantinath 计算出[22]，即使视网膜上的压差很小（只有 0.52×10^{-3} mmHg），也会产生足够的力，使视网膜牢牢地固定在眼壁上。这个低值可能解释了没有人能够测量玻璃体腔和视网膜下间隙之间的压差[14, 19]。

这些物理力也可以向另一个方向作用，导致视网膜脱离。例如，如果将高渗液注入玻璃体腔，从脉络膜进入玻璃体的液体将升高视网膜（图 21-4）[24, 25]。在评估或使用玻璃体内药物时，这是一个重要的关注点，这些药物可能在渗透性上损害视网膜，而与药理作用无关。

令人费解的是，尽管大多数眼内液体是从前而不是后离开眼睛的，但大量的动物数据表明[26-30]，

RPE 能以非常高的速率［约 0.3μl/(h·mm^2) 的 RPE］将液体从视网膜下间隙泵入脉络膜，与房水分泌的速率相当。视网膜色素上皮怎么能有如此巨大的排液能力，却只有很少的液体通过后路离开正常的眼睛？答案可能在于视网膜的流动阻力（flow resistance）。在正常情况下，由于组织的流动阻力和通过组织的微小压差[22, 23]，水只能以非常缓慢的速度穿过视网膜。换言之，组织阻力是速率限制性的，大多数水必须通过前路离开。在视网膜脱离的病理条件下（无论是孔源性还是非孔原性），液体存在于视网膜下间隙中，因此可以以最大速率输送。对人体中测量的分离吸收率显示，RPE 的吸收率为 0.11μl/(h·mm^2)，在无病理改变的情况下，其吸收率可能更高[31]。这相当于每天大约 3.5ml 的液体，这解释了为什么孔源性脱离可以在 24h 内吸收，并强调了 RPE 流体传输的力量。

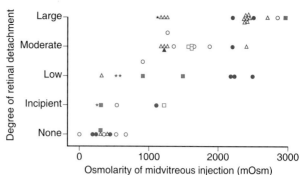

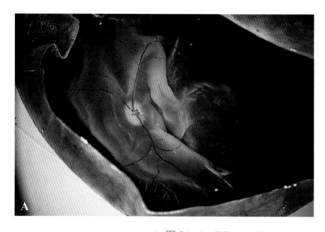

▲ 图 21-4　**Effects of injecting hyperosmolar solution into the vitreous**

(A) Monkey eye enucleated after a midvitreal hyperosmolar injection. Bullous detachment was present in the posterior pole and peripapillary region. (B) Degree of serous retinal detachment in rabbit eyes 15 minutes after injecting 0.05 mL of different solutions and osmolarities into the vitreous: incipient detachment, the vitreoretinal interface glistened but did not visibly separate; low detachment, separation occurred without bullous elevation; moderate detachment, the bullae were confined to the posterior pole; large detachment, there was extension near or beyond the equator. (Reproduced with permission from Marmor MF. Retinal detachment from hyperosmotic intravitreal injection. Invest Ophthalmol Vis Sci 1979;18:1237–44.)

液体压力作为预防视网膜脱离的一个因素的临床重要性尚不确定。当视网膜完好无损时，它无疑有助于保持视网膜的位置，但将兔子的眼压升高至38mmHg 或将其降低至 0mmHg 对视网膜下液体吸收率的影响不大[32]。此外，临床上的视网膜（与脉络膜相反）脱离在低眼压的眼睛中是不常见的，甚至视网膜上的一个小孔理论上也可以让液体到达视网膜下间隙，并绕过液体压力的黏附机制。事实上，大约 10% 的尸眼在没有脱离的情况下发现视网膜裂孔[33]，但其中许多裂孔可能由于周围色素沉着或由于玻璃体皮质的凝胶"填塞（tamponade）"作用而不发生视网膜脱离[34]。

一旦视网膜脱离，依赖于视网膜 – 视网膜色素上皮紧密接触的黏附机制将不再起作用，在有孔的情况下，流体动力学变得更加重要。Hammer[35] 计算出，进入巩膜扣带嵴上方视网膜孔的液体，根据其流动模式，会产生一个吸力，将视网膜向后拉向巩膜扣带嵴。

渗透压可以更容易地控制，并且可能被证明有治疗应用。利用兔子和灵长类动物进行的体外和体内实验均表明[9, 36, 37]，静脉注射甘露醇可在注射后1～2h 内使视网膜粘连性增加约 50%（图 21-5）。这种效应的大小与血液渗透压有密切的关系。众所周知，甘露醇能增强视网膜下间隙对液体的吸收[38]。部分黏附效应可能来自液体的吸收，将视网膜"拉（pulling）"向视网膜色素上皮。然而，大部分的黏附效应可能来自视网膜下间隙的脱水［这增强了层间感受器基质（interphotoreceptormatrix，IPM）的结合特性］，因为甘露醇效应在没有流向脉络膜毛细血管的切除组织中仍然明显。

**（五）玻璃体支持和其他物理方面的黏附
Vitreous Support and Other Physical Aspects of Adhesion**

玻璃体在通过牵引和收缩造成视网膜脱离中的作用是众所周知的。玻璃体在维持视网膜附着中的作用尚不清楚。玻璃体凝胶的物理结构，可能有助于保持视网膜的位置[34, 39]，虽然视网膜不只是在玻璃体脱离或浓缩（syneresis）时脱落。玻璃体脱离或分离后，一层薄薄的玻璃体皮质层可能保留下来，作为视网膜孔的密封或填塞物[34]，从而有助于维持液体压力的作用，使视网膜保持黏附（图 21-3）。

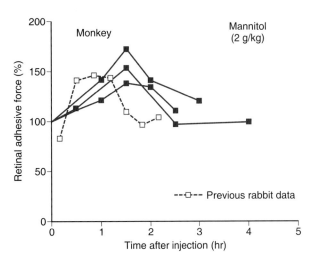

▲ 图 21-5 **Time course of change in retinal adhesive force after intravenous injection of mannitol in rabbits (broken line, 2.5g/kg) and monkeys (solid lines, 2.0 g/kg)**

Reproduced with permission from Kita M, Marmor MF. Retinal adhesive force in living rabbit, cat, and monkey eyes: normative data and enhancement by mannitol and acetazolamide. Invest Ophthalmol Vis Sci 1992;33:1879–82.

还有其他间接的证据表明玻璃体在粘连中起作用。如果玻璃体保持完整，很难产生和维持实验性的孔源性脱离[24, 40]。玻璃体切除术（机械性的或用透明质酸酶）可能会削弱填塞和凝胶的结构，但它也允许液体玻璃体到达视网膜下间隙。凝胶的状态可能有助于解释年轻人视网膜脱离发生率的巨大差异，在年轻人中，凝胶基本上完好无损；在老年人中，发生了分离和玻璃体脱离。年轻人眼睛的视网膜孔被凝胶压力阻塞，可以很好地封闭；老年人眼睛的孔更容易让液体进入视网膜下间隙，导致视网膜脱离。另一方面，玻璃体凝胶的完整性似乎对实验性非孔源性脱离的形成或持续性或剥离所测量的视网膜黏附力影响不大[11, 32]。因此，玻璃体凝胶在附着中的作用可能是防止病理性液体进入视网膜下间隙，而不是提供直接的黏附支持或力量。

视网膜的重量可能是附着和脱离的一个因素，受重力和眼球运动的影响。一旦脱离发生，重力的影响是众所周知的，因为适当的患者体位可以极大地有效地诱导视网膜沉降。然而，在正常情况下，很难将视网膜重量视为视网膜附着的主要因素[27, 32]，因为我们的直立姿势和眼球运动将决定在眼睛的不同部位对视网膜黏附同时存在正面和负面

的影响。

三、视网膜下间隙内的机械力 Mechanical Forces Inside the Subretinal Space

视网膜和视网膜色素上皮之间不存在解剖学上的桥梁[1]，但有必要询问层间的基质材料在何种程度上起到"黏合剂"的作用，感光体外节段和 RPE 微绒毛的物理交叉在何种程度上将组织固定在一起。

（一）机械嵌合 Mechanical Interdigitation

RPE 微绒毛紧密地包裹在外节段的顶端（图 21-6），这种连接足够牢固，当光感受器更新其盘膜物质时，可以每日吞噬外节段碎片[1, 41, 42]。然而，作为黏附的一个因素，镶嵌似乎具有不同的重要性。RPE 微绒毛在外节段更新周期中受到持续的细胞重塑。在视网膜脱离手术修复后，在外节段再生和微绒毛连接重建之前，很快进行再连接[43, 44]。复位后 3 天内开始出现镶嵌，但在实验性分离的兔视网膜重新定位后 5～6 周，视网膜黏附才恢复正常（图 21-7）[45]。

镶嵌作用产生黏附的机制尚不清楚。在外节段吞噬过程中，微绒毛缩进外节段，并且必须在物理上试图阻止将其抽出。就像手指很难从狭窄的管子里拔出来一样，近距离的束缚也可能提供一个摩擦阻力，可能存在静电力阻碍膜的分离[46]。所有这些影响的大小还将取决于其他因素，如中间基质的组

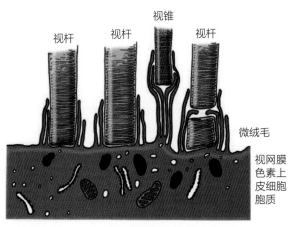

▲ 图 21-6 光感受器外节段与视网膜色素上皮微绒毛间的交叉连接

注意，在吞噬"过时"的盘膜时，微绒毛实际上缩进了外节段。视锥细胞外节段较短，微绒毛形成长的足突以达到目的

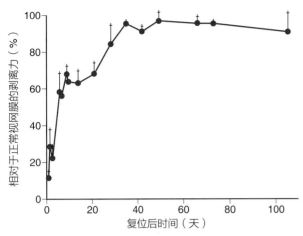

▲ 图 21-7　视网膜脱离复位后黏附强度恢复的时间历程
通过向视网膜下间隙注入平衡盐溶液，在数小时内吸收液体，并在脱离沉淀后的间隔时间内，比较视网膜色素上皮剥离和复位视网膜所需的力（图片经许可转载自 Yoon YH, Marmor MF. Rapid enhancement of retinal adhesion by laser photocoagulation. Ophthalmology 1988；95：1385-8. © 1988 和 American Academy of Ophthalmology 版权所有）

成和 RPE 微绒毛的运动和重塑能力。

（二）光感受器细胞矩阵性质 Interphotoreceptor Matrix Properties

IPM 是一种黏性物质，主要由蛋白质、糖蛋白和蛋白多糖组成[47, 48]，但含有大量的糖胺聚糖[49]。Berman[50] 多年前就提出了 IPM 可以作为黏性胶的观点，但目前的证据表明 IPM 不仅是一层胶，而且具有在黏合过程中起作用的成分结构。例如，视锥细胞被一种特殊的基质鞘所包围[51, 52]，这种基质鞘可以通过花生凝集素（peanut agglutinin，PNA）的结合进行组织化学识别（图 21-8A）。当神经视网膜从视网膜色素上皮剥离时，这些视锥基质鞘仍然附着在视网膜色素上皮细胞和光感受器细胞上[48, 51, 53]。如果灵长类或人类新鲜的视网膜从视网膜色素上皮剥下，基质材料在断裂前会明显拉伸（图 21-8B），这表明在外节段和视网膜色素上皮界面都有相当强的结合[17, 54]。IPM 的键合功能的证据相对于视锥基鞘层来说是最有力的，但是围绕视杆的结构材料可能起到类似的作用。用小麦胚芽凝集素（wheatgern agglutinin，WGA）或其他凝集素染色，可以从组织化学上识别 WGA[55, 56]，在剥除新鲜眼球的材料上可以观察到 WGA 染色材料的拉伸[17, 54, 57]。新发现

的基质成分如半乳糖凝集素和 IPM 蛋白多糖的作用尚待确定[58, 59]。

视锥或视杆基质鞘作为视网膜和视网膜色素上皮之间的结构键的能力很可能取决于将 IPM 成分结合到细胞膜上的特定受体的存在。（"细胞黏附分子"代表一组介导单个细胞之间或细胞与基质之间黏附的物质[60]。）实验表明，提取的 IPM 材料不会自动将细胞黏在一起[61]，但除非存在特定的受体来结合大分子物质，否则不太可能黏附。一些受体系统，包括纤维连接蛋白、整合素和甘露糖的位点，被认为与视网膜粘连有关，但尚存争议[48, 62-66]。有功能证据表明，木糖苷抑制硫酸软骨素蛋白多糖的合成可导致灵长类动物的自发脱离[48, 67]。视网膜脱离后视网膜色素上皮细胞外基质蛋白 Fibulin 2 表达上调[68]。

其他类型的证据支持 IPM 显著促进视网膜黏附的观点。影响黏附性的物理因素，如温度、pH 和钙浓度，已知是 IPM 大分子物理化学性质的调节因子，也可能影响大分子物种在受体部位的结合[69, 70]。当视网膜下间隙暴露于降解基质成分的酶[15, 71] 时，如软骨素酶 ABC（降解硫酸软骨素[72]）或神经氨酸酶（破坏唾液酸键[73]），视网膜粘连性也明显丧失。这些酶，无论是在玻璃体内还是在视网膜下间隙内，都会明显地减弱黏附性，这与 IPM 受损的细胞化学证据相关（图 21-9 和图 21-10）。目前尚不清楚这些酶对黏附性的影响是黏度变化的结果还是 IPM 结构元件损坏的结果。然而，在眼暴露于神经氨酸酶或软骨素酶 ABC 约 3 周后，黏附性恢复正常，并且黏附性的恢复与 IPM 中正常 PNA 结合特性的恢复密切相关[74]。

实验表明，IPM 的化学性质随光照和暗适应而改变[75]。在一定程度上，光效应可能改变 IPM 的黏度或黏结特性，光可能是视网膜黏附的调节因子。然而，关于光照和暗照下黏附的实验数据是相互矛盾的，其意义也不确定[11, 76, 77]。

（三）亚细胞成分与迁移 Subcellular Components and Mobility

视网膜色素上皮的亚细胞成分，如微管和微丝，在一定程度上会影响视网膜色素上皮微绒毛的重塑

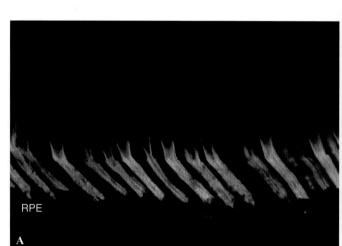
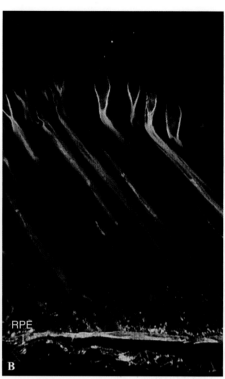

▲ 图 21-8　猴视网膜荧光显微图，显示花生凝集素染色的光感受器间基质的视锥细胞鞘。光感受器位于上方，视网膜色素上皮位于下方

A. 视网膜正常。视锥细胞鞘又短又厚。B. 视网膜部分剥离。视锥细胞鞘在光感受器细胞和 RPE 表面之间明显拉伸，显示了 IPM 与两侧的结合强度（原始放大倍数 130×）（图片经许可转载自 Hageman GS, Marmor MF, Yao XY, et al. The interphotoreceptor matrix mediates primate retinal adhesion. Arch Ophthalmol 1995；113：655–60. © 1995 American Medical Association 版权所有）

和运动，从而与视网膜黏附有关[78]。肌动蛋白丝控制两栖动物 RPE[79, 80] 的黑色素运动，并存在于哺乳动物 RPE 中[11]，但从未在哺乳动物中观察到黑色素颗粒的运动。有人尝试通过抑制 RPE 的亚细胞成分来改变黏附。细胞松弛素 B 能阻断微丝，当药物在眼球摘除后短暂地作用于离体组织时，对黏附没有影响[12]。然而，在眼球摘除术前 4～72h 将细胞松弛素注入玻璃体，可使色素黏附性降低 70%～90%，故其作为黏附性的一种衡量指标[81]。

当视网膜脱离时，视网膜色素上皮的表面形态在几分钟内就发生了实质性的变化[23]。秋水仙碱（分解微管）和细胞松弛素都能改变这些变化的演变[82]，表明微管和微丝对根尖 RPE 形态有重要影响。众所周知，肌动蛋白丝收缩和亚细胞运动需要钙[83]，钙的缺乏严重损害视网膜粘连。然而，我们不知道钙在减弱黏附性中的作用是否与这一机制有关，或者与钙对转运系统和基质结合特性的影响有关。

（四）代谢因子 Metabolic Factors

代谢活动是否有必要或为什么有助于视网膜粘连的问题是极其重要的。从生理学的角度，我们想知道 RPE 的转运、IPM 的特性和影响视网膜下间隙的被动物理力之间的相互作用。从临床的角度来看，如果粘连是完全被动的［即依赖于压力或"胶水（glue）"］，临床分离的治疗主要是机械性的，而如果粘连需要主动代谢，医师可能有非常不同的治疗选择范围。

（五）临界氧依赖 Critical Dependence on Oxygen

先前已经注意到，活兔眼的黏附性在死亡后几分钟内严重下降（图 21-1A）[5]。此外，活体兔眼缺血仅 1min 可显著减弱黏附，而循环恢复则可恢复黏附性[84, 85]。灵长类动物和人类的死后黏着丧失似乎较慢，在类似的体外条件下，灵长类动物和人类组织摘除后至少 30min 或更长时间内可测量到中等

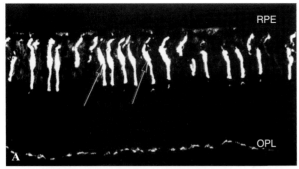

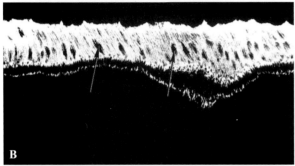

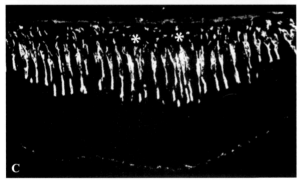

▲ 图 21-9　**Fluorescence light micrographs depicting binding of peanut agglutinin (PNA) to rabbit retinas in the region between the retinal pigment epithelium (RPE) and outer plexiform layer (OPL)**

(A) In a normal eye, PNA bound intensely and specifically to cone matrix sheaths (arrows). (B) After injection of neuraminidase, PNA binds throughout the interphotoreceptor matrix, with binding in the region of cones being diminished (note gaps indicated by arrows). (C) After intravitreal injection of testicular hyaluronidase, cone matrix sheaths were disrupted, especially at their apices (asterisks), and shallow separations between the photoreceptors and RPE were commonly observed. (Reproduced with permission from Yao XY, Hageman GS, Marmor MF. Retinal adhesiveness is weakened by enzymatic modification of the interphotoreceptor matrix in vivo. Invest Ophthalmol Vis Sci 1990; 31: 2051–8.)

的黏附力[15, 17, 85]（图 21-11A）。

　　一个可能的解释是，摘除眼球后黏附的丧失是由于受损的 RPE 快速释放溶酶体酶改变了 IPM[86]。损伤后酶的释放很快[86, 87]，而溶酶体酶的活性通常会因温度升高、低 pH 和低钙水平而增强，所有这些都会降低视网膜的黏附性。然而，通过恢复正常的环境条件，在温暖的温度、低 pH 和低钙的条件下[16]，黏附力的丧失是迅速可逆的，如果 IPM 发生不可逆的降解，这似乎是不可能的。我们也无法在 IPM 中发现任何与死后粘连丧失相关的细胞化学或形态学变化。

　　仅仅通过改善或恢复氧合就可以延缓甚至逆转死亡后的衰竭[84]。随着氧合的增强，切除的兔组织中的视网膜黏附可以维持 15～30min（而不是 1～2min），而不会出现死后衰竭（图 21-11B），在缺氧几分钟后发生的黏附衰竭可以通过充氧浴迅速逆转。在猴子身上，黏附性可能会在含氧的 Ames 溶液中持续 1h 或更长时间[85]。

　　这些结果对于视网膜与视网膜色素上皮的黏附机制非常重要，因为它们表明，尽管 IPM 可能是视网膜与视网膜色素上皮之间机械结合的主要原因，但视网膜色素上皮和光感受器细胞的持续氧化和活性代谢活动对维持黏附力至关重要。关键活性可能是视网膜下液体转运，使视网膜下间隙脱水，也可能是膜系统的代谢控制，调节局部 pH、钙浓度或其他影响 IPM 结合特性的因素。代谢衰竭也会影响 IPM 组分的合成和影响微绒毛运动的亚细胞器的功能。

（六）代谢抑制剂和其他药物 Metabolic Inhibitors and Other Agents

　　许多实验表明，一般的代谢抑制剂对视网膜粘连的过程有不良影响。例如，在实验浴中加入氰化物可降低测量的黏附力，并加速死后的黏附失败[3]。将二硝基苯酚置于视网膜下间隙的体内实验表明，视网膜的黏附性迅速降低到无法测量的水平（图 21-12）[10]。碘酸钠和半胆碱 -3 也会导致视网膜黏附性迅速下降到较低水平[88-91]，但这些影响可能涉及多种机制，因为这些药物不仅影响视网膜色素上皮的代谢功能（更慢的是影响光感受器），还影响视网膜色素上皮细胞的物理完整性和血视网膜屏障[89, 92]。

　　相比之下，特定的运输抑制剂可以非常有选择性地作用于黏附过程的不同方面。例如，哇巴因（ouabain）阻断了电生钠泵，最终会杀死光感受器

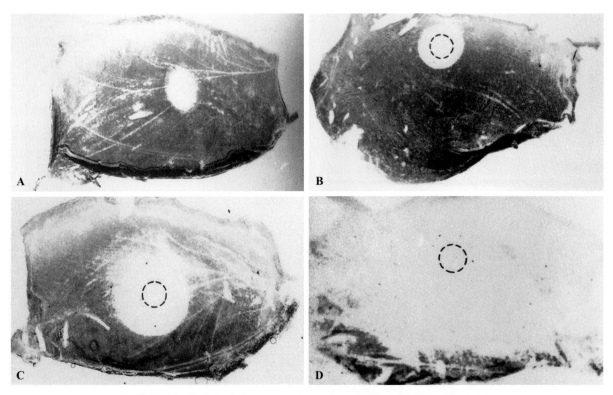

▲ 图 21-10　**Peeled whole-mount retinas after subretinal injection of enzymes**

The areas of strong adhesion show retinal pigment epithelium pigment adherent to the retina after peeling; the areas of weak adhesion are clear of pigment. (A) Three days after injection of control (Hanks) solution, adhesion is normal (strong) except at the injection site. At (B) 1 day, (C) 2 days, and (D) 3 days after testicular hyaluronidase, there was a progressive increase in the area of weakened adhesion beyond the injection site. A similar progression of adhesive loss was observed after neuraminidase. (Reproduced with permission from Yao XY, Hageman GS, Marmor MF. Retinal adhesiveness is weakened by enzymatic modification of the interphotoreceptor matrix in vivo. Invest Ophthalmol Vis Sci 1990; 31: 2051–8.)

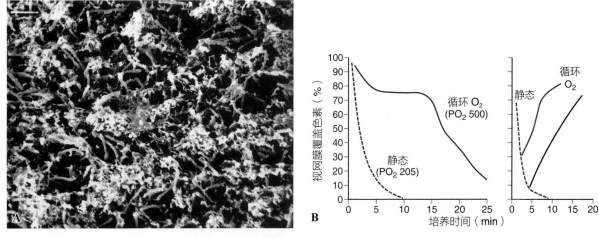

▲ 图 21-11　视网膜黏附对代谢活动的依赖性

A. 人视网膜光感受器表面的扫描电子显微照片在眼球摘除后 4min 内从视网膜色素上皮（RPE）剥离。外层视网膜段主要被 RPE 细胞的顶端碎片所覆盖，说明视网膜在活组织或新鲜组织中的黏附强度大于 RPE 细胞膜的黏附强度。眼球摘除后 1h 剥离的视网膜显示 RPE 碎片很少或没有黏附。Bar=10μm；B. 体外氧合对兔视网膜黏附性的影响。左侧，死亡后的黏附失败明显延迟了组织在含氧而不是静态浴中的孵化。右侧，将组织从静态浴切换到含氧浴可以迅速恢复黏附强度（图片 A 经许可转载自 Marmor MF, Yao XY. The metabolic dependency of retinal adhesion in rabbit and primate. Arch Ophthalmol 1995；113：232–8.；图片 B 经许可转载自 Marmor MF, Yao XY. The metabolic dependency of retinal adhesion in rabbit and primate. Arch Ophthalmol 1995；113：232–8.）

和 RPE 细胞。然而在短期内，它的作用是增强黏附性（图 21-12）[3, 10]，因为钠的进入会引起细胞肿胀，从而收紧（可能）RPE 微绒毛和外节段之间的嵌合[13]。当然，这是一种病理效应，可能与正常的粘连机制无关。乙酰唑胺抑制碳酸酐酶，引起视网膜黏附性增加，可以在兔子体外[93] 和猴体内测量[9]（图 21-13）。这种药物只有在全身给药时才有效，如果放在视网膜下间隙或实验浴中，也不会增强黏附[3, 93]。乙酰唑胺（acetazolamide）增强了液体在 RPE 中的顶部到基底的转运，其对黏附的影响很可能是液体运动的结果，因为甘露醇[36] 等其他方法增强了液体的向外运动也增加了黏附性[36, 37]。

环磷酸腺苷（cAMP）在体外实验中[12]，通过阻止视网膜下液的向外转运，而可逆地减弱视网膜黏附力（图 21-14）[94-96]。cAMP 存在于 RPE 中，但它是否能主动调节活体眼的黏附力尚不清楚。在实验性视网膜脱离的家兔中，环磷酸鸟苷（cGMP）对 RPE 液体转运（即促进向外运动）[95, 97] 具有与

cAMP 相反的作用，但对视网膜黏附性没有影响。

与正常对照组相比，呋塞米组和阿米洛利组兔体内的视网膜黏附性分别降低到 86% 和 81%（图 21-12）[10]。这两种药物都能减少上皮细胞顶端 - 基底部液体的转运[98, 99]。

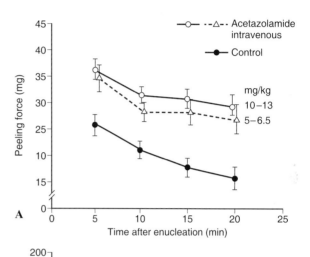

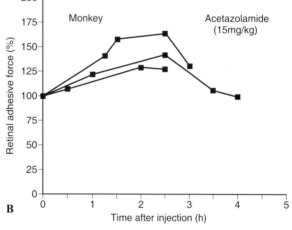

▲ 图 21-13 **Effects of acetazolamide on retinal adhesiveness**
(A) Retinal adhesion in the rabbit is increased by systemically administered acetazolamide. The graph shows the force required to peel retina from the retinal pigment epithelium at four time intervals after enucleation, with and without acetazolamide. (B) The time course of change in retinal adhesive force in three monkeys after intravenous injection of a clinical dose (15 mg/kg) of acetazolamide. A control value (100%) was derived from each eye before administration of the drug. (Panel A modified with permission from Marmor MF, Maack T. Enhancement of retinal adhesion and subretinal fluid resorption by acetazolamide. Invest Ophthalmol Vis Sci 1982;23:121–4. Panel B reproduced with permission from Kita M, Marmor MF. Retinal adhesive force in living rabbit, cat, and monkey eyes: normative data and enhancement by mannitol and acetazolamide. Invest Ophthalmol Vis Sci 1992;33:1879–82.)

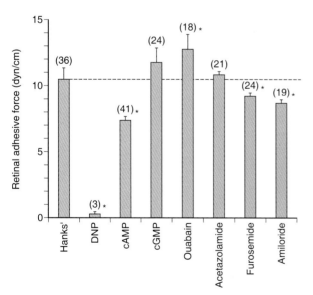

▲ 图 21-12 **The retinal adhesive force after injection of active agents into the subretinal space**
Columns show mean value; bars show standard error; the numbers of experiments are in parentheses; asterisks indicate a significant difference from control ($p \leqslant .05$). cAMP, cyclic adenosine monophosphate; cGMP, cyclic guanosine monophosphate; DNP, dinitrophenol. (Reproduced with permission from Kita M, Marmor MF. Retinal adhesive force in living rabbit, cat, and monkey eyes: normative data and enhancement by mannitol and acetazolamide. Invest Ophthalmol Vis Sci 1992;33: 1879–82.)

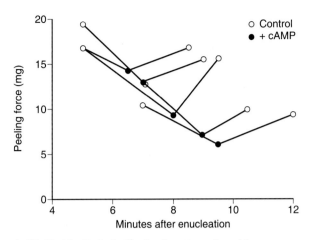

▲ 图 21-14 **Retinal adhesive force is weakened by exposure to cyclic adenosine monophosphate (cAMP)**

The graph shows the force required to peel rabbit retina from the retinal pigment epithelium (RPE) at various times after enucleation. For each strip of eyecup, three measurements of peeling force were made: one in control solution, one after cAMP was added to the bath, and one after the tissue was returned to control solution. The addition of cAMP always weakened adhesion, but the effect was reversible on removing it from the bath. (Modified with permission from Yoon YH, Marmor MF. Effects on retinal adhesion of temperature, cyclic AMP, cytochalasin B, and enzymes. Invest Ophthalmol Vis Sci 1988;29:910–14.)

（七）视网膜下液体转运及视网膜下蛋白与黏附的关系 Relationship of Adhesion to Subretinal Fluid Transport and Subretinal Protein

RPE 主动地将水从视网膜下间隙输送到脉络膜[23, 94, 100]，并对视网膜下液体输送的控制进行了实验[3, 27, 28, 32, 93, 95, 97, 101]。结果表明，许多影响黏附的因素也对视网膜下液体的输送产生了相似的影响。这种同时发生在某种程度上可能是偶然的，因为两种生理过程都涉及 RPE。因此，非特异性刺激或抑制 RPE 的条件将对黏附和液体吸收产生类似的影响。然而，在使视网膜下间隙脱水的条件下，还可能存在更直接的联系，使视网膜紧密贴靠、基质黏稠，基质分子在离子或受体结合位点紧密相互作用。相反，阻碍视网膜下液体运输并使视网膜下间隙变得水化的条件似乎直观地削弱了黏附性。因此，视网膜粘连的部分代谢需求几乎可以肯定是一个直接的结果，即正常情况下，视网膜下液体的转运主要是通过视网膜色素上皮的主动代谢转运来进行的。用甘露醇提高全身渗透压也会增加黏附性[9, 36, 37]，甘露醇被动地增强视网膜下液体的吸收[38]。

在某些情况下，视网膜下液体转运的有效性显然是维持黏附的关键因素。例如，在 RPE 屏障出现缺陷且脉络膜压力相对升高的情况下（如通过静脉阻塞、低眼压、系统性高血压或其他原因），随着压力梯度的增加，液体有进入视网膜下间隙并导致非孔源性（浆液性）脱离的危险。被动黏着系统对于减少液体的侧向扩散很重要，但是决定是否形成脱离，以及脱离的扩大的关键因素是视网膜周围的视网膜色素上皮在液体进入视网膜下间隙时迅速清除液体的能力。浆液性脱离的概念稍后讨论[2]。

由于浆液性和孔源性视网膜脱离的视网膜下液都含有高浓度的蛋白质，因此可能会有人问，来自这种蛋白质的渗透压力是否通过吸入液体而促进脱离的形成或持续。然而，在将白蛋白（血清）或更大分子引入兔视网膜下间隙的实验中（图 21-15），液体在数小时内被吸收，而不管蛋白质或其他更大分子是否留在视网膜下间隙[102-104]。

此外，视网膜对离子和水具有足够的渗透性，视网膜下间隙的渗透压与玻璃体的渗透压持续平衡，以中和梯度（图 21-15B）[104, 105]。事实上，白蛋白也可以在视网膜上缓慢扩散。当血清注入视网膜下间隙时，视网膜下液体每小时大约损失 5% 的蛋白质浓度进入玻璃体（图 21-15 A 和 C）。因此，视网膜下液的高蛋白含量不是自我维持的，也不是视网膜脱离的原因，相反，它是 RPE 或玻璃体持续蛋白内流的结果。视网膜色素上皮的错误转运也可能导致视网膜内液体的滞留，即黄斑水肿[106]。

四、黏附的药理学修饰 Pharmacologic Modification of Adhesion

改变视网膜黏附力的药理学药物在临床上有多种用途。增强黏附的药物有助于降低高危眼视网膜脱离的风险；在等待手术修复时，可能会减少存在的脱离的扩大；也可以改善或加快手术修复后的分离愈合过程。在一定程度上，它们能促进视网膜下液体的吸收，加速非孔源性、孔源性脱离的恢复，并将再脱离的风险降到最低。如果药物能部分补偿老年人患眼（比年轻人更易发生脱离）或易发生脱离的特定疾病中的代谢因素，那么在这些被选择的人群中，脱离的风险可能会降低。减少黏附的药物

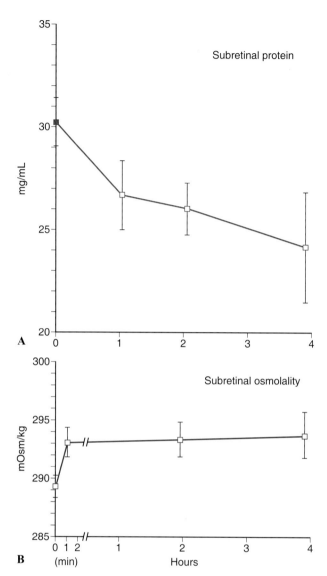

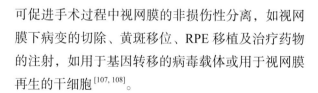

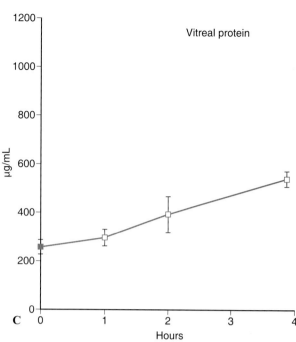

▲ 图 21-15　**Changes in protein concentration and osmolality after injecting highly proteinaceous fluid into the subretinal space of rabbit eyes**

(A) Protein concentration of subretinal fluid. There is a steady decrease despite simultaneous water absorption. (B) Osmolality of the subretinal fluid. The osmolality of the injected fluid was initially low, but it equilibrated to vitreous levels (293 mosmol/kg) within 2 minutes and then remained steady despite the changing subretinal protein concentration. (C) Protein concentration of vitreous. There was a steady increase as protein diffused from the subretinal space. (Modified with permission from Takeuchi A, Kricorian G, Marmor MF. Albumin movement out of the subretinal space after experimental retinal detachment. Invest Ophthalmol Vis B Sci 1995;36:1298–305.)

可促进手术过程中视网膜的非损伤性分离，如视网膜下病变的切除、黄斑移位、RPE 移植及治疗药物的注射，如用于基因转移的病毒载体或用于视网膜再生的干细胞 [107, 108]。

（一）甘露醇 Mannitol

　　甘露醇是一种公认的治疗青光眼和脑水肿的药物。在临床使用的全身剂量中，它会导致视网膜黏附性增加 50%，这在体外切除的组织和灵长类动物和兔子的活体眼睛中都可以测量到（图 21-5）[9, 36, 37]。甘露醇效应的大小和持续时间（2～3h）与血液渗透压的增加直接相关。然而，这种效应并不仅仅是液体运动"拉（pulling）"视网膜对抗 RPE 的结果，

因为它在体外是可以测量的（在没有视网膜血流的情况下）。更可能的是，这取决于 IPM 的脱水，从而加强了结合特性。

　　术前或术后静脉注射甘露醇有助于视网膜附着的短期稳定（部分脱离），或术后增强液体吸收，增加视网膜与视网膜色素上皮的初始结合强度。这种药物甚至可以在手术中使用，以帮助减少玻璃体切除术中的视网膜分离。然而，这些益处是有限的，因为这种药物不能长期反复服用。这似乎降低了它在浆液性非孔源性脱离治疗中的价值，尽管它可能有助于在渗漏源不再活跃的情况下清除积聚的液体。

　　当高渗溶液注入玻璃体腔时 [25]，梯度方向相

反，可诱发视网膜脱离（图 21-4）。这对于某些药物来说是一种风险，但理论上可以用于产生或促进视网膜分离，同时需要手术提升黄斑。限制条件是，如果渗透负荷过大，加速分离所需时间和相关细胞损伤。

（二）乙酰唑胺 Acetazolamide

在我们使用的临床剂量中，乙酰唑胺的作用略弱于甘露醇，导致灵长类和兔子视网膜黏附性增加 30%～45%（图 21-13）[9, 17]。乙酰唑胺的作用在一次注射后持续 3～4h，但乙酰唑胺可以长期安全地使用（尽管目前尚不清楚对黏附的作用是否会持续）。乙酰唑胺可增加视网膜下液体的转运[93]，因此理论上有助于术后或浆液性脱离时吸收液体。然而，从坊间的报道来看，研究人员尚未发现乙酰唑胺在治疗中心性浆液性视网膜病变方面有显著的疗效。问题可能是乙酰唑胺对视网膜下液体转运的影响不是很强，只有当视网膜色素上皮基本健康并能接受代谢刺激时才会发生[109]。在中心性浆液性视网膜病变等疾病中，RPE 的转运可能作为疾病的一部分受到损害，乙酰唑胺可能不存在正常的 RPE 底物。

尽管乙酰唑胺和相关碳酸酐酶抑制剂在临床上对分离障碍没有帮助，但它们在许多疾病中对中心凹囊液的清除非常有用。它们在白内障后囊样水肿和糖尿病黄斑水肿中并没有很好的应用，在这些水肿中，液体不断从血管来源进入，但在视网膜色素变性、X 连锁青少年视网膜劈裂、增强的 S 视锥综合征等疾病中，当液体相对静止时，它们可以显著地清除视网膜内的囊肿，有时黄斑部视网膜前膜形成[106, 109-113]。其有效性可能取决于合理保存视网膜中心凹下的 RPE 代谢功能，从而增强药物的转运。其用于视网膜水肿的一个限制是全身性不良反应，这可能部分与它对全身细胞内碳酸酐酶的作用有关。苯甲酰胺等只影响与 RPE 转运相关的膜结合酶的药物，其不良反应可能较小[114]。最近的研究表明，局部碳酸酐酶滴眼液中可能会有足够的药物进入，以产生临床效果，尽管起病可能需要数月而不是数天[115, 116]。口服和局部碳酸酐酶抑制剂的作用似乎是快速抑制（囊性水肿的反弹），囊肿可能

在使用大约 1 年后复发。然而，通常在治疗数月后复发[117, 118]。

（三）低温和哇巴因 Cold Temperature and Ouabain

低温和哇巴因都能增加视网膜的黏附性[3, 7]，但它们的作用取决于病理变化（细胞肿胀），而不是黏附机制的真正增强[13]。因此，低温和哇巴因都不能用于任何长期的临床应用，但它们在特殊情况下可能是有价值的，例如在玻璃体切除术中冷却冲洗液，可以降低手术操作过程中视网膜分离的风险。

（四）离子变化 Ionic Changes

去除局部钙和镁离子，或降低 pH，会导致视网膜黏附力急剧下降。因此，用无钙溶液或低 pH 溶液对视网膜进行短暂的冲洗，可能有助于与黄斑下手术相关的非创伤性手术分离的产生。另外，也可以在视网膜下间隙注入少量这种溶液，以减弱粘连，使手术脱离的扩大更容易。据报道[75, 107]，这种方法已有初步研究，但 RPE 或视网膜毒性是一种风险，安全给药的指南仍需建立。

五、玻璃体视网膜手术的意义 Implications for Vitreoretinal Surgery

了解视网膜黏附的机制，无论是阳性还是阴性，都与玻璃体视网膜手术有关。在修复过程中，或当视网膜脱离是一种并发症时，创造条件使黏附性最大化可能是有用的。相反，当脱离是通过手术造成的，例如在黄斑移位时，可能有助于创造削弱黏附性的条件，使手术尽可能无创。

已有文献证明，有两种药物能显著增强视网膜黏附性，即甘露醇和乙酰唑胺。从理论上讲，cGMP 可能是有用的，对相关药物的研究可能会揭示一些对临床有益的药物。未来的其他选择包括改变局部 pH 或钙浓度，增强 IPM 内黏附分子的结合特性，或刺激微绒毛生长和外节段的包裹。即使在暂时的临床情况下，如玻璃体手术中，低温通过细胞水肿加强黏附的"病理"效应也可能被证明是有用的。

相反，降低黏附性的条件，如玻璃体腔高渗、代谢抑制、低钙和低 pH，可能在视网膜下手术中被证明是有用的，因为在视网膜下手术中，视网膜

分离需要瞬间产生，细胞损伤很小。低钙、低镁溶液已被证明能削弱兔的黏附力，促进实验性脱离[75, 107, 119]。代谢抑制剂，如二硝基苯酚，在理论上也应该是有效的，只要它们的作用可以是暂时的，并且无毒。另一种可能降低黏附性的药物是 cAMP。其中一些方法可能在未来几年内进入临床实践。

（一）孔源性视网膜脱离后的恢复 Recovery After Rhegmatogenous Retinal Detachment

感觉性视网膜和视网膜色素上皮再氧化后，视网膜再附着力恢复。在没有视网膜固定术的情况下和接受这种治疗后都可以观察到这种情况，这种治疗可以增强黏附。

（二）非视网膜固定术的黏附恢复 Recovery of Adhesiveness Without Retinopexy

视网膜脱离后的恢复取决于多种因素，包括脱离的长度（可能影响细胞的存活）和重新建立黏附机制的有效性。我们在兔子体内测量了在数小时到数天内自发稳定的小实验性脱离后的视网膜剥离力[45]。结果表明，恢复正常的黏附强度需要 4～6 周（图 21-7）。请记住，这些实验涉及向视网膜下间隙注射少量平衡盐溶液。在临床脱离中，液体是浆液性的，视网膜分离时间较长，很可能对视网膜色素上皮或外节段造成更多创伤，从而延长恢复期。考虑到完全恢复涉及解剖镶嵌的恢复、RPE 合成能力、IPM 结构和结合及视网膜下液体转运，哪些黏附因子是恢复过程的速率限制因素尚待证明。这些数据表明，视网膜脱离后的临床康复在没有视网膜固定的情况不是可能的[120-122]，尽管它是缓慢的，但只有当机械（玻璃体）牵引力完全缓解时才是可取的。

（三）视网膜固定术的作用 Effects of Retinopexy

外层视网膜科医师经常使用视网膜固定术（即用激光光凝、透热或冷冻疗法对视网膜和 RPE 进行瘢痕化）作为一种在视网膜和色素上皮之间形成超强黏附力的方法，这种黏附力将加强附着并防止视网膜下液的侧向运动。体外剥离力和体内黏附力的实验表明[45, 122]，激光光凝产生的黏附力在 24h 内接近正常黏附强度，可能是由于局部效应如纤维蛋白形成（图 21-16）。黏附强度继续逐渐增加，在光凝后 2～3 周达到正常值的 2 倍左右[45, 123, 124]。在体内测量的透热效应具有类似的时间过程。然而，冷冻疗法在第 1 周会减弱黏附力，之后黏附力上升到与其他形式的视网膜固定术相同的水平。冷冻治疗后的最初减弱可能与局部炎症或水肿有关。因此，从长远来看，所有形式的视网膜固定术似乎都是有效的，可能是通过诱导瘢痕的形成。然而，如果需要快速结合，激光光凝或透热疗法是可取的。

（四）玻璃体对视网膜下间隙的影响 Effects of Vitreous in the Subretinal Space

导致许多孔源性脱离的因素之一是玻璃体浓缩和液化，它允许液体通过视网膜裂孔渗透并扩张或维持视网膜抬高。虽然有证据表明透明质酸在高浓度下对 RPE 可能有毒性[125]，但临床数据表明，只要视网膜脱离在几天或几周内得到修复，视网膜功能恢复正常，液体玻璃体是可以耐受的。视网膜下间隙中存在的液化玻璃体对 RPE 的传输速率没有直接影响[126]。正常玻璃体的蛋白质含量仅为血清的 1% 左右，但当玻璃体进入视网膜下间隙时，视网

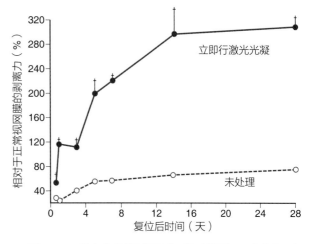

▲ 图 21-16　激光光凝新生视网膜可迅速增强视网膜黏附强度
每只眼做两次实验性视网膜脱离（图 19-7），视网膜下液体自然吸收后，用激光光凝覆盖一次脱离的基底。在有或无光凝的情况下，将视网膜从复位区剥离所需的力与干预正常区所需的力进行比较。光凝区的黏附力在数小时内超过正常值，并在大约 2 周后达到明显的最大值（尽管在这些力的水平下，视网膜经常撕裂而不是分离，"真实"的黏附力可能更大）（图片经许可转载自 Yoon YH, Marmor MF. Rapid enhancement of retinal adhesion by laser photocoagulation. Ophthalmology 1988; 95: 1385–8. © 1988, American Academy of Ophthalmology 版权所有）

膜下蛋白质含量上升缓慢[126]。这是因为水被泵出的速度快于蛋白质被去除的速度，而液体玻璃体的持续进入带来了更多的蛋白质。这一机制可能与慢性孔源性视网膜脱离中高蛋白含量有关。在视网膜脱离的情况下，RPE 受损，血清和蛋白质也可以从脉络膜渗漏入其中。

六、浆液性脱离的病理生理学 Pathophysiology of Serous Detachment

要发生视网膜脱离，必须有导致视网膜分离的力，也必须有允许视网膜下液持续存在的条件。浆液性脱离的临床情况（详见第 2 章，视网膜和色素上皮浆液性脱离的发病机制）提供了一个恰当的例子。在中心性浆液性脉络膜视网膜病变（central serous chorioretinopathy，CSC）中，荧光素血管造影显示 RPE 有明显的"渗漏（leaks）"，即液体从脉络膜进入视网膜下间隙的缺陷。然而，实验工作清楚地表明，覆盖在完整 RPE 上的视网膜下液体通过活跃的代谢转运被非常积极地清除，并且 RPE 屏障的损伤通常使液体的吸收更快而不是更慢（图 21-17）。例如，机械性微量吸管损伤或激光灼伤，或全身注射碘酸钠，造成 RPE 损伤，可加速视网膜下液体的吸收[127, 128]。这是因为眼内压和脉络膜的渗透性吸收都向外移动液体，当移除 RPE 血流屏障时，它们的有效性增加。即使是浆液性液体被吸收的速度也至少和完整的 RPE 一样快[103, 105]。此外，要引起脱离，进入的液体必须克服渗漏边缘的视网膜黏附力。因此，单纯的 RPE 局灶性缺损并不"导致"浆液性脱离[129]。

那么浆液性脱离是如何形成的呢[2, 130, 131]？问题不在于这些渗漏是否是液体的来源，它们一定是液体的来源，而是为什么液体在缓慢进入时会聚集起来，人们期望通过主动运输（穿过正常 RPE）或被动机制（穿过受损 RPE）迅速清除视网膜下液体。经过反思，人们认为允许液体积聚的一个条件是，当 RPE 屏障功能在渗漏周围保持完整，而液体主动输送功能受到损害（图 21-18）。在这种情况下，液体不能被动或主动离开。本文作者推测，许多浆液性脱离的形成是因为在 RPE 的转运过程中存在广泛的功能损害（要么直接来自 RPE 疾病，要么来自脉络膜下和脉络膜毛细血管疾病）。例如，结扎旋涡静脉可减缓兔视网膜下液体的吸收[132]，而 CSC 中脉络膜增厚可能意味着静水压升高[108]。当液体吸收受到损害时，从局部渗漏进入的液体可能会在视网膜下间隙内持续和积聚（图 21-19）。人们可能会问，当富含蛋白质的液体漏入视网膜下间隙时，浆液性脱离的持续存在是否可以简单地由渗压力来解释。然而，如前所述，视网膜下间隙中的蛋白质并不能阻止液体的吸收：它被玻璃体中的水和离子的扩散所渗透中和，除非不断有新的蛋白质液体涌入，否则它不会持续存在。

浆液性液体积聚的必要条件有三个[131, 132]：① RPE 屏障缺陷，允许进入视网膜下间隙；②液体压力源，使液体进入；③液体向外运输受损（或大面积渗漏），因此液体在视网膜下间隙扩散并持续存在。视网膜黏附或视网膜张力减弱可能是另一个促进因素。除非这三个基本条件都存在，否则就不会发生分离，这些力的平衡已经用数学方法建

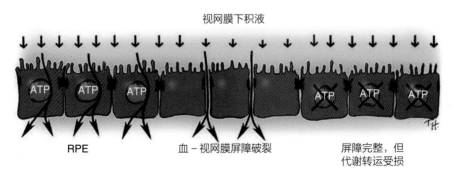

视网膜下积液

RPE　　　血-视网膜屏障破裂　　　屏障完整，但代谢转运受损

▲ 图 21-17　控制液体通过 RPE 运动的条件

左侧，当正常 RPE 细胞之间的紧密连接完好无损时，流体通过主动运输穿过。中间，如果紧密连接被破坏，流体可以在静水压和渗透压的影响下被动交叉。右侧，如果紧密的连接是完整的，并且 RPE 的代谢转运能力受到损害，那么液体就无法通过。ATP. 三磷酸腺苷

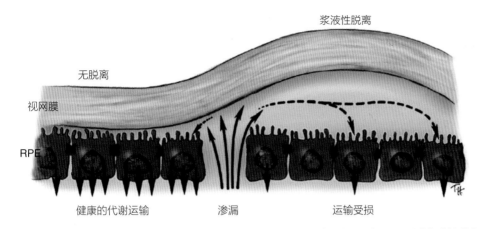

▲ 图 21-18　RPE 的转运能力可确定是否在通过 RPE 缺陷的液体渗漏的情况下形成浆液性脱离

左侧，当活动系统以正常效率工作时，液体进入视网膜下间隙时可以快速泵出，很少或根本不会发生脱离。右侧，当 RPE 的转运受到损害时，就会形成浆液性脱离，直到 RPE 有足够大的面积暴露在视网膜下液体中，允许向外转运，以平衡液体的向内渗漏

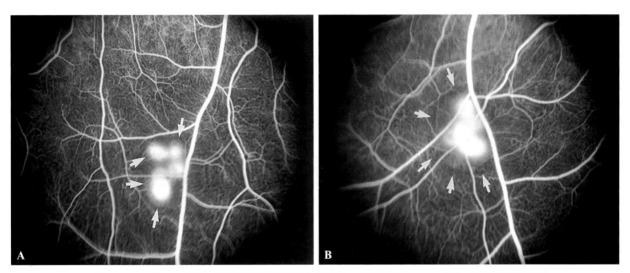

▲ 图 21-19　同一只猫不同眼底区域的荧光素血管造影，显示弥漫性 RPE 损伤对浆液积聚的影响

A. 控制区域。在动物静脉注射玫瑰红后，应用弱激光烧伤对脉络膜毛细血管进行光敏化。荧光素从烧伤处漏出，但扩散很小；B. RPE 损坏区域。在给予染料玫瑰红和激光灼伤之前，用强烈的白光对该区域进行预处理，使 RPE 扩散性损伤。染料的渗漏远远超出了燃烧点，并缓慢地填充了上覆的剥离层（未发表的数据经许可转载自 Marmor MF, Yao XY.Conditions necessary for the formation of serous detachment：experimental evidence from the cat. Arch Ophthalmol 1994；112：830–8.）

模[133]。例如，在改变眼压（仅条件 1 和条件 2）的同时，通过局部损伤 RPE 来诱导兔浆液性脱离的尝试基本上是不成功的[120]。然而，对 RPE 和脉络膜下的弥漫性损伤（通过玫瑰红染料的光敏作用[134]或 N- 乙基马来酰亚胺[135]的毒性作用）导致大泡的形成（图 21-20），因为受损的毛细血管不仅作为流体的来源，而且还危及 RPE 转运和屏障功能。在临床实践中，脉络膜血管损伤可能是最常见的浆液性脱离的主要原因，其至可能是 CSC 局灶性 RPE 缺损的基础[108, 130]。

如果 CSC 更像是一种弥漫性运输功能障碍的疾病，而不是血管造影上所见的病灶"渗漏"的结果[2]，为什么激光光凝渗漏有助于清除液体？因为激光密封了渗漏，使得现有的流体可以慢慢吸收。然而，只要潜在的运输功能障碍持续存在，复发将是常见的，这确实是该病的临床过程。为了进一步支持弥漫性功能障碍（diffuse dysfunction）的概念，浆液性视网膜病变常与全身性疾病有关，包括

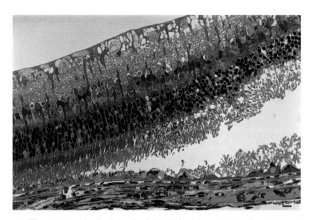

▲ 图 21-20　兔实验性浆液性脱离边缘的组织学，由注射光敏染料玫瑰红后的眼底光照引起。这种治疗会导致血管损伤，动物被冷却以防止脉络膜血栓形成

在视网膜脱离的基底部有弥漫性荧光素渗漏，分离区（右）显示视网膜色素上皮损伤超过未闭（但可能是损伤的）脉络膜毛细血管（图片经许可转载自 Yao XY, Marmor MF. Induction of serous retinal detachment in rabbit eyes by pigment epithelial and choriocapillary injury. Arch Ophthalmol 1992; 110: 541–6. © 1982 American Medical Association.）

血管疾病、炎症疾病、血液蛋白异常、皮质类固醇使用和情绪应激（长期服用肾上腺素可在实验动物中产生浆液性脱离[136]）。浆液性积液多为双侧多灶性。不幸的是，用能增强 RPE 转运的碳酸酐酶抑制剂治疗在大多数浆液性剥离中没有显示出很大的价值，可能是因为 RPE 转运系统已经被疾病损害。然而，如前所述，这些药物在清除囊性视网膜内液体方面非常有效，特别是在视网膜营养不良，包括视网膜色素变性、X 连锁视网膜劈裂和增强 S 视锥综合征。

七、结论和一般含义 Conclusions and General Implications

从本章回顾的证据中得出的一个重要结论是视网膜"想要（want）"黏附。各种各样的系统，包括被动静水压力、外节段和视网膜色素上皮微绒毛的镶嵌、视网膜下液体的主动转运及 IPM 的复杂结构和结合特性，都能使视网膜与眼壁保持适当的位置。因此，视网膜不会仅仅因为 RPE 有孔、撕裂、渗漏而脱离，而必须有正的牵引力将其拉下或正力将液体推入视网膜下间隙（通常与 RPE 或脉络膜毛细血管的潜在病理条件有关，这些病理条件阻碍了清除视网膜下液体的正常运输过程）。视网膜脱离不仅仅是一种物理分离的疾病，它是破坏性影响和日常建设性工作中维持稳定的力量集合之间的重要斗争的结果。

这种多因素性质的视网膜黏附是重要的临床及生理现象。为了达到最佳的功能，黏附系统需要适当的解剖关系、健康的代谢活动和视网膜下间隙适当的局部环境（pH、温度、Ca^{2+} 浓度）。这意味着，不同部位、不同作用方式的疾病可能会削弱黏附，同时，粘连的互补机制无疑为彼此提供了安全保障。因此，一个黏附系统的损伤或疾病并不一定会使眼睛完全脱离。因素的多样性也使我们能够考虑各种治疗方案，否则这些方案可能是不可用的。例如，视网膜上有孔可以避免使用液体压力来帮助视网膜复位，但为从药理学上为鼓励液体运输或制造瘢痕以恢复局部黏附方面留下了开放的选择。随着对不同黏附机制的进一步了解，应提供更具体的医疗和外科方法来预防和治疗分离。

代谢活动在维持视网膜黏附中的重要性再怎么强调也不为过。如果视网膜附着只是一个被动的过程，那么脱离将完全取决于被动力和物理修复手段。在一定程度上，RPE 的代谢健康似乎是黏附的关键，我们可以更好地了解在某些疾病状态或眼部黏附失败，并最终实现更有效的治疗手段。例如，老年人的眼睛比年轻人更容易脱离，部分原因可能是 RPE 逐渐代谢衰竭。视网膜周边的有效血管供应比后极少，这也是大多数脱离开始的地方。本文的讨论并不是为了减少玻璃体分离和玻璃体牵引在形成脱离中的作用。然而，通过改善周围视网膜和 RPE 的代谢状态，可以降低视网膜脱离的发生率，提高手术修复的成功率。切除玻璃体条索和封孔只处理了疾病的一个方面，只有当我们也能治疗视网膜下间隙内的病理情况时，我们才能治疗整个疾病。

Bruch 膜的结构、功能与病理
Structure, Function, and Pathology of Bruch's Membrane

Christine A. Curcio　Mark Johnson　著

一、概述、历史、胚胎学 Introduction, History, Embryology

Bruch 膜是一个薄的（2～4μm）无细胞的五层细胞外基质，位于视网膜和脉络膜之间[1, 2]。它向前延伸到锯齿缘，仅被视神经打断。类似于 Bruch 膜的组织可见于锯齿缘前部，向前延伸至睫状体的色素上皮。Bruch 膜位于代谢活跃的视网膜色素上皮和毛细血管床（脉络膜毛细血管）之间，因此起着 RPE 的基底层和血管壁的两大作用。它与年龄相关性黄斑变性及其他脉络膜视网膜疾病有关，具有重要的临床意义。

（一）早期历史 Early History

Carl Ludwig Wilhelm Bruch（1819—1884 年）（图 22-1）首先分离出我们现在称之为 Bruch 膜的"玻璃体层（laminavitrea）"，并在他 1844 年的博士论文中对其进行了描述[3, 4]，他还首次描述了在许

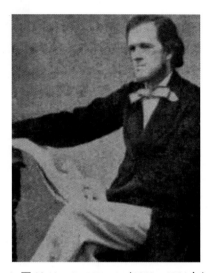

▲ 图 22-1　Carl Bruch（1819—1884 年）

图片由海德堡大学档案馆许可，http://www.ub.uni-heidelberg.de/helios/digi/anatomie/bruch.html.

多哺乳动物身上发现的脉络膜（tapetum）。光镜下可见 Bruch 膜透明，内部结构不明显。后来，A.E.Smirnow[5] 的研究将这种膜分为外层弹性层（outerelasticlayer）（第一次由 Sattler 在 1877 年描述）和内层角质层（innercuticularlayer），由非常细的弹性纤维密集丛隔开[6, 7]。

（二）Bruch 膜的发生 Development of Bruch's Membrane

Bruch 膜的二分性来源于其组织的胚胎学。当视杯内陷并折叠时，其内层形成神经视网膜，外层形成 RPE。RPE 与间充质接触。在这个位置，Bruch 膜形成于妊娠 6—7 周。因此，它的内层由外胚层组织和外层中胚层组成。在两层的交界处，弹性层最后形成，11—12 周后组织学上可见[8-10]。

充满细胞外空间的胶原及后来出现的弹性蛋白，似乎是由侵入的成纤维细胞和邻近脉络膜毛细血管内皮细胞的丝状突起构成的。两个基底层由其相关的细胞层产生[11]。除了特定于基底层的 IV 型胶原亚基外，RPE 还表达结构型 III 型胶原和血管静止型 XVIII 型胶原的基因，表达方式与光感受器细胞成熟有关[12]。

到第 13 周，Bruch 膜表面的内皮细胞出现明显的开窗现象（fenestrations）[10]，这表明在这个阶段，穿过这个组织的转运可能是功能性的。脉络膜内皮

细胞起源于眼旁间质。脉络膜血管系统的发育和作为其一部分的 Bruch 膜的发育，依赖于分化的 RPE 及其诱导信号的产生，包括碱性成纤维细胞生长因子（bFGF）和血管内皮生长因子（VEGF）[13]。

二、青壮年人眼 Bruch 膜的结构 Structure of Bruch's Membrane in the Young Adult Eye

常用的是 Hogan 五层膜命名法[14, 15]。Gass 提出了一个三层体系，不包括作为 Bruch 本体一部分的细胞基底层[16]。这些层如图 22-2 所示，其成分如表 22-1 所示。在特定层的重要组成部分是结构胶原、弹性蛋白和带有负电荷的糖胺聚糖侧链的蛋白多糖。

（一）RPE 基底层（RPE-BL）RPE Basal Lamina (RPE-BL)

这层约 0.15μm 厚的纤维层是由细纤维组成的网状结构，类似于体内其他的基底层[17, 18]。RPE-BL 类似于脉络膜毛细血管内皮细胞（ChC-BL），含有硫酸乙酰肝素蛋白多糖，具有多种硫酸化基序[19-21]。与 ChC-BL 不同，RPE-BL 不含 VI 胶原。RPE-BL 含有 IV α3-5 胶原[22]，与另一个具有特殊过滤和转运功能的器官肾小球一样。RPE 通过与整合素的相互作用合成优先黏附 Bruch 膜的特异性层粘连蛋白[23]。

（二）内胶原层 Inner Collagenous Layer (ICL)

内胶原层（inner collagenous layer，ICL）厚约 1.4μm，含有直径 70nm 的胶原纤维 I、III 和 V，呈多层交错排列，平行于 Bruch 膜平面[1]。胶原网格与相互作用的分子有关，特别是硫酸软骨素和硫酸皮肤素蛋白多糖[19, 21, 24]。

（三）弹性层 Elastic Layer (EL)

弹性层（elastic layer，EL）由层叠的线性弹性蛋白纤维构成，纵横交错，形成一层 0.8μm 厚、纤维间间隙约 1μm 的纤维板，从视神经边缘延伸至睫状体平坦部[1]。除弹性蛋白纤维外，EL 还含有胶原 VI、纤维连接蛋白等蛋白质，来自两个胶原层的胶原纤维可以穿过 EL。一些弹性蛋白纤维穿

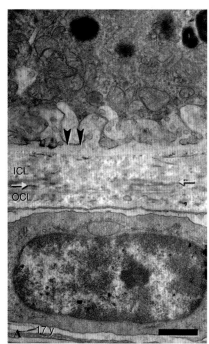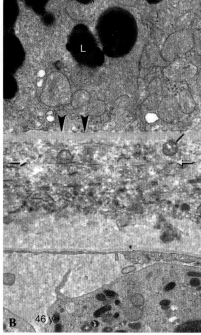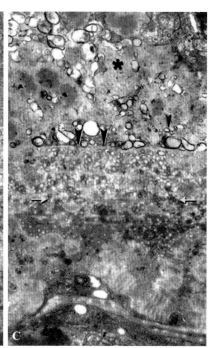

▲ 图 22-2 黄斑部 Bruch 膜在整个生命周期中的变化

视网膜色素上皮（RPE）位于所有图示的顶部。显示 RPE 基底层（箭头）和弹性层（EL，黄箭，黄斑不连续）。A. 17 岁：无电子致密无定形碎片和脂蛋白。比例尺：1μm。B. 46 岁：存在电子致密的非晶碎片和脂蛋白。一个被膜包裹的体（绿箭头）含有脂蛋白。L，脂褐素；C. 65 岁：富含电子致密的无定形碎片和脂蛋白。膜碎片，也被称为脂蛋白衍生碎片（红箭头）在 BLamD 有电子致密的外观（*）。在 OCL 中，带状物是Ⅵ型胶原，常见于 BLamD

过脉络膜毛细血管之间的组织间隙，连接成束的脉络膜弹性组织[25]。EL 具有生物力学特性、血管顺应性和抗血管生成屏障功能。它在黄斑部是不连续的，也许可以解释为什么脉络膜新生血管在黄斑部更为突出[26]。赖氨酰氧化酶[1] 是弹性蛋白聚合所需的一种酶，在缺乏赖氨酰氧化酶[1] 的小鼠体内，激光诱导的大量新生血管形成支持了这一概念[27]。

（四）外胶原层 Outer Collagenous Layer (OCL)

外胶原层含有许多与 ICL 相同的分子成分，还与脉络膜毛细血管平行的胶原纤维形成明显的束。与 ICL 不同，这一层在称为毛细血管间柱的单个脉络膜毛细血管腔之间具有周期性向外延伸，由于缺乏边界，无法确定厚度。柱间 OCL 厚度为1～5μm[28]。

（五）脉络膜毛细血管基底层 Choriocapillaris Basal Lamina (ChC-BL)

由于脉络膜毛细血管间柱的中断，这层 0.07μm

厚的膜相对于 Bruch 膜是不连续的。它与由脉络膜毛细血管腔定义的复杂的空间网络是连续的，这是因为基底层包裹着内皮细胞的整个周长。邻近脉络膜毛细血管内皮细胞的一个显著结构特征是对大分子具有渗透性的开窗现象（图 22-3）[29]。这种基底膜可能抑制内皮细胞向 Bruch 膜的迁移，与视网膜毛细血管相关的基底膜也是如此[30]。

三、衰老眼睛的 Bruch 膜 Bruch's Membrane in an Aged Eye

衰老是 AMD 进展的最大危险因素[31]，Bruch 膜经历了与年龄相关的显著变化。识别疾病进展的因素是当务之急。这项任务受到了来自组织厚度的困难及 RPE、Bruch 膜和脉络膜毛细血管紧密结合的功能的挑战。目前的观点认为 RPE 与 Bruch 膜老化是一致的，正常 Bruch 膜随着年龄增长潜移默化转化为 AMD 病理[1, 17, 18, 32]。本节涵盖老化，下一节与功能相关。

表 22-1 Bruch 膜的结构和分子组成

层（常用缩写）	成分；年龄变化	参考文献
基底层样沉积物（BLamD）	+ 纤维连接蛋白、层粘连蛋白、Ⅳ α4-5、Ⅵ、内皮抑素、EFEMP1	[220, 223, 277–280]
RPE- 基底膜（RPE-BL）	Ⅳ α1-5、Ⅴ、层粘连蛋白 1、5、10 和 11, nidogen-1, 硫酸乙酰肝素，硫酸软骨素	[19, 22, 23, 78, 281, 282]
脂壁 / 基底层线状沉积物（BLinD）	+ 脂蛋白	[52, 53, 283]
内胶原层（ICL）	Ⅰ、Ⅲ、Ⅴ、纤维结合蛋白、硫酸软骨素、硫酸皮肤素、脂蛋白↑、载脂蛋白、血红素、凝集素、维生素 C	[44, 47, 52, 53, 78, 189, 197, 281, 284–287]
弹性层（EL）	**弹性蛋白↑，磷酸钙↑**	[78–81, 281, 288]
外胶原层（OCL）	Ⅰ、Ⅲ、Ⅴ、fibulin-5、纤维连接蛋白、硫酸软骨素、硫酸皮肤素、**脂蛋白↑**、载脂蛋白 E、clusterin	[19, 53, 189, 281, 285, 289]
ChC- 基底层	Ⅳ α1, 2、Ⅴ、Ⅵ、层粘连蛋白，硫酸乙酰肝素，硫酸软骨素，内皮抑素	[22, 279, 281, 292, 290]
Bruch，贯穿或层未指定	**Ⅰ↑**，胶原蛋白溶解度↓，perlecan，**MMP-2↑**，**MMP-9↑**，TIMP-2；**TIMP-3↑**，**戊糖苷↑**，CML↑，GA-AGE↑，RGR-d，apoB，氧化 apoB-100、7-KCh、MDA、LHP、**HHE↑**，**DHP-lys↑**，FHL-1、**C3d↑**，**C5b-9↑**，**戊曲新 -3↑**，血栓反应素 -1，锌	[74, 78, 85, 174, 183, 198, 290–302]

表显示了绝对条件下局部的成分。大多数测定是在黄斑处进行的。研究表明，生物化学的组织化学 / 免疫组化验证和光学显微镜技术鉴定的结构的超微结构验证更为重要。如果免疫电子显微镜或高倍共聚焦显微镜图像可用，则将定位指定到特定层。罗马数字表示胶原蛋白。每一层的成分都是有序的：结构成分、脂蛋白、细胞外基质及其调节、修饰脂质和蛋白质、补体 / 免疫、细胞反应 / 活性、金属。随着年龄的增长，已知的变化是加粗的箭指示变化的方向。随年龄增加的新添加项用加号（+）显示。纯文本表示没有更改或未测试。7-KCh. 7- 酮 – 胆固醇[301]；CML. 羧甲基赖氨酸[298]；DHP-lys. 二氢吡啶赖氨酸[78]；GA-AGE. 乙醇醛衍生 AGE[293]；HHE. 4- 羟基己烯醛[78]；MDA. 丙二醛[78, 290]

（一）脂质积聚: Bruch 膜脂蛋白 Lipid Accumulation: Bruch's Membrane Lipoproteins

早期的电子显微镜显示，老化的 Bruch 膜充满了碎片，包括无定形的电子致密物质、膜碎片、囊泡和钙化[33, 34]。ICL 和 OCL 中的碎片沉积始于黄斑部生命的第二个十年，在赤道地区延迟[35]。Verhoeff 推测老化的 Bruch 膜钙化可能与动脉粥样硬化中的脂质沉积一样[36]。后来的研究者将老年 Bruch 膜描述为嗜苏丹性（即组织化学检测到的脂质）[37, 38]。组织化学、超微结构、生物化学、基因表达、细胞生物学和流行病学的证据表明，随着年龄的增长，Bruch 膜中积累的富含脂质的物质是富含胆固醇的脂蛋白颗粒，其中含有由 RPE 组装和分泌的含有载脂蛋白 B 和 E[39]。这一过程贯穿一生，但首次被衰老所揭示，它对 AMD 特异性病变的形成、RPE 生理学、外层视网膜营养物质和废物的运输及维持光感受器健康具有重要意义。本文综述了胆固醇的理化性质、生理作用和分布与 AMD 病理的关系[40]。

老年人浆液性 RPE 脱离的临床观察证实了 Bird 和 Marshall 的假设，即 Bruch 膜上的亲脂屏障阻止了正常的、向外引导的 RPE 液体流出（而不是新生血管的渗漏）[41]。这一假说激发了 Pauliekhoff 的一项开创性的组织化学研究[42]，证明了油红 O 结合物质（EC，酯化胆固醇; TG，三酰甘油; FA，脂肪酸）与其他染色剂不同，仅局限于 Bruch 膜。这种脂类在 < 30 岁时不存在，在 31—60 岁时存在，在 ≥ 61 岁时最丰富[43, 44]。生化研究证实了沉积的强烈年龄相关性[45, 46]。

油红 O 结合物为 EC，其与未酯化胆固醇（UC）在 Bruch 膜中明显聚集，黄斑内聚集量比周

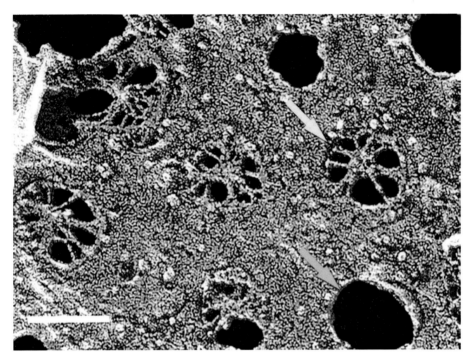

▲ 图 22-3　脉络膜毛细血管内皮细胞表面显示类似自行车轮辐状的窗孔（黄箭）和组织制备引起的假性开口（蓝箭）；快速冷冻 / 深度蚀刻，**64** 岁老人的眼睛，黄斑。比例尺：**100nm**

图片由 Johnson M，Huang J-D，Presley JB，et al. Comparison of morphology of human macular and peripheral Bruch's membrane in older eyes. Curr Eye Res 2007；32：791-9 许可复制

围高 7 倍[44, 47]。关键技术是利用荧光标记 filipin 结合甾醇的 3-β- 羟基以显示未酯化（游离）胆固醇（UC）或 EC，这取决于组织预处理和热段偏光显微镜[44, 47, 48]，它显示很少的双折射晶体表示中性脂质 TG。在脂类中，EC 仅局限于 Bruch 膜，主要关注脂蛋白，脂蛋白是细胞释放 EC 的唯一途径。人类 RPE 表达 apoB 基因和蛋白及微粒体三酰甘油转移蛋白，这是 apoB 脂肪化和分泌所必需的[49]。这表明 RPE 是一种组成型脂蛋白分泌因子。事实上，人和大鼠来源的 RPE 细胞株分泌全长 apoB[50, 51]。

脂质保存超微结构和分析生化支持这一概念。超微结构研究表明，在老年人眼睛的 Bruch 膜中，有许多小的（＜100nm）、圆形、电子透光的囊泡，暗示水性内饰[39]。这些所谓的囊泡实际上是固体的、含脂质的颗粒（图 22-4B），当通过脂质保存方法制备时，包括在锇 - 对苯二胺（OTAP）中的后固定[47]，以及引人注目的快速冷冻 / 深度蚀刻（QFDE），这是一种用蚀刻去除冷冻水的冷冻断裂方法[52-54]。颗粒大小从 60～100nm 不等，偶尔出现聚结（图 22-4）。具有类似脂蛋白的漂浮特性的直径相当的颗粒及表明中性脂质核心的球形颗粒，可从正常人 Bruch 膜中分离出来（图 22-5）[50, 55]。这些组分包括载脂蛋白 B、A-I 和 E. Bruch 膜胆固醇富含 EC（EC/ 总胆固醇 =0.56）[47, 50, 55, 56]，并且与直径相似的肝脏极低密度脂蛋白（VLDL）不同，甘油三酯含量很少（EC/TG=4～11）。早期关于富含甘油三酯的 Bruch 膜的报道没有被复制[46]。因此，Bruch 膜载脂蛋白 B 是不寻常的，因为它们像极低密度脂蛋白一样大，却如动脉粥样硬化的低密度脂蛋白一样富含 EC（图 22-5）。

用快速冻深度蚀刻法（quick freeze deep etch）获得的 Bruch 膜脂沉积的自然历史表明，脂蛋白颗粒在成年早期首先聚集在弹性层的纤维中[57, 58]。然后，这种积累向 RPE 延伸，在生命的第七个十年填满 ICL，这与 RPE 的起源一致[54, 57]。在许多老年人的眼睛，一个新的脂质壁（liquid wall）层[52] 形成于 RPE 基底层和 OCL 之间，这被认为是基底线状沉积（basal linear deposits）的前兆，AMD 的一种特殊病变（见下文）。随着固体脂蛋白颗粒占据近100% 的亚 RPE 空间，脂质壁取代了锚定 RPE 基底

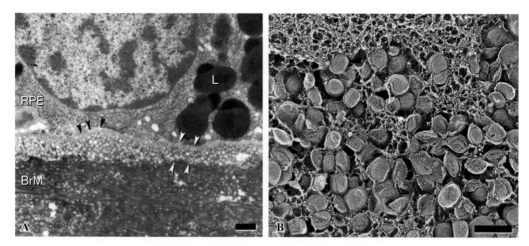

▲ 图 22-4　脂壁，Bruch 膜内表面的一层脂蛋白

A. 脂蛋白（直径均匀的球形囊泡）在 RPE 基底层（黑箭头）和 Bruch 膜 ICL（白色箭头）之间积聚 3～4 的深度。锇固定后的薄层透射电子显微照片。RPE. 视网膜色素上皮；BrM. Bruch 膜；L. 脂褐素。切片平面垂直，比例尺：1μm。B. 速冻深刻蚀显示脂壁内有紧密堆积的 Bruch 膜脂蛋白，脂蛋白具有典型的核和表面形态[53]。断裂面是倾斜的（比例尺：200nm）

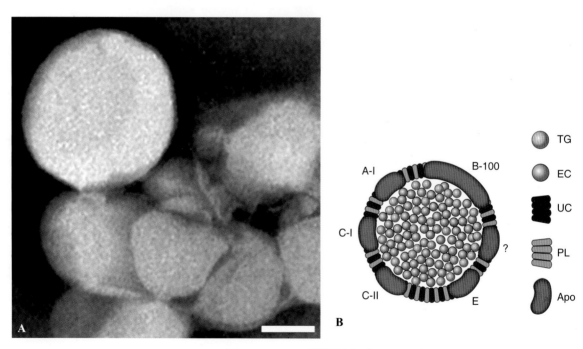

▲ 图 22-5　Bruch 膜脂蛋白组成

A. 从 Bruch 膜分离出的脂蛋白颗粒大而球形，呈阴性。比例尺：50nm；B. 直接测定推断的 Bruch 膜脂蛋白组成[190, 285]、druse 组成和 RPE 基因表达[174, 191]。TG. 三酰甘油；EC. 酯化胆固醇；UC. 未酯化胆固醇；PL. 磷脂；Apo. 载脂蛋白。问号表示并非所有载脂蛋白都是已知的

层的 ICL 胶原纤维（图 22-4）。

　　Bruch 膜脂的脂肪酸组成暗示饮食是 RPE 脂蛋白分泌的驱动力。通过对 Bruch 膜脂蛋白和脂质提取物的脂肪酸谱分析[59]，验证了老化 Bruch 膜碎片来源于 RPE 吞噬的外节段膜的假说[50, 56]。外节段含有典型的高浓度二十二碳六烯酸盐[60]。相比之下，

Bruch 膜中的所有脂类均以亚油酸为主，亚油酸是血浆中最丰富的脂肪酸，而二十二碳六烯酸含量很少（＜ 2%）。因此，Bruch 膜脂沉积被认为是一个循环系统，通过该系统，血浆脂蛋白输送饮食必需品（维生素 A、维生素 E、叶黄素、UC）被 RPE 吸收，去除运往光感受器的货物，多余的脂肪酸和

UC 被重新包装为脂蛋白，用于基底外侧分泌和脉络膜清除[61]。

如果所建议的饮食至上的观点是正确的，那么培养基中的细胞应该能够在没有外节段补充的情况下产生沉淀。Johnson 等的一项里程碑式研究[62]，证实了这些预测，表明高分化和极化的人胎儿 RPE，仅通过培养基补充，分泌类似天然 Bruch 膜脂蛋白的 apoE 免疫反应颗粒。虽然 Bruch 膜脂蛋白中胆固醇的来源至今尚未确定，但内源性合成、血浆脂蛋白摄取和吞噬外节段是明显的选择（见下文）。

将 Bruch 膜脂沉积与正常人结缔组织中细胞外油红色 O- 结合脂随年龄增加的系统过程进行对比，具有一定的参考价值。在动脉内膜、肌腱、巩膜和角膜中，纤维周围脂质为动脉粥样硬化、黄瘤和脂质性角膜病变提供了背景[44, 63-66]。这些部位的细胞外 EC 的来源是 LDL 从血浆转运，并通过与蛋白多糖结合而被捕获[67, 68]。载脂蛋白降解后，剩余的脂质成分融合[67]。老化 Bruch 膜脂沉积是一个由光感受器生理学决定的独特过程，而不仅仅是这个系统过程的眼部表现，这一证据是令人信服的（见下文，AMD 病变）[40]。流行病学也有间接证据。如果 EC 沉积在 Bruch 膜和 AMD 相关病变中是系统性纤维周围脂质和动脉粥样硬化的表现，那么疾病状态与血浆脂蛋白水平（如心血管疾病）之间可能存在很强的正相关[69]。尽管进行了许多研究，但这种联系还没有出现[70]。然而，血管壁富含胆固醇的脂蛋白的共性是寻求 AMD 发病机制和治疗，以及心血管疾病指导的基本原理。

（二）其他老化变化 Other Aging Changes

Bruch 膜在整个成年期（20—100 岁）变厚，黄斑下变厚 2～3 倍，年龄越大个体间变化越大[28, 71, 72]。赤道部 Bruch 膜变化不大，而锯齿缘 Bruch 膜在此期间增加了 2 倍[28]。在黄斑部，OCL 比 ICL 增厚更明显[73]。对 121 只人类供体眼进行的一项大型超微结构研究表明，在所有年龄段，黄斑 EL 都比周围 EL 薄 3～6 倍[26]。

细胞外基质分子及其调节剂的不平衡调节被认为是导致 Bruch 膜增厚的原因。糖复合物、糖胺聚糖、胶原和弹性蛋白的组织化学反应性增强，可见于黄斑部相对于赤道和锯齿缘附近[28]。胶原蛋白溶解度随年龄增长而下降[74]。金属蛋白酶 MMP-2 和 MMP-3 随着年龄的增长而增加，金属蛋白酶的有效抑制剂 TIMP-3 也是如此。30 岁时，TIMP-3 在肺、肾和 Bruch 膜血管附近达到成熟水平，标志着器官发育的结束[75]。TIMP-3 的减少或缺失是促血管生成的，因为这种蛋白不仅在 Bruch 膜基质成分的正常转换过程中调节金属蛋白酶，而且还与 VEGF 结合[76, 77]。

EL 随着年龄的增长而增厚，但相对于 Bruch 膜的整体增厚而减少[26]。因此，根据 Raman 光谱检测，与其他 Bruch 成分相关的弹性蛋白随着年龄的增长而减少[78]。对于Ⅲ型和Ⅳ型胶原也有类似的观点[79]。早期发现的一个显著的年龄变化是钙化和随后的脆性[36]。这一过程包括在单个弹性蛋白纤维上沉积精细的电子致密颗粒物，确认为磷酸钙[80, 81]。

通过非酶美拉德和自由基反应在体内对胶原等长寿命蛋白进行修饰以产生晚期糖基化终产物（Advanced glycation endproducts, AGE）和脂质衍生的反应性羰基物种如丙二醛（MDA）及 4- 羟基己烯醛（HHE）的形成，统称为与年龄相关的脂质过氧化终产物（age-related lipoperoxidation endproducts, ALE）。AGE 和 ALE 的累积是糖尿病和动脉粥样硬化的特征，也发生在老化的 Bruch 膜上（表 22-1）。最后，在老年眼睛中突出的其他组分包括补体成分 C3d、C5B-9 和 PrTRAXI-3，这是急性相应答 C 反应蛋白的同源物。因此，在分子水平上，老化的 Bruch 膜除了含有脂蛋白外，还包含许多生物活性的证据，包括重塑、氧化损伤和炎症。

Clark、Bishop、Day 及其同事新的研究证据表明，Bruch 膜蛋白多糖硫酸化的变化对 AMD 有潜在的致病意义[21, 82-86]。Bruch 膜具有许多硫酸乙酰肝素（HS）蛋白多糖结构和基序，由特异性全长和酶切截短形式的抗体确定[21]。编码补体因子 H（CFH）的液相调节因子基因的序列变异与 AMD 的风险高度相关[87]。作为先天免疫的关键，CFH 通过识别蛋白质多糖（如 HS 和硫酸皮肤素）的 GAG 链等多阴离子结构，可以区分自身和非自身进行清除，从而抑制宿主细胞表面的补体激活。分子量 155kDa 的 CFH 含有 20 个补体控制蛋白（CCP）结构域，并含有 CCP7 和 CCP20 中的 GAG 主要结合区。CCP7 中的 Y402H 多态性改变了 CFH 与硫酸化 GAG 的结合。这种多态性也会影响因子 H 样蛋白 –1（FHL-1），FHL-1 是一种由 CFH 基因的剪接变体产生的含有 CCP7 模块的 43kDa 蛋白。在人类 Bruch 膜组织切片中，发现 CFH 的 402H 多态性变体需要 2-O 和（或）6-O 硫酸化才能与 HS 和硫酸皮肤素结合。相比之下，非疾病相关的 402Y 型结合蛋白多糖的范围更广，这表明它总体上结合更紧密，因此作为抑制剂可能更有效。重要的是[86]，在老年人的 Bruch 膜中，HS 总体和黄斑部降低了 50%。这种变化，归因于 HS 核心蛋白的产生减少或周转增加，是疾病相关序列变异体促进补体激活、脂蛋白与细胞外基质结合和 Bruch 膜 AMD 进展的一种方式[88]。

四、Bruch 膜的功能 Function of Bruch's Membrane

作为脉络膜的血管壁，Bruch 膜的主要功能与其他血管壁一样是结构性的。其结构与血管内膜相似，有内皮下的细胞外基质和与内弹力层相对应的弹性层。Bruch 膜的近腔面不同于其他血管壁，因为它毗邻一个基底层，即 RPE 的基底层。实质上，Bruch 膜是由两个并置的上皮膜组成的，这与其胚胎起源相一致，管腔表面面对一个有孔的血管内皮细胞和基底层，使 Bruch 膜在结构上类似于肾小球，为视网膜疾病和肾脏疾病的共同性提供了基础[89-91]。众所周知，液体和大分子在肾小球中的转运是非常重要的[92]。运输是 Bruch 膜的第二个重要功能。

（一）Bruch 膜的结构作用 Structural Role of Bruch's Membrane

Bruch 膜包围了超过一半的眼睛，随着眼压（IOP）的升高，它与角膜巩膜一起伸展。当眼压降低时，它能承受这种拉伸并恢复到原来的形状。这种组织也可以伸展以适应脉络膜血容量的变化。最后，脉络膜（和 Bruch 膜）可以作为一个弹簧，在调节过程中拉动晶状体[93, 94]。因此，Bruch 膜需要弹性。

Marshall 和 Hussain 的研究小组估计，Bruch 膜脉络膜的弹性模量为 7～19MPa[95]。这些数值与巩膜相似（虽然巩膜厚得多，因此可以承受更多的负荷），这与 Bruch 膜有助于承载的观点一致。成年早期以后，人 Bruch 膜脉络膜复合体的弹性模量以每年约 1% 的速率增加（$P < 0.001$）。AMD 眼 Bruch 膜硬度与年龄匹配正常人无明显差异[96]。

（二）Bruch 膜的转运作用 Transport Role of Bruch's Membrane

脉络膜服务于外层视网膜的代谢需要，部分由开窗内皮促进（图 22-3）。用于 RPE 和光感受器的氧、电解质、营养素和细胞因子从脉络膜毛细血管通过 Bruch 膜，废物返通过相反的方向进行清除。维生素、信号分子和其他光感受器功能所需的因子通过穿过 Bruch 膜的脂蛋白颗粒被携带到 RPE 中，RPE 产生的脂蛋白也被反方向清除。RPE 从视网膜下间隙泵入水以对抗光感受器细胞间基质糖胺聚糖（GAG）的肿胀，这种液体流过 Bruch 膜到达循环。因此，如本文所述，许多转运过程涉及 Bruch 膜。

1. Bruch 膜的导水性 Hydraulic Conductivity of Bruch's Membrane

GAG 主要集中在光感受器细胞间质[97, 98] 和角膜基质中[99]。在这两个位置，这些高电荷的大分子保持了视觉所必需的几何保真度（角膜透明度的周期性胶原间隔，视觉取样的有序光感受器细胞间隔）[98, 100, 101]。GAG 会产生显著的肿胀压力（角膜中高达 50mmHg）[102, 103]。如果没有维持组织切除的机制，GAG 会吸收液体，膨胀，破坏组织几何结构，干扰视觉功能。角膜内皮通过持续泵出液体防止肿胀。视网膜的这一功能是通过视网膜色素上皮来完成的，其功能衰竭可导致视网膜脱离。

然后，RPE 泵送的液体必须从 RPE 的基底表面流过 Bruch 膜，并通过脉络膜毛细血管的内皮衬里被血管吸收。流体压力和有效渗透压（oncotic pressure，血浆蛋白产生的渗透压）的梯度提供了足以克服这些组织集体流动阻力的驱动力。这种平衡体现在 Starling 定律中，该定律描述了流经毛细血管壁的流体流量（q：单位面积流量，流出血管时为正值）与驱动该流量的力之间的关系：

$$Q=L_p * (\Delta P - \sigma \Delta \prod) \qquad \text{公式 22-1}$$

L_p 是一种水力传导率，它表征了流体流过容器壁的难易程度。如果血管的表面积是 A，那么 $1/(L_pA)$ 是血管壁的流动阻力。ΔP 是血管内液体压力（Pcc）和 RPE 基底表面压力（P_{RPE}）之间的差值。$\Delta \prod$ 是指血管内有效渗透压（$\prod_{cc}$）与 RPE 基底表面有效渗透压（$\prod$）之间的差值。σ 是反映血管壁排斥产生 $\Delta \prod$ 的血浆蛋白种类程度的反射系数。σ 的范围从自由渗透物种的 0 到被膜完全排斥时物种的 1。

我们可以用 q 和 L_p 的测量值来估计 $\Delta P - \sigma \prod$ 的大小。人类 RPE 的液体泵送速率被测量为 $q=11\mu l/(h \cdot cm^2)$，与其他动物相似（表 22-2）。健康青年人[104] 黄斑部 Bruch 膜 / 脉络膜的导水率范围为 $(20 \sim 100) \times 10^{-10} m/(s \cdot Pa)$。然后，使用 $q=11\mu l/(h \cdot cm^2)$ 和 $L_p=50 \times 10^{-10} m/(s \cdot Pa)$，我们可以计算出驱动该液流通过 Bruch 膜所需的（$\Delta P - \sigma \prod$）大小约为 0.05mmHg。

表 22-2　视网膜色素上皮液体泵输送速率

种　类	通过 RPE 的流体输送速率［$\mu l/(h \cdot cm)$］	参考文献
青蛙	4.8～7.6	[303, 304]
兔子	12 ± 4	[305, 306]
犬科动物	6.4	[307]
灵长目 [a]	14 ± 3	[308, 309]
人类	11	[310]

视网膜色素上皮（RPE）泵送率通过视网膜下液的再吸收或培养基中的直接测量来测量

a. Cantrell 和 Pederson 测量到的输运速率远高于本文报道的[308]，但使用荧光素作为示踪剂，由于其高扩散系数，可能无法跟踪流体流动

通过假设脉络膜上腔的液体与脉络膜内的血液处于平衡状态，可以粗略估计 σ。通过对猴脉络膜毛细血管内外血浆蛋白浓度（分别为 82.1mg/ml 和 23.7mg/ml）和 Landis-Pappenheimer 渗透压方程的测量[107, 108]，可以估计该物种整个脉络膜的渗透压差为 33mmHg - 6mmHg=27mmHg。Emi 测量脉络膜上液的压力比眼压低 4.7mmHg[107]，而脉络膜毛细血管的压力比眼压高 8mmHg[109]，该壁的压差为

12.7mmHg。然后假设平衡条件，使用公式 22-1 估计 $\sigma= 0.5$。

使用 $\prod_{CC} =33mmHg$，$P_{CC} =IOP+8mmHg$，$\prod_{RPE}= 0mmHg$（由 RPE 泵送的液体不含蛋白质），我们采用 $P_{RPE} = IOP$（假设 RPE 产生的压力不超过穿过 Bruch 膜所需压力），我们发现 $\Delta P - \sigma \prod$ 约为 8.5mmHg，将液体拉入脉络膜。因此，在正常的年轻人中，脉络膜内的有效渗透压足以吸附 RPE 泵出的所有液体。我们还可以使用公式 22-1 计算出，仍然吸附 RPE 泵送的流体而不会在 RPE 基底表面产生升高压力的 L_p 的最低值为 $L_p > 0.3 \times 10^{-10} m/(s \cdot Pa)$。

利用激光消融 Bruch 膜 / 脉络膜外植体的实验，Starita 等得出结论[100]，ICL 是 Bruch 膜流动阻力的主要原因。用形态计量学方法进一步定位流动阻力的尝试因体视学问题[111] 和传统处理用于电子显微镜的结缔组织超微结构保真度的损失而变得复杂[52]。未能认识到前一个困难可能导致对组织孔隙率的非生理性低估计，从而导致导水率[1]。

2. 年龄相关的导水性的变化与疾病 Age-Related Changes in Hydraulic Conductivity and Disease

Fisher 首次检测了人 Bruch 膜 L_p[112]，发现随着年龄的增长，L_p 显著下降。然而，其 Bruch 膜和其他组织的 L_p 值远低于后来研究者发现的值[106, 113, 114]。Marshall 和 Hussain 仔细回顾了这些测量方法，使用去除 RPE 的 Bruch 膜 / 脉络膜，这是一种更简单的制备方法[110]。他们用激光烧蚀的方法证明，这些制剂的流动阻力完全是由 Bruch 膜引起的。他们还发现，流速随驱动压力线性增加，这表明 Bruch 膜的 L_p 对高达 25mmHg 的压力相对不敏感。

他们报道[1, 104, 105, 11, 116]，黄斑部 Bruch 膜的 L_p 在整个生命周期中呈显著的指数级下降（图 22-6），从幼儿的 $130 \times 10^{-10} m/(s \cdot Pa)$ 下降到老年的 $0.52 \times 10^{-10} m/(s \cdot Pa)$。随着年龄的增长，黄斑部 Bruch 膜 L_p 下降的速度比周围快，这与黄斑部的加速过程一致。请注意，正常眼 Bruch 膜 L_p 的最低测量值与 L_p 的计算最小值 [$0.4 \times 10^{-10} m/(s \cdot Pa)$，见上文] 相似，该最小值允许 RPE 泵送的液体完全吸收，而无须 RPE 基底表面升高压力。Marshall 和 Hussain 就这一过程得出了类似的结论[115]。

AMD 眼黄斑部分离标本由于瘢痕形成等改

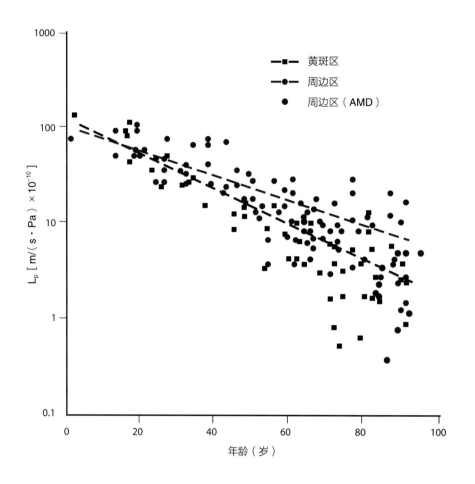

变，Bruch 膜脂蛋白测定困难[115]。然而，Marshall 和 Hussain 的研究表明，与年龄匹配的正常眼相比，AMD 眼的 Bruch 膜 L_p 在周边区域降低（图 22-6）[115]。假设黄斑部 Bruch 膜由于该区域的脂质积聚而发生类似的过程，那么在患病的眼睛中，RPE 必须在其基底表面产生更高的压力，将液体注入脉络膜毛细血管，从而产生进一步的病理后果[41]。超过一个未知的阈值水平，较高的压力将导致 RPE-EL 与 ICL 分离，导致 RPE 脱离和液体积聚，如 12%～20% 的 AMD 患者所见[115]。

　　是什么导致 Bruch 膜脂蛋白显著降低？怀疑与年龄有关的脂质积聚是很自然的。事实上，McCarty 等表明[117]，被困在细胞外基质中的脂质颗粒可以产生非常显著的流动阻力，比仅仅根据其大小和数量所预期的要大。然而，Marshall 和 Hussain 观察到，L_p 的大部分显著变化发生在 40 岁之前（图 22-7A），而 Bruch 膜脂含量的增加主要发生在 40 岁之后。他们由此得出结论，与年龄相关的其他变化必须对 L_p 的变化负责[1, 104]。

　　研究年龄对流动电阻率（resistivity）的影响，可以得出不同的结论。电阻率从年轻人的约 R=108Pa/(m·s) 增加到老年人的约 R=1010Pa/(m·s)。因此，当水力传导系数 L_p 在出生年龄和 40 岁之间从大约 100×10^{-10} m/(s·Pa) 降至 25×10^{-10} m/(s·Pa) 时，其总可能下降量的 75%，电阻率 R 从 1×10^8 Pa/(m·s) 增至 4×10^8 Pa/(m·s)，仅为最终增加量的 4%。简单地说，在年轻时，随着年龄的增长，导水率下降得更快，因为它的值从一开始就很高。图 22-7B 描绘了 Bruch 膜的电阻率和组织化学检测 EC 与年龄的关系[118]。趋势与数据拟合之间的一致性惊人。这有力地证明了随着年龄的增长，Bruch 膜的脂质含量增加和疏水性的增强是导致传输随年龄增长而减弱的原因[41]。Marshall 和 Hussain 也发现 Bruch 膜的流动阻力与膜脂含量有很强的相关性[1, 104, 116]。激光消融对 ICL 局部流动阻力的研究进一步证实了这一结论，因为随着年龄的增长，脂质在 ICL 中积聚显著[53, 110]。此外，需要更多的激光脉冲来消除最老眼睛的血流阻力，这与脂质壁的存在是一致的，需要

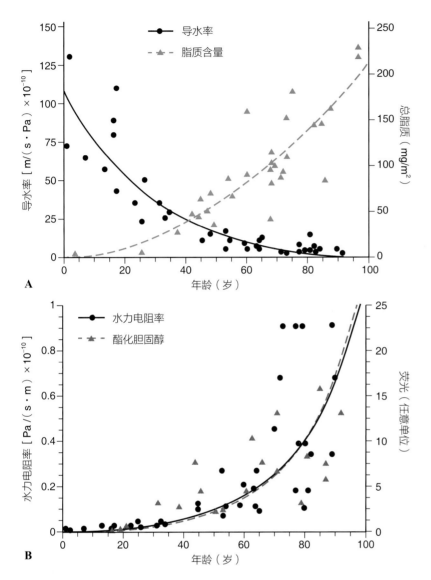

◀ **图 22-7** **A.** 人黄斑部 Bruch 膜 / 脉络膜制剂的导水率随年龄的变化，与人黄斑部 Bruch 膜中的脂质积累相比较，与数据呈指数拟合的直线；**B.** 人黄斑部 Bruch 膜 / 脉络膜制剂的水力电阻率随年龄的变化[1]，与人黄斑部 Bruch 膜中的酯化胆固醇积累相比[47]；直线与数据呈指数拟合（拟合几乎重叠）

图片 A 经许可转载自 Marshall J, Hussain AA, Starita C, et al. Aging and Bruch's membrane. In: Marmor MF, Wolfensberger TJ, editors. The retinal pigment epithelium: function and disease. New York: Oxford University Press; 1998. p. 669–92.

事先去除。

因此，随着年龄的增长，Bruch 膜的 L_p 降低和电阻率增加似乎与年龄相关的脂类（主要是 EC）的积累密切相关。脂质在黄斑部 Bruch 膜的积聚比在周围更快[47, 119]。因此，黄斑 Lp 随着年龄的增长而下降的速度比周边的要快。

3. 其他物种中的 L_p　L_p in Other Species

狗 Bruch 膜的 L_p 被测量为 3.7×10^{-10}m/(s·Pa)，与在老年人身上发现的值相似[120, 121]。Hillenkamp 等报道[122]，在牛眼中，L_p=0.345×10^{-10}m/(s·Pa) 的值非常低，低于在任何人眼发现值。Cankova 等[123] 检查了小牛的眼，发现了一个更高的 L_p 值 $[14.2 \times 10^{-10}$m/(s·Pa)]，在他们检查的牛眼中，尽管没有 Hillenkamp 等测量的那么低，但 L_p 值依旧

低了 3 倍 $[4.9 \times 10^{-10}$m/(s·Pa)]。Cankova 等得出结论[123]，与人类一样，L_p 随着年龄的增长而减少。

4. Bruch 膜对溶质转运的渗透性 Permeability of Bruch's Membrane to Solute Transport

随着液体的大量流动，Bruch 膜上的单个分子物种发生了显著的迁移，包括溶解气体、营养物质、细胞因子和由被动扩散驱动的废物。流经 Bruch 膜的水流太慢，无法影响这一过程。这可以通过计算 Peclet 数看出，一种物质由于体积流动引起的物种对流到扩散的相对大小来[124]：

$$VL/D_0 \qquad 公式 22-2$$

其中 V 是流速，L 是传输路径长度，D_0 是被传输物种的自由扩散系数。（使用盐水中的自由扩散系数，而不是其在组织中的值，因为水流携带的

物种受组织的限制程度与其扩散程度相同）。利用 V 的 RPE 泵送速率（表 22-2），L 的 Bruch 膜厚度（平均 $3\mu m$[71]），以及穿过 Bruch 膜的物种扩散系数范围（LDL 为 $2 \times 10^{-7} cm^2/s$，氧气为 $2 \times 10^{-5} cm^2/s$）[124, 125]，我们发现 Peclet 数的值在 5×10^{-5} 到 5×10^{-3} 之间。因此，在生理条件下，通过 Bruch 膜的迁移物种的对流可以忽略不计。

扩散遵循菲克定律（Fick's Law），即单位面积的扩散通量（j）与该物种在其通过的介质中的扩散系数（D）成正比，与穿过介质的浓度差（ΔC）成正比，与扩散长度成反比：

$$j = D \Delta C/L \qquad \text{公式 22-3}$$

组织对特定物种的渗透性定义为 $P = j/\Delta C$。我们看到 $P = D/L$。例如，Bruch 膜对氧气的渗透性约为 $0.067 cm/s$。注意，由于扩散沿着浓度梯度向下移动，一种物质可能在 Bruch 膜上扩散到 RPE（如氧），而另一种（如二氧化碳）在另一个方向上同时扩散。

由于扩散系数高，与细胞外基质的相互作用小，小分子（如氧、胞嘧啶、RNAaseA）在 Bruch 膜上迅速扩散，扩散系数与自由溶液几乎相同[126]。然而，由于大分子的尺寸较大，它们的自由溶液扩散系数要小得多。随着年龄的增长，它们与细胞外基质和（或）脂蛋白的相互作用进一步降低了扩散系数。例如，白蛋白和铁蛋白在 Bruch 膜中的扩散系数比在自由溶液中的扩散系数小一个数量级[126]。

氨基酸[127]、血清蛋白[128]、药物[129]和 LDL[123, 130] 在 Bruch 膜上的转运已经被研究。Clark 和助手的转运实验表明[85]，FHL-1（43kDa）比 CFH（155kDa）更容易穿过 Bruch 膜，实际上是自然老化 Bruch 膜的主要 CHF 形式。

这些运输试验面临技术挑战。首先，如等式 22-3 所示，扩散通量取决于组织的长度。由于转运物种在 Bruch 膜中的扩散系数可能不同于联合制剂中在脉络膜中的扩散系数，但两种组织成分的路径长度通常不确定，因此很难使用测量值来确定渗透性的绝对值。相反，通常给出更容易测量的通量率（j，公式 22-3）。第二，在膜附近会形成一个未结合的层，从而使结果复杂化，甚至在搅拌溶液的情况下也会发生这种情况[131]。尽管如此，还是可以产生有用的比较结果。

所有被测分子的跨膜转运率均随年龄呈线性下降。氨基酸对幼年 Bruch 膜的渗透性为 $0.6 \times 10^{-4} cm/s$（苯丙氨酸）至 $1.2 \times 10^{-4} cm/s$（甘氨酸），随着年龄的增长，其渗透性中度下降（2 倍或更低）[127]。血清蛋白下降更明显，从第一个十年的 $3.5 \times 10^{-6} cm/s$ 下降到第九个十年的 $0.2 \times 10^{-6} cm/s$，下降了 10 倍以上[128]。尤其是，大于 100kDa 的蛋白质显著降低了老年人通过 Bruch 膜的流量。随着年龄的增长，黄斑部 Bruch 膜的下降幅度明显大于周边[132]。与年龄匹配的正常眼相比，AMD 眼的通透性降低[132]。

Bruch 膜转运通透性的降低可能是由于扩散系数的降低，特别是对于受细胞外基质和脂蛋白相互作用影响的较大物种。如等式 22-3 所示，由于年龄相关的 Bruch 膜增厚导致的路径长度增加[71]也可能有显著的影响。

Bruch 膜大分子输运的分子量（MW）排除限值为 66~200kDa 的最初提议受到了最近的工作的质疑，研究表明，如果存在这样的限值，则该限值要高得多[127, 128]。由于脂蛋白在将亲脂性营养物质输送到视网膜色素上皮供光感受器最终使用方面的重要性，以及脂蛋白在 Bruch 膜中随着年龄的增长而累积，Cankova 等专门检测了牛 Bruch 膜对血浆 LDL 的反射系数[123]。他们测量到 0.62 的反射系数（相比之下，动脉内皮对低密度脂蛋白的反射系数为 0.998，动脉内膜对低密度脂蛋白的反射系数为 0.827[133]）。因此，虽然低密度脂蛋白不能自由通过 Bruch 膜，但它仍然可以通过。Hussain 等还得出结论[132]，像 LDL 一样大的颗粒可以穿过 Bruch 膜。因此，RPE 细胞已被证明能从脉络膜吸收血浆 LDL[134-136]。

这些考虑不仅与理解脉络膜毛细血管和 RPE 之间的传质有关，而且与包括治疗 AMD 的抗血管生成剂和治疗糖尿病视网膜病变的类固醇在内的药物传递策略有关[137, 138]。Cheruvu 和 Kompella[129] 报道，脉络膜 -Bruch 层是比巩膜更重要的药物转运屏障。它比亲水性溶质更能阻碍亲脂性溶质的转运，而且比巩膜更显著。重要的是，穿过这一层的转运减少与溶质与组织的结合直接相关。Pitakänen 等[129] 发现，与亲脂性 β 受体阻滞剂在 RPE 脉络膜上的转运存在显著的滞后时间，与这些药物与组织的结合一致。然而，他们发现亲脂性药物通过该组织上的通透性大于亲水性化合物或大分子[139]。亲脂性物质在结缔组织中具有不同的转运特性，并与细胞外基质结合[140]。

5. 总结与启示 Summary and Implications

Bruch 膜的生理作用是结构和促进运输。随着年龄的增长，通过 Bruch 膜的转运越来越受阻，至少部分原因是在该组织中与年龄相关的富含 EC 的脂蛋白显著积聚，阻碍了 RPE 的液体泵送[115]。某些物种从脉络膜的转运减少≥ 90%，可能包括脂蛋白传递的亲脂性物质[128, 132]。这种传输能力的下降被认为对光感受器有功能上的影响[141]。在健康的黄斑患者的整个生命周期中，一个特征性的变化是暗适应的减慢[142]，归因于视黄醇在 RPE-Bruch 界面上的易位受损所致。这种减缓在 AMD 患者中更为严重，可以通过短期服用大剂量维生素 A 部分缓解，可能通过大规模作用克服易位缺陷[143-145]。

然而，重要的是要认识到，除了对 AMD 患者组织的研究外，本文总结的所有人类研究结果都来自没有视网膜疾病的眼睛。因此，虽然与年龄相关的 Bruch 膜转运能力的下降对光感受器细胞功能有影响，但这不太可能代表疾病，而是老化过程的一部分。因此，一项前瞻性研究表明，在彩色眼底摄影认为正常的老年人中，22% 的患者可检测到暗适应减慢，而且这些人 3 年后发生早期 AMD 的可能性是正常人的 2 倍[146, 147]。因此，在衰老和疾病的界面上，光感受器因运输受损而营养不足的整体模型具有很强的体内验证性。

五、Bruch 膜病理学 Pathology of Bruch's Membrane

（一）AMD 病变 AMD Lesions

在衰老和 AMD 中，特征性的细胞外损伤积聚在 RPE-BL 和 ICL 之间的组织间隔中（图 22-8）。这些脂质聚集物被称为 drusen 和基底线性沉积（basal linear deposits，BLinD）[32, 148]，通过损害运输、引起炎症和易感脉络膜新生血管，最终影响 RPE 和光感受器的健康。基底层沉积（basal laminar deposit，BLamD）是 RPE 基底层的一种典型增厚，与 Bruch 的脂质沉积平行形成，可能表明 RPE 受其应激。自 2010 年以来，临床光相干断层扫描（OCT）显示 AMD 的病变包括一个新的主要成分，通过横断面 OCT 和组织学检查称为视网膜下 drusen 样沉积物（subretinal drusenoid deposits，SDD）[149]，通过 en face 成像（如彩色眼底摄影）检查称为网状假性 drusen（reticular pseudodrusen）。这些位于光感受器和视网膜色素上皮（图 22-8）之间的实性空间填充病变在 AMD 中很常见，但并非 AMD 独有[150]。在下面的章节中，我们将视网膜区域称为中心凹（中心 1mm）、旁中心凹（距中心凹 0.5～3mm）和黄斑外（> 3mm）。

1. Drusen

在眼底视图中，drusen 是 RPE 后 30～300μm 直径的黄白色沉积物。在 OCT 图像上，它们在同

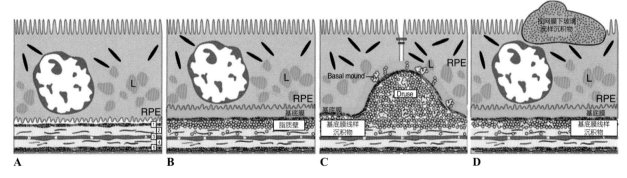

▲ 图 22-8　**Bruch 膜和特征性 AMD 病变**

A. 正常眼 Bruch 膜有五层：①视网膜色素上皮基膜（RPE）；②内胶原层；③弹性层；④外胶原层；⑤脉络膜毛细血管内皮基膜（窗孔细胞，粉红色）。L. 脂褐素。B. 老年人的眼睛有基底层线样沉积物（BlamD）和脂质壁，是基底层线样物质沉积和软性 drusen 的前兆；C. drusen、基底层线样沉积物和脂壁占据同一组织室。基底部的丘状物是在 BLamD 的软性 druse 样物质。D. 视网膜下 drusen 样物质沉积是一种与 drusen 不同的细胞外损伤，位于光感受器细胞（未显示）和视网膜色素上皮之间［图片改编自 Curcio CA, Johnson M, Huang J-D, et al. Apolipoprotein B-containing lipoproteins in retinal aging and age-related maculopathy. J Lipid Res. 2010; 51（3）: 451-67.］

一位置上呈现出不同程度的低反射灶[151-153]。在大多数老年人中发现[79, 154]，drusen 在黄斑外层视网膜的数量多于黄斑区[155-157]。drusen 通常根据其边界的外观分为"硬（hard）"性和"软（soft）"性两类。其他少见的类型也存在，其特征不明显[158]。软性drusen 预示了晚期疾病的高风险[159-162]。组织学上，drusen 是 RPE 基底层和 ICL 之间的局灶性穹窿状病变（图 22-8），如图透射电子显微镜所示[148, 163-164]。

在 1854 年的另一份出版物中，Donders（荷兰眼科医师）和 Wedl（奥地利病理学家）描述了老年人或患病人眼脉络膜内表面的"胶体（colloid body）"（Colloidkugeln）或"透明沉积物（hyaline aeposit）"（Busk 翻译）[3, 165, 166]。两位作者都将充满这些沉积物的液滴解释为"脂肪球（fat globule）"。Drusen 一词起源于 1856 年的 Müller，来自德语中的 geode（不要与 drüse 混淆，意思是腺体）[167]。drusen 这个名字早在 20 世纪初被英国作家采用[168]，而"胶体（colloid body）"在 20 世纪 20 年代被 Verhoeff 使用[169]。Lauber[170]（在参考文献 [171] 中引用）指出，1924 年，玻璃体层和视网膜色素上皮之间的沉积物是嗜苏丹的。Wolter 和 Falls 说[38]，"透明体（drusen）……沾满红色……1962 年的油红"O"。软性 drusen 被 S.Sarks 称为浆液粒状而硬性 drusen 则为透明玻璃状，暗示其不同的组成。软性 drusen 是油性的，很难单独分离，生物力学上比硬性 drusen 更脆弱，只在黄斑部发现[157]。很早就被发现，常规石蜡组织学处理后其具有易碎性[172]。由于这一点和其他技术上的挑战，最近的 drusen 成分研究（表 22-3）很少包括真正的黄斑部软性 drusen[173-177]。许多研究分析了周边部的 drusen，结合黄斑部和周边部drusen，或者没有明确的位置。

现存的 drusen 形成理论，追溯到它们的发现[167]，可分为两大类：上覆 RPE 的转化和物质沉积到 Bruch 膜上。后者现在被接受[166]。RPE 被认为是许多 druse 成分的来源[39]，实验证实，通过胞质膜结合包的出芽或脂蛋白的分泌并被老化的 Bruch 膜保留[178]。BLinD 和软性 drusen 是同一 AMD 特异性病变的两种物理形态 [层状和块状（layer and lump）]，仅位于黄斑部。Bruch 膜的脂蛋白积累和脂质壁形成的 BLinD 形式，可能涉及脂蛋白聚

集、个别脂质类的氧化和局部炎症。软性 drusen 涉及这些和其他过程，导致这些病变的独特穹顶形状。RPE 表达许多 drusen 成分的基因，包括脂蛋白[18, 179, 180]。相比之下，血浆衍生成分的贡献并没有得到很好的描述。DRSH 亚区的存在还提示细胞外小室的重塑，如细胞侵袭和酶活性和脂质壁的隆起[174, 181-183]。

如前所述，在 dursen 成分中最突出的是脂质（表 22-3）。所有的 drusen 含有 EC 和 UC，除了磷脂酰胆碱、其他磷脂、神经酰胺和 7- 酮胆固醇，（UC 的一种氧化产物，具有血管生成的和促炎作用）[44, 47, 163, 174, 182, 184, 185]。可提取的脂质占硬性玻璃疣体积的 40% 以上[186]，黄斑部软性 drusen 可能更多[174]。这包括软性 drusen 的大型富含 EC 的湖泊（图 22-9A 和 B），如动脉粥样硬化斑块[187]。载脂蛋白免疫反应在 drusen 中出现频率较高（100%，apoE；> 80% apoB；60%，A-I）[174, 188-191]。重要的是，硬性 drusen 含有许多固体的、Folch 可提取的电子致密粒子，其直径与 Bruch 膜中的脂蛋白相同。这些观察结果加上软性 drusen（图 22-9）中膜碎片的出现，使 RPE 分泌的载脂蛋白 B，E- 脂蛋白颗粒成为将多种脂质和载脂蛋白放置在病变室的有效机制。只有一半的黄斑 drusen 在血管造影中表现为亲水性荧光素，可能反映了单个病变中不同比例的脂质[184]。

脂褐素或黑色素的一些 drusen 颗粒中的离散非脂质成分表明细胞起源（表 22-3）。球形 β- 淀粉样蛋白组件现在看来是由于蛋白质与羟基磷灰石小球的非特异性结合（见下文）[173, 193, 194]，这与免疫组织化学一致[195, 196]。所有 drusen 中的其他成分包括维生素 C、TIMP-3、补体因子 H、补体成分 C3 和 C8、晶体蛋白、泛素和锌[26, 183, 193, 197-201]。许多 drusen 成分也存在于同一只眼的视网膜 IL-1 和（或）脉络膜（羧吡咯加合物[202]）[177] 中，因此对这些病变的特异性不如其他成分。Sarks 将软 drusen 和 BLinD 的主要含脂成分称为"膜碎片（membranous debris）"[159, 203, 204]，并提出"脂蛋白衍生碎片（lipoprotein derived debris）"作为替代物，原因有二[39]。首先，与周围细胞膜相比，这些病变中组织化学检测到的 UC 更丰富[184, 205]。通过四氧化锇固定后的透射电子显微镜观察，膜碎片表现为大小不一的连续无涂层线圈，

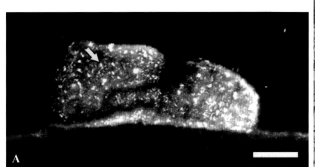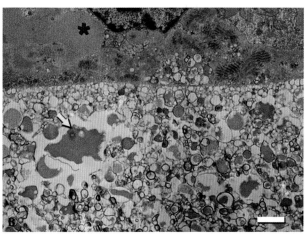

▲ 图 22-9　酯化胆固醇（EC）在黄斑部软性 drusen 形成湖泊

A. filipin 荧光显示黄斑部软性 drusen 中的 EC 湖（箭）。比例尺：25μm。B. AMD 眼黄斑部软性 drusen 在部分保存的脂蛋白样物质中有均匀的电子致密脂质湖（箭）。位于 drusen 上的基底线样沉积物（BlamD）（星）具有类似的物质，称为膜质或脂蛋白衍生碎片（星右侧）。比例尺：1μm［图片 A 改编自 Malek G，Li C-M，Guidry C，et al. Apolipoprotein B in cholesterol-containing drusen and basal deposits in eyes with age-related maculopathy. Am J Pathol. 2003；162（2）：413-25）］

由单层或多层电子致密线组成，其密度比细胞膜致密，并围绕着一个电子透明中心（图 22-2）。由于传统的超微结构制备方法可以去除脂质，因此膜碎片的构建块可能是富含 UC 的脂蛋白（天然的和融合的），其中性脂质内部在死后组织中未得到很好的保存[53, 190, 206]。其次，所有的 drusen 都有丰富的 EC，除了细胞膜外，只能用脂蛋白颗粒来解释。

在眼底镜下，在 drusen 退化的区域，在地图样萎缩开始之前，通常会出现被认为是钙化的 drusen 的折射或闪光沉积物[172, 207, 208]。最近的研究证实，闪闪发光的 drusen 实际上含有磷酸钙，以羟基磷灰石小球的形式存在，终结了长达 50 年的探索。研究内容包括光镜下可折射结节的检测[32, 209-212]、von Kossa 组织化学法检测磷酸盐、能量色散 X 射线分析法对结节中钙和磷酸盐信号的确认，以及同步辐射 X 射线衍射法对羟基磷灰石矿物的鉴定[213-215]。大多数 drusen 含有直径为 0.5～20μm 的球体，当 RPE 退化时这些球体在临床上可见[208]。球体内部也有 UC[215]。由于羟基磷灰石能很好地结合蛋白质，并被广泛用作色谱的固定相，这些结节是进一步蛋白质沉积和 drusen 扩大的成核位点的有力候选[215]。Drusen 的钙化与 Bruch 膜本身的钙化不同，它不需要弹性蛋白纤维。亚 RPE 空间高钙高磷的来源和机制，可能反映 RPE 生理，是未来研究的重要领域。

2. 基底线性沉积 Basal Linear Deposit

BLinD 是一层薄的（0.4～2μm）层，与软性 drusen（图 22-8）位于同一亚层 RPE 隔间内。临床上看不到 BLinD，除非与其他病理学有关。通过保存脂质的超微结构技术，BLinD 富含固体脂蛋白颗粒和脂质池（图 22-10A 和 C），可含有羟基磷灰石[203]。BLinD 和软性 drusen 被认为是同一实体的替代形式[216]。载脂蛋白 E 和载脂蛋白 B 存在于 BLinD 及其前体脂质壁中[174, 188, 189]。已有研究报道脂质壁与盲板之间的过渡形态[217]。BLinD 中心凹比中心凹周围厚，与 SDD 不同，这与反映视锥、视杆细胞生理学不同方面的损伤一致[61]（见下文）。

3. 基底层沉积 Basal Laminar Deposit

在许多老年正常眼中，BLinD 在 RPE 和 RPE-BL 之间形成小囊袋，或者在 AMD 眼中形成厚达 15μm 的连续层（图 22-8）[204, 205, 218]。BLamD 的存在和丰富已经用在 AMD 的分期中[32, 219]。BLamD 具有超微结构，类似于基底膜物质（图 22-10B），含有层粘连蛋白、纤维粘连蛋白、Ⅳ 型和 Ⅵ 型胶原[220-223]。后者是一种周期性为 120nm 的独特带状物质，称为宽间隔或长间隔胶原（wide or long spacing collagen），也出现在其他眼部解剖中，如视网膜前膜。厚的 BLinD 与晚期 AMD 风险相关[204]，含有组织化学可检测到的脂质，包括 UC 和 EC，是典型的膜碎片部位[184, 205]（图 22-2）。通过保存脂质的方法，固体颗粒出现在 BLinD（图 22-10A 和 B）。特别是在基底丘中富集的脂蛋白碎片（图 22-8C）[204]，可以认为在从 RPE 转移到 BLinD 和（或）drusen 的过程中被保留[174, 184, 205]。形态上不均一的 BLamD 还含有玻连蛋白、MMP-7、TIMP-3、C3 和 C5b-9、EC 和 UC[218, 205]。在许多衰老、应激和遗传操作的小鼠模型中，BLinD 是 RPE 应激的可靠标志[224, 225]。

4. 视网膜下 drusen 样沉积物 Subretinal Drusenoid Deposit

Drusen 形成的假说最终也必须解释 SDD，即 RPE 和光感受器之间的细胞外沉积（图 22-8）。这些病变首先由 Sarks 在 AMD 组织学上进行了说明[203]，Mimoun 等将其独立描述为"可见的蓝绿色"drusen[226]。SDD 与晚期 AMD 的发病风险相关[227]，60% 或更多患有地图样萎缩的眼出现 SDD，49% 的早期 AMD 眼睛出现 SDD，23% 的老年眼彩色眼底摄影认为正常[229]。在影响 RPE-Bruch 膜复合体的几种孟德尔遗传性疾病中也可检测到

SDD[230-232]。经过一些早期的争论，综合组织学、临床病理相关性和自适应光学扫描激光检眼镜已经明确地将这些病变定位在视网膜下间隙[61, 233-235]。SDD 缺乏包围这个空间的细胞（感光细胞、Müller 细胞、RPE）的标记[175, 205]。SDD 与 drusen 共享蛋白质成分，而且重要的是，SDD 脂质成分不同于 drusen（UC 仅与 UC 和 EC 相对[236]）。SDD 在黄斑中心凹周围和毛细血管周围丰富[149, 150, 237-239]，黄斑中央稀疏，而 BLinD 在黄斑中心凹下最厚[61]。中心凹内有大量的视锥细胞，中心凹周围及其周围有大量的视杆细胞[240]。因此，drusen 和 SDD 被连接在外层视网膜脂质循环系统中，以满足视杆和视锥外节段膜的不同脂质需求[61, 241]。相对于 drusen，EC 含量较低的原因可以通过一种富含 UC 的高密度脂蛋白颗粒来解释，这种高密度脂蛋白颗粒选择性地将 UC 从二十二碳己酸盐和梭状己酸盐运送到视杆细胞外节段[61]。如果这个假设是真的，SDD 可能也富含二十二碳己酸盐及其衍生物，这是一个需要实验解决的重要问题。

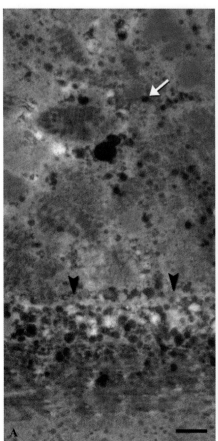
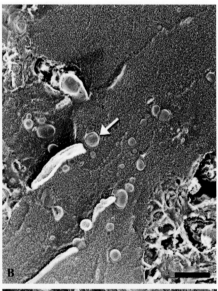
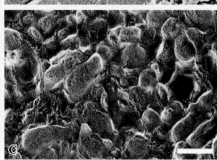

◀图 22-10 **AMD 病变中脂蛋白源性碎片和脂质池是固体而不是囊泡物质**

A. 视网膜色素上皮（RPE）以上的基底层（箭头）为基底膜线样沉积物（BLamD），显示个别颗粒（箭）。在 RPE 基底层以下有大量的固体颗粒在基底线性沉积物中（BLinD）。透射电子显微镜，OTAP 固定；比例尺：500nm。B. BLamD 看起来是一个固体柱状的基底层状物质，固体颗粒嵌入（箭）。比例尺：500nm。C. BLinD 具有大小和形状不均的脂蛋白以及聚集脂质，与表面降解和颗粒融合的模型一致。比例尺：200nm［图片 A 由 Curcio CA, Presley JB, Millican CL, Medeiros NE. Basal deposits and drusen in eyes with age-related maculopathy: evidence for solid lipid particles.Exp Eye Res 2005；80（6）：761–75. 复制；图片 B 由 J. -D. Huang, PhD. Panel C Curcio CA, Johnson M, Rudolf M, Huang J-D. The oil spill in ageing Bruch's membrane. Br J Ophthalmol 2011；95（12）：1638–45 复制］

5. 总结 Summary

在 drusen 中分离的分子的显著水平（表 22–3），通过推断，是 BLinD，包括对覆盖的 RPE 的毒性、形成过程的烙印（细胞材料的挤压、分泌、细胞外酶处理、细胞活性），以及在扩散性疾病过程中影响 RPE 和 Bruch 膜的标记物。其他的意义可以归因于这些病变作为物理物体，增加了脉络膜毛细血管和视网膜之间的路径长度，并在 RPE-BL 和 ICL 之间提供了生物力学上不稳定的切割平面。许多这些过程也可能发生在与 SDD 相关的视网膜下间隙[149]。

表 22–3　drusen 的局部成分

成　分	阶　段	直接测定法	丰　度	参考文献
脂蛋白（EC、UC、磷脂）	P	√	所有 drusen；> 40% 的硬性 drusen 体积；EC 软性 drusen 积存	[194, 157, 311]
修订脂质（7- 酮 – 胆固醇，异戊巴兰定）	D	√	所有 drusen	[185, 312]
载脂蛋白（apoB, A-I, C-I, E）	P	载脂蛋白 E √	60%～100% 的硬性 drusen；周边比黄斑发生率高	[189, 191, 311]
黑色素 / 脂褐素颗粒	P		6% 软性和硬性 drusen	[157]
细胞（树突状细胞，其他）	P		仅 3%～6% 的硬性 drusen	[157, 313]
淀粉样囊泡（0.25～10μm）	P		2% 为硬性 drusen，40% 为混合 drusen，常见于多发 drusen 眼，部分 AMD 眼	[157, 173, 194, 200]
羟基磷灰石（磷酸钙）	P	√	光镜下黄斑硬性 drusen 占 43%，软性 drusen 占 1.6%，周边硬性 drusen 占 2%，均为特异性标记	[157, 215]
Clusterin，TIMP3, vitronectin, 载脂蛋白 E，补体因子 H，膜攻击复合物（补体成分 8，9），C 反应蛋白	D	√	可靠地检测；推断出丰度	[186, 198, 314–317]
经典、凝集素、替代物、末端补体途径的成分；表明活化的 C3 片段	D	部分√	许多途径成分证明补体起关键作用	[318]
RGR-d 型	D		所有 drusen	[319]
αA- 和 αB- 晶体蛋白	D	√	N.A.；BrM 高，多数 AMD drusen 中	[201, 202]
泛素	D		大多数眼中的 drusen 中	[196, 320]
碳水化合物	D		所有 drusen	[181]
锌	D	√	许多 drusen	[18, 321]
铁	D	√	许多 drusen	[321]
外显体标记 CD63、CD81 和 LAMP2	P		N.A	[322]
肌萎缩蛋白，膜结合	P		N.A	[323]

P. 颗粒物；D. 分散；BrM. Bruch 膜；定位方法：免疫组织化学、组织化学、免疫金透射电镜；直接分析：蛋白质组学、Western blot、微探针同步辐射 X 线荧光锌；不适用。颗粒 druse 成分的不同估计是由于样本位置和所检查的 druse 类型的差异造成的。"所有 drusen" 是指 "所有 drusen 样本"。许多研究没有具体说明 drusen 研究的位置或集合黄斑和周边

（二）AMD 的反应－保留假说 Response-to-Retention Hypothesis of AMD

动脉粥样硬化大动脉内膜病理与 AMD Bruch 膜病理有惊人的相似性。这两种疾病的特征都是体循环中内皮细胞下的富含胆固醇的病变，如人们长期预期的那样，涉及许多相同的分子和生物过程的多个步骤[242, 243]。根据动脉粥样硬化反应保留理论（response-to-retention theory），血浆脂蛋白穿过大动脉血管内皮，与细胞外基质结合。这个过程本身并不是病理性的。然而，脂蛋白组分通过氧化和非氧化过程被修饰，并引发许多下游有害事件，包括炎症、巨噬细胞募集和导致疾病的新生血管形成[244, 245]。与 apoB 脂蛋白（apoB lipoprotein instigated）诱发动脉内膜疾病相似，在老年和 AMD 中，累及 RPE 和 Bruch 膜的眼内滞留反应始于脂蛋白的年龄相关积累，但可能是局部原因。氧化，可能是由来自相邻 RPE 线粒体的活性氧驱动的，然后启动类似于血管系统的病理过程，炎症驱动的下游事件包括补体激活和结构不稳定病变[39]。新的模型系统，如高分化和极化培养的 RPE[178] 和具有基因修饰脂蛋白途径的小鼠[246]，将允许对这些概念进行严格的实验测试。

（三）新生血管性 AMD　Neovascular AMD

脉络膜新生血管是 AMD 的主要威胁视力的并发症，它涉及沿垂直和水平方向的血管生成：垂直穿过 Bruch 膜，在 RPE 的外侧（1 型 CNV[247]），或在视网膜下间隙的外侧（2 型 CNV），或进一步向前进入视网膜（3 型 CNV）[247-249]。在涉及 CNV 的 40 多种疾病中，AMD 是最常见的，其次是眼组织胞浆菌病[247]，包括血管样条纹（见下文）。CNV 是一种对多种特异性刺激的多因素非特异性伤口愈合反应，涉及 VEGF 刺激脉络膜毛细血管内皮，破坏 Bruch 膜和巨噬细胞的参与[247]。AMD 患者 Bruch 膜转运受损，使 RPE 从脉络膜毛细血管的代谢源中逐渐分离出来，增加了废物处理的挑战。RPE 释放的 VEGF 作为应激信号引起内皮细胞的血管生成反应。然而，Bruch 的膜损伤是 CNV 进展的必要条件，在完整 Bruch 膜的背景下，VEGF 过度表达的小鼠无 CNV 的脉络膜内新生血管就是证明[250]。

处于妥协状态的 Bruch 膜很容易被 AMD 中的新血管破坏。值得注意的是，在患有新血管性 AMD 的眼睛中，EL 较薄且更易中断[26]。早期 AMD 和任何 CNV 患者的眼 EL 间隙长度较大[26]。在伴有或不伴有继发于 AMD 的 CNV 的成对供体眼中，进展性眼的特征是 Bruch 膜钙化和破裂[251]。相比之下，少数萎缩眼的钙化并不明显[252]。

BLinD 和软性 drusen 通过呈现一个水平解离面来进一步促进血管形成。脂质丰富的成分，相对缺乏结构元素，如胶原纤维，病变生物力学不稳定性[157] 和促炎症、促血管生成的化合物，如烷氧基化和亚油酸氢过氧化物化合物[247, 253, 254]，可能促进该平面的血管生长[253]。有趣的是，SDD 与 3 型新生血管密切相关[255, 256]，提示这种病变也起着同样重要的促血管生成作用。

（四）血管样条纹（ABCC6，MTP 基因）Angioid Streaks (ABCC6, MTP Genes)

血管样条纹是 Bruch 膜破裂伴多发性疾病，由弹性层过度钙化引起[257]，常伴有 CNV。它们是一种系统性结缔组织疾病，弹性假黄瘤（PXE）的突出眼部表现。PXE 患者存在肝表达脂质转运蛋白 ABCC6 的突变[258]。临床表现除了条纹和 CNV 外，还包括 peau d'orange（扁平、黄色、drusen 样病变）、视神经 drusen、外层视网膜小管、视网膜下液和色素改变[230]。PXE 的临床表现被认为与非肝组织异位矿化有关，提示抗矿化剂的转运存在缺陷[259]。

血管样条纹与 abeta- 蛋白血症（abeta-lipoprote-inemia）有关，abeta- 蛋白血症是一种极为罕见的疾病[260-263]，伴有低血浆载脂蛋白 B、红细胞棘红细胞增多症，神经病变和色素性视网膜病变。历史上认为这是由于血浆低密度脂蛋白缺乏亲脂维生素所致[264]。RPE 表达 abetalipoproteinemia 基因（微粒体三酰甘油转移蛋白）[265]，该基因与 apoB 共翻译（见上文）。这种缺陷如何导致血管样条纹尚不清楚。然而，这一发现强调，缺乏载脂蛋白 B 对 Bruch 膜健康有负面影响，可能影响 RPE 健康，正如过量的载脂蛋白 B 通过损伤形成和运输受损而产生负面影响一样（见上文）。因此，良好的脉络膜视网膜功能需要这些极端之间的最佳平衡。

（五）厚的基底层沉积物（TIMP-3、CTRP5、EFEMP1基因）Thick Basal Laminar Deposits (TIMP-3, CTRP5, EFEMP1 Genes)

三种成人发病的常染色体显性遗传疾病：Sorsby 眼底营养不良、晚发性视网膜变性（late-onset retinal degeneration，LORD）和 Malattia Leventinese-Doyne 蜂窝状视网膜营养不良（ML-DH）与 AMD 有表型相似性，并为上述 Bruch 膜生理学和病理生理学的许多方面提供机械支持。这三种情况都是由于编码细胞外基质蛋白或其调节因子的基因突变（Sorsby-TIMP3 [266]、LORD-CTRP5 [267] 和 ML-DH-EFEMP1 [268]）引起的。三者都可以继发 CNV。这三种疾病都有视觉功能障碍，特别是视杆细胞功能障碍，导致营养性夜盲症，患者对短期服用高剂量维生素 A 有反应 [269-271]。Sorsby 和 LORD 以全视网膜增厚的 BLamD 和 RPE 萎缩区为特点 [272]，而 ML-DL 以放射状分布的 drusen 和毛细血管周围沉积物为特点。在 Sorsby 突变株中，TIMP-3 定位于 BLamD。在 ML-DL 中，EFEMP1 定位于 BLamD 而不是病理学上的 drusen，这表明了 BLamD 在 drusen 形成中的重要作用。值得注意的是，ML-DL 中的 drusen 对 fibulin-3 和胶原Ⅳ具有免疫反应性，而 drusen 与衰老和 AMD 相关 [273]。

在 Sorsby 和 BLamD，就像在 AMD 一样，明显富含油红色的 O- 结合脂质 [274-276]。在 LORD 眼中 [276]，沉积物含有 EC、UC 和 apoB，而保存脂质的超微结构方法显示，固体电子致密颗粒在 BLamD 的交叉网络中追踪。虽然最初并不明显，但这些可能代表从 RPE 到脉络膜毛细血管的天然脂蛋白。在表达 R345W EFEMP1 突变的小鼠模型中复制了这些厚沉积物中的脂质颗粒分布 [224]。

六、结论 Conclusion

Bruch 膜作为视网膜色素上皮和外层视网膜血管壁的基质起着重要作用。它的层和组成蛋白共同代表了一个屏障，使脉络膜血管处于海湾中，为水、溶质和大分子在 RPE 和脉络膜之间转移提供了一条通道，同时支持两者的结构完整性。在人类组织中，在整个生命周期中积累高含量富含 EC 的中性脂质是不寻常的。一个自然史和生化模型表明，这种脂质是由 RPE 分泌 apoB 脂蛋白引起的，RPE 可能是外层视网膜营养系统的一部分，第二种成分可能也涉及视网膜下间隙的脂蛋白。这种沉积可以解释 RPE 液体向外运动受损，老年人 RPE 脱离的风险增加，以及大分子运输受损也导致 RPE 应激。这些脂质沉积在 Bruch 膜中的氧化可能引发炎症过程，导致 AMD 的病变形成和脉络膜新生血管形成。

第23章 玻璃体和玻璃体视网膜界面

Vitreous and Vitreoretinal Interface

J. Sebag 著

一、生物化学 Biochemistry

玻璃体由 98% 的水和 2% 的结构蛋白、细胞外基质成分和其他化合物所组成[1, 2]。

（一）胶原 Collagen

胶原是主要的结构蛋白，由与软骨相似的异型纤维（图 23-1）组成[3, 4]。玻璃体切除术后，人类会分泌一种 II 型前胶原[5]，但实际的玻璃体并没有被改造，因为再手术显示玻璃体的凝胶状态没有重建。

II 型胶原占玻璃体胶原总量的 75%[6]。玻璃体和软骨胶原有相当大的相似性，也许可以解释为什么先天性 II 型胶原代谢错误导致"关节 – 眼病（arthro-ophthalmapathy）"[7, 8]，在关节和玻璃体中表现出相似的表型表达。IX 型胶原占玻璃体胶原的 15%，它总是包含一个硫酸软骨素 – 糖胺聚糖链[10, 11]，共价连接到 NC3 结构域的 α2（IX）链，使分子呈蛋白多糖形式。

玻璃体的一个重要功能是保持眼睛内的透明度（图 23-2）[4]。研究表明玻璃体的一个小型胶原是 XVIII 型[12]，即内皮抑素的前体，是一种有效的血管生成抑制剂[13]。

（二）透明质酸 Hyaluronan

透明质酸（HA）于 1934 年首次从牛玻璃体中

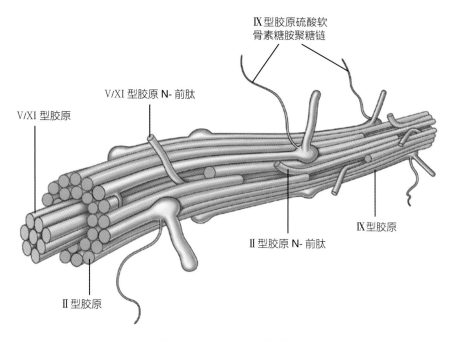

▲ 图 23-1　人玻璃体胶原纤维结构

根据目前对组成分子的结构和生物物理属性的了解，玻璃体内主要异型胶原纤维的示意图（图片经许可转载自 Bishop P.The biochemical structure of mammalian vitreous. Eye 1996；10：64.）

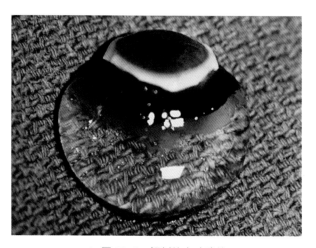

▲ 图 23-2　解剖的人玻璃体

9 个月大女孩的玻璃体从巩膜、脉络膜和视网膜解剖分离。玻璃体附着在眼前段，标本放在室内空气中的手术巾上。玻璃体细腻的凝胶状态和晶莹剔透的透明度是显而易见的（标本由新英格兰眼库提供，最初作为封面照片发表在 Sebag J. The vitreous：structure，function，and pathobiology. New York：Springer-Verlag；1989）

分离得到。HA 在出生后出现，可能由透明细胞、睫状体和（或）Müller 细胞合成[4]。它是一个大的聚阴离子，可以影响药物通过玻璃体的扩散[14, 15]。由于透明质酸与玻璃体胶原纤维基质中的缠结，透明质酸伸展和收缩的机械力可以传导到视网膜、视盘和新生血管复合体，在离子平衡和水合作用发生波动的情况下，如糖尿病，会诱发不良影响[16]。

（三）硫酸软骨素 Chondroitin Sulfate

大多数玻璃体硫酸软骨素以多能蛋白聚糖（versican）的形式存在[17]，被认为与透明质酸及纤维蛋白 -1 和纤维蛋白 -2 形成复合物，在维持玻璃体的分子形态方面起着至关重要的作用[18]。Versican 中央硫酸软骨素结构域剪接的突变与 Wagner 综合征有关，Wagner 综合征是一种玻璃体过度液化的疾病[19]。

（四）非胶原结构蛋白 Noncollagenous Structural Proteins

1. 纤维蛋白 Fibrillins

在 Marfan 综合征中，编码 fibrillin-1 基因（15q21 染色体上的 FBN1）的缺陷导致晶状体异位和玻璃体液化[20]，这是这些患者孔源性视网膜脱离（RD）的重要原因。

2. opticin

玻璃体中一种主要的非胶原蛋白是 opticin（以

前称为 vitrican)[21]。它与异型胶原纤维表面结合，防止相邻胶原纤维聚集成束。opticin 与肝素和硫酸软骨素结合，提示它可能在玻璃体视网膜粘连中起作用[22, 23]，与它在关节软骨中的作用类似[24]。Opticin 还可以通过结合硫酸软骨素蛋白多糖来稳定玻璃体凝胶结构。

二、解剖学和组织学 Anatomy and Histology

（一）玻璃体 Vitreous Body

玻璃体是一种透明的凝胶状结构，体积约为 4.0ml。在视囊泡内陷期间，在晶状体和内层视网膜界膜之间形成"原始"玻璃体。值得注意的是，ILM 与 Bruch 膜是连续的（图 23-3A），显示了具有类似分子组成和结构的共同胚胎起源，暗示了生命后期的重要相似性[25]。

"次级"玻璃体在胚胎发生的 13mm 阶段开始发育，并起源于玻璃体血管系统的视网膜和中胚层（图 23-3B）。最近对人类胚胎玻璃体的蛋白质组学研究发现，妊娠中期蛋白质表达的变化可能在玻璃体血管的退化中起作用[26]。因此，验证性研究可能

为药物开发开辟新的途径，以预防或治疗眼部和其他部位的病理性新生血管。

人类玻璃体结构的经典描述如图 23-4 所示。现代概念提出了膜（membranous）系统（图 23-5A）[27]和池（cisternal）系统（图 23-5B）[28]。Sebag 和 Balazs 进行了暗视野狭缝显微镜检查[29]，将后玻璃体皮质定义为一个薄的膜状结构，从锯齿缘到后极是连续的。两个圆孔出现在视乳头前区和黄斑前区（图 23-6）。由平行胶原纤维（图 23-8）组成的前后向纤维（图 23-7）起源于玻璃体基底部（图 23-9A），Gartner 发现在老年人中存在"侧向聚集（lateral aggregation）"。玻璃体基底部胶原纤维插入锯齿状缘前部，形成前环（图 23-9B）[30]，在前部增殖性玻璃体视网膜病变（PVR）中很重要[31]。在后极，纤维延伸穿过黄斑前孔（图 23-6 和图 23-7A），但少数附着在孔的边缘。凝结成束的纤维插入中周部和赤道的玻璃体皮质（图 23-10）。

（二）玻璃体视网膜交界面 Vitreoretinal Interface

赤道和后玻璃体视网膜界面由后玻璃体皮质、

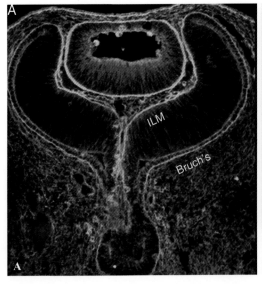
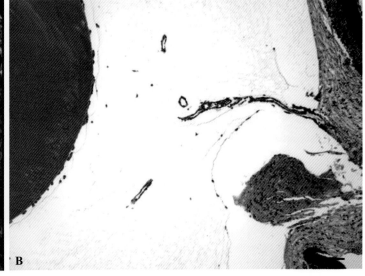

▲ 图 23-3 人类胎儿玻璃体

A. 用免疫荧光 ABA（基膜凝集素）抗体染色的人胚胎，显示内界膜（ILM）和 Bruch 膜的连续性，显示具有类似分子组成和结构的共同胚胎起源。这表明，在衰老过程中及作为各种疾病过程的参与者，特别是那些以细胞迁移和增殖为特征的疾病过程中，有相似之处；沿着这些界面发生的生物过程。B. 13 周龄人胎眼显微照片。视神经上可见明显的玻璃体动脉和玻璃体固有血管，向前延伸至晶状体，与晶状体血管膜（HE 染色，比例尺：100μm）吻合（图片 A 由 Sebag J，Hageman GS. Interfaces. Eur J Ophthalmol 2000；10：1. 许可复制；图片 B 由 Kenneth MP Yee and Fred Ross-Cisneros，Doheny Eye Institute/UCLA 提供）

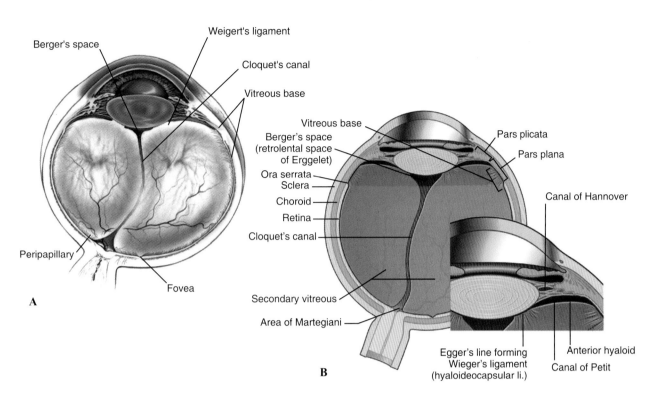

▲ 图 23-4　**Classic depictions of vitreous structure**

(A) Schematic representation of vitreous structure. (B) Schematic diagram of vitreous structure with classic nomenclature of internal and interface structures. (Panel A redrawn with permission from Green WR. Pathology of the vitreous. In: Frayer WC, editor. Lancaster course in ophthalmic histopathology, unit 8. Philadelphia: FA Davis; 1981. Panel B reproduced with permission from Sang DN. Embryology of the vitreous. Congenital and developmental abnormalities. In: Schepens CL, Neetens A, editors. The vitreous and vitreoretinal interface. New York: Springer-Verlag; 1987. p. 20)

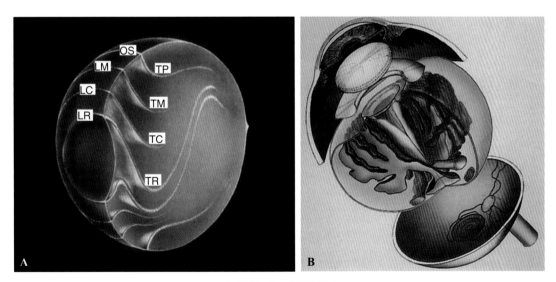

▲ 图 23-5　玻璃体结构

A. 膜，称为束，从睫状体区域到后极。LC. 冠状韧带；LM. 中韧带；LR. 晶状体后韧带；OS. 锯齿缘；TC. 冠状束；TM. 中束；TP. 视网膜前束；TR. 晶状体后束。B. 通过注入彩色印度墨水来识别蓄水腔。浅棕色，Cloquet 管开口进入 Martegiani 的毛细血管前区；浅紫色，赤道池开口进入 bursa premacularis（图片 A 经许可转载自 Eisner G. Clinical anatomy of the vitreous. In: Duane TD, Jaeger EA, editors. Biomedical foundations of ophthalmology, vol. 1. Philadelphia: JB Lippincott; 1984. p. 21.；图片 B 经许可转载自 Jongbloed WL, Worst JGF. The cisternal anatomy of the vitreous body. Doc Ophthalmol 1987；67：183–96.）

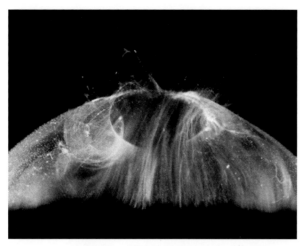

▲ 图 23-6 后玻璃体皮质中的两个"孔"对应于视盘（从左到左较小）和黄斑（从右到右较大的"孔"）

可以看到玻璃体从这些孔中挤出。强光散射的亮点是玻璃体后部皮质内的透明细胞（图片经许可转载自 Sebag J, Balazs EA. Human vitreous fibres and vitreoretinal disease. Trans Ophthalmol Soc U K 1985; 104: 123-8.）

视网膜内界膜和介于中间的细胞外基质组成[32]。

1. 后玻璃体皮质 Posterior Vitreous Cortex

后玻璃体皮质厚 100~110μm，由密集的胶原纤维组成（图 23-11）[33]。视盘上没有玻璃体皮质（图 23-6 和图 23-7A），皮质在黄斑上很薄。后玻璃体脱离（posterior vitreous detachment，PVD）后，有时临床上可以看到视乳头前的"孔"。如果在 PVD 过程中视乳头周围的组织被撕裂，并仍然附着在视乳头周围，则称为 Vogt 或 Weiss 环。Hageman 证明了后玻璃体皮质的层状组织（图 23-12）[34]，通过三维光相干断层扫描证实了这一点（图 23-13）[35]。在异常 PVD（anomalous PVD，APVD）过程中[36, 37]，这种层状结构倾向于沿层间的潜在解离面分裂，导致玻璃体劈裂（vitreoschisis）[38]。

透明细胞（Hyalocytes）：透明细胞是一种单核细胞，嵌在距 ILM 后方 20~50μm 的后玻璃体皮质中（图 23-6 和图 23-14）。透明细胞密度以玻璃体基底部最高，后极次之，赤道最低[39, 40]。Balazs 认为这些细胞合成玻璃体透明质酸[41-45]，但 Swann 持反对意见[7]。有证据表明，透明细胞维持糖蛋白的合成和代谢[46, 47]，也可能合成胶原和酶[48, 49]。

透明细胞的吞噬能力已在体内和体外进行了描述和证实[50-53]。透明细胞在诱导刺激下具有吞噬功能，在抗原处理中起重要作用，并作为免疫反应的启动子，使玻璃体腔接种抗原促进全身免疫成为可能[54]。HA 可能对透明质细胞吞噬活性有调节作用[55, 56]。玻璃体的各种成分可能具有免疫原性，并在眼部炎症疾病中发挥作用[57, 58]。Sakamoto 和 Ishibashi 最近发表了对透明细胞的优秀评论[59, 60]。

当 APVD 和玻璃体劈裂将这些细胞留在黄斑上时[31]，透明细胞在黄斑皱褶的形成中起重要作用（图 23-15）[29, 33, 61]。在细胞因子的作用下，透明细胞在视网膜表面增殖，形成富含细胞的增殖膜[62]。透明细胞也通过释放结缔组织生长因子从循环和视网膜（胶质细胞）聚集细胞，并诱导胶原凝胶收缩，以响应血小板衍生生长因子和其他细胞因子[63, 64]，导致切向的玻璃体视网膜收缩[61]。

2. 视网膜内界膜 Inner Limiting Membrane of the Retina

在形态上，ILM 是一种可变厚度的多层结构。邻近 Müller 细胞脚板的是外疏松层（lamina rara externa）（0.03~0.06μm），不随物种变化或年龄的变化而变化。致密层（lamina densa）在中心凹（0.01~0.02μm）处最薄，在后极（0.5~3.2μm）处较赤道或玻璃体基底部更厚，Foos 发现 ILM 均匀的薄（51nm）[65]，疏松层厚度为 40nm，在 Müller 细胞附着点相对应的位置处有更密集的横向纤维。在视网膜的主要血管（图 23-16）上，ILM 非常薄，其中的缺损允许胶质细胞延伸到视网膜内部[66]。获得性 ILM 缺损主要位于黄斑小凹、视网膜小凹部、视网膜簇和视网膜格子样变性区。ILM 在赤道处逐渐增厚至 306nm 左右，在赤道后逐渐增厚至 1887nm 左右。Müller 细胞脚板在赤道部的数量比在玻璃体基底部要少。在后极部，没有 Müller 细胞脚板，ILM 的内面是光滑的，而外面则是不规则的；而在周边视网膜，ILM 的内外面都是光滑的[2, 58]。

ILM 由 Ⅳ 型胶原和层粘连蛋白组成，前者在 ILM 的玻璃体侧更丰富，后者在 ILM 的视网膜侧更丰富（图 23-17）。它们与糖蛋白、可能导致玻璃体视网膜粘连的 Ⅵ 型胶原和结合 opticin 的 ⅩⅧ 型胶原有关[25, 67-70]。Opticin 与硫酸乙酰肝素结合，促进玻璃体视网膜粘连[71]。ⅩⅧ 型胶原也能防止细胞从视网膜迁移到玻璃体[72]。最近的研究还发现了 agrin，

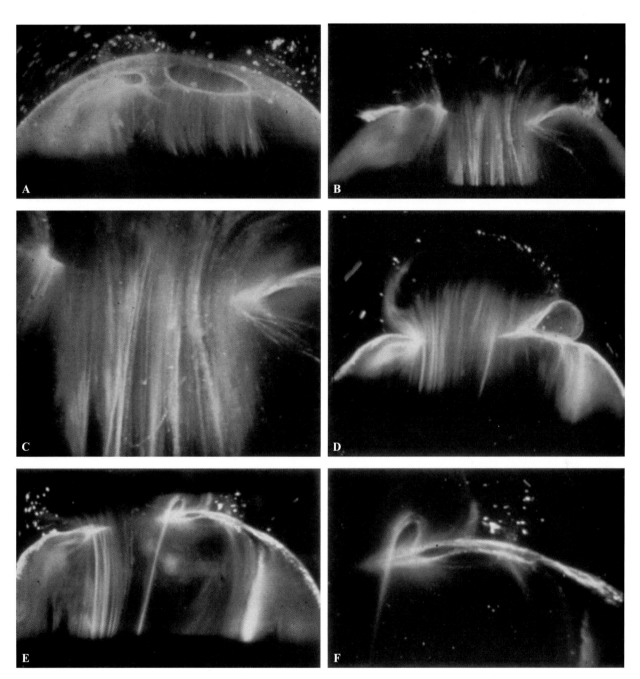

▲ 图 23-7　**Human vitreous morphology**

Human vitreous structure visualized by dark-field slit illumination. All photographs are oriented with the anterior segment below and the posterior pole above. (A) Posterior vitreous in the left eye of a 52-year-old man. The vitreous body is enclosed by the vitreous cortex. There is a hole in the prepapillary (small, to the left) vitreous cortex. Vitreous fibers are oriented toward the premacular region. (B) Posterior vitreous in a 57-year-old man. A large bundle of prominent fibers is seen coursing anteroposteriorly and entering the retrocortical space by way of the premacular vitreous cortex. (C) Same photograph as (B), at higher magnification. (D) Posterior vitreous in the right eye of a 53-year-old woman. There is posterior extrusion of vitreous out of the prepapillary hole (to the right) and premacular (large extrusion to the left) vitreous cortex. Fibers course anteroposteriorly out into the retrocortical space. (E) Horizontal optical section of the same specimen as (D), at a different level. A large fiber courses posteriorly from the central vitreous and inserts into the premacular vitreous cortex. (F) Same view as (E), at higher magnification. The large fiber has a curvilinear appearance because of traction by the vitreous extruding into the retrocortical space (see D).

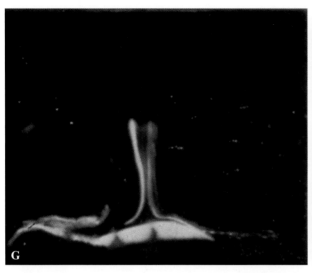
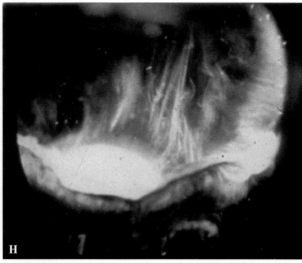

▲ 图 23-7 (Continued)

However, because of its attachment to the posterior vitreous cortex, the fiber arcs back to its point of insertion. (G) Anterior and central vitreous in a 33-year-old woman. Cloquet's canal is seen forming the retrolental space of Berger. (H) Anterior and peripheral vitreous in a 57-year-old man. The specimen is tilted forward to enable visualization of the posterior aspect of the lens and the peripheral anterior vitreous. To the right of the lens there are fibers coursing anteroposteriorly that insert into the vitreous base. These fibers "splay out" to insert anterior and posterior to the ora serrata. (Panels A, E, and F reproduced with permission from Sebag J, Balazs EA. Pathogenesis of CME: anatomic consideration of vitreo-retinal adhesions. Surv Ophthalmol 1984;28 (Suppl):493. Panels and C from Sebag J, Balazs EA. Morphology and ultrastructure of human vitreous fibers. Invest Ophthalmol Vis Sci 1989;30:187. Panels D, G, and H from Sebag J. The vitreous: structure, function, and pathobiology. New York: Springer-Verlag; 1989. Specimens were courtesy of the New York Bank for Sight and Restoration, New York, NY.)

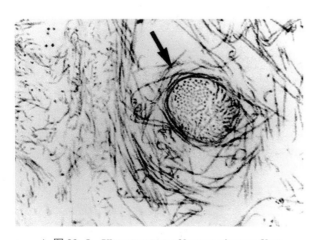

▲ 图 23-8 **Ultrastructure of human vitreous fiber**

The fibers of the human vitreous visible by dark-field microscopy result from bundles of parallel collagen fibrils such as the one shown here in cross-section (arrow). (Reproduced with permission from Sebag J, Balazs EA. Morphology and ultrastructure of human vitreous fibers. Invest Ophthalmol Vis Sci 1989;30:187.)

一种与胶原 XⅧ 类似的基底膜相关硫酸乙酰肝素蛋白多糖[32]，它提供蛋白质水解的生物活性片段，用于调节玻璃体视网膜界面的细胞行为[73]。

3. 干预性细胞外基质 Intervening Extracellular Matrix

玻璃体与邻近结构之间的界面由玻璃体皮质和基底层形成的复合体组成，它们牢固地附着在细胞上[74]。玻璃体的唯一不与基底层相邻的部分是前玻璃体皮质的环，它直接暴露在后房的小带和房水中，类似于关节软骨的表面，后者暴露在滑液中[53]。Zimmerman 和 Straatsma 声称[75]，在后玻璃体皮质和 ILM 之间有纤维附着。这些纤维结构的组成尚不清楚，它们的存在也从未得到证实。

目前认为，在玻璃体和视网膜之间存在一种由纤维连接蛋白、层粘连蛋白和其他细胞外基质成分组成的细胞外基质"胶水"，导致黏附[76]是筋膜性的，而不是局灶性的[62,63]。硫酸软骨素存在于强玻璃体视网膜粘连部位，如玻璃体基底部和视盘，形成了利用亲和素——生物素复合软骨素酶进行药理学玻璃体溶解的理论基础[77,78]。

4. 位置变化 Topographic Variations

玻璃体视网膜粘连强度：玻璃体附着在所有相

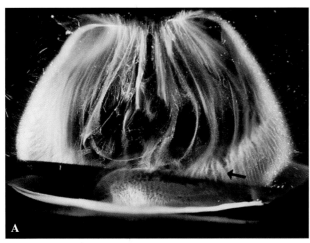
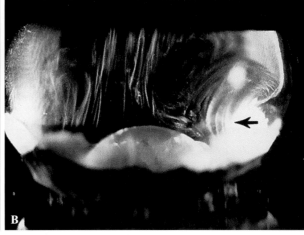

▲ 图 23-9　**A.** 玻璃体基底形态。在一名 **58** 岁女性的尸体眼中，暗视野裂隙显微镜检查显示，玻璃体纤维从后玻璃体皮质（照片顶部）到玻璃体基底部是连续的，在那里它们"张开"插入玻璃体基底部（箭）。**B.** 玻璃体基底部的前环

76 岁男性玻璃体中央、前部和周边结构。下面是晶状体的后部。纤维在中央玻璃体前后排列，插入玻璃体基底部。在标本的右侧，可以看到这些纤维插入锯齿缘前方玻璃体基底部的"前环"结构（箭）[图片 A 经许可转载自 Sebag J，Balazs EA. Pathogenesis of CME：anatomic consideration of vitreoretinal adhesions. Surv Ophthalmol 1984；28（Suppl）：493–8.]

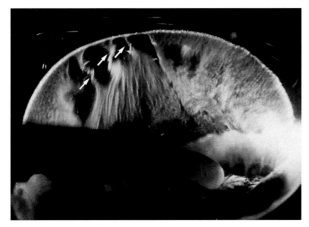

▲ 图 23-10　纤维凝聚成束并插入玻璃体皮质（箭）
在这些插入物之间是看起来没有结构，但可能充满液体玻璃体的空间（图片由 Sebag J，Balazs EA. Human vitreous fibres and vitreoretinal disease. Trans Ophthalmol Soc U K 1985；104：123–8. 许可复制）

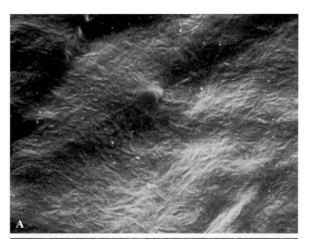
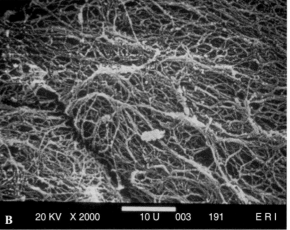

邻的结构上，但最牢固地附着在玻璃体基底部[79]，包括平坦部后 2mm，并在 1～4mm 后延伸到锯齿缘，随年龄和位置的变化而变化（更多为后极部颞侧）[80]。后极部也有位置差异，在后极处的黏附力大于赤道（图 23-18）。

　　周边眼底和玻璃体基底部：玻璃体基底部是一个三维结构，横跨锯齿缘。在睫状上皮和周边视网膜的内表面有高密度的胶原纤维，呈直角排列。这些纤维附着在平坦部的无色素上皮和周边视网膜

▲ 图 23-11　人类玻璃体视网膜界面的超微结构
人视网膜前表面（A）和后玻璃体皮质的后表面（B）的扫描电镜（图片经许可转载自 Sebag J. The vitreous：structure, function, and pathobiology. New York：Springer-Verlag；1989.）

的 ILM 的基底膜上[81]，与中间的细胞外基质紧密交织。在玻璃体基底部，有几个解剖变异，玻璃体视网膜粘连牢固[82]，容易导致视网膜破裂[83, 84]（见下文）。

沿视网膜主要血管的界面：ILM 变薄，有时在视网膜主要血管上消失（图 23-19）[85, 86]。在这种情况下，玻璃体可能被嵌顿到视网膜中，与血管周围组织直接相连，附着物被称为"玻璃体视网膜血管带（vitreoretino-vascular band）"[87] 或"蜘蛛状体（spider-like body）"[88]，猜测是穿过 ILM 并缠绕在视网膜血管周边的玻璃体纤维。视网膜血管常伴有血管旁稀疏（paravascular rare faction）（囊性变性）、视网膜小凹（retinal pit）、裂孔和视网膜血管撕脱。

视网膜光泽营养不良（Retinal Sheen Dystrophy）[89]：这种 ILM 营养不良症在 ILM 下和内核层有囊性间隙，ILM 与视网膜之间有许多丝状物质分离的区域（图 23-20）。内皮细胞肿胀和变性、周细胞变性和视网膜毛细血管基底膜增厚提示这种情况主要是视网膜血管病，伴有 Müller 细胞水肿、肿胀和变性，或者原发性缺陷可能在 Müller 细胞。

玻璃体黄斑界面：玻璃体附着于黄斑部，呈直径 3～4mm 的不规则环形[4]，一般在正常成人的临床检查中不可见，但在胎儿和年轻成人的眼睛和病理条件下可能明显。在直径 4～5mm 的盘状区域，

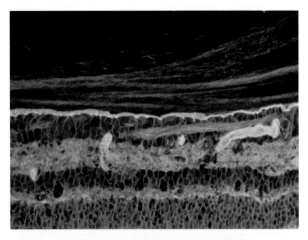

▲ 图 23-12　后玻璃体皮质的板层结构

猴玻璃体视网膜界面抗 ABA 凝集素抗体免疫组化显示视网膜内界膜正上方的后玻璃体皮质有板层结构（黄线染色强烈）。在玻璃体劈裂的异常后玻璃体脱离中，这些板层结构代表潜在的劈裂面（图片经许可转载自 Gupta P, Yee KMP, Garcia P, et al. Vitreoschisis in macular diseases. Br J Ophthalmol 2011；95：376–80.）

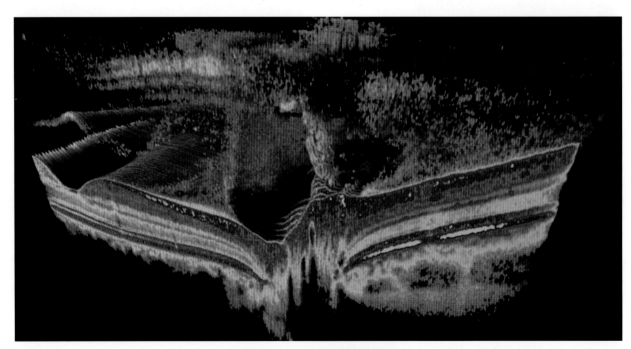

▲ 图 23-13　人类后玻璃体皮质

人类后玻璃体皮质的三维光谱域光相干断层成像显示了易发生玻璃体劈裂的板层结构（图片经许可转载自 Sebag J. Vitreous-the resplendent enigma. Br J Ophthalmol 2009；93：989–91，由维也纳 Carl Glittenberg 博士和 Susanne Binder 教授提供）

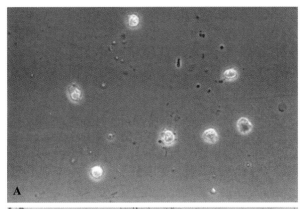

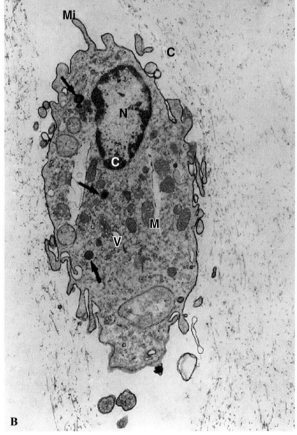

▲ 图 23-14　人类透明细胞

A. 人透明细胞原位相差显微镜观察；B. 在玻璃体皮质的致密胶原纤维（黑 C）网络中可见一个单核细胞。核分裂，边缘染色质致密（白 C）。细胞质中有线粒体（M）、致密颗粒（箭）、液泡（V）和微绒毛（Mi）（11670×）（图片 A 经许可转载自 Sebag J. The vitreous：structure，function，and pathobiology. New York：Springer-Verlag；1989，p. 49.；图片 B 由 J.L. Craft and D.M. Albert，Harvard Medical School 提供）

玻璃体后皮质在黄斑上方较薄。中心凹的 ILM 不连续可能使胶质细胞延伸进入到视网膜内表面的一个部位（图 23-21）。

玻璃体视乳头界面：在视盘边缘，虽然基底膜

作为 Elschnig 的内界膜继续存在，但 ILM 停止[90]。该膜厚 50nm，被认为是视盘星形胶质细胞的基底层。在视盘的最中央部分，膜变薄到 20nm，演变为视盘下不规则的细胞结构，仅由糖胺聚糖组成，没有胶原（Kuhnt 中央半月板）。由于 ILM 阻止了细胞的通过[52]，Kuhnt 中央半月板和 Elschnig 膜的薄度和化学成分可能是细胞从视盘或视盘附近频繁增殖的原因。

即使玻璃体在其他地方分离，但附着在视盘上的玻璃体也继续粘连紧密[91]（图 23-22）。这种粘连可以通过视乳头前膜得到加强[92]。整个复合物随后可分离，形成由纤维状星形胶质细胞和胶原组成的组织环（Weiss）（图 23-23），其在视轴内向外游动，导致"眼前漂浮物（floater）"。玻璃体视乳头黏附与黄斑裂孔及任何以视网膜内囊样间隙为特征的玻璃体黄斑病变都有关，推测是由于玻璃体视乳头黏附对黄斑部造成切向牵引力量的影响[93, 94]。

三、生理学 Physiology

（一）生物化学 Biochemical

玻璃体对于维持向视网膜的最大光子传输的透明度非常重要。玻璃体也可以通过减轻活性氧对晶状体蛋白的影响来维持晶状体的透明度，从而预防白内障[95, 96]。这种抗氧化作用主要是玻璃体中高浓度抗坏血酸的结果，这一观察最初是由 Friedenwald 及其同事在 1944 年进行[97]。

Gisladottir 等最近强调了玻璃体对各种生理过程的影响，并表明玻璃体切除术可以产生相当大的效果[98]，既有益又有害[99]。玻璃体切除术降低视网膜新生血管的风险，但增加虹膜新生血管的风险，减少黄斑水肿，但刺激白内障形成。事实上，减轻玻璃体切除术后白内障形成的一种方法是保留 3～4mm 的晶状体后玻璃体[100, 101]。

（二）生物物理学 Biophysical

在眼球扫视过程中，眼球壁的旋转力通过与邻近结构的连接传递到玻璃体[102]。在眼跳的加速和减速阶段，玻璃体的运动滞后于眼壁，导致加速明显降低[103]。这种"松弛和滞后（slank and lag）"是由玻璃体黏弹性引起的，它抑制了任何给定的玻璃

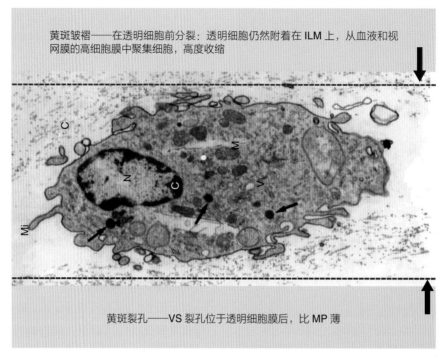

黄斑皱褶——在透明细胞前分裂：透明细胞仍然附着在 ILM 上，从血液和视网膜的高细胞膜中聚集细胞，高度收缩

黄斑裂孔——VS 裂孔位于透明细胞膜后，比 MP 薄

▲ 图 23-15 玻璃体劈裂

人类透明细胞的透射电子显微镜（图 23-14B）显示玻璃体劈裂过程中两个潜在的分裂水平。导致玻璃体劈裂的异常的后玻璃体脱离，它将玻璃体后皮质分裂到透明细胞（红虚线）的水平，使这些细胞附着在黄斑上，形成一个富含细胞的膜。由于没有与视盘的连接，可以向内（向心）切向牵引黄斑和形成黄斑部皱褶。如果玻璃体劈裂在后玻璃体皮质之后的透明细胞（蓝虚线）水平，剩余的膜薄且含细胞少。如果还有玻璃体视乳头附着，切向力将向外（最初是鼻侧），打开中心黄斑皱褶；VS. 玻璃体裂；其他缩写参见图 23-14

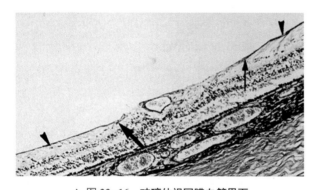

▲ 图 23-16 玻璃体视网膜血管界面

在视网膜动脉上方和邻近的内界膜（ILM）上有一个很大的间隙（箭头之间），在 ILM（箭头）上有一个薄的纤维胶质黄斑膜（周期性酸－席夫染色；470×）

体内部附着物的力。视盘的鼻下移位和视盘与锯齿缘在鼻下的距离较短，使得赤道和前玻璃体视网膜附着体扭转应力的减轻程度在鼻上和鼻下较大。因此，在侧向扫视时，赤道前和赤道玻璃体附着体上的发生最大扭转应变，其中最大应变点位于颞下象限的某个部位，这是最常见的视网膜撕裂部位[104]。

四、病理学 Pathology

（一）年龄相关性玻璃体变性 Age-Related Vitreous Degeneration

1. 液化[105, 106] Liquefaction[105, 106]

40 岁后，凝胶体积显著减少，玻璃体液体体积同时增加，主要集中在中央[107, 108]。在后玻璃体中，这种变化形成液体玻璃体的小囊，称为"腔隙（lacunae）"（图 23-24）。当一个大口袋形成时，使用术语"囊（bursa）"[27] 或"皮质前袋（precortical pocket）"[109]。年轻人中存在的巨大后腔隙是黄斑前囊（bursa premacularis），最初由 Jan Worst 描述，现在在扫描源 OCT 成像上显示。事实上，Balazs 和 Denlinger 在 4 岁以后发现了液体玻璃体的证据[105]，并观察到，当人眼达到成人大小（14—18 岁）时，总体积的 20% 是液体玻璃体。在 80—90 岁时，一半以上的玻璃体是液体，它可以在整个腔隙或后面的"囊袋（pocket）"中聚集，即一个口袋，有时称为后皮质前玻璃体囊袋（posterior precortical

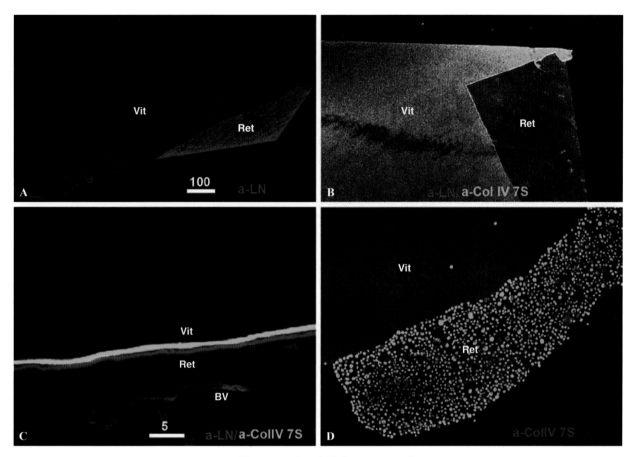

▲ 图 23-17 人体内界膜（ILM）组成

通过使用层粘连蛋白（A 和 B）或胶原Ⅳ（B 和 C）抗体对平板型 ILM 进行侧特异性标记，可检测到人 ILM 成分。层粘连蛋白在 ILM 的视网膜侧（A 和 B）最为丰富，而对Ⅳ型胶原的抗体标记玻璃体侧（B 和 C，绿色）。两种蛋白在视网膜或玻璃体侧的丰度最好通过双重标记（B 和 C）来鉴定。分离的 Madin-Darby Canine Kidney（MDCK）上皮细胞、角膜细胞或视网膜细胞被平板和折叠的 ILMs 覆盖时，细胞优先黏附在 ILM（D）的视网膜侧。该制剂的玻璃体侧被标记有抗Ⅳ a3 胶原 7S 结构域（红色）的抗体。贴壁细胞被标记为绿色（图片经许可转载自 Halfter W, Sebag J, Cunningham ET. Vitreoretinal interface and inner limiting membrane. In: Sebag J, editor. Vitreous-in health and disease. New York: Springer; 2014. p. 1792.）

vitreous pocket）（图 23-24）[109]。

玻璃体液化的发病机制：胶原或 HA 的构象发生变化，随后交联并聚集成束，可能导致玻璃体液化[110, 111]。由代谢和（或）光子产生的自由基改变玻璃体大分子，并引发胶原与透明质酸（HA）的分离，导致液化[112]。玻璃体液化也可能是由于玻璃体中少量糖胺聚糖和硫酸软骨素的变化[113]。这种机制可能在近视性玻璃体病中起作用，在近视性玻璃体病中，液化发生与年龄无关[114]。生化研究支持上述与年龄相关的流变学观察。玻璃体总胶原含量在 20—30 岁之间没有变化。然而，70—90 岁（0.1mg/ml）时凝胶玻璃体中的胶原浓度明显高于 15—20 岁（0.05mg/ml；$P < 0.05$）[105]。由于总胶原含量没有变

化，这可能是由于随着年龄的增长，凝胶玻璃体体积减小，剩余凝胶中的胶原浓度随之增加。这一概念得到了以下发现的支持：玻璃体透明质酸浓度在 20 岁左右达到成人水平时才会升高。此后，直到 70 年，液体或凝胶室的 HA 浓度都没有变化。这必然意味着液体玻璃体的 HA 含量增加，而凝胶玻璃体的 HA 含量也随之减少，因为液体玻璃体的数量随着年龄的增长而增加，凝胶玻璃体的数量也随之减少。

2. 随年龄而发生的结构变化 Structural Changes With Aging

玻璃体的老化：上述流变学和生物化学变化在衰老过程中会引起显著的结构变化，包括从青年时期的透明凝胶（图 23-2）到成人时期的纤维结构

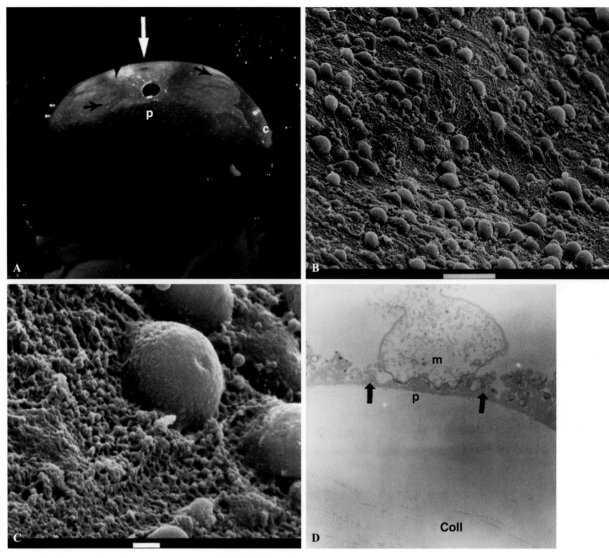

▲ 图 23-18　青年期玻璃体黄斑部界面

A. 14 岁男孩后玻璃体的暗视野显微镜。巩膜、脉络膜和视网膜被剥离出玻璃体，玻璃体仍然附着在眼前段。与成人不同的是，当视网膜被剥离时，有一层额外的组织附着在后玻璃体皮质上。白箭指示中心凹的位置。下面的圆形结构是后玻璃体皮质的视盘前孔。从这个孔发出的是与视网膜血管位置相对应的线性分支结构（黑箭）。p. 视盘前孔；c. 玻璃体皮质。B. 在图 A 所示组织的扫描电镜显示，圆形结构附着在该组织的后部（比例尺：1μm）。C. 在（B）中所示结构的高放大倍数。D. 标本的透射电镜显示该组织为视网膜内界膜（ILM），与后玻璃体皮质相连（p）。图 B 所示的圆形结构被鉴定为 Müller（m）细胞的内部部分，它仍然附着在膜的后部。这些圆形结构后部的洞是 Müller 细胞的前部从细胞体的其他部分被撕裂的地方。显微照片的底部是玻璃体的胶原纤维（Coll）（原始放大倍数：20 800×）（图片由 Sebag J. Age-related differences in the human vitreoretinal interface.Arch Ophthalmol 1991；109：966-71 许可复制）

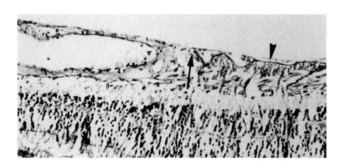

◀ 图 23-19　视网膜血管上的玻璃体界面

视网膜动脉周围的内界膜（ILM）有一个很大的间隙。视网膜前胶质膜（箭头）起源于覆盖在视网膜血管上的膜缺损。箭头表示不连续 ILM 的一端（周期性酸 – 席夫染色；170×）（图片经许可转载自 Clarkson JG, Green WR, Massof D. A histopathologic review of 168 cases of preretinal membrane. Am J Ophthalmol 1977；84：1-17.）

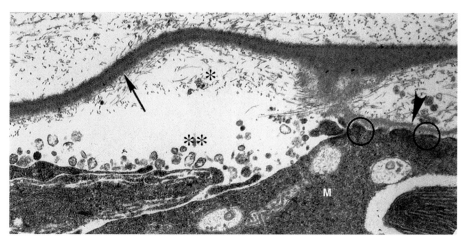

▲ 图 23-20　视网膜光泽营养不良

内界膜（箭）与 Müller 细胞（M）分离的下方中周边区，纤维（星）和细胞碎片（双星）被插入。内界膜（箭头）的外部被分离，并以连接密度（圆）附着在 Müller 细胞上（15 000×）

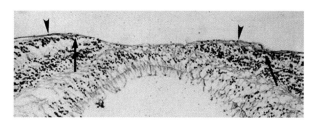

▲ 图 23-21　玻璃体黄斑界面

内界膜是不连续的（箭之间），此时胶质细胞延伸到视网膜的内表面，形成一层薄的纤维胶质细胞前膜（箭头），没有明显的收缩（周期性酸 - 席夫染色；100×）

（图 23-7A）。老年时有严重液化，玻璃体纤维增厚、扭曲，玻璃体塌陷（图 23-25）。尸检研究发现[115]，在第八个十年，70% 的受试者出现了这种变化。凝胶液化发生较早[114, 116]，在近视眼中更为广泛，并随着炎症、外伤和关节眼病而加速[9, 117]。

玻璃体视网膜界面老化：随着老化，ILM 厚度显著增加（图 23-26）。这可能在随年龄增长玻璃体视网膜粘连减弱中起作用，尽管这种现象的机制目前尚不清楚。

周边眼底：Teng 和 Chi 发现[80]，锯齿缘后部玻璃体基底部的宽度（径向尺寸）随着年龄的增长而增加，超过 3.0mm。随着年龄的增长，玻璃体基部后缘也有后移，大部分是暂时性的[80, 118]。此外，Gartner 还发现老年人玻璃体底部胶原纤维"侧向聚集"[119]。这些和下面列出的变化在周边视网膜裂孔和孔源性视网膜脱离的发病机制中起重要作用：

①锯齿缘湾（Ora bays）（图 23-27）[75, 82, 120]；②经向褶皱（图 23-28）[84, 121]；③子午（径向）复合体（图 23-27 和图 23-29）[84]；④周边视网膜凹陷（图 23-29）[84, 122]；⑤视网膜簇（retinal tuft）[非囊性视网膜簇[123-125]（图 23-30）、囊性视网膜簇[83, 123, 124, 126]（图 23-31）、带状牵引簇[121, 127-130]（图 23-32）]；⑥针状和结节状色素上皮增生[129]（图 23-33）；⑦视网膜格子样变性[65, 118, 126, 131-146]（图 23-34 至图 23-38）；⑧压迫性变白，非压迫性变白[147-154]；⑨赘生物[155]（图 23-39）。

后极 - 退行性重塑：Foos 将 ILM 的一系列变化定义为"退行性重塑"[156]。其特征包括 ILM 与 ILM 下的玻璃体胶原分离和不连续（图 23-40），存在细胞碎片与巨噬细胞，以及无 Müller 细胞附着斑块。在较大的病变中，玻璃体可能会潜入到退化的隐窝中，并黏附在没有基底层的内层 Müller 细胞的细胞膜上（图 23-41）。在视乳头周围区域，视网膜胶质细胞从视盘向外延伸，并与具有玻璃体纤维嵌顿的胶质视盘前膜相连。Roth 和 Foos 在 27.6% 的验尸眼中观察到鼻侧视乳头前膜与 Bergmeister 乳头相关。

3. 后玻璃体脱离 Posterior Vitreous Detachment (PVD)

由于诊断不充分，PVD 是一种不准确的诊断。PVD 开始于后极，可能在中心凹周围[158]。无害的 PVD 是视网膜的 ILM 和皮质玻璃体之间的干净分离[159]。虽然人们普遍认为 PVD 是一种"异常"事

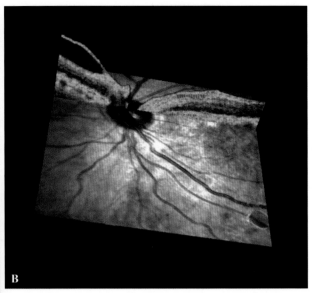

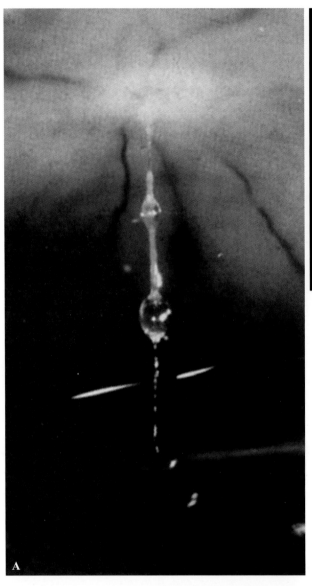

▲ 图 23-22 玻璃体视乳头粘连

A. 大体表现为部分玻璃体后脱离，玻璃体残留在视神经上，光反射在标本流出液体时拍摄的照片中，以更清楚地描述发现；B. 联合光相干断层扫描激光眼底镜对玻璃体视乳头粘连的成像。灰度图像为 SLO 冠状面成像，彩色图像为穿过视盘的横向 OCT 图像

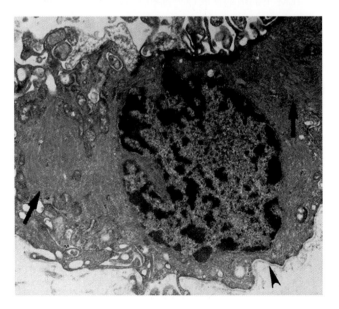

◀ 图 23-23 Weiss 环

手术切除的 Weiss 环含有纤维星形胶质细胞，具有极性、基底膜（箭头）和大束 10nm 的细丝（箭）（20 000×）

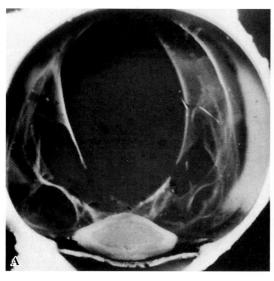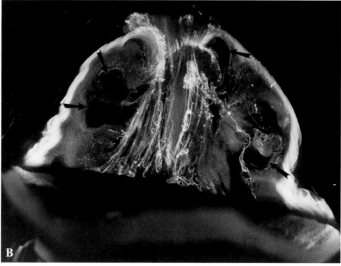

▲ 图 23-24　人类玻璃体液化的形态学

A. 中央玻璃体液化的大体表现。B. 人类玻璃体的暗视野裂隙显微镜显示中央玻璃体有增厚、扭曲的纤维。周围玻璃体有没有任何结构的区域，其中包含液体玻璃体。这些区域对应于所谓的腔隙（箭）

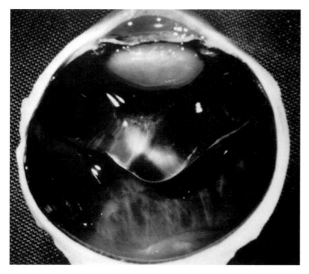

▲ 图 23-25　晶状体眼后玻璃体脱离的大体表现

件，但 PVD 可能是一种预先编程的事件，可以减轻玻璃体附着的风险，糖尿病视网膜病变或年龄相关性黄斑变性患者的玻璃体附着风险比 PVD 更为危险[160]。幸运的是，PVD 在大多数情况下是无害的。

流行病学：PVD 的发生率在 66—86 岁为 66%，50 岁后为 53%[161, 162]。临床检查、超声检查和单色照片已成为标准，但纳米技术，如动态光散射，正在发展，以改善临床评价[163-167]。

在一项对 786 名年龄 ≥ 20 岁的受试者进行的尸检研究中[168]，一项倒置空气悬浮技术检测出超过 65 岁的 PVD 发生率为 41%。62 只眼无晶状体眼中，94% 有部分或完全性 PVD。

症状性 PVD：“漂浮物”的突然出现预示着 PVD 的开始。一项针对 603 个人的智能手机调查最近确定，漂浮物比以前更常见，76% 的人报告说他们看到漂浮物，33% 的人声称视力受损[169]。其他研究发现，漂浮物对生活质量有显著的负面影响[100, 170]。已确定可能的原因是对比敏感度显著降低，这与定量超声测量的玻璃体混浊程度密切相关[171]。幸运的是，研究表明，在有限的玻璃体切除术后 1 周内，对比敏感度水平恢复正常，此后保持正常。

急性症状性 PVD 患者视网膜裂孔的发生率从 8%～15% 不等，高达 46%[172]。在一项对 589 名“漂浮物”患者的研究中[173]，弥漫性斑点、玻璃体细胞和出血是视网膜裂孔的高危因素，因为 176 名（52.8%）存在上述一个或多个危险因素的眼睛中有 93 名有视网膜裂孔。Novak 和 Welch 报道[174]，155 例急性症状性 PVD 患者中，有 172 只眼出现并发症，占 31%。在这 155 名患者中，17 名（11%）在 2 年内发生对侧眼 PVD。

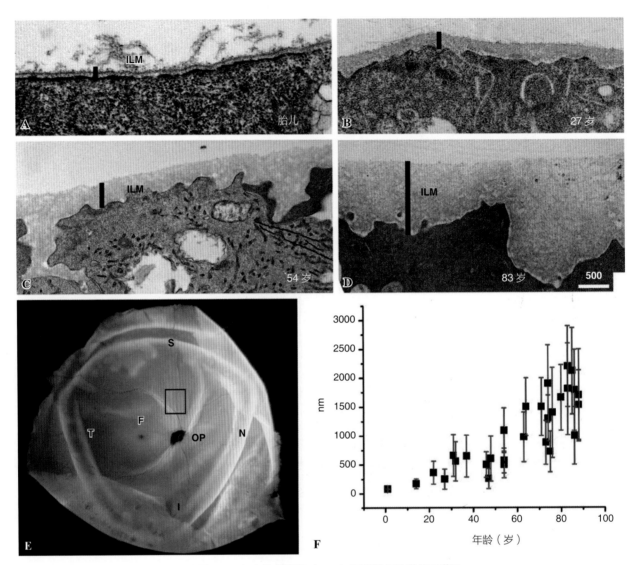

▲ 图 23-26 人体内界膜（ILM）厚度随年龄增长而增加

透射电子显微镜显示 16 周胎儿（A）和 27 岁、54 岁和 83 岁成人眼睛（B 至 D）视网膜的玻璃体表面。胎眼（A）内膜厚 70nm，有典型的致密层和三层超微结构。在 22—83 岁（B 至 D），内膜厚度急剧增加，变得高度不规则。视网膜表面不再含有明显的致密层。图 A 至图 D 中的垂直黑色条表示 ILM 的厚度。图 E 显示了一个成人视网膜，从右眼后极上方（盒）视网膜取样。图 F 中的图表显示了 ILM 厚度随年龄的增加而增加。每个数据点代表一个患者一对眼睛测量的平均值。F. 中心凹；I. 下方；N. 鼻侧；OP. 视盘（盘）；S. 上方；T. 颞侧。比例尺（A 至 D）：500nm（图片经许可转载自 Halfter W, Sebag J, Cunningham ET. Vitreo-retinal interface and inner limiting membrane. In：Sebag J, editor. Vitreous-in health and disease. New York：Springer；2014. p. 175.）

（二）异常 PVD（APVD） Anomalous PVD (APVD)

APVD 是由凝胶液化引起的，但不伴有玻璃体视网膜粘连的减弱，根据玻璃体最液化的部位和界面黏附最牢固的部位，可引起各种临床表现（图 23-42）。

1. APVD 的玻璃体效应 Vitreous Effects of APVD
APVD 的一个重要后果是玻璃体劈裂（图

23-43）或后玻璃体皮质分裂[33, 38]，皮质前部向前移位[16, 175]，使后层附着在视网膜上。在糖尿病视网膜病变、黄斑皱褶和黄斑裂孔中发现玻璃体劈裂[37, 176, 177]。

2. APVD 对周围视网膜的影响 Peripheral Retinal Effects of APVD

视网膜破裂（retinal break）：Foos 等在 2334 例尸检中发现，326 例（13.9%）与 PVD 无关的视网

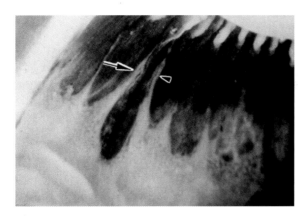

▲ 图 23-27　子午复合体（箭）和齿状突起（箭头）位于未闭合的锯齿缘湾边缘

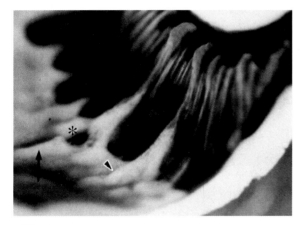

▲ 图 23-28　**Meridional folds, one in line with a meridional complex (arrowhead) and the other (arrow) in line with a meridional complex and enclosed ora bay (asterisk)**
Reproduced with permission from Green WR. Pathology of the retina. In: Frayer WC, editor. Lancaster course in ophthalmic histopathology, unit 9. Philadelphia: FA Davis; 1981.

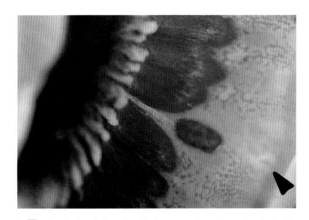

▲ 图 23-29　**Peripheral retinal excavation (arrowhead) in line with a meridional complex and an enclosed ora bay**
Reproduced with permission from Green WR. Pathology of the retina. In: Frayer WC, editor. Lancaster course in ophthalmic histopathology, unit 9. Philadelphia: FA Davis; 1981.

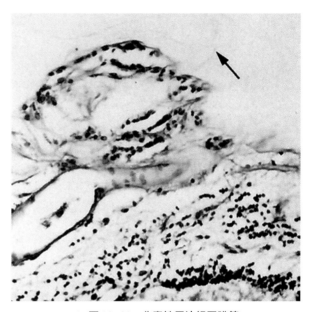

▲ 图 23-30　**非囊性周边视网膜簇**
大多数簇由胶质细胞组成，有些簇上附着有玻璃样的纤维（箭）（HE 染色，215×）。(图片经许可转载自 Green WR.Retina. In：Spencer WH，editor. Ophthalmic pathology：an atlas and textbook，vol. 2. Philadelphia：WB Saunders；1985.)

膜裂孔（retinal hole）[138]。视网膜撕裂（retinal tear）（图 23-44）是由液体运动引起的[178]。玻璃体残留附着在视网膜瓣的后缘，可能被撕脱留下一个圆形或椭圆形的孔。视网膜瓣仍然附着在分离的玻璃体（盖）的后表面。大的分离皮瓣可形成囊性结构（图 23-45）。

　　视网膜裂孔的临床发生率为 5.8%～7.2%，最高达 13.75%，最低达 0.59%[179-181]，尸检率分别为 3.9%、8.6%、4.7%、8.8%、3.7% 和 7.3%[121, 138, 182-185, 187, 196]。尽管视网膜裂孔在引起视网膜脱离（RD）中的作用是无可争议的，但其治疗方法仍存在争议。Byer 的结论是[188]，预防性治疗不适合有晶状体眼的无症状视网膜裂孔。然而，在一项对视网膜裂孔的自然病程发展研究中，Davis 观察到 31 例（18%）进展为视网膜脱离[146]。Neumann 和 Hyams 报道提到[189]，153 例视网膜裂孔中有 2% 发展为视网膜脱离。视网膜裂孔的发生率远高于视网膜脱离，每年每 10 万例视网膜裂孔发生率在 9 例（0.009%）和 24.4 例（0.02%）之间[190, 191]。Benson 促进了患者教育[192]，而 Combs 和 Welch 的结论是[193]，用玻璃体牵引预防性治疗急性马蹄形撕裂可显著降低视网

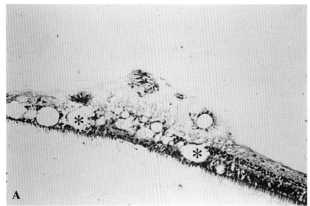

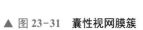

▲ 图 23-31　囊性视网膜簇

A. 病变由囊性变（星号）和胶质细胞增生（HE 染色，220×）引起的视网膜增厚区组成；B. 扫描电子显微镜（EM）显示，簇状纤维是一种囊状纤维，类似于神经纤维层，细胞与视网膜内丛状层的细胞相似，与视网膜内界膜相连。扫描电镜显示玻璃体胶原纤维在簇顶表面插入（图片 B 经许可转载自 Dunker S, Glinz J, Faulborn J. Morphologic studies of the peripheral vitreoretinal interface in humans reveal structures implicated in the pathogenesis of retinal tears. Retina 1997；17：124–30.）

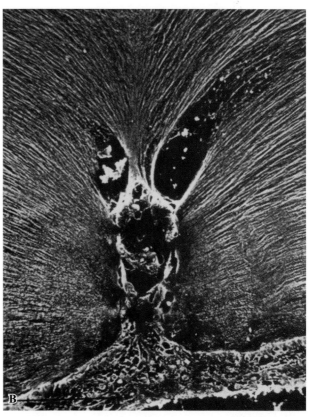

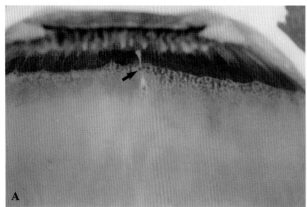

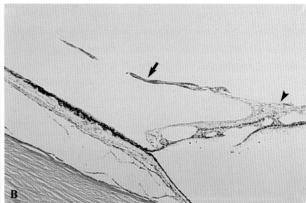

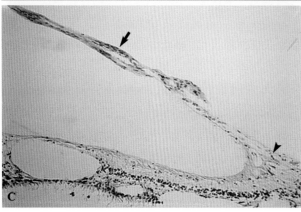

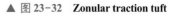

▲ 图 23-32　**Zonular traction tuft**

Gross (A) and microscopic (B) appearances of zonular tractional tuft (arrow in panel A) composed of a strand of glial cells whose anterior part consists of two layers of embryonal-like epithelium (arrows in panels B and C; hematoxylin and eosin, ×65). (C) Higher magnification (hematoxylin and eosin, ×290). (Panels A and B reproduced with permission from Green WR. Pathology of the retina. In: Frayer WC, editor. Lancaster course in ophthalmic histopathology, unit 9. Philadelphia: FA Davis; 1981. Panel C reproduced with permission from Green WR. Retina. In: Spencer WH, editor. Ophthalmic pathology: an atlas and textbook, vol. 2. Philadelphia: WB Saunders; 1985.)

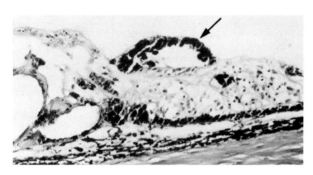

▲ 图 23-33　**Hyperplasia of pigment epithelium at ora serrata. Hyperplastic pigment epithelium (arrow) extends into the vitreous cavity at the ora serrata (periodic acid-Schiff; ×220)**
Reproduced with permission from Green WR. Pathology of the retina. In: Frayer WC, editor. Lancaster course in ophthalmic histopathology, unit 9. Philadelphia: FA Davis; 1981.

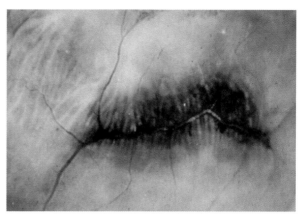

▲ 图 23-34　**血管旁视网膜格变**
放射状血管旁格变，有硬化的血管和增生的视网膜色素上皮，在血管旁的位置迁移到视网膜

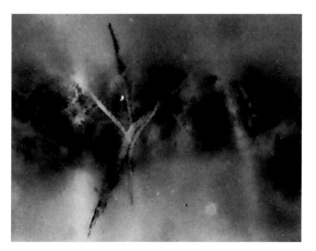

▲ 图 23-35　**柳枝样格变**
视网膜格变的大体外观，有柳枝状硬化血管

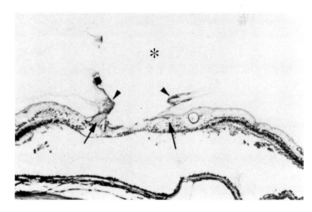

▲ 图 23-36　**视网膜格变的组织病理学**
格变病变伴视网膜变薄，内界膜不连续（箭），玻璃体液化腔（星），边缘玻璃体内胶质细胞增生（箭头）（阿尔金蓝染色；145×）

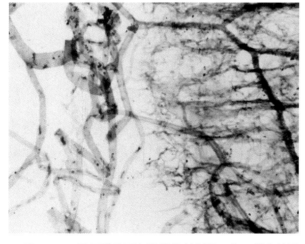

▲ 图 23-37　视网膜胰蛋白酶消化制剂揭示格子样变性区（右）里相对无细胞的毛细血管（HE 染色，周期性酸 - 席夫染色；185×）

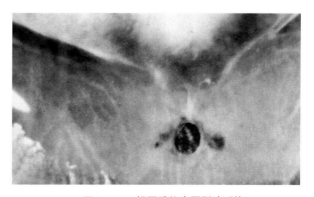

▲ 图 23-38　**视网膜格变区裂孔后缘**

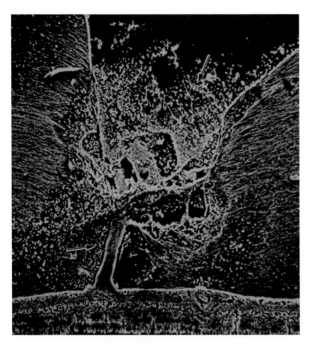

▲ 图 23-39　赘生物

扫描电镜显示细胞成分类似视网膜表面内丛状层细胞。赘生物的"主干"从视网膜延伸到玻璃体皮质。赘生物的"分支"与玻璃体胶原纤维交织在一起。有局部胶原破坏（箭）和视网膜内界膜的中断（图片经许可转载自 Dunker S, Glinz J, Faulborn J. Morphologic studies of the peripheral vitreoretinal interface in humans reveal structures implicated in the pathogenesis of retinal tears. Retina 1997；17：124–30.）

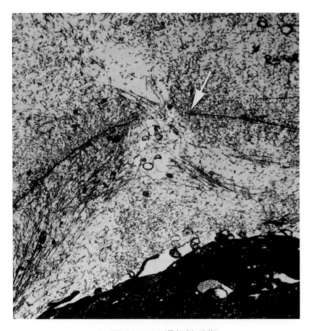

▲ 图 23-40　退行性重塑

基底区的玻璃体胶原，位于分离的内界膜（箭）和胶质细胞突起之间（图片由 Tsuyoshi Kimura 提供）

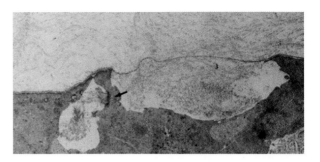

▲ 图 23-41　基底区显示分离和退化的内界膜，在该膜下，Müller 细胞表面的附着斑块缺失，玻璃体被嵌顿。玻璃体变性隐窝与 Müller 细胞（箭）紧密结合（12 600×）（图片经许可转载自 Foos RY. Vitreoretinal juncture：topographical variations. Invest Ophthalmol 1972；11：801–8.）

膜脱离的发生率。一个特别高的风险组是玻璃体积血，使眼底可视化变得模糊。超声检查可能是鉴别视网膜裂孔的一种有效方法，但由于 67% 的视网膜裂孔发生率[194]，在就诊时误诊率较高[195]。

其他后遗症包括：① 视网膜标记（retinal tag）[123]；② 视网膜皱褶；③ 牵引性视网膜劈裂（图 23-46）；④ 视网膜血管牵引[85]（图 23-47A）；⑤ 囊样变性[186, 187]（图 23-47B）；⑥ 视网膜血管撕脱[196, 197]；⑦ 视网膜凹陷[186]（图 23-48）。

3. APVD 的黄斑效应 Macular Effect of APVD

玻璃体黄斑牵引：玻璃体黄斑牵引综合征[4, 31, 36]（图 23-49）。

渗出性年龄相关性黄斑变性：最近的研究已经确定玻璃体 – 黄斑黏附可能是渗出性年龄相关性黄斑变性的危险因素[198-200]。随后的几项研究证实了这些发现。最近进一步发现，持续性玻璃体黄斑粘连增加了玻璃体腔注射抗血管内皮生长因子所需的注射次数，并可能限制疗效[201]。

囊样黄斑水肿[201-208] 见图 23-50 和图 23-51。

黄斑囊肿：慢性水肿引起的黄斑囊肿[209]（图 23-52）需要与黄斑裂孔内玻璃体牵引形成的囊样间隙区别开来（图 23-53 和图 23-54），黄斑部皱褶伴玻璃体视乳头粘连[93, 94, 210]。

黄斑裂孔：黄斑裂孔周围有一个灰色的囊状间隙环和略高的视网膜，底层 RPE 变薄和脱色，RPE 水平有黄色结节状阴影，40% 的视网膜偏心皱褶患者有视网膜前膜，25% 的患者有孔盖层（图 23-54）。在一项研究中，37 只眼中有 8 只眼（22%）

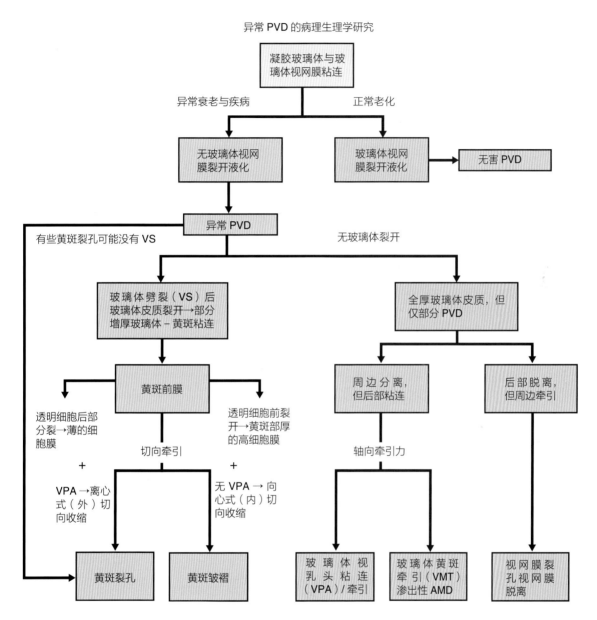

▲ 图 23-42　异常后玻璃体脱离（anomalous posterior vitreous detachment，APVD）示意图

此图显示了异常 PVD 的各种可能表现。当同时发生凝胶液化和玻璃体视网膜粘连减弱时，玻璃体脱离视网膜而无后遗症。如果凝胶在玻璃体视网膜界面处液化而不同时裂开，可能会有各种不良后果，这取决于玻璃体最黏附的部位。如果玻璃体和视网膜的分离是全层的，但并不完全，可能有不同形式的部分 PVD（右侧）。持续性玻璃体视网膜周围附着的后部分离可导致视网膜裂孔和脱离。周边玻璃体视网膜分离伴玻璃体全层附着于视网膜后部可诱发黄斑牵引，称为玻璃体 - 黄斑牵引综合征（VMTS）。这种现象似乎与渗出性年龄相关性黄斑变性（渗出性 AMD）高度相关。持续附着在视盘上可导致玻璃体视网膜病变，也促进缺血性视网膜病变的新生血管和玻璃体积血，以及全层黄斑裂孔的发生。如果在 PVD 期间，后玻璃体皮质劈裂（玻璃体劈裂），根据劈裂程度的不同，可能会有不同的影响。玻璃体劈裂位于透明细胞水平的前面，在黄斑上有一层相对较厚的细胞膜。如果从视盘上也有劈裂（约 90% 的病例出现这种分离），这种膜的向内（向心）收缩会导致黄斑皱褶。如果分裂发生在透明细胞后面的水平，那么剩下的黄斑前膜就相对较薄，并且是少细胞的。持续性玻璃体视乳头粘连（VPA，87.5% 或更多病例）影响切平面的矢量力，导致向外（离心）切向牵引（尤其是鼻侧），导致黄斑裂孔。有些黄斑裂孔可在没有玻璃体破裂的情况下形成（图片经许可转载自 Sebag J，Niemeyer M，Koss MJ. Anomalous PVD and vitreoschisis. In：Sebag J，editor. Vitreous-in health and disease. New York：Springer；2014. p. 252. ）

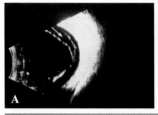
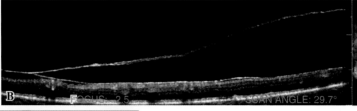

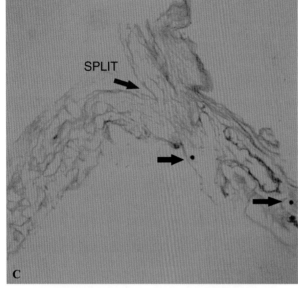

▲ 图 23-43　玻璃体劈裂

A. 超声显示后部玻璃体劈裂的劈裂腔，其两层重新连接成全层后玻璃体皮质（下图）；B. 光相干断层扫描激光眼底镜对后玻部璃体劈裂的成像显示劈裂腔的两个壁重新连接到全层后玻璃体皮质（左）；C. 玻璃体劈裂的组织病理学。从一例黄斑皱褶患者身上取下的手术标本显示后玻璃体皮质劈裂，两个壁重新连接成全层的后玻璃体皮质。透明细胞（箭）可见于后玻璃体皮质。注意在劈裂的后玻璃体皮质表面没有任何其他的细胞（周期性酸－席夫染色；300×）（图片 A 经许可转载自 Green RL，Byrne SF. Diagnostic ophthalmic ultrasound. In：Ryan SJ, editor. Retina. 1st ed. St Louis：Mosby；1989. Panels B and C reproduced with permission from Gupta P，Yee KMP，Garcia P，et al. Vitreoschisis in macular diseases. Br J Ophthalmol 2011；95：376–80.）

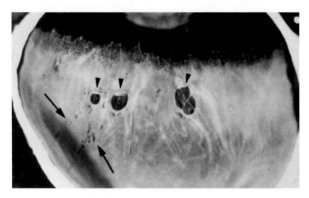

▲ 图 23-44　Retinal pits and tears

Gross appearance of eye with posterior vitreous detachment, a string of retinal pits along vessels (arrows), and three horseshoe-shaped retinal tears (arrowheads). (Reproduced with permission from Green WR. Pathology of the vitreous. In: Frayer WC, editor. Lancaster Course in Ophthalmic Histopathology, unit 8. Philadelphia: FA Davis; 1981.)

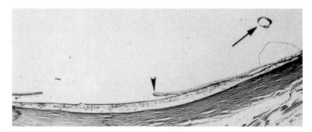

▲ 图 23-45　Large retinal tear

Microscopic features include rounded anterior (arrowheads) and posterior margins of the hole and coiled-up, detached operculum (arrow) that remains attached to the posterior surface of the detached vitreous (periodic acid-Schiff stain; ×16). (Reproduced with permission from Green WR. Pathology of the vitreous. In: Frayer WC, editor. Lancaster course in ophthalmic histopathology, unit 8. Philadelphia: FA Davis; 1981.)

出现黄斑裂孔[211]。AviLa 等报道了轴向牵引为原因[212]，而 Morgan 和 Schatz 提出退化性黄斑变薄易导致黄斑裂孔[213]。

　　病理组织学和假盖：轻度 RPE 肥大和增生发生在板层和全层黄斑裂孔区。在黄斑裂孔开始时，很

可能有玻璃体劈裂[32]，留下一层薄薄的后玻璃体皮质细胞层附着在黄斑上（图 23-55）[160, 176, 214]。细胞几乎没有增殖[215]，提示液体逆流或玻璃体劈裂（图 23-56）可能很重要。然而，手术后黄斑裂孔的愈合涉及胶质细胞增殖和 Müller 细胞过程[216, 218]。黄

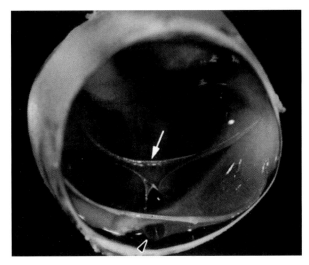

▲ 图 23-46 **牵引性视网膜劈裂**

玻璃体牵引引起大的视网膜劈裂的大体表现。一片玻璃体（箭）横跨眼球，暂时附着在颞侧视网膜劈裂区域隆起内层的顶端。从后面看，外层（箭头）有一个孔，可以看到两层劈裂之间的一些交错的组织条索（图片经许可转载自 Green WR. Retina. In: Spencer WH, editor. Ophthalmic pathology: an atlas and textbook, vol. 2. Philadelphia: WB Saunders; 1985.）

斑裂孔孔盖很少由视网膜组织构成（图 23-54），因此被称为"假孔盖（pseudo-operculum）"。

发病机制：黄斑裂孔的发病机制有多种学说，包括外伤、黄斑中心凹变性、玻璃体牵引、PVD 伴退化变薄。手术经验表明玻璃体是黄斑裂孔的病因[219]。Johnson 和 Gass[220] 提出了切向牵引理论，认为黄斑中心凹前玻璃体的收缩在四个阶段诱导黄斑裂孔的形成。切向玻璃体牵引有三种可能的机制：①液体玻璃体运动和逆流；②皮质玻璃体的细胞重塑；③玻璃体劈裂后锥形皮质玻璃体细胞膜的收缩[30, 35, 36]。联合 OCT 扫描激光检眼镜检查发现半数黄斑裂孔的眼有玻璃体劈裂（图 23-57）[33, 176]。在一项对即将发生的黄斑裂孔玻璃体切除术中切除的视网膜前组织的超微结构研究中，Smiddy 等观察到了所有眼睛的皮质玻璃体[206]。玻璃体视盘粘连（vitreo-papillary adhesion，VPA）可能很重要，因为 88.2% 的黄斑裂孔眼存在 VPA[93, 94]。VPA 影响黄斑

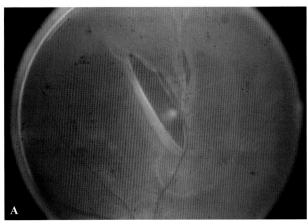

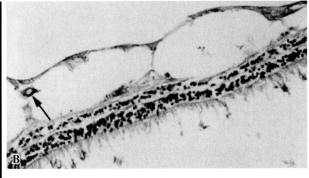

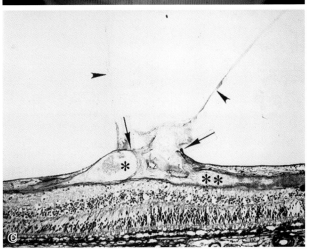

▲ 图 23-47 **Anomalous posterior vitreous detachment effects on retinal vessels**

(A) Retinal tear with bridging retinal blood vessel. (B) There is cystic degeneration of the nerve fiber layer near the retinal vessel (arrow) (periodic acid–Schiff stain; × 120). (C) Section through a venous loop that is parallel to the axis of the vein shows the anterior (asterisk) and posterior (double asterisks) components of the loop as it extends through a discontinuity in the inner limiting membrane (between arrows). The wall of the loop is thin and tented at the points of attachment of thin delicate vitreous strands (arrowheads) anteriorly and posteriorly (periodic acid-Schiff stain; × 100). (Panel B reproduced with permission from Green WR. Pathology of the retina. In: Frayer WC, editor. Lancaster course in ophthalmic histopathology, unit 9. Philadelphia: FA Davis; 1981. Panel C reproduced with permission from Hersh PS, Green WR, Thomas JV. Tractional venous loops in diabetic retinopathy. Am J Ophthalmol 1981;92:661–71.)

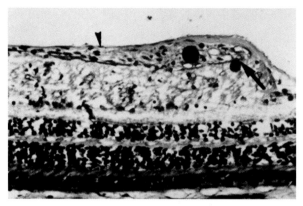

▲ 图 23-48　视网膜小凹

内界膜不连续的视网膜小凹边缘（箭）和胶质细胞视网膜前膜（箭头）（周期性酸 – 席夫染色；185×）（图片经许可转载自 Clarkson JG，Green WR，Massof D. A histopathologic review of 168 cases of preretinal membrane. Am J Ophthalmol 1977；84：1–17.）

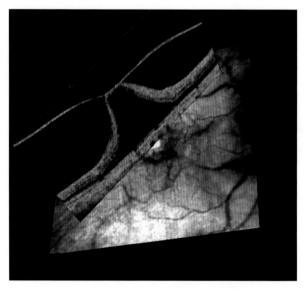

▲ 图 23-49　玻璃体黄斑牵引综合征

这个极端的例子是异常的后玻璃体脱离，后玻璃体皮质与黄斑持续全层粘连，导致黄斑受到足够的牵引，使得黄斑中央显著抬高。只有典型的黄斑增厚而没有脱离

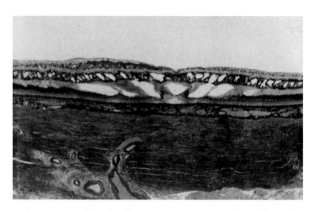

▲ 图 23-50　囊样黄斑水肿，外丛状层和内核层有囊性间隙（HE 染色，45×）

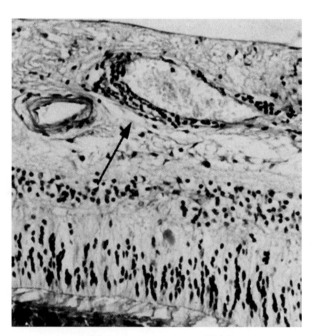

▲ 图 23-51　Irvine–Gass 综合征

后极部附近出现水肿和视网膜静脉炎的区域（箭）（HE 染色，185×）（图片经许可转载自 Martin NF，Green WR，Martin LW. Retinal phlebitis in the Irvine-Gass syndrome. Am J Ophthalmol 1977；83：377–86.）

切向力的矢量，并诱导向外（离心）牵引，打开中央裂开。在黄斑部皱褶中，通常没有 VPA，切向牵引的矢量是向内的（向心的），导致黄斑部皱褶。一些外科医师提倡对有症状的对侧眼进行预防性手术[221]。然而，一项多中心试验未能证明玻璃体切除术在此类眼睛中的有效性[222]，因此手术不是常规的。

4. 视盘效应 Optic Disc Effects

异常 PVD 伴持续性黏附于视盘可导致玻璃体

视乳头牵引导致出血[223]，在增生性糖尿病性玻璃体视网膜病变中加剧新生血管[224]，甚至导致凝视诱发的视觉障碍[225]。玻璃体视乳头粘连也在黄斑裂孔和囊肿的形成中起作用[93, 94, 210]。

（三）晶状体摘除术后玻璃体视网膜的变化 Vitreoretinal Changes After Lens Extraction

1. 结构 Structural

混浊[226]。

玻璃体积血（APVD）伴液化。

玻璃体嵌顿伴玻璃体视网膜牵引[227]（图 23-58）。

2. 生物化学 Biochemical

玻璃体透明质酸浓度降低导致黏度降低和减震[228, 229]。这可以通过在晶状体手术后保持一个完整的后囊膜来预防。

3. 晶状体摘除术后 PVD[230, 231]　PVD Following Lens Extraction

囊内白内障摘除术后 84% 发生 PVD，囊外白内障摘除术（ECCE）后 76% 发生 PVD，后囊完整的白内障摘除术后 40% 发生 PVD。YAG 囊切开术后孔源性 RD 的发生率增加[232]。

4. 炎症 Inflammatory

虹膜玻璃体粘连与轻度的睫状体炎、玻璃体炎、视网膜静脉炎和囊样黄斑水肿有关[231]。

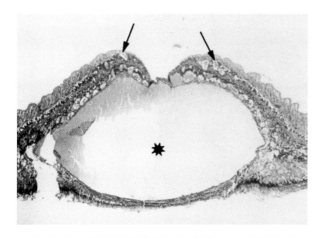

▲ 图 23-52　黄斑部有囊性水肿（箭）和一个大囊腔（星号）（HE 染色，40×）

图片经许可转载自 Green WR. Retina. In：Spencer WH, editor. Ophthalmic pathology：an atlas and textbook, vol. 2. Philadelphia：WB Saunders；1985.）

（四）外伤性玻璃体视网膜损伤 Vitreoretinal Effects of Trauma

1. 钝性创伤 Blunt Trauma

钝性外伤可能以直接和对冲的方式传播到视网膜，导致各种孔源性后遗症（图 23-59）[233]。玻璃体基部前缘的离断通常发生在鼻下方。较不常见的是玻璃体基底部撕脱和玻璃体基底部后缘的视网膜离断。钝性外伤后的冲击力可引起视网膜水肿，称为视网膜震荡（commotio retinae）。

2. 摇晃婴儿综合征（图 23-60B）　Shaken-Baby Syndrome (Fig. 23.60B)

眼部影响包括视乳头周围出血、黄斑部圆形皱褶伴 ILM 膜下裂孔（含血清学物质）和玻璃体脱离伴 ILM 贯穿整个眼底（图 23-60A），尤其是玻璃体基底部[234]。

3. 后部穿通伤和贯通伤[235]　Posterior Penetrating and Perforating Trauma[235]

穿孔处的伤口愈合允许纤维细胞增殖进入眼睛，导致牵引性 RD（图 23-61）。病理组织学检查显示环形膜和视网膜周边膜[236]。损伤后 2～4 天开始眼内增殖，1～2 周[238] 出现 PVD[237]，7～11 周出现牵引性 RD。玻璃体切除术可以预防增殖[239]，2 周后由于 PVD 的发展，危险性降低，如果完全性 PVD 则更有效[240-242]。然而，Miller 等发现玻璃体可能在视网膜伤口的正常愈合中发挥作用[243]。

五、视网膜周边细胞增殖 Periretinal Cell Proliferation

（一）黄斑前膜 Premacular Membranes

黄斑前膜（PMM）发生在没有相关条件的情况

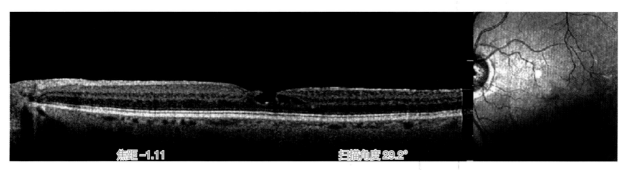

焦距 -1.11　　　　　扫描角度 29.2°

▲ 图 23-53　板层黄斑裂孔

联合光相干断层扫描激光检眼镜成像显示，一个部分厚度的黄斑裂孔与邻近的囊样间隙

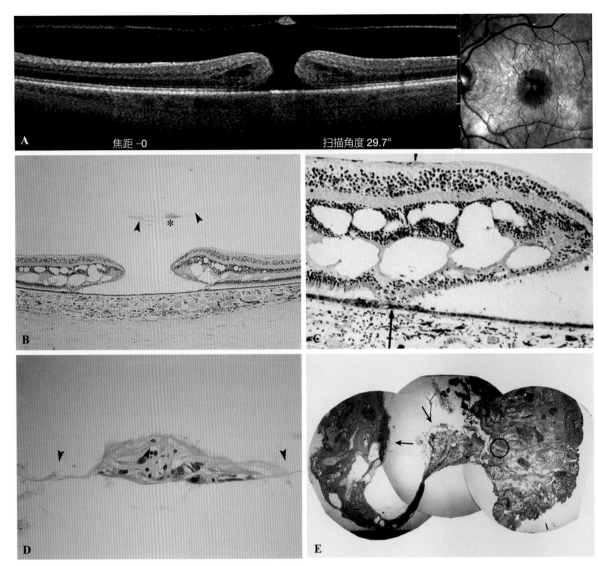

▲ 图 23-54　全层黄斑裂孔

A. 联合光相干断层扫描激光检眼镜黄斑裂孔成像，显示异常的后玻璃体脱离、假盖、中央周围视网膜内囊样间隙和薄的黄斑前膜，尤其是右侧可见；B. 显微镜下可见黄斑裂孔，玻璃体后皮质（箭头）分离，假盖粘连（＊），外丛状层和内核层有囊样间隙，周围有一小部分视网膜脱离，视网膜两侧有脉络膜视网膜粘连分界及一个在右侧可见的黄斑前膜（HE 染色，55×）；C. 高倍镜下（B）显示薄的少细胞的视网膜前膜（箭头），明显的囊状隙和分界粘连（箭）（HE 染色，140×）；D. 脱离的假盖显示缺乏神经视网膜成分；E. 盖的复合低倍视野。较厚的细胞末端由较薄的片段连接。沿着这个区域的一层薄薄的胶原层（玻璃体皮质）确定了盖的玻璃体内表面（箭）。ILM 的一个小片段（圆）存在于折叠区域（550×）（图片 C 经许可转载自 Frangieh GT，Green WR，Engel HM. A histopathologic study of macular cysts and holes. Retina 1981；1：311-36. 图片 E 经许可转载自 Madreperla SA，McCuen BW II，Hickingbotham D，et al. Clinicopathologic correlation of surgically removed macular hole opercula. Am J Ophthalmol 1995；120：197-207. ）

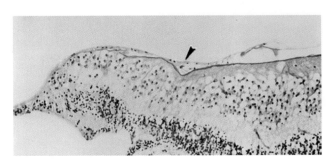

◀图 23-55　黄斑裂孔伴广泛的光感受器细胞萎缩

一层薄薄的、锥形的皮质玻璃体，其内表面有一层少细胞膜（箭头），显然随着孔缘的升高而产生切向牵引力（周期性酸-席夫染色；340×）（图片经许可转载自 Guyer DR，Green WR. Idiopathic macular holes and precursor lesions. In：Franklin RM，editor. Proceedings of the 1992 New Orleans Academy of Ophthalmology. New York：Kugler；1993. ）

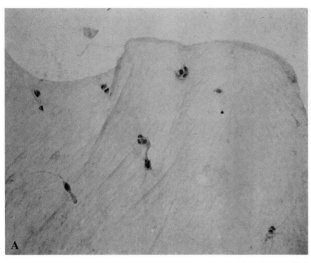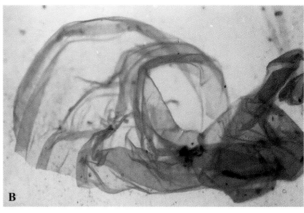

▲ 图 23-56　黄斑裂孔手术取出的膜

A. 黄斑裂孔手术切除的组织显示出一种含有梭形和星状细胞的少细胞的膜（微孔滤膜，改编自 Papanicolaou；340×）；B. 视网膜的内界膜。染色后剥离视网膜，该组织显示出特征性的"滚动"结构。这种情况不会发生在视网膜前膜（A）上，只会发生在 ILM 上。（微孔滤膜，改编自 Papanicolaou stain；340×）

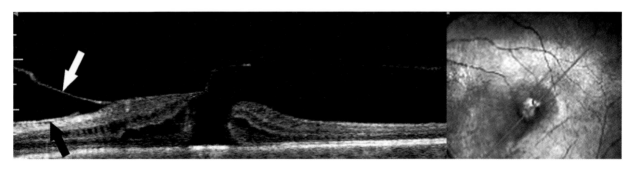

▲ 图 23-57　黄斑裂孔玻璃体劈裂

三期黄斑裂孔玻璃体劈裂的光相干断层扫描激光检眼镜成像。劈裂内壁（白箭）脱离视网膜表面，但仍附着在视盘上。劈裂外壁对黄斑部产生离心（向外）切向牵引，使黄斑部中央裂开，形成黄斑裂孔。这一层必须在手术中去除，通常是用染色剥离术。黑箭表示玻璃体劈裂外层在后玻璃体皮质分裂，它仍然附着在视网膜上

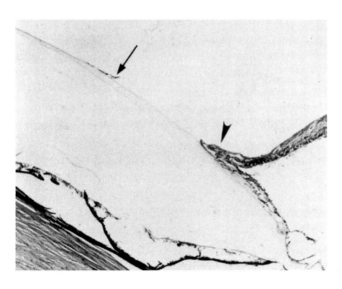

◀ 图 23-58　1 例 23 岁男性外伤性白内障患者的牵引性视网膜脱离，该患者曾接受过手术，并伴有玻璃体嵌顿

可见一玻璃体条索（箭）附着在前部视网膜上，在其牵引下呈"帐篷状"（箭头）（周期性酸 - 席夫染色；60×）（图片经许可转载自 Smiddy WE, Green WR. Retinal dialysis: pathology and pathogenesis. Retina 1982；2：94–116.）

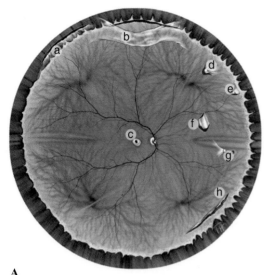

A

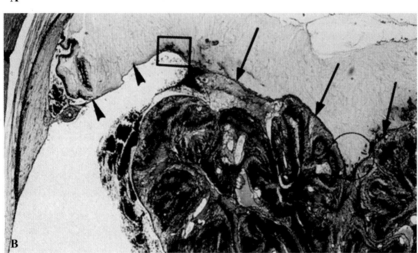

B

◀ 图 23-59 **A.** 钝性创伤引起的视网膜病变转移至视网膜。**a.** 玻璃体基底前缘离断；**b.** 玻璃体基底部撕脱伤；**c.** 黄斑裂孔；**d.** 玻璃体基底后缘马蹄形撕裂；**e.** 经向褶皱后端的马蹄形撕裂；**f.** 赤道处马蹄形撕裂；**g.** 覆盖玻璃体的有盖撕裂；**h.** 玻璃体基底后缘的视网膜离断。**B.** 玻璃体基底后部的视网膜离断，视网膜色素上皮穿过离断，沿玻璃体后表面（箭头），然后沿视网膜前表面（箭）（苏木精和伊红染色，20×）

（图 A 经许可转载自 Cox MS, Schepens CL, Freeman HM. Retinal detachment due to ocular contusion. Arch Ophthalmol 1966;76:679–85 许可复制；图 B 由 Clarkson JG, Green WR, Massof D. A histopathologic review of 168 cases of preretinal membrane. Am J Ophthalmol 1977; 84:1–17.）

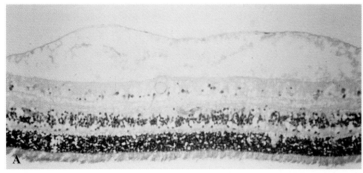

A

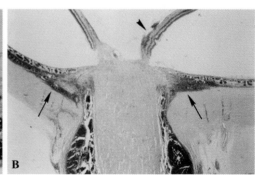

B

▲ 图 23-60　摇晃婴儿综合征

A. 含有血清学物质的内界膜下劈裂腔是一个年轻人的严重创伤引起的，其玻璃体视网膜有牢固的粘连（HE 染色，457×）；B. 邻近巩膜广泛硬膜下出血（箭）。出现视乳头周围视网膜出血（箭头）（HE 染色，183×）

下，通常是玻璃体劈裂的结果[36]，APVD 将后玻璃体皮质分离[35]，最外层附着在黄斑上。这种分裂的程度可能不同，结果（图 23-42）也不同，从没有收缩特征的"玻璃纸（cellophane）"黄斑前膜（图 23-62）到引起黄斑皱褶的可收缩黄斑前膜［以前称为"视网膜前膜"（epiretinal membrane）][61, 160, 176]。在这些情况下，Smiddy 等[244]观察到主要细胞是 RPE，尽管其中许多细胞很可能实际上是透明细胞（图 23-6 和图 23-14）及从视网膜和脉络膜循环中聚集的循环单核细胞[4, 176]。继发性黄斑前膜与炎症、意外或手术创伤和视网膜血管疾病有关。纤维状星形胶质细胞是继发性黄斑前膜的主要细胞。

黄斑皱褶（macular pucker）（图 23-63）是由 PMM 引起的，PMM 可诱导黄斑向心切向（向中心凹内）牵引。黄斑部皱褶可以有多达四个独立的视网膜收缩中心（图 23-64）[245]。有三个或四个收缩

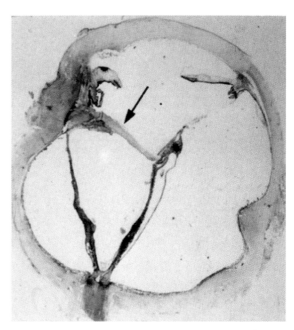

▲ 图 23-61　后部穿通伤伴纤维组织生长（箭）和牵引性视网膜脱离（HE 染色，25×）

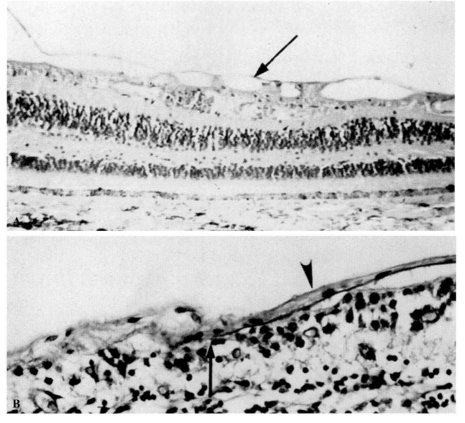

▲ 图 23-62　简单的黄斑前膜

A. 切片显示薄的、少细胞的视网膜前膜（箭）和内界膜（ILM）皱褶（HE 染色，310×）；B.ILM 是不连续的（箭），此时胶质细胞延伸到视网膜内表面，形成一层薄的纤维胶质视网膜前膜（箭头），没有明显的收缩（周期性酸 - 席夫染色；300×）（图片 A 经许可转载自 Clarkson JG，Green WR，Massof D. A histopathologic review of 168 cases of preretinal membrane. Am J Ophthalmol 1977；84：1–17.）

中心的眼睛比有一个或两个收缩中心的眼睛有更多的黄斑增厚和更高的视网膜内囊肿患病率。

（二）视网膜后膜 Retroretinal Membranes

当视网膜色素上皮在视网膜下表面上成片状生长时，这些膜通常发生在视网膜脱离后。纤维组织束收缩，可以阻止视网膜再复位[246]。

（三）复合膜 Complex Membranes

复合膜（图 23-65）在 RD 手术后或创伤后形成。最常见的结果是增生性玻璃体视网膜病变（PVR）[247]，这种增生组织的收缩引起牵引性 RD。前 PVR 表现为前部环形收缩（图 23-9）[248]。

组织病理学上，视网膜胶质细胞通过 ILM 的不连续性进入视网膜内表面，如视盘、中心凹、主要血管和视网膜簇。获得的 ILM 不连续部位包括视网膜标记、凹陷（板层孔）、圆孔和撕裂（图 23-66）、视网膜血管撕脱、退行性重塑区域和视网膜格子样变性。视网膜胶质细胞是视盘、单纯 PMM、炎症性疾病或视网膜血管疾病、光凝或 RD 术后及视网膜色素变性的主要细胞。RPE 通过视网膜裂孔、锯齿缘和视网膜格子样变性进入玻璃体。RPE 也可以通过完整的视网膜迁移。RPE 是 PVR 的主要细胞（图 23-67），但约 50% 的病例中存在胶质细胞。Kampik 等研究的 91% 的膜通过电子显微镜观察到肌纤维细胞（图 23-68），在 PVR 膜的细胞中观察到肌动蛋白[249, 250]。

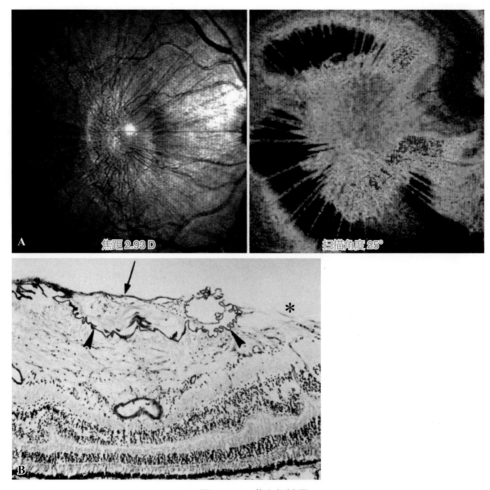

▲ 图 23-63 黄斑部皱褶

A. 黄斑部以中心凹为中心呈放射状结构中有明显视网膜浅纹的皱褶，冠状面光相干断层扫描（彩色）和扫描激光检眼镜（灰度）成像；B. 厚纤维胶质膜（箭），明显收缩并产生内界膜（ILM）皱褶（箭头）和 ILM 中的大间隙（*）（周期性酸－席夫染色；90×）（图片经许可转载自 Clarkson JG, Green WR, Massof D. A histopathologic review of 168 cases of preretinal membrane. Am J Ophthalmol 1977；84：1-17.）

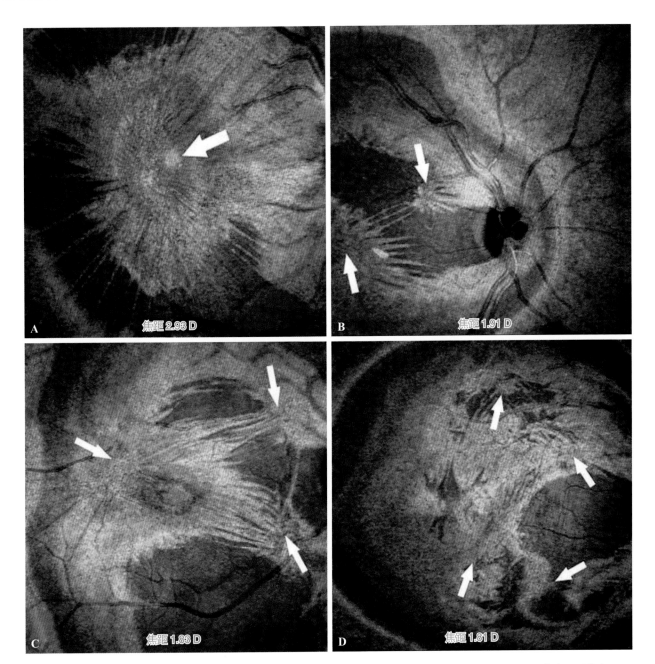

▲ 图 23-64　多灶黄斑皱褶，冠状面光相干断层扫描激光检眼镜成像，将 OCT（彩色）叠加到 SLO（灰度）图像上
A. 单发性黄斑皱褶；B. 有两个视网膜收缩中心（箭）的双病灶黄斑皱褶；C. 三病灶黄斑部皱褶，有三个视网膜收缩中心（箭）；D. 视网膜收缩有四个不同的中心（箭）（图片 A 和 C 经许可转载自 Gupta P，Sadun AA，Sebag J. Multifocal retinal contraction in macular pucker analyzed by combined optical coherence tomography/scanning laser ophthalmoscopy. Retina 2008；28：447–52.）

玻璃体切除不全、术中出血和过度冷冻使大多数 PVR 病例成为医源性疾病[237]。纤维连接蛋白和血小板衍生生长因子是刺激 RPE 和胶质细胞迁移的化学引诱剂[251–253]。不完全玻璃体切除术会留下透明细胞（图 23-6 和图 23-14），它们也是第一批暴露于这些生长因子和其他刺激物的细胞。当受到刺激时，这些细胞会成为吞噬细胞（图 23-69）。这些驻留的巨噬细胞在 PVR 的早期发病机制中起重要作用。因此，靶向这些细胞进行药物治疗，类似于在玻璃体切除术中对 RD 所做的治疗[254]，可以显著减轻 PVR。或者，通过药物性玻璃体溶解消除玻璃体的作用将对 PVR 和上述许多情况产生重大影响[78, 255]。

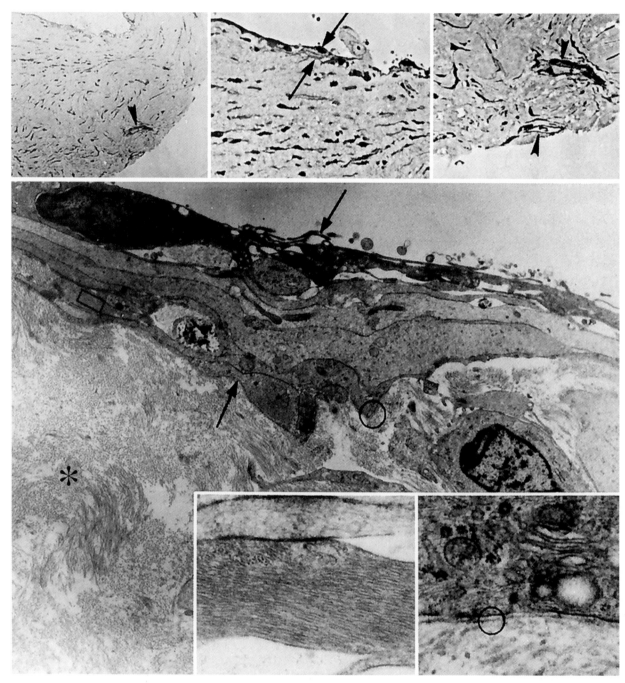

▲ 图 23-65　复合的黄斑前膜

眼前段手术后视网膜前膜增厚及严重眼内炎症的纤维星形胶质细胞。膜含有新的胶原（星）和纤维细胞及纤维星形胶质细胞。多层纤维星形胶质细胞排列在内（玻璃体）表面（箭之间）。这些细胞与基底膜呈极性（圆形和右下方插图），细胞内含有大量 8~10nm 的胞质细丝（矩形和左下方插图）。血管（箭头）也存在于膜（左上和右上的插图）。（主图，6600×；上插图，盐酸对苯二胺染色；左上插图，160×；上中、右上插图，250×；左下插图，50 000×；右下插图，41 000×）（图片经许可转载自 Michels RG. A clinical and histopathologic study of epiretinal membranes affecting the macula and removed by vitreous surgery. Trans Am Ophthalmol Soc 1982；80：580–656.）

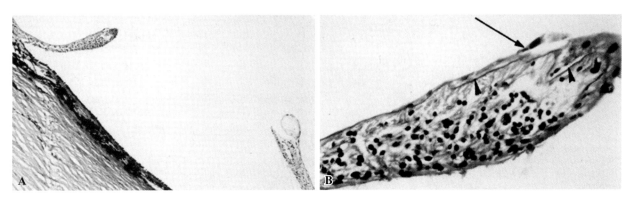

▲ 图 23-66　胶质细胞增殖

A. 周边视网膜孔，胶质膜向前和向后延伸在视网膜内表面（周期性酸－席夫染色；65×）；B. 视网膜裂孔前缘的高倍视野，显示沿内界膜（箭）内表面延伸的胶质前膜（箭头）（周期性酸－席夫染色；190×）（图片经许可转载自 Clarkson JG, Green WR, Massof D. A histopathologic review of 168 cases of preretinal membrane. Am J Ophthalmol 1977；84：1–17. ）

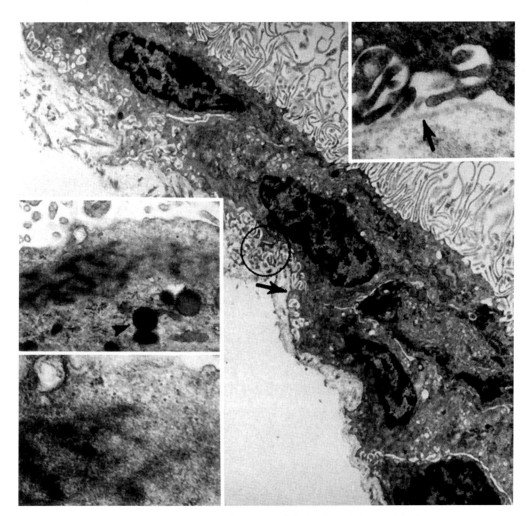

▲ 图 23-67　增殖性玻璃体视网膜病变中的视网膜色素上皮细胞

从视乳头周围去除的色素膜由单层排列的 RPE 组成。沿视网膜表面有发育良好的基底膜（箭）和基底层内折（圆形和右上角插图）。细胞顶端有广泛的绒毛突起。大量顶端位于质膜下的微丝，直径 4～5nm，具有梭形密度（左插图）。偶尔可见细胞质脂质空泡（箭头）（主图，4500×；左上插图，17 000×；右上插图，17 000×；左下插图，36 000×）（图片经许可转载自 Michels RG. A clinical and histopathologic study of epiretinal membranes affecting the macula and removed by vitreous surgery. Trans Am Ophthalmol Soc 1982；80：580–656. ）

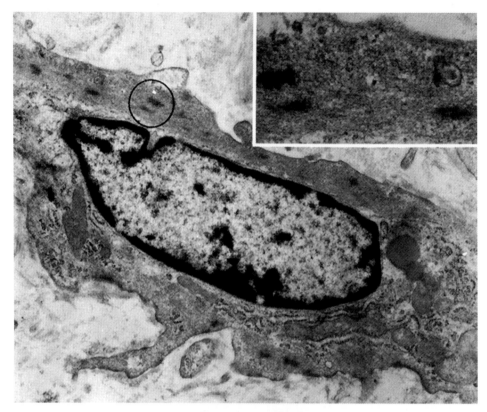

▲ 图 23-68　肌纤维细胞

有一个典型的纺锤体形状，包含 4～5nm 的亚质膜微丝的大聚集体和小梭形密度（圆形和嵌入式）（主图，14 000×；插图，44 000×）（图片经许可转载自 Michels RG. A clinical and histopathologic study of epiretinal membranes affecting the macula and removed by vitreous surgery. Trans Am Ophthalmol Soc 1982；80：580–656.）

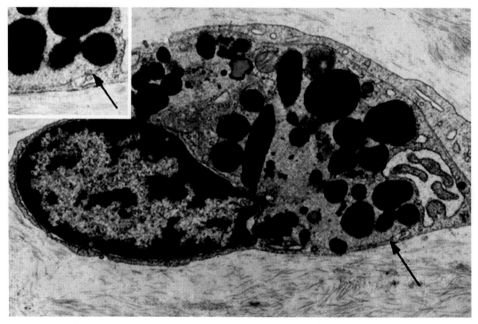

▲ 图 23-69　吞噬性透明细胞

在膜结合的次生溶酶体（箭）中含有多个多形性包涵体的巨噬细胞样细胞很可能是嵌在后玻璃体皮质胶原纤维内的透明细胞（主图，12 000×；插图，22 600×）（图片经许可转载自 Michels RG. A clinical and histopathologic study of epiretinal membranes affecting the macula and removed by vitreous surgery. Trans Am Ophthalmol Soc 1982；80：580–656.）

第二篇　视网膜损伤的基本机制
Basic Mechanisms of Injury in the Retina

氧化应激在视网膜损伤中的作用机制
Mechanisms of Oxidative Stress in Retinal Injury

第
24
章

Milam A. Brantley Jr.　Allison C. Umfress　Paul Sternberg Jr.　著

　　氧化应激（oxidative stress）与视网膜疾病的发生和发展有关。本章将重点介绍三种与氧化应激相关的视网膜病变：年龄相关性黄斑变性（AMD）、糖尿病视网膜病变（OR）和遗传性视网膜变性。我们将讨论影响视网膜色素上皮、视网膜血管系统、光感受器细胞和线粒体的氧化应激的具体机制。我们还将考虑氧化应激和炎症在视网膜疾病的发病机制的联系。最后，我们将探讨针对视网膜氧化应激的潜在疗法。

一、视网膜氧化应激综述 Overview of Oxidative Stress in the Retina

　　活性氧（reactive oxygen species，ROS）是视网膜氧化应激的主要来源。这些高活性粒子包括自由基和非自由基氧化剂，如过氧化物和单线态氧。自由基如羟基自由基（OH·）、过氧化氢自由基（HO$_2$·）、超氧阴离子（O$_2$·）和脂质过氧化自由基都是强氧化剂，其外壳中有未配对电子。过氧化物［如氢过氧化物（H$_2$O$_2$）、脂质过氧化物］和单线态氧（^{1}O$_2$）在不稳定状态下具有完全的电子补充[1]。

在生理条件下，机体通过糖酵解和三羧酸循环（Krebs cycle）等正常代谢过程产生 ROS。衰老和疾病可能扰乱 ROS 生成和清除之间的平衡，导致大分子的氧化损伤[2]。大多数内源性 ROS 是由线粒体通过电子传递链产生的，电子传递链将所有可用氧的 2%～3% 转化为 ROS[3]。诸如老化、炎症、辐射、空气污染物和香烟烟雾等刺激导致 ROS 增加，从而增加细胞氧化损伤[1, 4, 5]。

机体对抗氧化应激的防御包括小的抗氧化分子，包括维生素 C、维生素 E 和类胡萝卜素，以及较大的抗氧化酶，如超氧化物歧化酶（SOD）、谷胱甘肽过氧化物酶（GSHPX）和过氧化氢酶。大多数 ROS 被这些抗氧化酶立即清除。例如，线粒体在细胞呼吸电子传递阶段产生的超氧阴离子，被 SOD 转化为毒性较小的过氧化氢分子（H$_2$O$_2$）[1]。较小的抗氧化分子［如维生素 C（抗坏血酸盐）、维生素 E（生育酚）和类胡萝卜素］通过直接作用于自由基而降低活性氧。

由于大多数自由连锁反应被自由基清除分子所阻止，自由基似乎往往不是氧化损伤的直接原因，而是通过非自由基氧化剂引发进一步的氧化损伤。氧化还原假说描述了自由基氧化应激，其中巯基氧化还原回路中断干扰细胞氧化还原状态的调节，影响细胞信号和稳态。氧化还原敏感硫醇包括氨基酸半胱氨酸（Cys）、Cys 衍生的二硫半胱氨酸（CySS）、含 Cys 的三肽谷胱甘肽（GSH）和谷胱甘肽二硫醚（GSSG）。硫氧化还原对作为 "ON/OFF" 开关调节基因表达和蛋白质功能。因为 Cys/CySS 和 GSH/GSSG 对是不平衡的，所以非自由基氧化剂的异常水平可能足以破坏正常功能[6]。

视网膜由于其高的耗氧量和高比例的多不饱和脂肪酸（PUFA）而特别容易受到氧化应激的影响[1, 2]。视网膜色素上皮细胞的高光照暴露和吞噬作用有助于视网膜的氧化负荷。光感受器的周转率很高，这些细胞每天都会脱落大约 10% 的外节盘。盘膜，特别是 PUFA，易受过氧化作用，这对 RPE 具有很大的损害。这在中央视网膜、黄斑区可能更

具影响，那里有高水平的代谢活动，暴露光照更高。黄斑色素可保护视网膜中的 ROS，由两种类胡萝卜素组成：叶黄素，它是单一立体异构体；玉米黄质主要以两种抗体形式存在，即玉米黄质和中玉米黄质。叶黄素和玉米黄质可以使活性单线态氧猝灭，形成一个光学滤光片，阻止具有高度破坏性的蓝光到达光感受器[1]。

二、与氧化应激相关的视网膜疾病 Retinal Disease Related to Oxidative Stress

氧化应激导致视网膜疾病，包括年龄相关性黄斑变性、糖尿病视网膜病变和遗传性视网膜变性（表 24-1）。为了详细讨论视网膜氧化损伤的潜在机制，我们将讨论病理学和氧化应激在这些疾病中的作用和证据。

（一）年龄相关性黄斑变性 Age-Related Macular Degeneration

AMD 是西方世界老年人不可逆转视力丧失的主要原因，是一种受遗传、人口统计学和环境暴露等因素影响的复杂疾病。在美国，大约有 6.5% 的 40 岁以上的人（720 万人）有 AMD 的征兆，0.8% 的人患有威胁视力的晚期疾病[7]。AMD 的患病率随着年龄的增长而增加，以及美国人口的预期老龄化，到 2050 年，AMD 病例预计将增加到 300 万以上[8]。

AMD 可分为早期、典型的无症状型和晚期型，后者常导致严重的中心视力丧失。在 AMD 的早期，白黄色的废物沉积物 drusen 积累在黄斑部，通常位于 RPE 和 Bruch 膜之间。这些沉积物可能是小而分散的（硬性 drusen）或较大且更汇合的（软性 drusen）。Drusen 也可能存在于感光细胞和 RPE 之间或感光细胞层（网状 drusen）内[9, 10]。组织学上，drusen 由许多蛋白质（如补体、免疫球蛋白、淀粉样 β）和脂质（如磷脂、胆固醇、载脂蛋白）组成[11, 12]。早期干性 AMD 可发展为晚期干性或晚期湿性 AMD。晚期干性 AMD（地图样萎缩）以脉络膜毛细血管和上覆 RPE 中的细胞死亡为特征。晚期湿性 AMD 以脉络膜新生血管为特征，异常脉络膜

表 24-1　常见视网膜疾病病理生理学中的氧化应激

疾　病	佐　证
AMD	AMD 危险因素（如年龄、吸烟）与全身氧化应激增加有关[1, 2, 4, 74, 75]
	Bruch 膜、drusen 和 RPE 细胞中蛋白质和 DNA 的氧化修饰[23-26]
	光照与 ROS 生成增加、AGE[74, 75] 和 AMD 风险增加有关[1, 2]
	AMD 视网膜病变中 RAGE 与 AGE 沉积的共定位[77]
	RAGE- 诱导 RPE 细胞分泌 VEGF[77]
	低黄斑色素与 AMD 有关[27-29]
	饮食或补充摄入抗氧化剂（如维生素、类胡萝卜素）和锌 AMD 进展的风险降低[21, 22, 30, 32]
	培养的 RPE 细胞与脉络膜内皮细胞接触氧化剂 t-BHP[90] 降低了生存能力并增加了增殖脉络膜内皮细胞暴露于 AGE，VEGF 上调和增殖增加[76, 77, 91]
糖尿病视网膜病变	线粒体超氧化物的过度生产可能破坏糖尿病相关的多种途径（如多元醇、AGE、蛋白激酶 C、己糖胺）[44, 45]
	超氧化物抑制预防视网膜细胞早期死亡[41, 42]
	氧化应激激活的 caspases 和 NF-κB 参与视网膜细胞死亡[37-39]
	高糖环境下内皮细胞和周细胞氧化应激标记物表达增加[38]
	H_2O_2- 暴露的视网膜内皮细胞，葡萄糖转运受损[89]
	氧化剂过氧亚硝酸盐与内皮细胞 VEGF 表达上调[82, 83, 85, 88]
遗传性视网膜变性	视网膜退行性变多个动物模型的外层视网膜层氧浓度增加[92-94]
	视网膜含氧量增加导致视锥细胞损伤[95, 105, 106]
	硫氧还原蛋白抗氧化防御与视杆细胞源性视锥细胞存活因子[64, 109, 110] 之间的联系
	光感受器凋亡体外模型中 ROS 升高和 GSH 降低[65, 102]
	rd1 小鼠视网膜[104] 中 DNA 修复介质的下调
	在用抗氧化剂处理的 rd1 小鼠中观察到的视锥细胞减少和视锥 ERG 的保存[107]
	rd1 MICE102103 中抗氧化防御（如 GST 和 GSHPx）降低

AGE. 晚期糖基化终产物；AMD. 年龄相关性黄斑变性；ERG. 视网膜电图；GSH. 谷胱甘肽；GSHPx. 谷胱甘肽过氧化物酶；GST. 谷胱甘肽 S- 转移酶；NF-κB. 核因子 -κB；RPE. 视网膜色素上皮；ROS. 活性氧物种；RAGE. AGE 受体；t-BHP. 叔丁基过氧化氢；VEGF. 血管内皮生长因子

血管延伸至视网膜下间隙。

AMD 的人口统计学和环境风险因素包括年龄、吸烟、高体重指数（BMI）和高光照[13, 14]。吸烟是 AMD 最强烈的环境危险因素，在多个大型流行病学研究中，吸烟与 AMD 的发病和进展有关[15-20]。此外，高膳食摄入类胡萝卜素和抗氧化剂与 AMD 风险较低有关[21, 22]。多方面的证据表明氧化应激在 AMD 发病中的作用。一些 AMD 危险因素，特别是老化、吸烟和光照，与氧化应激水平的增加有关[1]。此外，人类供体眼蛋白质组学分析揭示了 Bruch 膜、drusen 和视网膜色素上皮细胞中蛋白质和 DNA 发生氧化修饰[23]。随后对 AMD 供体眼进行的蛋白质组学分析表明[24]，伴侣蛋白的早期表达变化有助于微管调节，防止应激诱导的蛋白去折叠，有助于线粒体转运，并调节细胞凋亡[24, 25]。AMD 患者与对照组相比，这些氧化变化的发生率较高，抗氧化应激损伤保护蛋白质表达降低，提示 AMD 视网膜中

氧化状态增强[23-26]。

视网膜抗氧化防御系统的损伤也可能在 AMD 中起作用，因为一些研究已经报道 AMD 患者黄斑色素减少[27-29]。在尸检眼中，AMD 患者的黄斑色素（叶黄素和玉米黄质）水平明显低于对照组[27]。年龄相关性眼病研究（Age-Related Eye Disease Study，AREDS），从 1992—2001 年，表明补充抗氧化剂（维生素 C、维生素 E 和 β- 胡萝卜素）和锌降低了从早期到晚期 AMD 进展的风险[30]。在过去的观察研究中，大量摄入叶黄素 / 玉米黄质和 ω-3 脂肪酸，如二十二碳六烯酸（DHA）和二十碳五烯酸（EPA），可降低 AMD 的患病率和发病率[31]。这些化合物在 2006—2012 年的 AREDS2 中进行了研究，结果表明，在 AREDS 原配方中添加叶黄素和玉米黄质对 AMD 的进展没有额外的影响。然而，由于补充 β 胡萝卜素与肺癌相关，这些化合物被推荐作为原配方中 β 胡萝卜素的替代品[32]。

（二）糖尿病视网膜病变 Diabetic Retinopathy

DR 是 1 型和 2 型糖尿病（DM）常见的微血管并发症，是工龄成人视力下降的主要原因[33]。在美国，大约有 2600 万人患有糖尿病，糖尿病视网膜病变患者的数量预计到 2050 年会增加 3 倍，达到1600 万[34]。大多数糖尿病（90%～95%）表现为 2型糖尿病（T2DM），涉及靶组织胰岛素作用受损和胰岛素释放受损。相比之下，1 型糖尿病（T1DM）的主要病因是胰腺 B 细胞的自身免疫破坏。

在临床上，DR 的定义是糖尿病患者存在特定的视网膜微血管征象。非增殖型以微动脉瘤（micro-aneurysm）、出血、硬性渗出、棉絮斑、静脉扩张和串珠、视网膜内微血管异常为特征。增殖型以视网膜新生血管为特征，可导致玻璃体积血和牵引性视网膜脱离。视网膜内黄斑水肿可能以任何一种视网膜病变的形式出现，也可能导致严重的视力丧失。

有趣的是，糖尿病患者的视网膜毛细血管细胞在检测到 DR 的任何组织病理学改变之前发生加速凋亡[35, 36]。虽然这种加速凋亡的确切机制仍然不确定，但研究指出氧化应激激活的半胱氨酸天冬氨酸蛋白酶和通过 Raf-1 激酶激活促炎症转录因子NF-κB 参与视网膜细胞死亡[37-39]。Raf-1 激酶抑制剂可减少大鼠毛细血管细胞死亡，抑制 Raf-1 激活NF-κB，降低 DR 的发生[37, 39, 40]。其他的实验表明，抑制糖尿病中的超氧化物积累可以防止这种早期视网膜细胞死亡[41, 42]。

氧化应激似乎是糖尿病发病和发展的主要危险因素。许多常见的 DM 危险因素，包括肥胖和年龄，形成了一种氧化环境，可能通过增加胰岛素抵抗或降低葡萄糖耐量来改变胰岛素敏感性。高血糖是这两种类型的糖尿病的共同结果，反过来又有助于整个氧化环境的进展和维持[43]。

高血糖可能通过直接产生 ROS 或破坏细胞氧化还原平衡而导致氧化应激。这种高血糖诱导的氧化应激可以通过已研究的多种机制发生，包括增加多元醇途径通量，增加细胞内形成晚期糖基化终产物（AGE），活化蛋白激酶 C（PKC），和干扰己糖胺生物合成途径。线粒体转运链产生超氧化物的过度生成已经被认为是这些代谢变化的一个根本原因[44, 45]。

多元醇途径通过与醛糖还原酶的反应以 NADPH 依赖的方式将糖还原为各自的糖醇（多元醇）。葡萄糖和葡萄糖的糖酵解代谢产物，如甘油醛 -3- 磷酸，都是醛糖还原酶的底物。因此，高血糖通过消耗NADPH［一种再生细胞内抗氧化剂谷胱甘肽（GSH）的必要辅助因子］，导致多元醇途径通量增加和氧化还原应激增加。通过减少游离 GSH 的量，多元醇途径可能增加细胞对氧化损伤的敏感性[44]。

AGE 是蛋白质或脂类的修饰，在与醛糖接触后变成非酶糖化和氧化。蛋白质和脂类的早期糖基化和氧化导致中间希夫碱和 AAMDORI 产物的形成，然后经历进一步的分子重排，导致 AGE 的生成[46]。在糖尿病患者中，发现细胞外基质中的 AGE浓度升高。AGE 似乎通过改变细胞内蛋白质如转录因子、细胞外蛋白质和基质分子来损伤细胞。这些修饰蛋白可以结合并激活 AGE 受体（RAGE），诱导 ROS 的产生，从而导致 NF-κB 的上调[44]。在内皮细胞中[47-50]，RAGE 激活诱导促凝血基因的表达，包括血栓调节蛋白、组织因子和血管细胞黏附分子（VCAM）-1。最近，RAGE 的其他配体被发现，包括钙粒蛋白（calgranulin）和 HMGB1（高迁移率基团框 1）家族的成员。高血糖诱导这些配体的过度表达和由此产生的 RAGE 激活通过 TLR-4（toll 样受体 4）诱导与天然免疫系统的促炎症相互作用[51-53]。

PKC 的激活导致 DR 的多种特征，包括血管通透性增加、内皮细胞增殖和凋亡、新生血管形成[54]。高血糖诱导的 ROS 抑制关键的糖酵解酶甘油醛 3- 磷酸脱氢酶（GAPDH），导致糖酵解途径前体增加。抑制 GAPDH 导致磷酸三糖水平升高，从而促进葡萄糖从头合成 PKC 的主要激活剂二酰甘油（DAG）[54, 55]。活化的 PKC 可诱导血管内皮生长因子的表达[56]，它是血管通透性的主要效应因子和新生血管的主要刺激因子。PKC 的活化诱导蛋白酪氨酸磷酸酶 SHP-1 的表达，导致血小板衍生生长因子（PDGF）下游信号转导减少，导致周细胞凋亡[57]。PKC 还导致 NF-κB 和转化生长因子 -β1（TGF-β）的合成，从而导致微血管基质蛋白的积累，这些蛋白可导致 DR 所见的毛细血管阻塞[44, 54, 58, 59]。

己糖胺生物合成途径也可介导高血糖的某些毒性作用。ROS 对 GAPDH 的抑制导致糖酵解代谢产物转移到己糖胺途径，产生 UDP-N- 乙酰葡萄糖胺。乙酰氨基葡萄糖是加入丝氨酸和苏氨酸残基的转录因子，常导致基因表达的病理变化，例如 TGF-β 和纤溶酶原激活物抑制物 –1（PAI-1）的表达增加[44]。

高血糖诱导的这些 DM 相关通路中的每一个改变都可能与氧化应激有关。为此，Brownlee 提出了一个"统一机制（unifying mechanism）"，假设所有这些通路改变都是大血管和小血管内皮细胞线粒体超氧化物过度生成的结果[45, 60]。在这个模型中，糖尿病高血糖导致线粒体产生的 ROS 增加。体内 ROS 浓度越高，导致细胞核 DNA 链断裂。这种 DNA 损伤激活 DNA 修复酶聚（ADP- 核糖）聚合酶（PARP），通过添加 ADP- 核糖聚合物降低 GAPDH 活性。GAPDH 活性降低导致糖酵解途径的备份，并激活上述多元醇、AGE、PKC 和己糖胺途径[44]。

（三）遗传性视网膜变性 Inherited Retinal Degenerations

遗传性视网膜退行性变包括一组以原发性和进行性感光细胞丧失为特征的疾病，导致不可逆转的视力丧失。超过 230 个基因和超过 270 个位点与遗传性视网膜变性有关（www.sph.uth.tmc.edu/retnet）。这些基因编码的蛋白质功能多样，不仅包括光转导所需的蛋白质，还包括结构蛋白、RNA 剪接因子、细胞内转运分子、参与吞噬和调节细胞内 pH 的蛋白质[61]。

这些疾病中最常见的一种是视网膜色素变性（RP），估计患病率约为 1/4000，主要涉及一种对视杆细胞的原发性损伤，导致视杆细胞死亡，然后是视锥细胞死亡（视锥 – 视杆细胞营养不良）[62]。其他形式的遗传性视网膜变性包括视锥细胞营养不良、视锥 – 视杆细胞营养不良和黄斑营养不良。最常见的遗传性黄斑营养不良是 Stargardt 黄斑营养不良，一种常染色体隐性遗传疾病，其携带率约为 1/50[63]。

RP 的第一个症状是典型的夜盲症，然后是周边视野的进行性丧失。眼底检查典型地表现为视神经苍白，视网膜血管变细，视网膜中周边有"骨细胞样（bone-spicule）"色素沉着。视网膜广泛变性导致视网膜电图 a 波和 b 波的减弱或消失。在 RP 患者中发现了多种分子缺陷，包括编码视紫红质、外

周蛋白和 cGMP 磷酸二酯酶的基因突变。这些基因具有典型的视杆特异性，但也有一些编码更一般的蛋白质，如纤毛中的结构蛋白及其相关的运输分子。

在动物模型和人类病例中，RP 的统一特征似乎是视杆光感受器的凋亡细胞死亡，尽管导致 RP 光感受器细胞死亡的机制尚不清楚。虽然 RP 中的大多数突变都特别影响视杆细胞，但视杆细胞和视锥细胞都会死亡。有人提出了几种机制来解释依赖于视锥细胞生存的功能视杆细胞的存在。一种理论认为，视杆细胞产生视锥细胞所需的生存因子，并调节视网膜硫氧还蛋白抗氧化防御系统[64]。一些研究团队也提出氧化应激或细胞氧化还原状态的改变，作为感光细胞死亡的共同媒介[65, 66]。各种证据支持这一假说[66, 67]，包括 H_2O_2 等氧化剂诱导细胞凋亡和抗氧化剂抑制细胞凋亡[68]。

三、视网膜氧化损伤 Oxidative Injury to the Retina

视网膜氧化损伤的具体机制对受影响的视网膜细胞类型是独特的。由于与疾病相关的氧化应激增加，视网膜色素上皮、视网膜血管和感光细胞的形态和功能会受到严重损害。越来越多的证据表明，视网膜细胞的线粒体有助于氧化应激相关的病理过程，炎症过程与视网膜的病理性氧化应激密切相关。

（一）视网膜色素上皮 Retinal Pigment Epithelium

氧化应激可导致 RPE 中碎片的积累，最终导致细胞死亡，表现为 drusen 和 AMD 地图样萎缩。异常高浓度的氧化产物也可能干扰 RPE 细胞调节关键血管生成因子的能力，从而导致视网膜新生血管形成。

氧化剂或光可引起 RPE 的氧化损伤。在正常条件下，通过 RPE 的光感受器外节段的吞噬作用通过 NADPH 氧化酶系统产生 ROS，从而导致细胞内 H_2O_2 的增加和过氧化氢酶活性的增加[69]。磷酸肌醇 3- 激酶（PI3K）-Akt 通路可能保护 RPE 细胞免受氧化应激。氧化剂 H_2O_2 证明在培养的 RPE 细胞中诱导 PI3K 依赖的 Akt 活化。Akt 激活可通过磷酸化从而使多种促凋亡因子失活来提高 RPE 存活率[70]。用

氧化剂 tert Butyl hydroperoxide（T-BHP）[71] 或 H_2O_2 处理培养的人 RPE 细胞表现出衰老的迹象[72]，这表明氧化应激可能导致 AMD 中的 RPE 衰老。缺氧／复氧引起的人视网膜色素上皮细胞氧化应激导致细胞外基质的积聚，可能与早期 AMD 中 Bruch 膜的增厚有关[73]。此外，动物和实验室研究表明，蓝光通过 ROS 的产生损害 RPE[74]。用亚凋亡水平的紫外光处理的 RPE 细胞显示 ROS 和 AGE 均增加[75]。年龄诱导的 RAGE 活化可能在 RPE 凋亡中起关键作用。在人类供者眼中，RAGE 与 AMD 视网膜中的年龄沉积和黄斑病变同时存在，而正常视网膜显示很少或没有 AGE 或 RAGE 免疫标记。这项研究还表明，AGE 以剂量依赖的方式刺激培养的 RPE 细胞中 RAGE 介导的激活[76]。RAGE 增加 VEGF 在培养的 RPE 细胞中的分泌，提示年龄诱导的 RPE 细胞中激活 RAGE 可能有助于新生血管性黄斑病变[77]。

进一步的证据支持这一观点，RPE 中的氧化应激对 VEGF 调节有显著影响。用氧化剂 DL- 丁硫氨酸（S，R）- 磺酰亚胺（BSO）处理培养的人 RPE 细胞，可显著降低细胞内 GSH 和 GSH/GSSG 比值。巯基氧化还原状态的这种变化与 VEGF-A 分泌增加及 VEGF 受体 VEGFR-1 和 VEGFR-2 的显著诱导有关[78]。在经 t-BHP 处理的 RPE 细胞中，VEGF-A 和 VEGF-C 均上调，分泌到顶端的量高于基底部[79]，提示 VEGF 可能直接影响光感受器。RPE 细胞中 VEGF 的分泌部分受丝裂原活化蛋白激酶（MAPK）的共同调控，包括 c-Jun 活化激酶（JNK）、p38 和细胞外信号调节激酶（ERK）。对培养的 RPE 细胞的研究表明，p38 调节了组成型血管内皮生长因子的分泌，而氧化应激诱导的 VEGF 分泌受到 p38 和 ERK 的共同调节[80]。最后，通过自分泌 VEGF-A/VEGFR2/PI3K/Akt 途径，发现自分泌 VEGF-A 可以提高 RPE 细胞在氧化应激下的存活率[81]。

（二）视网膜血管系统 Retinal Vasculature

氧化应激的增加可导致视网膜和脉络膜脉管系统的改变。在糖尿病患者中，高血糖诱导的 ROS 可能与血糖升高和视网膜病变相关的多种代谢异常有关[60]。在高葡萄糖培养基中培养的含有内皮细胞和周细胞的视网膜毛细血管细胞培养物显示氧化应激

标记物增加。培养 5 天后，caspase-3 表达增加，细胞凋亡增加[38]。

氧化应激与 VEGF 的生成增加相关，并可能参与糖尿病血管内皮细胞 VEGF 表达的上调[82]。在 DR 中 VEGF 表达增加可能是由过氧亚硝基阴离子水平升高所驱动[83]，过氧亚硝酸盐是由超氧阴离子与一氧化氮（NO）结合形成的高活性氧化剂。在早期 DR 中，NF-κB 激活和随后的 NO 合成产生了促进过氧亚硝酸盐形成的高水平 NO[37, 84]。用过氧亚硝酸盐处理微血管内皮细胞，通过激活 STAT3，VEGFmRNA 表达呈剂量依赖性增加[83]。此外，过氧亚硝酸盐介导了多种生物过程，包括抑制关键代谢酶、脂质过氧化、蛋白酪氨酸残基硝化和硫醇池氧化[85]。过氧亚硝酸盐与 DNA 的反应导致 8- 羟基脱氧鸟苷的形成，后者是 DNA 氧化损伤的标志物，高水平的细胞内过氧亚硝酸盐消耗谷胱甘肽存储，进一步促进氧化应激和诱导细胞凋亡[85]。

高血糖环境可促进糖尿病患者的血管内皮生长因子的损伤作用。有趣的是，VEGF 已经被证明是内皮细胞在体内和体外的一个有效的生存因子[86]。尽管它具有抗凋亡的特性，但糖尿病视网膜中 VEGF 水平的升高与视网膜内皮细胞死亡的增加有关[87]。血管内皮生长因子在正常葡萄糖培养基中对血清戒断诱导的内皮细胞凋亡有保护作用，而在高糖或过氧亚硝酸盐培养基中则无保护作用[85]。进一步的实验证实，高糖治疗可阻断 VEGF 的促生存作用，并通过过氧亚硝酸盐的作用加速内皮细胞凋亡[85]。高血糖诱导的过氧亚硝酸盐在视网膜血管中的积聚即使在血糖控制不佳的情况下仍然存在，这表明在血糖控制良好后，过氧亚硝酸盐可能导致视网膜病变的改善失败[88]。氧化应激也会影响视网膜内皮细胞向细胞内转运葡萄糖的能力。内皮细胞暴露于 H_2O_2 形式的持续氧化应激导致葡萄糖转运活性下降，这是由 GLUT1 的内化增加所致，GLUT1 是最常见的视网膜葡萄糖转运蛋白[89]。人们还发现 H_2O_2 诱导的氧化应激增加了 GLUT1 的内化率，这是由 Akt 失活的蛋白酶体依赖机制引起的。

氧化应激可能对脉络膜内皮细胞（choroidal endothelial cell，CEC）有直接和间接的影响，从而促进 AMD 中脉络膜新生血管的形成。用氧化剂

t-BHP 处理培养的 RPE 和 CEC 导致两种细胞类型的活力降低和增殖增加[90]。在 t-BHP 作用 24h 后，RPE 细胞释放碱性成纤维细胞生长因子（bFGF），这是一种显著的促血管生成因子。这一发现表明氧化应激可能通过 RPE 介导的生长因子释放刺激脉络膜新生血管。有趣的是，CEC 暴露于氧化应激诱导的 AGE 的 CECs 表现出增殖、增加，以及 VEGF 的上调，这表明 AGE 也可以促进脉络膜新生血管的形成[91]。

（三）光感受器 Photoreceptors

视网膜变性过程破坏了视网膜中氧化剂和抗氧化剂之间的生理平衡。作为 ROS 的来源，光感受器参与了视网膜的氧化负担，特别是在病理性氧化环境中。视杆和视锥细胞的活力直接受到周围组织氧化还原状态的影响。

由于脉络膜血管不受局部氧水平的自动调节，光感受器细胞的丢失或光传导等能量消耗活动的减少可导致组织氧浓度升高。因此，在多个光感受器丧失动物模型中已证实外层视网膜氧浓度的增加[92-94]。相比之下，内层视网膜的小动脉会自动调节，在高氧浓度下会导致其衰减[95]。这种由光感受器功能障碍和变性引起的氧失衡，在临床观察到 RP 视网膜血管变细中表现出来。

细胞氧化还原状态的改变似乎介导了光感受器细胞的死亡。光感受器凋亡的体外模型显示，细胞内 ROS 的早期和持续增加伴随着细胞内 GSH 的快速消耗[65]。有证据表明，多个氧化应激相关机制是光感受器程序性细胞死亡（programmed cell death，PCD）的基础。经典地，caspase 依赖的凋亡途径已经被描述[96, 97]。最近的研究表明，PCD 也可以通过 caspase 非依赖性凋亡和自噬来实现[66, 98-100]。在用一氧化氮供体硝普钠处理的感光细胞系中，感光细胞凋亡期间胞质钙水平增加，导致半胱天冬酶和钙依赖蛋白酶的活化[68]。单独应用于同一感光细胞系的 caspase 和钙蛋白酶（calpain）[101]抑制剂均未能阻止细胞凋亡。这些结果表明，除了经典的 caspase 依赖性凋亡途径外，钙蛋白酶活性可能是细胞凋亡的关键。

钙蛋白酶可能通过损伤 DNA 修复机制而导致视网膜氧化损伤。视网膜变性小鼠（rd1）在视杆细胞光感受器 PDE6 基因的 β 亚基第 7 外显子中有突变，研究表明其抗氧化应激（如谷胱甘肽 -S- 转移酶和谷胱甘肽过氧化物酶）的防御机制下调，可能导致细胞内 ROS 增加[102, 103]。ROS 和 DNA 之间的反应可产生高度致突变的氧化核苷酸 8- 氧代鸟苷（8-oxo-guano-sine，8-oxoG）。8-oxoG 与腺嘌呤或胞嘧啶的错配可通过特异性 DNA 修复酶 8-oxoGDNA 糖苷酶（OGG1）纠正[104]。OGG1 受 cAMP 反应元件结合蛋白（CREB）调控，OGG1 和 CREB 在 rd1 视网膜中均被下调。由于 OGG1 可以被钙蛋白酶灭活，钙蛋白酶活性的增加会严重损害细胞修复氧化应激诱导的 DNA 损伤的能力。

视锥细胞似乎对视网膜氧浓度敏感。在 RP 的多种动物模型中，视网膜中氧含量的增加导致视锥细胞进行性氧化损伤[95, 105, 106]。用抗氧化剂鸡尾酒治疗 rd1-/- 小鼠，导致视锥细胞氧化损伤标志物下调，视锥细胞损失减少，并保留视锥 ERG。这些结果表明，无论什么潜在的机制杀死视杆细胞[107]，氧化损伤是重要的视锥死亡原因。最近，对 rd1-/- 小鼠的研究表明，NADPH 氧化酶在 RP 引起氧化性应激的过程中起着关键的作用，从而导致视锥细胞死亡[107]。

研究视杆细胞死亡后视锥细胞进行性死亡的初步实验表明，在视锥细胞退化前将正常的光感受器（97% 的视杆细胞）移植到无视杆细胞的 rd1-/- 小鼠的眼睛中，对宿主视锥细胞有积极的影响，甚至在离移植体一定距离处也有同样的效果[108]。进一步的研究发现了一种可以使视锥细胞存活的蛋白质，称为视杆衍生视锥细胞生存因子（RdCVF）[64]。核糖核素样 1 基因（NXNL1）的外显子 1 编码的 RdCVF 对应于截短的硫氧还蛋白（TRX）样蛋白。因为 TRX 蛋白是维持细胞内环境[109]的关键，因此 TRX 的破坏可导致氧化应激的增加。NXNL1 敲除小鼠已被证明对氧化应激敏感[109]，RdCVF 通过病毒载体向 NXNL1-/- 小鼠递送对光诱导的光感受器损伤具有保护作用[110]，这表明 RdCVF 是视网膜维持中涉及内源性氧化还原的信号通路的一部分。

（四）线粒体 Mitochondria

线粒体的累积氧化损伤似乎在衰老和视网膜疾

病中起作用（见第 34 章，视网膜疾病的线粒体遗传学）。线粒体由于电子传递链产生的高浓度 ROS 和线粒体 DNA（mtDNA）修复能力有限而特别容易受到氧化损伤[111, 112]。紫外光处理的视网膜色素上皮细胞显示线粒体的构象变化[75]，氧化光感受器细胞外节段在体外损伤 RPE mtDNA[113]。此外，线粒体基因组的变异可能调节活性氧的产生，从而形成对疾病的易感性。

表 24-2 回顾了大量的证据，表明线粒体损伤在 AMD 和 DR 的病理生理学中起着重要作用[111]。在 AMD 供体眼的研究中，RPE 中线粒体的数量和结构出现异常[114]。蛋白质组学分析提示 AMD 患者线粒体蛋白和 mtDNA 发生了改变[25, 26]，长链聚合酶链反应（PCR）证实了随着 AMD 的进展，mtDNA 的损伤越来越严重[115]。AMD 患者和对照组视网膜和血液中 mtDNA 的特征表明，AMD 患者和对照组的 mtDNA 有大量的缺失、重排和氨基酸改变的单核苷酸多态性（single nucleoctide polymorphism, SNP）[116]。线粒体氧化损伤可导致人视网膜色素上皮细胞凋亡[117]，线粒体抗氧化锰超氧化物歧化酶（MnSOD）水平降低导致小鼠干型 AMD 样病变的发生[118]。

表 24-2 年龄相关性黄斑变性和糖尿病视网膜病变的线粒体氧化应激证据

疾 病	佐 证
AMD	光诱导 RPE 细胞线粒体构象变化[75] 氧化光感受器外节段对 RPE 线粒体 DNA 的损伤[114] AMD 患者线粒体蛋白[25] 和 mtDNA[26, 115] 的变化 线粒体氧化损伤诱导人 RPE 细胞凋亡[117] MnSOD[118] 水平降低小鼠干型 AMD 样病变的发生 多个线粒体单倍型（H, J, U, T）与 AMD 的关联[121-125]
糖尿病视网膜病变	由于高血糖诱导的视网膜内皮细胞和周细胞的氧化应激，线粒体膜的通透性增强[119] MnSOD 对视网膜抗氧化能力[120] 和血管病理的保护作用[41] 线粒体 DNA 单倍型 T 与 2 型糖尿病视网膜病变风险的关系[126] 2 型糖尿病患者线粒体 DNA 单倍型 T 与视网膜病变风险的关系[126] 糖尿病视网膜病变患者 mtDNA 单倍型 H 与增殖性视网膜病变风险的关系[127]

AMD. 年龄相关性黄斑变性；MnSOD. 锰超氧化物歧化酶；mtDNA. 线粒体 DNA；RPE. 视网膜色素上皮

在糖尿病的情况下，高血糖导致线粒体电子传递链产生过多的超氧化物，抑制 GAPDH 活性[44]。如前所述，Brownlee 已经提出，在大血管和小血管内皮细胞中过量的线粒体超氧物会导致糖尿病现的一系列并发症，包括增加多元醇途径的活性和增加 AGE 的产生。具体而言，高血糖导致葡萄糖的氧化增加，导致在线粒体膜上的电压梯度升高。一旦电压梯度达到临界阈值，电子传递链的络合物 Ⅲ 内的电子转移就被阻断。电子聚集在辅酶 Q 上，将它们提供给分子氧，产生大量的超氧物。最终，糖尿病患者体内 ROS 数量的增加会改变线粒体膜电位，导致细胞死亡[44]。

动物研究已经证明高血糖对线粒体膜损伤的作用。糖尿病大鼠 8 个月后检测到细胞色素 C 水平升高，细胞色素 C 是电子传递链的关键组成部分，也是凋亡级联中 caspase-9 的前体。这些大鼠线粒体中促凋亡 Bcl-2 相关 X 蛋白（BAX）水平也升高。在视网膜内皮细胞和周细胞中，高浓度的葡萄糖增强了线粒体膜的通透性，增加了细胞质中的细胞色素 C 和线粒体中的 BAX 水平[119]。抗氧化剂 MnSOD 抑制这些葡萄糖介导的反应。同一组的后续研究表明，增加 MnSOD 的表达可以防止糖尿病引起的 GSH 水平和总抗氧化能力的降低[120]。在非转基因糖尿病小鼠中，上调 MnSOD 可保护线粒体免受糖尿病相关变化的影响，并减少血管病变[41]。

遗传关联研究表明，mtDNA 多态性影响 AMD 和糖尿病视网膜病变的发病风险。在蓝山眼病研究（Blue Mountain Eye Study）中，线粒体单倍体组 H 与任何 AMD（OR 0.75，95%CI 0.58～0.97）和早期 AMD（OR0.75，95%CI 0.57～0.98）的发病率降低相关，而单倍体组 J 和 U 仅与早期 AMD 相关[121, 122]。最近的分析表明，与无 AMD 的对照组相比，CNV 患者中单倍型 J 的频率较高，单倍型 H 的频率较对照组低，提示单倍型 H 对 AMD 有保护作用[123]。美国的一项研究表明，T2 单倍型组的个体患晚期 AMD 的可能性是没有 T2 单倍型组的 2.5 倍（OR 2.54，95%CI 1.36～4.80）[124]。这一发现得到了与单倍型 T 相关的 mtDNA 4917G 多态性独立预测 AMD 的存在（OR 2.16，95%CI 1.21～3.91）研究的支持[125]。随后，对 AMD 和对照组供体视网膜

mtDNA 进行 PCR 分析发现，单倍型 J 和 T 相关的单核苷酸多态性 T16126C 和 A73G 在 AMD 视网膜中的出现频率高于正常视网膜。然后，作者在 99 个病例和 92 个对照组的血液 DNA 中复制了这些关联。线粒体单倍型 T 也与 2 型糖尿病患者视网膜病变的风险相关[126]。由于该单倍体已与多因素年龄相关疾病，如冠状动脉疾病[126] 和 AMD 相关[125]，因此，单倍型 T 携带者可能比其他单倍体组的个体暴露于更大的氧化应激或更易氧化损伤似乎是合理的。线粒体单倍型也与 DR 的严重程度有关。在两组独立的 DR 患者中，单倍型 H 的患者更可能有增殖性 DR，而单倍型 Uk 的患者较少有增殖性疾病。

（五）氧化应激与炎症 Oxidative Stress and Inflammation

来自细胞培养和动物研究的越来越多的证据指出氧化应激与炎症之间存在机械联系（表 24-3）（见第 27 章，视网膜健康与疾病中的炎症与免疫反应）。超氧化物歧化酶 2（SOD2）的减少和超氧化物产生的增加与单核吞噬细胞诱导的 SOD2$^{+/-}$ 小鼠视网膜色素上皮细胞凋亡有关[128]。在氧诱导视网膜病变的小鼠中，注射丝氨酸蛋白酶抑制剂 SERPINA3K 可降低促炎因子（如 VEGF、肿瘤坏死因子 -α 和细胞间黏附分子 -1）的表达，减少 ROS 的产生，并增加 SOD 和 GSH 的水平[129]。在缺氧条件下培养的视

网膜细胞也显示了 SER-PANA3K 的抗炎作用[129]。

免疫和炎症过程似乎在 AMD 中起主要作用，包括 drusen 的形成、补体的激活、组织破坏性巨噬细胞的募集及小胶质细胞的激活和积聚[130]。多种补体基因多态性与 AMD 的相关性、drusen 中补体蛋白的存在及全身补体激活与 AMD 的关系提示先天免疫在 AMD 发病中起着重要作用[139-145]。这些发现导致实验设计，旨在确定氧化应激在 RPE 补体激活中的作用。

细胞培养研究将氧化应激与 RPE 细胞中补体因子 H（CFH）基因的表达减少有关[146]。在一个稳定的 RPE 细胞系中组成性 CFH 产生的研究表明，长期氧化光感受器外节段（POS）而非正常 POS 处理 RPE 细胞，CFH mRNA 的表达明显下调。此外，氧化和正常 POS 的吞噬作用降低 CFH 蛋白表达[147]。这些结果表明，POS 的吞噬作用，特别是在被氧化的情况下，会损害 CFH 的合成和分泌，导致补体激活的调节控制减少及其促炎作用[147]。此外，在 RPE 细胞中引入 H$_2$O$_2$ 可以通过 FOXO3 的乙酰化减少干扰素 -γ 诱导的 CFH 表达刺激，从而阻断 STAT1 与 CFH 启动子的结合[146]。

ARMS2 基因的各种多态性与 AMD 风险增加有关[148, 149]。ARMS2 中存在风险变异与高血清 CRP 水平和炎症标志物如 IL-6、IL-8、TNF-α、C3 和 C5 有关[150, 151]，提示 ARMS2 在 AMD 发病中具有促炎

表 24-3　年龄相关性黄斑变性（AMD）和糖尿病视网膜病变的炎症及其与氧化应激的关系

	AMD 的证据	糖尿病视网膜病变的证据
炎症	drusen 中补体蛋白的存在[11, 12] 多补体基因（CFH，C2）中遗传变异的关联 /BF、C3、CFI）和 AMD[131-139] 高补体蛋白水平与 AMD 相关[143, 144] 系统性补体激活的年轻患者中类似 AMD drusen 的视网膜沉淀物的发生[145]	PDR 患者玻璃体中 IL-1、IL-6 和 IL-8 水平升高[156] IL-1β 与视网膜毛细血管细胞凋亡的关系[157] 炎症介质 COX-2 和 PGE$_2$ 通过 VEGF 调节参与糖尿病视网膜病变的发生[158]
炎症与氧化应激之间的联系	氧化光感受器外节段存在时 CFH mRNA 表达降低[147] H$_2$O$_2$ 对 RPE 细胞 CFH 表达的影响[146] H$_2$O$_2$ 和补体充足血清存在时 RPE 功能中断[154] CEP 加合物治疗小鼠 AMD 样病变的发生[155] 超氧物增加和 SOD2 降低与单核吞噬细胞诱导 SOD2$^{+/-}$mice 中 RPE 凋亡的关系[128]	超氧物增加导致内皮细胞损伤、微血管通透性增加和中性粒细胞募集[54] ROS 增加导致转录因子 NF-κB 活化，NF-κB 上调细胞因子、一氧化氮和前列腺素[60]

CEP. 羧乙基吡咯；COX-2. 环氧合酶 -2；IL. 白细胞介素；NF-κB. 核因子 -κB；PDR. 增殖性糖尿病视网膜病变；PGE$_2$. 前列腺素 E$_2$；ROS. 活性氧物种；RPE. 视网膜色素上皮；SOD2. 超氧化物歧化酶 2；VEGF. 血管内皮生长因子

症作用[152, 153]。然而，有必要进一步研究 ARMS2 的功能及其在 AMD 病理生理中的作用。

氧化应激和炎症之间的动态相互作用可能导致 AMD 中明显的 RPE 功能异常。H_2O_2 和补体充足的血清的结合被证明破坏了培养中 RPE 单层的屏障功能，并引起 VEGF 的极化分泌，尽管 H_2O_2 或血清的单独使用并没有引起这些变化[154]。这些结果表明，氧化应激和补体共同损害 RPE 功能。他们还指出了一个共同的途径，涉及氧化环境和补体激活与血管内皮生长因子的产生。这种途径可能在晚期 AMD 的新生血管形成中发挥作用。

AMD 中氧化应激和炎症之间的紧密联系也被最近的动物实验所支持，其中小鼠血清白蛋白与脂质过氧化产物羧乙基吡啶（CEP）在视网膜中发生了类似的 AMD 样病变[155]。特别是，这些小鼠产生了半抗原抗体，在 Bruch 膜上固定为 C3，并在 RPE 下方积聚 drusen[155]。总之，这些研究表明氧化应激与 RPE 细胞补体之间的分子联系，并提示氧化应激和炎症介质之间的相互作用在 AMD 的发展中起着关键的作用。

氧化应激相关的炎症也可能在 DR 的发病机制中起着关键作用。增加的超氧化物可以通过破坏内皮细胞、增加微血管通透性和招募中性粒细胞来促进炎症[54]。ROS 激活转录因子 NF-κB，它可以增加促炎介质，如细胞因子、一氧化氮和前列腺素。据报道增殖性 DR 患者玻璃体细胞因子 IL-1β、IL-6 和 IL-8 升高[156]。有趣的是，IL-1β 增加了视网膜毛细血管细胞凋亡[157]。此外，IL-1 诱导环氧化酶 –2（COX-2）的产生，COX-2 是前列腺素 E2（PGE2）形成的催化剂。据报道，炎症介质 COX-2 和 PGE2 通过调节 VEGF 介导的血管通透性和血管生成促进 DR 的发生[158]。

四、针对氧化应激的视网膜治疗 Retinal Therapies Targeting Oxidative Stress

在本节中，我们将讨论视网膜疾病的氧化应激相关治疗。然后，我们将探索未来治疗视网膜氧化损伤的潜在途径，以防止在视网膜氧化损伤，包括抗氧化治疗、AGE 抑制剂和遗传修饰（图 24-1）。这些潜在的治疗方法如表 24-4 所示。

（一）补充抗氧化剂 Supplemental Antioxidants

目前，干性 AMD 患者的治疗主要集中在抗氧化剂和补锌，因为尚无措施直接干预 drusen 或地图样萎缩。AREDS 是由国家眼科研究所赞助的一项多中心随机临床试验[158]，表明每天摄入补充抗氧化剂（β- 胡萝卜素、维生素 C、维生素 E）和锌可使 5 年前进展为 AMD 的风险降低 25%[159]。

补充类胡萝卜素也与降低 AMD 风险有关。两项较小的研究将叶黄素（叶黄素和玉米黄质）和（或）ω-3 脂肪酸与视力和视网膜中央功能的改善（通过多焦 ERG 测量）联系起来[160, 161]。在鹿特丹研究（Rotterdam Study）中，高锌、ω-3 脂肪酸、β- 胡萝卜素和叶黄素 / 玉米黄质的饮食摄入可以降低 AMD 早期发病的风险[162]。

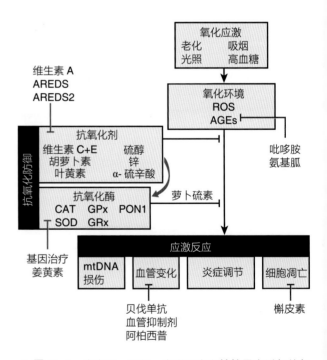

▲ 图 24-1　由老化、吸烟、光照和高血糖等因素引起的氧化应激导致氧化细胞环境，其特征是活性氧物种和晚期糖基化终末产物的积累。这种氧化环境引发应激反应，如线粒体 DNA 损伤、血管改变、炎症调节和细胞凋亡。同时，由抗氧化剂和抗氧化酶组成的细胞抗氧化防御系统被激活，减轻氧化应激的损害。上面描述了视网膜疾病当前和潜在治疗的机制，绿色代表激活，红色代表抑制。AREDS. 年龄相关性眼病研究；CAT. 过氧化氢酶；GPx. 谷胱甘肽过氧化物酶；GRx. 谷胱甘肽还原酶；PON1. 对氧磷酶 1；SOD. 超氧化物歧化酶

表 24-4 针对氧化应激的视网膜治疗

视网膜治疗的潜在途径	正在研究的特殊治疗
抗炎药	白藜芦醇通过抑制 NF-κB 途径减少氧化损伤和 RPE 增殖[178] 姜黄素降低炎症介质的表达[173]并抑制 NF-κB 途径[172]
增强抗氧化防御	补充维生素 A 棕榈酸酯以减缓视网膜退行性变（如 RP）[164] 在 AREDS2 临床试验中补充叶黄素和 ω-3 脂肪酸治疗 AMD[31, 32] 莱菔硫烷通过激活 Nrf2 硫氧还蛋白系统保护视网膜免受氧化损伤[184-186] 姜黄素通过激活 Nrf2- 硫氧还蛋白系统 1 和增加抗氧化剂表达（如 GST）来预防视网膜氧化损伤[174] 硫辛酸降低氧化应激和光感受器细胞死亡[95, 171]
基因改造	调节 SOD2 和 CAT 基因表达以保护视网膜细胞免受氧化损伤[193, 194]
AGE 抑制剂	吡哆胺预防糖尿病视网膜血管病变[188] 氨基胍预防毛细血管闭合、微动脉瘤形成和一氧化氮合酶耗竭[190, 191]
抑制凋亡途径	槲皮素通过抑制 caspase-3 活性防止视网膜氧化损伤和衰老[180, 181, 183]

AGE. 晚期糖基化终产物；AMD. 年龄相关性黄斑变性；AREDS2. 年龄相关性眼病研究 2；CAT. 过氧化氢酶；GST. 谷胱甘肽 -S- 转移酶；NF-κB. 核因子 -κB；RP. 视网膜色素变性；RPE. 视网膜色素上皮；SOD2. 超氧化物歧化酶 2

最近的一项研究调查了短期补充 AREDS 与氧化应激之间的关系。AMD 患者和对照组在控制饮食的基础上补充 AREDS 配方奶粉 5 天。这种简短的治疗显著降低了氧化应激标记胱氨酸的血浆浓度，提示抗氧化剂和锌的结合直接影响氧化还原状态[163]。

AREDS2 研究调查了口服叶黄素和 ω-3 脂肪酸（DHA 和 EPA）对 AMD 进展风险的影响。在 2012 年完成的这项临床试验中，AMD 患者被随机分为四个治疗组：①仅叶黄素（10mg 叶黄素和 2mg 玉米黄质）；②仅含 ω-3 脂肪酸（350mgDHA 和 650mgEPA）；③叶黄素和 ω-3 脂肪酸；④安慰剂[32]。在原 AREDS 配方中添加叶黄素、omega-3 脂肪酸或两者，并不能进一步降低进展为晚期 AMD 的风险。本研究还考察了在原 AREDS 配方中消除 β 胡萝卜素或减少锌剂量的效果。β 胡萝卜素清除或锌减少对进展为晚期 AMD 没有明显影响。然而，在接受 β 胡萝卜素补充的人群中，肺癌的发病率较高，尤其是现在和以前的吸烟者。因此，在原 AREDS 配方中，叶黄素和玉米黄质被推荐作为 β 胡萝卜素的替代品。

一项 Ⅱ 期研究调查局部应用 OT-551，一种具有抗氧化性能的二取代羟胺（di-substituted hydroxylamine），以阻止 AMD 中的 GA 进展。没有观察到明显的治疗效果，也没有对这种药物进行进一步的试验。

研究表明，营养和药物补充有助于保护光感受器功能。对 RP 患者来说，最被广泛认可的补充剂是维生素 A 棕榈酸酯，它被认为通过一种未知的机制来减缓视网膜变性的速度[164]。这些同样的研究表明维生素 E 可能与 RP 患者视网膜电图恶化率的增加有关[164]，可能是通过降低视网膜中其他维生素的可用性。最近，来自同一组的研究调查了二十二碳六烯酸和叶黄素在 RP 治疗中的作用[165, 166]，结论是这些补充剂可能对该病有积极作用。然而，写给杂志编辑的信质疑了根据这些研究的实验数据得出的临床结论[167-169]。此外，最近的一项随机对照试验表明，与安慰剂相比，补充 DHA 的视锥细胞 ERG 功能的丧失没有显著差异[170]。

在临床前研究中，天然抗氧化剂 α- 硫辛酸已被证明可降低视网膜色素变性和光诱导光感受器损伤小鼠模型中的氧化应激和光感受器细胞死亡[95, 171]。目前正在进行一些小型临床试验，以评估 α- 硫辛酸在视网膜疾病中保护光感受器功能的能力。

（二）膳食抗氧化剂 Dietary Antioxidants

在食物中发现的天然化合物可以防止视网膜退化。香料姜黄中的姜黄素（curcumin）已被证明能抑制参与免疫应答的 NF-κB 途径[172]，并降低炎症介质的表达[173]。Curcumin 还增加抗氧化剂的表达，如血红素加氧酶 -1、醌还原酶（quinone reductase）和谷胱甘肽 S- 转移酶[174, 175]。补充姜黄素的 2 周饮食可保护大鼠免受光诱导的视网膜损伤[176]。同样，类似地用姜黄素处理培养的视网膜细胞，通过增加抗氧化酶（如硫氧还原蛋白）和激活 Nrf2 抗氧化途径来防止 H_2O_2 诱导的细胞死亡[176]。姜黄素对糖尿病大鼠有保护作用，与未经治疗的大鼠相比，姜黄素可防止 Müller 细胞丢失，并可防止谷氨酰胺合酶的下调[177]。

植物多酚家族的另一个成员白藜芦醇，是红酒中的化合物，已被证明在体外可以减少氧化损伤和 RPE 增殖[178]。有证据表明白藜芦醇可能通过抑制参与炎症反应的 NF-κB 途径发挥作用。在糖尿病小鼠中，白藜芦醇通过下调钙调素依赖性蛋白激酶Ⅱ来阻止糖尿病诱导的视网膜神经节细胞（RGC）凋亡[179]。

黄酮类槲皮素（flavonoid quercetin），在绿茶和红洋葱中发现，是一种自由基清除剂和螯合剂，可以减少铁驱动的脂质过氧化[180]。槲皮素通过抑制 caspase-3 活性，对 H_2O_2 诱导的 RPE 细胞的氧化损伤和衰老具有保护作用[181, 182]。在糖尿病大鼠中，槲皮素治疗的视网膜与未处理的大鼠相比，炎症细胞因子、NF-κB 和 caspase-3 的表达显著降低[183]。

十字花科蔬菜中发现的异硫氰酸酯莱菔硫烷 / 萝卜素（Sulforaphane）通过激活 Nrf2 硫氧还蛋白系统发挥神经保护作用。抗氧化转录因子 Nrf2 与抗氧化反应元件（ARE）结合，激活抗氧化防御系统以响应氧化应激[184]。硫氧还蛋白已被证明可以防止 H_2O_2 引起的感光细胞损伤和光损伤[185]。萝卜素通过 Nrf2–ARE 途径诱导光暴露的视网膜色素上皮细胞中硫氧还蛋白[186]，从而保护视网膜免受光氧化损伤。

（三）抗晚期糖基化终末产物治疗 Anti-Advanced Glycation Endproduct Treatment

DR 治疗的一个可能途径是以 AGE 的累积为靶点，AGE 可以干扰视网膜血管细胞的功能。最近，莱菔硫烷已被证实通过下调 RAGE 抑制年龄诱导的周细胞损伤，提示莱菔硫烷在 DR 中的保护作用[187]。AGE 抑制剂吡哆胺（pyridoxamine）对糖尿病大鼠视网膜血管损伤、基底膜增厚和脱细胞毛细血管有保护作用[188]。与未经治疗的对照组相比，吡哆胺治疗糖尿病大鼠减少了视网膜细胞中 AGE 的积累[189]。氨基胍（aminoguanidine）作为诱导型一氧化氮合酶和 AGE 交联的抑制剂，可以防止毛细血管闭合、微动脉瘤形成和一氧化氮合酶（NOS）消耗[190, 191]。NOS 的这种抑制作用与抑制氧诱导视网膜病变小鼠的凋亡有关[192]。吡哆胺和氨基胍治疗 DR 的疗效尚待临床试验研究。

（四）遗传修饰 Genetic Modification

目前正在探索基因疗法治疗视网膜变性。为此，涉及细胞氧化应激调节的基因在动物研究中被靶向定位于减少 ROS 的产生，增强抗氧化防御，和（或）增加细胞修复能力。在缺血诱导的视网膜损伤小鼠中，编码人 SOD2 或过氧化氢酶（CAT）基因的质粒显著降低了 ROS 的生成和视网膜内皮细胞的数量[193]。另一项研究表明，携带 CAT 基因的腺病毒可以保护小鼠免受 H_2O_2 诱导的 RPE 细胞损伤和光诱导的 RPE 和光感受器损伤[194]。

五、结论 Conclusions

氧化应激在多种视网膜疾病的发病机制中起重要作用，包括 AMD、DR 和遗传性视网膜变性。ROS 主要来源于线粒体，可对 RPE 细胞、视网膜血管内皮细胞和光感受器的健康和存活产生不利影响。无论一种疾病的主要损伤是什么，氧化应激通常通过激发 DNA 损伤、调节替代代谢途径和刺激促凋亡反应而导致视网膜细胞死亡。由于氧化应激似乎是视网膜细胞损伤的常见机制，因此防止视网膜氧化损伤的治疗的发展具有显著减少视网膜疾病视力丧失的潜力（图 24–1）。

视网膜疾病中内质网应激机制的研究
Mechanisms of Endoplasmic Reticulum Stress in Retinal Disease

第25章

Sylvia B. Smith　著

一、概述 Introduction

本章旨在了解视网膜疾病发病机制的基础科学和临床研究通常集中在视网膜组织、特定的视网膜细胞类型（如光感受器细胞、神经节细胞、Müller 细胞），以及视网膜特有的基因/蛋白质。一种新的理解视网膜疾病的方法是在细胞内细胞器（内质网）的水平上研究发病机制。在本章中，我们简要概述了内质网应激（ER 应激）和未折叠蛋白反应（UPR）的研究领域，并提供了将这些过程与视网膜疾病联系起来的信息。

二、内质网 The Endoplasmic Reticulum

顾名思义，内质网或 ER 是一个由管和囊组成的膜连接的迷宫，几乎所有的质膜和分泌的蛋白质都开始向细胞表面发展。内质网是真核细胞内最大的膜室，通常占总膜成分的一半以上。内质网具有许多主要的生理功能[1]。它在脂类和蛋白质生物合成中起着关键作用；它作为钙离子储存细胞器发挥作用；重要的是，它是大多数分泌和跨膜蛋白质折叠成其天然构象的地方。当蛋白质进入内质网时，它们可能通过折叠酶如蛋白质二硫化物异构酶（protein disulfide isomerase，PDI）的作用形成二硫化物键[2]。通过内质网处理的蛋白质经常进行糖基化，这是一种翻译后修饰，涉及添加天冬酰胺连接的低聚糖。ER 中有两种已知的伴侣系统：钙连接蛋白/钙网蛋白（calnexin/calreticulin）系统和结合免疫球蛋白/78 kDa 葡萄糖调节蛋白（BIP/GRP78）。钙连接蛋白/钙网蛋白系统与糖蛋白的折叠特别相关，虽然一些钙连接蛋白/钙网蛋白底物也可以结合 BIP/GRP78。蛋白质折叠对蛋白质功能至关重要，因此已经进化出复杂的机制，以确保发生正确的折叠或消除不可逆的错误折叠蛋白质。质量控制是一种 ER 监测机制，只允许正确折叠的蛋白质在通往其他细胞器的途中退出 ER。

当存在 ER 功能的干扰时（如抑制糖基化或二硫键形成、破坏 Ca²⁺ 稳态、缺氧、感染等）时，未折叠或错折叠的蛋白质积聚。这种情况称为内质网应激（ER stress），是指细胞对内质网功能的需求与内质网容量之间的不平衡[2-5]。当新生的未折叠多肽的流入超过内质网的折叠和处理能力时，内质网的正常生理状态受到干扰，激活称为内质网应激反应（ER stress response）或未折叠蛋白反应（unfolded protein response，UPR）的信号通路，使内质网恢复正常生理状态[2-4]。ER 中的蛋白质的可能命运如图 25-1 所示：①正确折叠和通过 ER 的退出；②或者在错误折叠的蛋白质的情况下，翻译衰减，从而蛋白质合成暂时停止以防止未折叠蛋白质的积累；

③转录诱导 ER 伴侣基因增加蛋白质折叠能力；④ ER 相关降解（ER-associated degradation，ERAD）活性的转录诱导；⑤如果这些策略失败，蛋白质聚集过度，诱导细胞凋亡以处理内质网应激损伤的细胞，从而确保机体的生存。最近的研究表明，在神经退行性疾病，包括视网膜疾病中，UPR 发生失调。

三、内质网应激与未折叠蛋白反应信号转导 ER Stress and Unfolded Protein Response Signaling

UPR 是一种复杂的细胞信号通路，试图恢复细胞内稳态，但在长期内质网应激下，可能激活导致细胞死亡的通路[6]。UPR 涉及三种由三个完整的内质网膜蛋白调控的信号通路：PERK［蛋白激酶样

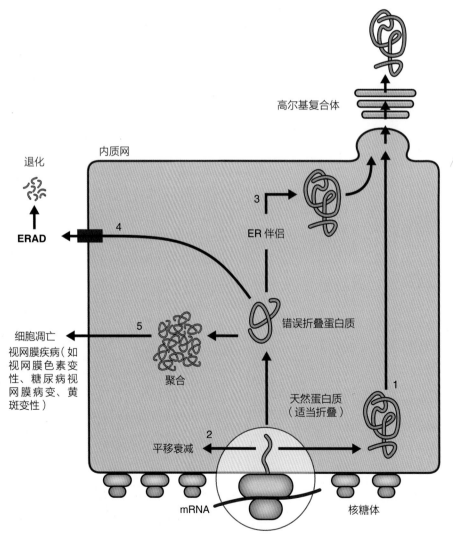

◀ 图 25-1　未折叠蛋白反应（UPR）概述

核糖体位于内质网（ER）膜上，新生蛋白质被翻译。如果蛋白质被正确折叠（1），它通常会在分泌或插入到质膜之前将内质网出口到高尔基体进行进一步的修饰。如果蛋白质错误折叠，可能有几个结果构成未折叠蛋白反应：（2）蛋白质翻译可能暂时减弱阻止蛋白质合成以防止未折叠或错误折叠蛋白质的进一步积累；（3）内质网伴侣基因的转录诱导可能发生，这将增加细胞内蛋白质折叠能力，或（4）内质网相关降解（ERAD）活性的转录诱导将处理错误折叠的蛋白质。如果这些机制在处理错误折叠的蛋白质方面不成功，则触发凋亡的基因（5）可能上调，导致细胞死亡。错误折叠蛋白的过度积累对细胞有毒，与长期生存不相容

内质网激酶，胰腺内质网真核翻译起始因子（eIF）- 2a 激酶；正式名称：EIF2AK3]、IRE-1（肌醇需求蛋白 1；正式名称：ERN1）和 ATF6（激活转录因子 6）。与内质网应激和视网膜疾病相关的研究主要集中在 BiP/GRP78 及其下游效应蛋白的研究上。

（一）结合蛋白 / 葡萄糖调节蛋白 78　Binding Protein/Glucose-Regulated Protein 78

BiP/GRP78 是一种钙依赖性内质网驻留蛋白，通过内质网转运体促进蛋白质向内质网的转移 [2, 3, 7]。是一种分子量为 78kDa 的热休克蛋白。作为一种关键的内质网应激调节蛋白，它与暴露在外的多聚核苷酸的疏水性氨基酸序列结合，这些氨基酸序列通常埋藏在正确折叠的蛋白质内部。在非应激条件下，BiP/GRP78 与管腔结构域 PERK、IRE1 和 ATF6 结合，使它们处于非激活状态（图 25-2）。当错误折叠的蛋白质累积时，BiP/GRP78 优先与这些错误折叠的蛋白质结合，并与允许其活化的 UPR 传感器蛋白分离。BiP/GRP78 和其他 UPR 基因靶点，如 GRP94 和钙网蛋白，含有一个内质网应激反应元件 [ERSE、CCAAT（N9）CCACG]，该元体是激活 UPR 所必需的和足够的。BiP/GRP78 对小鼠存活率的绝对要求通过缺乏 BiP/GRP78 导致小鼠植入期胚胎死亡的证据得到强调 [8]。一些研究者认为 BiP 基因表达上调是内质网应激诱导的标志。

（二）PERK

PERK 介导的信号事件是后生动物细胞对内质网应激最直接的反应。PERK 是一种 125kDa-ER 相关的跨膜丝氨酸 / 苏氨酸蛋白激酶。当未折叠蛋白在内质网内腔积聚时，BiP/GRP78 与 PERK 解离，PERK 随后二聚并发生自磷酸化，触发 α 亚基（eIF2α）上真核翻译起始因子 2 的磷酸化。eIF2α 的磷酸化减弱 mRNA 的翻译，从而阻止新合成的多肽流入应激细胞内质网腔 [7]。这降低了内质网的组装和折叠活性。有趣的是，虽然 eIF2α 的磷酸化通常抑制翻译起始，但它对于一些 mRNA 的选择性翻译是必需的，如激活转录因子 4（ATF4）。激活 ATF4 可以提高伴侣的水平，恢复细胞氧化还原稳态，并帮助内质网折叠或降解蛋白质。然而，据报道，过量的 ATF4 表达可引起氧化应激并增加小鼠胚胎成纤维细胞的细胞死亡 [9]。除了 ELF2α 外，PERK 还可以磷酸化核红系 2 p45 相关因子 2（Nrf2），这有助于 Nrf2-KEAP1 复合物的解离，并促进含有抗氧化应答元件（ARE）的基因的表达，通过诱导血红素氧合酶 1（HO-1）等抗氧化基因来防止氧化应激 [10]。缺乏编码 PERK 的基因并不是致命的，但确实会增加对内质网应激的超敏反应 [11]。PERK 的激活诱导约 1/3 UPR 依赖基因的转录 [12]。最近的数据表明，PERK 最初介导促生存反应，在内质网应激延长的情况下，这种反应转变为促凋亡反应 [13]。

（三）IRE1

IRE1 是一种具有激酶和核糖核酸酶（RNase）活性的 100kDa 双功能跨膜蛋白。它是 UPR 途径中第一个被识别的成分，在进化上是 UPR 最古老的分支 [14]。在非应激条件下，蛋白激酶通过与 BiP/GRP78 的相互作用以单体形式存在。IRE1 可以结合肿瘤坏死因子（TNF）受体家族成员，并激活与免疫、炎症和凋亡有关的蛋白激酶。在内质网应激条件下，当未折叠蛋白积累时，IRE1 从 BiP/GRP78 中释放，二聚化，并自磷酸化以激活其 RNase 活性 [2-4]。事实上，IRE1 通过一种被称为调节 IRE1 依赖性衰变（regulated IRE1-dependent decay，RIDD）的途径介导许多其他 mRNA 的降解 [15]。在哺乳动物中有两种形式的蛋白质，IRE1α 和 IRE1β。IRE1α 在大多数细胞和组织（包括视网膜）中表达，而 IRE1β 主要在肠上皮细胞中表达。当 UPR 激活时，IRE1-RNase 活性开始从 XBP1（X-box 结合蛋白）mRNA 中去除 26 个核苷酸内含子。剪接 XBP1 是一种转录激活因子，通过与 ERSE 的相互作用激活许多 UPR 靶基因，并能激活 ER 相关降解（ERAD）所需的基因。IRE1 可能是调控细胞死亡的 BCL-2 蛋白家族的一个焦点。BCL-2 相关 X 蛋白（BAX）和 BCL-2 拮抗剂 / 杀伤剂（BAK）与调节 UPR 的 IRE1α 相互作用。如果小鼠模型中缺失 IRE1 或 XBP1，则结果是胚胎致死。最近的研究表明，IRE1 可以通过直接监测未折叠蛋白的浓度来感知内质网应激 [16]。因此，可能是 BiP/GRP78 缓冲了 UPR 活性并有助于关闭 IRE1，而直接与未折叠蛋白结合则开启 IRE1 [17]。

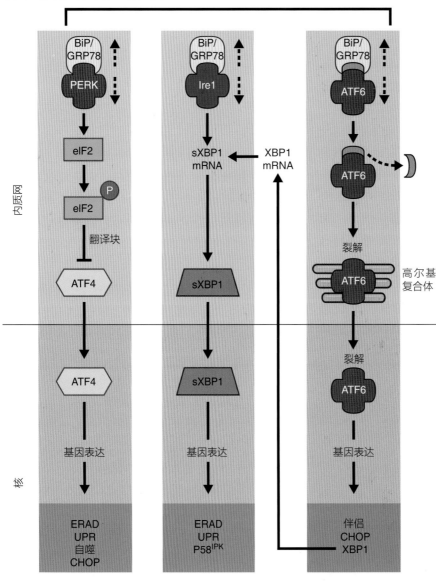

◀ 图 25-2　未折叠蛋白反应的关键调控因子

当错误折叠的蛋白质聚集时，BiP/GRP78 与三个内质网应激受体 PERK、ATF6 和 IRE1 分离，从而激活它们。PERK 的激活通过磷酸化真核生物起始因子 2α（eIF2α）阻断了一般蛋白质合成，从而实现 ATF4 的翻译（通过 eIF2α 独立的翻译途径）。ATF4 转运到细胞核并诱导恢复内质网稳态所需基因的转录。当 IRE1 从 BiP/GRP78 释放时，它会二聚并自磷酸化以激活其 RNase 活性，从而从 X 盒结合蛋白（XBP1）的 mRNA 中去除 26 个核苷酸内含子。拼接的 XBP1 激活许多 UPR 靶基因，并能激活内质网相关降解（ERAD）所需的基因。ATF6 从内质网转位到高尔基体后，通过有限的蛋白水解被激活。活性 ATF6 可调节雌激素受体伴侣和 XBP1 的表达。这三种内质网应激受体的联合作用是减弱翻译，以防止错误折叠蛋白质的进一步积累，增强适当的蛋白质折叠，并降解错误折叠蛋白质

（四）ATF6

ATF6α 和 ATF6β 是 bZIP 家族转录因子，分子量约为 90kDa。在没有内质网应激的情况下，BiP/GRP78 与 ATF6 的管腔结构域结合，并将其与内质网膜连接。当未折叠蛋白累积时，BiP/GRP78 释放 ATF6，然后通过囊泡转运到高尔基体[3, 7]。与 PERK 和 IRE1α 不同，ATF6α 和 ATF6β 不发生寡聚，而是在高尔基体中，ATF6 被蛋白酶切割，产生的细胞质部分转移到细胞核，在细胞核中（如 XBP1）与内质网应激元件（ERSE）结合，激活内质网伴侣基因（如 BiP/GRP78、GRP94 和钙网蛋白）的转录。值得注意的是，ATF6 转录上调 XBP1 IRE1 的激活。因此，ATF6 的活化可以提高内质网伴侣的活性。如果小鼠 ATF6α 和 ATF6β 同时删除，则可导致早期胚胎死亡。

（五）内质网相关降解 ER-Associated Degra-dation

ER 利用内质网相关降解（ER-associated degradation，ERAD）清除聚集、错误折叠或未组装的蛋白质。靶蛋白通过内质网质量控制系统筛选，逆转录到胞质中，由泛素 - 蛋白酶体系统降解。与 ERAD 相关的四个步骤是识别、逆转录、泛素化和降解[3]。在识别步骤中，糖基化蛋白与 ER 降解增强型 α- 甘露糖苷酶样（EDEM）蛋白结合，后者能区分折叠蛋白和未折叠蛋白。与 PDI 和 BiP/GRP78 相关的反转录易位机制的错误折叠蛋白质，以裂解二硫键并展开部分折叠的蛋白质。蛋白质被转运到细胞质中，在那里通过 E1-E2-E3 泛素系统进行泛素化，然后蛋白质被去糖基化并被蛋白酶体降解。

（六）凋亡诱导途径 Apoptosis-Inducing Pathways

如果 PERK、ATF6 和 IRE1 通路不能抑制 ER 应激，并且如果 ERAD 通路不纠正未折叠的蛋白质积累，则会触发凋亡通路，使细胞死亡，从而允许生物体（或组织）存活，因为未折叠蛋白的积累对细胞有毒。细胞凋亡是通过线粒体依赖和非依赖的途径来表达。在内质网中，细胞凋亡是通过多种机制来表达，其中最重要的是 PERK/eIF2α/ATF4 依赖或 ATF6 依赖的 CHOP 转录诱导（CCAAT 增强子结合蛋白同源蛋白）。CHOP 激活了 GADD34、ER01、DR5、TRB3、碳酸酐酶Ⅵ等多种促凋亡基因的转录，其诱导凋亡的机制之一是抑制促存活蛋白 BCL-2。此外，GADD34（生长停滞和 DNA 损伤诱导蛋白 –34）是 CHOP 的一个特别重要的转录靶点，它可以去磷酸化 eIF2α，恢复整体蛋白翻译和抑制 ATF4 翻译。

四、与 ER 应激相关的视网膜疾病 Retinal Diseases Associated with ER Stress

UPR 之所以被称为"双刃剑（double-edged sword）"，是因为它可以恢复细胞内稳态，但如果不加以控制，可能会导致慢性、压倒性的应激，从而导致细胞凋亡死亡[18]。内质网应激和 UPR 与许多视网膜疾病有关，包括视网膜色素变性、色盲、糖尿病视网膜病变和黄斑变性。

为了研究视网膜内质网应激基因和蛋白质在视网膜中的作用，许多研究工具（抗体、分子探针等）已投入商业使用，或已由个别实验室开发。图 25-3 显示了在新分离的小鼠视网膜 Müller 细胞中进行的检测两种 ER 蛋白的免疫细胞化学研究。蛋白质二硫键异构酶是已知的内质网驻留蛋白，因此是该细胞器的一个极好的标记物（图 25-3A）。在这个双标记实验中，第二个抗体被用来检测关键的内质网应激调节蛋白 BiP/GRP78（图 25-3B）。最后一个图例显示 PDI 和 BiP/GRP78 的合并图像。这两种蛋白质的表达有相当大的重叠（图 25-3C）。免疫检测方法、基因表达分析和优雅的基因操作

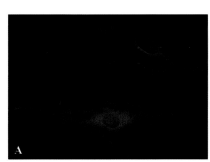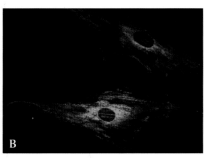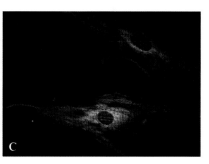

▲ 图 25-3　视网膜 Müller 细胞 PDI 和 BiP/GRP78 的免疫细胞化学分析

A. 用实验室建立的方法从新生小鼠视网膜分离原代 Müller 细胞，用免疫细胞化学方法检测两种蛋白：已知的 ER 蛋白二硫键异构酶（PDI）和主要的 ER 应激调节蛋白 BiP/GRP78。抗 PDI 抗体用荧光红的二级抗体检测。B. 抗 BiP/GRP78 抗体用荧光绿的二级抗体检测。C. 当用滤光片同时检测绿色和红色荧光时，合并图像中的颜色区域显示为黄色；用 4'-6- 二氨基 -2- 苯基吲哚（DAPI）标记细胞，与自然双链 DNA 形成荧光复合物，使融合图像中的细胞核呈蓝色。（图片由 Ha Yonju 博士在作者实验室进行研究提供）

方法是研究视网膜疾病中内质网应激基因 / 蛋白的基础。

视网膜色素变性和其他感光细胞营养不良
Retinitis Pigmentosa and Other Photoreceptor Dystrophies

视网膜色素变性（retinitis pigmentosa，RP）是一种遗传性视网膜营养不良，其中光感受器丧失导致进行性视力丧失。非综合征性 RP 的患病率为 1/4000～1/3500。RP 最常见的形式是视杆 – 视锥营养不良，最初以夜盲为特征，然后在日光下逐渐丧失周边视野，几十年后最终导致失明[19]。迄今为止，40 多个基因的突变与 RP 有关[20]。在某些情况下，这些基因是光感受器细胞的特异性基因，包括视紫红质、视杆细胞 –cGMP 磷酸二酯酶、外周蛋白和 rod 外膜蛋白 –1，而其他基因则在视网膜和非视网膜细胞中表达。内质网应激与 RP 有关，这是由于几个基因的突变，如下所述。

1. 视紫红质突变 Rhodopsin Mutation

在与 RP 相关的基因中，视紫红质基因内的突变占常染色体显性遗传 RP（autosomal dominantly inherited RP，adRP）的约 25%。视紫红质是一种视觉色素，最初在内质网中产生，最终定位于外节盘，直到用于视觉传导级联。adRP 是一种人类蛋白质折叠疾病，常由视紫红质（P23H 视紫红质）23 位脯氨酸 – 组氨酸突变引起，导致其滞留在内质网中[21, 22]。体外研究表明，转染 P23H 视紫红质的细胞比转染野生型视紫红质的细胞表达 BiP mRNA 的水平高[21, 22]。有趣的是，IRE1α 通路的激活具有保护作用，而 PERK 激活的延长与细胞死亡有关。Gorbatyuk 及其同事的研究提供了免疫组化数据[22]，表明当 HeLa 细胞转染突变体视紫红质（P23H）时，该蛋白不能运输到细胞膜上，并且定位在细胞质中，错误折叠蛋白质在内质网中保留的明确证据。这些细胞培养观察已扩展到 adRP（高水平表达 P23H 视紫红质的转基因大鼠）动物模型的研究。在视网膜发育过程中，BiP mRNA 水平较高，但随着年龄的增长而降低；然而，随着 adRP 大鼠视网膜病变的进展，提示细胞凋亡的 Chop 水平显著升高[21]。在大鼠 adRP 模型中，BiP/GRP78 通过腺病毒载体介导的传递过度表达，导致暗视视网膜电图的 a 波和 b 波振幅改善，光感受器细胞丢失减少[22]。微核糖核酸（microRNA）表达谱和生物信息学领域已经证实 miR-708 在光感受器细胞内质网功能的稳态调节中，特别是防止过量的视紫红质进入内质网。研究人员推测 miR-708 可能与 PERK 和 IRE1α 等 UPR 控制蛋白的功能相似[23]。与大鼠 adRP 模型中的这些研究相比，已有研究表明 P23H 视紫红质在小鼠中有基因表达。这些 P23H 视紫红质敲入的小鼠与 P23H 突变的人类光感受器死亡非常相似。有趣的是，在这个模型中，IRE1 显著上调 ERAD，引发 P23H 视紫红质明显降解，PERK 的激活最小，ATF4 或 CHOP 没有增加[24]。至少在这种小鼠模型中，视紫红质的丢失先于光感受器细胞的死亡，强调了 ERAD 在这种 RP 中的作用[25]。除了 P23H 视紫红质突变外，其他视紫红质突变还包括内质网应激的增加，包括谷氨酸（E）的 181 位氨基酸取代赖氨酸（E181K）和苏氨酸（T）的 7 位氨基酸取代蛋氨酸（M）（T7M）[26-28]。

2. cGMP-PDE 突变 cGMP-PDE Mutation

编码视杆感光细胞特异性 cGMP 磷酸二酯酶 6（PDE6B）β 亚基的基因突变是常染色体隐性遗传性 RP（arRP）的基础，占人类 RP 的 1%～2%[29]。rd1 小鼠携带该基因的无意义突变，已被证明是一个非常有用的模型来理解这种 RP 的致病机制。磷酸二酯酶活性的缺乏导致 cGMP 在光感受器中的积累增加，从而导致 Na^+ 和 Ca^{2+} 通过 cGMP 门控阳离子通道的流入增加。不受控制的钙离子内流触发感光细胞核的凋亡，从而在出生后第 10～21 天，视杆感光细胞丢失。外层视网膜核层的细胞行数从 10～12 行减少到 1～2 行，代表剩余的视锥细胞。有趣的是，随着视杆细胞的丢失，BiP/GRP78、磷酸化 eIF2α、磷酸化 PERK 和 caspase-12 在出生后 10～14 天的表达增加，但在出生后 21 天水平下降[30]。这些数据清楚地表明内质网应激与 PDE-β 基因突变引起的 RP 发病有关。

3. 碳酸酐酶突变 Carbonic Anhydrase Mutation

碳酸酐酶Ⅳ（carbonic anhydrase IV，CA4）是另一个基因，当突变时，会导致涉及内质网应激的人类 adRP。这类 RP（RP17）是由碳酸酐酶Ⅳ

信号序列中的精氨酸到色氨酸（R14W）突变引起的[31-33]。碳酸酐酶是一种 GPI 锚定的膜蛋白，在眼脉络膜毛细血管和肾上皮中表达。有趣的是，这种突变导致了一种独特的眼部表型。体外研究表明，细胞内 R14W 突变是 adRP 的 RP17 形式，导致碳酸酐酶Ⅳ作为未折叠蛋白在内质网中积聚。这种基因缺陷与 BiP/GRP78、PERK 和 CHOP 的表达增加有关，导致细胞死亡[32]。

4. LRAT 突变 LRAT Mutation

Leber 先天性黑矇病（Leber congenital amaurosis，LCA）是一种遗传性视网膜营养不良，在发病前优先影响视锥细胞，是儿童早期最严重的视网膜营养不良[34]。RPE65 或卵磷脂视黄醇酰基转移酶基因（LRAT）的突变破坏了 11- 顺式视网膜循环，导致这种毁灭性疾病。LRAT 催化全反式视黄醇（维生素 A）酯化为全反式视黄醇酯（RPE65 的底物），生成 11- 顺式视黄醇。在 LCA 小鼠模型的研究中，大量的 M 和 S 视蛋白被错误地定位在视锥的内部区域，给细胞造成额外的负担[35]。有趣的是，错配的 M 型视蛋白（M opsin）降解，而 S 型视蛋白（S opsin）对蛋白酶体降解有抵抗力，导致腹侧和中央视网膜中 S 型视蛋白的毒性聚集比背侧视网膜中的 M 视蛋白的毒性更大。此外，S 型视蛋白的聚集导致 CHOP 活化。视锥中的 UPR 比 S 型视蛋白更有效地处理定位错误的 M 型视蛋白。因此，M 型视蛋白被 ERAD 途径降解，从而缓解 ER 应激。视蛋白对 ERAD 耐药，导致细胞聚集 / 聚集，诱导细胞凋亡。

5. IRBP 突变 IRBP Mutation

光感受器间视黄醇结合蛋白（interphotoreceptor retinoid-binding protein，IRBP）是一种 140～145kDa 的糖蛋白，含有约 300 个氨基酸残基，由光感受器分泌到光感受器基质中。它通过与 11- 顺式维甲酸脱氢、11- 顺式维甲酸和全反式维甲酸物理结合来保护和溶解视周期维甲酸[36]。2009 年，在常染色体隐性遗传 RP 患者中，首次报道了与 RP 相关的 IRBP 基因突变[37]。该突变是由于 IRBP 的 1080（D1080N）位天门冬氨酸（D）与天门冬酰胺（N）的取代引起的。这种 RP 的确切致病机制尚不清楚，但最近的研究表明，突变 IRBP 并没有转运到高尔基体，而是在内质网中积累，与 BiP/GRP78 和 PDI 结合[38]。与野生型 IRBP 相比，表达 D1080N IRBP 的细胞中 ATF4 的剪接和 ATF6 的断裂显著增加。此外，D1080N IRBP 诱导 CHOP 的上调和核易位[38]。内质网应激和未折叠蛋白反应在某些形式的光感受器疾病中的明显作用提示调节这些途径的治疗方法可能是有益的[35, 39, 40]。

6. USH2A

USH2A 基因突变是 Usher 综合征 Ⅰ 型最常见的病因[41]，这是一种以早发感音神经性听力丧失和晚发 RP 为特征的遗传异质性常染色体隐性遗传疾病。最近对 USH2A 转录本的分析显示，其中一个突变导致内含子 40 的外显，翻译移码和过早终止密码子。Western blotting 显示 GRP78 和 GRP94 上调，提示患者的另一个 USH2A 变异株（Arg4192His）通过蛋白质错误折叠和内质网应激引起疾病[42]。

7. 色盲 Achromatopsia

除了视杆细胞营养不良，视锥光感受器细胞也容易受到损害功能的遗传缺陷的影响。先天性色盲是一种罕见的常染色体隐性遗传疾病，其特征是缺乏视锥细胞的感光功能[43]。患者表现为摆动性眼球震颤、色觉缺失、明显的畏光 / 眼外斜视和严重的视力下降。视网膜电图检测到的视杆反应是正常的，但没有视锥反应[44]。直到最近，有 5 个基因与色盲有关，它们编码视锥特异性光传导级联（由 Aboshiha 及其同事综述[45]）。最常见的突变基因包括 CNGA3、CNGB3，它们分别编码 cGMP 门控阳离子通道的 α 亚基和 β 亚基。最近，来自 Lin 实验室的工作提供了令人信服的证据，证明 ATF6 的突变，碱性亮氨酸拉链（bZIP）转录因子是 UPR 的一个关键调节因子，是导致某些形式的色盲的原因[46]。这项高度合作的研究提供了第一个证据，表明内质网应激基因在色盲中的功能紊乱。它利用纯合子定位和全外显子及候选基因测序，确定了 10 个携带 6 个纯合子和 2 个复合杂合子突变的 ATF6 基因家族。患者表现为中心凹发育不全和视锥感光层破坏。这一发现提示了 ATF6 在人类中心凹发育和视锥功能中的一个关键和意想不到的作用，特别值得注意的是，尽管 ATF6 的表达无处不在，但当它发生突变时，会导致一种孤立的视网膜表型。

8. 糖尿病视网膜病变 Diabetic Retinopathy

糖尿病视网膜病变是糖尿病的主要并发症，是一种以胰岛素缺乏或对胰岛素不敏感为特征的复杂代谢紊乱。糖尿病视网膜病变是一种神经血管疾病[47, 48]。临床上可见的微血管特征包括周细胞脱落、微动脉瘤、视网膜内出血、毛细血管无灌注、内层视网膜微血管畸形和新生血管。神经元成分的特点是神经节细胞死亡，内核层细胞丢失[49, 50]，特别是用多焦 ERG 检测到的功能改变[51]。内质网应激与糖尿病视网膜病变有密切关系，目前已有研究探讨了视网膜血管细胞和神经元内质网应激的特点[52-54]。在血管系统方面，视网膜内稳态在一定程度上受血-视网膜屏障的调节。视网膜色素上皮细胞之间的紧密连接构成外屏障，血管内皮细胞之间的紧密连接构成内血-视网膜屏障。这种屏障的破坏是糖尿病视网膜病变的特征。TNF-α 是糖尿病诱导的主要促炎细胞因子，在糖尿病视网膜病变中内皮细胞损伤中起关键作用。调查人员已经证明内质网应激在糖尿病视网膜病变的视网膜炎症和血管渗漏中起致病作用[55-57]。有趣的是，用极低水平的内质网应激诱导剂（如衣霉素）预处理人视网膜内皮细胞，实际上可以在体外减轻 TNF-α 诱导的内皮细胞黏附分子表达、视网膜白细胞停滞和血管渗漏[58]。内质网应激预处理的有益效果要求，如果内质网应激要保护内皮细胞功能，必须激活 XBP1，这是内质网适应性反应的主要调节因子[58]。有报道显示 P58^IPK，一种 58kDa 的蛋白激酶抑制剂[59]，在内质网应激中起重要作用，降低了内皮细胞中 TNF-α 的水平。因此，调节细胞变化在糖尿病视网膜病变中具有潜在作用。

血管内皮生长因子（VEGF）在糖尿病视网膜病变的发生发展中起着重要作用[60]。研究者已经证明，诱导内质网应激的同型半胱氨酸增加了 VEGF 和 BiP/GRP78 的表达[61]。体外同型半胱氨酸孵育 RPE 细胞引起 eIF2α 瞬时磷酸化，ATF4 蛋白水平升高。除了对血管系统的影响外，过量的同型半胱氨酸还会导致神经节细胞死亡。在高同型半胱氨酸血症小鼠模型中，糖尿病加速了视网膜神经元的丢失[62]。

糖尿病视网膜病变导致视网膜神经元死亡，表现为对比敏感度降低[51]，蓝黄颜色敏感度降低[63]，全视野和多焦 ERG 电反应降低[64]。内质网应激与视网膜神经元，特别是神经节细胞的死亡有关。在糖尿病视网膜病变中观察到视网膜神经细胞系氧化应激后，ER 应激基因 BIP/GRP78 及 PARK、IRE1-α、ATF6 和凋亡基因 CHOP 的表达增加[65]。在 Ins2^{Akita/+} 小鼠的神经视网膜中检测到一些内质网应激标记物的上调[55, 65]。Ins2^{Akita/+} 小鼠是一种糖尿病视网膜病变的内源性模型，其特征是视网膜神经元（包括神经节细胞、内核层细胞）发生明显凋亡，并伴有血管病变[66, 67]。有趣的是，用 sigma 受体 1（σR1）的配体（σR1）治疗这只小鼠，当它被给予数周时间后，它对神经元细胞死亡提供了显著的神经保护作用[68]。对这些小鼠视网膜内质网应激基因的检测［使用定量逆转录聚合酶链反应（RT-qPCR）］显示，与野生型小鼠相比，糖尿病小鼠的 BiP/GRP78 表达增加，PERK、ATF6、IRE1、ATF4 和 CHOP 也增加（图 25-4）。用 σR1 配体（＋）-pentazocine 治疗的 Ins2^{Akita/+} 糖尿病小鼠的视网膜显示 ER 应激基因表达水平与年龄匹配的

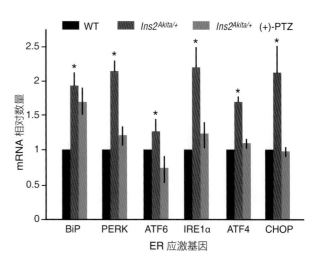

▲ 图 25-4　野生型与糖尿病小鼠视网膜内质网应激基因的定量分析

从野生型（WT）、C57Bl/6-Ins2^{Akita/+} 小鼠和 C57Bl/6-Ins2^{Akita/+} 给药的分子伴侣蛋白 sigma 受体 1（sigma R1）配体的神经视网膜中分离总 RNA。RT-qPCR 分析内质网应激基因的表达。这些基因在糖尿病小鼠（＊）中的表达显著增加，但当用 σR1 配体治疗时，表达水平与野生型小鼠视网膜相似（图片改编自 Ha Y, Dun Y, Thangaraju M, et al. Sigma receptor 1 modulates endoplasmic reticulum stress in retinal neurons.Invest Ophthalmol Vis Sci 2011；52：527-40；copyright held by Association for Research in Vision and Ophthalmology）

野生型小鼠非常相似（图 25-4）。数据表明，靶向内质网应激可能在糖尿病视网膜病变的治疗中有希望。

9. 黄斑变性 Macular Degeneration

黄斑是视网膜的视锥光感受器密集区，这个区域的营养不良统称为黄斑变性。黄斑变性可以通过单基因突变在早期发展，也可以在晚年作为更常见的多因素年龄相关性黄斑变性出现[20]。临床上，患者表现为进行性丧失视力、色觉异常和中心暗点。内质网应激与遗传性早发性黄斑营养不良和多因素年龄相关性黄斑变性的发病机制有关。

10. 早发性黄斑营养不良 Early-Onset Macular Dystrophies

至少两个导致青少年黄斑营养不良的基因突变与内质网应激、ELOVL4 和 EFEMP1 有关。ELOVL4 编码一种与长链脂肪酸成分相关的 314 个氨基酸内质网结合的跨膜蛋白，视网膜组织具有独特的脂肪酸组成；脂质环境对正常视网膜功能至关重要。虽然 ELOVL4 在光感受器中的确切作用尚不清楚，但 ELOVL4 突变导致常染色体显性萎缩性黄斑营养不良，类似于 Stargardt 黄斑变性，因此该疾病被称为 Stargardt 样黄斑营养不良。野生型 ELOVL4 定位于内质网，但突变型的蛋白质在高尔基体中积累[69]。研究者将突变型的 ELOVL4 基因转染到细胞中，发现其能引起 Stargardt 样黄斑营养不良，并观察到 BiP/GRP78 和 UPR 凋亡相关基因 CHOP 的表达增加[70]。

EFEMP1（含有纤维蛋白样细胞外基质蛋白 1 的上皮生长因子）编码细胞外基质蛋白，纤维蛋白 3。Fibulin-3 是一种糖蛋白，通常在内质网中进行适当的折叠，然后运输到高尔基体，然后分泌。错义点突变［精氨酸到色氨酸（Arg345Trp）］导致早发性常染色体显性遗传性黄斑病变，称为 Doyne 蜂窝状视网膜营养不良（也称为 malattia leventinese）。突变体蛋白在视网膜色素上皮细胞的内质网中异常积聚，阻碍正常分泌到细胞外环境[71, 72]。为了确定 Arg345Trp 突变对内质网应激的影响，研究人员用突变的 EFEMP1 转染人 ARPE-19 细胞株，证明 BiP/GRP78 表达上调。事实上，BiP/GRP78 的表达水平与细胞内 fibulin-3 的水平平行。该突变

激活 UPR 的额外证据是 IRE-1 核酸内切酶活性和 XBP-2 mRNA 处理增加[71]。

11. 年龄相关性黄斑变性 Age-Related Macular Degeneration

AMD 是老年人视力损害的主要原因。黄斑是视网膜的感光细胞密集区，当受到这种疾病的影响时，会导致中心视力丧失。RPE 细胞通过多种活动维持光感受器细胞，包括运输维生素 A 和叶酸等所需的维生素，清除废物，以及吞噬脱落的外节盘。RPE 细胞通过脉络膜毛细血管形成血管。AMD 的一个特征是脂褐素和细胞外沉积物的积聚，称为 drusen。视网膜和视网膜色素上皮通过强光暴露、高代谢活性、氧消耗和高浓度多不饱和脂肪酸不断暴露于氧化应激，使它们特别易受 ER 应激的影响[73]。

临床上，根据是否有新生血管形成，AMD 可分为萎缩性（干性）AMD 和渗出性（湿性）AMD。渗出性 AMD 的一个主要触发因素是 VEGF 表达上调，内质网应激可触发这种上调[61, 72, 74, 75]。吸烟也与 AMD 的发生有关，香烟烟雾提取物含有苯并芘，一种通过 PERK 途径引起内质网应激的有效诱导剂[76-78]。利用人类 ARPE-19 细胞进行的一些研究表明，吸烟与 VEGF 的上调和内质网应激的诱导有关[79-81]。AMD 的另一个致病机制是 RPE 中与年龄相关的脂褐素 N- 视黄内酯 -N- 视黄烯乙醇胺（A2E）的积累，这可使细胞对蓝光介导的损伤敏感。最近的研究表明，人 RPE 细胞在 A2E 和蓝光损伤后 GRP78 和 CHOP 升高[82]。

AMD 的体内研究表明内质网应激与疾病的发病机制有关。例如，Chan 博士（美国国立眼科研究所，NIH）开发了一种 AMD 小鼠模型，该模型有两个与免疫过程有关的基因缺陷[83]。一个基因编码 CX3C 趋化因子受体 1（CX3CR1），CX3CL1/fractalkine 趋化因子的受体，在 RPE、Müller 细胞和小胶质细胞中表达。AMD 黄斑中 CX3CR1 的两个单核苷酸多态性（SNP）与 CX3CR1 转录和蛋白数量减少相关[84]。第二个基因 Ccl2（MCP-1，一种 CC 趋化因子）被认为在 AMD 的发病机制中起着稳态的免疫调节作用[85]。相应受体 Ccl2 或 Ccr2 缺乏的老年小鼠出现 AMD 的许多基本特征，包括 drusen 形成，脂褐素和

补体因子的 RPE 积聚，脉络膜新生血管形成[86]。为了更接近 AMD 的病理特征，我们将这两个基因突变的小鼠杂交产生 Ccl2/Cx3cr1 小鼠[87]。这些双基因敲除（double knockout, DKO）小鼠是在携带 Crb^rd8 突变的小鼠中建立的，最近的数据显示，除了在 rd8 小鼠中观察到的视网膜营养不良外，DKO^rd8 小鼠再现了一些人类 AMD 样特征[88]。早在 4—6 周龄时，对 Ccl2^-/-/Cx3cr1^-/-（DKO^rd8）小鼠进行的眼底镜检查显示，在 4—6 月龄时，drusen 样病变发展为视网膜深部和视网膜下间隙中黄色沉积物的大融合区，在 6 月龄时变平萎缩区。对这些小鼠视网膜的研究表明，AMD 的发病机制可能是内质网应激和蛋白质错折叠介导的。事实上，ERp29（一种分子伴侣蛋白）的 mRNA 和蛋白质水平上的表达有所下降[83]。鉴于 AMD 是多因素的，而且没有单一的突变蛋白作为靶点，Tuo 及其同事推测，通过使用化学和（或）药理学伴侣化合物来增强伴侣的活性，可能对许多患有这种毁灭性视力威胁疾病的人有益[73]。这方面的一个有希望的例子涉及伴侣蛋白 αB 晶体蛋白，一个小热休克蛋白（HSP）家族的 20kDa 成员。热休克蛋白防止折叠蛋白的聚集，促进细胞内蛋白的转运。αB 晶体蛋白由 RPE 细胞分泌，被邻近的光感受器细胞吸收，具有神经保护作用[89]。由于增加的 αB 晶体蛋白是 AMD 的一个生物标志物，利用增加的分泌来发挥神经保护作用可能是卓有成效的。最近的研究表明 αB 晶体蛋白是 RPE 中 ER 应力的重要调节因子[90]。事实上，αB 晶体蛋白（-/-）小鼠和转染 αB 晶体蛋白 siRNA 的人 RPE 细胞更容易受到衣霉素诱导的内质网应激[91]。这些研究还表明，长时间内质网应激降低了 αB 晶体蛋白的水平，从而加剧了线粒体功能障碍。

五、总结 Summary

总之，内质网应激与许多视网膜疾病有关，包括 RP、糖尿病视网膜病变、早发性黄斑病变和 AMD。自相矛盾的是，ER 应激触发的 UPR，可以诱导细胞保护作用，恢复稳态，但也可以诱导细胞破坏作用，促进细胞凋亡。目前尚不清楚普遍定期审议是如何将这些对立的结果整合生存或死亡进程中。据推测，UPR 过程中特定分支（即 PERK、IRE1α 或 ATF-6 分支）的表达持续时间决定了这一结果。了解视网膜疾病中的内质网应激是一个新兴的研究领域[92-94]。希望这些研究的结果将有助于发现和发展创新的视网膜病治疗干预策略。

视网膜损伤中细胞死亡、凋亡和自噬
Cell Death, Apoptosis, and Autophagy in Retinal Injury

Michael E. Boulton   Sayak K. Mitter   S. Louise Pay   著

第
26
章

一、概述 Introduction

细胞死亡是生命的必然结果。它通过消除短暂的器官和组织（如透明血管）和组织重塑（如细胞死亡）允许去除多余或不需要的细胞（如视神经中少突胶质细胞的死亡）在发育过程中发挥关键作用。在生命过程中，死亡和受损的细胞不断被替换，以确保多细胞生物的稳态和正常功能。然而，随着年龄的增长，细胞死亡可能超过替代，导致组织/器官功能丧失。此外，损伤和疾病会导致过度的细胞丢失，使机体无法承受，导致功能受损甚至死亡。大多数视网膜细胞死亡是由凋亡引起的，与坏死相

比，凋亡有很大的优势，因为它是独立的，不会导致明显的炎症反应。自噬是维持细胞内稳态的一种内务过程，当它超过一定阈值时，会导致细胞死亡。下一章将详细讨论视网膜细胞死亡的发展、衰老和疾病，如青光眼、糖尿病视网膜病变和年龄相关性黄斑变性。本章将进一步考虑视网膜细胞凋亡的始动因素，并讨论预防视网膜细胞死亡和维持或恢复视力的潜在治疗策略。

二、细胞死亡模式 Modes of Cell Death

自 2005 年以来，细胞死亡命名委员会（Nomenclature Committee on Cell Death, NCCD）就细胞死

亡模式识别指南提出了两项后续建议，每次都纳入了该领域的最新研究结果[1, 2]。NCCD 的结论是："细胞死亡可以根据其形态学特征（可能是凋亡、坏死、自噬或与有丝分裂相关）、酶学标准（有或无核酸酶或不同种类的蛋白酶，如半胱氨酸天冬氨酸蛋白酶、钙蛋白酶、组织蛋白酶和转谷氨酰胺酶）、功能方面（程序性或偶然性、生理性或病理性）或免疫特性（免疫原性或非免疫原性）进行分类。"虽然死亡相关途径可能在几个不相关的生物过程中暂时"开启"，但通常只有细胞在经历了不可逆阶段后，才会被视为"死亡过程"。

（一）细胞凋亡 Apoptosis

细胞凋亡（apoptosis），或称程序性细胞死亡，由于其在发育、组织稳态和病理学中的重要作用而被广泛研究[3, 4]。重要的是，细胞凋亡不会引起炎症反应，从而允许"生理性"细胞死亡发生，而无病理后果。细胞凋亡的形态学特征包括细胞的聚集、细胞体积和核体积的减少（固缩）、核碎裂、胞质细胞器的改变、质膜起泡和邻近细胞的吞噬（图 26-1）[2]。细胞凋亡可由多种刺激物通过两种不同的途径启动：外源性和内源性[5]。外源性途径是由细胞表面的死亡受体与其同源配体［如 Fas/CD95 配体、肿瘤坏死因子 α、肿瘤坏死因子配体超家族，与肿瘤坏死因子相关的凋亡诱导配体（TRAIL）］，在配体结合后几秒钟内启动下游执行器 caspase（半胱氨酸天冬氨酸蛋白酶）级联反应[6]。此外，依赖性受体包括 Netrin-1 受体、DCC（在结直肠癌中缺失）和 UNCH5、neogenin、RET（原癌基因酪氨酸蛋白激酶受体）、TrkC（原肌球蛋白相关激酶 C）、ALK（间变性淋巴瘤激酶）、ephrin A4（EphA4）、Patched、MET，一些整合素已被证实参与了可导致细胞死亡或亚凋亡事件的外源性凋亡信号转导[7-10]。相反，内源性途径是由"应激信号"引发的，包括氧化损伤、DNA 损伤、细胞 - 细胞接触丧失、生长因子撤回、缺氧、胞质 Ca^{2+} 超载和内质网应激。这些信号以线粒体为靶点，通过线粒体外膜通透性诱导促凋亡因子释放到激活 caspases 的胞质中。细胞凋亡过多或过少与许多疾病状态有关。读者需要更多的细节是来自 Green 和 Reed 的工作[3, 4]。

（二）坏死 Necrosis

坏死（necrosis）已被定义为一种不受控制的细胞死亡，其发生于烷化 DNA 损伤、感染、毒素、化学物质、损伤或供血不足的反应中[3, 11]。形态上，坏死与细胞质肿胀（肿大）、质膜破裂、细胞质细胞器肿胀和中度染色质浓缩有关（图 26-1）。坏死和凋亡之间的关键病理生理差异是炎症。坏死的最

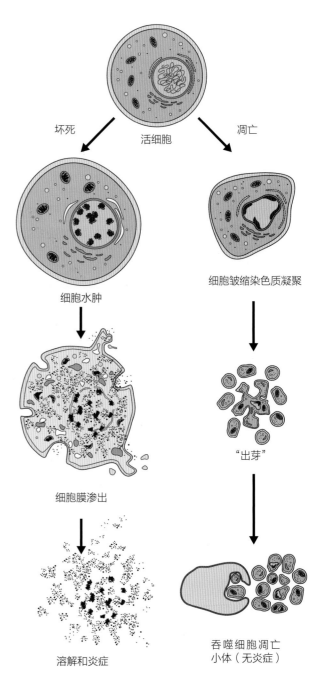

坏死　　活细胞　　凋亡

细胞水肿　　　　　细胞皱缩染色质凝聚

细胞膜渗出　　　　"出芽"

溶解和炎症　　　　吞噬细胞凋亡小体（无炎症）

▲ 图 26-1　凋亡 VS 坏死形态

终结果是不受控制地释放抗原，激活免疫系统并促进炎症，而在凋亡中，细胞结合体形成，被邻近细胞吞噬，没有炎症。最近的研究表明，有一个分子信号网络可以调节坏死细胞的死亡途径[12]。特异性坏死信号机制包括 RIP 激酶同源物 1 和 3 与 FAS 相关死亡结构域（FADD）、FLIP（FLICE 样抑制蛋白长亚型）和前 caspase 8 相互作用。建议读者咨询 Humphries 等，以加深对这一过程的理解[13]。

（三）其他 Other

许多其他的细胞死亡途径已经被确认，其中自噬性细胞死亡已越发被重视[14]。自噬（autophagy）的增加（见下文），例如在饥饿状态下发生的自噬，导致细胞内细胞器的自我破坏，以提供营养，如果饥饿没有逆转，最终将导致细胞和组织的自我破坏[15]。自噬性细胞死亡在形态学上被定义为在没有染色质凝聚、大量自噬空泡化、相邻细胞很少或没有摄取的情况下发生[16]。有趣的是，自噬在许多神经退行性疾病中上调，因此可能导致与这些疾病相关的细胞丢失。其他几种非典型细胞死亡模式也已确定，并在 Galluzzi 等中进行了综述[17]。

（四）细胞死亡途径间的交叠 Cross-Talk Between Cell Death Pathways

直到最近，只有在细胞凋亡和自噬性死亡才需要基因表达。有趣的是，某些基因及其产物，如 p53、Bcl-2 家族蛋白和钙蛋白酶（calpain），对这两种细胞死亡模式都很重要[2, 11, 14]。基础 p53 活性抑制自噬，而 p53 在某些刺激下的激活可诱导 Bcl-2 家族蛋白介导的自噬和凋亡[12, 14]。Atg5 对自噬是必需的，然而它的截短形式，产生于 calpain 裂解，与 Bcl-xL 相互作用，促进细胞色素 c 释放和 caspase 依赖的凋亡[18]。越来越多的证据表明，坏死细胞的死亡也可以通过一系列特定的信号转导途径和降解机制介导，这些途径和机制可以促进胚胎发育和成体组织的稳态[19]。一些基因产物，如 TNFR、CD95、TRAIL-R 和 RIP1，依赖于与其他蛋白质的相互作用，可能触发细胞凋亡和坏死[11]。此外，这两种细胞死亡模式之间存在着相互作用。例如，半胱氨酸天冬氨酸蛋白酶的失活可能导致细胞凋亡转变为坏死，或者两者的混合[11]。因此，细胞死亡并不像人们普遍认为的那样容易定义，不同的细胞死亡机制之间存在着相当大的相互影响。

（五）细胞死亡不好吗 Is Cell Death Bad

细胞死亡通常被认为是一个病理终点，但这真的是这样吗？在正常发育和分化过程中，我们会产生过多的细胞类型，这些细胞会发生凋亡[20]。细胞不断死亡和被替换，作为整体稳态过程的一部分，以消除功能失调和受损的细胞。在这种情况下，细胞死亡是有益的，因为它在多细胞生物中保持着最佳的功能。如果丢失和替换之间的平衡保持不变，一切都是好的；然而，在衰老或病理学中，细胞死亡增加，细胞替换减少，导致机体受损的情况并不总是这样。一种治疗方法是抑制细胞死亡。虽然值得称赞，但这可能并不总是最好的选择，因为保持受损、变异或失调的细胞存活将损害机体。

三、自噬与细胞维持 Autophagy and Cell Maintenance

自噬通过细胞内成分（如蛋白质聚集体、细胞器）的分离和转移到溶酶体进行降解，对细胞内务管理和内环境稳定至关重要[21, 22]。在哺乳动物细胞中，有三种主要的自噬类型被报道：巨自噬（macroautophagy）、伴侣介导的自噬（chaperone-mediated autophagy，CMA）和微自噬（microautophagy）（图 26-2）[23-27]。

巨自噬是最具特征的自噬途径，其靶向较大的底物，如蛋白质聚集体、细胞内病原体和功能失调的细胞器，如线粒体，以便降解（图 26-2）[21, 22, 28]。自噬过程涉及 37 种以上的自噬相关蛋白（autophagy-related protein，ATG），它们调节自噬反应的不同阶段（图 26-3）[29]。巨自噬是通过将胞质基质分离成主要来源于粗面内质网的双膜结合的吞噬细胞而启动的，并可能来自胞质膜或线粒体[30-33]。由此产生的自噬体获得内质体和溶酶体蛋白质，最终成熟为可降解的自溶体。mTOR 激酶复合物被认为是自噬信号通路的核心，可以感知营养物质丰度、能量状态和生长因子水平等调控条件[34, 35]。PI3K-Ⅲ 复合物由 Vps34 和 p150 及激活剂 Beclin-1、Ambra1、ATG14 和 UVRAG 组成，通过产生富含 PtdIns（3）

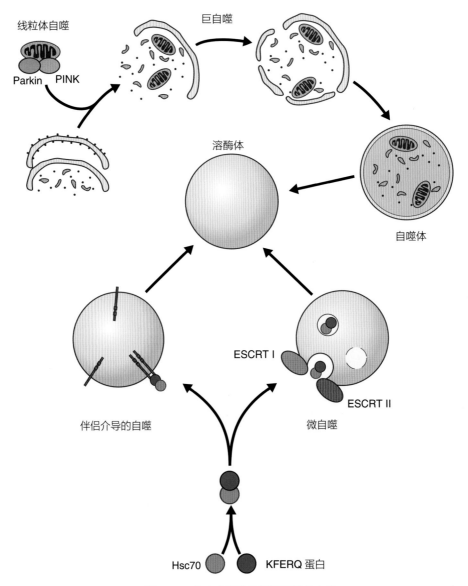

▲ 图 26-2 文本中描述的不同类型的自噬

P 的膜，在诱导自噬过程中起着关键作用，PtdIns（3）P 膜是 ATG 蛋白募集和自噬体成核的平台[36]。抗凋亡 BH3 蛋白如 Bcl-xL 和 Bcl-2 与 Beclin-1 结合，负性调节 PI3K- Ⅲ 活性和自噬。哺乳动物自噬体膜形成的起始依赖于 ULK1-mAtg13-FIP200-Atg101 复合物[37]。吞噬细胞的伸长和完成是由两个类泛素结合系统引起的：Atg12-Atg5-Atg16 系统和 Atg8- 磷脂酰乙醇胺（PE）系统。Atg7 在这两个系统中都充当一个 E1 酶发挥作用，而 Atg10 和 Atg3 分别充当 Atg12 和 Atg8 的 E2 酶发挥作用[38, 39]。Atg8 的 C- 末端被 Atg4 裂解，从而启动蛋白与 PE 的结合。Atg12-Atg5-Atg16 复合物招募 Atg8-PE 到伸长的吞

噬细胞[39, 40]。哺乳动物细胞中至少有 8 种不同的 Atg8 同源基因，分别属于两个亚科（LC3 和 GATE-16/GABARAP）[41, 42]。LC3 参与吞噬细胞膜的伸长，而 GABARAP/GATE-16 亚家族是自噬体成熟后期的关键。LC3 和 GATE-16 的 N 末端是自噬体 – 溶酶体融合所必需的[42]。一旦进入溶酶体，底物就会被溶酶体酶所降解[43]。线粒体的自噬清除有其特殊的途径[16]。这个过程的关键是蛋白 PINK1、E3 泛素连接酶、Parkin、BNIP3、NIX，可能还有 p62，一种结合泛素和 LC3 的蛋白。PINK1 与未耦联的线粒体结合，然后促进 Parkin 的募集，导致线粒体表面蛋白泛素化。泛素化的线粒体很可能通过 p62 和

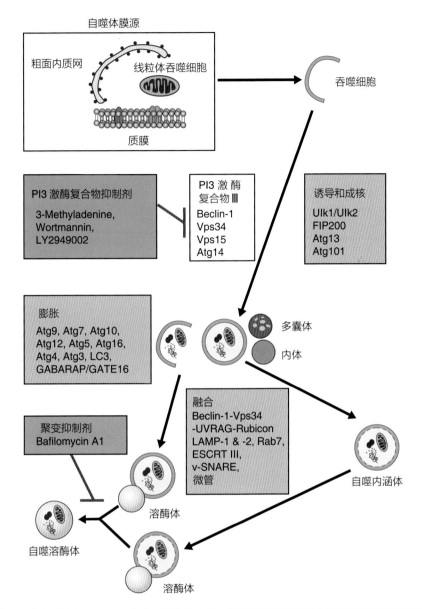

▲ 图 26-3　哺乳动物自噬途径不同步骤中涉及的调节分子，图片还展示了用于在不同步骤阻断自噬的潜在抑制药物

LC3 的作用被隔离到自噬体中。

　　自噬可以被营养缺乏和环境压力激活。例如，氨基酸饥饿和活性氧（ROS）可以刺激自噬[44, 45]。最近，人们区分了饥饿和应激诱导的巨自噬，也称为"质量控制"自噬。已经观察到自噬缺陷细胞倾向于积累富含 p62 的聚集体，这又导致 Nrf2 在与其相互作用的伙伴 KEAP1 分离后被激活，这使得 Nrf2 能够产生抗氧化反应[46]。此外，组蛋白去乙酰化酶 6（HDAC6）是氧化损伤自噬反应中的关键调节因子，因为它被招募到泛素化的自噬底物中，在那里它通过促进 F- 肌动蛋白重塑以皮质肌动蛋白依赖的方式刺激自噬 – 溶酶体融合[47]。然而，HDAC6 和皮质肌动蛋白（cortactin）对饥饿诱导的自噬是不必要的。

　　CMA 不同于其他类型的自噬，因为它不涉及囊泡的形成，而是一组特定的可溶性蛋白质通过溶酶体膜的直接易位进行后续降解（图 26-2）[48]。CMA 货物底物包括酶、转录因子、结合蛋白、蛋白酶体亚单位和参与囊泡运输的蛋白，并含有 KFERQ 样基序，这是由胞质伴侣 Hsc70 识别的。分子伴侣 / 底物与跨溶酶体膜的溶酶体相关膜蛋白 2A（LAMP-2A）的胞质尾部结合，导致货物跨膜转运并进入溶酶体腔降解[23]。由于 LAMP-2A 的年龄相关性丢失，该途径已被证明随着年龄的增长逐渐无效[49]。微自噬包括通过溶酶体膜的内陷使胞质货物（如胞质蛋白、糖原和核糖体）内化[50, 51]，类似于多泡体的形成（图 26-2）[24, 48, 52]。尽管对哺乳动物细胞中的分子机制知之甚少，但 Sahu 等最近的一项研究表明，提出微自噬依赖于转运所需内质体分类复合物（endosomal sorting compleres required for transport，ESCRT）Ⅰ和Ⅲ，这是形成囊泡所必需的，囊泡中的胞质物被内化[53]。这一途径似乎还涉及 Hsc70 与含有 KFERQ 样基序的底物的相互作用，该基序也存在于 CMA 中，并且有丝分裂吞噬和 CMA 可能共享共同的上游途径[48, 53]。正如下文所述，自噬在维持视网膜稳态中起着关键作用，与蛋白酶体系统一起，在去除存在于促氧化视网膜环境中的高代谢的非分裂细胞中的受损蛋白质和细胞器中。自噬蛋白在视网膜中强烈表达（图 26-4）。然而，当自噬的基础水平失调时就会出现问题，因为自噬流量的减少或增加将对细胞功能产生显著的不利影响[54]。

四、年龄相关性视网膜细胞丢失 Age-Related Retinal Cell Loss

众所周知，人类视网膜经历了许多与年龄相关的变化，导致形态改变、功能降低和细胞丢失。毫不奇怪，这与视网膜厚度随年龄的变化而显著降低有关[55-57]。据报道[55]，平均视网膜厚度每年减少 $0.53\mu m$，黄斑部视网膜厚度和黄斑体积每年减少约 $0.35\mu m$ 和 $0.01mm^3$[57]。细胞形态的改变包括视杆细胞外节段的结节状排泄物[58]、光感受器细胞内节段和视网膜色素上皮中脂褐素的积聚[59, 60]、细胞核从外核层移位[61]、ON- 视锥双极细胞和水平细胞突起向 ONL 延伸。动物实验研究也证实了视网膜重组和可塑性的证据[62, 63]。树突的重组可以是一种适应性的尝试，以补偿由于光感受器丢失而丢失的电路和（或）弥补现有的，但功能失调的突触。

随着年龄的增长，人视网膜光感受器细胞的密度降低，视杆细胞比视锥细胞更容易受到损伤[64]。在赤道视网膜中，视锥细胞以每年约 16 个细胞 /mm² 的速率均匀地下降，而在第二和第四个十年之间，

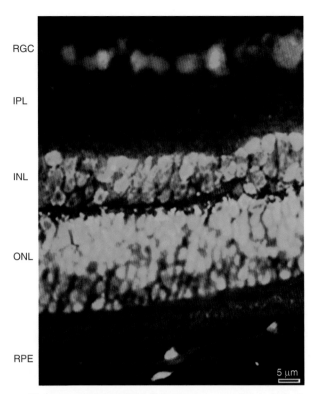

RGC
IPL
INL
ONL
RPE
5 µm

▲ 图 26-4　正常小鼠视网膜自噬蛋白 LC3（绿色）的免疫定位
细胞核用 4′, 6- 二氨基 -2- 苯基吲哚（DAPI：蓝色）染色，血液用凝集素（红色）染色。LC3 在视网膜神经节细胞层、视网膜血管、内核层亚群、视杆和视锥细胞的外核层和视网膜色素上皮中强烈表达，但在内丛状层中表达很弱（图片由佛罗里达大学 Xiaoping Qi 提供）

赤道部视杆细胞的减少最大，970 个细胞 /mm²[65]。相比之下，到第九个十年，视锥细胞的密度在中心凹处则保持相对恒定[64-66]。因此，视杆细胞光感受器在老化过程中比视锥细胞光感受器更容易丢失，中心凹的光感受器更不易损耗。此外，代偿性适应被报道后，视杆细胞退化，死亡的视杆细胞所腾出的空间被邻近光感受器扩大的视杆细胞内节段所填充，从而导致在所有年龄段的视杆细胞覆盖率相似[64, 67-69]。视锥细胞依赖于视杆细胞分泌的生存因子的证据可以解释视杆细胞和视锥细胞之间的脆弱性差异[70-72]，但这仍然是一个激烈争论的问题。

光感受器的丧失似乎先于相关神经细胞的丧失。视网膜神经纤维层的厚度随着年龄的增长而急剧减少[73]，并且在 40 多年的时间里[56]，视网膜神经节细胞（RGC）的显著损失高达 150/mm²。赤道区的 RGC 死亡与光感受器老化过程中的死亡趋

势相似，因此保持了恒定的光感受器与 RGC 的比率[69]。有研究报道了内核层视杆双极细胞的年龄相关性变性[74]。尽管视杆细胞死亡最早可在生命的第二个十年开始，但双极细胞仅在第四个十年后开始退化，到第九个十年时明显减少[65]，这表明这种现象是继发于视杆细胞丢失的。在用多光子共聚焦显微镜量化 RGC 层、INL 和 ONL 中神经元密度的更全面研究中，最大的神经元丢失发生在人老化视网膜的 RGC 层和 ONL 中，而 INL 相对保留[75]。还必须记住的是，RGC 被分为许多亚型，因此，即使在最初阶段看似轻微的 RGC 丢失，也可能意味着 RGC 的主要亚型丢失，从而开始影响视觉感知[69]。

尽管有许多研究确定视网膜色素上皮细胞密度的年龄相关变化，但结果各不相同，且高度依赖于视网膜位置。有两项研究报道称，视网膜色素上皮细胞密度随年龄的增长而下降，周边部视网膜色素上皮密度最大[65, 76]，估计每年损失 0.3%[76]。相比之下，中心凹中心的 RPE 细胞密度没有明显的年龄相关性下降，这表明，与中心凹的视锥细胞一样，该区域的 RPE 细胞比中心凹外的 RPE 细胞更耐损耗[65]。然而，进一步的研究表明，老年人黄斑部含有大量的凋亡细胞，其中以中心凹的凋亡细胞最多[67]。鉴于对 RPE 细胞密度与年龄相关变化的研究之间的差异，RPE 与光感受器比例随年龄变化的程度没有明确的一致性一点也不足为奇[65, 76]。

有证据表明，视网膜中与年龄相关的细胞丢失是通过凋亡发生的，因为在视网膜切片中观察到偶尔的凋亡细胞，并且没有典型的通过坏死发生的炎症反应。与年龄相关的细胞丢失的刺激因素也不清楚，但由于大多数受影响的细胞是有丝分裂后或终末分化的，随着年龄的增长，在其他组织中发生的随机损伤的累积是合理的。特别是氧化损伤可能发挥重要作用，因为视网膜具有高氧水平，暴露在光线下，并且具有许多高度代谢活性的细胞类型，使其成为产生 ROS 的理想环境[77]。如前所述，视网膜在一生中经历了相当大的重塑，以适应与年龄相关的细胞丢失。此外，有可能存在一个基础水平的有限的细胞替换，通过常驻和骨髓来源的干细胞或祖细胞，有能力分化成多种视网膜细胞类型[78]。

五、视网膜损伤：死亡与修复 Retinal Damage: Death and Repair

（一）概述 Introduction

视网膜细胞功能障碍和丢失是大多数视网膜疾病（如青光眼、糖尿病视网膜病变、年龄相关性黄斑变性），以及组织损伤（如视网膜脱离、光损伤）的共同特征。这种细胞丢失对视网膜功能有重大的负面影响，可导致严重的视觉损失。

（二）青光眼与神经节细胞丢失 Glaucoma and Ganglion Cell Loss

青光眼是一组导致 RGC 死亡的异质性疾病[79-81]。病理学与神经节细胞轴突丢失导致的视盘"杯状凹陷（cupping）"有关。对死亡标本和实验动物模型的分析表明，RGC 的死亡是由细胞凋亡引起的[82-84]。原发性开角型青光眼供体视网膜的分析显示，凋亡细胞比对照组多 15 倍[84]。有趣的是，在视觉通路的发育过程中，细胞凋亡也可以选择性地清除 50% 的神经节细胞[85]。青光眼中 RGC 的凋亡通常被认为是由于眼压升高引起的机械损伤所致，但正常眼压青光眼中 RGC 的损伤也可能发生[86]。其他已报道的诱导 RGC 凋亡的损伤包括神经营养素剥夺、胶质细胞活化、缺血、谷氨酸兴奋毒性和氧化应激[81]。RGC 凋亡通过线粒体的内在途径发生的证实性数据来自于具有 Bax（几种 BH3 家族死亡蛋白之一）敲除小鼠的自发性继发性青光眼的回交 DBA/2J 小鼠，该小鼠可导致青光眼神经变性减少[87]。

尽管氧化应激、线粒体损伤和 RGC 死亡之间有很强的关联，但关于自噬在 RGC 维持和青光眼中的作用的研究还很有限。Rodriguez Muela 及其同事最近报道了自噬促进小鼠视神经轴突切断术后 RGC 的存活[88]。钙蛋白酶介导（calpain-mediated）的 Beclin-1 的裂解和自噬解除调控在一个视网膜缺血性损伤的大鼠模型中被报道，该模型再现了青光眼的特征[89]。此外，阻断自噬增加了培养 RGC 细胞的死亡，提示自噬过程中的促生存作用。视神经切断后 RGC 自噬激活，自噬增强对培养的 RGC 有保护作用[90]。Sternberg 和同事证明，自噬提供了一种对抗轴突损伤诱导的新生 RGC 的半胱氨酸蛋白酶（caspase）依赖性死亡生存机制[91]。然而，一些报道未能支持自噬对 RGC 具有保护作用的假说。Piras 等最近报道，缺血 / 再灌注后，3-MA 介导的自噬抑制导致 RGC 死亡减少[92]，Park 在慢性高血压性青光眼大鼠模型中进行了类似的观察，自噬抑制导致 RGC 死亡降低[93]。

（三）糖尿病视网膜病变 Diabetic Retinopathy

人们早就认识到糖尿病会导致视网膜血管中周细胞和内皮细胞的丢失（图 26-5）[94, 95]。Cogan 及其同事发现血管基底膜的壁内小囊缺乏正常的细胞成分，称为周细胞"鬼影（ghost）"，这是 DR[96]。周细胞的丢失伴随着视网膜血管内皮细胞的丢失，导致"无细胞（acelluar）"毛细血管（完整的血管基底膜没有细胞衬在内腔）和血 – 视网膜屏障功能的丧失。这些群体中的细胞死亡似乎主要通过内在的凋亡途径发生[97]。这些特征性的改变一直被认为是 DR 的标志。然而，Barber 和其他人的研究表明，糖尿病也与视网膜神经元丢失增加有关[98, 99]。STZ 糖尿病大鼠视网膜在糖尿病 30 周后表现为内丛状层的厚度减少 22%，RGC 减少 10%，而 INL 的厚度减少 14%[100]。应用激光偏振扫描和光相干断层扫描对糖尿病患者进行的临床研究已基本证实

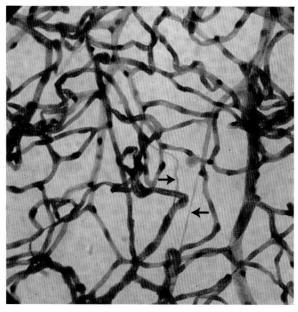

▲ 图 26-5 显示大鼠视网膜周细胞脱落和无血管毛细血管区域的视网膜丢失（箭）（图片由佛罗里达大学 Ashay Bhatwadekar 提供）

了这些发现[101-103]。糖尿病患者的其他神经元细胞群，如无长突细胞也可能发生凋亡[104]。视网膜细胞凋亡有许多潜在的引发因素，包括高血糖、氧化应激、血流量减少、缺血、神经炎症，特别是在视网膜神经元中，谷氨酸兴奋毒性[97, 98]。光镜和电镜显示，人和啮齿动物糖尿病视网膜中有大量周细胞具有坏死细胞特征[105]。虽然凋亡是周细胞的主要死亡途径[106, 107]，但这些死亡细胞中的选择性群体可能发生程序性坏死。

尽管有大量证据表明自噬在其他糖尿病组织中失调[108, 109] 和线粒体损伤与糖尿病视网膜病变的发病有关，但目前关于自噬在糖尿病视网膜病变发病机制中潜在作用的信息却少得惊人[97]。我们最近报道糖尿病大鼠视网膜细胞的自噬通量比对照组降低[110]。尽管 DR 最初被认为是一种纯粹的微血管疾病，但一些新的发现表明炎症在糖尿病啮齿动物模型视网膜 caspase-1 和 IL-1β 产生的激活中起作用[111-114]。体外研究表明，在高血糖条件下，Müller 细胞 caspase-1 活性和 IL-1β 分泌增加。Kusner 证明，抑制 caspase-1/IL-1β 的激活可防止 Müller 细胞的丢失，提示 caspase-1 依赖性死亡途径在糖尿病视网膜中可能起作用，即程序性细胞死亡（pyroptosis）[115]。

糖尿病视网膜细胞死亡的影响及不同细胞类型在 DR 进展过程中死亡的顺序尚不清楚。例如，在许多糖尿病动物模型中观察到周细胞脱落和无细胞毛细血管，但它们并没有发展到威胁视力的增殖阶段。此外，许多患者的糖尿病持续时间可能在视网膜出现临床异常之前 15 年或更长，即使会发生血管和神经细胞死亡。视网膜的这种慢性而非急性消耗的一个可能解释是由常驻和骨髓来源的干细胞或祖细胞的低水平细胞替代[78]。骨髓来源的祖细胞有能力在一系列视网膜血管和神经细胞类型中分化，以应对视网膜损伤，并且在视网膜血管系统的情况下，可以在 DR 的啮齿动物模型中重新填充无细胞的毛细血管[116, 117]。然而，这些骨髓来源的祖细胞减少，并出现功能障碍，因此修复潜力减弱[118, 119]。

（四）黄斑变性 Macular Degeneration

研究 AMD 视网膜细胞丢失机制的挑战是如何区分疾病引起的细胞丢失和正常衰老过程中观察到

的细胞丢失。然而，报道一致认为，在 AMD 中光感受器、RPE 和脉络膜细胞的丢失是加速的，这是区域性的，而且常常是局灶性的。临床上，在干性 AMD 患者的视网膜血管弓内可以观察到地图样萎缩（geographic atrophy，GA），并且随着 AMD 持续时间的延长，这些病变将增大（图 26-6）。GA 的面积随着时间的推移呈持续扩大的趋势，平均增长率在 1～13mm²/ 年之间，呈线性增长[120, 121]。患者之间的显著差异无法解释，但可能反映遗传易感性、饮食、吸烟和光照。然而，在双侧 GA 患者中，疾病进展是一致的[122]。RPE 丧失通常与脉络膜血管减少有关。McLeod 及其同事对脉络膜毛细血管损失的程度及其与 RPE 损失的关系进行了详细的描述[123]。他们观察到在 GA 中 RPE 的缺失与脉络膜毛细血管的缺失呈线性关系。RPE 完全萎缩的区域，血管面积减少了 50%，剩余的存活毛细血管极度收缩。邻近活跃的脉络膜新生血管，脉络膜毛细血管脱落在 RPE 萎缩的情况下明显，导致血管面积减少 50%。作者的结论是，在退行性 RPE 与脉络膜毛细血管之间的密切联系表明，至少在 GA 中，RPE 首先发生萎缩，然后是脉络膜毛细血管退行性变。

人们普遍认为，光感受器细胞的死亡是由潜在 RPE 的功能失调或死亡引起的。然而，如前所述，即使存在明显健康的 RPE，视杆光感受器细胞也会随着年龄的变化而显著丧失[64]。干性和湿性 AMD 的光感受器地形图均显示视杆细胞先于视锥细胞丧失[124]。有大 drusen 和基底沉积物的眼，中心凹视锥细胞总数与年龄匹配的对照组相似，中心凹视锥细胞镶嵌正常。相比之下，视锥细胞大而畸形，旁中心凹内仅存少量视杆细胞，到了 AMD 晚期，黄斑部几乎所有存活的感光细胞都是视锥细胞[124]。在湿性 AMD 供体的眼睛中，存活在盘状瘢痕上或其边缘的光感受器主要是视锥细胞。随后的功能研究支持了在衰老和 AMD 中视杆细胞优先脆弱性（preferential vulnerability）的组织学证据[125]。尽管 Jackson 及其同事从这些组织学研究中得出结论，光感受器丢失是继发于 AMD 的 RPE 功能障碍或死亡，但仍有可能光感受器异常是 AMD 的主要影响因素，并导致随后潜在的 RPE 丢失。

尽管在 AMD 中有大量的视网膜细胞丢失的证据，但在人类 AMD 组织中，关于细胞死亡或起始损伤类型的报道却很少。大多数研究都依赖于细胞培养分析和具有 AMD 表型的动物模型，这表明细胞死亡主要是通过凋亡发生的。最详细的报道来自 Dunaief 及其同事，他们观察到 AMD 供体眼内脉络膜、RPE、ONL 和 INL 中 TUNEL 阳性凋亡细胞显著增加[126]。6 只眼中有 5 只 GA 眼的凋亡细胞数量明显增加，在所有渗出性 AMD 眼的凋亡细胞数均明显增加。有趣的是，在 drusen 眼中，除了 RGC 层外，每个核层中仅观察到少量 TUNEL 阳性细胞。在同一项研究中，TUNEL 阳性光感受器在萎缩边缘附近的 RPE 紊乱区域也很明显。TUNEL 阳性 RPE 细胞最常见于萎缩区附近，在 AMD 眼中比对照组更常见[126]。虽然 AMD

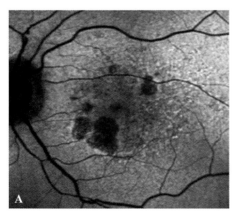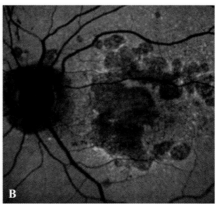

▲ 图 26-6　眼底自发荧光图像显示 74 岁患者的地图样萎缩

A. 患者视力为 20/40，RPE 萎缩；B. 2 年后，同一名患者再次接受检查，视力下降到 20/200，出现广泛的地图样萎缩，包括中心凹区（图片由 Ophthalmology and Visual Sciences，UTMB，Galveston，Texas 的 Erik Van Kuijk 提供）

细胞死亡是一项有趣且信息丰富的研究，但在缓慢进展的情况下，凋亡细胞的数量似乎很高，尤其是在神经视网膜中。相比之下，Xu 等仅在 16 只AMD 供体眼的 4 只视网膜中观察到凋亡细胞，且凋亡细胞总数相对较低[127]。Nordgaard 及其同事对 AMD 进展期供体眼 RPE 进行了蛋白质组学分析[128]。凋亡信号通路的几个组成部分（αA 晶体蛋白、VDAC1、HSP70、GST-π）在 AMD 早期表现出表达的变化或随 AMD 的进展呈线性关系。令人惊讶的是，有关 AMD 死亡机制的信息很少，但从细胞培养和动物模型中都有关于内源性和外源性凋亡途径的证据。Fas 介导的细胞凋亡已在视网膜细胞中被观察到，这可以解释炎症在 AMD 中的作用[129]，并且研究已经报道了经典线粒体途径的氧化应激诱导的细胞凋亡[130-132]。最近的报道表明在氧化应激引起的 RPE 中，RIP 激酶介导的程序性坏死和 NLRP3 炎症小体介导的无菌炎症都有可能发生。Hanus 等实验表明，当参与程序性坏死涉及的 RIP 激酶受到抑制时，可以有效地防止氧化应激介导的体外 RPE 死亡[133]。最近发现在 GA 中 Alu-RNA 积累导致 RPE 细胞毒性，提示一种全新的RPE 退化机制[134]。尽管 Alu RNA 的积累通过 RPE中 NLRP3 炎症小体 /MyD88 信号刺激"无菌性炎症（sterile inflammatio）"，但后续实验表明 RPE 的变性并不是由预期的 caspase-1 介导的细胞程序性死亡（pyropt-osis）引起的[135]。最近的报道提示，程序性坏死在 ALU RNA 介导的细胞毒性中的作用[133]。我们和其他人最近研究报道，在 AMD 的 RPE 中，自噬通量可能失调[136-142]。在 AMD 小鼠模型和人AMD 供体样本中的研究表明，已建立的自噬标记物下降，而 p62/Sqstm1 明显积聚，这（在其他功能中）是通过自噬降解的一种物质[137, 138]。自噬的下降可能是由于影响自噬起始和（或）自噬体与溶酶体融合的多种因素所致。这些包括脂褐素积累、氧化应激易感性、线粒体损伤、溶酶体失调，所有这些都与 AMD 密切相关[140, 143]。我们和其他人已经证明，抑制 RPE 自噬导致脂褐素积累[138, 144]。自噬通量的变化在多大程度上反映了自噬小体的形成或消除的改变，尚不清楚这些变化是否是 AMD 的原因或后果。脂质过氧化产物减少自噬通量，增加培养的 RPE 细胞中脂褐素的积累[145]。与脂褐素组分A2E[146] 相关的溶酶体 pH 升高可能损害自噬体 - 溶酶体融合，脂褐素颗粒在溶酶体空泡内的积聚也可能损害自噬体 - 溶酶体融合。据报道，drusen 的形成可能反映了 RPE 中线粒体损伤和自噬的增加[142]。研究人员推测，老化的 RPE 增加自噬和通过外显体释放细胞内蛋白质可能有助于 drusen 的形成。值得注意的是，自噬和蛋白酶体降解途径之间存在大量的相互作用，也可能影响 RPE 的状态[136]。然而，自噬途径的元件被证明是 RPE 内光感受器外节段吞噬降解所必需的[147]。RB1CC1/FIP200 是一种启动自噬的必需蛋白，其沉默导致小鼠 RPE 的变性[139]。目前关于自噬在 AMD 中的作用的总体观点是，自噬是 RPE 功能和生存必不可少的内务过程，而不是细胞死亡的模式。

要考虑的一个关键点是，细胞修复、细胞替换和损伤控制在视网膜稳态中至关重要，而抗氧化系统的减少及氧化损伤的增加将在 AMD 中起主要的致病作用，一旦达到损伤阈值，修复和再生的多种细胞过程将受到影响[148-151]。

（五）视网膜脱离 Retinal Detachment

全层视网膜裂孔、视网膜下渗出和（或）玻璃体视网膜牵引引起的视网膜脱离是光感受器丧失的常见原因[152]。细胞死亡高度依赖于脱离的面积和持续时间。对视网膜脱离患者组织标本的分析显示，24h 内凋亡细胞明显增多，2 天后达到高峰，7天后降至较低水平[153]。这些观察在很大程度上得到了猫和大鼠实验性视网膜脱离的支持，两者在视网膜脱离后 1～3 天出现凋亡高峰，然后下降[154, 155]。脱离后 28 天仍可见部分凋亡细胞。然而，关于视网膜脱离后的细胞凋亡是通过内源性途径还是外源性途径发生，还存在一些争论[152, 156, 157]。大鼠视网膜脱离后，启动子和效应子 caspases 酶活性均升高[158]。矛盾的是，pan-caspase 抑制并不能完全逆转脱离后的光感受器变性，表明额外的 caspase 非依赖性细胞死亡模式可能发挥作用[154]。例如，视网膜脱离后 RIP3 的表达显著升高，提示程序性坏死的作用[159]。有趣的是，大鼠视网膜 RPE 的分离导致受损光感受器中 Fas 依赖性的自噬激活，如果自噬被抑制，凋亡细胞的时间进程和数量将加快[160]。此外，通过抑制上调的 calpain 1（其切割 Atg5）来延长离体视网膜的自噬，可以减少凋亡细胞的数量[161]。因此，自噬被激活以调节受体凋亡水平。建议读者阅读 Murakami 等关于这一主题的优秀评论[162]。

（六）视网膜营养不良 Retinal Dystrophies

视网膜营养不良包括一组异质性遗传疫病，迄今为止已鉴定出 100 多个基因或位点[163]。最常见的亚型是视网膜色素变性（RP），其特征是视网膜视杆和视锥细胞的渐进性死亡。这种疾病会导致周边视野的缩小，并伴有管状视野（tunnel vision），最终丧失视力[163, 164]。在视网膜营养不良的退行性机制综合鉴定的主要障碍之一是多个致病基因参与其发病机制[165]。几种 RP 动物模型中的视杆细胞死亡模式提示细胞凋亡死亡，这与供体眼内 RP 视网膜的研究结果一致[166]（Travis 综述[167]）。视锥细胞通常是视杆细胞死亡的第二反应，可能是因为它们依赖视杆分泌的神经营养因子生存[70, 72]。

对 RP 模型光感受器凋亡机制的研究表明，caspase 依赖性和独立途径的参与[168-170]。DNA 断裂是小鼠模型中常见的特征，提示小鼠模型中的光感受器死于细胞凋亡。Caspase-3 抑制剂抑制 Usher 综合征小鼠模型的光感受器凋亡[171]。Caspase- 非依赖性凋亡模式可能与 RP 中钙蛋白酶和 Ca^{2+} 过量有关[172]。近年来有研究表明，虽然凋亡是细胞的主要死亡方式，但也可能涉及其他的细胞清除方式，包括自噬和补体介导的细胞溶解[173]。对三种独立的光感受器退化小鼠模型（rd/rd 小鼠、rds/rds 小鼠和白化小鼠光损伤模型）中不同细胞死亡途径的研究表明，除了凋亡细胞死亡外，一些氧化应激标志物以及自噬和补体途径的元素被上调。虽然氧化应激反应基因的诱导较早，但与对照组相比，仅在受损视网膜中看到自噬的诱导[173]。作者的结论是，自噬可以特异性地清除视网膜受损的光感受器。然而，这些数据也可能被解释为在受损的视网膜中试图从最初的应激中挽救光感受器，当应激过大时，会导致自噬性死亡。高迁移率族蛋白 b1（HMGB1）在视网膜脱离患者中表达上调，提示坏死也可能是光感受器死亡的一种方式[174]。很可能正是这种细胞死亡模式解释了一些至今被认为是凋亡的 caspase 非依赖性光感受器死亡途径。最近的发现进一步支持了视锥光感受器通过程序性坏死途径死亡的理论。Murakami 等表明，在 Rip3$^{-/-}$rd10 小鼠中，尽管视杆的死亡速度与对照 rd10 小鼠相同，但视锥光感受器并没有退化[175]。此外，RIP 激酶抑制剂可预防 rd10 小鼠视锥细胞变性。坏死可能是在光感受器中启动的，作为对视杆细胞凋亡的次级反应。然而，RP 和类似视网膜营养不良的异质性需要了解疾病发生的早期机制，以便根据患者的疾病病理性质进行定制的治疗。通过一种策略阻止细胞死亡的尝试可能被证明是徒劳的，因为这种保护作用可能只在很短的时间内成功，之后细胞可能会进入另一种死亡模式。

（七）光损伤 Light Damage

视网膜很容易受到紫外线、可见光（400~700nm）和红外线的伤害[77, 176, 177]。损伤的程度和类型在很大程度上取决于波长、功率、持续时间、覆盖面积、累积暴露和位置（如黄斑与周边）。光诱导的视网膜损伤至少可以通过以下三种机制中的一种发生：①机械性（短时间的高辐照度，导致声波不可逆地破坏组织）；②光热性（当入射能量被捕获时，导致温度升高 10℃或更高）；③光化学（较短波长的可见光被吸收和消散，引起分子变化）[77]。视网膜光损伤高度依赖于发色团的存在，其中最明显的是视觉色素，在大多数物种中，长时间的强光照射会导致光感受器细胞的严重损伤[178]。其他重要的发色团包括血红蛋白、黑色素、脂褐素、黄斑色素和黄素[77]。光化学损伤是目前研究最广泛的光损伤形式，因为它在环境可见光的强度范围内引起视网膜损伤[77, 179, 180]。视网膜光损伤有两种定义明确的类型。Ⅰ类损伤的作用光谱与视觉色素的吸收光谱相同，初始损伤位于光感受器[77, 179, 181]。Ⅱ类损伤的作用谱在较短波长处达到峰值，通常仅限于 RPE，通常被称为蓝光危害[77, 179, 181]。

大多数关于视网膜光化学损伤的机制研究都是在实验动物模型上进行的，并且都表明细胞死亡是通过凋亡发生的。过量的光照已被证明会触发大鼠视网膜的凋亡[182, 183]。长时间的低强度光照和短时间的高强度光照（3000lx）可导致严重的光感受器退化，凋亡和 RPE 退化[184, 185]。高强度的光照（5000lx 持续 1h）可以诱导 RPE 的通透性和血管内皮生长因子（VEGF）的分泌增加，阻断后对光感受器有神经保护作用[186]。这两种类型的视网膜光损伤，无论是暴露于低强度或高强度的光，都依赖于视网膜中视紫红质的存在和再生[187-191]。光损伤的程度与光损伤前视网膜中的视紫红质含量有关[192, 193]，尽管缺乏视紫红质导致损伤的直接证据。几种视紫红质中间产物被认为是光氧化的介质，特别是全反式视网膜（all trans retinal），由于视黄醇脱氢酶的还原作用减弱，它在光感受器细胞膜上积聚[194]。在光转导周期中细胞内钙水平的降低也被认为是导致视紫红质介导的损伤引起光感受器凋亡的原因之一[195]。光诱导的光感受器凋亡可以是 caspase 介导的，也可以是 caspase- 非依赖性的[196, 197]。细胞的反应会随着光照条件的变化而变化，所有发现的途径都可能影响光感受器细胞的命运，这取决于个体一生中光损伤的发生率和类型，导致对观察到的细胞死亡机制及 caspase 和 caspase 的参与有不同的看法信号转导途径。黑素体和脂褐素颗粒是参与 RPE 损伤的最重要的荧光团。辐照脂褐素颗粒或其成分可产生高水平的活性氧[198-200]。体外和体内的几种视网膜变性模型证明了钙通过激活降解性蛋白酶如钙蛋白酶诱导细胞死亡的作用[201, 202]。衔接蛋白 1（AP-1）信号转导也参与了强光诱导的感光细胞死亡，其中 AP-1 基因表达增加[203]。光也可以损伤 RGC，RGC 的一个亚群含有发色团黑素，这表明光损伤可以影响 RGC 的这一特定亚群，并参与青光眼的发病[204, 205]。自噬在视网膜光损伤中的作用受到了广泛的关注，但 Kunchithapautham 和同事们已经证明，自噬的上调可以防止视网膜的光损伤和氧化应激[206-210]。

六、治疗选择 Therapeutic Options

（一）神经保护 Neuroprotection

神经保护为预防或减缓视网膜细胞丢失提供了一种有前途的方法，广泛地被定义为使用治疗剂来预防、阻碍和在某些情况下逆转神经元细胞死亡，无论是何种原发性损伤[207, 211, 212]。神经保护的策略取决于靶细胞、引起细胞丢失的因素的性质和疾病

的阶段。显然，神经保护的理想时间是在疾病的早期阶段，在任何明显的细胞死亡发生之前。三种广泛的方法已经发展：①阻断参与细胞损伤的途径（如抗氧化剂）；②直接抑制细胞死亡途径［如上调 Bcl-2 和抑制半胱氨酸天冬氨酸蛋白酶（caspases）］；③用神经营养因子治疗抑制内在的凋亡途径［如脑源性神经营养因子（BDNF）、胶质源性神经营养因子（GDNF）、色素上皮源性因子（PEDF）］。表 26-1 总结了潜在的神经保护剂、它们的视网膜细胞靶点及其拟议的作用机制。

表 26-1 潜在神经保护剂、视网膜细胞靶点及其作用机制的总结

靶细胞	靶机制	治疗方法
视网膜神经节细胞	兴奋毒性 氧化应激 线粒体损伤 神经营养素缺乏	美金刚胺、牛磺酸 维生素 E 辅酶 Q10 BDNF/ 基因治疗
光感受器	细胞凋亡	生存和生长因子（如 BDNF、GDNF）
RPE	细胞凋亡 自噬 氧化损伤 脂褐素系统 线粒体损伤 溶酶体系统 Bruch 膜	生存和生长因子 雷帕霉素 抗氧化剂、叶黄素、玉米黄质、锌 减少维甲酸循环，谷胱甘肽 -S- 转移酶 抗氧化剂、白藜芦醇 pH 升高（A2A 腺苷受体激动剂） 阈下激光、MMP 上调，微生物酶
脉络膜	内皮细胞丢失	生长因子（如 VEGF）
炎症	替代补体途径	补体途径抑制剂

BDNF. 脑源性神经营养因子；GDNF. 胶质源性神经营养因子；MMP. 基质金属蛋白酶；RPE. 视网膜色素上皮；VEGF. 血管内皮生长因子

啮齿动物的光损伤导致广泛的光感受器和 RPE 细胞丢失，在寻找有效的神经保护剂方面已被广泛研究[176]。光诱导的感光细胞凋亡依赖于 11- 顺式视网膜视紫红质再生的有效性[187]。急性强光诱导的感光细胞凋亡涉及一氧化氮合酶（NOS）的激活和一氧化氮（NO）的生成、细胞内钙的增加、氧化

损伤及线粒体功能的改变[176, 213]。NG- 硝基 -L- 精氨酸甲酯（LNAME）抑制 NOS 活性[213, 214] 或应用钙通道阻滞剂 D- 地尔硫䓬、尼伐地平或尼卡地平保护光损伤视网膜细胞死亡后的光感受器细胞[197]。通过减少促凋亡的 Bcl-2 家族成员 Bax 和 Bak 抑制凋亡级联反应也保护视网膜免受光损伤[215]。抗氧化剂的使用，如二甲基硫脲和 N- 苯基 -2- 萘胺的淬灭和使用外源性神经营养因子，包括 BDNF、睫状神经营养因子（CNTF）、碱性成纤维细胞生长因子（bFGF）、促红细胞生成素（EPO），PEDF 均被证明对光损伤具有保护作用（由 Wenzel 等综述[176]）。bFGF 在视网膜细胞内源性防御应激中起重要作用。光预处理或缺血预处理增加 bFGF 的表达[216-218]，保护视网膜细胞免受光照或眼压升高的损害。bFGF 和 PEDF 联合应用可增强神经保护作用[219]。相反，当 bFGF 从腺相关病毒载体或猴免疫缺陷病毒载体传递的转基因中局部表达时，对持续光照 1 周没有保护作用[220, 221]。然而，玻璃体腔注射重组 BDNF 蛋白或从转基因细胞移植中释放 BDNF 蛋白可保护视网膜免受 1～2 周的持续光照[222]。

光损伤神经元中凋亡途径的抑制相对简单，因为细胞在其他方面是健康的。然而，在含有突变的视网膜细胞中，就像在视网膜营养不良中一样，该细胞不仅仅具有凋亡级联反应，因为营养不良的原因和相关细胞死亡将继续存在，除非同时治疗。光感受器是靶细胞，因为它们是视网膜营养不良中丢失的主要细胞类型。在患有遗传性视网膜疾病的动物模型中的研究使用了与上述光损伤相似的策略。虽然已经取得了相当大的成功，但这并没有转化为临床治疗基因治疗逆转突变，如 Leber 先天性黑矇，也许是一个更好的选择[223]。无论是眼内注射还是基因转移，PEDF 和 CNTF 在 rd1、rd2、rds P216L、视紫红质 S334ter 和 P23H 啮齿动物遗传性退行性变模型中，在减缓光感受器退行性变方面都显示出相当大的潜力[224-228]。由工程细胞释放的 CNTF 减缓了 rcd1 犬模型的视网膜变性[229]，在玻璃体腔注射后，减缓了常染色体显性猫视锥 - 视杆细胞营养不良模型的视网膜变性[230]。神经营养素 -3 可以通过激活 Müller 细胞中的 TrkC，诱导 bFGF 的上调，从而起到神经保护作用[231]。病毒介导的 BDNF 转基因

延缓了视紫红质 Q344ter 突变诱导的视网膜变性，并延长了 BDNF 从转基因细胞移植到 RCS 大鼠眼睛中的释放，延缓了 RCS 大鼠的变性[232, 233]。capsase-3 抑制通过延缓细胞死亡和保护视网膜形态，对 rd1 变性具有保护作用[234-236]。caspase-3 抑制剂还对另外两种遗传性视网膜变性模型：S334ter 大鼠和 tubby 小鼠提供保护[169, 171]。在动物模型中减少光感受器丢失和减缓视网膜变性进展的替代方法包括：①使用基因治疗过度表达 X 连锁的凋亡抑制因子[237, 238]；②持续的玻璃体腔内注射氟西洛酮丙酮（fluocinolone acetonide），抑制小胶质细胞活化和炎症[239]；③视网膜下注射 GDNF 或与纳米粒子结合[240]；④神经保护素 D1（NPD1）[130]。

啮齿类动物和犬青光眼模型已经表明，阻断谷氨酸兴奋毒性、防止线粒体功能障碍、减少氧化应激或增强神经营养因子的药物均减少或防止 RGC 的丢失（表 26-1）。N- 甲基 -D- 天冬氨酸受体拮抗剂被证明是 RGC 死亡动物模型中是一种高效的神经保护剂（Cheung 等[241] 和 Danesh Meyer 综述[242]）。然而，临床试验的结果是不确定的，尽管有改善的趋势。另一种替代药物是酒石酸溴莫尼定，这是一种高选择性 α2- 肾上腺素能激动剂，可提高动物模型中 RGC 的存活率[243]。辅酶 Q10 是一种重要的电子传递链辅因子，已被证明具有一定的神经保护作用[244]。外源性神经营养素如 BNDF、神经生长因子和 CNTF 的治疗均能延缓 RGC 的丢失，但不能长期抑制 RGC 的死亡。为了改善结果，研究人员通过基因治疗或封装细胞技术研究了神经营养因子的持续释放[245]，该技术允许在玻璃体内植入含有编程释放 CNTF 的活细胞的小室[246]。更直接的抗凋亡策略包括使用西洛他唑或 5-S-GAD 激活 Bcl-2 通路，从而提高动物模型中 RGC 的存活率[247, 248]。视网膜（尤其是光感受器）富含牛磺酸（taurine）[249, 250]，这是一种因其细胞保护特性而被广泛研究的磺酸[251]。牛磺酸缺乏与视网膜神经退行性变有关[252]。牛磺酸的有益效果是由多种模式引起的：①抗氧化性能；②抑制谷氨酸诱导的钙蛋白酶激活；③通过电压门控钙通道抑制 Ca^{2+} 内流；④预防 Bcl-2 的下调。牛磺酸还可以阻止凋亡体的激活，从而导致细胞凋亡的内在激活[253]。最近的

报道表明牛磺酸对 RGC 变性具有神经保护作用，并且牛磺酸的补充增加了青光眼和视网膜色素变性啮齿动物模型的 RGC 密度[254]。RPE 细胞丢失是干性 AMD 的一个特征。体外研究已经发现了大量的药物可以直接抑制细胞凋亡，如 caspase 抑制剂，也可以通过中和导致细胞死亡的起始因子间接抑制细胞凋亡。黄斑类胡萝卜素、NPD1、EEPO、白藜芦醇和 PEDF 都显示出对氧化应激诱导的细胞凋亡具有保护作用[255-262]。αB 晶体蛋白由极化的人RPE 在外显体内顶端分泌，为邻近细胞提供神经保护[263]。另一种方法是上调抗氧化剂或分子伴侣，以应付增加的氧化应激[264]。由于没有可靠的 GA 模型，RPE 的神经营养保护更难在体内进行建模[133]。然而，与年龄相关的眼病研究表明口服补充高水平的抗氧化剂和锌可以降低疾病进展到晚期 AMD 的风险[265]。有报道认为坏死可能是 RPE 变性的一种方式[133]，使用靶向对凋亡和坏死都至关重要的分子的抑制剂或使用凋亡和坏死抑制剂的协同混合物可能被认为是新的治疗方式。

上述策略在导致细胞死亡的其他视网膜疾病中可能同样有效。Imai 及其同事强调外源性神经营养因子在减少 DR[266] 细胞丢失中的重要性，而 BDNF、bFGF 和 Fas 受体的抑制则阻碍视网膜脱离后的细胞凋亡[154, 156]。

（二）自噬调节 Modulating Autophagy

如前所述，自噬在许多视网膜疾病中失调。然而，根据疾病的类型和阶段，这种失调可以反映为自噬的减少或增加。癌症和神经退行性疾病也观察到类似的趋势。自噬在肿瘤抑制或癌变中起作用，但能使细胞对化疗药物失去敏感性[267]。同样，在小鼠模型中，自噬的上调可以保护亨廷顿病，而在阿尔茨海默病中增强自噬体的形成可以加剧 Aβ 的积累[267]。因此，任何治疗都必须确保针对目标疾病或细胞类型的自噬通量达到正确的平衡。

许多与自噬相关的蛋白质和信号分子与许多自噬事件有关，包括信号传递、隔离、成熟和降解。自噬的主要调节通过 mTOR、GCN2 和 PI3K- Ⅲ 信号途径进行。自噬受 mTOR 和 Bcl-2/Bcl-xL 负调控，受 PI3K Ⅲ 类和 GCN2/eIF2α 正调控。抑制 mTOR 磷酸化（雷帕霉素）或 Bcl-2 与 Beclin-1（ABT737）相互作用的化合物促进自噬[268]。PI3K- Ⅲ可以通过抑制 Bcl-2 和 Beclin/Atg6 之间的相互作用，或者通过过度表达 Beclin-1 或 Beclin-1-BD（Bcl-2 结合缺陷突），以及通过 Vps34 抑制剂、3- 甲基腺嘌呤或 wortmannin 的抑制来激活[269, 270]。一些 mTOR 依赖和 mTOR 非依赖性的药物已经被证实可以刺激自噬。雷帕霉素（rapamycin）是一种公认的、在许多体内外实验模型中诱导自噬和减轻神经细胞死亡的有效化合物。其他的自噬刺激物包括锂和海藻糖，它们通过一种 mTOR 独立机制增强自噬[271]。不幸的是，尽管雷帕霉素和锂具有效力，但它们有显著的不良反应，降低了临床应用于慢性神经退行性疾病的热情[272, 273]。为了解决这一问题，研究人员正在筛选雷帕霉素小分子增强剂（SMER）和雷帕霉素小分子抑制剂（SMIR），其具有较小的细胞毒性。以 mTOR 独立方式激活自噬的化合物的有效性和特异性尚待确定[272, 273]。基因治疗也是一种可能性，Atg7 的过度表达可以保护缺氧 / 复氧损伤[274]。

鉴于对自噬在癌症和神经退行性疾病中的重要性的认识，人们已作出广泛努力来确定自噬的潜在治疗调节因子。正在开发的包括 HDAC 抑制剂、mTOR 抑制剂、BH3 结构域模拟物、糖酵解抑制剂、肌醇降低剂和蛋白激酶抑制剂[271, 274-276]。人们特别感兴趣的是对癌症进行抗疟药羟基氯喹（HCQ）的使用，HCQ 通过干扰溶酶体功能来抑制自噬。HCQ 目前正与多种化疗药物联合进行一期和二期临床试验[274, 275]。然而，人们早已认识到，HCQ 会引起眼部毒性，最严重的是不可逆的视网膜病变。与视网膜病变相关的剂量参数仍不确定，但有人认为，对于小于 6.5mg/kg 的 HCQ，视网膜病变的发生率很低[277]。然而，一些临床试验正在测试超过这些水平的剂量。此外，关闭溶酶体功能，无论是自噬还是内吞，都能显著改变细胞内稳态和防御。

自噬途径蛋白以外的其他蛋白也参与了自噬。caspase 和 calpain 在自噬蛋白的裂解、活化或失活中起着关键作用（Kaminskyy 和 Zhivotovsky 综述[278]）。自噬途径和凋亡途径之间的相互作用由 Beclin-1 的 caspase 裂解[279] 和 p62/Sqstm1-Keap1 信号调节[280]。同样，Sirt-1-Foxo 通路的调节也调节自噬[281, 282]。用抗氧化剂化合物（如白藜芦醇和姜黄素或过表达抗氧化酶）调节活性氧水平或过度表达抗氧化酶可负调节自噬。猝灭活性氧可减少线粒体损伤和自噬启动。此外，活性氧物种的降低将保持溶酶体酶的活性（由 Scherz Shouval 和 Elazar 综述[283]）。重要的是要记住，当一种自噬发生改变时，其他类型的自噬也会受到影响。慢性阻断 CMA 可促进巨自噬的上调，而急性阻断可导致大自噬的失调[284, 285]。细胞通过增加 CMA 对巨自噬的阻断做出反应[285]。蛋白酶体的急性阻断可上调巨自噬，而慢性阻断可导致巨自噬失调[286, 287]。CMA 降解了蛋白酶体的某些亚单位[288]，这可能解释了 CMA 的阻断与蛋白酶体失调有关[284]。微自噬与其他蛋白水解酶系统的相互作用尚不清楚。此外，最近的发现表明，在 AMD 的启动和溶酶体成熟过程中，自噬可能受到抑制[137, 138]。如果溶酶体功能本身受损，在起始阶段增强自噬可能不会被证明是有益的。因此，以自噬调节为基础的视网膜疾病（如 AMD）的治疗策略需要仔细设计，同时要考虑到溶酶体方面。

（三）细胞置换 Cellular Replacement

视网膜中死亡或功能失调细胞的替换对于保存和（或）恢复组织和器官功能至关重要。两栖动物和鱼类表现出强大的视网膜再生能力，分别来自 RPE 和内在的 Müller 胶质细胞源性祖细胞，而哺乳动物则没有观察到这一点，因为即使在对受损伤的反应中，视网膜的细胞替换也很有限[289-294]。一些内源性视网膜干细胞和祖细胞群体已经被报道，但许多，如在睫状体边缘区观察到的，仍然存在争议[290]。啮齿动物视网膜损伤后 Müller 胶质细胞中的祖细胞基因表达已被观察到，如双极和光感受器标记物的表达[294]，尽管没有确切的证据表明这些细胞具有再生功能。骨髓可能是内源性修复细胞的另一种来源。将表达绿色荧光蛋白的骨髓细胞移植的嵌合体小鼠，结果表明，骨髓源性细胞可以在视网膜损伤部位分化为星形胶质细胞、巨噬细胞 / 小胶质细胞、内皮细胞、周细胞和 RPE[116, 117]。然而，聚集和整合是有限的。

RPE 细胞的移植已经被广泛研究，因为这些细胞很容易从胚胎干细胞（ESC）或诱导多能干细胞（iPSC）中产生[295-297]。ESC 和 iPSC 来源的细胞已成功移植到视网膜变性的动物模型中，并被证明可以恢复视力。此外，一些 I / II 期临床试验已经开始，涉及人类来源于 hESC 和 hiPSC 的 RPE 移植。Schwartz 等[298]发表了两个 I / II 期临床试验的初步报告，涉及 hESC 衍生的 RPE 移植治疗 Stargardt 黄斑营养不良和 AMD 患者[299]。未发现细胞异常增生，但有一定程度的视力恢复[298, 299]。日本正在进行的一项临床试验，研究移植 RPE 片而不是细胞可能会导致视力的更大恢复[300]。中枢神经系统干细胞（HuCNS-SC）在大鼠视网膜下注射后被发现对光感受器层有保护作用[301]，目前正在进行 I / II 期临床试验（NCT01632527）。

尽管这是一个很有前途的策略，但仍有人担心：① ESC 可能导致畸胎瘤形成[302]；② iPSC 含有蛋白质编码点突变[303]；③ RPE 移植在人类中的成功率一直不高[298, 299, 304, 305]；④ 移植通常是进入严重退化的视网膜并伴有晚期疾病[304, 305]。在晚期疾病中，替换 RPE 可能不够，因为仅仅依靠 RPE 的再生，上覆的光感受器层和神经视网膜可能已经功能失调，无法恢复视力。此外，视网膜下细胞移植也可能导致损伤，如眼内出血或视网膜脱离。为了克服这一问题，最近的一项研究用表达 RPE 特异基因 RPE65 的慢病毒载体感染骨髓源性细胞，并将这些细胞注射到碘酸钠破坏 RPE 的小鼠循环中[306]。这些系统性传递的细胞大量定位于神经视网膜 / Bruch 膜界面，并显示出功能性 RPE 层的恢复，具有典型的 RPE 表型，包括另一个 RPE 特异性标记 CRALBP 的共表达和光感受器外节段吞噬作用。最重要的是，视网膜变性得到了预防，视觉功能恢复到了与正常动物相似的水平[306]。

关键的是，修饰细胞的全身递送是无创的，允许在不破坏移植 ESC、iPSC 和 HuCNS SC 衍生细胞所需的视网膜下间隙的情况下递送。由于风险降低，如果适用于人类，治疗性细胞的系统输送有可能在疾病的早期阶段进行治疗，在早期阶段对神经视网膜的损伤是有限的。在两个 I / II 期临床试验中，NOD/SCID 小鼠和玻璃体腔注射后的人类骨髓来源的 CD34+ 细胞显示出耐受性，没有视力恶化和眼内炎症的迹象[307-309]。人们还观察到细胞融入受损的黄斑，表明骨髓源性细胞在 RPE 替换中具有很好的治疗潜力[308]。

神经视网膜的修复更为复杂，因为需要形成执行视觉所需的神经连接。最引人关注的研究是 MacLaren 及其同事的研究，他们的研究表明，供体细胞可以整合到成年或退化的小鼠视网膜中，前提是供体细胞来源于发育中的视网膜，时间与视杆细胞发生的高峰一致[310]。重要的是，这些移植的细胞整合和分化成功能性的视杆光感受器细胞，形成突触连接，并改善宿主动物的视觉功能。在合适的条件下，人 ESC 或 iPS 能够分化为视杆和视锥细胞[311, 312]，当移植到成年小鼠视网膜上时，可以分化为光感受器，恢复 Crx 缺陷小鼠的光反应[313]。由于本章的目的不是提供视网膜修复再生医学的详细综述[290, 311]，因此读者可以参考以下综述和第 37 章（干细胞与细胞治疗）。

七、结论 Conclusions

细胞死亡是视网膜损伤和疾病的主要特征。在临床试验和食品和药物管理局批准的细胞替代疗法中，使用许多药理学药物来防止细胞丢失或替换丢失的细胞，现在正成为一个现实的选择。在过去的 20 年里，我们对视网膜细胞死亡途径的认识和治疗干预靶点的确定呈指数增长。然而，虽然在视网膜细胞丢失的动物模型中已经观察到了相当大的改善，但到目前为止，转化到临床上只显示出有限的成功。不同的视网膜情况可能需要不同的方法，因为保存具有衰弱性基因突变的细胞可能对视网膜有害，而防止视网膜脱离或光损伤后正常细胞的凋亡将是有益的。类似地，自噬在许多视网膜疾病中起到了保护作用，但平衡是至关重要的，因为过量的自噬将导致基本细胞器的移除和细胞功能的丧失，而自噬过少将导致受损细胞器的积聚。另一个问题是，如果导致细胞丢失的始动因素没有得到解决，所有这些治疗方法都将受到限制。最后，我们必须解决临床上的局限性，即干预往往是直到疾病晚期，已经发生了大量的细胞死亡，因此，如果我们要防止视网膜细胞大量丢失，就需要考虑更早的治疗策略。尽管存在这些障碍，但我们对视网膜发病机制和细胞死亡的日益深入的理解，以及对新型治疗药物的药理学筛选的改进，几乎肯定会在未来 10 年里在临床治疗方面取得重大进展。

健康视网膜与疾病状态下的炎症与免疫反应
Inflammation and Immune Responses in Retinal Health and Disease

Andrew D. Dick   Richard W.J. Lee   Robert B. Nussenblatt (posthumously)   著

第27章

一、概述 Introduction

眼睛一直被认为是免疫豁免的器官[1, 2]。然而许多视网膜疾病是由炎症或明显改变的免疫反应引起的。除了典型的免疫介导疾病如葡萄膜炎外，还包括老化退行性疾病、糖尿病视网膜病变和具有免疫后果的血管缺血性事件。本章将介绍眼睛中的免疫调节的概念，而不是历史上对特权（privilege）的严格定义，后者唤起了免疫隔离（immune sequestration）和相对免疫功能不全（relative immune incompetence）的概念，但事实并非如此。相反，与大多数组织和器官一样，眼睛被赋予了调节免疫反应和抑制炎症的机制，其功能是在不断受到攻击和潜在损害的情况下保护和维持组织功能。当免疫反应需要抑制以防止随后的损害时[3, 4]，对眼部免疫活动的理解，特别是对免疫细胞激活的调节、血管屏障的调节及与全身免疫的相互作用的理解，为评估免疫反应有利于维持疾病期间的功能奠定了基础。

历史上认为视网膜与全身免疫隔离，具有"免疫无知（immunologic ignorance）"的历史观念已基本被消解。我们现在知道视网膜和脉络膜（包括睫状体）都具有免疫活性细胞网络，如小胶质细胞和脉络膜巨噬细胞、树突状细胞和肥大细胞群[5]。此外，血管周围巨噬细胞和 Müller 胶质细胞的相互作用对血管屏障有积极的调节作用[6]。许多同源和可溶性介质控制眼睛中的细胞激活[3]，包括来自传统非免疫细胞的贡献，如视网膜色素上皮和星形胶质细胞（图 27-1）[7]。毫不奇怪，免疫调节的机制（免疫特权）隐含着需要对抗持续的破坏性事件，如氧化应激、衰老和生活方式事件（如吸烟和肥胖）。如年龄相关性黄斑变性（AMD）所示，遗传多态性和基因表达的表观遗传调控使这些损伤更加复杂[8, 9]。通过研究特定的疾病，本章将重点介绍眼部的免疫调节机制，以及葡萄膜炎、AMD 等多因素退行性疾病和血管生成过程中失调的组织特异性和全系统免疫应答的作用。

二、维持视网膜健康的先天性防御 Innate Defenses in the Maintenance of Retinal Health

如图 27-1 所示，有许多细胞、同源和可溶性

介质调节不必要和不需要的细胞激活，减弱增强的免疫反应，并维持血管屏障。该系统的天然免疫防御系统由树突状细胞、单核细胞、巨噬细胞等髓系细胞，以及密切相关的小胶质细胞组成。这些细胞将抗原呈递给 T 细胞，并可能对非特异性刺激如细菌脂多糖（LPS）产生细胞因子。在眼睛里，髓细胞容易产生调节性细胞因子，如 IL-10，而不是炎症细胞因子。这一特性可能有助于维持组织和细胞内稳态，并限制炎症损伤。

在衰老过程中，包括组织、细胞和免疫衰老，视网膜可能易受各种有害的挑战，也激活宿主防御系统。从免疫学的角度来看，眼睛被赋予了多种免疫反应策略，这些免疫反应策略在受到损伤时会被激活，有时会过度激活，但也有助于抵消过度的免疫激活和控制病理损伤。将简要考虑主要组成部分。

（一）组织驻留巨噬细胞 Tissue Resident Macrophages

小胶质细胞最初分布在发育中的视网膜上，由卵黄囊衍生而来[10, 11]。这些细胞能够在组织中分裂，并维持一个特征性的转录组，将其与组织巨噬细胞和新近迁移的单核巨噬细胞群体区分开来[12, 13]。然而，骨髓来源的细胞变成组织巨噬细胞可以补充视网膜的小胶质细胞群[14]。巨噬细胞的分布在视网膜内血管周围（神经胶质界限内），而小胶质细胞一般位于内丛状层和外丛状层。然而，当小胶质细胞被激活时，它们会分裂并变得高度活跃，迁移到组织损伤的区域。在那里，它们可以充当抗原呈递细胞，从而协助桥接和参与适应性免疫反应[15-19]。小胶质细胞的表型是典型的常驻巨噬细胞群体（图 27-2 和表 27-1）。它们的功能是通过下调自身激活的同源受体（如 CD200-CD200R）维持体内平衡[20-22]；分泌神经营养素以支持胶质和神经功能[23]；吞噬作用；分泌免疫调节细胞因子[24]，如 IL-10，产生吲哚胺 2, 3- 二氧酶（IDO），并表达 B7-H1[25, 26]。相反，完全激活的小胶质细胞可以表现出类似于最近单核-巨噬细胞迁移的行为，并增强炎症反应[27]。不受抑制的先天性激活会导致炎症反应的激活和有效炎症介质的分泌。同样值得注意的是，单核-巨噬细胞群，包括小胶质细胞，是非

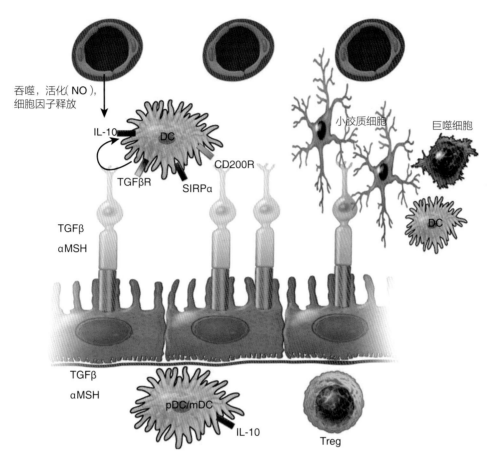

▲ 图 27-1 视网膜内的免疫调节

视网膜具有多种免疫调节机制。RPE 单层在图的底部延伸。RPE 的顶端微绒毛与光感受器的外节相交。视网膜内可见多个星形小胶质细胞及细长的垂直定向 Müller 细胞。血管周围巨噬细胞显示在左上角。小胶质细胞和脉络膜髓细胞（树突状细胞和巨噬细胞）感知环境并调节炎症反应。健康组织通过抑制性受体（如 CD200R、SIRPα）或通过富含 TGF-β 或 α-MSH 的环境设定反应阈值。除 PD-1-PD-L1 相互作用、TGF-β 分泌和抑制肽等介质外，表达 FasL 的 RPE 的调节功能增强了通过神经同源物相互作用的调节。眼内髓细胞的激活主要导致 IL-10 的释放，而其他促炎细胞因子也产生，默认的反应是调节。Müller 细胞和小胶质细胞相互作用，维持神经元健康及内部血 – 视网膜屏障的完整性。DC. 树突状细胞；NO. 一氧化氮；pDC/mDC. 浆细胞样 DC/ 髓样 DC；Treg. T 调节细胞

常可塑的。这种特性会导致一系列的行为和反应，这些行为和反应取决于环境背景及单核细胞接收到的同源和可溶性信号[28, 29]。单核 – 巨噬细胞被分为亚型（表 27-1），以期将表型与功能联系起来，但这些命名必须在细胞持续可塑性的背景下进行。

炎症小体（inflammasome）是一种多蛋白复合物，包括传感器蛋白、衔接蛋白 ASC（凋亡相关斑点样结构域，包含 caspase 募集结构域）和炎症蛋白酶 caspase-1。这种复合物负责激活许多炎症过程。炎症小体信号平台的组装是由于传感器蛋白的构象变化而发生的，而构象变化反过来又使 caspase-1 招募到复合物中并促进 caspase-1 的激活。caspase-1 一旦被激活，就会切割两种促炎细胞因子

的非活性前体，即细胞白介素（IL）-1β 和 IL-18，这两种细胞因子的成熟形式是由细胞分泌的[30-33]。眼睛被赋予炎症 – 传感器形成作为细胞表面、细胞质内和细胞核上的受体[34]。这些包括 NLRP 受体分子（核苷酸结合区和富含亮氨酸的重复序列，包含吡喃结构域家族），它们属于蛋白质的 Nod 样受体家族，如 NLRP1、NLRP3 和 NLRC4；或在黑色素瘤（AIM 2）中不存在，黑色素瘤是蛋白质的 HIN（干扰素诱导核蛋白）家族的受体。NLRP3 炎症小体显然参与了宿主防御。例如，炎症小体激活 IL-1β 是有效控制某些致病性病毒、细菌和真菌感染所必需的。然而，过量的 IL-1β 活性可导致多种疾病[35]。NLRP3 炎性小体在自身炎性疾病的发

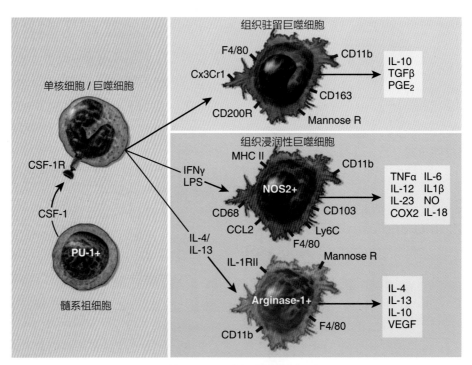

▲ 图 27-2 巨噬细胞的许多亚型

小胶质细胞在发育过程中来源于卵黄囊，可以独立于骨髓造血前体自我更新[11]。然而，巨噬细胞来源于普通的骨髓祖细胞。在骨髓和组织中，巨噬细胞都需要 CSF-1 才能生存。进入组织后，小胶质细胞和巨噬细胞会对环境产生反应，并具有可塑性。这导致了组织内巨噬细胞与典型或交替激活的巨噬细胞（也称为 M1 和 M2）的分类。这些亚型的发育依赖于调节细胞的同源和可溶性信号。由此产生的表型导致了标志性细胞因子的产生，这些细胞因子影响它们作为细胞病变（当受到 IFN-γ 和 LPS 调节时）和伤口愈合（当受到 IL-4/IL-13 调节时）的功能。NOS2+. 一氧化氮合酶 2+［图片改编自 Schewitz LP, Lee RW, Dayan CM, et al. Glucocorticoids and the emerging importance of T cell subsets in steroid refractory diseases. Immunopharmacol Immunotoxicol. 2009；31（1）：1–22.］

表 27-1 巨噬细胞亚型的表型特征

分 类	M1	M2		
		M2a	M2b	M2c
	经典途径	替代途径		
刺激物	LPS、IFN 和 TNF	IL-4, IL-13	TLR/IL-1 配体	IL-10 糖皮质激素
表型	CD68 MHC class Ⅱ 高 IL-12 低 IL-10	MHC class Ⅱ 甘露糖受体	MHC class Ⅱ CD68 高 IL-10 低 IL-12	甘露糖受体
基因	NOS2	Arg	Arg, Ym-1	Arg-1, Ym-1
分泌	IL-1 TNF IL-6 VEGF	IL-10 IL-1RA	TNF IL-1 IL-6 IL-10 VEGF	IL-10 TGF-β
功能	TH1 反应 细胞杀伤 抗肿瘤	杀灭寄生虫 过敏	Th2 激活 免疫调节	免疫调节 基质重塑 组织修复

病机制中也起重要作用，其活性与阿尔茨海默病、癌症、2 型糖尿病和最近的 AMD 等病理学有关。NLRP3 炎症小体的调节机制目前还不清楚，但可能涉及许多刺激信号的整合，如细胞损伤和应激。炎症小体依赖性的生物学效应不仅可以通过 IL-1β 和 IL-18 介导，还可以通过 caspase-1 的多方面活性介导。因此，当自噬增加时，可能有保护炎症细胞活化的作用[36, 37]。

（二）非免疫细胞室的免疫调节 Immune Regulation by the Nonimmune Cell Compartment

视网膜色素上皮（RPE）不仅包括外层视网膜屏障，而且是眼睛免疫调节特性的重要组成部分。这包括典型特征，如 Fas 配体（FasL）的表达[38, 39]，以及免疫调节细胞因子（如 TGF-β）和免疫调节神经肽［包括 α- 黑素细胞刺激素（α-MSH）］的分泌[40]。在实验模型中，α-MSH 调节巨噬细胞单核细胞群的数量，使之向一个交替激活的途径发展。适应性免疫通过 FasL 表达减弱，导致 Fas 表达的 T 细胞死亡。T 细胞的程序性死亡也可以通过 RPE PD-L1 的表达[41]，或通过部分由 RPE 衍生的 CTLA-4 支持的 Treg 细胞的生成来诱导[42, 43]。RPE 还可以通过膜补体调节蛋白（CD46、CD59）和补体因子 H（CFH）的产生来防止补体诱导的损伤[44-47]。

Müller 细胞是视网膜中主要的胶质细胞类型，具有免疫功能：它们分泌细胞因子，调节免疫，并通过 Toll 样受体（TLR）等病原体识别受体对危险信号做出反应[48]。在一定条件下，Müller 胶质细胞可诱导 T 细胞反应抑制。然而，它们也通过产生 IL-1 和作为抗原提呈细胞来促进 T 细胞反应[49, 50]。此外，实验研究表明，Müller 细胞与视网膜内屏障（胶质界膜）和小胶质细胞之间的细胞间相互作用对免疫健康至关重要。例如，Müller 胶质细胞（表达神经营养素受体 p75^{ntr} 和 TrkC）检测到的活化小胶质细胞分泌神经营养素（包括 CNTF、NT-3 和 NGF），对感光细胞存活有交互作用[23]。

（三）血 – 视网膜屏障 Blood-Retinal Barriers

解剖屏障，即视网膜内血管和外层视网膜 RPE 屏障，调节免疫交通。视网膜内皮细胞和 RPE 都有形成良好的连接复合体，包括紧密连接和粘连[51]。在实验性自身免疫性葡萄膜炎（experimental autoimmune uveitis，EAU）过程中，炎症伴随着黏附分子（如 p- 选择素和 ICAM-1）的上调、连接复合物的丢失和白细胞的跨内皮迁移[52, 53]。此外，令人信服的数据支持这样的结论：内皮细胞也调节 T 细胞的流量。这是通过"经典"的迁移途径，如趋化、滚动、黏附和轮回。此外，B 细胞分泌的一种肽启动一个调节级联反应，导致内皮细胞产生鞘氨醇 –1– 磷酸，从而抑制了 T 细胞的运输[54]。类似地，内皮细胞表达 CD200 等分子，这些分子也会影响固有细胞的迁移和活化[19]。总之，现有的数据表明，视网膜内皮细胞有着复杂的作用，其中血 – 视网膜屏障不是绝对的，但允许细胞的运输和免疫监视[25]。然而，除非被全身免疫激活，否则内皮细胞保持着控制细胞运输的能力[55]。

（四）持续性免疫激活在维持眼部健康中的作用及限度 The Role and Limits of Persistent Immune Activation in Maintaining Eye Health

Medzhitov 首先提出了副炎症（parainflammation）反应的概念，作为一种组织对伤害性应激或功能障碍的适应性反应，介于基础状态和炎症状态之间[56]。简言之，在基础状态下，组织内的巨噬细胞（主要是视网膜小胶质细胞、视网膜血管周围巨噬细胞或脉络膜巨噬细胞）基本上处于静止状态，但被激活后，可促进适应性改变，带来短期益处，提供持续的组织内稳态。相比之下，副炎症反应水平低，但持续和慢性。副炎症的目的是通过细胞和免疫激活反应的持续性组织损伤下调节体内平衡和组织功能。当组织暴露于长期的压力或功能失调时，免疫激活和炎症随之发生，副炎症调节机制不堪重负。失调或无副炎症反应被认为在糖尿病、动脉粥样硬化、肥胖症及 AMD 的进展中起重要作用。在老化的视网膜和变性过程中，实验性地揭示了副炎症[4]。这些观察结果和概念增加了免疫激活和巨噬细胞募集的复杂性，以帮助处理光感受器和 RPE 副产物，从而控制显性炎症、组织功能障碍和最终的细胞死亡。此外，在其他模型中，在每次损伤后，维持组织内稳态的器官 / 组织特异性调节阈值可能会重置[57]。

（五）衰老的影响 The Aging Influence

由于视网膜疾病的患病率随着年龄的增长而增加，衰老对免疫反应的调节作用十分重要。衰老是细胞分裂和生长潜能的丧失，其结果会影响免疫反应。例如，衰老诱导 p38 MAPK 介导的衰老相关分泌表型，即促炎性[58-60]，增加趋化因子和促炎性细胞因子（如 IL-6 和 IL-1α）的分泌，增加 mTOR 依赖性自噬，分泌 oxLDL，上调 mROS。这些活动加剧炎症，特别是先天性免疫激活和组织浸润。眼睛的细胞衰老表现为特定的细胞反应。其特征包括细胞形态的改变（如星形胶质细胞和小胶质细胞形态的改变[61, 62]），表型改变，包括端粒酶和 β- 半乳糖苷酶活性的改变，HMGB1 的释放和细胞丢失；核稳定剂层粘连蛋白 B1 的下降，以及 gH2AX 核仁的表达。虽然衰老可能存在于视网膜疾病中，但衰老也会影响免疫反应。适应性 T 细胞免疫反应表现为衰竭和衰老[63, 64]。每一种机制都是独立的，尽管两者都是由年龄复合而成，并且都是个体对慢性和持续性组织损伤和感染的反应的核心。

三、自身炎症与自身免疫 Autoinflammation and Autoimmunity

在健康方面，适当的免疫反应可以保护眼睛并维持组织的稳态，但当反应异常时，会发生直接的组织破坏。如果在没有外来病原体的情况下产生免疫反应，则"自动"一词用于表示对宿主组织的后续损害是由对自身的反应所驱动的。当这些不适当反应的介质是先天免疫系统的细胞时，这被称为"自身炎症（auto-inflammation）"。相反，由适应性免疫系统的自我定向细胞（T 和 B 淋巴细胞）引起的损伤被称为"自身免疫（autoimmunity）"。这两种现象都不是孤立发生的，一旦启动，整个免疫系统的每一个组成部分都会发挥不同的作用。免疫反应的强度和伴随的组织破坏是受影响眼组织的潜在健康、宿主的免疫状态（全身和组织水平上）及其他稳态机制平衡的结果。后者包括代谢因素，如脂质分布、葡萄糖储存和作用的控制及组织氧化应激水平[65, 66]。

在最极端的情况下，自身免疫性和自炎性眼内炎症是爆炸性的、急性的，并且可能迅速破坏视

力。相反，当慢性、低度、亚临床组织炎症超过稳态（即副炎症）水平时，这种情况会随着时间的推移逐渐发展，导致视网膜功能丧失。重要的是，慢性炎症会造成有利于新生血管形成的局部环境。这些病理学进一步说明眼免疫特权是一种相对的，而不是绝对的现象。一旦免疫反应被触发，它们可以影响眼睛的各种神经、血管、内皮和上皮成分。自身免疫反应最终表现出其他器官中传统炎症级联反应的所有特征，并通过损伤负责视力的组织而导致不可逆转的视力丧失[25]。

（一）无感染性疾病状态下的眼健康损害 Erosion of Eye Health in the Absence of Infectious Disease

自体炎症和自身免疫是免疫介导的宿主视网膜组织损伤的典型范例 Autoinflammation and Autoimmunity as Classic Paradigms of Immune-Mediated Damage to Host Retinal Tissues

视网膜自身炎症和自身免疫最典型的例子是在儿童时期出现的遗传性疾病。这有助于揭示先天性和适应性免疫反应失调的机制。Blau 病是由 NOD2 的功能获得性突变引起的，NOD2 调节炎症小体（见组织常驻巨噬细胞）。这导致一系列器官失去组织内稳态，临床上主要表现在眼睛、皮肤和关节[67]。对组织危险信号的高反应通过 caspase-1 控制的细胞内级联触发 IL-1β 和 IL-18 的分泌。这就创造了一个促炎症的环境，在这种环境中，适应性免疫细胞不适当地被招募到健康组织中，而没有通常会触发这些免疫反应的病原体[68]。如果这些免疫反应继续不减弱，就会发生病理性组织破坏。类似地，在 IPEX 综合征中，调节性 T 细胞（Treg）有一个影响其主转录因子 FoxP3 的功能缺失突变。在健康状态下，Treg 抑制对自身组织的适应性免疫反应，其缺失会引发多器官自身免疫。IPEX 最完整的临床表现导致婴儿期死亡[69]。

与这些人类疾病相似并影响一系列器官的自身免疫和自身炎症疾病的实验模型进一步揭示了这些免疫异常的原理。然而，在人类中，病理性自身炎症和自身免疫性疾病的确切诱因很少被很好地定义，并且共识是，自身炎症和自身免疫性通常都起作用[70]。纯粹的非感染性病理可能是由于先天性

组织炎性张力增高（由于遗传多态性或环境诱因），或者是对逃避监管控制的自身抗原的适应性免疫反应所致。此外，先前感染引发的免疫偏离可能是原因之一，或者在清除传染源的过程中，旁观者可能会对自身组织造成损害[71]。然而，即使是在最典型的非感染性葡萄膜炎的例子，如鸟枪弹样脉络膜视网膜病变，没有明确的血清学证据表明自身抗原的自身抗体。这与影响非眼部组织的典型自身免疫条件形成对比，如类风湿关节炎中类风湿因子的抗瓜氨酸蛋白抗体，以及系统性红斑狼疮中的抗核抗体。因此，尽管许多具有良好特征的人类葡萄膜炎疾病没有已知的感染诱因，但其病因仍然未知，但可能是自身免疫性的。这些疾病的表型通常与眼部自身免疫的动物模型相似，而眼部自身免疫是由特定的视网膜抗原刺激的。因此，这些间接证据表明，它们是由对自身的异常免疫反应引起的[72]。某些葡萄膜炎疾病和主要组织相容性复合物（MHC）Ⅱ类人类白细胞抗原（HLA）之间也有明确的关联，如 Vogt-Koyanagi-Harada 综合征和 HLA-DR4 之间的联系。这些观察结果进一步支持了潜在的自我定向 CD4+ 辅助性 T 细胞应答的概念，类似于其他 MHC Ⅱ类多态性相关疾病[73]。然而，大多数报道的眼内炎症中的 HLA 相关性与 MHC Ⅰ类等位基因有关，其中最常见的是 HLA-B27 相关性前葡萄膜炎。由于Ⅰ类 HLA 主要向 CD8+T 细胞呈递抗原，因此仍然存在未确诊的病毒感染原因的可能性。

（二）具有自身免疫或自身炎症成分的视网膜非葡萄膜炎性疾病 Nonuveitic Diseases of the Retina That Have Autoimmune or Autoinflammatory Components

针对自身组织的异常炎症反应最容易在葡萄膜炎中被发现，葡萄膜炎中有血 – 眼屏障破坏的临床症状。这些包括悬浮在房水和玻璃体中的白细胞，以及具有视网膜血管炎、视网膜色素上皮炎、内层视网膜水肿和脉络膜浸润的明显特征，这些特征在裂隙灯生物显微镜下清晰可见。然而，在其他更常见的疾病（如 AMD 和 DR）中导致的眼组织破坏也有一个主要的炎症驱动力。在这些病例中，炎症发生在组织水平，超出了目前用于临床观察的仪器所能达到的光学分辨率。

随着年龄的增长，环境压力的慢性冲击增强了组织内固有免疫细胞（如视网膜小胶质细胞）对明显炎症的准备[56]。虽然不像 Blau 综合征那样是先天免疫的明显失调，但副炎症（见上文）为改变组织内稳态和慢性炎症环境提供了免疫学背景。额外的损伤，如氧化应激或促炎代谢物水平的增加，可能会加剧这一点。在这个水平上的压力会导致外周循环中单核细胞和 T 细胞的隐匿性募集，从而导致可溶性介质的出现。这些免疫反应可能直接或间接通过诱导脉络膜新生血管而损害自身组织[74, 75]。在 DR 中，当免疫细胞黏附在活化的视网膜血管内皮细胞上时，视网膜循环发生白细胞停滞。此外，高血糖会影响先天免疫细胞功能。这两个因素，加上血 – 眼屏障的破坏和视网膜循环的新生血管，产生了对视网膜组织有害的促炎性驱动[76, 77]。虽然 AMD 和 DR 都不符合经典的自身炎症和自身免疫综合征中炎症介导的炎症或抗原特异性炎症的定义，但它们仍然代表了由破坏自身组织的二次免疫反应引起的非葡萄膜炎性免疫介导的视网膜疾病。

（三）非眼部感染增强针对眼部自身组织的免疫反应的可能 The Potential for Nonocular Infections to Augment Immune Responses Directed Against Self-Tissues in the Eye

理论上，对眼部蛋白质的自身免疫可由非眼部感染引起。这在葡萄膜炎的动物模型中得到了最好的说明，在这种模型中，通过使用视网膜蛋白进行系统免疫，眼睛会产生适应性免疫反应[78]。然而，如果只给动物注射视网膜抗原，就不会导致眼内炎症。这是因为在没有来自抗原呈递免疫细胞的第二个信号的情况下，抗原特异性 T 细胞不会通过抗原识别被激活。在实验模型中，抗原呈递细胞需要受到模式识别受体的非特异性刺激，例如通过与一系列感染性病原体（如脂多糖）共有的进化保守蛋白结合，或通过宿主组织衍生的危险信号间接刺激[79, 80]。在直接眼部感染的情况下，例如白内障手术后的外源性细菌性眼内炎，先天性和适应性免疫反应都是由眼部存在的细菌触发的。在这种情下，自身免疫疾病不会随之发生，可能是由于严重感染的破坏性结果。然而，感染性的先天免疫刺激可能是非眼部的，随后眼部会产生抗原特异性自身免疫反应。因此，如果同时腹腔注射结核菌蛋白和百日咳毒素则在视网膜间结合蛋白免疫的视网膜中观察到自身免疫应答[72]。虽然在人类疾病中没有直接的证据证明这种模式，但有传闻表明，眼内炎症，通过免疫抑制治疗得到改善，可以在治疗潜伏性结核感染后得到缓解[81]。这些观察结果表明，去除系统性非眼部先天性免疫触发可导致眼部相关适应性免疫反应的消失。这种现象的相关性可能同样适用于其他非葡萄膜炎性视网膜病变。阿尔茨海默病和 AMD 的神经退行性变有许多共同的特征。众所周知，阿尔茨海默病患者认知能力的急性恶化可能是由细菌性尿路感染引起的，而急性全身炎症会加剧实验性和患者中的神经退行性变[82, 83]。因此，与 AMD 相关的炎症病理的平行加速可能伴随非眼部系统性感染性疾病。

四、炎症、血管调节和病理性血管生成（新生血管）Inflammation, Vascular Regulation, and Pathologic Angiogenesis (Neovascularization)

病理性血管生成发生在许多眼部疾病，特别是视网膜疾病。在某种程度上，免疫反应的改变发生在所有病理性血管生成中。在考虑其机制时，区分这些情况下的炎症类型是很重要的，无论是早产儿视网膜病变、糖尿病还是 AMD。免疫反应的改变可能在组成细胞群（如小胶质细胞、Müller 胶质细胞和内皮细胞）的激活中明显，而没有病理性炎症的迹象，或者很明显，如免疫细胞从外周浸润时。没有浸润细胞并不意味着没有炎症、没有免疫改变，或者没有免疫内稳态的缺陷。

炎症在血管生成过程中的作用程度取决于病理学。在葡萄膜炎（眼内炎症）中，血管改变是常见的，但病理性血管生成很少发生。尽管如此，新生血管发生于视网膜循环（并不总是缺血的结果）[84]，并通过脉络膜作为脉络膜新生血管（CNV）[85]。新生血管可以在一些低度持续性炎症性葡萄膜炎中普遍存在[86]。它与炎症的联系已在实验模型中得到证实，在实验模型中血管生成经常伴随着持续的炎症[87]。在葡萄膜炎中，毛细血管和毛细血管后微静脉所构建的屏障破坏是常见的，并伴有葡萄膜炎性黄斑水肿。HIF 驱动的血管内皮生长因子（VEGF）介导的 CNV 在新血管性 AMD 中的研究表明炎症的作用，进一步说明炎症、血管健康和炎症时病理性血管生成的可能性之间的密切相互作用。

（一）巨噬细胞亚型在病理性血管生成中的作用 Role of Macrophage Subtypes in Pathologic Angiogenesis

如上所述，大噬菌体亚型的功能和表型受组织微环境中遇到的信号的制约。在小鼠中，M1 和 M2 巨噬细胞的范例（表 27-1）已经在其他领域和视网膜血管生成方面进行了研究[88-91]。经典激活产生 M1 巨噬细胞，具有促炎作用。或者，活化的 M2 巨噬细胞产生与伤口愈合相关的反应，并且能够产生 VEGF 和促进血管生成。然而，病理性血管生成最常见于 M2 巨噬细胞的存在[92]。巨噬细胞在驱动血管内皮生长因子依赖性血管生成反应中的作用得到了激光诱导 CNV 模型研究的最新证据的支持。这些研究表明，脉络膜血管生成的早期启动依赖于受损 RPE 成分的巨噬细胞吞噬作用。这进而导致 Arg-1+，VEGF+M2 表型。另一方面，巨噬细胞亚型是可塑性的，功能结果可能并不简单。例如，IFN-γ 和 TLR4 连接（LPS）可以产生 VEGF+M1 巨噬细胞，但是前列腺素 E2 仍是产生 VEGF+M2 巨噬细胞的有效刺激物。类似地，通过 IL-4 交替激活的巨噬细胞可在小鼠和人中产生分泌 sFlt-1 的 M2 细胞（图 27-3）[93]。在人类中，与 CNV 或 AMD 视网膜标本相关的巨噬细胞通过免疫组织化学方法证实了表达 VEGF 的 CD68+ 细胞的性质[94]（图 27-2）。最后，正如其他学者所述，干扰巨噬细胞功能可以减弱实验模型中的新生血管[95]。

（二）病理性血管生成在 DR 中的作用 Role of Pathologic Angiogenesis in DR

在 DR 中，晚期糖基化终产物（AGE）被识别并积聚在内皮细胞。这连同周细胞的丢失和毛细血

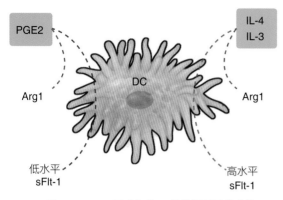

▲ 图 27-3　**M2 巨噬细胞可以发挥不同的功能**

交替激活的 M2（Arg-1⁺）巨噬细胞对血管生成的贡献是极化的，这取决于它们接收到的信号和条件。PGE_2 和 IL-4（Th2 细胞因子）都可能促使巨噬细胞向 M2 表型发展，但对两者的功能反应是非常离散的。PGE_2 生成促炎细胞，分泌高水平的 VEGF 和低水平的 sFlt-1；相反，IL-4 生成 M2 细胞，分泌高水平的 sFlt-1，结果是抗血管生成

管阻塞，都是导致血管完整性破坏的疾病进展的重要因素。缺血、水肿和新生血管也与小胶质细胞的分布和分泌 VEGF 的单核巨噬细胞的浸润有关[96]。炎症在 DR 的进展中也起着中心作用[97]。例如，AGE 受体（RAGE）[98] 在 DR 中广泛表达于视网膜细胞上，并上调促炎途径。在动物模型和人类研究中已经描述了促炎性环境，DR 的缺氧缺血加剧了这种环境。炎症在 DR 中的中心作用进一步体现在肿瘤坏死因子 –α、IL-1β、单核细胞趋化蛋白 1（MCP-1/CCL2）和巨噬细胞炎症蛋白（MIP/CCL3）的上调。所有这些转录物都在缺血缺氧视网膜中被检测到。这些促炎细胞因子，特别是 TNF-α 和 IL-1β，被认为在血 – 视网膜屏障的破坏和视网膜毛细血管的退化中起主要作用。重度非增殖性糖尿病视网膜病变患者血清中 CCL2 和 RANTES/CCL5 显著高于轻度视网膜病变患者。C- 反应蛋白（CRP）、IL-6、TNF-α，尤其是细胞间黏附分子（ICAM）-1、血管细胞黏附分子（VCAM）-1 和 E- 选择素的增加与 1 型和 2 型糖尿病肾病、视网膜病变和心血管疾病有关。在增殖性糖尿病视网膜病变中，玻璃体细胞因子 IL-6、IL-8 和 CCL2 水平与 VEGF 的升高密切相关。

因此，糖尿病视网膜病变的发病机制是一个高度复杂和多因素过程。高血糖扰乱代谢和血流动

力学平衡影响多种细胞类型。它们的标志性分子反应最终导致 AGE 的形成、氧化应激、胶质细胞活化和炎症。这些情况会导致神经和血管损伤。与中枢神经系统一样，维持视网膜神经元的健康依赖于神经元、胶质细胞、小胶质细胞和血管之间的功能性相互作用，称为"神经血管单位（neurova-sular unit）"。当这些功能性相互作用在 DR 中受损时，如在缺血性炎症的驱动下，调节相应受损。这包括内皮祖细胞（EPC）募集导致的重塑受损。因此，最近已有证据表明糖尿病视网膜病变是一种神经血管并发症，是由神经血管单位的改变引起的，而不是孤立的神经胶质或血管改变[99]。因此，神经细胞凋亡和胶质增生（激活胶质细胞，包括星形胶质细胞和 Müller 细胞，以及因此产生的促炎症环境）是糖尿病神经退行性变的最终典型组织学特征[100]。

五、炎症与年龄相关性黄斑变性 Inflammation and Age-Related Macular Degeneration

多年来，退行性变一词指的是许多细胞衰变的机制，但没有一个涉及免疫机制。免疫机制最近成为退行性疾病（包括眼部疾病）潜在变化的一个可能解释[101]。动脉粥样硬化、心脏病和阿尔茨海默病是免疫机制似乎对疾病过程至关重要的疾病。重要的是，在全身免疫系统和眼部都可以看到变化。在这里，AMD 是一个主要的公共健康问题，是一个疾病影响系统和局部退行性变的炎症反应的例子。为了方便起见，这些问题将另行解决。

（一）AMD 的全身炎症改变 Systemic Inflammatory Changes During AMD

葡萄膜炎等眼部炎症性疾病的患者，不仅明显表现出眼睛内的改变，而且循环免疫系统有明显和特征性的改变。目前在许多退化疾病中都注意到了这一点。也许最著名的例子就是 CFH。CFH 是一种调节蛋白，抑制 C3 裂解酶的形成，抑制补体激活的替代途径。补体基因多态性与 AMD 的发生发展密切相关[102-104]。然而，重要的是要记住，大约 1/3 的白人，其中大多数健康眼睛的 Y402H 变异最常与 AMD 有关。

此外，虽然已报道了具有该变异基因和野生型等位基因的人补体调节的差异[105]，但尚未发现功能性免疫机制来解释这种关联，至少在补体激活的经典途径中是这样。此外，在结节病患者中也发现了同样的 CFH 变异，大多数患者是黑人[106]，以及多灶性脉络膜炎患者[107]。作为一个群体，黑人发展成晚期 AMD。然而，CFH 可能在 RPE 稳态中起重要作用。全基因组的关联现在已经在其他几个基因中证明了 DNA 变异，其中许多涉及补体系统（表 27–2）。

（二）AMD 患者补体 C5a 和 TH17 介导的免疫应答 Systemic Complement C5a and TH17-Mediated Immune Responses in AMD

小鼠研究表明 C5a 对 T 细胞具有激活和存活

表 27–2 年龄相关性黄斑变性的遗传危险因素 [a]

基因符号	基因名	主要功能	位置	变体
CFH	补体因子 H	补体激活的调节	1q32	rs380390, rs1061170, rs1410996, rs10737680
CFB	补体因子 B	补体激活的替代途径	6p21	rs641153, rs415667, rs541862
C2	补体成分 2	补体系统的经典途径	6p21	rs9332739, rs9380272
C3	补体成分 3	激活经典和替代补体途径	19p13	rs2230199, rs1047286
CFI[b]	补体因子 I	一种调节补体级联的丝氨酸蛋白酶	4q25	rs10033900
ARMS2	年龄相关性黄斑病变易感性 2	视网膜稳态	10q26	rs10490924
HTRA1	HtrA 丝氨酸肽酶 1	蛋白水解、BMP 和 TGFb 信号通路的负调控	10q26	rs11200638, rs3793917
APOE	载脂蛋白 E	胆固醇稳态与细胞凋亡	19q13	APO ε 4, APO ε 2
TIMP3	金属肽酶抑制剂 3	金属内肽酶抑制剂	22q12	rs9621532
HLA	主要组织相容性复合体	抗原处理和呈递，免疫应答	6q21	Cw-0701, B-4001, DRB1-1301
IL8	白细胞介素 8	中性粒细胞趋化激活因子	4q13-q21	rs4073
CX3CR1	趋化因子（C-X3-C 基序）受体 1	巨噬细胞趋化与小胶质细胞活化	3q21	T280M
TLR3[b]	Toll 样受体 3	病原体识别与天然免疫激活	4q35	rs3775291
TLR4[b]	Toll 样受体 4	病原体识别与天然免疫激活	9q33	rs4986790
CETP	胆固醇酯转移蛋白，血浆	胆固醇稳态	16q21	rs3764261
LIPC	肝脂肪酶	三酰甘油 / 水解酶介导的脂蛋白受体摄取	15q21-q23	rs10468017
VEGFA	血管内皮细胞生长因子 A	血管生成，动脉形态发生，凝血	6q12	rs4711751
COL10A1	胶原蛋白，X 型，α1	细胞外基质组织	6q21-q22	rs1999930
TNFRSF10A	肿瘤坏死因子受体超家族，成员 10a	传递细胞死亡信号，诱导细胞凋亡	8q21	rs13278062

a. 参考文献请参阅原始出版物
b. 从不同的研究中得到了相互冲突的结果
经许可转载自 Nussenblatt RB, Liu B, Wei L, Sen HN. The immunological basis of degenerative diseases of the eye. Int Rev Immunol 2013；32：1563.

的双重刺激作用[108, 109]。与对照组相比，AMD 患者外周血 T 细胞表面 C5a 受体数量较多[110]。受体数量的增加与一些显示免疫激活的观察结果有关。在 AMD 患者和对照组的 T 细胞的体外实验中，加入 C5a 的培养物可以提高 IL-22 和 IL-17 的产生。阻断 C5a 受体逆转了这种增强。值得注意的是，无论是对照组还是 IL-17 和 IL-22 含量较高的 AMD 患者，都有危险等位基因[110]。这些发现引发了一种推测，即 CFH 在控制反应中的作用是在适应性免疫系统的水平上。此外，当单核细胞加入体外培养时，细胞因子反应增强，IL-1γ 或 IL-6 的中和作用明显抑制了这些反应。此外，与小鼠研究相似，人类 T 细胞上 C5aR 数量的增加保护了它们不受凋亡的影响。此外，AMD 患者外周血细胞常表现出对视网膜抗原的记忆反应。AMD 患者脉络膜新生血管的形成与外周血巨噬细胞的活化有关[111]。

（三）全身细胞因子和自身抗体 Systemic Cytokines and Autoantibodies

改变的 T 细胞反应并不是 AMD 患者唯一的全身差异。在评估循环细胞因子时，与对照组相比，患者的 IL-22 和 IL-17 水平显著升高。此外，这些变化在疾病过程的早期就已出现。CFH 变异患者的细胞因子水平更高。Penfold 等[112]报道了 AMD 患者血清中存在抗胶质纤维酸性蛋白（GFAP）。这是视网膜星形胶质细胞活性的标志，有助于维持血 – 眼屏障。此外，在 AMD 血清中还发现了其他针对视网膜抗原的抗体。这些抗体包括 CEP 加合物、α 晶状体蛋白、α 烯醇化酶和膜联蛋白 Ⅱ[113-115]。Hollyfiedl 等通过在暴露于氧化产物的小鼠中产生 AMD 样病变将体外实验和体内观察联系起来[116, 117]。在这些研究中，用与二十二碳六烯酸（DHA）的氧化片段共价相互作用形成的 CEP 加合物免疫小鼠，从而产生抗 CEP 的抗体和视网膜病理的发展。

（四）AMD 眼的炎症改变 Inflammatory Changes Seen in the AMD Eye

除了 AMD 中容易发现的全身性改变外，各种炎症过程也直接存在于眼睛本身。下面将详细讨论这些问题。

1. 眼部氧化应激 Oxidative Stress in the Eye

氧化过程是通过从分子中除去电子而发生的。在生物系统中，当脂质、蛋白质和碳水化合物被氧化形成二氧化碳和水时，能量就释放出来。氧化反应也可能导致活性氧中间体（ROI）的产生，如自由基、过氧化氢和单线态氧。在辐射、老化、再灌注、炎症、氧分压升高、香烟烟雾和空气污染等条件下，ROI 会增加，从而损伤其他分子[118]。防止 ROI 有害作用的生物学机制包括细胞分区、DNA 和蛋白质的修复及抗氧化剂化合物的中和作用。视网膜是产生 ROI 的理想环境，有以下几个原因：①高耗氧量；②高水平的累积辐射；③ RPE 吞噬作用，这是产生 ROIs 的氧化应激；④感光体外节膜中的高水平多不饱和脂肪酸；⑤视网膜和 RPE 中含有丰富的光敏剂[118]。当氧化剂和抗氧化剂之间的不平衡会导致氧化应激时，导致分子损伤和（或）氧化还原信号中断[119]。炎症和氧化应激密切相关：炎症细胞可产生 ROI，氧化应激可通过核因子 – κB（NF-κB）介导的炎症基因表达诱导炎症反应[119]。氧化应激在多种视网膜疾病的发病机制中起作用，包括 AMD。多种变化与眼老化有关，包括 Bruch 膜增厚，RPE 中脂褐素积聚，中心凹旁视杆细胞丢失。在 Curco 等[120]所概述的模型中，随着时间的推移，RPE 和 Bruch 膜被氧化应激和酶促过程修饰或破坏。保留在这些部位的物质，包括脂蛋白，可通过氧化应激而修饰，然后成为炎症的刺激物[120]。

2. 氧化应激与 AMD 炎症 Oxidative Stress and Inflammation in AMD

一些研究提供了进一步的证据表明，氧化应激参与了 AMD 的发病机制。Crabb 等对正常眼和 AMD 供体眼的 drusen 进行了蛋白质组学分析[121]。这些研究确定了氧化修饰的多个蛋白质，这些蛋白在 AMD 眼的 drusen 中更为常见。这些氧化相关产物包括羧乙基吡咯（CEP）蛋白加合物交联分子、组织金属蛋白酶抑制剂 3 和玻连蛋白。羟甲基赖氨酸（carboxymethyl lysine）是一个通过碳水化合物氧化产生的 AGE，也被分离出来。在晚期干型 AMD 的眼中也发现了氧化产物相关受体的显著升高。Yuan 等[122]的另一项普通蛋白质组研究中，大约 60% 的升高的蛋白质参与了免疫应答或宿主防御，包括补体因子 C5 和 C7、α- 晶状体蛋白 A、α - 晶状体蛋白 B 和主要组织相容性复合体（MHC）Ⅱ 类分子 DRα。

3. AMD 眼的其他免疫改变 Other Immune Alteration in the AMD Eye

患有炎症性疾病（包括 AMD）的眼，细胞表现出免疫受体和分子表达上调[123, 124]。受体表达增强，特别是外层视网膜，尤其是 IL-17RC 的表达增强。这是 IL-17A 和 IL-17F 二聚体的受体。显然，免疫激活可以通过这个受体发生，改变 RPE 功能。除了 IL-17RC，IL-17 和 IL-22 转录物在眼睛中也增加。有趣的是，IL-22 对人 RPE 细胞有负性作用，降低组织总抵抗力，增加细胞凋亡[125]。如上所述，NLRP-3 炎症小体促进前 IL-1β 和 IL-18 的裂解，并可能在负性调节血管生成中发挥作用[126]。

大量 AMD 眼的组织病理学研究已经证实存在巨噬细胞和多核巨细胞，主要与血管通道和 Bruch 膜断裂有关（图 27-4）[127-132]。AMD 患者眼内观察到巨噬细胞亚型的改变，包括 AMD 眼中 M1/M2 比值与同年龄对照眼相比的改变[132]。

虽然所注意到的系统性改变是普遍免疫激活的迹象，但其中许多变化也会在称为免疫衰老（immunosenescence）的特征簇中特别观察到[133]。免疫衰老的一些基本特征包括对新抗原的反应能力受损，同时，不可持续的记忆反应似乎与更大的自身免疫反应倾向相结合。这些因素被认为会导致持续的低度炎症，并且可能是类风湿关节炎发展的主要原因[134]。因此，免疫衰老现象也可能参与了老化眼睛炎症的发病机制。

六、通过分子分层靶向炎症：遗传学及其他 Targeting Inflammation Through Molecular Stratification: Genetics and Beyond

显然，更好地理解导致退行性疾病（如 AMD）的潜在机制的一个主要动力是预防或逆转这些疾病。AMD 可能是多种机制共同作用的结果。一项大型随机对照临床试验，年龄相关性眼病研究（age-related eye disease study，AREDS）表明，补充维生素和矿物质可以降低从中度 AMD 发展为晚期 AMD 的风险[135]。虽然确切的机制尚不清楚，一个假设认为 AREDS 维生素制剂可以抵消视网膜中的氧化应激。理解 CFH 的机制作用可能也会开启新的策略。其他基因改变也可能有助于确定导致这种疾病的各种途径。眼病的基因治疗在过去的几年里已经引起了人们的极大兴趣，而潜在的治疗方法也在不断地改变和完善[136]。另一种策略是评估导致退行性疾病的基因的表观遗传改变。表观遗传学研究可以针对导致基因产物表达的机制，而不是基因序列本身。表观遗传疗法已经在治疗某些癌症方面取得了成效，并开始用于自身免疫性疾病，如青少年特发性关节炎[137]。我们已经证明，表观遗传疗法提供了益处，减少葡萄膜炎模型中疾病的发展（Nussenblatt 等，未发表的数据）。通过影响启动子位点或通过组蛋白沉默或激活基因，无疑将是一种未来的治疗方法。

AMD 的一项临床试验证明了西罗莫司和达克珠单抗等免疫调节药物的益处[138]，目前正在进行的研究正在调查补体成分抑制剂[139]。虽然全身免疫调节似乎对晚期 AMD 的病程有影响，但由于费用和患者年龄等多个原因，这不是一个可行的长期策略。然而，对眼睛局部施用抗 IL-17 和 IL-22 治疗可能有助于预防由这些细胞因子引起的变化。一个更大的目标是逆转全身免疫发生的变化。最后，从公共卫生的角度来看，预防 AMD 比治疗 AMD 更有吸引力。开发基于口服耐受性的治疗方法可能

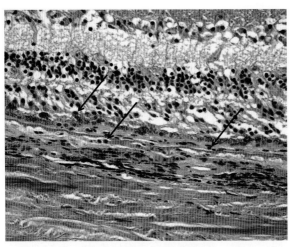

▲ 图 27-4　年龄相关性黄斑变性（AMD）。在 AMD 病变中发现散在的炎性细胞（箭）（HE 染色，200×）

是其中之一[140]，这在治疗葡萄膜炎患者中显示了希望[141]。在炎症性疾病模型中，口服耐受性下调 IL-17 的表达[142]，并且这种适当片段的治疗可以持续很长一段时间[143]。

七、结论 Conclusion

视网膜疾病由多种因素复杂混合而成，包括炎症和免疫反应的直接和间接影响。最近许多有助于解释免疫介导的发病机制的发现表明了干预的机会。在未来，视网膜疾病的治疗和最好的预防可能会采用多种方案的组合。这些包括局部和系统免疫调节、靶向衰老变化、表观遗传重塑和耐受性。这种多管齐下的方法可能最适合攻击许多与衰老、氧化应激和炎症相关的复杂的相互作用途径。

第28章

病理性视网膜血管与脉络膜血管生成的基本机制

Basic Mechanisms of Pathologic Retinal and Choroidal Angiogenesis

Demetrios G. Vavvas   Aristomenis Thanos   Avni V. Patel   Joan W. Miller   著

一、概述 Introduction

对眼部血管生成分子机制的研究可以追溯到 1948 年，当时 Michaelson 假设，在发育和疾病过程中，一种可溶性和可扩散的生长因子负责视网膜血管的生长[1]。20 世纪 80 年代末 90 年代初，血管内皮生长因子（vascular endothelial growth factor，VEGF）被认为是一种可扩散的生长因子，为人们认识和治疗眼部新生血管疾病开辟了一个新的范式[2-6]。从那时起，随着新分子的发现、分子间新的相互作用的阐明及我们对特定视网膜疾病发病机制的理解不断发展，我们对眼部新生血管的认识也不断增长。最后一步对于开发具有改进的治疗靶向性的新策略至关重要。

视网膜新生血管发生在糖尿病视网膜病变（DR）、早产儿视网膜病变（ROP）、缺血性视网膜静脉阻塞（RVO）和镰状细胞病（sickle cell disease）等视网膜病变中。另一方面，脉络膜新生血管是渗出性（湿性）或新生血管年龄相关性黄斑变性（nvAMD）的特征，但也可在多种其他情况下发生，如外层视网膜脉络膜病变、外伤、近视、血管样条纹和黄斑营养不良，或无任何明确原因（特发性）（图 28-1）。

（一）异常视网膜和脉络膜血管生成的影响 Impact of Abnormal Retinal and Choroidal Angiogenesis

新生血管是 DR、nvAMD、RVO 和 ROP 等疾病中持续组织损伤引起的异常伤口愈合反应的一部分，这些都是发达国家患者致盲的主要原因。DR是工业化国家劳动年龄人口致盲的主要原因。据估计，全世界有 9300 万人患有某种形式的 DR，约 2800 万人患有危及视力的 DR[7]。约 50% 的糖尿病患者在 25 年后出现不同程度的糖尿病视网膜病变[8]。RVO 是视网膜血管疾病引起视力下降的第二大常见原因[9]，而 ROP 已成为儿童失明的主要原因，影响到发展中国家高达 30% 的早产儿和工业化国家 5%～8% 的婴儿[10]。据估计，美国约有 175 万人患有新血管性 AMD，预计到 2020 年，这一数字将翻一番，达到 300 万。此外，每年有近 20 万例湿性 AMD 新病例[11]。

（二）正常视网膜血管发育 Normal Retinal Vascular Development

血管生成（vasculogenesis）是内皮前体重新形成血管的过程。另一方面，血管生成是由原有血管形成新血管的过程。血管生成主要通过"出芽（sprouting）"发生，激活的内皮细胞分泌蛋白水解酶，溶解母血管周围的基底膜，并使其排列成新的毛细血管芽。通过弯曲和伸长，血管芽形成管腔，管腔吻合形成环。间充质细胞被吸收形成平滑肌细胞或周细胞，并沉积新的基底膜[12]。最近的研究表明，成血管细胞在发育过程中迁移到人脉络膜，并在一个称为血管生成（hemovasculogenesis）（血管和血细胞同时形成于共同的前体）的过程中产生脉络膜毛细血管[13]。

正常的视网膜血管开始于视神经头部视网膜内最浅层，向外辐射，大约 40 周后到达视网膜周边[1]。星形胶质细胞的网状结构从视神经进入视网膜并在周围生长，为视网膜血管化奠定了基础[14, 15]。生长中的视网膜血管内皮"尖端细胞（tip cell）"沿着分泌 VEGF 的星形胶质细胞的突起延伸[16-18]。与视网膜血管相关的周细胞也通过分泌 VEGF 和通过转化生长因子 β1（TGF-β1）诱导内皮细胞 VEGF 受体促进视网膜血管生长[19, 20]。

眼睛的血管系统在出生后不久就完全形成，在成人中通常是静止且不增殖的[1]。为了维持体内平衡，需要积极平衡促血管生成和抗血管生成的影响。当环境变化导致有利于异常新生血管生长的分子的组织表达时，就会发生异常血管生成。在这些眼病中，血管生成发生紊乱，不符合正常的视网膜血管解剖，导致危及视力的疾病出血、渗出，最终纤维化和视网膜细胞死亡。

（三）视网膜血管生成的发病机制 Pathogenesis of Retinal Angiogenesis

异常或病理性视网膜血管化通常是两个过程的结合。第一个过程涉及血管损伤和随后的视网膜毛细血管损失导致组织缺氧。第二个过程的特征是由缺氧状态驱动的血管生长失调。有几种实验模型支持缺氧是病理性视网膜血管生成的主要刺激因素，VEGF 似乎是迄今为止介导视网膜血管生成的主要生长因子。血管内皮生长因子（VEGF）与眼部血管生成的首次相关性来自于实验性激光静脉阻塞后视网膜缺血猴眼的研究，这表明 VEGF 水平与新生血管的程度相关[6, 21, 22]。

在 DR、镰状细胞视网膜病变和 RVO 中，新生血管是视网膜毛细血管无灌注和组织缺血的结果[23, 24]。细胞对低氧水平的反应是由转录调节因子缺氧诱导因子 1（HIF-1）介导的。这是一种异二聚体复合蛋白，由氧依赖性 α 单位和组成性表达的核 β 单位组成。缺氧抑制泛素-蛋白酶体系统降解转录因子 HIF-1α（HIF-1α）。稳定的 HIF-1α 与其主要靶基因的启动子区

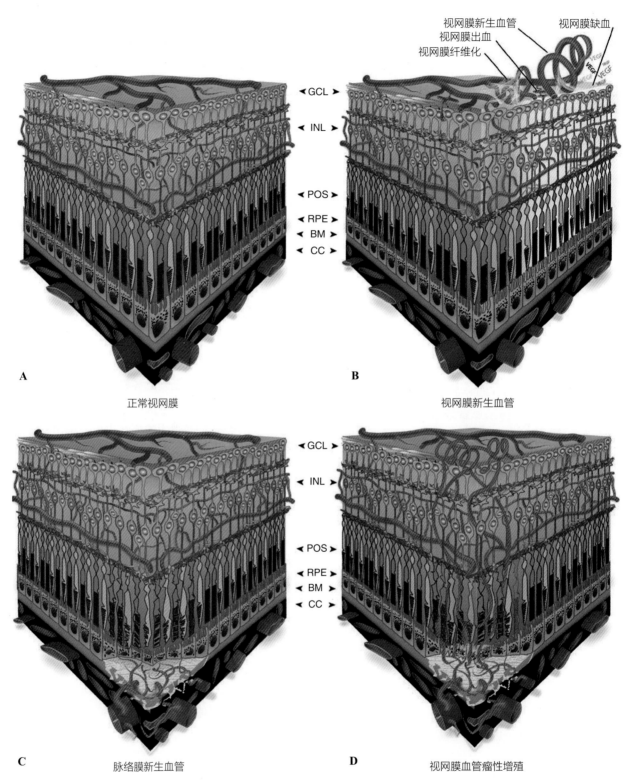

▲ 图 28-1　眼部新生血管疾病中异常血管生成的形式

A. 视网膜的血管网由视网膜表面和视网膜内的血管丛组成，这些血管丛为内层视网膜 2/3 的区域提供氧气和营养。视网膜的外部 1/3（光感受器和视网膜色素上皮，RPE）接受脉络膜循环的血液供应；B. 视网膜新生血管包括在玻璃体视网膜界面从视网膜表面增殖新血管，这些脆弱弯曲的新生血管常导致视网膜出血、纤维化和牵引；C. 在脉络膜新生血管形成中，脉络膜循环产生的新血管通过视网膜色素上皮、神经感觉视网膜（neurosensory retina）或两者结合的 Bruch 膜生长；D. 在某些情况下，新生血管形成于神经感觉性视网膜，后期可能与脉络膜循环形成吻合，也就是视网膜血管瘤性增殖或视网膜脉络膜吻合。BM. Bruch 膜；CC. 脉络膜循环；GCL. 神经节细胞层；INL. 内核层；POS. 光感受器外节段；RPE. 视网膜色素上皮（图片由 Aristomenis Thanos，MD 提供）

结合，导致 VEGF、胎盘生长因子（PIGF）、血管生成素 –1（ANGPT-1）和血管生成素 –2（ANGPT-2）、促红细胞生成素（EPO）和血小板衍生生长因子 –B（PDGF）等因子上调，这些因子是血管生成的关键分子（图 28-2）[25-27]。VEGF 作为一种有效的内皮细胞有丝分裂原，刺激其增殖[28, 29]。

除了内皮细胞外，参与正常视网膜血管形成的几个关键细胞，包括周细胞、星形胶质细胞和 Müller 胶质细胞，也在视网膜血管生成异常中发挥作用。周细胞丢失是 DR 中最早的病理改变之一，被认为与多种血管改变有关，包括形成血管的丢失、正常生长血管的丢失和异常血管生成[20, 30]。实验模型提示星形胶质细胞可以稳定血管，将正常血管的生长限制在适当的视网膜层。Müller 细胞影响视网膜新生

血管形成，因为在视网膜缺血的情况下，Müller 细胞可能分泌更多的促血管生成因子，如 VEGF，而不是抗血管生成因子，如色素上皮衍生因子（也被称为 Serpin 肽酶抑制剂）、Clade F 成员 1；SERPINF 1（PEDF/SERPINF1）[31]。最后，低氧导致视网膜血管周围神经胶质鞘变性和局灶性破坏，使新生血管超出视网膜表面并进入玻璃体腔[32]。

玻璃体在视网膜血管生成的发生、发展中起着重要的作用。玻璃体后皮质由致密的 II 型胶原纤维和其他细胞外基质组成，为内皮细胞增殖和新生血管的形成提供了理想的支架。玻璃体皮质与视网膜的连接主要是通过层粘连蛋白和纤维粘连蛋白介导的，它们在血管生成中起关键作用[33]。对增殖性 DR（PDR）患者的新生血管组织进行组织学分析，

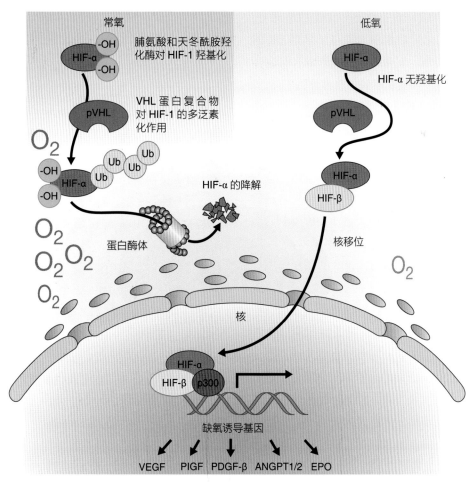

▲ 图 28-2 低氧诱导因子（HIF）途径

低氧和常氧条件下 HIF 调节的简化表示。在常氧条件下（左），HIF 被蛋白酶体通过羟基化和 von Hippel-Lindau（VHL）蛋白复合物泛素化的过程降解。低氧条件下，HIF-1α 在细胞质中积累，并与 HIF-1β 发生二聚。然后二聚体转移到细胞核，上调许多促血管生成分子，包括血管内皮生长因子、胎盘生长因子（PIGF）、血小板衍生生长因子（PDGF-β）、血管生成素（ANGPT1/2）、促红细胞生成素。（图片由 Aristomenis Thanos，MD 提供）

发现其与玻璃体胶原相互缠绕在一起[34]。此外，临床证据证实，与后皮质玻璃体完整的眼相比，DR 和中央 RVO 合并后玻璃体脱离的眼不太可能发生后段新生血管[35]。

DR、ROP 和 RVO 是导致视网膜新生血管形成的缺血性疾病之一，下文将对此进行讨论，以便通过这些疾病过程，我们可以更多地了解视网膜新生血管形成的机制。

（四）糖尿病视网膜新生血管 Retinal Neovascularization in Diabetes

DR 的病理性视网膜新生血管形成分为两个阶段：最初的血管脱落 / 阻塞阶段，随后是异常的血管生长。慢性高血糖导致血管损伤，基底膜增厚，周细胞丢失，微动脉瘤和血管渗漏[36, 37]。虽然确切的机制尚不明确，但许多生化途径（蛋白激酶 C、NF-κB、丝裂原活化蛋白激酶）参与了早期 DR 的发病机制。氧化损伤、发生，微血栓形成、炎症介质上调和白细胞增多均被观察到加重血管丢失。

DR 在许多方面表现为慢性炎症性疾病，越来越多的证据表明炎症在血管脱落和新生血管形成中起着关键作用。早期炎症促进血管通透性和白细胞减少，而持续性炎症伴随着促炎细胞因子的增加[38-40]。特别是 PDR 患者的肿瘤坏死因子 –α（TNF-α）、白细胞介素（IL）-1β、细胞间黏附分子（ICAM）、诱导型一氧化氮合酶（iNOS）和 IL-6 水平升高[40-43]。局部炎症被认为通过 ICAM 和 CD18 的相互作用导致白细胞停滞[44-47]。白细胞停滞导致微血管阻塞、不灌注和缺血，从而诱导血管生成因子的上调。IL-1β 可促进内皮细胞增殖，促进炎症反应，上调 HIF-1α 的表达[48, 49]。TNF-α 可促进血管生成、内皮细胞发芽，巨噬细胞诱导的血管生成是通过 TNF-α 介导的[50, 51]。在动物模型中，TNF 受体 p55 缺陷动物受保护而免受视网膜新生血管的影响[52]。炎症抑制剂如环氧合酶 2 抑制剂和阿司匹林已被证明可减少血管病理和新生血管[38, 44, 53]。

促炎性环境的特点是基质金属蛋白酶（MMP）升高，降解细胞外基质，这是血管生成的必要步骤。此外，MMP-9 不仅由 IL-8 诱导，而且还激活 IL-8，IL-8 能招募更多的炎性细胞，形成破坏性的正反馈回路[54, 55]。胰岛素和 PEDF 被 MMP-9 降解，导致更多的胰岛素抵抗和神经损伤[56, 57]。2008 年，Berank 等发现 PDR 患者 MMP-2 和 MMP-9 升高[58]。

由于血管退化和脱落，细胞代谢所需的氧气和营养素供应不足。这种缺氧状态导致神经元和支持星形胶质细胞分泌血管生成因子如 VEGF 和胰岛素样生长因子（IGF）-1。临床研究证实了 VEGF 在 DR 中的作用[59, 60]。PDR 患者的 VEGF 水平升高，抗 VEGF 干预可立即获益[61-72]。全视网膜光凝在短期内可能不会降低 VEGF 水平（并且可能增加促炎细胞因子）[73, 74]；然而，成功的激光视网膜消融在长期内会降低 VEGF 水平[60]。

在发现 VEGF 及其在 DR 中的重要作用之前，垂体切除术的研究已经揭示了生长激素（GH）和相关因子在 DR 中的作用。与对照眼相比，PDR 患者玻璃体中 IGF-1 水平升高[75-77]。虽然 IGF-1 可能在视网膜新生血管形成中起一定作用，但我们对 IGF-1 在 DR 中的作用的认识尚不清楚[78]。IGF-1 可能通过 VEGF 间接发挥作用。体外培养 RPE 细胞的研究表明，IGF-1 的加入增加了 VEGF mRNA 和分泌蛋白[79]。长期暴露于高血糖后晚期糖基化终产物（AGE）的积累导致人单核细胞 IGF-1 合成增加，提示其在炎症途径的作用[80]。

另一种促血管生成因子，促红细胞生成素（EPO），也被证明在 DR 中起作用[81]。EPO 参与红细胞的生成，但已被证明在星形胶质细胞中合成，其受体已在光感受器细胞中被检测到。在成年小鼠视网膜中，急性缺氧通过 HIF-1α 刺激 EPO 表达[82]。EPO 已被证明在各种模型中具有神经保护作用[83, 84]。PDR 患者玻璃体中 EPO 水平较高，EPO 和 VEGF 的抑制均导致新生血管的抑制[81]。然而，由于 EPO 具有神经保护作用，它对新生血管的抑制可能伴随着明显的不良反应。

血管生成素（angiopoietins，Ang）是结合内皮 Tie 受体的分子，参与发育和病理血管生成，如 PDR。PDR 患者玻璃体 Ang 2 和 VEGF 水平显著高于对照组和 PDR 无效组，Ang 2 水平与 VEGF 水平显著相关，提示 Ang 2 和 VEGF 与 PDR 的血管生成活性有关[85]。在大鼠角膜微血管生成实验中，一种结合并抑制 Ang 2 而非相关 Tie2 激动剂 Ang 1 的核酸酶抗性 RNA 适体，抑制了碱性成纤维细胞生长因子（FGF）介导的新生血管生成，表明 Ang 2 的特异性抑制剂可作为抗血管生成药[86]。

最近在 PDR 患者中发现了另一种有效的血管生成因子，血管生成素样 4（ANGPTL4）。ANGPTL4 在体外缺氧视网膜 Müller 细胞和体内缺血视网膜中上调。ANGPTL4 在 PDR 患者的房水和玻璃体中的表达增加，与 VEGF 水平无关，并局限于视网膜新生血管区域。在最近的一项研究中，抑制 ANGPTL4 的作用对抗 VEGF 治疗的有辅助作用[87]。

糖尿病视网膜病变除促血管生成因子升高外，还存在抗血管生成因子失衡。PEDF 被称为 serpin 肽酶抑制剂 Clade F 成员 1（SERPINF1），被认为是最有效的新生血管抑制因子，以 0.4nm 的中位有效剂量抑制内皮细胞迁移[88]。由于其通过 Fas/FasL 的作用机制及其与血管生成因子的协同作用，特异性地干扰新生血管而不是已建立的血管。SERPINF1 上调内皮细胞 FasL 的表达，而血管生成因子在新生血管上诱导其必需的伴侣 Fas 受体，而在已建立的血管上则不诱导[89]。在 PDR 中，发现 PEDF 水平较对照组降低[90]。PEDF 也有神经保护作用，因此似乎是一个理想的治疗干预的候选者。

（五）血管阻塞与新生血管 Neovascularization in Vascular Occlusions

与糖尿病视网膜病变相似，组织缺血和随后血管生成因子的升高被认为是 RVO 后新生血管形成的重要因素。尤其是 VEGF 的作用已经得到很好的证实。1994 年，Aiello 等发现活跃的新生血管视网膜中央静脉阻塞（CRVO）患者玻璃体中的 VEGF 水平升高[60]。同年，Miller 等证明，在 CRVO 灵长类动物模型中，VEGF 在时间和空间上与眼部血管生成相关，阻断 VEGF 可抑制虹膜新生血管形成[91]。最近，抗血管内皮生长因子在 CRVO 中的临床作用已经被证实[92-97]。一些促炎细胞因子在 CRVO 中升高[98-101]，包括单核细胞趋化蛋白（MCP）-1、IL-6 和 ICAM-1。此外，抗血管生成因子如 PEDF 在伴有黄斑水肿的 CRVO 中被证明下调[102]。CRVO 中细胞因子的改变不仅导致潜在的新生血管形成，而且也是导致血管渗漏和黄斑水肿的主要原因。为此，人们提出了抗 VEGF 和皮质类固醇联合治疗的方法[103, 104]。

（六）早产儿视网膜病变相关新生血管 Neovascularization Associated With Retinopathy of Prematurity

视网膜新生血管形成是一个复杂的现象，其中遗传、发育、环境和疾病相关的因素都发挥着重要作用。首先，视网膜血管系统的发育始于妊娠第 4 个月左右，大约在 40 周完成。因此，全视网膜血管发育主要在子宫内完成，胎儿处于相对低氧环境（平均 PaO_2 为 25~35），并暴露于胎盘和母体细胞因子和生长因子[105, 106]。众所周知，胎盘分泌多种促血管生成细胞因子[107]，包括 VEGF 和 PIGF。视网膜血管形成涉及多种关键的细胞信号通路和生长因子，其中包括 VEGF 信号通路、IGF-1 和 Wnt 信号通路等[108]。早产破坏了这个精心安排的过程，因为胎儿暴露在一个新的环境中，这使得发育中的血管内皮细胞对正常的发育刺激没有反应。

在视网膜血管发育过程中，VEGF 的表达受视网膜氧张力的调节，因此 VEGF mRNA 在无血管化（缺氧）视网膜的星形胶质细胞中上调，并在血管化区域中下调[108]。VEGF 通过 VEGFR2 作用于末梢细胞丝足，引导血管的发育[18]。在 ROP 中，VEGF 被证明是升高的，并且 VEGF 上调在该疾病增殖期的重要性在人类中已经被证明，因为用抗 VEGF 抗体阻断 VEGF 对较少发展为近视的婴儿显示出显著的疗效[109-115]。值得注意的是，由于 VEGF 在发育和疾病中的双重作用，人们对 VEGF 在 ROP 中抑制的时机和安全性提出了担忧[116-118]。

除 VEGF 外，IGF-1 通过促进血管内皮细胞存活和早期血管发育，在 ROP 中发挥重要作用[119]。产后 3 周 IGF-1 水平较低的婴儿发生 ROP 的风险较高[120, 121]。在美国和欧洲，一项研究早产儿服用重组人胰岛素样生长因子 -1（IGF-1）对促进正常视网膜血管发育和预防新生血管性视网膜病变的作用的临床试验正在进行中（NCT01096784）。

出生时给予高氧是导致 ROP 发病的重要因素之一。用于挽救早产儿生命的培养箱中氧气含量过高，导致了 ROP 的多发，人们认识到降低早产儿的氧气含量可降低 ROP 的发生率[122, 123]。在氧诱导视网膜病变（OIR）模型中验证了高和（或）波动的氧浓度的有害影响，其中交替的氧浓度诱导视网膜新生血管形成[124-126]。尽管这些模型缺乏人类 ROP 的显著特征（没有脊状组织、RNV 退化及没有出血和牵引性视网膜脱离等新血管并发症），但它们在分析 ROP 和视网膜新血管疾病的分子机制中起到了重要作用。高氧水平和 ROP 之间的联系导致了 ROP 的两阶段假说的发展，在人类 ROP 的分区和阶段划分之前，这一假说已有近 30 年的历史。因此，在第一阶段，由于早产儿和高氧诱导的内皮细胞损伤和随后的血管衰减，生理性视网膜血管发育迟缓或停滞。由于周围无血管视网膜在缺乏血管床的情况下继续发育，它变得相对缺氧并分泌促血管生成因子，促进视网膜新生血管和异常的血管增生进入玻璃体（第二阶段）。有可能氧合变化率而不是绝对水平对疾病进展更为重要，有报道称，随着氧水平逐渐下降到正常水平，长期恢复高氧水平可能会阻止和逆转疾病[127-129]。

氧水平的变化不能完全解释疾病的进展，其他因素也与 ROP 中的 RNV 有关。OIR 模型的证据表明，氧化应激和活性氧在病理性新生血管形成中起作用[130]。补充叶黄素和 N- 乙酰半胱氨酸的临床试验未能显示出任何显著的益处，然而，补充维生素 E 的荟萃分析得出结论，它可以将 3 期 ROP 的风险降低 52%[131-133]。OIR 模型与人 ROP 治疗效果的差异，凸显了我们动物模型的局限性和人类疾病复杂的病理生理学。

（七）葡萄膜炎的新生血管 Neovascularization in Uveitis

炎症性眼病可能因新生血管的形成而复杂化，其发生机制主要有两种：阻塞性视网膜病变（导致视网膜缺血）和炎症。阻塞性视网膜病变是视网膜血管炎的突出特征。这些疾病包括 Eales 病、Behçet 病、结节病、狼疮和与感染相关的视网膜炎，如巨细胞病毒（CMV）、梅毒、结核病和单纯疱疹病毒（HSV），可导致坏死性血管炎[134]。然而，在其他无明显缺血的葡萄膜炎患者中，也发现了视盘新生血管[135]。考虑到新生血管可以通过皮质类固醇和其他免疫抑制治疗消退，在这一异质性疾病组中，仅炎症就足以使视网膜新生血管形成[136-138]。在葡萄膜炎的环境中，血 – 眼屏障的破坏导致炎症细胞、细胞因子和生长因子在玻璃体中积聚，从而显著改变视网膜微环境。转录因子 NF-κB 在炎症反应中起着关键作用，并影响多种促炎和促血管生成细胞因子和生长因子的表达，包括 VEGF、IL-1β、IL-6 和 TNF-α。这些细胞因子在葡萄膜炎患者的玻璃体中被发现升高[139]。VEGF 仍然是葡萄膜炎相关新生血管形成的关键分子，一些研究显示抗血管内皮生长因子治疗的益处（尽管是部分的）[140, 141]。

二、脉络膜血管生成机制 Mechanisms of Choroidal Angiogenesis

脉络膜新生血管（choroidal neovascularizzation，CNV）是指起源于脉络膜毛细血管的新生血管生长到视网膜色素上皮下（sub-RPE）或视网膜下间隙。CNV 发生的一个必要条件是 Bruch 膜（BM）的破坏，这种破坏可伴随长期炎症（nvAMD、外层视网膜脉络膜病变、感染性病因）、创伤（脉络膜破裂、近视、医源性）、继发于系统性疾病的缺陷 BM（血管样条带）而发生，或没有任何可确定的原因（特发性）。然而，病理性近视的 CNV 病变与 AMD 的 CNV 相比，视网膜水肿、视网膜下液（SRF）和色素上皮脱离（PED）明显减少[142]。另外，近视型 CNVM 通常体积较小，对慢性抗 VEGF 抑制的需求较少。这说明近视眼 CNVM 的发生可能与 AMD 中 CNVM 的发生有共同的信号转导途径，但其发生的根本原因和发病机制不同。

Ryan 最初描述的 CNV 激光诱导模型的建立，对我们理解脉络膜血管生成中的分子事件有着重要的影响，已成为 nvAMD 研究中应用最广泛的模型[143]。虽然该模型不能完全反映 nvAMD 的分期，但已广泛应用于多种抗血管生成药物的临床前试验[144]。另外，手术切除 nvAMD 患者脉络膜新生血管膜及其随后的组织病理学检查增加了我们对 nvAMD 中导致 CNV 的复杂途径的了解[145]。下面我们将讨论 CNV 中涉及的组件，特别是在 nvAMD（图 28–3）。

（一）视网膜色素上皮的老化和衰老 Aging and Senescence of the Retinal Pigment Epithelium (RPE)

AMD 几乎所有特征包括 CNV 的发生和进展都

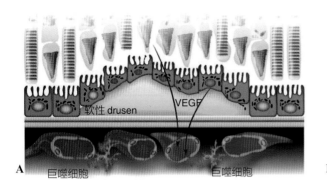
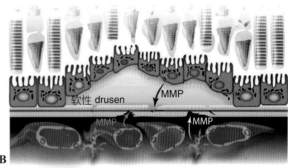
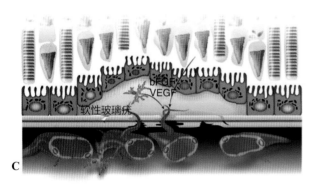
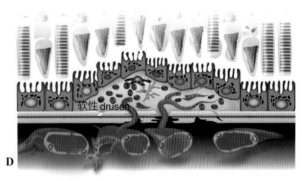
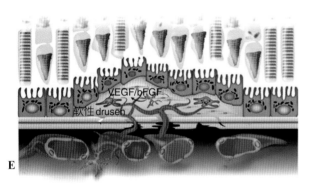
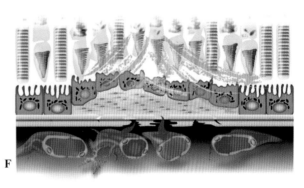

▲ 图 28-3　脉络膜新生血管，CNV 发生和发展所需的假定病理阶段

A. 软性 drusen 部位的低度炎症和组织低氧引起视网膜色素上皮和感光细胞分泌血管内皮生长因子（VEGF）。巨噬细胞对局部分泌的化学引诱剂或 drusen 成分（如单核细胞化学引诱蛋白 -1，补体因子 H）产生反应，被吸引到该区域。促血管生成 M2- 巨噬细胞的积聚。B. Bruch 膜破裂是 CNV 发生的先决条件，这种情况被认为是由于 RPE、脉络膜内皮细胞或巨噬细胞局部分泌基质金属蛋白酶所致。Bruch 膜的这种蛋白降解激活了脉络膜 -RPE 界面的伤口愈合反应。C. 血管生成因子如 VEGF 和碱性成纤维细胞生长因子通过 Bruch 膜的断裂诱导脉络膜内皮细胞的活化和增殖。巨噬细胞进入视网膜下间隙，促进血管生成反应。D. 新生血管缺乏周细胞，易渗漏、脆弱，常导致视网膜下积液或出血。E. 局部分泌的生长因子诱导 RPE 细胞的转分化，并使其从单层细胞进一步迁移到病变基质中。新生血管膜的成熟与成纤维细胞、转分化 RPE 细胞和炎症细胞的募集。F. 这种伤口愈合反应的终点是盘状病变的形成，其特征是纤维组织的异常增生严重影响上覆的光感受器的功能（图片由 Aristomenis Thanos，MD 提供）。MMP. 金属蛋白酶

与年龄有关[146]。脂褐素是光感受器外节段被溶酶体消化的副产物，随着年龄的增长，RPE 的溶酶体活性逐渐降低。脂褐素的累积被认为是导致 RPE 功能紊乱的原因。老化的 RPE 细胞可能会减少抗血管生成分子如 PEDF 的产生，因为培养的 RPE 细胞的连续传代导致 PEDF 的产生减少[147-149]。

（二）Drusen，基底层状 / 线性沉积物形成
Drusen, Basal Laminar/Linear Deposit Formation

软性 drusen 与硬性 drusen 不同，似乎是 CNV 形成的一个重要的关联和易感特征。据认为，作为 RPE 扩散干扰的一部分，碎片的膜状堆积、硬

性 drusen 的软化和基底层状 / 线性沉积物中的解离可能有助于软性 drusen 的形成[150-154]。组织病理学研究还显示，基底层沉积物（在 RPE 的细胞质膜和基底膜之间积聚）和基底线性沉积物（在 Bruch 膜的内胶原区增厚）也与 CNV 有重要关系[155]。因此，在 RPE 层与 Bruch 膜之间呈弥漫分布的异常沉积是 CNV 的易感特征。推测 RPE 层与 Bruch 膜之间的沉积物可能阻碍了氧和营养物质从脉络膜毛细血管向 RPE 单层和感光细胞的扩散[156]。这种推测性的局部细胞缺氧可能导致血管生成生长因子如 VEGF 的过度表达，而 VEGF 又反过来诱导脉络膜血管新生血管形成。此外，已知这些沉积物含有免疫反应的成分，因此可能作为炎症的起始物[157-160]。这些沉积物还可以作为一个储存库，用于隔离可能影响邻近 RPE 和脉络膜内皮细胞功能的因子，如 AGE[161, 162]。

（三）Bruch 膜的酶和机械破坏 Enzymatic and Mechanical Disruption of Bruch's Membrane

在 CNV，活化的内皮细胞通过 Bruch 膜迁移，这一过程是通过完整 Bruch 膜的降解或通过现有 Bruch 膜断裂来生长的。临床病理学研究表明，隐匿型 CNV（1 型）是 RPE 下增殖的新生血管，与传统 CNV（2 型）相比，其渗透性 / 活性较低，其中新生血管已穿透 BM/RPE 复合体[163]。还需要注意的是，还有第三种类型的新生血管（3 型），即视网膜内的新生血管增生，有一个灌注的小动脉和引流的小静脉，可伴有视网膜毛细血管的代偿性扩张改变和通过 BM/RPE 复合体中的断裂，形成视网膜 – 脉络膜吻合（RCA）[164]。当基质金属蛋白酶及其抑制剂组织金属蛋白酶抑制剂（TIMP）之间的平衡有利于蛋白水解酶环境时，Bruch 膜可能被破坏。RPE 细胞表达 MMP-1（间质胶原酶）、MMP-2（72kDa 明胶酶）、MMP-3（stromelysin）和 MMP-9（92kDa 明胶酶）及 TIMP-1、TIMP-2 和 TIMP-3[165-167]。因此，Bruch 膜蛋白水解可能是 TIMP 表达减少或 MMP 表达增加的结果。MMP 在降解新生血管分支前缘的细胞外基质方面也起着重要作用。结果表明，AMD 患者黄斑部 Bruch 膜弹性层厚度和完整性降低，对照组则无此现象[168]。赖氨酰氧化酶样

（LOXL）蛋白 1 已被证明是指导空间定义的弹性蛋白沉积，是维持弹性纤维必不可少的。*LOXL1* 基因缺陷小鼠在激光损伤后新生血管增多[169]。Bruch 膜的其他成分如胶原 XVIII 的损伤已被证明会影响动物 CNV 的形成。胶原 XVIII 基因敲除小鼠的脉络膜血管发育正常，但显示激光诱导的 CNV 的体积增大和渗漏增加[170]。

在光感受器中过度表达 VEGF 的 Bruch 膜完整的转基因小鼠会形成视网膜下新生血管。然而，视网膜下血管从视网膜血管而不是脉络膜血管延伸[171]。相反，在 RPE 细胞中过度表达 VEGF 的转基因小鼠显示出脉络膜内 CNV[172]。这些发现支持 CNV 既需要血管生成因子的表达，也需要 Bruch 膜中的断裂（通过蛋白水解、物理破坏或预先存在的断裂）的观点。

巨噬细胞是一种酶（如 MMP）的另一种来源，可导致 Bruch 膜的局灶性破坏[173]。组织病理学研究显示巨噬细胞在 Bruch 膜变薄的部分聚集[174]。在 AMD 中，RPE 显示 MCP-1 表达增加，MCP-1 是巨噬细胞募集的关键因子[175]。脉络膜中的巨噬细胞随后可降解 Bruch 膜，从而形成一个通道，被激活的脉络膜内皮细胞进入 RPE 下空间。

（四）巨噬细胞和小胶质细胞与 CNV Macrophages and Microglial Cells, and CNV

巨噬细胞（Mφ）是血管生成生长因子的额外来源，可能促进 CNV 的发展，巨噬细胞的药理学耗竭降低了实验性激光诱导 CNV 的病变大小和严重程度[176, 177]。Mφ 活化后，TNF-α、IL-1β 等炎性细胞因子表达增加，可能通过刺激 RPE 中 VEGF 的表达促进血管生成[178]。Mφs 向经典促炎 M1 样和替代性促血管生成 M2 样极化，这两种极化状态是连续的[179]，似乎对 nvADM 退行性变的血管生成转换至关重要[180]。Rho 相关激酶（ROCK）信号与 Mφ 极化有关，ROCK 抑制剂在新生血管疾病中已被证实[180, 181]。结果表明，与正常老龄眼的 M1 巨噬细胞相比，M2 Mφ 的数量增加，而且，老龄化的巨噬细胞表现出胆固醇外流受损，并转为促血管生成表型的新生血管性 AMD，这部分支持了年龄是 nvADM 最关键的危险因素的事实[182-184]。

小胶质细胞（microglial cell，MC）是视网膜的常驻细胞，参与了对损伤和死亡细胞的吞噬[185]。积聚碎片的吞噬功能紊乱可能导致进一步的炎症[186]。此外，在 AMD 的动物模型中，视网膜下间隙有小胶质细胞的聚集[187]。CX3CR1 是一种由 MC 产生的细胞因子，AMD 与 CX3CR1 之间的联系已被报道[188, 189]。在 CX3CR1 基因缺陷小鼠中，MC 在视网膜下间隙积聚，导致 drusen 形成和光感受器退化，而在动物模型中 MCP1 和 CX3CR1 的双基因敲除导致 AMD 具有自发性 CNV 形成的 AMD 表型[190-192]。

（五）补体、AMD 和 CNV Complement, AMD, and CNV

对人类供体眼的研究表明，与对照组相比，AMD 患者眼 RPE/Bruch 膜 / 脉络膜毛细血管区 C-反应蛋白水平升高，补体因子 H（CFH）降低，提示补体和炎症在疾病进展中的作用[193]。在 drusen 中检测到补体成分[151, 152, 157-160]，CD59 基因敲除的动物模型导致 CNV 增加[194]。最近，补体因子 H 中的 Y402H 多态性与 AMD 和可能的湿性 AMD 的风险增加有关[195-198]。CFH 的这种特殊等位基因导致其活性降低，从而增加补体介导的炎症反应，因为 CFH 是替代途径的负调节因子。其他的人类研究已经在另外两个编码补体蛋白的基因中鉴定出保护性单倍型，即因子 B（缩写为 BF、fB 或 Fb）和补体成分 2（C2）[199]。替代补体调节病理性血管生成，在 OIR 模型中，Fb（-/-）小鼠在出生后第 17 天显示新生血管数量增加，而在同一模型中，缺乏中央补体成分 C3 的小鼠显示新生血管数量增加[200, 201]。然而，另一项研究表明，fB 缺乏对 CNVM 激光模型具有保护作用[202]。在同一项研究中，它们显示了一种可溶性因子的抗血管生成作用，该因子由小鼠因子 H 的 N 末端组成，含有 AP 抑制结构域，与补体受体 2 靶向片段相连。CFH 多态性被报道影响 CFH-Y402H CC 对抗 VEGF 的应答，但 CATT 试验报告，尽管 CFH、ARMS2、HTRA1 和 C3 的特异性等位基因可能预测 AMD 的发展，但它们并不能预测抗 VEGF 的应答[203-205]。以补体为基础的治疗主要针对干性 AMD，但早期临床试验并不令人鼓舞[206]。

三、新生血管形成中的血管生成和抗血管生成因子 Angiogenic and Antiangiogenic Factors in Neovascularization

（一）血管生成因子 Angiogenic Factors

1. 血管内皮生长因子 Vascular Endothelial Growth Factor

VEGF，也称为 VEGF-A 或 VEGF-1，在人类中表达为五种 mRNA 剪接变体：121、145、165、189 和 206 亚型[207]。VEGF 是一种具有二硫键亚基的肝素结合二聚糖蛋白，与 PDGF 的 A、B 链具有显著的序列同源性[208]。VEGF 121 完全可溶，不与细胞外基质结合。VEGF 165 是中间产物，与细胞外基质有一定的结合。VEGF 189 几乎完全隔离到细胞外基质和细胞表面[209, 210]。VEGF165 是筛选人 cDNA 文库时主要表达的亚型，在生物利用度和生物效价方面均为最佳。它是视网膜发育和病理血管生成的关键亚型[16, 210, 211]。另外两种相关的内皮生长因子，VEGF-B 和 VEGF-C，在结构上与 VEGF 同源，似乎在肿瘤血管生成和淋巴系统发育中发挥作用，VEGF-D 也是如此[212]。VEGF-C，又称 VEGF-2，在兔缺血后肢模型中有促进血管生成的作用[213]。VEGF-E 主要通过 VEGF 受体 2 与 VEGF-A 具有相似的血管生成活性[214]。

VEGF 在肿瘤模型中首次被鉴定为血管通透性因子和缺氧引起血管生成的启动子。除了是最强的内皮细胞有丝分裂原外，VEGF 还可以诱导微血管内皮细胞表达纤溶酶原激活剂，这在毛细血管形成所需的细胞外蛋白水解中非常重要[215]。VEGF 诱导内皮细胞 $\alpha_1\beta_1$ 和 $\alpha_2\beta_1$ 整合素的表达，这两种整合素在细胞迁移中起重要作用[216]。在体外实验也有证据表明，VEGF 上调了肾小球、脉络丛甚至毛细血管内皮细胞的开孔[217]。白细胞黏附在血管渗漏中起重要作用。VEGF 增加内皮细胞 ICAM-1 的表达，导致白细胞增多，从而介导血 - 视网膜屏障的破坏[218]。

高亲和力和低亲和力血管内皮生长因子受体不仅存在于内皮细胞，而且在骨髓源性和视网膜上皮细胞上都有发现[219-221]。它们属于酪氨酸激酶家族，需要磷酸化才能在配体结合时被激活。VEGFR-1（人的 FMS 样酪氨酸激酶或 FLT-1）和 VEGFR-2

（小鼠的胎肝激酶 1 或 Flk-1，大鼠的 TKR-C，人的激酶插入区受体或 KDR）在内皮细胞上表达，而 VEGFR-3（FLT4）主要存在于淋巴管内皮细胞上[222]。尽管 VEGF 同时与 VEGFR-1 和 VEGFR-2 结合，后者主要负责内皮细胞有丝分裂、存活和通透性[223]。VEGFR-1 可能通过隔离 VEGF，阻止其与 VEGFR-2 相互作用而在发育过程中发挥重要作用[224]。VEGFR-1 在单核细胞趋化中起着重要作用[225, 226]。VEGF-C 也是 VEGFR-2 和 VEGFR-3 的配体[213]。FGF-2 与 VEGF 的协同作用已被证实，FGF-2 可增加微血管内皮和主动脉内皮细胞中 VEGFR-2 的表达[227]。除了受体酪氨酸激酶外，VEGF 还与一个共受体家族 neuropilins 相互作用，neuropilins 可能增强其血管生成功能[228]。

多种生长因子导致 VEGF 基因表达上调，包括表皮生长因子、TGF-α 和 β、IGF-1、FGF 和 PDGF，提示这些因子在缺氧调节 VEGF 的同时旁分泌和自分泌[219, 229]。研究表明，TGF-β 在 CNV 的 RPE 细胞中表达上调，并可能在调节 VEGF 和碱性 FGF 的作用中发挥作用[230]。TGF-β 和 IL-1 均可诱导脉络膜成纤维细胞 VEGF 表达[231]。VEGF 和 TGF-β 可上调结缔组织生长因子（CTGF），CTGF 是 CNV 中一种促血管生成和促纤维化的生长因子[232]。然而，与 VEGF 相比，这些生长因子的相对重要性尚未确定。

2. 成纤维细胞生长因子 -2　Fibroblast Growth Factor-2

酸性和碱性成纤维细胞生长因子是 FGF 家族的原型成员。碱性 FGF 或 FGF-2 是一种成纤维细胞有丝分裂原，是最早发现和怀疑的眼部新生血管生成因子之一。FGF-2 被称为"存储生长因子"，因为许多与细胞相关的 FGF-2 存在于细胞外基质中[233]。

FGF-2 参与了血管生成的各个方面。它刺激内皮细胞增殖和迁移，并诱导蛋白酶的产生[234]。FGF-2 在鸡胚绒毛尿囊膜（CAM）和角膜微囊生物测定中是血管生成的[235, 236]。FGF-2 已从许多正常组织、中胚层和神经外胚层来源的肿瘤及 CNV 膜中分离得到[230, 237-239]。

反对 FGF-2 在病理性血管生成中作用的一个论点是它缺乏一个明确的分泌信号肽[240]。然而，许多替代途径的 FGF-2 释放已被推定，包括 ATP 结合盒（ABC）转运蛋白，选择性胞吐，细胞死亡或损伤[241-243]。在亚致死性损伤过程中，细胞可瞬间释放 FGF-2。利用培养的主动脉内皮细胞，McNeil 及其同事已经证明，刮伤造成的机械性损伤会导致 FGF-2 从损伤细胞中有效释放[241]（D'Amore 也对此进行了综述[242]）。在小鼠视神经损伤的实验模型中，FGF-2 免疫染色在视网膜光感受器层显著增加[244]。最后，角膜上皮损伤导致 FGF-2 释放，FGF-2 与基底膜结合[243]。这些和其他的观察结果表明，FGF-2 可能在维持组织完整性和损伤后修复中起到"创伤激素"的作用。

3. 整合素家族 Integrins

整合素是一类由 15α 和 8β 亚基组成的异二聚体结合的细胞黏附蛋白家族，是血管生成的重要调节因子。它们介导内皮细胞与细胞外基质的黏附，促进增殖、迁移，并对新生血管形成过程中的存活或凋亡信号做出反应[245]。不同的整合素可以与同一配体结合，但启动不同的细胞内信号通路。此外，一个整合素可以与多个配体结合，除了细胞外基质成分外，对白细胞黏附重要的 ICAM 也可以与整合素结合[246]。

$\alpha_v\beta_3$ 通过调节 NF-κB 抑制新生血管内皮细胞 V_3 凋亡[247]。$\alpha_v\beta_3$ 和 $\alpha_v\beta_5$ 在血管内皮细胞上高表达，在实验模型和临床标本的新生血管组织中得到证实[248, 249]。Friedlander 及其同事发现 $\alpha_v\beta_3$ 和 $\alpha_v\beta_5$ 均在 DR 增殖的眼新生血管组织中表达，而 AMD 和眼组织胞浆菌病综合征新生血管组织中仅表达 $\alpha_v\beta_3$[249]。阻断整合素可抑制鸡胚 CAM 和角膜新生血管模型中的血管生成，整合素结合也可部分抑制视网膜新生血管生成[250, 251]。

4. Ang 和 Tie2　Ang and Tie2

Ang-1 是一种对内皮细胞具有趋化作用的 70kDa 糖蛋白，被认为在非内皮细胞成分的组装和毛细血管芽的形成中起重要作用[252, 253]。Ang-1 与 Tie2 结合，Tie2 是酪氨酸激酶受体，在内皮细胞和早期造血细胞上表达[254, 255]。编码 Ang-1 或其受体 Tie2 的基因敲除在胚胎上是致命的，敲除后不能招募平滑肌和周细胞前体。Tie2 也被证实存在于成人的静止血管和血管生成性血管系统中，可能在血管维持中发挥作用[255, 256]。Ang-2 也与 Tie2 紧密结合，但不导致受体磷酸化；相反，它作为一种竞争性抑制剂阻止 Ang-1 结合[257]。据推测，Ang-2 结合介导内皮细胞存活信号，使其对 VEGF 更敏感，从而导致新生血管形成。然而，随着 VEGF 的抑制，Ang-2 结合导致细胞凋亡[257]。在兔角膜微囊模型中，Ang-1 和 Ang-2 均不能单独诱导角膜新生血管形成，而 Ang-1 和 Ang-2 均能促进血管形成，Ang-2 的作用更强[258]。过度表达 Ang-2 的转基因小鼠显示血管形成中断，并且在表型上与 Ang-1 缺陷小鼠相似[257]。血管生成素 1 和 2 蛋白体 trebananib 治疗血管肉瘤［一种罕见的恶性内皮细胞肿瘤，血管生成素系统（Tie2 和 Ang2）上调］的 Ⅱ 期研究获得了良好的耐受性，但缺乏反应导致本研究结束[259]。最近一项用激活 Tie2 的血管内皮蛋白酪氨酸磷酸酶抑制剂治疗糖尿病性黄斑水肿的研究显示初步的阳性结果[260]。为了更好地了解 Ang 和 Tie2 在眼部血管生成中的作用，还需要进一步的研究。

5. 基质金属蛋白酶 Matrix Metalloproteinases

微血管的细胞外基质是一种高度动态的结构，含有胶原蛋白、层粘连蛋白、纤维连接蛋白、蛋白聚糖和其他蛋白质。生长因子如 FGF-2 定位于此，整合素介导细胞与细胞外基质的相互作用。细胞外基质在发育和血管生成过程中被重塑，随着原有基质的降解和新基质材料的合成，使内皮细胞迁移和增殖。降解由 16 种已知的 MMP 和纤溶酶完成。纤溶酶是一种潜在的纤溶酶原，需要通过尿激酶型纤溶酶原激活剂等酶进行蛋白水解酶激活。纤溶酶原激活物抑制剂可以抑制这种激活。MMP 同样作为潜在的原酶合成，需要蛋白水解活化。四种已知的特异性组织抑制剂（TIMPS）和 α- 巨球蛋白均可抑制 MMP 的活性。关于 MMP 及其抑制剂的综述，见 Hadler Olsen 等所述[261]。

VEGF 通过 Flt-1 诱导内皮细胞产生组织因子和 MMP，并诱导平滑肌细胞产生 MMP[262, 263]。年龄也导致脉络膜内皮细胞 MMP-2mRNA 表达增加[264]。MMP-2 与整合素 $\alpha_v\beta_3$ 之间的另一种相互作用已被证实，它们在功能上与血管生成的血管表面相关，结合后，胶原溶解活性增强。MMP-2 的一个天然片段，称为 PEX，也被证明可以阻止 MMP-2 与 $\alpha_v\beta_3$ 的结合，从而降低蛋白水解活性[265]。因此，

内源性 MMP 片段和 TIMP 有助于调节侵袭性新血管的作用。MMP-9 是主要的诱导 MMP 之一。它在基础状态的水平似乎被能量传感器 AMP 激活蛋白激酶（AMPK）所抑制[266]。人类中性粒细胞已被证明能释放游离 TIMP 的 MMP-9，为血管生成提供一种有效的催化刺激因子[267]。

（二）抗血管生成因子 Antiangiogenic Factors

1. 色素上皮衍生因子（PEDF）；Serpin 肽酶抑制剂，F 类成员 1（SERPINF1） Pigment Epithelium-Derived Factor (PEDF); Serpin Peptidase Inhibitor, Clade F, Member 1 (SERPINF1)

PEDF 是一种 50kDa 的 serpin 蛋白酶，最初发现它是人类胚胎 RPE 细胞分泌的一种蛋白质[268]。PEDF 是迄今为止发现的最有效的抗血管生成生长因子[88]。PEDF 通过增强 Fas 配体与其受体 Fas 的相互作用促进内皮细胞凋亡。这似乎是 PEDF 促进细胞凋亡的唯一细胞类型[89]。PEDF 在体外也被证明是视网膜母细胞瘤细胞分化的信号[268]。此外，PEDF 在小脑神经颗粒细胞中的神经保护作用已被证实，PEDF 通过激活 NF-κB 导致抗凋亡基因的表达[269]。在视网膜退行性变慢（RDS）突变小鼠中，PEDF 可保护光感受器免受凋亡的影响[270]。因此，PEDF 激活的信号级联导致细胞特异性作用，以促进生存和细胞死亡。

免疫组化研究表明，PEDF 在 RPE 细胞、光感受器间基质、神经节细胞和睫状神经上皮中均有表达[271, 272]。PEDF 也与细胞外基质成分结合。在体外，缺氧导致 PEDF 表达减少，而 VEGF 增加[88]。在体内，增殖性 DR 和湿性 AMD 患者玻璃体中 PEDF 水平降低，PEDF 水平与新生血管呈负相关[273-275]。

PEDF 作为一种神经保护和抗血管生成药物可能具有治疗潜力。它具有促分化和抗血管生成的双重作用，在肿瘤研究中得到了广泛的应用。用基因治疗的方法来管理 PEDF 可能对治疗眼部新生血管也很重要。在小鼠模型中，玻璃体腔和视网膜下腺病毒相关的 PEDF 被用来治疗视网膜缺血和 CNV，并且 PEDF 的过度表达被证明可以抑制新生血管和炎症[276-278]。然而，对于腺病毒介导的 PEDF 研究在新生血管年龄相关性黄斑变性中的早期 Ⅰ 期剂量

递增研究还没有随访报道[279]。

2. 血管抑制素和内皮抑制素 Angiostatin and Endostatin

血管抑制素（angiostatin）是在 Lewis 肺癌小鼠模型中被鉴定的一种 38kDa 肽，被认为可以抑制远处的肿瘤转移[280]。它是纤溶酶原的一个内部片段[280]。

内皮抑素（Endostatin）是从小鼠血管内皮瘤中分离出来的一种 20kDa 肽，已被鉴定为胶原 XVIII 的 C 末端片段[281]。缺乏胶原 XVIII 的小鼠会形成更大、更易渗漏的激光诱导的 CNV[170]。最后，在人血浆中发现了循环内皮抑素。血管抑制素和内皮抑制素都被认为是治疗眼部新生血管的潜在药物，但迄今为止，它们的临床应用尚未取得成功，其生物学效应也存在争议。

（三）最近对血管生成感兴趣的其他因素 Other Factors With Recent Interest in Angiogenesis

最近的研究集中在白细胞介素 18（IL-18）的作用上[283-287]。最初被称为干扰素 –γ 诱导因子，IL-18 在应答细胞中诱导 IFN-γ 的表达。IFN-γ 具有抗血管生成和预防激光诱导小鼠 CNV 的作用[288-290]。Doyle 等已经证明 IL-18 在新生血管性 AMD 模型中具有保护作用[286]，Hirano 等对此提出了质疑[291]，使用生物活性较低的分子和不同的剂量。Doyle 等利用灵长类动物进行的进一步研究继续显示，在细胞因子的生理水平上，CNV 具有保护作用[283, 292]。Shen 等发现，经雷珠单抗治疗后，眼内 IL-18 水平显著升高，且与良好的视力预后相关，此外，眼内注射 IL-18 可减少 VEGF 引起的渗漏和新生血管形成[293]。临床试验将能给出更确切的答案。

PDGF 是一种二聚糖蛋白，由两条 A（–AA）或两条 B（–BB）链或两条（–AB）链的组合组成，是一种参与血管生成的有效间充质细胞有丝分裂原，在动脉粥样硬化斑块中过度表达[294-296]。PDGF 在胚胎发育中具有重要作用，转基因小鼠的研究也表明了 PDGF 在血管周细胞中的重要作用。1997 年，Lindahl 等发现 Pdgfb 的缺乏导致微血管周细胞的丢失和许多毛细血管微动脉瘤的形成[297]。Pdgfb 的缺乏导致胚胎的死亡，同时也导致新生的毛细血管内皮细胞无法吸引 PDGF 受体 β 阳性的周细胞祖细胞[297]。内皮细胞特异性 Pdgfb 丢失导致小鼠存活，但周细胞密度异常，当周细胞密度低于正常值的 50% 时，周细胞密度与微血管畸形的形成呈强烈的负相关，一直到出现增殖性视网膜病变[30]。PDGF-BB 和 FGF2，而不是 PDGF-BB 和 VEGF 或 VEGF 和 FGF2，在后肢缺血模型中协同诱导血管生成和持久功能血管[298]。由于与 VEGF 相比，它在血管生成（周细胞，与内皮细胞相比）中的作用有所不同，研究者们已经研究了在血管生成中的潜在协同治疗。它在 AMD 患者黄斑外核层和血清中均有表达[299, 300]。临床试验已经取得进展，与抗血管内皮生长因子单一疗法相比，第三阶段的结果没有任何益处。值得注意的是，在人和小鼠中，亚型 PDGF B 等位基因与特发性基底节区钙化有关，它被认为与内皮细胞 PDGF-B 的丢失有关，并与周细胞和血脑屏障缺陷程度有关[301]。

四、结论 Conclusions

自从 Michelson 提出一种可溶性和扩散性生长因子介导眼部新生血管形成的假说以来，我们对视网膜和脉络膜血管生成的认识已经大大扩展。毫无疑问，抗血管内皮生长因子药物彻底改变了眼部新生血管疾病的治疗方法，并为分子靶向治疗提供了理论依据。在这些过程中不断发现新的分子和信号通路揭示了它们的发病机制的复杂性，但也提供了新的候选治疗靶点。考虑到细胞信号通路的冗余性，尽管抗血管内皮生长因子治疗的抗渗漏效果似乎没有短期疗效改善的空间，但可能需要多种药物的联合治疗来实现最佳治疗效果。

血－视网膜屏障、免疫特权和自身免疫
Blood-Retinal Barrier, Immune Privilege, and Autoimmunity

第 29 章

Karen R. Armbrust　Robert B. Nussenblatt (posthumously)　著

一、概述 Introduction

100 多年前有一个令人着迷的发现。将不同组织标本置于犬或兔前房，观察 4 个月。令人惊讶的是，诱发的眼内炎症是有限的，放置在前房的大多数组织样本没有排斥反应。相反，放置在身体其他部位的异种移植物没有存活下来 [1]。这项实验是第一次将眼睛识别为免疫特权的部位，尽管这一发现的意义直到很多年后才被认识到：直到 20 世纪 40 年代，Peter Medawar 爵士才正确地识别出这些结果与免疫系统之间的联系 [2]。今天，我们知道眼睛是一个

独特而复杂的器官，它已经发展出多种机制来保护自己免受轻率的免疫攻击和炎症，以保持其微妙的结构和功能。血－眼屏障系统由血－房水屏障和内外血－视网膜屏障组成，限制离子和蛋白质的通过，以维持体内平衡和隔离组织特异性抗原。糖尿病视网膜病变的发病机制为完整的血－视网膜屏障的重要性提供了证据：糖尿病视网膜病变中最早期变化之一是内部血－视网膜屏障功能障碍 [3, 4]。此外，除了血眼屏障外，眼内的许多活性因子也会导致免疫环境的下调（downregul-atory immune environment, DIE ）[5]。血眼屏障和 DIE 是相互依赖的机制，它们

共同作用于维持眼睛的免疫特权。免疫特权（immune privilege）有助于抑制过度炎症和保持正常功能。然而，在某些情况下，免疫特权可能会丧失，导致视网膜自身免疫和眼部炎症。在囊样黄斑水肿中可以发现血 - 视网膜屏障的破坏，而死亡的损失发生在许多形式的葡萄膜炎中，现在被认为在年龄相关性黄斑变性的发展中起着关键作用[6]。

在过去，所有的视网膜自身免疫被认为是致病性的，积极抑制视网膜免疫被认为是维持眼健康所必需的。然而，研究表明正常对照组中存在视网膜自身抗体[7a]，并且在正常视网膜中发现高浓度的致炎配体的组成性表达[7b]。此外，动物视神经损伤研究表明，视网膜自身免疫可能有助于限制视网膜神经节细胞的附带损害[8]。因此，视网膜自身免疫可以被视为一把"双刃剑"，既有保护作用，也有破坏作用。

二、血 - 眼屏障 Blood-Ocular Barrier

19 世纪末，德国细菌学家和免疫学家 Paul Ehrlich 在动物模型上进行了染色组织的实验。当他将染料注入血液时，尽管几乎所有的组织都变得颜色浓烈，但是大脑仍然没有染色[9]。几十年后，他的一名学生 Edwin Goldmann 用另一种方法进行了实验，将染料注入脑脊液。这一次，大脑被染色了，身体的其他部分仍然没有染色[10]。Goldmann 正确地得出结论，血液和脑脊液这两个部分之间存在一个限制可溶性物质通过的屏障。同年，在 1913 年，Schnaudigel 用台盼蓝显示了在兔子的血液和视网膜之间类似的屏障[11]。

今天我们知道，眼睛内部的解剖结构限制了血液和大部分眼睛本身的流动[12]。血 - 眼屏障主要由两部分组成：血 - 房水屏障和血 - 视网膜屏障。血 - 房水屏障由睫状体无色素上皮、Schlemm 管内皮和虹膜毛细血管内皮形成[13]。血视网膜屏障位于两个层面。视网膜血管的无孔的毛细血管形成了内部的血 - 视网膜屏障，视网膜色素上皮（RPE）的紧密连接形成了外部的血 - 视网膜屏障[14]。

总之，这些血 - 眼屏障限制了离子的通过，以维持房水和玻璃体的内稳态，同时也阻止了其他血源性分子进入眼睛。特别是亲水性分子在血 - 眼屏障中具有低渗透性[15]。血 - 眼屏障破坏的情况通常会导致炎症，使药物和其他分子更容易进入眼睛。许多眼部疾病与血 - 眼屏障的改变有关，这并不奇怪，尽管很难区分血 - 眼屏障功能障碍是导致疾病的原因还是疾病本身造成的结果。

（一）囊样黄斑水肿的血视网膜屏障 Blood-Retinal Barrier in Cystoid Macular Edema

囊样黄斑水肿和随后的视力丧失与许多不同的病因有关，眼外伤、眼内炎症和血管变性等，都可能导致血 - 视网膜屏障通透性增加。视网膜的内丛状层和外丛状层对阻止液体连续分布起着扩散屏障的作用。因此，内血 - 视网膜屏障的破坏导致囊样水肿发生在内核层，而外血 - 视网膜屏障的血清渗漏则聚集在 Henle 纤维层的囊腔[16]。

（二）糖尿病视网膜病变的血 - 视网膜屏障 Blood-Retinal Barrier in Diabetic Retinopathy

非增殖性和增殖性糖尿病视网膜病变的初始损害是慢性高血糖，导致视网膜缺氧。血管舒张等代偿性机制为缺氧条件下增加视网膜血流量提供了一种暂时性的方法。然而，在自我调节功能衰竭后，视网膜血管周细胞的丢失和周细胞 - 内皮细胞复合体的破坏可能会发生，从而导致视网膜血管内皮紧密连接的破坏[4, 17]。血浆从现在可渗透的内血 - 视网膜屏障渗漏可能导致视网膜水肿和随后的视力丧失。此外，慢性高血糖可诱导低氧介导的生长因子和细胞因子的表达，上调通路导致白细胞黏附、内皮细胞损伤和内皮细胞的通透性增加，以及增生性糖尿病视网膜病变的异常血管生长[18-20]。

三、免疫学基本概念 Basic Concepts of Immunology

早期关于眼部免疫特权的研究主要集中在血 - 眼屏障的重要性和眼部缺乏直接的眼淋巴引流上[2]。尽管完整的血眼屏障对眼部免疫赦免具有不可否认的重要作用，但今天我们知道，眼部免疫赦免比单纯分离组织特异性抗原更为复杂。为了更全面地了解眼部免疫特权和视网膜自身免疫的概念，我们必须了解免疫学的基本概念，然后研究这些免疫成分如何在眼睛中发挥积极作用。

（一）先天免疫 Innate Immunity

人体两种免疫系统，分为先天的和适应性的，它们共存以防止病原体。先天免疫是更原始的系统，是非特异性和即时反应。多种模式识别受体（pattern recognition receptor，PRR）识别保守的微生物模式，例如 Toll 样受体识别革兰阴性细菌外膜上的脂多糖（LPS），并触发非特异性炎症反应[21]。先天免疫的关键成分是上皮屏障、单核细胞、巨噬细胞、自然杀伤（NK）细胞、多形核细胞、嗜酸性粒细胞、嗜碱性粒细胞和血浆蛋白，它们属于补体级联、凝血级联和急性期反应物家族的血浆蛋白。

（二）适应性免疫 Adaptive Immunity

相比之下，适应性免疫，顾名思义，根据先前和当前的环境而变化。适应性免疫的关键细胞成分是 B 淋巴细胞和 T 淋巴细胞，它们拥有独特的受体，可以识别数十亿个不同的抗原表位，涵盖了大多数具有生物学意义的分子[22]。由 B 细胞表达的免疫球蛋白和由 T 细胞表达的 T 细胞受体（T-cell receptor，TCR）在没有外源性刺激的情况下形成，并具有独特结构，赋予抗原识别的特异性。每个淋巴细胞克隆在细胞表面表达分子上相同的受体，因此，为了识别数十亿个不同的表位，有数十亿个独特的淋巴细胞。在胸腺（T 细胞）和骨髓（B 细胞）中成熟后，细胞在细胞周期 G_0 保持静止，直到遇到与其受体有足够亲和力的互补抗原。在适当的共同刺激下结合其中一个 B 细胞或 T 细胞受体之一的分子是触发特定免疫反应的起始事件，靶向清除结合分子或抗原。如果该分子是病原体衍生的，免疫激活会导致病原体的消除，但如果该分子是自体衍生的，那么免疫激活可能导致自身免疫、组织损伤、疾病和宿主组织的破坏。重要的是要认识到，产生抗体和 T 细胞受体的随机过程将产生具有高亲和力的与自身抗原结合的淋巴细胞受体[23]，我们将在本章的以后章节中更详细地研究保护身体免受这些潜在的自身反应淋巴细胞伤害的过程。一个幼稚淋巴细胞的激活会导致该淋巴细胞的增殖，产生克隆，每个克隆都有相同的独特受体，可以识别一个激发抗原的表位。T 细胞有两大类：CD4⁺T 细胞和 CD8⁺T 细胞。活化的 CD8⁺T 细胞成为效应细

毒性 T 细胞，而激活幼稚 CD4⁺T 细胞活化期间的细胞因子环境负责分化成三种主要类型的效应 T 细胞：Th1、Th2 和 Th17 细胞。白细胞介素（IL）-12 的表达导致 Th1 细胞的产生，IL-4 导致 Th2 产生[24]，而 IL-1 和 IL-23 导致 Th17 分化[24,25]。一些 Th1 和 Th2 细胞克隆将成为记忆细胞，如果再次遇到抗原，它们将驱动增强的免疫反应。其余的 Th1 细胞将分泌细胞因子，靶向巨噬细胞和其他介导细胞免疫的细胞。相反，Th2 细胞会刺激 B 细胞增殖并产生抗体，介导体液免疫。Th17 细胞是最近发现的一个能够产生 IL-17 的辅助性 T 细胞家族[26]。Th17 细胞通过产生 IL-23 在对抗各种细菌和真菌方面发挥着重要作用，但在葡萄膜炎、多发性硬化和类风湿关节炎等自身免疫性疾病患者中也可以发现 Th17 细胞数量的增加。

免疫反应可以比作神经反射弧，它有一个传入肢体、一个中枢过程和一个传出肢体。在免疫传入肢中，抗原被捕获、加工、运输并呈现给淋巴细胞。树突状细胞和巨噬细胞均来源于骨髓，通过吞噬和内吞抗原，处理抗原，然后结合细胞表面的特殊的主要组织相容性复合物（MHC）分子共同呈递，从而发挥呈递细胞（APC）的作用。B 淋巴细胞和 T 淋巴细胞抗原呈递存在差异：B 细胞受体可以直接与原始抗原结合，而 TCR 只能识别特殊表面分子（MHC Ⅰ、Ⅱ 类）上呈递的肽片段。MHC Ⅰ 类分子存在于大多数细胞中，呈现来自细胞质中的蛋白质降解的肽（细胞内抗原，如病毒和其他细胞内微生物产物），而 MHC Ⅱ 类分子存在于 APC 和淋巴细胞中，呈现来自吞噬囊泡中的肽（细胞外抗原来自微环境）。

免疫反应的中心环节是抗原特异性淋巴细胞的活化和分化。幼稚淋巴细胞的活化需要 APC，且只发生在次级淋巴器官（如淋巴结、脾、扁桃体和 Peyer 斑）的有组织淋巴组织中。APC 抗原复合物与淋巴细胞结合后，需要协同刺激才能完全激活淋巴细胞[27]。APC 自身通过上调一系列表面分子（CD80、CD86、细胞间黏附分子-1、淋巴细胞功能相关分子-3 和 CD40）作为淋巴细胞受体的配体，为淋巴细胞活化提供必要的共刺激。共刺激还涉及 APC 分泌可溶性细胞因子，如 IL-12、IL-6、IL-10 和 IL-1β。

CD4⁺T 细胞激活后，CD4⁺ 淋巴细胞增殖并分

泌一系列细胞因子，包括 IL-2、IL-3、粒 – 巨噬细胞集落刺激因子、干扰素 –γ（IFN-γ）和 IL-4，它们作为淋巴细胞和 APC 的生长和刺激因子，从而放大了增殖过程。此外，IL-2、IFN-γ 和 IL-4 促进 CD8$^+$T 淋巴细胞向成熟的细胞毒性 T 淋巴细胞（CTL）分化。CD4$^+$T 细胞产生的细胞因子也促进 B 淋巴细胞的活化和分化，IFN-γ 和 IL-2 刺激 B 细胞产生补体结合免疫球蛋白 G（IgG）抗体，而 IL-4、IL-5、IL-6 和 IL-10 刺激非补体结合 IgG、IgE 或 IgA 抗体的产生。淋巴组织经过中央处理后的最终产物是活化的效应细胞 CD4$^+$、CD8$^+$ 和 B 细胞，这些细胞具有针对激发抗原的特异性受体。

这些效应细胞主要通过血行途径运输到激发抗原的部位，以执行免疫反应的传出肢体。虽然 B 细胞的参与和激活是直接的，但 T 细胞需要 APC 进行抗原识别。活化的淋巴细胞可能与靶抗原结合，也可能招募免疫系统的其他成分。活化的 B 细胞分泌抗原特异性抗体，以补体依赖的方式直接杀死 / 裂解靶细胞并招募多形核细胞。活化的 CD4$^+$T 细胞分泌 IFN-γ 和肿瘤坏死因子 α（TNF-α）等细胞因子，这些细胞因子反过来将先天然免疫系统的细胞，如单核细胞、巨噬细胞和 NK 细胞，招募到该部位，从而实际破坏抗原或病原体。活化的 CD8$^+$CTL 裂解靶细胞，产生促炎细胞因子，尤其是 IFN-γ。通过这种方式，适应性免疫系统引导先天免疫系统的组成部分以诱导性抗原或病原体为目标。参与这种炎症反应的细胞因子随后维持一个正反馈循环：在靶部位，血管变得渗漏，血管内皮细胞显示与免疫细胞受体结合的配体，局部炎症细胞分泌的趋化因子吸引更多的免疫效应细胞到靶部位。

（三）免疫调节 Immune Regulation

由于基因组有能力产生自我和非自我识别抗体和 TCR，因此必须有机制来抑制和（或）阻止自我反应淋巴细胞的激活。抗自身免疫的第一道防线是针对胸腺内的 T 淋巴细胞和骨髓内的 B 细胞，在这些细胞进入血液之前。胸腺内的 APC 向发育中的 T 细胞提供多种自身肽，那些具有识别高亲和力自身分子的受体的 T 细胞通过凋亡（一种称为中枢耐受的机制）被克隆性地删除[28]。骨髓中也有类似的

选择过程来清除自反应性的 B 细胞[29]。中枢耐受是一种很好地预防自身免疫的机制，但是我们现在知道，胸腺内被鉴定为自身反应的 T 细胞有另一种替代的凋亡途径，这些自身反应的 T 细胞的一个子集分化为调节性 T 细胞。

CD4$^+$CD25 高叉头盒蛋白 3（Foxp3）$^+$ 调节性 T 细胞，又称 Treg 细胞，对通过预防自身免疫维持免疫稳态至关重要[30]。小鼠研究表明，外周血 Foxp3$^+$T 细胞缺失很快导致致命的淋巴增殖性自身免疫反应[31]。一种相关的人类疾病，是免疫功能障碍，多内分泌病和肠病（polyendocri-nopathy and enteropathy，IPEX）综合征，是一种由 Foxp3 突变引起的 X 连锁隐性疾病。IPEX 患者表现为 T 细胞过度活化和严重的自身免疫性疾病，可能是由于 Treg 细胞功能障碍引起的[32]。Treg 细胞直接通过 T 细胞与 T 细胞的相互作用或间接通过 APC 修饰 CD4$^+$ 和 CD8$^+$ 细胞的功能，帮助维持外周血自身耐受[33]。当 CD4$^+$T 细胞在不利于 T 细胞活化的环境中遇到相应的抗原 APC 时，如抗原水平低、共刺激不足、黏膜抗原给药或高 IL-2 环境中，Treg 细胞可能在胸腺、阴性克隆选择期间或在外周发育，转化生长因子 β（TGF）-β、IL-10 和（或）维甲酸[34]。支持 Treg 细胞发育和功能的分子机制是一个活跃的研究领域。

并非所有的自身反应性淋巴细胞在进入外周血都能被检测到，事实上，即使在正常个体中也存在外周自身反应性 T 细胞和 B 细胞。许多组织特异性抗原，如眼限制性分子，可能不在胸腺或骨髓中表达，或者自身反应细胞可能通过其他机制逃避了选择过程。因此，由自身反应性淋巴细胞触发的免疫反应仍然是一个潜在的威胁，而抑制这些自身反应性免疫细胞的机制对于预防自身免疫至关重要[35, 36]。

APC 的功能特性为调制提供了许多机会。首先，抗原可以通过物理屏障或通过使 APC 无法在抗原的微环境中捕获抗原（隔离）而从 APC 分离。其次，APC 降解、加工和表达抗原的能力会受到抑制。再次，可以阻止携带抗原的 APC 向淋巴组织迁移。最后，不充分的共刺激或过多的共刺激都可以抑制淋巴细胞的活化，即使存在具有高亲和力表位的 APC[37]。效应 T 细胞需要中枢和外周共刺激信号，IL-10、TGF-β 等细胞因子的表达可导致淋巴

细胞无活力或重编程为分泌免疫抑制细胞因子的细胞，从而进一步抑制自身免疫[38, 39]。

另一种免疫调节作用靶向抗原特异性免疫效应细胞，如 Fas 配体诱导的淋巴细胞凋亡[40, 41]。免疫反应性淋巴细胞表达 CD95 受体（Fas 受体）。Fas 配体在角膜、视网膜等免疫特权性眼组织中表达，Fas 受体表达的淋巴细胞在遇到 Fas 配体时发生凋亡。其他分子机制，如免疫细胞和辅助细胞（如 Müller 细胞和 RPE 细胞）在抗原遭遇过程中产生 TNF-α，也可能导致淋巴细胞凋亡，从而删除这些免疫反应细胞。

四、作为免疫赦免的眼睛 The Eye as an Immune-Privileged Site

100 多年来，眼睛一直被认为是免疫赦免部位，异种组织移植在眼睛内存活，但不存在于身体的其他部位。在 20 世纪 40 年代，Peter Medawar 爵士证明，只有在眼前房的皮肤移植物没有血管化的情况下，移植物才能长期存活，而且往往是不确定的[2]。另一些人则扩展了 Medawar 的工作，以表明：①各种组织，包括同种异体皮肤移植物、甲状腺组织、神经视网膜组织和同种异体肿瘤细胞，也可以在眼前房中长期存活[42]；②同种异体组织置于玻璃体腔和视网膜下间隙时，也会产生类似的免疫赦免[43, 44]。尽管 Medawar 和其他人将这种免疫特权归因于完整的血–眼屏障和缺乏直接淋巴引流，但现在我们知道，

眼免疫特权涉及的不仅仅是组织特异性抗原隔离。许多研究表明，眼免疫赦免是一个复杂的、动态的过程，涉及免疫调节机制和解剖因素。

毕竟，即使是免疫赦免也会受到细胞所表达抗原的免疫原性强度的影响。表达 MHC 编码的同种异体抗原的肿瘤在受体小鼠前房的存活率有限，而表达较弱的移植同种抗原的肿瘤的存活时间更长[45]。此外，已知某些眼组织具有免疫赦免，即当移植到身体其他部位时，这些组织本身会引起免疫反应的改变和较少的排斥反应。这些眼组织包括角膜、视网膜色素上皮，可能还有视网膜。当移植到肾包膜（一个非免疫特权部位）下时，与结膜等其他眼组织相比，角膜存活时间延长[46]。被动因素（如血–视网膜屏障）和主动因素（如死亡）对建立和维持眼部免疫赦免至关重要（表 29-1）。

（一）抗原运输 Transportation of Antigens

正如 Medawar 首次发现的那样，血–眼屏障使组织特异性抗原被隔离。视网膜上没有淋巴管，尽管有证据表明抗原可能仍能够被转运到淋巴结[47]。然而，通过血行途径而不是通过淋巴途径的组织引流，可能会改变眼 APC 的功能[48]。

（二）下调免疫环境 Downregulatory Immune Environment

死亡是眼睛的进化适应，以保护自己免受过度

表 29–1 构成眼部免疫赦免的成分

被 动	
血–视网膜屏障	视网膜血管的非生成性血管内皮和视网膜色素上皮之间的紧密连接
淋巴引流不足	视网膜无淋巴管–脉络膜有淋巴管
组织液引流	组织液经血路引流
MHC 表达减少 视网膜中的 APCs 减少 功能改变的 APC	抗原呈递通过 MHC Ⅰ、MHC Ⅱ类分子和 APC 的减少而减少。APC 被微环境改变以促进免疫调节
主 动	
免疫抑制	TGF-β、α-MSH、VIP、CGRP、MIF、IL-1 受体拮抗剂和游离皮质醇微环境
细胞表面表达因子	CD95 配体，CD59，CD55，CD46

APC. 抗原呈递细胞；CD. 人类白细胞表面蛋白的命名；CGRP. 降钙素基因相关肽；IL. 白细胞介素；MHC. 主要组织相容性复合体；MIF. 迁移抑制因子；MSH. 黑素细胞刺激激素；TGF. 转化生长因子；VIP. 血管活性肠肽

炎症。眼睛中的一个小的炎症病灶比身体其他大部分部位的一个同样大小的病灶有更大的影响。后段利用多种活性因子，有助于维持局部免疫环境平衡处于下调状态。活性因子包括 Müller 细胞与淋巴细胞接触中的下调作用[49]。此外，还有许多其他因素影响死亡，包括眼细胞（NK T 细胞、RPE、小胶质细胞、F4/80+ 巨噬细胞）及眼微环境中的细胞表面和可溶性因子（CD95 配体、CD55、CD59、CD46、IL-10、IL-11、TGF-β、α- 黑素细胞刺激素、血管活性肠肽、降钙素基因相关肽、巨噬细胞移动抑制因子、IL-1 受体拮抗剂和游离皮质醇）。正常视网膜中 MHC Ⅰ、Ⅱ类分子的表达减少，在组织内缺乏作为 APC 的骨髓源性细胞[50a]。体外培养的表达 sCD54 和 PGE$_2$ 的 RPE 细胞能下调 T 淋巴细胞产生 CCL3 和 CCL4，从而抑制免疫应答[50b]。所有这些因素都有助于主动下调免疫活性，以预防自身免疫[5]。

（三）年龄相关性黄斑变性免疫环境的下调 Downregulatory Immune Environment in Age-Related Macular Degeneration

AMD 患者中的一些发现（如 CFH、HTRA-1、|PLEKHA1 和 Toll 样受体的变异、血液中活化的巨噬细胞、视网膜成分的自身抗体）表明了免疫系统在 AMD 中的作用[6]。新血管性 AMD 与死亡相关，一项双盲、随机试验的初步研究结果表明[51]，全身抗炎治疗与抗血管内皮生长因子联合治疗湿性 AMD 可能是有益的[52]。

（四）前房相关免疫偏离 Anterior-Chamber-Associated Immune Deviation

前房相关免疫偏离（ACAID）是目前研究最多的眼部免疫赦免现象[53]，清楚地表明免疫赦免涉及的不仅仅是组织特异性抗原隔离。在 ACAID 动物模型中，前房接种抗原可诱导外周对抗原的耐受。虽然它的名字意味着它是前房特有的现象，有证据表明，在玻璃体和视网膜下间隙，同样的机制也在起作用[44]。在虹膜、小梁网和睫状体中有许多骨髓来源的 APC[54]，这些 APC 通过血液途径绕过传入淋巴管和淋巴结到达脾脏。这些眼部 APC 不同于身体其他部位的 APC，因为眼部 APC 显示出激活细胞介导的免疫机制的能力降低，事实上，它

驱动抑制细胞分化以诱导对眼部抗原的耐受。眼睛的微环境中还含有诸如 TGF-β2 之类的因子，如果暴露在眼睛的微环境中，这些因子能够从传统位点重新编程 APC，从而分泌更少的 IL-2，表达更少的 CD40（T 细胞激活的共刺激信号），并产生更成熟的 TGF-β，从而抑制 T 细胞的激活[55a]。眼环境的破坏可能会干扰 ACAID。例如，在老鼠身上的实验表明，在一只眼睛接受激光视网膜烧伤治疗后，接受治疗或未接受治疗的眼睛的前房抗原接种都不会导致未接受激光治疗的老鼠出现外周耐受[55b]。

尽管房水中存在活性可溶性因子可以在体外抑制 T 细胞的活化，降低 NK 细胞裂解靶细胞的能力[56]，并阻断补体的活化[57]，但眼睛对病原体并非毫无抵抗力。它仍然保持一定的免疫功能，以阻止病原入侵。水溶液中的抗体能够中和病毒，而终末分化的细胞毒性 T 细胞可以结合和杀死它们的靶细胞，就像它们在身体其他部位一样[58]。

（五）视网膜抗原与实验性自身免疫性葡萄膜视网膜炎 Retinal Antigens and Experimental Autoimmune Uveoretinitis

动物实验使眼部免疫学的活体研究成为可能。几种自体免疫性后葡萄膜炎的动物模型已被描述（表 29-2）。Wacker 和 Lipton 于 1968 年建立了实验性自身免疫性葡萄膜视网膜炎（EAU）模型[59]，该模型是人类眼部自身免疫的良好动物模型，至今仍被广泛应用。这种模式大多表现为自限性，需要给药佐剂及致病性抗原，以诱导疾病。EAU 模型在诱导免疫机制、识别眼部自身抗原的致病性表位、评价具有临床意义的治疗策略等方面发挥了重要作用。

利用 EAU 动物模型，包括 S 抗原（arrestin）、视黄质结合蛋白（IRBP）、视紫红质（rhodopsin）、视觉恢复蛋白（recoverin）和磷霉素（phosducin）在内的几种视网膜抗原均具有葡萄膜炎的特性。用这些抗原或抗原片段免疫可诱发易感豚鼠、大鼠、小鼠、兔子和猴子的眼部炎症。由此产生的疾病类似于各种人类葡萄膜炎疾病，如眼结节病（图 29-1）、Vogt- 小柳 - 原田（Vogt-Koyanagi-Harada）病、交感性眼炎和 Behçet 病（图 29-2）。我们对视网膜自身抗原的认识大多来源于使用 S 抗原、IRBP 衍生

表 29-2　自身免疫性后葡萄膜炎动物模型

模　型	抗　原	靶组织	临床疾病
实验性自身免疫性葡萄膜视网膜炎（EAU）	S- 抗原 视紫红质 恢复蛋白 光导蛋白	视网膜感光层	后葡萄膜炎和视网膜血管炎，如交感神经性眼炎、VKH 和 Behçet 病
实验性黑色素蛋白诱发葡萄膜炎（EMIU）	黑色素蛋白质类 酪氨酸酶相关蛋白 1 和 2	脉络膜	慢性全葡萄膜炎和后葡萄膜炎，如 SO 和 VKH
实验性自身免疫性色素上皮性葡萄膜炎（EAPU）	RPE 膜蛋白诱导	RPE 细胞	后葡萄膜炎

IRBP. 视黄酸结合蛋白；SO. 交感性眼炎；VKH. Vogt-Koyanagi-Harada 综合征

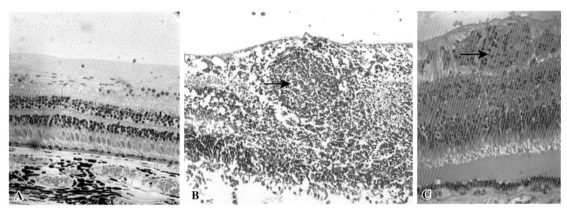

▲ 图 29-1　A. 猴正常视网膜；B. 实验性自身免疫性葡萄膜视网膜炎的视网膜血管炎（箭）；C. 结节病患者的视网膜血管炎（箭）
图片由 Dr Chi-Chao Chan，Laboratory of Immunology，National Eye Institute 提供

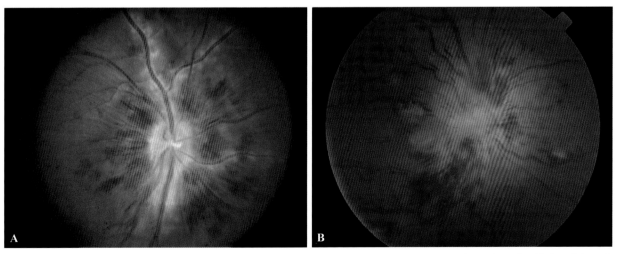

▲ 图 29-2　A. 非人灵长类实验性自身免疫性葡萄膜视网膜炎的彩色眼底照片；B. 1 例 Behçet 病患者视网膜血管炎的彩色眼底照片
图片 A 由 Dr Chi-Chao Chan，Laboratory of Immunology，National Eye Institute 提供；图片 B 由 Associate Professor Soon-Phaik Chee，Singapore National Eye Center 提供

肽的 EAU 模型，以及在较小程度上来自视紫红质、视觉恢复蛋白和磷霉素。

1. S 抗原 S-Antigen

S 抗原是一种 48kDa 的蛋白质，也被称为arrestin，首次在视网膜提取物的可溶性部分被鉴定，是最常用的诱发 EAU 的抗原之一[60]。S 抗原是葡萄膜炎发病机制中的第一个自身视网膜抗原[61]，其序列及其在视网膜正常功能中的作用已被广泛研究[62, 63]。S 抗原是一种高度保守的蛋白，在视网膜感光细胞和松果腺分泌褪黑激素的松果体细胞中表达。在光感受器细胞中，S 抗原（或 arrestin）的主要功能是通过灭活光激活的磷酸化视紫红质来驱动视杆光转导级联的恢复；arrestin 结合的视紫红质不能结合 G 蛋白转导蛋白，从而阻止下游 G 蛋白信号传导[64]。用 S 抗原免疫易感动物（如 Lewis 大鼠而非小鼠）可在视网膜、葡萄膜束和松果体中诱导一种主要由 CD4+T 细胞介导的炎症反应[65]。S 抗原的六个肽片段被鉴定为葡萄膜炎原性，包括主要的葡萄膜炎原性肽 M（序列 303~320）[62]。有些片段的葡萄膜炎原性具有种属特异性[65]。虽然研究 S 抗原在动物模型中的葡萄膜炎发生特性有助于理解葡萄膜炎的一般机制，但与人类葡萄膜炎的相关性仍有待更充分的探讨。S 抗原也通过分子模拟参与葡萄膜炎的发病机制。几种外源性（面包酵母、大肠埃希菌、乙型肝炎病毒、链球菌 M5 蛋白、Moloney 鼠肉瘤病毒和狒狒内源性病毒）和内源性［人类白细胞抗原（HLA）B 衍生肽、原肌球蛋白］抗原与 S 抗原的肽 M 具有序列同源性[66]。在 EAU 模型中，一些同源抗原被证明是葡萄膜炎原性的，并且用 M 肽免疫的动物淋巴细胞在受到来自这些其他抗原的肽刺激时发生交叉反应并增殖。抗链球菌单克隆抗体可识别多种 S 抗原的几种葡萄膜炎肽[67]，进一步提示来自传染源的自身抗原和外源性抗原之间的免疫拟态可能是人类葡萄膜炎发病的潜在机制。

2. 光感受器细胞间视黄醇类结合蛋白 Interphotoreceptor Retinoid-Binding Protein

IRBP 是光感受器间基质的主要蛋白，在视网膜和 RPE 之间起着类视黄醇转运蛋白的作用，可诱导小鼠和大鼠 EAU[68]。与 S 抗原相似，IRBP 也存在于视网膜和松果体，用 IRBP 诱导 EAU 将在这两个部位引起疾病。根据所用抗原的剂量和模型动物的种类，诱发了一系列从超急性到慢性的复发性疾病。炎症反应靶向光感受器层，产生与人类葡萄膜炎相似的病理组织学损伤，包括视网膜血管炎、视网膜和脉络膜肉芽肿、局灶性浆液性视网膜脱离、光感受器丢失，形成 RPE 下浸润与 Vogt-Koyanagi-Harada 病和交感性眼炎患者的 Dalen-Fuchs 结节相似[69]。小鼠 IRBP EAU 模型的疾病活动在免疫后 5 周和 10 周达到高峰，免疫后 6 周和 8 周出现明显的疾病缓解，模拟了人类葡萄膜炎的复发过程[70]。该模型中疾病活动时间相对较长，且疾病复发，是评价慢性葡萄膜炎治疗策略的首选模型。

3. 视紫红质 Rhodopsin

视紫红质是视杆感光细胞的视觉色素，属于 G 蛋白耦联受体的大家族[71]。它是一种膜结合蛋白，由多肽链、视蛋白和共价结合的发色团 11- 顺式视网膜组成。视紫红质的功能是捕获光子并触发光传导级联，其功能通过与 S 抗原结合而被阻断，如上所述。在易感动物如豚鼠、兔子、大鼠和猴子中诱发的葡萄膜炎是典型的视网膜炎，光感受器细胞多灶性破坏，严重时疾病表现为视网膜和前葡萄膜炎中密集的单核和多形核细胞浸润[72]。该分子上有三个不同的免疫致病位点；序列 230~250（细胞外环Ⅴ~Ⅵ）是最具葡萄膜炎原性的，在诱发疾病的严重程度方面与 S 抗原和 IRBP 相当[73]。视紫红质自身抗原在人类疾病中的作用尚不清楚。Romano 及其同事已经证实，在正常压性青光眼患者中抗羟色胺氧化酶抗体滴度升高，这表明抗视网膜抗体和自身免疫可能在正常压性青光眼视神经病变中起作用[74]。

4. 视觉恢复蛋白 Recoverin

Recoverin 是一种 23kDa 的钙结合蛋白，通过钙传感器的作用来控制光感受器的光适应，尽管其潜在机制在视杆细胞和视锥细胞之间有些不同[75]。在双极细胞、松果体细胞和某些肿瘤细胞中也发现了 recoverin，尽管这些非光感受器细胞中 recoverin 的功能尚不清楚[76]。用高剂量的 recoverin 及 recoverin 的主要免疫致病性表位（序列 62~81）免疫 Lewis 大鼠，产生的 EAU 在严重程度、组织学和持续时间上与其他视网膜自身抗原（如 S 抗原）相似[77, 78]。在人类中，recoverin 已被确定为癌症相关视网膜病变的一种自身抗原[79]。抗 recoverin 自身抗体已被证实可诱导光感受器凋亡,这进一步提示了这些自身抗体的致病作用[80]。值得注意的是,在某些人类疾病的病例中,视网膜功能障碍和高水平的抗 recoverin 抗体出现在癌症诊断之前,但有助于指出潜在的恶性肿瘤。用抗视网膜抗体检测这种情况的低阈值可能改善危及生命的疾病的预后。

5. 磷脂酶 Phosducin

phosducin 是一种 33kDa 的蛋白质,是 G 蛋白介导的信号传导的胞质调节因子,存在于视网膜和肝、肺、心脏和大脑等非视网膜组织中[81]。用磷脂酶免疫 Lewis 大鼠后产生轻度至中度 EAU,表现为迟发、相对轻度的眼部炎症,主要影响眼后段[82]。目前尚不清楚 phosducin 自身抗体是否在人类疾病中起作用。

6. 新型眼部自身抗原 Novel Ocular Autoantigens

研究人员利用多种体外技术鉴定了具有致病性的新型眼部自身抗原。例如,在 Vogt–Koyanagi–Harada 病患者中[83],具有葡萄膜自身抗原与螺旋结构域和锚蛋白重复(uveal autoantigen with coiled coil domains and ankyrin repeats, UACA);在 Waldenström 巨球蛋白血症和视网膜功能障碍患者中,针对光感受器连接纤毛区域的视网膜自身抗原,类似于癌症相关视网膜病变[84];Behçet 病的热休克蛋白 27(HSP27),均被鉴定为自身抗原[85]。下一个合乎逻辑的步骤是在动物模型中进行额外的测试,以确定致病性。

五、视网膜自身免疫 Retinal Autoimmunity

(一)葡萄膜炎的自身免疫 Autoimmunity in Human Uveitis

尽管自第一个 EAU 模型发表以来已经过去了近 50 年,但是将 EAU 模型的发现转化为人类葡萄膜炎并确定视网膜自身免疫在人类葡萄膜炎中的作用程度仍然是一项正在进行的工作。由于淋巴细胞对视网膜抗原的反应已被证明在正常人[86]及视网膜疾病[87]中,免疫调节机制必须存在,以防止正常人的病理性视网膜自身免疫。为了进一步的研究,多个临床研究检测了葡萄膜炎患者对 S 抗原、IRBP 和多肽的淋巴细胞增殖反应。据报道,Behçet

病患者在眼部炎症活跃期对 S 抗原的淋巴细胞增殖反应比疾病静止期增强[88]。在特发性葡萄膜炎患者中发现淋巴细胞对 S 抗原、S 抗原衍生肽(肽 M 和 G)和 IRBP(R16)衍生葡萄膜炎肽的增殖反应,但在健康对照组和系统性结缔组织病患者中未发现[89]。在一半的特发性葡萄膜炎患者中,20 个被测肽中的至少一个对 S 抗原全序列产生淋巴细胞增殖反应的,而在正常对照组中没有反应[90]。一项通过向葡萄膜炎患者喂食 S 抗原来评估口服耐受性的研究显示,该研究具有良好的临床疗效,所需的免疫抑制较少[91]。总之,这些研究为视网膜自身抗原在葡萄膜炎发病中可能的作用提供了进一步的支持。

尽管 EAU 动物模型和人类葡萄膜炎都可能是由 $CD4^+Th1$ 或 Th17 效应子反应驱动的自身免疫引起的,但动物和人类在抗原反应中的 T 细胞特异性存在差异[92]。葡萄膜炎患者,由于表位扩散,可能对一种以上的肽产生反应,即在同一患者中识别出多个表位,而患有 EAU 的动物往往只对刺激性抗原产生反应。迄今为止,临床研究中尚未发现淋巴细胞反应的共同模式。早期对体液反应的临床研究显示抗视网膜自身抗体的存在,包括葡萄膜炎患者血清中的抗 S 抗原抗体(图 29–3)[93, 94],但自身抗体的存在或水平与临床疾病没有良好的相关性。此外,抗 IRBP 抗体在葡萄膜炎患者和正常对照者的血清中出现的频率相同,唯一值得注意的差异是抗体在葡萄膜炎患者中的亲和力更强[95]。

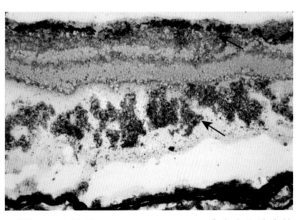

▲ 图 29–3 显示 **Vogt-Koyanagi-Harada** 病患者血清中抗视网膜抗体对猴视网膜光感受器层免疫组织化学反应的显微照片(箭)

图片由 Dr Chi-Chao Chan, Laboratory of Immunology, National Eye Institute 提供

在一组内源性葡萄膜炎患者中研究了体液和细胞对这些自身抗原的反应之间的关系，这些患者包括 birdshot 视网膜脉络膜病变、视网膜血管炎和 Behçet 病。S 抗原和 IRBP 的抗体滴度在炎症活跃期降低，而 S 抗原的淋巴细胞反应在眼炎复发前更为频繁，支持了这些淋巴细胞在视网膜自身免疫中的致病作用[96]。对视网膜自身抗原的体液和细胞反应的作用尚不清楚，葡萄膜炎患者的不同亚群可能对不同的表位和抗原产生反应，从而导致所遇到的临床疾病的广谱性。

（二）视网膜自身免疫在保护中的作用 Role of Retinal Autoimmunity in Protection

视网膜自身免疫并不总是致病的。对中枢神经系统损伤及其修复过程的研究揭示了自身免疫在限制中枢神经系统损伤中可能发挥的有益作用。中枢神经系统的轴突损伤不仅导致受损轴突的变性，而且通过退化性变轴突释放的自毁性化合物进入微环境，导致邻近轴突的变性[97]。研究表明，针对髓鞘抗原的自身反应性 T 细胞在机械性挤压损伤后对中枢神经系统有髓轴突具有有益的作用[98]，并且有人提出，自身免疫性 T 细胞表现出的这种神经保护活性可能是应对应激条件的一个生理过程[99]。有趣的是，对实验性中枢神经系统自身免疫疾病更具抵抗力的啮齿动物品系，在中枢神经系统损伤后也能更好地产生自身免疫反应，从而获得更好的结果[100]。将这些中枢神经系统的观察结果外推到视网膜，为在视神经损伤前接种 IRBP 肽对视网膜神经节细胞的保护作用提供了可能的解释[8]。看来，免疫系统不仅保护身体免受病原体入侵，也保护身体免受创伤和压力时自身组织释放的有毒物质的伤害[101]。诱发神经保护的自身反应细胞和诱发自身免疫性疾病的自身反应细胞可能具有相同的特异性和表型，因而同时具有保护和破坏性的潜能。从这些发现看来，保护眼睛免受炎症和损伤的能力不仅仅取决于赋予免疫特权的机制，而是取决于自身免疫的精确调节。

（三）视网膜自身免疫在感染中的作用 Role of Retinal Autoimmunity in Infection

长期以来，人们一直怀疑感染在眼部自身免疫病发病机制中的作用，但尚无确凿的有效研究。感染与眼部自身免疫如链球菌、疱疹病毒和 Behçet 病[102]、革兰阴性菌和 HLA-B27 相关葡萄膜炎[103]、疱疹病毒和匐行性脉络膜炎之间可能存在因果关系[104]。感染作为眼部炎症的外源性触发因素是一种吸引力的可能性，因为感染与许多其他自身免疫性疾病的发病机制有关[105]，如风湿热[106]、炎症性肠病和结节病[107]。本文报道了弓形体性视网膜脉络膜炎患者血清中的抗视网膜抗体和小鼠冠状病毒性视网膜病变中的抗视网膜和抗 RPE 抗体[108, 109]。总之，这些报道为感染在视网膜自身免疫中的作用提供了支持。即使在目前的 EAU 动物模型中，细菌衍生产物如完整的 Freund 佐剂中的分枝杆菌、LPS 和百日咳毒素被用作佐剂以促进自身免疫性疾病的发展[110]。研究表明，EAU 中的佐剂可以引起多种变化，使动物的免疫系统对抗原敏感，包括改变血－组织屏障以允许炎性细胞浸润[111]、促进 Th1 反应[112]、刺激 APC 和增强先天免疫反应[113, 114]。类似的感染相关机制可能通过使免疫系统对眼睛限制性抗原敏感来驱动人类葡萄膜炎的发病机制是可行的，眼睛限制性抗原在系统中以低于免疫激活阈值的低水平表达。

另一方面，有证据表明，免疫拟态（immunologic mimicry）可能在葡萄膜炎发病机制中起作用，因为在某些视网膜自身抗原和来源于微生物的肽之间存在分子同源性，例如来自 S 抗原和链球菌细胞壁肽的 M 肽、酵母组蛋白肽和某些病毒制剂[67, 115]。分子模拟也被怀疑在某些 HLA 单倍型的疾病易感性中起作用[116-118]，如急性前葡萄膜炎的 HLA-B27、Behçet 病的 HLA-B51 和鸟枪弹样脉络膜视网膜病变（birdshot retinochoroidopathy）的 HLA-A29。来源于 HLA-B 分子（如 B27 和 B51）衍生的合成肽与动物体内诱导 EAU 的 S 抗原肽具有氨基酸序列同源性[119]。葡萄膜炎 Behçet 病患者的淋巴细胞对来自 HLA-B 分子和 S 抗原的肽产生反应，再次证明可能的免疫拟态[120]。进一步的研究表明，同一个 S 抗原肽、轮状病毒肽和酪蛋白之间具有序列同源性，并且在动物实验中证明了这些肽之间的细胞免疫交叉反应[121]。这些研究共同表明，感染或外源蛋白等外源性因素可能通过免疫拟态破坏耐受性并诱发自身免疫。

另一种被提议的免疫系统对眼睛限制性抗原敏感的机制涉及微生物群落，即在体表定植的微生物群落。肠道微生物能激活 Th17 细胞[122]。最近对一种发展为自发性葡萄膜炎的 IRBP EAU 小鼠的研究表明，在葡萄膜炎发生之前，激活的 Th17 细胞存在于肠黏膜中。用广谱抗生素改变这些动物肠道微生物群的组成，可以延缓葡萄膜炎的发病，并减轻疾病进程，增加了与肠道微生物群的相互作用也可能是人类葡萄膜炎的诱因[123]。

预防病理性自身免疫的守护者是对自身抗原的免疫耐受。免疫耐受，通常由前面描述的机制维持，可以丧失或调节。在动物模型中检测热休克蛋白（HSP）的工作表明，HSP 可以调节 APC 功能，导致免疫耐受的丧失[124]。热休克蛋白，特别是微生物热休克蛋白，与 Behçet 病的发病机制有关[125]，在动物研究中已被证明会加重眼部炎症[126]。因此，可以推测，感染和随后释放的微生物 HSP 可能是最初的触发事件，导致 APC 功能改变和随后的免疫耐受丧失，导致自身免疫。

以上讨论的所有致病性假说都很难验证，原因有很多。首先，葡萄膜炎是一种异质性疾病。其次，考虑到触发和疾病呈现之间的延迟，最初触发事件的证据通常很难识别。最后，一种疾病可能有多种触发机制，不同的触发机制可能导致同一种疾病。

六、结论 Conclusion

视网膜自身免疫可能是一个生理过程，也可能是一个病理过程，因为它在器官和组织特异性保护正常视网膜免受损伤和应激的作用。视网膜自身免疫的生理作用可能解释了正常人检测到的视网膜抗原的淋巴细胞增殖反应，但对于维持视网膜自身免疫中保护和破坏之间保持良好平衡仍然是未知的，因为这些矛盾的作用可能存在于同一组细胞中。随着分子免疫学技术的迅速发展，有了新的工具来帮助我们揭示视网膜自身免疫在生理和病理状态中的作用。随后对分子机制的阐明将有助于在不久的将来为视网膜自身免疫性疾病的治疗开发新的靶向治疗策略。

第30章

黄斑水肿的机制及治疗途径
Mechanisms of Macular Edema and Therapeutic Approaches

Antonia M. Joussen　Alan Stitt　Noemi Lois　著

一、概述 Introduction

黄斑水肿是各种疾病中的常见现象，液体在视网膜神经纤维网的胞外空间积聚。这种现象与 Starling 定律有关，该定律预测，如果毛细血管和视网膜组织之间的静水压梯度增加，黄斑水肿就会发展。在视网膜中，这可能发生在血压升高的情况下，或者如果渗透压梯度因细胞外空间的过度蛋白质积累而降低[1]。水肿还与内、外血－视网膜屏障（blood-retinal barrier，BRB）的同时破坏有关，BRB 受细胞因子和生长因子失衡的调节，这些细胞因子和生长因子干扰毛细血管内皮细胞和 RPE 紧密连接的完整性[2]。

局灶性、弥漫性和囊性水肿的特征是细胞外液体积聚，特别是在视网膜的 Henle 层和内核层，但也在视网膜下间隙。积聚液体的分隔可能部分是由于聚集的细胞外液体在丛状层内缓慢扩散，这是由

于紧密堆积的神经元和胶质实质与受损的液体清除机制相结合的结果。最近的证据表明，由于 Müller 胶质的正常稳态功能被破坏，内层视网膜也可能发生水肿性改变。这可能导致这些细胞的胞内、胞质肿胀，这些细胞横跨整个内层视网膜，加剧视网膜间质的破坏，并有助于水肿和神经退行性变的发展。

二、黄斑水肿是多种疾病机制的结果 Macular Edema as a Result of Various Disease Mechanisms

（一）黄斑水肿的原因 Causes of Macular Edema

一般而言，黄斑水肿的形成与代谢变化、缺血、静水压力、炎症和毒性机制或在不同条件下发生的不同程度的机械力有关（表 30-1）。

典型的囊样黄斑水肿（cystoid macular edema，CME）表现为花瓣状，起源于中心凹周围毛细血管

表 30-1　与基础疾病相关的黄斑水肿病因

疾病分类	疾 病	发病机制
代谢改变	糖尿病	糖代谢异常 醛糖还原酶 内、外 BRB 都受到影响
	视网膜色素变性	CME：RPE 水平的渗漏
	遗传性 CME（常染色体显性）	Müller 细胞病：中心凹周围毛细血管渗漏
缺血	静脉阻塞 糖尿病视网膜病变	主要是内 BRB（视网膜毛细血管低灌注）
	重度高血压视网膜病变 HELLP 血管炎、胶原病	外 BRB（脉络膜缺血性低灌注：浆液性脱离）
静水压力	视网膜血管阻塞 静脉阻塞 动脉高压 低眼压	血管内压增高 BRB 损伤
机械力	黄斑部玻璃体牵引	视网膜前膜切向牵引 玻璃体黄斑牵引综合征
炎症	中间葡萄膜炎	前列腺素介导 CME 被认为是治疗的禁忌证
	术后 CME	血管周围白细胞浸润
	DME	糖尿病性白细胞减少通过内皮细胞凋亡介导血管渗漏
	脉络膜炎性疾病 Vogt-Koyanagi-Harada 综合征 Birdshot 视网膜脉络膜病变	淋巴细胞：T 细胞，小胶质细胞活化
药物毒性作用	例如： 肾上腺素（无晶状体） 倍他洛尔 拉坦前列素	主要通过前列腺素

BRB. 血 – 视网膜屏障；CME. 囊样黄斑水肿；DME. 糖尿病性黄斑水肿；HELLP. HELLP 综合征，溶血性贫血、肝酶升高、血小板计数低

的荧光素渗漏（图 30-1A）。这包括术后 CME 以及与下列情况之一相关的 CME：糖尿病、血管阻塞、高血压性视网膜病变、视网膜前膜、眼内肿瘤（如黑色素瘤、脉络膜血管瘤）、眼内炎症（如扁平部炎）、动脉大动脉瘤、遗传性视网膜疾病（如视网膜色素变性）、脉络膜新生血管和放射性视网膜病变。

鉴于黄斑水肿的病因多种多样，其有效治疗取决于对其潜在发病机制的更好理解。

代谢改变在糖尿病性黄斑病变中有因果关系，但在遗传性疾病中也有因果关系，如常染色体显性遗传的黄斑水肿或视网膜色素变性中的黄斑水肿。

此外，周边视网膜缺血导致黄斑水肿的形成。动脉侧的视网膜毛细血管灌注减少见于静脉阻塞和糖尿病性视网膜病变中；而在严重高血压性视网膜病变、子痫或类风湿性疾病则出现缺血加脉络膜灌注减少并伴有浆液性视网膜脱离。视网膜静脉阻塞，血管内压力增加，导致 BRB 功能障碍。类似地，静水压力对动脉高压或低眼压眼有效，并可能导致黄斑部积液。机械牵引，如在视网膜前膜或在玻璃体黄斑牵拉综合征也可能是造成促进黄斑水肿的物理力量。

炎症在后葡萄膜炎、术后 CME（Irvine-Gass 综合征）、糖尿病性黄斑水肿（DME）和 Vogt-Koyanagi-

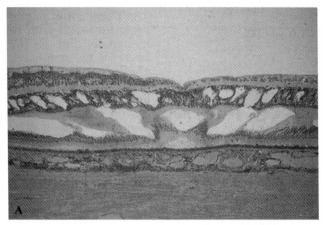
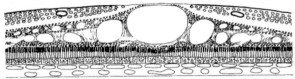
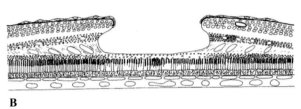

▲ 图 30-1　A. 中心凹区的组织切片显示囊样黄斑水肿，在外核层和外丛状层及内核层有大的囊性空腔；B. 示意图

Harada 病、鸟枪弹样脉络膜视网膜病变（birdshot retinochoroidopathy）等与脉络膜炎症有关的各种疾病的黄斑水肿发病机制中起重要作用。所有前列腺素类药物，即使局部应用于青光眼治疗，也可以通过类似炎症状态的细胞因子反应诱导黄斑水肿。

了解血管渗漏的基本机制对于有效的临床治疗至关重要。治疗视网膜水肿的最佳策略的制订可能取决于确定细胞内和细胞外机制对水肿的贡献率，并测量这一比例在患者、视网膜疾病甚至疾病进展期间的变化。还应考虑到干扰的部位（即内部或外部 BRB 的破坏或两者兼有之），治疗思路可能会从单纯的对症治疗（外科或医学）转变为专门针对其形成所涉及的致病因素（如细胞因子或生长因子抑制）的治疗。

（二）导致黄斑水肿的分子和细胞改变 Molecular and Cellular Alterations Leading to Macular Edema

关于黄斑水肿的病理生理学的许多知识已经通过基于动物模型的广泛研究来确定，特别是与早期糖尿病视网膜病变、实验性自身免疫性葡萄膜炎和缺血诱导的渗漏有关。人们研究了多种测量神经视网膜中血浆物质积累的技术，作为渗透性的指标。这种积聚在本质上似乎是弥漫性的，糖尿病小鼠的局灶性缺陷并没有得到重复性的描述。同样，涉及示踪剂积聚的技术的解释也没有得到"金标准"渗透表面积产物方面得到验证[3]。有趣的是，尽管有通透性增加的迹象，但根据视网膜厚度的测量，糖尿病小鼠的视网膜没有出现水肿。

BRB 由视网膜色素上皮层（外 BRB）和血管内皮（内 BRB）组成，它们阻止大分子和循环细胞从血管腔进入细胞外腔，从而进入视网膜内或视网膜下间隙[4]。细胞内水肿（以前也称为"细胞毒性水肿"）被定义为独立于 BRB 而发生的细胞肿胀。细胞外水肿（有时被称为"血管源性水肿"）以视网膜增厚为特征，伴有 BRB 完整性丧失（图 30-2）。它们的组合是可能的。

由于细胞间连接功能障碍、跨细胞转运增加或内皮细胞和周细胞功能障碍 / 丢失的可变贡献，内 BRB 的破坏导致血管通透性增加（图 30-3）。导致血管通透性增加的最初损伤起始部位至今仍有争议。尽管血管周围支持细胞如周细胞和胶质细胞的损伤可能起一定作用，但内皮细胞功能障碍和损伤似乎更可能是疾病早期 BRB 破坏的第一个致病步骤。为了剖析导致黄斑区积液的分子和病理生理机制，临床前模型的大部分知识都与糖尿病模型有关。虽然对于糖尿病和缺血性视网膜病变，内 BRB 被认为在血管渗漏中起主导作用，但最近外 BRB 的重要性已经得到了支持[5]。外 BRB 将神经视网膜与脉络膜脉管系统分离，脉络膜脉管系统负责大约 80% 的眼部血液供应（图 30-4）。

糖尿病和缺血性啮齿动物可见荧光大分子的外 BRB 特异性渗漏，并可检测到大量大分子通过外 BRB 渗漏。外 BRB 的作用被大大低估，但具有重要的临床意义。

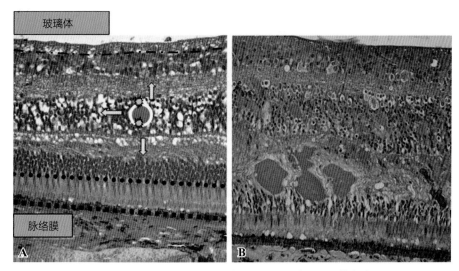

▲ 图 30-2　血 – 视网膜屏障（**BRB**）的破坏和血管疾病

A. 正常视网膜组织。虚线标记视网膜色素上皮细胞水平的外 BRB。内 BRB 位于视网膜血管内皮细胞水平。Müller 细胞给出了进一步的结构指导。B. 糖尿病性视网膜病变：注意视网膜组织中液体的大空泡和血细胞的积累，这是由于内部 BRB 的破坏（图片由 Sarah Coupland，MD，Liverpool 提供）

◀ 图 30-3　黄斑水肿和血管渗漏的发病机制

A. 一般来说，通过血管流出的液体可能通过三个主要途径：通过紧密连接功能障碍的细胞旁流出、通过增强运输（如通过生长因子介导）的细胞间流出，以及在细胞死亡后直接通过内皮间隙流出。B. 血管渗漏是由多种因素引起的，包括生长因子和炎性细胞因子。通过类固醇、抑制紧密连接的形成或导致渗漏的抗体因子，渗漏依次减少。ELM. 外界膜；ILM. 内界膜；RPE. 视网膜色素上皮

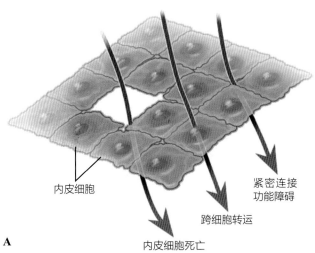

内皮细胞

紧密连接功能障碍

跨细胞转运

内皮细胞死亡

A

增加途径：

• 血管内皮生长因子
• 转化生长因子 β
• 腺苷
• 组胺
• 前列腺素
• 白细胞介素
• TNF-α
• 胰岛素样生长因子 -1
• 葡萄糖

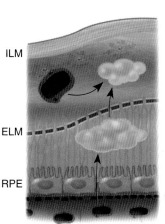

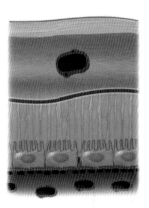

ILM

ELM

RPE

抑制途径：

• 蛋白激酶 C
• 肌球蛋白轻链激酶
• 酪氨酸磷酸化
例如：
• ZO-1、ZO-2
• 紧密连接蛋白、扣带蛋白
• 钙黏蛋白 / 连环蛋白
• 通过：
• 类固醇
• 非甾体抗炎药
• 抗血管内皮生长因子抗体
• 其他制剂

B

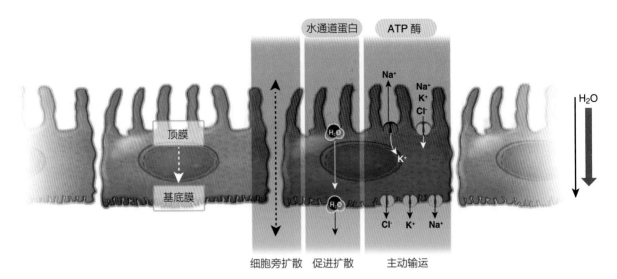

水通道蛋白　ATP 酶

顶膜

基底膜

Na^+

Na^+
K^+
Cl^-

H_2O

K^+

H_2O

Cl^- K^+ Na^+

细胞旁扩散　促进扩散　主动输运

▲ 图 30-4　视网膜色素上皮细胞代表外血视网膜屏障（BRB）

在正常健康视网膜中，视网膜水通量是由 Müller 细胞和色素上皮细胞介导的。这些水通量不可避免地耦合到渗透压通量；和 K^+ 清除电流。为此，细胞表达了一个复杂的、微地形优化的运输模式和通道渗透压和水在其质膜。水通道蛋白 -4（Aquaporin-4）是一种水通道蛋白，在 Müller 细胞和 RPE 细胞中都有大量表达，并允许水进入细胞。在缺血或炎症的情况下，水通道蛋白 -4 水平升高，更多的液体将进入细胞，如前一张图所述。视网膜微血管的缺血 / 缺氧改变涉及血管周围 Müller 细胞端足和 RPE 细胞中 K^+ 通道的下调。这意味着一个主要途径的关闭，这个途径通常产生渗透驱动力，将水从视网膜内部重新分配到血液中。其结果是细胞内的 K^+ 积聚，然后渗透性地将水从血液中注入细胞（即相反方向），并导致细胞肿胀、水肿，最后导致囊肿形成

1. 细胞间连接与血管通透性 Cell-to-Cell Junctions and Vascular Permeability

流体稳态和毛细血管通透性是由神经血管单元细胞内复杂的细胞间通讯调节的，神经血管单元包括内皮细胞、周细胞和密切相关的大、小胶质细胞和神经元。这个细胞单元对复杂的循环和神经信号作出动态反应，以控制血流和调节内 BRB 的细胞间连接。细胞间连接是由跨膜和细胞质 / 细胞骨架蛋白组成的复杂结构。至少有四种不同类型的内皮细胞连接被描述：紧密连接、缝隙连接、黏附连接和联合连接。紧密连接是细胞间隙最顶端的组成部分，与 BRB 最相关（图 30-5）。尽管在所有屏障系统中紧密连接的分子结构通常看起来相似，但上皮细胞和内皮细胞紧密连接之间及外周细胞和内层视网膜皮细胞紧密连接之间存在一些差异[6]。糖尿病视网膜中选定的内皮细胞紧密连接基因，特别是闭塞素（occludin）和 claudin-5 的表达减少[7]。与上皮系统紧密连接不同，内皮细胞紧密连接的结构和功能特征对环境因素反应迅速。炎症因子可能通过与特定受体结合而增加通透性，这些受体传递细胞间信号，进而导致细胞骨架重组和内皮细胞间隙的

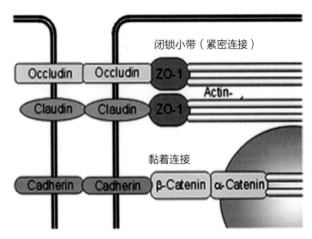

闭锁小带（紧密连接）

Occludin　Occludin　ZO-1

Actin-

Claudin　Claudin　ZO-1

黏着连接

Cadherin　Cadherin　β-Catenin　α-Catenin

▲ 图 30-5　内皮细胞的细胞间连接

内皮细胞通过紧密连接和黏附连接相互连接和通讯。紧密的连接类似于内血 - 视网膜屏障的主要部分。它们由不同的蛋白质组成，包括紧密连接蛋白（occludin）、ZO-1 和 claudin 家族。Occludin. 紧密连接蛋白；Claudin. 连接蛋白；Cadherin. 钙黏蛋白

扩大。例如，肿瘤坏死因子（TNF）-α 通过蛋白激酶 C（PKC）ζ / 核因子（NF）-κB 信号改变紧密连接复合体，增加视网膜内皮细胞通透性[8]。内皮连接也调节白细胞外渗。一旦白细胞黏附在内皮细胞上，内皮细胞间连接的协同开放就会发生。

液体从视网膜向脉络膜流动主要是由于脉络膜

基质中的蛋白质所施加的渗透压，而这种正常流动的中断会导致严重的水肿。特别是在缺血和糖尿病视网膜病变的情况下，有证据表明 RPE 功能失调，脉络膜毛细血管渗漏与液体清除受损共同导致视网膜水肿。当 RPE 显示由氧化或亚硝化损伤引起的应激反应时，这会导致流体控制的显著丧失和连接完整性的损伤。与内 BRB 的破坏类似，外 BRB 的破坏与缺血性和糖尿病啮齿动物 RPE 中的闭塞素的显著耗竭有关。

2. 炎症与血管通透性 Inflammation and Vascular Permeability

"炎症（inflammation）"包括广泛的反应，从糖尿病视网膜病变中的血管内白细胞停滞和反应性胶质细胞活化到扁平部炎或脉络膜炎性疾病中的明显炎症反应。非炎症性疾病，如糖尿病，表现为白细胞活化，异常黏附于视网膜血管内皮细胞[9, 10]。所谓的白细胞停滞是由血管内皮细胞和循环中的骨髓细胞如中性粒细胞和单核细胞的激活引起的。例如，在糖尿病中，白细胞停滞现象的典型表现是免疫细胞被困在狭窄的视网膜毛细血管中，导致阻塞和不灌注，这是糖尿病视网膜病变的第一个组织学改变，发生在任何明显的临床病理之前。黏附的白细胞通过直接诱导毛细血管内皮细胞死亡[11]，导致血管阻塞和血管渗漏，在糖尿病视网膜病变中发挥重要作用。内皮细胞死亡先于无细胞毛细血管的形成[3]。然而，随着时间的推移，无细胞毛细血管占主导地位并变得广泛。尽管这一破坏性过程的机制尚不清楚，但很明显，改变的白细胞和内皮细胞之间的相互作用及随后的内皮损伤是一个关键的致病步骤（图 30-6）[9, 11, 12]。这一过程是由多种生长因子和炎性细胞因子触发的。炎性细胞因子如 TNF-α 可降低紧密连接蛋白 zonula ocludens（ZO）-1 和 claudin-5 的蛋白和 mRNA 含量[8]。糖尿病患者玻璃体和糖尿病大鼠视网膜中 TNF-α 和白细胞介素 -1β（IL-1β）升高，伴有视网膜血管通透性增加和白细胞停滞（图 30-7）[13, 14]。此外，TNF-α 参与了缺血性血管的改变[15]。虽然多种细胞可以表达这些细胞因子，包括内皮细胞、血管周细胞和 Müller 胶质细胞，但大部分表达可能与视网膜内小胶质细胞和浸润性单核细胞的激活有关。

虽然这是典型的显性炎症性视网膜疾病，如葡萄膜炎，这样的细胞激活反应现在也被认为是糖尿病视网膜病变期间炎症反应发展的中心。例如，对动物模型和人死后标本的大量体外研究和体内研究表明，视网膜小胶质细胞的激活可以通过调节细胞因子表达和其他病理反应在糖尿病介导的视网膜炎症中发挥重要的调节作用。浸润视网膜的单核细胞与小胶质细胞不同，它们位于血管周围（血管周巨噬细胞）或神经束的不同层内。虽然单核细胞和小胶质细胞在视网膜稳态中都有重要作用，但它们也是导致视网膜水肿的神经炎症反应的中心[16, 17]。

在内层视网膜，葡萄糖等代谢底物从血管内皮细胞流向星形胶质细胞，再流向神经元。在外层视网膜，基质通过 RPE 到达脉络膜的 Müller 细胞和感光细胞（图 30-8）[18]。

小胶质细胞与表达 CX3CL1（fractalkine）和 CD20 等分子的神经元密切相关，这些分子通过各自的受体负性调节小胶质细胞的激活。因此，应激过程中配体或受体表达的扰动会激活小胶质细胞产生促炎性细胞因子，并获得激活的形态。活化的小胶质细胞产生单核细胞趋化蛋白 -1 等趋化因子，诱导黏附分子的表达，促进内皮细胞中性粒细胞的白细胞停滞，并可能诱导炎性巨噬细胞外渗[18, 19]。胶质纤维酸性蛋白（GFAP）的诱导是胶质细胞活化的标志，这种蛋白的表达增加发生在糖尿病患者视网膜 Müller 细胞中，也发生在缺血性损伤后。近年来，Müller 细胞在神经元和血管病理形成中的作用已在转基因模型中得到证实[20]。

3. 生长因子、血管活性因子和血管通透性 Growth Factors, Vasoactive Factors, and Vascular Permeability

内皮完整性的破坏导致视网膜缺血，随后缺氧的视网膜产生缺氧反应。在分子水平上，这是典型的缺氧诱导因子 -1α（HIF-1α）在神经元和胶质细胞中的稳定和核易位。HIF-1α 是一种低氧诱导转录因子家族，与低氧诱导靶基因中的低氧应答元件结合，并控制促红细胞生成素（EPO）、血管内皮生长因子（VEGF）和葡萄糖转运蛋白等基因的表达。血管内皮生长因子在眼科领域最受重视，因为它能促进虹膜和视网膜新生血管的形成[9, 21, 22]。VEGF 也被

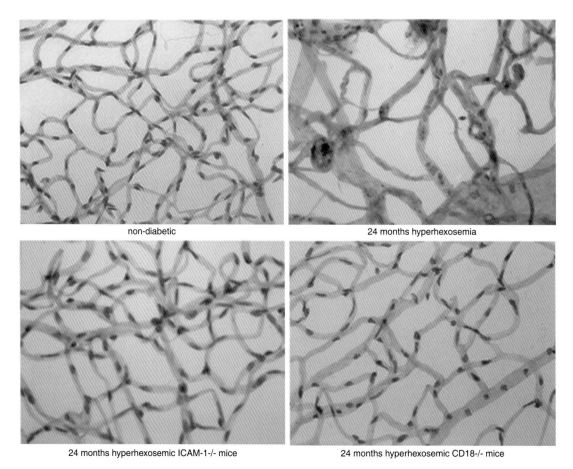

non-diabetic

24 months hyperhexosemia

24 months hyperhexosemic ICAM-1-/- mice

24 months hyperhexosemic CD18-/- mice

▲ 图 30-6 **Inhibition of retinal pathology in long-term hyperhexosemic ICAM-1- and CD-18-deficient mice: trypsin digests demonstrating a large destruction of the capillary network comparable to nonproliferative diabetic retinopathy with acellular capillaries and microaneurysms in 24-months hyperhexosemic mice**

The capillary network in mice with a "noninflammatory" phenotype (CD-18- or ICAM-1-deficient) demonstrates almost normal capillaries. (Reproduced with permission from Joussen AM, Poulaki V, Le ML, et al. A central role for inflammation in the pathogenesis of diabetic retinopathy. FASEB J 2004;18:1450–2.

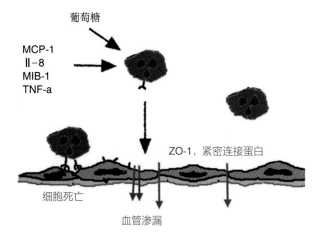

▲ 图 30-7　炎症介质参与白细胞 - 内皮相互作用，通过减少紧密连接蛋白表达和诱导凋亡导致血管渗漏

称为血管通透性因子（vascular permeability factor, VPF），在导致血管通透性增加方面的作用是组胺的 50 000 倍[23-25]。先前的研究表明，在啮齿动物和人类中，视网膜 VEGF 水平与糖尿病 BRB 的分解有关[26, 27]。Flt-1（1-3Ig）F_c 是一种可溶性 VEGF 受体，可剂量依赖性地逆转早期糖尿病 BRB 破坏和糖尿病性白细胞停滞[21]。早期 BRB 破裂部分定位于视网膜浅内循环的视网膜小静脉和毛细血管[28]，并可通过抑制 VEGF 而充分减少（图 30-9）。血管内皮生长因子虽然只是血管渗漏发病机制中的一种细胞因子，但可能是最有效的治疗靶点之一。

在细胞水平上，VEGF 与许多导致黄斑水肿的不同机制有关。例如，VEGF 已经被证明可以减少导致细胞间连接紧密性的蛋白质，并诱导紧

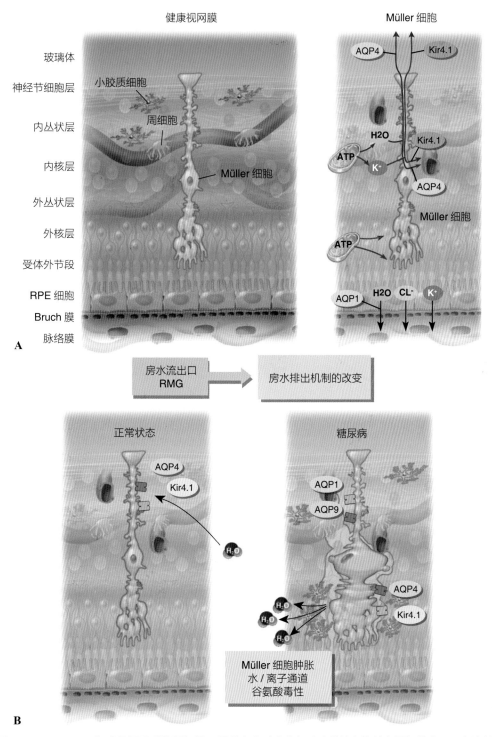

▲ 图 30-8　**A. Müller** 细胞是视网膜的通讯器，是黄斑水肿患者细胞内液体积聚的主要部位之一。左边的图像显示健康视网膜中的 **Müller** 细胞从神经节细胞层延伸到视网膜色素上皮。一些早期的改变是由于 **Müller** 细胞和离子通道的改变，因为它们控制着紧密的连接。**B.** 流出机制的变化
RMG. 视网膜 Müller 胶质

密连接蛋白闭塞素和 ZO-1 的快速磷酸化，从而导致 BRB 的破坏[29]。VEGF 诱导的 BRB 破坏似乎是通过一氧化氮来实现的[22]。VEGF 在不改变溶剂阻力反射系数的情况下也增加了细胞旁转运[30]。此外，VEGF 激活 PKC 刺激闭塞素磷酸化，促进内皮通透性[31]。

炎症与 VEGF 的表达之间存在着紧密的联系[22]。Müller 细胞衍生的 VEGF 对糖尿病诱导的视网膜炎症和血管渗漏有重要作用[32]。

为探讨 Müller 细胞源性 VEGF 在糖尿病视网膜病变中的意义，用诱导 Cre/lox 系统阻断 Müller 细胞中 VEGF 的表达，并在这些条件 VEGF 敲除（KO）小鼠中检测糖尿病诱导的视网膜炎症和血管渗漏。与糖尿病对照组相比，糖尿病条件性 VEGF-KO 小鼠的炎性生物标记物的白细胞停滞表达显著降低，紧密连接蛋白的损耗减少，无细胞毛细血管的数量减少，血管渗漏减少。

D'Amore 及其同事对细胞 - 细胞相互作用的体

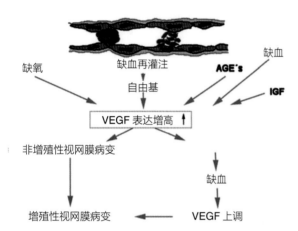

▲ 图 30-9　血管内皮生长因子（VEGF）是糖尿病视网膜血管损伤和增殖的关键介质

IGF. 胰岛素生长因素；AGEs. 糖基化终产物

外研究表明，周细胞分泌的转化生长因子（TGF）-β 对内皮细胞生长具有抑制作用。在糖尿病视网膜病变中，通过醛糖还原酶形成山梨醇导致 PKC 活化，导致周细胞损伤，随后通过 TGF-β 分泌失去抑制平衡（图 30-10）[33]。

高浓度的葡萄糖通过两种途径导致二酰甘油（DAG）的增加：从头合成和磷脂酰胆碱（PC）脱氢。DAG 水平升高介导 PKC 活化。一些研究表明，PKC 的激活会导致视网膜血流减少。相反，用 LY333531 抑制 PKC 使糖尿病大鼠视网膜血流量正常化[34, 35]。

PKC 的激活通过增加内皮素（endothelin，ET）的表达引起血管收缩，尤其是 ET-1 的表达。内皮素的表达可由多种生长因子和细胞因子诱导，包括凝血酶、TNF-α、TGF-β、胰岛素和血管活性物质，包括血管紧张素 II、血管加压素和缓激肽。

此外，视网膜血管内皮细胞对组胺非常敏感。一些研究已经证实糖尿病大鼠和人类血管组织胺合成增加[36-38]。服用组胺可降低 ZO-1 蛋白的表达，从而与血管通透性相关。H1 受体刺激 PKC，PKC 与视网膜血管通透性增加有关[39]。有趣的是，Aiello 及其同事发现，给予 PKC-β 亚型选择性抑制剂 LY333531，并不能显著降低组胺诱导的渗透性，而是降低 VEGF 诱导的渗透性。相比之下，非异构体选择性 PKC 抑制剂的应用明显抑制了组胺诱导

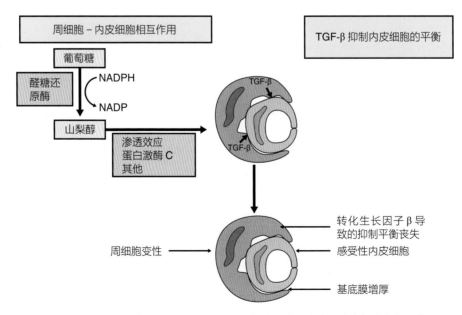

▲ 图 30-10　转化生长因子 β（TGF-β）参与周细胞和内皮细胞之间的抑制平衡

的通透性[40]。

此外，在血管内皮细胞中，晚期糖基化终产物（AGE）可能影响 ET-1 的基因表达并修饰 VEGF 的表达。AGE 刺激的 VEGF 表达增加具有剂量和时间依赖性，并与缺氧有关[41, 42]。

4. 内皮细胞死亡与血管通透性 Endothelial Cell Death and Vascular Permeability

当腔内压力降到临界关闭压力以下时，小动脉壁张力无法维持，下游毛细血管床塌陷，内皮细胞可能成为"纤维蛋白锁（fibrin locked）"。内皮细胞失去循环和营养而死亡，只有无细胞基底膜持续存在。类似地，视网膜灌注压的降低，通常与颈动脉/眼动脉供血不足有关，可能有类似的视网膜表现，在极端情况下，可能有来自同侧静脉的动脉逆行充盈。静脉或动脉闭塞后毛细血管内血流停滞导致内皮细胞迅速凋亡[43]。

同样，在糖尿病中，BRB 的破坏至少部分是由于内皮细胞损伤和凋亡。促凋亡分子 Fas 配体（FasL）诱导携带 Fas 受体（CD 95）的细胞凋亡[44]。有证据表明 FasL 在血管内皮细胞上表达，抑制白细胞外渗。因此，FasL 在血管内皮细胞上的表达可能通过诱导白细胞在试图进入血管时的凋亡来防止有害的炎症。事实上，在炎症和随后的 TNF-α 释放过程中，视网膜内皮细胞上调了一些介导白细胞黏附的黏附分子[45]，但也下调了 FasL，从而允许白细胞存活并迁移到炎症的活跃部位。在实验性糖尿病视网膜病变中，抑制 Fas 介导的凋亡细胞死亡可减少血管渗漏[46]。糖尿病过程中内皮细胞的累积死亡在糖尿病血管渗漏和黄斑病变的发病机制中起着重要作用。

5. 细胞外基质改变与血管通透性 Extracellular Matrix Alterations and Vascular Permeability

在糖尿病视网膜病变中，基质变化主要与毛细血管基底膜增厚有关，毛细血管基底膜增厚是由于 IV 型胶原、纤维连接蛋白和层粘连蛋白等蛋白质成分的合成增加及分解代谢酶的降解减少所致。细胞外基质的降解在许多水平上影响内皮细胞的功能，导致内皮细胞的不稳定性，这是细胞入侵和增殖所必需的，或者影响细胞的抵抗力，从而影响血管的通透性。细胞外基质的降解和调节是由基质金属蛋白酶（MMP）发挥作用的，MMP 是一类锌结合的钙依赖性酶[47]。糖尿病新生血管膜 MMP-9 和 MMP-2 表达升高[48, 49]，但葡萄糖对血管内皮细胞 MMP-9 表达无直接影响[50]。MMP 可能参与 BRB 功能障碍和衰竭的各个阶段。它们的作用包括早期改变内皮细胞的抵抗力，影响细胞间连接的形成和功能[51]，从而积极参与疾病晚期发生的内皮细胞和周细胞死亡[52]。总之，细胞外基质的降解不仅影响血管，因为血管没有支持（即机械作用），而且还通过内皮细胞和血管周围细胞之间的相互作用及可溶性生长因子和细胞因子的分布改变而影响血管。

虽然基底膜增厚是糖尿病视网膜病变的一个标志性病变，但它在微血管病变的发生中是否起主要或次要作用仍不清楚。在血管通透性异常的情况下，细胞外基质的改变影响神经血管单位的完整性和正常的细胞 - 细胞通讯。即使从结构上看，基底膜的蛋白质和蛋白多糖组成的变化，如发生在糖尿病中，也会影响电荷选择性，从而影响毛细血管屏障功能。

6. 跨细胞转运与血管通透性 Transcellular Transport and Vascular Permeability

BRB 的破坏是临床前糖尿病视网膜病变（preclincal diabetic retinopathy，PCDR）的早期现象。两种血管通透性途径可能受到影响：涉及内皮细胞紧密连接的细胞旁途径和由内吞小泡介导的内皮细胞跨细胞途径小窝（caveolae）和胞饮转运（pinocytic transport）。尽管事实上，胞饮转运在跨上皮的液体交换中起着关键作用，但它在糖尿病血管渗漏增加的发病机制中的作用才刚刚出现[53, 54]。最近的数据表明，在视网膜毛细血管通透性增加的过程中，细胞内营养物质和液体通过胞饮作用的主动转运对体液内稳态的调节是非常重要的，这表明细胞旁途径的短暂诱导和跨细胞内皮转运机制的长期参与糖尿病[7]。

目前已知，参与调节胞饮转运的调控因子之一是 VEGF。VEGF 不仅通过破坏视网膜内皮细胞之间的细胞间紧密连接，而且通过诱导窗孔和囊状空泡器官的形成，增加血管通透性。在疾病状态下，VEGF 在导致血管通透性增加的胞饮转运中断中的作用仍有争议[55]。而在高渗透性血管中，内皮管腔膜上运输血浆 IgG 的胞饮小泡数量显著增加，而在电子显微镜下观察时，VEGF 感染眼的内皮细胞中未发现开窗或小泡。

7. 神经血管耦联 Neurovascular Coupling

神经元退行性变是长期黄斑水肿的一个共同特征，但最近的研究表明，神经元变性发生在黄斑水肿各种起源的发病早期。

视网膜由一个由神经元和特殊感觉细胞（感光细胞、双极细胞、水平细胞、无长突细胞和神经节细胞）和胶质细胞（星形胶质细胞、Müller 细胞和小胶质细胞）组成的网络，这些细胞约占组织的 95%，血管占视网膜质量的不到 5%[56]。由于视网膜神经元和胶质细胞的网络紧密相连，毫无疑问，视网膜的神经和血管成分通过代谢协同作用和旁分泌通讯密切相关[18, 57]。视网膜大血管和小血管之间存在着复杂的神经、胶质和血管细胞相互作用，这些相互作用在控制视网膜内稳态（包括血流、水平衡和血管通透性）方面起着重要作用。所谓的神经 - 血管耦联现象是指视网膜血流和血管再活动与神经纤维的代谢（特别是氧）需求相匹配的过程[58]。在疾病状态下，细胞类型之间的这种相互作用可能会导致功能失调。例如，在糖尿病视网膜中，血管平滑肌反应性的调节受到抑制，这与视网膜病变的严重程度有关[59-61]。在糖尿病动物模型中，视网膜神经血管耦联的损伤归因于 NO 信号通路的改变，因为这种反应可以通过抑制酶诱导型一氧化氮合酶来恢复[62, 63]。这种相互作用可以根据局部氧浓度增加或减少血流量，但这种转换如何发生尚不清楚[62, 64]。

（三）黄斑水肿形成的机械因素 Mechanical Factors Involved in the Formation of Macular Edema

临床和解剖学证据表明，玻璃体视网膜界面结构的异常可能在 DME 的发病机制中起重要作用[65-67]。提示糖尿病眼玻璃体视网膜粘连比玻璃体收缩产生的牵引力强，进而可能导致玻璃体黄斑牵拉的发展，进而导致黄斑水肿[68]。完全后玻璃体附着或完全玻璃体视网膜分离组发生弥漫性黄斑水肿的风险比玻璃体 - 黄斑粘连组低 3.4 倍[69]。

玻璃体是一种凝胶状结构，主要由水（99%）、透明质酸和胶原组成。玻璃体腔和视网膜之间的结构屏障是由位于视网膜最内层和玻璃体外边界之间的内界膜（ILM）形成的。ILM 具有典型的基底膜超微结构特征，与 Müller 细胞的足突紧密接触，并含有典型的基底层蛋白，如 IV 型胶原和层粘连蛋白[70]。玻璃体皮质的条纹状胶原纤维插入 ILM 的内部[71]，也被称为玻璃体的透明膜（hyaloid membrane）。后玻璃体膜因老化或病理改变而分离，导致后玻璃体表面（玻璃体后膜）凝结。年轻人，玻璃体皮质和 ILM 之间的黏附力强于 Müller 细胞本身，Müller 细胞足突与主细胞体分离，并在脱离视网膜表面时与 ILM 的后部保持连接[72]。

关于 ILM 的胚胎起源一直存在争议，最早可在妊娠 4 周后在人眼中证实[73, 74]。传统上，ILM 被认为是由 Müller 细胞合成的。这一概念受到了 Sarthy 及其同事提出的数据的挑战，他们研究了小鼠眼睛发育过程中 IV 型胶原的表达[75]。虽然不能排除视网膜胶质细胞在 ILM 合成中的作用，但 ILM 蛋白似乎主要来源于晶状体和睫状体。支持这一点的数据表明，其他的 ILM 蛋白如 perlecan、层粘连蛋白 -1、nidogen 和胶原 XVIII 主要在晶状体和睫状体中表达，但在视网膜中没有检测到[76]。

弥漫性 DME 与附着、增厚和紧绷的后玻璃体有关[77]。细胞角蛋白（发现于 RPE）和 GFAP（发现于星形胶质细胞和 Müller 细胞）的免疫细胞化学染色显示 RPE 和 Müller 细胞或星形胶质细胞存在于黄斑前后玻璃体中，提示细胞浸润可能在黄斑水肿的发生或维持中起作用。玻璃体后部的这些细胞是否通过细胞因子的产生而引起黄斑水肿，在生理上而不是机械上，还有待于阐明。

图 30-11 是不同来源黄斑水肿的示意图。

（四）黄斑水肿的治疗 Treatment of Macular Edema

目前对黄斑水肿的治疗主要针对机械牵引、静水压力或炎症引起致病作用的情况。激光光凝、药理学方法和外科措施是最常用的治疗方法。

三、黄斑水肿的临床结点 Clinical Endpoints in Macular Edema

最佳矫正视力（best corrected visual acuity, BCVA）是唯一一个获得监管和卫生技术机构认可的与患者

正常 BRB
正常视网膜厚度

视网膜水肿 – 开放 BRB
视网膜厚度增加
渗漏增加

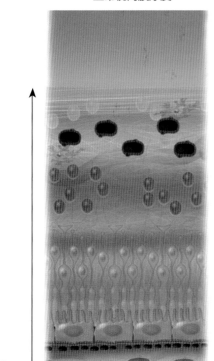

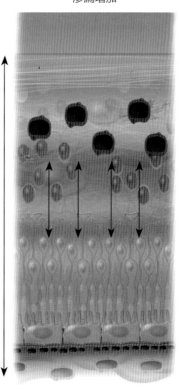

囊肿形成
组织压力降低
渗漏增加
厚度增加

玻璃体视网膜牵引
组织压力降低
渗漏增加
厚度增加

血压升高
渗漏增加
厚度增加

视网膜蛋白质积累
增加组织渗透压
增加厚度

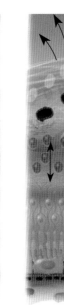

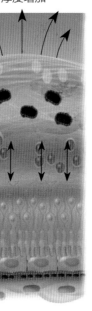

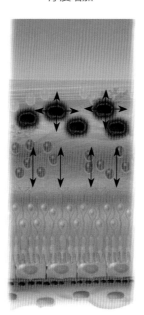

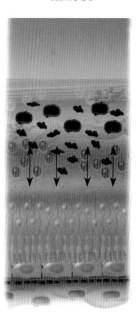

▲ 图 30-11　**A.** 黄斑水肿示意图，**BRB**，血视网膜屏障；**B.** 不同来源黄斑水肿的病理生理改变

相关的终点指标。例如，BCVA 已被用作所有具有里程碑意义的黄斑水肿新疗法的临床试验的主要结果指标[78-85]。

然而，单纯的 BCVA 并不能很好地显示患者的视觉功能和潜在的疾病限制。事实上，一些眼部疾病可能会对个体的视觉功能和生活质量产生不利影响，而不会影响 BCVA。此外，在某些疾病中，BCVA 只在发生不可逆损伤时才受到影响。因此，需要新的验证终点能够更好地捕捉影响和限制患者的功能缺陷及与早期疾病相关的早期变化。这可能包括不同的心理物理测试，例如低亮度视力、微视野视网膜周边敏感度（明视和暗视）作为视网膜缺损的地形定位的替代。

还应寻求与患者报告的结果或对未来功能丧失和疾病进展的预测相关的结构性结果。除了对现有成像协议（光谱域光相干断层扫描成像）的改进外，新的方法可能包括主动眼球跟踪技术。相位变化 OCT（PV-OCT）可以对眼睛的视网膜血管进行容积成像。这种新的方法，也被称为 OCT 血管造影，具有无创成像技术的附加优势，不需要潜在的毒性造影剂，如荧光素，但不呈现血管灌注，而是外部血管轮廓。为了克服这个问题，更好地评估灌注多普勒 OCT 技术目前正在开发中。血氧计在糖尿病视网膜病变中测量血氧已被广泛报道[86]。糖尿病视网膜病变目前缺乏关于视网膜的氧合、灌注和吸氧的纵向数据，目前正在生成。在未来，将多普勒 OCT 与血氧测定相结合，可以测定氧浓度和组织代谢，以及描绘正常和缺氧视网膜的轮廓。所有上述成像技术都需要验证，在黄斑水肿的情况下，需要证明它们对这种特殊疾病的价值。

理想情况下，为了确定最充分的结果测量，应采用综合方法，包括视觉功能和结构评估，通过患者报告的结果（patient reported outcomes，PROs）评估患者对疾病在日常生活中影响的感知，重要的是，疾病过程不同阶段的分子标记研究。考虑到这种方法将产生高输出，需要一种稳健的数据管理，以便能够集成单个患者的数据，并将其与来自同龄组的数据进行比较。为了实现这一目标，可以使用系统医学方法，通过整合所有生成的数据，可以改善疾病表型的特征，更好地理解疾病机制，建立疾

病进展的预测模型和对治疗的反应。需要使用先进的机器学习/统计程序来识别不同参数之间的相关性，以深入了解疾病机制，并识别和验证生物标记物；需要在单个患者中建立疾病状态的计算模型。因此，基于标准人类路径信息的面向对象建模系统需要适应眼睛的环境。随着模型变得越来越复杂，参数也越来越明确，未知的机制可以被识别为预测和测量之间的系统不匹配，从而加快疾病机制、临床终点和生物标记物识别的进展，揭示了不同生物标记物之间的匹配关系，显示出与疾病进展的预后或对治疗方法的易感性相关。

（一）激光治疗 Laser Treatment

许多研究表明光凝疗法对 DME 有良好的疗效[87-92]。传统的氩激光光凝治疗 DME 是为了稳定视力，防止进一步的视力损失。糖尿病视网膜病变的早期治疗研究（early treatment of diabetic retinopathy study，ETDRS）表明，激光治疗在 3 年的随访中可将中度视力丧失的风险降低 50%，然而只有一小部分患者（＜ 3%）的视力改善≥ 15 个字母[88]。

最近的随机试验表明，在接受激光治疗后，有更高比例（约 30%）的 DME 患者的视力可以得到临床相关的改善（≥ 10 个 ETDRS 字母）。因此，在由（美国 - 加拿大）糖尿病视网膜病变临床研究网络（DRCR.net）进行的一项研究中，激光治疗"累及中心的 DME"在 2 年内使 32% 的患者获得≥ 10 个字母的疗效[93, 94]。

在未经治疗的眼和那些曾经接受过 3 次以上激光治疗的眼中，改善的概率是相似的。同样，在 DRCR.net 最近进行的一项研究中，在接受激光治疗 1 年后的患者中，观察到视力改善≥ 10 个字母的患者占 28%[85, 95, 96]。因此，很明显，激光治疗实际上可以改善一些患者的视力，而不仅仅是稳定视力。然而，需要适当选择患者。根据英国国家健康与保健卓越研究所（UK National Institute for Health and Care Excellence，NICE）抗血管内皮生长因子治疗单一技术评估（single technology assessments）的建议，视网膜"较薄"的人比视网膜"较厚"的人对激光治疗的反应可能更好，因此，前者具有临床有效性和成本效益[97]。可能还有其他因素可以调节

临床反应，提前识别"反应者"的能力将对患者和卫生服务大有裨益。

通过广角荧光素血管造影确定的周边视网膜缺血区域的激光治疗，已在小规模研究中得到评估，并取得了良好的初步成功（Tornambe PE，个人交流）。

激光光凝诱导 DME 吸收的确切作用机制尚不清楚。我们讨论了激光对耗氧光感受器的破坏，以及组织温度暂时升高引起的细胞死亡和瘢痕形成（包括胶质增生和 RPE 增生）。通常从脉络膜向外扩散的氧可以通过激光瘢痕扩散到视网膜内部，从而缓解内层视网膜缺氧[98, 99]。有对比数据显示，视网膜前氧分压的升高是否与治疗区的微血管修复有关[100, 101]。在研究 DME 激光光凝前后视网膜小动脉、小静脉及黄斑分支的直径时，发现黄斑小动脉分支收缩 20.2%，小静脉分支收缩 13.8%。这是由于激光治疗引起的视网膜氧合改善导致血管自动调节收缩，改善 DME[102]。根据另一种理论，激光光凝的有益效果是由于 RPE 和内皮细胞的增殖增强导致 BRB 的修复和恢复[103]。RPE 细胞对损伤的反应可能有几种方式：如果病变相对较小，RPE 缺损可以通过细胞扩散来填补；如果缺损相对较大，细胞可以增殖以修复该区域，RPE 可以产生对抗 VEGF 通透性作用的细胞因子（如 TGF-β）[104, 105]。

虽然局灶激光光凝减少缺氧区，并直接闭塞渗漏的微动脉瘤，在 DME 中的格栅状激光治疗的原理尚未很好地建立。格栅状激光可能有其潜在有益

的效果，使视网膜变薄，使视网膜血管更接近脉络膜血管，允许视网膜血管通过自动调节收缩，从而减少视网膜血流量，从而减少水肿的形成[106]。然而，这一理论与目前用于 DME 局灶 / 格栅状激光光凝治疗的技术，包括阈下激光（与最初使用的技术相反，后者意味着使用更强的激光）不会导致细胞死亡的事实不一致。即使目前的成像方式（包括眼底自发荧光成像）没有检测到损伤，也可以观察到激光的作用。类似地，通过使用这种较温和的治疗方式，已不再看到报道的激光不良反应，如脉络膜新生血管（图 30-12）。在弥漫性水肿的情况下，尤其是在导致视网膜厚度大幅度增加时，激光治疗可能效果不佳（图 30-13）。

（二）药物治疗 Medical Treatment

1. 全身和局部药物治疗的一般方面 General Aspects of Systemic and Topical Medical Therapy

在许多情况下，黄斑水肿是由糖尿病、高血压或炎症等全身性健康问题引起的[107]。这些全身性疾病需要在采取任何其他治疗措施之前进行治疗。文献中有几篇报道说，这种治疗方法，特别是在糖尿病、高血压和炎症性疾病中，可以治愈黄斑水肿，而无须任何特殊的眼部治疗[108]。包括高压氧治疗在内的全身血流改变被认为是通过血管收缩来改变血流，并促进血管壁受损的连接复合体的重建。然而，尽管白内障摘除后慢性 CME 患者的视力有所改善，但与黄斑水肿无相关性[109]。在葡萄膜炎相关的 CME 高压氧没有明显的影响。其他流

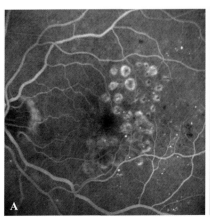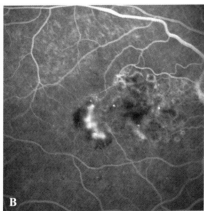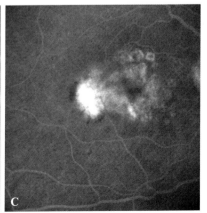

▲ 图 30-12　**A.** 格栅样激光凝固术后并发症：左眼视网膜中央色素上皮瘢痕扩大，无明显黄斑水肿；**B.** 早期荧光素血管造影显示右眼早期光凝瘢痕形成脉络膜新生血管；**C.** 晚期荧光素渗漏增加

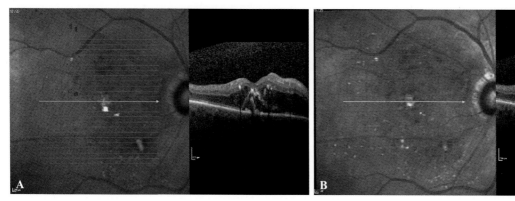

▲ 图 30-13　**A.** 格栅样光凝治疗持续弥漫性糖尿病黄斑水肿疗效有限；**B.** 光相干断层成像显示在格栅样光凝治疗前后视网膜厚度没有差异

变学治疗，如质膜过滤，在最初的研究中显示出良好的效果。然而，这些处理并没有进入大规模的前瞻性研究[110]。但仍没有证据表明流变学措施对炎症性黄斑水肿或 DME 有任何影响。

目前为止，黄斑水肿的药物治疗最好建立在术后，主要以炎性水肿（如葡萄膜炎）为主，但在 DME 的治疗中越来越重要。大多数治疗策略抑制炎症介质的释放，因此针对导致血管通透性改变的致病因素。

治疗黄斑水肿的药物包括四类：碳酸酐酶抑制剂、非甾体抗炎药、皮质类固醇和抗血管内皮生长因子疗法。

2. 碳酸酐酶抑制药 Carbonic Anhydrase Inhibitors

碳酸酐酶（carbonic anhydrase inhibitor，CA）抑制剂治疗黄斑水肿已有 20 多年的临床应用历史。1988 年对 41 例不同病因的 CME 患者进行了初步疗效观察[111]。CA 抑制剂作为治疗黄斑水肿的药物的基本原理是通过调节 CA 在 RPE 水平上的极化分布，提高视网膜色素上皮泵出视网膜液体的能力[112]。

在视网膜中，CA 存在于红 / 绿视锥细胞的细胞质中（尽管不是在视杆细胞中），特别是在 Müller 细胞内。然而，RPE 似乎完全包含 CA 的膜结合形式[113]。后者似乎支配和调节细胞代谢活动产生的细胞外 pH 梯度，并可能起到碳酸氢根通道的作用[113, 114]。RPE 的 CA 活性呈明显的极化分布，细胞顶部有大量的酶，而细胞膜基底外侧的 CA 活性较低[114, 115]。进一步的免疫组织化学分化表明，同工酶 Ⅳ 是 RPE 顶端 CA 活性的原因[113]。静脉注射乙酰唑胺可以降低鸡和猫视网膜下间隙的 pH[113, 116]。

在这种酸化之后，视网膜下容积立即减小，据推测，正是这种酸化引起离子变化，从而导致通过 RPE 的液体输送（图 30-14）[115]。

在正常情况下，大约 70% 的视网膜下液体通过代谢转移到脉络膜而被清除。在活体兔模型中，乙酰唑胺可以增强这种液体传输，这种流体传输在很大程度上是由通过 RPE 的活性离子传输驱动的[117, 118]。此外，在医源性视网膜脱离动物模型中的实验表明，静脉注射乙酰唑胺后，通过 RPE 的荧光素消失增加了 25%[119]。同一作者还观察到，在 50～65mg/kg 体重的较高剂量下，视网膜下液体的吸收显著增加。对青蛙 RPE 的进一步研究表明，活性氯和碳酸氢盐可能在基底面（面向脉络膜血供）发生转运，推测视网膜下液体吸收发生在这个水平[114]。

目前，尚无随机临床试验，证实 CA 抑制剂治疗黄斑水肿的有益作用。然而，来自非随机研究的证据表明，术后黄斑水肿患者（如白内障手术或扣带术后）的视觉功能得到改善[111, 120]。这种效应只有在患者服用药物时才起作用（ON-OFF 效应，快速耐受性）[120]。同样，关于 CA 抑制在视网膜色素变性继发黄斑水肿患者中应用的有利报道也没有得到长期观察的支持。随着甲唑胺的持续使用，出现了反弹现象，但也可能归因于疾病的进展[121]。

虽然没有应用局部 CA 抑制剂（如多佐胺）预防或治疗黄斑水肿，但当证实水肿来自 RPE（如立体血管造影所确定）时，CA 抑制剂的全身治疗是值得的。与长期的临床习惯相反，使用 CA 抑制治疗内层血 - 视网膜屏障破坏引起的视网膜内黄斑水

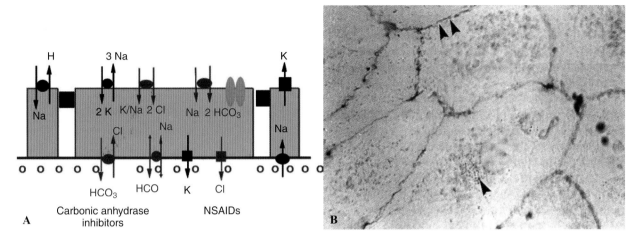

▲ 图 30-14 **(A) Schematic diagram showing selected ion channels in the retinal pigment epithelium. Note that carbonic anhydrase inhibitors act on the bicarbonate/chloride exchange channel in the basal membrane, and nonsteroidal antiinflammatory drugs (NSAIDs) have been shown to act on the chloride channel in the basal membrane of the retinal pigment epithelium. Both channels are associated with transcellular fluid transport. (Panel B online).**

肿目前还没有科学依据。不推荐使用 CA 抑制剂治疗糖尿病性黄斑水肿。

3. 非甾体抗炎药 Nonsteroidal Antiinflammatory Drug (NSAID)

由于环氧合酶抑制剂阻断前列腺素的合成和释放，非甾体类药物已被用于预防和治疗术后 CME。这种作用是基于对环氧合酶的抑制作用，环氧合酶反过来抑制前列腺素的产生，前列腺素是花生四烯酸在眼睛中的降解产物[122]。高剂量的双氯芬酸钠抑制白三烯的形成，白三烯在炎症反应中会增加细胞浸润。其他非甾体抗炎药已经被证明可以调节氯离子的运动，因此，调节液体通过 RPE 运动[123]。环氧合酶抑制剂对 DME 炎症方面的作用仅在临床前研究中得到证实（图 30-15）[13]。

因此，非甾体抗炎药的作用靶点是负责水肿形成的炎症介质，虽然它们可能不是一种最佳的独立治疗方法，但它们可以用作类固醇保护剂。局部非甾体抗炎药已成为治疗炎症性 CME 的主要药物[124]。局部作用非甾体抗炎药的临床疗效已被证明在预防和治疗炎症性 CME 方面都有价值，尤其是在与白内障手术相关的情况下[125-129]。两项不使用皮质类固醇的双盲、安慰剂对照研究表明，0.5% 酮咯酸滴眼液在白内障术后 3 个月内可改善一些慢性 CME 患者的视力[130-131]。多个随机对照试验（RCT）的结果的 Meta 分析表明，NSAID 有益于无晶状体和

人工晶状体 CME 的药物预防和慢性 CME 的药物治疗[132]。

根据这些发现，有人建议使用局部非甾体抗炎药治疗炎症性 CME，特别是与眼科手术有关的炎症性 CME。这种效应与 DME 的存在无关[133]。

对于非甾体抗炎药不可能改善 DME 视力的原因可能有多种解释，如慢性水肿、炎症和缺血导致永久性结构改变。虽然糖尿病血管渗漏的影响已在临床前研究中验证，但目前还没有证据表明非甾体抗炎药对 DME 有影响。Cochrane 最近的一篇综述没有发现任何 RCT 研究局部非甾体抗炎药在治疗糖尿病 CME 中的作用[133]。审查确定了设计良好、动力充足的 RCT 的必要性，该 RCT 的目标应包括大样本量、足够长达 1 年的随访期[134]。

4. 皮质类固醇 Corticosteroids

类固醇治疗各种形式黄斑水肿正在重新受到重视。皮质类固醇通过抑制环氧合酶来阻止花生四烯酸从细胞膜释放，从而减少前列腺素的合成，但它们还具有许多其他抗炎作用，其中包括作用于 IL-1 和降低血管通透性（图 30-16A）[135]。它们对非甾体抗炎药的附加抗炎作用已被证明可用于治疗各种术后炎症。一种可能的作用方式是通过 RPE 增加液体的再吸收，尽管其确切机制尚不清楚。类固醇尤其能稳定内皮紧密连接并增加其数量[136, 137]。类固醇的另一个作用是下调 VEGF 的生成，进而使 BRB

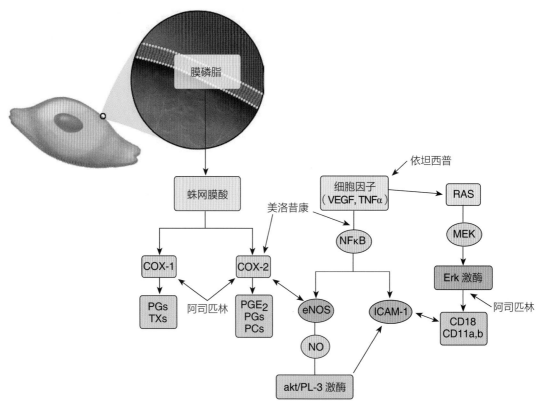

▲ 图 30-15　非甾体抗炎药与血管内皮生长因子和炎性细胞因子及其信号传导途径的相互作用

更紧密（图 30-16B）[138]。类固醇也会降低 VEGF 的产生，特别是在视网膜中[139, 140]，这解释了临床观察，即在玻璃体内和 Tenon 囊下间隙应用类固醇可以显著减少黄斑水肿。此外，甾体类药物已被证明可以阻止血小板活化因子和血小板衍生生长因子诱导血管内皮生长因子的产生[141]。曲安奈德还抑制 IL-6 和 VEGF 诱导的 IL-6 和 VEGF 受体下游血管生成[142]。白细胞黏附在黄斑水肿中起重要作用，特别是在糖尿病黄斑病变中[11, 12]。这种白细胞黏附血管壁所引起的内皮损伤是由一氧化氮、黏附分子和其他炎症介质介导的[22, 143]。Tenon 下的曲安奈德抑制视网膜白细胞与内皮细胞的相互作用，下调视网膜血管内皮细胞的黏附分子[144]，从而降低视网膜厚度。

　　Müller 细胞是类固醇作用的另一个部位[145]。黄斑水肿被认为部分与 Müller 细胞蛋白 Kir4.1 的下调有关[145]。细胞内 K^+ 的增加导致 Müller 细胞通过水通道蛋白 4 摄取蛋白质和渗透肿胀。曲安奈德降低 VEGF、花生四烯酸和前列腺素的产生，使 Müller 细胞通过内源性腺苷重新激活液体清除，并增加

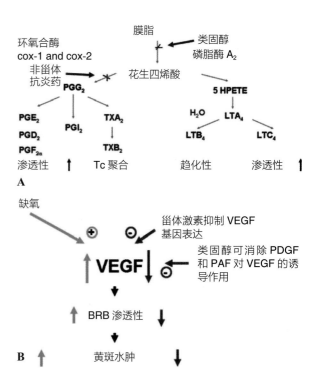

▲ 图 30-16　A. 类固醇对花生四烯酸的作用；B. 类固醇对生长因子释放的作用。BRB. 血视网膜屏障；PAF. 血小板活化因子；PDGF. 血小板衍生生长因子；VEGF. 血管内皮生长因子

TWIK 相关的酸敏感钾（TWIK-related acid-sensitive potassium，TASK）通道。这些过程导致钾的流出，从而纠正 Kir4.1 蛋白的下调[145]。

皮质类固醇根据其化学成分具有不同的效力水平，较新的合成化合物显示其活性比可的松高 25 倍。这些新的药物，如曲安奈德、地塞米松和醋酸氟辛醇酮，在 9α 位置有氟，这增加了皮质类固醇受体的结合。临床给药途径多种多样，包括局部、眼周、眼内、口服和静脉给药途径。Tenon 下注射糖皮质激素制剂已广泛应用于不对称或单侧葡萄膜炎患者。眼周注射的优点是在眼后段注射高浓度的皮质类固醇，与全身注射相比减少了不良反应。眼内皮质类固醇的水平在 Tenon 下注射和球后给药是相同的[147]。对于口服，最初的高剂量（1～1.5mg/kg）随后根据临床效果减量[148]。

另一种治疗选择是类固醇作为玻璃体内注射或持续释放植入物，以获得高的局部浓度，最大限度地发挥其抗炎、抗血管和抗渗透作用，同时最小化对全身的毒性反应[149]。

根据黄斑水肿的原因，可以选择局部或全身途径（例如，在后葡萄膜炎中，可能需要全身类固醇来控制全身炎症，而在继发于静脉阻塞的黄斑水肿中，局部治疗可能更合适）。

几项随机试验评估了氟轻松、地塞米松和曲安奈德在 DME 和静脉阻塞患者中的应用，总结如下。

曲安奈德（triamcinolone）：曲安奈德是一种皮质类固醇，可以通过玻璃体内注射。广泛应用于各种原因的黄斑水肿，包括 DME 和继发于静脉阻塞的水肿。对于 DME，已经有几个随机试验比较曲安奈德和激光，没有显示出曲安奈德的益处。然而，如下文所述（见抗 VEGF 部分，Ranibizumab）和 DRCR.net 的亚组分析显示，人工晶状体眼 DME 患者，接受曲安奈德治疗的与接受 Ranibizumab 治疗的患者疗效相似[150]。

此外，与 Ranibizumab 相比，曲安奈德组似乎具有成本效益[151]。然而，目前可用的曲安奈德制剂尚未获得眼内使用许可。尽管没有许可证，曲安奈德仍然用于术后 CME，虽然没有 RCT 证据支持这种用法，但对 NSAID 没有反应。

氟西诺酮（fluocinolone）：氟西诺酮丙酮作为一种缓释植入物（Iluvien, Alimera Sciences）在玻璃体内被释放。这是一种用于 DME 的小型玻璃体内植入物。在两个随机、多中心、双盲、平行、为期 36 个月的 DME 患者的临床试验中，评估了这种氟西诺酮丙酮植入物的疗效。有 956 例患者参加了"氟西诺酮治疗糖尿病性黄斑水肿"的研究，并将氟西诺酮与假对照组进行了比较[152]。

与 RISE and RIDE（见下文）一样，尽管在本试验开始时，DME 的治疗标准是激光（局灶 / 格栅）光凝，但氟西诺酮比较组是假注射组的。第 6 周后允许使用"补救光凝"，第 12 个月后可进行重复治疗。在 3 年时，氟西诺酮组约 28% 的患者获得 ≥ 15 个字母，而假手术组为 18.9%。在基线检查时，DME 持续时间 ≥ 3 年的患者的获益增加了 1 倍。几乎所有氟西诺酮植入组的有晶状体眼患者都发生了白内障，但他们在白内障手术后的视觉效果与人工晶状体眼患者相似。氟西诺酮组约 37% 和假手术组约 60.7% 的患者需要激光治疗。正如预期的那样，在有晶状体眼白内障手术中，氟西诺酮组的白内障摘除率为 80%，而假手术组为 27.3%。在整个临床试验人群中（不包括基线眼压 > 21mmHg 的受试者），氟西诺酮治疗的受试者中需要降低眼压治疗的比例为 38%，而假手术组为 14%。术后 36 个月，低剂量组青光眼手术发生率为 4.8%，高剂量组为 8.1%。

这种微型植入物已经在 17 个欧洲国家和美国获得批准。在英国，NICE 建议对人工晶状体眼 DME 患者使用氟西诺酮，因为这些患者往往对其他药物的治疗效果反应欠佳[153]。在德国，氟西诺酮用于治疗"对一线治疗反应不足"的 DME 患者。

氟西诺酮已用于治疗葡萄膜炎和静脉阻塞[154, 155]。这些适应证来自 RCT 的关于 Iluvien 的数据仍有待处理。与 Ozurdex 类似（见下文），有证据表明，Iluvien 对玻璃体切除患者有价值，因为其释放不依赖于玻璃体的存在[156]。

地塞米松（dexamethasone）：地塞米松的相对强度是眼科使用的所有皮质类固醇中最高的。地塞米松（Ozurdex；地塞米松 700μg 玻璃体腔植入物，Allergan）是一种商用植入物，可通过可注射装置输送到玻璃体腔[157]。

它在大多数欧洲国家和美国被批准用于治疗DME、继发于后葡萄膜炎和静脉阻塞的黄斑水肿。

有两项初步研究评估了地塞米松植入物对DME的疗效：一项比较了两种剂量的地塞米松，而没有进行任何其他治疗；另一项比较了未指定剂量的地塞米松与地塞米松加激光与单独激光的疗效[158, 159]。

两项研究都发现地塞米松能改善视力，3个月后恢复到基线水平。白内障和眼压升高是主要的不良反应。2014年10月，黄斑水肿：糖尿病患者可植入地塞米松的评估（macular edema: assessment of implantable dexamethasone diabete，MEAD）研究组的成员公布了他们对DME患者进行的3年随机、假对照地塞米松玻璃体内植入（DEX）试验的结果[160]。

3年以上的平均治疗次数分别为4.1、4.4和3.3次，分别对应DEX植入物0.7mg、DEX植入物0.35mg和假手术。与假手术组（12.0%；$P \leq .018$）相比，在研究结束时，DEX植入物0.7mg（22.2%）和DEX植入物0.35mg（18.4%）对最佳矫正视力（BCVA）从基线改善≥15个字母的比例大于假手术组（12%；$P \leq 0.18$）。这项研究还报道，与假手术相比，0.7mg和0.35mg地塞米松植入物的中心视网膜厚度（central retinal thickness，CRT）比基线平均值降低的幅度更大。与所有类固醇化合物一样，地塞米松组有晶状体眼的白内障相关不良事件发生率（3倍）高于假手术组。研究人员说，眼压的增加通常在3年内通过药物治疗或不治疗是可控的。在英国，NICE最近批准在人工晶状体（pseudophakic）眼治疗无效或不合适的情况下，使用地塞米松玻璃体内植入物治疗DME[161]。

日内瓦研究（The Geneva Study）评估了因视网膜分支或中央静脉阻塞而继发于黄斑水肿的患者在研究眼中接受DEX植入物0.7mg（$n=421$）、DEX植入物0.35mg（$n=412$）或假手术（$n=423$）。在第180天，如果BCVA < 84个字母或视网膜厚度 > 250μm，患者可以接受0.7mg的DEX植入物。DEX植入物的单一和重复治疗在12个月内具有良好的安全性。在第一次和第二次DEX植入后60天，30%和32%的患者BCVA较基线改善≥15个字母。

眼压升高通常是短暂的，并通过药物或观察加以控制，另外10.3%的患者在第二次治疗后开始使用降低眼压的药物[162]。

Ozurdex的缓释作用与玻璃体的存在无关，非玻璃体切除和玻璃体切除眼[163]的临床表现没有区别（图30-17）。

5. 抗血管生成治疗 Antiangiogenic Treatment

一些临床试验已经评估了抗血管内皮生长因子（VEGF）治疗的有效性，包括贝伐单抗、雷珠单抗和阿柏西普治疗DME和继发于静脉阻塞的水肿。抗VEGF通过眼内（玻璃体腔）注射给药。这些疗法的最大试验的证据摘要如下。

雷珠单抗（ranibizumab）：Ranibizumab（Lucentis，Novartis Europharm Limited，Camberley，UK）是一种重组人源化IgG1 kappa同种型单克隆抗体片段（Fab），专为眼内使用而设计。它结合并抑制人VEGF-A的生物活性，它的半衰期大约为9天。

RESTORE随机354例"累及中心的DME"患者接受以下三种治疗之一：雷珠单抗（ranibizumab，0.5mg）+假激光，雷珠单抗（ranibizumab，0.5mg）+激光，或假注射+激光。雷珠单抗组的受试者每月至少注射三次，之后继续注射，直到连续两次就诊时达到稳定的BCVA或BCVA为6/6。如果由于DME复发导致VA降低，则重新开始治疗。主要结果是从基线检查到第1~12个月VA的平均变化[164]。

1年后，与仅接受激光治疗的患者相比，雷珠单抗组的BCVA增益更大（雷珠单抗+假激光治疗组的BCVA增益为≥10和≥15个字母的患者分别为37%和23%；雷珠单抗+假激光治疗组的BCVA增益为≥10和≥15个字母的患者分别为43%和23%。平均注射次数为7次。

在RISE and RIDE试验中，患者被随机分为三组：雷珠单抗每月0.3mg，雷珠单抗每月0.5mg，或假注射。在整个研究期间（24个月），每个月使用雷珠单抗治疗。"补救"光凝是允许的，但没有单独的激光治疗组。尽管事实上，在研究开始时，激光对入组患者是标准的治疗方法。在RISE and RIDE中，377名和382名患者被随机分配，两项试验的主要结果是24个月时≥15个字母的患者

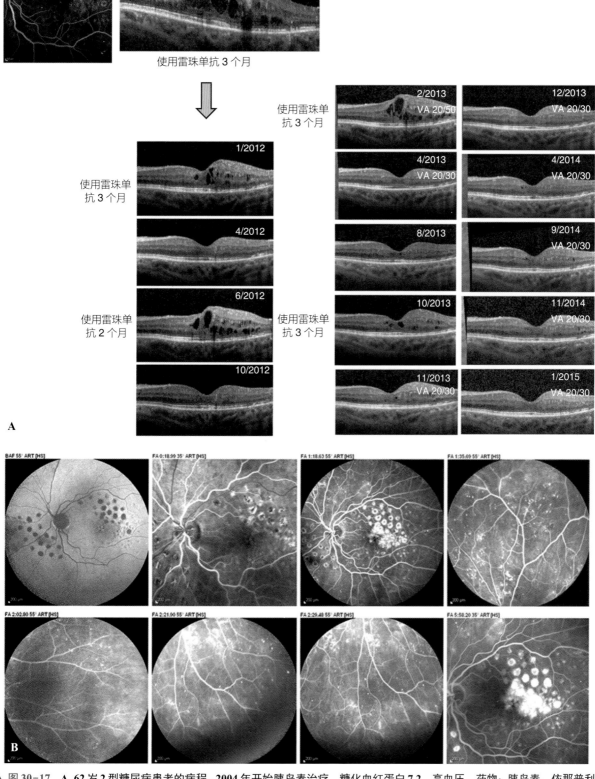

▲ 图 30-17　**A. 62 岁 2 型糖尿病患者的病程。2004 年开始胰岛素治疗，糖化血红蛋白 7.2，高血压。药物：胰岛素、依那普利、他汀类、阿司匹林。均为左眼水平扫描。在 3 年中，15 次注射雷珠单抗（Ranibizumab）。最后一次注射后 18 个月情况稳定。B. A 图患者的血管造影显示在中边缘有少量的毛细血管无灌注，但没有增殖**

百分比[165]。

试验表明，在 0.3mg 雷珠单抗、0.5mg 雷珠单抗和假注射组中，分别有约 45%、40% 和 18% 的患者获得 ≥ 15 个字母。另外，接受 ranibizumab 治疗的患者，视网膜病变进展较少。有趣的是，在 0.3mg 雷珠单抗组中，约 40% 的患者需要"补救"激光，而在 0.5mg 雷珠单抗组中，约 35% 的患者需要"补救"激光。这表明在这些患者中，每月注射雷珠单抗不足以控制 DME。假手术组 74% 的患者接受了激光治疗，因此 26% 的患者似乎没有接受过任何治疗。

在糖尿病视网膜病变临床研究网络进行的一项随机试验中，"累及中心凹的 DME"的患者被随机分为四组：假注射 + 快速激光；ranibizumab（0.5mg）+ 及时（注射后 3~10 天）激光；曲安奈德（眼内）+ 及时激光；或 ranibizumab（0.5mg）+ 延迟（注射后 ≥ 24 周）激光。研究对象包括 691 名患者（854 只眼）。从研究的前 12 周开始，每月进行一次玻璃体腔注射 ranibizumab（或假 ranibizumab）；从第 16 周开始，采用复杂的再治疗算法。主要结果是 BCVA 从基线到第 1 年的平均变化。1 年后，ranibizumab+ 快速和延迟激光组与非 ranibizumab 组相比，BCVA 显著增加（$P < 0.001$），约 50% 的患者获得 ≥ 10 个字母的增加，约 30% 的患者在中位 8~9 次注射后获得 ≥ 15 个字母的增加。即使延迟激光组中有很高比例的病例（72% 的眼）没有接受任何激光治疗，也会出现这种情况[150]。然而，值得注意的是，尽管在 1 年时，延迟激光组只有 28% 的患者接受过激光治疗，但在 2 年时这一比例增加到 42%，在 3 年时这一比例增加到 46%，这表明在相当多的患者中，单用 ranibizumab 是不够的[166]。

Ford 等对这些研究进行的 Meta 分析得出结论，考虑到 BCVA 的平均变化和 ≥ 15 个字母增益的患者比例，ranibizumab 改善了单用激光获得的结果。令人惊讶的是，通过上述两种结果测量，在 ranibizumab 注射中添加激光没有任何益处[167]。

一些研究已经证明了雷珠单抗在静脉阻塞中的价值。Cochrane 组对现有 RCT 证据的 Meta 分析表明，用抗 VEGF 药物 ranibizumab 反复治疗视网膜分支静脉阻塞继发的非缺血性黄斑水肿可在 6 个月和 12 个月时改善临床和视觉预后。然而，复治的频率尚未确定，先前或联合激光光凝治疗对主要结果的影响尚不清楚[168]。

对静脉阻塞进行的两个 III 期临床试验的事后分析表明，OCT 作为早期与晚期或不完全的雷珠单抗反应的预测指标具有相关性。在接受雷珠单抗治疗的患者中，CRUISE 研究中的 71.2%（0.3mg）和 78.5%（0.5mg）及 BRAVO 研究中的 79.1%（0.3mg）和 84.7%（0.5mg）在第 3 个月中心凹厚度（CFT）小于或等于 250μm，因此被归类为早期雷珠单抗应答者。在 0.5mg 雷珠单抗治疗的视网膜中央静脉阻塞患者中，在第 6 个月和第 12 个月的视力转归降低，这些患者在第 3 个月出现持续的 CME。对于在第 3 个月接受 0.3mg 雷珠单抗治疗的 CFT 超过 250μm 的患者，CRVO 也降低。这表明，反应迟钝或不完全的患者确实需要仔细跟进[169]。

目前，一些 RCT 正在进行中，以确定雷珠单抗在其他原因的黄斑水肿（包括放射性视网膜病变）中的应用。

贝伐单抗（bevacizumab）：bevacizumab（Avastin，Genetech Inc., San Francisco, CA）是一种全长人源化抗体，可与所有类型的 VEGF 结合，并作为一种全身药物成功用于癌症治疗。尽管它在全世界广泛用于玻璃体腔内治疗，但它并没有获得这一应用的许可。

在 BOLT 试验中测试了其在 DME 中的潜在用途，在该试验中，患者被随机分配接受贝伐单抗或激光治疗[170]。

BOLT 是一个小的随机对照试验，包括 80 名患者。黄斑缺血的人被排除在外，因为他们被认为不适合激光治疗。根据改良的 ETDRS 标准进行激光治疗，局部或网格激光治疗 DME 应用于治疗视网膜增厚区域或水肿或不灌注区域（基于荧光素血管造影）中的所有渗漏的微动脉瘤，这些区域距离中心凹至少 500μm（仅很少在更近的位置进行治疗），以获得轻度"灰色"烧伤。贝伐单抗每 6 周给药一次，直到第 18 周，如果中心视网膜厚度大于 270μm，则继续给药，直到视网膜状态稳定为止。主要观察指标是 1 年时的 BCVA[170]。

与激光治疗组相比，贝伐单抗组的 BCVA 的增益更大，贝伐单抗组中分别有 31% 和 12% 的患者具有 ≥ 10 个字母和 ≥ 15 个字母的增益，而激光组中分别为 5% 和 8%。所需注射次数的中位数为 9 次。有趣的是，在这项试验中，激光治疗的成功率远低于上述雷珠单抗研究中观察到的成功率。类似地，已经发表了证明贝伐单抗在静脉阻塞有长期益处的研究[171]。

年龄相关性黄斑变性的头对头试验显示，雷珠单抗和贝伐单抗在较长时间内对视力的影响相似[172-174]。

在治疗黄斑水肿的有效性和安全性方面可能没有差别。最近发表的系统评论支持这一点。与未经治疗相比，在 CRVO 和黄斑水肿患者眼中反复玻璃体腔内注射抗血管内皮生长因子药物（雷珠单抗、阿柏西普和贝伐单抗）可改善视力。所有药物的耐受性相对较好，短期内不良反应发生率较低。然而，不同抗血管内皮生长因子药物的注射次数略有不同[175, 176]。

阿柏西普（aflibercept）：aflibercept（Eylea, Regeneron Bayer HealthCare）是抗血管内皮生长因子药物家族中最新加入的药物。它是一种全人类重组融合蛋白，旨在结合 VEGF-A 的所有亚型和胎盘生长因子（PlGF），从而抑制 VEGF 受体的激活。

在 DA VINCI 试验[177, 178]、VISTA 和 VIVID 试验中对其治疗 DME 的适用性和疗效进行了评价[81]。在 DA VINCI 试验中，221 名患者被随机分为两组，一组只接受激光治疗，另一组接受四种治疗方案：玻璃体腔注射阿柏西普（Aflibercept）；0.5mg/4 周；2mg/4 周；2mg/4 周，连续 3 个月，然后每 8 周 1 次；2mg/4 周，连续 3 个月，然后进行 PRN（"根据需要"）。6 个月时 BCVA 的平均变化（主要结果）显示，与激光相比，所有 Aflibercept 组的视觉获益更高[13]。在 2mg/4 周亚组中 ≥ 10 个字母的增加率最高，为 64%，而 0.5mg/4 周组中 ≥ 15 个字母的增加率为 34%。1 年后，79% 的患者的数据显示，2mg/4 周组 6 个月内 ≥ 10 个字母的增加已上升到71%。这组患者中 ≥ 15 个字母增加的比例最高。与此相比，此时激光组中 ≥ 10 个字母和 ≥ 15 个字母的比例分别增加了 30% 和 11%[86]。

共有 872 例（眼）1 型或 2 型糖尿病患者和"累及中心凹的 DME"被随机接受玻璃体腔注射阿柏西普（intravitreat aflibercept injection，IAI）2mg，5 个月初始剂量（2q8）后 2mg/8 周，或行黄斑激光光凝。主要结果是一年时 BCVA 较基线的变化。VISTA 中获得 ≥ 15 个字母的眼比例分别为 41.6% 和 31.1%，VIVID 组为 32.4% 和 33.3%，激光组为 9.1%。两个 IAI 组的中央黄斑厚度的平均减少也明显更大。研究得出结论，IAI 在功能和解剖终点方面明显优于激光，2q4 和 2q8 组疗效相似。

同样，也有数据显示 aflibercept 治疗视网膜静脉阻塞的有效性。Galileo Study 研究是Ⅲ期临床试验，研究 CRVO 患者每 4 周接受 2mg 玻璃体腔注射 aflibercept 或假注射的，持续 20 周。在第 52 周，Aflibercept 组和假注射组获得 15 个或更多字母的平均百分比分别为 60.2% 和 32.4%[83, 179]。

经抗 VEGF 治疗的 DME 眼视网膜中央厚度平均值高（405μm DRCR.net；> 460μm RISE 和 RIDE；412～426μm RESTORE；> 479μm VISTA 和 VIVID）。有证据表明，中心视网膜厚度小于 400μm 的患者似乎是激光治疗的最佳候选者，抗血管内皮生长因子 RCT 中较高的中心视网膜厚度可能有利于抗血管内皮生长因子组。

VIBRANT 研究代表了分支静脉阻塞一部分结果：从基线检查到第 20 周，共有 183 名患者每 4 周接受一次 2mg 的玻璃体内注射 aflibercept，或者在基线检查时接受格栅激光治疗，如果需要，从第 12 周到第 20 周进行单格栅激光抢救治疗。在 24 周时，与基线 BCVA 相比，玻璃体腔注射 Aflibercept 组的平均改善 17.0 个 EDTRS 字母，激光组的平均改善为 6.9 个 EDTRS 字母[180]。

6. 其他药物治疗 Other Medical Treatment

DME 研究领域有几个活跃的研究领域。这些包括新的疗法和潜在的新的生物靶点。

保留类固醇的免疫抑制剂经常被用作额外的二线药物，特别是在严重的眼内炎症和 CME 患者中应用[2]。这些治疗方法的基本原理依赖于几种不同的促炎细胞因子的抑制，这些细胞因子通过破坏眼内炎症性疾病中的 BRB 而具体参与引起黄斑水肿。

除了众所周知的药物如 VEGF、前列腺素和白三烯外，这些细胞因子还包括胰岛素样生长因子 1、

IL-6、基质细胞衍生因子 1 和肝细胞生长因子。特别是眼内 VEGF 和 IL-6 水平的升高与葡萄膜炎性黄斑水肿的严重程度相关[181]，有人提出了针对这些因素的治疗方法。

用干扰素 α2 治疗葡萄膜炎中长期存在的难治性 CME 也有很好的结果[182]。此外，在一项对多发性硬化相关中间葡萄膜炎患者的回顾性研究中发现干扰素对炎症性 CME 有有益的作用[183]。另一些报道环孢素 A 与泼尼松龙治疗内源性葡萄膜炎患者黄斑水肿的疗效相当[184]。抗肿瘤坏死因子治疗也被证明是治疗葡萄膜炎性黄斑水肿的有效方法[185]。生长抑素类似物如奥曲肽（octreotide）也可能通过阻断生长激素、胰岛素样生长因子和血管内皮生长因子的局部和全身产生而在治疗 CME 中有效[186]。奥曲肽治疗后，葡萄膜炎患者 CME 明显改善，甚至完全消失[187]。同样，羟苯磺酸钙（Ca-Dobesilate）通过恢复紧密连接蛋白水平和组织，减少白细胞与视网膜血管的黏附，防止糖尿病引起的 BRB 破坏。羟苯磺酸钙的保护作用可能涉及抑制 p38 MAPK 和 NF-κB 活化，可能通过抑制氧化 / 亚硝基应激来实现的。

治疗糖尿病视网膜病变的主要目标应该是控制好血糖、血压和血脂。

非诺贝特（Fenofibrate）已被证明能显著延缓成人 2 型糖尿病（T2D）糖尿病视网膜病变（DR）的进展，包括黄斑水肿的发展。非诺贝特作为一种口服制剂，可有效预防 2 型糖尿病视网膜病变的进展。因此，在 FIELD 研究中，非诺贝特（200mg/d）减少了对激光治疗的需求，并预防了与先前存在的糖尿病视网膜病变患者的疾病进展[188]。

在 ACCORD 研究中，非诺贝特（160mg/d）与辛伐他汀联合使用，与单独使用辛伐他汀相比，4 年后视网膜病变进展的概率降低了 40%。与安慰剂组相比，非诺贝特组高密度脂蛋白胆固醇升高，血清三酰甘油水平降低，这与血糖控制无关[189]。

（三）手术治疗 Surgical Approaches

玻璃体切除术伴或不伴后玻璃体膜剥离可能有助于治疗对激光光凝和（或）类固醇注射有抵抗的玻璃体黄斑牵拉眼 DME。

有临床证据表明，玻璃体视网膜界面的牵引力可能在黄斑水肿的发病机制中起重要作用。几位作者研究了玻璃体切除术治疗持续性黄斑水肿，并提出在玻璃体 – 黄斑界面释放牵引力可以改善黄斑水肿的消退和恢复视力（图 30–18）。

尽管平坦部玻璃体切除术可以被认为是一种非常简单的手术，但它在细胞水平上的多种作用正在被更好地理解[2]。

在黄斑水肿的病例中使用玻璃体切除术的最初理由完全是结构性的，即旨在去除黄斑上的玻璃体牵引[65, 190]。根据牛顿第三定律，牵引力对视网膜结构的影响变得更容易理解：对任何一个动作，在相反的方向总是有相等的反作用力。因此，玻璃体视网膜牵引力将在视网膜中受到相等和相反的力，从而导致视网膜组织被拉开。最终导致视网膜内组织压力降低，进而增加血管和组织内静水压差，从而导致水肿形成（Staring 定律）。释放牵引力将增加组织压力，降低静水压梯度，减少从血管进入视网膜组织的液体量[1]。

在糖尿病视网膜病变、复杂白内障手术（Irvine-Gass syndrome）和其他一些疾病中，玻璃体视网膜牵引与黄斑水肿相关。通过玻璃体视网膜手术切除这种牵引是有益的[65, 190, 191]。ILM 膜的剥除解除了牵引力，消除潜在的扩散障碍，并抑制纤维星形胶质细胞的再生[192]。玻璃体切除术（切除玻璃体）加上膜剥离术的基本原理是假定液体从视网膜向玻璃体腔扩散的改善。

为评价 ILM 剥除对弥漫性非牵引性 DME 患者长期视力的影响，58 例 116 眼随机分为 ILM 剥除组和玻璃体割除非 ILM 剥除组（对侧眼）。两组间的 BCVA 在任何时间点均无显著差异。因此，ILM 剥除对术后视力无明显影响，而单纯玻璃体切除似乎是有益的[193]。

玻璃体切除术的有益效果被认为是基于两种机制，至少部分是基于这两种机制。首先，已经发现，例如，在玻璃体切除术后的有晶状体眼中，眼前段和后段之间的氧传输增加[194, 195]。其他研究表明，药物性玻璃体溶解也能改善玻璃体腔内的氧扩散[196]。这意味着在玻璃体切除和（或）后玻璃体脱离后，分子在视网膜上的运输增加。

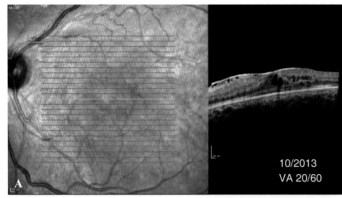

◀ 图 30-18　1 型糖尿病患者，38 岁，糖化血红蛋白 6.5，既往轻度增殖性视网膜病变。视网膜前膜伴黄斑水肿。黄斑水肿视网膜前膜水平扫描。视网膜前牵引切除后，持续性水肿，对注射雷珠单抗无效

2/2014
玻璃体切除术后，
视网膜剥离、空气

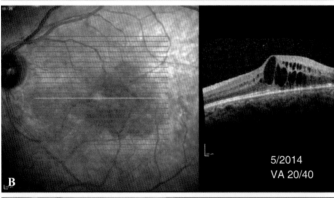

3X
雷珠单抗

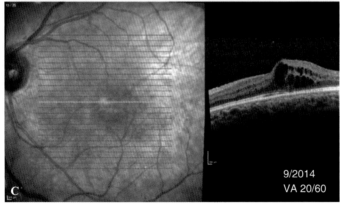

其次，在增殖性血管病变如糖尿病视网膜病变或视网膜静脉阻塞时，一些生长因子如 VEGF、IL-6、血小板衍生生长因子等大量分泌到玻璃体中 [197, 198]，完全玻璃体切除术可以去除这些多余的生长因子以期望的效果恢复 BRB。因此，VEGF 和其他细胞因子的快速清除可能有助于预防缺血性视网膜病变（如糖尿病视网膜病变和视网膜静脉阻塞）中的黄斑水肿和视网膜新生血管形成。玻璃体清除生长因子的效果可能确实与玻璃体腔内存在的 VEGF 抗体的效果相同 [1, 199, 200]。这部分影响只是暂时的，因为这些生长因子会因疾病再次释放到玻璃体液体中。

四、讨论和结论 Discussion and Conclusion

在 DME 中，玻璃体腔注射抗血管内皮生长因子后，临床相关视力可能会得到改善（10 个 ETDRS 字母或更多），至多 50%～60% 的患者需要长期治疗。这与 RVO 的情况相似。考虑到类固醇的不良反应，其效果并不理想。因此，显然需要开发更有效和更有针对性的治疗，只有更好地理解黄斑水肿的病理生理学才能满足这一需求。无论是在确定黄斑水肿新疗法的临床疗效和成本效益的临床试验中，还是在临床实践中，都需要确定应采用哪

些核心结果指标。此外，还需要确定临床上可行的再治疗标准。

缺血性黄斑病变仍然无法治疗。超过 500μm 的中心凹无血管区应视为缺血性。目前治疗缺血性黄斑病变的价值尚不确定。

早期干预黄斑水肿无疑是有利的，因为持续性黄斑水肿引起超微结构改变的风险随着时间的推移而增加。然而，到目前为止，大多数手术入路（牵引膜患者除外）只考虑对激光治疗或药理学方法无反应的持续性黄斑水肿。早期干预可能更有利。

不同的治疗方法可能在不同的时间点和不同的时间段影响黄斑水肿的临床进程。虽然玻璃体腔注射类固醇的作用随着时间的推移而逐渐消失，但其他治疗方法也可能出现这种情况。任何治疗方法都应该在其预期的有益效果的持续时间内和之后进行评估。由于需要治疗的黄斑水肿大多是慢性的，1 年的随访期是不可能足够的。一种治疗方法不太可能适合用于所有患者，即使条件相同。认识到患者的特点，可以预测谁将对哪些治疗有反应是必要的，即需要采用分层系统医学方法。

视网膜脱离与再附着对神经视网膜及视网膜色素上皮细胞的影响

Cellular Effects of Detachment and Reattachment on the Neural Retina and the Retinal Pigment Epithelium

Louisa Wickham   Geoffrey P. Lewis   David G. Charteris   Steven K. Fisher   著

第31章

一、概述 Introduction

在孔源性视网膜脱离（rhegmatogenous retinal detachment，RRD）中，神经视网膜与视网膜色素上皮（RPE）的分离引起一系列复杂的细胞和分子变化[1]。如果不进行治疗，RRD 会导致永久性视力丧失。然而，早期干预可能与良好的视力结局相关，这表明这些分子变化中的一些可能被阻止或逆转[2,3]。

通过研究视网膜脱离和（或）复位后发生的细胞和分子变化，临床医师可以更准确地了解内层视网膜导致视力损害的退行性过程和导致视网膜脱离严重并发症的机制，如增殖性玻璃体视网膜病变（proliferative vitreoretinopathy，PVR）。此外，这些见解可能有助于制订未来的治疗策略和旨在改善视觉效果的辅助疗法。

本章回顾了 RRD 后视网膜细胞发生的许多变化及再附着的形态学恢复过程，如人类病例系列和动物模型中实验性视网膜脱离和再附着的研究所揭示的那样。

二、动物模型在视网膜脱离研究中的应用及局限性 Use and Limitations of Animal Models in the Study of Retinal Detachment

人类对急性 RRD 后细胞变化的研究仅限于孤立的病例报告，因为手术治疗不涉及视网膜组织的常规切除。最近，在黄斑移位手术中，视网膜作为手术的一部分被分离，允许在分离后的 1h 内对视网膜进行取样[4]。对于晚期 RRD 和 PVR 的患者，手术治疗可能涉及切除瘢痕视网膜组织区域，以便进行组织病理学分析。然而，来自人类研究的数据仍然受到数量少、取样和分析小视网膜样本的挑战，以及无法研究视网膜复位后细胞恢复的能力的限制 [4-7]。

从 RRD 患者身上获取视网膜组织的困难导致了动物模型的使用。动物模型已经在从啮齿动物到灵长类的各种哺乳动物物种中发展起来，最常见的是兔子和猫，最近在老鼠中发展起来。猫视网膜以视杆细胞为主，视网膜内循环被排除在光感受器层之外，脉络膜循环供应光感受器层。兔视网膜也以视杆细胞为主，但没有视网膜内血管，内层视网膜由玻璃体表面的血管供应。在长期的实验中，兔视网膜被证明是一个更困难的动物模型，因为视网膜在脱离后会迅速退化。然而，在短期的研究中（即 3~7 天），兔仍然是一个有价值的模型。

理想情况下，实验性脱离的特征应与人类的特征相似，同时允许精确控制两层之间的分离程度（脱离高度）、脱离的位置、其表面积和脱离（或再附着）的开始时间。在动物模型中，许多方法被用来模拟人类 RRD。这包括从产生大的视网膜裂孔到视网膜下注射液体或黏性物质。用微量移液管标准化诱导视网膜脱离的实验为分析提供了一个可控的环境，然而，它们不同于在玻璃体后脱离时由玻璃体视网膜牵引引起大小不等的急性视网膜撕裂的临床模式。在动物模型中，视网膜撕裂可能是一种更有效的细胞紊乱、丢失和重塑的刺激，导致更迅速的晚期病理学改变，通常在较长时间的视网膜脱离后出现。尽管涉及动物模型的实验在方法、使用的物种和结果测量方面可能有所不同，但它们产生了类似的结果，从而给出了分离后发生的变化的相对详细的轮廓。从人类死后标本和接受视网膜脱离手术的患者中取出的视网膜组织显示出与动物模型相似的变化 [6-8]。

动物模型已被证明是非常有价值的，它能提供对感光细胞再生能力的洞察，以及对剥离引起的缓慢、停止或逆转变化的再附着能力。他们还继续提供机会，在进行人类外科试验之前，测试靶向神经保护和伤口愈合的辅助药物。此外，在小鼠模型中，存在的大量遗传突变为视网膜脱离和潜在基因治疗的研究提供了额外的空间。

三、视网膜脱离反应中的细胞变化
Cellular Changes in Response to Retinal Detachment

对 RRD 的细胞反应的描述通常分为视网膜脱离早期观察到的细胞反应、慢性病例和 PVR 中观察到的细胞反应。然而，病理变化仍在持续发展。

（一）急性视网膜脱离 Acute Retinal Detachment

急性 RRD，即前 3 天内发生的变化，已被广泛记录在案。

视网膜脱离的快速反应发生在 15min 内，包括成纤维细胞生长因子受体（FGFR-1）磷酸化，RPE 和 Müller 细胞表达细胞外信号调节激酶和激活蛋白转录因子 [9]。这会引发一连串的事件，导致视网膜和 RPE 内的许多分子和细胞变化。

1. RPE- 光感受器交界面 RPE-Photoreceptor Interface

视网膜脱离最早的结构反应变化出现在感光细胞外节段与 RPE 的交界处 [10]。成熟的 RPE 细胞是一层极化的单层神经上皮细胞，位于 Bruch 膜上，脉络膜毛细血管和神经视网膜之间 [11]。RPE 顶面与分化的光感受器细胞的关系在解剖学上是复杂的。成熟眼的两层细胞之间没有真正的细胞连接，但这两层细胞是黏附的，黏附程度因物种而异 [12]。随着视网膜脱离的开始，该界面的改变包括 RPE 顶端表面的改变、RPE 细胞的增殖、细胞向视网膜下间隙的迁移、光感受器外节段的变性和光感受器外节段的更新 [1]。

在视网膜脱离的几个小时内，长而精细的片状和绒毛状突起（通常包裹在外节段）消失，取而代之的是短微绒毛的"边缘"（图 31-1）[13]。同时，RPE 细胞的整体表面形态变为圆形轮廓，细胞质超出顶面正常界限，进入视网膜下间隙，细胞核移位到更顶端的位置 [10, 14]（图 31-2）。在猫科动物模型中，用 3H- 胸腺嘧啶核苷的实验表明，视网膜脱离后 72h 内，RPE 开始增生，可观察到 RPE 单层内的增生区域 [10]。这种增殖反应将 RPE 的均匀单层转化为异质形态，其中细胞链从原始单层延伸到视网膜下间隙，或导致形成多层细胞，其极性不一定与原始单层相匹配（图 31-3）。这种作用仅限于脱离区，附着区 RPE 保持有丝分裂安静，这表明附着在神经视网膜上的作用是保持 RPE 细胞有丝分裂不活跃，其顶面高度分化[15-17]。RPE 细胞的增殖反应似乎也是自限性的，在猫头鹰、猴子和猫的视网膜上脱离间隔时间较长（如 12～14 个月）后，仅观察到低水平的增殖[10, 16]（框 31-1 和图 31-4）。

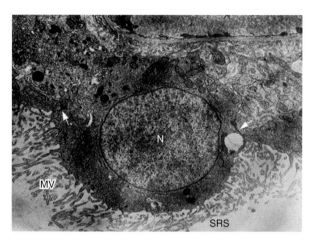

▲ 图 31-1 **Electron micrograph of the retinal pigment epithelium (RPE) 1 day after production of a retinal detachment**
Compared with normal RPE cells, the apical surface is mounded. The sheet-like apical projections that normally ensheath the outer segments have been replaced by a homogeneous fringe of short, microvillous processes (MV). In this particular cell, the nucleus (N) is displaced into the mounded region. The cells' lateral junctions are indicated by arrows. SRS, subretinal space. (Reproduced with permission from Anderson DH, Stern WH, Fisher SK, et al. Retinal detachment in the cat: The pigment epithelial-photoreceptor interface. Invest Ophthalmol Vis Sci 1983;24:909.)

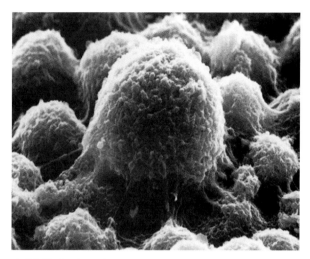

▲ 图 31-2 **Scanning electron micrograph of the apical surface of the retinal pigment epithelium 6 weeks after production of an experimental detachment, demonstrating the pronounced mounding response of the epithelial cells.**
Reproduced with permission from Anderson DH, Stern WH, Fisher SK, et al. Retinal detachment in the cat: The pigment epithelial-photoreceptor interface. Invest Ophthalmol Vis Sci 1983;24:910.

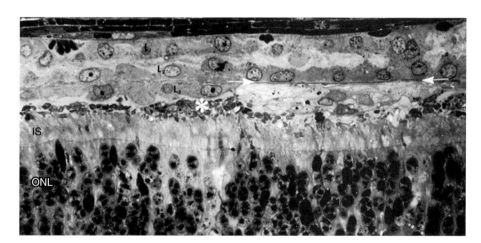

▲ 图 31-3 **Light micrograph of an area of retinal pigment epithelium (RPE) cell proliferation in a cat retina detached for 14 days and reattached for 30 days**
Three layers of RPE cells are present (L1-L3), each displaying different surface polarity. The apical surfaces of L1 and L2 face each other, as do the basal surfaces of L2 and L3. The basal lamina of L2 is clearly evident (arrow). Only outer-segment fragments (asterisk) appear near the inner segment (IS) tips (×800). ONL, outer nuclear layer. (Reproduced with permission from Anderson DH, Guerin CJ, Erickson PA, et al. Morphological recovery in the reattached retina. Invest Ophthalmol Vis Sci 1986; 27:174.)

框 31-1 临床相关性

视网膜色素上皮增殖可被视为慢性视网膜脱离的视网膜下的色素沉积。人类视网膜脱离中的分界线很可能代表视网膜色素上皮增殖区，发生在脱离区和附着区之间的过渡区域（图 31-4）。

▲ 图 31-4 慢性视网膜脱离的彩色眼底照片，其色素分界线指示附着和脱离视网膜之间的界面

视网膜下间隙通常没有细胞，然而在视网膜脱离的 24h 内，许多细胞类型（多形核中性粒细胞、单核细胞和巨噬细胞）从脉络膜和视网膜毛细血管迁移到该间隙[10, 18]。视网膜脱离后 72h 内，视网膜下间隙也可见游离 RPE 细胞，且常含有外节段碎片，提示它们可能在吞噬细胞碎片中起作用[10, 18]。

2. 光感受器 **Photoreceptors**

在实验性视网膜脱离的 12h 内，光感受器外节段显示出结构损伤的迹象。最初，外节段的远端变为空泡状或扭曲，到 24～72h，所有视杆和视锥细胞外节段明显变短并扭曲，膜盘失去定向[19]。外节段的退行性变可能继续进行，直到那些在分离区出现的只是附着在连接纤毛上的空的膜囊[10]。

外节段碎片散落到视网膜下间隙，在那里被迁移到该区域的 RPE 细胞和巨噬细胞吞噬[10, 18]。虽然视网膜脱离中断了膜盘的产生和脱落过程，但外节段特异性蛋白继续产生，但定位于异常细胞位置。视蛋白（opsin）通常集中在外节段，在实验性视网膜脱离后 1 天内开始在质膜玻璃体中积聚到外节段（图 31-5）[19]。外周蛋白 /rds 是（peripherin/rds）另一种特定于视盘边缘的外节段蛋白，也被重新分配并开始出现在细胞质小泡中[20]。视锥细胞外节段蛋白似乎更容易受到损伤，视网膜脱离后，重新分布的视锥蛋白仅持续 1 周，此后其表达下调[21]。

在脱离的第 1 天，内节段基本上是正常的，但在第 1～3 天，它们开始出现退化的迹象：最常见的是椭圆体带区域肿胀、破裂和线粒体丢失（和抗色素氧化酶丧失）[2, 22]，肌样体区内有组织的粗面内质网和高尔基体的全面破坏，在几天内，内节段的整体尺寸缩小。值得注意的是，连接纤毛是产生外节段的关键，即使在严重受累的内节段长期脱离时也会被保留。这是至关重要的，因为它的丢失将阻止在重新附着后的外节段再生。同样，线粒体的丢失也有可能影响光感受器的再生能力，因为这些细胞的代谢率是体内最高的。

外核层包含感光细胞的细胞体。这些细胞体向外丛状层延伸，在那里它们与二级神经元形成突触。视杆细胞和视锥细胞分别有特征性的突触终末，称为球体和椎弓根[23]。外丛状层还包含二级神经元的突起，二级神经元的胞体位于内核层。这些突起相互之间及与光感受器之间形成突触。光感受器细胞体和突触终末对广泛的空泡化、线粒体变性、微管和肌动蛋白丝紊乱有快速反应。细胞凋亡途径在视网膜脱离后第 3 天达到高峰，但只要视网膜脱离，细胞死亡就会持续在低水平。在不同的小鼠品系中，光感受器的死亡有显著差异，这表明遗传因素也在视网膜脱离的细胞反应中起作用[24]。光感受器凋亡似乎是通过 caspase3、7 和 9 介导的[25, 26]。最近的研究表明，当 caspase 通路被阻断时，受体相互作用蛋白（RIP）激酶会促进坏死并克服凋亡抑制。因此，caspase 和 RIP 激酶途径的靶向性对于有效的光感受器保护是必需的[27]（框 31-2）。

框 31-2 临床相关性

最近，在人类视网膜标本中也发现了光感受器凋亡，在 RRD 后的第 2 天达到高峰[28]。视网膜脱离严重程度的种族差异已经被证实，也可能反映了细胞对损伤反应的遗传差异[29]。

细胞死亡后，一些光感受器被挤压到视网膜下间隙，在那里被巨噬细胞吞噬，而另一些光感受器则在外核层内发生变性和吞噬[30]。

并非所有的光感受器都以相同的速率退化，广泛变性的区域与相对完整的光感受器的区域共存[19]。视网膜脱离后，视杆细胞体比视锥细胞退化更快[21]。在一个几乎所有的视杆细胞体都显示出退化甚至细胞死亡的区域，相邻的视锥细胞体可能看起来相对完整。与此观察一致，视杆球体似乎特别容易受到分离的影响。这些突触终末通常充满突触囊泡，并含有一或两条大的突触前带。当视网膜脱离 3 天后，这些终末中的许多出现囊泡耗尽的现象，除了一条在一个大大截断或破碎的带状物周围仍然作为光晕的细胞[31]。许多终末看起来好像它们"缩回"进入细胞体，一些通常与外丛状层相关的突触结构现在出现在外核层内（图 31-6）[31, 32]。与视锥和视杆感光细胞体一样，视锥突触终末似乎比视杆终末更能经受早期分离的影响。尽管它们的形状可以发生相当大的变化，但它们似乎并没有收缩，并且通过

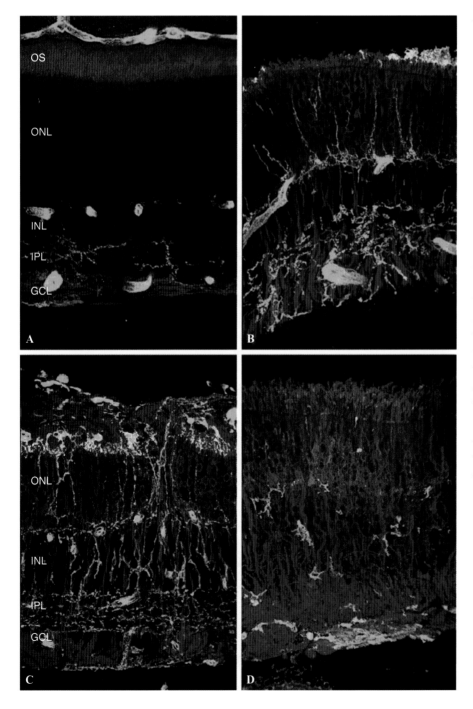

◀ 图 31-5　激光扫描正常（A）、7 天（B）和 28 天（C）猫视网膜，以及用凝集素 B4（isolectin B4，绿色）、抗胶质纤维酸性蛋白（抗 GFAP，蓝色）和抗视杆视蛋白（红色）标记的人离体视网膜（D）的共焦显微镜图像

在正常视网膜中，isolectin B4 标记内丛状层和血管中的小胶质细胞，抗 GFAP 标记星形胶质细胞和 Müller 细胞末梢，抗视杆 opsin 标记外节段（A）。分离 7 天后，isolectin B4 标记显示小胶质细胞数量和它们在外层视网膜的存在全面增加，视杆蛋白在光感受器细胞体上定位错误，Müller 细胞（B）中 GFAP 增加。28 天时内层视网膜可见大量小胶质细胞，光感受器细胞体被挤出视网膜，Müller 细胞突起伸入视网膜下间隙（C）。在人类离体视网膜（D）中观察到类似的小胶质细胞数量增加、视杆蛋白定位错误和 GFAP 标记增加的模式。注意在 D 图中，视杆轴突伸入视网膜内部，这是猫视网膜脱离和再附着后的常见现象。GCL. 神经节细胞层；INL. 内核层；ONL. 外核层

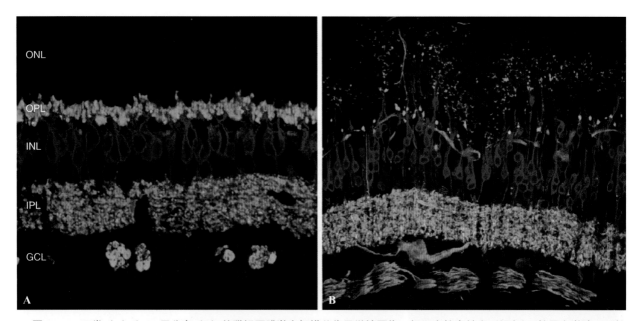

▲ 图 31-6　正常（A）和 28 天分离（B）的猫视网膜激光扫描共焦显微镜图像，标记有抗突触素（绿色）、抗蛋白激酶 C（抗 PKC，红色）和抗神经丝（蓝色）

在正常视网膜中，抗突触素在外丛状层的视杆细胞终末和视锥细胞终末标记突触小泡，在内丛状层标记突触终末，抗 PKC 标记视杆双极细胞，抗神经丝标记神经节细胞轴突和水平细胞突起（A）。分离后，视杆细胞终末回缩到外核层（ONL），突触素标记显示，视杆细胞双极细胞的树突伸入 ONL，而水平细胞突起通过 ONL 生长到视网膜下间隙（B）。一些神经节细胞体（B）的神经丝标记也增加。GCL. 神经节细胞层；INL. 内核层；IPL. 内丛状层；OPL. 外丛状层

电子显微镜观察，它们仍然充满了突触小泡[32, 33]。

（二）二级神经元与非神经元细胞类型 Second-Order Neurons and Nonneuronal Cell Types

在视杆小球收缩的同时，视杆双极细胞和水平细胞（分别标记有蛋白激酶 C 和神经丝蛋白抗体）的突起似乎从视杆小球收缩，然后开始生长，超出正常的光感受器突触终末层，进入外核层甚至更远，有时延伸到视网膜下间隙[32]（图 31-7）。

正如突触终末的变化伴随着从视杆双极细胞和水平细胞生长到外核层的突起生长一样[31, 32]，神经节细胞也变得反应性并开始重新表达生长相关蛋白（GAP）-43，这是一种在细胞体发育早期表达的蛋白质，用于在神经节细胞轴突和大脑之间形成突触连接[34]。在水平细胞的情况下，神经节细胞表现出显著而广泛的重塑，生长过程似乎被 Müller 细胞所吸引[35]。相比之下，视杆双极细胞树突的生长没有那么旺盛，它的目标是视杆光感受器的收缩末端。

在视网膜脱离的 24h 内，非神经细胞类型如星形胶质细胞、Müller 细胞、周细胞、毛细血管内皮细胞和小胶质细胞，也显示出增殖的迹象[16, 17]。

在 2 天内，一些标记的 Müller 细胞核从其内核层的玻璃体边缘的正常位置转移到外丛状核和外核层（图 31-8）[36]。增殖反应在脱离后 3～4 天达到高峰，几周后缓慢下降到极低水平。小胶质细胞是中枢神经系统中的一种巨噬细胞，通常潜伏在视网膜中，被激活后开始分裂并迁移到外层视网膜（图 31-5）。在不同物种中观察到不同程度的小胶质细胞增殖，并被认为在感光细胞死亡中起作用，可能是通过改变 Müller 细胞产生的神经保护性营养因子来实现[30]。

视网膜脱离后 1 天内可见 Müller 细胞的变化，包括蛋白表达的变化及其突起的早期生长[37]。在 3 天内，Müller 细胞体已经迁移到外核层和外丛状层（图 31-9），突起开始通过外界膜的局部破坏延伸到视网膜下空间。猫视网膜内的 Müller 细胞突起同时表达波形蛋白和胶质纤维酸性蛋白（GFAP），然而，通过外界膜延伸到视网膜下间隙的突起片段优先表达波形蛋白（图 31-10）[37]。这些突起似乎优先穿透与视锥光感受器相邻的外界膜，通常在光感受器边缘长距离生长[36]。第 3 天刺激分裂的 Müller 细胞似

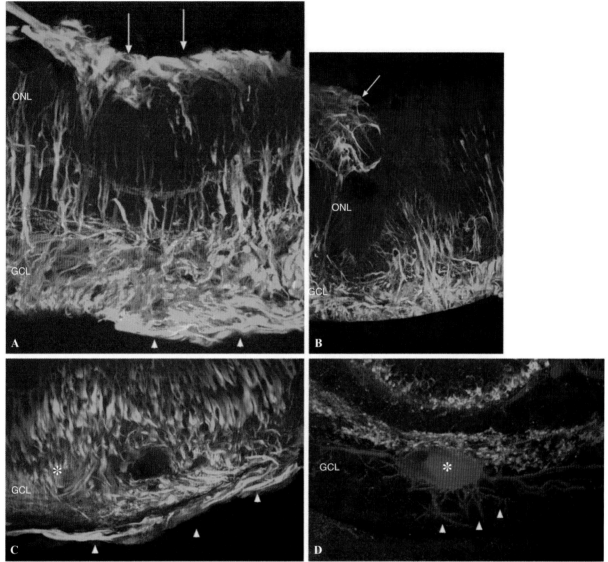

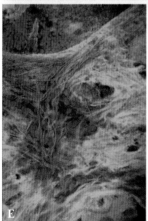

▲ 图 31-7　激光扫描共聚焦图像，显示了第二和第三级神经元的突起发芽，以及猫视网膜脱离 28 天后视网膜下和视网膜前 Müller 细胞瘢痕

A. 抗神经丝蛋白（红色）抗体标记神经节细胞层（GCL）中的神经节细胞体和视网膜前膜（箭头）中神经节细胞的突起，以及水平细胞体和从这些细胞延伸到外核层（ONL）进入视网膜下胶质瘢痕（绿色；箭）的突起。一种抗胶质纤维酸性蛋白（GFAP；绿色）的抗体可标记整个视网膜的 Müller 细胞及视网膜下（B，箭）和视网膜前膜中的中间丝。B 和 C. 抗 GAP 43（红色）抗体标记激活的神经节细胞体（C 和 D，星号）、内丛状层的树突及通过视网膜延伸到视网膜下（绿色；B，箭）和视网膜前（C，箭头）胶质瘢痕的轴突。抗 GFAP（绿色）抗体在视网膜和视网膜下瘢痕的 Müller 细胞中标记中间丝。D. 对神经丝蛋白（红色）的抗体标记激活的神经节细胞（星号）和从其细胞体（箭头）底部延伸的新形成的轴突。抗突触素的抗体（绿色）标记内外丛状层的突触终末。E. 一种抗神经丝蛋白（红色）的抗体，在视网膜平面贴装制剂中，在视网膜下间隙的胶质瘢痕（绿色；用抗 GFAP 标记）内标记水平细胞突起。"ToPro"标记（蓝色）显示在胶质瘢痕下方有光感受器细胞核（图片 B 经许可转载自 Lewis GP, Fisher SK. Upregulation of glial fibrillary acidic protein in response to retinal injury: its potential role in glial remodelling and a comparison of vimentin expression. Int Rev Cytol 2003；230：263.）

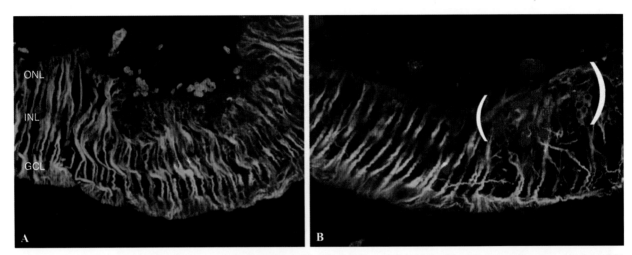

▲ 图 31-8　分离 3 天（A）和 7 天（B）的兔视网膜激光扫描共聚焦图像，并用抗波形蛋白（绿色）和抗 BrdU（红色）进行免疫标记

第 3 天玻璃体腔注射溴脱氧尿苷（BrdU），4h 后或 4 天后第 7 天处死动物。BrdU 标记于第 3 天出现在内核层的 Müller 细胞核中，之后它们迁移到外层视网膜，并在第 7 天（B）促进视网膜下瘢痕（托槽）的形成。GCL. 神经节细胞层；INL. 内核层；ONL. 外核层

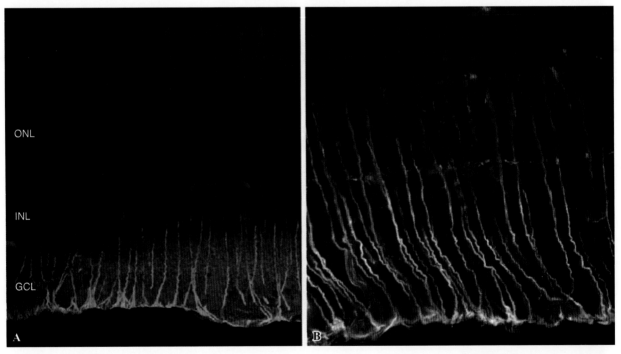

▲ 图 31-9　正常（A）和 3 天分离（B）大鼠视网膜的激光扫描共聚焦图像，免疫标记有抗胶质纤维酸性蛋白（GFAP，蓝色）、抗波形蛋白（绿色）和 antinestin（红色）

在正常的视网膜中，GFAP 只存在于星形胶质细胞中，波形蛋白（vimentin）只存在于 Müller 细胞中，nestin 标记不明显。视网膜脱离后，这三种蛋白都显著上调。它们在 Müller 细胞的细胞质中表达，但表达水平不同，呈现彩虹状标记。GCL. 神经节细胞层；INL. 内核层；ONL. 外核层

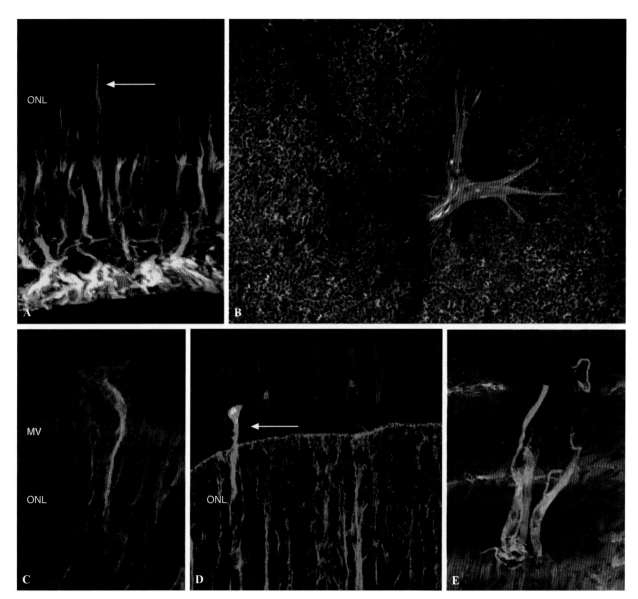

▲ 图 31-10 激光扫描共聚焦图像，显示猫视网膜的视网膜下和视网膜前表面上 Müller 细胞生长的早期阶段

A. 抗胶质纤维酸性蛋白（GFAP，绿色）和波形蛋白（vimentin，红色）抗体标记视网膜 Müller 细胞内的中间丝。外核层的红色突起（箭）主要用波形蛋白抗体标记，代表一个刚开始延伸到视网膜下间隙的 Müller 细胞。B. 一种平贴的制剂，从感光细胞表面观察，用 GFAP（绿色）和 vimentin（红色）抗体标记。它显示了波形蛋白在 Müller 细胞向视网膜下间隙延伸的早期阶段的优势。C. GFAP 抗体（绿色）标记一个刚进入视网膜下间隙的 Müller 细胞过程。抗 CD44（红色）的抗体在这个过程中标记出细丝状体和 Müller 细胞微绒毛（MV）。D.GFAP 抗体（绿色）标记进入视网膜下间隙（箭）的 Müller 细胞过程，该视网膜下间隙与花生凝集素标记的视锥感光细胞（红色）直接相邻。E. 从视网膜的玻璃体侧看，用 GFAP（绿色）和 vimentin（红色）抗体标记的一种扁平的制剂。在视网膜的玻璃体表面延伸的早期，主要表现为 GFAP 标记的 Müller 细胞过程（背景中波形蛋白标记在 Müller 细胞的末端）。ONL. 外核层（图片经 Elsevier 许可转载自 Lewis GP，Fisher SK. Up-regulation of glial fibrillary acidic protein in response to retinal injury：its potential role in glial remodeling and a comparison to vimentin expression. Int Rev Cytol 2003；230：263. © 2003 版权所有）

乎最终促成了视网膜下瘢痕的形成[36]。

星形胶质细胞是视网膜中的另一种胶质细胞类型，在视网膜脱离后也会经历其自身的重塑反应，尽管不如 Müller 细胞显著。这在老鼠的视网膜上更容易观察到，在那里，Müller 细胞的反应并不像猫或人的视网膜那样出现压倒星形胶质细胞的反应。实际上，与正常视网膜相比，星形胶质细胞在脱离后变得高度锯齿状和不规则[38]。虽然在小鼠视网膜中，突起似乎没有横向生长在视网膜上，但通常可以观察到它们沿着血管延伸到视网膜内部深处（图 31-11）。

许多药物，通过不同的机制发挥作用，已经证明在实验性 RRD 后可以减缓细胞增殖和胶质瘢痕的形成。这些疗法包括 akylphosphocholines[39]、Akt/mTOR[40] 途径的抑制剂、抗 VEGF 药物（如 Ranibizumab）[41] 和 α5β1 纤维连接蛋白相互作用的抑制剂[42]。目前尚未在动物模型外应用。

四、慢性视网膜脱离与增殖性玻璃体视网膜病变 Chronic Retinal Detachment and Proliferative Vitreoretinopathy

尽管动物模型仍然是 RRD 后更长期的神经元重塑的主要数据来源，但在手术时切除的视网膜切除标本的人类研究也存在[6]。这些研究表明与猫和灵长类动物模型的结果密切相关。

（一）光感受器 Photoreceptors

光感受器细胞的死亡程度及其时间依赖于物种。在猫模型中，分离后 1 个月光感受器细胞的数量显著减少，并且这个数量持续下降，直到分离后 90 天外核层失去约 80% 的细胞群。在受光感受器退化严重影响的区域，外层核层的厚度可以减少到一层或两层细胞。Wilson 和 Green 对人类死后视网膜脱离的组织病理学研究也显示，26.5% 的受检视网膜的光感受器层萎缩（框 31-3）[7]。光感受器层细胞的丢失是由于细胞死亡和光感受器细胞体通过外界膜挤压进入视网膜下间隙所致[25, 27, 51, 52]。光感受器细胞凋亡和坏死的死亡在人类研究中也有记载[8, 53, 54]。细胞挤入视网膜下间隙的机制尚不清楚，但它们已明显失去分化表型，表现为胞浆很少的圆形细胞。随着视网膜脱离慢性程度的增加，在视网膜下间隙中发现了紊乱的片状碎片，而不是离散的外节段膜盘包，这进一步证明了膜盘没有以正常方式脱落和吞噬。

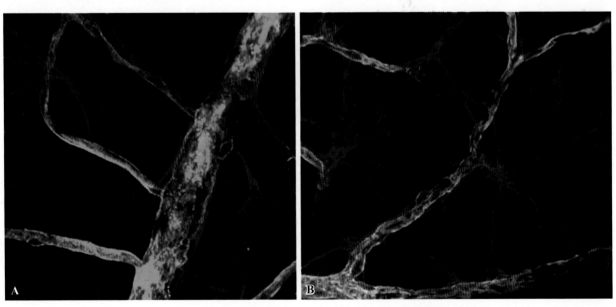

▲ 图 31-11　激光扫描共焦图像显示小鼠视网膜中的星形胶质细胞（全方位）

A. 正常小鼠视网膜显示星形胶质细胞（红色；抗 GFAP）和视网膜血管（绿色；胶原Ⅳ）之间的关系；B. 视网膜脱离 5 周后，星形胶质细胞（红色；抗 GFAP）比正常视网膜更不规则和锯齿状

框 31-3　临床相关性

光感受器细胞层的细胞死亡可能是再复位后视力恢复的一个重要因素，特别是在持续数天以上的脱离中。寻找保存光感受器的策略可能会改善再接术后的视觉效果。在动物模型中，许多因素已经成功地减少了细胞死亡，包括脑源性神经营养因子（BDNF）、睫状神经营养因子（CNTF）和碱性成纤维细胞生长因子（FGF-1、FGF-2）、自由基清除剂依达拉奉、抗生素米诺环素，而 Fas 受体抑制剂 MET12 [43-49] 提高呼吸环境氧浓度也取得了积极的效果 [22, 50]。

（二）二级神经元与非神经元细胞类型 Second-Order Neurons and Nonneuronal Cell Types

发生脱离 3 天后，Müller 细胞突起往往通过外界膜的局部破坏延伸到视网膜下间隙。随着分离时间的延长，这些突起变得更加常见和复杂。免疫细胞化学标记和共聚焦成像研究证明了它们的独特性。在猫科动物中，内层视网膜的 Müller 细胞突起优先在细胞外部表达波形蛋白，并生长到视网膜下间隙 [37]。在假定的生长早期，外界膜以外的波形蛋白表达过程呈现丝状突起，同时保持波形蛋白在 GFAP 上的优先表达。微绒毛通常从 Müller 细胞的顶面延伸，刚好超出外界膜。这些突起富含 CD44 蛋白。当 Müller 细胞丝足侵入视网膜下间隙时，其表面仍被 CD44 的"微棘（microspike）"修饰。CD44 在顶微绒毛和视网膜下突起上的存在可能为视网膜下间隙的生长突起和组成部分之间的分子相互作用提供了场所，也许为它们倾向于生长在视锥光感受器附近提供了一些线索 [55]。这些 Müller 细胞突起可以在光感受器细胞边缘长距离生长，通常在视网膜下间隙内形成多层"胶质瘢痕"（图 31-5C 和框 31-4）。

框 31-4　临床相关性

视网膜下 Müller 细胞过程是慢性视网膜脱离和增殖性玻璃体视网膜病变患者视网膜下膜形成的原因。这些可能随后抑制光感受器的恢复和限制视力。视网膜下膜也可能通过阻止视网膜的适当平坦或干扰上覆视网膜的轮廓而导致视觉扭曲。临床上，视网膜下膜与视网膜表面上的膜在性质上不同，这可能部分是由于其表面蛋白表达的不同所致。

在对 16 个取自 PVR 患者的视网膜切除标本的研究中，Sethi 等证明人类对 PVR 延长 RRD 的反应与动物模型中观察到的慢性脱离相似 [6]。在人类和动物模型中，光感受器退化，细胞内视蛋白重新分布到质膜上。在视锥细胞中，抗 M/L 锥视蛋白标记显示外节段退化，内节段肿胀，在严重 PVR 中，视锥视蛋白染色缺失。视杆突触终末随着视杆双极细胞树突和水平细胞突起向外核层的延伸而重塑。大神经节细胞中神经丝和 GAP-43 的表达也有上调。所有的视网膜切除标本显示 Müller 细胞和星形胶质细胞 GFAP 和 vimentin 的表达明显上调，胶质组织增加的区域取代了退化的视网膜神经元（图 31-12）[6]。在一些切片中，Müller 细胞和小胶质细胞一起突破内界膜并延伸到视网膜表面，在那里它们形成了视网膜前膜的一个组成部分（图 31-5D）。Müller 细胞突起也形成融合的视网膜下膜（图 31-12）。在人类 PVR 中也证实了持续的光感受器凋亡 [54]。

五、视网膜复位 Retinal Reattachment

临床证据表明，视网膜复位与良好的视力预后相关，特别是如果黄斑迅速复位，术后视力恢复可能会持续一段时间 [56, 57]。这表明，当用 Snellen 视力和患者报告的结果进行测量时，上述一些变化可能是可逆的，或对视觉功能几乎没有影响 [58]。许多因素与视力不良有关，包括黄斑部受累、脱离的持续时间和程度以及 PVR 的发展 [3]。PVR 的发展与视觉预后的显著恶化有关，这可能不仅仅反映了视网膜脱离的长度，因为在没有临床 PVR 的情况下，接受多次视网膜脱离手术的患者仍然可以获得良好的预后 [2, 56]。

猫科动物模型表明，快速视网膜复位与神经回路的良好但不完全恢复有关 [2, 19]。这一点在临床上也在人类病例中观察到，例如在接受易位手术的患者中，尽管在重新附着前只观察到神经元重塑的微小变化，但一些患者术后仍发展为 PVR [4]。这表明视网膜已经被视网膜脱离启动或激活，尽管随后快速复位，这个过程仍然活跃 [4]。这与视网膜脱离后 15min 内生长因子表达的变化可能导致细胞结构的不可逆变化的观察结果一致 [9]。例如，在兔子和猫的玻璃体内注射 1μg 碱性成纤维细胞生长因

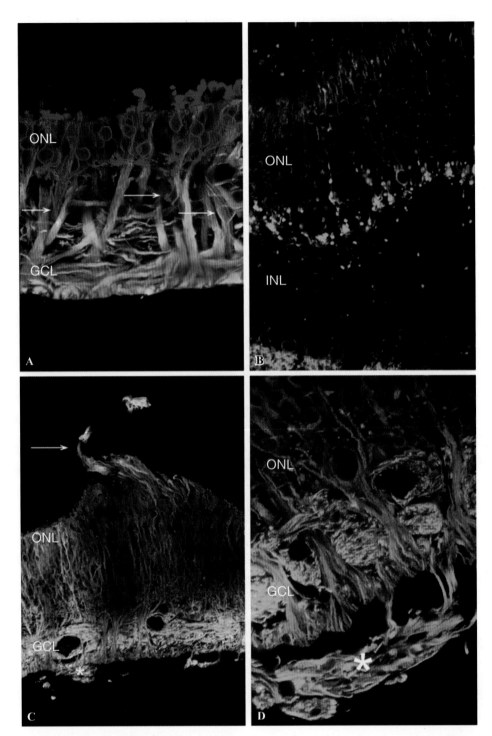

▲ 图 31-12 **Laser scanning confocal images of human retinas that had been previously reattached, illustrating similar responses to detachment as those observed in the feline model**

(A) Rod axons (arrows; red; antirod opsin) extend into the inner retina, and Müller cells upregulate their expression of glial fibrillary acidic protein (GFAP) (green). (B) Synaptic terminals (green "dots"; antisynaptophysin) become scattered within the outer nuclear layer (ONL), indicating the presence of retracted rod terminals, while the green "dots" in the inner nuclear layer (INL) represent terminals of "overgrown" rod axons. (C) Müller cells (green; anti-GFAP) grow on to the subretinal surface (arrow) and on to the vitreal surface (asterisk). In the absence of outer segments, antirod opsin (red) labels rod cell bodies. (D) Müller cell outgrowths (green; anti-GFAP) grow beyond the inner limiting membrane to form an epiretinal membrane on the vitreal surface of the retina (asterisk). GCL, ganglion cell layer. (Panels C and D reproduced with permission from Sethi CS, Lewis GP, Fisher SK. Glial remodelling and neuronal plasticity in human retinal detachment with proliferative vitreoretinopathy. Invest Ophthalmol Vis Sci 2005;46:329–42.)

子（bFGF）可导致 FGFR 内化，Müller 细胞增殖、GFAP 和 vimentin 表达增加，Müller 细胞突起生长到视网膜的玻璃体表面[59, 60]。因此，在一些患者中，这种对视网膜脱离的快速反应所引发的细胞事件可能在视网膜复位或移位手术后仍然持续存在，从而导致 PVR 的发展。

动物模型使我们对视网膜复位后的细胞恢复有了更清楚的认识。在猫科动物模型中，1～3 天内视网膜复位对逆转视网膜脱离引起的细胞变化非常有效[2, 19]。视网膜的恢复依赖于 RPE 细胞和光感受器的细胞间接触的重建。这包括 RPE 顶面的再分化，再生外节段（不同于视杆和视锥细胞）的再包裹，以及可能的光感受器之间基质成分的合成。最后，光感受器和 RPE 也必须重建功能关系。例如，如果外节段要达到正常长度，则必须恢复膜盘增加和膜盘脱落之间的正常平衡。临床证据表明，这一过程可能会持续数月甚至数年[57]。此外，视网膜和 RPE 之间的离子和分子运输也必须恢复，因为当两个细胞层彼此分离时，这种运输会受到未知程度的影响。例如，视黄酸（化学上不同形式的维生素 A）及其结合蛋白，作为视觉周期的一部分，必须在神经视网膜和 RPE 之间来回运输[61]。

在猫科动物模型中，视网膜 3 天脱离后复位导致在 28 天时外节段恢复至其长度的约 70%，光感受器凋亡停止，细胞增殖减少[62]。再生的外节段可能出现缩短和彼此错位，并且盘膜的堆积通常是不正常的。在猴视网膜脱离 1 周，视杆和视锥外节段

在再附着后 7 天内恢复正常平均长度的约 30%，30 天之后恢复平均长度的 60%，150 天恢复 100%[63]。在第一个 30 天的间隔中，视杆细胞中的平均盘膜合成率比正常速率慢约 1/3。另一方面，盘膜脱落似乎在第 1 周再附着就开始了。

光感受器的恢复也可能取决于视网膜脱离的持续时间。在猫视网膜脱离超过 7 天时，许多外节段在重新附着后数月后仍比正常情况下短[64]，这意味着在视网膜脱离超过 30 天时，视网膜再生过程的装配或脱落阶段（或两者）的缺陷可能会持续更长的时间。由于实验动物的维护费用，长期复位实验费用高昂，但鉴于我们对长期恢复缺乏了解，有迹象表明人类再接后视觉恢复可能会持续很长时间，因此这些实验可能具有很高的信息量。

视网膜复位也可能刺激瘢痕组织的形成。视网膜复位术后 PVR 的发展仍是手术失败的主要原因。在猫科动物模型中，再附着诱导 Müller 细胞突起的玻璃体生长，形成视网膜前膜[19, 35]。与生长在视网膜下间隙的细胞相比，它们有不同的结构和不同的中间丝组成[37]。最初长入玻璃体的突起出现在末端足区的细 -"束"状延伸，并有一个中间纤维群，由 GFAP 而不是 vimentin 支配。这些 Müller 细胞突起随后充当神经节细胞突起生长的基质[35, 65, 66]。在人类和动物模型中，视杆轴突也被视网膜复位刺激生长，这可能被视为轴突延伸到内层视网膜，并延伸到视网膜前膜内的玻璃体表面（图 31-13）[6, 19, 65]。视网膜解剖复位后恢复不均匀。形态学上的表现被

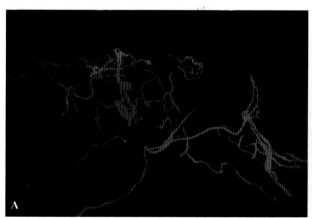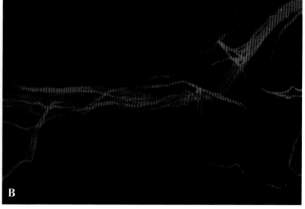

▲ 图 31-13　从增殖性玻璃体视网膜病变患者取下的两种不同视网膜前膜的激光扫描共焦图像，并用抗神经丝进行免疫标记，观察神经突起（红色）和胶质细胞的抗原纤维酸性蛋白（蓝色）。在所有被检查的细胞膜上都能观察到神经突起，但仅在含有胶质细胞的区域

描述为一个"拼接（patchwork）"，在同一视网膜内，外节段长度和蛋白质表达水平存在变异（图 31-14）[19, 62]。不同的视网膜也存在差异[19, 62]。虽然这可能反映了临床上观察到的人类所见脱离的程度（脱离高度）和持续时间的变化，但在对照脱离实验中仍然观察到这种斑片状的外观。在猫科动物模型中，在视网膜与 RPE 顶面并置恢复的区域，光感受器很快就会再生。在某些区域，RPE 细胞可能已经增殖，其顶端表面呈圆形和（或）细胞极性反转，与正常 RPE 细胞几乎没有相似之处，视网膜复位后光感受器外节段再生更可能是异常的[67]。在光

感受器恢复较差的区域，小胶质细胞仍然处于激活状态，这表明它们可能在调节恢复中发挥作用[30]。同样，在 Müller 细胞肥大导致视网膜下瘢痕形成的区域，光感受器只有有限的恢复迹象，没有外节段再生。

目前，我们似乎可以得出这样的结论：即使在短暂的视网膜脱离之后，在数月或数年的时间里，视网膜形态也会逐渐恢复到完全正常[57, 64]。然而，不完全的形态学恢复可能足以使视力接近正常，尽管人类缺乏功能相关性。

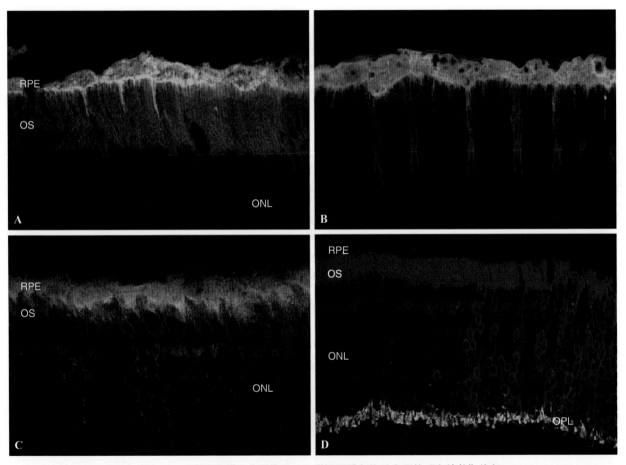

▲ 图 31-14　激光扫描共焦图像显示了猫视网膜复位后出现的"斑片状"恢复

A 至 C. 视网膜用生物素化花生凝集素凝集素（红色；标记视锥基质鞘）和抗细胞视网膜醛结合蛋白（绿色；标记视网膜色素上皮细胞）。A. 正常，控制视网膜；B 至 D. 视网膜脱离 3 天，复位 28 天；B. 在复位视网膜的许多区域，视锥基质鞘与正常视网膜相似；C. 然而，在某些区域，视锥基鞘似乎被大大截断。在这些区域内，RPE 靠近内节段，表明视杆或视锥细胞外节段（OS）几乎没有再生；D. 当再附着的视网膜被标记为抗罗德视蛋白（红色）时，复位区域内的区域可以显示出不同程度的 OS 再生。在某些区域，视杆细胞 OS 相当长，在外层核层（ONL）（显微照片的左半部分）没有视杆细胞视蛋白标记，而在邻近区域，视杆细胞 OS 被截断，并且视杆细胞 opsin 重新分布到视杆细胞体（显微照片的右半部分）。绿色的 in（D）代表用突触素抗体标记光感受器突触末梢。OPL. 外丛状层（图片经许可转载自 Lewis GP, Sethi CS, Linberg KA, et al. Experimental retinal reattachment-a new perspective. Mol Neurobiol 2003; 28: 159.）

视网膜神经感觉层和色素上皮层的浆液性和出血性脱离

Serous and Hemorrhagic Detachment of the Sensory Retina and Pigment Epithelium

第32章

Gisèle Soubrane-Daguet　Gabriel Coscas　著

一、概述 Introduction

视网膜脱离是指神经感觉性视网膜（neurosensory retina，NSR）和视网膜色素上皮（retinal pigment epithelium，RPE）之间的液体积聚在胚胎视小泡的残余部分[1]。目前，光相干断层扫描可以在活体内对不同的层进行分析。视网膜色素上皮脱离（pigment epithelial detchment，PED）是由于视网膜色素上皮基底膜与 Bruch 膜内胶原层分离所致[2]。这些异常意味着 RPE 的功能障碍，可能是由脉络膜或视网膜疾病或两者共同引起的。"中心（central）"一词是指由于黄斑区出现浆液性脱离而引起视觉症状的疾病形式。

二、解剖成分 Anatomic Constituents

（一）视网膜屏障 Retinal Barrier

视网膜色素上皮形成外层视网膜屏障（BRB），由一层极化细胞组成。内 BRB 由视网膜毛细血管内皮细胞之间的紧密连接形成，外 BRB 位于 RPE 细胞顶部外侧膜之间的紧密连接处。紧密连接是动态调节的复杂结构。BRB 的完整性对视网膜内外的健康和功能至关重要[3]。这是一个特别限制性的生理障碍。BRB 调节营养物质、代谢废物、离子、蛋白质、溶质的运动及脉络膜有孔毛细血管和光感受器层进出视网膜之间的水流量。完成其任务的各种机制包括膜泵、转运，通道，跨细胞作用，转运过程中溶质的代谢变化，以及被动但有选择地扩散。最后一类包括紧密连接，通过相邻细胞间的空间调节跨上皮的扩散。

（二）Bruch 膜 Bruch's Membrane

Bruch 膜是一种独特的五层结构，位于 RPE 和脉络膜毛细血管之间。目前认为 RPE 与 Bruch 膜之间存在结构联系。Bruch 膜的内部是色素上皮细胞的基底膜，细胞附着在基底膜上。基底膜可见局部电子致密区，认为这些区域代表了胶原纤维从 Bruch 膜内胶原层插入基底膜的位置。Bruch 膜的外缘是脉络膜毛细血管的基底膜，前面是胶原层和弹性层。BM 是一种富含弹性蛋白和胶原的细胞外基质，作为分子筛，部分调节视网膜和全身循环之间产物的相互交换。

（三）脉络膜毛细血管 The Choriocapillaris

脉络膜毛细血管是一个连续的大毛细血管丛（直径 50μm），位于 RPE 下方的一个平面上。面向 Bruch 膜的脉络膜的壁上有圆形开口（开窗），测量约 800Å。脉络膜毛细血管的窗孔是独一无二的，因为有一个隔膜覆盖着它们，而不像在肾小球中看到的那样。

这些窗孔可以让大分子很容易地进入毛细血管外腔。从这些渗漏血管中逸出的液体和大分子通过 Bruch 膜渗透到 RPE 的基底侧[4]。

三、正常附着机制 Mechanism of Normal Attachment

RPE 在视觉周期和光感受器外节段吞噬中起着关键作用。此外，它是内层视网膜和脉络膜毛细血管之间通过 Müller 细胞的主要运输途径[5]。视网膜通常与色素上皮并置，色素上皮与 Bruch 膜并置的机制尚未明确，尽管已经确定了许多因素。机械和代谢因素干预 RPE 与一侧感光细胞和另一侧 Bruch 膜的附着。

（一）机械因素 Mechanical Factors

神经视网膜与 RPE 细胞黏附的生理机制是高度协同和复杂的，涉及机械和代谢因素[6]。简单地说，这些包括 RPE 的主动和被动代谢、光感受器间基质（interphotoreceptor matrix，IPM）的特性及在视网膜和脉络膜之间建立的压力梯度。

1. 黏附 Adhesion

视网膜下间隙（subretinal space，SRS）内的机械力包括 NSR 与 RPE 之间的基质材料，以及与光感受器外节段的复杂解剖关系[7]。IPM 是一种高度有序的结构，在视锥细胞和视杆细胞周围有相互连接的结构域，并延伸到整个视网膜下间隙。IPM 被认为具有多种显著的功能，包括作为生长因子受体，调节维甲酸的转运，参与周围细胞的细胞骨架组织，调节氧和营养物质的转运[8]。IPM 占据了基质之间的接口，并可以充当绑定 NSR 和 RPE 的黏合剂。IPM 的结构部件仍然附着在 RPE 和视锥细胞上，并在 RPE 剥离时变得明显[9]。视锥细胞和视杆细胞被一种特殊的基质所包围[10, 11]。细胞黏附分子或受体可能参与基质和细胞膜之间的这种相互作用[12, 13]。影响 IPM 理化性质的因素和降解其某些成分的酶，如蛋白多糖降解酶（在灵长目动物眼睛中直接或通过玻璃体腔注射或直接进入 IPM）会削弱视网膜粘连[14]。同样，透明质酸酶和神经氨酸酶分别降解硫酸软骨素蛋白多糖和唾液酸结合糖。这种黏附减少表明 IPM 在正常视网膜 -RPE 黏附中起作用[15]。

关于反复玻璃体内注射任何化合物对人和动物 RPE、IPM 黏附和细胞内 RPE 转运的影响，目前尚无数据。

RPE 顶端绒毛突和光感受器外节段的交叉镶嵌结构导致视网膜粘连的机制尚不清楚。它们在膜盘吞噬和更新中起着关键作用，但它们在黏附中的作用尚不确定[16]。它们可能提供摩擦阻力或反对分离的静电力，但其大小未知[16]。不过，有人提出了三种机制。这包括 RPE 细胞吞噬光感受器细胞外节段的连续排列[17]，其间两个细胞紧密相连，交叉所产生的摩擦力，以及细胞膜之间可能存在的静电相互作用[18]。

细胞间黏附分子 -1（ICAM-1）是一种与内皮细胞和白细胞相关的跨膜蛋白，长期以来以其在稳定细胞 - 细胞相互作用和促进白细胞 - 内皮细胞迁移方面的重要作用而闻名。在细胞因子刺激下，即白细胞介素 -1（IL-1β）和肿瘤坏死因子 α，ICAM-1

的浓度显著升高[19]。光感受器间视黄醇结合蛋白（interphotoreceptor retinoid-binding protein，IRBP）在促进 Müller 细胞释放和回收视黄醇中的作用，可能是影响光感受器和 RPE 功能和完整性的关键。

2. 压力梯度 Pressure Gradient

液体从玻璃体流出，穿过视网膜和 RPE，并从 SRS 流出，与来自玻璃体的压力梯度有关。

机械力包括通过 RPE 的主动传输、被动静水力和膨胀力。液体通过 RPE 的主动传输和被动的静水压和膨胀力被推向脉络膜，而正常眼中的液体被 RPE 紧密连接屏障阻塞。

与玻璃体相比，脉络膜中的溶胀压力维持了完整视网膜附着所需的流体动力学，从而导致水向外运动。此外，渗透压改变了实验性非孔源性视网膜脱离的自发吸收速度。

成形的玻璃体在维持视网膜和 RPE 之间的黏附中起作用[19]。玻璃体是否在视网膜粘连中起直接作用尚不清楚，尽管一些研究表明玻璃体的物理结构在维持视网膜并置方面可能很重要[20, 21]。

（二）代谢因子 Metabolic Factors

影响视网膜粘连的代谢因素错综复杂。

1. 氧化作用 Oxygenation

视网膜粘连在缺血期间明显减少[22, 23]，并通过氧合作用恢复[24]。这可能是由于释放的 RPE 溶酶体酶对 IPM 的影响[25]，或者是由于缺血对活性 RPE 液体转运的影响[25, 26]。代谢因子在视网膜粘连中的重要性也可以从许多药物对 pH 和 RPE 液体转运活性的影响中推断出来。

2. 水的运动 Water Movement

RPE 主动地将水从 SRS 输送到脉络膜。这种主动转运和 SRS 脱水是维持黏附的关键因素。RPE 的液体转运通常受到视网膜的限制，视网膜阻止水从玻璃体流出。液体部分通过小梁网和葡萄膜巩膜途径排出，然而，由于眼内和脉络膜溶胀压力，一小部分液体倾向于从玻璃体流出到脉络膜[27]。此外，脉络膜的高渗压导致水向外运动[28-30]。同时，RPE 随着水的运动不断地将离子移向脉络膜[31]。

这种持续的水分运动导致组织的并置。在人胎（HF）RPE 细胞中，干扰素（IFN-γ）的急性暴露增加了从视网膜到组织的脉络膜的跨膜液体吸收[5]。此外，IFN 中的 IFN 囊性纤维化跨膜电导调节器（CFTR）通路也被一氧化氮激活，一氧化氮由内层视网膜，也许还有脉络膜毛细血管持续大量产生。因此，正常的视网膜代谢有助于 SRS 脱水，并维持光感受器与 RPE 之间的密切解剖关系。

由于视网膜对液体的阻力，液体从脉络膜向内运动到玻璃体可能导致视网膜脱离视网膜色素上皮[32, 33]。

四、损伤机制 Mechanisms of Impairment

（一）水运动障碍 Impairment of Water Movement

不管 RPE 是否完整，视网膜都会保持附着，但视网膜功能需要 RPE 屏障。临床浆液性脱离不太可能仅仅由于小的视网膜色素上皮缺损或渗漏而形成，因为用于清除视网膜下液体的主动和被动转运系统都很强。大多数浆液性视网膜病变的主要病理是 RPE 液体转运的弥漫性代谢或血管异常，RPE 缺陷或渗漏是必要的，仅代表疾病的次要组成部分[34]。视网膜 PED 的发生与感觉视网膜和 Bruch 膜之间的液体流出障碍有关[35]。Bruch 膜的正常无血管特性是由于 RPE 抑制了脉络膜血管的内向生长。RPE 引起生长因子产生变化的刺激因素尚不清楚，但推测可能是由于血浆代谢供应的缺乏，这是由于通过增厚的 Bruch 膜的物质扩散减少所致，或者是由于脉络膜毛细血管的变化导致氧气供应减少所致[36]。

RPE 的脱落可能是 Bruch 膜对水流阻力增加的结果。这一过程的机制归因于脂质沉积增加[37]、胶原交联增强及组织溶解酶及其抑制剂比例的改变。

在低眼压的情况下，假设水在视网膜上的流动严重减少，临床上可检测到的视网膜神经上皮与色素上皮脱离的情况极为罕见。在这种情况下，液体在脉络膜内积聚更具特征。

在脉络膜渗漏综合征（choroidal effusion syndrome）中，在没有视网膜裂孔的情况下，液体在脉络膜和神经视网膜之间积聚。在孔源性视网膜脱离中，神经视网膜和色素上皮之间的液体积聚最常与视网膜裂孔有关，在这种情况下，视网膜下液体被认为来自玻璃体样腔，并通过裂孔进入 SRS。

这些因素的复杂协同作用主要是在正常条件下维持视网膜粘连。

（二）脱离的发生 Occurrence of Detachment

如果有条件使液体逆着正常梯度进入 SRS，并限制其通过主动和被动运输的后续清除，则会形成浆液性脱离。只要 RPE 能够将渗漏的液体泵入脉络膜循环，就不会有液体在 SRS 中积聚，也不会发生视网膜脱离。然而，如果这个过程继续，正常的 RPE 泵活动变得不堪重负，或者如果 RPE 活动因 RPE 丧失或代谢供应减少（如缺血）而减少，那么液体开始积聚，视网膜脱离发生[38]。这种类型的视网膜脱离也可能是由于血在 SRS（出血性视网膜脱离）中积聚所致。

持续的流入和周围 RPE 吸收能力的降低维持了分离。蛋白质会不断地从 SRS 中扩散出来，只有在新的含蛋白质液体持续进入时，视网膜下的高蛋白质含量才会保持。

大多数视网膜下液体 RPE 的主动转运迅速吸收。然而，在 RPE-BRB 受损的情况下，位于人 RPE 基底外侧膜的 IFN-γ 受体迅速清除视网膜下液，当激活时，抑制细胞增殖和迁移，降低 RPE 线粒体膜电位，改变跨上皮电位和阻力，但也显著增加跨上皮液体吸收。体内实验表明，IFN-γ 能清除视网膜光感受器与 RPE 细胞外或 SRS 间沉积的多余液体[5]。注入 SRS 的抑制剂可以阻止多余液体的清除。此外，RPE 中的 IFN- CFTR 通路被一氧化氮激活，一氧化氮通过内层视网膜大量产生，并且可能由脉络膜毛细血管持续产生。IFN-γ 通过外 BRB 调节视网膜水化，帮助 SRS 脱水，并维持感光细胞和 RPE 之间的密切解剖关系[39]。

（三）浆液性视网膜脱离的持续性和再吸收 Persistence and Resorption of Serous Detachments

当视网膜从继发于任何类型视网膜脱离的视网膜色素上皮中分离出来时，由于脉络膜供血的丧失，外层视网膜变得缺血。随着 RPE 层和光感受器层之间距离的增加，光感受器细胞的变性也随之增加。最早的光镜表现包括视网膜下液体的积聚和光感受器外节段的丢失，如果这个过程持续下去，整

个光感受器细胞层就会萎缩[40-42]。细胞凋亡在视网膜脱离后发生的时间依赖性光感受器细胞变性中起重要作用[43]。在慢性脱离的病例中，会发生更显著的变化，包括囊样性视网膜变性、视网膜变薄、视网膜色素上皮改变、分界线、大的 drusen、锯齿缘脉络膜新生血管（CNV）和虹膜新生血管，形成继发于脱离后视网膜缺血所产生的血管生成因子。由于脱离主要集中在黄斑部，距 RPE 较远的中心凹视锥细胞不太可能从脉络膜毛细血管获得足够的氧合和其他营养。视网膜复位后，中心凹的感光细胞萎缩通常在较长时间后发生[44]。

视网膜下液体通过 RPE 的主动转运和被动静水压和胶体渗透压力被清除，当 RPE 屏障受损时，这些作用力最有效。生理盐水通过 RPE 清除进入脉络膜腔主要是通过 RPE 的代谢活动[45]。cGMP、乙酰唑胺和高渗剂在实验上促进了其吸收。临床视网膜脱离总是含有蛋白质，这会减缓液体的吸收。RPE 和视网膜光受体之间的生化相互作用受到影响[45]。视网膜下脂质沉淀和再吸收动力学的潜在变化源包括渗漏源的表面积及其有效孔径、吸收部位的表面积、RPE 的活性液体和盐吸收能力、RPE 和浸润巨噬细胞的吞噬活性、吞噬细胞在 SRS 中的浸润程度[46]。

眼压、玻璃体压和重力对用 Hanks 液或自体血清制备的小实验性视网膜脱离［泡（blebs）］吸收的影响仅限于正常的视网膜下液吸收。玻璃体液化和眼压对液体吸收均无显著影响[47]。

五、PED 及浆液性视网膜脱离的临床表现 Clinical Manifestations of PED and Serous Retinal Detachments

浆液性脱离，伴随着视网膜的升高，发生在各种疾病中。无论其机制如何，所有类型的渗出性或渗出性视网膜脱离，其特征是在没有视网膜破裂或牵引的情况下，SRS 内液体积聚。

液体的来源是脉络膜、视网膜或两者的血管。这可能发生在视网膜、RPE 和脉络膜的各种血管性、炎性或肿瘤性疾病中[48]，其中液体渗漏到血管外并积聚在视网膜下。这提示多数浆液性视网膜病变的原发病理是液体运输的弥漫性代谢或血管异常，RPE 缺损或渗漏是必要的，但仅是疾病的次要组成

部分。

神经视网膜的浆液性脱离可在多种情况下观察到：血管疾病包括恶性高血压、妊娠毒血症、视网膜静脉阻塞、Coats 病、视网膜血管瘤样疾病和息肉状脉络膜血管病变。这是中心性浆液性视网膜病变的一个特征，似乎与脉络膜血管失调引起的 RPE 局灶性功能障碍有关。视网膜脱离于 RPE 也见于原发性脉络膜疾病，如肿瘤、脉络膜炎症、缺血及属于葡萄膜渗出综合征等其他多种情况。

Bruch 膜和 RPE 之间的液体积聚在只有一种情况下是一致的：PED。这种情况在年轻人中表现为中心性浆液性视网膜病变，在老年人中表现为年龄相关性黄斑病变。不同类型的 PED 之间的区别是必要的，因为每个 PED 类型是一个独特的病变，具有特定的发病机制、自然史、预后和最佳治疗策略。PED 的多模式成像、增强的深度成像光相干断层扫描和吲哚菁绿血管造影可以更好地分析视网膜下色素上皮细胞间隔，甚至可以在不注射染料的情况下，在纤维血管（FV）-PED 内可视化和定位 CNV 的整个分支新生血管网络[49, 50]。

（一）浆液性视网膜脱离伴脉络膜调节障碍 Serous Retinal Detachment Associated With Choroidal Dysregulation

1. 中心性浆液性脉络膜视网膜病变 Central Serous Chorioretinopathy

视网膜下液将视网膜感光细胞外节段与 RPE 分离，可减缓全反式和 11- 顺式视网膜的交换。RPE-光感受器视觉循环主要服务于视杆，视锥功能由感觉视网膜[51]内一个独立的视觉循环支持，因此受 RPE 分离的影响较小。

中心性浆液性脉络膜视网膜病变是一种 NSR 分离的疾病，据推测是由于 RPE 内的一个或多个局灶性病变，其漏入覆盖在脉络膜血管系统失调上的 SRS。吲哚菁绿血管造影显示 CSC 主要影响脉络膜循环，并导致多灶性脉络膜血管通透性增高[52, 53]。生物显微镜、荧光素血管造影（FA）、ICGA 和光相干断层扫描显示的 PED 可在 CSC 早期 SRD 下观察到。这些 PED 的位置与 FA 中的渗漏位置相同。自发吸收是通常的结果[54]。如果升高的视网膜下紧密连接的 RPE 屏障（渗漏区域正上方除外）完好无损，浆液性脱离明显超出渗漏范围，因为液体在静水压和渗透压下会离开[55]。

慢性型 CSC 定义为 ICGA 上显示的持续性脉络膜异常，而不是规则的。在这些情况下，PED 并不总是伴随 SRD[56]。ICGA 已证实在急性期和慢性期均存在 "多个假定隐匿性" 的 PED[57]。慢性 CSCR 常与年龄相关性黄斑变性相似，也可并发 CNV。利用光谱域光相干断层成像增强脉络膜的可视化有助于评估脉络膜在 CSCR 中的作用。根据这些观察结果，我们认为 "厚脉络膜色素上皮病变（pachychoroid pigment epitheliopathy）" 可能是一种亚临床表型，可能并发浆液性脱离和（或）脉络膜血管病变，包括上皮下 CNV 和息肉样血管病变[58]。尽管不应忽视上皮下 CNV 合并慢性 CSC 病程的可能发生，但所有扁平不规则 PED 病例均不应误认为是活动性 CNV，应系统地应用抗 VEGF 药物治疗。尽管如此，在一些视力恶化的病例中，对常规 CSC 治疗没有反应，使用抗 VEGF 药物可以被视为排除继发 CNV 的治疗试验[59]。关于 CSC 的起源有多种理论，但都没有得到证实。RPE 和脉络膜功能异常均不能有效地指出是唯一的发病机制。渗漏率对应于大量液体流动，而不是分泌和扩散[60]，这表明下方的脉络膜可能是原因，而不是 RPE。在脉络膜内可见微小的点状高渗灶可能参与 SRD 的发生[61]。在视网膜保持分离的时期，发生了许多与新陈代谢和细胞间过程改变有关的事件。覆盖在分离区上的光感受器外节段不再被吞噬，光感受器拉长[62]，最后，外节段开始积聚，导致多个点状黄色沉淀物和物质沉积。这种物质具有高的 OCT 反射率和高自发荧光特性[63]。光感受器外节段的自发荧光团可能集中在沉淀物中或沉淀在较低的 SRD 中[64]。这可能与所描述的急性肥厚性外层视网膜改变相对应[65]。与 CSC 分离的 NSR 的结构仍然保持不变[66]。光感受器凋亡可能与 CSC 的视觉功能有关，因为在实验性视网膜脱离和人类视网膜脱离中，细胞凋亡在几天内就有报道[67]。

分离后，液体中的水和离子迅速被重新吸收，而大分子将留在 SRS 中并沉淀。在解决了一个长时间的问题后，视网膜成像中仍有一个高自发荧光的现象[68]。

近年来，对 CSC 中引起脉络膜血管舒张的分子事件的研究取得了重要进展。糖皮质激素对盐皮质激素受体（MR）的不适当激活，导致脉络膜血管舒张钾通道 KCa2.3（钙依赖通道）上调和平滑肌细胞松弛[69]。

2. 特发性息肉状脉络膜血管病的浆液性视网膜脱离 Serous Retinal Detachment in Idiopathic Polypoidal Choroidal Vasculopathy

特发性息肉状脉络膜血管病变（idiopathic polypoidal choroidal vasculopathy, PCV）是一种独特的渗出性疾病，SRD 被认为起源于脉络膜[70]。PCV 是一种原发性异常累及脉络膜内循环的疾病[71, 72]，在这种疾病中，薄的毛细血管在 Bruch 膜内扩张，紧靠 RPE 下方形成海绵状血管通道[73]。它与更典型的异常脉络膜血管增殖不同[74]。

这些病变通过对上覆 Bruch 膜和（或）RPE 的损伤引起血清学 RPE 脱离。组织病理学结果表明，这些病变可以更准确地认为是退化的 RPE-Bruch 膜 – 脉络膜毛细血管复合体和脉络膜内扩张的小静脉和小动脉，而不是 Bruch 膜内的纤维血管膜[75-77]。

3. 年龄相关性黄斑变性 Age-Related Macular Degeneration

在 AMD 的早期，炎症可能通过阻止 RPE 的增殖和迁移来帮助维持 RPE 屏障的完整性，同时，脉络膜细胞的生长可能增加视网膜的血流量和病原体或 drusen 的清除。

在慢性炎症性疾病中，如 AMD，IFN 诱导的 SRS 脱水会增加已经积累的趋化因子的活性，从而有助于单核细胞和中性粒细胞穿过 RPE 进入 SRS。IFN 对 RPE 增殖和迁移的抑制也保护和维持 RPE 屏障。然而，在长期未解决的炎症过程中，长期暴露于 IFN 和其他细胞因子（如 IL-1 和肿瘤坏死因子）可导致跨上皮细胞旁阻力的显著降低和转运潜能的丧失（液体吸收）。

这些持续的变化，加上 IFN 驱动的脉络膜细胞增殖增加，提示脉络膜新生血管通过 RPE 进入 SRS 的途径。新生血管性 AMD 导致外 BRB 改变。这些机制为理解炎症在 CNV 和 AMD 中的作用提供了可能的基础。

目前，OCT 检查显示 RPE 下、NSR 下和 NSR 内的积液被临床认为是 CNV 活性的指标。其存在可作为治疗指征[78]。

4. 葡萄膜炎的浆液性视网膜脱离：渗出性视网膜脱离 Serous Retinal Detachment in Uveitis: Exudative Retinal Detachment

在炎症过程中，BRB 的丢失和脉络膜和脉络膜毛细血管流出的减少导致 SRS 中液体的积聚。来自脉络膜的持续压力导致 RPE 和视网膜之间的液体积聚，然后可能演变成内层视网膜的水肿。

后来，当更多的炎性损伤发展和（或）液体体积增加时，视网膜阻力可能变得不足，液体可能进入视网膜神经组织并形成囊肿。葡萄膜炎中的中心凹下 SRD 的短暂性和对治疗的良好反应支持了这一假设。在视网膜神经组织正常且无视网膜内水肿的患者中，也可记录到中心凹下 SRD[79]。在 Vogt-Koyanagi-Harada 病的急性期，荧光素血管造影显示脉络膜视网膜血管和 BRB 的通透性增加，脉络膜动脉、静脉和脉络膜毛细血管的循环延迟[80, 81]。

这种延迟灌注与脉络膜大量浸润有关，导致脉络膜增厚和脉络膜动脉血流延迟。

局灶性视网膜脉络膜炎导致的 NSR 浆液性黄斑脱离在巴尔通体（Bartonella）相关的神经性视网膜炎患者中已有报道。在少数神经性视网膜炎患者中，SRD 可能先于"黄斑星（macular star）"的形成[82]。黄斑渗出物可能需要几个月才能吸收[83]。

（二）视网膜源性脱离 Detachment of Retinal Origin

1. 糖尿病视网膜病变的浆液性视网膜脱离 Serous Retinal Detachment in Diabetic Retinopathy

糖尿病性黄斑水肿（diabetic macular edema, DME）被认为是由于视网膜血管通透性过高，导致神经胶质细胞功能障碍和伴随的视觉障碍。黄斑 SRD 发生在 15%～30% 的糖尿病黄斑病变患者中[84, 85]。DME 中的 SRD 即使在 SRD 以上的视网膜神经组织正常的情况下也能在 OCT 诊断出来[86]。视网膜功能在这些类型的 SRD 是有争议的[87]。据报道，糖尿病患者的黄斑 SRD 常与高水平的 HbA1c 相关，这可能会破坏内外 BRB[88]。

一过性 SRD 可能是黄斑水肿再吸收过程中的

一个步骤。其演变与 DME 的严重程度无关，有时在视网膜液吸收前消失。在糖尿病视网膜病变相关的 SRD 中，光感受器的延长不明显，提示该疾病的发病机制可能不同[89]。这些 SRD 中高蛋白含量的液体可以改变光感受器层的氧合和代谢产物的清除，从而降低视网膜敏感性。

RPE 的参与也被认为在液体积聚到 SRS 的流体动力学中起作用，其中缺氧可能阻碍其正常泵功能。RPE 损伤已经在人类和实验性糖尿病中得到证实[90]。因此，糖尿病性黄斑病变中的 SRD 不仅与血管系统（视网膜和脉络膜）的有限引流有关，而且与 RPE 的功能受损有关。

2. 视网膜中央或分支静脉阻塞致严重视网膜脱离 Severe Retinal Detachment in Central or Branch Retinal Vein Occlusion

严重的视网膜静脉阻塞可能伴有广泛的 SRD[91]。SRD 的发生与炎症反应有关，炎症反应与 OCT 上的高反射物质有关。大约 80% 的囊样黄斑水肿的视网膜中央静脉阻塞患者可显示 SRD[92]。与黄斑部 BRVO 相比，SRD 在视网膜主支静脉阻塞中更为常见[93]。在严重 BRVO 的病例中，VEGF 与 SRD 的存在呈正相关[94]。浆液性脱离的主要并发症是黄斑硬性渗出物沉积，可能导致视力不良[95]。

3. 其他原因 Other Causes

许多疾病，包括眼部和全身疾病，都与 SRD 有关。不同的免疫蛋白病与浆液性黄斑脱离有关：多发性骨髓瘤、Waldenström 巨球蛋白血症和免疫球蛋白 M 副蛋白血症。SRD 已被描述发生在急性白血病患者的化疗或复发期间[96]。SRD 在高血压性脉络膜病和子痫中的作用机制与肾功能衰竭和随后的尿毒症密切相关[97]。

脉络膜渗漏综合征被认为是由于巩膜的孔隙率降低和硬性巩膜压迫涡旋静脉，阻碍了脉络膜毛细血管内液体的正常流出。脉络膜黑色素瘤和视网膜母细胞瘤与 SRD 有关[98]。视网膜毛细血管瘤、母斑病（phacomatoses）、颈动脉海绵窦瘘等血管畸形均与 SRD 有关。

六、结论 Conclusion

神经视网膜和（或）色素上皮的脱离不是单一疾病的病理学特征。脱离可能是由于原发性脉络膜改变引起，伴或不伴 RPE 继发性紊乱，或视网膜循环异常所致。然而，触发机制在大多数情况下仍然是未知的，不仅需要解剖生化级联，而且还需要对所有可用的临床数据进行详细分析。

第三篇　遗传学
Genetics

第33章　视网膜疾病的遗传机制
Genetic Mechanisms of Retinal Disease

Stephen P. Daiger　Lori S. Sullivan　Sara J. Bowne　著

一、概述 Introduction

本章的目的是概述我们目前对遗传性视网膜疾病（inherited retinal diseases，iRD）遗传基础的理解。iRD 也许是人类遗传性疾病中最容易理解的。在某种程度上，这是因为影响视力的疾病很容易被识别，而视网膜是一种易于接近且特征明确的组织。不过，在许多方面，我们仍处于了解这些疾病的原因和后果的初级阶段。事实上，引起 iRD 的原因是多种多样的：已知许多不同类型的视网膜疾病，涉及许多不同的基因，在一个基因中可能有数十种致病突变。例如，目前已知至少 256 个基因可以导致一种或另一种形式的视网膜疾病[1]，这些基因中总共报道了 12 000 多个突变[2]。尽管潜在的复杂性，在很大一部分受影响的个人和家庭[3, 4]，现在有可能确定致病基因和突变。

医学遗传学中一个有用的概念是区分单基因疾病和多因素疾病。遗传性疾病，如视网膜色素变性

690

（retinitis pigmentosa，RP），被认为是单一基因，因为每个受累个体都有一个特定的潜在原因，即 DNA 序列的遗传差异与疾病有直接的因果关系。显性疾病可能有一个 DNA 差异，隐性疾病可能有两个，但只涉及一个基因。这些也被称为单基因或孟德尔病（monogenic or Mendelian diseases）。相比之下，对于年龄相关性黄斑变性（AMD）等疾病，遗传差异在终身风险和（或）临床表现中起到一定的作用，但这种差异只是一种促发因素，与疾病没有明确的因果关系。这些是"多因素"疾病，因为遗传、环境和随机的多种因素在决定谁受影响谁不受影响方面发挥了作用。

因此，遗传性疾病（如 RP）个体的病因是"简单的"，即只有一个基因受到影响（通常以显性的方式受到影响），而 AMD 个体可能存在多种因素，且差异可能很小。我们已经知道这条规则的例外情况[5]——例如，有两个受影响基因的双基因型 RP——但例外情况很少。

本章主要研究自然界中的单基因遗传差异，这些遗传差异与疾病有直接的因果关系，即遗传性视网膜疾病。第 66 章（年龄相关性黄斑变性的流行病学及危险因素）讨论了导致 AMD 的遗传因素。

二、人类遗传学的基本概念 Basic Concepts in Human Genetics

（一）遗传特征 Inheritance

图 33-1 显示说明常染色体显性遗传、常染色体隐性遗传和 X 连锁隐性遗传的系谱（详情见 Nussbaum 等[6]）。

iRD 遵循孟德尔遗传的教科书模式：常染色体显性、常染色体隐性或 X 连锁遗传。然而，真正的家庭往往更为复杂，特别是对于晚发、进行性的视网膜疾病。本节回顾了传统的遗传方式和可能的复杂性。

1. 常染色体显性遗传 Autosomal Dominant Inheritance

常染色体显性遗传是指常染色体上一个突变的单一拷贝足以引起疾病。也就是说，受影响的个体是突变的杂合子。显性突变引起的疾病代代相传，即大多数家族都会影响多代个体。男性和女性一样可能受到影响，大约 50% 的受累个体的儿童会受到影响。常染色体显性遗传的视网膜疾病包括黄斑病

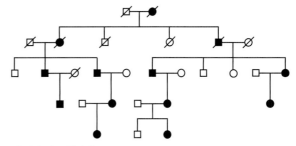

常染色体显性遗传

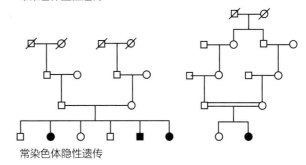

常染色体隐性遗传

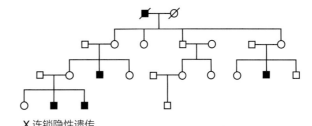

X 连锁隐性遗传

▲ 图 33-1 说明常染色体显性遗传、常染色体隐性遗传和 X 连锁隐性遗传的系谱

变，如 Best 病。

常染色体显性遗传病的两个混淆现象是可变表达（variable espression）和不完全外显（incomplete penetrance）。

可变临床表现意味着具有相同突变的个体可能在疾病的发病、进展或严重程度上有所不同，或者在某些情况下，可能有明显不同的临床表现。众所周知，常染色体显性 RP 在表达上是可变的。例如，一个常染色体基因 PRPH2（也称为 RDS）的突变可以导致显性 RP、显性黄斑变性或显性全视网膜黄斑病变，甚至在同一家族成员中也是如此[7-11]。

可变表达是决定遗传方式的一个问题，因为有些个体可能直到晚年才出现症状，而有不同症状的个体可能被诊断患有不同的疾病，即使其根本原因是相同的。

不完全外显或非遗传，意味着一些个体与致病

突变将不会受到影响。例如，在 PRPF31 显性突变的个体中，有 20% 的人在 60 岁时视力正常，即使具有相同突变的亲属在 20 岁时可能有 RP[12-15]。在多代家庭中，一个非遗传的指标是"跳过的一代"，即一个未受影响的个体，有一个受影响的父母和一个受影响的孩子。这通常见于 PRPF31 突变的家族[16, 17]。

尽管可变表达和不完全外显被视为不同的现象，但它们实际上是一个连续统的一部分，非穿透只是极端。迟发和未发之间的区别可能仅仅是检查时患者的年龄。不管术语是什么，潜在的发现是显性视网膜疾病突变可能具有高度可变的结果，混淆诊断。

在有遗传性视网膜疾病的多代大家族中还发现了一种罕见但令人困惑的可能性：多个基因的突变可能在家族中独立分离。这种情况的发生是因为有迟发性、非致命疾病的家庭很可能会遇到类似的家庭并与之交往。这些家族的后代有遗传多个基因突变的风险。这是"组合交配（assoratative mating）"。

2. 常染色体隐性遗传 Autosomal Recessive Inheritance

当一个常染色体基因的两个拷贝都必须受到影响才能引起疾病时，常染色体隐性遗传就发生了。受影响的个体可以是单一突变的纯合子，也可以是两个不同突变的杂合子。具有两个明显隐性突变的个体也称为复合杂合子。注意，一对隐性突变必须位于相反的染色体上。如果两个变体位于同一个染色体上的同一个基因中，它们彼此为顺式；如果它们位于相反的染色体上，则它们为反式。隐性突变必须是反式的才能引起疾病。

常染色体隐性视网膜病变的例子包括 Leber 先天性黑矇和 Usher 综合征。

除非隐性病例中的两个突变中有一个是新的突变，否则父母必须是突变的携带者，也就是说，他们必须是杂合的。携带者通常不受影响。大约 1/4 的携带者的父母受到影响，一半的子女是携带者。许多隐性病例是孤立或单纯病例，即只有一个受累家庭成员。有多个患病同胞的家庭是"多元化（multiplex）"的。

最后，在亲属间有婚姻关系的近亲家庭中，同一隐性突变可能传递给多个家庭成员。受影响的个

体可能发生在一代人以上，也可能发生在这些家庭的多个分支中。两个来自最近祖先的相同突变在血统上是相同的（identical by descent，IBD）。亲属间的婚姻在某些文化中比其他文化中更为普遍，因此在这些社会中，IBD 视网膜疾病的遗传更为常见。

由于携带者不是不言而喻的，隐性家族的遗传方式往往难以确定。

3. X 连锁或性连锁遗传 X-Linked or Sex-Linked Inheritance

X 连锁或性连锁遗传是 X 染色体上引起疾病的单一突变。男性是 X 染色体的半合子，总是受到影响，往往受到严重影响。对于许多遗传性疾病，X 连锁突变的女性携带者不受影响。由于女性有两个 X，这意味着大多数 X 连锁突变在女性中是隐性的。对于真正隐性的 X 连锁突变，携带者女性的一半儿子受到影响，其一半女儿是未受累携带者，而受累男性的儿子没有受累。这就产生了一种显著的遗传模式，其显著特征是 X 连锁突变不可能在男性间传播。

女性携带者的疾病状况更为复杂。尽管女性有两个 X，但在每个细胞中随机选择的其中一个 X 在大多数组织中是灭活的。这是 X 失活或里昂化（Lyonization），以 Mary Lyon 命名，她首先描述了这一现象[18, 19]。里昂化增加了女性携带者受到影响的可能性，因为有些细胞只表达突变蛋白。事实上，许多女性 X 连锁 RP 突变携带者表现出临床症状。女性比具有相同突变的男性受影响程度轻，但女性 X 连锁 RP 突变携带者在中年或更早的时候可能有明显的视力丧失[20-24]。女性携带者临床疾病的一个后果是，如果多个女性受累，带有 X 连锁 RP 的家庭可能出现常染色体显性 RP[25]。这是确定 iRD 遗传模式时出现的复杂性的一个例子。

4. 散发病例 Isolated Cases

散发病例应该有一个自己的入口，因为继承模式往往不清楚。散发病例的一个实际定义是受影响的个体没有受影响的一级亲属（父母、兄弟姐妹和子女），也没有更远亲的报告。一个紧迫的问题是，可能还有其他受影响的家庭成员，但描述家庭的人并不知道这些人的疾病状况。在这些病例中，一级亲属的临床检查通常是有用的。

假设一个案例是真正孤立 / 散发的，那么有几种可能性。最有可能的情况是，这是一个常染色体隐性遗传病例，父母是携带者。或者，也许一个父母是携带者，但另一个突变是新的。或者，这可能是一种新的显性作用或 X 连锁突变。另一种可能是常染色体显性遗传或 X 连锁遗传，在前几代没有遗传。最后，对于大多数孤立的病例，遗传方式必须通过基因检测在分子水平上来确定。

5. 双基因和多基因遗传 Digenic and Polygenic Inheritance

几乎所有的 iRD 都是单基因的，每个人只有一个基因受到影响。这是基于经验观察，但可能会产生误导，因为更复杂的遗传形式很难证明。iRD 有两个反例。首先，一种 RP 是由 PRPH2（RDS）基因的一个突变和 ROM1 基因的另一个突变共同引起的 [5, 24]。这两种突变单独是良性的，但同时具有致病性。这是双基因遗传。其次，Bardet-Biedl 综合征（BBS）是一种 RP 合并先天性畸形，在大多数情况下是一种隐性疾病，至少有 22 个已知 BBS 基因中的任何一个发生突变 [1, 26]。然而，有些 BBS 病例需要第二个 BBS 基因的第三个突变来表达疾病 [27, 28]。这称为三元或三等位基因遗传（trigenic of triallelic inheritance）。这些 IRP 多基因遗传的例子是否只是罕见的异常或暗示更复杂的视网膜疾病，目前还不确定。

（二）染色体 Chromosomes

染色体是在真核细胞分裂的细胞核中看到的深色染色体。在二倍体生物中，如人类，分裂前最早的二倍体细胞是来自父本的单倍体细胞和来自母本的单倍体细胞融合的结果。也就是说，第一个人类细胞具有 23 对染色体（n）的二倍体计数，或者有 46 条总染色体（2n），并且来源于单倍体精子和单倍体卵细胞的融合。这是原始生殖细胞，核内含有生殖细胞的遗传信息。所有后来的细胞称为体细胞，包含了原始染色体和遗传信息的近乎完美的拷贝。人类的例外是产生精子和卵子的细胞（也称为生殖细胞），它们产生单倍体细胞，以及某些不含细胞核的血细胞。

真核细胞染色体之所以被称为"携带信息的细胞器（information carrying organelle）"，是因为它们是由蛋白质、核糖核酸、DNA 和其他因素组成的高度结构、超压缩的复合体，其主要功能是将遗传信息从一代传递到下一代，或从父细胞传递到子细胞。然而，每个染色体的核心是一个单链、双链 DNA 分子。DNA 长度是以碱基对（bp）来测量的：DNA 的每一条单链都由核苷酸碱基组成，每一碱基与双链 DNA 中的另一个碱基相互作用（成对），因此 bp 是自然单位。DNA 也以千碱基（kb）、兆碱基（Mb）和千兆碱基（Gb）为单位进行测量。染色体中的 DNA 分子可能有数百 Mb 长。这是目前已知的最大的单个生物分子。染色体上部结构的一个原因可能只是为了保持这个大分子的完整。然而，染色体也直接参与 DNA 的复制和表达。

（三）DNA、RNA 和蛋白质 DNA, RNA, and Proteins

图 33-2 显示了 DNA 复制、RNA 翻译和蛋白质合成的步骤 [29]。

DNA 是脱氧核糖核酸，一种线性分子，由四种单体组成：腺嘌呤（A）、胸腺嘧啶（T）、鸟嘌呤（G）和胞嘧啶（C）。两条反平行的 DNA 链通过氢键配对，形成一个携带遗传信息的双链分子。

RNA 是核糖核酸，一种线性分子，与 DNA 一样，由腺嘌呤、尿嘧啶（U）、鸟嘌呤和胞嘧啶组成。RNA 在大多数情况下是单链的，但它可以通过在线性链内的成对结合形成复杂的折叠形状。信使 RNA（messenger RNA，mRNA）在细胞内传递遗传信息，但其他 RNA 分子在许多生物学过程中发挥着不同的作用。

蛋白质由 20 种氨基酸组成，是一种线性分子，可以折叠成多种形状，在所有生物过程中发挥着重要的和高度多样的作用。

DNA 功能被称为 DNA 的中心法则（central dogma of DNA），这是 1953 年 Watson 和 Crick 对 DNA 结构和功能的里程碑式解释，以及随后在未来 10 年中对遗传密码的破解的认可 [30, 31]。DNA 是由一个磷酸骨架和核苷酸碱基 A、T、G 或 C 组成，沿着骨架呈线性排列。骨架通常从一端的 5' 磷酸根到另一端的 3' 磷酸根。相反的链由同源碱基配对形

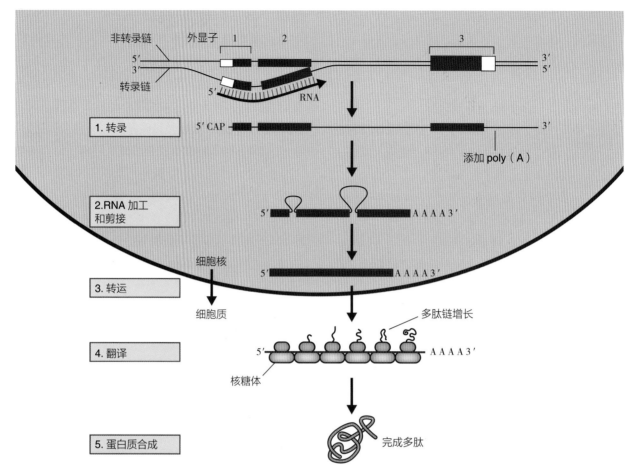

▲ 图 33-2　DNA 复制、RNA 翻译和蛋白质合成的步骤

图片经 Elsevier 许可转载自 Nussbaum RL, McInness RR, Willard HF. Thompson and Thompson's Genetics in medicine. 7th ed. Philadelphia, PA: Saunders Elsevier; 2007. p. 31.）

成，A 到 T，G 到 C，在母链上。相反的链自然排列成螺旋状，反平行的方式排列，从 3′ 到 5′ 磷酸盐。这种安排从本质上解释了所有生物的遗传。

在 DNA 复制中，两条反平行链展开，在每条单链上合成一个几乎完全相同的反平行拷贝。涉及的主要酶是 DNA 聚合酶，但其他酶参与 DNA 的解旋、修补和修复。DNA 复制只发生在细胞核中。

在 DNA-RNA 转录中，DNA 链展开，单链 RNA 分子被合成为其中一条 DNA 链的反平行拷贝，将每个 DNA 核苷酸与相应的 RNA 核苷酸配对。主要的酶是 RNA 聚合酶，第一步发生在细胞核内。此后，RNA 分子经过许多步骤加工，最终从细胞核输出到蛋白质形成机器。这个过程中的最后一个分子是 mRNA，因为它将 DNA 信息传递到细胞质。

在蛋白质翻译中，mRNA 由蛋白质形成机制读取，并通过从蛋白质的氨基（NH$_2$−）端到羧基末端（COOH）依次向下一个氨基酸添加一个氨基酸来构建相应的蛋白质。每个氨基酸由三个 RNA 碱基编码，即核苷酸三联体或密码子。在合成之后，大多数蛋白质通过翻译后修饰被进一步修饰，然后线性蛋白质折叠成其活性形状，通常借助于被称为伴侣的蛋白质来完成。

现在人们认识到，RNA 除了通过 mRNA 传递遗传信息外，还发挥着许多额外的作用。不编码蛋白质的功能性 RNA 被称为非翻译（或非编码）RNA，是当代研究的主要焦点。

（四）基因结构 Gene structure

图 33-3 显示了基于蛋白质序列、mRNA 中间产物和原始 DNA 基因序列之间关系的基因结构[29]。基因的现代概念因一些争论所模糊，比如基因的起

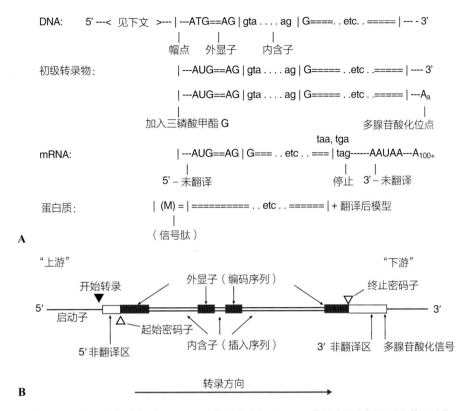

▲ 图 33-3　基于蛋白质序列、mRNA 中间产物和原始 DNA 基因序列之间关系的基因结构

图片 B 经 Elsevier 许可转载自 Nussbaum RL，McInness RR，Willard HF. Thompson and Thompson's Genetics in medicine. 7th ed. Saunders Elsevier；2007. p. 29.）

始点和终止点，以及不编码蛋白质但仍然影响性状的 DNA 片段是否是"基因"。这里的讨论仅限于在蛋白质方面定义基因，同时承认更广泛的复杂性，例如非编码 RNA。

基因表达主要是从 DNA 转录到蛋白质翻译的过程。基因表达开始于双链 DNA 的分离，暴露出一个单链序列，在这个序列上 DNA 可以发生 RNA 转录。这伴随着一组复杂的蛋白质"表达因子"的结合，促进 RNA 聚合酶的结合和活性。

一级 RNA 链从转录开始，结束时长度远远超过足以编码蛋白质的长度。第一个 RNA 加工步骤向第一个 RNA 核苷酸添加甲基帽，修剪 3' 端，并添加聚腺苷尾部（poly-A 尾部）。接下来，RNA 转移到一个由蛋白质和小的功能性 RNA 组成的复杂组装体中，称为剪接体。然后剪接体从 RNA 转录本的一个到多个内部片段的任何地方移除，并重新组装其余部分。这主要是完成的 mRNA，然后从细胞核输出到细胞质中的蛋白质合成机器。

RNA 剪接对基因结构和蛋白质变异有着深远的影响。剪接发生在几乎所有的真核生物中，几乎所有的人类基因都是剪接的。剪接出来的片段称为内含子，其余的重组片段称为外显子。剪接位点由短的、规范的、跨物种高度保守序列定义，分别称为剪接供体和剪接受体位点。

剪接的进化意义仍有争议，但其功能性后果是明确的：它大大增加了不同蛋白质的数量。这是因为当剪接发生时，可能会删除内含子的交替组合。交替剪接是人类基因中的常态，并非例外，通常会导致交替的 mRNA 和交替的蛋白质异构体——所有这些都来自一个"单一"基因。有许多交替剪接的视网膜基因产生多种蛋白质异构体的例子[32, 33]。

在细胞核剪接和输出之后，mRNA 被内质网中的核糖体翻译为蛋白质。翻译的开始通常不在 mRNA 的开头，结束也不在结尾。翻译起始的上游是 5' 非翻译区（5'-UTR）。同样，翻译末端的下游部分是 3' 非翻译区（3'-UTR）。5'-UTR 和 3'-UTR 可能分别位于第一个和最后一个外显子内，也可能横跨外显子。

除了交替剪接和交替蛋白质异构体外，还有交替转录开始、交替翻译开始、交替翻译结束和交替 poly-A 位点。

（五）有丝分裂、减数分裂和连锁 Mitosis, Meiosis, and Linkage

图 33-4 显示了减数分裂的步骤[6]。在正常细胞分裂中，一个体细胞分裂产生一个子细胞，所有 46 条人类染色体中的 DNA 都被复制，一个完整的拷贝被传递给两个细胞中的每一个。这就是有丝分裂，它为每个体细胞提供了一个近乎完美的 DNA 序列拷贝。

减数分裂过程中染色体的分布和 DNA 的处理有很大的不同。减数分裂发生在产生精子和卵细胞的细胞中。在减数分裂的第一阶段，染色体 DNA 与有丝分裂一样被复制，但复制的 DNA 链不分离。然后，在随后的阶段，同源染色体相互结合并交换 DNA 链。同源染色体是来自每个亲本的一对相似的染色体，例如母系和父系的 1 号染色体。同源交换或重组的结果是产生新的 DNA 序列，这些序列是来自每个亲本的染色体片段的混合线性组合。由此产生的复制重组染色体被分离成四个含有单倍体的细胞，最终变成精子或卵细胞。

其结果是，首先，每个精子或卵细胞只包含一组单倍体染色体。然而，当精子使卵细胞受精时，产生的细胞具有完整的二倍体染色体组。其次，后代中的每一条染色体都是双亲染色体的重组组合。因此，每个个体的染色体都是前几代人（除了同卵双胞胎）的一对独特的组合。

结果，不同染色体上的基因独立分离，而染色体上紧密相连的基因则分离在一起。一般来说，一对基因在染色体上的距离越远，它们之间在减数分裂期间发生重组的可能性就越大。在染色体上有两个足够接近的基因座，不太可能重组，这两个基因座是"连锁"的，基因不独立分离的现象就是连锁。

综合考虑，平均染色体长度为 100Mb。相隔 50Mb 的基因是不连锁的，而相距 10Mb 以内的基因则显示连锁。如果基因之间的距离在 1Mb 以内，每一代重组的概率小于 1%。人类基因组中每 Mb

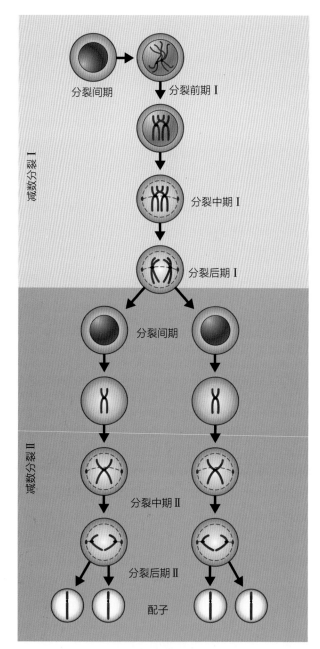

▲ 图 33-4　减数分裂的步骤

图片经 Elsevier 许可转载自 Nussbaum RL, McInness RR, Willard HF. Thompson and Thompson's Genetics in medicine. 7th ed. Philadelphia, PA: Saunders Elsevier; 2007. p. 19.

有 5～20 个基因，因此染色体上的数百个相邻基因可能显示彼此的连锁[34]。

连锁具有重要的进化和功能后果，但它在医学遗传学中的重要性是作为一种工具来定位致病基因。如果在一个家族中发现了与遗传性疾病相关的中性遗传变异，那么这种变异在本例中称为标记，可能在物理上与疾病基因很接近，也就是说，它们可能是连锁的。如果是这样，那么知道标记的位置就确定了疾病基因的位置。

（六）进化 Evolution

Theodosius Dobzhansky 说："除了从进化的角度来看，生物学中没有什么是有意义的[35]。"这一观察结果有助于强调生物学的基本组织原则。没有进化，生物学在很大程度上是事实和原理的随机集合；有了进化，生物学（和医学）是一门连贯的科学。进化解释了为什么中心法则对所有物种都适用，为什么所有真核细胞都有一个共同的结构，为什么动物模型对理解和治疗人类疾病有用，为什么人类的 DNA 变异是通过与其他物种的比较来评估的。进化是生物学和医学的核心，以至于我们常常忘记它的影响，但是没有它，现代 21 世纪的生物医学是无法想象的。

三、人类基因组 The Human Genome

（一）概述 Overview

人类基因组是所有染色体单倍体组合的 DNA 序列。人类有 23 对染色体，其中包括 22 对男女共有的染色体（常染色体），女性有一对 X 染色体，男性有一对 X 染色体和 Y 染色体（性染色体）。常染色体的标记从最大的 1 到最小的 22。因此，人类基因组是从 1 号染色体顶部到 22 号染色体底部，再加上 X 和 Y 染色体的序列。

在现代史上最伟大的科学成就之一，人类基因组计划于 2001 年产生了第一批人类基因组序列[36, 37]。从那时起，数千个完整的人类基因组已经被测序，数千个其他物种的基因组已为人所知[38]。

人类基因组和特定人的基因组是有区别的。"人类基因组"或任何物种的"基因组"，既不是一个平均值，也不是一个共识。它只是对第一批测序个体的抽样。因此，参考人类序列和参考基因序列只是示例，而不是确定的序列。相比之下，一个特定的人的基因组会覆盖所有 46 条染色体，并且是这个人所独有的。因此，从这个意义上说，人类基因组有几十亿个，没有两个是相同的。

尽管如此，人类基因组的通用序列和许多特定序列对医学和生物学都是极有价值的贡献。

人类单倍体基因组长度为 3.3Gb，个体的全基因组长度为 6.6Gb。在人类基因组中有 21 000～25 000 个产生蛋白质的基因。这远远低于预期，但这种差异部分是由交替剪接和多种蛋白质异构体造成的。

大多数基因，包括内含子、外显子和调控元件，长度为 10～100kb。因此，基因组中专门用于基因的部分不到总基因的 10%。仅考虑外显子，基因组中真正编码蛋白质的部分仅占总数的 1.5%。

大约 50% 的人类基因组由数千或数百万个短而重复的 DNA 组成。例如，有超过一百万份的 Alu 序列分布在整个基因组中。Alu 是短的逆转录转座子相关序列，有能力复制到基因组的新位置。一些重复 DNA 在染色体结构和蛋白质活性中起着重要作用。然而，公平地说，这主要是"垃圾 DNA"，至少与实际基因有关。

剩下的 50% 由单拷贝 DNA（即不重复）组成，包括编码序列。大多数单拷贝 DNA 被转录成 RNA，但没有被翻译成蛋白质。这种非编码 RNA（ncRNA）必须在正常的生物学过程中发挥作用，并可能导致人类疾病，但目前人们对其了解甚少。

（二）多态性 Polymorphisms

人类在 DNA 水平上有 99.9% 的同源性。由于人类二倍体基因组中有 6.6Gb，这意味着一个人在数百万个位点上与另一个人不同。这些差异中的一些会导致疾病，既简单又复杂，但绝大多数是中性的，或者只是稍微有利或不利。这是极为不同的"遗传背景"，使一个人与另一个人区别开来。

基因组中一个可识别的位点，通常是一个基因，被称为基因座（locus），而这个位点上的任何变体都是一个等位基因。如果一组人的某个基因座上有不止一个等位基因，而第二个最常见的等位基因的频率为 1% 或更高，那么这就是所谓的遗传多态性。如果一个基因座只有两个等位基因，那么较不常见的等位基因是次要等位基因。注意，基因座和等位基因适用于个体，而多态性仅在发现多个等位基因的群体中才有意义。

1% 的标准是任意的。一个特定的等位基因可能只在一个个体中出现一次，或者可能在一个群体中所有染色体的 100% 范围内出现。之所以选择 1% 是因为这个频率可以在一个真实调查中测量，并假定任何更常见的等位基因都是良性的。（后者肯定不是真的，例如，镰状细胞和囊性纤维化突变在他们各自的人群中都是多态的。）尽管多态性的定义是任意的，但它是一个有用的概念。

在某一位点有相同等位基因的人在该位点是纯合的，有两个不同等位基因的人是杂合的（这适用于女性的常染色体和 X 染色体。男性 Y 染色体上的等位基因是半合子）。根据 Hardy-Weinberg 平衡预测群体中杂合子的频率：如果有两个频率分别为 p 和 q 的等位基因，则两个纯合子类型的频率分别为 p^2 和 q^2，杂合子类型为 $2 \times p \times q$ 杂合子在群体中某一位点的总比例是杂合度，基本上是所有杂合子组合的总和。

在人类基因组中发现了几类广泛的多态性。

1. 单核苷酸多态性 Single Nucleotide Polymorphisms

单核苷酸多态性（SNP）是一个群体中发现一个以上核苷酸的位点。一个 SNP 位点通常只有两个等位基因，如 A 或 T。人类已经鉴定出数百万个 SNP 位点[39]。有些只在一个主要人群中发现，如非洲人，但许多人在所有主要人群中都具有多态性。核苷酸替换导致氨基酸替代或以其他方式影响蛋白质的 SNP 位点是编码 SNP（cSNP）。有数以万计的 cSNP，几乎每个基因中至少有一个。

如果对一对人类染色体逐个碱基进行比较，我们每个人都是杂合的，大约每 1000bp 进行一次核苷酸替换。并非所有这些都位于多态位点，有些是私有的或罕见的变体（通常称为单核苷酸变体）。然而，大多数都是真正的 SNP。

2. 短串联重复 Short Tandem Repeats

另一种多态性是短串联重复序列（STR）。STR 是 DNA 的短片段，通常为 2～5bp，重复次数可变，比如 10～20 次。等位基因的重复次数不同。由于许多不同的长度是可能的，通常有几个或多个等位基因在一个位点。这些也被称为微卫星序列（microsatellite）。

3. 拷贝数变体（CNV） Copy Number Variants (CNVs)

一个基因或遗传区域的拷贝数在个体之间也可能不同，这种差异可能是多态的。这些是拷贝数变体（CNV）。CNV 的差异可能在零拷贝到多个拷贝之间。一个缺失或删除的基因可能有明显的功能性后果，但一个基因的多个拷贝也可能有后果，例如过度表达。CNV 没有 SNP 那么多，但人类至少有 100 个位点[40]。

4. 其他多态性 Other Polymorphisms

还有许多其他的人类 DNA 多态性。有大量的多态性元素称为微卫星或 VNTRs（可变数目串联重复）；Alu 插入可能具有多态性；染色体缺失和重排在人类中具有多态性。人类多态性变异的程度是异常的，反映了我们高度的流动性、异质生境及多变的交配模式。

最后，除了多态性变体之外，还有许多私有或稀有的变体。其中一些（但不是全部）是有害的，如引起视网膜疾病的突变。罕见变异的程度还不清楚，通常很难确定哪些是良性变异，哪些是致病性变异。然而很明显，我们每个人的基因组中都有数以百万计的变异，这些变异对我们或我们的家庭来说都是罕见或独特的，其中一些影响我们的健康和福祉。

四、突变 Mutation

图 33-5 说明了引起 iRD 的几种突变类型。

从技术上讲，突变是 DNA 从一代到下一代的变化。在实践中，这个词通常是指任何破坏性的、有害的 DNA 变体，一种以显性或隐性方式起作用的变体。本章主要在第二种含义的词，即突变是"坏的"。然而，重要的是要认识到一个罕见的、新的变异不一定是致病的，一个等位基因频率大于等于 1% 的多态性变异不一定是良性的。

大多数致病突变直接或间接影响蛋白质。然而，这一观察结果可能仅仅反映了这样一个事实：只有蛋白质得到了很好的研究。

突变可以消除蛋白质，减少或消除其功能，改变或增加其功能，或将蛋白质转化为毒性因子。描述突变的一种方式是通过它们的后果：缺失的蛋白质、功能性缺失、功能的增强或减弱、有毒的蛋白质。显性突变也可以描述为显性阴性：突变蛋白干扰野生型蛋白。作为一个广泛的概括，除了许多例

编码区核苷酸替代对蛋白质的影响

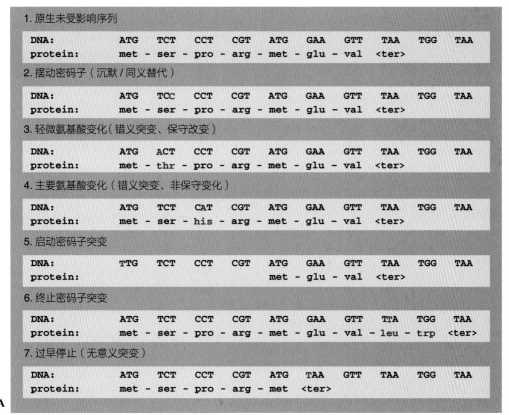

1. 原生未受影响序列

DNA:	ATG	TCT	CCT	CGT	ATG	GAA	GTT	TAA	TGG	TAA
protein:	met -	ser -	pro -	arg -	met -	glu -	val	\<ter>		

2. 摆动密码子（沉默 / 同义替代）

DNA:	ATG	TCC	CCT	CGT	ATG	GAA	GTT	TAA	TGG	TAA
protein:	met -	ser -	pro -	arg -	met -	glu -	val	\<ter>		

3. 轻微氨基酸变化（错义突变、保守改变）

DNA:	ATG	ACT	CCT	CGT	ATG	GAA	GTT	TAA	TGG	TAA
protein:	met -	thr -	pro -	arg -	met -	glu -	val	\<ter>		

4. 主要氨基酸变化（错义突变、非保守变化）

DNA:	ATG	TCT	CAT	CGT	ATG	GAA	GTT	TAA	TGG	TAA
protein:	met -	ser -	his -	arg -	met -	glu -	val	\<ter>		

5. 启动密码子突变

DNA:	TTG	TCT	CCT	CGT	ATG	GAA	GTT	TAA	TGG	TAA
protein:					met -	glu -	val	\<ter>		

6. 终止密码子突变

DNA:	ATG	TCT	CCT	CGT	ATG	GAA	GTT	TTA	TGG	TAA
protein:	met -	ser -	pro -	arg -	met -	glu -	val -	leu -	trp	\<ter>

7. 过早停止（无意义突变）

DNA:	ATG	TCT	CCT	CGT	ATG	TAA	GTT	TAA	TGG	TAA
protein:	met -	ser -	pro -	arg -	met	\<ter>				

A

编码区小缺失对蛋白质的影响

1. 原生未受影响序列

DNA:	ATG	TCT	CCT	CGT	ATG	GAA	GTT	TAA	TGG	TAA
protein:	met -	ser -	pro -	arg -	met -	glu -	val	\<ter>		

2. 不能被 3 整除的删除

DNA:	ATG	TC□	CCT	CGT	ATG	GAA	GTT	TAA	TGG	TAA
new DNA:	ATG	TCC	CTC	GTA	TGG	AAG	TTT	AAT	GGT	AA...
protein:	met -	ser -	leu -	val -	trp -	lys -	phe -	asn -	gly...	

3. 可被 3 整除的框内删除

DNA:	ATG	TCT	□□□	CGT	ATG	GAA	GTT	TAA	TGG	TAA
new DNA:	ATG	TCT	CGT	ATG	GAA	GTT	TAA	TGG	TAA	
protein:	met -	ser -	arg -	met -	glu -	val	\<ter>			

4. 可被 3 整除的框外删除

DNA:	ATG	TCT	CCT	C□□	□TG	GAA	GTT	TAA	TGG	TAA
new DNA:	ATG	TCT	CCT	CTG	GAA	GTT	TAA	TGG	TAA	
protein:	met -	ser -	pro -	leu -	glu -	val	\<ter>			

B

▲ 图 33-5　引起遗传性视网膜疾病的突变类型

外，常染色体隐性突变往往导致蛋白质缺失或功能缺失，常染色体显性突变往往导致功能的增加、毒性蛋白或显性负效应。由于男性和女性的差异效应，X 连锁突变的可预测性较差。

对突变进行分类的另一种方法是从 DNA 到 mRNA 再到蛋白质。

（1）DNA 缺失或重排可能导致蛋白质或蛋白质的关键部分缺失。令人惊讶的是，人类有大量的多态性缺失，长度约为 100kb 或更长[40]。在健康的人中，这些染色体处于杂合状态：一个染色体片段被删除，而同源染色体上的匹配片段完好无损。大的纯合缺失是严重有害的。较小的缺失，通常是一个基因大小或更小，影响一种或几种蛋白质，可能导致常染色体显性、常染色体隐性或 X 连锁视网膜疾病[14, 41, 42]。

（2）DNA 在转录开始前 5′ 处的变化可能阻断 mRNA 的合成，或影响 mRNA 的合成时间或数量。这些是启动子或表达突变。此外，定义内含子的供体或受体切片位点的标准核苷酸的任何变化都可能深刻地影响 mRNA 剪接。这些是剪接位点突变。剪接位点突变通常导致结构异常的蛋白质或根本没有蛋白质。

（3）最后，突变可以通过多种方式直接改变蛋白质。直接影响蛋白质的 DNA 突变被广泛地归类为核苷酸替换，而不是小的插入或删除，通常长度为 1～15bp，称为 indel。导致一种氨基酸替换为另一种氨基酸的核苷酸替换是错义突变。错义突变可能改变蛋白质功能或产生毒性蛋白或显性负蛋白。（一种改变密码子但不改变氨基酸的核苷酸替代是一种沉默替代。大多数沉默替代是良性的。）改变密码子顺序的 indel 是移码突变或框内氨基酸缺失。在正常停止之前引入信号以停止信息翻译的核苷酸替换是无义突变或过早停止突变。indel 和过早终止突变产生严重异常蛋白或无蛋白。

随着人类基因组和遗传疾病的复杂性被更好地理解，很有可能在未来揭示突变可能导致疾病的新途径。

五、基因检测方法 Genetic Testing Methods

iRD 基因检测的主要目的是确定受影响个体及其家庭中疾病的根本原因。一个更广泛的目标是将基因测试用于研究目的，例如发现新的突变、发现新的致病基因、为临床试验确定患者或研究疾病的自然史。诊断测试和研究之间没有明确的界限，但有实际的区别。诊断测试通常仅限于测试受影响的个体，仅筛选已知基因，通常在经过认证的实验室进行。[美国的诊断实验室有临床实验室改进修正案

（CLIA）[43] 和（或）美国病理学家学院（CAP）[44] 认证。] 研究测试可能涉及其他家庭成员，可能筛选新基因，通常在未经认证的设施中进行。

然而，在本节中，诊断测试和研究测试没有区别，部分原因是它们之间的边界经常发生变化。一般来说，诊断测试和研究是高度相互依赖的活动。

目前的基因检测方法可分为三类：①筛选已知基因和突变；②定位致病基因；③高通量 DNA 测序。然而，重要的第一步是知情临床检查，这必须先于测试。

（一）知情临床检查 Informed Clinical Examination

临床检查对于选择正确的检查方法和判断结果至关重要。一个有效的检查和良好的家族史是建立遗传模式的必要条件，可以确定微妙的临床发现，提示可能的原因，并可能排除某些基因和疾病。检查可能涉及其他受影响和未受影响的家庭成员，这将有助于后续研究。最后，如果没有良好的临床和家庭信息，可能很难或不可能理解和解释测试结果。

（二）筛选已知基因和突变 Screening Known Genes and Mutations

对于每一类疾病，都有一组已知的、可能导致疾病的基因和每个基因中的一组已知突变。在已知的基因和突变中，有些是比其他更常见的病因。例如，已知 27 个基因的突变会导致常染色体显性 RP，在这些基因中已经有超过 1000 多个突变的报道[1, 2]。然而在美国，一个视紫红质基因突变至少占常染色体显性 RP 病例的 25%[4]。此外，仅在视紫红质中就有超过 195 个突变被报道，但其中 6 种突变占所有病例的一半以上[24]。

因此，下一步自然是根据临床发现和家族史，检测受影响个体中最可能致病的基因。一种方法使用基于聚合酶链反应的双脱氧链终止循环测序，也称为 Sanger 测序[45, 46]。美国为 iRD 提供的测序实验室和服务包括商业设施、基于大学的服务和联邦支持的项目[47]。目前在欧洲和美国的测试设施清单由 GeneTests 维护[48, 49]。

DNA 测序的另一种方法是只检测已知的突变。一种方法是使用带有短单链 DNA 序列的微阵

列，该序列与包含靶向突变的区域结合并检测突变的存在与否。这种技术的一个例子是排列引物延伸 [50, 51]。DNA 测序的优点是它能检测出被测基因中已知和未知的突变。只检测已知突变的好处是它比测序便宜。

其他可能的测试包括测序所有已知的致病基因，甚至是罕见的致病基因，并使用测序以外的方法检测突变。后者的一个例子是使用多重连接依赖探针扩增来检测大的缺失 [14, 52, 53]。

（三）连锁与纯合子定位 Linkage and Homozygosity Mapping

如果已知基因的测序未能检测到受影响个体的致病突变，那么另一种方法是使用连锁图谱确定疾病位点的染色体位置。这并不能立即识别出疾病基因，但它可以将包含该基因的位置从整个基因组减少到最多包含几百个基因的区域。从这些信息中，可以使用其他方法找到特定的基因。

连锁检测是定位疾病基因的主要方法。这涉及确定一个多态位点的中性等位基因是否与一个家族的疾病有关，同时考虑到所提出的遗传方式。对大量多态位点进行分析，并检测每个位点的等位基因是否与假定的疾病突变或每个家族成员的突变相关。如果一个特定的等位基因在家族中与疾病分离，那么多态位点和疾病基因是连锁的，即在同一条染色体上紧密相连。每个多态位点的染色体位置都是准确的（人类基因组计划的结果），因此疾病基因的位置也是固定的。

实践中，连锁检测在常染色体显性或 X 连锁疾病的大家庭中最有用，因为有更多受影响的家庭成员可供检测。目前，连锁测试通常是使用微阵列来完成的，这种微阵列可以分析多达一百万个由 Affymetrix 等公司生产的 SNP [54, 55]。有几种计算机程序可用于连锁数据的分析 [56-58]。一旦建立了连锁，连锁区的基因就通过各种方法进行测序，寻找突变。确定连锁区的一个罕见变异是否致病可能是一个挑战 [54]。

在某些情况下，连锁在小的隐性家庭中也是有用的。一种有效的方法是纯合性定位（也称为自合性定位）[59]。如果隐性疾病家族中的突变是 IBD，

那么不仅突变本身是相同的，而且由于连锁，数千个碱基对内的 DNA 序列也是相同的。这表现为围绕疾病基因的长染色体片段不含变异位点，例如没有杂合的 SNP 位点。长的纯合 DNA 序列在人类中是罕见的，并且常常提示 IBD。它们可以使用与传统连锁测试相同的 SNP 测试阵列进行检测。一旦包含疾病基因的区域通过纯合子定位，就可以应用策略来识别被定位的基因。这是寻找导致隐性遗传基因的一个富有成效的方法 [60, 61]。

（四）高通量 DNA 测序 High-Throughput DNA Sequencing

近年来，新的快速 DNA 测序方法已经成为可能。这被称为下一代测序（next generation sequencing，NGS）或深度测序 [62, 63]。这些方法的速度可以达到传统双脱氧循环测序的 10 000 倍。其原理是将人的 DNA 剪切成短片段，并在微米大小的井或槽中对这些片段进行测序，同时测序可达 100 万个。然后，通过与参考人类基因组的比较，计算组装分离的序列。这被称为"散弹枪测序（shotgun sequencing）"，因为许多短的、随机的片段被测序，然后组装成长的、有用的序列。下一代测序比传统测序更容易出错，但其极高的测序率弥补了这一缺陷。

随着下一代测序技术的发展，在个体患者中对大片段基因组进行测序既实用又便宜。一个应用是对所有人类基因的编码区进行排序。这被称为全外显子序列，"外显子组（exome）"是所有已知的外显子。另一个应用是全基因组测序，即对个体的全基因组测序。由于外显子仅占基因组的 1.5%，全外显子测序目前比全基因组测序更快、成本更低，但全基因组测序将在几年内普及。全外显子组和全基因组测序已经显示出寻找新的 iRD 基因和突变方面的潜力 [54, 64-66]。

全外显子组测序的一个变体是只针对已知会导致疾病的基因，然后进行下一代测序。对于视网膜疾病，这是视网膜靶向捕捉 NGS [67]。这种方法的优点是只对已知的病因进行分析，增加了识别真正致病突变的可能性，但必然排除了对新致病基因的检测。

六、未来展望 Future Prospects

目前，高通量测序，甚至更快的测序方法，开始主导基因检测。现在和可预见的未来，有一个问题是区分致病性突变和我们每个人身上罕见变异的数量——这些变异有助于定义我们的个性。而且，每个患者的 DNA 序列数据量可能会非常庞大。然而，与此同时，为了解决这些问题，我们正在发展稳健的计算方法。诊断测试和研究之间的分歧可能会进一步缩小。基因检测将在 iRD 的诊断和治疗中发挥越来越重要的作用，临床眼科将成为患者、家庭和检测机构之间不可或缺的纽带。

视网膜疾病的线粒体遗传学
Mitochondrial Genetics of Retinal Disease

第34章

M. Cristina Kenney　　Deborah A. Ferrington　　Nitin Udar　著

一、线粒体起源 Mitochondrial Origins

目前人们普遍认为，真核生物线粒体的起源是一种内共生关系的结果，线粒体 DNA 可以追溯到 α- 蛋白细菌基因组[1, 2]。这一理论得到了基因排列系统发育模式、小亚单位核糖体 RNA（rRNA）和蛋白质数据的支持[3, 4]。DNA 测序研究表明，巨大的变异仍然存在，原生动物美洲隐孢子虫的基因组具有最多的细菌样线粒体基因组，普氏立克次体是最多的线粒体样真细菌基因组[1]。来自真核生物的 mtDNA 在大小上表现出显著的差异，从 6kb 到 60kb 不等。它们的形状也各不相同，有些真核生物有线状 mtDNA，有些则有环状 mtDNA。虽然人类没有线粒体 DNA 的重组，但一些植物的线粒体基因组，如拟南芥，已经变得重组活跃。

二、线粒体结构 Mitochondrial Structure

根据每个细胞的能量需求，线粒体的数量从 1 到几千不等。每一个线粒体被分成包含在外膜内的小室，包括膜间空间、内膜、嵴和基质（图 34-1）。外膜对小于 5000Da 的分子具有渗透性，这些分子通过称为孔蛋白（porin，电压依赖性阴离子通道，VDAC）的通道穿过脂质双层进入膜间空间。它还含有一种外膜（TOM）复合物的转位酶，该复合物参与了由核基因组编码并在胞质中产生的常驻线粒体蛋白的导入[5]。内膜含有高含量的心磷脂，其选择性渗透性只允许特定分子进入基质。由于被称为嵴的内膜的大量内陷，表面积大大扩大。许多酶复

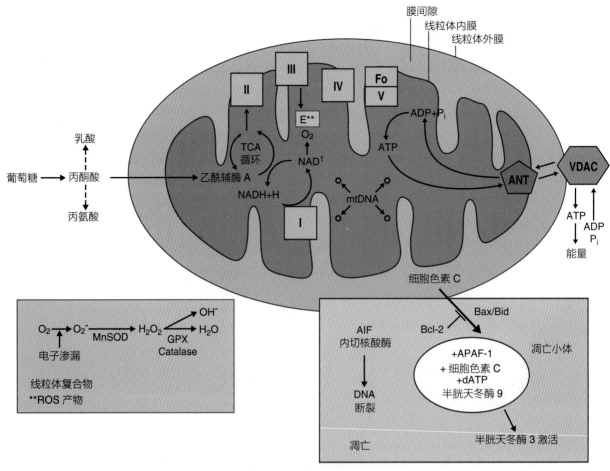

▲ 图 34-1 线粒体结构和功能

线粒体结构示意图，总结能量产生、活性氧产生和细胞凋亡三个重要功能。AIF. 内切核酸酶，凋亡诱导因子；ANT. 腺嘌呤核苷酸转移酶；APAf-1. 凋亡蛋白酶激活因子；GPX. 谷胱甘肽过氧化物酶；MnSOD. 锰超氧化物歧化酶；mtDNA. 线粒体 DNA；ROS. 活性氧；VDAC. 电压依赖性阴离子通道（改编自 www.mitomap.org，由 S. Atilano 插图）

合物包埋在内膜内，这些酶复合物是生产三磷酸腺苷（ATP）所必需的，而内膜（TIM）复合物的转位酶则负责将核编码的蛋白质导入基质。基质包含许多蛋白质、核糖体、tRNA 和 mtDNA。

三、线粒体 DNA（mtDNA） Mitochondrial and (mtDNA)

线粒体是独特的，因为它们有自己的 DNA，是通过母系遗传的。人类 mtDNA 形成一个由 16 569 对核苷酸组成的双链 DNA 的闭合环，由两条核苷酸含量不同的链组成。重链富含鸟嘌呤，编码 28 个基因，轻链富含胞嘧啶，编码 9 个基因。与核基因组不同，mtDNA 包含一个独特的非编码控制区，但没有内含子。非编码 mtDNA D 环内有 1121 个核苷酸控制区，对复制和转录很重要。编码 37 个基因

的 mtDNA 编码区包括 13 个氧化磷酸化（OXPHOS）所必需的蛋白亚基、2 个核糖体 RNA 和 22 个转移 RNA（图 34-2A）[6-8]。近年来，从线粒体 DNA 基因组编码的具有生物活性的线粒体衍生肽（MDP）被报道。绝大多数线粒体蛋白质（1500~2000）由核 DNA 编码并导入线粒体，其中许多蛋白质参与能量的生物合成[4, 9]。

在一个细胞内有一个核基因组（nDNA）的 DNA 拷贝，但有多个 mtDNA 拷贝，因为每个细胞可以有数千个线粒体，而在每个线粒体内，有 1~0 个 mtDNA 拷贝。随着老化和暴露于氧化应激，线粒体 DNA 分子会受到损伤，从而导致在同一细胞内出现非突变（野生型）和突变 mtDNA 的混合物。这种受损和未受损的线粒体 DNA 的混合物被称为异质性。当具有异质线粒体的细胞分裂时，这

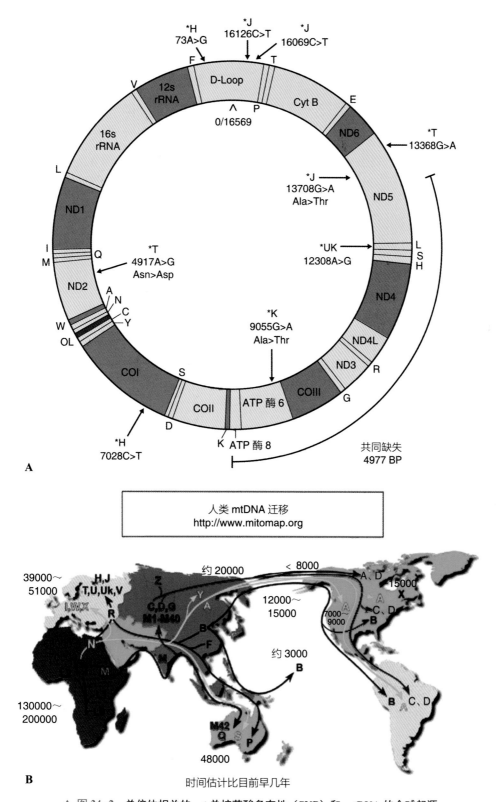

▲ 图 34-2 单倍体相关的 mt 单核苷酸多态性（SNP）和 mtDNA 的全球起源

A. 显示非编码 D- 环区域和编码基因组的圆形 mtDNA 示意图。图中显示了定义 H 单倍型（73A > G，7028C > T）、J 单倍型（13708 G > A、16126 C > T、16069 C > T）、T 单倍型（4917 A > G、13368 G > A）、UK 单倍型（12308 A > G）和 K 单倍型（9055 G > A）的 SNP。注意，有些是非女性的单核苷酸多态性，导致氨基酸变化，可能改变生物能量功能。4977bp 的共同缺失跨越复合物 I、IV 和 V 的亚单位的编码区域。具有这种共同缺失的细胞将降低生物能量效率。B. 单倍型组起源图显示了 mtDNA 在全世界的分布（图片 A 改编自 www.mitomap.org，由 S. Atilano 插图；图片 B 来自 www.mitomap.org）

两种类型的 mtDNA 是随机分布的，或者在某些情况下是非随机分布到子细胞中的 [10-14]。或者，细胞可以有单纯突变的 mtDNA 或单纯非突变（野生型）的 mtDNA 群体，在这种情况下，它被称为同质 mtDNA [15]。细胞内的同质性表明所有的 mtDNA 拷贝是相同的。细胞只有在相对较低的异质性水平下才发挥功能，但一旦突破这一阈值，就会出现功能异常和疾病。虽然低水平的异质性 mtDNA 缺陷可能会影响功能，但 mtDNA 的变化并不总是明显的，需要特殊的技术手段来确保其检测。将一个表型与 mtDNA 缺陷关联起来可能是困难的，因为表型的复杂性会受到突变发生的时间（胚胎发生时的时间）和突变发生地点（组织类型）的影响 [16-18]。此外，环境因素，如氧化应激，可以调节表型的表达。线粒体 DNA 特别容易受到氧化损伤，因为它存在于基质中，靠近 ROS 形成位点。此外，线粒体 DNA 修复过程差，转录率高。线粒体 DNA 的氧化损伤在代谢非常活跃的组织如视网膜、脑和肌肉中尤其普遍。

四、线粒体功能 Mitochondrial Function

线粒体在血红素生物合成、钙缓冲、铁稳态和细胞凋亡调控等方面发挥着重要作用。线粒体也是细胞能量生产的主要场所，其包括脂肪酸的 β 氧化、三羧酸（TCA）循环和 OXPHOS。最初的分子过程发生在膜间隙和线粒体基质中，产生乙酰辅酶 A，然后进入 TCA 循环。除了产生 ATP 外，TCA 循环还通过电子传递链（ETC）的酶为 OXPHOS 提供还原当量。ETC 由 5 个多亚单位呼吸复合物（复合物 I～V）组成，它们嵌入线粒体内膜。呼吸复合物 I、III、IV 和 V 的 13 个关键蛋白亚基由 mtDNA 编码并在线粒体内产生。其余的 ETC 亚单位，包括呼吸复合物 II 的四个亚单位，由核基因组编码，在胞质中产生，并导入线粒体。

五、电子渗漏与活性氧的形成 Electron Leakage and ROS Formation

在正常条件下，ATP 是通过一系列的氧化还原反应产生的，这涉及电子通过 ETC 的络合物 I～IV 的流动。电子转移产生了将质子穿过内侧 MT 膜转运到内膜空间所需的能量。质子通过复合物 V（也称为 ATP 合酶）从内膜空间沿浓度梯度向下流动进入基质，为 ADP 生成 ATP 提供能量。在最佳条件下，每个分子氧捕获从络合物 IV 释放的两个电子形成水。然而，氧的部分还原可以产生潜在的有害中间体，例如超氧化物、过氧化物和羟基自由基，统称为活性氧（ROS）。此外，电子在 ETC 络合物之间的无效转移可以允许氧的部分还原和 ROS 的产生，作为正常氧化代谢过程中的副产物。事实上，我们消耗的氧的 2%～5% 只是部分还原并形成 ROS [19]。

六、视网膜和视神经内线粒体的定位 Localization of Mitochondria Within the Retina and Optic Nerve

视网膜是人体耗氧率最高的部位之一，部分原因是几乎所有细胞中线粒体浓度都很高。线粒体向氧源分布，氧源在外层视网膜向脉络膜毛细血管分布，内层视网膜向视网膜内血管分布。为了满足视觉的能量需求，光感受器细胞在内节段和轴突终末有高浓度的线粒体，从而从脉络膜毛细血管和视网膜内血管的深部毛细血管接受氧气（图 34-3）。在 RGC 中，线粒体存在于细胞核周围的胞体和轴突上，但它们往往聚集在筛板的正前方（图 34-3）[20]。对于 Müller 细胞，线粒体沿着外界膜聚集，自脉络膜毛细血管向其氧源聚集。RPE 中的线粒体聚集在细胞的基底表面，与脉络膜毛细血管相邻。

七、mtDNA 对细胞功能的影响 Influences of mtDNA on Cell Function

线粒体 DNA 对细胞功能的影响可分为遗传性（古老适应性多态性变化 / 单倍型组与近期突变）和体细胞线粒体 DNA 变化 [21]。下面给出了每种方法的示例。

（一）代表种群的古老遗传 mtDNA 变体（单位体群）Ancient Inherited mtDNA Variants Representing Populations (Haplogroups)

1. 单倍型群的定义 Definition of Haplogroups

单倍型群是发生在超过 150 000 年的 mtDNA 序列多态性变异，与通过母系追踪的种群地理起

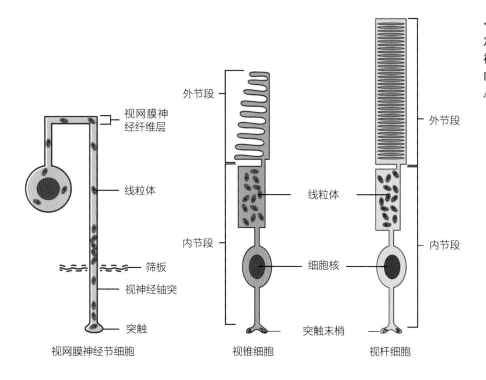

▲ 图 34-3　视网膜细胞线粒体定位。图示视网膜神经节细胞、视锥光感受器和视杆光感受器内线粒体密度高的部位（由 S. Atilano 插图）

外节段

视网膜神经纤维层

线粒体

筛板

视神经轴突

突触

视网膜神经节细胞

外节段

内节段

线粒体

细胞核

突触末梢

视锥细胞

外节段

内节段

视杆细胞

源相关（图 34-2B）。最古老的单倍型群来自非洲，随着迁徙和气候适应，欧洲、亚洲和美洲原住民单倍型群已经进化[4]。每个单倍型群都有代表该群体的 mtDNA 序列（单倍型）的相关模式。如果在 mtDNA 的 D- 环中发现了代表单倍型群的特异性单核苷酸多态性（SNP）变体，它会影响复制和转录速率。如果在编码区内，SNP 变异体可以是非同义的（氨基酸改变），这可以改变能量产生的效率，导致 ROS 的形成、凋亡和细胞死亡。这意味着每一个单倍型群都有其不同的 SNP 集，可以产生独特的生物能量特性。

2. 单倍体与视网膜疾病的关系 Association of Haplogroups With Retinal Diseases

单倍型群越来越多地与年龄相关性疾病，如帕金森症和阿尔茨海默症相关[22-32]。此外，在一个特定的单倍型群中，有一些眼部疾病表现出疾病风险增加。例如，AMD 与定义北欧单倍型群的特异性 mtDNA 单核苷酸多态性相关[33-36]。对欧洲 mtDNA 变异的研究表明，J、T 和 U 单倍型群与 AMD 相关[33-38]，而 H 单倍型群具有保护作用[37]。AMD 视网膜的特征是大的软性 drusen 和视网膜色素异常，与 J 和 U 单倍型群有关[33]。位于复合物 I 的 NADH 脱氢酶亚基 2 中的单倍型群 T 相关 SNP A4917G

是 AMD 的独立预测因子[34]。Udar 及其同事发现晚期 AMD 患者与非编码 mtDNA D- 环 SNP 有很强的相关性（图 34-2A）[35]。T2 单倍型群的两个变体，位于呼吸复合物 I 的 A11812G 的 MT-ND4 和 A14233G 的 MT-ND6，与年龄匹配的对照组相比，与晚期 AMD 相关的可能性高 2.5 倍[36]。

多项研究表明，一个人的 mtDNA 背景可以在糖尿病和青光眼等疾病的临床表型中发挥作用。在奥地利的一个队列中，具有 mtDNA T 单倍型群背景的 2 型糖尿病患者有较高的糖尿病视网膜病变患病率[39]。在意大利人群中，H 单倍型群与糖尿病视网膜病变、H3 亚组与神经病变、U3 单倍型群与肾病和 V 单倍型群与肾功能衰竭相关[40]。在美国人群中，有 H 单倍型群的糖尿病受试者更容易发生增殖性糖尿病视网膜病变，而英国单倍型群的患者则受到保护[41]。此外，mtDNA 单倍型群是 HgbA1c 升高的一个很强的预测危险因素[41]。青光眼的表现也与特定的单倍型群有关。最近的研究表明，U 单倍型群患者对假剥脱性青光眼的易感性降低，而 T 型或 L2 型单倍型群患者对假剥脱性青光眼的易感性增加[42, 43]。在沙特阿拉伯人群中，除 L2 单倍型群外，非洲 L 单倍型群与原发性开角型青光眼风险增加相关[44]。

单倍型群也可能通过与核基因的相互作用影响疾病，以增加疾病的严重性或预防疾病。研究表明，在 11778、14484 和 10663 位点存在轻度 Leber 遗传性视神经病变（LHON）突变的个体，如果有 J 单倍型群背景，则其失明的概率增加[45, 46]。相比之下，人类免疫缺陷病毒（HIV）感染者有 J 个单倍型群的背景，可以防止神经视网膜疾病（neuroretinal disorder，NRD）的进展[47]。

mtDNA 单倍型群如何影响疾病风险的机制是一个活跃的研究领域。其中一个突出的观点是 mtDNA 变异改变了细胞生物能量学。结果表明，定义单倍型群的 mtDNA 单核苷酸多态性可导致 OXPHOS 的部分解耦联，降低 ATP 的产生效率[31, 32, 48]。如果线粒体能量生产水平低于特定的生物能量阈值，线粒体通透性转换孔（mtPTP）可以被激活，光感受器或 RGC 通过凋亡被破坏。这种线粒体功能障碍在视网膜或神经元疾病中发挥作用的情况可能提供一系列新的治疗方法，旨在增加线粒体能量的产生，减少线粒体 ROS，并稳定 mtPTP。

我们对线粒体 DNA 对细胞内稳态的影响的认识是通过使用跨线粒体杂交模型而得到了提高，该模型是具有相同细胞核的细胞系，但来自不同个体的 mtRNA。利用人视网膜色素上皮细胞系杂交，已经证明 mtDNA 可显著影响细胞的生长速度、生物能学和补体、炎症和血管生成基因的表达水平，这些基因在人类视网膜疾病中起重要作用[49-55]。此外，具有 H（抗 AMD 保护）与 J（高风险 AMD）mtDNA 单倍型群的细胞群对热应激、过氧化氢和紫外线（UV）辐射有不同的反应[49, 54, 56, 57]。与 H 细胞相比，含 K-mtDNA 的骨肉瘤细胞具有较低的线粒体电位，这与内源性渗漏和解耦联呼吸减少一致[58]。这些研究支持这样的假设：个体的 mtDNA 背景建立了细胞内稳态的基础，使细胞对相同的应激源产生不同的敏感性。

（二）与视网膜疾病相关的最近母系传播 mtDNA 突变 Recent Maternally Transmitted mtDNA Mutations Associated With Retinal Diseases

这一类指的是真正的病理学造成的线粒体 DNA 突变，这些突变是近几代人遗传的，而不是数千年来为应对环境挑战而发生的线粒体 DNA 适应（单倍型群）。线粒体 DNA 基因的缺陷或突变会降低 OXPHOS 和 ATP 的产生，从而导致能量缺乏性疾病。新陈代谢非常活跃的组织，如大脑、心脏、肌肉、视网膜、肾脏和内分泌器官，会受到这些变化的显著影响。因此，许多患者不仅有视网膜异常，还有神经、心脏、代谢和骨骼肌功能异常，与这些高能量需要器官系统的损伤有关。现在很明显，mtDNA 突变导致线粒体功能障碍的患者可能具有广泛的临床异常眼部和全身表型[59]。表 34-1 列出了导致视网膜和视神经疾病的线粒体 DNA 缺陷。虽然有许多疾病是由编码线粒体蛋白的核基因缺陷引起的，但这些疾病并没有在这里讨论，而是由 Yu-Wai-Man 及其同事进行了一次出色的综述[60]。

（三）视网膜疾病相关的体细胞 mtDNA 变异 Somatic mtDNA Variations Associated With Retinal Diseases

1. 线粒体 DNA 损伤机制 Mechanisms of mtDNA Damage

羟基自由基与 mtDNA 反应最为活跃，能产生多种 DNA 修饰，如链断裂、从脱氧核糖主链上切割碱基形成碱基位点、向 DNA 中添加氧形成许多不同的致突变分子［如 8- 羟基脱氧鸟苷（8-OHdG）和胸腺嘧啶乙二醇］。与核 DNA 相比，线粒体 DNA 尤其易受氧化损伤的影响，部分原因是其与 ROS 的主要细胞来源 ETC 密切相关。此外，mtDNA 缺乏保护性组蛋白，修复能力有限，仅包括碱基切除修复机制[61]。线粒体中参与碱基切除修复的酶包括糖基化酶、核酸内切酶和鸟苷三磷酸酶（GTPasts）。对眼组织具有重要意义的是，参与核苷酸切除修复修复紫外线损伤的蛋白质在细胞核中含量丰富，但在线粒体中不存在[61]。

线粒体 DNA 最常见的氧化损伤是鸟嘌呤碱基的 8- 羟基化 / 氧化至 8-OHdG（图 34-4）[62, 63]。这种氧化修饰具有致突变性，因为它抑制甲基化，并且可以在 DNA 复制期间与腺苷（而不是胞嘧啶）配对，导致 GC 向 AT 转换，这是最常见的自发突变类型。在有丝分裂后的组织，如骨骼肌、神经元和视网膜中，8-OHdG 随着年龄和疾病而积累[64-66]。

表 34-1　导致视网膜疾病的线粒体 DNA 缺陷

疾　病	突　变	OMiM#	作用部位	视网膜表型
细胞色素 c 氧化酶缺乏症		516040	复合体Ⅳ缺乏症	视网膜色素变性，色觉减退，双侧视神经萎缩
Kearns-Sayre 综合征（KSS）/ 慢性进行性眼外肌麻痹（CPEO）	线粒体 DNA 大量缺失	530000	取决于删除的位点	视网膜色素变性，视网膜电图改变，眼肌麻痹
Leber 遗传性视神经病变（LHON）	G11778G，MT-ND4 基因；G3460A，MT-ND1 基因；T14484C，MT-ND6 基因；其他 a	516003	复合体 I 缺乏症	急性视盘充血、假性水肿、视盘周围毛细血管扩张性微血管病、神经纤维层肿胀、视神经颞侧苍白、视神经萎缩
母系遗传性糖尿病和耳聋（MIDD）	A3243G，T14709C，MT-TE 基因；线粒体 DNA，缺失，重复，点突变	520000	tRNA- 谷氨酸	椒盐样视网膜病变，色素变性，糖尿病视网膜病变，黄斑样营养不良
线粒体脑病乳酸性酸中毒和中风样发作（MELAS）	T3271C，C3256T，A3243G MT-TL1 基因	590050	tRNA- 亮氨酸	视网膜色素上皮萎缩
肌阵挛性癫痫和参差不齐的红纤维（MERRF）	C3256T，MT-TL1 基因；G8313A，MT-TK 基因	590060	tRNA-leu tRNA-lys	色素性视网膜病变
神经病变、共济失调和视网膜色素变性（NARP）/ Leigh 综合征	T8993G，T8993C，MT-ATP6 基因	516060	复合体 V 缺乏症	视网膜色素变性，骨刺，中心凹反射丧失，视神经萎缩，眼肌麻痹，斜视，眼球震颤
肾小管病变，糖尿病和小脑共济失调	ATP 酶 6 与细胞色素 b 基因的线粒体 DNA 复制	560000	复合体Ⅲ缺乏症	视网膜色素沉着，视网膜电图熄灭

a. 另外还有 18 个具有不同表型的等位基因变体

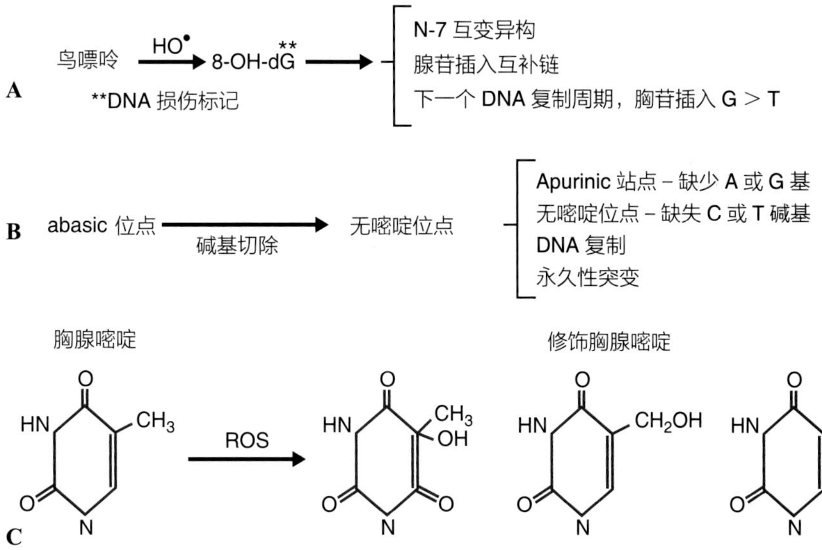

▲ 图 34-4　氧化损伤引起的常见 mtDNA 碱基修饰

A. 鸟嘌呤氧化为 8-OHdG 导致 DNA 复制过程中鸟嘌呤与腺苷的错配；B. 一个脱落位点可以是无嘌呤位点（缺少 A 或 G 碱基）或无嘧啶位点（缺少 C 或 T 碱基）；C. 氧化胸腺嘧啶可以产生多种形式的修饰胸腺嘧啶

脱落位点既没有嘌呤（腺嘌呤和鸟嘌呤），也没有嘧啶（胞嘧啶和胸腺嘧啶），也由于 DNA 损伤而产生，并可能导致体细胞突变。胸腺嘧啶还易受氧化修饰，并产生多种修饰的胸腺嘧啶是诱变。

除了 DNA 突变外，线粒体 DNA 的氧化损伤也可能导致 DNA 的双链断裂从而导致 mtDNA 缺失 [67, 68]。紫外线的损伤也会导致双链断裂 [69]。总的来说，有丝分裂后衰老的组织中 mtDNA 缺失发生的频率高于体细胞突变 [70, 71]。有一种常见的 4977bp 的缺失被称为"共同缺失（common deletion）"，它位于两个复制起点（O_H 和 O_L）之间的主弧中，两侧有短的直接重复（图 34-2A）。随着衰老后细胞（如神经元、肌肉、耳蜗组织、视网膜和 RPE）中 mtDNA 基因组的这一区域消失的频率越来越高，因此被认为是衰老的标志 [64, 70, 72-75]。眼组织常见缺失 4977 的数量比较中，发生率以角膜＞虹膜＞视网膜，且随年龄增长而累积 [76]。常见的缺失包括复合体 I（ND3、ND4、ND4L、ND5）、复合体 IV（细胞色素氧化酶 III）和复合体 V（ATP6、ATP8）的亚基编码区。因此，高水平的共同缺失应该会对细胞的功能产生影响。然而，每个细胞包含多个 mtDNA 拷贝数，这可能是受损和未受损 mtDNA（异质性）的混合物。随着受损的线粒体 DNA 不断积累，达到了一个"临界阈值（critical threshold）"，即广泛的线粒体功能障碍会对细胞造成有害后果。重要的是，"临界阈值"是组织特异性的。例如，Kearns-Sayre 综合征患者肌肉中 mtDNA 缺失的丰度必须达到 85% 以上，才能显示疾病表型 [77]。老年黑质神经元功能缺损的临界阈值在 48%～67% [66]，老年供体 RPE 细胞中，由于供体无临床上明显的视网膜变性征象，因此约 40% 的缺失水平是可以耐受的 [75]。这可能解释了为什么 AMD 患者的临床症状（如 drusen 和 RPE 细胞丢失）可能需要几十年才能出现。值得注意的是，与年龄匹配的对照组相比，年龄相关性黄斑变性眼中 RPE mtDNA 缺失的含量没有显著增加，这表明普通缺失的存在并不能导致 AMD 的病理改变 [75]。

两个相反的模型涉及复制或修复已被提出作为缺失形成的机制 [78]。虽然这两种模型都有有力的证据支持，但与活跃复制的有丝分裂细胞相比，有丝分裂后细胞中高水平的缺失有利于修复过程中的缺陷，因为缺陷是产生缺失的机制。简言之，由于氧化或紫外线损伤而发生的双链断裂刺激了 3'-5' 核酸外切酶的活化，该外切酶去除与双链断裂直接相邻的碱基对 [78]。这个行为暴露了 10～15bp 的同源区域，并允许它们在相反的链上直接重复退火。未结合的单股被降解，双股被结扎。这导致产生含有部分缺失序列的 mtDNA。因此，mtDNA 缺失的年龄依赖性积累可能是终身持续修复的副产品。

体外研究表明，与核 DNA 相比氧化应激导致 mtDNA 优先损伤 [79]。有许多关于线粒体异常的报道，包括线粒体 DNA 损伤、衰老和 AMD 视网膜 [75, 79-84]。动物模型也支持这样的观点，即线粒体 DNA 特别容易受到损伤，这一点可以从老化和退化视网膜中 mtDNA 缺失和损伤的增加中得到证明 [82, 85]。在一些研究中，已经确定了特定的损害区域。在糖尿病视网膜和 AMD 供体的视网膜中，mtDNA D- 环区域与其他区域相比损伤程度增加 [84, 86]。视网膜神经节细胞及其长轴突也易受线粒体损伤。Leber 遗传性视神经病变及青光眼患者 RGC 及其轴突数量明显减少 [87, 88]。这可能与线粒体 DNA 损伤和功能障碍导致的能量产生降低有关。

2. 线粒体 DNA 损伤与 AMD mtDNA Damage and AMD

三项使用长延伸聚合酶链反应技术检测人供体眼 RPE 中 mtDNA 损伤的研究提供了证据，证明 AMD 增加了 mtDNA 损伤。Karunadharma 及其同事发现，随着年龄的增长和疾病的发生，损伤积累有显著的差异 [75]。RPE 中的年龄相关损伤仅限于共同缺失，而 AMD 与整体损伤相关，其包括在整个 MT 基因组中对线粒体 DNA 的缺失和氧化损伤。Lin 及其同事也提供了确凿的数据，他们表明 AMD 供体培养的 RPE 中 DNA 损伤的增加伴随着体细胞突变的增加，与年龄匹配的对照组相比增加了 5 倍 [89]。Terluk 及其同事发现，随着 AMD 的进展，线粒体 DNA 的损伤在视网膜色素上皮（RPE）增加，而在神经视网膜（neural retina）则不明显，而且 mt 基因组的特定区域（包括调节性 D- 环）也受到了局部损伤 [84]。这一结果与先前的一项研究相一致，在该研究中，线粒体 DNA D- 环的序列分析显示，AMD 人群中每个人的单核苷酸多态性 (SNPs) 数量明显高于老年或年轻正常人群[80]。从 AMD 供体的视网膜 DNA 氧化损伤增加，免疫组化染色显示 8-OH-dG 抗体可识别[35]。这些结果支持了线粒体缺陷是 AMD 和其他视网膜疾病的标志性病变的假说。

利用动物模型进行的研究表明，线粒体 DNA 损伤可能引起的后果是，线粒体 DNA 缺失和突变的累积增加损害了细胞功能，使细胞更容易受到外界应激的影响[90]。此外，受损细胞可以释放 mtDNA，引发炎症反应，因为 mtDNA 包含"损伤相关分子模式（damage-associated molecular pattern）"；或释放 DAMP，可以结合 toll 样受体，激活 NLRP3 炎症小体[91]，改变先天免疫，并产生慢性、低度炎症[92]。炎症和炎症小体激活在包括 AMD 在内的多种视网膜疾病中起着重要作用。

（四）表观遗传学与 mtDNA　Epigenetics and mtDNA

"表观遗传学（epigenetic）"描述了在不改变基因序列的情况下改变基因表达和细胞功能的机制。表观遗传变化可以遗传，但也受环境因素的影响，是可逆的。最常见的表观遗传修饰发生在 CpG 二核苷酸中，其中 5′ 位胞嘧啶甲基化为 5– 甲基胞嘧啶（5-mc）。另一个表观遗传学事件包括通过甲基化、乙酰化、磷酸化、泛素化和磺酰化修饰组蛋白，最终激活或抑制转录，从而调节基因表达[93]。

最近的研究表明，表观遗传学改变在人类视网膜疾病中起作用，包括 AMD、糖尿病视网膜病变、视网膜色素变性、增殖性玻璃体视网膜病变、视网膜母细胞瘤和葡萄膜黑色素瘤[94-98]。线粒体与甲基化状态密切相关。例如，如果线粒体从细胞中耗尽，DNA 甲基化水平就会受到影响[99]。糖尿病患者的高血糖水平导致线粒体 DNA 甲基化和线粒体功能障碍[95]。此外，与具有 H mtDNA 的 cybrids 相比，具有 J mtDNA 单倍型群的 cybrids 具有更高的总甲基化水平和更高的乙酰化和甲基化相关基因表达水平[100, 101]。此外，甲基化抑制剂的研究表明，mtDNA 变异可以影响炎症、信号和血管生成基因的转录，这些基因是视网膜疾病的重要途径[101]。

有人认为，nDNA 和 mtDNA 的表观遗传改变会导致长期的"代谢记忆"，从而形成病理条件导致视网膜疾病[102]。研究表观遗传学在视网膜疾病中的作用，为开发针对人类基因组中这种可塑性条件的疗法和药物提供了一个新的领域。

（五）线粒体作为视网膜疾病的靶点 Mitochondria as a Target for Retinal Diseases

线粒体 DNA 损伤和线粒体功能障碍对视网膜疾病的发生和发展的重要性已日益被认识。这不仅适用于眼部疾病，也适用于神经退行性疾病、癌症、糖尿病、肥胖和心血管疾病。因此，线粒体已经成为药物开发新领域的靶点。虽然目前还没有使用线粒体靶向药物治疗视网膜疾病的临床试验，但这是一个令人兴奋的、具有巨大治疗潜力的新研究领域。

保护线粒体的两种不同方法包括利用内源性产生的化合物（即线粒体衍生肽）或靶向维持线粒体功能的特定途径。线粒体衍生肽（MDP）是近年来发现的具有生物活性的短肽（20～27AA），由 mtDNA 基因组中的短开放阅读框（sORF）编码[103-106]。2001 年，人源蛋白（humanin）（MT-RNR2），一种 24 个氨基酸的多肽，是第一个被描述的 MDP，由 mtDNA 的 16S rRNA 区域编码，在体内外被证明具有支持细胞存活的抗凋亡、神经保护特性[103, 105-109]。人源蛋白水平随着年龄的增长而下降，并与许多与年龄相关的代谢疾病有关[103, 110]。第二种 MDP，称为 MOTS-c，由 mtDNA 的 12S rRNA 区编码，在调节代谢稳态和胰岛素敏感性的调节中发挥作用[111]。MDP 代表了一类新的生物活性分子，具有保护视网膜细胞免受视网膜病理老化和氧化应激的巨大潜力。

另一种维持线粒体功能的方法包括针对随年龄和疾病而改变的特定途径。线粒体功能的降低通常与氧化应激的增加和高水平的 ROS 同时发生。因此，抗氧化药物（如 α- 硫辛酸、α- 生育酚、染料木黄酮、白藜芦醇、美金刚、MITQ 和 MITO-CP）已在体内外进行了保护作用试验，取得了一些令人鼓舞的结果[112-114]。然而，维生素 / 矿物质补充在延缓 AMD 患者失明进展方面的积极结果支持了抑制 ROS 损伤是 AMD 可行的治疗方法的观点 [115-118]。减少能量生产减少的尝试是补充能量代谢的底物或调节因子（如肌酸、EPI-743、辅酶 Q10 及其类似物，如依地苯酮或醌类似物，如 SkQ1、SkQR1）[119-121]，并且用这种方法得到了一些积极的结果。在一项针对 5 名 Leber 遗传性视神经病变患者的小规模开放性试验中，EPI-743 在除一名受试者外的所有受试者中均阻止了疾病进展并逆转了视力丧失 [122]。用环孢素 A 稳定线粒体通透性转换孔，或用 MDIV-1 抑制线粒体分裂蛋白 Drp1，或用分子调控的方法预防细胞凋亡，在体内外模型中均显示出保护作用 [123-127]。另一种有前途的药物，被称为 MTP131，有效地逆转了与链脲佐菌素或高脂饮食诱导的糖尿病相关的视觉下降，并在体外保护眼部细胞免受氧化应激的影响 [128, 129]。MTP-131（SS-31）是一种对心磷脂具有高度亲和力的可溶性多肽，可选择性地分配到线粒体内膜 [130, 131]。这些药物中的一些已经进行了心血管和神经退行性疾病的临床试验，但还没有一种大规模的视网膜疾病临床试验 [112, 113, 119, 120, 126, 132, 133]。线粒体靶向药物治疗视网膜及其他眼部疾病的研究已显示出巨大的前景，并将在未来不断扩展。

视网膜疾病的表观遗传机制
Epigenetic Mechanisms of Retinal Disease

Shikun He　Renu Kowluru　著

第35章

一、概述 Introduction

术语"表观遗传学（epigenetics）"由 C.H.Waddington 在 20 世纪 40 年代创建，将"遗传学（genetics）"和"表观遗传（epigenesis）"融合在一起，后者表明了一种理论，即成体从胚胎逐渐发育而来，而不是完全发育成合子[1, 2]。表观遗传学是指外部因素对 DNA 的修饰，使基因"开启"或"关闭"，从而改变生物体的功能和行为，这些修饰不会引起 DNA 序列的改变，而是可以遗传的。20 世纪 90 年代以来，随着表观遗传学研究的不断深入，出现了表观基因组、表观遗传流行病学、表观遗传病理学、表观遗传疾病、表观突变、表观遗传治疗等新的概念和术语。为了促进表观遗传学研究，欧洲表观基因组研究协会（Association for the Study of the Epigenome in Europe）于 1999 年成立，并于 2003 年启动了人类表观基因组计划（HEP）。基因组研究所（NHGRI）于 2003 年 9 月至 10 月启动了一个名为 ENCODE（DNA 元素百科全书）的公共研究联盟，以开展一个项目来鉴定人类基因组序列中的所有功能元素。2010 年，国际人类表观基因组联盟（IHEC）成立，旨在协调国际合作，为与人类健康和疾病相关的细胞状态绘制表观基因组参考图谱。来自 ENCODE 项目联盟的最新报告显示，80% 的基因组是功能性的，故表观遗传机制研究的重要性变得更加重要。在全基因组关联研究（GWAS）的启发下，表观基因组关联研究（EWAS）主要着眼于评估整个基因组的 DNA 甲基化，正在确定 DNA 甲基化的变异与常见疾病或相关性状之间的关联[3]。最近，NIH 的科学家总结了表观基因组研究，并公布了来自健康人体组织成熟细胞、各种干细胞群、癌细胞、神经退行性疾病和自身免疫性疾病患者的数据[4]。在健康和患病的人体组织中定位表观遗传标记可能为表观遗传变异和疾病提供新的理解。值得注意的是，从 DNA 基序预测人类表观基因组的可能性已经发表[5]。近年来，表观遗传学领域越来越受到人们的关注，因此，表观遗传学研究对人类健康的重要性创造了"表观遗传学时代（the epigenetic era）"这一术语。

二、表观遗传调控的主要因素 Major Factors of Epigenetic Regulation

（一）DNA 甲基化 DNA Methylation

传统上，DNA 甲基化涉及在胞嘧啶嘧啶环的 5′ 位置或腺嘌呤环的 6 号氮上添加一个甲基，通常发生在 CpG 二核苷酸环境中。最近，发现了基因组第六碱基 5-（羟甲基）胞嘧啶（5-hmc）和第七碱基和第八碱基 5- 甲酰基胞嘧啶和 5- 羧基胞嘧啶。CpG 岛是 CpG 位点频率较高的区域，通常位于或接近基因转录起始位点。低 CpG 密度区域被称为 CpG "岛屿海岸"。

CpG 二核苷酸是 DNA 甲基化最重要的位点。一般来说，CpG 甲基化使基因沉默，而去甲基化则激活它们。然而，最近的研究表明，DNA 甲基化的功能效应可以根据基因组背景而变化。在哺乳动物中，60%～90% 的 CpG 在非启动子区域甲基化[6]。DNA 甲基化可能通过两种方式影响基因的转录。首先，DNA 的甲基化本身可能在物理上阻碍转录因子与基因的结合，其次，可能更重要的是，甲基化 DNA 可能被称为甲基 CpG 结合域（MBD）蛋白的蛋白质结合。MBD 蛋白然后招募额外的蛋白质到位点，如组蛋白去乙酰化酶（HDAC）和其他染色质重塑蛋白，可以修饰组蛋白，从而形成致密的、无活性的染色质。这个过程被称为沉默基因表达（silent gene expression）[7]。另一方面，最近发现甲基化 CpG 结合蛋白 2（MeCP2）不仅与基因沉默相关的甲基化 CpG 岛结合，而且与活性基因转录位点结合。MeCP2 可作为转录抑制因子或基因激活因子，这取决于其特定的修饰和微环境[8]。虽然 CpG 二核苷酸是哺乳动物 DNA 甲基化的主要位点，但有新的证据表明，在哺乳动物的组织中存在多达 7.5% 的非 CpG 胞嘧啶（CPA、CPT 和 CPC）[9]。重要的是，非 CpG 甲基化在 PGC1、IFN 和 SYT11 等基因的表达调控中起着独特的作用[10]。全基因组分析显示，非 CpG 甲基化在成人大脑中非常丰富。

（二）组蛋白甲基化 Histone Methylation

组蛋白甲基化是指组蛋白中的某些氨基酸通过添加一个、两个或三个甲基基团进行修饰，并由组蛋白甲基转移酶（HMT）催化。组蛋白甲基化对基因表达的调控是双功能的，可以增加或减少基因的转录，这取决于组蛋白的位置。组蛋白赖氨酸甲基化已经在 K4、K9 和 K27 残基上得到了很好的研究。这些赖氨酸残基可以单甲基化、二甲基化或三甲基化。通常，赖氨酸 4 在组蛋白 H3（H3K4me3）上的三甲基化与一个完全激活的启动子相关，该启动子与基因转录活性相关，而二甲基化（H3K4me2）发生在非活性和活性常染色基因上。H3K9 是 H3K4 标记的主要负性调节因子。赖氨酸 9（H3K9me2）的二甲基化标志着常染色质中基因表达的沉默，而 H3K9me3 在"基因贫乏"的旁中心异染色质区域富集。组蛋白 H3（H3K27me）上赖氨酸 27 的甲基化与许多发育过程中的转录抑制有关。

（三）组蛋白乙酰化和脱乙酰化 Histone Acetylation and Deacetylation

组蛋白也可以在赖氨酸残基的 N 末端尾部乙酰化，这是基因表达的重要调控因子。组蛋白乙酰化的稳态水平是通过组蛋白乙酰转移酶（HAT）和 HDAC 的对立活性之间的平衡来维持的。乙酰化产生一个负电荷，其作用是中和组蛋白上的正电荷，并减少组蛋白 N 端与带负电荷的 DNA 磷酸基团的相互作用。因此，浓缩的染色质被转化成一种更宽松的结构，这使得转录因子能够获得 DNA 结合和基因转录。异常的组蛋白乙酰化 / 去乙酰化和其他表观遗传调控与细胞分裂、生长、DNA 损伤、基因组稳定性、细胞命运决定、学习记忆等高级认知行为和许多病理条件有关[11]，包括炎症性疾病，其特征是炎症因子如 NF-κB 和活化蛋白（AP）-1 转录因子的表达、创伤愈合、退行性和神经系统疾病及癌症发展和多发性硬化。

组蛋白乙酰化酶根据其功能定位大致分为两类：A 型和 B 型。A 型 HAT 是细胞核的，催化转录相关的乙酰化事件，B 型 HAT 是细胞质的，催化乙酰化事件，乙酰化事件与新合成的组蛋白从细胞质运输到细胞核，沉积到新复制的 DNA 有关。HAT 主要分为五类（GNAT、MYST、p300/CBP、转录因子和核激素相关），其特征是由特定的结构折叠控制特定的功能。

组蛋白乙酰化的过程被催化乙酰基去除的 HDAC 逆转，HDAC 主要有四类（Ⅰ～Ⅳ）。HDAC1～3 和 8 属于 Ⅰ 类，位于细胞核内，参与表观遗传调控。HDAC4～6、7、9 和 10 属于 Ⅱ 类，以核质穿梭为特征。Ⅲ 类 HDAC 的特征是其对 NAD 的依赖性。HDAC 11 被归为它自己的一类，即 Ⅳ 类脱乙酰酶。这些分子与衰老、热量限制及疾病有关。

（四）非编码 RNA　Noncoding RNA

非编码 RNA 是一种不被翻译成蛋白质的功能性 RNA 分子。ncRNA 基因包括非常丰富和功能上重要的 RNA，如转移 RNA（tRNA）和核糖体 RNA（rRNA），RNA 如 miRNA、siRNA、piRNA 和长链非编码 RNA（lncRNA）。最近，来自 13 个不同人类组织的 1300 个短 RNA 测序数据记录了 3707 个新的成熟 miRNA，它们来自 3494 个新的前体。目前的估计是，人类基因组可能有超过 25 000 个 miRNA[12]。

miRNA 是一类小的（平均 22 个核苷酸长）ncRNA 分子，调节基因表达，参与许多细胞过程，包括发育、组织形态发生、凋亡和肿瘤生长。编码初级 miRNA 的基因散布在真核生物的基因组中，通过转录产生 RNA 物种，这些 RNA 物种被含有核 RNase Ⅲ Drosha 和 DiGeorge 综合征临界区蛋白的微处理器复合物切割成 60～70 核苷酸干环 miRNA 前体（前 miRNA）。从细胞核输出后，前 miRNA 被细胞质 RNA 酶 Ⅲ（Dicer）切割。在链选择和分离之后，成熟的 22 个碱基对 miRNA 被整合到 RNA 诱导的沉默复合物中作为目标识别序列。miRNA 可能含有靶序列，并可以进行切割。

miRNA 通过改变染色质结构和转录调控参与生长发育、细胞分化和疾病的调控[13]。

三、视网膜的表观遗传因素 Epigenetic Factors in the Retina

（一）哺乳动物视网膜 DNA 甲基化 DNA Methylation in Mammalian Retina

DNA 甲基化是由 DNA 甲基转移酶（DNMT）催化的，DNMT1、2、3a、3b 和 3L 是一个由五个成员组成的家族，其中 DNMT1、3a 和 3b 是催化活性酶。DNMT3a 和 3b 是从头酶，DNMT1 是一种维持酶，在调节甲基化胞嘧啶残基的组织特异性模式中起重要作用，DNMT3a 甲基化 CpG 位点的速率远低于 DNMT1，但高于 DNMT3b。DMNT1 在人视网膜色素上皮细胞和内皮细胞中表达，DNMT3a 在成年小鼠视网膜内的一些核层细胞中弱表达[14]。DNA 甲基化调节哺乳动物视网膜中基因的表达，编码光感受器间视黄醇结合蛋白（IRBP）的基因，是光感受器间基质的主要可溶性成分，由视杆细胞和视锥细胞分泌到基质中，在视网膜中低甲基化。IRBP 启动子的甲基化通过阻止特定的 DNA 蛋白结合事件来抑制非光感受器细胞的转录，而光感受器缺乏甲基化则允许其转录。在成年小鼠的视网膜中，蛋白酪氨酸激酶家族的肾上腺素受体亚家族成员 EphA5 介导 1.2% ± 0.3% 的 CpG 甲基化[15]。这表示启动子甲基化水平相对较低。虽然主要 CpG 位点的甲基化导致 EphA5 启动子活性的沉默，但较低水平的甲基化可产生 EphA5 启动子活性的差异激活或抑制，这取决于甲基化位点。甲基 CpG 结合蛋白 2（MECP2）是一种特异性结合甲基化 DNA，从而调节转录和染色质组织的蛋白，在除视杆细胞外的所有视网膜神经元中均有表达，其表达的开始与神经元分化相一致，特别是在内外丛状层大量形成神经突触丛状层[16]。

在成年小鼠视网膜中，H3K4me3 是一种与活性转录相关的标记，存在于神经视网膜的各个层，包括视紫红质阳性光感受器、Müller 胶质细胞和视网膜神经节细胞（RGC）。H3K27me3 是一个与转录抑制相关的标记，在成年小鼠视网膜的内核层和外核层的一个亚群中富集。然而，另一种抑制性标记 H3K9me2，在成人内层视网膜没有观察到。组蛋白甲基化是一个动态的、可逆的过程，是由 HMT 和组蛋白去甲基化酶（HDM）之间的平衡维持的。尽管大多数的 HMT 含有 Su（var）3-9、Zeste 的增强子 Trithorax（SET）结构域，它催化赖氨酸残基上甲基的合成，但是一小部分由含有非 SET 结构域的酶组成。Ezh2 和 G9a 是两种最具特征的 HMTase，分别催化 H3K27me3 和 H3K9me2 的修饰，发现于胎鼠视网膜[17]，提示 Ezh2 和 G9a

介导的组蛋白赖氨酸甲基化在视网膜神经元分化和存活中的基因转录的关键作用。尽管负责去甲基化的酶还没有很好的定义，但一种赖氨酸特异性组蛋白去甲基化酶 LSD1 专门从 H3K4me 和 H3K9me 中去除甲基，它被证明存在于视网膜及其毛细血管细胞中[18]。

与组蛋白甲基化一样，一组具有相反功能的酶保持所需的乙酰化状态。而 HAT 在赖氨酸残基上插入乙酰基，HDAC 则将其移除[19, 20]。乙酰化组蛋白 3 和 4 存在于胎儿和成人视网膜中，但在干性年龄相关性黄斑变性中其水平降低。HAT 和 HDAC 在哺乳动物视网膜中表达，与乙酰化组蛋白的减少相反，HDAC1 在人类 AMD 视网膜切片中高度上调。此外，成年小鼠视网膜暴露于曲古抑素 A（trichostatinA，TSA）可诱导凋亡基因的上调。活化 HDAC 可降低视网膜对缺血损伤的抵抗力[21]。

（二）哺乳动物视网膜中的 miRNA miRNA in Mammalian Retina

miRNA 的基因调控与视网膜的正常发育和功能以及许多视网膜疾病有关，目前已经在视网膜中发现了 250 多个 miRNA。视网膜 miRNA 在不同层上有不同的表达水平，有些是由光直接调控的[22]。成年小鼠视网膜 miRNA 表达最高的有 miR-181a、182、183、204、125b、126a 和 124a。其中 miR-182 在视网膜各层均有表达，miR-181 在神经节细胞，内丛状层和内核层均有表达；miR-183 仅在外核层表达。miR-204 在视网膜色素上皮和睫状体中均有强表达，miR-124a 除在视网膜色素上皮外的神经视网膜各层均有表达。miRNA-132、miR-204 和 miR-211 也在 RPE 中表达。转化生长因子 β（TGF-β）受体 2 和 SNAIL2 是 miR-204 的直接靶点。值得注意的是，抗 miR-204/211 可降低经皮阻力，降低细胞膜电压和电导，提示 miR-204/211 在维持上皮屏障功能和细胞生理学方面起着关键作用。

四、视网膜发育的表观遗传机制 Epigenetic Mechanisms in Retinal Development

尽管表观遗传学机制已经被证明可以调节神经

干细胞的更新和分化，但直到近年来，它们才开始参与视网膜发育。视网膜由特殊的胶质细胞和神经细胞组成，这些细胞是由多能视网膜祖细胞以高度保守的时间序列生成的，在发育过程中具有重叠的阶段。RGC、水平细胞和视锥光感受器出现在早期，而视杆光感受器、双极细胞和 Müller 胶质细胞出现在晚期。祖细胞的命运决定依赖于内在的和环境的线索，这些都是由特定的转录因子网络调节的。染色质重塑是通过 DNA 和组蛋白的共价修饰来调控这些转录因子及其效应基因的相互作用，是视网膜发育的重要表观遗传机制。

（一）视网膜发育中的 DNA 和组蛋白甲基化
DNA and Histone Methylation in Retinal Development

DNA 和组蛋白甲基化是由 DNMT 和 HMTases 介导的。在斑马鱼视网膜中，DNMT3 和 H3K9 HMTase Suv39h1 和 G9a 的反义 morpholino 基因敲除导致视网膜细胞分化缺陷，支持 DNA 和组蛋白甲基化在斑马鱼视网膜发育中的作用。在小鼠中，免疫组化分析显示在发育中的视网膜中组蛋白甲基化标记的变化模式。具体而言，转录激活的 H3K4me3 和抑制性的 H3K27me3 组蛋白标记存在于从胚胎到成年的分化神经元中，对应于催化 H3K27me3 标记的 HMTase Ezh2 的表达。与 Jmjd3 相比，Ezh2 在胚胎视网膜中有表达，但其表达在出生后迅速下降，提示组蛋白 H3K27me3 修饰在调节视网膜中某些中间神经元亚群的增殖和成熟中具有重要作用[23]。相反，抑制性 H3K9me2 标记和相应的 HMTase G9a 主要见于早期分化的 RGC，出生后减少。这些组蛋白甲基化的变化模式可能至少部分解释了视网膜祖细胞在发育过程中分化的时间顺序。也有证据表明，DNA 甲基化在调节 RGC 轴突（如 EphA5 受体）的基因表达中起作用[15]。这些研究表明，DNA 和组蛋白修饰可以在不同视网膜祖细胞群体中调节这些基因的时空表达，以协调细胞在发育过程中增殖和分化的精确时间。

（二）组蛋白乙酰化在视网膜发育中的作用
Histone Acetylation in Retinal Development

在光感受器分化过程中，含有 HAT 的共激活子，如一般对照非抑制性 5（Gcn5）和 CREB 结合蛋白（Cbp），与视锥 - 视杆细胞同源盒（Crx）转录因子相互作用促进视蛋白基因的转录含 Tip60 的组蛋白乙酰转移酶在发育中的小鼠视网膜中的作用是通过在视紫红质和 Ppp2r5c 基因的 Nrl 依赖性转录调节中起协同激活作用来显示的[24]。除 HAT 外，HDAC 也被广泛研究，并与视网膜发育有关。HDAC1 被视网膜母细胞瘤蛋白（Rb）及其相关家族成员招募为具有 E2F 结合位点的启动子，导致细胞周期基因转录抑制和细胞生长抑制。在斑马鱼中，HDAC1 缺陷突变体表现出视网膜细胞增殖和分化缺陷，导致内丛状层和外丛状层严重减少和 RGC、视杆和视锥光感受器及 Müller 胶质细胞缺失。这些缺陷是由于细胞周期素 D 和 E 转录的下调，以及经典的 Wnt 和 Notch 信号通路的失败，这是视网膜祖细胞离开细胞周期所必需的，这表明组蛋白去乙酰化可能是一种调节机制，可以关闭干细胞增殖并启动视网膜分化程序。在小鼠视网膜外植体中，用 TSA 抑制 HDAC 的药理作用也会导致视杆分化缺陷，但与斑马鱼不同，它会导致视网膜祖细胞增殖减少。体内 RNA 干扰对 HDAC4 的敲除导致视杆光感受器和双极细胞凋亡，HDAC4 的过表达减少了双极细胞的自然死亡，这支持了 HDAC4 在促进视网膜神经元发育中的作用[25]。在视网膜发育的不同阶段，HAT 和 HDAC 调控的特定下游效应器还需要进一步研究。

（三）视网膜发育中的染色质重塑复合物
Chromatin Remodeling Complexes in Retinal Development

当共价 DNA 和组蛋白修饰使致密染色质和启动子区域解聚时，三磷酸腺苷依赖的启动子和增强子区域的位移需要染色质重塑复合物的作用。其中包括 SWItch/Sucrose NonFermentable（SWI/SNF）和模拟开关（ISWI）家族。斑马鱼突变体缺乏 brahma 相关基因 1（BRG1，SWI/SNF 染色质重塑复合物的催化 ATP 酶亚基）显示视网膜分化缺陷，提示 BRG1 参与了视网膜细胞分化的触发。然而，在小鼠中，神经干细胞中 BRG1 的缺失导致神经元细胞的早熟分化，这表明 BRG1 抑制分化并维持神经干细胞和祖细胞。这些差异可能与不同细胞状态下 SWI/SNF 复合物中被称为 BRG1 相关因子（BAF）的辅助单位成分的变化有关。然而，在发育过程中，染色质重塑复合物可能是调节视网膜细胞分化的关键。

（四）视网膜发育中的 microRNA microRNAs in Retinal Development

最近，miRNA 也与视网膜发育有关。早期的研究表明，在出生后第 2 周之前，视网膜中缺乏 RNA 内切酶 Dicer 的条件敲除小鼠没有任何缺陷，这表明 miRNA 不是小鼠视网膜发育所必需的。然而，随后使用不同品系的 Dicer 条件敲除小鼠的研究表明，早期生成的细胞类型（如 RGC 和水平细胞）的产生增加，以及后期生成的细胞类型的失败（如视杆光感受器和 Müller 胶质细胞）。非洲爪蟾 morpholinos 的数据也支持这一点，Dicer 失活导致细胞周期、分层和视网膜分化时间的缺陷。因此，Dicer 和 miRNA 可能为视网膜祖细胞能力的信号变化提供一种共同的调控机制[26]。

对小鼠视网膜 miRNA 转录组的微阵列分析显示至少有 78 个 miRNA，其中 21 个具有视网膜特异性[27]。小鼠视网膜的 miRNA 转录组与人类相似，显示了几十个 miRNA 在不同发育阶段的差异表达。在非洲爪蟾中，miRNA 通过结合 mRNA 的 3′ 非翻译区，抑制参与双极细胞分化的同源域转录因子（Xotx2 和 Xvsx1）的翻译。这些 miRNA 在体内的失活释放了抑制作用并支持了额外双极细胞的产生。另一种 miRNA miR-24a 对爪蟾视网膜中促凋亡因子 caspase-9 和凋亡蛋白酶激活因子 1（apaf1）有负调控作用。miR-24a 的抑制导致视网膜发育过程中细胞凋亡增加和眼体积缩小。miR-7a 可能通过抑制 Notch3 和 miR-410 在 RPE 分化过程中的表达来调节 Müller 胶质细胞的分化[28, 29]。靶向预测和体外功能研究表明，miR-96 和 miR-182 可直接抑制 RPE 发生和功能所必需的转录因子（MITF），并支持 miRNA 在 RPE 维持中的作用。MiR-124a 在成人视网膜的所有神经元亚型中都有表达，它也被证明抑制了在 Müller 胶质细胞和 RPE 中选择性表达的视黄醇脱氢酶 10（Rdh10）。因此，一些 miRNA 可能不是通过影响神经元增殖和分化而影响视网膜发

育，而是通过支持胶质细胞和 RPE 细胞而影响视网膜发育。MicroRNA 的研究尚处于起步阶段，需要更多的工作来确定不同视网膜细胞群中非编码 RNA 的分布情况。

五、视网膜疾病的表观遗传机制 Epigenetic Mechanisms in Retinal Diseases

（一）视网膜纤维化的表观遗传因素 Epigenetic Factors in Retinal Fibrosis

众所周知，RPE 细胞是增殖性玻璃体视网膜病变（PVR）发病机制中的关键细胞。在 PVR 中，RPE 细胞经历上皮－间充质转化（epithelial mesenchymal transition，EMT），其特征是间充质细胞成分增加，表现为迁移和增殖表型。RPE 细胞向肌成纤维细胞样细胞的转分化在视网膜病变的组织修复中有大量发现，包括脉络膜新生血管、糖尿病视网膜病变和 PVR。RPE 转分化的一个主要特征是 α- 平滑肌肌动蛋白（α-SMA）表达增加，α-SMA 阳性的 RPE 细胞是 PVR 中促进收缩和诱导视网膜脱离的主要细胞。虽然多种炎性细胞因子和生长因子（特别是 TGF-β 和 PDGF）参与 RPE 转分化的调控，但 RPE 从上皮细胞向肌成纤维细胞样细胞转分化的基本机制仍在研究中[30]。转化生长因子 β（TGF-β）是转分化细胞中 α-SMA 表达的主要诱导因子，TGF-β 活性的增加与 Smad7、IκBα、过氧化物酶体增殖物激活受体 γ（PPARγ）等转分化抑制剂基因的下调有关[31]。

（二）DNA 甲基化 DNA Methylation

最近的研究表明，伤口愈合过程也受到表观遗传因素的调控，包括 DNA 甲基化和组蛋白乙酰化[32]。在 DNA 甲基化方面，MeCP2 已被证实是上皮性肌纤维母细胞转分化的协调器，在 EMT 和（或）纤维化中起着关键作用[32]。我们最近发现，RPE-EMT 和 PVR 的发病机制受到 MeCP2 的严格调控[33]。MeCP2 在人 PVR 膜中高度表达（图 35-1），MeCP2 在人 PVR 膜中与细胞角蛋白和 α-SMA 共定位。特异性 siRNA 敲除 MeCP2 抑制 TGFβ 受体 2 和 Smad2/3 的活化，抑制 TGFβ 诱导的 α-SMA、纤维连接蛋白的表达。MeCP2 对 α-SMA

的调节是通过 Ras GTPase 激活样蛋白（RASAL1）介导的。5–aza-2′ 脱氧胞苷（5–AZA，DNA 甲基化抑制剂）抑制 RASAL1 基因的甲基化，同时增加 RASAL1 基因的表达。更重要的是，我们已经证实 PPARγ 在人 PVR 膜中几乎不表达，PPARγ 上调与甲基化抑制剂 5–AZA 暴露后 MCPP2 表达的降低有关。这些观察支持了 MeCP2 是调节纤维化的一个重要因素，PVR 的发病机制可能受到复杂的表观遗传调控。更重要的是，EMT 是可逆的，从间充质到上皮的转变（MET）。MeCP2 和 DNA 甲基化可能是 PVR 治疗干预的靶点（图 35–1）。

（三）组蛋白乙酰化 / 脱乙酰化 Histone Acetylation/Deacetylation

除了 DNA 甲基化，调节 EMT 或纤维化的另一个表观遗传机制是组蛋白乙酰化 / 去乙酰化。虽然目前关于组蛋白乙酰化对 RPE-EMT 和视网膜纤维化影响的报道不多，但组蛋白乙酰化在许多系统性疾病中的作用已被广泛研究[34]。最近的研究表明，组蛋白乙酰化和 HDAC 活性也与一些纤维化疾病的发生发展有关，如心肌肥大、肾纤维化、特发性肺纤维化和肝纤维化。Hyunjin 等发现 HDAC 抑

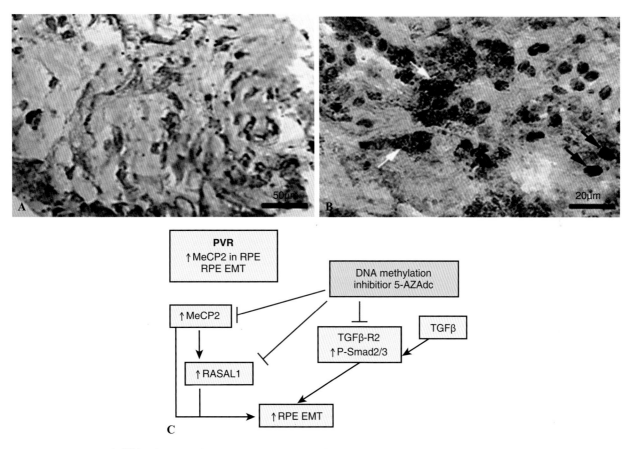

▲ 图 35–1　**MeCP2 expression in human proliferative vitreoretinopathy (PVR) membranes**
Negative control without primary antibody (A), abundant MeCP2 expression was seen within cellular regions of a human PVR membrane (B). Black arrows indicate MeCP2 staining in nuclei and white arrows show cytoplasmic MeCP2 immunoreactivity. (C) MeCP2 is increased in human PVR membranes, which is associated with retinal pigment epithelium (RPE) epithelial-mesenchymal transition (EMT). Application of 5-AZAdc inhibits the RPE EMT by the following mechanisms: (1) Inhibition of the expression of MeCP2 leads to increased expression of RASAL1; (2) reduction of methylation level of the RASAL1 promotor leads to upregulation of RASAL1 expression; (3) inhibition of TGFβ-R2 expression leads to decrease of TGFβ Smad2/3 phosphorylation; (4) increased RASAL1 expression and decreased Smad2/3 phosphorylation both lead to inhibition of RPE EMT. (Panels A and B modified from He S, Barron E., Ishikawa K. et al. Inhibition of DNA Methylation and Methyl-CpG-Binding Protein 2 Suppresses RPE Transdifferentiation: Relevance to Proliferative Vitreoretinopathy. Invest Ophthalmol Vis Sci 2015;56:5579–89. © Association for Research in Vision and Ophthalmology.)

制抑制糖尿病和 TGF-β₁ 诱导的肾纤维化[34]。TSA 对 HDAC 活性的抑制降低了血小板衍生生长因子（PDGF）诱导的成纤维细胞增殖。重要的是，发现诱导 HDAC 活性需要激活 STAT3，抑制 STAT3 途径也阻断了肾成纤维细胞的激活。有趣的是，TSA 能够抑制 TGF-β 介导的角膜基质细胞的转分化。此外，基质金属蛋白酶（MMP）基因的沉默受表观遗传调控，尤其是 HDAC-4 在肝细胞纤维化过程中的调控。更具体地说，Hyunjin 等已经证明 HDAC-2 在 EMT 的发生和糖尿病肾脏细胞外基质（ECM）的积累中起重要作用[34]。在激光诱导的脉络膜新生血管模型中发现，全身应用 TSA 可显著降低血管内皮生长因子的表达和 CNV 病变中平滑肌肌动蛋白的表达[35]。

最后，DNA 甲基化和组蛋白乙酰化/去乙酰化的改变是组织纤维化发生和发展的必要条件。调控 DNA 甲基化和组蛋白乙酰化可能抑制 TGF-β 等主要促生长因子。然而，表观遗传介导的 EMT 和纤维化形成的机制仍在大量的研究中。需要进一步的研究来建立 DNA 甲基化和 HDAC 介导的基因在 EMT 和纤维化发生中的作用，特别是 NF-κB、Snai1 的表达调控；研究在 RPE-EMT 的发生发展过程中，表观遗传因素的影响，以及如何通过增加 MET 诱导因子如 BMP7、OCT4 和 SOX2 的表达使 RPE-EMT 逆转为 MET，因为 EMT 和 MET 之间的转换是一个动态过程[36]。这一知识不仅对进一步了解 DNA 甲基化和组蛋白乙酰化调节组织纤维化的机制具有重要意义，而且对于 PVR 和其他纤维化视网膜疾病的潜在药理学表观遗传学治疗途径也具有重要意义。

（四）视网膜色素变性的表观遗传因素 Epigenetic Factors in Retinitis Pigmentosa

视网膜色素变性（RP）是一种以光感受器选择性细胞死亡为特征的遗传性视网膜变性。到目前为止，至少有 40 个与人类 RP 相关的基因突变被发现[37]，尽管导致光感受器细胞死亡的代谢途径尚不清楚，目前还没有治愈方法。在研究良好的视网膜变性 1（rd1）小鼠 RP 模型中，视杆光感受器 cGMP 磷酸二酯酶 -6 突变导致 cGMP 积累和光感

受器细胞死亡，在光感受器变性之前发现 HDAC 活性增加。更重要的是，HDAC 活性的药物抑制降低了感光细胞的死亡，其作用可能是通过多聚 ADP- 核糖聚合酶家族蛋白的转录调节，或通过上调动物模型中过氧化物酶体增殖物激活受体 γ 来介导[38]。

有趣的是，调节视网膜神经元存活的 HDAC4 的过度表达可以延长 rd1 小鼠视网膜光感受器的存活时间，提示 HDAC 家族成员在视网膜变性的发病机制中的不同作用[25]。除组蛋白乙酰化/去乙酰化异常外，Farineli 等还证明，在 RP 的啮齿动物模型中，死亡的光感受器中存在胞嘧啶高甲基化，重要的是，DNA 甲基化的抑制抑制了光感受器的死亡[39]。近年来，丙戊酸钠（HDAC 抑制剂）已被用于治疗视网膜色素变性患者[40]。虽然有令人鼓舞的初步结果，但这种药物在 RP 中的益处需要在安慰剂对照临床试验中得到证实。

近年来的研究开始揭示 miRNA 在视网膜退行性疾病中的作用。miRNA 通常在小鼠视网膜中富集，如 miR-96、miR-182 和 miR-183，在 rd1 小鼠中减少了几倍，其中视杆光感受器已经退化[27]。与野生型动物相比，携带突变型 Pro347Ser 视紫红质基因的 RP 小鼠模型显示视网膜中 miR-96、miR-183、miR-1 和 miR-133 的表达发生了改变。类似的 miRNA 信号在其他三种 RP 小鼠模型中也得到了证实。这些 miRNA 的预测靶点包括抗凋亡因子，如 Fas 凋亡抑制因子分子，这提供了 miRNA 表达缺陷可能通过凋亡导致光感受器变性的可能机制。

（五）年龄相关性黄斑变性的表观遗传因素 Epigenetic Factors in Age-Related Macular Degeneration

年龄相关性黄斑变性（AMD）是 50 岁及以上人群视力下降的主要原因。虽然 AMD 是一种与年龄相关的疾病，但一些遗传成分也已被确定，表观遗传修饰对表型遗传力的贡献程度尚不清楚。新的证据清楚地表明，表观遗传改变可能在疾病过程中发挥重要作用，并与疾病的各个方面有关，包括炎症反应和胶质增生[41]。此外，在与年龄相关的黄斑病变易感性 2 附近的新生血管性 AMD 患者的血液中，观察到显著的 DNA 甲基化差异，这是一个与

新生血管性 AMD 优先相关的排名最高的 GWAS 位点，并且在蛋白酶丝氨酸 50 的启动子区也观察到了显著的 DNA 甲基化差异[42]。Clusterin（又称载脂蛋白 J）是 drusen 的一个主要成分，随着年龄的增长而积累，它有一个启动子，其富含 CpG 的甲基化结构域可能受表观遗传调控[43]。在人 RPE 细胞培养中，药物诱导的 DNA 低甲基化或组蛋白高乙酰化导致 clusterin 的表达增加。最近的另一项研究表明，Dicer 也可能参与 AMD 的地图样萎缩的发病机制。Dicer 在地图样萎缩患者的 RPE 中减少，Dicer 的条件敲除在小鼠中复制 RPE 退化表型。令人惊讶的是，Dicer 在黄斑变性发病机制中的作用似乎不涉及 miRNA，而是 ALU 元件的降解，ALU 元件是人类基因组中常见的非编码的、重复的 DNA 序列在可能对 RPE 有毒[44]。miRNA 参与了疾病发病的各个方面，miR-22、miR-26、miR-30、miR-92、miR-124 和 let-7 家族与视杆细胞的存活有关[45]。miR-23α 被认为是调节氧化应激反应的黄斑视网膜色素上皮细胞存活的调节剂，miR-31 和 miR-150，即具有促血管生成活性的蛋白质的编码，在 AMD 中发生改变，并与脉络膜新生血管相关。虽然表观遗传学的改变对 AMD 的发病机制有多大的影响尚不清楚，但今后仍有必要研究表观遗传学在 AMD 发病机制中的作用。如果类似的发现能在体内被证实，表观遗传机制可能被用作治疗这种慢性眼病的靶点。

（六）视网膜母细胞瘤的表观遗传因素
Epigenetic Factors in Retinoblastoma

视网膜母细胞瘤（retinoblastoma，RB）是儿童最常见的眼内肿瘤。虽然该病是由两个等位基因的原型肿瘤抑制基因 RB1 的丢失引起的，但随后其他肿瘤抑制基因和 DNA 修复基因的变化与该病的发病机制有关。视网膜母细胞瘤蛋白（retinoblastoma protein，pRb）是肿瘤抑制因子 pocket 蛋白家族的创始成员，包括 p107 和 p130，参与了许多细胞过程，包括细胞周期调控、DNA 修复、DNA 复制、分化和凋亡等多种细胞过程。RB1 已经被证明可以调节多种表观遗传事件，如 miRNA、DNA 甲基化、组蛋白乙酰化和染色质重塑。RB1 基因在视网膜母细胞瘤及其他肿瘤发生过程中的失活是肿瘤发生发展的主要动力，而其他基因无异常。pRb 通过与 E2F 转录因子家族结合并诱导 E2F 调节的细胞周期基因的抑制来调节细胞周期的进程[46]。这种抑制作用涉及两种机制：E2F 的反式激活区的直接结合和阻断，以及染色质修饰分子的募集。所有三个 pocket 蛋白家族成员都被证明通过"pocket"结构域与 HDAC1 相关，通过 E2F 调控的启动子抑制细胞周期基因[47]。此外，pRb 通过其 pocket 结构域与 HMTase Suv39H1、DNMT1 和异染色质蛋白 1（HP1）结合[48]。最后，pRb 还通过与 ATP 依赖的螺旋酶 BRG1（SNF/SWI 染色质重塑复合物的催化亚单位）的相互作用影响染色质的可及性。总之，DNMT1、HMTases、HDAC、HP1 和 BRG1 一起被 pRb 招募，形成一个多蛋白染色质重塑复合物，能够异染色质化 E2F 家族调控的启动子，并表观沉默细胞周期基因的转录激活。

越来越多的证据表明，除了 RB1 基因突变外，其他抑癌基因启动子异常的 DNA 甲基化表观遗传改变也可能参与其中。研究人员发现，RB1 启动子存在高甲基化，这与抑制 RB1 基因表达有关[49]。除 RB1 外，还检测了视网膜母细胞瘤中 p16INK4A、MGMT、GSTP1、APC、DAPK、RARB、CDH11 和 CDH13 等抑癌基因的启动子甲基化[50]。对 19 例原发性视网膜母细胞瘤进行全基因组分析，发现 118 个基因在启动子甲基化过程中存在差异表达[46]。在视网膜母细胞瘤组织中有 O_6 - 甲基鸟嘌呤 DNA 甲基转移酶的启动子高甲基化[51]，它编码一种 DNA 修复酶，在乳腺癌、前列腺癌、淋巴瘤和胶质瘤中也有高甲基化。RASSF1A（RAS 相关结构域家族 1，亚型 A，参与微管稳定性、细胞凋亡和细胞周期调控的肿瘤抑制基因）在多种儿童肿瘤中也被甲基化和灭活，包括视网膜母细胞瘤。最后，参与 Fas 介导的凋亡的 caspase 8 和 DNA 错配修复基因 MLH1 的启动子甲基化可能为视网膜母细胞瘤细胞周期调控缺失提供了机制性解释。目前尚不清楚异常甲基化在多大程度上参与了视网膜母细胞瘤患者肿瘤的生长。例如，抑癌基因的高甲基化是肿瘤发生所需的第二次或第三次"击中"还是仅仅是肿瘤生长所引起的代偿性改变？此外，miRNA 在视网膜母细胞瘤发病机制中的作用也在研究中。结果发现，视网膜母细胞瘤 miRNA-17 92a 水平较高，可能是一个治疗靶点[49]。有必要进一步研究复杂的表观遗传因素，包括 p53 rs1042522 的单核苷酸多态性（SNP）在儿童癌症中的作用[52]。

（七）葡萄膜黑色素瘤的表观遗传因素
Epigenetic Factors in Uveal Melanomas

葡萄膜黑色素瘤是成人最常见的原发性眼内肿瘤，死亡率高，转移频繁。与视网膜母细胞瘤相似，RASSF1A 启动子的异常 DNA 甲基化也与葡萄膜黑色素瘤有关[53]。此外，有许多肿瘤抑制基因被启动子甲基化沉默，包括 pINK4a、TIMP3、RASEF 和 EFS[54]。有趣的是，一些组蛋白修饰基因和 polycomb 家族成员在单体 3/2 类葡萄膜黑色素瘤组织中的表达减少，更重要的是，这些表观遗传修饰基因的异常与预后较差有关[55]。然而，对葡萄膜黑色素瘤组织中几个抑癌基因启动子甲基化的其他研究发现，只有人类端粒酶逆转录酶（hTERT）基因，而非 RASSF1A 基因异常甲基化。这种差异可能与人类葡萄膜黑色素瘤的遗传异质性有关，需要进一步的研究来确定这些不同的 DNA 甲基化模式。

组蛋白乙酰化在葡萄膜黑色素瘤中的作用尚不清楚。在体外，抑制原发性和转移性葡萄膜黑色素瘤细胞系中的 HDAC 活性可导致细胞生长抑制和凋亡诱导，这种作用可能由 Fas 依赖性途径介导[56]。然而，目前尚不清楚 HDAC 是否与人类疾病的发病机制有关。然而，这些发现暗示了 HDAC 抑制剂在治疗这种毁灭性癌症中的潜在作用。

最近的证据也指出了微小 RNA 在葡萄膜黑色素瘤中的作用。miR-34a 和 miR-137 等与肿瘤抑制有关的 miRNA 在黑色素细胞中表达，但在葡萄膜黑色素瘤细胞中不表达[57, 58]。miR-34a 或 miR-137 转染葡萄膜黑色素瘤细胞后，导致细胞生长和迁移减少。miR-34a 是 p53 抑癌基因的一个潜在的关键效应子，而 miR-137 参与了黑素细胞生长、成熟、凋亡和色素沉着的主要调节因子 MITF 的下调[59]。miR-144 在葡萄膜黑色素瘤中起抑癌作用。识别其他参与肿瘤抑制的 miRNA 可能为葡萄膜黑色素瘤的治疗提供新的靶点。

值得注意的是，应用 DNA 甲基化抑制剂 -5- AZA 可抑制葡萄膜和皮肤黑色素瘤细胞的迁移和增殖[60]，提示甲基化机制参与葡萄膜黑色素瘤的发病机制。

（八）视网膜血管生成的表观遗传因素
Epigenetic Factors in Retinal Angiogenesis

血管生成（angiogenesis）受促血管生成因子和抗血管生成因子之间的平衡控制。抗血管生成分子的异常 DNA 甲基化或组蛋白乙酰化引起的表观遗传改变已被证明可以控制血管生成。初步研究显示 miRNA 在促进或减少血管生成中起着关键作用。这些研究工作提高了我们对表观遗传因子如何控制血管生成的理解。重要的是，这些表观遗传学的见解也可能对糖尿病视网膜病变或 AMD 的抗血管生成策略的使用具有重要的临床意义。

（九）糖尿病视网膜病变 Diabetic Retinopathy

糖尿病现在被认为是 21 世纪的流行病，糖尿病视网膜病变正成为一个重要的公共卫生问题。视网膜的血管系统和神经细胞成分受损，但导致这种致盲性疾病的确切机制尚不清楚。一项对 1000 多名 2 型糖尿病患者进行的横断面研究发现，糖尿病视网膜病变的发生可能有遗传和表观遗传学基础。糖尿病患者表现出编码组蛋白甲基转移酶（SUV39H2）的基因多态性与视网膜病变之间显示出强烈的相关性[61]。实验研究表明，在 SOD2 的启动子和增强子区域中，H4K20 甲基化的作用增加，SOD2 是一种编码线粒体超氧化物歧化物的基因，在糖尿病中起着下调作用[18, 20, 62]。高血糖环境下 NF-κB 启动子组蛋白甲基转移酶 Set7 募集增加与其转录增加有关[61, 63]。在糖尿病视网膜病变的体内外模型中观察到组蛋白乙酰化机制（HAT 和 HDAC）的改变。基质金属蛋白酶 -9（一种参与糖尿病视网膜线粒体损伤的酶）的启动子乙酰基 H3K9 的增加被认为有助于其与 NF-κB 结合，导致其在糖尿病中的表达增加，而 SOD2 的启动子乙酰基 H3K9 的增加则参与其下调有关[64, 65]。此外，缺氧是糖尿病视网膜新生血管形成的主要刺激[66]，缺血和缺氧也刺激 HDAC 活性，因此糖尿病视网膜缺氧增加激活 HDAC 仍然是很有可能的。另外，在糖尿病视网膜病变的发展过程中，表观遗传修饰被认为在调节主调节器 NFR2[67] 转录活性中起重要作用。在具有 NF-κB 结合位点的近端 Cox2 启动子上，赖氨酸 9（H3K9）组蛋白 H3 的修饰已被证明可调节高血糖诱导的硫氧还蛋白相互作用蛋白介导的视网膜毛细血管内皮细胞的炎症。糖尿病组蛋白修饰的机制可能包括氧化应激和缺氧增加，如糖尿病视网膜增加氧化应激，高血糖诱导的超氧化物产生过量激活糖尿病视网膜病变的主要途径[14, 69]。一项对 168 例 2 型糖尿病患者的病例对照研究表明，总体 DNA 甲基化状态与视网膜病变的进展密切相关，在 1 型糖尿病患者的血细胞中发现了 19 个可能的 CpG 甲基化位点[68]。动物模型显示了 DNA 甲基化在糖尿病视网膜线粒体内稳态中的作用：线粒体 DNA 生物发生酶 DNA 聚合酶 γ 的高甲基化，下调其表达，损害 mtDNA 转录，并损害电子传递系统[14, 69]。miRNA 在糖尿病视网膜病变中的作用尚处于起步阶段。miRNA 表达谱和已建立的视网膜 miRNA 转录体显示许多 miRNA 与糖尿病视网膜病变的发病途径有关，特别是在糖尿病大鼠视网膜和视网膜内皮细胞中 NF-κB 反应性 miRNA（即 miR-146）的上调。在增殖性和非增殖性糖尿病视网膜病变患者的血清中观察到 miR-21、miR-181c 和 miR-1179 水平的改变。糖尿病视网膜病变模型显示 miR-126、miR-146a、miR-200b 的下调与 VEGF 的上调、miR-29b 的上调和视网膜神经节细胞凋亡的保护之间存在关联[62, 70]。因此，表观遗传修饰似乎在糖尿病视网膜病变的发展中起着重要的作用（图 35-2），并且可以作为对抗这种致盲性疾病的靶点。

（十）脉络膜新生血管（CNV） Choroidal Neovascularization (CNV)

CNV 描述了起源于脉络膜的新生血管通过 Bruch 膜的断裂进入 RPE 下或视网膜下间隙的生长过程[71]。CNV 是导致中心性视觉丧失的主要原因。

CNV 的发病机制是由多种因素介导的。表观遗传学可能参与 CNV 的各种病理学方面。miR-155 在免疫细胞中表达，可激活巨噬细胞。巨噬细胞促进炎症反应，促进血管生成，例如通过产生肿瘤坏死因子诱导 VEGF 和 MMP 的表达[72]。然而，

HDAC 抑制剂可以逆转肿瘤坏死因子的视网膜生成及其对 MMP 的刺激作用[21]。促炎和抗炎基因的表达，如白细胞介素基因 IL2、IL8 和 IL10，也可以由 HDAC 活性调节[72]。此外，氧化应激还可以诱导血管生成的主要参与者 VEGF，以及刺激 VEGF 生成 HIF-1α 的表达[73]。HIF-1α 也可被 HDAC 抑制剂 TSA 下调，而抗血管生成和神经保护分子色素上皮衍生因子则被 TSA 上调[73]。TSA 还可以抑制 RPE 细胞的增殖和迁移，这意味着 HDAC 可能对促增殖和抗增殖、ECM 修饰基因进行调节。

在 AMD 和年龄匹配的正常 RPE/ 脉络膜样本中的启动子 DNA 甲基化的研究中，抗氧化剂谷胱甘肽 -S- 转移酶异构体 mu1 和 mu2 已被证明在 AMD 样品中的启动子区域中被下调和大量甲基化。此外，在 AMD 患者中，促血管生成素样蛋白 2 的启动子甲基化程度较低[74]。值得注意的是，白细胞介素 17 受体 C（IL17RC）启动子的低甲基化最近在 AMD 患者的外周血细胞中被发现，并且与 IL17RC 在其外周血和视网膜及脉络膜中的表达增加相关。这提示 IL17RC 的表观遗传调控可能在 AMD 的发病机制中起一定作用[75]。

先前的研究描述了 SIRT1 是血管生成的关键调节因子。与非 AMD 供体眼相比，SIRT1 在人 CNV 膜中的表达更为频繁。另一项实验表明，SIRT1 通路通过下调 HIF-1α 的水平参与白藜芦醇抑制低氧诱导的脉络膜血管内皮细胞增殖的机制，因此，RSV 至少部分通过 SIRT1 抑制脉络膜新生血管相关细胞的 HIF-1α/VEGF/VEGFR2 信号轴[76]。SIRT1 效应的差异可能是由于实验中使用的活化剂或抑制剂不同所致。应进一步研究以确定 SIRT1 对 CNV 形成的确切影响。

六、表观遗传学的前景与挑战 Perspectives and Challenges of Epigenetics

表观基因组作为基因组与环境的界面，发挥着关键作用。随着时间的推移，个体可能积累糖尿病等慢性疾病引起的各种内在损伤，或积累可能影响表观基因组的环境变化，并参与年龄相关疾病的诱导。了解病理表观遗传学改变有助于揭示它们的病因，以及了解环境调节如何可能对疾病过程起作

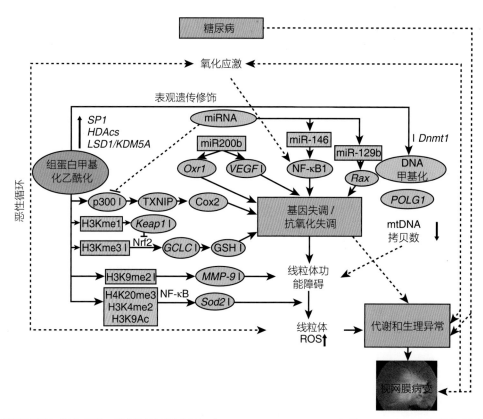

▲ 图 35-2　糖尿病增加氧化应激，这通过改变组蛋白（**LSD1，KDM5A，HDAC**）和 DNA（**Dnmt**）修饰相关基因的表达，带来许多表观遗传变化

由于组蛋白甲基化（如 H3K4、H3K9 和 H4K20）和乙酰化（H3K9-Ac、p300）的改变，转录因子（Nrf2、Sp1、NF-κB-p65）的结合发生改变，导致调控失调（GCLC、Keap1、MMP-9、Sod2、TXNIP）。激活 DNMT 甲基化 POLG1 启动子，抑制其表达，改变 mtDNA 的生物发生。此外，microRNA（miR-200b、miR-129b、miR-149）的数量水平也发生了变化，不同基因（Oxr1、VEGF、Rax、NF-κB）的转录发生了失调。这些表观遗传修饰通过改变与氧化损伤、抗氧化防御和 miRNA 水平相关的蛋白质的基因表达，也损害线粒体和 mtDNA 转录，ROS 的恶性循环继续加剧。虽然这里显示了许多修饰，但还有许多其他的、但尚未确定的表观遗传修饰，也可能有助于糖尿病视网膜病变的发展。Cox2. 细胞色素 c 氧化酶亚基 2；Dnmt1. DNA 甲基转移酶 1；GCLC. 谷氨酸半胱氨酸连接酶，催化亚基；GSH. 谷胱甘肽还原形式；H3K4me1. 组蛋白 H3 赖氨酸 4 单甲基；H3K4me3. 组蛋白 H3 赖氨酸 4 三甲基；H3K9Ac. 组蛋白 H3 赖氨酸 9 乙酰化；H3K9me2. 组蛋白 H3 赖氨酸 9 二甲基；H4K20me3. 组蛋白 H3 赖氨酸 20 三甲基；HDACs. 组蛋白脱乙酰酶；KDM5A. 赖氨酸特异性脱甲基酶 5A；Keap1. 凯尔赫样 ECH 相关蛋白 1；LSD1. 赖氨酸特异性脱甲基酶 1；MMP-9. 基质金属蛋白酶 9；NF-κB. 核转录因子 -κB；Nrf2. 核因子红细胞样 2- 样 2；Oxr1. 抗氧化蛋白 1；POLG1. 聚合酶 γ1；Rax. 视网膜和前神经折叠同源盒；Sod2. 超氧化物歧化酶 2；SP1. 特异蛋白 1

用，并可能通过对染色质修饰酶的药理学干预成为靶点。HDAC 的 Ⅲ 类家族，sirtuins，特别是 SIRT1 已经被证明可以抑制细胞死亡[77]。它的作用是防止 p53 过度激活引起 DNA 损伤引起的细胞凋亡，从而导致 DNA 修复和细胞存活。

表观遗传学已经成为生物医学研究的一个重要领域，它可以解释许多复杂视网膜疾病的表型变化。表观遗传疗法可能为一些视网膜疾病的治疗提供额外的选择。然而，还存在一些重要的挑战，包括通常由甲基化调节的印记基因的非特异性激活、转座因子的不希望表达（可能导致病理学改变）、

药物治疗后甲基化模式可逆性的持续性及再甲基化和重塑化问题。由于表观遗传学的动态特性，以及对其在视网膜中的作用缺乏详细的了解，需要解决一些关键问题：①视网膜发育表观遗传调控的具体机制是什么？②在生理条件下，表观遗传因素对视网膜功能的影响如何？③表观遗传因素如何调节视网膜炎症？④表观遗传学在视网膜血管生成和纤维化的发病机制中有多大作用？⑤细胞因子和生长因子如何调节表观遗传因子的表达，反之亦然？⑥表观遗传学是如何参与视网膜变性的过程，包括 AMD？⑦表观遗传学在视网膜疾病的线粒体、内

质网和高尔基体应激中的作用是什么？⑧表观遗传因素间的串扰在视网膜发育和疾病中的作用是什么？⑨正常和病变状态下视网膜细胞的表观基因组是什么？

表观遗传修饰药物治疗视网膜疾病 Treatment of Retinal Disease With Epigenetic-Modifying Drugs

如上所述，正在进行的研究清楚地证明了表观遗传学在视网膜发育和疾病中的重要作用。由于表观遗传修饰是动态的，并且可以逆转，它们正在发展成为治疗干预的有吸引力的靶点。许多小分子化合物被设计用来调节组蛋白修饰酶和 DNMT 的活性，其中一些正在临床试验中。使用表观遗传修饰药物的临床前研究正在进行中，一些表观遗传修饰药物，如 5- 氮杂和亚氯乙烯醛羟肟酸，正在临床试验中[78-80]。然而，表观遗传药物的主要问题是缺乏靶点特异性。DNA 甲基化抑制剂导致整体去甲基化。类似地，HDAC 抑制剂可以影响 HDAC 和非组蛋白的许多异构体。由于 miRNA 被认为是潜在的疾病诊断生物标志物，双链 miRNA 模拟物和反义寡核苷酸可以用于靶向特异性 miRNA。但是一个 miRNA 可以作用于多个靶点，因此开发具有更高特异性和更高疗效的化合物是必不可少的，而它们进入眼睛后部的可能性是另一个需要重点考虑的重要方面。

尽管有几种表观遗传抑制剂已被批准用于癌症治疗，或正在进行临床试验，但使用针对表观遗传机制不同调节成分的抑制剂组合，和（或）与其他传统疗法结合，可考虑提高视网膜疾病患者的治疗效果。

第四篇　基础科学与转化治疗
Translational Basic Science

第36章

视网膜疾病的基因治疗
Gene Therapy for Retinal Disease

Jean Bennett　Albert M. Maguire　著

一、背景：临床前基因治疗研究 Background: Preclinical Gene Therapy Studies

基因治疗在遗传性和后天性致盲性视网膜疾病的治疗中有着巨大的应用前景。在过去的 20 年里，在人类和动物模型中发现致病基因方面有了很大的进展，这反过来又加速了我们对疾病发病机制的理解。对于缺乏自然发生的动物模型的疾病，已经通过基因工程技术或体细胞基因转移产生了额外的模型。随着人们对视网膜疾病遗传基础认识的不断加深，高效、稳定地将基因传递给视网膜细胞的技术也有了很大的发展。由于其易于获取，对基因转移有良好的免疫反应，并且能够进行无创性的功能和结构研究，哺乳动物眼睛作为基因治疗的靶点受到了广泛的研究。基因转移策略在小动物和大动物模型中都被用来证明这一概念。这些临床前研究已经使这个领域达到了这样一个地步：治疗几种遗传性失明的基因疗法已经在临床试验中得到检验。其中一种疾病的三期试验（旨在获得基因治疗试剂作为药物的批准）也正在进行中。要将这些结果推断为其他视网膜疾病，还面临着巨大的挑战。这些挑战包括需要为各种不同的遗传疾病制订个性化的治疗策略，研究疾病的自然史，以便规划适当的结果衡量标准 / 研究时机，通过基因检测和表型特征确定合适的临床试验候选者，并制订在合理时间内确定治疗效果。尽管面临挑战，但这些努力给患有各种致盲疾病的患者带来了希望，直到最近，这些疾病一直被认为是无法治愈的。

（一）定义 Definitions

核酸由于其电荷和大小不易穿过细胞膜。因此，载体被用来将 DNA 或 RNA 输送到细胞中，然后在那里它们可以进入细胞核。在过去的 20 年里，人们在开发载体以将核酸输送到各种视网膜细胞类型方面取得了巨大的进展。由病毒传递基因并随后表达该基因被称为 "转导（transduction）"，而受感染的细胞被称为 "转染（transduced）"。由于基因组 DNA 的大尺寸，通常互补脱氧核糖核酸（cDNA）与重组病毒一起传递。除非存在适当的调控元件，否则 DNA 不会被表达。转基因盒通常由调控元件（启动子等）、cDNA 和 poly（A）序列组成。有两种物理化学的方法来传递基因，也有一个大型的重组病毒载体工具包，其中包括衣壳、包膜和表面蛋白的修饰，旨在实现所需的转导参数。

（二）非病毒（nonviral）基因传递 Nonviral Gene Delivery

有几种将核酸输送到细胞的非病毒方法，其中包括使用物理化学试剂来压缩 DNA 和（或）将其穿过膜脂双层[1, 2]。非病毒方法有几个潜在的优势：首先，它们可以用来传递无限大小的 DNA。第二，由于唯一的抗原是核酸本身加上任何用作凝固剂的蛋白质，因此产生有害免疫反应的可能性较小。大多数物理化学方法面临的主要障碍是难以将该技术应用于体内条件和延长基因表达时间。一些研究已经证明了使用非病毒性 DNA 传递进行视网膜基因治疗的概念[1, 3, 4]，另外一些研究将揭示这种方法的长期安全性、稳定性和有效性。

（三）病毒载体介导的基因传递 Viral Vector-Mediated Gene Delivery

重组病毒是经过基因改造的，一旦感染目标细胞，它们就不能繁殖并引起传染病。有许多重组病毒已经在视网膜中进行了测试（表 36-1）。不同的病毒具有不同的属性和挑战，包括载量、易纯化性、细胞特异性和免疫反应。然而，其中一个大的队列被用来证明视网膜疾病动物模型的有效性（表 36-2）。

由普通呼吸道病毒产生的第一个重组腺病毒载体携带了腺病毒 E1、E3 基因的缺失，而这些 Ad5 载体是第一个在分化视网膜中进行视网膜基因转移的评估载体[5, 6]。腺病毒载体可在 24～48h 内产生高水平的基因表达。当视网膜下注射时，它们有效地靶向成年眼视网膜色素上皮细胞和 Müller 细胞[5, 6]。玻璃体内注射时，靶向 Müller 细胞和眼前节细胞，包括角膜内皮细胞、晶状体和虹膜上皮细胞及流出道的细胞（如小梁网细胞）[7]。将重组腺病毒注射到未分化（出生后早期）的视网膜中也发现了类似的结果。然而，除了 RPE 细胞外，祖细胞也以新生小鼠眼睛为靶细胞[8, 9]。腺病毒载体的额外操作产生了更有效地靶向光感受器的试剂[10-13]。

表 36-1 动物模型中转导特性的载体测试 ª

传递方式	限 制	合 成	稳定性 （大型动物模型）	视网膜靶细胞	毒性免疫 反应风险	用于人 眼研究	在人类应用之前 需要进一步发展
电穿孔法	无限制	否	未知（不太可能）	RPE, PR; BP	低	否	是
致密纳米粒子；POD	无限制	否	未知	PR, RPE; GC, TR	低	否	是
腺病毒	7.5kb	否	不稳定	RPE, Müller	高	是	否
辅助性非依赖性（"去除"）腺病毒	36kb	否	未知	RPE, PR	未知	否	否
腺相关病毒	4.8kb	否	稳定	RPE, Müller, PR, GC	低	是	否
慢病毒	7.5kb	是	稳定	RPE, PR	低	是	否

a. 大量的视网膜细胞靶点被列出；然而，确切的靶点取决于给药途径、剂量、种类和载体的修改
BP. 双极细胞；GC. 神经节细胞；IR. 内层视网膜细胞；Müller. Müller 细胞；POD. 眼部输送肽；PR. 光感受器细胞；RPE. 视网膜色素上皮。表 36-2 提供了使用这些向量的参考

早期 E1、E3 缺失腺病毒的一个缺点是它仍然携带病毒开放阅读框。这些可以增强其免疫原性，即使在免疫特权的环境中的眼睛。事实上，腺病毒载体的这一特性已被用来探讨眼内免疫反应的性质。当这些载体被注射到视网膜下，转基因表达持续数周至数月。然而，当玻璃体内注射时，转基因表达在 2 周内停止。然而，通过加入免疫抑制分子可以延长表达[14, 15]。

腺相关病毒（AAV）载体不携带任何病毒开放阅读框（并因此编码任何病毒特异性蛋白质），因此从免疫学角度来看通常比腺病毒载体更有利（表 36-1）。在动物和人类中，无论是在全身还是在眼内，都有大量与 AAV 给药相关的安全数据。重组 AAV（rAAV）载体比腺病毒（或其他）载体靶向更多样的细胞类型，因此具有额外的好处。与慢病毒载体不同，AAV 载体不整合到宿主细胞基因组 DNA 中，或者很少整合（表 36-1）。然而，由于转基因在靶视网膜细胞中持续存在，rAAV 载体可导致稳定的转基因表达。这种表达在小动物（小鼠和大鼠）的生命中持续存在，在大动物和人类中至少持续多年[16-20]。rAAV 载体可有效地将基因传递给多种类型的视网膜细胞。这些载体的主要缺点是其相对有限的载货容量（最大为 4.8 kb）（表 36-1）。

重组腺相关病毒载体（adeno associated virus, AAV）可以通过多种方式进行修饰，以优化其在特定基因治疗应用中的行为。在 AAV 载体中，转基因盒与来自 AAV2 基因组的反转末端重复序列（ITR）包围。原始 AAV 载体是通过将转基因盒 ITR 包装到 AAV 血清型 2 衣壳而产生的，这就产生了 AAV2/2 载体，即 AAV 血清型 2 基因组的 ITR 包装到 AAV2 血清型 2 衣壳中。通常情况下，研究人员会跳过对 ITR 血清型的参考，而只参考衣壳血清型，这将在本章中完成（即，AAV2 载体而不是 AAV2/2 载体）。人们已经描述了十多种不同血清型的 AAV。许多交叉包装的 AAV 与 rAAV2 载体在细胞特异性、转导效率和转基因表达起始方面有显著差异。虽然 rAAV2 能有效地靶向 RPE 细胞（而光感受器的效率较低），但由该载体介导的转基因表达需要 6 周才能稳定[21-23]。相比之下，rAAV5 和 rAAV8 载体能更高效地导入光感受器，并在分娩后 5～10 天内实现转基因表达[21, 22]。这些信息有助于为特定应用选择向量。例如，在进展相对缓慢的视网膜退行性疾病［由 RPE65 突变引起的 Leber 先天性黑朦（LCA）[24, 25]］中，rAAV2 在向 RPE 细胞传递治疗性转基因方面表现良好。对于退化速度快得多的动物模型（如由 AIPL1 突变引起的 LCA）[24, 25]，有必要使用一个表达起始速度快得多且有效靶向光感受器的载体（如 rAAV5 或 8 载体，表 36-2）。还可以通过改变衣壳中的特定分子或"定向进化"来重组病毒。后者的策略筛选大量的变体，以获得理想的特性，如从玻璃体到达外核层的能力或转导特定细胞（如双极细胞）的能力[26, 27]。最近，两个不同的

表 36-2　最近研究的例子，证明视网膜基因治疗策略的概念，该策略使用（A）针对特定基因的选定方法和可能使用（B）的"通用"方法，而不论引起遗传缺陷的疾病

| | | | | A. 针对特定基因的方法 | | | | |
人类基因	疾　病	传　递	基因治疗的目标物种	基因治疗策略	载　体	动物研究的相关参考文献	人体研究的参考文献
4-sulfatase	黏多糖贮积症 VI	SR	MPS VI 猫科	增强	AAV2	52	
ABCA4	STGD1、CRD、RP (AR)	SR	Abcr⁻/⁻ 小鼠	增强	AAV5; Lenti (EIAV)	33, 53	clinicaltrials.gov NCT01367444, NCT01736592
AIPL1	LCA、RP、cone dystrophy	SR	Aipl1 低变小鼠；Aipl1⁻/⁻	增强	AAV8、AAV5、AAV2	24, 25	
BBS-4	Bardet–Beidl RP	SR	Bbs-4⁻/⁻ 小鼠	增强	AAV	54	
CHM	视锥细胞营养不良	SR	NP	增强	AAV2	NP	clinicaltrials.gov NCT01461213, NCT02361807, NCT02077361
CNGA3	ACHM、CD	SR	Cnga3⁻/⁻ 小鼠	增强	AAV	55, 56	
CNGB3	ACHM、CRD	SR	Cngb3⁻/⁻ 小鼠	增强	AAV8	57	
GNAT2	ACHM	SR	Gnat2 (cpfl3) 小鼠	增强	AAV5	58	
GUCY2D	LCA	SR	GC1⁻/⁻ 小鼠；rd chick	增强	AAV; AAV8; Lenti	Vis. behavior: 59–62	
IMPDH1	AD RP (RP10)	SR	Impdh1⁻/⁻ 小鼠	RNAi	AAV	91, 92	
L-opsin	红绿色盲 (XL)	SR	松鼠猴	增强	AAV5	90	
LRAT	LCA、RP	SR	Lrat⁻/⁻ 小鼠	增强	AAV	62	
MERTK	LCA、RP	SR	RCS 大鼠	增强	Ad; AAV	160, 161	clinicaltrials.gov NCT01482195
MYO7A	Usher syndrome 1B (RP)	SR	Shaker1 小鼠 (Myo7a-null)	增强	AAV5	53	clinicaltrials.gov NCT01505062

（续表）

				A. 针对特定基因的方法			
人类基因	疾 病	传 递	基因治疗的目标物种	基因治疗策略	载 体	动物研究的相关参考文献	人体研究的参考文献
ND4	Leber 遗传性视神经病变	Intravitreal	小鼠，大鼠	增强	AAV2	150, 151, 152	clinicaltrials.gov NCT01267422, NCT02064569, NCT02161380
TYR	眼皮肤白化病 1	SR	Tyr(c-2j)小鼠；Gpr143⁻/⁻ 小鼠	增强	AAV	63, 64	
PDE6B	AR RP	SR	Rd1; rd10 小鼠	Augmentation; 单链寡核苷酸介导修复	Adeno; AAV5; AAV8(Y733F); gutted Adeno; Lenti	8, 32, 65-68	
Peripherin/RDS	黄斑营养不良; AD RP	SR	Rds⁻/⁻; rds⁺/⁻; R172W tg 小鼠	增强；利用基于 miRNA 的发夹结构敲除	Compacted DNA nanoparticles; AAV	3, 69-73	
RHO	AD RP	SR	Rho⁻/⁻; P367S, Pro23H 小鼠	增强，增强/抑制；基于锌指的转灵抑制	AAV	74, 93-99	
RPE65	LCA, RP	SR	Rpe65⁻/⁻小鼠；RPE65⁻/⁻ 犬	增强	AAV, Lenti	15-17, 75-80	15, 18, 20, 34, 37, 145, 144, 146, 147, 153, 159; NCT00821360, NCT01496040, NCT00999609
RPGRIP1	LCA, CRD	SR	Rpgrip⁻/⁻小鼠	增强	AAV	81	
RS1 (XL 青少年视网膜劈裂症)	XL 青少年视网膜劈裂症	IV, SR	Rs1⁻/⁻小鼠	增强	AAV8 AAV2; AAV5	72-85	clinicaltrials.gov NCT02317887
VEGF (S-FLT)	Ret NV	SR; IV	氧诱导视网膜病变小鼠；trVEGF029 小鼠；激光光凝猴	VEGF 诱导	AAV2	100-105	clinicaltrials.gov NCT01024998; NCT01494805
Whirlin	Usher 综合征 2D (RP)	SR	Whirlin⁻/⁻小鼠	增强	AAV2/5	86	

（续表）

B. 通用基因治疗方法

人类基因	疾病	传递	基因治疗的目标物种	基因治疗策略	载体	动物研究的相关参考文献	人体研究的参考文献
BiP/Grp78 (ER localized chaperone)	AD RP	SR	P23H Rho rat	抗凋亡	AAV5	162	
BCL2	AR RP	SR	Rd1 mouse	抗凋亡	Ad	9	
BDNF	光损伤	SR	光损伤大鼠	抗凋亡	Ad	107	
bFGF	AD RP; AR RP	SR	S336ter Rho 大鼠; RCS 大鼠	抗凋亡	AAV; Adeno	108, 109	
视紫红质通道 2 (ChRd)	AR RP	SR	Rd1, rd10, rd16 小鼠; RCS 大鼠	光遗传学	Electroporation; AAV	133–136	
Catalase	光损伤	SR	光损伤小鼠	抗氧化	Adeno	163	
CNTF	AR RP, AD RP; 癌症相关视视网膜病变	SR; IV	Rds, rd	抗凋亡	AAV, Adeno; encapsulated cells	106, 112–120	124–129; clinicaltrials. gov NCT01648452
Endostatin	Ocular NV	SR	氧诱导视网膜病变小鼠	抗新生血管	AAV	164	clinicaltrials.gov NCT01301443
EPO	AR RP	IM, IV, SR	Prph2/rds; rd10	抗凋亡	AAV	110	
GDNF	AR RP; 光损伤	SR	Rds, rd 双查	抗凋亡	AAV; POD	4, 121	
Halorhodopsin	AR RP	SR	$Cnga3^{-/-}/Rho^{-/-}$; rd1 小鼠	光遗传学	AAV	137	
LiGluR 光 – 门控离子型谷氨酸受体	AR RP	IV	Rd1 小鼠	光遗传学	AAV	51	
NXNL1 (Rod 源性生存因子)	AR RP	SR	Rd1 小鼠	抗凋亡	AAV	130	

（续表）

B. 通用基因治疗方法

人类基因	疾病	传递	基因治疗的目标物种	基因治疗策略	载体	动物研究的相关参考文献	人体研究的参考文献
PEDF	CNV	IV, P-O	氧诱导视网膜病变小鼠 VEGF 转基因小鼠	抗新生血管形成	Adeno; AAV	164—173	142; clinicaltrials.gov NCT00109499
Retinostat（血管抑素和内皮抑素）	CNV	SR	激光光凝小鼠	抗新生血管因子	Lenti (EIAV)	30, 149	clinicaltrials.gov NCT01301443
TIMP3	眼 NV	SR	氧诱导视网膜病变小鼠	抗新生血管	AAV	164	
XIAP	AD RP	SR	P23H 和 S336ter RHO 转基因大鼠	抗凋亡	AAV	122	
单纯疱疹病毒胸苷激酶（和更昔洛韦）	视网膜母细胞瘤	IV	免疫缺陷小鼠体内注射 Y79Rb 细胞	自杀基因治疗	Adeno	139, 140	139, 141

这个列表案出了许多最近的研究，旨在治疗视网膜退化、视网膜发育异常和视网膜新生血管的动物模型。其中的一些研究已经进行了人体临床试验，并列出了这些参考文献

AAV. 重组腺相关病毒载体；ACHM. 色盲；AD. 常染色体显性；AR. 常染色体隐性；CD. 锥体营养不良；CNV. 脉络膜新生血管；CRD. 锥体营养不良；EIAV. 马传染性贫血病毒；IM. 肌肉内；IV. 玻璃体内；LCA. Leber 先天性黑矇；Lenti. 重组慢病毒载体；NP. 未发表；NXNL1. 核氧化还原素样 1；P-O. 眼周；POD. 眼部输送肽；Ret NV. 视网膜新生血管；RP. 视网膜色素变性；SR. 视网膜下；STGD1. 隐性 Stargardt 病；VEGF. 血管内皮生长因子；XL.X 连锁，不包括自杀在治疗青光眼或视神经疾病的策略

小组已经重建了祖先的 AAV 作为一种方法来产生新的基因治疗载体[28, 29]。

最初基于人类免疫缺陷病毒（慢病毒载体）的载体在动物模型中被证明是安全的，目前正在对其在人类中的安全性进行测试（表 36-2）。自那以后，许多研究小组根据在非人类物种中发现的病毒（如马慢病毒）生成了载体[30, 31]。慢病毒给药后，转基因表达稳定，因为这些载体介导了与宿主染色体的整合（表 36-1）。慢病毒载体在视网膜下注射后有效靶向 RPE 细胞，在未分化的视网膜中，也靶向神经祖细胞。因此，它们被用于证明 RPE 疾病的动物模型的有效性，如 LCA-RPE65 或由 PDE6B 突变引起的常染色体隐性遗传（AR）视网膜色素变性（RP）（表 36-2）[32]。慢病毒载体也很有吸引力，因为它们可以携带高达 7.5kb 的相对较大的货物（表 36-1）。特异性修饰也允许慢病毒载体靶向成熟的光感受器[23, 33]。由于慢病毒载体是整合载体，人们担心插入突变的可能性。迄今为止，在动物模型中视网膜给药后还没有这种影响的报道。

（四）经手术药物传递 Surgical Delivery

除了经玻璃体腔注射（至少在小鼠中）后能有效穿透视网膜的工程化 AAV，AAV7m8 外[26]，目前用于视网膜基因治疗的病毒载体在组织界面上的扩散能力非常有限。虽然经扁平部注射玻璃体内给药可能足以转导视网膜和葡萄膜束的细胞，但这种简单的方法不足以治疗外层视网膜和 RPE。在解剖上大眼睛的动物中，如犬和灵长类动物，病毒载体必须与光感受器细胞和 RPE 细胞直接接触，才能成功转导。在这种情况下，基因治疗药物需要被送到视网膜下间隙。

有几种方法可以实现视网膜下传递。首先，全身给药后，扩散可能发生在脉络膜毛细血管和视网膜色素上皮层。然而，这还没有被观察到，并且有几个理论上的缺点，包括由于更大的分布体积需要增加剂量，以及将非靶组织暴露于免疫原性和潜在毒性的病毒载体或转基因产物。视网膜下间隙的输送可以通过经脉络膜入路实现。这需要通过脉络膜毛细血管层进行操作，该层缺乏视网膜血管中存在的扩散屏障。由于系统性脉管系统暴露增加，免疫

原性物质在该区域的存在可能是不可取的。此外，使用这种手术方法对注射过程进行可视化是有问题的，因为通常很难通过几个中间组织层来监测注射装置的位置。

大多数研究者采用了经玻璃体、经视网膜的方法对大动物眼进行视网膜下注射。这种方法具有一些实际和理论上的优点。首先，有丰富的经验，三切口平坦部玻璃体切除术为人类视网膜手术。这种方法可以在整个过程中直接显示视网膜，并对注射进行实时监测。视网膜下注射器械已被开发用于其他视网膜下应用。为了控制视网膜下小泡或处理潜在的并发症，可以在平坦部入路中进行其他操作，如液气交换和激光光凝。

当通过小的视网膜切开术进行视网膜下注射时，视网膜脱离或"小泡"升高（图 36-1）。大部分（如果不是全部）注入的物质滞留在外层视网膜和 RPE 之间，形成局部视网膜脱离。从视网膜切开处流回玻璃体的物质可以忽略不计，事实证明，最初小泡的大小在形成后并没有改变。一旦小泡形成，视网膜下间隙和玻璃体之间的压差明显很小，尤其是当巩膜切口闭合时。此外，用于视网膜下注射的小规格套管似乎是自封闭的，特别是当存在气体填充物或成形的玻璃体时。

由视网膜下注射引起的小泡往往不会超出最初注射的边界，给药制剂的分布体积是有限的，特别是与玻璃体腔内注射或全身给药相比。小泡中所含化合物的浓度仍然很高，甚至可能随着 RPE 细胞从用于稀释药剂的载体中提取游离水而增加。以这种方式限制分布的体积既可以提高药物递送效率，又可以通过限制药物扩散来减少局部和全身毒性。原发性视网膜下脱离的位置在大多数物种（包括人类）变平后都无法确定其原来的位置，不过有时会有色素沉降物勾勒出气泡最依赖的边界[18, 34]。（注药后数年，犬的脉络膜层视网膜上出现小泡的位置通常是可见的，但这是由于注射过程中脉络膜层的反射率发生了变化；图 36-1。）

由于视网膜下注射采用平坦部入路时，RPE 和 Bruch 膜通常不会受到侵犯，因此通过高血管性脉络膜循环进一步防止抗原全身暴露。此外，由于注射套管的放置是在直接可视化的情况下进行的，因

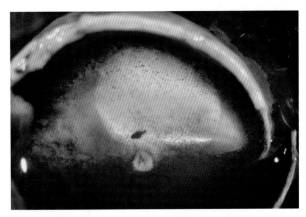

▲ 图 36-1 基因治疗载体的视网膜下注射导致"小泡"，其位置通常在注射后数年在狗视网膜中可见，这是由于下面脉络膜层反射特性的改变。在人类视网膜上没有观察到这种变化

此视网膜血管的破坏很小。因此，当以这种方式进行视网膜下给药时，血-眼屏障的完整性保持完好。此外，当抗原物质被输送到视网膜下间隙时，还存在免疫区隔化。限制暴露于该区域可能不仅会导致眼内传递时明显的特征性免疫特权行为，而且，当传递局限于视网膜下间隙时，由于免疫异常反应可诱导抗原性耐受[35, 36]。视网膜下间隙的这种独特性质在生物制剂的递送和基因治疗中具有重要意义，特别是对病毒抗原和外源性转基因产品的抗体 / 免疫反应的发展可能限制治疗的有效性。

虽然在人类临床试验中已经描述了几种视网膜下注射基因治疗剂的方法，但其基本要素是相似的。所有手术操作均采用标准的三切口玻璃体切除术和器械。在所有情况下，都会进行中轴部玻璃体切除术，并使用小口径套管进行视网膜下注射。视网膜下出血的自发吸收是允许发生的，无须激光或后视网膜切开后的填塞。

迄今为止在人类中进行基因转移的不同研究者在手术方法上的主要差异包括[15, 18, 34, 37-39]：①围术期使用全身皮质激素治疗；②视网膜下注射前切除后皮质玻璃体；③注射后放置气体（气泡）。在全身使用皮质类固醇方面，似乎没有明显的疗效差异。值得注意的是，所有的研究都使用局部和眼周皮质类固醇来抑制外科炎症。

费城儿童医院（CHOP）Ⅰ期、Ⅱ期和Ⅲ期 LCA2 基因治疗试验和宾夕法尼亚大学（UPenn）一期 /CHOP Ⅰ期无脉络膜症试验的手术方案明确规定了后玻璃体的切除[18, 34]。在许多情况下，尽管参与 LCA2 试验的受试者年龄较小，但已经存在完全的后玻璃体脱离。这并不出乎意料，因为玻璃体异常，包括碎片或后部分离的存在，是视网膜变性眼的特征。在没有 PVD 的情况下，后皮质玻璃体与主动吸力相结合，玻璃体表面轻轻分离，形成完整的 PVD，表现为胶质环（Weiss 环）与视神经乳头分离。一旦证实存在 PVD，就应尽可能彻底地清除活动的玻璃体，特别注意清除活动性巩膜切口部位附近的玻璃体凝胶。这样做既可以避免仪器进出眼内引起的玻璃体视网膜牵引，也可以防止玻璃体牵引导致 39 号（或更小）视网膜下注射套管的尖端弯曲。大多数研究者建议，如果黄斑区出现视网膜前膜，则应将其剥除，以防止对注射套管的干扰，并避免因膜收缩而导致的黄斑裂孔等后期并发症。

在视网膜下注射之前，输液压力降低，以适应注射所增加的额外眼内容积。在注射过程中，从输液管附近取出玻璃体凝胶可使输液回流，尽管少量液体可能会在其他巩膜切口处的活动器械周围逸出。

当将针剂注入后极或黄斑时，套管尖端通常位于视盘黄斑束附近。即使在视网膜退行性变晚期的眼睛中，这一区域的视网膜厚度通常足以成功放置套管尖端并将其注入视网膜下间隙。套管尖端的位置应避免直接损伤视网膜小动脉。UPenn/CHOP 协议规定，注射部位离中心凹中心至少 3mm，以避免液体以瘘管样方式直接进入中央黄斑而导致中心凹裂开。此外，在中心凹上方放置一个全氟辛烷液体小气泡，以抵消 CHOP LCA2 试验中视网膜下注射过程中产生的流体动力，从而支撑这一解剖上易受损伤的区域（图 36-2）。相比之下，直接在中心凹下注射显然是必要的，以治疗像无脉络膜症（choroideremia，CHM）这样的疾病，其中剩余的活组织在黄斑中心区。典型地，在萎缩和完整的视网膜边缘的区域被选为视网膜下套管的入口位置。

视网膜下注射分两步进行。首先，套管的位置要使视网膜在顶端缩进。当套管插入血管附近时，血管可以作为一个标志，在它从下面通过时，可以看到尖端。当视网膜被套管覆盖时，有时会观察到

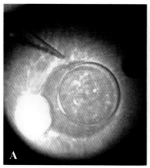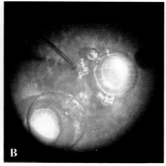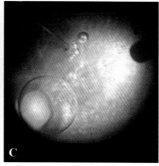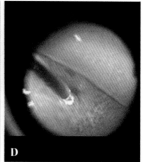

▲ 图 36-2 保护中心凹的视网膜下注射

A. 视网膜下注射套管位于视网膜上，全氟已经在中心凹上分层了；B. 注射开始，一些小气泡最初是从套管中推出（位于视网膜下间隙）；C. 气泡扩大；D. 套管已去除，全氟化合物正在去除。可见气泡的下缘

脉络膜的变白。这表明在 RPE 上施加了显著的向下的力，需要避免套管尖端的进一步推进。这时，外科医师指导助手注射少量的基因治疗剂。如果在试验注射过程中出现小气泡，则注射剩余的材料。如果在试验注射过程中没有产生气泡，则重新定位套管尖端并重复该顺序，直到产生气泡为止。如果在黄斑附近的视网膜下间隙中放置 0.15ml 或以上的体积，就会形成一个平滑的穹顶状视网膜脱离，它通常包括延伸到主要血管拱廊外的后极颞侧。如上所述，注射部位为自密封，未观察到注射材料回流。

用间接检眼镜检查视网膜。在液体 - 空气交换之前对任何发现的视网膜裂孔进行视网膜固定治疗。如果注射部位出现出血，闭合巩膜切口可提高眼压，直至止血。

CHOP/UPenn 协议规定进行液 - 气交换，小心避免通过为视网膜下注射而建立的视网膜切开引流。空气交换的主要目的是将视网膜下注射区分开，使载体不与前葡萄膜结构接触，并保持视网膜 - 视网膜色素上皮区的中心。55% 的兑换率就足够了。在需要改变气泡位置的情况下，可以进行更完整的空气交换。然后，气泡中的视网膜下液体以重力辅助的方式迁移到视网膜最依赖的区域。头部的定位是在术后时期开始的，目的是使视网膜色素上皮治疗的所需区域处于最依赖的位置。如果观察到视网膜下注射的任何回流，完全换气也有助于填塞后极部视网膜切开的部位。

与其他手术适应证相比，视网膜下注射在视网膜基因治疗中的一个特点是，视网膜下液体，即基因治疗剂，在液 - 气交换时没有排空，视网膜变平。

这样做是为了最大限度地延长暴露于视网膜下注射的时间，这是不必要的，例如，在视网膜下出血或黄斑移位后。事实上，视网膜下注射产生视网膜脱离本身就是一个与可能的视网膜毒性有关的问题。幸运的是，根据实验室和临床数据，生理溶液注射造成的急性视网膜脱离的损伤程度似乎很小。小于 0.45ml 的容量的吸收通常在 24h 内发生 [15-18, 34, 40, 41]。在 CHOP 试验中，在注射后 6h 内观察到 0.3ml 液体的吸收。Bainbridge 等报道 [37]，使用两步注射技术进行视网膜下注射后 24 小时以上的较长时间的脱离，其中将载体注射到首先用生理溶液升高的滤泡中。再附着所需的较长时间可能是由于注射量大，即 1.0ml [37]。

黄斑裂孔的发展是一种并发症，似乎是视网膜下注射过程中不可避免的。虽然黄斑裂孔的形成在脉络膜新生血管的视网膜下手术中已被描述过，但这通常发生在 CNV 在与上覆视网膜粘连的情况下被提取时。在 LCA2 的 I 期 CHOP 试验中，一名患者的黄斑裂孔不是在手术操作期间出现的，而是在术后几天形成的。虽然最终在眼科镜下观察到的缺损是特发性黄斑裂孔的典型表现，几个关键的差异被注意到。首先，在全层厚度缺损形成之前，光相干断层成像显示了内层板层变薄 [18]。此外，在裂孔形成过程中或裂孔形成后，视网膜内水肿或囊样黄斑水肿从未出现。最后，在孔形成之前或之后，视网膜下液囊腔始终不明显。在没有炎症、血管病变或急性组织损伤的情况下，黄斑裂孔不太可能是由药物毒性引起的。板层缺损的出现使人联想到 ERM 挛缩所致的假性黄斑裂孔。由于 ERM 在术前已被确认，并且在手术中切除了后皮质玻璃体，因此认为手术引起的对原有 ERM 收缩是黄斑裂孔形成的最可能原因。第二个患者在视网膜下注射时发现中心凹裂开，液体直接从套管经中心凹经瘘管样通道流出[34]。这种现象在非人灵长类动物视网膜下注射过程中很少发生[42]。中心凹裂开的发生可能是由中心凹附近注射的强烈水动力应力引起的。本病例中不存在 ERM。空气填塞和面朝下体位导致该诱导孔在几天内完全愈合。由于制订了一个方案修改，规定了与注射中心凹的最小距离，并在注射前使用全氟化碳液体，因此术中没有发生中心凹裂开。此外，在黄斑中心接受视网膜下注射的 CHM 患者中，没有报道中心凹并发症[43]。后一项发现表明，在形成视网膜下小泡后可能发生的中心凹改变实际上可能是疾病特异性的，当剩余组织厚度相对正常时，发生这种改变的可能性较[34]。

二、视网膜基因治疗史 History of Retinal Gene Therapy

（一）临床前研究：不同载体的视网膜转导特性 Preclinical Studies: Retinal Transduction Characteristics of Different Vectors

最初的动物基因转移研究通常评估"报告基因"的传递的安全性和稳定性，这些基因的蛋白质产物活性可以通过组织化学 / 免疫组化测量或生物测定进行无创性或组织样本中的评估。一个流行的报告基因编码增强型绿色荧光蛋白（EGFP），这是一种生物发光的细胞内蛋白，通常由 Aequorea victoria 水母产生。EGFP 的吸收 / 荧光特性与临床上用于测量眼部血管完整性的荧光素非常相似，荧光素在。因此，EGFP 可以使用临床上用于测量荧光素的相同仪器 / 光学仪器进行测量（图 36-3）。唯一的区别是，EGFP 的荧光不是瞬间的（如荧光素血管造影），因为细胞内的 EGFP 不会随着时间的推移而消失。

（二）不同载体的评价 Evaluation of Different Vectors

在小型和大型动物中的许多研究都依赖于载

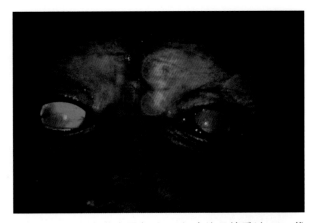

▲ 图 36-3 绿色荧光蛋白（GFP）在这只接受过 1E11 载体基因组（vg）AAV2/8 视网膜下注射的非人灵长类动物中，用检眼镜蓝光照射可见。巨细胞病毒 EGFP 在它的右眼。左眼接受视网膜下注射同样的物质，但剂量比右眼低 2 个对数单位[44]

体介导的报告基因传递来阐明一种载体与另一种载体的特性[21-23, 44]。转导特性受剂量和动物（或发育阶段）的影响。在胎鼠中，可以将载体传递给视网膜祖细胞，并在成年后通过观察注射时哪些类型的感光细胞正在"出生"从而进行"生日研究"[45, 46]。这导致了一种逆转 LCA-rpe65 小鼠子宫内失明的方法[47]。迄今为止发表的大多数研究涉及出生后传输。传导特性取决于手术入路和剂量。玻璃体腔注射特定的重组病毒可导致神经节细胞和（或）Müller 胶质细胞的转导。例如，玻璃体腔注射 AAV2 可导致从小鼠到狗再到人类的神经节细胞转导（以及在视神经、视交叉和大脑中的表达），而玻璃体腔注射 AAV5 则不能[48, 49]。除 AAV7m8 外，玻璃体腔注射重组病毒载体通常不会导致外层视网膜或 RPE 的光感受器传导（表 36-1）[7, 16, 17, 22, 26]。

大多数载体即使在低剂量下也能有效靶向 RPE 细胞（表 36-1）。随着剂量的增加和载体的不同，光感受器和 Müller 细胞也可以被转导（图 36-4）[44]。不同物种间的细胞转导特性也可能不同。一个非常活跃的研究领域继续涉及 AAV 衣壳的工程，以扩大其载货能力和增强其转导特性[23, 50, 51]。

（三）概念验证研究 Proof-of-Concept Studies

随着人类和动物遗传性视网膜退行性变分子遗传学基础的研究进展，以及用于将转基因传递到不同视网膜细胞类型的重组病毒载体的开发，合乎逻

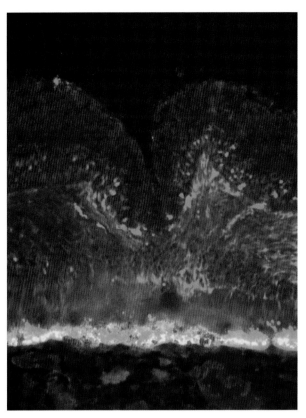

▲ 图 36-4　从猴视网膜下注射 1E11 vg AAV2 的黄斑组织切片
巨细胞病毒。EGFP。这表明绿色荧光蛋白在视网膜色素上皮细
胞中表达增强，在光感受器（包括内节段、外核层和外丛层）中
表达减弱。偶尔也有表达 EGFP 的内层视网膜细胞。细胞核标记
为蓝色，背景荧光显示为红色

辑的下一步是确定如何利用这些信息来纠正疾病。
基因扩增策略，即基因的野生型拷贝被传递，现在
已经在十几种不同条件下的动物模型中被成功地测
试（表 36-2）。动物模型条件包括 AR RP、常染色
体显性遗传（AD）RP、LCA、视锥 – 视杆细胞营
养不良、黄斑营养不良、眼皮肤白化病、Leber 遗
传性视神经病变（LHON）、X 连锁视网膜劈裂症
（XLRS）、黏液多糖病Ⅵ、AR-Stargardt 病、无脉络
膜症及在 Bardet-Biedl 和 Usher 综合征等中发现的
RP（表 36-2）[3, 8, 14, 16, 17, 24, 25, 32, 33, 30, 52–89]。基因增强疗
法也被用于恢复红绿色盲的非人灵长类动物模型的
功能（表 36-2）[90]。影响视网膜基因扩增成功的细
节有很多，包括选择合适的载体（见上文），以及
何时何地传递载体。各种研究中使用的结果测量包
括生理学分析，如视网膜电图、瞳孔光反射和视动
反应的评估、视觉行为（能够游过水迷宫或选择明
亮或黑暗区域，并在色盲猴模型中识别特定颜色的

能力）[90]、组织学（包括适当转基因蛋白表达的免
疫组化显示）。

由于毒性获得性功能突变 [91–99]，旨在挽救疾病
的策略也取得了成功。这种策略必然比基因扩增策
略更复杂。研究得最好的干预功能基因缺陷的例子
包括在 AD RP 中发现的视紫红质突变。这种缺陷
导致异常的细胞运输及功能特性的改变。内源性突
变基因的有害影响可以通过基因敲除或敲除 / 基因
扩增策略最小化。突变信使核糖核酸（mRNA）可
以被特异性靶向，使野生型 mRNA（内源性或通
过基因扩增传递）保持完整。通过使用核酶、RNA
干扰（RNAi）、传递 microRNA 和使用锌指核酸酶
（表 36-2A），已经成功地实现了敲除。

基因治疗策略也被成功地用于靶向特定的基
因 / 蛋白质，这些基因 / 蛋白质可能不是疾病的主
要原因，但已知参与下游途径。一个例子涉及血管
内皮生长因子通路的操作与眼部新生血管的形成有
关（表 36-2A）。

一些研究小组已经评估了通过导入编码可溶性
诱饵 VEGF 受体 s-FLT 的基因来改善新生血管的可
能性 [100–105]。这种方法已成功应用于视网膜和 CNV
的动物模型。这些研究导致了两个不同的 Ⅰ 期人类
临床试验，以测试 AAV2-sFLT 载体在 CNV 患者眼
内给药的安全性和有效性（表 36-2A）。

有一些基因治疗策略可以使用，但这些策略对
致病基因没有特异性，并可能应用于多种疾病。一
种用于评估治疗 RP 的"通用"策略发展的方法是
使用生长或神经营养因子或激素来维持病变光感受
器的健康（表 36-2B）。由于生长因子蛋白的半衰期
很短（有些甚至短到几秒），通过基因治疗的方法
产生持续的供应是很有吸引力的。生长因子可能被
用来维持这些细胞的健康，直到一种疾病特异性载
体被开发出来。或者，这些因素可以作为鸡尾酒的
一部分 [106]。近年来引起关注的一组额外的因素包
括能够防止氧化应激的分子。在动物模型中，通过
直接病毒基因转移，检测了多种不同生长因子的保
护作用，包括脑源性神经营养因子、碱性成纤维细
胞生长因子、睫状神经营养因子（CNTF）、胶质细
胞源性神经营养因子、色素上皮源性因子（PEDF）
和 X 连锁凋亡抑制剂（表 36-2B）[4, 106–122]。尽管在

一些动物模型中，CNTF 在改善结构的同时，在高剂量下也显示出降低视网膜功能的作用，但大多数的 CNTF 对结构和功能上都有所改善[114, 117, 123]。通过使用封装 CNTF 转染细胞的装置（封装细胞治疗）持续输送 CNTF，在动物和人类中均导致结构改善而无不良功能影响（在某些情况下，功能改善）（表 36-2B）[112, 124-129]。封装的细胞治疗方法需要将含有由细胞占据的网格的胶囊放入玻璃体中，并用 CNTF 编码质粒转染。另一种神经营养因子是视杆源性神经营养因子（RdCVF，其基因称为 NXNL1）因其在动物模型中拯救视锥细胞而引起了人们的极大兴趣[130]。NXNL1 的选择性剪接导致 RdCVF 的两个亚型，并且这两个亚型似乎具有不同的保护特性。这种长的异构体似乎可以防止高氧，而短的异构体似乎通过刺激有氧糖酵解来保护视锥不发生退行性变[131, 132]。对所有这些生长 / 神经营养因子治疗结果的评估显示，对于大多数这些因子，疗效取决于它们在视网膜中的表达。有趣的是，促红细胞生成素也可以通过基因治疗介导的传递，在某些动物模型中延缓视网膜变性，但这只有在眼外传递时才有效（肌肉，表 36-2B）[110]。最后，有许多因素似乎减少活性氧和由此产生的氧化应激，并且这些也是治疗视网膜变性的"通用"候选物。这些因素包括转录因子 Nrf2 和 PGC1A，其调节涉及氧化应激途径的基因网络和超氧化物歧化酶 2（SOD2）或过氧化氢酶，分解氧化剂的酶[111]。

使用一种通用的基因治疗策略将视力带到光感受器细胞丢失或严重受损的视网膜的方法也在研究中。这些包括将最初从单细胞生物中分离出来的光敏通道输送到内层视网膜神经元或其他病变的视锥光感受器细胞。编码通道视紫红质 -2（ChRd）的基因最初在莱茵衣藻（Chlamydomonas reinhardtii）中鉴定，已被传递到双极细胞或神经节细胞。最初在嗜盐细菌中鉴定的嗜盐视紫红质（NpHR）已被传递到病变视锥光感受器（表 36-2B）。然而，与哺乳动物视蛋白不同，这些光激活蛋白直接形成离子通道，在光刺激下在单个分子中极化（NpHR）或去极化（ChRd）。其他研究小组已经开发出合成的光遗传分子，包括光门控兴奋性哺乳动物离子通道光门控离子型谷氨酸受体（LiGluR）。第二

代 LiGluR 最近在老鼠和狗身上进行了测试。有了所有这些分子，光基因治疗使先前对光不敏感的动物对光做出反应，如视网膜 / 视觉行为所判断的那样[51, 133-138]。

三、视网膜基因治疗试验的现状：人类临床试验中评估视网膜疾病 Current Status of Retinal Gene Therapy Trials: Retinal Diseases Evaluated in Human Clinical Trials

（一）已完成但已中止的研究 Studies That Were Completed, but Discontinued

1. 视网膜母细胞瘤 Retinoblastoma

基因治疗已经被用于治疗眼部的肿瘤细胞，其最终目的是避免对幼儿进行眼球摘除（然后进行化疗和放射治疗）。如果使用基因疗法来减轻肿瘤负担，这将允许更多的控制。这种方法可能会避免患者的毁容和视力丧失。Hurwitz 及其同事在体内用含有单纯疱疹胸腺嘧啶激酶基因的腺病毒载体转染小鼠视网膜母细胞瘤，然后用前药更昔洛韦治疗（表 36-2B）[139-140]。与未经治疗的对照组相比，这导致 70% 的动物可检测肿瘤完全消融，无进展生存期显著延长。研究进入临床试验阶段：7 例玻璃体肿瘤消退，1 例治疗 38 个月后仍无活动性玻璃体肿瘤[139, 141]。

2. 使用 AdPEDF 的 CNV CNV Using AdPEDF

Campochiaro 及其同事对晚期新生血管年龄相关性黄斑变性患者进行了一项 I 期临床试验[142]。在这项剂量递增研究中，将携带人 PEDF（AdPEDF.11）的血清型 5（Ad5）、E1、部分 E3、E4 缺失的腺病毒载体注入 28 个个体的一只眼睛（表 36-2B）。PEDF 是一种内源性蛋白，具有较强的抗血管生成活性。它还具有抗凋亡活性。最高剂量无严重不良反应或剂量限制性毒性反应。有证据表明，注射剂量大于 10E8 粒单位的 AdPEDF.11 可导致抗血管生成活性持续数月。

3. 包裹细胞疗法 Encapsulated Cell Therapy

Sieving 等对 10 名视网膜变性患者进行了一项通过包裹细胞疗法（见上文）输送 CNFE 的 I 期研究[129]。植入物在 6 个月后取出。除 1 例手术相关

脉络膜脱离外，传输是安全的。其中三个人的视力有所提高。随后进行的第二阶段研究结果表明，经 CNTF 治疗眼的外层视网膜层增厚，根据自适应光学扫描激光检眼镜的判断，视锥细胞的间距和密度增加[128]。一项多中心、剂量范围 Ⅱ 期研究的结果对一些患有地图样萎缩的受试者进行了跟踪研究显示，植入物减缓了视力下降的进程[125]。在最近的一项研究中，由于 CNGB3 突变而导致的色盲个体在 CNGB3 突变狗身上发现了有希望的结果后，被测试 CNTF 包裹细胞治疗的效果[126]。尽管受试者报告治疗眼的视觉功能有了有益的改变，但没有发现客观可测量的视锥功能增强[127]。

（二）正在进行的研究 Studies in Progress

1. 基因增强治疗 Leber 先天性黑矇 Gene Augmentation Therapy for Leber Congenital Amaurosis

2007 年，三个不同的临床试验几乎同时启动，涉及 RPE65 突变导致 LCA 的基因增强治疗。LCA-RPE65 的疾病是由于 RPE65kDa（RPE65）蛋白在 RPE 中缺乏功能。RPE65 是一种异构化水解酶，能分解视紫红质酯，从而产生 11- 顺式视网膜，即产生视紫红质的发色团[143]。三项研究中的每一项都使用一种 AAV 血清型 2 载体，将野生型人 RPE65 cDNA 在一只眼的视网膜下传递给视网膜色素上皮细胞，但研究在剂量、纳入标准、启动子类型、注射位置和结果测量方面有所不同。这三个试验的早期报告显示了高度的安全性，并通过增加光敏感度、改善视力和视野、改善瞳孔光反射和提高活动性来判断疗效[18, 37, 144]。

CHOP 小组报道了 Ⅰ / Ⅱ 期研究的全套结果，结果表明，AAV 不仅传输安全，而且 12 名 8—45 岁的临床试验受试者中的每一名都显示了视网膜和视觉功能改善的证据，这是由几种不同的测试范式中的任何一种来判断的[34]。研究中的孩子们表现出了特别大的进步，他们现在能够读书和运动了[15]。老年人也有功能增强的迹象，但毫不奇怪（因为这是一种退行性疾病），与年轻人相比视力下降。一项后续研究报告了前三名受试者对侧眼 AAV 的再治疗结果：没有炎症，再给药也没有安全性问题，而且有证据显示有益处[145]。这些 Ⅰ / Ⅱ 期研究的安全性和有效性数据促使 CHOP 启动了 Ⅲ 期临床试验。第三阶段的研究已经完成，初步结果显示主要终点（多亮度移动性测试）和次要终点都有显著改善（http://ir.sparktx.com/phoenix.zhtml？ c=253900&p=IROLNewsArticle&ID=2211949）。全套结果在 2017 年由美国食品药品管理局（FDA）进行审查。这可能导致美国第一个被批准的基因治疗，也是全世界第一个被批准的视网膜疾病基因治疗。

第二个 Ⅰ 期（单眼）研究的结果集最近被报道，这些结果是互补的，但没有描述任何年龄相关的治疗效果[146]。作者还描述了 16 名受试者中的 3 名的视网膜敏感度测试，显示出视网膜和视觉功能的明显改善，但作者认为视网膜注射区存在局部视网膜敏感度，尽管敏感度仍明显高于基线水平[147]。2007 年启动的第三期 Ⅰ 期（单眼）研究的一组结果于 2015 年发表，作者总结说，在疾病的早期阶段使用更有效的 RPE65 在未来将非常重要[148]。

另外两个关于 LCA-RPE65 的临床试验是几年前开始的（www.clinical trials.gov），但都没有提供结果（除了一名患者的一份报告）[15]。

2. CNV 和 AAV-sFLT　CNV and AAV-sFLT

湿性 AMD 是目前正在考虑作为一个目标发展的基因治疗。在这种疾病中，由于血管渗漏，人们可能一夜之间失明。抗血管内皮生长因子治疗已被证明是有效的治疗新生血管性 AMD。抗血管内皮生长因子疗法的缺点是必须经常对其进行再治疗，结果是医师负担过重，患者必须经常返回接受玻璃体腔注射。很明显，需要在眼睛中长期产生 VEGF 诱饵，这种稳定的产品可以通过一次性注射来实现。干扰血管内皮生长因子促血管生成活性的策略是将携带可溶性血管内皮生长因子受体（sFLT）的 AAV 的玻璃体腔内给药。该策略目前正在 AMD 患者的两个不同剂量递增研究中进行测试（表 36-2A）。一项 Ⅱ a 阶段研究（由 Avalanche 生物技术公司进行）的最新结果表明，基于眼科和系统安全性，试验化合物 AVA-101 达到了 12 个月的主要终点。与对照组相比，AVA-101 还显示出最佳矫正视力（BCVA）的改善，并且在应答率方面有积极的趋势（视力稳定，很少进行抢救性注射；http://investors.avalanche biotech.com/）。

3. CNV 和慢病毒介导的血管抑素和内皮抑素的释放 CNV and Lentivirus-Mediated Delivery of Angiostatin and Endostatin

另一个正在湿性 AMD 临床试验中测试的策略是视网膜下给药 RetinoStat，这是一种慢病毒载体血管抑素和内皮抑素[30, 149]。血管抑素和内皮抑素都有很强的抗血管生成作用。

4. X 连锁青少年视网膜劈裂症（XLRS）的基因增强治疗 Gene Augmentation Therapy for X-Linked Juvenile Retinoschisis (XLRS)

RS1 基因的突变导致视网膜蛋白、视网膜裂素（retinoschisin）功能异常。缺乏视网膜劈裂素会导致视网膜层分裂，导致视力丧失。啮齿动物模型的研究表明，正常拷贝的 RS1 cDNA 可以改善视网膜结构和功能[82-85]。美国国立卫生研究院国家眼科研究所正在进行一项评估成人 XLRS 患者玻璃体腔内注射 AAV2.RS1 的安全性和有效性的临床试验。

5. 无脉络膜症的基因增强治疗（choroideremia，CHM） Gene Augmentation Therapy for Choroideremia (CHM)

两个不同的 I/II 期试验正在进行，以测试视网膜下递送的携带野生型人类 CHM cDNA 的 AAV2 的安全性和有效性。这两项研究都招收了 18 岁及以上的受影响男性（www.clinicaltrials.gov）。CHM 基因扩增试验的最终目的不同于 LCA2 试验。CHM 患者早期视力很好，而 LCA2 患者视力较差。视网膜退行性变在 CHM 中以周边到中心的方式进行，在疾病晚期在周边留下很少的存活细胞。中央视力是最后一个保持完整的。基因增强疗法要求有活细胞存在（即使功能失调），以便有机会受益。因此在 CHM 的晚期，挽救外周视力的希望很小。因此，CHM 的目标是保持中心视力（并阻止疾病的进一步发展）。最终，有可能治疗一个患有 CHM 的男孩的整个视网膜，并预防任何疾病症状。

6. 基因增强治疗 Leber 遗传性视神经病变 Gene Augmentation Therapy for Leber Hereditary Optic Neuropathy (LHON)

两个不同的 I/II 期试验正在进行中，另外一个试验计划测试玻璃体腔注射的 AAV2 的安全性和有效性，AAV2 携带一个合成的核 DNA，编码与 LHON 有关的三个 NADH 脱氢酶线粒体基因之一，即 ND4 基因。LHON 是由视网膜神经节细胞线粒体缺陷引起的，通过玻璃体腔注射 AAV2 可有效地转导这些细胞。线粒体疾病固有的一个挑战，比如 LHON 中的那些疾病，是线粒体 DNA 编码定位于这个细胞器的蛋白质。由于病毒将基因传递到细胞核，一个挑战是如何进行干预，将基因 / 蛋白质靶向线粒体。一种解决方案是将正确的基因传递到细胞核，但要用线粒体靶向序列标记它，这是一种引导细胞将蛋白质穿梭到线粒体的信号。这一方法被用于开发概念验证数据，以支持两个不同组针对 G11778A ND4 突变进行的临床试验[150, 151]。有趣的是，啮齿动物模型是通过注射 DNA（随后是电穿孔）或编码突变 G11788A 人类 ND4 cDNA 的 AAV 产生的[150, 151]。第二次注射允许异源表达的野生型 ND4 改善由 G11778A 线粒体 DNA 诱导的表型。第三组由 G.Farrar 博士指导，通过给动物一种抑制线粒体 DNA 编码的复合 I 蛋白的药物来建立疾病模型[152]。这个团队通过从酵母 ND11 中传递一个基因来测试一种新的干预 LHON 的策略，ND11 编码一种功能类似哺乳动物复合体 I 的蛋白质。这种治疗性蛋白质补偿了啮齿动物线粒体中功能失调的复合体 I[152]。合成的线粒体靶向序列或酵母源性蛋白是否会导致灵长类动物视网膜的有害免疫反应尚不清楚。其他挑战包括，大多数受影响的人在第一眼视力丧失之前，最初并不知道自己受到影响，而且很难预测第二眼视力何时会丧失，尽管延迟通常只有几个月。因此，LHON 基因治疗的当前目标之一是开发一种合理的策略，以防止在第一只眼出现症状后第二只眼的视力丧失。

四、将视网膜基因从基础转化到临床的前景与挑战 Promises and Challenges of Bringing Retinal Gene Transfer From Bench to Bedside

（一）安全性 / 有效性 / 稳定性问题 Safety/Efficacy/Stability Issues

大量的研究表明视网膜基因转移是安全有效的。第一个人类基因增强治疗研究涉及 LCA-RPE65

的成功 [15, 18, 34, 37, 144, 147, 148, 153]，为治疗其他形式的遗传性视网膜变性疾病提供了基因治疗方法的基础。LCA-RPE65 可能是最容易研究的靶点，因为它是缓慢进行的，是由一个基因引起的，其 cDNA 适合于有限的 AAV 载量，并且是由 RPE 细胞的缺陷引起的。后者使用 AAV 向量来确定目标。在使用类似方法预测其他疾病的靶点时，我们面临以下挑战。

①并非所有的转基因盒都适合 AAV 载体的载货范围（表 36-1）。正在进行的研究旨在修饰 AAV 衣壳，使其能够携带更大的货物，或者在多个 AAV 中传递大转基因的不同部分，以便在感染发生后，货物在目标细胞中重组并导致产生全长治疗性蛋白质。将大的转基因盒包装成 rAAV 的替代策略包括递送编码截短但功能性蛋白质的 cDNA，或通过"反式剪接"方法分段递送 cDNA。对于后一种方法，利用一个工程内含子将 cDNA 分成两个单独的 rAAV 载体，以介导细胞内两个 cDNA 片段的剪接。这种方法的可行性已在小鼠视网膜的活体实验中得到证实 [154]。利用 CRISPR/CAS 新的基因编辑技术，也有可能纠正这种疾病的特定来源 [155]。然而，这种方法存在潜在的"脱靶"效应，可能会导致额外的功能紊乱甚至致癌 [156]。

②光感受器（不是 RPE 细胞）是许多视网膜退行性疾病的主要病变细胞，AAV2 或大多数慢病毒对这些细胞的靶向性没有那么高（表 36-1）。幸运的是，现在有许多杂交载体可以有效地靶向这些细胞，这项工作还在继续（图 36-4，见上文）。此外，其中一些导致转基因表达量比 AAV2 少 10 倍 [44]。对衣壳、外壳和表面蛋白的额外修饰将继续提供改进的工具包，用以有效地将这些大基因传递给光感受器和其他视网膜细胞类型。

③有些疾病进展很快，在细胞死亡前确保基因的传递将面临挑战。在某些情况下（如在疾病中涉及在发育早期表达的基因突变），最理想的结果可能需要在婴儿早期，甚至是产前传输。在这些情况下，除了需要在生命早期识别疾病外，除了风险与收益比率之外，还需要考虑一些困难的伦理问题。

④存在着巨大的经济挑战。对于许多潜在的疾病靶点，很少有患者被确定。尽管多年来进行基因分型的成本已经大大降低，但仍然很昂贵。有可能建立广泛的基因筛查计划，以确定每个视网膜变性患者的致病基因，但谁来为此买单？另一个挑战是缺乏合适的动物模型。设计啮齿动物模型是可能的，但是这同样是昂贵和耗时的。此外，啮齿动物模型并不能反映灵长类动物（人类视网膜）的一些独特问题，例如黄斑的存在。有可能在动物模型不可用或不相关的细胞模型中进行概念验证研究，然后在视力正常的动物中进行安全性研究。Vasireddy 等成功地使用了这种策略 [89]。最后，建立和运行临床试验的成本将限制可测试的治疗方法的数量。然而，一旦第一种基因治疗试剂在美国或欧洲被指定为 FDA 批准的药物，开发额外药物的监管（以及财政）负担可能会减轻。例如，一个特定矢量的发展数据可以用来支持另一个矢量的发展。

⑤基因疗法不会对每一种视网膜疾病都有效。有些疾病的转导效率和（或）基因表达水平将是至关重要的。过多或过少的试剂输送都将是无效的，甚至可能是有毒的。对特定载体 / 基因产物的免疫反应也可能限制疗效。最近在视网膜基因治疗方面的成功令人兴奋，但我们有很多要了解的安全限制，不仅在基因类型、传递途径和剂量方面，而且在再给药方面。

（二）人类临床试验的结果指标 Outcome Measures in Human Clinical Trials

在眼科适应证药物的开发中，已经使用或接受了许多结果指标（视力、视野、色觉和无视觉视网膜面积）。然而，除了视力，在 FDA 的说法中没有公认的"有临床意义（clinically meaningful）"的改善水平。对于视力来说，ETDRS 眼图上的 15 个字母或 3 行对应 0.3 logMAR 或 50% 改善的先例已经被认为有临床意义。对于一些正在考虑用基因治疗的疾病，个体可能只有光感视觉，因此 ETDRS 图表是不相关的。此外，还有许多疾病，如无脉络膜症，在患者因夜盲症而严重致残和因视野丧失而合法失明后很长一段时间，视力仍保持完好。此外，成人使用的终点可能不适用于儿童，因为他们不具备参与研究程序的注意力广度或认知能力。一些终点可能没有足够的灵敏度来检测临床状态的变化。虽然有人认为，当视野中多个点的结果符合特定标准时，视野检查的改善可以被认为是有临床意义的，但由于眼球震颤而无法固定的个体（如 LCA 患者或视锥 – 视杆细胞营养不良患者）无法准确完成此项检查。因此，有必要进行相关性分析，为临床有意义的结果提供替代指标，从而扩展和验证其他疗效结果指标，例如针对特定目标人群的瞳孔测量（图 36-5）。

（三）机会之窗 Window of Opportunity

为了获得对任何视网膜疾病的最大治疗效果，重要的是在适当的时间范围内传递转基因。对于退行性疾病，只有当靶细胞仍然存在时，基因增强治疗才有效。例如，RP 基因增强策略只有在光感受器仍然存在的情况下才有效（即使它们功能失调）。

还有一个问题是，目标是扭转失明，还是仅仅是防止疾病恶化（即保持现状）。对于由 RPE65 突变引起的 LCA 等疾病，存在一种可以修复的生化缺陷，从而允许先前功能正常的光感受器对光做出反应。然而，在 AR Stargardt 疾病中，由于疾病相

关的维甲酸循环的毒性副产物的累积，可能存在毒性。正常版本的 Stargardt 基因 ABCA4 的传递可能会阻止其他有毒副产物积累，但不会清除那些已经积累的部分。在其他疾病中，基因突变可能影响光感受器细胞的结构成分，从而影响视网膜的发育，并在生命早期阻止形成视觉。在这种情况下疾病会引发，因此必须在生命早期纠正（它具有发育成分的时候）。此外，如果视网膜在生命中被"矫正"得太晚，个体将因弱视而无法从视力中获益，这是一个很大的风险。如果在生命早期就形成了视力，这可能不是一个重要的问题（见下文）。

（四）视觉系统的可塑性 Plasticity of the Visual System

近 40% 的人脑参与视觉加工和感知[157]。在所有的感觉系统中，视觉为人脑提供的信息最多。实验室和临床研究都表明，早期失明会导致大脑结构和功能的改变。由于发育性或视网膜退行性疾病，早期视觉通路的严重损害可能限制视觉皮质神经元的反应性。因此，虽然基因治疗对一些早发性视网膜退行性疾病可能有助于挽救视网膜功能，但未必能让视力恢复。然而，最近一项对儿童和年轻人的功能磁共振成像研究结果显示，对于在 CHOP 试验中接受过 LCA-RPE65 突变基因治疗的儿童和年轻人，视网膜皮质通路恢复的限制尚不明确。Ashtari 及其同事对这些患者进行了一项功能磁共振成像研究[158]，以研究长期视觉剥夺后，视网膜特定区域基因治疗后大脑皮质对功能恢复的反应。这项研究只使用微弱的光刺激，因为众所周知，年轻的 LCA-RPE65 患者在明亮的环境下能够看到并具有一定功能（尽管很差）。分别对每个患者进行功能分析，以说明每个受试者的疾病阶段和治疗区域。未经治疗的眼作为每个受试者的内部对照。结果表明，即使在长时间（年龄最大的患者长达 35 年）视觉剥夺（图 36-6）之后，视觉皮质也会对视觉输入做出反应[158]。视网膜的治疗也导致大脑中相应的视神经束髓鞘形成[159]。这些可塑性数据为利用基因疗法复苏视网膜（及其他可能的感觉器官）和视觉皮质提供了希望，即使在长期的视觉剥夺之后。

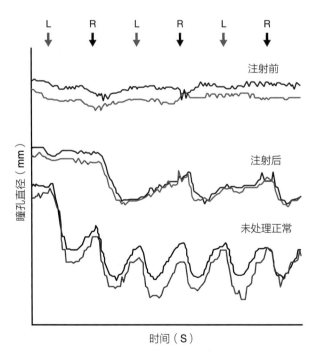

▲ 图 36-5 单侧视网膜下注射 AAV2-hRPE65v2 后瞳孔光反射改善的情况

注射前，受试者的两眼对光的反应最小。注射后，在（治疗）右眼（而不是未治疗的左眼）被照亮后，瞳孔反应活跃。这就出现了一个相对的传入性瞳孔缺陷，但这反映了矫正治疗眼的缺陷。比较显示的是正常视力个体的瞳孔光反射

受试者 1 受试者 2

右眼 左眼 右眼 左眼

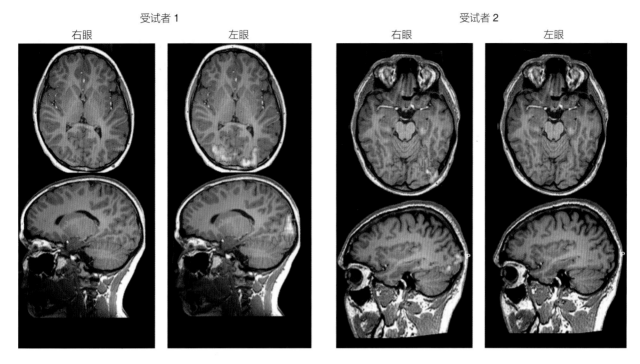

▲ 图 36-6 由 RPE65 突变引起的 Leber 先天性黑矇患者的视觉皮质对注射 AAV2-hRPE65v2 部位预测的视觉刺激做出反应

大脑皮质的激活在刺激被注射眼而不是未被注射眼之后被意识到。受试者 1 左眼接受了黄斑的注射，受试者 2 右眼接受了视网膜的颞上注射（引自 Ashtari M，Cyckowski LL，Monroe JF，et al. The human visual cortex responds to gene therapy-mediated recovery of retinal function. J Clin Invest 2011；121：2160–8）

（五）基因分型问题 Genotyping Issues

在过去的 20 年里，超过 238 种不同的基因被鉴定出来，一旦发生突变时，就会导致视网膜疾病（http://www.sph.uth.tmc.edu/RetNet）。遗传性视网膜疾病的分子诊断是为了提供一个明确的疾病诊断，并能够为患者提供预后信息及遗传咨询。随着视网膜疾病基因治疗的发展，基因分型变得越来越重要，因为患者想知道他们是否有资格参加某些试验。此外，基因型 / 表型数据在其他临床试验的前期规划中也变得非常重要。这些信息对于确定干预的最佳年龄、选择适当的结果指标及预测在适当的基因治疗干预后表型改善所需的时间是非常有价值的。

虽然基因检测已经变得越来越普遍，但仍然没有一个常规的、标准化的测试。由于等位基因和遗传异质性，基因检测面临着巨大的技术和经济挑战，而且我们仍然不知道导致大量疾病的基因。因此，只有少数患者知道他们的基因缺陷。为获得基因诊断而采取何种途径的决定通常由经济问题（包括保险范围）指导。良好的表型分析可以大大缩短鉴别诊断表中可疑基因的列表。因此，对遗传性疾病进行视网膜基因治疗的其他试验的启动，以及确定致病基因和测序成本效益策略的发展，将继续改变视网膜变性和其他患者的临床检查。

（六）治疗还是治愈 A Treatment Versus a Cure

在各种临床试验中，基因治疗是否能永久改善视网膜和视觉功能一直是并将继续评估的问题之一。对 LCA2 进行人类临床试验的两个组报告的结果显示，视网膜和视觉功能的改善是长期的（目前为 3～6 年）[20, 145, 153]，尽管其中一个小组报道了 15 名受试者中的 3 名，并且发现 3 年后视网膜和视觉功能有了大的改善，随后缓慢下降[147]。在这项研究中，即使视网膜敏感度下降，但在 6 年的时间点，视网膜敏感度仍明显高于基线水平。一期临床试验中，使用不同剂量的 AAV 收集的数据会随着时间的推移而复杂化，这些变量包括变性的阶段、注射的 AAV 的体积、注射的视网膜面积、并发症、受试者的年龄、手术细节、所用的结果测量类型等，应该能够确定干预的最佳参数，并确定是否可能治愈。同时，即使视网膜敏感度多年来缓慢下降，这些改善对患有这些原本无法治疗的疾病的受试者可能是有意义的（另见 http://www.medscape.com/viewarticle/844151#vpú2）。通过对视网膜其他部分的再给药，可能进一步提高疗效，但是在对人类进行试验之前，这些策略的安全性需要在动物模型中进行试验。

（七）逆转"死亡"视网膜失明的一般策略 Generic Strategies for Reversing Blindness in "Dead" Retinas

视网膜基因治疗的一个主要挑战是，谁将支付产生和验证临床载体、进行临床前安全性研究、筛选相关基因缺陷的潜在临床试验候选者、进行适当监管的费用，以及支付临床试验本身的费用——特别是如果可能开发出超过 230 种不同的基因治疗产品（每种产品针对不同的视网膜基因）？涉及特定基因治疗概念的研究通常可以由传统的资助机制——政府补助基金、私人基金会所覆盖。然而，要为成本更高的临床试验寻找资金要困难得多。从一种方法得到的安全数据，然后应用到另一种方法中，可能为产品开发的某些部分提供捷径，但单是经济方面的挑战是巨大的。

正是因为这个原因，治疗视网膜疾病的通用策略才具有吸引力。如上所述，长期以来人们对使用生长因子或神经营养因子来维持视网膜的健康感兴趣（表 36-2 B）。在许多疾病中，稳定疾病进展将具有临床意义。在"死亡"视网膜中，利用"光基因疗法"利用剩余的电路提供一些有用的视觉可能是可行的。与此相关的技术挑战有很多，包括需要对分子进行工程设计，以使其适用于典型的室内照明参数。这种方法也有潜在的生物学挑战。哺乳动物的视网膜会将内层视网膜细胞产生的视基因（藻类或细菌）蛋白质识别为外来蛋白吗？尽管如此，能够为那些没有临床意义的视力的人提供有意义的视力是非常令人兴奋的，并可能为数百万患有终末期视网膜或黄斑变性的患者带来希望。

五、结论 Conclusion

视网膜基因治疗的现状 State of the Art of Retinal Gene Therapy

在开发视网膜基因治疗的概念验证和发展临床试验开始的几种方法的概念验证数据方面已经取得了巨大的进展。在西方世界，第一种基因治疗产品被批准用于人类使用的时间可能不长，这可能是一种用于视网膜的产品。早期的成功可能会促进其他视网膜疾病靶点基因治疗的发展。随着基因工程载体的迅速发展，对视网膜疾病遗传学理解的迅速进步和手术操作的精细化，这一领域的前景前所未有。随着眼部基因治疗的不断成功，也许有一天，基因疗法可以用于治疗目前无法治疗的致盲性疾病。

干细胞与细胞治疗
Stem Cells and Cellular Therapy

Teisha J. Rowland　　Martin Friedlander　　David R. Hinton　　David M. Gamm　　Dennis O. Clegg　　著

一、干细胞治疗视网膜疾病 Stem Cells as Therapeutics to Treat Retinal Disease

没有什么比用干细胞重建受损视网膜的可能性更能吸引视力受损患者或眼科医师的想象力了。由于许多视网膜神经和血管生成性疾病进展缓慢，如果在疾病早期进行此类治疗，则有可能使用干细胞衍生的"替代细胞（replacement cell）"来防止视力丧失。干细胞被定义为能够自我更新（产生更多干细胞）并分化为（成为）专门的、更成熟的细胞类型的细胞。本章将探讨的三种主要干细胞类型是人类胚胎干细胞（hESC）、人类诱导的多能干细胞（hiPSC）和成体干细胞，它们是治疗视网膜疾病的潜在疗法。hESC 来源于早期胚胎，特别是囊胚，具有多潜能，这意味着它们可以分化为人体内所有成熟的细胞类型，包括视网膜细胞类型。hiPSC 也是多能干细胞，使其在外观和行为上与 hESC 相似，但 hiPSC 可以从成人体细胞组织中获得，这使得在自体替代组织治疗眼部疾病和其他疾病时，能够产生患者特异性多能干细胞。许多不同亚型的成体干细胞已经被鉴定和分离出来。这些成体干细胞可能代表了它们所在的特定组织中的一个祖细胞池，并可能提供细胞来维持这些组织以及修复损伤或应激后的组织细胞。总的来说，现在已经描述了几个干细胞群体，每个群体对于不同疾病的治疗可能都有相对的益处[1]。读者参考第 128 章(移植前沿)以进一步讨论视网膜祖细胞和成人移植疗法的临床应用。

二、定义 Definitions

干细胞一般可分为从早期胚胎细胞群［即胚胎干细胞（ESC）］中分离的干细胞和从成体组织（即成体干细胞）中分离的干细胞。（根据行为相似性，hiPSC 通常与 ESC 组合在一起。）ESC 通常是从囊胚中分离出来的，囊胚处于发育的早期胚胎阶段，具有多潜能，这意味着它们有能力分化成成人身体的任何成熟细胞类型（在适当条件下培养）[2]。成体干细胞通常以静止、未分化的状态存在于成体组织中，在适当的刺激下，它们将分裂并分化为其所在组织的细胞类型；或者，如果受到适当的刺激，分化为其他细胞类型。一个未分化的静止干细胞能产生多种分化的、有丝分裂后的细胞类型的机制是一个活跃的研究领域[3]，对于细胞的大规模基因组分析和转录谱分析发现[4]，不同类型的干细胞有不同程度的"干细胞"或潜能（即它们可以分化成的细胞类型受到限制）[5]。例如，虽然真正的多能干细胞可以产生多种分化细胞类型，但成体干细胞的分化潜能更为有限，通常被认为是"多能干细胞"，这意味着它们通常可以分化为多个成熟细胞类型，但细胞类型的多样性通常局限于一个相互关联的群体。

（一）胚胎干细胞 Embryonic Stem Cells

ESC 来源于早期胚胎的细胞，特别是在囊胚晚期，具有多能性和无限期自我更新的能力。多能

性被定义为分化为属于三个胚层的细胞类型（外胚层、内胚层和中胚层），胚胎发育过程中存在的三种不同的组织类型，以及随后共同组成成体的组织类型。它们的多能性是 ESC 理论上能够成为成人体内任何一种成熟细胞类型的原因。

第一批胚胎干细胞是 1981 年从小鼠囊胚中提取和培养的小鼠胚胎干细胞（mESC）[6, 7]，已成为转基因和敲除小鼠的创建及哺乳动物早期发育研究的重要研究工具（表 37-1）[8]。1995 年，James Thomson 的研究小组首次从恒河猴的囊胚中培养出非人灵长类 ESC。随后[9] 在 1998 年，Thomson 的研究小组也是第一个获得 hESC 的研究小组[10]。人类胚胎干细胞是从晚期人类囊胚产生的，受精后 4～5 天可以发育。此时，胚泡尚未被植入子宫中，由一个由大约 150 个细胞组成的中空球体和三个不同的区域组成：滋养层（胎盘的周围外层，后来形成胎盘）、囊胚腔（胚泡内充满液体的空腔）和内细胞团（也被认为是胚胎母细胞，有可能成为胚胎或胎儿）。hESC 是由取自内部细胞团的细胞产生的，在第 5 天和第 6 天由 20～50 个细胞组成（图 37-1）[11]。2006 年，报道了一种在不破坏胚胎的情况下从单个卵裂球中提取 hESC 的方法[12]。培养人胚胎干细胞的方法通常使用失活的小鼠胚胎成纤维细胞（MEF）的饲养层来促进干细胞的生长和存活，尽管近年来已经向无饲养层和无血清培养方法过渡，后者更适合于在异种无血清培养基中产生细胞（无氙）用于细胞移植治疗的条件[8]。

表 37-1 胚胎干细胞时间线

1981 年	首次获得小鼠 ESC
1995 年	灵长类 ESC 分离培养
1998 年	人 ESC 分离培养
2007 年	分化成人细胞重编程为 ESC 样细胞（iPSC）
2009 年	FDA 批准的首个脊髓损伤人类 ESC 临床试验
2010 年	FDA 批准 Stargardt 病 I / II 期临床试验
2011 年	FDA 批准 I / II 期临床试验治疗晚期干性年龄相关性黄斑变性

ESC. 胚胎干细胞；FDA. 美国食品药品管理局；iPSC. 诱导多能干细胞

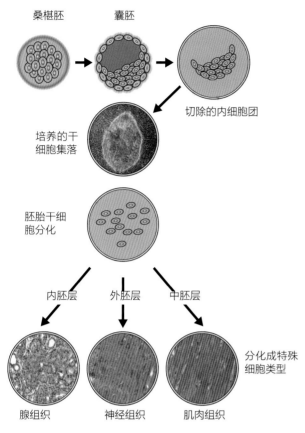

桑椹胚　囊胚

切除的内细胞团

培养的干
细胞集落

胚胎干
细胞分化

内胚层　外胚层　中胚层

分化成特殊
细胞类型

腺组织　神经组织　肌肉组织

▲ 图 37-1　人胚胎干细胞的培养及其向内胚层、外胚层和中胚层的分化

美国国立卫生研究院（NIH）已经制订了指导方针，以制订政策和程序，根据这些政策和程序，将资助基于 hESC 的研究，以确保 NIH 赞助的这一领域的研究在道德上负责任，在科学上有价值，并按照适用法律进行。这些指南是根据第 13505 号行政命令制订的，于 2009 年 3 月 9 日发布，并于 2009 年 7 月 7 日生效。截至 2016 年 9 月，有 369 个 hESC 系符合 NIH 支持研究的使用条件，列在 NIH 人类胚胎干细胞登记处（http://stemcells.NIH.gov/research/Registry/）。美国国家科学院还发布了大量的 hESC 研究伦理行为指南（http://nas-sites.org/stemcells/）。

（二）诱导多能干细胞 Induced Pluripotent Stem Cells

诱导多能干细胞（iPSC）的产生是干细胞生物学领域最重要的进展之一。诱导多能干细胞在外观和功能上与 ESC 相似，但可由成人组织产生。自

1997 年第一只克隆动物（绵羊多莉）诞生和 20 世纪 90 年代末克隆其他几只动物的克隆之后，关于成年体细胞可以成为重组胚胎样细胞的观点在科学界引起了更多的关注，一种技术将体细胞的细胞核插入去核卵细胞，然后将卵细胞植入代孕母亲体内并在代孕母亲体内发育[13]。类似地，iPSC 的建立伴随着这样一个发现：强迫成体细胞（如皮肤角质形成细胞、成纤维细胞或血液中的 T 或 B 细胞）产生关键的 ESC 转录因子可以诱导或重组成体细胞进入多能状态。2006 年，Shinya Yamanaka 的研究小组用小鼠成纤维细胞建立了第一个 iPSC[14]。这些胚胎转录因子的表达是通过用编码这些因子的病毒载体轻导成纤维细胞来完成的。仅仅 1 年之后，Thomson 和山中的团队就独立地应用了同样的原理来产生第一批人类 iPSC（hiPSC，使用人类成纤维细胞）[15, 16]。Yamanaka 使用与小鼠相同的转录因子（Oct-4、Sox2、Klf4 和 c-Myc），而 Thomson 使用不同但重叠的一组因子（Oct-4、Sox2、Nanog 和 Lin28）。自从 hiPSC 诞生以来，研究人员已经找到了利用非整合载体和系统制造 hiPSC 的方法，这些载体和系统在不直接改变细胞基因组的情况下，将关键的重编程蛋白质传递给细胞。hiPSC 的建立可使自体或供体匹配的移植体（即人类白细胞抗原型以确保免疫系统的相容性）的产生用于治疗各种疾病，包括视网膜疾病[14, 17]。下面将更详细地讨论这一点。

（三）成体干细胞 Adult Stem Cells

成人组织含有可作为再生组织来源的干细胞的概念，是我们思考修复老化成人器官系统的正常机制及如何将这些过程应用于再生医学领域的重要进展[18]。尽管成人干细胞（特别是造血干细胞）在"二战"期间首次被用于治疗患者（以接受致死剂量辐射的人骨髓移植的形式）[19]，但这些成人干细胞直到几十年后才被鉴定。今天，虽然有大量关于成人干细胞产生神经、肌肉、血管和造血组织的文献[20–22]，但对视网膜干细胞的研究更为有限。尽管如此，在过去的 10 年里出现了一篇文献，有力地支持了利用祖细胞维持或再生异常视网膜组织的潜力。这些研究描述了四种基本的细胞群，它们可

能含有休眠的祖细胞，在适当的情况下，这些祖细胞可能在治疗视网膜疾病中有治疗应用：①能够产生光感受器和其他视网膜神经元的视网膜干细胞；②能够分化为视网膜神经元的 Müller 胶质干细胞；③视网膜色素上皮（RPE）干细胞，不仅可以替代病变的 RPE，还可能被刺激分化为光感受器；④内皮祖细胞（endothelial progenitor cell，EPC）参与视网膜血管形成并发挥神经营养作用。由于有大量关于视网膜干细胞的综述，本节将不在这里详细讨论。Müller 胶质细胞、RPE 干细胞生物学和含有 EPC 的成人骨髓来源 HSC 具有巨大的治疗潜力，下面将详细讨论。

三、视网膜干细胞和 Müller 胶质细胞
Retinal Stem and Müller Glial Cells

在发育生物学的经典研究中，人们早就知道两栖动物和鸡胚的视网膜在损伤后会再生，这种再生能力来源于这些物种的成年视网膜中静止的干细胞[23, 24]。鉴于这种潜在存在于较低的脊椎动物中，已经有许多努力来证明哺乳动物视网膜具有类似的再生能力。对于成人视网膜中存在视网膜干细胞群，在视网膜完全分化后这种细胞群必须保持静止。这使我们更好地了解视网膜发育过程中基因表达的研究，例如采用大规模基因组分析或基因表达序列分析[25]，结合原位杂交[26]，将基因表达在时间和空间上定位到单个视网膜细胞类型[27]，通过提供一种"分子图谱"来帮助寻找成人视网膜祖细胞。这些工作已经成为评估许多基因及其在视网膜细胞发育调控中的潜在作用的起点，因为它们是以有序的方式逐渐打开和关闭的。细胞增殖的调节、各种转录因子和信号分子[28]及周围的微环境都被发现在这一过程中起作用[29]，其提供深入了解哺乳动物视网膜保留一部分祖细胞的假定机制，这些祖细胞理论上可用于再生成人受损组织。不同发育状态下视网膜的转录谱研究[30]和祖细胞群体的体外研究，对于提供必要的信息来分析和确定哪些条件有助于保持静止，哪些条件刺激增殖和随后视网膜祖细胞的分化仍然很重要。

视网膜祖细胞被认为存在于睫状体边缘中，单个色素上皮细胞可从睫状体边缘（而不是中央或

外周色素上皮）分离出来，并在培养中克隆扩增。然而，这些细胞的潜在用途和它们的特性受到了仔细的研究，并在最近的一些优秀评论和书籍章节中进行了广泛的讨论[31-34]。利用胰岛素样生长因子（IGF-1）和视黄酸等因子诱导胚胎干细胞分化[35, 36]，或从胚胎干细胞和 hiPSC 形成自组织的三维视泡样结构，也可产生视网膜神经元表型和视网膜祖细胞的神经上皮样簇。本章后面将进一步详细探讨这种三维结构的发展。

Müller 胶质细胞作为一种内源性细胞来源，在一定条件下具有潜在的转化为祖细胞状态的能力，通常与疾病或损伤有关[33]。在低等脊椎动物（如鸡）中，成年分化的 Müller 胶质细胞可在损伤或外源性添加细胞因子或转录因子做出反应，去分化、增殖和再分化为额外的胶质细胞或神经元[37-39]。众所周知，Müller 胶质细胞在多种视网膜血管和神经退行性疾病中也被激活，并对类似的血管变化做出反应[40, 41]。进一步支持其作为干细胞样细胞的作用的是对发育中的哺乳动物视网膜的分子图谱研究，这些研究显示了小鼠 Müller 胶质细胞和有丝分裂视网膜祖细胞的基因表达谱之间的高度相似性[26]。一项研究已经显著地扩展了这一概念：在存在外源性因素（如视黄酸）或激活内源性基因的情况下，发现在成年哺乳动物视网膜毒性损伤后，Müller 神经胶质细胞表达无长突、水平和感光细胞表型[39]。类似地，Müller 胶质细胞也被证明能够在受损的哺乳动物视网膜中引入神经前转录因子（即 Ascl1）后转分化为视网膜中间神经元[38]。这些研究为哺乳动物视网膜再生提供了新的视角，并为在某些遗传性和获得性视网膜变性疾病中靶向 Müller 胶质细胞提供了潜在的理论基础。我们需要更多的研究来提高我们对哺乳动物 Müller 胶质细胞的发育及其恢复干细胞样状态的能力的理解。

Müller 胶质细胞也可用于视网膜中某些因子的靶向传递。这些是唯一横跨整个神经感觉视网膜的细胞，Müller 细胞突起向前延伸至神经节细胞层，向后延伸至视网膜色素上皮。这些过程与视网膜血管、光感受器和其他视网膜神经元形成密切接触。在外层视网膜新生血管疾病的动物模型中，激活的 Müller 胶质细胞的出现和位置在时间和空间上与视

网膜下新生血管形成和外层视网膜相关神经元变性密切相关[42]。激活的 Müller 细胞靶向腺相关病毒载体含有一个编码神经营养分子的转基因，已被证明在以光感受器变性为特征的血管生成性[43]和神经退行性疾病中靶向外层视网膜。这一策略在临床上可能有助于避免视网膜下注射病毒载体，这一过程可能对已经患病的视网膜产生有害影响。

（一）hESC 和 hiPSC 向光感受器的进化 Differentiation of hESCs and hiPSCs Into Photoreceptors

评估来自多能干细胞的光感受器体内疗效的研究尚处于早期发展阶段。hESC 已分化为视网膜祖细胞，并在体外进一步分化为光感受器样细胞[44, 45]。然而，尽管从人类多能干细胞衍生的 RPE 富集相对简单，但目前还没有从这些干细胞来源中纯化光感受器的等效方案，并且多种视网膜细胞和可能的其他细胞类型的污染是一个重要的关注点[46]。初步分化研究表明，Noggin（BMP 途径的抑制剂）或 Dickkopf（Dkk）-1（Wnt 信号通路的拮抗剂）促进前神经识别，IGF-1 促进视网膜祖细胞的形成[45, 47]。Tom Reh 的实验室报道了从悬浮培养的人胚胎干细胞衍生类胚体的视网膜和光感受器样细胞的分化[44, 48]，将 Noggin、Dkk-1 和 IGF-1 加入贴壁培养的神经元分化培养基中，在分化 21 天后，表达视网膜祖细胞相关转录因子，如 Rx、Otx2、Pax6、Chx10 和 Crx[48]。当进一步培养时，这些细胞形成神经花环，当允许自我聚集时，形成视网膜祖细胞和表达光感受器和 RPE 标记的分化细胞[48]。基因芯片分析显示人胚胎视网膜中表达的基因与 hESC 视网膜细胞之间有很高的相关性[49]。此后，RIKEN 研究所的研究人员报道了用更精确的逐步方法从小鼠和人 ESC 中成功地衍生出视网膜祖细胞和光感受器[50, 51]。最后的步骤包括使用维甲酸和牛磺酸诱导感光细胞分化。通过这种诱导方法，他们发现 hESC 可以在 150 天内分化为同时显示视紫红质和恢复蛋白（recoverin）免疫反应的光感受器[51]。Gamm 实验室随后发现，由于适当的前神经外胚层和蛋白原因子的内源性产生，hESC 和 hiPSC 的视网膜分化也可以通过一个近乎默认的途径发生[45]。

最近，Gamm、Sasai 和 Canto Soler 实验室已经证明，利用 hESC 和 hiPSC 进行的 3D 视网膜培养可以产生光感受器，这些细胞具有典型的电生理特征以及原始的内外节段，并且也具有光反应性[36, 46, 52, 53]，使这种 3D 方法成为从人类多能干细胞中产生光感受器的一种有希望的途径。本章的下一节将进一步探讨这些三维结构。

与 RPE 相比，光感受器移植可能需要整合或改造现有的外核层和建立功能性突触作为替代治疗。相反，在没有真正的突触整合的情况下，为邻近细胞提供神经营养支持可能有一些治疗上的益处。当 hESC 来源的视网膜祖细胞与视网膜变性小鼠（Aipl1$^{-/-}$）的外植体共培养时，它们融合到视网膜中，具有感光细胞的形态学特征，并且对恢复蛋白具有免疫反应。这一发现在细胞与野生型视网膜共培养时很少发现[44]。随后的实验表明，当这些细胞被注射到成年 Crx$^{-/-}$ 小鼠（Leber 先天性黑矇模型）的视网膜下间隙时，hESC 衍生的视网膜细胞分化为光感受器样细胞，其恢复蛋白和视紫红质具有免疫反应，并在移植眼中恢复了具有视网膜电图样信号的光反应[54]。虽然 hESC 衍生的光感受器的整合可能是一个相对罕见的事件，但这些结果表明，原则上 hESC 可作为光感受器替代治疗的细胞来源。由 mESC 产生的视杆祖细胞也被移植到各种小鼠模型中进行了多项研究[55-58]。在所研究的小鼠模型中，移植祖细胞的整合取决于疾病进展和模型中的特定遗传缺陷，尽管即使在某些晚期模型中也可能存在显著的整合[55]。这些细胞的整合也被证明可以导致成熟的外节段感光细胞的发育[56]。特别值得注意的是，在没有残留视杆细胞的严重视网膜色素变性小鼠模型中，祖细胞的移植导致具有成熟视杆细胞和感光外节段的极化外核层恢复视觉功能[57]。利用来源于 hiPSC 的光感受器进行的视网膜整合和功能研究较少。

（二）hESC 和 hiPSC 向三维视网膜组织的分化 Differentiation of hESCs and hiPSCs Into Three-Dimensional Retinal Tissues

2003 年，小鼠胚胎干细胞被证明能够分化为具有晶状体、神经视网膜和 RPE 特性的细胞，形成类似眼睛的结构[59]。后来，在 2008 年，从这些类似眼睛的结构中分离出来的细胞被证明整合到视网膜中，特别是在视网膜损伤后[60]。然后，在 2011 年，研究人员报道了一项引人注目的发现，在添加基底膜成分的情况下生长的小鼠胚胎干细胞聚集体形成空心球，空心球先外翻成囊泡，然后内翻成包含视网膜色素上皮和神经视网膜结构域的三维视杯状结构及分层的视网膜神经组织（图 37-2）[61]。2011 年晚些时候，从 hESC 和 hiPSC 的三维视泡样结构（optic veside like structure，OV）中分离出人视网膜祖细胞群[36]。自从这一发现以来，一些研究已经复制并表征了人类多能干细胞衍生 OV[46, 52, 53]。这些从早期前脑神经球中分离出来的 OV，已经被

证明能够分化为所有的神经元视网膜细胞类型，包括视网膜色素上皮细胞和光感受器[36]。人类 OV 中不同细胞类型产生的时间框架与人类视网膜发生相似，视锥细胞是最早出现的光感受器细胞类型，而视杆细胞在随后大量产生[58]。此外，这些 OV 具有清晰的顶端 - 基底方向和自组织层，类似于在发育中的人类视网膜中发现的组织层，具有产生内神经节层的神经母细胞层、包含视网膜中间神经元的中间层和由光感受器细胞组成的外层[52, 53]。人类 OV 在视网膜疾病研究（如通过建立患者特异性 hiPSC 衍生 OV 细胞作为视网膜模型）和临床应用来再生病变的视网膜方面具有很大的应用潜力。

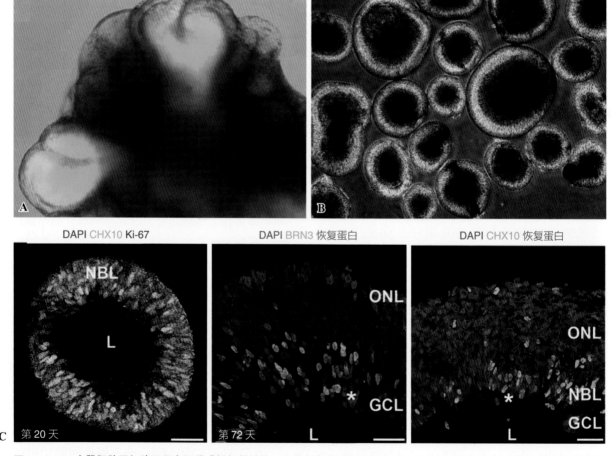

▲ 图 37-2　**A.** 小鼠胚胎干细胞可以自组装成视杯状结构。这些复杂的原始视网膜结构被用来表达绿色荧光蛋白。**B** 和 **C.** 类似地，**hESC** 和 **hiPSC** 可以分化和自组织成视囊泡样结构，如相位对比（**B**）和免疫染色（**C**）图像所示，这些图像揭示随着时间的推移自发组织成原始视网膜样组织的结构

图 A 经许可转载自 The Scientist-Magazine of the Life Sciences. classic.thescientist.com/news/display/58105/ © The Scientist. Panel B © ARVO. From Phillips MJ, Wallace KA, Dickerson SJ, et al. Blood-derived human iPS cells generate optic vesicle-like structures with the capacity to form retinal laminae and develop synapses. Invest Opthalmol Vis Sci 2012；53：2007-2019.

四、RPE 细胞 RPE Cells

RPE 细胞在解剖学上和功能上与视网膜中的邻近细胞有着密切的关系，形成一层由色素沉着的六边形细胞组成的单层，位于上覆的光感受器和下伏的脉络膜毛细血管之间（构成称为 Bruch 膜的细胞外基质层的一部分）。RPE 细胞高度极化，顶端与光感受器外节尖相互作用，基底侧与 Bruch 膜相连[62a]。这种相互依赖性在历史上造成了在确定许多遗传性视网膜退行性变（感光细胞或潜在的视网膜色素上皮细胞）的主要缺陷方面的困难。随着分子遗传学的出现，这种混乱已经减少，但这两种细胞类型之间的相互依赖性仍然存在，而且在视网膜的各种遗传性和获得性退行性疾病中观察到的两种细胞类型往往伴随着退行性变。在这方面，RPE 细胞移植已经被评估其有可能取代病变的 RPE，也有可能提供一种细胞来源，其表型分化可能受到各种细胞因子和营养物质的调控。因此，RPE 细胞系已被开发用于 RPE 细胞移植和作为基于细胞的药物传递平台。

由于 RPE 细胞不能自我更新，人们探索了用多种健康 RPE 细胞来源补充病变 RPE 细胞的方法。在许多黄斑和视网膜退行性疾病中，RPE 萎缩，并伴有光传导细胞机制的功能障碍。受损的 RPE 细胞和相关的萎缩是年龄相关性黄斑变性的特征。在视网膜健康区域、RPE 丰富的个体中进行了有开拓性的手术，将自体黄斑外色素上皮片移位并插入中心凹下方。这些努力与视力改善有关，作为原理的证明，这种细胞片移植是一种潜在的治疗策略[62a]。这种方法的一个限制是细胞来源的可用性，由于具有相同的遗传缺陷，自体外周 RPE 细胞可能不理想。

同种异体成体 RPE 细胞，其中一些已被证明具有干细胞特性，也被用于治疗[62b, 62c]。已开发出从供体眼中扩增成体 RPE 细胞的方法，可用于替换功能失调或死亡的 RPE 细胞。然而，使用成人和胎儿 RPE 的一个限制是它们的扩增能力有限。因此，从潜在的无限干细胞来源获得 RPE 细胞是一个很有吸引力的选择。

（一）基于 RPE 细胞的营养（和其他）因子传递 RPE Cell-Based Delivery of Trophic (and Other) Factors

通过稳定转染一个编码猿猴病毒 40 大 T 抗原的质粒，已经建立了永生化的人类 RPE 细胞系，并且观察到这些转化细胞系表达了体内由功能性 RPE 细胞表达的许多营养因子［源自希腊语"营养（nourishment）"一词］或生长因子[63]。这些细胞被移植到视网膜变性大鼠模型［皇家外科学院（RCS）大鼠］的视网膜下时，视觉功能的丧失减弱[64]，皮质依赖的视觉功能长期保持[65]。这些 RPE 细胞系可以被编码多种营养因子的质粒转染，这些营养因子被证明对光感受器细胞有保护作用[66, 67]，然后被封装到聚合物装置中，允许细胞产物扩散到移植到的组织中。当转化的 RPE 细胞转染一种编码睫状神经营养因子（CNTF）的质粒，直接移植到视网膜变性犬的玻璃体中，可减少视网膜光感受器的变性[68]。虽然已经进行了多项人类的临床试验，使用转染 CNTF 的包裹 RPE 细胞移植治疗不同的视网膜退行性疾病，但这种方法的疗效尚不清楚。接受植入物治疗的视网膜色素变性患者在两项临床试验中均无改善，一些患者的视野敏感度降低，在移除植入物后视野敏感度下降[62a, 69]。相比之下，在一项治疗 AMD 的试验中，视力得到了显著改善[62a, 70]。总的来说，植入利用营养因子的包膜细胞装置可能提供对预防或恢复视网膜退行性疾病提供关键因素。

（二）hESC 和 hiPSC 向 RPE 的分化 Differentiation of hESCs and hiPSCs Into RPE

在过去的 10 年中，有许多方法被报道可以将 hESC 和 hiPSC 分化为视网膜细胞[44, 51, 71-73]。其中一些方法被开发用于将这些干细胞分化为一种视网膜细胞，如 RPE 细胞或光感受器[51, 71-73]，而其他方法则侧重于高效生成视网膜祖细胞[44]。hESC 和 hiPSC 自发分化为 RPE 是从这些多能干细胞中产生 RPE 最简单、最常用的方法[72]。首先允许 hESC 在添加生长因子的 hESC 培养基中过度生长，直到细胞的边界相互接触。然后，在不添加碱性成纤维细胞生长因子的情况下，将培养基改为碱性 hESC 培养基，每隔一天换一次培养基，持续数月，直到 RPE

细胞出现（在培养皿中可见小的着色菌落），然后机械富集（图 37-3）。RPE 细胞也可以从 hESC 和 hiPSC 中通过两阶段诱导法获得：首先使用神经分化培养基在悬浮培养（即胚状体）中将干细胞向神经外胚层方向分化，然后通过细胞培养板上的贴壁培养分化为 RPE 细胞[36]。在这些诱导和分化阶段，RPE 细胞早在 4 周出现，并在 8～10 周内达到足够数量的细胞进行传代培养[72]。烟酰胺和激活素 A（转化生长因子 β 超家族成员）也可用于指导 hESC 诱导 RPE[36, 74]。此外，虽然 RPE 分化方案通常采用 MEF 培养和添加动物源性可溶性因子，但已经努力探索和采用无饲养和无血清培养方法，因为在这种无异种条件下产生的细胞可能更适合用于细胞移植治疗[62a, 75]。RPE 细胞由于其独特的色素沉着、六角形和生长模式，与其他分化细胞相比，可以相对容易地被识别、分离和富集。RPE 贴片既可以通过显微切割从培养物中机械切出，也可以通过酶与培养物分离出来。富集的细胞可以生长到融合、传代，并保留典型的色素沉着和形态（图 37-3）[76]。

（三）hESC 和 hiPSC-RPE 的体外特性研究
Characterization of hESC- and hiPSC-RPE in Vitro

定义人类 RPE 细胞的特征已在第 18 章（视网膜色素上皮细胞生物学）中概述，并对其进行了综述[71]。hESC 和 hiPSC 衍生的 RPE（分别为 hESC-RPE 和 hiPSC-RPE）形成典型的六边形，并在达到融合时变得高度着色（图 37-3B）。当细胞在 Transwell 插入物和其他基质上长时间生长时，细胞可以进一步分化并变得高度极化（图 37-4）[76-78]。极化的 hESC-RPE 显示根尖微绒毛，通过紧密连接，连接在根尖区域，显示根尖分布的 Na^+/K^+-ATP 酶，并具有高的跨上皮阻力[78]。hESC-RPE 表达一系列特征性 RPE 基因，包括视觉周期基因（RPE65、RDH 11、CRALBP）、RPE 膜通道和转运蛋白基因（BEST1、SLC）、色素生物合成和黑色素生物合成基因 [GPR143、TYRP1、多巴色素（dopachrome）互变异构酶基因 DCT、SILV] 及吞噬相关基因（LAMP2、VDP、Mertk、GULP1）[72, 79]。hiPSC-RPE 细胞与 hESC-RPE 细胞表达类似的 RPE 标志物，hESC-RPE 和 hiPSC-RPE 均能发挥 RPE 功能，包括吞噬视杆外节段[72, 79, 80, 81]。然而，转录组学研究揭示了多能干细胞衍生 RPE 与人类天然 RPE 在基因转录方面的显著差异[82]，强调了通过基于代谢组的分析（可以定量测量内源性生化途径的活性）[83-85] 和复杂的体内成像技术（如扫描激光检眼

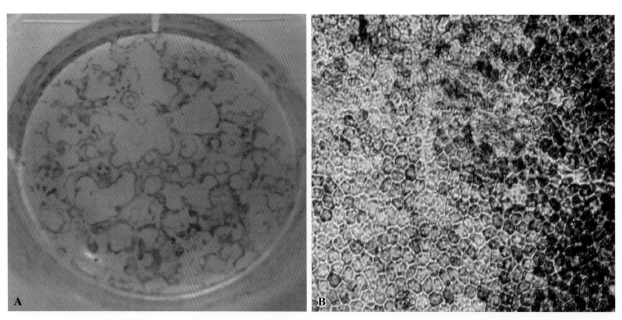

▲ 图 37-3　碱性成纤维细胞生长因子退出后色素性视网膜色素上皮与人胚胎干细胞的自发分化。在左侧（A）的盘中，可见多个色素细胞灶。如右图（B）所示，这些细胞灶可以被采摘、富集并扩展到纯视网膜色素上皮细胞群（图 A 由 Dennis Clegg, PhD, University of California Santa Barbara 提供）

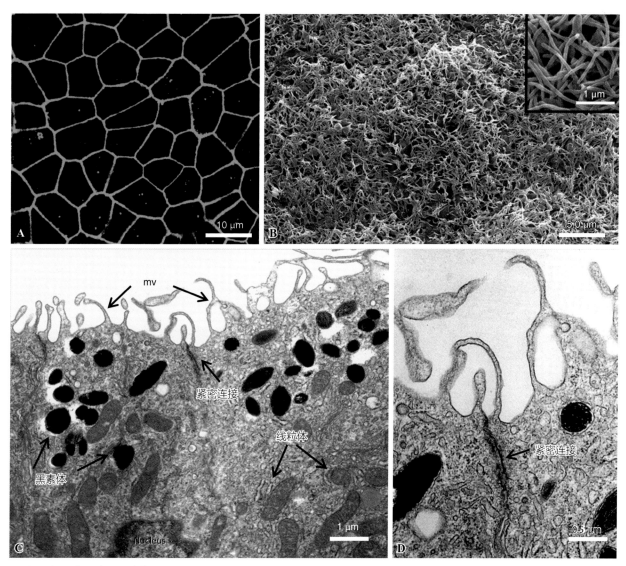

▲ 图 37-4　人胚胎干细胞来源的视网膜色素上皮可分化为极化单层。这些单层显示紧密连接蛋白（ZO-1），如共焦显微镜（**A**）、扫描电镜（**B**）所示的顶端微绒毛、透射电镜（**C** 和 **D**）所示的顶端微绒毛、顶端黑素体和紧密连接。**MV.** 微绒毛

镜、光相干断层扫描）分析转录活性的功能后果的重要性，自适应光学，再加上局部视网膜电图，这将使干细胞治疗的详细评估成为可能。

（四）hESC 和 hiPSC-RPE 的体内疗效 Efficacy of hESC- and hiPSC-RPE in Vivo

评价 hESC-RPE 和 hiPSC-RPE 疗效最常用的模型是 RCS 大鼠。RCS 大鼠的主要缺陷是 RPE，因此该模型提供了评价 RPE 细胞替代治疗有效性的能力。RCS 大鼠在受体酪氨酸激酶基因 Mertk 中有隐性遗传突变，导致脱落的光感受器外节段吞噬功能受损，外节段物质在视网膜下间隙积聚，随后在出生后 20～60 天光感受器继发性变性[86]。

RCS 大鼠、其他模型动物和人体试验中采用的两种主要移植方法是将干细胞衍生的 RPE 细胞悬浮液注入视网膜下间隙，并将细胞作为单层细胞种植在膜上[62a]。通过视网膜下注射 hESC-RPE 细胞悬液，几组研究显示移植的 hESC-RPE 在 RCS 大鼠视网膜下间隙中可重复存活（＞220 天，在一项研究中），并用人类特异性标记物和 RPE 特异性基因（如 RPE65）对这些细胞进行阳性标记[74, 80, 87-89]。这些细胞似乎分散在视网膜下间隙，虽然通常形成细胞团或多层移植物，但在某些情况下，它们排列成明显的单层。细胞呈局灶性视紫红质染色，表

明细胞吞噬感光细胞外节段[74, 88, 89]。移植的 hESC-RPE 与光感受器的组织学和功能恢复有关，通过测量外核层细胞核丢失的延迟，以及治疗眼与未治疗眼相比视网膜电图和视运动反应的保留[74, 87-89]。每项研究都利用免疫抑制（典型的是全身性环孢素，加或不加全身性皮质类固醇）来防止异种移植的免疫排斥反应。尽管视网膜下间隙被认为是免疫特权位点，但这种特权可能在手术或疾病过程中受到损害[90-91]。hiPSC-RPE 细胞悬液也被注射到 RCS 大鼠视网膜下间隙，其体内结果相似：吞噬光感受器外节段，功能上挽救光感受器，维持长期视觉功能[72, 80]。

使用 hESC-RPE 细胞悬液的主要替代方法是将高分化和极化的 RPE 单层片移植到可生物降解或生物稳定的支架上。之所以采用这种方法，是因为 RPE 细胞必须成为一个极化的单层来实现其正常功能，而将这些细胞作为单层植入，应能使它们更好地与宿主光感受器外节段结合，从而改善移植物的功能[77]。研究表明，hESC-RPE 在体外可以被极化，形成紧密的连接，具有高跨上皮阻力和丰富的顶端微绒毛（图 37-4），高度极化的 hESC-RPE 显示色素上皮源性生长因子（一种具有神经营养和抗血管生成活性的因子）的分泌增加[78]。hESC-RPE 具有吞噬光感受器外节段的能力[79]，与非极化培养物相比，极化 hESC-RPE 在体外特异性地显示出对牛视杆细胞外节段的吞噬作用增强[78]。将生长在不可生物降解基质（如 parylene）上的极化 hESC-RPE 植入体内的研究表明，在活体内保留完整的单层，并与宿主光感受器显著整合（图 37-5）[77]。

hESC-RPE 细胞悬液与极化片的相对疗效正在由几个小组进行积极的研究。视网膜下悬液的注射已经被证明可以挽救光感受器并保持视觉功能，尽管有报道称在细胞存活率、放置和形成极化单层方面存在问题和担忧。例如，将 hiPSC-RPE 悬液注入猴子的视网膜下间隙，会产生大量积聚的细胞泡，影响单层的形成。同时，将注射的 hiPSC-RPE 反流入玻璃体可导致严重的增殖性玻璃体视网膜病变[92]。另一方面，一些研究表明，与细胞悬液注射相比，单层移植可以改善光感受器的功能和存活率[80]。例如，当 hiPSC-RPE 片被移植到猴子的视网膜下间隙

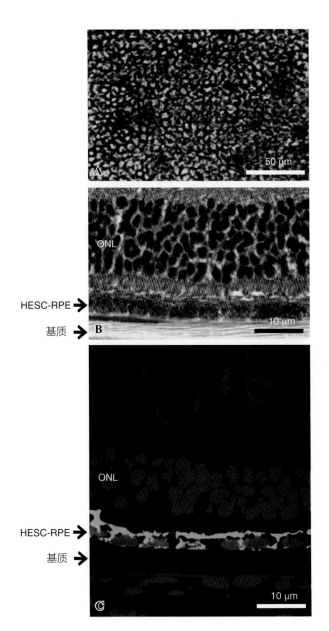

▲ 图 37-5　人胚胎干细胞衍生的视网膜色素上皮可以在不可生物降解的基质上生长并融合和极化

在图 A 中，色素细胞形成完整的单层。带基质的细胞可以植入皇家外科学院大鼠的视网膜下间隙，在那里存活并保护宿主光感受器免受退化。在图 B（HE 染色）中，位于不可生物降解膜上的 HESC-RPE 整合到宿主视网膜中。注意移植的视网膜色素上皮和宿主光感受器细胞外节段（箭）之间的界面。在图 C 中，移植的 HESC-RPE 可使用人类特异性标记 TRA-1-85［免疫荧光显微镜下，人类标记 TRA-1-85 呈绿色，核仁中含有 6'- 二氨基 -2- 苯吲哚盐酸盐（DAPI）呈蓝色］进行鉴定 HESC-RPE. 人胚胎干细胞视网膜色素上皮；ONL. 外层核层

时，发现这些片在植入后仍然保持原位[92]。

当考虑如何最好地传递干细胞和干细胞来源的细胞时，局部组织微环境对转基因植物存活的影

响是一个重要的问题。细胞与细胞外基质间的相互作用对于维持分化细胞类型和确保细胞正常功能的关键。在视网膜和其他组织中的许多研究已经确定了许多因素，这些因素可能是成功植入干细胞衍生的细胞和其他细胞类型的关键，包括心肌细胞、脊髓、和大脑神经元和光感受器[93-96]。

在获得 FDA 批准进行特定临床试验之前，关键的安全性研究是必要的，尽管越来越多的证据表明，植入多能干细胞衍生 RPE 的短期安全性不是一个主要问题[62a]。在良好的生产规范和实验室规范下，使用 hESC-RPE 细胞悬液进行了研究，以确定细胞的核型稳定性、产品中缺乏传染性和不定因子、免疫缺陷小鼠的细胞没有畸胎瘤和（或）肿瘤形成[88]。值得注意的是，G 带核型分析可能没有显示任何明显的异常，而高分辨率 DNA 分析可能显示培养诱导的拷贝数变化和杂合性丧失，这些变化对于细胞治疗的意义尚不清楚[12]。重要的是，在免疫缺陷动物中使用高分化 hESC-RPE 的研究没有发现畸胎瘤形成的证据[74, 87-89]。然而，要实现以干细胞为基础的 AMD 治疗方法的临床应用，还需要进行长期的生存、功能和安全性研究[62a]。

（五）利用 hiPSC 作为 RPE 移植源 Using hiPSCs as a Source of RPE Grafts

尽管 hiPSC 来源的自体移植患者可能不需要免疫抑制治疗来防止移植排斥反应，但在移植中使用 hiPSC-RPE 仍然存在主要的安全问题。hiPSC 的翻译后修饰可能发生在去分化和（或）分化过程中，甚至可能导致自体 hiPSC-RPE 引起免疫反应。然而，对多个 hiPSC 系的研究发现，在移植 hiPSC 衍生细胞（包括 hiPSC-RPE）后，只有微不足道的免疫反应[62a, 92]。也有人担心，移植的 hiPSC 衍生细胞可能因逆转录病毒转导后，可在多个位点随机整合到基因组中的重编程转录因子（如 c-MYC）的重新激活而发生恶性转化[97-101]，尽管这种情况可以通过使用高效、高保真的重编程方法来避免，该方法不会导致重编程因子整合到基因组中。这种非整合的重编程系统——包括 sendai 病毒、游离体（episomal）和 mRNA 转染方法——正变得越来越普遍，并在其他地方进行了全面的审查[102]。此外，

虽然在分化后 hiPSC 和 hESC 衍生细胞上可能保留表观遗传标记［一些与癌症和（或）多能相关］[103]，但 hiPSC 通过保留额外的表观遗传模式而不同于 hESC，这是重编程 hiPSC 的体细胞的典型特征[104]。这些表观遗传残体可能导致细胞发生去分化，或偏离最终的靶细胞类型。为了克服这一问题，人们已经努力修改分化方案并筛选最终的细胞产物[105]，以检测和消除非理想细胞类型的细胞，例如未分化细胞或类似于 hiPSC 体细胞起源的细胞［通过流式细胞术和（或）qRT-PCR］[62a, 106]。

还存在争议的是，hiPSC 来源的自体细胞是否真的适合用于移植治疗具有遗传基础的疾病，如视网膜色素变性，因为这些来源的细胞仍然含有使个体易患该疾病的遗传异常（或异常）。虽然已经确定了几种 AMD 的遗传危险等位基因，但 AMD 的表现年龄即使存在这些危险等位基因也在 55 岁以上[107]。因此，来自 AMD 患者的 hiPSC-RPE 细胞移植有望代表更年轻、可能更健康的 RPE，这些 RPE 自身尚未受到衰老过程的损害。此外，患者来源的 hiPSC 可以通过基因修饰来"修复（fix）"或替换有缺陷的基因，然后分化为所需的 hiPSC-RPE 细胞用于移植[62a]。随着 CRISPR/Cas9 基因编辑技术的快速发展和不断完善，这种方法越来越可行，尽管在不久的将来它可能不是一种实用的方法[108]。结合体细胞重编程和基因校正的新方法为利用自体 hiPSC 治疗的潜在益处提供了一种更具时间效益和成本效益的方法[109]。另外，hiPSC 的纯合 HLA 匹配库的产生可以为治疗提供现成的部分免疫匹配干细胞。

对多个人类 hiPSC 和 hESC 系的详尽比较分析表明，虽然许多 hiPSC 和 hESC 系具有非常相似的转录组学和表观遗传学特征，但其他细胞系具有异质性。观察到的差异是随机分布的，限制了细胞的分化能力[110]。此外，最近的证据表明，在 hiPSC 中，重新编程和选择压力获得快速增殖的细胞系可能会在非随机分布的位点诱导染色体非整倍体，从而进一步限制 hiPSC 的分化能力并促进其致瘤性[111-113]。hiPSC 中的遗传不稳定与较高的传代数相关，因此效率低下且需要多个传代的重编程方法可能增加肿瘤发生的风险[111, 112]。

与创建 hESC-RPE 相比，生成特定于患者的 hiPSC-RPE 需要更多的时间和资源，这对患者和医疗系统来说是一个经济挑战。为了产生患者特异性的 hiPSC，首先必须从患者身上采集细胞样本（通常是皮肤成纤维细胞穿刺活检或逐渐增加的血液样本），并进行培养，然后将体细胞重新编程为 hiPSC，最后对产生的 hiPSC 克隆进行仔细筛选，所有这些都发生在 RPE 分化之前，而 RPE 分化本身就是一个耗时的过程。因此，为了产生任何感兴趣的组织，包括来自 hiPSC 的 RPE，可能需要采用和优化一个或两个特定的重编程协议，以确保该细胞类型的可靠、安全和有效的衍生。

五、成人骨髓来源内皮祖细胞 Adult Bone Marrow-Derived Endothelial Progenitor Cells

新的证据表明，内皮细胞在促进相互作用、自我更新及可能的严重应激细胞的"拯救"中起重要作用，所有这些都发生在周围血管网络中。在工业化国家，导致视力丧失的绝大多数疾病，如 AMD、糖尿病性视网膜病变和新生血管性青光眼，至少部分是由于视网膜或脉络膜血管异常（即黄斑水肿、视网膜和玻璃体积血及纤维血管瘢痕形成）所致。大多数遗传性视网膜退行性变，如视网膜色素变性，表现出血管异常，传统上归因于神经元元素的丢失和伴随的代谢需求减少，导致血管萎缩。局部血管网络和它们所供应的组织之间的"互相干扰（cross-talk）"几乎肯定有助于维持各种器官系统的功能状态[114-116]。众所周知，内皮细胞能提供营养物质，极大地刺激神经干细胞的自我更新和扩大神经分化[117]，这导致了在面对严重的压力，如缺氧或细胞退化时使用内皮祖细胞（EPC）来挽救周围组织的想法。

成人骨髓来源的 EPC，由造血干细胞（HSC）的谱系阴性（Lin-）群体组成[118]，通过对多种信号分子做出反应，从骨髓中动员[119, 120]。这些 EPCs 可以特异性地靶向诱导性眼损伤中的血管生成部位[121]，在那里它们可以结合形成血管，并可能有助于减轻缺血。虽然有强有力的证据支持骨髓含有能够参与多种损伤组织修复的祖细胞这一概念，但对于在成人 HSC 中观察到这种发育可塑性的普遍程度，甚至这些 EPC 是否来源于 HSC；还是事实上来源于 HSC，仍存在重大争议，完全不同的骨髓来源干细胞群。虽然文献中的许多报道表明 HSC 可以分化为除造血细胞以外的多种细胞类型，包括神经元、胶质细胞和肌肉，但这取决于它们的微环境，但祖细胞的确切身份仍然不清楚[122-125]。

骨髓来源的 EPC 的潜在临床应用可分为三大类[21]。首先，如果这些细胞在循环中以缺血部位为靶点，从而有助于病理性新生血管的形成，那么抑制它们的靶点或分化似乎是合理的，从而抑制视网膜和脉络膜新生血管形成中的血管病变。其次，增强它们参与功能性的、减轻缺血的血管生成可能有利于缺血性视网膜病变，如糖尿病。第三，如果内皮祖细胞确实以新生血管为靶点，那么首先可以在体外用编码血管抑制蛋白或血管 / 神经营养蛋白的质粒外转染这些细胞，从而通过一种基于细胞的疗法抑制异常血管生成或增强内皮祖细胞的营养活性。下面将探讨每种方法。

骨髓源性 EPC 的潜在临床应用价值 Potential Clinical Utility of Bone Marrow-Derived EPCs

最近有几个研究小组证明，HSC 含有一个 EPC 池，能够整合到视网膜和脉络膜新生血管的区域。Grant 和同事的研究是第一次直接证明在缺氧刺激的视网膜新生血管形成过程中，全身给予 HSC 可以发挥成血管细胞的作用[126]。在这些研究中，将表达 GFP 的 HSC 静脉注射到接受亚致死性照射（破坏宿主骨髓）的小鼠体内，刺激小鼠视网膜新生血管（通过热激光），发现注射的表达 GFP 的 HSC 有助于新生血管的形成。其他使用相同放射 / 骨髓重建模型的研究表明，循环干细胞也可以促进脉络膜新生血管的形成[127-129]。这项工作表明，循环中未分化 HSC 可以被招募到视网膜或脉络膜新生血管的部位，并与局部内皮细胞的增殖一起促进新血管的生长和发育。Grant 和同事的实验表明，循环细胞可以参与激光刺激的视网膜新生血管形成，在正常情况下，当局部细胞的增殖不受辐射损伤时，循环 HSC 和内源性视网膜血管内皮细胞对新生血管的相对贡献仍是未知的[121]。

如果循环内皮祖细胞有助于缺血性和炎性视网膜病变（如糖尿病视网膜病变和 AMD）的病理性新生血管形成，那么抑制内皮祖细胞靶向这些部位会减少异常血管生成吗？一项研究发现，当 R-cadherin（一种可能参与 HSC 靶向视网膜血管的黏附分子）在玻璃体腔注射前被 HSC 功能性阻断时，细胞并不靶向血管生成部位[130]。然而，HSC "归巢" 所涉及的所有分子信号尚未被识别（尽管 R-cadherin 明显参与其中）。这些信号的识别对于开发 HSC 在治疗性血管生成和定向细胞治疗中的潜在应用具有巨大的益处。其他黏附分子，如整合素，可能在靶向循环内皮祖细胞到异常血管生成部位（如肿瘤血管生成）中发挥作用。如果循环内皮祖细胞确实有助于病理性眼部血管生成，这些分子可能是潜在的治疗靶点。不幸的是，在缺血条件下抑制新生血管可能有助于促进持续缺血：是更好地诱导新生血管为能减轻低氧的功能性血管，还是使内源性血管和神经元更耐低氧损伤？

为了解决这些细胞在缓解低氧和对受损的视网膜血管系统进行血管修复的潜在效用，在新生小鼠

形成视网膜血管时，将 HSC 直接注入它们的眼中（图 37-6）。在这种环境中，这些细胞可以靶向激活的星形胶质细胞，许多眼部血管和退行性疾病的特征，参与新生小鼠正常发育的血管生成和成年小鼠损伤诱导的血管生成[131]。HSC 组分也被发现通过抑制血管生成来 "稳定" 退化的、异常的视网膜血管，当它被设计成表达抗血管生成和挽救退化血管时[131]。更令人惊讶的是，人们还观察到，通过防止血管退行性变，对光感受器本身有营养拯救作用[115]。这表明含有 EPC 的 HSC 组分的自体骨髓移植可能提供超出简单营养的营养效果，为 HSC 治疗各种遗传性视网膜变性，如视网膜色素变性提供了理论依据。

使用 EPC 和其他干细胞作为药物传递载体，有可能以生理意义的剂量选择性和潜在地将药物传递到眼睛后部。因此，基因修饰的自体 EPC 移植到缺血或异常血管化的眼睛中，可以稳定地整合到新的血管中，并在长时间内持续在局部输送治疗分子。

最后，骨髓来源的 EPC 在视网膜退行性变过程中发挥神经营养救援作用，抑制异常血管生成。

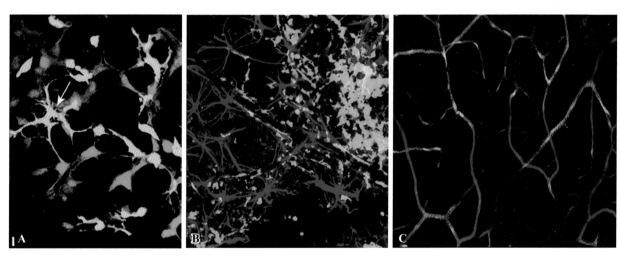

▲ 图 37-6　骨髓来源的内皮祖细胞是视网膜胶质增生的靶点，并与发育中的血管结合形成镶嵌血管

当这些细胞从转基因增强型绿色荧光蛋白（eGFP，黄色）的成年小鼠骨髓中提取并注射到转基因 GFP 胶质纤维酸性蛋白（星形胶质细胞标志物，绿色）的小鼠体内时，干细胞选择性地靶向底层星形胶质细胞（A）。当这些细胞被注射到成年小鼠（B）中时，也会发生这种情况，在图 B 中，针头或激光被用来瘢痕视网膜并刺激局灶性胶质增生（红色），这表明这些细胞（绿色）也可能有助于治疗受伤的成年视网膜。在新生小鼠视网膜（C）注射成人骨髓源性干细胞 2 周后，观察到由干细胞和内源性视网膜血管内皮细胞组成的镶嵌血管（橙黄色）和仅由内源性血管组成的血管（红色）（图片经许可转载自 Otani A，Kinder K，Ewalt K，et al. Bone marrow-derived stem cells target retinal astrocytes and can promote or inhibit retinal angiogenesis.Nat Med 2002；8：1004-10.）

尽管已经确定了 110 多种不同基因的突变与遗传性视网膜变性有关[132-137]，但仍然没有有效的治疗方法来减缓或逆转这些疾病的进展。基因治疗的最新进展已经导致当野生型转基因被传递到具有特定突变的动物的光感受器或 RPE 时，成功逆转小鼠的 rds[138] 和 rd[139] 表型以及狗的 RPE65 表型[140]。钙通道阻滞剂、营养因子和膳食补充剂的潜在用途也得到了探索[138-142]。大多数遗传性视网膜退行性变[143] 伴随着视锥细胞的丧失，视锥细胞是黄斑的主要细胞成分。因此，视锥细胞特异性生存因子已被描述[144]，并可能促进视锥细胞在视网膜变性小鼠模型中的生存。除了上述的血管营养特性外，这些细胞还被报道可防止视网膜血管变性，这与神经元拯救有关（图 37-7）。内核层几乎保持正常，外核层含有光感受器，被挽救的细胞主要是视锥细胞。当使用人骨髓来源的 Lin-HSC 治疗严重联合免疫缺陷小鼠视网膜变性时，也观察到这种拯救作用。对获救和未获救眼睛的大规模基因组分析显示抗凋亡基因显著上调。值得注意的是，注射的（GFP 标记的）骨髓来源的祖细胞在血管内或血管附近都没有观察到。神经营养作用与保存血管系统相关的事实表明，自体骨髓来源的 EPC 可用于治疗视网膜变性疾病，其中异常血管生成是视力丧失的原因。此外，其他报告支持这样一个概念，即组织特异性血管具有超出单纯提供血管"营养"预期的营养作用[114, 116]。对于视网膜变性患者，EPC 的存在可能使血管系统对退化更具抵抗力，同时促进视网膜神经元的存活，有可能减缓退化的速度，以提供更多的视力。

总的来说，成人骨髓来源的干细胞在治疗视网膜血管疾病甚至遗传性视网膜退行性变方面可能有广泛的用途。这些细胞的潜在应用不仅包括作为基于细胞的治疗载体，还可能作为稳定元件用于缺血性视网膜病变中观察到的不稳定的新生血管。事实上，这些细胞将选择性地靶向缺氧驱动的新生血管的部位，如在这些疾病的小鼠模型中所示。虽然目前的视网膜血管疾病治疗主要是基于用血管抑制剂或热激光和非热激光烧灼新血管，但一种新的范式将包括利用这些干细胞靶向、整合和稳定新生血管。

六、利用干细胞治疗视网膜疾病的人类临床试验 Human Clinical Trials Using Stem Cells for the Treatment of Retinal Diseases

近年来，许多研究已提出使用 hESC 和（或）hiPSC 衍生细胞治疗视网膜疾病，如视网膜色素变性、Usher 综合征、AMD 和 Stargardt 病。2009 年，经 FDA 批准，使用 hESC 的人体试验成为现实（表 37-1），用于第一阶段试验（NCT01217008）[62a, 145-147]。本实验将分化为少突胶质细胞祖细胞（GRNOPC1）的 hESC 注入急性、重度脊髓损伤患者的脊髓中。

2010 年 11 月，美国食品药物管理局批准了一项 I 期 / II 期临床试验，采用视网膜下注射 hESC 衍生 RPE 细胞悬液（NCT01345006）治疗 Stargardt 病。然后，在 2011 年 1 月，FDA 批准了一项 I / II 期临床试验（NCT01344993），用 hESC 衍生 RPE（50 000～200 000 个细胞 / 眼）的细胞悬液视网膜下注射治疗晚期干性 AMD。尽管几乎所有患者都明显出现了可能与免疫抑制有关的不良反应，但没有与移植 RPE 组织本身存在不良反应或严重安全问题的证据，包括肿瘤形成或排斥反应。尽管对这些结果提出了不同的解释，但也有人声称对一些研究对象有适度的视觉益处[62a, 148]。

其他一些以干细胞为基础的治疗 AMD 和其他视网膜疾病的临床试验也正在进行中，包括视网膜色素变性、视神经疾病、视网膜静脉阻塞和糖尿病视网膜病变。截至 2015 年初，在世界卫生组织国际临床试验注册平台上注册的仅用于治疗黄斑变性的临床试验至少有 14 项。日本卫生部于 2013 年 7 月批准了一项使用 hiPSC-RPE 片治疗晚期湿性 AMD 患者的临床试验，这是首次批准使用 hiPSC-RPE 治疗 AMD 的临床研究（JPRN-UMIN000011929）。这项试验利用了在胶原基支架上培养的细胞片，该支架在植入前被酶溶解，形成一片没有潜在免疫原性支架的细胞。对于某些符合条件的湿性 AMD 患者，辉瑞 / 伦敦大学学院发起了一项第一阶段临床试验（NCT01691261），以测试 hESC-RPE 片（在聚酯膜上[149]）的安全性和有效性[62a]。这个小组还在同一个脚手架系统上调查 hiPSC-RPE[62a]。为了治

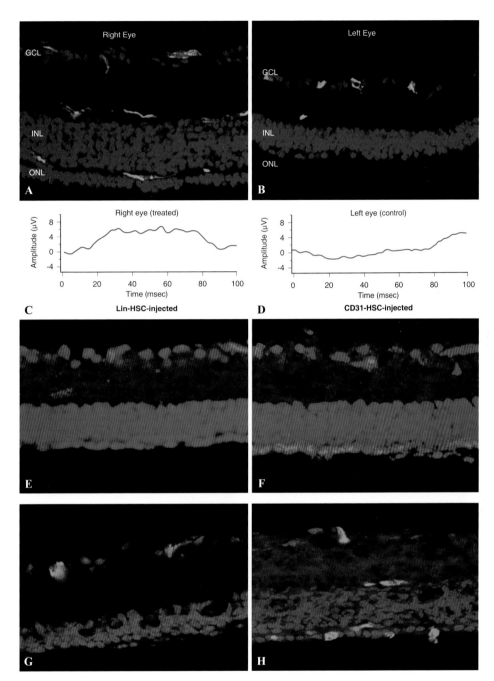

▲ 图 37-7　**Adult bone marrow-derived stem cells rescue degenerating blood vessels and retinal function, and exert a profound neurotrophic rescue effect in a mouse model of retinal degeneration**

(A,B) Representative cases of rescued and nonrescued retinas 2 months after injection. Retinal section of stem cell-injected right eye (A) and control cell-injected left eye (B) of the same animal are shown (green: CD31-stained vasculature, red: 6′-diamidino-2-pheninlindole hydrochloride (DAPI)-stained nuclei). (C,D) Electroretinographic recordings were used to measure the function of stem cell- or control cell-injected retinas from the same eyes shown in panels A and B. (E-H) Rescued outer nuclear layer (ONL) in a mouse model of retinal degeneration (rd1/rd1) following intravitreal injection of adult bone marrow-derived stem cells consists predominantly of cones. Control (CD31 hematopoietic stem cell-injected) eyes are identical to noninjected rd1/rd1 retinas, without any staining for cone (E) or rod (G) opsin. Stem cell-treated contralateral eyes in the same animals have a markedly reduced, but clearly present, ONL that is predominantly comprised of cones, as evidenced by positive immunoreactivity for cone red/green opsin (F). A small number of rods are also observed (H). GCL, ganglion cell layer; INL, inner nuclear layer. (Adapted with permission from Otani A, Kinder K, Ewalt K, et al. Bone marrow-derived stem cells target retinal astrocytes and can promote or inhibit retinal angiogenesis. Nat Med 2002;8:1004–10 and Otani A, Dorrell MI, Kinder K, et al. Rescue of retinal degeneration by intravitreally injected adult bone marrow-derived lineage negative hematopoietic stem cells. J Clin Invest 2004;114:765–74)

疗累及中心凹的地图样萎缩患者，南加州大学眼科研究所发起了一项使用 hESC-RPE 单层植入物（在 Parylene 膜上）的人类 I / IIa 期临床试验。这项试验得到了加州再生医学研究所（CIRM）的资助，是南加州大学研究人员与加州大学圣巴巴拉分校、希望之城和加州理工学院研究人员合作的结果。其他类型的干细胞——包括骨髓来源的干细胞、人脐带组织来源的细胞、人中枢神经干细胞、人胎儿视网膜细胞和脂肪来源的漫步细胞——正在进行治疗视网膜疾病的临床试验。其中许多依赖于旁分泌效应，而不是细胞替代，正如本卷其他部分所讨论的。在目前的临床试验中，患者被置于一个彻底的全身免疫抑制方案，包括术前和术后的免疫调节治疗及口服和局部皮质类固醇[62a, 148, 150, 151]。有关近期和当前临床试验的更详细回顾，请参见 2015 年 Nazari 等的研究[62a]。

七、识别人类干细胞治疗的合法性 Discerning the Legitimacy of a Human Stem Cell Treatment

当患者询问特定的基于人类干细胞的治疗的合法性时，研究这种治疗并解决这种治疗自然伴随的许多问题可能是一个挑战。表 37-2 列出了初步应回答的基本问题，以帮助评估以人类干细胞为基础的治疗的合法性，尽管该列表仅用作进一步研究的起点。欲了解更多信息，国际干细胞研究学会（ISSCR）提供了一些有用的在线资源，包括"干细胞治疗患者手册""干细胞治疗：问什么"和"干细胞研究和临床翻译指南"（http://www.ISSCR.org/）。

八、结语 Concluding Remarks

干细胞在多种人类视网膜疾病治疗中的潜在应用仍然非常令人兴奋，有多种可能的途径。最近开始的临床试验使用来自人类多能干细胞的 RPE 治疗 Stargardt 病和 AMD 患者，是将这项技术应用于临床的第一步，在治疗其他视网膜疾病（包括视神经疾病、视网膜静脉阻塞）时，将继续密切关注这项技术，而糖尿病视网膜病变即将进行临床试验。人类多能干细胞三维视囊泡样结构（OV）的最新进展特别令人感兴趣，因为这些 OV 能够产生多种视网膜细胞类型，并自组织进入人类视网膜中各层细胞。在需要的情况下，hiPSC 可能对生成用于疾病建模或再生治疗的自体、患者特异性视网膜细胞类型特别感兴趣。即使这种干细胞组织重建能够成功完成，重建功能性视觉通路将是一个更大的挑战。显然，预防视网膜变性和血管异常将保护已建立的

表 37-2　识别人类干细胞治疗合法性的初步问题

监督和安全	科学证据	治疗
• 治疗是否为批准的临床试验的一部分？ • 如果治疗是"批准"的，批准机构是官方的吗？例如，是否已获得国家或地区监管机构的批准，如欧洲药品管理局（EMA）、美国 FDA 或日本 PMDA？ • 进行治疗的诊所是否经过认证？ • 进行治疗的诊所和准备细胞的设施有哪些独立监督？ • 是否有独立监督治疗的伦理委员会？	• 哪些同行评审的科学数据支持治疗的有效性？ • 是否有早期临床前或临床试验？ • 早期临床前或临床试验的结果是什么？ • 有多少人已经在诊所成功接受治疗？他们的结果是什么？这些结果发表了吗？	• 治疗是否针对视网膜疾病？ • 治疗的潜在益处是什么？ • 短期和长期治疗的潜在不良反应和风险是什么？ • 诊所将如何处理紧急情况（如严重不良反应）？ • 治疗需要哪些额外的特殊护理或药物？ • 实际程序是如何进行的？ 明确： • 干细胞来源是什么？ • 如何分离和培养干细胞？ • 干细胞如何分化和纯化成最终的细胞类型？ • 视网膜细胞的定位是否正确？ • 执行手术的医师接受的专业培训是什么？ • 如何减轻潜在的免疫反应？

FDA. 美国食品药品管理局；PMDA. 药品和医疗器械管理局
经许可改编自 the International Society for Stem Cell Research from their informational website, "A Closer Look at Stem Cells"（www.closerlookatstemcells.org; accessed October 18, 2015.）

视觉通路，并提供更好的机会来保存视力。在这方面，成人骨髓和新生儿脐带血来源的祖细胞的血管和神经营养救援作用可能提供很大的希望，骨髓来源的 EPC 在视网膜新生血管形成过程中的潜在参与值得进一步研究。在成功识别临床上有用的祖细胞类型、利用这些细胞以及人类多能干细胞优化分化方案以产生目标视网膜细胞类型方面仍然存在挑战，并制订策略，通过手术将健康的视网膜细胞输送并整合到患者视网膜中，以安全地抢救和改善视觉功能。

第38章

眼科纳米医学
Nanomedicine in Ophthalmology

Marco A. Zarbin   James F. Leary   Carlo Montemagno   Robert Ritch   Mark S. Humayun   著

一、概述 Introduction

纳米技术为眼科疾病的诊断和治疗提供了一套重要的新工具。设备的小型化、基于芯片的技术、新型纳米材料和化学组件已经提供了新的工具，有助于在 21 世纪改善医疗保健，并将直接影响眼科学[1-4]。在这一章中，我们回顾了纳米技术和纳米

医学的一般原理以及纳米机器的特性。我们还考虑了纳米技术在眼科的特殊和潜在应用，包括药物、肽和基因传递，成像，微创生理监测，修复术，再生医学，以及外科技术。最后，我们考虑将纳米技术融入眼科学的障碍。这些主题中的每一个都已经过详细的回顾[5-7]。

二、纳米技术与纳米医学的通则 General Principles of Nanotechnology and Nanomedicine

（一）纳米技术 Nanotechnology

纳米技术涉及细胞内结构和分子大小的材料和器件的创造和使用。部署的系统和结构通常小于100nm。［回想一下，一个普通人的身高是 1.6m（16 亿 nm）；红细胞的宽度是 $7\mu m$（7×10^3nm）；脱氧核糖核酸的宽度是 2nm。］通过纳米技术，在信息存储、计算和机械效率方面有着巨大的变革机会。

在信息存储方面，Richard Feynman 被认为是纳米技术领域的创立者，他计算出有可能把《大英百科全书》的 24 卷全部写在一个大头针上[8]。不是简单地将字母蚀刻在针的表面，而是同时使用材料的内部。他计算出，一个人可以将人类在 1959 年 12 月之前积累的所有信息（估计为 1015bit）放入一个 0.127mm（1/200in）宽的材料立方体中，相当于一粒灰尘的大小[8]。今天，通过纳米技术为基础的精密组装的物质，存储密度为 10^{11} 位每平方厘米已被证明，这与 Feynman 的设想非常接近[9]。有效的信息存储对于生物系统的复杂性是至关重要的，因为每个真核细胞存储大量的信息。视网膜色素上皮细胞（RPE）的直径约为 1×10^{-3}cm（4×10^{-4}in），每个细胞储存着 DNA 分子中（30 亿个化学碱基对，约 25 000 个基因）的蓝图，以创造一个完整的人类。

关于计算，Feynman 还指出，生物系统不仅仅储存信息，它们创造出可测量的输出。人脑有能力做出判断，例如识别一个人的脸（即使在不同的距离、不同的光线条件、不同的角度下显示）或下棋。Feyman 推理，如果计算机可以像我们大脑一样拥有大量的计算元素，那么它们也能做出判断。今天，由于微处理器和复杂软件的发展，复杂的面部识别可以用功能强大的笔记本电脑来完成（而在 1959 年，笔记本电脑的性能较差，体积更大）。然而，在国际象棋中击败一位大师需要一台超级计算机。一台 Cray XT5 超级计算机使用约 40kW 功率 / 机柜，每个机柜的尺寸约为 2.06m×0.58m×1.45m（81in×23in×57in，比冰箱大）[3]，重量约为 694kg（1530 磅）（http://www.Cray.com/downloads/Cray XT5 Blade.pdf）。值得注意的是，我们大脑中的"计算机"不需要大量稀有元素，不产生热量，也不需要超级计算机的能量。因此，我们从婴儿期到成年期的认知能力的进化（源自 DNA 模板引导制造的神经元网络和外部环境之间的相互作用）是一个证明，有可能开发出能够产生复杂、可测量输出的纳米机械系统。

纳米医学效率很高[10]。例如，当以大规模平行结构组织时，纳米马达可以产生巨大的力（如移动鲸鱼等大型动物的肌肉）或大电流（如由猎人的电子鳗鱼器官产生的电流）。纳米马达还可以在有丝分裂过程中指导离子转运和染色体迁移等精细过程。纳米机器不仅效率高，而且通常具有较长的工作半衰期，而且易于批量生产。

（二）纳米医学 Nanomedicine

纳米医学（nanomedicine）的目标是在分子水平上对人类生物系统进行全面的监测、控制、构建、修复、防御和改进，使用工程化的纳米器件和纳米结构，在单细胞水平上大规模并行运行，执行"单细胞医学（single-cell medicine）"，最终实现医疗效益[11]。纳米技术与医学实践的结合将深刻地改变我们诊断、治疗和预防疾病的方法[12]。例如，我们将开始在单细胞水平上诊断和治疗疾病，而不仅仅是在器官水平上。

纳米技术应用于纳米医学的一般原则包括：①仿生学（biomimicry）：细胞用来引导细胞内分子和（或）引导分子 / 机器进入体内适当细胞的方法；②大小和位置决定了生物相容性和生物效能；③工程师将反馈控制设计成治疗系统（如治疗性基因合成）[3, 4, 13-15]；④分子作为机器：设计分子来执行特定的物理任务，如打开离子通道，改变细胞和有机体的行为[16-18]；⑤智能设计产生的"伪智能"，如细胞外基质（ECM）分子的自组装[15, 19-23]；⑥高度跨学科的事业：纳米技术的发展通常涉及生物学、工程学、化学和物理学方面的专业知识[18, 24-26]。

生命系统的功能特性不仅来自于其组成部分，还来自于这些部分是如何组装的，这决定了各部分之间的相互作用、系统内信息的性质和流动以及系统产生的输出[6]。因此，生物学的一个概念可能对医学中纳米机器的发展很重要，即纳米机器分布的空间控制直接影响到大分子组装的效率和组装工作产品的性质[27]。空间控制可以通过使用膜和锚定分子来实现，这些膜和锚定分子将酶和底物放置在附近（如发生在内质网中以合成 ECM 蛋白），在线粒体膜中进行电子传递，并在细胞表面进行 ECM 配体整合素介导的细胞内信号转导的改变）[28]。如本章后面所述，这一概念在神经修复领域得到了应用。相反，这种工程方法也允许分子分离（如溶酶体酶与细胞质的分离）。基于微电子机械系统（microelectromechanical system，MEMS）或纳米机电系统（nanoelectromechanical system，NEMS）的技术可用于制造实现这种空间控制的工程支架（见下文）。人们也可以使用合成的脂质双层膜或嵌段共聚物膜来创造自然界中的人工细胞器。

人们可以通过组装自然产生的纳米机器来生产纳米机器[10, 29-32]。然而，基于 M/NEMS 的工程允许使用计算机辅助设计和重复应用许多程序来构建小型设备，包括氧化、光刻、蚀刻、扩散、溅射、化学气相沉积、离子注入和外延，如本章后面所述的装置所示。将特征控制到亚微米级，允许在 100nm 或小于 1cm 的长度范围内生产机械结构。利用这些技术创建复杂的微加工生物材料基底的能力使人们能够定义表面微结构、地形和特征尺寸。通过构建微环境，人们可以利用微观和纳米尺度的结构来控制单个细胞的反应，改变细胞的附着和运动，减弱异物反应，模拟组织结构，促进细胞分化[33-40]。

纳米机器在纳米医学中的一个直接应用是使用易出错的聚合酶链反应和转座子来纳米工程新结构（如病毒衣壳）作为基因和药物传递的载体（如本章后面所讨论）。纳米机器的一个不太明显的应用是利用它们的能量传递能力。例如，运动蛋白能传递下列形式的能量：①光学和电渗；②光学和电子；③化学和电渗；④化学和电子；⑤机械和电渗；⑥机械和化学。通过利用纳米马达的转导特性，人们可以开发出测量生物变量的纳米机器：氧张力、pH、葡萄糖浓度、细胞或亚细胞器的氧化还原状态、温度、眼压或血压。或者可以使用纳米机械来诱导能量敏感性，例如创建光敏视网膜神经

节细胞或双极细胞（见下文）或向细胞提供治疗分子（如视网膜蛋白的野生型等位基因到盲突变体，见下文）。最后，人们可以将纳米机器的测量和治疗能力耦合在一起，以创建用于诊断的测量关键生物变量（如氧化还原状态）的设备，并在适当的时间和地点以适当的数量提供治疗（如抗氧化治疗），一个被称为诊断治疗学（theranostics）的概念（在本章后面讨论）。

三、纳米机械的性能[8] Properties of Nanomachines

（一）物理性质 Physical Properties

Feynman 指出，在细胞内结构和分子的大小尺度上，材料获得了基于量子物理原理可以预测的看似惊人的特性[8]。例如，碳变得比钢强，金在室温下熔化，铝变得高度爆炸性。重量和惯性量的重要性相对较小。

材料的不均匀性（如金属与塑料）可能会限制其用途[8]。小尺度上的磁性与大尺度上的磁性不同。如果机器足够小，则不需要润滑，因为热损失很快（由于大表面积∶体积比）。其中一些属性会产生意外的结果。例如，快速的热量损失可能会阻止汽油爆炸，这将使纳米级内燃机成为不可能[8]。

重力对真正的纳米机器功能的影响可以忽略不计，因为它们的质量是原子的质量（$F_g = Gm_Am_B/r^2$）[8]。另一方面，元素之间的距离以纳米为单位。由于范德华力的作用，纳米机器的各个部分可能相互黏附，这可能是不可取的。纳米电路的电阻可能非常大，这一特性可能在生物系统中很有用。纳米电路的另一个问题是器件尺寸与产生的噪声量之间的反比关系（Hooge 法则）。堆叠石墨烯片的发展可以解决这一问题，并有助于开发比传统硅酮基计算机芯片小得多的电路[41]。然而，在原子尺度上工作时，可能不需要电路，并且可以根据量子力学定律操纵量子化能级进行能量转移。这种特性在一些基于纳米粒子的成像技术中得到了利用。

轴比是轴的大小（如对于二维物体，长度和宽度）的比例，较大者除以较小者。纳米管和纳米纤维具有非常大的轴比。合成方法可以改变材料的长度与体积比，从而改变材料的物理性质。例如，随

着半导体纳米管直径的减小，导电性增强。

纳米材料的一个关键特性是，它们相对于体积而言是表面丰富的物体。下面的类比说明了这个概念。一个充满了膜表面活性酶的棒球只有极少量的酶延伸到球的表面，因此绝大多数酶都是非活性的。一粒充满酶的豌豆会有更大的比例延伸到表面。直径为 100nm 的球体，其所含的大多数酶都处于活性状态。这一特性导致了一种情况，即使人们可以将分子附着到纳米粒子表面的未利用表面积相对有限。最终的效果是创造出一种结构，加速它们表面的许多化学反应，并且在某些方面起着非常活跃的酶的作用。

空位工程混合价态氧化铈（CeO$_2$）纳米粒子［纳米氧化铈（nanoceria）］说明了材料可以在纳米尺度上发展的有用特性。氧化态的改变通过氧或电子的损失在其晶格结构中产生缺陷。随着尺寸的减小，纳米氧化铈（直径 3～5nm）在晶体结构中形成更多的氧空位[42, 43]。如本章后面所述，空位工程纳米氧化铈可以作为与氧化损伤相关的眼部疾病的高效治疗。

（二）制备 Manufacture

在制备越来越小的机器的过程中，每一步都必须提高设备的精度[8]。Feynman 推测，如果设备是建立在 5～10 个原子的尺度上，那么就有可能大规模生产它们，使之成为彼此的完美复制品[8]。"纳米制造（nanomanu-facturing）"过程的一个有用结果是，数十亿台这种机器的材料成本将是最低的，因为每台机器都非常小，使用的材料也非常少。纳米机器能够自我修复和制造。事实上，大多数纳米颗粒结构都是在适当的热力学条件下自组装的，可以产生大量几乎相同的纳米结构。

通过轴突手术平台的设计和制造，说明了纳米机器的一些特性。利用微技术、电动轴突操作（介电泳）和细胞融合（电融合），Sretavan 等开发了一种轴突直接修复的范例，包括用供体轴突的健康节段替换受损轴突区域[24]。这个多学科小组开发了一个多功能轴突手术平台，其体积约为 1mm³（图 38-1 和图 38-2）。切割装置包括一个氮化硅刀和一个安装在硅基柔顺刀架上的超快刀口（图 38-1）。刀口的曲率半径（约 20nm）与单个微管的直径相似。

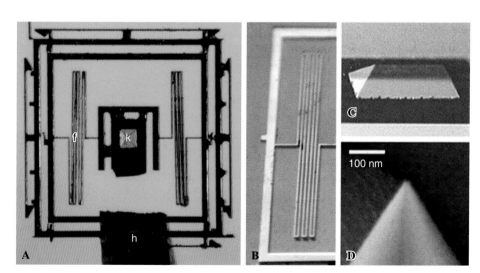

▲ 图 38-1　微加工轴突手术平台，纳米机器的一个例子

A. 轴突刀装配在一个柔顺的悬挂框架内。中心的金字塔样结构是一个光学透明的轴突刀，刃口为 10μm。f. 硅悬浮弯曲；k. 轴突刀；h. 微操作手柄。框架的占地面积为 1mm²。比例尺：200μm。可制造具有实质上更小的封装外形的器件。B. 轴突刀每侧硅悬浮弯曲的细节，在切割过程中提供机械柔顺性。弯曲中的回切次数可以修改，以获得具有不同机械柔顺性的装置，从而提供一系列切削力。弯曲的柔顺性使它可以起到悬挂的作用，最大限度地延长刀刃的耐用性。C. 氮化硅刀的斜视图。制作并测试了边缘为 5～200μm 的刀具。图示为 200μm 长的刀。D. 扫描电子显微照片显示氮化硅刀的正边缘的横截面。边缘的曲率半径约为 20nm（图片经许可转载自 Sretavan DW, Chang W, Hawkes E, et al. Microscale surgery on single axons. Neurosurgery 2005；57：635–46, discussion 646 和 Zarbin MA, Montemagno C, Leary JF, et al. Nanomedicine in ophthalmology: the new frontier. Am J Ophthalmol 2010；150：144–62.）

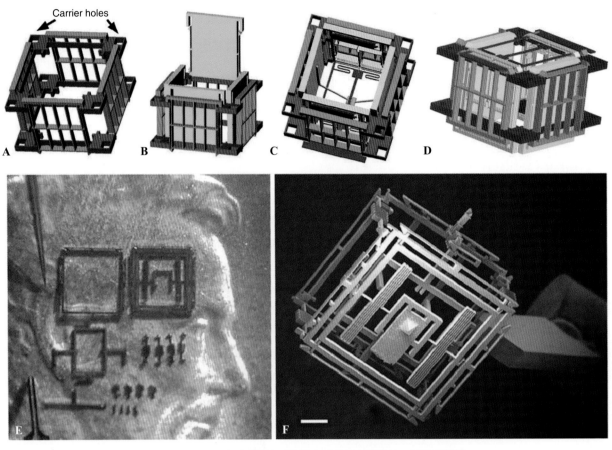

▲ 图 38-2　示出了原型多功能轴突手术平台的设计、组装和规模

A. 空间框架的示意图。托架孔用于定位平台。B. 模块化轴突修复部件，如切割装置和电极阵列，被插入到空间框架中，以前置其功能元件，实现轴突的高效修复。（此处显示了通用组件）空间框架还包含一个力生成（驱动）机制，用于在切割过程中执行轴突刀的上下运动。C. 装配有微切割装置和电极阵列的平台的斜视图。D. 从底部看。E. 一便士的硬币上陈列着十六个独立的微缩零件。左侧显示了一个微夹持器和一个微探针。F. 组装好的轴突手术装置原型的扫描电子显微镜图像，其中包含一个功能正常的轴突微切割装置和锁定到位的支撑件，以形成 1mm³ 的上部结构。比例尺：200μm（图片经许可转载自 Sretavan DW, Chang W, Hawkes E, et al. Microscale surgery on single axons. Neurosurgery 2005；57：635–46, discussion 646 和 Zarbin MA, Montemagno C, Leary JF, et al. Nanomedicine in ophthalmology：the new frontier. Am J Ophthalmol 2010；150：144–62.）

因为刀是由氮化硅膜制成的，它几乎是透明的，这使得在切割过程中可以看到轴突。悬架的机械顺应性可以改变，以提供足够的力切割不同的组织（如单个轴突）或从组织切片中获取特定的细胞群。作者展望了未来的改进，如传感器及自动传递受控切削行程的力产生驱动机制，他们指出压电和热膨胀驱动机制都能在轴突切削所需的范围内传递力。飞秒激光也可用于轴突切开术[44]。我们的目标是开发一种微型切割装置，该装置具有板载传感和驱动功能，可作为半自动仪器使用，只需要外科医师发出启动命令。对本发明的实际应用的重要限制仍然存在。例如作者估计，应用介电泳和电融合修复单个

轴突需要大约 20s[24]。同时切割和融合多个轴突可以相对快速地修复几千个轴突。

四、眼科应用 Applications to Ophthalmology

纳米医学将促进疾病诊断和治疗的革命性进展。纳米医学可能对生物制剂（如药物递送、药物发现）、可植入材料（如组织再生支架、生物可吸收材料）、可植入设备（如眼压监测器、青光眼引流阀）和诊断工具（如传染病诊断、基因检测、成像、眼压）产生重大影响。纳米技术将带来再生医学（即细胞、组织和器官的替代和改进）、超高分辨率活体成像、

微型传感器和反馈装置及人工视觉的发展[45-47]。"再生纳米医学（regenerative nanomdeicine）"是纳米医学的一个新分支，它使用含有基因转录因子和其他调节分子的纳米粒子，允许在体内对细胞进行重新编程。

（一）药物、肽和基因的传递 Delivery of Drugs, Peptides, and Genes

1. 关于纳米粒子的一般考虑 General Considerations Regarding Nanoparticles

纳米粒子是一种胶体载体系统，通过克服扩散障碍、减少给药量（通过更有效的组织靶向）和持续给药（图 38-3），可以提高药物递送的效率。这

些特征对于慢性疾病如青光眼、葡萄膜炎或视网膜水肿（由于静脉阻塞或脉络膜新生血管）的药物治疗[48, 49]，以及眼内肿瘤和其他与细胞增殖相关的疾病，如白内障手术后的囊膜纤维化、眼部新生血管和增殖性玻璃体视网膜病变的治疗具有吸引力。纳米工程细胞基质（如纳米线）和碳纳米管也可用于基因和药物的传递[50-52]。

Petros 和 DeSimone、Moghimi 等 和 Kompella 等对用于治疗目的的纳米粒子的设计策略进行了全面的回顾[53-55]。粒径、形状和表面性质影响纳米粒子的生物分布。例如，粒径影响颗粒是否通过吞噬作用、大细胞作用、小凹或网格蛋白介导的内吞

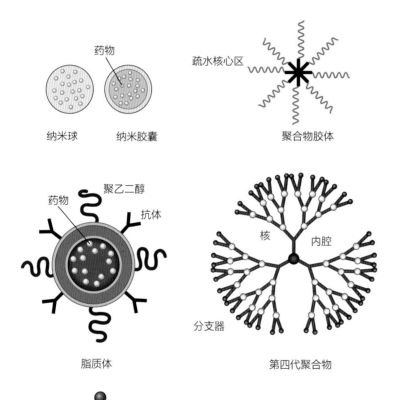

◀ **图 38-3　不同基于纳米技术的药物递送系统示意图**

纳米粒子是一种小的聚合物胶体颗粒，具有分散在聚合物基质中或封装在聚合物中的治疗剂。聚合物胶束是一种自组装的嵌段共聚物，在水溶液中形成一个亲水的外层和一个疏水的内层。胶束核心可装载水不溶性治疗剂。脂质体是一种脂质结构，可通过聚乙二醇化使其"隐形"，并进一步与抗体结合用于靶向。树枝状大分子是一种单分散的对称大分子，它围绕着一个小分子，其内腔周围有大量的反应端基。量子点是荧光纳米晶体，可与配体结合，因此可用于成像目的。磁流体是由一层聚合物包裹的氧化铁磁性纳米粒子的胶体溶液，它可以进一步被亲和分子（如抗体）包裹。聚乙二醇（图片经 Elsevier 许可转载自 Sahoo SK, Labhasetwar V. Nanotech approaches to drug delivery and imaging. Drug Discov Today 2003；8：1112–20.；经许可转载自 Zarbin MA，Montemagno C，Leary JF，et al. Nanomedicine in ophthalmology：the new frontier. Am J Ophthalmol 2010；150：144–62.）

作用被内吞，进而导致纳米粒子暴露于不同的细胞内环境[56]。细胞表面的受体核仁素，将压缩的聚赖氨酸 DNA 纳米粒子运输到细胞内并直接到达细胞核[57]。

人们可以通过附着在粒子表面的配体 / 抗体 / 肽 / 受体 / 分子适体将纳米粒子靶向特定细胞，用于靶细胞 / 组织表面丰富的受体 / 分子[53]。这种方法可能有并发症。例如，细胞表面的受体聚集可以诱导意外事件，如凋亡[58]。根据纳米粒子靶向分子的选择，可以为特定的细胞内进入模式设计纳米粒子，例如胆固醇有利于通过凹陷蛋白（caveolin）介导的内吞作用摄取，而反式激活转录激活肽有利于大细胞内吞作用[59, 60]。纳米粒子的表面化学也可以在特定情况下被操纵以触发货物释放。例如，当暴露于诸如存在于细胞质中的还原环境中时，载体和货物之间基于还原不稳定二硫化物的交联被破坏[61, 62]。将纳米粒子靶向特定亚细胞器（如线粒体或细胞核）的方法也已开发出来[63, 64]。

脂质体和聚合物 - 药物结合物是最常用的用于治疗目的的纳米粒子。脂质体携带疏水性或亲水性物质，可以被配体包裹，这些配体将脂质体导向特定的细胞表面受体进行细胞靶向，也可以被聚合物包裹，从而延长脂质体在循环系统中的半衰期。聚乙二醇（PEG）可与不同的分子耦联，提高其在血浆中的溶解度和稳定性，降低免疫原性[53]。免疫球蛋白和（或）补体蛋白的调理作用可导致纳米粒子被识别为异物并诱发过敏反应[65, 66]。用白蛋白和（或）聚乙二醇包覆纳米粒子可以形成亲水表面，暂时抵抗蛋白质吸附，从而延长粒子的生物利用度[53, 67, 68]。这种方法允许更长的药物循环，同时降低治疗水平的药物剂量，从而可以减少许多意外的不良反应。

树状大分子是合成的、高度分支的聚合物，具有精确可控的纳米尺度支架和纳米容器特性，在某种意义上模拟了 DNA 和核糖核酸等大分子的特性[69]。聚氨基胺树枝状大分子的直径为 1.5～14.5nm[70]。随着生成（G）数的增加，活动终端组的数目增加 1 倍。例如，G3 树状大分子包含 32 个端基，G4 树状大分子包含 64 个端基。在聚（氨基）树状大分子中，全代（如 G3）具有末端氨基或羟基，而半代树状大分子（如 G3.5）具有羧酸末端基。树状大分子已被探索作为药物控释的载体，包括癌症治疗、毛果芸香碱、加替沙星和血管内皮生长因子抑制[71-74]。例如，Marano 等使用亲脂氨基酸树状大分子将抗 VEGF 寡核苷酸导入激光诱导 CNV 的大鼠的眼睛[72]。树状大分子 - 寡核苷酸结合物在 4～6 个月内抑制了 CNV 的发展，抑制率高达 95%，而单用寡核苷酸注射的眼睛在这些时候与载体注射的对照组相比没有治疗效果。树状大分子 - 寡核苷酸结合物在体内耐受性良好。Ideta 等使用聚合物胶束包裹的树状大分子卟啉治疗激光诱导的啮齿动物 CNV，发现光动力治疗效果显著增强，CNV 阻断所需的光能更少[75]。

2. 抗生素治疗 Antibiotic Therapy

通常，只有一小部分（＜ 5%）的局部给药是生物可用的，因为有限的血管渗透和房水快速清除。由于树枝状大分子含有表面官能团及其分支内部和分支之间的空隙，它们可以作为卡铂等治疗方式的载体[74]。树状大分子聚胍基易位体（DPT）是一种纳米级的树状大分子，能有效地跨生物屏障转运分子。Durairaj 等[71] 使用含有树状大分子的六胍基团来增强加替沙星的溶解度（4 倍），并将其输送到兔子的前段和后段。DPT- 加替沙星复合物（346nm）可提高结膜（13 倍）和角膜（2 倍）的组织浓度。单次给药可导致持续的房水水平（$t_{1/2}$=9h），可能导致给药频率降低，如每天给药一次）。多次给药后，DPT- 加替沙星在 12h 的玻璃体中达到治疗水平（而单独使用加替沙星后 12h 未检测到药物水平）。

3. 抗代谢疗法 Antimetabolite Therapy

Shaunak 等[76] 利用阴离子、聚酰胺、第 3.5 代树状大分子分别制备了具有免疫调节和抗血管生成特性的新型水溶性 D（+）- 葡萄糖胺和 D（+）- 葡萄糖胺 6- 硫酸盐结合物。树状大分子葡萄糖胺抑制 Toll 样受体 4 介导的脂多糖诱导的促炎性趋化因子（即巨噬细胞炎性蛋白 -1α、MIP-1β、白细胞介素 -8）和促炎性细胞因子（即肿瘤坏死因子 -α、IL-1β）的合成，主要来自未成熟的人单核细胞来源的树突状细胞和单核细胞来源的巨噬细胞，但允许共刺激分子 CD25、CD80、CD83 和 CD86 的上调。

树状大分子葡萄糖胺 6- 硫酸盐可抑制成纤维细胞生长因子 2 介导的人脐静脉内皮细胞增殖，但不阻断 VEGF 介导的增殖，以及在人基质凝胶和胎盘血管生成实验中的新生血管生成。将树状大分子葡萄糖胺和树状大分子葡萄糖胺 6- 硫酸盐联合应用于经临床验证的青光眼滤过术后瘢痕组织形成的兔模型中，可使手术的长期成功率从 30% 提高到 80%（$P=0.029$）[77, 78]。然而，这种方法在小梁切除术后减少瘢痕的临床试验并不成功（P Khaw，R Ritch，个人交流）。

4. 神经营养因子疗法 Neurotrophic Factor Therapy

纳米粒子能将生长和神经营养因子传递给细胞[79]。例如，以玻璃体腔内纳米粒子为基础的碱性成纤维细胞生长因子（bFGF）的输送，为皇家外科学院（RCS）大鼠中提供持续的视网膜援救[80]。在 RCS 大鼠中，RPE 细胞有一个突变，阻止了正常的外节段吞噬作用，并伴有继发的视杆和视锥感光细胞变性[81]。一些视网膜色素变性患者也有同样的突变[82-84]。Sakai 等利用从牛骨胶原和人重组 bFGF 分离的明胶制备了 bFGF 纳米粒子[80]。用动态光散射法测定的纳米粒子直径约为 585nm。

青光眼是全世界致盲的主要原因，与进行性 RGC 死亡和视神经萎缩有关[85]。玻璃体腔内胶质细胞源性神经营养因子（GDNF）载生物降解（poly）乳酸 - 羟基乙酸（PLGA）微球对青光眼鼠模型提供持续的 RGC 保护[86]。采用自发乳化技术制备了直径约 8μm 的 GDNF 微球[87]。由于腺相关病毒（AAV）介导的胶质细胞 GDNF 分泌可延缓 RP 大鼠视网膜变性[88]，因此纳米粒子介导的 GDNF 释放可用于治疗 RP 样疾病。

视神经损伤（crush）已经用纳米颗粒传递神经营养因子进行治疗。Kim 等证明[88]，人血清白蛋白纳米粒子（直径 150nm）与溴莫尼定结合后，5 天内释放溴莫尼定，与对照组相比，大鼠视神经损伤后 14 天视网膜神经节细胞密度提高近 400%。将溴莫尼定装入人血清白蛋白纳米粒的疏水囊中。纳米粒子似乎减少了视网膜神经节细胞层中淀粉样 β 的沉积。鉴于内界膜（10～20nm）和外界膜（3～4nm）的孔径，纳米粒子可能通过受体介导的内吞机制（可能是转化生长因子 β 受体）穿透视网膜[89]。

5. 抗氧化治疗 Antioxidant Therapy

年龄相关性黄斑变性、RP、糖尿病视网膜病变和早产儿视网膜病变的部分特征是氧化损伤的存在[90-95]。如上所述，CeO_2 纳米粒子的氧化态的改变通过氧或电子的损失在晶格结构中产生缺陷。Chen 等认为[96]，工程纳米 CeO_2 能够清除活性氧中间产物，因为直径为 5nm 的大表面积体积比使 CeO_2 能够再生其活性，从而起到催化作用。（与纳米氧化铈不同，大多数自由基清除剂需要重复给药。）Chen 等表明[96]，玻璃体腔注射纳米氧化铈可防止光诱导的啮齿动物感光细胞损伤，即使是在光暴露开始后注射。空位工程纳米氧化铈还可抑制 Vldlr 基因敲除小鼠病理性视网膜新生血管的形成并促进其消退，Vldlr 基因敲除小鼠携带极低密度脂蛋白受体基因中携带功能缺失突变，其表型类似于被称为视网膜血管瘤增殖的临床病变（图 38-4 和图 38-5）[97, 98]。即使在突变的视网膜表型建立后在玻璃体内注射纳米氧化铈，也会发生这种退化（图 38-6）。因为纳米球是--种催化和再生抗氧化剂，单次注射就会产生延时效果（以周为单位）。纳米氧化铈抑制此模型中血管内皮生长因子水平的升高[97]，可能意味着 CeO_2 纳米粒子可以有效治疗糖尿病性黄斑水肿和 CNV 诱导的 AMD 性视网膜水肿[99-101]。

C-60 富勒烯是具有抗氧化性质的碳原子笼状结构（截短二十面体）[102]。丙二酸 C-60 衍生物（羧富勒烯）能消除超氧阴离子和 H_2O_2，抑制脂质过氧化作用[8]。家族性肌萎缩侧索硬化小鼠模型中 C-3 羧基富勒烯异构体的全身给药可延缓运动恶化和死亡[92, 103]。

它可能在治疗与氧化损伤相关的视网膜疾病中是有用的。

在 RPE 中，铁是参与光传导级联反应、外节膜盘合成及全反式维甲酸酯转化为 11- 顺式维甲酸的酶的必需元素[104-106]。游离 Fe^{2+} 催化过氧化氢转化为羟基自由基，羟基自由基是一种高活性的物种，引起氧化损伤（如脂质过氧化、DNA 链断裂）[107]。细胞内铁增加导致氧化性光感受器损伤[108]。聚合物纳米粒子可以用来螯合金属。Liu 等发现[109]，与铁络合的螯合剂纳米粒子系统在与人血浆孵育时，优先吸附载脂蛋白 E 和载脂蛋白 A-I，这将有助于通

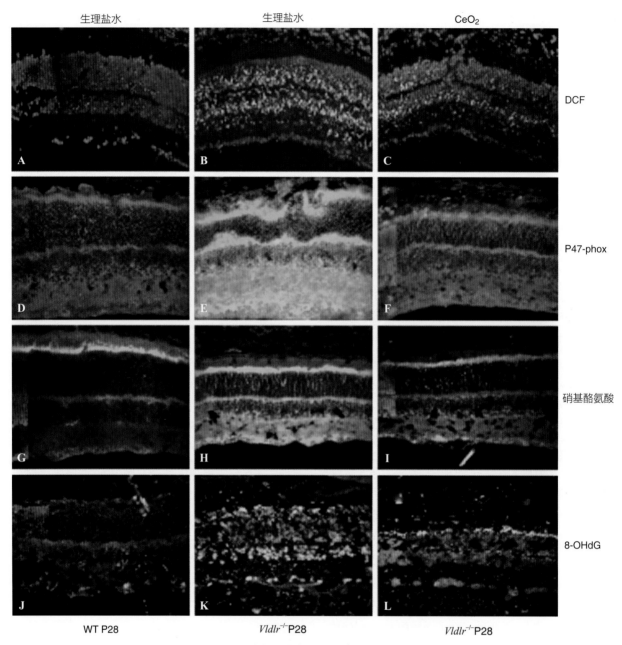

生理盐水　　　　　　　　生理盐水　　　　　　　　CeO₂

DCF

P47-phox

硝基酪氨酸

8-OHdG

WT P28　　　　　　　　*Vldlr*⁻/⁻ P28　　　　　　　*Vldlr*⁻/⁻ P28

▲ 图 38-4　纳米氧化铈降低 **Vldlr**⁻/⁻ 视网膜中的氧化应激

生理盐水注射的野生型（WT）小鼠（A、D、G、J组）；生理盐水注射的 Vldlr⁻/⁻ 小鼠（B、E、H、K组）和注射的 CeO₂（C、F、I、L组）Vldlr⁻/⁻ 小鼠的视网膜切片显示共焦显微镜成像。2′，7′-二氯二氢荧光素二乙酸酯（DCF）检测（A 至 C）显示活性氧为点状荧光，显示正常视网膜（A）中的活性氧含量非常低，Vldlr⁻/⁻ 视网膜（B）中的活性氧含量相当高，注射 CeO₂ 的 Vldlr⁻/⁻ 小鼠视网膜中的活性氧含量大大减少（C）。其他三种分析也得到了类似的结果。NADPH 氧化酶（P47 phox；D 至 F）是 ROS 的主要产生者，在 Vldlr⁻/⁻ 视网膜中含量升高，在注射 CeO₂ 的小鼠中几乎降到了控制水平。硝基酪氨酸（G 至 I）是一氧化氮浓度增加引起的氧化活性的反映，在 Vldlr⁻/⁻ 视网膜中最高，在注射纳米氧化铈的小鼠中显著降低。ROS 介导的 DNA 损伤是通过用抗 DNA 加合物 8-羟基-29-脱氧鸟苷（8-OHdG；J 至 L）的抗体标记视网膜来指示的，在对照组中显示很少标记，在生理盐水注射的 Vldlr⁻/⁻ 视网膜中显著标记，在纳米氧化铈处理的视网膜中显著减少。用 DAPI（蓝色）显示细胞核（图片经许可转载自 Zhou X, Wong LL, Karakoti AS, et al. Nanoceria inhibit the development and promote the regression of pathologic retinal neovascularization in the Vldlr knockout mouse. PLoS One 2011；6：e16733 和 Zarbin MA, Montemagno C, Leary JF, et al. Regenerative nanomedicine and the treatment of degenerative retinal diseases. Wiley Interdiscip Rev Nanomed Nanobiotechnol 2012；4：113–37.）

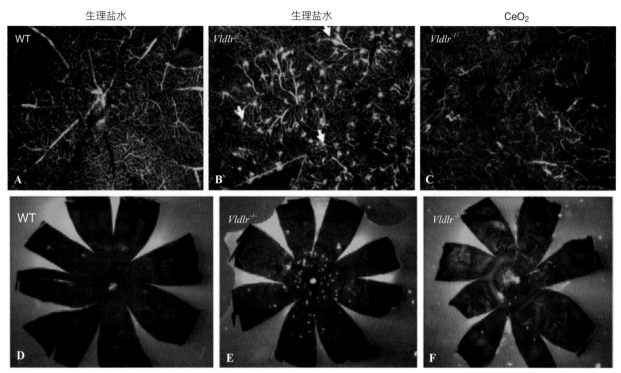

▲ 图 38-5　纳米氧化铈抑制 **Vldlr$^{-/-}$** 视网膜中病理性视网膜内和视网膜下血管病变的发展

显示了来自 P28 动物的全视网膜（A 至 C）和眼罩（视网膜色素上皮、脉络膜和巩膜）（D 至 F）的显微照片。所有视网膜血管均通过血管充盈试验标记为绿色。野生型（WT）视网膜（A）显示正常的网状视网膜血管，而 Vldlr$^{-/-}$ 小鼠（B）显示大量视网膜内血管病（IRN）变或"气泡"（白箭）。在 P7（C）单次注射纳米氧化铈可抑制这些病变的出现。WT 小鼠（D）的视杯没有显示视网膜下新生血管（SRN）"簇"，但 Vldlr$^{-/-}$ 小鼠（E）的眼杯有许多明亮的 SRN 簇。在 P7 上单次注射纳米氧化铈可抑制这些 SRN 簇（F）的出现（图片经许可转载自 Zhou X, Wong LL, Karakoti AS, et al. Nanoceria inhibit the development and promote the regression of pathologic retinal neovascularization in the Vldlr knockout mouse. PLoS One 2011；6：e16733；and from Zarbin MA, Montemagno C, Leary JF, et al. Regenerative nanomedicine and the treatment of degenerative retinal diseases. Wiley Interdiscip Rev Nanomed Nanobiotechnol 2012；4：113–37.）

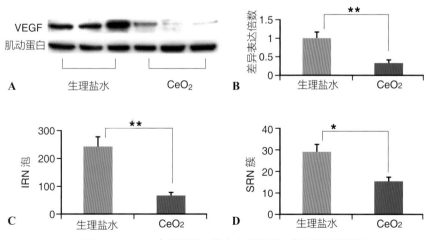

▲ 图 38-6　**Vldlr$^{-/-}$** 视网膜血管病变需要持续产生过量活性氧

Vldlr$^{-/-}$ 小鼠在 P28 处注射生理盐水或纳米氧化铈，1 周后在 P35 处处死。用 Western blots（A）分析血管内皮生长因子（VEGF）的水平，发现纳米氧化铈注射后 1 周内血管内皮生长因子（B）减少了 4 倍。视网膜内新生血管（IRN）泡（C）和视网膜下新生血管（SRN）簇（D）的数量也显著减少。*P=0.05；**P=0.01（图片经许可转载自 Zhou X, Wong LL, Karakoti AS, et al. Nanoceria inhibit the development and promote the regression of pathologic retinal neovascularization in the Vldlr knockout mouse. PLoS One 2011；6：e16733；and from Zarbin MA, Montemagno C, Leary JF, et al. Regenerative nanomedicine and the treatment of degenerative retinal diseases. Wiley Interdiscip Rev Nanomed Nanobiotechnol 2012；4：113–37.）

过运输低密度脂蛋白的机制进出大脑。AMD 眼 RPE 和 Bruch 膜中铁的积累量大于对照组，包括 AMD 早期和晚期（即地图样萎缩，CNV）[110]。有些铁是可螯合的[110]。虽然还没有证明铁超载是 AMD 的一个原因[111-114]，但铁螯合可能有治疗作用。因此，Liu 等开发的技术可能对治疗 AMD 眼有实用价值[109]。

6. 免疫抑制疗法 Immune-Suppressive Therapy

以细胞为基础的治疗可能有助于视网膜退行性疾病（如 RP 和 AMD）患者的视力恢复。对移植细胞的免疫反应可能取决于细胞治疗中包括的细胞类型[115]。纳米技术在预期需要的特定情况下提供免疫抑制治疗（局部或全身）[115-117]。例如，在临床前模型中，纳米粒子有助于处理角膜移植排斥反应。Yuan 等[118]制备了直径为 300nm 的雷帕霉素壳聚糖 / 聚乳酸纳米粒子，并证明与雷帕霉素滴眼液相比，该纳米粒子能延长兔同种异体移植的中位存活率 17%。在本研究中，表面壳聚糖颗粒具有良好的耐受性，但眼内壳聚糖纳米粒可能不具有良好的耐受性[119]。

实验性自身免疫性葡萄膜视网膜炎（experimental autoimmune uveoretinitis，EAU）的研究表明，纳米粒子可用于调节视网膜和脉络膜的炎症反应。EAU 是一种以视网膜及相关组织为靶点的 T 细胞介导的自身免疫性疾病，是人类自身免疫性眼病的模型[120]。与传统溶液和微晶悬浮液相比，相对不溶性糖皮质激素的纳米悬浮液（使用高压均质法开发）提高了药物吸收的速率和程度及药物作用的强度和持续时间[49]。大鼠用 EAU 透明聚乳酸（PLA）纳米粒子迅速从全身循环中排出[121]。如上所述，PEG 可用于修饰纳米粒子的表面，从而减少调理作用和与单核吞噬细胞系统的相互作用[122, 123]。Sakai 等[124] 用磷酸倍他米松包封法制备了聚合物纳米粒子。这些纳米粒子（直径约 120nm）由聚乳酸（PLA）均聚物和聚乙二醇嵌段共聚物组成[124]。与聚乳酸纳米粒子治疗大鼠相比，聚乳酸 - 聚乙二醇（PLA-PEG）纳米粒子治疗大鼠眼部炎症的活体成像显示出更大的纳米粒子积聚和更高的倍他米松浓度。PLA-PEG 纳米缓体治疗的 EAU 大鼠眼部炎症的临床和组织病理学评分也较低。PLA-PEG 纳米缓体与 PLA 纳米缓体相比，其更强的治疗效果可能是由于延长

了血液循环和原位缓释，以及靶向于炎症眼（后者的作用是由于纳米粒子的直径较小）[124]。EAU 对玻璃体内的他克莫司脂质体（平均直径为 200nm）也有很好的反应，对视网膜功能或全身细胞免疫无不良反应[125]。

（二）基因治疗 Gene Therapy

1. 非病毒载体 Nonviral Vectors

病毒载体有效地传递基因，但可能与免疫原性和插入突变等风险有关。非病毒载体（如聚合物、脂质）和其他方法（如电穿孔、核感染）具有较高的基因携带能力、较低的免疫原性风险、相对较低的成本，并且可能更易于生产[126]。纳米粒子能有效地将基因传递给干细胞[127]，在眼科疾病的诊断和治疗中已成为基因传递的一种手段[3, 128-130]。正如病毒所做的那样，纳米粒子可以使用反式激活序列，使它们能够部署宿主细胞机制，在原位制造治疗分子。由于这些序列可以包含上游生物分子控制传感器，治疗分子可以在严格反馈控制下原位制造[3, 4]。阳离子聚合物与带负电荷的 DNA/RNA 分子的静电相互作用导致材料凝聚成直径为 8～500nm 的颗粒，保护基因免受酶的影响，并介导细胞进入[26, 31]。阳离子聚合物与质粒 DNA 的复合物称为多聚体，其转染效率与腺病毒载体相媲美[132]。除纳米尺寸外，多聚体具有大的载体容量，在富含核酸酶的环境中稳定，对分裂和非分裂细胞都具有较高的转染率[130, 132]。例如，在治疗囊性纤维化的 I / II 期临床试验中，成功地使用了与含有巨细胞病毒囊性纤维化跨膜电导调节因子（CMV-CFTR）cDNA 的 10 kDa PEG 连接的赖氨酸 30 分子压实的纳米粒子[133]。但有些颗粒的转染效率较低，基因表达持续时间较短。当它发生时，毒性与纳米粒子化学有关[26]。

在某种程度上，通过选择合适的注射部位，可将致密的 DNA 纳米颗粒靶向于眼睛的不同组织（例如，玻璃体腔注射可以靶向角膜、小梁网、晶状体和内层视网膜，视网膜下注射可以靶向外层视网膜和 RPE）[130]。纳米粒子的大小和电荷对玻璃体腔中的迁移有影响[134]。Farjo 等证明[130]，在视网膜下注射致密的赖氨酸 30 mer DNA 纳米粒子后，可以观

察到整个视网膜而不仅仅是注射部位的基因表达。通过选择细胞特异性启动子，可以在基因表达位点获得额外特异性。例如，视紫红质启动子驱动视杆光感受器中的表达，而人红质启动子驱动视锥光感受器中的表达[135-137]。视黄酸结合蛋白在视杆和视锥中都有表达[138]。卵黄样黄斑营养不良启动子驱动 RPE 细胞的表达[139]。

Cai 等[135, 140] 使用了一种 DNA 纳米粒子的特定配方，该纳米粒子由单个 DNA 分子组成，并与含有野生型视网膜变性慢（Rds）基因 peripherin/Rds 的 10 kDa PEG 取代的赖氨酸 30 肽紧密结合，RP 的动物模型（Rds$^{+/-}$）中诱导光感受器拯救。注射到视网膜下间隙后，这些颗粒没有引起可检测的免疫应答、细胞毒性或视网膜功能的破坏。这些致密的质粒 DNA 纳米粒子很小（8～20nm），呈杆状或椭球状（取决于所用的反离子），并且具有很大的承载能力（至少 20 千碱基）[130, 140]。PLGA 纳米粒子在体内外均能相对安全有效地将基因导入 RPE 细胞[141]，PLGA DNA 纳米粒子可与长期基因表达相关[142]。PLGA DNA 纳米粒子往往比聚赖氨酸 DNA 纳米粒子大，这可能影响细胞的摄取机制和向细胞核的传递。PLGA DNA 纳米粒子可用于治疗与 RPE 基因突变相关的疾病，如 Best 疾病和 Leber 先天性黑矇[143-148]。

白蛋白的氨基酸含量很高，这有助于它作为带电药物和寡核苷酸的载体。白蛋白衍生的纳米粒子，传递含有 Flt 受体（VEGFR1）基因的质粒，该受体结合游离 VEGF 穿透角膜细胞质，并提供对损伤诱导的角膜新生血管的持续抑制[149]。

尽管取得了这些有希望的成果，但人们对纳米粒子的使用仍然存在担忧。尽管对聚赖氨酸纳米粒子的免疫反应似乎低于衣壳蛋白，比如基因转移的效率没有那么高，因为大多数在内质体复合物中被降解[150]。因此，一个人可能会产生一种免疫反应，因为他必须使用大量的纳米粒子来实现有用的治疗性转染。此外，在小鼠 RP 模型中观察到的明显低免疫原性在人类患者中可能没有观察到，因为对纳米粒子和病毒的免疫反应因物种而异[150]。

2. 病毒载体 Viral Vectors

基因治疗成功的关键问题包括：①载体的摄取、运输和脱壳；②载体基因组的持久性；③持续的转录表达；④宿主的免疫应答；⑤插入突变和癌症[150-152]。基于病毒的基因治疗可诱导针对载体和（或）转基因产物的免疫反应，包括先天性、体液性和细胞介导的免疫反应[150, 153, 154]。针对载体的主要体液反应可限制其将基因传递到靶细胞的能力及将病毒重新传递给患者的能力（如当用第二次手术治疗对侧眼时）[150]。例如，一种对静脉注射重组腺病毒载体的直接固有免疫反应和二级抗原依赖性反应，导致鸟氨酸转氨酶缺乏症患者死亡[155, 156]。对转基因产物的体液反应可中和治疗蛋白[150]。对载体或转基因产物的细胞介导的免疫反应可以消除转导的细胞[150]。例如，两名血友病 B 患者由于 CD8$^+$ 记忆性 T 细胞识别 AAV 血清型 2（AAV2）衣壳并清除 AAV2 转导的肝细胞，发展出载体剂量依赖性转氨酶，将肝细胞源性因子Ⅸ的表达限制在 2 个月以内[157, 158]。先天免疫反应可引起局部和（或）全身毒性[159]，并增强二次抗原依赖性免疫应答[150]。免疫应答的可能性受病毒颗粒的剂量影响，而病毒颗粒的剂量又受载体摄取和基因表达的效率以及靶向特异性的影响。例如，如果树突状细胞或抗原提呈细胞接受了载体，免疫应答的可能性就更大。

病毒衣壳的纳米工程和转基因技术可能为解决这些问题提供了一种途径。重组 AAV（rAAV）已成功用于治疗人类眼病的临床前模型，并已用于治疗 Leber 先天性黑矇[146, 147, 160]。对病毒进行修饰以提高临床疗效说明了在这一领域中已经采用的一些纳米工程策略。AAV 是一种小的（4.7 千碱基承载能力），非致病性，单链 DNA 细小病毒，可以转导分裂和非分裂细胞[161]。衣壳蛋白是细胞外事件的关键，这些事件与特定受体的识别有关，从而影响细胞取向，以及涉及 AAV 转运和脱膜的细胞内过程。反过来，后者过程影响转导动力学和转基因表达效率[162, 163]。由于以前接触过各种 AAV 血清型，相当一部分人群中含有中和抗体，可以阻断基因传递[154, 164, 165]。由于给予低剂量的病毒载体可能缓解这一问题的严重性，两种纳米工程技术已被用于改善载体的细胞取向性、转导效率和免疫原性：定向进化和定点突变。下文将讨论这些问题。其他纳米工程装置（如 DNA 转座子、噬菌体重组酶[167]）可能为实现宿主基因组中稳定、安全的 DNA 整合和未来持续的转基因表达提供临床有用的手段。

AAV 衣壳的定向进化已经产生了对中和抗体具有高度抗性的载体[168, 169]。Maheshri 等[169] 使用易出错的聚合酶链反应和交错延伸过程[170] 来产生具有随机分布衣壳突变的 AAV2 文库（> 10^6 个独立克隆），然后使用高通量方法［即将突变株暴露于肝素亲和层析（野生型 AAV2 与硫酸肝素结合）或重复扩增在含有中和抗体的血清中保持感染性的 AAV2 突变体］，以鉴定具有改变的受体结合特性的突变体 AAV2 衣壳和以非常低的亲和力与之结合的能力中和抗体。这种方法可能相当强大。一个突变和三个选择步骤产生突变衣壳，例如，其中和抗体滴度（相对于野生型衣壳）提高了 3 倍，并且在血清水平上具有约 7.5% 的感染性，完全中和了野生型感染性[169]。定向进化已经被用来产生 AAV 变异，在玻璃体腔注射后，它可以转导 Müller 细胞[171, 172]，这可能提供一种向光感受器和 RPE 细胞传递生长因子的方法。在 RP 的临床前模型中，这些生长因子也可能在人类患者中延缓视网膜变性的进展[88, 173-175]。

Zhong 等证明[176]，与野生型 AAV2 相比，表面暴露的酪氨酸残基的定点突变使载体在体内的转导效率提高了 30 倍[177]。这种提高的转导效率是由于受损的衣壳泛素化和细胞内转运到细胞核的改善。［表皮生长因子受体蛋白酪氨酸激酶（EGFR-PTK）信号传导通过损害载体的核转运而损害 AAV2 载体的转导[178]；EGFR-PTK 可以在酪氨酸残基处磷酸化 AAV2 衣壳，酪氨酸磷酸化 AAV2 载体有效地进入细胞，但不能很好地转导，部分原因是 AAV 衣壳泛素化，然后被蛋白酶体降解[178-180]。因此，利用表面暴露的酪氨酸突变载体，T 细胞对 AAV2 衣壳的反应似乎是可控的。通过从一个 rAAV 倒排末端重复序列中删除末端解析位点，防止突变端重复启动，从而产生自互补 AAV（scAAV）载体，克服了转导效率中的另一个限速步骤，即单链病毒基因组转化为双链 AAV DNA[181, 182]（当复制的基因组只有野生型的一半时，AAV 有包装 DNA 二聚体的倾向）。

3. 眼部应用 Ocular Applications

由于 rAAV 载体具有相对较低的免疫原性、靶向多个非分裂细胞的能力及单次治疗后持续有效的治疗基因表达的能力，已被用于治疗人类视网膜疾病的临床前模型[162, 183, 184]。在这些临床前模型中，利用定点突变技术改善了退行性视网膜疾病的治疗。AAV 2 型、8 型和 9 型表面暴露的衣壳酪氨酸残基中含有点突变的载体在玻璃体腔内或视网膜下传输后的视网膜细胞中显示出强而广泛的转基因表达[185]。Petrs Silva 等证明[185]，玻璃体腔注射后，酪氨酸 - 苯丙氨酸衣壳 scAAV2 突变体对整个视网膜（包括光感受器）的转导效率（转基因表达高 10~20 倍）比野生型衣壳的 scAAV 高（图 38-7）。与野生型 AAV2 相比，scAAV2、scAAV8 和 scAAV9 的突变株也增强了 RGC 的转导（例如，与野生型 AAV2 相比，用突变型 scAAV2 转染 RGC 所需的病毒颗粒数量减少了 10^6 倍）。与视网膜下传输相比，玻璃体腔内给药可能具有重要的临床优势。临床研究中使用的视网膜下病毒传输需要在手术室进行平坦部玻璃体切除术，并且比玻璃体腔内传输（可在局部麻醉下在办公室进行）更容易发生并发症（如视网膜撕裂）[145-148]。另一方面，视网膜下间隙是一个相对免疫豁免的部位，这可能会降低重复病毒治疗后免疫应答的可能性[186]。Li 等证明[187]，抗 AAV2 衣壳蛋白的体液免疫反应发生在玻璃体腔内，而不是视网膜下载体传递后。视网膜下注射其中一个突变的 scAAV 也能转化 Müller 细胞。这些研究证明了通过定点突变降低病毒载体免疫应答的两种策略：提高转导效率（允许较低剂量的载体）和创造多种有效血清型（可用于后续治疗）。

（三）成像 Imaging

综述纳米材料在生物医学成像中的应用[26, 188, 189]。除了药物递送，聚酰胺树枝状大分子原型可作为靶向诊断磁共振成像造影剂。金纳米粒子已被用于增强计算机断层扫描肿瘤识别及比色生物传感。比色生物传感的基础是等离子体激元共振频率是金粒子之间平均距离及其大小、形状和环境介电性质的函数。等离子体子是等离子体振荡的量子，可以看作是自由电子密度对金属中固定正电荷振荡的量子化。例如，金纳米粒子（5nm）呈橙红色，但当聚集成更大的纳米粒子时会变成蓝紫色[189]。金纳米

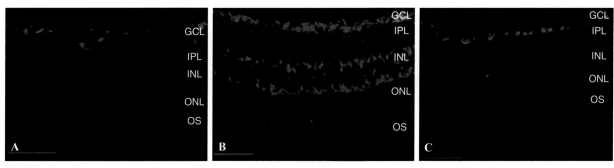

▲ 图 38-7　玻璃体腔注射后 2 周视网膜横切面增强绿色荧光蛋白（EGFP）表达的荧光显微镜评价

A. 野生型自互补腺相关病毒 2（WT scAAV2）；B. 血清型 2 酪氨酸突变体 Y444F，在视网膜切片中对 EGFP 的免疫染色；C. 血清型 2 酪氨酸突变体 Y730F。注意 Y444F 突变体在所有视网膜层的强烈 EGFP 染色，WT-2 和 Y730F 在神经节细胞层的主要 EGFP 染色。比例尺：100μm。GCL. 神经节细胞层；INL. 内核层；IPL. 内丛状层；ONL. 外核；OS. 外节段（图片经许可转载自 Petrs-Silva H, Dinculescu A, Li Q, et al. High-efficiency transduction of the mouse retina by tyrosine-mutant AAV serotype vectors. Mol Ther 2009；17：463–71；and from Zarbin MA, Montemagno C, Leary JF, et al. Regenerative nanomedicine and the treatment of degenerative retinal diseases. Wiley Interdiscip Rev Nanomed Nanobiotechnol 2012；4：113–37.）

粒子的胶体给一些哥特式教堂的彩色玻璃窗增添了鲜艳的色彩。如果金纳米粒子 – 受体复合物与交联分子结合，则纳米粒子聚集可伴随相关的比色变化发生[190]。超顺磁性氧化铁（SPIO）纳米粒子已被批准用于美国食品和药物管理局作为 MRI 造影剂[191]。通常，SPIO 纳米粒子由涂有葡聚糖的铁氧化物核组成，这使其具有水溶性[192]。对于体内长期成像，标签通过有或无赋形剂的内吞或吞噬作用内化。这些粒子的直径可以达到 60～150nm，可以通过核磁共振成像进行可视化。SPIO 标记的干细胞已在脑外伤患者中显示出来[193, 194]。这种方法的局限性包括与细胞复制和（或）迁移相关的信号稀释[195]。此外，没有提供有关移植细胞分化状态的信息。细胞毒性（如通过铁催化生成活性氧物种）可能是这种方法的一个限制[26]。量子点（Qdot）是由周期表的 Ⅱ～Ⅵ（如 CdSe、ZnSe）或 Ⅲ～Ⅴ（如 InP）原子组成的发光纳米晶体（2～10nm）[26]。与 SPIO 纳米粒子相比，Qdot 可以通过光学成像（与更复杂的 MRI 相比），包括光相干断层成像进行可视化。与大多数有机染料和荧光蛋白相比，量子点具有持久的荧光强度，有助于区分背景自发荧光信号，宽激发 / 窄发射光谱，允许在单一激发波长下分析多个细胞目标[196]。Qdot 可用于监测干细胞在体内的存活、分布和分化[197, 198]。限制可以包括信号稀释［由于细胞增殖和（或）迁移］及细胞毒性[26]。在某些情况下，毒性可能来自氧化降解 Qdot 与随后的 CD 释

放和线粒体损伤[199, 200]。将 SPIO 纳米粒子或 Qdot 与识别补体系统成分或 AMD 诱导的 Bruch 膜改变相关分子的抗体耦联，可能提供一种方法来成像 AMD 相关的生化和（或）结构异常[5, 201, 202]。这种能力可能有助于评估针对 AMD 早期分子改变的治疗结果。

纳米线是直径小于 100nm，长度不定的结构。半导体纳米线具有独特的电子性质和尺寸，可与细胞通讯中涉及的生物结构相媲美，因此使其成为与生物系统建立活性界面的有希望的纳米结构[203]。细胞可以生长在纳米线阵列上，纳米线阵列可以测量同一细胞不同部位的电功能。眼科应用可能包括监测青光眼患者的 RGC 存活率 / 生理学或移植受者的光感受器 /RPE 存活率 / 生理学[5]。

（四）微创生理监测 Minimally Invasive Physiologic Monitoring

我们已经广泛地回顾了这个问题，并在这里重述了这些观察结果[6]。连续测量关键的生物物理特性可以洞察疾病的发病机制和特定治疗方式的疗效。这些监视器的组合可用于远程医疗和远程患者监测，特别是对于患有慢性疾病的患者，例如青光眼（如测眼压升高、进行性视神经萎缩）、糖尿病视网膜病变（如检测黄斑水肿、视网膜新生血管）和 AMD（如检测与 CNV 相关的视网膜下液 / 视网膜水肿）[6]。理想情况下，该技术将允许重复（如果

不是连续）无创监测预选的生物标志物。这些平台应以最小的功率运行（如使用连续可用的电源而不是使用电池），并在较长时间内（如年）提供准确、精确的信息。回想一下，眼压是一个动态的量，每天都在波动（睡眠时更高）。这可能是夜间眼压（和血压）测量对青光眼的治疗更为重要，而不是在门诊进行的白天测量[204]。当 24h 后测量眼压时，结果往往会导致青光眼治疗的改变[204-206]。因此，持续的、微创的眼压测量可能是青光眼治疗的一个重要创新。最后，眼内监测装置必须很小，因为眼睛内几乎没有未利用的空间。

眼压测量通常用 Goldmann 眼压计完成。该装置不直接测量眼压，而是测量压平角膜表面所需的力，其圆形面积为 $7.35mm^2$ $[(3.06/2)^2 \pi]$。结果，角膜厚度的变化及不同眼压下角膜张力的变化（薄壁球体的拉普拉斯定律：T=（P×R）/2h，其中 T= 壁面张力，P= 球体壁面压差，R= 球体曲率半径，h= 壁厚）会影响用 Goldmann 眼压计测量眼压的准确性[207]。

许多基于纳米技术的眼压监测系统已经被开发出来，但是由于本章的重点是视网膜疾病，因此只会对它们进行简要的描述。一种无创性眼压监测方法是使用无线隐形眼镜[208]。Leonardi 和同事开发了一种带有内置传感器的一次性硅胶软性隐形眼镜[209]。

另一种可能更适合更具侵入性监测的方法依赖于电容式压力传感器（相对于应变计)[210-212]。Chen 等基于 Bourdon 管（一种具有椭圆截面形状的薄壁管，可以非常精确地测量压力）的概念，开发了一种被动的、生物相容性的微机械压力传感器[213]。

上述方法面临的挑战包括短距离（由于低信噪比）、有限的稳定性（如由于与角膜的机械接触可变）、高轮廓（尽管使用了 MEMS 技术）和高制造成本。Rizq 等开发了一种植入脉络膜上腔的压阻式眼压传感器[214]。该设备是微加工的，由相关电子设备（接口电路、射频供电和反向遥测）和全机载电子设备制造，提供主动读数和优越的信噪比、范围和精度。该装置能准确测量人尸体眼压。Dresher 和 Irazoqui 设计了一种紧凑的超低功耗运算放大器，可以用来记录眼压[46]。该 CMOS 运算放大器可与无线眼压监测系统结合使用。驱动低阻抗负载，功耗 736nW，芯片面积 $0.023mm^2$，输出阻抗 69Ω。

作者设想将该器件植入脉络膜上空间，并设计和制作了一个高频发射集成电路，该电路具有足够的信噪比裕度，可用于高速无线传输[215]。脉络膜上植入可能导致脉络膜 / 视网膜损伤，并且可能需要一种方法来固定装置（如缝合线、胶水），以确保测量结果的可重复性。此外，还不清楚传感器和接收器天线之间的最大距离，这可能会对连续 IOP 监测装置的使用产生后勤限制。

（五）诊断与治疗耦联 Coupling Diagnostics and Therapeutics

治疗学 Theranostics

治疗学是指一个过程，在这个过程中，为一个特定的患者（甚至对一个患者内的特定细胞）进行个体化的疾病状态诊断与治疗，精确地针对其数量、性质和位置[6]。例如，Prow 等[3] 开发了一种与磁性纳米粒子相连的生物传感器 DNA。该生物传感器使用由抗氧化应答元件（ARE）驱动的增强型绿色荧光蛋白（EGFP）报告基因。ARE 被氧化应激活，并增强下游基因的表达。细胞暴露于高氧驱动 EGFP 的表达。这种工程纳米粒子穿透内皮细胞（优先分裂细胞），在视网膜下注射后，这些生物传感器纳米粒子报告在糖尿病大鼠视网膜色素上皮中激活了 ARE[216]。抗氧化剂生物传感器可以为临床医师提供一种手段，在严重疾病的临床表现明显之前确定需要治疗的患者（如患有早产儿视网膜病变的患者需要激光光凝或其他治疗）。通过将治疗基因（如过氧化氢酶、过氧化物酶、超氧化物歧化酶）与 ARE 耦联（除了报告基因如 EGFP），可以创建一种联合的诊断治疗装置，使内皮细胞（或任何占据纳米粒子的细胞）在氧化损伤的环境中"自我治疗"[6]。治疗的可能性主要受限于一个人对疾病发病途径的了解。我们可以结合基因来管理血管生成，例如色素上皮衍生因子[217]，并在患有 AMD 相关 CNV 和地图样萎缩的眼睛中作为神经营养素。这种基因治疗方法吸引人的特征是：①利用细胞的内源性代谢机制来驱动外源基因的表达，这将增强细胞对环境压力的反应能力；②单个细胞根据其"毒性"暴露程度和内源性对环境压力的反应能力来选择自己的治疗性酶 / 药物浓度。相应概念和一些实验结

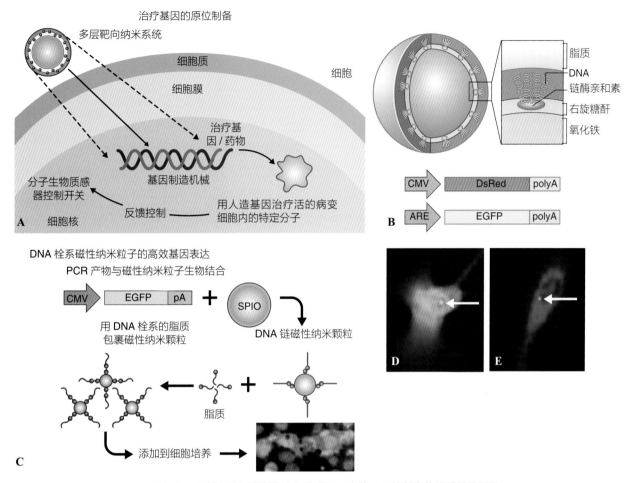

▲ 图 38-8 纳米技术在健康维护中的应用：生物分子控制生物传感器的设计

A. 含有上游生物分子反馈控制传感器的基因模板可用于转录由基因制造机械制造的特定 DNA 序列，这一策略可能允许在上游生物分子控制开关的控制下，在单个细胞内原位制造肽药物，该控制开关位于适于治疗慢性疾病的反馈回路中；B. 巨细胞病毒或抗氧化反应元件（ARE）分子生物开关可以一直打开（CMV 的情况下）或关闭，除非抗氧化蛋白结合到 ARE 生物传感器并将其打开；C. 如果将基因序列与超顺磁性氧化铁（SPIO）纳米粒子的表面适当结合，可以有效地表达基因序列；D. 报告基因增强型绿色荧光蛋白的高效表达表明，SPIO 纳米颗粒在 ARE 的调控下可以转染细胞（箭）并利用宿主细胞机制制造 GFP 以应对氧化应激。更重要的是，只有当与 ARE 生物传感器结合的氧化应激蛋白激活时，基因才能表达，这可以进一步发展，以防止氧化应激导致视网膜病变和视神经损伤的治疗性损伤；E. 或者，报告基因产物 DsRed 可以在 CMV 启动子的控制下自由产生聚合酶链反应（图片经许可转载自 Seale M，Haglund E，Cooper CL，et al. Design of programmable multilayered nanoparticles with in situ manufacture of therapeutic genes for nanomedicine. Proc SPIE 2007；6430：643003-1-7 and Prow T，Grebe R，Merges C，et al. Nanoparticle tethered antioxidant responseelement as a biosensor for oxygen induced toxicity in retinal endothelial cells. Mol Vis 2006；12：616-25 和 Prow T，Smith JN，Grebe R，et al. Construction, gene delivery, and expression of DNA tethered nanoparticles. Mol Vis 2006；12：606-15；and from Zarbin MA，Montemagno C，Leary JF，et al. Nanomedicine in ophthalmology：the new frontier. Am J Ophthalmol 2010；150：144-62.）

果如图 38-8 所示。

（六）假体：分子作为机器（如光敏离子通道），非生物 – 生物界面 Prosthetics: Molecules as Machines (e.g., Light-Sensitive Ion Channels), Abiotic – Biotic Interfaces

诱导光敏性 Induced Photosensitivity

分子作为机器的使用将彻底改变神经修复术。

这一概念在诱导光敏性中的应用已在其他地方作了详细的综述[6, 7]。在这里我们回顾一下这一分析。虽然视网膜内回路的重新布线和视网膜内神经元的退化与 RP 中的感光细胞退化有关，但通过电刺激视网膜神经节细胞可以产生视觉上有用的感知[218-223]。利用光敏离子通道而不是电极来刺激视网膜神经节细胞为视网膜细胞刺激提供了另一种途径[16-18, 224]。诱导光敏感性具有高空间分辨率的无创神经刺激潜能。

通道视蛋白 -2（channelopsin-2）是一种来源于绿藻的光门控离子通道，对蓝光敏感。当其附着的发色团全反式视网膜脱氢发生可逆的光异构化时，通道蛋白 -2 发生构象变化，改变其对单价和二价阳离子的渗透性[225]。与哺乳动物视紫红质不同，11- 顺式视网膜全反式视网膜异构化后，视紫红质失去其生色团，而在 11- 顺式视网膜全反式视网膜异构化后，视紫红质 -2 仍然附着在其生色团上。因此，似乎没有必要向转基因细胞提供发色团。通道视紫红质 -2 与全反式视网膜的复合物称为通道视紫红质 -2（ChR2）。在循环 GMP 磷酸二酯酶（PDE6b）无突变的 rd1 小鼠和在酪氨酸激酶、Mertk、ChR2 突变的 RCS 大鼠中，利用 rAAV 传递系统（rAAV 血清型 -2），可在视网膜内神经元（主要是 RGC 的开和关）中实现 ChR2 的表达。后一种突变在人类中引起某种形式的 RP。ChR2 将这些神经元转化为细胞通过膜去极化对光做出反应[226-230]。此外，眼内注射 rAAV2-ChR2 可以恢复动物在视网膜中编码光信号并将其传输到视觉皮质的能力。

重组 AAV2 载体已被用于稳定地向野生型成年小鼠视网膜细胞（主要是神经节细胞和无长突细胞）输送通道蛋白 -2 长达 18 个月。高达 20% 的神经节细胞受到感染（形态正常），并维持足够数量的功能性 ChR2 通道，以促进神经节细胞膜去极化和对光的尖峰放电[231]。这些研究者估计，在高病毒浓度下，大约 40% 的所有 A- Ⅱ无长突细胞被标记。在哺乳动物中，视杆信号通过视杆双极细胞与 A- Ⅱ无长突细胞相关。这些信号分别通过间隙连接和甘氨酸能突触连接到视锥 ON 和 OFF 通路。因此，用这种载体靶向 A- Ⅱ无长突细胞的能力可以使 RP 视网膜中的开 / 关（ON/OFF）光反应恢复[231]。对于获得良好的对比敏感度和适当的空间和时间信号处理，恢复开 / 关通路可能是重要的[232, 233]。经玻璃体腔注射重组 AAV2 介导的非人灵长类动物视网膜神经元转染可导致所有视网膜神经元中 ChR2 的功能性表达，但优先是神经节细胞（所有主要类型）[234]。转染效率的区域性变化似乎与内界膜的厚度有关。原则上，rAAV2 介导的

玻璃体腔内基因传递的潜在障碍可以通过内界膜剥离（玻璃体视网膜手术中的标准技术）或通过酶消化内界膜来克服[235]。最近，一种新的光遗传学工具被生物工程所开发[236]。Opto-mGluR6 是一种嵌合体全视网膜 G 蛋白耦联受体（GPCR），由双极细胞特异性代谢型谷氨酸受体 mGluR6 的胞内结构域和黑素蛋白的光敏结构域组成。黑素蛋白酶也属于 GPCR 蛋白家族，是一种蓝光敏感的视网膜光色素，存在于视网膜神经节细胞亚群中，通过向视交叉上核发出信号来控制瞳孔光反射和昼夜节律。当与视蛋白结合时，光诱导的视网膜生色团异构化被逆转。这一特性使黑色素蛋白酶对强光漂白具有高度的抵抗力，并允许连续的光激活而不产生反应[236]。与激活离子通道 ChR2 所需的高强度光（如雪地上的明亮阳光）相反，黑素蛋白在中等日光下被激活。mGlu6 受体通常通过将光感受器的谷氨酸信号耦联到 TRPM1 阳离子通道来介导双极细胞的光响应。由于它是一种 GPCR，mGluR6 通过细胞内 G 蛋白耦联的第二信使级联大大放大谷氨酸信号。这些特征使 opto-mGluR6 耦联到双极细胞特异性的预先存在的 G 蛋白复合物中，其中包括调节快速信号动力学的 G- 蛋白信号调节器[236]。当光照时，opto-mGluR6 会引起细胞超极化，就像原位一样。在光强度刚刚开始刺激 CHR2–RAAV（如 10^{15} 光子 /cm²/s），opto-mGluR rAAV 表现出最大的传导响应[236]。

Zhang 等发现[237]，在视网膜内神经元中，嗜盐视紫红质（HaloR）的表达将其转化为离体细胞，这是一种来自嗜盐细菌的黄光激活氯离子泵。在这些实验中，HaloR 对光的敏感度是 ChR2 的 20 倍。HaloR 和 ChR2 共表达细胞可以产生开、关和开 - 关响应，这取决于光照波长。在这些临床前模型中的实验表明，ChR2 和 HaloR 介导的光反应动力学与视网膜视觉信息的时间处理要求相一致。目前该方法的局限性是 ChR2 和 HaloR 都表现出较低的光敏感度，其阈值激活光强度比视锥高 5～6 个对数单位[226, 237]。此外，微生物视紫红质的光强度工作范围为 2～3 个对数单位，而正常的视网膜动态范围为 10 个对数单位。Doroudchi 等[238] 使用包装在酪氨酸突变衣壳中的 rAAV 载体在双极细胞上实现了 ChR2 的稳定、特异表达。引起视觉引导行为的光照水平在视锥光感

受器的生理范围内。没有证据表明诱发炎症或毒性。如上所述，从双极细胞到 RGC 的信号会聚可能意味着将 ChR2 靶向视杆双极细胞将提供更高的光敏感度和更高的空间分辨率，但这种方法可能会受到伴随感光细胞退化的突触电路改变的影响[218, 219, 239-241]。

Greenberg 等[242] 通过将人源化 ChR2 靶向于 RGC 的体细胞和增强的 HaloR 靶向于 RGC 的树突，重建了兴奋中心和拮抗环（图 38-9 和图 38-10）。这种光学神经调节剂的部署方法保留了重要的信息处理（边缘检测），同时独立于退化过程中内层视网膜部电路重塑的状态。人源化的 ChR2 与锚蛋白的融合将此视素定位于胞体和近端树突，因为锚蛋白将钠通道耦联到膜收缩蛋白肌动蛋白（spectrin-actin）网络。增强的 HaloR 与 PSD-95 蛋白融合，将视蛋白定位于 RGC 的树突区域。因此，Greenberg 及其同事设计了具有不同空间和光谱感光性的纳米 RGC。取决于哪一种视蛋白融合到 ankyrin_G 上，哪一种融合到 PDS-95 上，可以同时产生中心神经节细胞和非中心神经节细胞。由于这种方法产生了非生理中心环绕的维数，Greenberg 等[242] 对高斯模糊

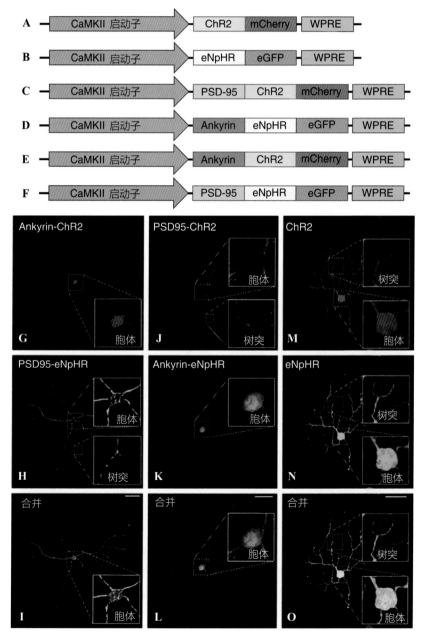

◀图 38-9　人源化 ChR2（hChR2）和增强 HaloR（eNpHR）在兔全视网膜神经节细胞体和树突中的结构示意图和差异转基因表达。钙/钙调素依赖性蛋白激酶 II（CaMK IIa）启动子和土拨鼠肝炎病毒转录后调节元件（WPRE）可驱动神经节细胞高水平的转基因表达

A. 非靶向 hChR2-mCherry 融合示意图。B. 非靶向 eNpHR- 增强绿色荧光蛋白融合。C. 突触后密度 95（PSD95）靶向模体与 hChR2-mCherry 融合用于树突定位。D. 与 eNpHR-eGFP 融合的锚定基序用于体细胞定位。E. 锚定基序与 hChR2-mCherry 融合。F. PSD95 与 eNpHR-eGFP 融合。G. 兔神经节细胞表达 ankyrin_G-hChR2-mCherry 的共聚焦图像定位于胞体和近端树突（红色）。H. 与图 G 相同的细胞显示 PSD95 eNpHR-eGFP 主要定位于树突（绿色）。I. 由图 G 和图 H 的合并。比例尺：100μm。J. PSD95-hChR2-mCherry，局限于树突。K. eNpHR-eGFP 定位于胞体和近端树突。L. 由图 J 和图 K 的合并。比例尺：100μm。M. 未靶向的 hChR2-mCherry 定位于整个质膜。N. 非靶向 eNpHR-eGFP 定位于整个质膜。O. 由图 M 和图 N 的合并。比例尺代表 100μm（图片经许可转载自 Greenberg KP, Pham A, Werblin FS. Differential targeting of optical neuromodulators to ganglion cell soma and dendrites allows dynamic control of center-surround antagonism. Neuron 2011; 69: 713-20; and from Zarbin MA, Montemagno C, Leary JF, et al. Regenerative nanomedicine and the treatment of degenerative retinal diseases. Wiley Interdiscip Rev Nanomed Nanobiotechnol 2012; 4: 113-37.）

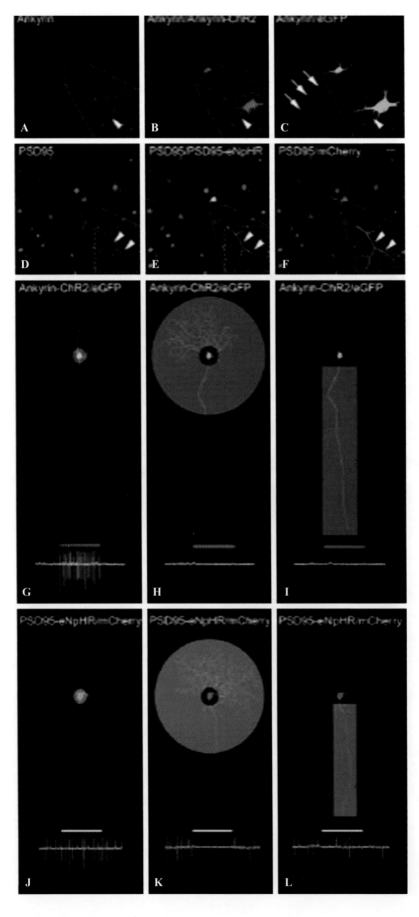

◀ 图 38-10　ankyrin_G-hChR2 与 PSD95 肾上腺素定位和功能的免疫染色和电生理相关性

A. 兔视网膜内的内源性 ankyrin_G-Cy5（品红色）位于神经节细胞的起始轴突段（箭头，插图）。B.ankyrin_G-Cy5 与转染 ankyrin_G-hChR2-mCherry 的融合。Ankyrin_G-hChR2 定位于胞体和近端树突。内源性锚定（箭头）和 mCherry 的同域性并不明显。C. 无靶向增强型绿色荧光蛋白（eGFP）共转染显示完整的细胞形态（包括轴突，箭）。比例尺：50μm。D. 内源性 PSD95-Cy5（品红色）存在于神经节细胞体和树突终末（箭头，插图）。E. 融合 PSD95-Cy5 并转染 PSD95-eNpHR-eGFP（绿色）。观察到 eNpHR-eGFP 在树突中与内源性 PSD95 共定位。F. 未靶向的 mCherry（红色）共转染显示细胞完整的树突形态。比例尺：50μm。G. 锚定的 ankyrin_G-hChR2-mCherry（黄色）在 50μm 蓝点（10MW/m²）的神经节细胞体中的光照引起强烈的尖峰。未靶向的 eGFP（绿色）共转染，显示完整的形态。在 l-AP4（20μm）、CPP（10μm）和 CNQX（10μm）混合物存在下，兔全视网膜的细胞外棘波记录被设计成阻止所有光感受器驱动的突触传递到神经节细胞。H. 蓝环（外径 300μm，内径 50μm）仅覆盖细胞树突和部分轴突，不能引起突起。I. 覆盖整个轴突的蓝色矩形刺激物（200μm×900μm）也不能引起尖峰。J. 以 50μm 黄斑（10MW/m²）照射表达 PSD95-eNpHR-eGFP（黄色）的神经节细胞，未能抑制自发放电。未靶向的 mCherry（红色）被共转染，显示完整的形态学。K. 黄色环（300μm OD，50μm ID）仅覆盖细胞树突和部分轴突，有效地抑制穗状突起。L. 覆盖整个轴突的黄色矩形刺激物（100μm×500μm）不能抑制尖峰（图片经许可转载自 Greenberg KP, Pham A, Werblin FS. Differential targeting of optical neuromodulators to ganglion cell soma and dendrites allows dynamic control of centersurround antagonism. Neuron 2011；69：713-20 和 Zarbin MA, Montemagno C, Leary JF, et al. Regenerative nanomedicine and the treatment of degenerative retinal diseases. Wiley Interdiscip Rev Nanomed Nanobiotechnol 2012；4：113-37.）

的视觉图像进行了预处理，使得当与胞体和树突的尺寸卷积时，高斯近似于神经节细胞中心和周围感受野的相对尺寸。因此，图像处理能够提取边缘信息。这些数据和上述考虑表明，基于 ChR2/HaloR 的 RGC 假体将需要图像预处理来执行光放大、动态范围压缩和局部增益控制操作[242]。在典型的 RP 中，视杆细胞光感受器首先退化，然后是视锥细胞退化[219]。即使失去了外节段，视锥细胞体也会保留一段时间。Busskamp 等证明[243]，增强 HaloR 在光不敏感的视锥中的表达（通过 AAV 转导）可以恢复 RP 小鼠模型的光敏感性（rd1 小鼠，其模型为快速形式的视网膜变性，Cnga3$^{-/-}$;Rho$^{-/-}$ 双基因敲除，其模型为缓慢形式的视网膜变性）。利用人视紫红质、人红视紫红质和小鼠视锥抑制素启动子实现增强 HaloR 在光感受器中的靶向表达。在 rd1 小鼠中，再致敏的视锥激活了所有视网膜视锥通路，驱动方向选择性，并激活了皮质回路。在 rd1 小鼠中，在较小程度上发生在 Cnga3$^{-/-}$；Rho$^{-/-}$ 小鼠中，再致敏的视锥介导视觉引导行为。尽管内层视网膜的突触重组伴随着 RP 的进展，但当受到光刺激时，HaloR 转染的光感受器似乎通过双极细胞向 RGC 传递信息，包括 ON 和 OFF 途径。即使只剩下约 25% 的视锥细胞体，这些效应仍然存在。

变构光开关为利用光敏离子通道刺激 RGC 提供了一种新的途径[16-18, 224]。为了制造这种光开关，我们使用一种光敏偶氮苯连接物重新设计了离子通道。短波长光（380nm）驱动偶氮苯部分进入顺式结构，长波长光（500nm）和黑暗（偶氮苯热异构化成低能反式）驱动它进入约 0.7nm 更扩展的反式结构。活性部分只能在同分异构态中的一种状态下与离子通道相互作用，从而导致离子在细胞膜上的运动发生变化。偶氮苯（AZO）部分与马来酰亚胺（MAL）耦联可使光开关被系在钾通道上。偶氮苯部分与季铵盐（QA）基团的耦联使 MAL-AZO-QA 分子在反式构型中阻断钾通道。为了调节离子型谷氨酸受体亚型 6，在受体的配体结合区引入半胱氨酸，使马来酰亚胺部分将光开关连接到受体上。季铵基被谷氨酸激动剂取代。当处于反式构型时，激动剂位于配体结合囊外，当处于顺式构型时，激动剂占据结合囊并激活通道（图 38-11）。丙烯酰胺偶

氮苯季铵盐是 MAL-AZO-QA 分子的一种变体，它允许亲和标记内源性钾通道，而无需受体突变或靶细胞（如 RGC）的遗传操作[244]。一种基因和化学工程的光门控哺乳动物离子通道，即光激活谷氨酸受体（LiGluR），已在 rd1 小鼠的 RGCs 中选择性表达[245]。在这个 RP 的临床前模型中，LiGluR 恢复对 RGC 的光敏感，恢复对初级视觉皮质的光响应，并恢复瞳孔反射和自然避光行为。利用 ChR2 和 HaloR 转导光感受器来诱导光敏感是利用分子重组细胞及其行为的一个例子。在这里，一种是利用生物纳米技术首先重组蛋白质，其次重组细胞行为[7]。

（七）仿生视网膜 Bionic Retina

提供精确图形化电刺激的视网膜下植入物旨在恢复视网膜退行性疾病患者的视力。这些设备将世界的实时视频图像转换成电信号，通过微电极阵列传输到视网膜。纳米技术在这一领域的进展中发挥了重要作用[241-269]，第 129 章（人工视觉）详细介绍了这一技术。Ha 等[270] 开发了视网膜假体结构，该结构结合了空间光学寻址和脉冲偏压，通过在单个感应遥测链路上激活的光敏电极阵列实现可伸缩的高分辨率视网膜刺激（图 38-12）。垂直硅纳米线阵列的使用支持接近视网膜神经电路尺寸的电极密度，并且结合脉冲偏压为低光强度下的神经刺激提供足够的光电增益[270]。这种可扩展的结构允许使用具有超高光敏硅纳米线的高密度电极阵列，从而减少了对广泛布线和高通量数据遥测的需求。垂直硅纳米线的使用提供了两个主要的优势，超过其他类型的光传感器，如平板和薄膜微型光电二极管[270]。纳米线中的高光吸收效率是由于增加了光路长度增强因子，从而使沿纳米线长度的光捕获更好。此外，纳米线可以比扁平和薄的微光二极管更有效地进行载流子收集和电荷分离[270]。核壳结构的纳米线几何结构提供了快速的径向电荷分离，允许通过带传导进行有效的载流子收集。纳米线是用纳米压印光刻技术制造的[270]。

（八）再生医学：控制细胞表型的纳米结构支架 Regenerative Medicine: Nanostructured Scaffolds to Control Cell Phenotype

再生医学是指利用先进的材料和方法来修复或

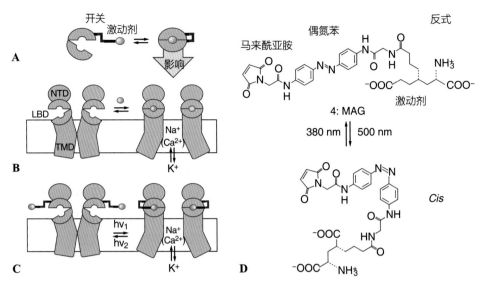

▲ 图 38-11　分子工程在神经修复术开发中的应用：变构光开关的设计

A. 激动剂（橙色）通过光开关（红色）通过连接体（黑色）连接到配体结合域（LBD）。在开关的一种状态下，配体不能到达结合囊，而在另一种状态下，配体对接并稳定 LBD 的活化（闭合）构象。B. 离子型谷氨酸受体开关（iGluR）工作模式示意图。激动剂（橙色）的结合稳定了 LBD 的活化（封闭）构象，并以变构方式打开孔，允许 Na^+、Ca^{2+} 和 K^+ 的流动。NTD, N- 末端结构域；TMD, 跨膜结构域。C. 光激活谷氨酸受体（LiGluR）的原理。LBD 上拴系激动剂的可逆光开关打开和关闭孔。D. 光开关激动剂的结构。MAG 4［含有半胱氨酸反应的马来酰亚胺（M）、偶氮苯开关（A）和谷氨酸基团（G）］在其反式（暗态和 500nm）和顺式（380nm）中的结构（图片经许可转载自 Volgraf M，Gorostiza P，Numano R，et al. Allosteric control of an ionotropic glutamate receptor with an optical switch. Nature Chem Biol 2006；2：47-52. © 2006，Macmillan Publishers；由 Zarbin MA，Montemagno C，Leary JF，et al. Nanomedicine in ophthalmology：the new frontier. Am J Ophthalmol 2010；150：144-62.）

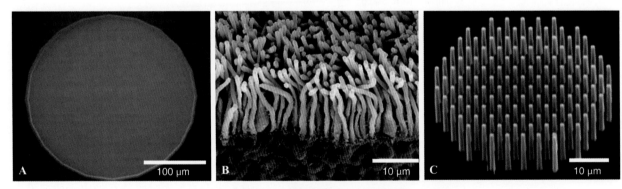

▲ 图 38-12　视网膜和电极的几何形状

A. Argus Ⅱ视网膜假体的平面铂灰色电极；B. 视网膜光感受器细胞有视锥（黄色）和视锥细胞（绿色）（图片引自 Science Photo Library）；C. 在与图 B 相同的空间放大率下制备硅纳米线［图片经许可转载自 Ha S，Khraiche ML，Akinin A，et al. Towards high-resolution retinal prostheses with direct optical addressing and inductive telemetry. J Neural Eng 2016；13（5）：056008.］

替换组织和器官。例如，移植培养的自体角膜缘干细胞，可以在化学性角膜损伤后恢复角膜完整性和视觉功能 [271]。再生纳米医学可以使用含有基因转录因子和其他调节分子的纳米粒子，在体内指导细胞重编程。这些技术的一些应用实例已经在前面描述过，例如，使用多聚体治疗 RP，通过用 rAAV-HaloR 转染视锥细胞来恢复光敏感，以及通过丙烯酰胺偶氮苯季铵在没有病毒转染的情况下诱导神经元（即神经节细胞）的光敏感。再生眼科医学的进一步进展将是替换慢性视网膜脱离、视网膜色素变性、黄斑变性及相关疾病患者受损或死亡的视网膜神经元。视网膜脱离、AMD 和 RP 等疾病主要通过光感受器死亡导致失明。二级和三级神经元的突触回路也会发生反应性变化 [218, 272]，但我们怀疑这些变化不会决定性地限制视觉恢复，特别是如果在萎缩广泛之前能够实现感光细胞的替代。对这些患者来说，基于细胞的治疗可能是保持视力和（或）恢复视力[273-281]。例如，胎儿视网膜薄片移植在临床前模型中是有效的[282]。此外，视网膜祖细胞甚至成年光感受器可以整合到宿主视网膜，改善视觉功能的某些方面[283, 284]。

然而，有证据表明，细胞分离和注射与显著的细胞死亡有关[282, 285]。神经元替代的策略还处于起步阶段。在鱼类（来自 Müller 细胞）和两栖动物（来自 RPE 细胞）中，视网膜损伤的再生很容易通过内源性机制发生[286]。因此，一种方法是鉴定所需的基因，将受损成人的剩余神经元重新编程到一种更原始的状态，从而重建完整的神经组织。虽然哺乳动物可能有一个中心边缘区，从那里可以获得视网膜祖细胞，但这个区域并不容易支持视网膜再生。然而，Müller 细胞可能是视网膜祖细胞的内源性来源。人类胚胎干细胞来源的细胞移植可为视网膜变性疾病致盲患者提供一种替代性的视力恢复治疗方法。从人类胚胎干细胞或诱导的多能干细胞中提取的视网膜细胞可以移植到小鼠视网膜，分化为视杆光感受器，与宿主视网膜结合，在某些情况下，介导视觉行为[273-281]。介导视网膜祖细胞向成熟神经元转化的基因正在被鉴定[286]。

细胞外基质是动态的，在纳米尺度上分层组织，调节细胞分化、增殖、黏附和迁移[287]。细胞因与细胞外基质的相互作用而重组，其基础是固定生长因子或细胞外基质分子的形貌、力学性质（如基质硬度、弹性、黏度）和浓度梯度。因此，仿生纳米图案可以成为分析和控制活细胞的工具[288, 289]。纳米级图形实验结果表明，培养细胞的特定表面模式影响细胞定向、轴突延长、骨沉积和基因表达模式[290-294]。纳米纤维已被用于调节肌肉替代、神经修复、伤口愈合和干细胞分化[295-298]。基因激活基质结合组织工程支架和质粒 DNA 调节伤口愈合[299]。ECM 的细胞降解释放 DNA，DNA 被细胞局部吸收，导致细胞瞬时转染并产生治疗蛋白。在骨折的临床前模型中，基因激活基质被用来促进骨再生[300]。

细胞外基质对视网膜再生的成功至关重要。细胞外基质可以通过调节促进视网膜再生的基因表达来改变细胞行为。例如，角质细胞的形状、排列和迁移都是由纳米形貌学引导的[301]。这些特征可能会被改变，以改善人工角膜等人工装置的生物整合[301]。此外，当出现暂时性的"健康"的 ECM 时，AMD 眼的 Bruch 膜上 RPE 存活率显著提高[302]。干细胞被称为生态位的环境阻止退出有丝分裂周期，生态位包括细胞和非细胞元素（即 ECM 成分）。影响细胞行为和表型的 ECM 的物理特征包括 ECM 配体的大小、横向间距、表面化学和几何结构[303-306]。

1. 支持细胞移植的工程支架 Engineering Scaffolds to Support Cell Transplants

微尺度地形线索可以独立于生化线索影响视网膜和神经祖细胞的附着和分化。ECM 配体的大小、横向间距、表面化学性质和几何结构是影响细胞行为和表型的 ECM 物理特征[304-308]。具有适当纳米尺寸特征的支架可以通过防止失巢凋亡（anoikis，由于细胞与 ECM 基质不黏附而导致的细胞凋亡）、促进分化表型的维持、提供适当的细胞-ECM 组装的三维组织来提高移植效率，促进宿主对移植的支持性反应[309]。纳米纤维支架可以用来创造干细胞自我更新的壁龛，或者作为支持细胞片递送的基质[26]。纳米纤维支架具有较高的比表面积和体积比，能向细胞呈现高密度的表位，从而促进神经祖细胞的分化[310]。这些支架不仅可以作为细胞传递平台，还可以作为维持细胞存活和分化的临时性细胞外基质，而移植的细胞则可以自行构建细胞外基质并降解支架。Ellis Behnke 等报道了一种设计的自组装肽纳米纤维支架通过切断的仓鼠视神经束促进轴突再生[311]。再生的轴突与靶组织重新连接，促进视觉恢复。

2. 视网膜下间隙细胞移植支架 Scaffolds for Cell Transplantation to the Subretinal Space

一些研究者主张将细胞移植到三维支架上，而不是移植细胞悬液。这些支架可以由具有生物涂层的杂化纳米材料组成。这种方法的潜在优势有三个方面。首先，可以移植在解剖学上分化和组织的细胞，类似于原位结构。在 RPE 细胞的情况下，可以在支架移植时存在六方形态、顶端基底极化、完整的细胞-细胞连接（如附着带）和正常的跨膜电阻（即跨 RPE 渗透性）。例如，高分化的移植细胞可能比 RPE 悬液更适合于中心凹下 RPE 移植。一旦中心凹 PR 分离，它们就开始退化。临床上，视网膜对功能性 RPE 细胞的重新定位阻止了这一过程。当 RPE 细胞以悬浮液的形式被输送时，它们需要时间附着在 Bruch 膜（它们通常位于眼睛的表面）上，并重新获得分化特征。原则上，这个时间间隔（长达 1~2 周）可以通过提供分化的 RPE 细胞来消除。第二个潜在的优势是，支架传递可能与较低的抗原负载有关。与细胞悬液相比，用支架输送的细胞更少。虽然视网膜下间隙是一个免疫抑制环境，但这种特权并非绝对的，而且在刺激移植细胞的免疫监视方面，降低抗原负荷可能是有利的[312, 313]。第三，可以将生长因子、免疫调节分子或其他有用的部分整合到支架中，从而延长 RPE 移植物存活和光感受器存活。

Hynes 和 Lavik 对支架辅助 RPE 和视网膜细胞移植的材料、制备方法和结果进行了详细的综述。支架可以维持组织的三维结构（结构支持），帮助细胞传递，影响细胞行为（如分化），并传递药物或营养分子[314]。天然存在的材料（如 Descemet 膜、晶状体囊、Bruch 膜、羊膜）可以作为支架，但正如 Hynes 和 Lavik 指出的那样[314]，材料质量、可用性和传染病方面的差异可能会取代其吸引人的特点，包括生物相容性和易处理性。天然聚合物，如胶原蛋白和纤维蛋白，具有天然膜的积极特点，已被用作细胞支架，但产品的一致性、过敏反应和感染风险仍然是问题。使用合成聚合物能够精确地调节生物特性（如生物降解性、生物相容性）、机械特性（如厚度、变形性）、三维结构（如孔隙率）和生物活性分子（如层粘连蛋白、GDNF）的分布。不幸的是，合成支架可能有不理想的特点。例如，虽然聚乳酸 / 聚乳酸－羟基乙酸（PLLA/PLGA）支架可将细胞传递率提高 10 倍，但其使用可能会因炎症和纤维化而复杂化[285, 315]。虽然薄（6μm）且能够促进视网膜祖细胞分化，但旋转铸造聚甲基丙烯酸甲酯（PMMA）支架不能生物降解。PMMA 支架还需要用层粘连蛋白或层粘连蛋白和聚赖氨酸的结合物进行表面修饰，以附着视网膜祖细胞。相比之下，聚己内酯（PCL）具有生物降解性，生物相容性好，可以旋铸成具有可控微观形貌（有利于细胞黏附）的薄膜（5μm），并促进视网膜祖细胞的分化[307, 316]。

大多数用于细胞移植的合成支架都是采用微芯片制造方法（如光刻和软光刻）制成的[314]。微加工允许构建具有精确结构的支架[25, 317, 318]［例如，孔径以提高细胞保留率，凹槽宽度以改善细胞形态，以及生物活性分子的分布[25, 307, 316]以改善细胞附着和（或）分化］（图 38-13 和图 38-14）。Tao 等[25]比较了 PMMA 层粘连蛋白涂层支架（6μm 厚）在 C57BL/6 小鼠视网膜下间隙后，视网膜祖细胞与聚合物的黏附，以及宿主视网膜中的迁移和分化，该支架具有光滑或多孔（11μm 直径）的表面形貌。采用多孔支架的移植显示在移植过程中视网膜祖细胞黏附性增强，并允许更大的突起生长和细胞迁移到宿主视网膜层，而采用无孔支架的移植显示出有限的视网膜祖细胞保留。相关的策略是植入复合移植物。Redenti 等[316]研究了在 C57bl/6 和 rhodospin−/− 小鼠视网膜外植体和移植受者的层粘连蛋白涂层纳米线 PCL 支架上培养的小鼠视网膜祖细胞的存活、分化和向视网膜的迁移。视网膜祖细胞在光滑的 PCL 和短（2.5μm）和长（27μm）纳米线 PCL 支架上培养。然后，将具有黏附的小鼠视网膜祖细胞的支架与野生型和视紫红质−/− 小鼠视网膜共同培养或移植到野生型和视紫红质−/− 小鼠视网膜。在每种 PCL 支架上都观察到了强大的视网膜祖细胞增殖。在纳米线支架上培养的视网膜祖细胞显示成熟的双极和光感受器标记物的表达增加。PCL 锚定的视网膜祖细胞迁移到野生型和视紫红质敲除小鼠的视网膜。Sodha 等[317]利用微加工技术在 PCL 中制备了一种可生物降解的薄膜细胞包埋支架，作为细胞移植载体。利用改进的旋转辅助溶剂浇铸和熔融模板技术，用不同的微和纳米几何结构（突起、空腔、孔、颗粒）构造了单个薄膜 2~2.5-D PCL 层（＜10μm）。对薄膜层进行排列和热黏合，形成三维细胞包裹支架（＜30μm）。这些支架促进了视网膜祖细胞的滞留，并且具有适当的渗透性。

Lu 及其同事[319]利用纳米技术制造了用于 RPE 移植的 parylene C 支架（图 38-15 和图 38-16）。

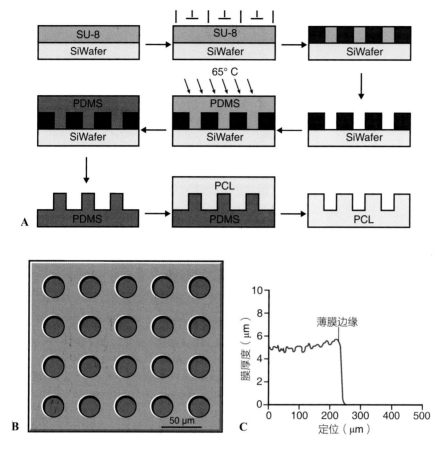

◀ 图 38-13 用光刻和软光刻制备聚己内酯（PCL）薄膜的微加工
A. PCL 薄膜支架制作示意图。SU-8 光刻胶是旋转浇铸在硅片上，通过一个负掩模暴露在紫外线（UV）下。未暴露的区域不会交联和显影，聚二甲基硅氧烷（PDMS）在晶圆上固化。从晶圆上剥离 PDMS 模具后，PCL 在模具上旋转铸造并从表面剥离。B. 直径为 25μm 的 PCL 薄膜的扫描电子显微照片。C. PCL 薄膜的轮廓（图片经许可转载自 Steedman MR, Tao SL, Klassen H, et al. Enhanced differentiation of retinal progenitor cells using microfabricated topographical cues. Biomed Microdevices 2010；12：363–9；and from Zarbin MA, Montemagno C, Leary JF, et al. Regenerative nanomedicine and the treatment of degenerative retinal diseases. Wiley Interdiscip Rev Nanomed Nanobiotechnol 2012；4：113–37.）

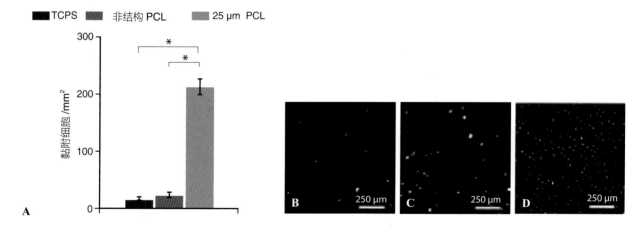

▲ 图 38-14 结构表面对视网膜祖细胞行为的影响

A. 视网膜祖细胞生长 2 天后附着于基底表面。与非结构 PCL 和组织培养聚苯乙烯（TCPS）表面相比，25μm 孔聚己内酯（PCL）的基底微形貌导致 RPC 附着显著增加；B 至 D. TCPS（B）、非结构 PCL（C）和 25μm 孔 PCL（D）上 DAPI 染色 RPC 核的荧光图像。*$P < 0.05$，Student–Newman，Keuls test。误差条表示三个独立实验的标准差。（图片经许可转载自 Steedman MR, Tao SL, Klassen H, et al. Enhanced differentiation of retinal progenitor cells using microfabricated topographical cues. Biomed Microdevices 2010；12：363–9 和 Zarbin MA, Montemagno C, Leary JF, et al. Regenerative nanomedicine and the treatment of degenerative retinal diseases. Wiley Interdiscip Rev Nanomed Nanobiotechnol 2012；4：113–37.）

支架厚度为 6μm，提供机械支撑，扩散区厚度为 0.3μm，有利于细胞存活。这些扩散区占支架表面积的 58%，直径为 40μm。设计了一种手术器械来促进支架向视网膜下间隙的传递（图 38-17）。

（九）外科技术 Surgical Technology

Albert Hibbs 建议通过"吞咽外科医师（swallowing the surgeon）"来做手术[8]。他提出，这种纳米外科医师可以在血管中行走，识别受损组织的区

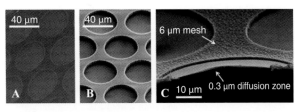

▲ 图 38-15　Scanning electron microscopy images of (A) the front side, (B) the back side, and (C) the cross section of a mesh-supported submicron parylene C (MSPM) membrane with 0.30μm parylene-C

Reproduced with permission from Lu B, Tai YC, Humayun MS. Microdevice-based cell therapy for age-related macular degeneration. Dev Ophthalmol. 2014;53:155-66.

域，并移除或修复它们。纳米外科眼科手术室正处于起步阶段[320-325]。轴突手术平台在本章的前面已描述过[24]。虽然周围神经修复可能是其首次临床应用，但显微外科手术平台的可用性可能使其引入眼科相对容易。Kim 和 Lieber[326] 开发了用于纳米结构操作的纳米除草器。将导电的、机械性能良好的碳纳米管连接到电极上制造的细玻璃微移液管。随着电极上电压的增加，纳米管的自由端并置（图 38-18）。由于闭合镊子的电流可能会导致组织凝固，并且极性流体环境的存在可能会改变镊子的特性，因此使用这些纳米除颤器进行眼内手术将是困难的。或者，可以使用 MEMS 技术来合成微机械镊子[327]。机器人手术机械手将需要用真正的纳米除颤器（人类的震颤幅度最小为 50μm）来执行精细的运动，并且需要提供非常高放大率的成像系统，使外科医师能够看到目标组织和仪器本身[5]。纳米外科设备将实现诸如视网膜动脉和静脉阻塞的内部再通、复杂的视网膜前膜剥离、视网膜裂孔修复（通过组织再生）和切断的视神经再吻合等操作[5]。

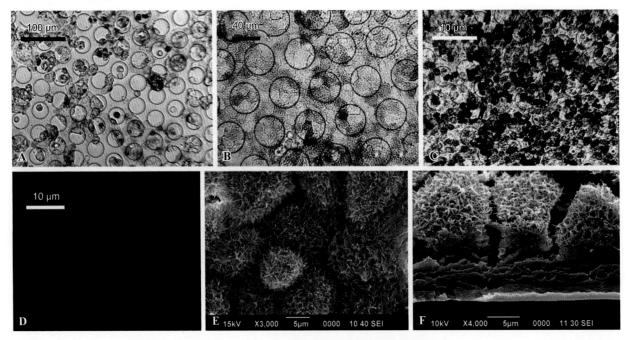

▲ 图 38-16　H9-RPE cell culture on the MSPM

(A) One day after seeding, cells adhered and spread on the MSPM. (B) After 1 week, cells became confluent. (C) After 4 weeks, cells started to show pigmentation. (D) Anti-ZO-1 staining shows cells with hexagonal shapes and the tight junctions among cells. (E) and (F) the apical en face and cross-sectional SEM images show the formation of microvilli on well-polarized cells. (Reproduced with permission from Lu B, Tai YC, Humayun MS. Microdevice-based cell therapy for age-related macular degeneration. Dev Ophthalmol. 2014;53:155-66.)

786

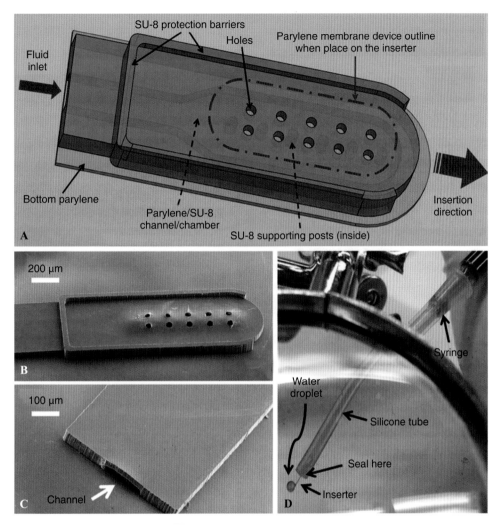

▲ 图 38-17　**The microfluidic inserter**

(A) Schematic and working principle. (B,C) SEM images of the tip and tail. (D) Assembling and sealing method. (Reproduced with permission from Lu B, Tai YC, Humayun MS. Microdevice-based cell therapy for age-related macular degeneration. Dev Ophthalmol. 2014;53:155−66.)

五、纳米技术应用于眼科的障碍 Obstacles to Incorporation of Nanotechnology Into Ophthalmology

（一）纳米粒子在免疫监视下的持久性 Persistence of Nanoparticles Despite Immune Surveillance

纳米粒子的生物分布及其在组织和器官中的持久性尚不清楚[328]。在大面积的组织中定位和可视化亚光学纳米粒子是一项极其困难的任务。最终证实纳米粒子存在于器官和组织中的是透射电子显微镜，但不可能通过大面积扫描来找出在何处观察这种亚光学水平。

（二）安全生产技术 Safe Manufacturing Techniques

安全的生物纳米制造仍然是一个很大程度上未被探索的领域，因为它不仅需要类似于半导体器件制造的洁净室工艺，而且对生物组件的制造及其与纳米粒子的连接提出了极端的要求。纳米材料通常是高度疏水的，而生物分子需要水环境。因此，生物纳米洁净室不仅要结合超清洁的空气和水，而且还要包含能够感染人类的生物分子。

（三）细胞间剂量传递与控制 Cell-by-Cell Dose Delivery and Control

在体内将精确数量的药物输送到单个细胞是极

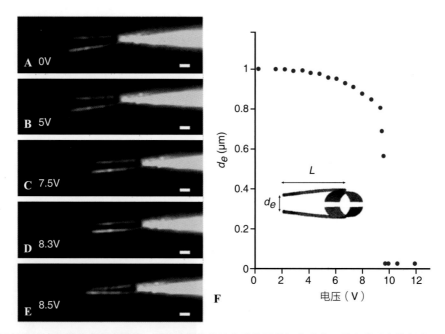

▲ 图 38-18　利用纳米技术制造纳米手术器械。说明了纳米管纳米除草器的机电响应。臂由碳纳米管制成，具有很高的拉伸强度和导电性[326]

A 至 E. 在 0 到 8.5V 的电位范围内对纳米管臂进行暗场光学显微照片。比例尺：1μm。臂宽 50nm，长 4μm。说明了随着电压的增加，纳米除草器的挠度增大。F. 计算了碳纳米除草器的电压响应。将纳米管臂端部的分离度 d_e 绘制为外加电压的函数（图片经许可转载自 Kim P，Lieber CM. Nanotube nanotweezers. Science 1999；286：2148–21. 由 American Association for the Advancement of Science 许可；Zarbin MA，Montemagno C，Leary JF，et al. Nanomedicine in ophthalmology：the new frontier. Am J Ophthalmol 2010；150：144–62.）

其困难的。本章的前一节提出了解决这个问题的一种方法，即在分子生物传感器的控制下原位产生治疗基因，这种传感器可以根据需要调节每个细胞的药物量，就像在上游分子生物传感器的反馈回路中检测到的那样。

（四）意外生物后果 Unintended Biological Consequences

纳米医学方法的一个主要优点是，通过使用高靶向性的纳米药物递送系统，可以最大限度地减少非预期的生物后果。这种靶向性加上在体内交付的药物数量减少了一到两个数量级，大大减少了可能的意外后果和不良反应。然而，在许多情况下，很难预测给定纳米材料的生物反应。评估纳米安全性的测试协议是存在的[329]，但在这一评估是基于个案的危险进行评定的。一般来说，纳米粒子的毒性反映了它们的化学性质[26]。例如，碳纳米管的毒性取决于大小、形状、表面涂层和浓度，而纳米管可能具有遗传毒性[330, 331]。可以采取多种方法来解决这些限制（由 Cai 等总结[129]）。

六、结论 Conclusion

纳米技术（nanotechnology）涉及在细胞内结构和分子的尺度上创建和使用材料和器件，涉及小于 100nm 的系统和结构。纳米医学涉及在分子水平上对人类生物系统进行全面的监测、控制、构建、修复、防御和改进，使用工程化的纳米器件和纳米结构，在单细胞水平上大规模并行操作，最终实现医疗效益[11]。单个的原子和分子可以被操纵，形成用于特定任务的微管、球体、电线和薄膜，例如在体内发电或运输药物。

纳米技术在临床医学中的应用是一项转化性的研究工作。纳米医学最早的影响可能涉及生物制药（如药物递送、药物发现[45]）、植入式材料（如组织再生支架、生物可吸收材料[46]）、植入式设备（如眼压监测器、青光眼引流阀[47]）和诊断工具（如基因检测、成像、IOP 监控）。表 38-1 总结了纳米技术在眼科学中的一些应用。纳米技术将带来再生医学（即细胞、组织和器官的替代和改进）、超高分

表 38-1　纳米技术在眼科的应用

纳米技术元件	应　用	目标疾病 / 状况
纳米粒子（脂质体、纳米碳管、聚合物、纳米氧化铈、纳米胶粒）	药物输送 肽释放 基因传递 抗氧化剂输送	脉络膜新生血管 青光眼 晶状体囊纤维化（超声乳化术后） 氧化损伤（如 AMD、糖尿病视网膜病变、视网膜色素变性） 增殖性玻璃体视网膜病变 视网膜营养不良（如视网膜色素变性） 视网膜水肿 葡萄膜炎（包括移植排斥） 肿瘤治疗
纳米粒子（树枝状大分子、金纳米粒子、量子点、超顺磁性氧化铁）	生物医学成像（如 MRI、CT、OCT 的对比剂） 基因检测	肿瘤细胞、移植细胞、特异分子的鉴定
纳米粒子（如与磁性纳米粒子相连的生物传感器 DNA）、纳米线	生物传感器	在 ROP、糖尿病视网膜病变、AMD 等疾病中监测和治疗活性氧
纳米机器	监测细胞 / 组织生理学 修复术 纳米外科	监测眼压、氧化还原电位、氧张力（如对于 ROP、糖尿病视网膜病变、AMD） 建立光敏离子通道来治疗感光性失明 纳米针、纳米除草器、飞秒激光
纳米结构支架（具有规定纳米尺度特征的纳米线和其他支撑基质）	细胞移植支架 诱导细胞分化 促进细胞修复 药物输送 基因传递	视神经损伤后视网膜病变轴突再生的细胞治疗

AMD. 年龄相关性黄斑变性；CT. 计算机断层扫描；MRI. 磁共振成像；OCT. 光相干断层扫描；ROP. 早产儿视网膜病变

图片由 Zarbin MA, Montemagno C, Leary JF, et al. Nanomedicine in ophthalmology: the new frontier. Am J Ophthalmol 2010；150；144–62 许可复制

辨率活体成像、微型传感器和反馈装置及人工视觉的发展。如本章所述，纳米技术将在致盲性疾病的早期和晚期干预中发挥重要作用。"再生纳米医学（regenerative nanomedicine）"是纳米医学的一个新分支，它使用含有基因转录因子和其他调节分子的纳米粒子，允许在体内对细胞进行重新编程。纳米

技术已经应用于眼科不同疾病状态的测量和治疗，在 21 世纪还会有许多新的创新。这些发现，从临床前模型到临床实践，可能会对目前导致不可逆转失明的情况下的视力保持和视力恢复治疗的发展产生重大影响。

神经保护
Neuroprotection

Benedetto Falsini　Ronald A. Bush　Paul A. Sieving　著

一、历史和定义 History and Definitions

不同类型损伤后的神经元死亡过程涉及细胞凋亡。阻断导致细胞死亡的凋亡级联可以防止细胞死亡和神经元损伤后的损失（神经保护）。神经视觉细胞的丧失意味着有效的视力丧失。因此，需要神经保护策略来维持神经元的完整性或维持受损细胞的功能。在青光眼中，降低眼压（IOP）是为了防止视网膜神经节细胞（RGC）损伤。神经保护的目的是在损伤的情况下维持功能。在过去的 20 年里，许多潜在的神经保护剂的实验室研究已经取得了很有希望的结果。然而，同样的药物随后在人类身上没有显示出显著的神经保护活性。因此，任何关于

人类神经保护的证据都必须通过对照的人类临床试验来证实。

本章将回顾支持不同神经保护剂对视网膜细胞作用的基本和临床证据。在视网膜病理学、青光眼和光感受器退行性变的主要领域中，神经保护作用的证据将被回顾。

视网膜神经节细胞青光眼 Retinal Ganglion Cell Glaucomatous Disease

青光眼是一种退行性视神经病变，其特征是 RGC 及其轴突的丢失，需要考虑视网膜神经保护策略。眼压升高是主要的危险因素。然而，最近的证据表明，眼压控制并不能阻止所有患者青光眼的进展，尽管降低了眼压，但一些易感人群的视力仍会

继续下降。RGC 是终末分化的神经元，不能通过细胞分裂再生。视神经损伤是不可逆的。神经保护的主要目的是保持这些细胞存活，以通过降低眼压来增强治疗效果。青光眼的神经保护提供了一种防止 RGC 不可逆丢失的方法，理想情况下不管疾病的具体病理生理学如何，它都是有效的 [1-3]。

30 年来，通过一系列由国家眼科研究所（NEI）支持的临床治疗研究，包括晚期青光眼干预研究试验、协同性青光眼初始治疗研究试验 [4] 和早期青光眼治疗研究 [5]，已经确定了眼压升高与视神经损伤发展之间的因果关系明显。然而，尽管眼压在正常范围内，青光眼性视神经病变仍可能发生。在一些人群中，只有一半的青光眼患者眼压超过了传统的 20mmHg 的界限 [6]。即使在这种"低眼压青光眼（low tension glaucoma）"的情况下，眼压仍然是一个危险因素，因为降低眼压会进一步延缓视觉丧失，并通过视杯中的神经纤维体积来监测神经节细胞的保留。这一点在正常眼压青光眼合作研究中得到了证实 [7]。尽管如此，尽管眼压有适当的调节，仍有一些个体继续遭受进行性青光眼性视神经损伤和视力损害。尤其是这些病例将受益于另一种旨在预防 RGC 死亡的神经保护策略。

首次证明青光眼神经损伤的药理调节作用的研究包括 Bernard Becker 及其同事使用口服二苯海因（苯妥英钠）的研究 [8]。二苯海因（diphenylhydantoin）是一种控制癫痫发作的抗癫痫药物，但没有苯巴比妥的镇静作用。它稳定了调节谷氨酸能传递的电压门控钠通道的失活状态，并在大鼠巩膜上静脉烧灼眼压升高模型中起到了神经保护作用 [9]。二苯海因对神经元具有广泛的作用，主要涉及细胞兴奋性，其对 RGC 的潜在保护作用可能是通过改善兴奋性毒性 N- 甲基 -D- 天冬氨酸（NMDA）对视网膜三级神经元的作用。虽然二苯海因具有许多神经功能效应，并在许多临床试验中作为中枢神经系统神经保护剂进行试验，但在试验中始终未能达到临床终点。

两种具有抗兴奋毒性作用的神经活性药物目前有美国食品药品管理局批准用于中枢神经系统退行性疾病，尽管临床疗效有限。利鲁唑（riluzone）延长肌萎缩侧索硬化患者的预期寿命长达 3 个月，美

金刚（memantine）被批准用于晚期阿尔茨海默病，并在认知和行为方面有所改善 [10]。利鲁唑通过抑制谷氨酸释放，可能通过失活电压依赖性钠通道，阻断中枢神经系统谷氨酸能神经传递 [11]。可能作用于突触前 NMDA 受体 [12]。

美金刚胺是 NMDA 受体的拮抗剂 [13]，最初是由金刚烷胺衍生的多巴胺能化合物，现已被批准用于帕金森病的治疗。美金刚对 NMDA 受体介导的兴奋性神经毒性有治疗作用。对 NMDA 通道进行广谱阻断在生理上没有吸引力。然而，美金刚并不与谷氨酸竞争结合位点。相反，美金刚只与开放状态的 NMDA 通道结合。它不妨碍神经元突触信号传递在生理范围内，因为它只与高水平的谷氨酸竞争，谷氨酸通过 NMAD 受体过度激活引起的兴奋毒性机制导致神经元损伤和死亡。该药物在治疗阿尔茨海默病时耐受性良好，没有明显的不良反应。这表明，当应用于生理神经状态时，它不会阻碍神经活动。研究表明，美金刚降低了犬青光眼疾病模型玻璃体和猴及人青光眼中游离谷氨酸的水平 [14, 15]，尽管其中一些工作尚未完全被接受。这为在青光眼的神经保护策略中考虑 NMDA 受体拮抗剂提供了依据。

美金刚的大规模正式研究已经在慢性青光眼患者中进行。2000—2006 年，Allergan 进行了一项 III 期随机安慰剂对照试验，评估美金刚对 1179 名 18—82 岁患者的疗效 [4]。进入标准要求通过检查视盘伴有视野丧失的青光眼损害证据。所有开角型和慢性闭角型青光眼的受试者都被纳入研究，包括有青光眼滤过手术史的受试者。对于眼压控制的青光眼患者，两个治疗组分别给予不同剂量的美金刚和口服安慰剂。每 6 个月监测一次视野，寻找进展的证据作为结果测量。不幸的是，与安慰剂对照组相比，试验未能达到终点显著性。由于结果尚未正式提交发表，关于结果的信息有限，但美金刚的试验表明，与低剂量相比，高剂量条件下的视野有具有统计学意义的视野益处，尽管与对照组相比，总体试验的疗效显著性失败 [4]。失败的确切原因尚不清楚，但可能与研究设计和受试者到达临床终点时数据采集的处理有关。尽管如此，医学青光眼领域仍然乐观地认为 RGC 退行性疾病的神经保护策略对

研究仍然是重要的研究课题，并且最终将产生能够增强青光眼眼压降低的化合物[1, 5]。

青光眼的神经营养因子 Neurotrophic Factors in Glaucoma

最近的研究表明，神经营养因子可能对晚期青光眼患者有治疗作用。Lambiase 和同事[2] 证明，神经生长因子（NGF）在青光眼大鼠中的应用可保护 RGC 免于凋亡细胞死亡。大鼠经巩膜上静脉注射高渗盐水制成青光眼，局部分两次注射 NGF（100 和 200μg/ml）。细胞生物学研究表明，凋亡途径上游的分子，包括 Bax 和 BCL-2，在接受治疗的动物中较低，形态计量学分析显示，在治疗眼中 RGC 计数有显著的保留。

这些研究人员随后开始了一项针对 3 名晚期青光眼患者的试验性人体研究，这些患者在基线检查时，以及在局部使用 NGF 滴眼液每日 4 次、连续 3 个月后，接受了仔细的电生理和心理物理视觉测试[2]。受试者的视力、对比敏感度、视网膜电图、视觉诱发电位和视盘摄影等多项指标进行评价。虽然这项研究规模太小，无法提供明确的结果，但其中一些测试参数表明神经节细胞水平上的视网膜功能改善，这与 NGF 在青光眼大鼠中观察到的抑制 RGC 凋亡一致。

制药行业正在考虑其他神经营养因子，包括用于青光眼抢救的睫状神经营养因子（CNTF）。Van Adel 及其同事已经证明[3]，连续给药 CNTF 可以保护动物模型中的 RGC。Neurotech 已经利用其封装细胞技术（ECT）装置启动了临床前研究，在该装置中，转染 CNTF 基因的上皮细胞被隔离，并在数月至数年的时间内释放低但有治疗作用的水平[16]。其他神经营养因子如脑源性神经营养因子（BDNF）对猫视神经损伤后 RGC 的保护作用已被证实[17]。BDNF 也促进脊髓轴突切断后的再生[18]。最近[19]，用 BDNF 局部治疗眼睛以保持视力的有效性在一个实验性建立的模型 DBA/2J 小鼠中得到了证实，该小鼠出现了类似人类开角型青光眼的进行性眼部异常。用图形视网膜电图（P-ERG）和视觉皮质诱发电位（VEP）监测视觉功能。用 Brn-3 免疫标记法测定 RGC 密度。反复应用重组人 BDNF 滴眼液［12μg/（μl·48h），连续 2 周］可预防 7 月

龄 DBA/2J 小鼠的 P-ERG 和 VEP 损伤，并可减少 Brn-3 免疫阳性 RCG 的下降。应用 BDNF 可显著提高视网膜 BDNF 水平。结果提示，BDNF 局部眼内治疗是一种安全可行的策略，可以保护青光眼患者的视觉功能，降低 RGC 对高眼压的易感性。

二、5- 羟色胺途径的神经保护作用 Neuroprotection Through the Serotonin Pathway

5- 羟色胺（5HT）途径是神经保护研究的一个有前途的领域。美金刚除了其作为 NMDA 受体拮抗剂有直接的抗兴奋毒性作用外，还是 5HT3 受体非竞争性拮抗剂[20]，它可能是阿尔茨海默病神经系统的美金刚神经保护机制的一部分[21]。近年来的研究表明，5- 羟色胺能化合物，如选择性 5- 羟色胺再摄取抑制剂、抗抑郁药等，可增强 NGF 诱导的神经突起出芽[22]。视网膜有 5HT 受体，但这种可能的机制是否与视网膜和（或）青光眼疾病有关目前尚不清楚。

刺激 5HT 系统的激动剂对 RGC 具有神经保护作用[23]。不幸的是，5HT 受体激动剂具有致幻剂作用，5HT 受体的广谱激动剂不适合用于人青光眼的治疗。在这方面有趣的化合物中有一种吲哚唑化合物 AL-34662，它是 5-HT-2A 受体的选择性 5HT 受体激动剂，可降低眼压，但不穿过血脑屏障[24]。

三、视网膜色素变性的神经营养因子 Neurotrophic Factors for Retinitis Pigmentosa

Roy Steinberg 和 Matthew LaVail 及其团队在视网膜色素（RP）变性动物模型中进行了神经营养因子可以挽救感光细胞死亡的开创性观察[25]。1990 年的这一观察改变了光感受器神经退行性疾病研究的面貌。Steinberg 和 LaVail 及其同事发现，在皇家外科学院（RCS）大鼠眼内单次应用碱性成纤维细胞生长因子可以延缓视杆光感受器的丢失[26]。视杆细胞的抢救是全视网膜的，在注射部位附近的抢救梯度最高。这一观察结果随后被扩展到导致感光细胞死亡的其他遗传和环境原因，包括光暴露损伤模型。在该模型中，保护作用被证明扩展到了 bFGF

之外的其他细胞因子和神经营养因子。这些观察结果发生在光感受器退化研究领域的大爆炸时期，包括实验室建立遗传模型，包括模仿人类 RP 的 P23H 视紫红质转基因大鼠[27, 28]。在啮齿动物 RP 模型中，多种神经营养因子随后被发现可以拯救视杆细胞[26]。

这一拯救的探索沿着多种途径进行，包括细胞生物学的机制[29, 30]，并通过多种传递途径，包括利用腺相关病毒（AAV）载体基因传递的应用[31]。在对照组动物身上进行的将"干"针头插入视网膜造成机械损伤的实验也显示了视杆细胞光感受器的惊人拯救[32]。人们很快认识到机械损伤本身导致 bFGF 和 CNTF 表达上调。救援的确切机制已被深入研究，但仍难以阐明，目前认为救援是间接的，通过视网膜神经胶质细胞介导的神经营养因子受体，而成人视杆细胞则没有[29]。其中一些因素激活了 Jak-STAT 通路[29]。NGF 和 CNTF 在其他动物模型中均能显著减缓光感受器的丢失[30, 31]。NGF 是由 Rita Levi-Montalcini 于 20 世纪 50 年代发现的原始神经营养因子[33, 34]，她随后获得诺贝尔奖，因证明 NGF 对神经嵴源性细胞及外周和中枢神经细胞的形态分化起作用。Cayouette 和同事[35]证明，CNTF 通过眼内基因转移拯救了"视网膜变性缓慢"（rds）基因小鼠模型，导致 CNTF 在视网膜中长期稳定表达。结果还表明，CNTF 对光感受器和双极细胞产生的 ERG 电位起到了功能性的挽救作用，使视杆细胞驱动暗视 ERG 的 a 波和 b 波显著增加。

四、CNTF 蛋白及其历史选择 CNTF Protein and Historical Selection

CNTF 最初由 Ruben-Adler 等鉴定。作为鸡胚提取物中的一个因子，可以支持鸡眼睫状神经细胞的存活[36]。该因子随后从鸡眼中纯化[37]。CNTF 是一种小的 200 个氨基酸 22kDa 的蛋白质，组装成 α 螺旋三级结构。Adler[38] 和 McDonald 等[39]随后提出，CNTF 的表达作为一种应激因子被上调，并从细胞中释放出来，尽管由于蛋白质缺乏分泌序列，其机制尚不清楚[40]。

蛋白质通过细胞受体与细胞相互作用。CNTF 受体是由 CNTFα 受体、白血病抑制因子受体 β（LIFRβ）和 gp130 组成的三聚体结构[41]。脑脊液中检测到 CNTFRα 可溶性因子，因此细胞本身只需要表达 LIFRβ 和 gp130。随后 CNTF 与三聚体复合物的结合激活 Jak-STAT 通路，导致基因转录[42, 43]。归根结底，CNTF 基因表达的上调似乎是光感受器退行性疾病患者视杆和视锥修复的临床试验的关键因素。

CNTF 对 RDS 小鼠的核活性的影响是通过 AAV 将 CNTF 传递给外周蛋白突变导致视杆光感受器缓慢死亡的 RDS 小鼠来观察的[44]。在这项研究中，有几项开创性的观察，包括进一步证明载体介导的基因治疗在单次眼内应用后，提供了长期和全视网膜的挽救视杆光感受器。第二，这项特别的研究显示 CNTF 有潜在的不良后果，因为治疗眼的 ERG 反应振幅比未注射眼的 ERG 反应振幅降低。第三，视杆细胞核显示常染色质增加和大小增加，导致外核层（ONL）厚度增加，外核层仅由包含细胞核的感光细胞体组成。他们的结论是，CNTF 直接或更可能间接地上调了感光细胞的基因表达。这一解释通过使用一种新型的基于细胞包裹的眼内装置（Neurotech ECT）的递送方式在兔视网膜上应用 CNTF 而迅速复制（图 39-1）[45]。这些装置在数周和数月内将持续低水平的 CNTF 蛋白释放到玻璃体，并因此释放到视网膜。ECT 装置植入正常兔眼后，在没有视网膜变性的情况下，核形态的改变，包括核染色质的分散，与基因表达过程中发生的 DNA 解卷一致。视网膜电图记录监测的视网膜功能没有受到影响，尽管大剂量 CNTF 在低强度刺激下抑制了视网膜电图。Cayouette 等发现 CNTF 可以增强视网膜 ERG 功能[35]，Bush 等观察到 CNTF 在较低剂量下对视网膜功能没有负面影响[45]，而 Bok 及其同事的研究指出[44]，高剂量 CNTF 的表达与鸡 β 肌动蛋白启动子的活性抑制视网膜 ERG 功能；这些观察表明 CNTF 具有安全的生物范围，超过它可能引起潜在的视网膜毒性。在 RP 视杆 - 视锥杆细胞营养不良 1（RCD1）犬模型中进行的剂量范围研究表明，ECT 给药途径跨越了足够大的剂量范围，保证了 RP 一期人类临床试验的安全性研究。

Control

CNTF Implant

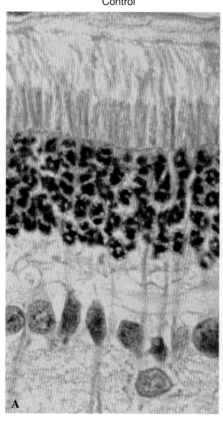
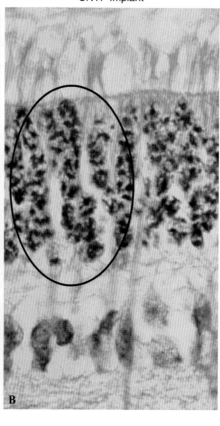

◀ 图 39-1 (A,B) Ciliary neu-rotrophic factor (CNTF) intravitreal encapsulated cell technology implant releasing 1.5 ng/day in experimental rabbit P caused nuclear swelling and an increase in outer nuclear layer thickness due to rod photoreceptor nuclear chromatin uncoiling, indicating DNA transcriptional activity

Reproduced with permission from Bush RA, Lei B, Tao W, et al. Histology in dorsal central retina periphery. Encapsulated cell-based intraocular delivery of ciliary neurotrophic factor in normal rabbit: dose-dependent effects on ERG and retinal histology. Invest Ophthalmol Vis Sci 2004;45:2420–30.

五、CNTF 治疗人光感受器变性的 I 期试 验 CNTF Phase I Trial for Human Photoreceptor Degeneration

2006 年，我们利用 Neurotech ECT 装置进行了 CNTF 治疗 RP 神经退行性疾病的人 I 期试验，以期在眼内产生和传递 CNTF 蛋白[46]。该装置通过手术植入 10 名患有严重限制其整体视力（包括视力严重下降）的晚期 RP 的研究参与者的眼睛中（图 39-2）。这些装置是通过一个小的平坦部切口植入的，切口用一条缝线缝合，对眼睛造成的创伤很小，除了一个参与者有暂时性的脉络膜积液，并在没有最终降低基线视力的情况下消退。在 6 个月的研究结束时，对这些装置进行了手术切除。最初 5 名受试者接受了低剂量植入物，每天释放 0.28±0.07ng。随后的 5 名受试者接受植入物，剂量为 1.53±0.54ng/ 天，或高出剂量的 5 倍。在外植体后评估 CNTF 的释放水平。由于这是一项 I 期安全性研究，主要终点是安全性参数。未出现符合预定方案不良结局的眼部或全身并发症。转染细胞来

源于人视网膜色素上皮细胞系。受试者未检测到对 CNTF 或转染细胞的血清抗体。

由于先前存在的视网膜疾病，10 个人中只有 7 人的视力可以在基线时的标准视力表上追踪，其中 3 人恢复了相当的视力，达到高于基线水平的 10～15 个字母。所有 3 名受试者在移除植入物后保持这些改善 6 个月或更长时间。由于这项研究是作为一项安全性试验设计的，并且没有评估视力的能力，因此关于视力增加是否反映了 CNTF 的有益作用，或者这是否在 RP 疾病的正常急性期变化的范围内，仍然是推测性的。

我们考虑了 CNTF 真正的生物拯救的可能性，并提出了一个合理的假设：视力要求许多光感受器的间距很近，并且这些光感受器能够对光刺激做出功能反应。我们认为 CNTF 不太可能用新的光感受器 "重新填充" 视网膜，但 CNTF 可能恢复存在但功能休眠的视锥光感受器的最小功能。在视紫红质敲除小鼠模型中，光感受器当然可以暂时存活，即使没有外节段[47]。这些视杆细胞在外节段缺乏光色素的情况下不能对光做出反应，最终它们从出生

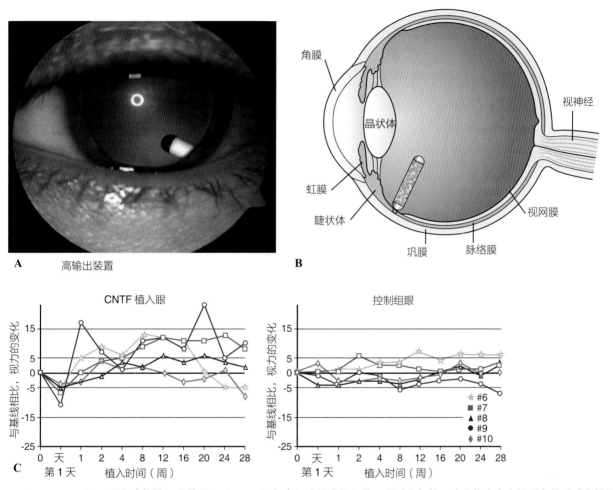

A 高输出装置

B

角膜
晶状体
虹膜
睫状体
巩膜　脉络膜
视神经
视网膜

C CNTF 植入眼　控制组眼

与基线相比，视力的变化

第 1 天　植入时间（周）
第 1 天　植入时间（周）

★ #6
■ #7
▲ #8
● #9
◆ #10

▲ 图 39-2　**A 和 B.** 眼内睫状神经营养因子（**CNTF**）包裹细胞技术植入物，通过参与第一阶段临床安全性研究的受试者扩张瞳孔植入；**C.** 高输出装置 **CNTF** 植入术后 6 个月的视力（**VA**）
图片经许可转载自 Sieving PA, Caruso RC, Tao W, et al. Ciliary neurotrophic factor（CNTF）for human retinal degeneration: phase I trial of CNTF delivered by encapsulated cell intraocular implants. Proc Natl Acad Sci USA 2006; 103: 3896–901.

后大约 90 天死亡。其次，Bok 等[44] 和 Bush 等[45] 都证明 CNTF 诱导了感光细胞的转录活性，这与 CNTF 刺激感光细胞的高代谢产物是一致的。最后，我们很清楚，即使是相对较少的视锥光感受器也能支持一定程度的视觉辨别，这是由 RP 患者死后眼睛的视网膜组织学和模拟光感受器丧失的心理物理实验推断出来的[48]。这一逻辑链可以总结如下：首先，光感受器在死亡前变得不活跃，进入静止状态，对视觉感知没有贡献。其次，CNTF 促进细胞的光感受器转录活性和代谢功能，包括支持光子捕获和视觉的外节段物质的精细化。第三，只有很少的视锥感光细胞才能达到最低的视力水平。在这些条件下，CNTF 可能在退变晚期部分恢复视觉功能。这种效应可能与至少 13 种不同的退化动物

模型（包括磷酸二酯酶 6β 小鼠、RDS 外周蛋白小鼠、表达 P23H 或 S334ter 突变体视紫红质的转基因大鼠、RDY 猫、RCD1 狗、视紫红质敲除小鼠及转视紫红质基因的小鼠）在退化早期保存光感受器的 CNTF 不同。在 S334ter 视紫红质转基因大鼠模型中对 CNTF 的研究显示了视锥外节段的再生，这与 CNTF 第一阶段研究组的假设一致，即 CNTF 可能通过部分恢复或增强视锥功能而有利于视力。

基于胶囊化细胞技术植入物释放 CNTF 蛋白的安全性研究的基础上，开展了 II 期研究，以评估涉及地图样萎缩的年龄相关性黄斑变性和 RP（David Birch，西南部视网膜基础；Rafael Caruso，NEI/NIH；Paul sieveing，NEI/NIH）的可能疗效；NeuroTechWeng Tao；NEI/NIH 的 Santa Tumminia；

NICD/NIH 的 Ronald Bush；OHSU，Casey Eye Institute，Richard Weleber）。科学假设是，首先，是否可以证明 CNTF 能减缓神经退行性变和延长视力，其次，CNTF 能否改善人视网膜色素变性的感光功能。CNTF-2 研究 AMD 试验的主要结果是治疗 12 个月后的视力[49]。CNTF-3 和 CNTF-4 均为 RP 组，主要转归分别为 12 个月时的视力转归和 24 个月时的视野敏感度[50, 51]。这项试验涉及大约 60 名受试者，采用不对称设计，其中 20 名受试者接受低剂量植入物，40 名受试者接受高剂量植入物。所有研究都已全部登记。

AMD 试验（CNTF 2）报告了 2011 年的结果[52]。在研究期间，没有发生与 CNTF 植入物或外科手术相关的严重不良事件。低剂量和高剂量 CNTF 组的光相干断层扫描显示植入物的生物活性均表现为视网膜厚度增加，而假对照组则没有。不幸的是，在终点的视力结果没有达到显著性，但高剂量组在 12 个月时表现出最佳矫正视力（BCVA）与假治疗相比趋于稳定的趋势（P=0.078）。ERG 波幅和 Humphrey 视野敏感度均无明显变化[52]。

（一）CNTF 治疗 CNGB3 色盲 CNTF for CNGB3 Achromatopsia

尽管 CNTF 仍然是视网膜神经保护的主要候选者，但是迄今为止，人类的阳性结果数据很少甚至不存在。CNTF 对 CNGB3 突变体犬视锥光感受器功能障碍的治疗研究提供了一个重要的新机会[53]。CNGB3 编码视锥外节段环 GMP 门控电导通道的 β 亚单位，对视锥的视觉信号传导至关重要。人 CNGB3 基因突变引起色盲，丧失视力和颜色辨别能力。Komaromy 及其同事发现，玻璃体腔内应用 CNTF 可以恢复 CNGB3 全色盲犬的视锥细胞功能[53]。一项人类研究使用神经技术包裹细胞技术植入物（Clinicaltrials.gov#NCT01408472）提供的 CNTF，对 5 名患有 CNGB3 突变、色觉和视力缺陷的全色盲受试者进行了研究[54]。不幸的是，没有一名受试者在测试视锥 ERG 反应、颜色辨别力或视力方面表现出改善的视锥功能。一个结论是，CNGB3 突变的人视锥细胞对 CNTF 的反应不同于犬视锥细胞。通过研究 CNTF 对 CNGB3 基因敲除小鼠

模型的影响，进一步加强了对物种差异的观察[55]。在这个模型中，将 CNTF 蛋白注射到玻璃体选择性增强的视锥介导的 ERG 反应中，再次证实了人和非人对 CNTF 反应的差异。然而，重要的是，小鼠的 CNTF 作用似乎是作用于内层视网膜神经元，而不是直接作用于视锥感光细胞。

（二）CNTF 治疗 2 型黄斑毛细血管扩张症 CNTF for Macular Telangiectasis Type 2

CNTF 治疗 2 型黄斑毛细血管扩张症（mactel）的研究也在进行中（Clinicaltrials.gov#NCT01949324）。尽管 mac tel 在临床上表现为浅层视网膜毛细血管的异常，但目前的证据表明，光感受器细胞的改变发生的早，是该疾病的内在原因[56]。在此基础上，对 7 例 mac tel 受试者进行了 CNTF 玻璃体腔植入的研究[57]。包裹的细胞植入物在 mac-tel 眼中是安全且耐受性良好的，正如之前对其他人类视网膜病变所指出的那样。这项研究是为安全性而设计的，并不能证明改变 mac tel 进展的临床疗效。然而，在 36 个月的研究结论中，没有观察到对暗适应或 ERG 反应以及视力的临床影响。正如先前在其他人类 CNTF 研究中发现的那样，研究眼睛的视网膜平均厚度增加，表明 CNTF 分子具有某些生物活性。

（三）CNTF 治疗青光眼 CNTF for Glaucoma

使用经手术植入玻璃体腔的 Neurotech NT-501 CNTF 装置（Clinicaltrials.gov#NCT01408472）对青光眼进行了 CNTF 人体临床试验。结果指标在这项初步研究中有广泛的阐述，包括神经保护（防止视力丧失）和视力增强（可能的视力和周边视野范围）。到目前为止还没有结果公布。

总的来说，CNTF 仍然是在人类视网膜疾病中保护视网膜神经元的一个有吸引力的候选者。尽管这一点已在多个光感受器变性动物模型和视网膜神经节细胞拯救中得到了明确的证明，但目前的数据很少表明 CNTF 对人视网膜神经元具有保护作用。

六、光感受器退行性变终点新技术 New Technology for Endpoints for Photoreceptor Degenerations

在考虑未来涉及导致视杆或视锥光感受器死

亡的疾病的试验时，选择临床终点来证明有效的抢救已经得到了高度的考虑。视觉敏锐度、视觉敏感度或视野范围的心理物理学测量似乎是不敏感的测量，因为即使在视网膜电图振幅的客观测量值大大降低之后，它们仍然存在。一个新的潜在终点是自适应光学扫描激光检眼镜，在这种检眼镜中，通过修正晶状体和角膜固有的光学像差，提高图像清晰度，可以对视锥光感受器进行活体成像。Talcott 等[58] 在两名受试者的 CNTF 治疗过程中证明了对人眼中心凹区视锥的成像和计数能力。他们发现在 CNTF 处理的眼睛中，视锥光感受器有显著的相对保存。虽然这种方法目前是非常劳动密集型的，但它可能提供最好的机会，通过在这些进展缓慢的疾病中进行神经保护治疗试验来追踪光感受器丧失的自然史。

七、神经营养素的传递 Delivery of Neurotrophins

神经营养因子是一种体积庞大的蛋白质，对靶眼组织的控制传递是一个巨大的挑战。没有一种神经营养因子特别适合穿过血 – 视网膜屏障，也不能从眼外给药，实现大量分子流到眼内组织。虽然神经保护因子的传递也将在本章的单独章节中进行考虑，但这里有必要提及传递的主要方法。通过玻璃体腔注射直接传递 CNTF 蛋白在啮齿动物模型中效果良好。然而，这种方法有很大的局限性。首先是治疗效果的有限半衰期。单次玻璃体腔注射 CNTF 对大鼠眼组织有很快的清除时间。尽管如此，在单次大剂量注射后，这种效应比预期的持续时间更长，这表明 CNTF 通过一种二级机制发挥作用，可能是通过上调释放一些目前未知保护因子的神经胶质细胞中的基因表达。重复注射可以延长治疗持续时间，就像抗血管内皮生长因子化合物治疗新血管性 AMD 一样[59, 60]。然而，即使是这种英勇的方法目前也只进行了 12～18 个月，而视网膜光感受器退行性疾病的神经保护需要持续几十年。此外，大剂量注射 CNTF 复合物会影响视网膜功能并降低 ERG 振幅[44]，而低剂量连续释放 CNTF 有可能增强视杆细胞功能[35]。另一种有前途的方法是 ECT，即在手术植入经选择基因转染的包膜细胞后，将低剂量蛋白质连续释放到玻璃体腔中，用于 CNTF Ⅰ期临床试验[46]。目前，Neurotech 的适应证是治疗量持续释放超过 24 个月。虽然手术插入器械是一个潜在的限制，相反，如果需要终止药物应用，能够通过手术移植移除器械是很有吸引力的。

通过玻璃体腔或视网膜下应用载体介导的基因转移也具有长期慢性治疗的潜力。尽管腺病毒介导的转移仅在几个月内有有限的表达时间，但 AAV 载体能够在多年的过程中维持慢性释放，如犬 RPE65 试验所见[61]。目前 AAV 载体介导的转移的局限性包括潜在的免疫原性、潜在的突变及目前缺乏基因表达水平的调控，包括终止蛋白质生产的基因控制。很有可能，这些限制将在未来克服。

（一）抗氧化剂 Antioxidants

1. 光诱导和遗传光感受器退化中的氧化损伤 Oxidative Damage in Light-Induced and Inherited Photoreceptor Degenerations

光的吸收（光感受器外节段的正常功能）增加其脂质的氧化，在光照增加时产生形态和功能损伤[62-64]。死亡和损伤似乎都是由氧化应激引起的，即氧的部分还原形式（通常称为活性氧）的破坏作用。光诱导损伤引起的氧化应激的观点得到了以下证据的支持：光诱导损伤后内源性抗氧化剂水平增加，外源抗氧化剂则保护视锥和视杆细胞[64-78]。应激引起的光感受器死亡伴随着幸存者的损伤[76, 78]。在一些遗传性光感受器退化中，起始事件是导致视杆光感受器死亡的突变。视网膜氧的主要消耗者视杆细胞死亡后，视网膜外层组织的氧含量显著增加[79]，激活烟酰胺腺嘌呤二核苷酸磷酸（NADPH）氧化酶并诱导超氧阴离子自由基的积累[80]。超氧自由基攻击大分子，造成氧化损伤和产生其他分子，如一氧化氮，产生过氧亚硝基阴离子，这是一种特别有害的自由基，其可放大损伤[81]。随着时间的推移，视锥中的抗氧化防御系统和修复机制不能弥补损伤，导致严重的细胞损伤和细胞凋亡。根据视锥密度分布，视锥细胞功能障碍和死亡可能首先发生在外周，然后在后周扩散，这是许多遗传性营养不良的共同过程。自由基的产生是无情的，因此，任何旨在保护视锥细胞的治疗必须在患者的整个生命中持续提供。修复机制可以防止有限的损坏。抗氧化治疗的目的是将氧化损伤率降低到修复率以下，以防止功能障碍和凋亡。为了确定这是否能够实现，需要进行长期的实验。或者，通过候选药物对受损但仍然存活的细胞的拯救作用，可以在更短的时间内提供保护的证据（图 39-1 和图 39-2）。

2. 光感受器退化中抗氧化保护的临床前证据 Preclinical Evidence of Antioxidant Protection in Photoreceptor Degenerations

NADPH Oxidase（NOx）抑制剂：Usui 等[80]研究了 Nox 和（或）黄嘌呤氧化酶作为增加组织氧和产生过量氧化活性物质的关键中间物的假说，这些活性氧对视锥造成氧化损伤。在 RP 的视网膜变性 -1（rd1$^{+/+}$）模型中，Apocynin 一种 Nox 阻滞剂，而不是别嘌呤醇（黄嘌呤氧化酶的阻断剂），明显减少了 rd1$^{+/+}$ 模型的外层视网膜的超氧化物自由基视网膜中氧化损伤明显减少。与用载体治疗的 rd1$^{+/+}$ 小鼠相比，用 apocynin 治疗的小鼠，而不是别嘌呤醇治疗的小鼠。apocynin 治疗而不是别嘌呤醇治疗的 rd1$^{+/+}$ 小鼠的视锥细胞密度保持不变，M 和 S 视锥视蛋白 mRNA 水平增加，平均明视 b 波振幅增加。在表达突变体视紫红质的显性 RP 模型 Q344Ter 小鼠中，与溶媒处理的对照组相比，apocynin 处理保留了明视 ERG b 波振幅。这些数据表明，NOx（而不是黄嘌呤氧化酶）在 RP 视锥细胞死亡的氧化应激中发挥关键作用。抑制 NOx 提供了一种新的治疗策略。

一氧化氮合酶（NOS）抑制剂：Komeima 等[81]最近的研究表明，用 NOS 抑制剂混合物治疗 rd1 小鼠可显著提高视锥存活率，表明 NO 衍生的过氧亚硝酸盐有助于视锥细胞死亡。7- 硝基吲哚唑（一种神经元一氧化氮合酶的特异性抑制剂）也能显著降低视锥细胞的死亡，但氨基胍（一种诱导型一氧化氮合酶的抑制剂）则没有。这些数据表明，神经元 NOS 产生的 NO 加剧氧化损伤视锥在 RP 中，应考虑联合治疗，以减少 NO 和氧化应激。

3. 加强内源性抗氧化防御系统 Bolstering the Endogenous Antioxidant Defense System

在同一组的另一项研究中[82]，基因工程 RD10

小鼠产生了超氧化物歧化酶（SOD）2、过氧化氢酶或两者在光感受器线粒体中的诱导表达。与未增加 SOD2 和过氧化氢酶表达的同一遗传背景的幼鼠作为对照。SOD2 和过氧化氢酶的共表达（但不是单独表达），显著降低了出生后（P）50 rd10 小鼠视网膜中的氧化损伤，如蛋白质羰基含量测量。SOD2 和过氧化氢酶共表达的 P50 rd10 小鼠的视锥密度显著高于单独表达 SOD2 和过氧化氢酶或两者均不表达的 rd10 小鼠。SOD2 和过氧化氢酶在 rd10 小鼠中的共表达并没有减缓视杆细胞的死亡。这些数据支持将内源性抗氧化防御系统作为 RP 的基因治疗策略的想法，并且还表明多组分的共表达可能需要有效的神经保护。

根据相同的研究路线，Lu 等[83]探索了内源抗氧化防御系统的过度表达以对抗 RPE 细胞和视网膜的氧化损伤的策略。在转染的培养的 RPE 细胞中，SOD1 或 SOD2 的表达增加，增加了由羰基加合物水平对蛋白质所造成的组成和应激诱导的氧化损伤。与此相反，谷胱甘肽过氧化物酶 1（Gpx1）或 Gpx4 表达增加的 RPE 细胞在组成氧化损伤中没有表现出增加。Gpx4 和 Gpx1 的增加，减少氧化应激诱导的 RPE 细胞损伤。Gpx4 与 SOD1 或 SOD2 共表达部分逆转了 SOD 的有害作用。在光感受器中诱导表达 Gpx4 的转基因小鼠，在三种氧化损伤诱导的视网膜变性模型中，Gpx4 的表达增加对视网膜结构和功能有很强的保护作用。这些数据表明，在 RP 或 AMD 患者中，应考虑基因治疗方法来增强视网膜 Gpx4 和 RPE 的活性。

4. 激素对抗氧化防御的影响 Hormone Influence on the Antioxidant Defense

一些研究表明循环雌激素减少与 AMD 的发生有关[84, 85]。雌激素是一组类固醇激素，包括雌二醇、雌酮和雌三醇。它们受雌激素受体的调节，雌激素受体存在于大脑的不同区域。雌激素可以穿透血脑屏障，调节神经功能和行为[86, 87]。

Vina 及其同事认为[88]，男性和女性之间固有的生物学差异可能导致寿命延长，并可能对某些疾病产生保护作用。Vina 表明，女性比男性更不容易产生线粒体氧化剂，雌二醇可能在诱导抗氧化基因中起作用[88]。雌激素的神经保护作用已经在体内研究了 10 多年[89]。雌二醇被发现是最有效和强有力的剂量依赖性抗氧化剂，只需要短暂暴露于细胞系中以防止氧化应激。

2011 年，Doonan 等报道了孕激素激动剂炔诺孕酮（norgestrel）在两种不同的视网膜变性小鼠模型中的神经保护作用：急性光诱导的视网膜变性模型和 Pde6b 慢性 RP 小鼠模型[90]。他们发现，炔诺孕酮增加了视紫红质的表达，增强了视杆感光功能。即使在光感受器损伤已经开始后给药，也有利于维持光感受器的形态和细胞数量[90]。在 2012 年的一篇社论中，Doonan 和 Cotter 提出了炔诺孕酮在 RP 和 AMD 治疗中的潜在应用[91]。

5. 叶黄素、玉米黄质与其他抗氧化剂的结合 Carotenoids（Lutein，Zeaxanthin）in Combination With Other Antioxidants

Miranda 等[92] 已经表明，使用抗氧化剂的组合延缓了 RD1 小鼠视网膜的退化过程。为了了解这些物质（玉米黄质、叶黄素、α- 硫辛酸、谷胱甘肽和枸杞提取物）的作用机制，研究了 rd1 视网膜中几种蛋白质和氧化应激标记物的水平变化。治疗增加了谷胱甘肽过氧化物酶活性和谷胱甘肽水平，降低了 rd1 视网膜中胱氨酸的浓度。从治疗组和未治疗组的动物获得的所有结果中，谷胱甘肽浓度与谷胱甘肽过氧化物酶活性之间存在高度的相关性，谷胱甘肽视网膜浓度与 TUNEL 阳性细胞数呈负相关。治疗组和未治疗组的 rd1 小鼠的 nNOS 和 NADPH 黄递酶阳性细胞数量没有差异。巯基含量和巯基依赖性过氧化物代谢似乎与 rd1 小鼠视网膜中光感受器的存活直接相关。

6. Rac1

Rac1 是产生活性氧物种的 NADPH 氧化酶的一个组成部分[93]。Rac1 在哺乳动物视网膜光感受器中大量表达，在那里它被光刺激激活[94]。与野生型（WT）幼鼠相比，通过条件基因打靶抑制小鼠视杆光感受器中 Rac1 的表达，对光诱导的光感受器死亡具有保护作用[95]。也发现了类似的对视杆细胞有保护作用的 apocynin，它抑制 NADPH 氧化酶活性。这些结果表明神经细胞 Rac1 和 NADPH 氧化酶都参与了 CNS 退行性变模型中的细胞死亡。通过光镜、电镜、视紫红质测定、ERG 活性和视力检查，

Rac1 在小鼠视杆中的表达减少对视网膜结构和功能没有影响，表明 Rac1 条件敲除小鼠视杆外节段形态发生过程正常。Rac1 缺失对光感受器的结构或功能缺乏影响，但在应激条件下具有保护作用，这表明 Rac1 通路可作为视网膜神经退行性疾病治疗的靶点进行探索。

7. 视杆细胞衍生的视锥细胞生存因子 Rod-Derived Cone Viability Factor

在过去的 12 年中，已经发现了一种新的信号分子，代表了对这些目前无法治疗的疾病的潜在治疗方法[96]。这种蛋白质被称为视杆细胞衍生的视锥细胞活力因子（RdCVF），维持视网膜视锥细胞的功能，从而维持视锥细胞的生存能力。缺乏这种因子的小鼠表现出视锥细胞的逐渐丧失。编码 RdCVF（核糖氧蛋白样基因，Nxnl1）的基因也通过差异剪接编码具有硫氧还蛋白样酶特征的第二个产物，并且保护光感受器细胞。更具体来说，保护其相互作用蛋白伴侣 tau 蛋白免受氧化损伤。这种信号通路可能将环境损伤与内源性神经保护反应联系起来。Nxnl1 和最有可能的副同源基因 Nxnl2 是新发现的氧化还原信号通路的一部分，该通路涉及一种酶产物和一种营养因子，两者都由同一基因编码。有人认为[82]，这种疗法通过恢复生理信号，可以有效地治疗广泛的 RP 突变的影响。最近有研究表明[97]，RdCVF 通过加速葡萄糖进入光感受器和促进有氧糖酵解来促进视网膜视锥的存活。RdCVF 与细胞表面复合物 basigin 1（BSG1）/ 葡萄糖转运蛋白（GLUT1）结合，导致葡萄糖进入视锥细胞增加，从而通过刺激有氧糖酵解促进视锥细胞存活。这种途径也被快速分裂的癌细胞所利用。

RdCVF 通过不同的途径进入患者的眼睛，将蛋白质注入眼睛，从病毒载体中表达，或者将 RdCVF 产生细胞包裹在半透膜中以避免免疫系统的攻击。RdCVF 目前正在转化为一种可能的治疗药物，用于治疗一系列退行性眼病。

8. N- 乙酰半胱氨酸 N-Acetylcysteine

最近，Lee 等[98] 确定了口服的 N- 乙酰半胱氨酸（NAC）是否通过减少两种 RP 模型（rd1 和 rd10 小鼠）中的氧化损伤来减少视锥细胞死亡和保留视锥功能。在 rd10 小鼠中，补充 NAC 饮用水可

促进视锥结构和功能的部分维持至少 6 个月。局部应用 NAC 角膜也减少了视网膜中的超氧自由基，促进了视锥的存活和功能。由于口服和（或）局部给药 NAC 对人类长期治疗是可行的，而且 NAC 具有良好的安全性，因此有理由考虑临床试验来评估长期给药 NAC 对 RP 患者的疗效。

9. 藏红花提取物 Saffron (Crocus sativus) Extract

在各种抗氧化剂中，人们探索了古代香料藏红花的神经保护潜力[99]。为了测试作为膳食补充剂的藏红花提取物（Crocus sativus）是否抵消白化大鼠视网膜持续光照的影响，Sprague-Dawley 大鼠在暴露于连续强光（BCL）24h 之前，先食用藏红花或 β- 胡萝卜素（每天 1mg 提取物 /kg）。闪光 ERG 波幅、ONL 厚度和 ONL 中凋亡图形的数量是主要的结果变量。在接受藏红花治疗的动物中，光感受器层和 ERG 反应一样基本上被保存了下来。此外，BCL 诱导的光感受器死亡率在治疗动物中明显降低。在 β- 胡萝卜素预饲实验中，形态学分析显示，ONL 的保存与藏红花预饲相似，而 ERG 反应则不可记录。Western blot 分析显示，光照可诱导对照组和 β- 胡萝卜素治疗组大鼠成纤维细胞生长因子显著上调，而藏红花治疗组大鼠无明显变化。这些结果表明，藏红花可以保护光感受器免受视网膜应激，维持其形态和功能，可能是细胞程序性死亡的调节因子。藏红花的柱头含有高浓度的抗氧化剂（藏红花素、西红花碱）[100]，它们的多个 C＝C 键赋予柱头颜色、香味、味道和抗氧化潜力。为了确定与藏红花神经保护作用有关的基因和非编码 RNA（ncRNA），Natoli 等[101]采用了一种标准化的光感受器损伤试验，其中在暗周期照明（12h5lux，12h 黑暗）中饲养的白化 Sprague-Dawley 大鼠受到 24h 暴露于明亮（1000lux）光线的挑战。实验组通过食用藏红花（每天 1mg/kg，持续 21 天）预处理来防止光损伤。将来自暴露和未暴露动物眼睛的 RNA 与 Affymetrix 大鼠基因组 ST 阵列杂交。采用实时定量聚合酶链反应技术对 14 个基因进行分析，验证基因芯片的结果。光损伤导致 175 个病变（基因和非编码，ncRNA）的调节超出标准水平（与对照组相比 $P < 0.05$，折叠变化＞ 2）。藏红花预处理降低了 53 个病变的表达。藏红花预处理对 122 个不

受光损伤的病变进行了调控。考虑到藏红花没有光损伤，调节基因和 ncRNA 超出标准水平，但数量少于在其保护作用。受光损伤调控的病变中有很高比例（＞ 90%）是已知的基因。相比之下，在受藏红花调控的病变中，ncRNA 在其神经保护作用方面更为突出（分别为 73% 和 62%）。在视网膜暴露于损伤性光照之前，藏红花发挥其神经保护作用，调节了大量的病变，其中 ncRNA 最为突出。

10. 纳米氧化铈 Nanoceria

氧化铈纳米粒子，纳米氧化铈是具有催化活性的无机抗氧化剂，其类似于神经保护酶 SOD 和过氧化氢酶。Kong 等已经证明[102]，纳米氧化铈可以在大鼠光损伤模型中保护视网膜形态，防止视网膜功能丧失。以遗传性早期进行性耳蜗和视网膜变性的纯合 tubby 突变小鼠为模型，检测纳米氧化铈延缓视网膜变性进展的能力[102]。结果表明，纳米氧化铈可通过减少活性氧、上调神经保护相关基因的表达、下调凋亡信号通路和（或）上调存活信号通路等途径延缓光感受器的退化，从而起到保护视网膜的作用。这些数据表明纳米氧化铈作为治疗遗传性视网膜变性和大多数眼部疾病的全球性药物具有巨大的潜力。

11. 抗氧化保护的临床证据感光细胞变性 Clinical Evidence of Antioxidant Protection in Photoreceptor Degenerations

年龄相关性眼病研究（AREDS）：AREDS 无疑代表了 AMD 营养补充领域的一个里程碑。由 NEI 赞助并于 2001 年发表的 AREDS 确实是第一个大规模、随机和对照的临床试验[103]，证明了高剂量维生素和锌对 AMD 进展和视力丧失的保护作用。AREDS 最初被认为是一项长期的多中心前瞻性研究，旨在评估 AMD 和白内障的临床进程、预后和危险因素。然而，抗氧化剂和锌在眼部靶向制剂中的广泛应用和推广，并没有得到一致的科学证据支持，导致研究者将临床试验纳入研究的一部分，以评估高剂量的锌和选择的抗氧化剂维生素对一组晚期 AMD 的发展影响的老年人。共有 3641 名年龄在 55—80 岁的参加者被纳入研究，并随机选择接受每日口服片四种疗法之一：①单独服用锌；②单独服用抗氧化剂；③抗氧化剂和锌的组合；④安慰

剂。抗氧化剂配方包括 500mg 维生素 C，400U 维生素 E 和 15mgβ- 胡萝卜素。锌每日具体摄入量为氧化锌 80mg（含锌的配方还添加 2mg 氧化铜以抵消潜在的锌诱导的铜缺乏性贫血）。需要注意的是，该配方是一种积极的治疗方法，因此成分的用量远高于当前建议的每日用量。这些成分被认为通过对抗氧化应激对视网膜细胞发挥保护作用。补充锌的有益效果先前在一个小型临床试验中进行了评估，因为 RPE 通常具有特别高的锌含量。据推测，老年人锌摄入不足可能导致锌缺乏和 RPE 中锌依赖性辅酶的丢失，从而导致 AMD 的发展或恶化。在平均 6.3 年的随访期后，AREDS 的研究人员得出结论：中度 AMD 患者（一只眼或两只眼有广泛的中间 drusen，至少一只眼有一个或多个大 drusen，或一只眼有非中心凹下的地图样萎缩），或一只眼有晚期 AMD（中心凹下地图样萎缩或脉络膜新生血管膜），用"抗氧化剂加锌"的方法治疗，5 年后进展为晚期 AMD 的风险降低了 25%，失去三行或三行以上视力（视角加倍）的风险降低了 19%。在早期 AMD 患者中未观察到 AREDS 配方对延缓疾病进展有直接益处的证据［一只或两只眼出现多个小 drusen 或中间 drusen 和（或）色素异常］，因此，仅向发展为晚期 AMD 的高危人群推荐补充 AREDS。

（二）基于视觉功能终点的 AMD 和 RP 抗氧化剂的临床对照研究 Controlled Clinical Studies on Antioxidants in AMD and RP Employing Visual Function Endpoints

单独或与其他抗氧化剂联合使用类胡萝卜素 Carotenoids Alone or in Combination With Other Antioxidants

年龄相关性黄斑变性（AMD）：在一项双盲、安慰剂对照、随机试验中，补充叶黄素和抗氧化剂干预萎缩性 AMD（退伍军人叶黄素抗氧化补充试验）进行干预，Richer 等[104]确定是否叶黄素或叶黄素与抗氧化剂、维生素和矿物质的营养补充，改善萎缩性 AMD 的视觉功能和症状。这项研究是一项前瞻性、长达 12 个月、随机、双盲、安慰剂对照试验。采用 Snellen 视力、对比敏感度、Amsler 网格和 VF-14 问卷评价视觉功能。结果表明，与安慰剂相比，单独使用叶黄素或叶黄素与其他营养素一起使用可改善视觉功能（敏锐度和对比敏感度）。在电生理初步研究中，Falsii 等[105]和 Parisi 等[106]表明短期补充叶黄素或虾青素，并与其他抗氧化剂（烟酰胺、维生素 C）结合，在早期 AMD［软性 drusen 和（或）RPE 缺陷］患者的局灶性或多灶 ERG 记录中，黄斑视锥介导的功能显著改善，视力中度下降。最近，一项随机、双盲、安慰剂对照研究表明[107]，3 个月的藏红花膳食补充显著改善了早期 AMD 患者的视网膜电图估计的视网膜闪烁敏感性（图 39-3）。

视网膜色素变性（RP）：在最近一项接受维生素 A 治疗的 RP 患者补充叶黄素的临床试验中[108]，确定补充叶黄素是否能减缓接受维生素 A 治疗的 RP 患者的视觉功能下降。这项研究是一项随机、对照、双盲试验，对 225 名年龄在 18—60 岁的非吸烟患者每 4 年进行一次评估。患者每天服用 12mg 叶黄素或安慰剂。所有患者每天给予 15 000U 维生素 A 棕榈酸酯。随机化考虑了遗传类型和基线血清叶黄素水平。主要结果是 Humphrey 视野分析仪（HFA）30-2 程序的总分，预先指定的次要结果是 60-4 程序与 30-2 和 60-4 程序的总分，30Hz 闪烁 ERG 振幅，以及早期治疗糖尿病视网膜病变研究敏锐度。结果表明，在 HFA60-4 方案中，叶黄素加维生素 A 组的平均敏感度降低（$P=0.05$）。在随访时，血清叶黄素水平最高或黄斑色素光密度增加最高的患者中，60-4 方案的平均下降速度较慢（分别为 $P=0.01$ 和 $P=0.006$）。黄斑色素光密度增加最多的患者，其 HFA 30-2 和 60-4 联合场敏感度下降最慢（$P=0.005$）。没有观察到补充叶黄素的显著毒性作用。这些结果表明，补充 12mg/ 天叶黄素可减缓不吸烟成人服用维生素 A 后中周边视野的平均损失，支持其作为神经保护剂的治疗作用。

其他抗氧化剂：OT-551 是一种具有抗氧化性的二取代羟胺的安全性和有效性，用于治疗萎缩性 AMD 的萎缩。这项研究是一项单中心、开放性的 II 期试验[109]，共纳入 10 名双侧地图样萎缩的参与者。在随机分配的一只眼睛中，每日 3 次，连续 2 年，局部使用 0.45%OT-551。安全措施通过全面的

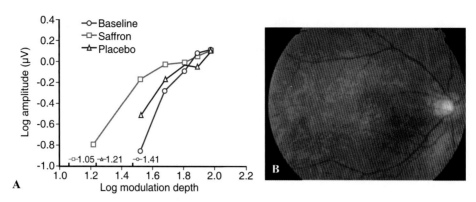

▲ 图 39-3 **(A)** Representative flash electroretinogram (FERG) functions, recorded from one patient with age-related macular degeneration at baseline and after 90 days of saffron or placebo supplementation, are shown by plotting response amplitudes as a function of modulation depth. **(B)** Color fundus photograph from the study eye, showing confluent soft drusen in the foveal region

Reproduced with permission from Falsini B, Piccardi M, Minnella A, et al. Influence of saffron supplementation on retinal flicker sensitivity in early age-related macular degeneration. Invest Ophthalmol Vis Sci 2010; 51: 6118–24.

眼科检查、眼底摄影和症状复查来评估。主要疗效指标是 24 个月时 BCVA 的变化。次要疗效指标包括地图样萎缩面积、对比敏感度、显微视野测量值和与基线相比的 drusen 总面积的变化。研究药物耐受性良好，不良反应少。2 年时，研究眼 BCVA 的平均变化为 +0.2±13.3 个字母，对侧眼 BCVA 的平均变化为 −11.3±7.6 个字母（P=0.0259）。然而，在所有其他次要结果测量中，研究者和其他研究对象之间没有发现统计学上的显著差异。这些结果表明，OT-551 对受试者具有良好的耐受性，与任何严重的不良反应无关。这项小型研究中的疗效测量表明，维持视力的可能效果。然而，在本研究中，对其他结果指标没有显著影响，这表明，在目前的浓度和给药方式下，OT-551 作为治疗地图样萎缩的药物可能有有限或没有益处。

（三）小分子神经保护 Neuroprotection With Small Molecules

前几节讨论了蛋白质的神经保护作用，如生长和神经营养因子（如 CNTF）、抗体（如抗 VEGF）、基因转移和抗氧化剂。此外，还描述谷氨酸受体拮抗剂（如美金刚）对青光眼的神经保护作用。本节将讨论小分子的神经保护作用，其中许多小分子靶向特定的细胞内途径，特别是在光感受器退行性变中，并已在动物模型中进行了初步试验。在本节中，小分子被认为是那些分子量低于通过内界

膜和视网膜扩散极限的分子，其半径为 40～70kDa 或 4.5nm，这取决于它们的形状 [110]。因此，当注入玻璃体时，大多数可以到达视网膜远端的靶点。表 39-1 仅包括本章讨论的内容，并指出了视网膜变性动物模型中探索的神经保护分子和途径的显著多样性。它们的大小从儿茶酚胺，如多巴胺和 α_2 肾上腺素能激动剂，到长链脂肪酸和小的热休克蛋白。正如已经讨论过的蛋白质生长和神经营养因子的情况一样，许多是视网膜中自然发生的分子，这些分子有助于维持视网膜的稳态，但在视网膜受到应激时，可能在促进或减少神经元存活方面具有额外的功能。其他是天然化合物的合成激动剂或拮抗剂。

1. 神经调节剂 / 神经递质 Neuromodulators/ Neurotransmitters

视网膜神经调节剂和神经递质，特别是那些作用于 G 蛋白耦联（GPC）受体的神经调节剂和神经递质，正在探索它们对视网膜细胞的神经保护特性 [111]。其中，褪黑素和多巴胺在维持视网膜昼夜功能方面相互负作用，但也可能在视网膜应激反应中发挥各种功能。尤其是对于褪黑激素，有越来越多的证据表明它具有双重作用 [112, 113]。外源性褪黑素增加了光损伤大鼠的感光细胞变性，这是一种急性应激诱导的感光细胞变性模型 [114, 115]。在昼夜周期的黑暗期，当视网膜褪黑素水平较高时，大鼠视网膜更容易受到光损伤 [116]，并且在暴露前玻璃体腔注

表 39-1 视网膜神经保护中的小分子

类 别	制 剂	靶 标	动物模型	路 径
神经调节剂	褪黑素受体拮抗剂 褪黑素 多巴胺激动剂 α_2 肾上腺素能激动剂	GPCR 受体无关 GPCR GPCR	大鼠光感受器光损伤 缺血性人 RPE 大鼠光感受器光损伤 人视网膜营养不良 大鼠神经节细胞损伤 大鼠光感受器光损伤	玻璃体内 体外 系统的 专有的 系统的 系统的
钙超载阻滞剂	盐酸氟桂利嗪 地尔硫䓬 尼尔瓦地平 维拉帕米	内部钙储备 L 型钙通道 L 型钙通道 钙通道耗竭	大鼠光感受器光损伤 Rd1 鼠 RCS 大鼠 Rds 鼠	系统的 系统的 系统的 基因敲除
维甲酸	异维甲酸 顺式视网膜 维生素 A 9- 顺式视网膜, 11-顺式视网膜类似物, 11- 顺式视网膜	视觉周期 视觉周期 错误折叠 opsin 错误折叠 opsin	大鼠 / 小鼠光感受器光损伤 Stargardt（abcr$^{-/-}$）小鼠 LCA（rpe65$^{-/-}$）小鼠、狗 ldh$^{-/-}$ 鼠 Pro23His 鼠 表达 Pro23His 的细胞培养	系统的 系统的 饮食 体外的
细胞内神经营养通路效应分子	热休克蛋白 27 Ad-CMV-HSP27 型 17- 烯丙基氨基 -17-脱甲氧基格尔达那霉素（17-AAG） 米诺环素 Rac1 ω-3 LCPUFA 神经保护素 -D1	细胞凋亡途径（细胞色素 c） HSP90/HSP70 凋亡途径 [丝裂原活化蛋白激酶（MAPK）、核因子 -κB（NF-κB）] IL-6, AP-1 视觉周期，其他未知	大鼠光感受器光损伤 RCS 大鼠遗传性光感受器变性 RD10 小鼠 RCS 大鼠遗传性光感受器变性 大鼠光感受器光损伤 大鼠光感受器光损伤，人 AMD RPE	玻璃体内 玻璃体内 系统的 系统的 条件基因敲除 饮食消耗 体外
神经营养因子受体的拟肽激动剂和拮抗剂	合成肽	TrkA 和 p75^{ntr} 神经营养素受体	大鼠视神经切断术	玻璃体内

Akt. 蛋白激酶 B；AMD. 年龄相关性黄斑变性；AP-1. 激活蛋白 -1；GPCR. G 蛋白耦联受体；HSP. 热休克蛋白；IL. 白细胞介素；LCA. Leber 先天性黑矇；LCPUFA. 长链多不饱和脂肪酸；mTOR. 雷帕霉素的哺乳动物靶点；PI3K. 磷脂酰肌醇 3- 激酶；RCS. 皇家外科学院；RPE. 视网膜色素上皮

射褪黑素受体（MT1/MT2）拮抗剂（luzindole）使大鼠视网膜不易受到光损伤（图 39-4）[117]。这些研究表明，内源性褪黑素和视网膜褪黑素受体在急性光应激引起的光感受器变性中起作用。另一方面，褪黑素 MT1 受体的丢失增加了衰老小鼠的光感受器丢失[118]，表明褪黑素在与年龄相关的缓慢退行性变中具有保护作用。褪黑素通过一种与褪黑素受体非依赖性机制保护人 RPE 细胞免受缺血诱导的凋亡[119]，并减少蓝光诱导的 ARPE-19 细胞 caspase 介导的细胞死亡[120]，这表明褪黑素在 AMD 中可能具有延长视功能的治疗作用[121]。它还通过其抗炎和抗氧化作用在中枢神经系统中发挥神经保护功能[122]。

多巴胺作为一种神经递质，在视网膜内突触的光照下释放，扩散到外层视网膜，激活光感受器上的受体，通过腺苷酸环化酶调节 cAMP 水平[123]。这些受体的激活可能会导致光敏感度降低，并且已知会下调光感受器褪黑激素的产生，而褪黑激素的产生在光照下很低。褪黑素在黑暗中的释放反过来作用于内层视网膜神经元受体，从而下调多巴胺的产生和释放，并可能增加视网膜对光的敏感性[112]。然而，多巴胺受体也存在于 Müller 细胞上，并可能

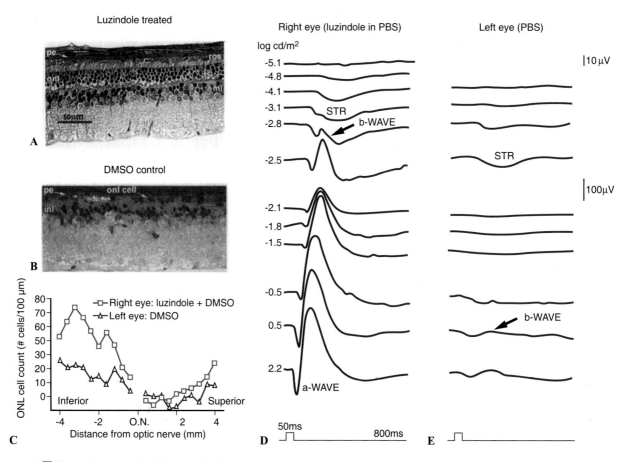

▲ 图 39-4　Structural and functional photoreceptor protection from light damage by the melatonin antagonist luzindole

(A,B) Retinal sections show outer nuclear layer (ONL) preservation in eyes that received intravitreal luzindole (1μl of 1 μM in dimethyl sulfoxide (DMSO)) 15 hours before light exposure compared to fellow eyes that received vehicle only. Images are from the superior central retina. (C) ONL cell counts per 100 μm at the specified positions across a retinal section through the vertical meridian. Protection by luzindole is most apparent in the inferior retina where overall damage is lowest. (D,E) Electroretinogram traces from the luzindole-treated and vehicle-injected eye of a single rat. The amplitudes of the traces indicate that the overall functional state of the luzindole-treated retina is much better than the control. inl, inner nuclear layer; onl, outer nuclear layer; PBS, phosphate-buffered saline; pe, pigmented epithelium; STR, scotopic threshold response. (Reproduced with permission from Sugawara T, Sieving PA, Iuvone PM, et al. The melatonin antagonist luzindole protects retinal photoreceptors from light damage in the rat. Invest Ophthalmol Vis Sci 1998; 39: 2458–65.)

通过释放这些细胞的神经保护因子来影响光感受器的存活[124]。

　　最近，用 Stargardt 病小鼠模型（Abca4$^{-/-}$）研究了 5- 羟色胺（5HT）和肾上腺素（AD）GPC 受体在神经保护和损伤中的作用[111]。在该模型中光诱导的感光细胞死亡与 GPC 激活磷脂酶 C 导致 NADPH 氧化酶产生的活性氧相关[125]。通过这些 GPC 受体抑制这一途径可以减少光诱导的退化。此外，腺苷酸环化酶在该模型和野生型小鼠的光诱导损伤中起着中心作用。因此，α$_2$ 肾上腺素能受体激动剂和 α$_1$ 肾上腺素能受体和 5HT 受体拮抗剂都产生保护作用，就像直接抑制这种酶一样。因此，减

少腺苷酸环化酶 GPC 受体激活的小分子是潜在有用的神经保护剂。

　　这些研究与先前的研究一致，表明 α$_2$ 肾上腺素能受体与其他动物模型的神经保护有关。局部注射 α$_2$ 肾上腺素能受体激动剂最近也在视网膜营养不良患者的初步研究中测试了神经保护特性[126]。在视神经再灌注损伤中，α$_2$ 肾上腺素能激动剂可减轻神经节细胞的退行性变[127-130]，其机制可能是减少钙离子的兴奋性毒性内流[131]。α$_2$ 肾上腺素能激动剂噻嗪和可乐定的全身给药可保护光感受器免受光应激损伤，可能是通过上调 bFGF 和激活 Müller 细胞胞外信号调节激酶来实现[132, 133]。神经营养素 / 生长

因子途径的激活对 5- 羟色胺的前体 N- 乙酰 5- 羟色胺（NAS）产生保护作用[134]。然而，在这种情况下，保护依赖于神经营养受体（酪氨酸受体激酶 B），但独立于神经营养因子本身（BDNF）。因此，假定 NAS 能直接激活受体，从而避免同时激活促凋亡的 p75 神经营养素受体。褪黑素和 5- 羟色胺及其受体继续直接参与细胞损伤或视网膜细胞类型（包括色素上皮[135, 136]、光感受器[137, 138] 和神经节细胞）的神经保护[139]。

2. 钙通道阻滞剂 Calcium Channel Blockers

最早的一篇关于光感受器退行性变的模型中神经保护的报道，为利用小分子治疗特征良好的 RP 提供了希望，表明 L 型钙通道阻滞剂 D- 顺式二硫氮䓬可减缓 Pde6b^{rd1} 小鼠光受体细胞死亡和 ERG 功能丧失的过程[140]。此前有报道称，非特异性钙通道阻滞剂可以保护感光细胞免受光损伤[141]。Pde6b 是光激活的 PDE 的一个亚单位，其突变导致了 5%～8% 的 RP[142]。它导致一种非功能性蛋白质，光感受器中高水平的 cGMP，并丧失关闭外节段光门控阳离子通道的能力。这导致 Na^+ 和 Ca^{2+} 超载，并通过凋亡导致光感受器细胞死亡，尽管 cGMP 升高与细胞死亡之间的确切联系尚不清楚[143]。D- 顺式地尔硫䓬对光感受器的保护作用在其他 RP 模型中无法复制[144]，包括 Pro23His 大鼠、携带 Pde6b 基因终止密码子的 rcd1 犬和不同品系的 rd1 小鼠[145, 146]。然而，通过与 L 型通道敲除小鼠杂交的 rd1 小鼠的细胞丢失减慢[147]，证实了钙超载在 rd1 小鼠变性中的作用。随后，另一种钙通道阻滞剂尼莫地平减缓了 RCS 大鼠、Pde6b^{rd1} 小鼠和 rds 小鼠的光感受器丢失[148-150]，所有这些小鼠都有导致人类 RP 的基因突变。大量证据表明，钙通道介导的钙超载在一些动物模型中"增强"了光感受器的退化，而成功地使用策略来对抗这些治疗干预，需要进一步了解相关的途径和其他分子[143]。

3. 维甲酸类 Retinoids

Pde6B 突变引起的退行性变是与转导级联的一个成分相关的下游活性的结果，即 cGMP 的慢性升高[143]。同样，一些遗传性的光感受器退行性病变是由于突变引起的级联反应的第一步损伤，即视紫红质的漂白和再生、视黄醇或视觉周期。视觉周期酶的突变导致漂白后视觉色素再生能力降低。第二类疾病是由在正常光活化期间由视觉色素发色团 11- 顺式 - 视黄醛异构化产生的全反式视黄醛的毒性衍生物的积累引起的。一种叫作 ABCR 或 ABCA4 的 ATP 结合盒转运体突变，促进了全反式视网膜脱氢酶从视盘膜到细胞质空间的转移，是这类疾病的一个原因。这些视网膜营养不良可以用维甲酸药物治疗，分别补充或抑制视觉循环功能[151, 152]。前者的一个例子是使用 9- 顺式维甲酸脱氢来恢复功能和保存视网膜异构酶（RPE65）突变的动物光感受器卵磷脂：视黄醇酰基转移酶[153-156]。急性光诱导模型首次证实了阻断或抑制维甲酸循环保护光感受器的有效性；光照前腹腔注射 40mg/kg 异维甲酸（13- 顺式维甲酸）可显著减缓视紫红质再生，减少光损伤引起的感光细胞丢失[157]。这种作用是可逆的，长期给药对视网膜电图测量的视网膜形态或功能没有影响。

与由过度光激活的视觉周期所介导的急性效应相反，遗传性视网膜营养不良可能需要数年的时间以导致显著的光感受器和 RPE 损伤，这是由于毒性产物的积累。例如，含有 A2E 的自发荧光脂褐素的缓慢积累，是由全反式视网膜和磷脂酰乙醇胺在外节盘的脂质膜中的浓缩而来，干扰细胞代谢，并通过凋亡杀死细胞[151, 152]。A2E 积累的证据见于多种形式的视网膜和黄斑变性，包括 Stargardt 病、AMD、Best 卵黄型黄斑营养不良和一些视杆 - 视锥营养不良。即使是一些编码与视黄醇处理没有直接关系的蛋白质的基因突变，也会导致动物模型和人类疾病中 A2E 的积累，这意味着视觉周期抑制的药理学策略具有更广泛的适用性。最初，通过在黑暗中饲养 Stargardt 病的遗传模型 abcr$^{-/-}$ 小鼠，对视觉周期进行调节以对抗 A2E 积累的影响[158]。黑暗饲养的 abcr$^{-/-}$ 小鼠在周期性光照下有相当于 WT 的 A2E 水平。异维甲酸治疗 abcr$^{-/-}$ 小鼠完全阻断 A2E 合成，减少脂褐素沉积[159]。尽管异维甲酸在人类治疗视网膜营养不良所必需的剂量下有不可接受的不良反应，但这些研究通过药物阻断视觉周期验证了视网膜保护的概念。其他直接或间接降低全反式维甲酸和 A2E 生成水平的类似分子也在研究中。尽管治疗必然会减缓视杆暗适应，但患者不会注意到视锥细胞介导的日光视觉的任何差异[160]。延长视杆细胞存活时间有助于确保这些视杆细胞营养不良患者的视锥视力，因为视锥的健康取决于视杆细胞的存在。

维甲酸在光感受器保护中的另一个可能应用是作为药理学伴侣。"药理学伴侣（pharmacologic chaperone）"一词是指在特定位置与蛋白质结合并有助于将折叠平衡转移到天然结构的小分子[161]。这些通常是配体、激动剂或拮抗剂，它们结合在底物多肽的配体结合囊中。由于引起常染色体显性 RP 的视紫红质突变约有 1/6 是由于蛋白质错误折叠（见下文"热休克蛋白"）引起的，因此正在研究维甲酸作为这些疾病的治疗方法。一系列的体外和体内研究表明，维甲酸类药物既能稳定 II 类突变体视蛋白（如 Pro23His），改善其通过分泌途径的运动，又能提高光感受器的存活率[162-165]。

4. 细胞内神经营养途径的调节 Modulation of Intracellular Neurotrophic Pathways

热休克蛋白（heat shock protein）：神经营养因子如 CNTF 在光感受器神经保护中的应用已被讨论。这些蛋白在细胞应激和损伤的条件下释放，通过激活细胞表面受体的胞内途径，产生神经保护作用[166]。这些途径的胞内效应分子通常是促进 DNA 转录的转录因子，导致抗氧化酶、钙调节蛋白、细胞周期蛋白和代谢酶的产生[167, 168]。神经保护的一个策略是直接利用这些细胞内信号通路的蛋白质和小分子[168]。例如，晶状体上皮衍生生长因子（LEDGF）是一种分泌细胞生存因子，对应激信号有反应[169, 170]。它不与细胞表面受体结合，而是包含一个 Tat 结构域，允许它进入细胞并积聚在细胞核中，促进较小的应激相关蛋白的表达，如热休克蛋白 HSP27，这有助于减少 caspase 依赖的细胞死亡。HSP27 从线粒体释放时与细胞色素 c 结合，阻止其激活 caspase 3 并抑制凋亡（图 39-5）[169]。LEDGF 在培养的多种细胞应激下均能促进细胞存活[169]，玻璃体腔注射 LEDGF 蛋白可保护视网膜光损伤中的光感受器和 RCS 大鼠遗传性视网膜变性模型[171]。经 LEDGF、HSP25（人类 HSP27 的大鼠同源物）处理的视网膜中，热休克蛋白 αB- 晶体蛋白的表达比载体注射眼高 4～5 倍。为了验证

这些小的热休克蛋白的上调是否能解释 LEDGF 的保护作用，在 6 周龄时将 HSP25 注入 RCS 大鼠的玻璃体，4 周后通过视网膜电图和视网膜形态学评估视网膜功能（S Machida，PA siving，RA Bush，未发表的观察）。HSP25 注射在 10 周龄时的 ERG 反应和细胞保存明显优于载体注射眼（图 39-6）。HSP25 在 HSP 注射眼视网膜中的水平较高（数据未显示）。为了证实细胞内 HSP25 的表达可以拯救与 LEDGF 相似的光感受器，这些蛋白的基因被用腺病毒 HSP27（人类同源物）和腺相关的 LEDGF 病毒载体转移到 RCS 大鼠视网膜上[171]。两种载体的拯救程度相似，这与注射的相似 LEDGF 和 HSP25 蛋白。然而，保护只延迟了大约 2 周的退化。但这些结果表明，在内源性促生存途径中，外源性给药细胞内中间产物可以实现细胞的挽救。小 HSP 的神经保护作用与青光眼患者血清中 HSP27 和 HSP60 自身抗体的可能作用及热休克蛋白诱导的自身免疫

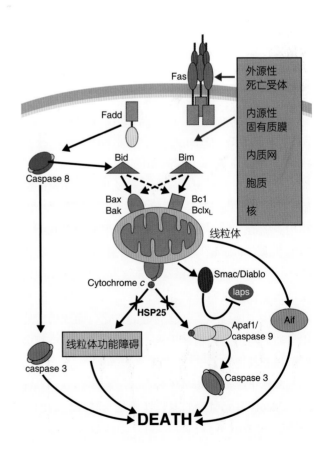

▲ 图 39-5 热休克蛋白 25 阻断细胞死亡的细胞内功能
图片经许可转载自 Ranger AM, Malynn BA, Korsmeyer SJ. Mouse models of cell death. Nat Genet 2001；28：113-8.

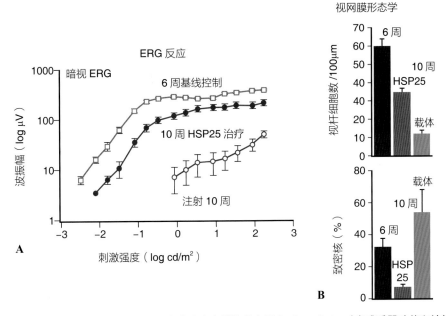

▲ 图 39-6 **A 和 B. 皇家外科学院大鼠玻璃体腔注射热休克蛋白（HSP）25 对光感受器功能和结构的挽救**

RCS 大鼠视网膜色素上皮细胞中的 MERTK 基因突变，阻止其吞噬脱落的光感受器盘，导致视杆和视锥光感受器在数周内死亡。6 周龄时，大鼠一只眼玻璃体腔注射 800ng HSP25，另一只眼注射 1μl 缓冲液，10 周时观察视网膜电图（ERG）反应和视网膜形态。暗视（杆）b 波振幅（logμv ± SEM）显示在大约 5 个对数单位的刺激强度上。HSP25 注射眼（n=6）在所有强度下的 b 波振幅都远高于载体注射眼（n=6），阈值低于载体注射眼（n=6），并且相对于 6 周基线（n=5）的下降幅度小得多。在沿垂直子午线进行的视网膜切片中，HSP25 治疗眼（n=6）外核层（核 /100μm ± SD）的光感受器数目明显多于载体注射眼（n=6；P < 0.0005）。HSP25 治疗眼的固缩细胞比例（发生凋亡）明显低于载体注射眼（n < 0.0001）和 6 周基线对照眼（n < 0.0001）（图片引自 Machida S, Sieving PA, Bush RA, 未出版的研究）

性大鼠神经节细胞死亡模式的最新发现具有更大的相关性[172-174]。

除了介导应激反应外，HSP 还充当分子伴侣，帮助调节合成过程中的蛋白质折叠，并通过将错误折叠的蛋白质引导到蛋白质体降解机制中，防止其聚集[175]。许多形式的常染色体显性 RP（adRP），例如，1/6 由视紫红质突变引起，是由于突变导致错误折叠的蛋白质和随后的聚集导致光感受器细胞通过"功能增益"机制死亡（例如 Pro23His 视紫红质和 Arg224Pro 肌苷 5′- 单磷酸脱氢酶 1 型，IMPDH1，RP10，突变）[176]。因此，通过载体介导的过度表达或通过药理学手段增强 HSP 功能正被探索作为一种治疗干预策略，可在多种 adRP 中发挥作用[177]。其中一种在神经退行性变模型中被证明成功的技术是通过药物抑制 HSP90 来产生 HSP70 的上调。这一策略在使用部分格尔达那霉素衍生物 17- 烯丙基氨基 -17- 去甲氧基 -ygeldanamycin（17-AAG，分子量：585.69）的 Pro23His 和 Rd10

模型中均有效。前一项研究是在细胞培养中进行的[178-179]，后一项研究是在突变小鼠体内进行的。除了增强内源性伴侣活性外，小分子"药理学伴侣"，如维甲酸类，正在研究其对抗 adRP 中功能增益和显性阴性表型的能力（见上文）[178]。

米诺环素（minocycline）：利用小分子的合成激动剂或拮抗剂直接靶向细胞内生存或死亡信号通路可能是一种有价值的神经保护治疗方法[179]。一个很好的例子是最近对米诺环素（一种半合成广谱四环素抗生素）在几种神经退行性疾病中的神经保护可能性的研究。自 2004 年以来，已有 20 多篇论文描述了米诺环素在视网膜变性动物和细胞培养模型中的神经保护作用。二甲胺四环素很容易穿过细胞膜，一旦进入细胞质，它就调节细胞内涉及有丝分裂原激活激酶（MAPK）或 NF-κB 的细胞因子信号通路。这些途径介导细胞因子对应激和损伤的反应，并分别与炎症和细胞程序性死亡或凋亡过程中的小胶质细胞活化有关[180]。因此，二甲胺四环素可能通过直接抑制细胞凋亡或通过抑制小胶质细胞活化作为抗炎药在中枢神经系统产生神经保护作用[181]。一些遗传性光感受器退化的动物模型显示小胶质细胞活化并迁移到 ONL，这表明小胶质细胞参与了光感受器的死亡[182-185]。二甲胺四环素保护亮照小鼠的神经视杆不致退化，并减少进入 ONL 的小胶质细胞数量[186]。在 rds 小鼠视网膜退行性变模型中，它也延缓了光感受器的退行性变和小胶质细胞的激活[181]。然而，在后一项研究中，仅消耗小胶质细胞没有保护作用，这表明二甲胺四环素的作用是小胶质细胞独立的，并且直接影响凋亡途径。利用光诱导的光感受器退行性变的体外系统，Yang 等[187]发现二甲胺四环素抑制细胞凋亡，部分通过 NF-κB 依赖机制，而不是通过小胶质激活 MAPK 途径。由于米诺环素具有抑制糖尿病大鼠线粒体膜通透性转变和 Müller 细胞渗透性肿胀及减轻视网膜水肿的作用，近年来的研究集中在米诺环素治疗糖尿病视网膜病变的可能作用上[188, 189]。

RhoGTP（Rho GTPase）：如前所述，活化的 RAC1 是 NADPH 氧化酶的一个组成部分，它产生的超氧阴离子被认为在许多形式的神经退行性疾病中起作用[190]。条件敲除小鼠感光细胞 Rac1 的特异性耗竭导致感光细胞免受光诱导的退行性变和膜结合的 NADPH 氧化酶减少[95]。这可能是在 Rac1 条件击倒中防止光损伤的机制。这一发现得到了一个组成性活跃的 Rac1 转基因小鼠表现出光感受器细胞死亡和凋亡增加的支持[191]。然而，抑制 Rac1 可能通过其他机制提供神经保护。例如，Rac1 的持续激活导致多效细胞因子 6 的自分泌，其参与免疫和炎症反应，并激活 STAT3[192]。它还通过 c-jun 的磷酸化刺激细胞凋亡调节因子活化蛋白 -1（AP-1）[193]。急性光毒性损伤涉及神经视网膜中 AP-1 和白细胞介素 -6 家族细胞因子的诱导以及 Müller 胶质细胞中 STAT3 的磷酸化[194]。通过血脑屏障的 Rac1 小分子抑制剂已经证明可以减少 Alzheimer 病模型中 Aβ 多肽的积聚[195]。此外，肽抑制剂正在研究对各种神经退行性疾病的治疗效果[195-198]。

长链多不饱和脂肪酸（Long-Chain Polunsaturated Fatty Acide）：长链多不饱和酸（LCPUFA）通常被认为是细胞膜的结构成分，但它们也在许多细胞内信号和代谢途径中发挥作用，参与血管增生性和视网膜神经退行性疾病的发病机制[199]。饮食中的 omega-3LCPUFA 对正常视网膜功能和神经保护很重要。特别是二十二碳六烯酸（DHA）对光感受器的代谢和转导机制非常重要，它在外节盘膜 LCPUFA 中所占比例最大[200]。降低饮食中 LCPUFA 的摄入量可降低大鼠视网膜对光诱导的视紫红质损伤的易感性[201]，这可能是通过降低视紫红质的再生速度来实现的[202]。饮食对视网膜 LCPUFA 水平的影响可能影响神经保护中涉及的多种视网膜分子和信号通路，包括多巴胺、环核苷酸、内源性大麻素、谷氨酸、离子转运和通道动力学[199]。LCPUFA、磷脂酶 A₂、环氧合酶和脂氧合酶的代谢和环境激活剂通过调节神经和血管功能与许多视网膜疾病相关，包括糖尿病视网膜病变、AMD 和早产儿视网膜病变[199]。LCPUFA 的主要饮食来源是鱼。AMD 的发病率随着 DHA、金枪鱼或鱼类总摄入量的增加而降低[203]。其他一些研究也显示了类似的趋势[199]，但其神经保护机制尚不清楚。

膜磷脂的自然循环产生神经保护素 D1（NPD1），是第一个已知的 DHA 生物活性产物。这种磷脂酶 A₂ 的作用是通过在氧化应激和炎症的条件下从膜磷脂释放游离的 DHA 的作用，并在脑卒中和阿尔茨海默病动物模型中促进细胞存活，并保护 RPE 细胞免受氧化应激[204-206]。后者的作用与通过增加磷酸化激活磷脂酰肌醇 3 激酶 /Akt 信号通路有关[206, 207]。迄今为止尚未证实 NPD1 对光感受器神经保护的直接作用，但 RPE 在每日吞噬光感受器膜盘时产生的 NPD1（含有大量酯化 DHA）可能以旁分泌的方式促进其他视网膜细胞的存活[208]。

肽神经营养素受体激动剂 / 拮抗剂（Peptide Neurotrophin Receptor Agonist/Antagonist）：神经营养素（如 CNTF）及其受体已被证明可作为多种疾病（包括视网膜变性）的治疗靶点。然而，它们在体内常常不能达到预期的效果，部分原因是它们对多种细胞类型和受体的作用。作为蛋白质的生长因子家族的成员，它们的大小和复杂性也可能使它们不稳定并且不能到达靶组织。近年来，小分子肽被设计用于结合 Trk 和 p75^NTR 神经营养素受体的调控或激活亚结构域，以选择性地激活或抑制这些受体[209]。这些化合物在视网膜变性中的潜在治疗应用已在轴突切断术后神经节细胞存活方面得到证实[210]。BDNF 是损伤神经节细胞的一种有效的生存因子，NGF 在体内外均不能促进存活[211-213]。然而，研究发现，选择性激活神经节细胞 NGF-TrkA 受体的肽激动剂在轴突切断后具有神经保护作用[210]。

同时用促凋亡 p75[NTR] 受体拮抗剂治疗进一步增强了神经保护作用，即使这些受体存在于 Müller 细胞而不是神经节细胞。这项在大鼠体内使用玻璃体腔注射进行的研究，强调了使用小分子模拟大分子的选择性作用以实现神经保护和避免有害影响的潜在治疗益处。

第40章

药物输送
Drug Delivery

Erin B. Lavik　Baruch D. Kuppermann　Mark S. Humayun　著

一、概述 Introduction

药物传递有可能对视网膜疾病的治疗产生巨大的影响。有大量的药物可以合理有效的治疗视网膜疾病，但这些药物受到传输问题的限制，如需要让分子穿过血 - 眼屏障或长时间存在，或需要减轻不良反应。无论是使用细胞传递系统、基于微电子机械（microelectro-mechanical，MEM）的设备、聚合物基质或基因传递系统，药物长期处于生理相关浓度或局部递送系统都是可以通过药物递送技术解决的挑战。

二、药物递送领域简史 A Brief History of the Field of Drug Delivery

最常见的给药方式是药丸。有证据表明，至少早在古埃及的埃伯斯纸莎草（公元前 1500 年）中就有使用药丸的证据。它们通常包括一种药物，与一些赋形剂或添加剂（如糖和淀粉）混合而成，以保护和稳定制剂[1]。基本概念是一个人吞下药丸，它在胃中溶解，药物在肠道中被吸收到循环中。这种方法适用于很多药物，但不适用于那些可以在胃中分解的药物。胰岛素通常是一个典型的例子，必须注射，因为它不能在胃的环境中生存。胰岛素被

810

注入脂肪组织[2]，然后被吸收到全身循环中。

通过任何一种途径全身给药都可能对某些组织产生问题，特别是那些具有强烈屏障特性的组织或那些血管化不良的组织[3]。早期版本的眼部局部给药系统包括药膏，在古代美索不达米亚就有描述。毛果芸香碱滴眼液用于降低眼压和治疗青光眼已有至少 100 年的历史[4]。

药物递送系统是一个广泛的领域，包括靶向系统以及提供药物控制释放的系统。最早的靶向系统之一是脂质体，由于渗透作用增强，脂质体已被证明在肿瘤中积聚[5]。脂质体是在 20 世纪 60 年代发现的，第一批美国食品药品管理局（FDA）批准了20 世纪 90 年代的阿霉素脂质体包衣制剂，抗癌药物阿霉素（Doxil）[6]。靶向系统的最新变体集中在脂质体或其他纳米粒子的外部添加分子，使它们能够靶向感兴趣的组织[7]。靶向系统可允许在眼组织中释放的分子的系统性传递[8]。然而，就其本身而言，靶向系统并不能提供持续的药物传递。他们可以被设计成这样，但如果我们以阿霉素的半衰期为例，它仍然是在小时的顺序，而不是几天或几周。这并不意味着目标不能与持续交付相结合，但它们是要考虑的两个组件。

持续传输更好地称为控制下传输。最根本的区别在于，受控传输是由设备决定的，而不是设备周围的环境[9]。这是药物传递的基础。人们不希望给一个患者使用一种设备，而是让不同的患者在不同的时间段中获得药物，特别是以一种意想不到的方式。最早的一种控制性给药系统实际上是在眼睛里，即用于为青光眼患者提供匹罗卡品的 Ocusert 系统。是一个依赖于药物通过膜的运输的贮存系统。膜对小分子（小于 600Da）有效[10]，但不适合输送更广泛的大分子，如抗体、生长因子和蛋白质。

药物递送世界的分水岭发生在 1976 年。Robert Langer 和 Judah Folkman 表明，大分子可以通过聚合物基质在数天和数周内传递，他们还表明可以根据基质定制释放曲线[11]。这一概念并没有受到热烈欢迎，对这一方法的机制和合理性存在着巨大的质疑[12]。但药物输送领域从 20 世纪 80 年代的美国不存在发展到 1996 年的 115 亿美元[13]，到 2010 的估计价值为 850 亿美元[14]。经济影响是一系列因素的反映，包括为非专利药物提供新专利保护的能力，但也反映了对人类健康的影响。

正如本章所讨论的，药物递送技术的一些应用已经进入人们的视野，但是我们还没有开始认识到其潜力。药物递送提供了改善患者依从性、提高疗效同时是减少眼部药物不良反应的手段。

三、药物输送 Drug Delivery

（一）形成持续释放传递系统 Formulating Sustained-Delivery System

有五种广泛的药物持续给药途径（图 40-1）。

第一种方法是将分子附着在药物上以增加其停留时间。聚乙烯或聚乙二醇是这种方法的主力军。聚乙二醇化或连接聚乙二醇分子可以通过在药物周围形成高水分体积来增加药物在血液中的循环时间[15]。

第二种广泛的方法是将感兴趣的药物封装在一个储存系统中，该储存系统包括一个膜，该膜允许药物通过装置扩散到周围组织中。这种方法是药物传递系统的基础，包括用于传递匹罗卡品的 Ocusert 植入物[16]。基于扩散的系统适用于分子量小于 600Da 的有限的、典型的小分子[10]。以膜为基础的系统有很大的好处，例如能够在很长的时间内输送许多药物，但也有风险，包括膜破裂，导致整个储存系统的自发输送[9]。

第三种方法是将药物与将药物包封在基质中的聚合物混合。药物通常在微观或纳米尺度上与聚合物分离，导致药物在聚合物基质中形成静脉。静脉的弯曲对药物的释放起着巨大的作用。对于不可降解的聚合物，药物传递曲线由扩散决定[17]。对于可降解聚合物，药物传递曲线取决于随时间发生的扩散和降解事件的组合[17]。在基于基质的方法中所面临的挑战包括在基质中实现药物的良好混合以形成曲折路径，以及促进药物和基质之间的相互作用。两者的关系越密切，就越有可能获得很长时间（从几周到几个月到几年）的释放。思考这种相互作用成为制订药物传递系统过程的一部分。

第四种方法涉及渗透系统。在这些系统中，水在基质中的扩散导致溶胀，并通过扩散驱动药物的释放。通常，渗透系统导致药物的相对快速释

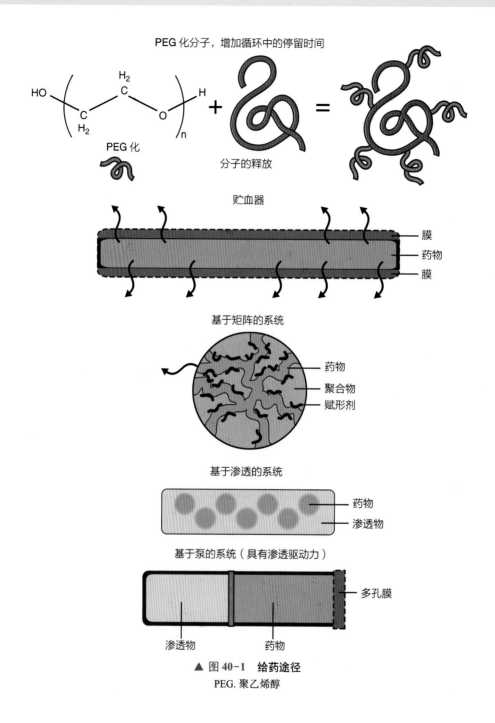

PEG 化分子，增加循环中的停留时间

PEG 化

分子的释放

贮血器

膜
药物
膜

基于矩阵的系统

药物
聚合物
赋形剂

基于渗透的系统

药物
渗透物

基于泵的系统（具有渗透驱动力）

多孔膜

渗透物　　药物

▲ 图 40-1　给药途径
PEG. 聚乙烯醇

放，具有显著的爆发效应。研究人员正在开发非对称膜，以便随着时间的推移[18]，以更均匀的方式控制输送，但是渗透系统除了作为驱动泵技术的组件外，并没有得到广泛的应用，泵技术确实具有强大的长期输送能力。

第五种方法是泵系统，允许在一段时间内严格控制各种药物的输送。泵输送药物可以是连续的、被动的，也可以是主动的。某些情况下，泵是可再填充的。泵的主要限制是它们的尺寸。从历史上

看，它们体积庞大，需要更广泛的植入和安置比其他一些材料更容易通过小针头传递。

在考虑哪种方法在制订药物传递系统时最有意义时，需要考虑以下因素：药物的大小、性质和稳定性、希望传递药物的时间长度及希望随时间传递的药物量。就尺寸而言，小分子（＜ 600Da）可以通过诸如硅酮之类的聚合物扩散[10]。大分子，如蛋白质等大分子，不能在有用的时间尺度上通过聚合物扩散[11]。如果人们希望传递更大的分子，就需要

考虑膜法之外的方法。

药物的性质是指它的电荷和溶解度。大多数常用的可生物降解聚合物都具有极强的疏水性。如果感兴趣的药物是非常亲水性的，那么将亲水性药物封装在疏水性聚合物基质中可能是一项挑战。克服这一挑战的经典方法之一是使用与药物和聚合物相互作用的赋形剂。Fu 等说明了赋形剂是如何通过使用赋形剂来显著改善胶质细胞源性神经营养因子的负载和传递[19]。同样地，在不带电或类似带电的聚合物系统中，带电分子的相互作用很差。聚乳酸 -羟基乙酸（PLGA）的末端带有一个羧基，该羧基根据 pH 带负电荷，可以提高带正电荷分子的包封率。

药物的稳定性至关重要。失去生物活性的药物的递送是徒劳的。尤其是大分子，在封装或储存过程中，容易因裂解或构象变化而失去生物活性。用于封装分子的技术在保持其生物活性方面发挥着巨大的作用。当水溶性分子在加工过程中暴露在较少的有机溶剂和能量下时，其生物活性很可能被保留下来。然而，在释放时检查其生物活性总是至关重要的。在基于基质的方法中，一个令人兴奋的发现是，对于许多药物来说，如果药物在包封后是活性的，那么这种活性可以在包封后几年释放的药物中保持很长时间。除药物外，我们还需要考虑药物的剂量和时间进程。多年来，基于基质的制剂已经证明可以提供药物，但它们依赖于相对较高的聚合物与药物的比例，这使得它们更适合于可以提供大量材料（在眼睛中不太可能）或具有相对有效药物的应用。我们将在下面的例子中看到，许多常用药物在低浓度下是有效的，但这是一个重要的考虑因素。随着时间的推移，膜和泵系统都可以输送更多的药物，但它们输送的药物量决定了必要的储液罐尺寸和整体装置尺寸。时间进程是第二个关键组成部分。膜和泵的方法都可以导致非常恒定的输送取决于设备的几何形状[10]。仔细的配方可以使基于基质的配方在一段时间内保持非常恒定地释放，但由于药物吸附在材料表面或其附近，它们容易发生突然释放[10]。

所有这些方法都存在明显的益处和挑战，多种方法可以达到相同的预期效果。关键是要知道一个人的药物和期望的传输情况，然后确定哪些方法可能是最有效的。然后，人们必须考虑实施途径，最终将这一方式减小到最有可能有效的途径。如果一个人想通过 33 号针头将一种物质注入玻璃体腔，他将有一套非常不同的潜在途径，而不是寻找一个植入物放置在泪道或附近。本章中概述的示例将有助于提供具体的、真实世界的示例，说明如何成功应对配方挑战，以开发治疗上可行的治疗方法。

（二）靶向药物传输 Delivering Drugs in a Targeted Manner

实现靶向给药（targeted drug delivery）的一个简单方法是将设备放置在希望给药的区域。对于一些眼部疾病，这可能是最有意义的。如果一个人想要长期局部地给药，像抗血管内皮生长因子药物一样每 4~6 周注射一次玻璃体内，能够用同样的注射方法注射同样的药物，但持续几个月或几年，这将是非常有吸引力的。向玻璃体腔内注射装置或基质是一种提供局部给药的合理方法。

然而，对于某些化合物，人们可能希望系统地传递它们，或者将它们传递到眼睛中的特定细胞类型，而不是所有细胞类型。这方面一个很好的例子是为特定的细胞类型提供一种特定的药物，如视网膜色素上皮（RPE）[20]。最常见的靶向形式包括从脂质体或其他覆盖在 PEG 臂中的聚合物中制备颗粒（通常为纳米粒子），以减少其聚集并促进转运，并将分子附着到与感兴趣细胞上的受体或分子结合的颗粒上。抗体、肽和适体都被用来促进靶向性[21-24]。

在设计靶向分子时要考虑的关键问题是靶向部分对细胞上感兴趣的分子的特异性和亲和力。亲和力或特异性差会导致靶向性差。一旦确定了具有适当亲和力和特异性的靶向分子，就需要确保靶向分子在体内的稳定性。较大的分子，如抗体，有可能在体内被变性或酶切，这促使识别具有类似特异性和亲和力的小分子，如适体[23, 24]。

靶向作用主要用于将全身给药的颗粒集中在感兴趣的组织中。在视网膜，大部分的工作都集中在靶向脉络膜血管[25, 26]。有证据表明，当颗粒足够小时，它们可以在全身给药时穿过视网膜，这就打开了通过全身给药将靶向纳米粒子输送到视网膜的可能性 [27]。

（三）装置在药物传递中的作用 The Role of Devices in Drug Delivery

术语"装置（device）"可以包括从基于膜的仓库到微粒、植入物、水凝胶和基于 MEM 的系统的一切 [28]。在新型的传输系统中，我们将讨论一些装置及其优点和局限性。

基于泵和其他微流控输送系统的装置有可能促进药物的长期控制输送，在某些情况下，可能需要重新填充。一个装置的初始植入可能比简单的药物注射更为复杂，但如果药物能够以可控的方式输送非常长的时间，或者如果设备可以重新填充并且允许更少的侵入性注射，则一次性侵入性可能会被抵消。

其余种类的设备很少表现出再填充的能力，只有一个潜在的例外，即基于亲和性的系统，它处于临床前测试的早期阶段。然而，如果设计得当，许多植入系统可以以微创的方式给药，并且通过精心的配方，许多植入物可以很好地控制药物的释放。

四、基因传递 Gene Delivery

基因治疗有可能取代或恢复视网膜的功能，并产生保护眼睛的生长因子。然而，在不破坏遗传物质的情况下，将遗传物质导入细胞和基因组是非常困难的。有许多研究通过给药途径观察脱氧核糖核酸（DNA）的转染效率，包括滴注、结膜下、玻璃体腔内和视网膜下注射。在所有情况下，视网膜的转染效率都很低，随后的蛋白表达通常很小，持续时间很短 [29]。

为了促进 DNA 更有效地传递和随后的蛋白质表达，人们研究了一些载体。这两种基本的方法包括病毒和非病毒性的结构传递到视网膜。病毒经过了数百万年的适应，可以有效地将基因传递给细胞，而病毒传递通常是有效的。在早期的病毒的基因治疗试验中，病毒传递确实引起了安全性问题，并且出现了大量并发症和死亡 [30, 31]。非病毒基因传递试图寻求提供更安全的替代品，但挑战在于获得有效的传递和整合遗传物质。

（一）病毒系统 Viral Systems

有三种主要的病毒被用于转导：逆转录病毒（retroviruse）、慢病毒（lentiviruse）和腺病毒（adenoviruse）。逆转录病毒载体只感染分裂细胞，使它们在眼部应用相对缺乏吸引力 [32]。慢病毒载体被设计成在细胞周期的 G0 或 G1 期感染非分裂细胞 [32]。逆转录病毒和慢病毒载体都存在显著的安全问题，因为它们有可能插入基因组。在这三大类病毒中，腺病毒由于没有整合到基因组中而引起了基因治疗的极大兴趣，而基因组被认为降低了它们的致癌潜能，并且它们在传导细胞方面极为有效 [32]。然而，腺病毒被发现具有很强的免疫原性，当一名 18 岁儿童因全身炎症反应综合征死亡时，一项使用腺病毒的早期临床试验之一不得不停止 [31]。

腺病毒为基础的载体由于具有局部传递和免疫特权的特性，一直受到人们的关注。对一些局部用药的患者只有短暂的、轻微的炎症反应，耐受性良好。GenVec 在 Ⅰ 期试验中利用腺病毒将色素上皮衍生因子基因用于治疗新生血管性 AMD [33]。腺病毒为基础的运载系统 Ⅰ 期试验中无对照组，但高剂量组脉络膜新生血管病变较小。后续的研究主要集中在重复给药、PEDF 的长期表达，以及使用可诱导启动子直接表达感兴趣的蛋白 [34-36]。

腺病毒的一个变体，首先被发现是腺病毒的一种污染物，腺相关病毒（AAV）已经被证明是一种有效的替代品。与腺病毒一样，AAV 载体不整合到基因组中。此外，它们不会引起强烈的免疫反应 [32]。利用 AAV 载体进行基因治疗的第一个主要成功之一是治疗 Leber 先天性黑蒙，这是一种严重的视网膜变性，导致儿童早期视力下降 [37]。利用复制缺陷型 AAV 载体表达异构酶活性基因（AAV-hRPE65v2）。该载体被注射到视网膜下，年轻患者的视力得到提高。另一家公司 Avalanche Biotechnologies 使用视网膜下放置的 AAV 治疗湿性年龄相关性黄斑变性。Avalanche 的眼部生物工厂（ocular biofactory）™ 平台使用 AAV 载体将功能基因导入眼部细胞，以促进持续的抗血管内皮生长因子蛋白生产。眼部生物工厂平台具有两个关键的专有组件：一个称为定向进化的新型载体筛选和优化系统，一个是工业化的制造过程。最近完成的 AVA-101 Ⅱ期临床试验显示出一些有益的迹象，但在对这些结果进行进一步分析后，该公司宣布不会启动Ⅱb期临床试验。相反，该公司将进行额外的临床前研究，以调查最佳剂量和传递。这一消息导致公司股票大幅下跌，首席执行官辞职。公司还更名为 Adverum Biotechnologies[38]。

（二）非病毒系统 Nonviral Systems

病毒在向细胞传递遗传物质方面非常有效，但也存在安全问题，而且载体的大小限制了可以传递的遗传物质的数量。非病毒载体已经被用来解决这些问题。

转染细胞需要完成五个基本步骤（图 40-2）。遗传物质必须到达细胞，进入细胞，离开核仁，进入细胞核。病毒已经进化出一套复杂的工具来实现这一点。例如，腺病毒具有感兴趣细胞的靶向部分，并且通过使衣壳经历打开核仁的构象变化来利用核仁中的 pH 下降。它被认为与动力蛋白结合，动力蛋白是一种沿着微管运动到细胞核的分子马达[39]。

非病毒系统被设计用来解决其中的一个或多个问题，而最近的系统被设计用来解决几个或所有这些关键的转染步骤。脂质体是最早的转染剂之一。脂质体能够保护 DNA 不被酶分解，直到物质到达细胞，但它们与细胞膜的融合是无效的[40]。然而，在 1987 年，阳离子脂质体的使用被首次确定为促进高转染率的手段[41]。该系统的阳离子成分有助于与带负电的细胞膜相互作用，以及随后将 DNA 导入细胞的细胞融合。虽然与从前的非病毒方法相比，这是一个巨大的改进，但效率仍然远远低于病毒系统。

聚赖氨酸和聚乙烯亚胺（PEI）等带正电的聚合物在非病毒载体的发展时间线很早。PEI 是主要的阳离子聚合物之一，在 1995 年首次被证明是一种有效的基因传递聚合物[42]。它有两个关键的作用。首先，它是一种带正电荷的聚合物，与带负电荷的 DNA 复合，生成带正电荷的纳米粒子，黏附在细胞的阴离子膜上。第二，它是一个质子海绵，意思是当核仁的 pH 降低时，聚合物上的胺吸收氢离子，聚合物质子酸盐也随之减少。这样一来，就会膨胀和突破核仁。然而，这种聚合物并没有特定的方法将 DNA 导入细胞核。PEI 在分裂细胞方面最有效，有丝分裂纺锤体的组织促进了颗粒向细胞核的运动[42, 43]。PEI 已用于视网膜细胞转染的动物模型中[44]。这些颗粒主要被看似是 Müller 胶质细胞的细胞吸收，但没有定量讨论，因此无法评估达到何种效率。

鉴于 DNA 获得细胞核的复杂性，最近的研究集中于开发多组分系统，该系统包括 DNA 保护与核仁逃逸机制和核靶向部分[45-47]。用非病毒载体对视网膜细胞进行特异性转染的挑战是重大的，而且很可能需要对载体进行精心的工程设计，才能成功地进行长期的转染，但这一领域正在迅速向前发展。在未来 10 年里，这很可能是一个截然不同的局面。

五、持续给药的细胞传递 Cellular Delivery for Sustained Drug Delivery

（一）细胞工程传递 Engineering Cells for Delivery

虽然在视网膜的活体细胞中使用非病毒载体可能不是有效的，但非病毒载体对于体外细胞工程非常有吸引力，在体外细胞工程中，可以对产生感兴趣因子的细胞进行分类。病毒载体也可能更具吸引力，因为细胞的安全性可以在体内引入之前得到很好的评估。

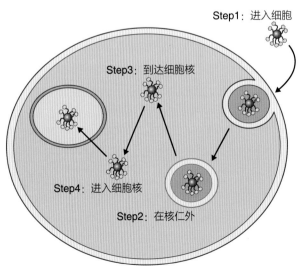

Step1：进入细胞

Step3：到达细胞核

Step4：进入细胞核

Step2：在核仁外

▲ 图 40-2 将基因从外部细胞转移到细胞核所面临的挑战

使用细胞来输送治疗药物的吸引力在于，细胞可以输送一个分子很长的时间，可能是数年。此外，细胞有可能整合到视网膜中，并以不同的层次传递分子，而这是基因治疗的标准药物传递方法所不易达到的。例如，通过玻璃体腔注射将基因传递到视网膜并获得感兴趣分子的稳定表达可能是一项挑战[48]。然而，有研究表明，某些细胞在玻璃体腔给药后可能能够迁移并与视网膜结合，产生 GDNF 和脑源性神经营养因子（BDNF）等分子，以在许多视网膜变性模型中保护视网膜细胞[49, 50]。间充质干细胞、胚胎干细胞、施万细胞和成纤维细胞都被设计成一种促进神经保护的方法，并在动物模型中成功地应用了几个月[50-52]。

（二）免疫保护工程材料 Engineering Materials for Immunologic Protection

虽然眼睛具有免疫特权[53, 54]，但疾病的存在可以改变这种特权，移植细胞的长期存活也无法保证。由于工程细胞的主要目的是传递它们的分子有效载荷，将它们包裹起来以保护它们免受宿主的伤害，同时让它们的分子到达视网膜是非常有意义的。如果出现并发症，它也有助于切除。

如持续输送系统一节所述，固体聚合物膜不允许大分子（＞600Da）扩散通过[10]。上面提到的大多数生长因子都明显大于 600Da。因此，解决的办法是设计具有更高分子量截止值的材料，允许生长因子通过，但仍然阻止抗体和其他更大分子的运输。

自 20 世纪 80 年代初以来，海藻酸钠凝胶及其变体一直是最常用的细胞包埋材料之一。海藻酸钠是一种很有吸引力的材料，它不吸附蛋白质，促进蛋白质的运输，但运输分子的分子量可以通过交联密度来控制[55-57]。因为海藻酸钠凝胶是交联的水膨胀凝胶，所以被包裹的细胞能够保持水分，保持营养和废物的运输。其他材料，主要是合成水凝胶，由于其渗透性可以通过交联剂和密度、膜厚度以及多层膜的使用来严格控制，因此变得很受欢迎[58, 59]。Kristi Anseth 的研究小组已经证明，与细胞相互作用部分的功能化水凝胶仍然可以维持感兴趣蛋白质的长期传递，同时导致更高和更长期的细胞活力，这是这些封装系统的最终目标[60]。

六、视网膜给药途径 Routes of Delivery to the Retina

（一）传统给药途径 outes of Delivery to the Retina Traditional Routes of Administration

1. 口服给药 Oral Delivery

口服给药是患者最喜欢的给药途径。像马来酸噻吗洛尔这样的药物可以口服给药，确实有效，即降低眼压[61]。然而，血 - 视网膜屏障的存在使药物难以转运到眼睛，稳定药物通过肠道到全身吸收并进一步到眼睛是可能的，但非常困难。因此，大多数眼部药物都是局部用药。

2. 局部给药 Topical Delivery

大量的药物以溶液或凝胶的形式在局部给药。由于大部分滴状物或凝胶迅速从泪膜中清除，局部给药可导致药物的显著（通常为 80%）全身吸收[62]。药物对眼部组织的吸附也相对有限[63]。药物局部给药有许多药物动力学模型，药物化学，特别是药物的疏水性和亲水性，起着一定的作用，但总的来说，很少有药物进入玻璃体和视网膜[64]。这使得局部用药对视网膜疾病具有挑战性。

在欧洲，有一些临床试验着眼于神经生长因子（NGF）对视网膜神经保护的传递，特别是有一些试验着眼于青光眼的局部应用 NGF[65]。三位视力下降的青光眼患者每天四次服用含有小鼠 NGF 的滴眼液，持续 3 个月。目前还没有来自人类或动物研究的关于到达眼睛后部的 NGF 浓度的数据，但是一些接受这种治疗的患者的视网膜电图显示出一些改善的迹象。

3. 注射 injections

当口服药物和滴剂无效时，通常考虑注射。结膜下注射是一种侵入性最小的注射方法，但结膜下间隙和视网膜之间存在着一些屏障，尽管根据其大小和化学性质，许多分子可以低浓度扩散到视网膜[66-68]。玻璃体腔注射，虽然更具侵入性，但提供了一种将分子靠近视网膜的方法。玻璃体也可以充当许多分子的水槽，吸收并缓慢释放它们，这可以增加这些分子在玻璃体内的停留时间[69-71]。Tenon 囊下注射引起了更多的兴趣，因为人们认为药物将通过这一途径长期传输[72-74]。

（二）新的制备方法 Novel Approaches for Administration

ForSight visionn[4] 植入式眼部输送技术端口传输系统（PDS）是专门为雷珠单抗（ranibizumab）解决方案设计和验证的。初次植入后，可根据需要在办公室使用定制的补液针进行填充。

PDS 装置在补液过程之间向玻璃体持续释放雷珠单抗。对 20 名新诊断、未接受治疗的湿性 AMD 患者进行了一项 I 期研究评估了填充 250μg 雷珠单抗的 PDS 植入物安全性和有效性。12 个月时，患者平均获得 12 个字母，50% 的患者获得 3 行或更多行。患者在 12 个月前平均需要 4.2 次再填充。然而，虽然植入和再填充过程的耐受性良好，但总的来说，20 名患者中有 4 名（20%）存在潜在的威胁视力的不良事件。1 例发生眼内炎，2 例发生持续性玻璃体积血，1 例发生植入术后外伤性白内障。在 12 个月时，按照方案植入 6 个植入物，这些植入物的性能类似于全新的植入物。正在计划一项多中心、随机、积极的治疗对照研究（LADDER Study），研究 PDS 持续给药治疗湿性 AMD 的疗效和安全性[75]。

1. 装置 Devices

(1) 插入：Ocusert 系统是最著名和研究最广泛的基于膜的药物释放系统之一。该装置由两层聚乙烯 - 醋酸乙烯酯膜和一个填充毛果芸香碱以降低眼压的相同材料的环组成[76]。植入物被设计成放置在眼结膜囊中 7 天。这个系统可以控制眼压，但是患者发现这个装置可能会不舒服，特别是如果它扭曲了，它可能会掉出来[77]。虽然后续设计试图使插入物保持在眼睛中[78]，但一个根本问题是，必须教会患者如何使用插入系统，而老年患者不喜欢这种装置[9]。

插入的环境可能正在改变。美国大约有 4000 万人戴隐形眼镜，隐形眼镜市场正在扩大[79]。许多患者对隐形眼镜及其使用都很熟悉，因此对隐形眼镜进行改进是有意义的[80]。软性隐形眼镜主要用于这一点，它是水凝胶，即水溶性聚合物，交联形成网络，水凝胶是一种潜在的材料，控制药物传递[81]。然而，值得注意的是，当药物递送研究人员开始将隐形眼镜或改良镜片作为患者和临床医师友好型插入物的解决方案时，他们常常忘记大多数患者在晚上摘下隐形眼镜。如果你想用隐形眼镜作为药品输送的仓库，你需要考虑到患者戴隐形眼镜的实际时间，或者设计一个可佩戴的长期隐形眼镜。

虽然水凝胶可以用作药物传递载体，但水溶性药物，例如那些最可能有效穿过结膜的药物，往往在几分钟或几小时内从高水合聚合物网络中迅速洗脱[82]。马来酸噻吗洛尔，一种降低 IOP 的水溶性药物，已被证明能够从由 N，N- 二乙基丙烯酰胺和甲基丙烯酸聚合物组成的隐形眼镜输送约 24h[83]。一项对三名使用替莫洛尔隐形眼镜的患者进行的研究显示，隐形眼镜可以如滴眼液一样降低眼压[84]。虽然这是有希望的，就像匹罗卡品一样，噻吗洛尔不必到达视网膜。它只需要在睫状体附近的合理浓度，就可以影响房水的生成。

让分子进入晶状体或植入物，然后被输送到视网膜，需要跨越眼睛中的许多物理屏障。脂质体、表面活性剂和渗透剂可促进通过这些屏障的运输，但实现这一安全性的配方尚未得到证明[85]。

(2) MEM 装置：使用基于 MEM 的方法是令人兴奋的，因为可以通过控制电解速率来主动控制药物释放。主动传输系统允许临床医师根据评估改变传输率。到目前为止，没有一种其他系统允许对药物的输送进行主动控制。基于 MEM 的系统也有可能通过微小的修改来传递多种药物，这增加了这些设备对治疗视网膜疾病的潜在影响。

在过去的几年里，一些基于 MEM 的系统已经被开发出来，可以远程、无线地传输药物[86-89]。这些系统包括基于硅技术的植入式装置到可降解系统，这些可降解系统的设计目的是在有效载荷部署后进行再吸收。这些系统已经开始变得足够可靠和小巧，为临床应用提供了可能。

补充巩膜外固定可再充填装置：在结膜下植入一个储存系统，就可以在不需要重复玻璃体腔内注射的情况下，对小分子和大分子的长期输送进行良好的控制。MEM 装置利用电解产生气泡，将药物推出植入装置的储液罐，并且有一个便于将药物装入系统的端口[90]。该装置的植入在复杂性上类似于青光眼引流装置，并且可以多次重新加载，并且在最初的兔实验研究中具有良好的耐受性[91]。

离子导入系统：EyeGate Pharma 开发了一种由充满药物的环形巩膜离子导入储存器组成的输送系统（图 40-3）。在患者前额的电极和装置之间施加一个电势，使带电药物在 2～4min 内进入眼睛的前段和后段。该装置目前正在临床试验中，包括评估两种不同剂量水平的地塞米松磷酸离子导入配制溶液（EGP-437）治疗干眼症的安全性和有效性的研究（NCT 01129856），以及四种剂量的 EGP-437 治疗非感染性前段葡萄膜炎的试验（NCT00694135）。虽然该系统还没有被用于视网膜疾病，但由于贝伐单抗等药物在人巩膜的良好渗透性，它可能是不同视网膜病变的替代品[92]。

2. 植入物 Implants

(1) 更昔洛韦（Vitrasert Ganciclovir）植入物：有几种植入物，无论是在临床试验中还是已通过临床试验，都可以将药物长时间地输送到视网膜，最长可达数年。Vitrasert 植入物于 1996 年被 FDA 批准用于治疗巨细胞病毒视网膜炎[93]。这种植入物从聚乙烯醇和聚乙烯醋酸乙烯酯的植入物中释放出一种抗病毒药物更昔洛韦，这两种药物是控制释放领域的早期范例之一[9]。植入物提供了大约 32 周的药物并已被证明可以阻止 CMV 的进展[94, 95]。不可降解植入物的挑战之一是移除，为了解决这个问题，植入物一旦插入，就要缝到眼壁上[96]。图 40-4 示出了 Iluvien、Retisert 和 Vitrasert 植入物尺寸的比较。

(2) Retisert Fluocinolone 植入物：Retisert 是一种米粒大小的植入物，可将氟罗西诺酮 - 丙酮注入

玻璃体内持续 30 个月用于葡萄膜炎的治疗，并于 1995 年获得批准[97]。在糖尿病视网膜病变的试验中也进行了研究[97]。植入物由药物与聚乙烯醇和甲基纤维素混合而成的片状结构组成，通过巩膜切口插入玻璃体空间，就用缝线固定，类似于 Vitrasert 植入物。这种植入物在治疗葡萄膜炎方面非常有效，但也有不良反应，包括与类固醇释放和白内障形成相关的眼压升高[98]。

(3) Iluvien-Fluocinolone 植入物：Iluvien 植入物由与 Retisert 植入物相同的材料和药物组成，但其几何结构（一个 3.5mm×0.37mm 的窄圆柱体）非常不同，可以通过 25 号针头注入玻璃体腔[99]。植入物和注射器如图 40-5 所示。该系统比 Retisert 植入物提供更低水平的氟西诺酮，在糖尿病黄斑水肿的临床试验中，并发症较少。进行了两项 Ⅲ 期关键试验，批准 0.2μg/ 天的小剂量氟环松乙酰乙酸（FA）植入物（Iluvien 植入物，Alimera Sciences，

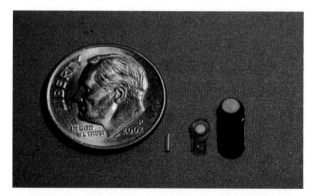

▲ 图 40-4　**Iluvien，Retisert 和 Vitrasert 植入物的大小比较（从左到右）**

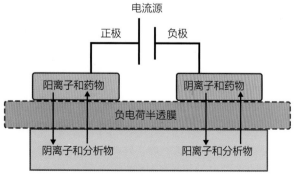

▲ 图 40-3　**经巩膜给药的 EyeGate Pharma ® 离子导入系统**的设计示意图
图片由 Juan Carlos Gutierrez MD，Research Fellow at the Doheny Retina Institute. 提供

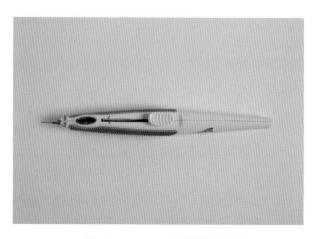

▲ 图 40-5　**Iluvien 植入物和注射器**

Alpharetta，GA）治疗糖尿病性黄斑水肿。关键的 FAME 研究表明，36 个月时接受低剂量 0.2μg/ 天 FA 植入物和高剂量 0.5μg/ 天 FA 植入物治疗的患者中，获得至少 ETDRS15 个字母的百分比分别为 28.7% 和 27.8%，而假手术组为 18.9%（P=0.018）。低剂量植入组 81.7%、高剂量植入组 88.7% 和假手术组 5.4% 的受试者在基线检查时出现有晶状体眼白内障。术后 36 个月，低剂量 FA 植入组青光眼手术发生率为 4.8%，高剂量 FA 植入组为 8.1%[99]。

(4) 地塞米松植入物（Ozurdex Dexamethasone Implant）：Ozurdex（Allergan）是一种地塞米松植入物，可在玻璃体内持续 6 个月提供类固醇[100, 101]。植入物由聚乳酸 - 乙醇酸、可降解聚酯和地塞米松组成。通过 22 号针头，用一次性治疗探头将其插入玻璃体腔。植入物和治疗探头如图 40-6 所示。植入物不像许多其他设备一样被拴在玻璃体中。因为它会降解，所以不必移除。它已被批准用于治疗糖尿病性黄斑水肿、后部非感染性葡萄膜炎和视网膜静脉阻塞引起的黄斑水肿。两个关键的Ⅲ期试验评估了地塞米松（DEX）植入治疗糖尿病性黄斑水肿的安全性和有效性，被称为 MEAD 试验。在这些关键研究中，36 个月时，高剂量 DEX 植入物 0.7mg 组和低剂量 DEX 植入物 0.35mg 组的改善≥ 15 个字母的患者百分比分别为 22.2% 和 18.4%，而假手术组为 12.0%（P ≤ 0.018）。与假手术组的 20.4% 相比，DEX 植入 0.7mg 组有晶状体眼发生白内障相关的不良事件的比例为 67.9%，DEX 植入 0.35mg 组为 64.1%。DEX 植入物 0.7mg 组中 40% 的眼睛出现眼压升高，通常通过药物控制。然而，DEX 植入物 0.7mg 组中的两名患者（0.6%）和 DEX 植入物 0.35mg 组中的一名患者（0.3%）需要手术来控制眼压[101]。

植入物和任何传输技术总是令人担忧，如果有问题，如何移除植入物或药物传输系统？通过使用

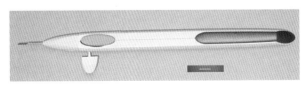

▲ 图 40-6　Ozurdex 植入和充填器

特征明确的药物和明确的给药系统，这种风险可能更加有限，但在临床试验中仔细评估不良反应至关重要。有些情况下，由于与新制剂相关的药代动力学的变化，药物递送技术导致了药物本身未发现的新的不良反应。经典的例子是 Doxil，聚乙二醇化阿霉素的脂质体制剂。该制剂在治疗癌症方面比游离阿霉素有效得多，但由于脂质体制剂和通过手脚毛细血管床循环的能力，循环时间较长，可导致手足综合征[102, 103]。

(5) I-Vation 曲安奈德植入物：Surmodics 开发了一种 I-Vtion 新型植入物，一种涂有曲安奈德的螺旋形螺钉，可在玻璃体内连续 36 个月给药[104, 105]。植入物的设计是，一旦用 25 号针头打孔，就可以通过巩膜植入。植入物和示意图如图 40-7 所示。螺旋设计增加了药物释放的表面积。植入物的一个显著特征是，药物完全在螺旋结构的涂层内，而不是在装置的主体内。像 Retisert 装置一样，长期使用会导致眼压升高和白内障的进展。不过，目前该设备已不再处于开发阶段[104]。

(6) 包裹细胞技术（ECT）睫状神经营养因子（CNTF）植入：CNTF 可通过 ECT 从水稻大小的植入物中递送，预计时间为 2 年或更长[106]。植入物含有永生化 RPE 细胞，该细胞被设计成以封装的形式传递 CNTF，并将其插入玻璃体腔并缝合到眼壁。示意图如图 40-8 所示。植入物在视网膜色素变性Ⅰ期试验中进行了研究，患者对其耐受性良好，一些患者的视力有提高[107]。植入物（命名为 NT-501）随后在早期和晚期视网膜色素变性的Ⅱ期试验中进行研究。接受植入物超过 1 年的患者视网膜厚度更高，开发植入物的公司 Neurotech 被 FDA 指定为治疗视网膜色素变性引起的视觉损失的快速通道。

(7) ECT 技术抗 VEGF 植入：Neurotech 也正在开发一种抗 VEGF-ECT 植入物，用于治疗年龄相关性黄斑变性（NT-503）。像 CNTF 植入物一样，抗 VEGF 植入物使用被包裹的人细胞来保护他们免受免疫系统的伤害，但允许分泌分子的释放。不幸的是，最近的临床试验显示了一个次优的效益，该公司正在重新集中精力开发 CNTF 药物递送系统。

3. 注射剂 Injectables

(1) 微米和纳米粒子：眼睛中使用的大多数微米

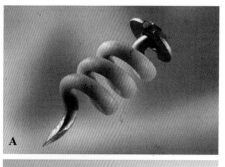

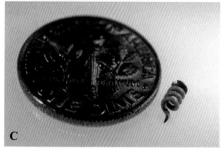

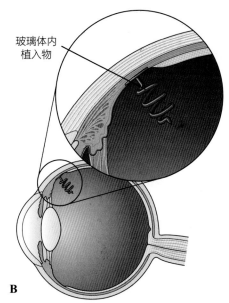

玻璃体内
植入物

▲ 图 40-7　I-Vation 植入物

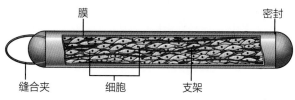

膜　　　　　　　　　　　　　　　密封

缝合夹　　　　细胞　　　支架

▲ 图 40-8　Neurotech 包裹细胞技术植入物

和纳米粒子都是基于可降解聚酯聚乳酸（PLA）和PLGA。这些聚合物通过水解降解，降解速率由乳酸与乙醇酸亚基的比例、聚合物的分子量及聚合物的结晶度控制。FDA 已经批准了一些使用这些材料的装置，并且有大量文献研究这些材料在眼睛中的应用[108]。

　　基于聚乳酸和聚乳酸羟基乙酸（PLGA）的微米和纳米粒子已经被用于从小分子到大蛋白的一系列药物。与这些球形聚合物相关联的最大挑战之一是，它们倾向于以爆发相开始的多相（通常为三相）释放药物[109]。然而，通过添加与聚合物和药物相互作用的适当赋形剂，例如 GDNF，可以在很长的时间内（从微粒中）实现减少爆发和相对恒定的递送[110]。基于该方法制备的 GDNF 微球已在 DBA/2J 小鼠视网膜神经节细胞变性模型中进行了体内实验。与空白球或未经处理的动物相比，提供 GDNF 的球被注射到玻璃体内，并导致荧光金标记的 RGC

的数量显著增加[111]。在急性眼缺血模型后，同样的配方被证明能保护猪的 RGC 和功能，并发现 GDNF 微球能保存更多的 RGC，并且随着时间的推移，通过多焦视网膜电图测量，功能得到改善[112]。

　　许多药物被制成微球，用于玻璃体腔内和结膜下给药。在结膜下给予 PLGA 微粒可降低糖尿病大鼠视网膜 VEGF 的浓度和血管渗漏[113]。同样地，在大鼠的结膜下注射了运送皮质类固醇布地奈德的微粒来改变血管内皮生长因子的表达[114]。在小鼠视网膜母细胞瘤模型中，纳米粒子给药卡铂显示肿瘤减少[115]。在激光诱导的大鼠模型中，输送地塞米松的纳米粒子显示脉络膜新生血管减少[116]。在大鼠视网膜缺血模型中，玻璃体腔注射 BDNF 微球对其有保护作用[117]。

　　这种形式的纳米粒子和微米粒子之间的差别实际上只是大小的一个方面。粒径确实有影响，包括如随着粒径的缩小，增加运载工具的表面积，这往往会导致药物更快的释放。大小也会影响微粒的浓度，这些微粒可以通过一个小规格的针来注射。由于微米和纳米粒子制剂的最大吸引力之一是它们可以悬浮在盐水中，并使用标准技术进行注射，因此能够通过细针孔以合理的浓度进行注射至关重要。尤其是在进行玻璃体腔注射时，可安全添加的体积非常小，因此希望能够注射尽可能多的药物输送系统和尽可能少的生理盐水。

通过精心的配方和一些预测模型[118]，人们可以开发出可注射的配方，以促进以药物装载效率和释放动力学促进感兴趣药物的长期传递（通常超过几个月），适合于视网膜疾病的长期治疗。

(2) 纳米系统：Novagali Pharma 制药公司正在开发一种基于乳剂的给药系统，称为 Eyeject，用于将药物持续给药到玻璃体腔。该系统目前正在进行 I 期试验，为糖尿病性黄斑水肿的治疗提供皮质类固醇前药（临床试验标识符 NCT00665106）。该系统包括将前药（如地塞米松的亲脂酯）与油（如矿物油或植物油）、表面活性剂和甘油结合。这些成分的结合导致形成一种乳剂，可以在玻璃体内注射，并将前药输送 1～6 个月。Novagali Pharma 已出售给 Santen 制药公司，正在重新评估 Eyeject 递送系统的进一步发展[119]。

4. 全身给药纳米粒的眼部吸收 Ocular Uptake of Systemically Delivered Nanoparticles

纳米粒子的大小对其能否被系统给药输送到视网膜起着至关重要的作用。虽然存在血 - 视网膜屏障，但在一项研究中，在静脉给药后的小鼠视网膜中发现了少量 20nm 的金纳米粒子[120]，未发现 100nm 金纳米粒子。在另一项研究中，在正常大鼠视网膜中没有发现包裹罗丹明（100～200nm）的聚乳酸纳米粒子，但在实验性自身免疫性葡萄膜视网膜炎大鼠模型中发现了一些，其中血 - 视网膜屏障受损[25]。一般来说，几乎没有任何大小的纳米粒子能到达视网膜。绝大多数很可能被网状内皮系统吸收并清除[121, 122]。

5. 局部给药的纳米复合材料 Nanocomposites for Topical Delivery

滴眼液远比更具侵入性的注射更受患者和临床医师的青睐，大量研究集中在使滴眼液成为一种可行的向眼后段输送药物的输送系统的方法上。纳米复合物通常包括脂质体或其他纳米尺度的颗粒来传递药物。纳米复合材料研究的主要目标之一是增加溶液在眼睛上的停留时间，以促进药物的运输[123]。纳米粒子上的电荷或电荷缺乏对其行为起着至关重要的作用。结果表明，携带匹罗卡品的中性荷电脂质体导致眼压下降的时间是单用游离药物的 2 倍，

表明脂质体增加了给药后药物的滞留时间。为了提供更直接的证据，罗丹明负载的纳米胶囊胶体溶液被作为滴眼剂使用[124]。中性粒子比带负电荷的粒子表现出更多的罗丹明传递。

不过，问题是，这些纳米复合系统能否导致药物在眼睛后部的传递。Hironaka 等研究了香豆素 -6 通过脂质体纳米复合物（含香豆素 -6）作为小鼠眼药水向小鼠视网膜的传递[125]。在给药后最初 60min 香豆素 -6 在内网状层中被发现。实验组发现，脂质体越小，给药效果越好，而黏液黏附分子包衣可以增加香豆素 -6 的给药量。在这项研究中，传输机制尚不清楚，但研究小组假设结膜吸附起了作用。从这项工作中还不清楚的是，有多少剂量被吸收，多少进入了全身循环。研究小组将这项研究扩展到兔子和猴得到了类似的结果[126]。

令人印象深刻的是，任何可测量的分子量都可以通过局部给药到达视网膜。是否有足够的药物能在没有明显的全身或眼部不良反应的情况下发挥作用仍有待观察，但纳米复合材料被配制成输送到眼后部的可能性确实存在。

七、眼部药代动力学 Pharmacokinetics in the Eye

药物的递送不仅由递送装置决定，还由感兴趣组织中的转送参数决定。当进行体外释放研究时，它们几乎总是在无限或无限汇条件下进行，这意味着药物输送到的汇是不受限制的，并且不会对释放速率设置边界条件。在眼睛中，有几个阻碍药物传递的屏障，组织和液体也可以充当药物吸收和传递系统。在预测和理解药物传递到视网膜的动力学时，需要考虑药物传递系统的行为和药物在眼睛中的传输。

（一）传递障碍 Barriers to Delivery

根据给药途径的不同，眼部分子传递的主要障碍包括结膜、巩膜、脉络膜毛细血管、视网膜色素上皮、外界膜、内界膜和血 - 视网膜屏障。结膜对 26kDa 的分子具有渗透性，巩膜对 150kDa 的分子具有渗透性，脉络膜毛细血管对 55kDa 的分子具有渗透性，视网膜色素上皮对 30kDa 的分子具有渗透

性，外界膜对 70kDa 的分子具有渗透性，内界膜对 150kDa 的分子具有渗透性，血 – 视网膜屏障对分子的渗透性甚至达 3kDa[127]。

（二）传递模型 Modeling Delivery

1. 药物化学的影响 Impact of Drug Chemistry

有很好的模型可用于预测药物从不可降解系统中的释放，也有很好的模型可以预测药物从可降解聚合物中的释放，具有很高的预测性，并且基于扩散和降解行为的组合[128]。该模型的一个局限性是没有考虑聚合物基质与药物之间的相互作用。

这种相互作用对于理解从聚合物基质中释放视网膜所需的许多分子至关重要。虽然大小在传递过程中起着重要作用，但药物的化学性质也很关键。一个很好的例子，化学有一个惊人的效果是在传递 NGF、BDNF 和神经营养素 –3。这些分子来自同一个生长因子家族，在结构上基本相同，其氨基酸残基[129] 的变化很小，但它们从相同处理的基质中的释放曲线可能有极大的不同[130-134]。

更多考虑药物 – 聚合物相互作用的模型正在开发中[135-137]，这些模型可以与基于扩散和降解的模型相结合，以预测药物从基质中的释放。然而，这只是第一步。

我们还必须考虑药物在体内如何被周围组织吸收。根据药物的化学成分，眼睛的一些组织可以吸收药物，并可能延长药物的释放时间[138]。在进行药代动力学实验时，不仅要观察玻璃体和房水的浓度，而且如果可能的话，还要考虑晶状体、虹膜和其他组织是否作为药物的吸收池。

2. Depot 装置的影响 Impact of Depot Placement

如果 Depot 被放置在玻璃体腔、结膜下或 Tenon 囊下空间中，人们会得到一个非常不同的药物到视网膜的传输曲线。令人兴奋的是，越来越多的关于眼部主要药物的药代动力学的评估正在发表，从而产生更多关于药物通过眼部主要屏障的扩散率的数据。通常，基于传统扩散的简单室模型可以很好地预测位于结膜下和玻璃体腔的药物传递系统的潜在药代动力学[139-142]。这些数据的可用性增加了有效设计视网膜治疗传输系统的可能性。

视网膜激光治疗：生物物理学基础与应用
Retinal Laser Therapy: Biophysical Basis and Applications

Daniel Palanker   Mark S. Blumenkranz   著

一、概述 Introduction

历史上，许多光源被用于视网膜光疗，包括太阳、各种闪光灯和激光。太阳光能够意外地（如在凝视日食的情况下）或有目的地产生视网膜灼伤，这首先由 Meyer Schwickerath 证明[1]。然而，它对天气条件的依赖性、它在天空中的持续运动及相对较大的角度尺寸（0.52°）使得它在视网膜治疗中的应用不切实际。

弧光灯是非常明亮的光源，应用于许多治疗和成像。在这种灯中，高压放电使阳极和阴极之间的气体电离，产生电弧——一种高电流密度放电。离子发射特定波长的光，等离子体发射的光谱取决于所涉及的原子类型、温度和气压。因此，弧光灯的光谱可能具有明显的特征。氙弧灯以其强可见光和近红外辐射、使用方便、价格低廉等优点，首次广泛应用于视网膜光凝。然而，由于其尺寸大，光束准直性差，容易造成严重的视网膜灼伤，20 世纪 70 年代早期，在临床上被基于激光的系统取代[2]。

激光因其光谱窄、波长选择范围广、准直性好（方向性好）、亮度高和脉冲宽度可变而成为视网膜光凝的首选光源。高度准直的激光束在进入眼睛之前很容易被引导，并聚焦到非常小的光斑上。它的单色性使得在眼睛的特定组织中选择吸收波长成为可能。可调的脉冲持续时间可以控制热扩散的程度，从而产生非常精确和选择性的相互作用，同时最小的附带损伤。

激光在医学上最广泛的应用是在眼科。自 30 多年前红宝石激光器问世以来，随着氩、氪、氩泵浦染料、Nd：YAG、二极管、Er：YAG、准分子和 Ti：Sapphire 激光器的应用，眼科激光的应用迅速发展。激光已经应用于各种各样的裂隙灯为基础的视网膜治疗及玻璃体视网膜手术、青光眼治疗、后囊切开术和屈光手术。这些应用基于激光与组织相互作用的不同机制，包括光热、光破坏和光化学相互作用。最常见的玻璃体视网膜应用是视网膜光凝。此外，最近还引入了一些新的治疗方法，包括选择性视网膜色素上皮治疗（SRT）和非损伤性视网膜治疗（NRT），目前正在积极评估中。

在下面的章节中，我们将描述激光与组织相互作用的基本原理，以及适用于各种视网膜应用的激光类型。

眼睛的光学特性 Optical Properties of the Eye

松弛状态下眼睛具有大约 60 屈光度（D）的近似光功率（其焦距为 16.7mm），角膜屈光度约为 40D，占总功率的 2/3 [3]。由于角膜中胶原纤维的有序排列，它是高度透明的，在 400～900nm 的光谱范围内，透过率在 95% 以上 [4]。角膜屈光指数 $n \approx 1.3765 \pm 0.0005$ [4]。到达视网膜的光量由瞳孔大小调节，瞳孔大小可以在 1.5～8mm 之间变化。位于角膜和晶状体囊之间的前房充满了一种透明液体，即折射率 $n \approx 1.3335$ 的房水。眼睛的晶状体位于虹膜后面，由折射率为 1.40～1.42 的特殊晶体蛋白组成。晶状体的厚度约为 4mm，直径约为 10mm，被包裹在一个弹性、薄（5～15μm）透明的胶原囊中。在放松的眼睛中，晶状体的屈光度约为 20D，而在完全适应状态下，它可以暂时增加到 33D。玻璃体是一种透明的胶状物质，填充在晶状体后面和视网膜前面的大空腔中，其折射率 $n \approx 1.335$ [4]。

进入眼睛的光可以被反射、散射、透射或吸收。反射光或散射光包含可用于非侵入性诊断目的信息。眼组织的吸收特性由组织内的生色团决定。在可见光谱部分（400～750nm），这些发色团包括：①位于视网膜和虹膜色素上皮、脉络膜、葡萄膜、小梁网中的黑色素；②血红蛋白，位于红细胞中；③黄斑叶黄素，位于视网膜的丛状层，特别是在黄斑中；④位于光感受器中的视紫红质和视锥光色素；⑤主要位于 RPE 层的脂褐素。从生理和病理的角度来看，这些色素在视网膜吸收可见光方面具有重要意义。这些色素、水和蛋白质的吸收光谱如图 41-1 所示。在光谱的中红外部分（3～15μm），主要的吸收体是水，而蛋白质的吸收在紫外范围（低于 250nm）占主导地位。

二、激光基础 Basics of Lasers

术语"激光（laser）"是通过受激辐射进行光放大的缩写。光束由称为量子或光子的单个能量包

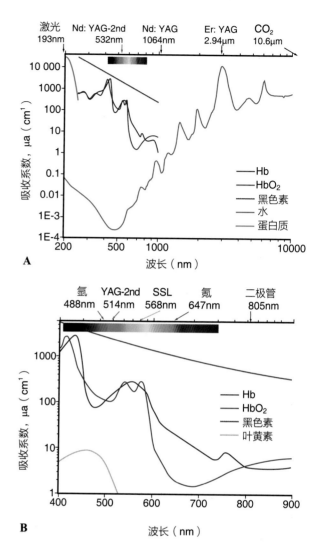

▲ 图 41-1　A. 0.2～10μm 光谱范围内主要发色团的吸收系数，图上方显示了一些常见激光线的光谱位置；B. 光谱可见部分主要眼发色团的吸收系数，400～900nm，图上方显示了该范围内一些常见激光线的光谱位置

Hb. 血红蛋白

组成。每个光子都有特定的能量和运动方向。光量子的能量与其频率成正比，即它是波长的倒数。在适当制备的激光材料存在下，一个光量子有可能触发具有相同波长和传播方向的其他光量子的释放。这种现象被称为受激发射，它是激光过程中的一个基本元素。在热平衡中，原子和分子的能级按照 Boltzmann 分布，在 Boltzmann 分布中，高能级总是比低能级少。受激发射需要一个反转的能级分布，这样高能级比低能级的能量水平更高。因此，只有当材料不处于热平衡时才能发生激光。粒子数反转的非平衡态是由激发源或"泵"在激光材料中产生的。

一般来说，激光由三个基本组成部分组成：①一种能储存受激发射释放的能量的材料；②补充储存在激光材料中的能量的装置；③一种保留激光材料发射的一部分光以刺激进一步发射的一些方法。图 41-2 示意性地示出了激光器的一般配置。利用能量源将能量引入激光材料。这种能量以原子或分子激发的形式储存，等待受激发射释放。激光材料发出的激光在激光腔两端的两个反射镜之间循环，一部分光通过一个反射镜逸出而形成激光束。被捕获的光刺激激光材料发出新的光量子，其波长和方向与原始光量子相同。这样激光就产生了一束光，所有的量子在其中相互"同相"移动。光的这种性质叫作相干性。同步发射的持续时间乘以光速称为激光发射的相干长度。这是光子相干性或"同步"运动的距离，为了保持彼此的相位，这些量子必须具有大致相同的波长。因此，时间相干性与激光发射光的单色性（或光谱宽度）有关：光谱越宽，时间相干性越短。与通常产生多色（宽带或白色）光的传统光源(白炽灯或弧光灯)相比，激光可以在红外、可见光或紫外区域产生一条或多条离散谱线。

发射光束的准直（方向性）取决于激光腔的镜面结构。在最简单的形式下，腔体由两个反射镜组成，两个反射镜的排列使得光在每次通过增益介质时都能来回反射。两个反射镜之一，输出耦合器，是部分透明的，允许输出光束通过它离开（图41-2）。输出耦合器的反射系数决定光子在离开腔之前反射回腔中循环的次数。例如，在反射系数为 0.99 的情况下，光子在退出腔之前平均会反弹99 次。激光腔的结构决定了激光束的方向性（准直性），从而决定了激光束聚焦成小光斑的能力。

激光介质可以是气体、液体或固体。激光可以通过连续放电灯、脉冲闪光灯、激光介质中的放电、化学反应、电子束、半导体中电流直接转换成光子或其他激光器发出的光。激光脉冲持续时间可以从飞秒到无穷大不等。用于不同脉冲持续时间范围的脉冲技术包括电子快门（低至 1ms）、脉冲闪光灯（通常低至几微秒）、Q 开关（低至几纳秒）或模式锁定（低至飞秒）。

激光束传输到组织 Laser Beam Delivery to Tissue

激光束通常准直得很好。衍射导致光波在传播时横向传播，因此不可能有完全准直的光束。直径为 D，波长 λ 的高斯光束的衍射极限发散角为 $\Theta = (4 \cdot \lambda) / (\pi \cdot D)$。作为 $\pi \cdot D$ 的例子，对于以 532nm 波长发射 1mm 宽光束的激光器，发散角（半角 Θ）约为 0.66 mrad，即光束在 1 米距离上传播 1.3mm。

使用焦距为 f 的透镜或凹面镜，激光束可以聚焦到直径 $d = [(4 \cdot f) / (\pi \cdot D)] \lambda$ 的光斑上。焦点区域的深度为：$F = (8 \cdot f^2) / (\pi \cdot D^2) \lambda$（图 41-3）。

使用焦距 f=25mm 的透镜，相同的 532nm 激光束可以聚焦到直径为 16μm、焦深约为 850μm 的光斑上。必须强调的是，光斑大小的确切定义取决于光束轮廓，光束轮廓随激光腔的配置而变化。对于视网膜光凝，通常不需要这种紧密聚焦，在各种治疗应用中，激光光斑的直径通常在 50～500μm。

作为自由传播光束的替代，激光可以通过光纤传输。图 41-4 所示的光纤通常由纤芯、包层和护套组成。由于核心与包层界面的全内反射，光

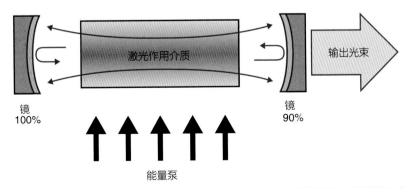

▲ 图 41-2　激光通常由能量源（泵）、激光介质和带有部分透明前镜的光学腔组成

被困在纤芯内。满足在全内反射条件下，光在芯 / 包层界面的入射角不应超过全内反射的临界角：$\sin\Theta_{cr}=n_{core}/n_{clad}$，其中 n_{core} 和 n_{clad} 分别是纤芯和包层的折射率。为了满足全内反射的这些标准，光应在所谓的接收锥内发射，其半角的正弦被定义为光纤的数值孔径：$NA=\sin\Theta_{ac}=\sqrt{n_{core}^2-n_{clad}^2}$。通常 NA 在 0.1～0.2 范围内。光纤通常用于将激光传输到裂隙灯系统（图 41-5）和眼内手术探头（图 41-6）。

1. 像差 Aberrations

在非理想聚焦光学系统中，激光束的焦点尺寸不仅受到衍射的限制，而且还受到像差的限制。对人眼光学像差的测量表明[5, 6]，对于直径达 3mm 的瞳孔扩张，平均正视人眼的光学校正效果良好，焦点接近衍射极限。然而，对于直径大于 3mm 的瞳孔，中心像差增加，导致焦点大小增加。周边视野像差导致图像的模糊度随视野角的增加而迅速增加，严重限制了激光在视网膜周边的聚焦能力[6]。

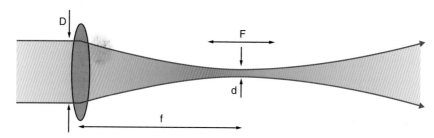

▲ 图 41-3　用焦距 f 的透镜聚焦的直径 D 的激光束产生直径 D 的中间和焦距 f（见文中方程式）

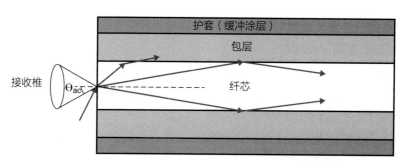

▲ 图 41-4　光纤通常由纤芯、包层和护套（缓冲涂层）组成
由于纤芯 / 包层界面的全内反射，光通过其接收锥 Θ_{ac} 射入光纤时被困在纤芯内

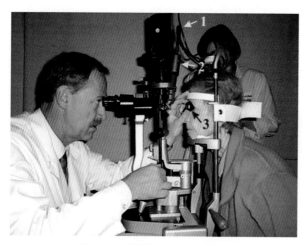

▲ 图 41-5　裂隙灯系统上的激光光凝
1. 连接激光器和裂隙灯系统的光纤和电子电缆。2. 光耦将光纤发出的光束投射到视网膜上。3. 接触镜

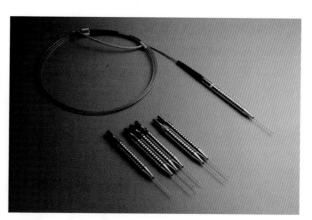

▲ 图 41-6　眼内手机和光纤用于 Er：YAG 激光玻璃体视网膜剥离术

在视网膜光凝术中，平的接触镜通常用来降低角膜前表面的光功率。如果透镜使用得当，它在光凝过程中有助于控制周边像差。其他方法包括在光凝过程中使用非球面透镜来控制周边的光学像差。这种透镜通常提供宽视野观看，尽管在感兴趣的整个视野上很难校正像差，并且透镜表面可能引入额外的反射。

2. 接触镜 Contact Lenses

目前，视网膜激光光凝在很大程度上依赖于接触镜的使用，最常见的类型见表 41-1。通用（Goldmann）三镜接触镜提供了一个平坦的前表面，几乎抵消了角膜前表面的正折射率。59°、67° 和 73° 的镜子有助于周边和眼前段的可视化和光凝。为了在光凝中获得最可重复的结果，操作者应握住接触镜，使平面与激光束几乎垂直（在 ±5° 范围内）（图 41-5）。在接触镜中使用镜子有助于操作者在大视野上进行光凝时，使激光束与镜片正确对准。

另一种有用的光凝透镜是倒像透镜系统，典型的有 Rodenstock、Quadraspheric 和 Mainster 光凝透镜。这些镜片包含一个与角膜表面接触的镜片元件和另一个与角膜保持固定距离的阳性镜片元件。这些系统放大了视网膜上的光斑大小，同时增加视野，需要操作者相应地调整功率。最常见接触镜的放大倍数见表 41-1。重要的是要记住，放大视网膜图像会使视网膜上的光束大小降低相同的量，即视网膜放大率越高，视网膜上的激光光斑就越小。

三、光与组织的相互作用 Interactions of Light with Tissue

在线性相互作用中，由于光的吸收和散射，在组织内传播的光束的辐照度（或功率注量）I（z）[W/cm^2] 随深度呈指数衰减（比尔 - 朗伯定律）：I（z）=（1-k$_s$）I$_0$exp（-μz），其中 I$_0$ 是组织表面的光强度（z=0），k$_s$ 是组织表面的镜面反射系数，μ=μ$_a$+μ$_s$ 是吸收和散射成分的组合衰减系数。光束对组织的穿透深度（δ）定义为光强度系数 e 的深度：δ=1/μ。正常入射时，从眼组织反射的光一般不超过 2%。如图 41-1 所示，眼睛中各种发色团对光的吸收随波长变化很大。光的散射也是波长的一个很强的函数：在眼介质（如胶原纤维）中，折射率的亚波长不均匀性的散射是波长的四次方的倒数：μ$_s$～λ^{-4}（Rayleigh 散射）。例如，1064nm 处的光散射系数比 532nm 处的散射系数低 16 倍。Mie 理论描述了大于波长的结构（如细胞器）的散射，具有更复杂的波长依赖性和空间分布。Mie 散射系数随波长的变化可以近似为 μ$_s$～λ^{-b}，b 为 0.5～2[7, 8]。

（一）光化学相互作用 Photochemical Interactions

光化学相互作用是基于非热光诱导的化学反应。常见的自然光化学反应是植物的光合作用和光感受器的光传导。光动力疗法（PDT）中使用的治疗性光化学相互作用发生在非常低的功率密度（通常＜1W/cm^2）和长时间暴露下（持续数十秒）。对于 PDT，特殊的生色团称为光敏剂，被静脉注射并使其在靶组织中积聚。在激光辐射激发后，光敏剂产生高度细胞毒性的反应物，即自由基或单线态氧，进而对附近细胞结构产生不可逆氧化。

采用来自肿瘤的治疗方法，采用近红外激光激

表 41-1　人眼角膜接触镜及其放大倍数一览表

透　镜	图像放大	激光束放大
Ocular Mainster Std	0.95	1.05
Ocular Fundus Laser	0.93	1.08
Ocular Karichoff Laser	0.93	1.08
Ocular 3 Mirror Univ.	0.93	1.08
Ocular Mainster Wide	0.67	1.50
Ocular Mainster Ultra	0.53	1.90
Ocular Mainster 165	0.51	1.96
Rodenstock Panfundoscope	0.67	1.50
Volk G-3 Gonio	1.06	0.94
Volk Area Centralis	1.06	0.94
Volk TransEquator	0.69	1.44
Volk SuperQuad 160	0.5	2.00
Volk QuadrAspheric	0.51	1.97
Volk HRWF	0.5	2.00
Goldmann 3 mirror	1.00	1.00

活的特异性光敏剂载体复合物（酞菁，CASPc）选择性靶向血管内皮细胞治疗渗出性年龄相关性黄斑变性[9, 10]。几年后，用 PDT 和 Rose Bengal 封闭视网膜下新生血管[11]。苯并卟啉脂质体衍生物（BPD）是在酞菁成功应用的基础上发展起来的，它可以选择性地附着于新血管的内皮上（verteporfin，Visudyne™）[12, 13]。

临床适应证：光动力疗法治疗中心凹下脉络膜新生血管 Clinical Indication: Photodynamic Therapy for Subfoveal Choroidal Neovascularization

光动力疗法治疗中心凹下脉络膜新生血管（CNV）分两步进行。首先，静脉注射一种特殊的光谱适应型光敏剂，如维替泊芬/维速达尔（verteporfin）。在几分钟内，它通过血流被分配到组织，包括视网膜和脉络膜。它选择性地聚集在富含低密度脂蛋白受体的新生血管组织中，同时迅速从周围正常组织中清除。与正常的脉络膜和视网膜血管相比，这种差异性的积聚和清除是 PDT 对新生血管选择性的基础。肿瘤中新血管的增加也是使用 PDT 治疗几种眼部和非眼部肿瘤的原因。

当光子在适当波长被吸收时，卟啉分子从基态转变为单重态激发态（$^1P^*$）。单重态激发的卟啉可以衰减回基态，释放出荧光形式的能量，从而实现对肿瘤组织的光学识别（图 41-7）。单重态也可以转化为三重态激发态（$^3P^*$），它可以将能量转移到另一个三重态。在极少数具有三重态基态的分子中，有一种是氧，它存在于大多数细胞中。这种能量转移从基态氧

（$^3O_2$）中产生有毒单线态氧（$^1O_2$）。单线态氧是非常活跃的，因此它的扩散路径很短，小于 20nm，所以它的所有相互作用都是高度局部化的。不同敏化剂的光化过程和随后的反应是复杂的，不同的敏化剂也受微环境的影响。单线态氧和其他高活性物质损伤邻近的内皮细胞，导致血栓形成并暂时关闭新生血管。

许多光敏染料已被用于 PDT 的检测，包括孟加拉玫瑰红、血卟啉衍生物、叶黄素 -texaphyrin Photofrin 和各种苯并卟啉。只有维替泊芬（verteporfin）被批准用于经典和隐匿性 CNV 的眼科治疗。维替泊芬具有非常宽的吸收光谱，但临床实践中通常仅使用 688～691nm 处的远红峰（图 41-8）。这是因为视网膜对远红光的敏感度较低，而且对脉络膜的穿透力也较高[14]。

在用维替泊芬进行 PDT 治疗时，激光激活通常在静脉注射染料 15～20min 后进行。一束红色激光（689nm 二极管激光器）通过裂隙灯传输系统应用于视网膜上。视网膜上的照射区域通常选择最小程度地超过新生血管的尺寸，光强度为 600MW/cm²，持续 83s，导致总辐射暴露为 50J/cm²[15, 16]。大多数患者在 6～12 周内出现异常（渗漏）血管闭合。再灌注是常见的，往往需要多种治疗相结合。图 41-9A（治疗前）和图 41-9B（治疗后 1 周）所示的荧光素血管造影图像显示 PDT 后黄斑下 CNV 关闭。

（二）光热相互作用 Photothermal interactions

光在组织中的吸收导致加热。温度是所有热激

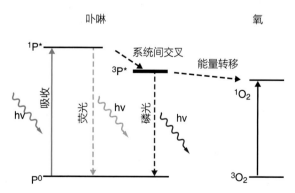

▲ 图 41-7 卟啉光激发过程和能量转移到氧的简化图（省略振动能级）

光使卟啉激发到单重态（$^1P^*$）。它可以随着荧光的释放而衰变回基态，或者转变成激发态（$^3P^*$），激发态能够将能量转移到氧的三重基态。这种能量转移导致了剧毒的单线态氧（$^1O_2$）

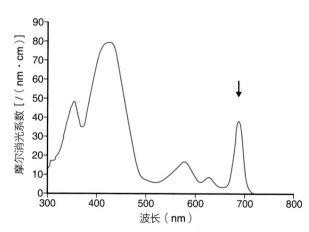

▲ 图 41-8 维替泊芬的吸收光谱

箭表示 PDT 通常使用的 689nm 峰值

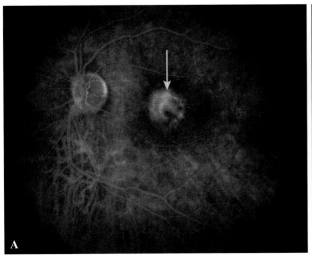
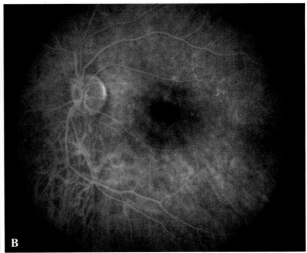

▲ 图 41-9　**A.** 左眼主要隐匿的中心凹下脉络膜新生血管膜患者的荧光素血管造影（箭）；**B.** 用维替泊芬和曲安奈德玻璃体腔注射光动力治疗 1 周后的同一只眼。注意，在先前的新生血管区域没有高荧光，脉络膜的轻微变暗与膜的光动力封闭区域相对应

光与组织相互作用的控制参数。根据温度持续时间和数值，可能会出现不同的组织效应，包括坏死、凝固、汽化和碳化。

组织中的热量产生取决于激光参数和光学组织特性，如辐照度、曝光时间和吸收系数，吸收系数取决于激光波长。热传递以导热系数和热容为特征。

如果忽略热扩散，则在恒定束流功率下，温升与时间呈线性关系：$T(z, t) = [\mu_a \cdot I(z) \cdot t]/p \cdot c$，其中 p 是组织密度，c 是其热容 $[c=4.2 \text{ J}/(g \cdot K)$，$p=1g/cm^3$，对于水]。为了评估热扩散在激光脉冲过程中是否起重要作用，应将脉冲持续时间与热扩散所需的特征时间进行比较，其距离等于组织中的初始沉积区的距离。对于长度为 L 的加热区（激光穿透深度），热扩散时间为：$\tau = L^2/4\alpha$，其中 α 为热扩散系数（$\alpha=1.4 \cdot 10^{-3} cm^2/s$，对于水）。例如，对于 L=1μm 的水中，特征热扩散时间为 t=1.7μs，而对于 L=1mm 的水中，扩散时间为 t=1.7s。如果激光脉冲持续时间相当于或长于穿过光吸收区的特征扩散时间，因此，正确估计组织中的峰值温度应考虑热扩散。

1. 坏死 Necrosis

温升引起各种蛋白质的构象变化，使其以特定于蛋白质种类的特征速率变性。这些热过程最终可能导致细胞坏死，这取决于热疗的温度和持续时间。使用阿伦尼乌斯模型（Arrhenius model）可以近似地计算在毫秒脉冲持续时间范围内对细胞的热

损伤[17, 18]。它假定临界分子组分 D（t）的浓度随温度 T（t）而下降的速率：

$$dD(t) = -D(t) \cdot A \cdot \exp[-E^*/R \cdot T(t)] dt \quad [1]$$

式中 E* 和 A 是活化能和参数化过程的速率常数，R=8.3J/（kmol）是气体常数。组织损伤，即临界分子组分 D（τ）相对于其初始值 D_0 在脉冲长度 τ 上的减少被封装在 Arrhenius 积分 Ω 中：

$$\Omega(\tau) = -\ln[D(\tau)/D_0] = A \quad [2]$$

该模型假设当关键分子组分浓度低于某一阈值时，组织发生不可逆损伤。传统上，这个阈值对应于浓度降低一个因子 e，或一个阿伦尼乌斯统一积分。因此，对于 Ω=1，完整蛋白质的剩余部分为 $1/e \approx 37\%$，换句话说，63% 的蛋白质已被破坏。

测量不同辐照条件下的 RPE 损伤可得出以下平均值[18]：E*=340kJ/mol，$A=1.6 \times 10^{55}$。重要的是要记住，虽然准确估计细胞在热应激下的存活率比仅仅评估一种或另一种蛋白质的变性率要复杂得多。例如：①细胞内存在多种类型的蛋白质，它们以不同的速率变性；②不同的蛋白质对细胞存活有不同的意义；③长期暴露下细胞的修复机制不容忽视。因此，反应速率 A 和活化能 E 的单个值最有可能代表细胞代谢中最易受到热损伤的"薄弱环节"的特征，并且在不同的细胞类型中可能有所不同。

图 41-10 示出根据阿伦尼乌斯模型，假设的方形加热脉冲足以导致细胞死亡的组织温升示例。暴露在高于阈值曲线的温度下的细胞凝固，组织坏

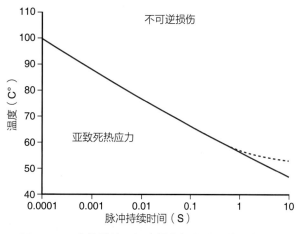

▲ 图 41-10　实线描绘了细胞损伤阈值的阿伦尼乌斯近似值，作为假设的平方脉冲加热持续时间的函数。虚线表示长时间暴露时损伤阈值与阿伦尼乌斯模型的偏差

死。这个曲线是近似的，并且精确的值取决于实际温度脉冲的形状、细胞类型和涉及的组织。阿伦尼乌斯模型无法预测曝光时间长于约 1s 的正确阈值温度，因为在长时间曝光时应考虑细胞修复机制。在脉冲持续时间短于 50μs 且温度低于汽化阈值时，凝固不足以造成致命损伤，因此短脉冲损伤的主要机制变为机械损伤——RPE 细胞被蒸汽泡破裂[19]。

2. 非损伤光热疗法 Nondamaging Photothermal Therapy

越来越多的临床证据表明，许多黄斑疾病，如中心性浆液性脉络膜视网膜病变、糖尿病性黄斑水肿和视网膜分支静脉阻塞可以在没有明显组织损伤的情况下成功治疗。

一种非损伤性的视网膜激光治疗方法最初尝试使用近红外二极管激光（810nm），在视网膜上有很长的曝光时间（60s）和 1mm 宽的光斑[20]。这种方法被称为经瞳孔温热疗法（transpupillary thermotherapy，TTT）[21]，已在 AMD 的 CNV 治疗中得到验证[20, 21]。这种方法的支持者假设，由于新生血管中的活跃分裂细胞比正常组织中的非分裂细胞更容易受到热损伤，因此对其加热有选择性的影响。在临床设置（810nm，800mW，60s，3mm 光斑大小）的 TTT 估计视网膜温度升高约为 10℃[22]。TTT 治疗 CNV 的机制可能通过血管血栓形成、细胞凋亡或热抑制血管生成来实现的[22]。TTT 的使用

遇到了可靠性测定的困难，导致严重视网膜损伤的频繁发生[23]。

后来，一种类似于脉冲激光的较小光斑（125μm）被用于非损伤性视网膜治疗。"微脉冲（micropulse）"激光器提供 100～300ms 的脉冲，脉冲持续时间为 100～300μs。调整脉冲占空比和峰值功率，平均功率应低于临床可检测的组织损伤。临床试验表明，采用高光斑密度的微脉冲治疗 DME 同样有效或优于标准的 mETDRS 方案[24]。一项较小的临床试验表明，与未经治疗的对照组相比，微脉冲激光治疗降低了中心性浆液性脉络膜视网膜病变患者的视网膜下液，提高了视力[25]。微脉冲激光治疗 BRVO 继发黄斑水肿的临床疗效与常规激光相当，但无组织损伤的不良反应[26]。然而，这些研究的可变结果反映了缺乏明确的确定程序[27-29]。此外，斑点相对较小、脉冲较长的黄斑的高密度覆盖需要长时间的治疗，没有扫描仪很难完成。

无损伤终点的视网膜光疗的显著优点是没有暗点和瘢痕，能够治疗中心凹区，以及改善色觉和对比敏感度的保存[29]。相比于在黄斑传统的稀疏激光治疗方案，其对脉络膜视网膜损伤的减少，允许高密度治疗，这大大改善了治疗结果[24]。如果采用短脉冲治疗和模式扫描，几乎融合的激光应用可以安全地覆盖整个水肿区域。这种方法也允许重新治疗相同的区域，即使在靠近黄斑中心凹处。

通过检测热休克蛋白 HSP-70 在小鼠视网膜的表达，建立了非损伤性热疗视网膜反应的动态范围[30]。在此基础上，提出了一种调整激光功率和激光时间的确定方法[31]。该方案称为终点管理（endpoint management，EpM），将亚可见组织效应与可见滴定点联系起来（图 41-11）。在小鼠非破坏性视网膜暴露后的热休克蛋白表达实验[30]及临床激光设置的计算分析表明[32]，非损伤性热治疗对应于阿伦尼乌斯值在约 $0.1 < \Omega < 1$（$-1 < \log\Omega < 0$）的范围内。在这种情况下，RPE 细胞在高温下存活，并通过热休克蛋白的表达对热应激做出反应。在较高激光设置下产生的可见损伤会对视网膜色素上皮和光感受器造成致命损伤，计算值为 $\Omega \gg 1$，视网膜热疗的相关范围为 Ω，跨越几个数量级。EpM 算法将计算的阿伦尼乌斯积分值的范围映射到脉冲

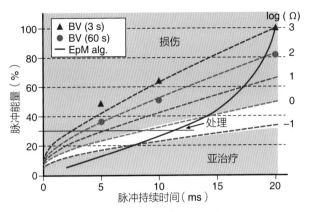

▲ 图 41-11　终点管理算法

虚线对应不同层次的阿伦尼乌斯积分：从 1000（红色，顶部）到 0.1（蓝色，底部）。暴露后 3s 内几乎看不见的损伤的阈值用红色三角形绘制，它对应于阿伦尼乌斯积分 1000（$\log \Omega = 3$）。60s 后可见病灶的阈值用圆圈表示，对应于阿伦尼乌斯积分 100（$\log \Omega = 2$）。终点管理算法（EpM alg.）用实心黑线绘制，调整功率和持续时间，使其将 $10 \times \Omega$ 的阶跃转换为 20% 的脉冲能量阶跃。$\Omega = 1$（$\log \Omega = 0$）以上的所有设置都是有害的，$\Omega = 0.1$（$\log \Omega = -1$）以下的所有设置都是亚治疗的

能量的线性阶跃，归一化为在特定持续时间指定的滴定剂量[31]，如图 41-11 所示。在 EpM 量表上，RPE 损伤的阈值为能量的 30%。该方案最近在使用 30% 能量设置治疗慢性中心性浆液性视网膜病变中进行了试验（图 41-12）[33]。试验表明，即使在多次复治后，也没有明显的组织损伤和对治疗的良好反应[34]。

3. 光凝 Photocoagulation

视网膜光凝通常包括激光脉冲的应用，持续时间从 10～200ms，以及体温以上数十度的短暂热疗。过去使用过各种激光器：红宝石（694nm）、氩（488，514nm）、氪（647nm）。目前最常用的光凝激光器是倍频 Nd：YAG（532nm）和黄色半导体（577nm）激光器。激光能量被吸收主要是 RPE 和脉络膜中的黑色素及血液中的血红蛋白。在 532nm 波长处，约一半的入射在视网膜上的激光能量被吸收在视网膜色素上皮中，其余部分位于脉络膜中[18]。所产生的热量从视网膜色素上皮和脉络膜扩散到视网膜，引起感光细胞的凝固，有时也引起内层视网膜的凝固。在 100ms 的应用中，热扩散距离高达 200μm，从而使边缘"平滑"并将凝固区延伸到激光光斑的边界之外，称为"热晕"。使用较短脉冲和较小光斑尺寸的热扩散可限制在感光层，从而避免内层视网膜部

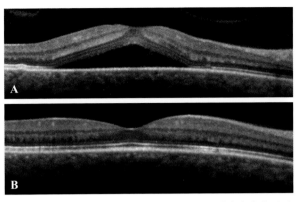

▲ 图 41-12　慢性中心性浆液性脉络膜视网膜病变患者（A）在非损伤性视网膜激光治疗前和 2 个月后（B）的光相干断层扫描。视力从基线时的 20/100 提高到 2 个月时的 20/20。用任何眼底成像方法都看不到治疗部位的组织损伤迹象
图片由 D. Daniel Lavinsky 提供

损坏。

图 41-13A 中的左栏显示了 100ms 激光照射造成的兔视网膜严重烧伤的急性效应，包括全层损伤和治疗后 24h 的早期坏死特征。图 41-13B 中的左栏显示由 15ms 脉冲产生的轻微损伤。受损的光感受器是固缩的，但内核层和神经节细胞层保存得很好。

图 41-14A 和 B 说明了激光功率和脉冲持续时间对色素兔凝固区大小的影响[34]。表 41-2 列出了治疗后 1h 内通过光相干断层扫描测量的人类患者不同临床级别病变的病变宽度与视网膜光束大小的比例[35]。正如我们所见，病灶的大小随着束宽的增加而增大，病灶强度越大，脉冲越长。

产生视网膜损伤所需的阈值功率随着脉冲的缩短而增加，原因有二：一是在较短的照射时间内应输送能量，二是在较短的热疗时间内，需要较高的温度才能达到与损伤相同的阿伦尼乌斯积分。图 41-15 绘制了不同级别损伤的阈值功率示例，作为 132μm 视网膜激光光斑脉冲持续时间的函数。如果温度超过汽化阈值，短暂的气泡可能导致视网膜破裂。对于 20ms、50ms 和 100ms 的脉冲持续时间，所有等级（轻度、中度、强烈和非常强烈）都可以通过适当的功率设置在破裂阈值以下产生。当脉冲持续时间低于 10ms 时，在不造成视网膜破裂的情况下，越来越难以重复地产生强烈的病变。在 2ms 或更短的时间内，不可能在不使视网膜破裂的情况

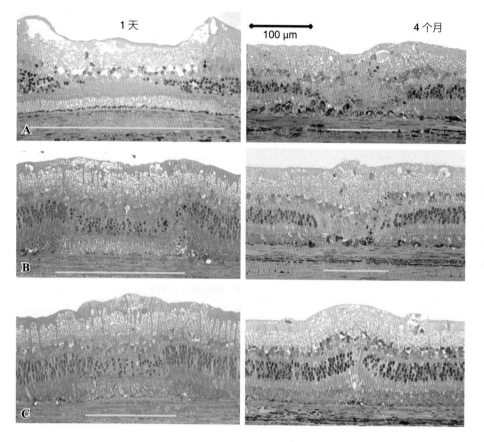

1 天　　　　100 μm　　　4 个月

▶ 图 41-13　光凝后 1 天（左柱）和 4 个月（右柱）的兔视网膜组织学。视网膜光斑大小 330μm，功率 175mW

A. 在 100ms 的曝光下产生强烈的视网膜灼伤。黄条显示病变的侧面。注意全层视网膜损伤，包括内层视网膜。B. 15ms 曝光产生的轻微灼伤。光感受器凝固，而内层视网膜部保存完好。C. 7ms 脉冲产生的几乎看不见的病变。右柱显示 4 个月时相应的视网膜瘢痕。注意通过移动几乎看不见的病变（C）的光感受器来完全封闭损伤区

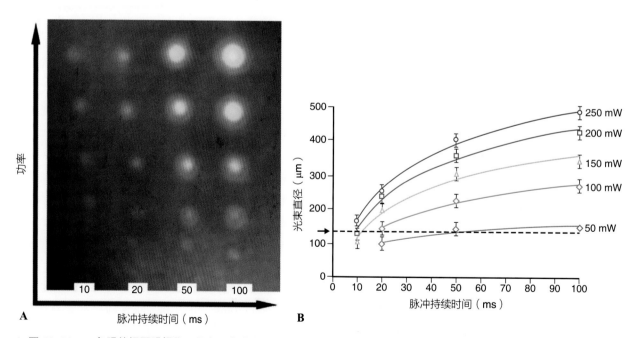

▲ 图 41-14　A. 兔眼的视网膜损伤，具有可变功率和暴露持续时间。视网膜光束大小为 132μm；B. 病变直径随激光功率和照射时间的变化。视网膜上的激光束大小为 132μm（虚线和箭）

表 41-2　应用 OCT 测量的 1h 内人类患者不同脉冲持续时间和临床分级的病变宽度与视网膜光束大小的比例

光束大小		病变的临床分级					
		适度光		可见光		几乎不可见光	
空气中	在视网膜上	100ms	20ms	100ms	20ms	100ms	20ms
100μm	94μm	3.81 ± 0.98	2.50 ± 0.30		2.08 ± 0.24		
200μm	188μm	2.08 ± 0.22	1.49 ± 0.09		1.24 ± 0.08		0.93 ± 0.08
400μm	376μm	1.39 ± 0.08	1.15 ± 0.07	1.19 ± 0.11	0.99 ± 0.09	0.99 ± 0.08	0.74 ± 0.12

用 area centralis 晶状体（放大率 0.94）进行凝血

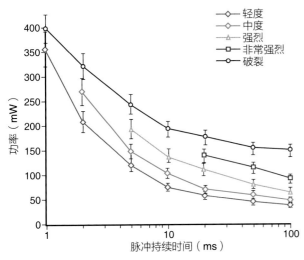

▲ 图 41-15　兔眼视网膜光凝阈值功率与脉冲持续时间的关系
视网膜上的激光束大小为 132μm。临床分级以颜色表示轻度、中度、强烈、非常强烈和破裂

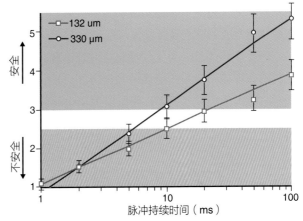

▲ 图 41-16　视网膜光凝的安全治疗窗（破裂阈值与光凝阈值之比）随脉冲持续时间和视网膜上的光束大小而增加（显示 132μm 和 330μm）

下重复性地造成中度病变。在 1ms 时，造成轻微视网膜损伤或破裂所需的能量之间几乎没有差别。

产生破裂所需的阈值功率与产生轻度病变所需的阈值功率之比被定义为治疗窗，代表了量化视网膜光凝相对安全性（动态范围）的一种方法。这个比例越大，在非无意中导致视网膜破裂的情况下，形成可见病变的安全范围就越大。图 41-16 描绘了该治疗窗口的宽度作为两种不同激光光斑大小的脉冲持续时间的函数。对于 132μm 的视网膜激光束，随着脉冲宽度从 100ms 减小到 20ms，治疗窗的宽度从 3.9 减小到 3.0。当脉冲持续时间进一步减小到 10ms 时，治疗窗进一步减小到 2.5，并且在脉冲持续时间为 1ms 时，治疗窗趋于统一。对于 330μm 的视网膜激光光斑大小，当脉冲持续时间从 100ms 到 2ms 到 10ms 时，治疗窗分别从 5.4 下降到 3.7，

再到 3.1。在两种光斑大小下，随着脉冲持续时间减少到 1ms 时，治疗窗口减小到一个单位。此时，视网膜光凝的安全范围实际上是不存在的：在相同的功率下，轻度病变和破裂的发生概率是相等的。

安全治疗窗的宽度应足以适应眼底色素沉着的变化，通常不超过 2 倍。为了提供大于 2.5 的安全的治疗窗，对于 330μm 的光束，脉冲持续时间应等于或最好超过 10ms，对于 132μm 的光斑尺寸，脉冲持续时间应超过 20ms。

重要的是要记住，由于血液流动的冷却作用，血管的凝固比其他组织需要更多的能量。例如，如果使用 200μm、曝光时间为 200ms 的光斑以 5mm/s 的流速阻塞血管，则激光能量有效地分布在比激光光斑直径长 5 倍的体积上。因此，光凝部位的有效能量比固定组织低 5 倍。

4. 视网膜病变的愈合 Healing of Retinal Lesions

在兔子身上的研究表明，在光凝损伤中，RPE 层在 1 周内恢复，尽管其色素沉着可能仍然不正常，如表现为高色素或低色素[36]。在重度和中度病变，胶质增生性瘢痕充填后凝固的视网膜层稳定 1 个月后，伤口收缩到原来病变直径的 40% 左右，如图右栏所示（图 41-13A 和 B）。然而，在非常轻微的损伤（几乎看不到临床分级）中，感光细胞继续转移到损伤区，并在 4 个月内完全重新填充，如右列图 41-13C 所示。有趣的是，移位的光感受器重新连接到局部双极细胞，恢复视网膜 NO/OFF 信号通路[37]。因此，通常与传统光凝相关的瘢痕和暗点可以最小化，甚至完全避免[36]。最近在大鼠和灵长类动物中也观察到类似的视网膜可塑性恢复现象[38, 39]。

但要注意的是，为了保持光凝对较小和较轻病变的临床疗效，应采用更多的光凝方法，以保持相同的总凝固面积[35]。例如，视网膜上 400μm 的光束直径，100ms 的脉冲持续时间，中等临床级别的病变比光束大 1.39 倍，即直径为 1.39 × 400μm=556μm（表 41-2）。曝光 20ms 后，几乎看不见的病灶直径仅为 0.74 × 400μm=296μm。因此，所需的病灶数目应增加病灶直径的平方比，即 3.5 倍。

5. 模式扫描激光光凝 Pattern Scanning Laser Photocoagulation

第一次尝试自动光凝涉及相当复杂的设备，包括图像识别软件和眼睛跟踪[40]。这种系统的复杂性阻碍了它们在临床实践中的商业化引入和接受。

2005 年，OptiMedica 公司推出了一种半自动模式扫描光凝器（PASCAL，Topcon 医疗激光系统公司）[41]。它提供了从单个光斑到 56 个光斑的激光光斑模式，这些光斑以快速顺序发射激光光斑，只需通过一次踩下脚蹬。激光参数的控制是通过触摸屏图形用户界面进行的，便于选择不同的光凝模式。激光是通过踩下一个踏板来启动的，一直被踩到整个图案完成为止。如果有临床症状，医师可以在完成模式之前，随意松开脚踏板并停止激光。

模式包括高达 5×5 点的正方形阵列、1～3 个同心排的弧形，用于视网膜周边小孔和其他病变的光凝圆形模式。黄斑部光凝的模式包括环形和弧形，环形和弧形具有可调的中央禁区，允许激光应用，以减少无意中损坏中心凹无血管区的风险。

为了在眼睛注视时间内呈现整个模式，并避免由于眼睛运动而产生光束偏移，每次曝光都要求比传统的光凝法短：10～20ms，而不是传统上采用单点曝光 100～200ms，。在较短的暴露时间内，脉络膜的热扩散减少，也导致患者疼痛减轻[42, 43]。短脉冲损伤比相同束径的常规烧伤显得更小和更轻（表 41-2），因此需要更多的短脉冲损伤来治疗相同的总面积[35]。在 Navilase™ 系统（OD-OS 股份有限公司）中引入了一种由诊断成像引导并通过眼睛跟踪稳定的自动激光传输系统。该系统包括视网膜图像采集，对图像进行注释，生成详细的治疗方案，然后根据治疗方案将激光自动送入视网膜。

6. 临床适应证：糖尿病视网膜病变的治疗 Clinical Indications: Treatment of Diabetic Retinopathy

光凝治疗增殖性糖尿病视网膜病变安全有效。在这种疾病中，视网膜缺血并释放多种化学信使，最重要的是血管内皮生长因子，刺激新血管的生长，并显著增加视网膜血管的通透性。糖尿病性眼病异常的新生血管、相关纤维组织及黄斑水肿是导致视力威胁性并发症的主要原因。通过用激光破坏一部分周边视网膜，可以推测视网膜的代谢需求和可用的营养物质得到更好的平衡，新血管生长的刺激减少。这种治疗被称为全视网膜光凝（PRP）（图 41-17），它显著降低了由于新生血管引起的中心视力丧失的风险。全视网膜光凝术的不良反应——轻度夜盲症和视野收缩——被认为比保留中心视力更重要，并已在多个大型随机临床试验中得到证实[44]。同样，对活动性微动脉瘤进行局部激光光凝治疗和对弥漫性视网膜通透性区域进行格栅光凝（图 41-18）已被证明可减少与糖尿病视网膜病变相关的临床显著黄斑水肿，并减缓视力丧失率。这些效应已在大型随机多中心临床试验中得到证实[45]。

7. 年龄相关性黄斑变性：中心凹外新生血管病变 Age-Related Macular Degeneration: Extrafoveal Neovascular Lesions

激光光凝在过去的另一个应用是治疗发生在 AMD 的中心凹外 CNV 膜。强烈的光凝破坏了侵入的血管膜，但通常会留下脉络膜视网膜瘢痕和盲点或暗点。然而，如果病变位于黄斑中心以外，患者

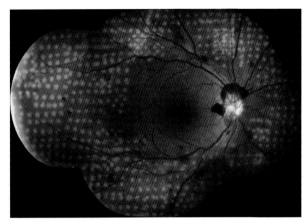

▲ 图 41-17　**532nm 激光全视网膜光凝术后患者的眼底照片**
图片由 Dr. Daniel Lavinsky 提供

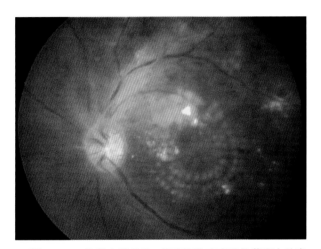

▲ 图 41-18　格栅光凝术后 1 周出现临床意义的黄斑水肿患者的眼底照片，包括中央黄斑增厚和旁斑脂渗出。注意围绕黄斑的同心排的光凝点，最好在下方看到

通常能很好地耐受治疗。目前，许多医师选择使用抗血管内皮生长因子药物治疗，因为它可以避免瘢痕和病变扩散到黄斑。

视网膜光凝的其他应用包括分支静脉阻塞和放射性视网膜病变中微血管渗漏的格栅样和局部治疗，以及对视网膜破裂和格子样变性治疗以防止视网膜脱离。

8. 光凝最佳波长的选择 Selection of Optimal Wavelengths for Coagulation

在为特定光凝应用选择最佳波长时，必须考虑许多重要因素。首先要考虑的是确定目标组织中存在哪些吸收剂。在黄斑内或黄斑附近治疗时，黄斑黄色素高度吸收的波长（如 488nm）是相对禁忌

的。黄斑色素吸收这些波长可能导致神经纤维层发热和破坏，导致视力丧失。如图 41-1B 所示，在黄斑区，应选择大于 500nm 的波长，例如绿色氩（514nm）或倍频 YAG（532nm）或黄色（577nm）激光。黑色素在大多数光凝波长下都有很好地吸收。因此，当黑色素是主要的吸收剂时，波长的选择就不那么重要了。在白内障或玻璃体混浊中的散射损失可以使用更长的波长来最小化：黄色（577nm）或红色（640～680nm）。如果眼组织的散射不明显，则绿色波长（514nm 或 532nm）继续有效。

当血红蛋白是主要吸收剂（图 41-1B）时，如在血管肿瘤的治疗中，波长短于 600nm 是优选的。用红光通过周围黑色素的间接热传递治疗 CNV 可能是有效的。一般来说，当目标结构包含大量血红蛋白时，波长在 520～580nm 最适合。理想情况下，对于血管的凝固，光子穿透深度应与血管直径相似，从而提供血管的均匀加热，而不会造成表面损伤和穿孔。

可调谐激光器可提供选择所需光热过程的波长选择的灵活性。然而，可调谐激光器成本高昂，需要更多的维护，现在临床上应用的频率比以前要低。

（三）光爆破 Photodisruption

当组织温度超过汽化阈值时，会产生气泡，这可能导致组织在与气泡大小相当的区域内破裂。这种爆炸汽化过程通常用于组织解剖。汽化所需的实际温度在 100～305℃变化，这取决于脉冲持续时间和气泡成核位置的存在[46]。为了有效地加热组织，脉冲能量的传递速度应足够快，以避免脉冲期间激光吸收区的热扩散，即所谓的"热限制"。换句话说，激光脉冲的持续时间应短于热弛像时间或激光吸收区的热扩散时间，L：$\tau < L^2/4\alpha$，其中 L 为光在组织中的穿透深度（$L=1/\mu_a$），α 为组织的热扩散率。例如，在光穿透深度为 1μm 的情况下，脉冲持续时间不应超过 1.7μs。在这种情况下，在辐照度 I（W/cm²）下持续时间为 τ 的激光脉冲期间，吸收系数为 μ_a 的组织中的温升 ΔT 为：$\Delta T=(\mu_a \cdot I \cdot \tau)/(p \cdot c)$，其中 p 和 c 分别为组织密度和热容。较

高的吸收系数 μ_a 有助于在较低的总能量沉积（$E_{tot}=I\tau$）下达到蒸发阈值。精确的组织消融需要使用与组织中较小的光学穿透深度相对应的激光波长，以便将能量沉积限制在较小的体积内。

短得多的脉冲可能会产生应力限制——在激光脉冲期间，材料热膨胀产生的声波在激光脉冲过程中无法从加热区逸出。由于水中的声速约为 v=1.5km/s，如果脉冲持续时间不超过 t=L/v=0.7ns，则应力限制条件在 L=1μm 穿透深度内实现。在这种情况下，可能会产生强大的应力波，以超音速传播，并可能对组织造成重大损害，如破坏和碎裂[46]。

在过热的体积中蒸发水导致形成一个短的活蒸汽气泡（所谓的空化泡），它在最大膨胀时由其半径决定的时间膨胀、冷却和坍塌。半径为 R_0 的球形空腔在自由非黏性液体中的寿命由瑞利方程描述：$\tau=0.91R_0\sqrt{\dfrac{\rho}{P_0}}$，其中 ρ 为液体密度，P_0 为环境压力[47]。例如，在大气压的水中，半径为 0.1mm 的空腔在约 10μs 内崩塌（球形气泡的生长和崩塌几乎同时发生）。球形空腔的对称塌陷可能导致液体的过热和二次气泡的形成。由于使用寿命短，这些气泡在手术过程中肉眼看不到，但使用快速闪光摄影可以很容易地看到它们。如图 41-19 所示，在液体 - 组织界面处，气泡可能会变形，并且不会产生第二个气泡。重要的是，纤维探针或组织表面附近的溃灭空化气泡可能会产生水射流，在超过气泡半径 4 倍的距离处，水射流会损坏组织[48]。

激光在水中或组织中的吸收可以产生爆炸性汽化。在中红外波段可以实现对水的强吸收。例如，Er：YAG 激光器（$\lambda=2.94\mu m$）在水中的穿透深度约为 1μm。这些波长的浅穿透需要将这种光以光纤为基础传输到液体介质中。在眼内探头前面的一薄层水被激光脉冲加热，结果汽化导致靠近探针的组

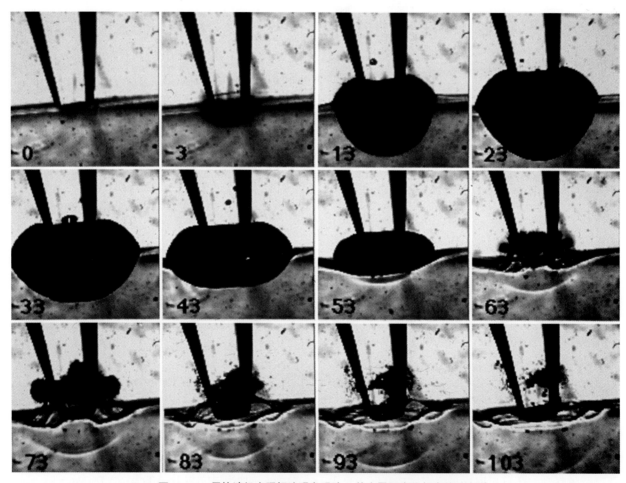

▲ 图 41-19　用快速闪光照相法观察明胶 - 盐水界面空化气泡的动力学

气泡是由通过锥形光纤传输的 ArF 准分子激光脉冲产生的。每帧中的数字表示激光脉冲（10ns）和微秒长闪光之间的延迟

织破裂。该方法已应用于视网膜前膜的 Er：YAG 激光剥离（图 41-20）[49, 50]。由于在该装置中应用了密集脉冲而不是单一脉冲的爆发，因此实际的汽泡呈椭圆形，并从探头延伸出几百微米[51]。

或者，液体过热可以通过激光强烈吸收组织成分来实现。例如，光纤传输的 ArF 准分子激光（λ=193nm）被蛋白质强烈吸收（在组织中的穿透深度为 0.2μm），已应用于视网膜前膜和视网膜下膜的分离[52, 53]。在这种情况下，激光加热组织，导致其水分蒸发，随后组织破裂[54, 55]。尽管这两种装置（Er：YAG 和 ArF 准分子激光器）在临床试验中都有很早的应用前景，但由于成本、纤维刚性和凝血能力的缺乏，它们都未能在医学实践中得到广泛的接受。

另一种切开透明组织的方法是利用材料的电离和高强度激光束形成等离子体。在非常高的辐照度（$10^8 \sim 10^{11}$ W/cm^2）下［可以在短脉冲（ns-fs）紧密聚焦的激光束中实现］，透明材料可以电离，吸收激光的离子达到非常高的温度[56]。这种被称为介电击穿的机制允许在透明液体或固体的中间，即激光束的焦点处，进行高度局部化的能量沉积。该方法广泛应用于纳秒 Nd：YAG 激光破碎后囊（继发性白内障）。在较短的脉冲持续时间（1ps～100fs）和较低的能量下，该过程应用于基质内消融–形成屈光手术角膜瓣的形成，以及白内障手术[57, 58]。这种方法也已经在使用从眼睛外部射入的紧密聚焦光束

分离视网膜前膜中进行了测试[59]。

尽管这一过程需要非常低的能量（几个微焦耳用 PS-FS 激光器），但其在后极的适用性受到限制，因为在视网膜前膜和位于其后面非常近的视网膜之间存在轴向分辨的困难。此外，后极周围的强光学像差阻止了激光束在这些区域的紧密聚焦。

选择性 RPE 治疗（SRT） Selective RPE Therapy (SRT)

光在 RPE 中被黑素体强烈吸收（$\mu_a \approx 8000$ cm^{-1}）[60]。微秒激光脉冲的应用允许将这种吸收的热效应和机械效应限制在 RPE 层内，从而保护光感受器和内层视网膜（图 41-21）[61, 62]。研究表明，应用微秒和亚微秒的重复脉冲，由于黑素小体周围形成小的空泡，对 RPE 造成选择性损伤[19]。随后的 RPE 增殖和迁移恢复了 RPE 层的连续性。一些小型临床研究表明，SRT 对糖尿病性黄斑病变、中心性浆液性脉络膜视网膜病变和孔源性视网膜脱离后的中心凹下液有疗效[63-65]。尽管这项技术在临床上很有前途，但尚未商业化。SRT 的一个困难是外层视网膜观缺乏明显的改变，使得很难对每个患者进行适当的激光剂量测定。一个声光系统正在开发中，以评估 RPE 中的空化阈值能量[66]。连续激光束的快速扫描可以方便地产生微秒级的 RPE 曝光。例如，以 v=10m/s 的速度扫描直径为 d=100μm 的光束，在上皮细胞上产生持续时间为 t=d/v=10μs 的曝光，对于选择性治疗 RPE 来说是足够的[67, 68]。

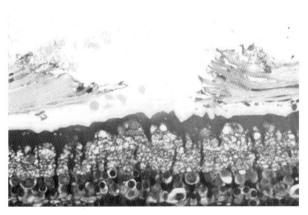

▲ 图 41-20 **Er：YAG 激光切割视网膜前膜**
注意，尽管膜很近，但视网膜没有损伤

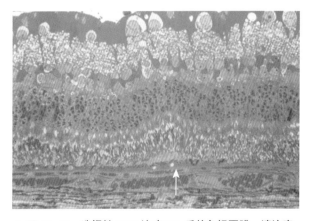

▲ 图 41-21 选择性 RPE 治疗 **24h** 后的兔视网膜。请注意，损伤几乎仅限于 **RPE** 层，并保留内层，甚至覆盖感光层的部分。在 RPE 和光感受器细胞之间有一个小的局部渗出（箭）

四、视网膜温度监测 Monitoring Retinal Temperature

利用低于立即可见组织反应阈值的温升进行视网膜热治疗，如非损伤性热疗，其控制程度不如传统的热光凝方法。由于眼底色素沉着的强烈变化，光吸收因患者而异，甚至在同一只眼的不同区域之间也是如此。因此，在不同的患者中，相同的照射设置可能导致非常不同的结果，因此在这种治疗过程中直接测量视网膜温度是非常理想的。同样，在光凝过程中监测治疗部位的视网膜温度，以便在不同色素沉着的区域提供一致的结果也是可取的。

最近发展了一种无创性的视网膜温度测定方法，该方法基于检测短脉冲激光照射 RPE 产生的声波[69]。在手术过程中，一个用于检测压力波的声波传感器被植入附在治疗眼上的隐形眼镜中。压力波是由于黑素体在吸收短（亚微秒）激光脉冲时的热弹性膨胀而产生的。这种方法的关键问题是，水的热弹性膨胀系数随温度变化——每 1℃ 变化约 1%[69]。这种效应允许通过监测由恒定能量激光脉冲产生的声波振幅的变化来监测 RPE 电池的温度变化。探测激光脉冲与治疗激光同时应用，以检测暴露期间组织中的温升。结果表明，该方法的精密度约为 1℃。该系统的临床测试目前正在进行中。

组织变化的实时光学监测 Optical Monitoring of Tissue Changes in Real Time

视网膜光凝过程中实时反馈的光学方法最近被证明是可行的[70]。它是基于 OCT 监测 RPE 扩张和凝血过程中视网膜散射的变化。该系统以毫秒的时间分辨率运行，其速度应足以实时监测视网膜光凝。

另一种检测慢热疗期间组织状况的技术是基于组织散射白光的光谱[71]。细胞对热应激的反应包括各种蛋白质的表达及它们聚集和浓度的变化。所有这些效应都会导致细胞器的折射率和（或）大小和形状的变化，这些变化可以通过光散射光谱来检测。直径小于 100nm 的颗粒可以在 350～1000nm 的光谱范围内用光检测。由于信息是通过光学方式获得的，而且没有任何染色，因此这项技术是实时操作的，并且是非侵入性的。据观察，一些细胞器在加热细胞中的散射系数变化非常强烈，可达 70%[71]。